# 肝 移 植

## (3rd Edition)

## TRANSPLANTATION OF THE LIVER

编者 · Ronald W. Busuttil ［美］
Göran B. G. Klintmalm ［美］

主译 · 夏 强

上海科学技术出版社

**图书在版编目(CIP)数据**

肝移植 /(美)罗纳德・布苏蒂尔(Ronald W. Busuttil),
(美)戈兰・克林特马尔姆(Göran B. G. Klintmalm)主编;夏
强主译. —3 版. —上海:上海科学技术出版社,2019.1
ISBN 978 - 7 - 5478 - 4105 - 1

Ⅰ. ①肝…　Ⅱ. ①罗…②戈…③夏…　Ⅲ. ①肝移植
Ⅳ. ①R657.3

中国版本图书馆 CIP 数据核字(2018)第 155521 号

This translation of Transplantation of the Liver, 3rd Edition by Ronald W. Busuttil and Göran B. G. Klintmalm, was undertaken by Shanghai Scientific & Technical Publishers and is published by arrangement with Elsevier (Singapore) Pte Ltd.

Transplantation of the Liver, 3rd Edition by Ronald W. Busuttil and Göran B. G. Klintmalm 由上海科学技术出版社有限公司进行翻译,并根据上海科学技术出版社有限公司与爱思唯尔(新加坡)私人有限公司的协议约定出版。

上海市版权局著作权合同登记号　图字:09 - 2017 - 110 号

**肝移植(3rd Edition)**

编者　Ronald W. Busuttil ［美］　Göran B. G. Klintmalm ［美］
主译　夏　强

上海世纪出版(集团)有限公司
上海科学技术出版社　出版、发行
(上海钦州南路 71 号　邮政编码 200235　www. sstp. cn)
上海中华商务联合印刷有限公司印刷
开本 889×1194　1/16　印张 75.5
字数:2160 千字
2019 年 1 月第 1 版　2019 年 1 月第 1 次印刷
ISBN 978 - 7 - 5478 - 4105 - 1/R・1672
定价:598.00 元

本书如有缺页、错装或坏损等严重质量问题,
请向工厂联系调换

# ELSEVIER

**Elsevier（Singapore）Pte Ltd.**

3 Killiney Road

♯08-01 Winsland House I

Singapore 239519

Tel：（65）6349-0200

Fax：（65）6733-1817

This translation of Transplantation of the Liver，3rd Edition by Ronald W. Busuttil and Göran B. G. Klintmalm，was undertaken by Shanghai Scientific & Technical Publishers and is published by arrangement with Elsevier（Singapore）Pte Ltd.

Transplantation of the Liver，3rd Edition by Ronald W. Busuttil and Göran B. G. Klintmalm 由上海科学技术出版社有限公司进行翻译，并根据上海科学技术出版社有限公司与爱思唯尔（新加坡）私人有限公司的协议约定出版。

《肝移植》(3rd Edition)（主译 夏 强）

ISBN：978-7-5478-4105-1

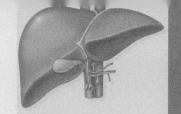

# 内容提要

  本书由美国肝移植领域的两位权威教授带领本专业 200 多位知名专家共同编写，被国外医学杂志称为"最杰出的外科学著作之一"，更被中国同行视为本专业的"宝典"。本书内容翔实，共 13 部分，107 章，几乎涵盖肝移植的所有方面，包括肝移植患者的选择、肝源的选择要求、各类疾病行肝移植治疗的特点、肝移植手术、术后护理、术后免疫抑制剂的运用等。本次修订更新了大量内容，与前两版相比，对肝移植手术步骤和注意事项有了全新的阐述，还增加了本专业的最前沿的国际研究发展，修订了手术准则，如脑死亡的供体肝脏、胆道和血管重建的最佳技术、儿童和成人免疫抑制剂及生物制剂的缺陷、肝脏再生和体外边缘移植术的灌注，以及亲体肝移植、基因和干细胞治疗等。

  本书博采众长，内容实用，图文并茂，可供从事肝移植专业的医师学习参考。

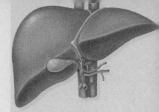

# 致谢

我们要感谢 Colleen Devaney 和 Therese Dangremond 对《肝移植》第 3 版付出的不懈努力和无私奉献。如果没有他们的卓越贡献，以及 Thomas E. Starzl 博士的悉心指导，我们将不可能完成此巨著。

Ronald W. Busuttil，MD，PhD

Göran B. G. Klintmalm，MD，PhD

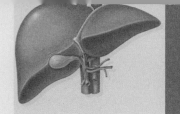

# 译者名单

## 主　译

夏　强

## 译　者

（按姓氏笔画为序）

| | | | | | | | |
|---|---|---|---|---|---|---|---|
| 万　平 | 王　鑫 | 王晨晨 | 孔晓妮 | 申　川 | 朱建军 | 庄少勇 | 刘　源 |
| 孙汉勇 | 杨立群 | 李大伟 | 邱必军 | 何　康 | 汪建业 | 沙　朦 | 张　明 |
| 张　赫 | 张建军 | 陆天飞 | 陆晓峰 | 陆晔峰 | 陈小松 | 武昊宇 | 杭化莲 |
| 罗　毅 | 金宇霆 | 周　韬 | 郑石松 | 郑建新 | 单禹华 | 封明轩 | 赵　杰 |
| 赵延华 | 赵振钧 | 钟成鹏 | 侯嘉杰 | 俞卫锋 | 施少军 | 秦　天 | 耿　玮 |
| 夏　雷 | 顾广祥 | 顾劲扬 | 顾莉红 | 钱永兵 | 钱黎俊 | 徐　宁 | 徐东伟 |
| 高磊青 | 黄子仪 | 黄虹婷 | 黄黎峰 | 曹　杰 | 韩龙志 | 童　颖 | 蔡　杰 |
| | | | 薛　峰 | | | | |

## 秘　书

奚志峰　赵　东

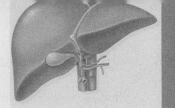

# 作者名单

## 主 编

**Ronald W. Busuttil, MD, PhD**
William P. Longmire, Jr., Chair in Surgery
Distinguished Professor and Executive Chairman
UCLA Department of Surgery
Chief, Division of Liver and Pancreas Transplantation
David Geffen School of Medicine at UCLA
Los Angeles, California

**Göran B. G. Klintmalm, MD, PhD**
Chief and Chairman
Annette C. and Harold C. Simmons Transplant Institute
W. W. Caruth Chair in Organ Transplant Immunology
Professor of Surgery, Texas A & M College of Medicine
Vice Chair, Department of Surgery
Division Chief, Transplant Surgery
Dallas, Texas

## 编 者

**Kareem Abu-Elmagd, MD, PhD**
Professor of Surgery
Digestive Disease Institute
Transplantation Center
Cleveland Clinic
Cleveland, Ohio
    *Leukocyte Chimerism — Meaning and Consequences*

**Chul-Soo Ahn, MD, PhD**
Professor of Surgery
Hepatobiliary Surgery and Liver Transplantation
Asan Medical Center
Ulsan University College of Medicine
Seoul, South Korea
    *Dual Grafts for Transplantation*

**Reza Allamezadeh, MD**
Clinical Instructor
Department of Medicine
Nephrology Division
Kidney Transplant Program
David Geffen School of Medicine at UCLA
Los Angeles, California
    *Renal Failure in Adults*

**Estella M. Alonso, MD**
Professor of Pediatrics
Northwestern University Feinberg School of Medicine
Medical Director
Liver Transplant Program
Chicago, Illinois
    *General Criteria for Pediatric Transplantation*

**Maria H. Alonso, MD**
Associate Professor
Division of Pediatric General and Thoracic Surgery
University of Cincinnati
Surgical Director
Kidney Transplant Program
Cincinnati Children's Hospital Medical Center
Cincinnati, Ohio
    *Transplantation for Hepatic Malignancy in Children*

**Nancy L. Ascher, PhD**
Professor and Chair
Department of Surgery
Isis Distinguished Professor in Transplantation
Leon Goldman, MD, Distinguished Professor in Surgery
Division of Transplant Surgery
University of California, San Francisco

San Francisco, California
*Rejection After Transplantation*

**Lars Bäckman, MD, PhD**
Professor of Surgery
Director, Transplantation Surgery
Uppsala University Hospital
Uppsala, Sweden
*Organ Allocation: The European Models*

**Talia B. Baker, MD**
Associate Professor of Surgery
Northwestern University
Director, Living Donor Liver Transplant
Comprehensive Transplant Center
Chicago, Illinois
*Minimally Invasive Living Donor Hepatectomy*

**William F. Balistreri, MD**
Professor of Pediatrics and Medicine
Director, Pediatric Liver Care Center
Gastroenterology, Hepatology, and Nutrition
Children's Hospital Medical Center
Cincinnati, Ohio
*Transplantation for Cholestatic Liver Disease in Children*

**Rafael Bañares, MD**
Professor and Head of Medicine
Liver Unit
Hospital General Universitario Gregorio Marañón
Faculty of Medicine
Complutense University of Madrid
Madrid, Spain
*Current Clinical Status of the Extracorporeal Liver Support Devices*

**Angeles Baquerizo, MD, PhD**
Transplant and Hepatobiliary Surgeon
Scripps Center for Cell and Organ Transplantation
La Jolla, California
*Current Clinical Status of the Extracorporeal Liver Support Devices*

**Lokesh Bathla, MD**
Fellow, Section of Transplant Surgery
University of Nebraska Medical Center
Omaha, Nebraska
*Intestinal and Multivisceral Transplantation*

**William Bennet, MD, PhD**
Senior Surgeon
Director of Liver Transplantation
Transplant Institute
Sahlgrenska University Hospital
Gothenburg, Sweden
*Organ Allocation: The European Models*

**Marina Berenguer, MD**
University Valencia
Department of Medicine
Hepatology and Liver Transplantation Unit
La Fe Hospital and CIBEREHD
National Network Center for Hepatology and Gastroenterology Research
Hospital Universitario La Fe
Valencia, Spain
*Transplantation for Hepatitis C*

**Gabriela A. Berlakovich, MD**
Associate Professor
Department of Surgery
Division of Transplantation
Medical University of Vienna
Vienna, Austria
*Organ Allocation: The European Models*

**Jorge A. Bezerra, MD**
Professor of Pediatrics
Division of Gastroenterology, Hepatology, and Nutrition
Cincinnati Children's Hospital Medical Center Cincinnati, Ohio
*Transplantation for Cholestatic Liver Disease in Children*

**Jacob L. Bilhartz, MD**
Fellow, Division of Gastroenterology
Department of Pediatrics
University of Michigan and C.S. Mott Children's Hospital
Ann Arbor, Michigan
*Transition of Pediatric Patients to Adulthood*

**Robert S. Brown, Jr., MD**
Frank Cardile Professor of Medicine and Pediatrics (in Surgery)
Columbia University College of Physicians and Surgeons
Medical Director, Transplant Initiative
New York-Presbyterian, Morgan Stanley Children's Hospital
Columbia University Medical Center
Director, Center for Liver Disease and Transplantation
New York-Presbyterian Hospital/Columbia University Medical Center
New York, New York
*Current Indications, Contraindications, Delisting Criteria, and Timing for Transplantation*

**Andrew Burroughs, MD**
Professor of Hepatology
The University of London
Consultant Physician and Hepatologist
Royal Free Hospital
London, United Kingdom
*Organ Allocation: The European Models*

**Sherilyn Gordon Burroughs, MD**
Assistant Professor of Surgery

Weill-Cornell Medical College
General Surgery and Organ Transplantation
Center for Liver Disease and Transplantation
The Methodist Hospital
Houston, Texas
*Donor Selection and Management*

**Ronald W. Busuttil, MD, PhD**
William P. Longmire, Jr., Chair in Surgery
Distinguished Professor and Executive Chairman
UCLA Department of Surgery
Chief, Division of Liver and Pancreas Transplantation
David Geffen School of Medicine at UCLA
Los Angeles, California
*Surgical Anatomy of the Liver; Influence of Transplantation on Liver Surgery; Transplantation for Cholangiocarcinoma; Transplantation for Biliary Atresia in Children; Management of Portal Hypertensive Hemorrhage; Extended Criteria Donors; Recipient Hepatectomy and Grafting; Arterial Reconstruction; Portal Vein Thrombosis and Other Venous Anomalies; Retransplantation; Situs Inversus and Polysplenia Syndrome; Graft Failure; Arterial Complications After Transplantation; Outcome Predictors in Transplantation; Long-Term Functional Recovery and Quality of Life; Ischemia-Reperfusion Injury in Liver Transplantation*

**Juan Carlos Caicedo, MD**
Assistant Professor of Surgery
Northwestern Memorial Hospital
Northwestern University
Chicago, Illinois
*Minimally Invasive Living Donor Hepatectomy*

**Andrew M. Cameron, MD**
Associate Professor
Department of Surgery
Johns Hopkins Medical Institutions
Baltimore, Maryland
*Management of Portal Hypertensive Hemorrhage*

**Jeffrey Campsen, MD**
Assistant Professor of Surgery
Division of Transplant Surgery
University of Utah Health Sciences Center
Salt Lake City, Utah
*Transplant-Related Malignancies*

**Elizabeth J. Carey, MD**
Assistant Professor of Medicine
Gastroenterology and Hepatology
Mayo Clinic Arizona
Scottsdale, Arizona
*Monitoring and Care*

**Ian C. Carmody, MD**
Associate Professor of Surgery

Transplant Services
Ochsner Medical Center
New Orleans, Louisiana
*Treatment of Acute and Chronic Rejection*

**J. Michael Cecka, MD**
Professor
Director of Clinical Research
UCLA Immunogenetics Center
Department of Pathology and Lab Medicine
University of California, Los Angeles
Los Angeles, California
*ABO, Tissue Typing, and Crossmatch Incompatibility*

**See-Ching Chan, MBBS, MS, PhD**
Professor
Department of Surgery
University of Hong Kong
Hong Kong, China
*Outcomes of Living Donor Transplantation: The Eastern Perspective; Adult Living Donor Right Hepatectomy and Recipient Operation*

**Michael Charlton, MD**
Professor of Medicine
Department of Gastroenterology and Hepatology
Mayo Clinic and Foundation
Rochester, Minnesota
*Transplantation for Nonalcoholic Steatohepatitis*

**Ali Cheaito, MD**
Assistant Professor of Surgery
David Geffen School of Medicine at UCLA
Los Angeles, California
*Arterial Complications After Transplantation*

**Pauline W. Chen, MD**
Clinical Instructor
Department of Surgery
David Geffen School of Medicine at UCLA
Surgeon
Dumont-UCLA Liver Cancer Center and Transplant Center
Los Angeles, California
*Treatment of Acute and Chronic Rejection*

**Srinath Chinnakotla, MD**
Associate Professor
Department of Surgery
University of Minnesota Medical School
Minneapolis, Minnesota
*Graft-Versus-Host Disease*

**Ruben Ciria, MD**
Fellow, King's Healthcare Partners
Kings College Hospital FT NHS Trust
Institute of Liver Studies
London, United Kingdom

*Auxiliary Transplantation*

**Pierre-Alain Clavien, MD, PhD**
Professor and Chairman
Department of Surgery
Division of Visceral and Transplant Surgery
University Hospital Zurich
Zurich, Switzerland
   *Principles of Liver Preservation*

**Ana J. Coito, PhD**
Professor of Surgery
Dumont-UCLA Transplantation Research Center
Department of Surgery
David Geffen School of Medicine at UCLA
Los Angeles, California
   *Ischemia-Reperfusion Injury in Liver Transplantation*

**Thomas Collins, MD**
Clinical Associate Professor of Surgery
Transplantation and Hepatobiliary Surgery
Director of Surgical Skills Lab
Transplant Fellowship Program Director
Director of Liver Transplant
University of Iowa
Iowa City, Iowa
   *Donation After Cardiac or Brain Death; Regulatory and Ethical Principles*

**Jeffrey S. Crippin, MD**
Professor of Medicine
Marilyn Bornefeld Chair in Gastrointestinal Research and Treatment
Internal Medicine
Washington University School of Medicine
St. Louis, Missouri
   *Transplantation for Sclerosing Cholangitis*

**David C. Cronin II, MD, PhD, MHCM**
Professor
Department of Surgery
Medical College of Wisconsin
Milwaukee, Wisconsin
   *Ethics in Living Donor Transplantation*

**Gabriel M. Danovitch, MD**
Professor of Medicine
Department of Medicine
Nephrology Division
Medical Director
Kidney Transplant Program
David Geffen School of Medicine at UCLA
Los Angeles, California
   *Renal Failure in Adults*

**Gary L. Davis, MD**
Professor of Medicine

Director, General and Transplant Hepatology Medicine
Baylor Healthcare System and Baylor University Medical Center
Dallas, Texas
   *Natural History of Hepatitis C; Recurrent Hepatitis C After Transplantation*

**Gloria de la Rosa, MD, PhD**
Medical Doctor
Spanish National Transplant Organization
Madrid, Spain
   *Organ Allocation: The European Models*

**Anthony J. Demetris, MD**
Professor
Department of Pathology
University of Pittsburgh
Pittsburgh, Pennsylvania
   *Histopathology of Liver Transplantation; Leukocyte Chimerism — Meaning and Consequences*

**Joseph DiNorcia, MD**
Assistant Professor of Surgery
Division of Hepatobiliary, Pancreas, and Abdominal Organ Transplantation
Keck School of Medicine of USC
Los Angeles, California
   *Extended Criteria Donors*

**John P. Duffy, MD**
Hepatobiliary and Abdominal Transplant Surgeon
Nazih Zuhdi Transplant Institute
Integris Baptist Medical Center
Oklahoma City, Oklahoma
   *Arterial Reconstruction; Long-Term Functional Recovery and Quality of Life*

**Francisco A. Durazo, MD**
Associate Clinical Professor of Medicine and Surgery
Digestive and Liver Diseases
Dumont-UCLA Transplant Center
University of California, Los Angeles
Los Angeles, California
   *Unusual Indications for Transplantation*

**Bijan Eghtesad, MD**
Staff Surgeon
Hepato-Pancreato-Biliary/Liver Transplant Surgery
Cleveland Clinic
Cleveland, Ohio
   *Leukocyte Chimerism — Meaning and Consequences; Graft-Versus-Host Disease*

**Jean C. Emond, MD**
Professor of Surgery
Vice Chair and Chief of Transplantation
New York-Presbyterian Hospital

Columbia University Medical Center
New York, New York
*Postoperative Care of Pediatric Transplant Recipients*

**Carlos O. Esquivel, MD, PhD**
Professor of Surgery and Chief
Division of Abdominal Transplantation Surgery
Stanford School of Medicine
Stanford, California
*Survival and Quality of Life in Children*

**Sheung Tat Fan, MS, MD, PhD, DSc**
Sun C. Y. Chair Professor of Surgery
Department of Surgery
The University of Hong Kong
Hong Kong, China
*Outcomes of Living Donor Transplantation: The Eastern Perspective*

**Douglas G. Farmer, MD**
Professor of Surgery
Liver Transplant Surgery
Dumont-UCLA Transplant Center
Los Angeles, California
*Situs Inversus and Polysplenia Syndrome*

**Constantino Fondevila, MD, PhD**
General Surgery
Hospital Clinic
Barcelona, Spain
*Extracorporeal Perfusion for Resuscitation of Marginal Grafts*

**John L. R. Forsythe, MBBS, MD**
Transplant Unit
Consultant Transplant Surgeon
Royal Infirmary of Edinburgh
Edinburgh, United Kingdom
*Organ Allocation: The European Models*

**Alyson N. Fox, MD**
Assistant Professor of Medicine
Center for Liver Disease and Transplantation
New York Presbyterian Hospital-Weill Cornell Medical Center
New York, New York
*Current Indications, Contraindications, Delisting Criteria, and Timing for Transplantation*

**Ira J. Fox, MD**
Professor of Surgery
University of Pittsburgh School of Medicine
Director, Center for Innovative Regenerative Therapies
Children's Hospital of Pittsburgh of UPMC and the McGowan Institute for Regenerative Medicine
Pittsburgh, Pennsylvania
*Liver and Hepatocyte Xenotransplantation*

**Joel E. Frader, MD, MA**
A Todd Davis Professor of Academic General Pediatrics
Professor of Medical Humanities and Bioethics
Department of Pediatrics
Feinberg School of Medicine
Northwestern University
Chicago, Illinois
*Ethical Decisions in Transplantation*

**Emily M. Fredericks, PhD**
Associate Professor of Pediatrics
Division of Child Behavioral Health
University of Michigan and C. S. Mott Children's Hospital
Ann Arbor, Michigan
*Transition of Pediatric Patients to Adulthood*

**James M. Fulmer, MD**
Staff Radiologist
Baylor University Medical Center
American Radiology Associates, PA
Dallas, Texas
*Transplantation for Primary Hepatic Malignancy; Transplantation for Budd-Chiari Syndrome*

**John J. Fung, MD, PhD**
Chairman of the Digestive Disease Institute
Cleveland Clinic
Cleveland, Ohio
*Leukocyte Chimerism — Meaning and Consequences*

**Juan F. Gallegos-Orozco, MD**
Assistant Professor of Medicine
Division of Gastroenterology, Hepatology, and Nutrition
University of Utah Health Sciences Center
Salt Lake City, Utah
*Transplant-Related Malignancies*

**Juan Carlos García-Valdecasas, MD**
Professor of Surgery
General Surgery
Hospital Clinic
Barcelona, Spain
*Extracorporeal Perfusion for Resuscitation of Marginal Grafts*

**Till Gerling, MD, PhD**
Medical Staff
Eurotransplant International Foundation
Leiden, The Netherlands
*Organ Allocation: The European Models*

**R. Mark Ghobrial, MD**
Director, Liver Center
Chief, Liver Transplantation Surgery
Director, Immunobiology Research Center
The Methodist Hospital System
Houston, Texas

*Donor Selection and Management*

**Antoinette S. Gomes, MD**
Professor of Radiological Sciences and Medicine
Radiological Sciences
David Geffen School of Medicine at UCLA
Los Angeles, California
*Radiological Evaluation in Transplantation*

**Stevan A. Gonzalez, MD**
Division of Hepatology
Department of Medicine
Annette C. and Harold C. Simmons Transplant Institute
Baylor All Saints Medical Center
Dallas, Texas
*Natural History of Hepatitis C*

**Elisa J. Gordon, PhD, MPH**
Research Associate Professor
Comprehensive Transplant Center
Northwestern University Feinberg School of Medicine
Chicago, Illinois
*Ethical Decisions in Transplantation*

**Michael D. Green, MD, MPH**
Professor
Pediatrics, Surgery, and Clinical and Translational Research
University of Pittsburgh School of Medicine
Pittsburgh, Pennsylvania
*Pretransplantation Evaluation: Infectious Disease*

**Rick Harrison, MD**
Medical Director
Mattel Children's Hospital UCLA
Department of Pediatrics
University of California, Los Angeles
Los Angeles, California
*Postoperative Intensive Care Management in Children*

**Jeanette M. Hasse, PhD, RD, LD, FADA, CNSC**
Transplant Nutrition Manager
Baylor Annette C. and Charles C. Simmons Transplant Institute
Baylor University Medical Center
Dallas, Texas
*Nutritional Aspects of Transplantation in Adults*

**Nigel D. Heaton, MD**
Professor of Transplant Surgery
King's Healthcare Partners
Kings College Hospital FT NHS Trust
Institute of Liver Studies
London, United Kingdom
*Auxiliary Transplantation; Split Liver Transplantation for Pediatric and Adult Recipients*

**Amelia J. Hessheimer, MD, PhD**
Resident
General Surgery
Hospital Clinic
Barcelona, Spain
*Extracorporeal Perfusion for Resuscitation of Marginal Grafts*

**Jonathan R. Hiatt, MD**
Professor of Surgery
Vice Dean for Faculty
Vice Chair for Education
Surgery
David Geffen School of Medicine at UCLA
Los Angeles, California
*Influence of Transplantation on Liver Surgery*

**Curtis D. Holt, Pharm D**
Clinical Professor
Department of Surgery
Division of Liver and Pancreas Transplantation
David Geffen School of Medicine at UCLA
Los Angeles, California
*Infections After Transplantation*

**Johnny C. Hong, MD**
Associate Professor of Surgery
The Mark B. Adams Chair in Surgery, Hepatobiliary Surgery, and Organ Transplantation
Chief, Division of Transplant Surgery
Department of Surgery
Medical College of Wisconsin
Director, Solid Organ Transplantation Joint Program at Medical College of Wisconsin-Froedtert Health-Children's Hospital of Wisconsin-BloodCenter of Wisconsin
Milwaukee, Wisconsin
*Transplantation for Cholangiocarcinoma; Outcome Predictors in Transplantation; Ischemia-Reperfusion Injury in Liver Transplantation*

**Abhinav Humar, MD**
Professor of Surgery
Department of Surgery
University of Pittsburgh School of Medicine
Pittsburgh, Pennsylvania
*Split Liver Transplantation for Two Adult Recipients*

**Samar H. Ibrahim, MD**
Gastroenterology, Hepatology, and Nutrition
Children's Hospital Medical Center
Cincinnati, Ohio
*Transplantation for Cholestatic Liver Disease in Children*

**Toru Ikegami, MD**
Assistant Professor
Department of Surgery and Science
Graduate School of Medical Sciences

Kyushu University
Fukuoka, Japan
*Small-for-Size Syndrome*

**Mohamad H. Imam, MD**
Department of Gastroenterology and Hepatology
Mayo Clinic
Rochester, Minnesota
*Transplantation for Primary Biliary Cirrhosis*

**Yukihiro Inomata, MD, PhD**
Professor and Chairman
Department of Transplantation and Pediatric Surgery
Kumamoto University
Kumamoto, Japan
*Living Donor Transplantation in Children*

**Sally E. Jensen, PhD**
Research Assistant Professor
Medical Social Sciences
Northwestern University Feinberg School of Medicine
Chicago, Illinois
*Ethical Decisions in Transplantation*

**Sheila Jowsey, MD**
Assistant Professor of Psychiatry
Psychiatry and Psychology
Mayo Clinic
Rochester, Minnesota
*Psychiatric Assessment of Transplant Candidates*

**Fady M. Kaldas, MD**
Assistant Professor of Surgery
Division of Liver and Pancreas Transplantation
Department of Surgery
David Geffen School of Medicine at UCLA
Los Angeles, California
*Extended Criteria Donors*

**Igal Kam, MD**
Professor of Surgery
Division of Transplant Surgery
University of Colorado, Denver
Aurora, Colorado
*Living Donor Transplantation: Evaluation and Selection in Adults*

**Burnett "Beau" S. Kelly, Jr., MD, MBA**
Assistant Professor
Surgery
Vanderbilt University
Nashville, Tennessee
*Donor Selection and Management*

**Vandana Khungar, MD**
Fellow in Transplant Hepatology
Division of Digestive and Liver Diseases

Columbia University College of Physicians and Surgeon
Center for Liver Disease and Transplantation
New York Presbyterian Hospital-Weill Cornell Medical Center
New York, New York
*Current Indications, Contraindications, Delisting Criteria, and Timing for Transplantation*

**Khalid Khwaja, MD**
Senior Staff Surgeon
Lahey Clinic Medical Center
Burlington, Massachusetts
*Organ Allocation: The U.S. Model*

**Kevin King, RN, BSN, CCTC**
Adult Post-Liver Transplant Coordinator
Division of Liver and Pancreas Transplant
Ronald Reagan UCLA Medical Center
Los Angeles, California
*Role of the Posttransplant Clinical Nurse Coordinator*

**Milan Kinkhabwala, MD**
Professor of Surgery
Chief, Division of Transplantation
Director, Abdominal Transplantation
Montefiore Medical Center
Albert Einstein College of Medicine
New York, New York
*Surgical Anatomy of the Liver*

**Allan D. Kirk, MD, PhD**
Chairman of Surgery
Duke University School of Medicine
Durham, North Carolina
*Long-Term Toxicity of Immunosuppressive Therapy; Immunosuppressive Biologic Agents*

**Michelle M. Kittleson, MD, PhD**
Director, Post-Graduate Education in Heart Failure and Transplantation
Cedars Sinai Heart Institute
Los Angeles, California
*Pretransplantation Evaluation: Cardiac*

**Göran B. G. Klintmalm, MD, PhD**
Chief and Chairman
Annette C. and Harold C. Simmons Transplant Institute
W. W. Caruth Chair in Organ Transplant Immunology
Professor of Surgery, Texas A & M College of Medicine
Vice Chair, Department of Surgery
Division Chief, Transplant Surgery
Dallas, Texas
*The History of Liver Transplantation; Transplantation for Primary Hepatic Malignancy; Transplantation for Budd-Chiari Syndrome; Recipient Hepatectomy and Grafting; Combined Liver-Kidney Transplantation; Clinical Management of Necrotic Liver Before and After Transplantation; Postoperative Intensive Care Manage-*

*ment in Adults*; *Postoperative Management Beyond the Intensive Care Unit*; *Adults*; *Graft-Versus-Host Disease*; *Induction and Maintenance of Immunosuppression*; *Novel Immunosuppression in Patients with Hepatic Malignancies*; *Outcome Predictors in Transplantation*

**Gregory D. Kunder, RN, BSN, CCTC**
Adult Post-Liver Transplant Supervisor
Surgery, Division of Liver and Pancreas Transplant
Ronald Reagan UCLA Medical Center
Los Angeles, California
*Role of the Posttransplant Clinical Nurse Coordinator*

**Jerzy W. Kupiec-Weglinski, MD, PhD**
Professor of Surgery, Pathology, and Laboratory Medicine
Joan S. and Ralph N. Goldwyn Chair in Immunobiology and Transplantation Research
Director, Dumont-UCLA Transplantation Research Center
Vice-Chairman (Research)
Department of Surgery
David Geffen School of Medicine at UCLA
Los Angeles, California
*Ischemia-Reperfusion Injury in Liver Transplantation*

**John R. Lake, MD**
Professor of Medicine
University of Minnesota Medical School
Minneapolis, Minnesota
*Transplantation for Hepatitis C*

**Alan Langnas, DO**
Chief, Section of Transplantation
Department of Surgery
University of Nebraska Medical Center
Omaha, Nebraska
*Intestinal and Multivisceral Transplantation*

**Charles R. Lassman, MD**
Professor of Pathology and Laboratory Medicine
Vice Chair of Clinical Education
Director of Pathology Residency Training Program, Surgical Pathology Fellowship
Chief of Liver Pathology, Renal Pathology
Department of Pathology and Laboratory Medicine
David Geffen School of Medicine at UCLA
Los Angeles, California
*Pathology of Nonneoplastic Disease After Transplantation*

**Sung-Gyu Lee, MD, PhD**
Professor of Surgery
Hepatobiliary Surgery and Liver Transplantation
Asan Medical Center
Ulsan University College of Medicine
Seoul, South Korea
*Dual Grafts for Transplantation*

**Henry C. Lin, MD**
Clinical Instructor
Department of Pediatrics
Northwestern University Feinberg School of Medicine
The Siragusa Transplantation Center
Children's Memorial Hospital
Chicago, Illinois
*General Criteria for Transplantation in Children*

**Chung-Mau Lo, MD**
Chair Professor and Head
Department of Surgery
University of Hong Kong
Hong Kong, China
*Adult Living Donor Right Hepatectomy and Recipient Operation*

**Steven Lobritto, MD**
Professor of Pediatrics
NewYork-Presbyterian Hospital
Columbia University Medical Center
New York, New York
*Postoperative Care of Pediatric Transplant Recipients*

**Jayme E. Locke, MD, MPH**
Assistant Professor of Surgery
Abdominal Transplant Surgery
Director, Incompatible Kidney and Kidney Paired Donation Programs
Director, CTI Outcomes Research Center
UAB School of Medicine
Birmingham, Alabama
*Management of Portal Hypertensive Hemorrhage*

**Michael R. Lucey, MD**
Professor of Medicine
Chief, Division of Gastroenterology and Hepatology
Department of Medicine
University of Wisconsin School of Medicine and Public Health
Madison, Wisconsin
*Transplantation for Alcoholic Liver Disease*

**Malcolm MacConmara, MB, BCh**
Fellow, Abdominal Organ Transplant Surgery
Department of Surgery
Emory University School of Medicine
Atlanta, Georgia
*Immunosuppressive Biologic Agents*

**Yoshihiko Maehara, MD, PhD**
Professor and Chairman
Department of Surgery and Science
Graduate School of Medical Sciences
Kyushu University
Fukuoka, Japan
*Small-for-Size Syndrome*

**Martin L. Mai, MD**
Assistant Professor
Medical Director
Pretransplant Kidney-Pancreas
Department of Transplantation
Mayo Clinic College of Medicine
Jacksonville, Florida
  *Pretransplantation Evaluation: Renal*

**Masatoshi Makuuchi, MD, PhD**
President
Japanese Red Cross Medical Center
Professor Emeritus
University of Tokyo
Tokyo, Japan
  *Adult Living Donor Left Hepatectomy and Recipient
    Operation*

**Kathy Manley, RN, BSN, CCTC**
Program Manager
Abdominal Transplant
Baylor University Medical Center
Dallas, Texas
  *Role of the Clinical Nurse Coordinator*

**Victor J. Marder, MD**
Professor of Neurology
Department of Medicine
Pediatrics
David Geffen School of Medicine at UCLA
Los Angeles, California
  *Transplantation for Hematological Disorders*

**James F. Markmann, MD, PhD**
Chief, Division of Transplant Surgery
Claude E. Welch Professor of Surgery
Harvard Medical School
Department of Surgery
Massachusetts General Hospital
Boston, Massachusetts
  *Retransplantation*

**Mercedes Martinez, MD**
Assistant Professor of Pediatrics
NewYork-Presbyterian Hospital
Columbia University Medical Center
New York, New York
  *Postoperative Care of Pediatric Transplant Recipients*

**Rafael Matesanz, MD**
Founder and Director
Spanish National Transplant Organization
Madrid, Spain
  *Organ Allocation: The European Models*

**Tara McCoy, MD**
Department of Psychiatry and Psychology
Mayo Clinic
Rochester, Minnesota
  *Psychiatric Assessment of Transplant Candidates*

**Suzanne V. McDiarmid, MD**
Professor of Pediatrics and Surgery
Chief, Division of Pediatric Gastroenterology, Hepatology,
  and Nutrition
Director, Pediatric Liver Transplantation
David Geffen School of Medicine at UCLA
Los Angeles, California
  *Special Considerations for Immunosuppression in Children;
    Transplantation for Metabolic Disease in Children*

**Greg J. McKenna, MD**
Associate Professor
Department of Surgery
Texas A&M Health Science Center
College of Medicine
Abdominal Transplant Surgeon
Director of Transplant Research
Baylor University Medical Center
Dallas, Texas
  *The History of Liver Transplantation; Postoperative Intensive
    Care Management in Adults; Induction and Maintenance
    of Immunosuppression*

**Marian G. Michaels, MD, MPH**
Professor of Pediatrics and Surgery
Division of Pediatric Infectious Diseases
Children's Hospital of Pittsburgh of UPMC
Pittsburgh, Pennsylvania
  *Pretransplantation Evaluation: Infectious Disease*

**Marta I. Minervini, MD**
Assistant Professor of Pathology
Division of Transplantation Pathology
University of Pittsburgh School of Medicine
Pittsburgh, Pennsylvania
  *Histopathology of Liver Transplantation*

**Constance Mobley, MD**
Assistant Professor of Surgery
Weill-Cornell Medical College
Surgeon
Houston Methodist Hospital
Houston, Texas
  *Molecular and Cellular Basis of Liver Failure*

**Deok-Bog Moon, MD, PhD**
Professor of Surgery
Hepatobiliary Surgery and Liver Transplantation
Asan Medical Center
Ulsan University College of Medicine
Seoul, South Korea
  *Dual Grafts for Transplantation*

**Elisa A. Moreno, MD**
Assistant Professor
Department of Psychiatry
David Geffen School of Medicine at UCLA
Los Angeles, California
  *Psychiatric Assessment of Transplant Candidates; Neuro-psychiatric Complications*

**Ferdinand Mühlbacher, MD**
Professor and Head
Department of Transplantation
Medical University of Vienna
Board of Directors of the University Clinic for Surgery
Transplant Center General Hospital
Vienna, Austria
  *Transplantation for Metastases*

**Paolo Muiesan, MD**
Liver Transplantation and Hepato-Pancreato-Biliary Surgery
Queen Elizabeth Hospital
Birmingham, United Kingdom
  *Organ Allocation: The European Models*

**Noriko Murase, MD**
Associate Professor of Surgery
Thomas E. Starzl Transplantation Institute
Department of Surgery
University of Pittsburgh School of Medicine
Pittsburgh, Pennsylvania
  *Leukocyte Chimerism — Meaning and Consequences*

**Bita V. Naini, MD**
Assistant Professor of Pathology
Department of Pathology and Laboratory Medicine
David Geffen School of Medicine at UCLA
Los Angeles, California
  *Pathology of Nonneoplastic Disease After Transplantation*

**Michael A. Nalesnik, MD**
Professor of Pathology
Division of Transplantation Pathology
University of Pittsburgh School of Medicine
Pittsburgh, Pennsylvania
  *Histopathology of Liver Transplantation*

**Jaimie D. Nathan, MD**
Assistant Professor
Division of Pediatric General and Thoracic Surgery
Surgical Director
Intestinal Transplant Program
Cincinnati Children's Hospital Medical Center
Cincinnati, Ohio
  *Transplantation for Hepatic Malignancy in Children*

**Peter Neuhaus, MD, PhD**
Chairman and Director
Department of General, Visceral, and Transplantation
Surgery
Charité-Universitätsmedizin
Campus Virchow Klinikum
Berlin, Germany
  *Technical Problems: Biliary*

**Jose M. Nieto, DO**
Borland-Groover Clinic
Jacksonville, Florida
  *Transplantation for Autoimmune Hepatitis*

**Ifeoma Nwadei, MD**
General Surgery Resident
Department of Surgery
Emory University School of Medicine
Atlanta, Georgia
  *Immunosuppressive Biologic Agents*

**John O'Grady, MD**
Honorary Senior Lecturer
Consultant Hepatologist
Institute of Liver Studies
King's College Hospital
London, United Kingdom
  *Transplantation for Fulminant Hepatic Failure*

**Jacqueline G. O'Leary, MD, MPH**
Medical Director
Inpatient Liver and Transplant Unit
Annette C. and Harold C. Simmons Transplant Institute
Baylor University Medical Center
Dallas, Texas
  *Late Complications and Recurrence of Disease After Transplantation*

**Kim M. Olthoff, MD**
Donald Guthrie Professor of Surgery
Division of Transplantation
Department of Surgery
University of Pennsylvania
Philadelphia, Pennsylvania
  *Outcomes of Living Donor Transplantation: The Western Perspective*

**Nicholas Onaca, MD**
Attending Liver Transplant Surgeon
Surgical Director, Kidney Transplantation
Annette C. and Harold C. Simmons Transplant Institute
Baylor University Medical Center
Dallas, Texas
  *Clinical Management of Necrotic Liver Before and After Transplantation; Novel Immunosuppression in Patients with Hepatic Malignancies; Transplantation for Primary Hepatic Malignancy*

**Justin Parekh, MD, MAS**
Clinical Instructor

Department of Surgery
Division of Transplantation
University of California, San Francisco
San Francisco, California
*Rejection After Transplantation*

**Chong Parke, MD**
Clinical Instructor
Department of Medicine
Nephrology Division
Kidney Transplant Program
David Geffen School of Medicine at UCLA
Los Angeles, California
*Renal Failure in Adults*

**Andreas Pascher, MD**
Associate Professor of Surgery
Deputy Chair, Department of Surgery
Director, Transplant Program
Department of Visceral and Transplantation Surgery
Charité-Universitätsmedizin
Campus Virchow Klinikum
Berlin, Germany
*Technical Problems: Biliary*

**Guido G. Persijn, MD, PhD**
Medical Director
Eurotransplant International Foundation
Leiden, The Netherlands
*Organ Allocation: The European Models*

**Henrik Petrowsky, MD**
Professor of Surgery
University of Zurich
Vice Chair
Department of Visceral and Transplant Surgery
Head, Section of Hepatobiliary and Pancreatic Surgery
Program Director
HPB and Liver Transplant Fellowship
University Hospital Zurich
Zurich, Switzerland
*Principles of Liver Preservation; Graft Failure; Ischemia-Reperfusion Injury in Liver Transplantation*

**Phuong-Chi T. Pham, MD**
Professor of Medicine
David Geffen School of Medicine at UCLA
Los Angeles, California
Chief of Nephrology
Olive View-UCLA Medical Center
Sylmar, California
*Renal Failure in Adults*

**Phuong-Thu T. Pham, MD**
Professor of Medicine
Director of Outpatient Services
Department of Medicine

Nephrology Division
Kidney Transplant Program
David Geffen School of Medicine at UCLA
Los Angeles, California
*Renal Failure in Adults*

**Jeffrey L. Platt, MD**
Professor of Surgery
Professor of Microbiology and Immunology
Transplantation Biology
University of Michigan
Ann Arbor, Michigan
*Liver and Hepatocyte Xenotransplantation*

**Elizabeth A. Pomfret, MD, PhD**
Associate Professor of Surgery
Tufts University School of Medicine
Chairman, Department of Transplantation
Lahey Hospital and Medical Center
Burlington, Massachusetts
*Organ Allocation: The U.S. Model*

**Paige M. Porrett, MD, PhD**
Fellow in Abdominal Organ Transplantation
Department of Surgery
University of Pennsylvania
Philadelphia, Pennsylvania
*Outcomes of Living Donor Transplantation: The Western Perspective*

**Raja Rajalingam, PhD**
Associate Professor
UCLA Immunogenetics Center
Pathology and Laboratory Medicine
University of California, Los Angeles
Los Angeles, California
*ABO, Tissue Typing, and Crossmatch Incompatibility*

**Jorge Rakela, MD**
Professor of Medicine
Gastroenterology and Hepatology
Mayo Clinic Arizona
Scottsdale, Arizona
*Monitoring and Care*

**Steven S. Raman, MD**
Associate Clinical Professor of Radiology
Department of Radiology
David Geffen School of Medicine at UCLA
Los Angeles, California
*Imaging Techniques for Partial Grafting*

**Michael A. E. Ramsay, MD**
Chairman
Anesthesiology and Pain Management
Baylor University Medical Center
Dallas, Texas

*Portopulmonary Hypertension and Hepatopulmonary Syndrome；Anesthesia for Liver Transplantation*

**Parmjeet Randhawa, MD**
Professor of Pathology
Division of Transplantation Pathology
University of Pittsburgh School of Medicine
Pittsburgh，Pennsylvania
*Histopathology of Liver Transplantation*

**Robert R. Redfield III, MD**
Chief Resident in General Surgery
Department of Surgery
Hospital of the University of Pennsylvania
Philadelphia，Pennsylvania
*Genetic and Genomic Potential in Liver Transplantation*

**Alan Reed, MD, MBA**
Professor of Surgery
Transplantation and Hepatobiliary Surgery
Director，UIHC Organ Transplant Center
Director，Division of Transplantation and Hepatobiliary Surgery
University of Iowa Carver School of Medicine
Iowa City，Iowa
*Donation After Cardiac or Brain Death；Regulatory and Ethical Principles*

**Elaine F. Reed, PhD**
Professor of Pathology and Lab Medicine
Director，UCLA Immunogenetics Center
Department of Pathology and Lab Medicine
University of California，Los Angeles
Los Angeles，California
*ABO，Tissue Typing，and Crossmatch Incompatibility*

**David J. Reich, MD**
Professor and Chief
Division of Multiorgan Transplantation and Hepatobiliary Surgery
Vice Chairman
Department of Surgery
Drexel University School of Medicine
Hahnemann University Hospital
Philadelphia，Pennsylvania
*Donation After Cardiac Death*

**John F. Renz, MD, PhD**
Professor of Surgery
Director，Liver Transplant Program
University of Chicago School of Medicine
Chicago，Illinois
*The Donor Operation；Surgical Anatomy of the Liver*

**Lucas Restrepo, MD, PhD**
Clinical Assistant Professor of Neurology
Comprehensive Stroke and Vascular Neurology Program
Department of Neurology

David Geffen School of Medicine at UCLA
Los Angeles，California
*Neurological Complications*

**John P. Roberts, MD**
Professor and Chief
Department of Surgery
Division of Transplantation
University of California，San Francisco
San Francisco，California
*Rejection After Transplantation*

**Bruno Roche, MD**
Université Paris-Sud
Hospital Staff
Hôpital Paul Brousse，Centre Hépato-Biliaire
Villejuif，France
*Transplantation for Hepatitis A and B*

**Susanne Rasoul Rockenschaub, MD**
Department of Transplantation
Medical University of Vienna
Vienna，Austria
*Liver Transplantation for Metastases*

**Lainie Friedman Ross, MD, PhD**
Carolyn and Matthew Bucksbaum Professor of Clinical Ethics
Departments of Pediatrics，Medicine，and Surgery
Co-Director
Institute for Translational Medicine
Associate Director
MacLean Center for Clinical Medical Ethics
University of Chicago
Chicago，Illinois
*Ethics in Living Donor Transplantation*

**Richard Ruiz, MD**
Attending Liver Transplant Surgeon，
Surgical Director，Pancreas Transplantation
Annette C. and Harold C. Simmons Transplant Institute
Baylor University Medical Center
Dallas，Texas
*Combined Liver-Kidney Transplantation；Postoperative Management Beyond the Intensive Care Unit：Adults；Long-Term Toxicity of Immunosuppressive Therapy*

**Frederick C. Ryckman, MD**
Professor of Surgery/Transplantation
Professor，Division of Pediatric General and Thoracic Surgery
Senior Vice President，Medical Operations
Cincinnati Children's Hospital Medical Center
Cincinnati，Ohio
*Transplantation for Hepatic Malignancy in Children*

**Sammy Saab, MD, MPH**
Professor of Medicine and Surgery
UCLA Digestive Disease Center

David Geffen School of Medicine at UCLA
Los Angeles，California
*Transplantation for Autoimmune Hepatitis*

**Victor Sai, MD**
Clinical Instructor
Department of Radiology
David Geffen School of Medicine at UCLA
Los Angeles，California
*Imaging Techniques for Partial Grafting*

**Faouzi Saliba, MD**
Associate Professor
Gastroenterology and Hepatology
University of Paris IX
Villejuif，France
*Current Clinical Status of the Extracorporeal Liver Support Devices*

**Luiz C. Sampaio, MD**
Assistant Medical Director
Regenerative Medicine Research
Texas Heart Institute
Houston，Texas
*Stem Cells and Liver Regeneration*

**Didier Samuel, MD, PhD**
Professor of Hepatology
University of Paris-Sud
Hospital Staff
Paul Brousse Hospital
Hepatobiliary Center
Villejuif，France
*Transplantation for Hepatitis A and B*

**Keiji Sano, MD**
Professor
Department of Surgery
Teikyo University School of Medicine
Tokyo，Japan
*Adult Living Donor Left Hepatectomy and Recipient Operation*

**Eizaburo Sasatomi, MD, PhD**
Assistant Professor of Pathology
Division of Transplantation Pathology
University of Pittsburgh School of Medicine
Pittsburgh，Pennsylvania
*Histopathology of Liver Transplantation*

**Kareem Sassi, MD**
Department of Medicine
Ronald Reagan UCLA Medical Center
Los Angeles，California
*Transplantation for Autoimmune Hepatitis*

**Milda R. Saunders, MD**
Assistant Professor

Department of Medicine
Faculty，MacLean Center for Clinical Medical Ethics
Living Donor Advocate Physician
University of Chicago
Chicago，Illinois
*Ethics in Living Donor Transplantation*

**Gabriel T. Schnickel, MD**
Senior Staff Surgeon
Henry Ford Transplant Institute
Henry Ford Medical Center
Detroit，Michigan
*Portal Vein Thrombosis and Other Venous Anomalies*

**Anil Seetharam, MD**
Fellow，Internal Medicine
Washington University School of Medicine
St. Louis，Missouri
*Transplantation for Sclerosing Cholangitis*

**Kentaro Setoyama, MD**
Department of Surgery
McGowan Institute for Regenerative Medicine
Children's Hospital of Pittsburgh of UMPC
Pittsburgh，Pennsylvania
*Liver and Hepatocyte Xenotransplantation*

**Imtiazuddin Shaik, MD**
Assistant Professor of Surgery
Department of Transplantation and Hepatobiliary Surgery
New York Medical College
Valhalla，New York
*Treatment of Acute and Chronic Rejection*

**Abraham Shaked, MD, PhD**
Eldridge L. Eliason Professor of Surgery
Penn Transplant Institute
University of Pennsylvania
Philadelphia，Pennsylvania
*Genetic and Genomic Potential in Liver Transplantation*

**Ken Shirabe, MD, PhD**
Associate Professor
Department of Surgery and Science
Graduate School of Medical Sciences
Kyushu University
Fukuoka，Japan
*Small-for-Size Syndrome*

**Ashwani K. Singal, MD**
Department of Gastroenterology and Hepatology
Mayo Clinic and Foundation
Rochester，Minnesota
*Transplantation for Nonalcoholic Steatohepatitis*

**Yuji Soejima, MD, PhD**
Associate Professor

Department of Surgery and Science
Graduate School of Medical Sciences
Kyushu University
Fukuoka，Japan
  *Small-for-Size Syndrome*

**Thomas E. Starzl, MD**
Professor of Surgery
University of Pittsburgh School of Medicine
Pittsburgh，Pennsylvania
  *Leukocyte Chimerism — Meaning and Consequences*

**Randolph H. Steadman, MD**
Professor and Vice Chair
Anesthesiology
David Geffen School of Medicine at UCLA
Los Angeles，California
  *Portopulmonary Hypertension and Hepatopulmonary
    Syndrome*

**Zoe Stewart, MD, PhD**
Surgical Director
Kidney and Living Donor Transplant Program
Assistant Professor of Surgery
Transplantation and Hepatobiliary Surgery
University of Iowa Carver School of Medicine
Iowa City，Iowa
  *Donation After Cardiac or Brain Death：Regulatory and
    Ethical Principles*

**Marvin J. Stone, MD**
Director of Oncology Medical Education
Associate Medical Director
Baylor Charles A. Sammons Cancer Center
Clerkship Director of Internal Medicine
Baylor University Medical Center
Dallas，Texas
  *Transplantation for Primary Hepatic Malignancy；
    Transplantation for Budd-Chiari Syndrome*

**Thomas B. Strouse, MD**
Maddie Katz Professor
Vice Chair for Clinical Affairs
Psychiatry and Biobehavioral Sciences
David Geffen School of Medicine at UCLA
Los Angeles，California
  *Neuropsychiatric Complications*

**Mark L. Sturdevant, MD**
Assistant Professor of Surgery
Department of Surgery
University of Pittsburgh School of Medicine
Pittsburgh，Pennsylvania
  *Split Liver Transplantation for Two Adult Recipients*

**Yasuhiko Sugawara, MD**
Associate Professor

Department of Surgery
University of Tokyo
Tokyo，Japan
  *Biliary and Vascular Reconstruction in Living Donor
    Transplantation；Adult Living Donor Left Hepatectomy
    and Recipient Operation*

**Riccardo A. Superina, MD**
Department of Surgery
Northwestern University Feinberg School of Medicine
Siragusa Transplantation Center
Children's Memorial Hospital
Chicago，Illinois
  *General Criteria for Transplantation in Children*

**Akinobu Taketomi, MD, PhD**
Professor
Department of Gastroenterological Surgery I
Hokkaido University Graduate School of Medicine
Sapporo，Japan
  *Small-for-Size Syndrome*

**Jayant A. Talwalkar, MD, MPH**
Associate Professor of Medicine
Gastroenterology/Hepatology
Mayo Clinic
Rochester，Minnesota
  *Transplantation for Primary Biliary Cirrhosis*

**Koichi Tanaka, MD**
Chairman of the Board of Directors
Kobe International Frontier Medical Center
Kobe，Japan
  *Living Donor Transplantation in Children*

**William D. Tap, MD**
Sarcoma Oncology，Melanoma，and Sarcoma Service
Memorial Sloan-Kettering Cancer Center
New York，New York
  *Transplantation for Hematological Disorders*

**Doris A. Taylor, MD**
Director，Regenerative Medicine Research
Texas Heart Institute
Houston，Texas
  *Stem Cells and Liver Regeneration*

**Greg Tiao, MD**
Associate Professor
Azizkhan Chair of Pediatric Surgery
Division of Pediatric General and Thoracic Surgery
Surgical Director
Liver Transplant Program
Cincinnati Children's Hospital Medical Center
Cincinnati，Ohio
  *Transplantation for Hepatic Malignancy in Children*

**Myron J. Tong, MD, PhD**
Professor
Digestive Diseases/Gastroenterology
Physician, Hepatology
David Geffen School of Medicine at UCLA
Los Angeles, California
  *Unusual Indications for Transplantation*

**James F. Trotter, MD**
Medical Director
Transplant Hepatology
Annette C. and Harold C. Simmons Transplant Institute
Baylor University Medical Center
Dallas, Texas
  *Transplantation for Budd-Chiari Syndrome; Living Donor Transplantation: Evaluation and Selection in Adults; Postoperative Management Beyond the Intensive Care Unit: Adults; Late Complications and Recurrence of Disease After Transplantation*

**Hideaki Uchiyama, MD, PhD**
Director
Department of Surgery
Fukuoka City Hospital
Fukuoka, Japan
  *Small-for-Size Syndrome*

**Parsia Vagefi, MD**
Assistant Professor of Surgery
Transplant Associates
Boston, Massachusetts
  *Retransplantation*

**Hugo E. Vargas, MD**
Professor of Medicine
Chair
Division of Hepatology
Mayo Clinic
Phoenix, Arizona
  *Monitoring and Care*

**Robert S. Venick, MD**
Assistant Professor
Pediatrics and Surgery
David Geffen School of Medicine at UCLA
Los Angeles, California
  *Transplantation for Biliary Atresia in Children; Transplantation for Metabolic Disease in Children*

**Hector Vilca-Melendez, MD, PhD**
Consultant Transplant Surgeon
King's Healthcare Partners
Kings College Hospital FT NHS Trust
Institute of Liver Studies
London, United Kingdom
  *Split Liver Transplantation for Pediatric and Adult Recipients*

**Flavio Vincenti, MD**
Professor of Clinical Medicine and Surgery
Kidney Transplant Service
University of California, San Francisco
San Francisco, California
  *Novel Immunosuppressive Drugs*

**Hani M. Wadei, MD**
Instructor in Medicine
Department of Transplantation
Assistant Professor
Mayo Clinic College of Medicine
Jacksonville, Florida
  *Pretransplantation Evaluation: Renal*

**Kenneth Washburn, MD**
Professor of Surgery
Transplant Center
University of Texas Health Science Center
San Antonio, Texas
  *U.S. Trends in Transplantation*

**Peter F. Whitington, MD**
The Sally Burnett Searle Professor of Pediatrics and Transplantation
Department of Pediatrics
Northwestern University Feinberg School of Medicine
Siragusa Transplantation Center
Children's Memorial Hospital
Chicago, Illinois
  *General Criteria for Transplantation in Children*

**Drew J. Winston, MD**
Division of Liver and Pancreas Transplantation
David Geffen School of Medicine at UCLA
Los Angeles, California
  *Infections After Transplantation*

**David Wojciechowski, DO**
Assistant Clinical Professor of Medicine
Division of Nephrology
University of California, San Francisco
San Francisco, California
  *Novel Immunosuppressive Drugs*

**Deborah J. L. Wong, MD, PhD**
Division of Hematology/Medical Oncology
David Geffen School of Medicine at UCLA
Los Angeles, California
  *Transplantation for Hematological Disorders*

**Heidi Yeh, MD**
Transplant Associates
Boston, Massachusetts
  *Retransplantation*

**Hasan Yersiz, MD**
Professor of Surgery
Division of Liver and Pancreas Transplantation
David Geffen School of Medicine at UCLA
Los Angeles，California
　　*The Donor Operation*

**Tomoharu Yoshizumi, MD, PhD**
Associate Professor
Department of Surgery and Science
Graduate School of Medical Sciences
Kyushu University
Fukuoka，Japan
　　*Small-for-Size Syndrome*

**Ali Zarrinpar, MD, PhD**
Assistant Professor
Division of Liver and Pancreas Transplantation
David Geffen School of Medicine at UCLA
Los Angeles，California
　　*Molecular and Cellular Basis of Liver Failure；Influence*
　　*of Transplantation on Liver Surgery*

**Yuan Zhai, MD**
Associate Professor of Surgery
Dumont-UCLA Transplantation Research Center
Department of Surgery
David Geffen School of Medicine at UCLA
Los Angeles，California
　　*Ischemia-Reperfusion Injury in Liver Transplantation*

**Qiuheng Zhang, PhD**
Assistant Professor
Pathology and Laboratory Medicine
David Geffen School of Medicine at UCLA
Los Angeles，California
　　*ABO，Tissue Typing，and Crossmatch Incompatibility*

**Michael A. Zimmerman, MD**
Associate Professor
Surgical Director
Pancreas Transplant Program
Division of Transplant Surgery
University of Colorado
Denver，Colorado
　　*Novel Immunosuppression in Patients with Hepatic*
　　*Malignancies*

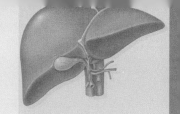

# 中文版前言

相较于各西方国家，中国肝移植起步于 20 世纪 70 年代末期，开始得较晚，又由于种种原因，技术水平长期处于落后状态。直到 20 世纪 90 年代中后期，基于科学技术的发展、新药物的开发、手术方式的改进，我国肝移植事业才蓬勃发展起来。2017 年，我国全年共完成肝移植手术 4 732 例，术后 1 年、3 年、5 年生存率分别为 84％、75％、71％。其中，上海交通大学医学院附属仁济医院肝移植团队完成了 803 例，刷新了全世界单中心全年肝移植手术的世界纪录。以上种种数据表明，我国肝移植技术已日臻成熟，正在走进国际先进行列。

基于上海交通大学医学院附属仁济医院在肝移植领域的迅猛发展，以及该领域全国均衡发展的需要，规范的技术指导显得尤其重要。2016 年夏，我们决定将新近发行的 *Transplantation of the Liver*（3rd Edition）翻译成中文。提起 *Transplantation of the Liver*，肝移植界人士无不如雷贯耳。该书第 3 版于 2015 年推出，由美国著名肝脏外科专家 Ronald W. Busuttil 与 Göran B. G. Klintmalm 领衔，多位全球知名的肝移植专家和其他生物医学领域的著名专家共同参与撰写。全书共 13 部分，107 章，几乎涵盖了肝移植的所有方面，包括肝移植患者的选择、各类疾病肝移植治疗的特点、肝移植手术、术后护理、肝移植领域的科研新进展等。在前两版的基础上，第 3 版做了大量修改与更新，更多地反映了肝移植领域的最新进展。

为了翻译好这本巨著，达到"信、达、雅"的目标，秉承对原著负责、更对中文版读者负责的原则，我们每个人都把这项任务作为崇高的使命。在启动这项浩繁的翻译工程之前，我们特地召开了翻译动员大会，与出版社相关人员一起讨论确定了翻译规范和注意事项。于 2016 年底，第一轮翻译初稿形成之后，又经过反复的校对、修改而逐渐完善，直至达到出版社与翻译工作组的要求并获得认可。

在此，我们感谢所有参与此书翻译、校对的同道，其中包括上海交通大学医学院附属仁济医院肝脏外科的医生、研究生以及上海交通大学医学院参与翻译工作的各位同学们，他们在百忙之中付出了大量时间与精力，对翻译稿的校对修改做出了卓越贡献。值此机会，我们还要感谢上海科学技术出版社在整个翻译工作中发挥了重要作用，为我们提供了大力支持。没有大家的共同努力与通力合作，是不可能完成这项艰巨任务的。

由于时间仓促，书中内容甚广，其中许多新的名词用语尚无约定俗成的中文翻译，译文中定有不足之处，望广大读者同僚批评指正。若此书能对同行有所裨益，则不胜欣慰。

夏　强

2018 年 5 月

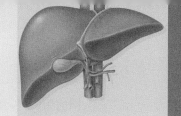

# 英文版序

过去 50 年中,肝移植发展迅速,被视为大多数肝衰竭(包括急性和慢性)和肝细胞癌(包括儿童和成人)的权威疗法。尽管早在近 100 年前,人们就尝试着对其他多种实质器官进行试验移植,但直到 1952 年,才有了意大利米兰 Vittorio Staudacher 的首次记载。1963 年首例人肝移植手术实施,器官保存、免疫抑制、手术技巧得以在此基础上发展进步,终于在 1967 年 7 月 27 日,人肝移植手术首次圆满完成。1980 年环孢素和 10 年后他克莫司的到来,也使肝移植为未来的嬗变做好了准备。

自从有了更好的免疫抑制技术,20 世纪 80 年代中期涌现了一大批新兴的肝移植中心。其中,规模最大且最为成功的两项工程分别由 Dr. Ronald Busuttil 和 Dr. Göran Klintmalm 于 1983 年和 1985 年建立。1995 年,这两位外科医生共同出版了一本关于肝移植技术发展最新水平的著作。书中各章分别组织外科、内科、儿科方面的专家编写,这些专家经验丰富、技术娴熟,内容广涉患者选择、移植手术、术前术后管理等多方面。免疫学家等也为本书的基础理论提供了重要依据。本书的成功推出,对于该领域的医学生和各层级的医师都大有裨益。

该书于 1995 年发行时,肝移植已获得了较好成果,配备有精锐外科医生的医疗中心也形成一定规模,以上两因素相结合,使得肝移植成为普遍被接受的、几乎所有非肿瘤性肝脏疾病与部分无法以传统的部分肝切除术切除的肝脏恶性肿瘤病患的"最终上诉法庭"。即便只是粗读第 1 版《肝移植》,也不难发现器官供应已成为限制此类医疗服务长远发展的主因。有人提出,异种器官移植或不失为解决眼下问题的可行之道。然而,由于公众乃至行业内部的反对声音,即便到了今天,选择近缘种(如狒狒)作为供体的可能仍遥遥无期。

《肝移植》于 2005 年再版。此版中,Busuttil、Klintmalm 及其他作者强调了扩大或有效利用人体器官库的途径,具体包括接受使用以往弃用的尸肝,将一个器官劈离并移植给两个受体,谨慎开展活体自愿器官移植,以及尽量减少二次移植。过去,有效利用器官库的希望几乎只建立在免疫抑制药物发展之上,而后者主要与靶向免疫排斥级联反应有关。然而,最光明的前景还在于探索挖掘同种异体移植及获得耐受性白细胞嵌合现象依赖机制的策略。

2015 年,Busuttil 和 Klintmalm 顺利推出《肝移植》第 3 版。最近一版较上一版,章节数由 89 章增至 107 章。肝移植团队现阶段面临的许多新问题也都加入书中,包括心脏死亡后器官捐献(DCD)移植的利用、为治疗胆管上皮细胞癌的肝脏移植、门脉性肺动脉高压的处理、扩大标准后供体器官使用的分析、体外移植物活性的维持、肝-肾结合及多器官移植、流行性丙型肝炎病毒(HCV)的防治、对于曾被忽视的抗体诱导的移植肝免疫排斥治疗方法的讨论等。

同前版一样,每章结尾都附有"要点和注意事项",以提示读者本章容易遗漏的重要知识点。一些章下的此部分内容甚为精辟,在阅读正文前先读之颇有助益。

在本书的初、再版中,我均以以下文字为序作结:

一部真正经典的诞生必造出与日俱增之奇观。若干年后,当 Busuttil 和 Klintmalm 回顾这部作品时,他们自己都将惊叹何以能在早年就构筑得如此优秀。

事实上,他们的精益求精,使第 3 版《肝移植》更上一层楼。

Thomas E. Starzl,MD,PhD

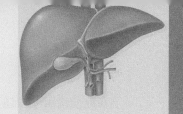

# 英文版前言：新的篇章

1996 年《肝移植》初版时，肝移植实践已遍布世界，并被视为几乎所有终末期肝病的最终疗法。1993 年，Dr. Thomas E. Starzl 实施了临床首例肝移植手术，之后肝移植领域不断发展。本书初版即旨在整理记录其演进历程，聚焦其中诸多进步。

2005 年《肝移植》再版前，器官获取和移植网络（OPTN）就器官分配问题做出了一项改革，极大地影响了肝移植。新的器官分配系统采用终末期肝病模型（MELD）和儿童终末期肝病模型（PELD），完全改变了原先对移植患者病情评估、维持、候补名单制订、优先级选择等方面的评价体系。该系统自贯彻实施以来卓有成效，器官能够分配给病情最为严重的受体、肝细胞癌患者以及某些符合公认例外标准的原发性肝脏恶性肿瘤患者。因此，再版充分讨论了与这项改革相关的一系列问题，包括其适应证、优势及潜在的风险。

作为编者，我们希望本书在保持普通参考书风格的同时，还能代表该领域的最新水平。为此，我们修订了以往各章并加入了一些新的章节，以反映知识与技能的更新。

《肝移植》第 3 版延续了前两版的风格，而在"要点和注意事项"部分颇费笔墨，其乃经验人士之警策，望与业界新同行共飨。

招募新作者的原则也沿袭此前诸版，我们会选择在特定领域专业能力得到公认的作者。同样，就同一问题我们也尽可能寻求多方观点，因为通常有效方法并不唯一。另外，各章内容都已更新以与现行实践接轨。本书第 1 章介绍肝移植的历史，为了向当代临床医生展示肝移植领域众先驱所做出的巨大贡献，弥补不能与其共事之憾，我们重新编写了此章，并向每一位读者强烈推荐。

我们在一些新的章节中详述了有关领域的新进展。在"第 1 篇：总论"中，我们新加入了一章专门探讨器官捐献中的常规注意事项与伦理问题，包括心脏死亡后与脑死亡后器官捐献之争。我们也扩展了"第 2 篇：成人患者的评估"，加入了两章分别论述针对胆管癌和非酒精性脂肪性肝炎（NASH）的肝移植治疗，其中后者很可能在未来几年中代替丙型肝炎成为许多国家肝移植的第一适应证。"第 4 篇：患者评估的特殊考量"中也新加入了一章有关肺动脉高压与肝肺综合征的内容。

供体需求的持续增长必然迫使我们接受部分在本书第 1 版问世时几不被考虑的供体，"第 5 篇：手术"便多出一章来阐述标准扩大后的供体使用问题。由于相应领域大量经验及知识的积累，"第 6 篇：异体活体移植"内容大幅扩增，新编入了有关胆管血管重构、小肝综合征、活体微创肝切除术、两供一受肝移植的章节。在"第 7 篇：少见的手术问题"中，加入了一章介绍多种动脉重建技术。"第 8 篇：术后护理"加入了两章新的内容。前者提出了一大普遍而敏感的挑战：儿童肝移植术后至成年的安全过渡。这个问题在此前诸版中叙述不够充分,然而却日益突显,向移植护理团队提出特别而全新的要求。后者针对现阶段十分突出的肝移植术后周期性丙型肝炎的问题。随着新药的上市,这个问题有望在第 4 版酝酿之时即得以解决,成为该领域的"历史遗迹"。在"第 10 篇:肝脏移植免疫学"中,单列一章探讨肝移植术后复杂且难治的并发症——移植物抗宿主病。随着肝移植技术的不断成熟,有许多患者在移植术后能够存活数十年。因此,有必要在"第 11 篇:免疫抑制"中加入一章用来阐述免疫抑制治疗的长期毒副作用所带来的影响。最后,我们在"第 13 篇:肝移植展望"中加入两章关注肝移植的未来发展,一章讨论干细胞与肝脏再生,另一章聚焦边缘移植物的体外灌注。

能够亲眼见证肝移植领域的发展,于个人经历或职业生涯都实是一大幸事。身为我们自己项目的领导者,得此契机承护肝移植之父 Dr. Starzl 之衣钵,吾辈荣幸非常,也深感责任之重大。还望借本书及我们各自的奖学金项目,使前人衣钵得以后继。在此,我们将本书成果献给 Dr. Starzl 及其同代先驱 Drs. Roy Calne、Rudolph Pichlmayr 和 Henri Bismuth。同时,谨以本文讴颂前辈之远见及其留给世界之遗产。

Ronald W. Busuttil,MD,PhD

Göran B. G. Klintmalm,MD,PhD

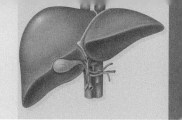

# 目　　录

## 第 4 篇　患者评估的特殊考量
PART Ⅳ　SPECIAL CONSIDERATIONS IN PATIENT EVALUATION

## 第 5 篇　手　术
PART Ⅴ　OPERATION

## 第 6 篇　异体活体移植
PART Ⅵ　SPLIT AND LIVING DONOR TRANSPLANTATION

## 第 7 篇　少见的手术问题
PART Ⅶ　UNUSUAL OPERATIVE PROBLEMS

## 第 8 篇　术后护理
PART Ⅷ　POSTOPERATIVE CARE

## 第 9 篇　移植病理学
PART IX　TRANSPLANT PATHOLOGY

## 第 10 篇　肝脏移植免疫学
PART X　IMMUNOLOGY OF LIVER TRANSPLANTATION

## 第 11 篇　免疫抑制
PART XI　IMMUNOSUPPRESSION

## 第 12 篇　存活率与预后
PART XII　SURVIVAL AND RESULTS

## 第 13 篇　肝移植展望
PART XIII　FUTURE DEVELOPMENTS IN LIVER TRANSPLANTATION

**参考文献**

从上海科学技术出版社官网(http://www.sstp.cn)"课件/配套资源"下载。

# 第 1 篇
## PART I

# 总 论
## GENERAL CONSIDERATIONS

# 第 1 章

# 肝移植历史

## The History of Liver Transplantation

Greg J. McKenna • Göran B. G. Klintmalm

吴 非 • 译

肝移植的历史一言难尽——伟大的胜利与惨痛的教训,英雄的个人与杰出的团队。从免疫抑制理论的发展到动物模型的创建,从器官保存技术的革新到人体试验的成功。不同方向的科学研究齐头并进,攻破了肝移植的技术难题。而这时,器官来源问题的讨论又促进了法律法规的进步,并最终使得这一领域走向成熟。

说起现代器官移植,其体系和方法起源于1954—1967 年,北美和欧洲为数不多的几个中心里人们的大胆尝试。在那时,器官移植与主流医学相去甚远。学界普遍认为,将一个人身上的组织移植到另一个人身上,技术上不可行不说,伦理上就是不道德的。虽然肾移植最先打破了移植的禁忌之门,但真正推动整个器官移植领域向前发展、不断革新的,是肝移植。正是为了实现肝移植,人们发展了免疫抑制理论,不断改进器官保存技术,不断发展麻醉和重症监护室;这过程中所做的研究和建立的模型指导人们进一步了解腹腔脏器之间的代谢关系、肝脏相关的先天性代谢疾病,以及肝脏发育与再生的奥秘。

肝移植历史上有六个重要的课题,它们各自独立发展却又相互交织、相互促进。要了解肝移植的繁复历史,就要从这六个课题逐一看去:动物模型、免疫抑制、器官保存、人体试验、法律法规和器官来源(表 1-1)。

## 引言:肝移植的起源

绝大多数主要脏器的移植都可以追溯到 20 世纪早期,而肝移植要到 1952 年,才在意大利外科学会第 54 届大会上被第一次报告。1952 年,米兰大学的 Vittorio Staudacher(图 1-1)发表了一系列文章,报道了 4 例犬类肝移植。第一例肝移植为原位肝移植,即完全移除受体的肝脏,用同种异体的供体肝脏替代之。在他的报告中,Staudacher 清晰地分五个步骤描述了手术过程,这与现在的肝移植手术步骤相近。在报告的讨论部分里他也提到,此前从未有人报道过肝移植的案例。但是除却一些了解他的意大利同行,将近 60 年里,他的这些工作都未引人注目。

**表 1-1 肝移植里程碑**

| 年份 | 描述 | 参考文献 |
| --- | --- | --- |
| 1952 | 第一例肝移植(Vittorio Staudacher,米兰大学) | 1 |
| 1955 | 第一例辅助肝移植(C. Stuart Welch,奥尔巴尼医学院) | 5 |
| 1958—1960 | 正式的犬类肝脏全切和肝脏替代研究 | 14,128 |
| 1960 | 引入硫唑嘌呤 | 39,40 |
| 1963 | 引入硫唑嘌呤-泼尼松联合疗法 | 50 |
| 1963 | 原位器官保存和获取法 | 129 |
| 1963 | 第一例人类肝移植(Thomas Starzl,科罗拉多大学) | 53 |
| 1966 | 第一例异种肝移植(黑猩猩为供体) | 23 |
| 1966 | 引入抗淋巴细胞球蛋白 | 65 |
| 1967 | 第一例成功的人类肝移植(Thomas Starzl,科罗拉多大学) | 16 |
| 1967—1968 | 接受脑死亡这一概念 | 130 |
| 1968 | 欧洲第一例成功的肝移植(Roy Calne,剑桥大学) | 78 |
| 1976 | 低温肝脏保存技术进步,得以长距离获取器官 | 25,26 |
| 1979 | 系统性地使用动静脉假体维持尸肝的循环 | 24 |
| 1979 | 引入环孢素 | 89 |
| 1980 | 引入环孢素-泼尼松联合疗法 | 90 |
| 1981 | 环孢素-泼尼松联合疗法实现移植后第一年生存率80% | 91 |
| 1983 | 引入无须抗凝的泵驱动的静脉-静脉转流系统 | 57,58 |
| 1983—1984 | 美国共识研讨大会认可肝移植为一项"临床服务" | 92 |
| 1984 | 原位尸体多器官保存和获取法的标准化 | 54,55 |
| 1984 | 第一例减体积肝移植(Henri Bismuth,巴黎 Paul Brousse 医院) | 84 |
| 1984 | 第一例异位减体积肝移植(Rudolf Pichlmayr,汉诺威大学) | 103 |
| 1984 | 美国颁布国家器官移植法案 | 119,131 |
| 1987 | 引入 UW 溶液用于器官保存(F. Belzer, J. H. Southard,威斯康星大学) | 28 |
| 1987 | 第一份广泛利用边缘供肝的报告(Leonard Makowka,匹兹堡大学) | 100 |
| 1987 | 美国实施移植受者科学注册表 | 121 |
| 1989 | 引入他克莫司 | 97 |
| 1989 | 第一例活体肝移植(Russell Strong, Stephen Lynch,昆士兰大学) | 108 |
| 1994—1998 | 第一例活体右半肝移植(Yoshio Yamaoka,京都大学) | 109,110 |
| 1995 | 第一例原位劈离式肝移植(Xavier Rogiers,汉堡大学) | 106 |
| 2000 | 第一例成功的异种(猪)肝脏体外灌流(Marlon Levy,贝勒医学中心) | 118 |
| 2002 | 美国引入 MELD 评分用于器官分配 | 132 |
| 2006 | 供体风险指数评分用于评估边缘供体的风险(Sandy Feng,密歇根大学) | 102 |
| 2010 | 第一例肝脏低温机械灌注(James Guarrera,哥伦比亚大学) | 121 |

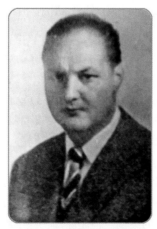

Vittorio Staudacher 博士
米兰大学
意大利米兰

**图 1-1** 第一例肝移植由米兰大学的 Vittorio Staudacher 于 1952 年在犬类身上完成。同年的意大利外科学会第 54 届大会上,Staudacher 报告了这例手术。然而这一具有划时代意义的手术案例却被尘封数十年,直到被研究人员们再次发现(引自 Busuttil RW, De Carlis LG, Mihaylov PV, et al. The first report of orthotopic liver transplantation in the western world. *Am J Transpl*. 2012;12;1385-1387.)

1955 年，奥尔巴尼医学院的 C. Stuart Welch 报道了第一例异位肝移植。该文章只有一页，发表于 *Transplantation Bulletin*，即现在 *Transplantation* 的前身。Staudacher 的文章被重新发掘出来之前的 50 多年里，Welch 一直被认为是最先开始尝试肝移植的人。他所做的"辅助肝移植"是把同种异体的供体肝脏种在犬的右脊柱旁沟内，手术不涉及受体自身的肝脏。1956 年，Welch 还在 *Surgery* 杂志上进一步完整地描述了手术步骤。供肝的肝动脉同受体的主髂动脉系统相连提供动脉血。供肝的门静脉与受体的下腔静脉进行端端吻合（图 1-2）。通过保留一小段供肝的腔静脉肝后段，Welch 避免了吻合多条肝静脉，而只需完成一处吻合：供肝的腔静脉肝后段下端结扎，上端与受体的腔静脉吻合。

不同于其他器官，辅助移植的肝脏术后 3～4 日开始会出现明显的缩小。一开始人们把这种萎缩归

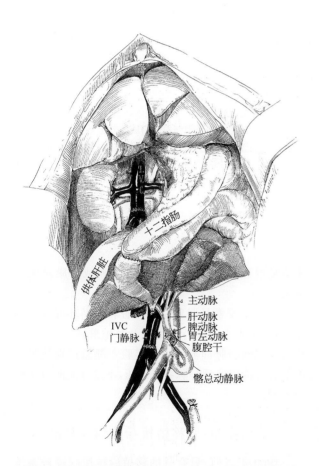

**图 1-2**　犬同种辅助肝移植（Welch 手术）。注意重建的腔静脉血流来自下腔静脉而不是门静脉属支。胆汁通过胆十二指肠吻合引流入肠。IVC，下腔静脉（引自 Starzl TE, Marchioro TL, Rowlands DT Jr, et al. Immunosuppression after experimental and clinical homotransplantations of the liver. *Ann Surg*. 1964;160:411‑439.）

咎于移植后排斥。因为当时学界认为肝脏的大小和再生情况取决于门静脉的血流量（即肝脏循环的"血流假说"）；而供体肝脏的门静脉与受体的腔静脉相连，血流量很大，所以供肝萎缩只可能是免疫源性的。这一假说提出 10 年后终被驳倒。研究表明，门静脉中富含的门静脉营养因子（比如胰岛素）的缺失才是导致供肝萎缩的元凶。辅助移植的肝脏门静脉血流来源于供体的腔静脉，缺乏这类营养因子。

新西兰 Otago Dunedin 大学医学院的 Michael Francis Addison Woodruff 写过一本专著，汇总了截至 1959 年肝移植方面的研究进展，而当时的参考文献除了 Welch 的两篇异位肝移植的文章外，就只有加利福尼亚大学洛杉矶分校（University of California, Los Angeles, UCLA）的 Jack Cannon 所做的一份短篇报告（brief report）。Cannon 报道了新成立的 UCLA 医学院里所做的肝移植动物实验工作，而这篇报告也长期被认为是第一篇描述原位肝移植的文章，直到人们发现 Staudacher 更早的相关研究。

不过，Woodruff 的书正式发行之时，也就是 1960 年，已经有两个中心各自在独立地研究肝移植了，它们是波士顿的 Peter Bent Brigham 医院和芝加哥的西北大学。它们的研究都始于 1958 年，但是两者的研究方向却有所不同。Brigham 医院的研究由 Francis D. Moore 领衔。该医院在肾移植方面有丰富的经验，因而他们的研究重点是免疫排斥问题，侧重于临床疗效。相比之下，Thomas E. Starzl 带领的西北大学研究团队最早是研究肝脏与胰腺和肠道之间代谢关系的，与迈阿密大学之前在肝脏营养生理方面的研究一脉相承。所以他们研究肝脏替代治疗，也是为了进一步阐明代谢关系问题。西北大学团队创造性地设计了保留下腔静脉肝后段的全肝切除术（开创了现在常见的背驮式肝移植之先河）。做犬类的肝移植，连同受体肝脏同时切除腔静脉肝后段，并换上供体肝脏相应的腔静脉肝后段操作上比较简单一些。肝脏上下的腔静脉、肝动脉以及胆道的吻合可以用传统的方式来完成（图 1-3）。西北大学团队系统性地研究了门静脉血流重建的多种方法（图 1-4），结果显示任何改变正常门静脉血流的重建方法都会导致术后生存率下降。

芝加哥的西北大学和波士顿的 Brigham 医院直到 1959 年末才开始了解到彼此的研究。两个团队在 1960 年的美国外科协会会议上终于开始有直接的联系。此时两边加在一起已经做了 111 例无免疫抑制的犬肝移植（西北大学 80 例，Brigham 医院 31 例）。

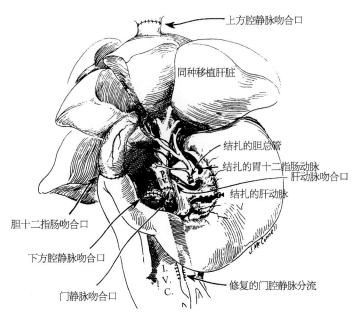

上方腔静脉吻合口

同种移植肝脏

结扎的胆总管
结扎的胃十二指肠动脉
肝动脉吻合口
结扎的肝动脉

胆十二指肠吻合口

下方腔静脉吻合口

门静脉吻合口

修复的门腔静脉分流

**图 1-3** 完成的犬肝移植。图中肝脏有明显的分叶,说明这是犬类的肝脏而非人类的肝脏。(引自 Brettschneider L, Daloze PM, Huguet C, et al. The use of combined preservation techniques for extended storage of orthotopic liver homografts. *Surg Gynecol Obstet*. 1968;126:263-274.)

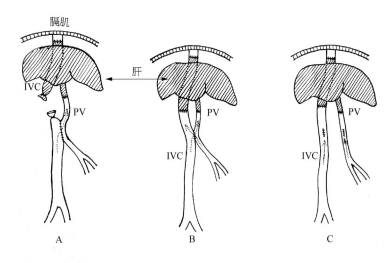

膈肌

肝

IVC    PV

IVC

IVC    PV

A          B          C

**图 1-4** 几种门静脉血流重建的方法。A. 反向埃克瘘。B. 小型侧对侧门腔静脉分流。C. 正常解剖吻合。其中方法 C 存活率最高。IVC,下腔静脉;PV,门静脉(引自 Starzl TE, Kaupp HA Jr, Brock DR, et al. Reconstructive problems in canine liver homotransplantation with special reference to the postoperative role of hepatic venous flow. *Surg Gynecol Obstet*. 1960;111:733-743.)

这些实验结果于 1960 年分别发表在不同的杂志上。

## 动物模型:犬肝移植的经验

前文提到的两个实验室,即波士顿的 Brigham 医院和芝加哥的西北大学,均独立发现了影响犬肝移植围手术期生存率的两个重要因素。第一个要素是避免移植肝的缺血损伤。Brigham 医院的做法是将移植肝浸没在冰盐水里。西北大学的方法则受 F. John Lewis 的启发。后者与 Norman Shumway 一起在明尼苏达大学首创了心脏直视手术中的全身低温法。肝脏的低温通过向血管内输注冷却的乳酸林格液实现(图 1-5),并用温度探头监测核心温度。此前因为担心微循环受损,没有人使用这种方法;但现在这种方法被普遍用于器官保存。再后来,对晶体渗透压、胶体渗透压和电解质的精确调控,又使得肝脏保存技

术愈加成熟(比如 Collins、Schalm 和威斯康星大学溶液)。

第二个要素是避免受体内脏和体循环静脉床的损害,因为术中受体行肝切除及移植肝种植过程中,均需要阻断静脉回流。两个实验室都通过重建另外的静脉分流以实现静脉系统减压,不过分流的方法略有不同。

## 动物模型:肝移植排斥的病理基础

1960 年以前,只有肾的移植后排斥问题被系统地研究过。自从两个实验室建立了犬肝移植模型,可以用来研究肝移植后排斥。西北大学的 David Brock 和 Brigham 医院的 Gustav Dammin 最先开始研究其中的组织病理变化。大部分的移植肝在 5~10 日后就遭到破坏;病理研究显示典型的移植肝不管是肝门

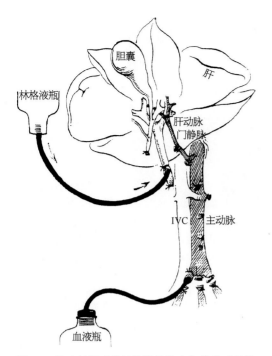

**图 1-5**　放血的同时从门静脉输注冷却的乳酸林格液以使供肝降温。IVC，下腔静脉（引自 Starzl TE, Kaupp HA Jr, Brock DR, et al. Reconstructive problems in canine liver homotransplantation with special reference to the postoperative role of hepatic venous flow. *Surg Gynecol Obstet*. 1960;111:733 - 743.）

处还是中心静脉周围，都聚集很多单核细胞，伴随的是广泛的肝细胞坏死。

然而也有例外，这引起了研究人员的好奇心。第 63 例犬肝移植实验中，血清胆红素水平在术后第 11 日达到顶峰，随后逐渐下降。术后第 21 日，主要的组织病理变化是肝脏的修复和再生，而不是排斥现象。此前人们一致认为排斥过程一旦启动，就无法避免肝脏的毁损，而这是第一个例外。5 年后，伦

敦圣玛丽医学院的 Ken A. Porter 在观察科罗拉多大学移植研究组的长期生存案例时也发现了类似现象，即使排斥出现，每日使用硫唑嘌呤也可以逆转排斥。

## 免疫抑制：受体辐照和细胞消融

就在无免疫抑制的犬肝移植研究一筹莫展之时，另一领域的一项突破性进展又为其注入了活力。1959 年 1 月到 1962 年 2 月，共有 7 例成功的人肾移植。第一例由波士顿 Brigham 医院的 Joseph Murray 完成（他也因此获得了 1990 年的诺贝尔医学奖），另外 6 例由 Jean Hamburger 和 Rene Kuss 分别领衔的两个来自巴黎的团队完成（表 1-2）。这 7 例移植均通过术前 4.5 Gy（戈瑞）亚致死剂量的全身辐照来实现免疫抑制。最早的两例（均为来自异卵双胞胎的供肾）中的受者术后 20 多年里移植肾始终功能良好，且不需要进一步的免疫抑制治疗。这是人类中最早的获得性免疫耐受的例子。

辐照疗法以外，UCLA 的一名泌尿外科医生 Willard Goodwin 尝试术前使用骨髓毒性剂量的环磷酰胺和甲氨蝶呤。一名受者的移植肾存活时间延长到了 143 日，数次排斥反应也通过泼尼松成功逆转。尽管有类似相对成功的细胞消融案例，但很快人们意识到，通过药物进行细胞消融在肝移植中是行不通的。

## 免疫抑制：6-巯嘌呤和硫唑嘌呤

肝移植真正的进步，要等到药物免疫抑制时代；而开启这一时代的药物，就是 6-巯嘌呤（6-mercaptopurine，6-MP）。大量对于肝移植意义重大的免疫抑制研究都是在肾移植中开展的。1950 年，Wellcome 研究实验室的 Gertrude Elion 和 George

**表 1-2　截至 1963 年存活期超过 6 个月的肾移植案例**

| 日期 | 研究团队 | 主刀医生 | 供肾来源 | 存活期（月） | 活体/尸体供肾 |
|---|---|---|---|---|---|
| 1959 年 1 月 24 日 | 波士顿 Peter Bent Brigham 医院 | J. E. Murray | 异卵双胞胎 | >50 | 活体 |
| 1959 年 6 月 29 日 | Necker 医院-巴黎大学 | J. Hamburger | 异卵双胞胎 | >45 | 活体 |
| 1960 年 6 月 22 日 | Centre Medico-Chirugical Foch, Seine | R. Kuss | 无血缘关系 | 18 | 尸体 |
| 1960 年 12 月 19 日 | Necker 医院-巴黎大学 | J. Hamburger | 母亲 | 12 | 尸体 |
| 1961 年 3 月 12 日 | Centre Medico-Chirugical Foch, Seine | R. Kuss | 无血缘关系 | 18 | 尸体 |
| 1962 年 2 月 12 日 | Necker 医院-巴黎大学 | J. Hamburger | 表亲 | >13 | 活体 |
| 1962 年 4 月 5 日 | 波士顿 Peter Bent Brigham 医院 | J. E. Murray | 无血缘关系 | 11 | 活体 |

Hitchings 使用新颖的药物研发方式发明了 6 - MP（他们因此获得了 1988 年的诺贝尔医学奖）。塔夫茨医学中心的研究人员 Roberts Schwartz 和 William Dameshek 最先发现 6 - MP 具有抑制免疫系统的作用，且不导致明显的骨髓抑制。明尼苏达大学的 William Meeker Jr. 和 Robert Good 利用兔皮肤同种异体移植模型证明，6 - MP 可以一定程度上延长移植皮肤的存活时间。有了这些提示 6 - MP 免疫抑制作用的基础，伦敦的 Roy Calne（那时还在接受外科培训）和里士满弗吉尼亚医学院的 Charles Zukoski 分别独立运用 6 - MP 辅助进行了犬类肾移植实验，存活期可长达 40 日。

发明了 6 - MP 之后，Elion 和 Hitchings 用他们的药物研发方法又合成了一种 6 - MP 的咪唑类衍生物，命名为硫唑嘌呤。它是 6 - MP 的前体药物，在肝脏中代谢后才变成有效成分，从而延长了药物作用时间。到 1960 年末，Zukoski 已经去里士满和 David Hume 一起工作，而 Calne 则来到波士顿在 Murray 手下进修。他们都尝试了在肾移植中使用硫唑嘌呤，发现该药物可以使生存期延长到 100 日。

## 动物模型：借鉴肾移植的经验

Calne 的动物实验证明硫唑嘌呤可以有效延迟移植排斥反应，这使得波士顿的 Brigham 医院研究团队有了尝试人类肾移植临床试验的动力。他们在 1960—1961 年的试验被寄予厚望，实现肝移植的希望看起来也没那么渺茫。1961 年，William R. Waddell 离开了麻省总医院，前往科罗拉多大学担任外科学学科领头人。同年，Starzl 带着他 3 年来研究犬类肝移植模型的经验，也从芝加哥的西北大学来到科罗拉多大学（图 1-6）。他们当时的目标就是发展肝移植。遗憾的是，波士顿肾移植的临床试验效果不佳，肝移植计划也就因此被搁置。不过，Murray 团队的文章（发表于《外科学年鉴》）里还是提到一个振奋人心的案例：一名于 1962 年 4 月接受无血缘关系供肾移植，使用硫唑嘌呤抑制免疫的患者在 120 日后移植肾仍有功能。这个肾脏在文章发表后还存活了 13 个月，共 17 月。这是第一例不用术前全身放射治疗就实现一年以上存活期的人类器官同种异体移植，可惜也是 13 例单用药物免疫抑制的试验中唯一受者生存超过 6 个月的病例。

1962 年春天，Waddell 和 Starzl 的科罗拉多大学团队在丹佛退伍军人医院工作时获得了一批硫唑嘌

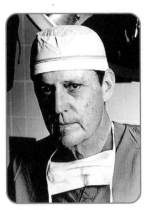

Thomas E. Starzl医生

匹兹堡大学
宾夕法尼亚州，匹兹堡
1981年至今

科罗拉多大学
科罗拉多州，丹佛
1962—1980年

西北大学
芝加哥，伊利诺伊州
1959—1961年

第一例肾移植：1962年
第一例肝移植：1963年

**图 1-6** Thomas Starzl 在西北大学开始他的外科生涯。在那里他通过犬肝移植模型研究肝脏与胰腺和肠道的代谢关系。这些动物模型为他 1962 年后在科罗拉多大学的人类肝移植研究打下了基础。他在 1963 年主刀了世界上第一例人类肝移植。1981 年他前往匹兹堡大学，并带领匹兹堡成为世界上最大的肝移植中心

吟，于是开始研究这一药物。最初他们计划用犬类肝移植模型开展研究，但很快发现这一模型术式复杂，手术风险大，不适合用来评估免疫抑制药物。于是他们换用犬类肾移植模型。实验结果同其他实验室类似，最多可实现超过 100 日的存活期。但是，他们的两个发现对后来的免疫抑制策略具有深远的影响。一是单用硫唑嘌呤时，移植后排斥反应可以通过后期加用大剂量泼尼松逆转；二是术前连用 7～30 日硫唑嘌呤可以使当时仅为 36 日的平均生存期翻倍。

## 人体试验：肾移植的临床试验

1962 年开始，除了波士顿 Brigham 医院以外，又多了两个做肾移植的中心，他们是 Starzl 和 Waddell 带领的位于丹佛的科罗拉多大学和 Hume（图 1-7）带领的位于里士满的弗吉尼亚医学院。两个新中心之间联系紧密，经常交流想法，并达成共识——联合使用硫唑嘌呤和固醇类激素是成功移植的关键。然而两个中心的具体做法不同。科罗拉多大学团队先使用硫唑嘌呤，发生排斥反应之后才使用激素。弗吉尼亚的团队则联合用药，在移植一开始就加用小剂量激素。

科罗拉多大学团队从 1962 年开始进行人体肾移植。他们在移植前的 1～2 周每日给予受者一定剂量的硫唑嘌呤，并在术后持续给药，如果出现排斥反应则加以大剂量泼尼松。头 10 例使用这一给药方案的肾移植获得了成功，结果发表在"人肾脏同种异体

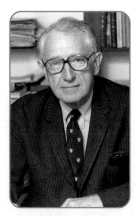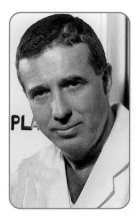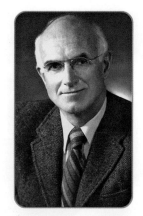

Francis D. Moore医生　　　　David M. Hume医生　　　　Joseph E. Murray博士
Brigham医院　　　　　　　弗吉尼亚医学院　　　　　Brigham医院
马萨诸塞州，波士顿　　　　弗吉尼亚州，里士满　　　马萨诸塞州，波士顿

图 1-7　Francis D. Moore、Joseph E. Murray 和 David Hume 是 Peter Bent Brigham 医院肾移植团队的领头人。这家医院在 1954 年完成了人类历史上第一例肾移植。1956 年，Hume 前往位于里士满的弗吉尼亚医学院担任外科主任，并建立了那里的肾移植团队。到 1962 年末，Brigham 医院、弗吉尼亚医学院，还有科罗拉多大学是全美仅有的三个肾移植中心

移植后排斥反应的逆转及移植后免疫耐受的形成"一文中。耐受，这一新词汇，指的是随着时间的推移，对维持免疫抑制的需求逐渐减小的现象。这一方案的成功让 Starzl 和他的团队相信，肾移植技术已经发展到了能够服务于临床的水平了（尽管还有缺陷）。

1963 年，美国国家研究委员会主办了一场小型的会议，却成了移植史上的里程碑。世界范围内 25 名移植领域的顶尖医生、科学家齐聚一堂，讨论人类肾移植的现况。结果令人遗憾：在已经完成的数百例肾移植患者当中，只有不到 10％的患者存活期超过 3 个月。接受全身辐照的患者中，只有 6 名存活期接近 1 年。使用药物诱导免疫抑制的结果也一样糟糕，Murray 的 10 名使用 6 - MP 或硫唑嘌呤的患者，也只有一名存活超过一年，其余都不超过 6 个月。一些与会者甚至开始质疑人类移植的可行性。在最后，科罗拉多团队介绍了他们的成功经验，使用硫唑嘌呤辅以大剂量泼尼松实现免疫抑制，超过 70％的患者存活期超过一年。现场的与会者们难以置信，因为科罗拉多这个本不起眼的团队报道的存活受者数，比世界上所有其他中心的存活数加起来都多，这引起了大会激烈的讨论。好在 Starzl 在 Goodwin 的建议下带来了一些病历，上面写明了各个患者每日的病程史、尿量、化验结果等信息，有力地回击了质疑（图 1-8）。就像宾夕法尼亚大学的 Clyde Barker 所说的："笼罩整场大会的阴云被 Tom Starzl 他一个人的报告演讲驱散了，而他才不过是这个领域默默无闻的一个新人，

一个差点被大会组织者遗忘的新人……Starzl 的报告，彻底改变了肾移植的前景。"

这场会议以前，全美只有三个中心进行肾移植（Brigham 医院、科罗拉多大学和弗吉尼亚医学院）。但大会之后的一年里，由于有了新的、有效的免疫抑制方案，美国各大医院建立起了共 50 个新的移植中心，同一时间在欧洲也兴起了很多移植项目。慢慢地，人们发现一些肾移植可以非常成功，比如科罗拉多大学 1962—1963 年做的肾移植中，有 8 例在 40 年后移植肾还能够正常工作（他们成为世界上存活时间最久的同种异体移植物受者），其中一些甚至存活了 50 年之久。

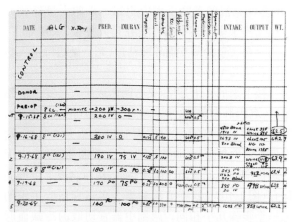

图 1-8　一份典型的肾移植病历的一部分（取自 1968 年，科罗拉多大学移植项目）。这张登记表是由 T. E. Starzl 设计的，表格的原版是手写的。留意表中的抗淋巴细胞球蛋白（antilymphocyte globulin, ALG）、硫唑嘌呤（imuran）、泼尼松（prednisone, pred.）、X线照射量（X-Ray）

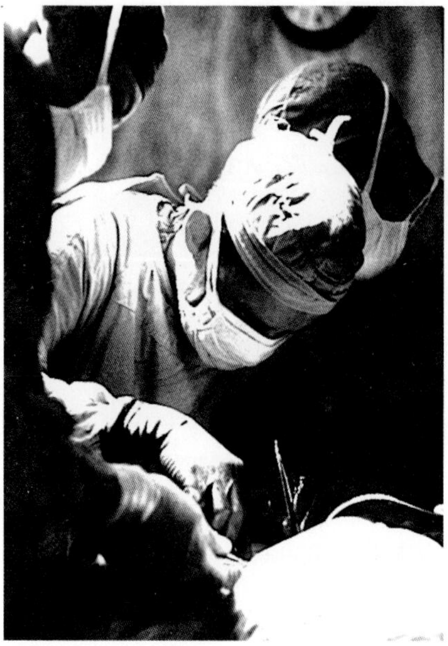

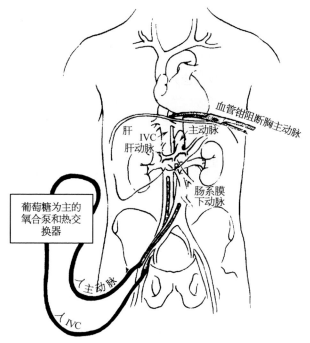

**图1-9** Thomas E. Starzl 带领科罗拉多大学团队于 1963 年在丹佛退伍军人医院完成了最早的几例肝移植

**图1-10** 1963 年报道的死亡供体体外灌注法。"自股动静脉插管后,动脉血自主动脉流入,静脉血自下腔静脉回流。通过钳闭胸主动脉,选择性地灌注了供体的腹腔脏器。同时使用了一个葡萄糖为主的氧合泵和一个热交换器。"IVC,下腔静脉(引自 Starzl TE, Marchioro TL, Von Kaulla KN, et al. Homotransplantation of the liver in humans. *Surg Gynecol Obstet*. 1963;117;659 – 676. )

## 人体试验:1963 年的肝移植临床试验

尽管肾移植临床试验的随访时间都还不算长,但科罗拉多大学的成功经验还是鼓励了研究人员们大胆地尝试难度更高的肝移植(图 1-9)。1963 年 3 月 1 日,一位名叫 Bennie Solis 的 3 岁小男孩接受了人类历史上第一例肝移植。Bennie 患有胆道闭锁,此前已经接受了很多次手术;而他的病情却不断恶化,已经到了昏迷不醒,需要机械通气的地步。不幸的是,术中 Bennie 死于失血过多,由于大量高压力的静脉侧支形成以及不可控的凝血障碍。手术团队从之前 200 多例类似的动物手术中积累下来的大量经验此时也无济于事。整个操作实在是太复杂、太困难了。因为存在大量的侧支循环和粘连,光是做切口进入腹腔就花了几个小时。

接下来的 4 个月里,又有两名成年人接受了肝移植,一名因肝细胞癌(手术时间为 1963 年 5 月 5 日),另一名因胆管癌(手术时间为 1963 年 6 月 3 日)。这两例在切取器官时,先在膈肌上方阻断主动脉,向无心跳供体的主动脉输注冰灌注液,从而实现了供肝的保存(图 1-10)。这一方法和当今多器官切取手术的第一个步骤几乎相同。两例中器官切取的冷缺血时间分别为 2.5 小时和 8 小时,而受体均未出现严重的缺血损伤,移植后肝酶仅有轻度增高。手术的操作步骤和犬类模型中的步骤基本一致,只是胆道重建的方式略有不同(完整的手术图谱如图 1-11 所示,这张

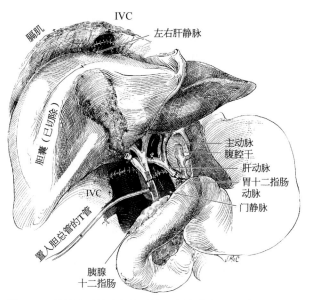

**图1-11** 最早的两例受者存活的肝移植手术(1963 年 5 月 5 日和 6 月 3 日),两名患者分别存活了 22 日和 7.5 日。IVC,下腔静脉(引自 Starzl TE. *Experience in hepatic transplantation*. Philadelphia, PA: Saunders; 1969;138. )

作于 1963 年的图直到今天依然可用于指导人体肝移植）。受者的免疫抑制疗法与科罗拉多大学团队此前在肾移植中采用的疗法相同，即术前术后均使用硫唑嘌呤，若出现排斥反应则加用大剂量泼尼松。

尽管手术过程看起来还比较令人满意，但这两位患者，即第二和第三例肝移植的受者分别只存活了 22 日和 7.5 日。死亡原因都与肺栓塞有关，尸检时都发现了肿瘤的肝外微转移灶，但没有出现排斥反应。为了避免第一例手术中出现的凝血障碍，输注血制品控制凝血、ε-氨基己酸控制纤溶，结果却事与愿违。植肝时，用塑料管道建立静脉-静脉转流，是犬类模型中的标准做法。但在接受了促凝治疗的患者身上，塑料管道中会形成血栓，脱落后移动到肺里会形成脓肿造成肺损伤，导致了这两名患者的死亡（以及接下来的两名肝移植受者）。讽刺的是，静脉-静脉转流术在犬类模型中十分关键，用于静脉系统减压；但对大部分人类受者来说并不是必需的（20 世纪 80 年代匹兹堡大学设计的泵驱动的静脉-静脉转流系统和后来出现的经皮导管技术使得搭桥步骤更为简单，但是大多数中心就算做静脉搭桥也只在特定的患者中做，且婴儿和小儿当中不使用）。最终人们发现，静脉减压在犬类模型中也不是必需的。只要在术前几周扎闭胆总管，建立肝硬化门高压模型，静脉侧支就会自然形成，移植术也就不需要再进行人为的静脉-静脉转流了。

### 人体试验：肝移植临床研究的暂停

1963 年下半年，Starzl 带领着科罗拉多大学团队又进行了两例人类肝移植，此外波士顿 Brigham 医院的 Moore 和巴黎 St Antoine 医院的 Jean Demirleau 也各自带领团队完成了一例（表 1-3）。巴黎的这一例是整个欧洲的第一例肝移植，是将一名 71 岁老人的肝移植给一名 75 岁的老人。在今天，71 岁的供体会被称作"边缘供体"。整个手术长达 4 个小时，但是患者术后 3 个小时就死于无法控制的纤溶亢进。

在这三个中心 7 个死亡病例之后，肝移植的前景顿时灰暗起来。大家普遍觉得手术太复杂，操作起来难度太大；肝脏对缺血损伤非常敏感而器官保存技术又跟不上；此外现有的免疫抑制治疗还很不成熟。况且，肝移植后的长期生存甚至还没有在动物模型中实现。悲观的论调笼罩着肝移植界。肝移植领域的临床活动在 1964 年 1 月到 1967 年夏暂停了长达 3 年半之久。这种暂停是自发的，但也因为许多人批评说移植本是高不可攀的险峰，不该随便尝试。不过，在暂停期间，肝移植领域也不是完全停滞不前。大家不断地从 1963 年的失败教训中总结经验，免疫抑制、器官保存、手术技巧……肝移植的方方面面都实现了进步。

### 免疫抑制：抗淋巴细胞球蛋白

在暂停期间，一个重要的目标是发展新的免疫抑制方法。就肾移植临床试验来看，尽管 70% 的患者可存活超过一年，但对于剩下那 30% 的患者，无论是移植技术经验的积累，还是硫唑嘌呤-泼尼松联合疗法的改良，或是组织相容性配对的应用，都无法进一步延长其生存期。移植失败或者患者死亡的原因大同小异——移植肾的功能完全靠过量的泼尼松维持。对一些患者来说，一旦泼尼松减量，排斥反应就会发生，移植肾需要摘除；而如果维持大量泼尼松，移植肾虽然保住了，但往往会导致患者严重的感染。

1963—1966 年，让马产生针对犬类淋巴细胞的抗体，进而从马血清中提取出的抗淋巴细胞球蛋白 [antilymphocyte globulin（ALG）] 被用于犬类移植模型当中，同样的方法也提取出了用于临床试验的抗人

**表 1-3　前 7 例人类肝移植**

| 手术日期 | 年龄（岁） | 手术团队 | 主刀医生 | 术前诊断 | 存活期（日） | 死亡原因 |
|---|---|---|---|---|---|---|
| 1963 年 3 月 1 日 | 3 | 丹佛科罗拉多大学 | T. E. Starzl | 胆道闭锁 | 0 | 术中出血 |
| 1963 年 5 月 5 日 | 48 | 丹佛科罗拉多大学 | T. E. Starzl | HCC | 22 | 肺栓塞、败血症 |
| 1963 年 6 月 3 日 | 68 | 丹佛科罗拉多大学 | T. E. Starzl | 胆管癌 | 7 | 肺栓塞 |
| 1963 年 7 月 10 日 | 52 | 丹佛科罗拉多大学 | T. E. Starzl | HCC | 6 | 肺栓塞、肝衰竭 |
| 1963 年 9 月 16 日 | 58 | 波士顿 Brigham 医院 | F. D. Moore | 结肠肝转移 | 11 | 肺炎、肝脓肿/衰竭 |
| 1963 年 10 月 4 日 | 29 | 丹佛科罗拉多大学 | T. E. Starzl | HCC | 23 | 肺栓塞、败血症 |
| 1964 年 1 月？日 | 75 | 巴黎 St Antoine 医院 | J. Demirleau | 结肠肝转移 | 0 | 术中出血 |

HCC，肝细胞癌。

淋巴细胞球蛋白。犬类肾移植模型里,犬特异性ALG被证明是有效的,不论是术前5～30日使用、术中使用,还是术后20～30日开始使用。

大量成功的动物实验之后,人特异性ALG终于投入临床试验当中,最早是1966年6月在科罗拉多大学进行的肾移植试验里。ALG作为传统硫唑嘌呤和泼尼松组合之外的第三种药物,疗程为1～4个月。这样一种"三药鸡尾酒"使得硫唑嘌呤和泼尼松(尤其是后者)的用量大大减少,而患者的肾功能却得到了更好地保护。到后来,这种免疫抑制疗法使肾移植受者的死亡率进一步下降,接近10%。

### 器官保存:体外低温灌注和离体灌注

为肝移植开发出来的先进的器官获取和保存技术也被用于其他器官上。第一大进步是自门静脉输注冰乳酸林格液的核心降温法(此法也被改良后用于其他器官移植,如肾移植)。首先是实现原位降温的体外低温灌注技术。供体死亡后,尽早从股血管插入导管直达主动脉和腔静脉,辅以热交换器控制温度。此时夹闭胸主动脉,保证灌注仅限于下半身。随后器官在没有血液的环境下迅速地切下,维持冷保存,到另一张手术台上完成修整。1962—1969年,脑死亡的概念还尚未普及以前,这种器官保存方法是绝对的主流,应用于1963年和1967年的几次临床试验当中。这种技术是今天器官原位保存技术的基础,有着深远的影响。

1963年临床试验失败以后,科罗拉多大学团队在试验暂停期间致力于解决器官保存技术当中的不足,因为现实中不可避免要从无心跳供者中获取器官。终于,1966年他们开发出了离体灌注系统,在1967年的犬类试验中支持了离体的肝脏1日之久。这一系统结合了低温技术、高压氧合和新鲜稀释血液低流量灌注法。

### 动物模型:肝脏致耐受性

尽管1963年,肝移植临床试验遭遇了大面积失败,人们在暂停试验的同时还是没有放弃希望,因为越来越多的肝移植犬类受体可以存活更长的时间(图1-12),哪怕没有使用过ALG或是超过4个月的硫唑嘌呤。大学外科医师学会在1965年二月的会议上讨论了143例犬类移植的结果,发现"尽管肝移植后恢复早期充满各种风险……但犬类常常能够很快脱离免疫抑制剂依赖的状态,并且不发生致命的排斥……

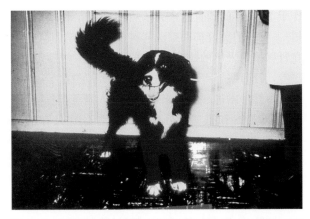

图1-12 犬类原位肝脏移植受体术后5年。手术日期为1964年3月23日,这只狗只接受了120日的硫唑嘌呤治疗,最终在接受移植13年后因衰老自然死亡

这些犬类当中,受者与供肝不相排斥,这种状态还能很快诱导出来,比肾移植报道的效果还要好。"

一年之后,法国外科医生 Henri Garnier 和 Gaston Cordier 报道了一群远交的猪肝移植受体,它们虽未接受特殊处理,但排斥反应发生率很低。这一发现很快被剑桥大学的 Calne、英国布里斯托大学的 John Terblanche 和 J. H. Peacock,以及科罗拉多大学的 Starzl 再次证实。Calne 和剑桥大学的同事们进一步证实,供肝实现免疫耐受后,同一供体的其他器官再移植到该受体也不会发生排斥;但来自其他供体的器官则没有这一现象。

### 人体试验:1967年,临床试验再出发

有了ALG诱导免疫抑制以及新的器官保存技术,人们又一次把视线转向了肝移植人体试验。1967年7月,时隔四年,科罗拉多大学终于重启了自己的移植项目,并且迎来了一位有力的新援,来自瑞典斯德哥尔摩的 Carl Gustav Groth。他是美国国家卫生研究院(Nationaol Institute of Health,NIH)基金和 Fulbright 奖学金的双料得主(图1-13)。他还拥有流变学(研究物质流动的科学)的博士学位。Groth 在血流动力学和凝血方面的造诣帮助团队克服了之前试验中十分棘手的造成多个死亡病例的血栓问题。Groth 在科罗拉多大学团队的受体组和供体组里都起到了至关重要的作用。

克服了这一大难题,团队准备好在1967年的夏天重新尝试肝移植手术了。Starzl 完成了这第一例成功的肝移植,受者是一名叫 Julie Rodriguez 的18月龄女童,她患有肝母细胞瘤。肾移植中效果良好的

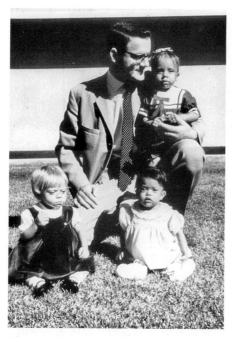

图1-13　前三名实现长期生存的肝移植受者（手术于 1967 年 7—8 月进行）。照片中的成年人就是来自瑞典斯德哥尔摩的 Carl Groth，他当时受到美国国家卫生研究院的资助

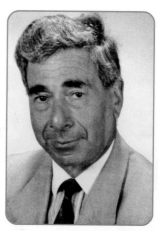

Roy Y. Calne爵士

剑桥大学
英国剑桥
1965年至今

圣玛丽医院
威斯敏斯特医院
英国伦敦
1962—1965年

Brigham医院
马萨诸塞州波士顿
1960—1961年

第一次主刀肝移植：1968年

发明了6-MP、硫唑嘌呤和环孢素

图1-14　Roy Calne 最早利用犬类肾移植模型研究免疫抑制药物。1960 年他前往波士顿与 Joseph Murray 共事，并与 George Hitching 和 Gertrude Elion 合作开发了 6 - MP 和硫唑嘌呤用于移植。1962 年他回到伦敦行医，后来又在 1965 年前往剑桥大学供职。1968 年他开始在剑桥大学进行人类肝移植，与 Thomas E. Starzl 一起成为这个领域的开山鼻祖。1979 年，Calne 发起了肝移植中运用环孢素的临床试验，并使得整个领域又一次改头换面。1981 年，他被授予爵位

"三药鸡尾酒"疗法帮助她生存超过了一年，尽管移植术后 400 多日，她终因肿瘤转移而去世。Julie 是个活泼可爱的孩子，Starl 说她"代表了人类进步的勇气"。这一成功的移植案例促使团队在夏天进行了更多的尝试。尽管有了许多技术进步，但是移植的 1 年生存率还是不足 50％。这比以前已有很大提升，但还不足以平息又一个 10 年里有关肝移植的争议。争议不断，但是却有越来越多有远见的临床医生加入到科罗拉多大学团队的行列中，不断推进肝移植领域的发展。

1968 年 2 月，Calne 在英国剑桥大学建立了新的肝移植项目。同年 5 月 2 日，他与 Moore（恰好来访剑桥，担当第一助手）完成了剑桥的第一例肝移植（图1-14）。不过，同科罗拉多大学之前的案例一样，这位患者因失血过多而死亡。后来，Calne 与伦敦英皇学院医院的肝脏病专家 Roger Williams 合作，连续完成了数例成功的肝脏移植。伦敦的这个移植项目后来也被称为剑桥-英皇项目。到 1969 年，全世界共完成了 33 例人类肝移植。其中有 25 例由 Starzl 领衔的科罗拉多大学完成，4 例由 Calne 领衔的剑桥-英皇项目完成。在同时期里有同行存在对于一个领域的进步十分重要，就像 Starzl 说过的："剑桥和丹佛之间有着一对心照不宣、隔着大西洋的伙伴，而肝移植的命运就取决于这对伙伴。少了任意一方，另一方将无以为继，成就将大打折扣。正因为他们相互支持，彼此间的道德与科学的纽带才一同把肝移植拉入了主流医学。"到 1969 年，积累下来的 33 个案例终于换来了第一本肝移植领域的教科书，《肝移植的经验》。

20 世纪 70 年代初，又有三个团队加入了肝移植的行列（图1-15），并且在接下来的 10 多年里为该领域做出重要的贡献，他们是 Rudolf Pichlmayr 带领的汉诺威大学（第一例肝移植于 1972 年）；Henri Bismuth 带领的位于法国维勒瑞夫（Villejuif）的 Paul Brousse 医院（第一例肝移植于 1974 年）；还有 Ruud Krom 带领的位于格罗宁根（Groningen）的团队（第一例肝移植于 1979 年，且该患者存活了 35 年）。各个团队报道的情况相同——成功的肝移植有奇迹般的效果，而成功率太低又使其难以用于临床。尽管如此，今日肝移植的早期框架，正是这五个项目团队组成的跨大西洋联盟奠定的，他们彼此支持，度过了 1969—1979 年艰难的 10 年。

## 人体试验：受体手术技术的进步

虽然今天的肝移植手术从操作上来说与 1967 年时惊人地相似，但是几乎每一个步骤都在这 40 年里进行了优化改进。举几个例子来说：

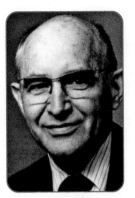 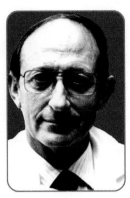 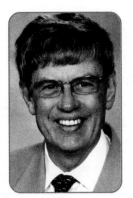

Rudolf Pichlmayr医生
汉诺威大学
德国汉诺威
第一次主刀肝移植：1972年

Henri Bismuth医生
Paul Brousse医院
法国维勒瑞夫
第一次主刀肝移植：1974年

Ruud A. Krom医生
格罗宁根大学
荷兰格罗宁根
第一次主刀肝移植：1979年

**图 1-15** 汉诺威的 Rudolf Pichlmayr、巴黎的 Henri Bismuth 和后来格罗宁根的 Ruud Krom 是 20 世纪七八十年代科罗拉多大学和剑桥-英皇项目以外，积极从事肝移植的三位医生。这三位与 Thomas E. Starzl 和 Roy Calne 合作，为发展肝移植贡献了重要力量

- 得益于留置 T 管的胆总管端端吻合，胆管并发症的发生率降低了 30%。后来进一步的改良又省去了 T 管。

- 系统地运用泵驱动的静脉-静脉转流有效减少了术中出血。不过有了更好的麻醉和术中补液技术后，转流术也不再是必要的了。

- 有了动脉移植，即使肝脏血管复杂也可以保证动脉供血。20 世纪 70 年代开始的静脉移植使得广泛门静脉和肠系膜上静脉血栓不再是移植的禁忌证。

- 背驮式移植术（图 1-16）完整保留了受者的下腔静脉肝后段，最早于 1968 年在剑桥大学和科罗拉多

腔静脉肝
下段结扎
后切断

IVC  Ao

门静脉（g）
门静脉（r）

**图 1-16** 利用下腔静脉（IVC）的背驮式肝移植，保留了 IVC 的全长。供肝的腔静脉肝上段与受体的腔静脉前壁吻合，其腔静脉肝后段则进行缝合或结扎，许多肝静脉会回流到这个盲囊当中。Ao，主动脉；g，供肝；r，受者（引自 Tzakis A，Todo S，Starzl TE. Orthotopic liver transplantation with preservation of the inferior vena cava. *Ann Surg*. 1989；210：649 - 652.）

大学的儿童患者中得到运用。迈阿密大学的 Andreas Tzakis 则最早在成人当中广泛运用这种技术。

- 年龄特别小的受者很难找到合适的供肝，但是部分肝段移植有效解决了这个问题。

- 血栓弹力图可以随时跟踪术中的凝血功能变化，更好地防治凝血功能障碍。出血控制好了，既往手术造成的瘢痕或是门体分流手术史也不再是增加移植风险的因素了。

### 器官保存：原位灌注技术

原位灌注技术最早兴起于 1970 年。脑死亡立法后，允许在可控条件下实施器官获取，促进了该技术的完善。器官的原位灌注是从早期的低温及核心降温技术演化而来的。后来原位冷灌注技术逐渐完善，医生可以在不损害任何一个器官的情况下获取所有的胸腹腔器官，包括肝脏。实现原位冷灌注，需要稍稍分离出主动脉和大的内脏静脉并完成血管插管；腹腔干上方夹闭主动脉后，再自插管输注冰冻液体。这种方法经过改良后可以用于不稳定的或是心脏死亡的供者。到 1987 年，世界范围内各大中心的器官获取方式都大同小异了。

### 免疫抑制：环孢素的新时代

环孢素作为一种免疫抑制剂，引领了肝移植的一场革命，但它曾差一点就根本没有生产出来。环孢素最早是 Sandoz 公司发现的。这家位于瑞士巴塞尔的公司长期致力于研究世界各地土壤样本当中的真菌。1970 年，他们开始在样本中寻找具有细胞生长抑制

作用的真菌,希望找到其中抗菌或者抗癌的物质。1971 年末,公司获得了一种含环孢素的真菌提取物,需要检测其细胞毒作用,而 Jean-Francois Borel 受命研究其免疫方面的特性。Borel 发现,环孢素可以显著减少小鼠产生的抗体数量。

1976 年在伦敦,Borel 于英国免疫学社春季集会上就这一发现做了报告。这意义非凡,因为报告引起了许多临床医生的兴趣,尤其是剑桥-英皇项目的 Calne 和他年轻的同事,免疫学家 David White。White 和 Calne 重复了实验,随后开始用环孢素开展自己的大鼠移植模型研究,发现环孢素的确是强有力的免疫抑制剂,且可口服。但是,这并没有让所有人为之振奋。Sandoz 公司觉得环孢素市场太小了,没什么商业潜力,希望终止这个项目。但 Calne 和 White 亲自前往巴塞尔向公司的董事们游说,最终保住了这个项目。

从 1967 年肝移植研究重启到发现环孢素这 12 年间,尽管许多研究者做了大量的尝试,肝移植的 1 年生存率始终在 35% 的上限面前停滞不前。而 1979 年环孢素问世之后,情况就大不相同了。剑桥-英皇项目最早应用环孢素,效果显著,且为单药治疗。到 1982 年,项目的 1 年生存率已超过 50% 大关,引领了更多移植项目在英国和欧洲兴起。消息传到科罗拉多大学,Starzl 开始考虑把环孢素结合到之前的"免疫抑制鸡尾酒"当中。他把环孢素与泼尼松或 ALG 组合在一起,以及两药联用。结果 1980 年前 8 个月的 12 名环孢素-泼尼松两药联用的患者里,有 11(92%)名生存超过一年,7 名在 12 年后依然健在。终于,有了环孢素,肝移植的成功率总算达到了主流医学的要求。

## 监管发展:美国国家卫生研究院 共识委员会和"大热潮"

环孢素的出现使得肝移植发展迅速。1981 年 12 月,消息传到了费城儿童医院(Children's Hospital of Philadelphia, CHOP)的外科主任 C. Everett Koop 耳中。Koop 曾邀请日本外科届领头人 Morio Kasai 于 1959—1960 年来 CHOP 担任研究员,从而间接帮助 CHOP 建立了一个胆道闭锁中心——而肝移植是胆道闭锁的关键治疗方法。更重要的是,2 个月前,Koop 刚刚上任美国卫生局局长(Surgeon General)。于是,Koop 就肝移植组织了一次共识研讨大会,会议于 1983 年 6 月在 NIH 举行。除了 Starzl 的项目(已搬到匹兹堡大学),大会还邀请了欧洲的四个老牌肝移植中心(剑桥-英皇、巴黎、汉诺威大学、格罗宁根)。这次共识委员会总结称,肝移植已经从一种"实验性手术"变成了一项"临床服务"。

环孢素的巨大成功和 NIH 的共识报告,使得全世界掀起了一股开展肝移植的热潮。1989 年,NIH 报告 6 年之后,《新英格兰医学杂志》发表了一篇两期连载、共 17 页的肝移植相关文章,文章的开头是这样的:"肝移植的概念实在是太吸引人了,因为对任何一个患有致命性肝病的患者,它都可以是最后的救命方法。"

## 器官保存:冷藏技术

保存液和冷藏技术为肝移植带来了又一次重大进步。冷藏静置保存最早是 1969 年由 Geoffrey Collins 提出的,当时他正在加利福尼亚大学洛杉矶分校 Paul Terasaki 的实验室里研究肾移植。他主张先用简单的高钾(用于模拟细胞内环境)、高葡萄糖溶液(用于提高渗透压减轻细胞肿胀)灌洗肾脏,然后冷藏静置。灌洗过后,把移植肾装入无菌袋里置于冰上,无须继续灌注。灌洗液后来又经过优化,移除了其中的镁离子,葡萄糖换成了甘露醇,成为 Euro-Collins 液。这种方法简洁而有效,于是 Euro-Collins 液和冷藏法被广泛用于世界各肾脏中心。不过这种方法保存移植肝却不那么合适。

冷藏静置成为常规保存方法,不过威斯康星大学的 Folkert Belzer(图 1-17)和 James H. Southard 对

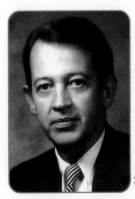

| U.W.溶液成分 | |
| --- | --- |
| 钾 | 125 mmol/L |
| 钠 | 30 mmol/L |
| 镁 | 5 mmol/L |
| 乳糖酸 | 100 mmol/L |
| 磷 | 25 mmol/L |
| 硫 | 5 mmol/L |
| 棉子糖 | 30 mmol/L |
| 腺苷 | 5 mmol/L |
| 别嘌呤醇 | 1 mmol/L |
| 谷胱甘肽 | 3 mmol/L |
| 胰岛素 | 100 U/L |
| 地塞米松 | 8 mg/L |
| 羟乙基淀粉 | 50 g/L |
| 复方磺胺甲噁唑 | 0.5 ml/L |

渗透压320 mmol/kg pH 7.4

Folkert Belzer医生
威斯康星大学
威斯康星州,麦迪逊

**图 1-17** Forlker Belzer 和 James H. Southard 发明了威斯康星大学(U. W.)保存液,用以解决 Euro-Collins 液存在的低温导致细胞损伤的问题。1979 年溶液初步制成后,他们继续耐心地调整配方,提升溶液效能,终于在 1987 年制成了适用于肝移植的溶液。这一进步使远距离器官获取变为可能

Euro-Collins 液进行了改良,着力于防止低温造成的细胞损伤。他们用不同的保存液和灌注液反复实验,于 1979 年得到了威斯康星大学(University of Wisconsin,UW)溶液,并继续耐心地调整其中的 10 多种成分。终于,在 1987 年,这种溶液被成功地用于肝移植。这一大进步使得肝移植的策略发生了巨大变化。

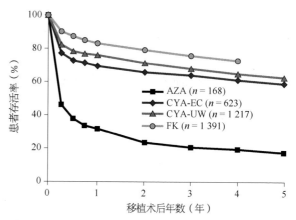

**图 1-18** 肝移植术后患者的生存率逐步提升。这要归功于不断涌现的新型免疫抑制药物。CYA - EC 和 CYA - UW 曲线的差异主要是因为前者有 FK 作为环孢素失败后的补救药物,表中的数据于 1994 年 4 月在美国外科协会会议中报告。AZA,硫唑嘌呤;CYA - EC,环孢素(威斯康星大学溶液出现之前);CYA - UW,环孢素(威斯康星大学溶液出现之后);FK,他克莫司

## 免疫抑制:他克莫司的出现

环孢素让 Sandoz 在商业上取得巨大成功。随后藤泽制药(Fujisawa Pharmaceutical)公司也开始测试土壤里的微生物和真菌,并于 1984 年发现大环内酯类的 FK506 是一种有潜力的免疫抑制剂。1987 年,匹兹堡大学的研究者们发表了第一篇有关此药物的实验报告。他们发现 FK506 非常有效,且副作用小;但是英国的研究人员却发现此药物有很强的毒性。这种差异多半是因为当时无法测定剂量,而且该药的药物动力学特点还不明确。不过匹兹堡大学项目还是获得了他克莫司临床试验的许可,但初期局限于发生慢性排斥反应或者使用环孢素出现严重副作用的患者。第一次试验中,他克莫司成功地拯救了 10 名发生慢性排斥患者中的 7 名。1989 年 1 月,第一期临床试验共 110 例完成,他克莫司治疗下的 1 年生存率达到了 93%。

随后 20 个中心联合发起了他克莫司的大规模临床试验,却因为起始剂量太高,出现了较为明显的毒性反应。不过研究人员根据药物剂量的学习曲线及时调整了给药剂量,拯救了这个多中心试验。匹兹堡大学的一个随机试验,75 名分到环孢素对照组的患者中,有 47 名试验到一半换到了他克莫司试验组。因为多个中心的患者权益委员会(Patient's Rights Committee)建议,他克莫司已显示出足够的优越性,为了保住这 47 名患者的移植肝,应该换用他克莫司。这些研究使得他克莫司取代了环孢素,成为肝移植后的常规免疫抑制药物(图 1-18)。1993 年 11 月,食品与药品监督管理局也通过快速通道认证了他克莫司在肝移植当中的合理使用。

## 器官供应:边缘供体

早在 1987 年,匹兹堡大学 Leonard Makowka 的团队就指出了潜在的器官短缺问题,并且报道了可行的解决方案:系统性地利用老年、存在肝损证据(生化或组织病理表现)、终末期护理失当、具有生理异常,或使用了肝毒性药物的供肝。这种拓宽肝源来路的想法一开始遭到批评,但人们认识到供肝缺乏的严重性后,还是逐渐采纳了这种想法。边缘供体的概念如今已成为主流,甚至曾经会被认为的边缘供体,现在大多能被视作标准供体。

许多学者都试图定义边缘供体,找到合适的受者,但这个问题一直有不少争议。2006 年,加利福尼亚大学旧金山分校的 Sandy Feng 与密歇根大学的同事们一起提出了供者风险指数。他们的团队利用先进的统计学技术和来自全国各大临床试验与数据库的数据,总结了供体的几个重要参数。利用这些移植前的参数,可以算出一个指数来量化特定供体的风险,及时为手术医生提供参考。

随着肝源短缺问题日趋紧迫,手术技术和术后管理不断完善,边缘供体的定义不可避免地还会不断地更新。

## 器官供应:劈离式肝移植

劈离式肝移植的出现要归功于肝胆外科技术的进步,主要是对于肝实质横断面以及肝分段解剖认识的提高。劈离式肝移植将肝脏一分为二,给予两个受者,从而进一步提高尸肝的使用效率。第一例非原位劈离式肝移植于 1988 年由汉诺威大学的 Pichlmayr 报道,紧随其后的是巴黎 Bismuth 的团队和芝加哥大学的 Christopher Broelsch。第一例原位劈离式肝移植由汉堡大学的 Xavier Rogiers 于 1995 年完成。原

位劈离技术借鉴了活体肝移植当中的肝分段方法。

最初，劈离式肝移植的效果不如全肝移植，但经过一段的学习曲线，并从活体肝移植当中汲取经验教训以后，一成人、一儿童受体的劈离式肝移植已有和常规尸肝移植相当的效果。劈离式肝移植有两种做法：一种是经典的广泛右半肝供给成人受者，左外侧段供给儿童受者；另一种是分左右两叶，各供给一名成人。

直至今日，劈离式肝移植仍具有争议。尽管研究表明劈离式肝移植与全肝移植效果没有太大差别，但现今的管理体系当中，从事劈离式肝移植付出的劳动和代价得不到相应的回报，因此仍未成为主流。

## 器官供应：活体肝移植

活体肝移植起源于尸肝供体的减体积，通过切取成年志愿者肝段（大小从左外侧段到广泛右半肝不等），用于儿童受者。1989 年 7 月在澳大利亚布里斯班，第一例成功的活体肝移植由昆士兰大学的 Russell W. Strong 和 Stephen V. Lynch 完成，手术将成人的部分肝脏移植给了一名儿童。后来，芝加哥大学的 Broelsch 及其同事使活体肝移植推广开来，他们在 1990 年美国外科协会大会上报告了他们活体肝移植、劈离式肝移植和减体积尸肝移植的相关经验。

成人之间的活体肝移植从最初的仅切取左外侧段到整个左半肝，再到后来的整个右半肝，目的是获得足够的肝脏，现在已成为常规手术。第一例右半肝活体肝移植发生在日本的京都大学，起因是术中发现供者存在解剖变异。第一批右半肝移植则由美国科罗拉多大学 Igal Kam 带领的团队于 1997 年完成。不久后，美国许多中心纷纷开始开展成人之间的活体肝移植。截至目前，全美逾 60 个中心共完成了超过 3 500 例右半肝移植，术后患者和移植肝的存活率与全尸肝移植和各种部分肝移植（包括成人供儿童活体肝移植）相当。

尽管很实用，许多外科医生还是对活体肝移植保持十分谨慎的态度，主要是考虑到供者死亡的可能性。活体供者死亡的事件在美国多个大型而又富有经验的活体肝移植中心中都曾发生过。不像 20 世纪 60 年代早期的肝移植试验，这些事件暴露在媒体的显微镜下，呈几何级数地被放大。一篇综述指出，活体肝移植中供者早期的死亡率为 0.2%，全美截止至 2013 年共有 7 例死亡病例，均发生在取肝术中或术后早期。

尽管美国国内对活体肝移植关注度很高，但这一领域近期的一些发展主要归功于亚洲的几个中心，因为在那里尸肝更为缺乏。活体肝移植很早就在日本繁荣发展，造就了福冈、京都、东京等地几个超大型的移植项目。韩国在活体肝移植方面取得的成就最高，尤其是首尔峨山医学中心 Sung-Gyu Lee 的项目，每年完成的活体肝移植数量相当于整个美国所有中心的总和。

## 器官供应：异种移植

异种移植是将一个物种的器官移植到另一个物种身上，以期解决长久以来的器官短缺问题。然而，异种移植也带来许多新的问题，比如免疫因素及异种感染，还有绕不过的法律、道德和社会影响问题。不过撇开这些不谈，异种移植本身就不成功。

1966—1973 年，人们第一次尝试了黑猩猩-人的肝脏异种移植。三名儿童接受了三个来自黑猩猩的供肝，但均未能存活超过 14 日。有趣的是，异种移植的肝脏从临床病程到尸检中的组织病理表现在当时看来都与同种移植无法区别。

免疫抑制治疗发展起来以后，在匹兹堡大学的 Starzl 又于 1992 年 6 月到 1993 年 1 月再次进行尝试，这次用的是种系进化上隔得更远的狒狒。受者特地选择了人类免疫缺陷病毒（human immunodeficiency virus，HIV）和晚期乙肝病毒感染者，因为动物肝脏不会受到这两种病毒的感染。最终两名受者分别存活了 70 日和 26 日。试验中使用了"四药鸡尾酒"免疫抑制疗法，细胞和体液免疫介导的排斥反应都不是受者死亡的原因。不过，补体激活的表现比较明显。异种移植肝没有发挥正常功能，术后一周内就发生了肝内胆汁淤积。因为需要强力的免疫抑制治疗，两名患者均死于感染。第一名患者术后 70 日时还出现了致命的脑出血。究其原因，或许是狒狒肝脏的合成物与人体的代谢环境不相容。使用黑猩猩和狒狒的异种移植试验没有继续下去，因为担心供体与人类相容性，而且还有很大的风险会造成动物传染病进入人群，就像之前起源于其他灵长类动物的 HIV-1 和 HIV-2 一样。

人们还考虑过使用更低等一些的哺乳动物作为供体，比如猪。曾有研究使用过敲除了 α-1,3-半乳糖转移酶基因的猪。猪肝脏合成的 1,3-半乳糖糖链会诱导人体固有的抗体，敲除后进行移植，可以避免固有免疫应答导致的超急性排斥反应。第一例猪-人异种移植由洛杉矶 Cedars-Sinai 项目的 Makowka 于 1992 年 10 月完成。患者此前出现急性肝衰竭,接受异种移植只是为了在获得同种移植肝之前过渡一下。不过患者术后 32 小时死于严重的脑肿胀,此时距离他得到真正的供肝只剩 2 小时。

后来关于异种肝移植的研究主要侧重于获得同种肝源之前体外的、过渡性的支持,而不是真正的移植。达拉斯贝勒大学医学中心的 Marlon Levy 报道了第一例这样的猪肝脏异种体外灌注。尽管如此,人们还是担心猪携带的内源性逆转录病毒,因其可以感染人类细胞。到目前为止,还没有出现过体外灌注系统造成猪内源性逆转录病毒感染的案例。

## 监管发展:1984 年的《国家器官移植法案》及之后的法案

有了环孢素和 NIH 共识委员会的报告,器官移植迅猛发展,使得监管和监督力量有必要介入其中。《国家器官移植法案》(*National Organ Transplant Act*,NOTA)出台以前,移植相关的产权问题没有清晰的界定,器官买卖的市场很有可能出现,令人担忧。

NOTA 是由众议员 Al Gore 和参议员 Orrin Hatch(图 1-19)发起的,法案于 1984 年 10 月 19 日通过。该法案促成了器官移植工作组,并将人体器官买卖定为违法行为。许多当今的器官移植管理机构的雏形都在该法案当中提出。比如器官获取和移植网络(Organ Procurement and Transplantation Network,OPTN),其成立的目的是监督器官获取组织(organ procurement organizations,OPOs)。另外一个重要任务是发展了移植受者科学注册表(Scientific Registry of Transplant Recipient,SRTR),用以评估各移植中心患者和移植物的存活率。

NOTA 通过以后,卫生与健康服务部将 OPTN 和 OPO 的执行资格授予了一家私营的非营利机构,器官共享联合网络(United Network for Organ Sharing,UNOS)。SRTR 首创于 1987 年,以帮助持续评估实质器官移植的科研和临床效果。SRTR 在 2000 年由位于密歇根大学的 Arbor 健康合作研究所承包。2010 年,改由明尼苏达大学的明尼阿波利斯医学研究基金会承包。

## 监管发展:器官分配的公平问题和 MELD 评分

随着肝脏移植逐渐从实验室走出来变成一种有效的临床服务,器官短缺的问题也随着患者需求的增长而日渐明显。为了应对这一供求不平衡,美国移植界从 2002 年开始采用终末期肝病模型(Model for Eng-Stage Liver Disease,MELD)评分。该评分基于三个实验室指标,用于在器官分配时给患者排序。MELD 评分在 OPTN 最终条例出台后开始实施,不再以等待时间长短决定先后顺序,转而侧重于疾病的严重性和等待名单的死亡率。此前,人们运用 Child-Turcotte-Pugh 评分和患者所处位置(比如家中、医院、重症监护室)决定供肝分配顺序。现在,MELD 体系更加公正和标准化,不易被操纵,不再完全依赖于等候名单,不再拘束于"重病先医"的理念。特殊情况下还有额外分数,比如当肝细胞癌达到米兰标准时。

这个体系并不完美,其缺点广为人知。比如缺乏对不同肝脏疾病的特异性,针对各个实验室指标有特定的偏差。尽管如此,MELD 评分定下了一个标准,并且鼓励人们去设计一个更好的体系来纠正其中的缺陷。

### 器官保存:体外机械灌注系统

体外机械灌注系统是历史自我重演的一个例子,它是移植早期研究中的一个课题,早于保存液的改

---

国家器官移植法案

听证会
筹款委员会
下属
健康专门小组
众议院
第九十八届国会
第二次会议
H.R. 4080

审议通过公共卫生服务法案修正案,
包括拨款资助器官获取组织

1984年9月2日

序列98-64

筹款委员会印制

**图 1-19** 《国家器官移植法案》是由众议员 Al Gore 和参议员 Orrin Hatch 发起的。该法案于 1984 年 10 月 19 日通过,规定了许多重要的方针政策,包括明令禁止人体器官买卖。一些重要的管理机构如器官获取和移植网络、器官获取组织、器官共享联合网络和移植受者科学注册表等,都在法案中首次提出

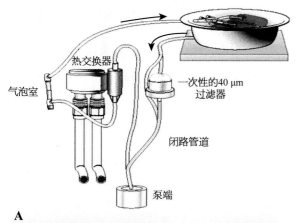

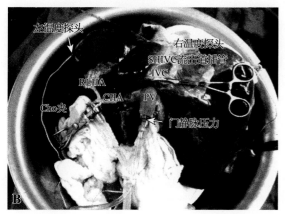

图 1-20　肾移植中，低温搏动性机械灌注获得了成功，为了提升边缘供肝的利用率，肝移植中也出现了类似的系统。纽约哥伦比亚大学的 James Guarrera 团队设计出了用于肝脏的低温机械灌注系统，并在 2010 年的初期试验中取得了良好的效果。这个机械灌注系统还可以用于输注代谢底物、治疗药物，或是对移植肝进行评估，预测肝脏功能。CHA，肝总动脉；IVC，下腔静脉；PV，门静脉；RLHA，更换了的肝左动脉；SHIVC，下腔静脉肝上段（引自 Guarrera JV, Henry SD, Samstein B, et al. Hypothermic machine preservation in human liver transplantation: the first clinical series. *Am J Transplant*. 2010;10:372‑381.）

良。新的保存液让器官保存可以通过 4 ℃冷藏实现；遗憾的是，许多供肝都来自边缘供体，而这类肝脏对低温损伤尤其敏感。肾移植当中，低温搏动性机械灌注获得了成功，为了提升边缘供肝的利用率，肝移植当中也出现了类似的系统。纽约哥伦比亚大学的 James Guarrera 团队设计出了用于肝脏的低温机械灌注系统（图 1-20），并在 2010 年的初期试验中取得了良好的效果。这个机械灌注系统还可以用于输注代谢底物、治疗药物，或是对移植肝进行评估，预测肝脏功能。设计中最大的难点，莫过于这个系统必须小到足够便携，还得大到容下肝脏，满足其灌注需求。另一种实现机械灌注的思路是用正常体温的氧合血液进行常温灌注，国王学院的初期试验显示其效果良好。

## 总结

肝移植的历史跨越整整 60 个年头。它记载了一直以来，敢于创新的临床医生克服万难、合作进取，从失败中汲取教训，把不可能变为可能的故事；也记载了移植起步时期，勇敢的患者在没有成功保证的情况下毅然前行的故事；更记载了如今，每一年，全世界成百上千的生命因此而得以延续的故事。

肝移植的历史，初看起来千头万绪，但读完却回味无穷。

# 第 2 章

# 肝脏的外科解剖

## Surgical Anatomy of the Liver

John F. Renz • Milan Kinkhabwala

夏 雷•译

自《肝移植》上一版出版后,由于器官的日益短缺,临床执业医师必须熟练掌握部分同种异体移植物移植的相关知识。随着肝胆外科的发展成熟,大型肝切除术的作用和安全性得到提升,成人和儿童都可使用活体供者或死亡供者的部分肝脏实施同种异体移植手术。在过去 10 年间,部分肝同种异体移植已成为儿科患者最常见的同种异体移植,并且在婴儿患者身上疗效突出,而活体供者或死亡供者的部分肝同种异体移植在成人领域的应用也得到扩展。大型肝切除术或部分肝移植术取得成功的基本原则在于减少技术方面的复杂性。这就需要在尽量减少医源性损伤的同时尽可能保留健康的肝组织。目前,文献中用到了多种命名系统,很容易造成混淆。在这种情况下,简明扼要并直接应用于临床移植手术的解剖学回顾就尤为重要。

## 胚胎学

肝憩室是妊娠期第 4 周初(胚胎 3 mm)可见的前肠末端腹侧囊状突起,也是肝胆系统的原基。这种内胚层细胞的增生会渗入胚胎的腹系膜并伸入膈肌,形成早期的肝原基。原基会迅速增生,分化为左右卵黄静脉(脐肠系膜静脉)以刺激大范围重建,从原基组织发育成独立的肝索和门血窦,从而形成单独的左右肝内门循环。卵黄静脉进一步分化为包含肝索和门血窦的肝内组织、将血液从胚胎肝脏输送至心脏的头段以及将血液从卵黄囊输送至肝脏的尾段。随后,胚胎细胞增殖生成肝索和胆管上皮,两者共同构成血窦,而造血组织、肝巨噬细胞和间隙结缔组织则由横隔的内脏间质形成。

肝静脉起源于卵黄静脉系统。左卵黄静脉的头段消失,使所有回流血液转而通过右卵黄静脉的头段,即胚胎肝总静脉。肝总静脉早期充当血液从肝脏回到心脏的唯一流出道,并一直存留,成为后来的肝右静脉。肝脏左部的卵黄静脉系统随后会重新组成通道,发育成为肝左静脉和肝中静脉,增加血液从肝脏到心脏的静脉回流,并形成永久性的解剖结构。卵黄静脉系统的发育已得到外科发现的证明,肝右静脉直接注入腔静脉,而肝中静脉和肝左静脉通常通过共干注入腔静脉。

肝外门静脉主干的发育是胚胎学中最复杂的过程之一。肝外门静脉主干起源于从肠-卵黄囊回收血液的左右卵黄静脉分支的吻合。其目的是建立一个从两侧卵黄静脉到肝脏的唯一流入道,同时保留门静脉主干与发育中的十二指肠的解剖关系。随着卵黄囊的退化,卵黄静脉的脐部消失,同时,肠系膜分支增生,长度和复杂性增加,为肠道供血。在第 4 到第 6 周(胚芽大小为 4.5~9 mm),两侧卵黄静脉的尾段通过静脉内通道吻合,并发生节段性退化,在十二指肠上部的后侧形成复合的"S"形血管,作为单一血管使两侧卵黄静脉中的血液流入肝脏。

肝内门静脉左支也是一条复合血管,由卵黄静脉与左脐静脉的其中一段汇合而成。脐静脉最初有两条,但左脐静脉会被肝组织的增长和肥大侵入,而右脐静脉会在接触到肝脏之前萎缩。脐血最初会流经肝血窦网,但随着血流量的增加,这些血窦将汇合以接纳发育中的门静脉左支的最近部分,并形成一条单独的血管,使血液分流至肝脏和静脉肝管。静脉肝管将接纳来自肝脏的各个分支,然后汇入肝静脉,并排入下腔静脉。出生后,静脉肝管将闭合,形成静脉韧带。

胆道系统和动脉系统将沿着已建立的门静脉系统的网格结构稍后发育。右侧胆道分支和动脉分支将沿着门静脉系统形成,而左侧胆道系统和动脉系统将均分为两个分支,分别位于脐静脉肝内部分的两侧。

胚胎肝脏将快速发育并占据腹腔的大部分位置。到妊娠期第 9 周时,肝脏约占胚胎总重量的 10%,镰状韧带两侧的肝组织相对平均。两侧肝叶体积之间最初的平均状态将在第 12 周时消失,因为右侧肝叶会过度生长形成尾状叶(最初在第 6 周时可识别),并成为占优势的肝组织。

腹系膜将形成胃肝韧带和肝脏的纤维内脏腹膜。这一概念由 Glisson 于 1659 年率先提出,作为包裹器官的腹膜鞘,包裹着除了肝右叶后上部表面直接与下腔静脉、隔膜和右肾上腺上部相接触的"裸区"以外的其余肝脏部分。肝包膜紧密贴合肝实质,作为支撑血管结构的肝内隔膜或小梁,并充当手术时的标志物。

胚胎发育的功能性里程碑包括第 6 周的肝内造血功能、第 12 周肝脏开始分泌胆汁以及第 16 周胆汁开始排入十二指肠。妊娠晚期标志着造血作用的终止,伴随肝脏生长减缓,此时肝脏约占新生儿体重的 5%。

## 形态学解剖

肝脏的形态学解剖最早可追溯至古巴比伦时期早期(公元前 3000—2000 年),当时对肝脏的描述均以外部标志物为依据。这种解剖理论体系一直盛行到 19 世纪晚期,但当前仅具有历史价值。定义肝脏形态学解剖的主要标志物包括镰状韧带、脐裂、胆囊窝和横裂(transverse hilar fissure)。这些标志物将肝脏划分为四叶(图 2-1):左叶(内侧至镰状韧带)、右叶(外侧至镰状韧带)、方叶和尾叶(尾状叶)。

肝脏所在位置是通过多个与肝包膜相连并连接至十二指肠、胃、隔膜和前腹壁的腹膜褶皱(peritoneal

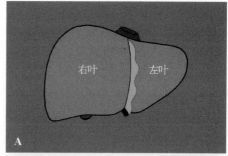

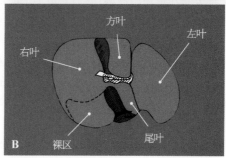

**图 2-1**　肝脏的形态学解剖。定义肝脏形态学解剖的标志物包括镰状韧带、脐裂、胆囊窝和横裂(transverse hilar fissure)。这些标志物将肝脏分为四叶:左叶、右叶、方叶和尾叶(尾状叶)。A. 前面观;B. 背面观

reflections)提供支撑。这些腹膜褶皱包括镰状韧带、左右三角韧带、左右冠状韧带和小网膜。镰状韧带从圆韧带的上方沿肝脏前面延伸至隔膜和脐上方的前腹壁。圆韧带是脐静脉退化后的残余物,常常被忽视,但可能在发生肝硬化等病症时再通,通过脐周浅静脉丛减轻门脉循环压力。这使门静脉血液通过浅静脉丛流入体循环,产生一种"海蛇头"特征。随着镰状韧带继续向隔膜延伸,组成韧带的腹膜板分散成三角形,大致覆盖于肝静脉汇入肝上腔静脉的整个连接处。

在肝上腔静脉层面上,腹膜褶皱横向伸展成为左右冠状韧带的前层。冠状韧带通过连接至隔膜的前后褶皱固定在肝脏上面。左右冠状韧带继续延伸,各自与后褶皱汇合分别形成左右三角韧带。右冠状韧带可能会继续伸入右肾上端,形成肝肾韧带。

小网膜是从左三角韧带的后褶皱处延伸开来的连续性双层腹膜结构。小网膜从肝脏分别连至胃小弯和十二指肠最上端 2 cm 处,形成胃肝韧带和肝十二指肠韧带。肝十二指肠韧带则形成网膜孔(温斯洛孔)的上边界,并包含肝门。

## 肝叶的解剖

Galen(公元 130—201 年)提出假设,肝动脉和门

静脉系统的末端是许多微小的连接处,并重组成为将血液排入下腔静脉的肝静脉。Galen 的这一概念,即独立动脉和门静脉系统重组成为肝静脉的观点,于1888 年 Hugo Rex 研究哺乳动物的肝腐蚀铸型时再次被提出。Rex 推断出门静脉的左右分支作为独特的血管系统发挥功能,将肝脏分为独立的两半。1897年,James Cantlie 将这些研究结果运用到人类领域,提出按照功能并根据门静脉(其后是肝管)的分支将肝脏划分为尺寸相对平均的两叶["Cantlie 线(肝正中裂)"]。Cantlie 线没有明显的表面形态标志,而是一个横贯胆囊窝和肝上腔静脉的虚拟平面。这个平面大致覆盖在肝中静脉的走行路线上,可在临床实践中通过半肝(左半肝或右半肝)的断流术得到证实。

Cantlie 对功能解剖的描述将整个方叶(形态术语)和尾状叶(形态术语)的很大一部分划分到了左半肝而不是右半肝的解剖学界限内。这种建立在肝内功能解剖而非表面形态标志物上的分类体系,是对以解剖学为依据的肝切除术实施现代手术革命的基础。Tiffany 于 1890 年报告了在美国实施的第一例肝切除术(但这一发表的准确性存在广泛争议),而杰弗逊医学院的 William Keen 教授于 1899 年 5 月 17 日满怀信心并捎带仓促地对宾夕法尼亚州立医学协会的成员宣布:"在经历过这三个病例(肝切除术)后,我几乎可以毫不犹豫地去攻克几乎任何肝肿瘤,无论肿瘤尺寸大小如何。"

Cantlie 所提及的肝叶使同一个术语产生了两种定义,进而引起持续的概念混乱。欧洲人继续以形态学解剖为依据来描述肝叶,而北美洲的外科医生则采用叶切除术(lobectomy)一词来作为 Cantlie 所定义的半肝。人们在使用术语"叶"或"叶切除术"时必须确认所用的参考系(是形态学解剖还是 Cantlie 的解剖分型)。更为合适的方案是把 Cantlie 的解剖学肝叶称为半肝,从而用于描述右半肝或左半肝切除术。

Cantlie 的解剖体系后来由北美洲解剖学家Healey 和 Schroy 根据他们对胆管解剖的命名法加以扩展,而没有采用 Cantlie 对门静脉解剖的描述,但仍然保留了"叶"这一术语。右叶被右叶间裂分为右前叶和右后叶,而左叶则由左叶间裂分为左内叶和左外叶。左叶间裂对应镰状韧带,而将右叶分为前叶和后叶的右叶间裂则无法简单地通过表面标志物加以识别,但人们可以根据肝外右肝蒂的入肝层面来推断其位置。Healey 和 Schroy 的分类方法引入了描述性强但不严密的术语"肝三段切除术"(hepatic

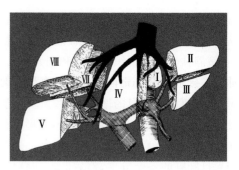

**图 2-2** 肝脏分段解剖。Couinaud 所描述的肝脏分段解剖。每个解剖学肝段均有唯一的肝门蒂(浅灰色),由门静脉分支、肝动脉流入道和胆管组成。静脉引流通过主要的肝静脉流出分支(深灰色)进行

trisegmentectomy),用于描述大部右半肝切除术,并通常使用术语"肝左外段"(left lateral segment)来描述包含现代划分法中Ⅱ段和Ⅲ段的肝脏外形部分。

## 现代分段解剖

最精细复杂的肝内解剖分类由 Couinaud 提出,他于 1954 年创立了自己对门静脉系统的解剖学描述。门静脉在肝脏内的分布细分为 8 个"段"。每个节段都会接收一个由门静脉分支、肝动脉分支和胆管支组成的"肝门蒂",而各个肝段的血液将通过专门的肝静脉分支流出。8 个功能性肝段均包绕向下腔静脉排出血液的肝静脉(图 2-2)。

肝静脉沿着术语称作"肝裂"的平面走行,将肝脏划分为四个区域(图 2-1)。左门裂内有肝左静脉走行,主门裂内有肝中静脉走行(沿 Cantlie 线所在平面),而右门裂内有肝右静脉走行。四个区域中有三个包含更小的裂,又将每个区域细分为两个肝段,形成总共七个肝段。只有尾状叶(Ⅰ段)是同时由门静脉左右两个分支和肝动脉供应的功能解剖肝段,其血液将直接排入下腔静脉。临床上这种关系可以很清楚地在 Budd-Chiari 综合征(Budd-Chiari syndrome,BCS)患者身上表现出来,患者通过将血液从Ⅰ段直接汇入肝后腔静脉的静脉来发展出替代流出道,以补偿主要肝静脉的流出道梗阻。

Ⅰ段的胆汁引流通过直接汇入胆管汇合处后面的前干进行。界限明确的Ⅰ段管道汇入位于肝管分叉和脐裂之间的左肝管近侧。在切除手术以及涉及左半肝的部分肝同种异体移植手术期间必须仔细识别好控制该管道。Ⅱ段和Ⅲ段分别对应按外形分类的左叶后段和前段。Ⅳ段是体积最大的肝段,也是唯

一自未被分割的肝区衍生而来的肝段,从左门裂至主门裂(Cantlie 线),包含整个方叶。

右门裂将右半肝划分为前内侧和后外侧部分,这两个部分又分别划分为前段和后段。右半肝的两个前段为Ⅴ段(下段,靠近胆囊窝)和Ⅷ段(上段)。右半肝的两个后段为Ⅵ段(下段,靠近右肾)和Ⅶ段(上段)。段Ⅵ/Ⅶ这两个后段位于腹膜褶皱后方,因此属于在不游离右半肝的情况下无法看到的腹膜后结构(图 2-2)。

对肝脏分段解剖的认识是肝外科领域的重大进步。1982 年,Bismuth 将 Couinaud 的分段法整合到肝切除术的正式解剖方法中,并被肝胆外科医生广泛采用以标准化手术技术及命名法。外科医生不再根据病灶的尺寸或位置来实施典型的切除术,而是沿着可以尽可能减少术中失血、失活组织的术后坏死,此外还有可能改善切除术后恶性肿瘤控制的功能性平面来实施肝切除术。这种分类方法为发展高选择性的解剖式切除术以及利用手术获得的部分肝的同种异体移植的创新提供了基础,令肝外科领域发生彻底改变。

## 外科应用解剖

Couinaud 的解剖分类使利用已知的肝脏再生能力实施部分肝同种异体移植的理论构想成为可能(图 2-3),并已在 20 世纪 80 年代的临床实践中加以实现。部分肝同种异体移植的成功应用促使人们开始详细的解剖学思考,因为这些手术容易导致许多独特的手术并发症。充分了解肝内血管和胆道解剖则是应用这些技巧的基础。尽管显微手术技巧的广泛应用已经使血管并发症的发生有所降低,但仍然存在相对较高的胆道并发症发生率。

部分肝移植术中通常会使用四种不同的同种异体移植物(图 2-3),这其中包括右半肝(Couinaud 分段法 Ⅴ ～ Ⅷ 段)、左半肝(Couinaud 分段法 Ⅱ ～ Ⅳ 段)、按外形分类的左叶(Couinaud 分段法 Ⅱ ～ Ⅲ 段)和按外形分类的右叶(Couinaud 分段法Ⅳ ～ Ⅷ 段)。

### 肝门的解剖

所有部分肝同种异体移植术的准备工作均包括肝门的解剖。目标在于将血管和胆汁供应专门隔离开来,并尽可能减少对周围结构的破坏。图 2-4 中描述了肝固有动脉、肝总管和门静脉之间的解剖学关系。肝门的传统解剖学关系为后支门静脉、前内侧肝固有动脉和前外侧肝总管。肝固有动脉分叉后,肝右动脉通常在肝总管后方走行(图 2-4)。肝门内的动脉变异很常见,尤其在起源于肠系膜上动脉的动脉血供情况下。在经典描述中,肝固有动脉起源于胃十二指肠动脉远端,并接受来自腹腔动脉的主动脉流入。当流入肝脏的动脉起源于肠系膜上动脉而不是腹腔动脉时,解剖学中称之为替代。这样的话,整个肝固有动脉可能会被替代,或肝右动脉可能单独起源于肠系膜上动脉而非肝固有动脉,并被替代。替代动脉的解剖结构可在术前通过计算机断层扫描、磁共振血管成像或血管造影术轻松确认,从临床角度而言与肝胆外科和移植相关性较大(图 2-5)。

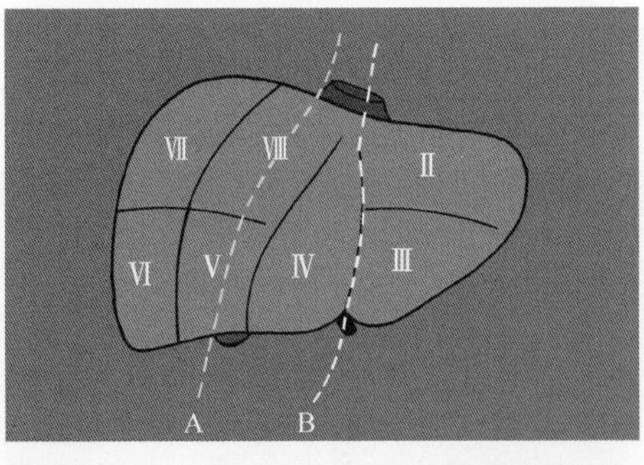

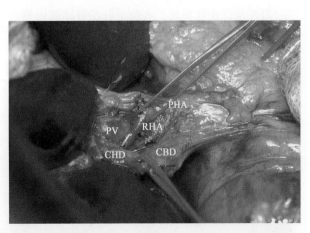

**图 2-3** 沿 Cantlie 线(虚线 A)进行的肝脏划分可产生用于成人对成人活体供者和两名成人间的劈离式肝移植术的左半肝(Ⅰ～Ⅳ段或Ⅱ～Ⅳ段)和右半肝(Ⅴ～Ⅷ段)同种异体移植物。沿镰状韧带进行的划分(虚线 B)可产生Ⅱ/Ⅲ段同种异体移植物,术语也称之为肝左叶外侧段同种异体移植物或按外形分类的左叶,以及剩余的Ⅰ、Ⅳ～Ⅷ段同种异体移植物,术语也称之为右三段同种异体移植物或按外形分类的右叶

**图 2-4** 术中肝门解剖。这幅术中照片展示了肝门的三个主要元素——肝总管(CHD)、门门静脉(PV)和肝固有动脉(PHA)。前外侧 CHD 在胆囊管起源处之前缩回(下层血管循环),标志着胆总管(CBD)的开始。形成肝右动脉(RHA)的前内侧 PHA 分叉在内侧缩回(上层血管循环)。RHA(中间)位于 PV 前方,在起源于腹腔动脉的肝动脉中走行于 CHD 后方

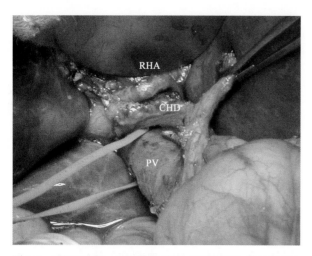

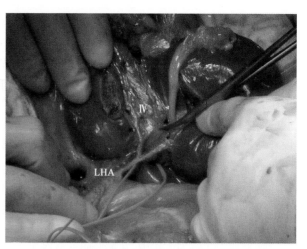

**图2-5** 肝门的解剖。肝门静脉(PV)主干被切开,并包绕于血管循环间。胆囊管用镊子卷起,肝右动脉(RHA)位于肝总管(CHD)上方。请留意,RHA走行于CHD前方的情况较少见,除非在变异的情况下

**图2-6** 起源于肝左动脉(LHA)的Ⅳ段动脉分支

### Couinaud 分段法Ⅱ/Ⅲ段同种异体移植物

在镰状韧带处对肝实质进行划分可产生一个Ⅱ/Ⅲ段同种异体移植物,通常是指适用于儿童受者的肝左外叶或按外形分类的左叶移植物。Ⅱ/Ⅲ段同种异体移植物可进一步缩小至"单段"移植物(Ⅲ段)以用于十分幼小的婴儿和新生儿。

Ⅱ/Ⅲ段供者肝切除术中门管区切开从圆韧带的底部开始,将肝左动脉和门静脉左支隔离开来。肝左静脉被隔离并环绕于血管循环中。实现血管控制后,肝实质的切除通常是从镰状韧带右侧1cm内至脐裂内肝左管的1cm内。

肝左动脉在起源处汇入位于肝左静脉前内侧的脐裂底部。门静脉左支在肝外沿Ⅳ段的下面水平方向走行不等距离,然后汇入脐裂底部,路线与肝左管大致相同。肝左动脉起源于门静脉左支起源处的前内侧和下方,但会在进入肝实质后升至门静脉左支的前上方。尽管肝左动脉位于肝外,但为Ⅳ段分配了一个主要分支和若干次要分支。门静脉左支与肝左动脉相伴,并有多个分支沿其肝内和肝外路线进入Ⅰ段和Ⅳ段。

### 左半肝动脉解剖

Ⅳ段的主要动脉分支可能起源于靠近肝左动脉起源处的位置,也可能起源于与脐裂相平齐的远端(图2-6)。而且,Ⅳ段的主要动脉分支还可能单独发生于离肝左动脉起源处较远的地方,跨整个Ⅳ段形成平行动脉,并由上层分支为Ⅱ段供血(图2-7)。Ⅳ段

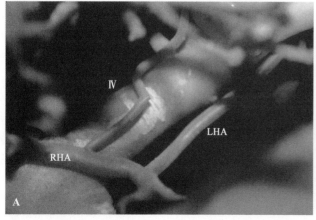

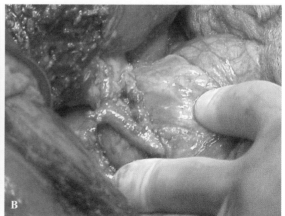

**图2-7** 单独展示的Ⅳ段肝动脉。直径超过1mm的Ⅳ段大动脉,起源于肝左动脉(LHA)起端的远侧,并行经门静脉左支前上方,供应Ⅳ和Ⅱ段。A.腐蚀铸型;B.术中照片;RHA.肝右动脉

深穿支(penetrating arteries)可提供大量血液流入，因此应尽可能保留。当同种异体移植物被劈离成一个扩大右半肝移植物(Ⅳ～Ⅷ段)和一个较小的外侧段移植物(Ⅱ/Ⅲ段)时，Ⅳ段的主要动脉可能需要重建以保留Ⅳ段在移植后的活力。

左半肝(延伸至Ⅱ/Ⅲ段同种异体移植物)的动脉血供可起源于胃左动脉("替代肝左动脉")。替代左动脉从胃小弯上的胃左动脉起穿过胃肝韧带横向走行，在Ⅰ段(尾状叶)前方进入Ⅲ段的下面，这种情况占死亡供者的15%～23%。这种解剖变异可作为替代血管成为Ⅱ/Ⅲ段同种异体移植物的主要动脉血供，或作为辅助血管增加同种异体移植物的动脉血供。

**左半肝肝管解剖**

动脉和胆管结构位于门静脉左支肝外部分的上方，将脐裂处的肝门蒂方向保留作为穿透肝实质的结构。肝左动脉位于门静脉左支前上方，而肝左管系统相对于门静脉左支的方向可以变化。肝左管与门静脉左支在脐裂处的解剖学关系包括前上(35%)、后上(superoposterior)(35%)和门静脉左支中线(20%)。单独的Ⅱ段肝管和Ⅲ段肝管在脐裂外侧1cm外汇合形成肝左管的情况约占研究样本的10%。在这种解剖学变异情况下，Ⅱ段肝管始终位于后上方，而Ⅲ段和Ⅳ段肝管走行于前上方，并在即将进入肝门处汇合(图2-8C)。

Ⅱ段和Ⅲ段肝管汇合形成共有通道(左外段肝管)，并通常于脐裂内汇合。随后，Ⅱ/Ⅲ段肝管接受来自Ⅳ段和Ⅰ段的胆汁引流，形成肝左管主干。Ⅱ/Ⅲ段肝管以及越过脐裂所在平面Ⅳ段肝管的解剖结构具有高变异性。最常见的胆管形态(55%)是Ⅱ段和Ⅲ段肝管在距脐裂1cm以内处汇合(图2-8A)。对于这种变异情况，来自Ⅳ段的单一肝管将在脐裂与肝门之间汇入Ⅱ/Ⅲ段肝管，形成肝左管。Ⅱ段和Ⅲ段肝管在脐裂处汇合的情况占样本的5%，在脐裂外侧Ⅳ段内汇合的情况占样本的50%，在脐裂内侧汇合的情况占样本的45%。Healey和Schroy则指出，Ⅱ段和Ⅲ段胆管在脐裂内汇合的情况占尸检样本的50%，在脐裂外侧汇合的情况占42%，在脐裂内侧汇合的情况占8%。

第二种最常见的解剖学形态(30%)是Ⅱ/Ⅲ段肝管在靠近脐裂处汇合，然后与来自Ⅳ段的两根平行肝管汇合，形成左肝管(图2-8B)。通常情况下，其中一根Ⅳ段肝管位于门静脉左支的脐部，一根靠近肝右管

的汇合处。也就是说，起自Ⅳ段并越过脐裂以引流Ⅲ段前下部分的胆管根约占样本的30%。据Healey和Schroy报告，在一项涉及100个尸检样本的研究中，Ⅳ段肝管越过脐裂的情况占20%。Ⅳ段胆管根越过脐裂可能会导致肝实质胆漏。越过脐裂的Ⅳ段胆管根总是位于门静脉左支和Ⅱ/Ⅲ段肝管的前方(图2-8B)。这些胆根在本质上属于末端，与主要的Ⅲ段肝管之间并无明显相连，对于胆道引流的意义微不足道，可随时缝合结扎。

第三种胆管形态是一根Ⅲ段肝管先与来自Ⅳ段的肝管汇合，然后在靠近肝门处与Ⅱ段肝管汇合(图2-8C)。这种形态占样本的10%。在这种解剖学变异情况中，不存在明显的Ⅱ/Ⅲ段肝管。

最少见的胆管形态(5%)是Ⅱ段和Ⅲ段肝管在脐裂外侧汇合形成非常短的Ⅱ/Ⅲ段肝管，随后立即与Ⅳ段肝管汇合，形成肝左管(图2-8D)。根据作者的分析，在脐裂外侧1cm距离内形成段Ⅱ/Ⅲ肝管的情况占样本的90%。Russell等人在查看838张胆管造影片和15个肝脏尸检样本后同样指出，大多数样本中Ⅱ段和Ⅲ段胆管的汇合处紧挨着镰状韧带平面的外侧。

Ⅱ段和Ⅲ段肝管在结缔组织鞘内汇合，形成可从临床角度识别的胆管板(图2-8)。这一位于Ⅱ/Ⅲ段肝管起源处的结缔组织板类似于主胆管汇合部的肝门板。辨认胆管结构的要点就在于将胆管看作一个被结缔组织包绕的管道以指导解剖。

**左半肝肝静脉解剖**

肝左静脉的解剖结构可通过三种不同的解剖学形态加以概括说明(图2-9)。最常见的形态占样本的73%，Ⅱ段和Ⅲ段静脉在脐裂上部汇合形成肝左静脉主干(图2-9A)。这种形态会接受引流Ⅳ段后面血液的重要分支，并进入下腔静脉。第二常见的形态占解剖学样本的14%，涉及数根独立的大静脉，每根静脉引流一个肝段，然后在下腔静脉平面处汇合形成肝左静脉(图2-9B)。这种形态中，每根静脉接受来自Ⅳ段后面的支流，然后在紧贴下腔静脉处汇合。第三种解剖学形态占样本的13%，Ⅱ段和Ⅲ段的引流静脉在Ⅱ/Ⅲ段同种异体移植物的实质内汇合，在脐裂内侧形成肝左静脉。这种形态中，肝左静脉是一根单独的大血管，不接受来自Ⅳ段的主要属支并直接注入下腔静脉(图2-9C)。肝中静脉与肝左静脉形成共干后汇入腔静脉，但是，在肝实质处或稍微进入肝实质内可以在左、中静脉结构之间勾勒出一个离断平面。

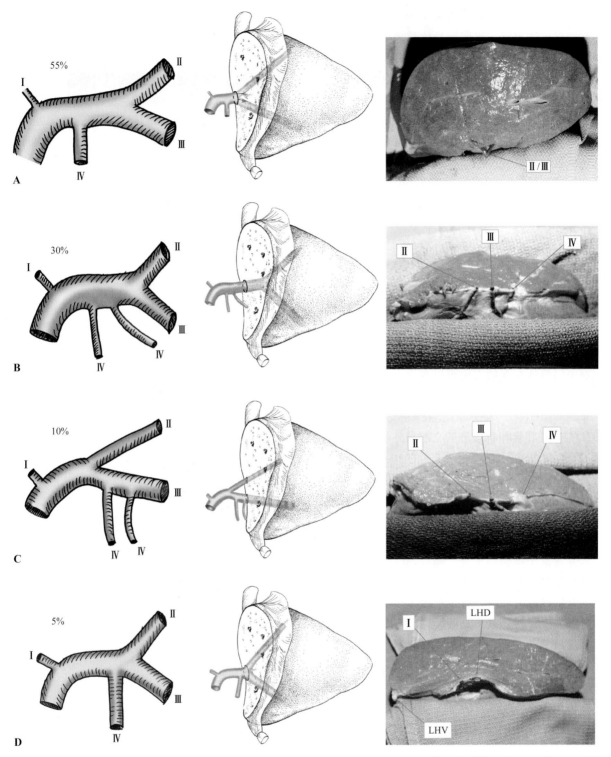

**图 2-8** Ⅱ 段和 Ⅲ 段内的胆管变异情况。A～D 代表了 Ⅱ 段和 Ⅲ 段的四种胆管变异情况。每种变异情况均通过图解(左)、与 Ⅱ/Ⅲ 段同种异体移植物的关系(中)以及平面内的实际照片(右)加以描述。B. Ⅳ 段胆管根越过脐裂为段 Ⅲ 的前面提供引流。 Ⅳ 段胆管根位于胆管结缔组织鞘外 Ⅲ 段主要肝管的前方,如果未查明,可能会造成移植后胆漏

在少数情况下,Ⅱ 段和 Ⅲ 段的血液将分别汇入下腔静脉。辨别单独的 Ⅱ 段和 Ⅲ 段肝静脉对于保持同种异体移植物的充足静脉流出道十分关键,并需要两个开口均位于共同的静脉补片上。

**半肝同种异体移植物**

对于两名成人共享一个成人尸体供肝的移植术,或是在两名成人之间进行的活体供肝移植术而言,肝脏将沿 Cantlie 线被分割成两个大小相对平均的半肝

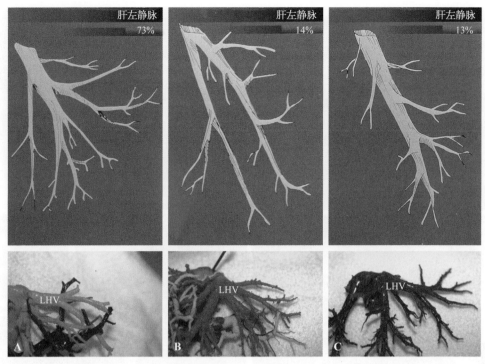

**图 2-9**　A～C. 肝左静脉(LHV)解剖变异情况图解以及相应的腐蚀铸型

（图 2-3）。左半肝同种异体移植物体积大约为 400 ml，可能包含尾状叶（Ⅰ～Ⅳ段）或不包含尾状叶（Ⅱ～Ⅳ段），适用受者包括儿童、青少年以及通常体重低于 60 kg 的成人。右半肝同种异体移植物（Ⅰ、Ⅴ～Ⅷ段，或Ⅴ～Ⅷ段）体积通常为 800～1 000 ml，一般适合体重大于 80 kg 的受体。这些手术的外科应用解剖需特别关注肝门结构的分叉点以及肝中静脉和肝右静脉的关系。

### 动脉解剖和减体积移植物

肝固有动脉在肝实质外分叉并分别进入肝右动脉和肝左动脉，使两根血管直接隔离开来。在经典的描述语句中会强调两者之间的差异，但是，肝门板所在的区域和Ⅳ段及Ⅴ段的连接处最好理解为一个同时涉及肝左右动脉的血管供应网。肝固有动脉分叉后，肝右动脉行经肝总管后侧和外侧并直接注入右半肝。正如之前所说，肝左动脉在肝外伴肝左管沿Ⅳ段下面走行，然后在脐裂处进入肝实质。肝右动脉的重要动脉分支（＞1 mm）越过 Cantlie 线供应段Ⅳ的情况占样本的 15%（图 2-10）。这些分支可能位于肝实质外，也可能位于肝实质内，并行经沿Ⅳ段下面走行的肝左静脉的前侧或后侧。Ⅳ段接受这些分支的主要供应，但是，有小的分支会进入Ⅱ段和Ⅲ段（图 2-7A 和图 2-10）。Marcos 指出已在活体供肝移植术的临床实践中发现这种解剖变异，并主张改变动脉解剖

方式以保留到Ⅳ段的血管供应，具体做法就是解剖供体肝右动脉直至肠系膜上静脉起始点。

肝右动脉还会发出数条直径小于 1 mm 的小分支越过 Cantlie 线供应Ⅳ段以及肝总管和肝管分叉（图 2-10）。这些小分支在手术中非常重要，在供者的右半肝或左半肝切除术中，应避免切割到肝动脉左右支分叉形成的组织平面。主张对肝总管外侧的肝右动脉进行限制性切开以尽可能减少潜在的肠上静脉局部缺血，以及尽量减少对肝总管血供的影响。在劈离式肝移植术中，可以通过将供肝的腹腔动脉保留给左半肝移植物而非右半肝移植物来做到这一点。出现起源于肝外肝固有动脉、于外侧走行约 2 cm 后进入右半肝并供应Ⅴ段和Ⅵ段下部的副肝右动脉的情况约占样本的 5%（图 2-11）。

1963 年，Parke 等人提供了一份关于胆总管血管供应的详细说明，并成为具有里程碑意义的手稿。肝外胆道系统（肝左管和胆总管）有一个由胰十二指肠动脉、胃十二指肠动脉、胆囊动脉和肝动脉供应的纵向胆总管周围血管丛。肝左右动脉对肝总管分叉的贡献相当，印证了之前讨论的动脉分割策略建议。出于相同原因，活体供肝同种异体移植术前的受者肝切除术过程中，应尽量减少对肝动脉和肝总管之间组织平面的切割以保留原生总管的完整性，将其作为胆道重建的潜在肝管。

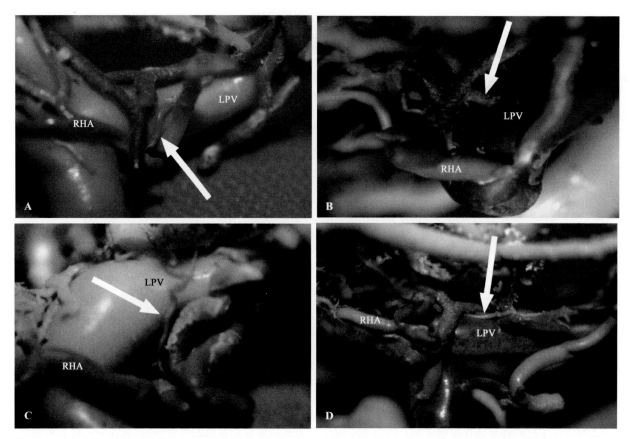

**图 2-10** 肝右动脉对左半肝的供应。肝门的解剖关系在两个铸型中均可得到确认,即肝总管位于肝右动脉(RHA)和门静脉分叉的前侧。A. 一条直径 1 mm 的 RHA 分支(箭头)行经门静脉前侧并供应Ⅳ段,请留意分成三叉的门静脉和即将讨论的右肝管后段;B. 一条直径 2 mm 的 RHA 分支(箭头)在门静脉左支(LPV)后侧越过 Cantlie 线供应Ⅱ、Ⅲ和Ⅳ段;C、D. RHA 发出数条直径小于 1 mm 的小分支(箭头)越过 Cantlie 线行经 LPV 前侧(C)和后侧(D)供应Ⅳ段

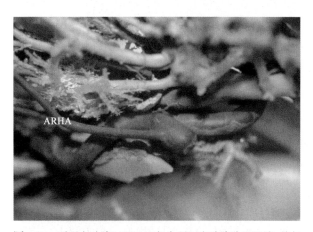

**图 2-11** 副肝右动脉(ARHA)起自肝固有动脉分叉近端,并与肝固有动脉平行,供应Ⅴ段和Ⅵ段

### 门静脉解剖和减体积移植物

门静脉主干的分叉位于肝固有动脉分叉的后上方,并紧贴肝门结缔组织板的下方。随着门静脉主干的上行,产生数条较小的分支,并在胃左静脉起端上方汇入肝门,其中包括一条进入尾状叶左部的内侧支和一条进入尾状叶右部的外侧支。如之前所述,门静脉左支留在肝外,而门静脉右支立即伴肝右动脉和胆管进入肝实质,形成右肝蒂主干,该结构可在超声扫描中清楚地看到。门静脉右支通常在距起端 3 cm 范围内分叉为前支和后支,有时还会产生一条单独的Ⅷ段分支。三叉结构也可能起源于门静脉主干,门静脉右支的前支和后支均可见于肝外(图 2-10A)。通常情况下,门静脉右前支供应Ⅴ段和Ⅵ段,而后支供应Ⅶ段和Ⅷ段。有些肝外科医生主张在右半肝切除术中对右肝蒂行肝内结扎以彻底避免肝外切开。按照 Couinaud 的解剖描述,胆道系统平行于右半肝和Ⅳ段内的肝门静脉结构。肝总管的分叉被包裹于结缔组织内,在横裂内形成一个可在手术中识别的肝门板。在胆道重建手术中,可从前面切开位于Ⅳ段底部的肝门板来暴露肝左管和肝右管的汇合处。这样就可以触及位于汇合处上方的高位胆管癌或胆道狭窄。

肝左管的分叉是位于肝门上方的标志物。与左肝蒂的其他组成相同,肝左管位于门静脉左支后侧,

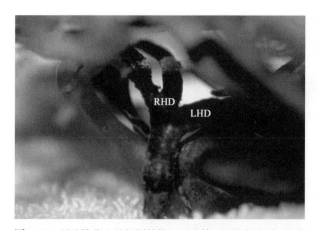

**图 2-12**　肝总管分叉的解剖结构。肝总管于肝门板处分叉,形成肝左管(LHD)和肝右管(RHD)。LHD 与左肝蒂一起留在肝外,而 RHD 直接进入肝实质,并很快分为次级分支。RHD 前后分支汇合处与肝总管分叉点相距 5 mm 以内的情况占样本的 33%

沿Ⅳ段下缘走行约 3 cm,并可在肝门梗阻的治疗中用于高位吻合。肝右管直接进入肝实质,并且与门静脉类似,很快分为次级分支。肝右管前后分支汇合处与肝总管分叉点相距 5 mm 以内的情况占样本的 33%,相距 1.5 cm 以内的情况占样本的 90%(图 2-12)。

在约 15% 的样本中发现一种重要的外科变异情况,即右后支肝管直接单独起源于肝左管(图 2-13)。在这种变异情况中,右后支肝管在肝门外约 1 cm 处起源于肝左管,并越过 Cantlie 线引流Ⅶ段和Ⅷ段。该分支在右半肝移植中必须加以重视,并需单独进行胆道重建,或对两端进行结扎以避免受者和供者发生胆漏。在左半肝移植中,应对该肝管进行轻轻探查以确认其没有通向Ⅱ段(图 2-8C),并在结扎前通过生理盐水的轻轻冲洗来验证其是否与左肝管相通。

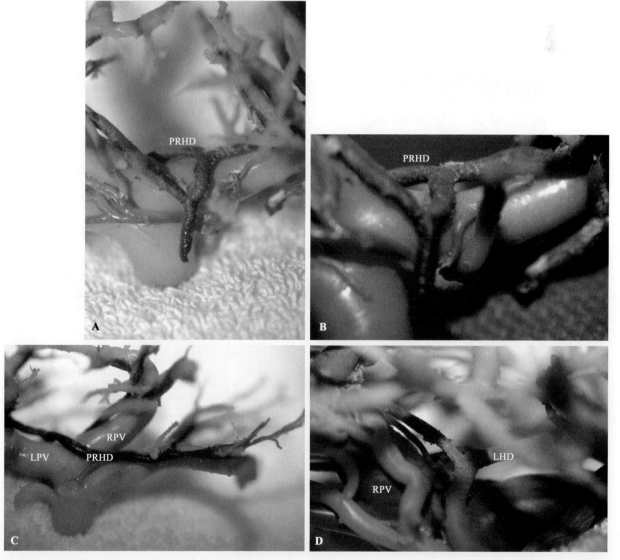

**图 2-13**　肝右后肝管(PRHD)起自左肝管(LHD)并越过 Cantlie 线进入右半肝(A 和 B)(还可参见图 2-10A);C. PRHD 分支引流Ⅶ段和Ⅷ段的背面观,请注意分成三叉的门静脉(PV);D. 两条右前支肝管在分叉处汇合且有一条后支肝管起自 LHD 的解剖变异

### 肝静脉解剖和减体积移植物

要想成功实施部分肝的同种异体移植,最重要的是要领会肝静脉流出道对于移植物功能的意义。尽管三条主要肝静脉在与肝上下腔静脉的汇合方面相当稳定,但还是存在大量变异性,并会在肝内区域发生重叠,因此,对可能的残余部分以及移植物进行谨慎术前评估对于获得成功结果而言必不可少。重叠区域主要位于肝中静脉区域,即Ⅳ段、Ⅴ段和Ⅷ段。左半肝移植物通常包括整个Ⅳ段和整个肝中静脉,因此可同时通过肝中静脉和肝左静脉获得可靠的静脉回流。在铸型研究中,Ⅳ段的静脉排血量主要来自肝左静脉的情况占样本的9%,主要来自肝中静脉的情况占55%,均衡地来自肝左静脉和肝中静脉的情况占36%。

如果肝中静脉未被包含在移植物中(在大多数西方医疗中心属于普遍情况),则右半肝移植因为Ⅴ段和Ⅷ段的静脉回流量不足而具有更高风险。图2-14详细描绘了肝左静脉的解剖结构。最常见的解剖形态(70%)是,通过在肝实质深处汇合的较大次级分支,使得来自Ⅳ段、Ⅴ段和Ⅷ段的静脉引流大致相等(图2-14A)。在20%的样本中,肝中静脉是一条单独的大血管,并在走行过程中接受来自Ⅳ段、Ⅴ段和Ⅷ段的次级分支(图2-14B)。临床上还发现一种占样本10%的重要变异情况,即广泛的肝中静脉血管网接受多条来自右半肝前外侧和Ⅳ段的大血管。这种变异除了提供Ⅷ段和Ⅳ段的引流外,还提供Ⅴ段和Ⅵ段的主要静脉回流(图2-14C)。

由于右半肝移植物在不包含肝左静脉的情况下可能没有足够的静脉排回流,在供肝切除术期间就必须保留Ⅴ段和Ⅷ段的主要分支以用于可能的重建,尤其当移植物的尺寸处于预测尺寸的临界点,或已知受者存在显著门静脉高压的情况下更是如此。

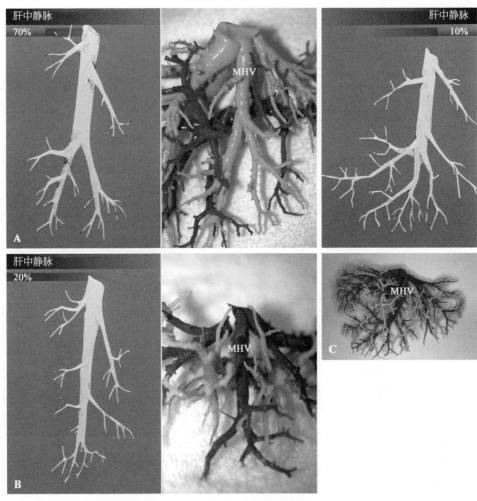

**图2-14** A~C.肝中静脉(MHV)解剖图解及相应腐蚀铸型

图 2-15 描绘了肝右静脉的解剖结构。在大约 90％的样本中(图 2-15A、图 2-15B 和图 2-15D),肝右静脉走行于整个右半肝以提供静脉引流,但是,正如图 2-15C 中所示,在其中一种变异情况中,肝右静脉非常短并位于后侧,能够为Ⅶ段和Ⅷ段提供的静脉引流十分有限,而且没有牵涉右半肝前外侧表面(Ⅴ段

和Ⅵ段)。这种解剖变异会伴随图 2-14C 中所描绘的延伸于外侧的广泛肝中静脉前段同时发生。这两种变异所提供的引流(图 2-16)会遗漏由直接引流至下腔静脉的大副肝静脉服务的Ⅴ段和Ⅵ段的后面(图 2-17)。直径大于 5 mm 的副肝静脉出现的比例为 10％～15％,尤其是在主要引流Ⅶ段和Ⅷ段的肝右

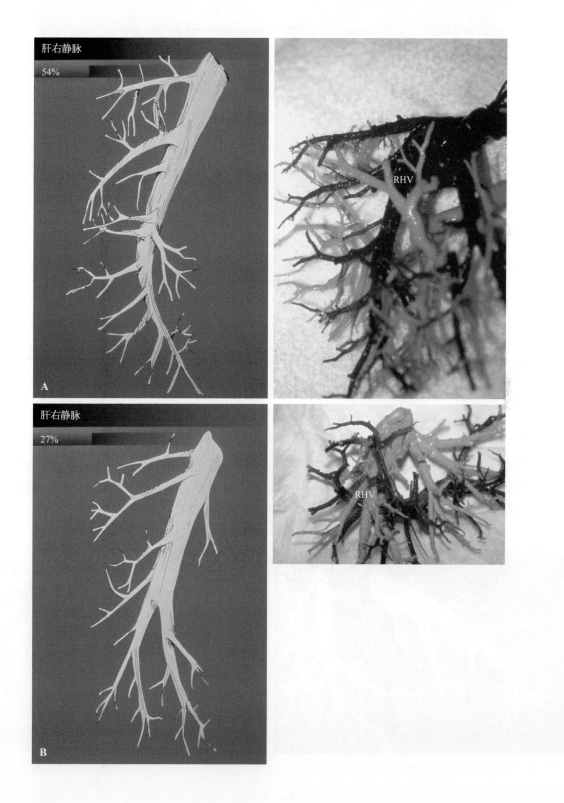

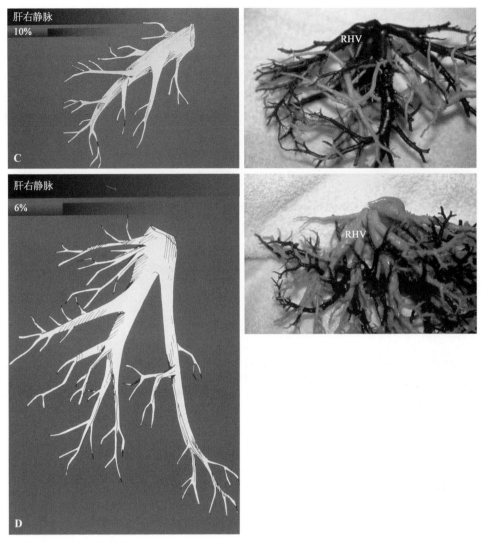

**图 2-15** A～D. 肝右静脉(RHV)解剖图解及相应腐蚀铸型

静脉较短且位于后侧的情况下(图 2-15C)。在肝切除术中,确认来自Ⅴ段和Ⅵ段的大的副肝静脉可以预测这一解剖静脉形态的情况。引流Ⅴ段和Ⅷ段的肝中静脉分支以及直径大于 5 mm 的副肝静脉在临床上具有重要意义,应通过静脉补片予以保留或单独保留,以便重建到受者的腔静脉上。

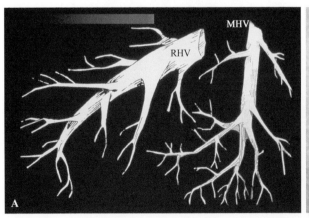

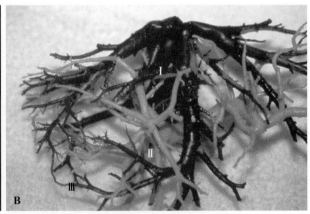

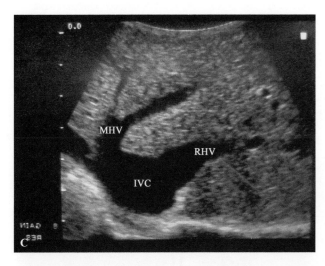

图 2-16　肝左右静脉的交互。A. 广泛的肝中静脉（MHV）前段延伸于外侧以提供右半肝前外侧表面的主要引流。这会伴随较短、位于后侧并主要引流Ⅶ段和Ⅷ段的肝右静脉（RHV）同时发生。应留意使两套静脉系统相互连接的多个静脉弓（B. 编号Ⅰ、Ⅱ和Ⅲ）。C. 术中超声检查可证实肝中静脉对Ⅷ段的静脉引流。IVC, 下腔静脉

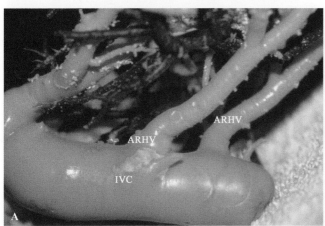
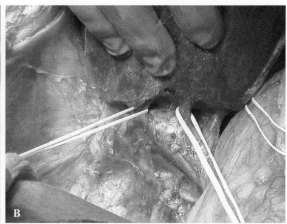

图 2-17　起自肝脏后面并直接进入下腔静脉（IVC）的副肝右静脉（ARHV）可通过腐蚀铸型（A）和术中照片（B）加以证实

---

## 要点和注意事项

- 要想成功实施部分肝的同种异体移植，必须对肝内解剖结构加以细致了解。
- 本章中对胚胎学和命名系统的回顾为了解解剖变异的起源及其在外科手术中的相关性提供了基础。

### 肝门的解剖

- 存在发起和供应范围不同的替代动脉在动脉变异中十分常见。
- 门静脉的三叉结构通常可通过高位肝门解剖来显示。

### Couinaud 分段法Ⅱ/Ⅲ段同种异体移植物

- 在肝圆韧带底部切开肝蒂可分别游离出肝左动脉、门静脉左支和肝左管。供应尾状叶的门静脉左支的分支应在解剖过程中加以游离。
- 在镰状韧带外侧 1 cm 处实施肝实质切断在约

90% 的手术样本中会产生一个单独的Ⅱ/Ⅲ段肝管。
- Ⅳ段肝管根可能会在胆道结缔组织鞘外Ⅱ/Ⅲ段肝管的前方越过脐裂。这些是可以缝合结扎的终末肝管。
- Ⅳ段深穿支可提供充足血液供应，应格外注重这些分支的保留。

### 半肝同种异体移植物

- 肝门板以及Ⅳ段和Ⅴ段的汇合构成了一个同时包含肝左动脉和肝右动脉在内的血管网。为尽可能减少Ⅳ段的局部缺血风险，主张在进行Ⅳ～Ⅷ段同种异体移植物的活体供肝移植术时，辨认并显露肝总管外侧的肝右动脉。外侧显露可以避免影响胆管分叉处的血供，并保留至Ⅳ段的动脉血供。在劈离式肝移植术中，这种做法将把腹腔动脉保留

给左半肝移植物。

- 肝总管的分叉被包裹于结缔组织内,在横裂内形成一个可识别的肝门板。可从前面切开位于Ⅳ段底部的肝门板来暴露肝左管和肝右管的汇合处。这样就可以显露位于汇合处上方的高位胆管癌或胆道狭窄。
- 有一种重要的外科变异情况,就是右后支肝管直接单独起源于肝左管。右后支肝管在肝门外约1 cm处起源于肝左管,并越过Cantlie线引流Ⅶ段和Ⅷ段。该分支在右半肝移植中必须加以重视,并需单独进行胆道吻合。
- 肝静脉的解剖结构可进行概括性分类,并很容易通过术前影像加以识别。位于前外侧分布广泛并回流Ⅴ段和Ⅵ段血液的肝中静脉会同时伴随较短的、位于后侧的肝右静脉。在这种解剖结构中,在临床往往可见显著的副肝静脉引流肝脏后侧血液至下腔静脉。

# 第 3 章

# 肝衰竭的分子及细胞生物学基础

## Molecular and Cellular Basis of Liver Failure

Constance Mobley • Ali Zarrinpar

侯嘉杰 • 译

肝衰竭是指肝脏不能履行合成和代谢等正常生理功能,多源于急慢性肝损伤所致的肝实质功能丧失。美国有超过 3 000 万人患有肝脏疾病,其中 1/10 为美裔。肝硬化影响全球数以百万计的患者,美国的整体患病率约为 360/100 000 人,总患病人数约 900 000 人。肝硬化每年造成 30 000 人死亡,且不包括由于肝硬化进展至肝癌造成的另外 10 000 人死亡。急性肝衰竭(acute liver failure,ALF)每年累及 2 000～4 000 人,病死率高达 60%～80%。总体而言,ALF 占肝脏相关死亡的 6% 和原位肝移植的 7%。不论肝衰竭的病因,肝移植仍然是唯一行之有效的治疗手段。然而,美国有近 16 000 名肝病患者在列表中等待肝移植。2012 年虽然实施了超过 6 200 台次的肝移植,但仍只有不到 40% 符合标准的候选人接受了这一救命的手术。更好地理解肝衰竭的分子细胞机制有助于产生替代或衔接肝移植的干预策略。因此,理解肝损伤的调控机制具有生物医学和临床意义。虽然急性肝衰竭和肝硬化都存在肝功能损伤这一特点,但这两种疾病的发病机制通常并不一样。为了清晰区分同一病源的两种转归,作者特地分为两个部分来阐述。下文简要回顾了急性肝衰竭和肝硬化的分子和细胞基础,重点介绍肝损伤分子信号转导的最新进展。限于篇幅,这一研究领域的许多重要部分未及

详述;类似地,许多有价值的实验室研究也可能未予引用。对此,作者为那些关心治疗方案细节的读者推荐了一些最新的文献综述。

## 定义

临床实践中遇到的肝损伤根据症状或肝损伤持续时间被武断地分为暴发性、急性、慢加急性肝损伤及慢性肝损伤/肝硬化。暴发性肝衰竭(fulminant hepatic failure,FHF)是以肝脏疾病为首发症状且发病 8 周内即出现肝性脑病,既往无肝脏原发疾病是诊断的关键。经专科实验室检查确认严重肝功能障碍后,这些患者可得到器官分配的最高优先级,因为不接受肝移植他们的存活不会超过 7 日。

类似于 FHF,ALF 是一种以严重肝脏损伤合并肝性脑病为特征的临床综合征。诊断急性肝衰竭的要点是没有临床上明显的慢性肝脏疾病,同时存在除外镇静或其他非肝因素引起的脑病。ALF 的死亡率很高,为 60%～80%。尽管最近一个系统的文献回顾表示目前仍缺乏意见一致的定义,但大多数 ALF 研究包含的患者都是以肝脏合成功能障碍起病,表现为黄疸和凝血功能障碍,并在 8～26 周内进展为脑病。

此外,慢加急性肝衰竭已被描述过,虽然这一情

况的确切病理生理过程仍有待被阐明。慢加急性肝衰竭通常被认为是肝硬化患者的肝功能急性恶化,可能是继发于叠加的肝损伤,或由于某些肝外诱发因素,如终末期肝病引起的感染。需特别指出的是,EASL-AASLD 对于其定义是已存在慢性肝脏疾病的急性加剧,通常与诱发事件有关,且 3 个月内死于多系统器官衰竭的概率增高。

虽然 FHF、ALF 和慢加急性肝衰竭是不同的生理过程,但分子机制表明他们的发病机制是重叠的,并且临床肝移植仍然是无法恢复肝功能的患者唯一确定性的治疗。因此,本章将它们归为 ALF,而在有研究阐明具体发病机制的地方加以区别。

肝硬化引起的慢性肝衰竭可定义为肝脏实质纤维化的终末期结果,表现为假小叶形成及肝功能改变。这是一个病理诊断,指再生肝细胞形成假小叶,周围环绕着纤维条带样丰富的细胞外基质(ECM)。当肝硬化程度的结构异常进一步发展,肝功能可损伤至产生显著的临床表现。这种潜在威胁生命的情况是几乎所有形式的慢性肝病造成发病和死亡的最终共同途径。

## 急性肝衰竭

### 临床表现

ALF 是由于肝细胞功能快速丧失而导致的临床综合征。根据定义,肝性脑病在某种程度上存在于所有 ALF 患者。脑水肿是一个主要特征,可能诱发脑疝,从而造成脑干压迫甚至死亡。ALF 需要移植外科医生、重症监护医生、肾科医生和神经外科医生的多学科协作。患者的肝损伤原因和严重程度应得到迅速评估,并应紧急评定是否适合开展肝移植。评估的指标包括凝血功能[国际标准化比值(international normalized ratio,INR)≥1.5]、有无黄疸及血清氨基转移酶水平。其他常见临床表现包括低血压、肾衰竭、感染和(或)败血症、低血糖、电解质紊乱、血管张力异常、心功能障碍、急性肺损伤、胃肠道出血和弥漫性血管内凝血。门静脉高压性出血和严重液体潴留相对少见(表 3-1)。ALF 综合征常发生高死亡率,而大多数患者死于脑水肿和败血症。

某些原因引起的肝衰竭相比其他具有更好的预后。一般来说,ALF 发生的速度越快,脑水肿发生的概率越高,但总体来说有更好的预后。这一点反映了其肝脏结构未发生紊乱,使得肝脏具有良好的再生条件。因此,对乙酰氨基酚过量、甲型肝炎、休克肝或妊娠相关疾病引起的 ALF 约 50% 以上无须移植即可存活。相反,特异性药物反应、Wilson 病或不确定原因引起的急性 ALF 往往预后特别差。

准确判断 ALF 的预后具有巨大的价值。早期识别不可逆的 ALF 可预防危及生命的并发症。换言之,如果患者的肝功能可恢复则可以避免不必要的手术。为此,一些预后指标已经得到了发展应用。其中,英国国王学院医院的标准最为广泛沿用,它们包括临床实践中常规可用的临床和生物化学数据。然而,迄今为止没有预后模型可用于对 ALF 的准确判断,所以 ALF 仍然是具有高发病率及死亡率的不可预测性疾病。

### 病因学

ALF 的产生是由于肝功能的骤然丧失,后者常继发于多种原因所致的严重肝脏损伤(病因分类见表 3-2)。美国最常见的 ALF 病因是药物和毒素,尤其是对乙酰氨基酚(acetaminophen,APAP;46%),其他包括不确定性原因(14%),甲型肝炎病毒(hepatitis A viral,HAV)和乙型肝炎病毒(hepatitis B viral,HBV)感染(11%),自身免疫病(5%),缺血(4%),Wilson 病(2%)和其他各种代谢、结构等病因(14%)。大多数急性肝炎患者可自愈。如果诱发事件与甲型肝炎病毒、短暂性缺氧、对乙酰氨基酚中毒或蘑菇中毒等事件相关,则痊愈率较高。虽然对乙酰氨基酚肝毒性是美国最常见的 ALF 病因,但病毒感染才是发展中国家 ALF 的主要原因。在美国,HAV 和 HBV 所致的肝衰竭发病率呈减少趋势,也许是得益于积极的疫苗接种计划;两者相加也不足 ALF 发病的 10%。多种代谢、毒性和炎症损害均可导致肝损伤及相关疾病。这些损伤的共同特征是细胞凋亡活化。本文的后续部分将讨论肝衰竭的发病机制,

**表 3-1　急性肝衰竭和失代偿性肝硬化的临床表现**

| | 急性肝衰竭 | 失代偿性肝硬化 |
|---|---|---|
| 液体潴留 | + | + + + |
| 门静脉高压性出血 | − | + + + |
| 凝血酶 | + + + | + + |
| 黄疸 | + + | + + + |
| 肝性脑病 | + + + | + + |
| 脑水肿 | + + + | − |
| 感染 | + + + | + + |
| 肾衰竭 | + + + | + + |
| 肝细胞癌 | − | + + |

**表 3-2 肝衰竭的诱因**

| | 急性肝衰竭 | 失代偿性肝硬化 |
|---|---|---|
| 药物/毒素 | 对乙酰氨基酚、异烟肼 | 乙醇、甲氨蝶呤、过量的维生素 A |
| 感染 | 甲型肝炎、乙型肝炎、戊型肝炎 | 乙型肝炎、丙型肝炎、血吸虫病 |
| 血管性 | 休克(即急性缺血)、肝静脉阻塞(Budd-Chiari 综合征) | 充血性心力衰竭、肝静脉闭塞(Budd-Chiari 综合征) |
| 代谢和遗传疾病 | Wilson 病、Reye 综合征、酪氨酸血症、妊娠相关(急性脂肪肝/HELLP 综合征) | 非酒精性脂肪性肝炎、遗传性血色素沉着、$\alpha_1$-抗胰蛋白酶缺陷、Wilson 病、酪氨酸血症 |
| 自身免疫性 | 自身免疫性肝炎 | 自身免疫性肝炎、原发性胆汁性肝炎肝硬化、原发性硬化性胆管炎 |
| 胆道疾病 | | 胆道慢性阻塞、Byler 病 |
| 未知因素 | 未确定的急性肝衰竭 | 隐匿性肝硬化 |

HELLP:溶血、肝酶异常升高、血小板计数下降综合征。

并重点关注外界因素转化为肝损伤且最终导致肝胆疾病的细胞毒性通路,讨论其激活的实验证据和分子机制。

**发病机制**

为了针对 ALF 开发更好的预后工具及治疗方法,有必要阐明决定病理变化和最终影响结果的分子通路。进行性肝再生程度的评估是一个有用的工具,因为 ALF 患者的恢复正反映了肝脏再生的能力。在啮齿动物中,部分肝切除(partial hepatectomy,PH)模型已成为研究肝细胞增殖和下游级联反应启动导致肝再生的主要方法。作者最新的一项基于部分肝切除的模型明确了再生的不同阶段,每个阶段均涉及细胞因子通路的相互作用[例如:肿瘤坏死因子-α(tumor necrosis factor-α,TNF-α)、白介素-6(interleukin-6,IL-6)]在肝细胞和非实质细胞之间结合生长因子刺激[表皮生长因子(epidermal growth factor,EGF)、肝素结合 EGF、转化生长因子-α(transforming growth factor-α,TGF-α)和肝脏生长因子(hepatic growth factor,HGF)],一起诱导肝细胞早期基因转录(如 c-fos、c-jun、c-myc)并激活多个信号通路[丝裂原激化蛋白激酶(mitogen-actived protein kinase,MAPK)、信号转导及转录激活因子-3(signal transducer and activator of transcription 3,STAT3)、磷脂酰肌醇-3-激酶(phophatidylinositol-3 kinase,PI3K)/Akt 和胞外信号调节激酶(extracellular signal-regulated kinase,ERK1/2)],从而促进 $G_0/G_1$ 转换和细胞进展。虽然肝细胞通常是 ALF 的关注焦点,但所有类型的肝脏细胞(表 3-3)无疑都发挥重要作用。事实上,最近的研究表明巨噬细胞、肝星形细胞(hepatic stellate cells,HSCs),淋巴细

**表 3-3 健康肝脏主要细胞数目**

| 细胞类型 | 所占比例(%) | 在健康肝脏中的作用 |
|---|---|---|
| 肝细胞 | 60 | 碳水化合物、蛋白质、脂质以及维生素的摄取、储存、代谢和释放<br>血浆蛋白、脂蛋白、脂肪酸、胆固醇、磷脂和葡萄糖的合成<br>胆汁合成和分泌<br>外源性和内源性化合物的降解和脱毒 |
| 肝星形细胞 | 5 | 储存维生素 A<br>细胞外基质的合成<br>支持肝细胞和内皮细胞的内环境稳定 |
| 胆红素细胞 | 3 | 流体和电解质分泌/吸收<br>蛋白质易位 |
| 库普弗细胞 | 15 | 微生物、内毒素、肿瘤细胞、颗粒物的吞噬和清除<br>免疫防御<br>肿瘤细胞监视 |
| 内皮细胞 | 15 | 内吞摄取糖蛋白<br>清除变性循环蛋白 |
| 免疫细胞 | 2 | 对病毒感染和肿瘤细胞的细胞毒性 |

胞、自然杀伤 T(natural killer T,NKT)细胞、自然杀伤(natural killer,NK)细胞和内皮细胞在肝脏再生中起到重要作用。此外,部分肝切除后的肝再生可帮助人们理解关于成熟细胞自我更新的分子机制,该特性通常被归因于干细胞。

肝脏干细胞介导肝再生的程度仍在深入研究中。肝祖细胞或卵圆细胞被广泛地描述为肝细胞的祖先;

然而,这些细胞的表型或分子性状尚未达成共识。损伤后肝脏的快速重建通常由固有的肝细胞完成。然而,肝移植研究表明,在肝细胞再生的绝对情况下,祖细胞可重建肝实质并有助于胆管的形成。基于现有数据,卵泡细胞活化似乎反映了炎症因子[IL-6、IL-18、γ干扰素(interferon,INF)及TNF]和细胞内信号转导[如JAK激酶(Janus kinase)/STAT、Sonic hedgehog]的效应,在它们引发的级联事件下最终分化成胆管细胞和肝细胞。肝祖细胞分化的分子机制正在进一步的研究中。

从ALF中完全恢复是有可能的。如果肝再生增强或者细胞死亡减少,都可能会改善肝脏功能。肝损伤的一个共同特征是凋亡或坏死信号的激活。肝细胞可以通过外源性死亡受体介导通路或细胞内通路发生凋亡。导致细胞死亡的分子通路是高度受调控和重叠的。应答于损伤的先天免疫细胞(库普弗细胞、NKT细胞和NK细胞)的关键调节信号与肝细胞发生相互作用,从而引发分子级联反应并导致肝细胞凋亡。细胞因子释放(TNF、INF-γ、IL-6)造成多个跨膜信号通路[FasL、肿瘤坏死因子相关凋亡诱导配体(TNF-related apoptosis-inducing ligand,TRAIL)、c-jun氨基端激酶(c-jun N-terminal kinase,JNK)]的活化,而后激活转录因子(NF-κB、c-jun、c-fos)和线粒体蛋白(Bcl-2、Bid、Bim、Bax和Mcl-1);最终这些通路汇集于线粒体并引起线粒体功能障碍,形成肝细胞凋亡的先决条件。

ALF的预后取决于肝脏细胞死亡与肝脏修复/再生的平衡。事实上,肝细胞功能能否在并发症之前快速而有效地恢复关乎生死,因为ALF后发生的脑水肿和败血症等常常危及生命。

### 肝再生及修复

尽管PH后肝再生涉及的许多主要分子通路已被阐明,但近期的研究强调了关于这一病程的新见解。

急性肝损伤后肝脏修复、再生对预后的影响与损伤程度同等重要。肝脏再生是一个复杂的过程,反映了肝细胞、基质、细胞因子和激素之间相互作用的结局,其特征在于活化超过100个编码细胞因子、生长因子、转录因子和细胞成分的基因。HGF、EGF、TGF-β、TNF-α、IL-6在肝脏再生的过程中起着重要作用。HGF主要由星形细胞产生,其血清浓度在PH后1小时内急剧增加,并通过在肝细胞内高表达的受体c-Met发挥功能。肝细胞培养及生长信号研究显示HGF、EGF及TGF等受体的DNA合成增加了5~10倍。TNF-α主要由库普弗细胞释放,其虽不能直接促进有丝分裂,但在启动肝细胞转录级联复制时起关键作用。实验显示其能增强HGF、EGF和TGF的作用。不仅如此,TNF-α可通过直接结合HGF和EGF显著促进增殖。

肝脏再生的分子机制主要在啮齿动物的PH模型中阐明:包括左外叶和中间叶在内的2/3肝脏被完整地移除。正常条件下,只有一小部分肝细胞(~1/20 000)处于有丝分裂。当肝细胞受伤或死亡时,他们通常被成熟肝细胞替代。这在早期的一项重要实验中被证实:放射性标记核苷酸的啮齿动物经70%PH后显示几乎所有肝细胞在肝再生期间都掺入了放射性核苷酸。该里程碑式的实验证实,肝细胞主动进行分裂以恢复原始细胞数量和肝脏体积,70%PH后肝细胞大约会经过一轮或两轮细胞分裂。PH后初期,肝细胞复制十分快速,肝细胞DNA合成峰值发生在大约24小时内,而非实质细胞DNA合成峰值则约推后24小时。令人惊讶的是,50%PH后大鼠肝脏修复的时间介于7~10日。近期的研究使用了遗传跟踪方法直接评估细胞分裂,表明不是所有的肝细胞都经历细胞分裂。有趣的是,70%PH模型中约有40%的肝细胞未发生分裂。与70%PH相比,30%PH模型中即使没有发现细胞分裂,肝脏体积亦可在更短的时间内恢复。这些观察结果表明,单纯的肝细胞增殖并不是PH后肝再生的原因。因而,肝脏体积的恢复可能包括肥大和增生。肝细胞增大远早于进入细胞周期的时间,这表明细胞大小的增加是肝体积减小后的第一反应。这种肝再生的非常早期阶段被称为启动阶段,这个阶段的肝细胞改变它们的基因表达模式以准备再生。

生物化学研究和基因靶向技术揭示了几种信号分子可激活细胞周期相关基因和关键转录因子(如cyclin D1、STAT3及NF-κB)。PH后三个主要阶段的肝再生被用于阐明肝细胞再生的分子通路(图3-1)。"流动性肝假说"中,在复制的初始启动阶段,常规静息的肝细胞进入细胞周期——从$G_0$阶段过渡至$G_1$阶段,接受生长因子并对之做出应答。这一时相维持4~6小时,并且需要TNF-α和IL-6等细胞因子的分泌。增加的循环TNF-α和IL-6水平可引起肝细胞内STAT3通路活化,后者导致了肝细胞内早期基因(包括原癌基因c-fos、c-jun和c-myc)的转录。这些基因的激活最终导致细胞周期从早期过渡至$G_1$中期。表皮生长因子受体(EGFR)和c-Met在第二阶段被激活,它们刺激了细胞周期的进展($G_1$至

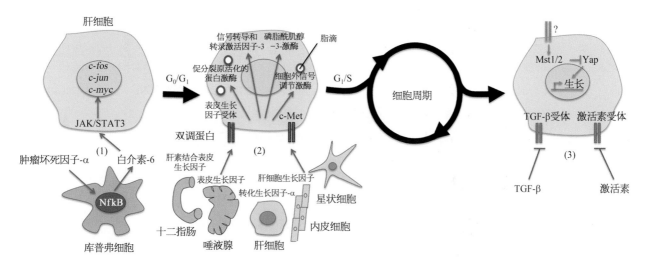

**图 3-1**　部分肝切除(PH)后肝脏再生的主要步骤。①"引发"期:该初始步骤涉及肝细胞和非实质细胞之间细胞因子通路的相互作用。由于肿瘤坏死因子-α(TNF-α)的分泌,库普弗细胞中的 NF-κB 被激活,后者通过上调白介素-6(IL-6)最终导致肝细胞中信号转导及转录激活因子-3(STAT3)的表达。STAT3 通路可诱导肝细胞中早期基因转录,如 $c$-$fos$、$c$-$jun$、$c$-$myc$,从而促进 $G_0/G_1$ 转换。②代谢及生长因子期:肝脏代谢变化可通过肝细胞内瞬时脂滴聚集来说明。同时,来自不同组织的生长因子被表达,包括双调蛋白(AR)、表皮生长因子(EGF)、肝素结合(HB)-EGF、转化生长因子-α(TGF-α)和肝脏生长因子(HGF),它们可结合至肝细胞上的同源受体[表皮生长因子受体(EGFR)和 c-Met]。最终,这导致多个通路的活化,如促分裂原活化的蛋白激酶(MAPK)、STAT3、磷脂酰肌醇-3-激酶(PI3K)/Akt 和胞外信号调节激酶(ERK1/2),它们共同参与肝再生而允许细胞周期进展。③终止期:一旦肝再生完成,需要终止信号以期抑制增殖。来自 TGF-β 家族的蛋白质显示出对肝细胞的生长抑制作用。最近,Mst1/2 已被指出可抑制 Yap 激活而参与肝再生的终结[引自 Gilgenkrantz H, Collin de l'Hortet A. New insights into liver regeneration. *Clin Res Hepatol Gastroenterol*. 2011;35(10):623-629.]

S 期)。EGFR 下调可因 $G_1/S$ 进展缺陷使得肝细胞增殖延迟和减少,同时伴随其他 ErbB 受体和 c-Met 的代偿性活化。c-Met 受体通过激活 ERK1/2 调节 $G_2/M$ 的进展。EGFR 和 c-Met 招募支架蛋白并激活细胞内交叉的信号网络,其中 MAPK、STAT3、PI3K/Akt 和 ERK1/2 对肝脏再生起着最重要的作用。早期激活的 NF-κB 通过快速转录机制激活 IL-6 的表达,IL-6 转而激活 STAT3 和其他基因。PH 后如果 NF-κB 活性被阻断,残余肝则历经大量细胞凋亡。经基因改造的 IL-6 或 TNF-α 受体缺乏小鼠可出现肝脏再生缺陷并在 PH 后发生肝衰竭,而重组 IL-6 注射可缓解之,显著提示 IL-6 在再生级联中作用于 TNF-α 的下游。鲜为人知的是,肝脏恢复合适体积后如何终止肝脏再生。尽管该现象在最后阶段肯定会发生,但所涉及的因素仍不清楚。已知 TGF-β 超家族参与这一步骤,然而 TGF-β 受体缺乏小鼠只发生短暂的肝脏过生长。通过果蝇翼体积研究,人们察觉到哺乳动物中保守的核受体激酶也控制着肝细胞增殖。这表明其他调控因子参与并协作终止肝脏生长。

然而在严重 ALF 人群中,尽管血清中 IL-6、TNF-α、HGF 水平发生升高,肝细胞再生仍受到破坏,提示存在其他的再生途径。再生肝中的新肝细胞是源自成熟肝细胞、肝内干细胞还是循环干细胞,目前仍不清楚。当前研究支持祖细胞群在再生期和正常肝脏中扩增的假说,或所谓的"流动性肝脏假说"(图 3-2)。在这个模型中,肝细胞差异基因在其成熟的过程中表达,这一点表示了谱系的进展。细小胆管内小门脉区的一组高核-浆比细胞,被称为卵圆细胞;它们普遍呈增殖状态,迁移至肝小叶后随即分化为肝细胞。卵圆细胞可最好地反映异质肝细胞的起源,虽然多个种属的细胞标志物已被确定(包括 c-kit、flt-3、CD34、白血病抑制因子、Thy-1、Sca-1/CD34/CD45 和 OV6),但其确切的表型标记尚未明确定义。大量研究显示,严重肝损伤过程中经典的肝再生途径被抑制,而显著依赖于卵圆细胞增殖。如 ALF 中所见,严重肝损伤时的肝脏重建依赖肝卵圆细胞/祖细胞,使之成为靶向治疗的聚焦点。这些细胞活化、增殖和分化的调控机制正在被阐明。体内外研究表明 IFN-γ、TGF-β、IL-6 和 TNF 在卵圆细胞激活和增殖的过程中起着重要作用。最为明确的通路来自表达肿瘤坏死因子样弱凋亡诱导物(TNF-like weak inducer of apoptosis TWEAK)的转基因小鼠,这些小鼠的肝细胞显示卵圆细胞反应和祖细胞特异性信号

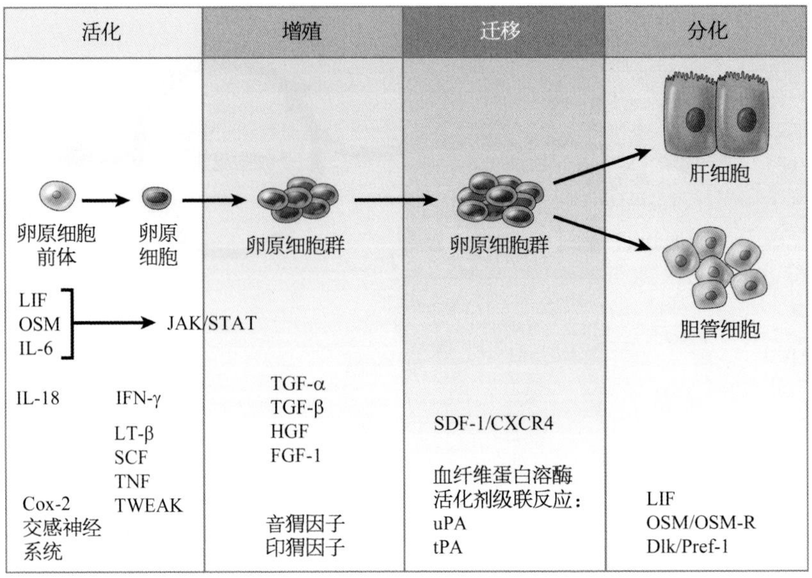

| 活化 | 增殖 | 迁移 | 分化 |
|------|------|------|------|

图 3-2　肝卵圆细胞反应时的信号事件。表示卵圆细胞活化各阶段的时间线：活化、增殖、迁移和分化。反应各阶段涉及的因子列在底部。Cox-2，环氧合酶；CXCR4，4 型趋化因子受体；Dlk，δ 相互作用蛋白；FGF-1，成纤维细胞生长因子 1；HGF，肝脏生长因子；IFN-γ，γ 干扰素；IL，白介素；LIF，白血病抑制因子；LT-β，淋巴毒素-B；OSM，抑瘤素 M；Pref-1，前脂肪细胞因子 1；SCF，干细胞因子；SDF-1，基质细胞衍生因子-1；STAT3，信号转导及转录激活因子-3；TGF，转化生长因子；TNF，肿瘤坏死因子；tPA，组织型纤溶酶原激活物；TWEAK，肿瘤坏死因子样弱凋亡诱导物；uPA，尿纤溶酶原激活剂[引自 Duncan AW，Dorrell C，Grompe M. Stem cells and liver regeneration. *Gastroenterology*. 2009；137(2)：466-481.]

转导。Hedgehog 则涉及酒精性脂肪性肝炎诱导的祖细胞激活。Hedgehog 抑制剂可干扰祖细胞增殖，间接证明 Hedgehog 信号活化可能是 TGF-β 的下游。制备、操作，然后尽可能地移植这些肝祖细胞，可被证实是重症 ALF 极具价值的干预策略。

**坏死、凋亡和肝细胞死亡**

与其他细胞一样，肝细胞可死于细胞凋亡或坏死。这两种细胞死亡途径在形态学上表现不同但又相互关联，因而可以被认为是细胞死亡的两种结局。细胞死亡是采取细胞凋亡还是坏死的方式，与损伤因素的性质和严重性、细胞类型、细胞代谢状态和细胞死亡机制的完整性有关。两种类型的细胞死亡方式可能在大多数类型的 ALF 中同时发生，而且相同的刺激可以通过任一途径导致细胞死亡。在形态学上，坏死表现为细胞肿胀，继而细胞膜完整性丧失，最终细胞裂解，其通常会引起继发性免疫应答。线粒体氧化磷酸化作用丧失而导致的 ATP 耗竭是坏死的生物化学标志。坏死导致的线粒体功能障碍的特点是线粒体通透性转换(mitochondrial permeability transition，MPT)，即线粒体内膜穿孔，进而导致驱动氧化磷酸

化的离子梯度被破坏。小鼠研究表明亲环蛋白 D 敲除后可抑制 MPT 和缺血性组织损伤。坏死是 APAP 诱导性肝损伤的突出特征，并且 N-乙酰-对苯醌亚胺脱毒与氧化应激相关。研究表明，亲环蛋白 D 缺失小鼠可以抵抗 APAP 诱导的肝脏损伤和 DNA 损伤。此外，JNK 激酶被 APAP 激活并介导肝损伤，而在 APAP 注射的小鼠中抑制 JNK 可以抵抗 APAP 毒性。继发于 TNF-α 刺激的线粒体氧化损伤也可造成 MPT 孔的开放。这导致线粒体细胞色素 c 和凋亡诱导因子的释放，并通过胱天蛋白酶-9(caspase-9)启动凋亡级联反应。通常情况下，肝细胞坏死较凋亡更占优势，其对线粒体具有广泛的氧化损伤作用，因为这消耗细胞 ATP 贮备，也可能抑制胱天蛋白酶活性，而后两者都能够成功激活细胞凋亡途径。

相比之下，凋亡或程序性细胞死亡是一个更有序的过程，表现为细胞核与细胞质收缩、凝聚以及小泡形成，但却不损失细胞膜完整性或释放细胞内容物，因此其可在不引起强烈继发炎症和不明显干扰邻近细胞的情况下除去细胞碎片。肝细胞凋亡是多种形式肝脏损害的关键步骤。细胞凋亡是一个高度保守的过程，在器官发生和免疫细胞稳态中发挥重要作

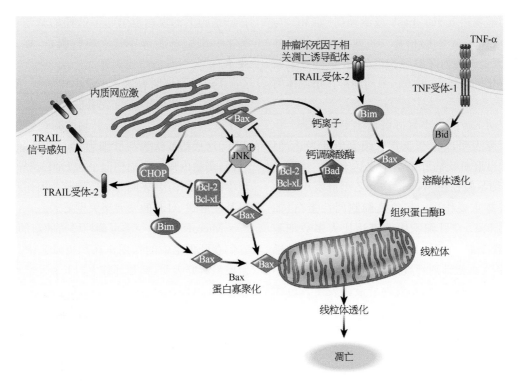

**图 3-3**　肝细胞凋亡的外源性和内源性途径。外源性途径是受死亡受体激活。Fas 或 TRAIL 结合其同源受体，导致死亡诱导信号复合物（DISC）形成，胱天蛋白酶－8 活化，Bid 裂解，线粒体通透化。Bim 活化也可以发生在死亡受体信号传导的下游，导致 Bax 活化和线粒体通透化。TNF－α 信号通路也可导致 Bid 裂解与溶酶体通透化，引起溶酶体内容物的释放和线粒体通透化。细胞死亡的内源性途径可以由无数细胞内应激通过激活内质网应激途径、溶酶体通透化或 c-jun 氨基末端激酶（JNK）激活而产生。这些级联反应抑制抗细胞凋亡蛋白（Bcl-xL、Bcl－2）并活化促凋亡蛋白（Bax、Bim、Bad、Bid）。线粒体通透化最终发生，为肝细胞凋亡所必需［引自 Malhi H，Gores GJ. Cellular and molecular mechanisms of liver injury. *Gastroenterology*. 2008；134(6)：1641－1654.］

用。30 年前，细胞凋亡在肝脏中根据嗜酸小体（Councilman 小体）而得到病理性的鉴定。然而，人们对细胞凋亡通路的分子细节才刚刚有了基本的认识。这一点始于对秀丽隐杆线虫的实验研究，后来才在哺乳动物细胞中被发现。

多种因素可触发肝细胞死亡，如缺氧（缺血再灌注）、活性氧物质（药物代谢期间产生）、病毒感染和自身免疫性损伤。易感肝细胞在遭受这些因素后，死亡受体介导的外源性途径或细胞内应激介导的内源性途径激活从而发生凋亡。在任一种情况下，线粒体的参与都是肝细胞凋亡所必需的（图 3-3）。凋亡的外源性途径涉及一系列蛋白的程序性激活，首先是死亡受体（Fas 或 TRAIL）的活化，随后激活一系列被称为胱天蛋白酶的半胱氨酸蛋白酶，最后导致线粒体通透性增加。另外，可通过 TNF－α 信号使溶酶体活化并导致线粒体衰竭。内源性途径是由各种损伤性信号通路激活，例如 JNK 活化，或各种细胞器（如线粒体、内质网和溶酶体）活化。这些级联反应伴随着凋亡蛋白

（Bax、Bim、Bad、Bid）的激活和抗凋亡蛋白（Bcl－2、Bcl-xL）的抑制，最终导致线粒体通透化。

死亡受体。死亡受体在肝细胞中的表达已经相对明确。死亡受体属于 TNF/神经生长因子超家族，为死亡配体介导的细胞死亡所必需。Fas、TNF 受体－1（TNFR1）和 TRAIL 受体被认为在肝损伤中发挥作用。受体与其同源配体结合成三聚体，并形成死亡诱导信号复合物（DISC）。细胞内部分含有可招募接头蛋白的"死亡结构域"，其可活化胱天蛋白酶－8 并裂解 Bid，裂解后的 Bid 移位到线粒体并导致线粒体通透化。

Fas 受体。肝细胞外源性凋亡途径中研究最清楚的是细胞表面受体 Fas（CD95/APO－1）所介导的途径，其在活化淋巴细胞中高表达，并在包括肝细胞的多种非淋巴细胞中固定表达。Fas 配体（FasL/CD95L）是由 NK 细胞和活化的 T 细胞表达的细胞表面蛋白，其与穿孔素/粒酶系统和 T 细胞毒性一起介导淋巴细胞体内平衡。除了淋巴细胞，肝细胞在特定

情况下也能够表达 FasL。FasL 或激动剂（如 Jo2）与 Fas 的结合使 Fas 三聚化,招募一系列细胞内信号分子,激活胱天蛋白酶而降解细胞组分,并最终导致凋亡的形态变化。此外,注射 Fas 激动剂可在小鼠体内诱导 FHF。

研究表明 Fas 缺失小鼠肝脏增生更为显著。免疫组织学研究表明,Fas 在正常肝细胞中低表达,但在急性和慢性肝脏疾病肝细胞中表达上调。特别是 Fas 介导的细胞凋亡在 Wilson 病和乙型肝炎引起的肝衰竭中发挥重要作用。某些抗细胞凋亡蛋白（如 Bcl-2 和 Bcl-xL）在肝细胞中的表达比大多数细胞低,这可解释其对 Fas 介导的细胞凋亡的特殊敏感性。此外,用 Fas 激动剂刺激促凋亡蛋白 Bid 缺失小鼠（Bid⁻/⁻）可抑制凋亡和暴发性肝衰竭发生。FasL

在肝细胞上的表达也引起了这样的猜想:在某些情况下肝细胞可能诱导邻近细胞凋亡,称之为"自相残杀"。

Fas 已被证明表达于小鼠内皮细胞、星形细胞和胆管细胞。10 余年前的一项报道称,给小鼠静脉注射 Fas 激动剂可导致大量肝细胞凋亡和死亡并引发 ALF,这最初被认为与肝细胞 Fas 的活化直接相关。然而,窦状内皮细胞损伤似乎在 FasL 诱导的 ALF 模型中起主要作用,表明非实质细胞的损伤和死亡可能对某些形式 ALF 的发展至关重要。

MicroRNA 是一类可调控增殖的新的细胞分子,它们在肝再生中的作用正在积极研究中。最近的小鼠模型研究表明,抑制肝脏中的 Fas 表达可以预防或缓解 ALF（图 3-4）。例如,可以通过 RNA 干扰（RNAi）

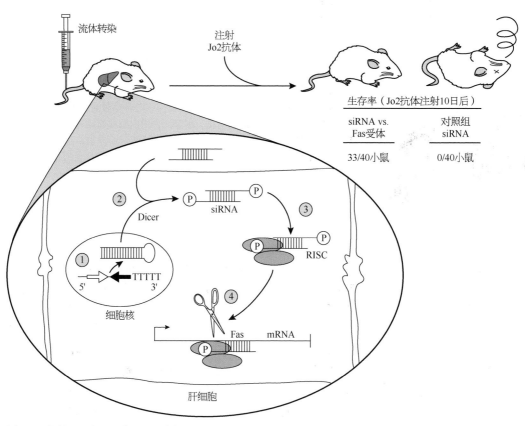

**图 3-4** 敲低 Fas 表达改善急性肝衰竭(ALF)小鼠的预后。RNA 干扰(RNAi)是一个进化保守的、转录后的、同源依赖性的基因沉默机制,被用于在真核细胞中靶向敲减信使 RNA(mRNA)。RNAi 已被广泛实验性应用于细胞和小鼠中精确地敲低基因表达。小干扰 RNA(siRNA)是一种双链 RNA,长度为 21～23 个碱基,通常通过内切核酸酶复合物(Dicer)切割更大的双链转录物产生,其最先被应用于细胞内。实验上,也可以通过从 DNA 模板(1)表达 siRNA 前体(shRNA)或通过将已合成的 siRNA 直接转染进细胞(2)来实现 RNAi。siRNA 通过与多蛋白复合物[称为 RNA 诱导的沉默复合物(RISC)]结合而转染进细胞中,(3)其中 siRNA 作为识别和降解同源 mRNA 靶序列的向导,从而充当序列特异性核酸酶(4)。在 Song 及其同事的研究中,研究者使用了一种称为流体转染的技术,向小鼠肝脏中递送并表达抗 Fas siRNA,以特异性地降低 Fas 表达。以这种方式处理的小鼠对随后施用的可通过诱导大量肝细胞凋亡导致致死性 ALF 的 Fas 激动剂(Jo2)表现出很大程度的耐受

减少肝脏 Fas 表达，RNAi 是在细胞和小鼠模型中实验性敲低基因表达的方法。以这种方式敲低 Fas 的表达可在很大程度上抑制由 Fas 激动剂(细胞凋亡诱导)或刀豆凝集素 A(可免疫性损伤肝细胞)引起的小鼠肝损害。这项工作不仅直接表明涉及 Fas 介导的细胞凋亡在肝损害中的作用，还证明通过 RNAi 选择性抑制该过程有一定治疗作用。另有研究表明，肝损伤后使用 RNAi(腺病毒感染)减少胱天蛋白酶-8(死亡受体介导凋亡的关键酶)表达也有显著的治疗效果。最新研究表明，microRNA 在肝脏发育、再生、肝脏疾病[如 ALF、非酒精性脂肪性肝炎(nonalcoholic steatohepatitis, NASH)、肝纤维化、酒精性肝病]和肝脏干细胞分化中起重要作用。全面分析 PH 后第 36 小时的 microRNA 表达变化，明确了在 $G_1 \sim S$ 期过渡阶段显著上调表达的 microRNA，它们可有效促进细胞周期进程。其他研究集中于阐明信号转导途径，其似乎通过由 Bcl-2 活化的 TNF 凋亡信号途径介导。

肿瘤坏死因子-α。TNF-α 诱导的肝细胞凋亡涉及多种肝脏疾病，包括病毒性肝炎、酒精性肝炎、缺血再灌注肝损伤和 FHF。TNF-α 是主要由巨噬细胞、单核细胞和 T 细胞在感染和炎症时产生的细胞因子，其他细胞类型(包括肝细胞)也可产生。与 FasL 类似，TNF-α 通过激活胱天蛋白酶促进凋亡。TNF-α 具有两种同源受体，TNF-R1 和 TNF-R2，两者都在肝细胞表达，属于 TNF 受体超家族。然而，仅 TNF-R1 含有死亡结构域并参与凋亡信号转导。TNF-R1 受体结合后引发凋亡信号转导级联反应，释放抑制性蛋白并通过接头蛋白 TNF 受体相关死亡结构域(TRADD)结合细胞内 TNF-R1 结构域。反过来，TRADD 招募 Fas 相关死亡域(FADD)，然后胱天蛋白酶-8 剪切体结合到 TNF-R1 复合物并被激活，导致执行性胱天蛋白酶活化和细胞凋亡。此外，TNF-α 还可通过 NF-κB 促进促存活基因的表达，以及通过胱天蛋白酶非依赖性机制参与活性氧物质形成。尽管复杂如此，一些研究已经确认 TNF 信号在肝脏疾病中的重要性。在 FHF 患者中，TNF-α、TNF-R1 和 TNF-R2 的血清水平显著增加，这些变化与疾病活动直接相关。

肿瘤坏死因子相关凋亡诱导配体。TRAIL 是一种主要在免疫细胞，特别是 NK 细胞、NKT 细胞和巨噬细胞中表达的跨膜蛋白。TRAIL 受体(TRAILR1 和 TRAILR2，亦称为死亡受体-4 和死亡受体-5)在肝细胞中普遍表达。与 Fas 类似，TRAIL 受体通过激活胱天蛋白酶诱导凋亡。TRAIL 受体结合后促进 DISC 复合物的形成，招募 FADD 并活化胱天蛋白酶。TRAIL 信号转导在肝脏病理生理学中很有研究意义。TRAIL 介导的凋亡参与病毒性肝炎的发病。脂肪变性或 HCV 感染的患者也表现出对 TRAIL 介导的凋亡具有较强的敏感性，其 TRAIL 受体和促凋亡 Bcl-2 蛋白的表达均发生上调。在小鼠中，饮酒后可诱导 TRAIL 表达，后者直接参与肝脂肪变性。通过死亡受体 DR5 介导的 TRAIL 相关细胞凋亡也在人原发性硬化性胆管炎(primary sclerosing cholangitis, PSC)和原发性胆汁性肝硬化(primary biliary cirrhosis, PBC)患者的胆汁淤积性肝损伤中起作用。

细胞器功能障碍。肝细胞死亡的内源性途径是通过对细胞器的细胞内应激介导的。事实上，细胞凋亡可以通过任何细胞器启动。许多应激源，例如缺氧(缺血再灌注)、活性氧(在药物代谢过程中产生)、病毒感染和自身免疫损伤可以引发导致肝细胞凋亡级联反应。即使无应激源，所有细胞内信号通路可作用于线粒体，导致线粒体外膜通透化(mitochondrial outer membrane permeabilization, MOMP)和细胞死亡。

线粒体。线粒体在细胞凋亡中的作用已明确。事实上，线粒体功能障碍是细胞凋亡的必经步骤。线粒体通透化受 Bcl-2 凋亡蛋白家族的控制。Bcl-2 蛋白都具有保守性 Bcl-2 同源(Bcl-2 homology, BH)1~4 结构域。基于同源性和功能，它们被进一步分类为抗细胞凋亡蛋白 Bcl-2、Bcl-xL、Bcl-w、Mcl-1 和 A1，促凋亡多结构域蛋白 Bax、Bak 和 Bok，促细胞凋亡蛋白 Bid、Bim、Bad、Bik、Bmf、Hrk、Noxa 和 Puma，后者都仅具有 BH3 结构域(所谓的 BH3-only 蛋白)。细胞内应激激活 BH3-only 蛋白，其活化 MOMP 的关键调节因子，即 Bax 和(或)Bak，后者分别或一起插入线粒体外膜形成孔道。线粒体外膜通透化将凋亡介导物(如 SMAC、DIABLO)释放到细胞质中，然后募集并激活下游效应胱天蛋白酶，导致凋亡(图 3-3)。有趣的是，肝脏特异性敲除 Bcl-xL 或 Mcl-1 的小鼠中可出现慢性肝损伤和肝纤维化。这些小鼠表现出胱天蛋白酶的广泛活化、肝细胞凋亡和血清氨基转移酶简称"转氨酶"水平升高。

溶酶体和内质网。溶酶体/胞内体是一种细胞质内负责细胞组分降解和再循环的单一膜结构细胞器。在生理应激下，溶酶体选择性通透化并释放内容物。一种被称为组织蛋白酶的溶酶体酶在凋亡性细胞死亡中起主要作用。这些蛋白酶可通过胱天蛋白酶依赖性或胱天蛋白酶非依赖性机制激活凋亡。溶酶体介导的凋亡途径作用于线粒体的上游,并且多个研究表明 Bax、Bim、Mcl-1 和 Bid 在不同肝脏损伤模型参与溶酶体通透化。通常,溶酶体蛋白酶的释放激活 Bcl-2 家族成员,导致 MOMP 和凋亡。Bid 被许多组织蛋白酶剪切并激活,半胱氨酸组织蛋白酶也剪切抗细胞凋亡蛋白 Bcl-2、Bcl-xL 和 Mcl-1,Bax 是组织蛋白酶 D 的底物。

内质网是蛋白质折叠、成熟和运输的主要场所。当未折叠或错误折叠的蛋白质在内质网中积累时则发生内质网"应激"。这种应激是缺氧和缺血再灌注损伤的潜在损伤因素。尽管现在对内质网应激相关细胞凋亡的机制还知之甚少,目前的研究表明凋亡通路在蛋白降解时活化。蛋白降解诱导一系列调节转录因子的基因表达,并可以增强 TRAIL 受体 DR5 和促细胞凋亡 Bcl-2 家族蛋白 Bim 的表达。在细胞系中过表达这些转录因子可使 ER 应激诱导凋亡更敏感,并减少细胞谷胱甘肽和抗细胞凋亡蛋白 Bcl-2 的表达。

JNK。JNK 信号与肝细胞死亡、存活、分化、增殖和肿瘤发生相关。已知 JNK 通过磷酸化调控信号分子,如 Mcl-1 和 Bid。虽然信号转导途径可以产生多种生理效应,膜/细胞器介导的细胞毒信号通路通常交汇于 JNK。三种已知的 JNK 蛋白中有两种在肝脏中表达。这两种都可以被 ER 应激介导的细胞凋亡通路激活,也可能被胱天蛋白酶非依赖性活性氧介导的细胞死亡途径激活。持续的 JNK 激活通过调节 Bcl-2 家族蛋白使线粒体通透化导致细胞死亡。募集活化的 JNK 到线粒体外膜是诱导 JNK 介导的肝细胞死亡的重要步骤,线粒体 Bcl-xL 和 Mcl-1 是 JNK 的底物。此外,缺血再灌注肝损伤已被证明导致 JNK-1 激活。在实验模型中,JNK 的特异性抑制剂可阻止 Bak 诱导、Bid 降解、胱天蛋白酶-3 活化和线粒体细胞色素 c 释放,最终减轻缺血再灌注或肝移植后肝细胞坏死和凋亡。

### 急性肝衰竭发病机制小结

前面的讨论必然是不完全的,并且在很大程度上忽略了与 ALF 的发病机制相关的几个重要研究领域。例如,促炎和消炎细胞因子均在 ALF 的发病过程中发挥着关键作用。IFN-γ 是一种促炎细胞因子,参与巨噬细胞和 T 淋巴细胞活化,其在乙型肝炎小鼠模型中介导肝细胞损伤。类似地,IL-12 也在一些 ALF 小鼠模型的肝损伤中通过 IFN-γ 起作用。

IL-10、IL-11、IL-13 和 IL-4 等多种细胞因子可应用于小鼠防止肝损伤,推测是通过下调促炎细胞因子、一氧化氮和活性氧的产生。对 ALF 患者肝脏进行初步免疫细胞化学分析表明,促炎(IFN-γ)和消炎(IL-12 和 IL-10)细胞因子的失衡事实上可能导致肝衰竭的发生。一氧化氮是在肝细胞、库普弗细胞和内皮细胞内 L-精氨酸向 L-瓜氨酸的酶促转化过程中产生,在肝脏中基础性表达并可被促炎细胞因子(例如 TNF-α)诱导产生,其在一定情况下可导致氧化应激(APAP 毒性)。然而,一氧化氮也可能具有保护作用——其在肝损伤中的作用仍未完全明确。

ALF 发生的相对罕见说明了肝脏的"弹性",其通过一系列保护、修复和再生机制,通常能够经受住巨大损伤。只有在罕见的情况下,当这些机制严重受损或过度负荷时,临床上明显的肝衰竭才会显现。尽管其相对罕见,ALF 也是一个重要的医学问题,因为它通常影响健康个体,并具有高死亡率。在合理的治疗决策建立之前,显然需要更全面地理解 ALF 进展特别是肝细胞死亡和再生的基本分子机制。而如今,肝移植仍然必须被考虑继续用于任何进展性 ALF 的患者。

## 肝硬化

### 临床表现

肝硬化被定义为由慢性肝损伤引起的纤维条索包绕的再生结节性组织学变化,其可导致门静脉高压和终末期肝病。大多数个体是代偿性肝硬化,其肝活检结果显示肝硬化,但是患者没有表现出肝脏疾病的症状或体征,且其实验室检测结果显示肝脏合成功能是正常的。无症状肝硬化通常在偶然性筛查(如测定肝氨基转移酶水平或放射学结果表明肝脏疾病)时被诊断。然而,代偿性肝硬化可以进展,并最终损害肝细胞功能和肝脏循环。如果肝硬化严重,可发生肝衰竭和门静脉高压。晚期肝硬化的最初症状通常是实验室检查结果异常,包括血小板减少、凝血酶原时间延长、高胆红素血症或低白蛋白血症。当肝硬化引起肝脏失代偿时,可发生多种临床表现(表 3-1)。人们已经在预防和治疗肝硬化的常见并发症方面取得了进展,例如静脉曲张破裂出血、腹水、自发性细菌性腹膜炎和脑病。虽然部分并发症(如静脉曲张破裂出血、自发性细菌性腹膜炎、肝肾综合征)是威胁生命的,但是任何患有失代偿性肝硬化的患者预后都很差,均需要考虑进行肝移植。

## 病因学

几乎所有引起慢性肝损伤的原因都可能导致肝纤维化和肝硬化（表 3-2）。酒精性肝病和丙型肝炎是发达国家最常见的原因，而乙型肝炎是全世界范围的普遍原因。全世界约 4 亿慢性乙型肝炎患者中，估计有 25％～33％会发生肝硬化。在美国，肝硬化的最常见原因是丙型肝炎、NASH 和酒精性肝病。NASH 最近被认为是工业化国家中肝硬化的主要原因，其中约高达 5％的人口患有 NASH。NASH 进展为肝硬化的比例尚不清楚，但新出现的数据表明，在接受肝移植评估的患者中，NASH 可能是隐源性肝硬化的主要原因。据报道，北美和欧洲 40％～90％的肝硬化是由酒精中毒导致。酒精性肝硬化是肝移植手术的主要病因。丙型肝炎也是肝移植的主要病因。世界上有 1 亿人患有慢性丙型肝炎，在美国约有 400 万例。在这些慢性丙型肝炎患者中，15％～20％进展为肝硬化。目前大约 60％接受肝移植的患者患丙型肝炎。表 3-2 列出了其他较不常见的肝硬化原因。

## 发病机制

疾病史上，人们为阐明肝硬化发展的分子和细胞机制已经做出了许多努力。限于篇幅，这里仅允许提供概述；针对肝硬化的发病机制，读者可以更深入研读许多优秀的综述。下面的讨论中提到了在这些综述中尚未找到数据的主要参考文献。

纤维化是发生在所有慢性肝损伤患者中的可逆性瘢痕形成反应。它是一个 ECM 持续沉积和再吸收的动态过程。最终，肝纤维化导致肝硬化，与结节形成和器官收缩相关。肝硬化被定义为由于慢性肝损伤产生的由韧带包围的再生结节性组织学变化。ECM 在门静脉、中心静脉周围或窦周蓄积并发生组分改变，压迫肝脉管系统，导致肝细胞功能受损。被压迫的血管导致门静脉和动脉血液供应的分流，影响肝窦状隙和相邻肝细胞之间的血液交换。Disse 腔中包含 HSC，也充填着纤维组织。如果程度严重，则纤维化可导致肝细胞功能受损，并且导致终末期肝病的几乎所有并发症，包括门静脉高压、腹水、脑病、合成功能障碍和代谢功能受损。尽管损伤因素不同，肝硬化引起的肝结构和功能的变化是相似的，这表明肝脏纤维化的一般机制是相同的。在肝纤维化中 ECM 的主要来源是肌成纤维细胞。肝肌成纤维细胞不存在于正常肝脏中，多种致纤维性刺激使之从异质细胞群体中转分化而来。目前肝肌成纤维细胞的来源仍有争论；然而，两种类型的成纤维细胞，HSC 和门管区成纤维细胞，被公认可介导肝纤维化。在肝损伤中静默 HSC 活化为增殖性、收缩性和成纤维性细胞的过程仍然是肝纤维化研究的主要焦点。

### 成纤维细胞介导肝脏对损伤的反应

纤维源性肝肌成纤维细胞的来源仍然存在激烈的争论，肌成纤维细胞的多种来源已被确定，包括 HSC、门静脉成纤维细胞、间质转化的上皮细胞和骨髓间充质干细胞（mesenchymal stem cell，MSC）。这些不同的细胞池反映了不同的纤维化作用、疾病进展以及可能的原因。

肝星形细胞占据 Disse 腔（如窦周间隙），组成了 5％～8％的肝脏细胞。在正常肝脏中，该细胞具有星形的外表，径向延伸出许多胞质突起，接触于肝细胞基底并沿着血窦排布包围于内皮细胞（图 3-5）。星形细胞合成少量的 ECM，包括层粘连蛋白和Ⅳ型胶原蛋白，它们可组成基底膜。这种细胞类型的一个关键特点是其可通过胞质囊泡存储类视黄醇，主要是维生素 A。此外，星形细胞释放可溶性生长因子、细胞因子和信号肽，它们有助于肝细胞的生长、分化和生存。因此，在正常情况下，星形细胞储存维生素 A，维持肝细胞和内皮细胞的稳态，并有助于调节肝脏的微循环。

其他细胞如门脉成纤维细胞、上皮细胞和骨髓干细胞也被认为是肝肌成纤维细胞的来源。门脉成纤维细胞是存在于门脉区的梭形细胞，在胆汁淤积性肝病和局部缺血中尤其重要。正常情况下，它们参与

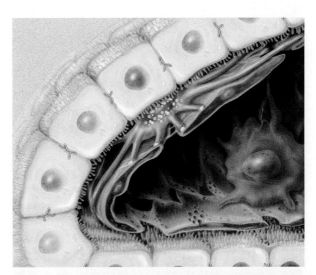

**图 3-5**　肝脏的三维微解剖学。星形细胞占据肝细胞和窦状内皮细胞之间的窦状间隙。注意星形的定义是具有围绕血窦延伸的胞质突起（引自 Friedman SL, Arthur MJP. Targeting hepatic fibrosis. *Sci Med*. 2002;8:194 - 205.）

ECM 的转换且不表达平滑肌 α-肌动蛋白。来源于门脉细胞的肌成纤维细胞具有明显的表型性表达模型,通过实验室标记可区分这群细胞。免疫组织化学研究中,这些特异性标记证实了门脉成纤维细胞可在胆汁淤积性肝损伤中演变为肌成纤维细胞。上皮细胞-间充质细胞转化是一个重要的生物学概念,它描述了分化的上皮细胞可逆性地转化为间充质细胞,该过程伴随着迁移能力的增加和基因表达的变化。这个概念最初是在其他模型系统的纤维化中提出(如肾、肺)。体外研究表明,肝细胞和胆管细胞经 TGF 刺激后均可发生表型变化,特征性地具有间充质细胞基因表达模式。骨髓来源的 MSC 亦可分化为肝肌成纤维细胞。MSC 是能分化成多种细胞类型的多能祖细胞,它们不同于造血干细胞,不表达造血标志物。MSC 是肝纤维化实验模型中最不常见的细胞亚群。

肌成纤维细胞被认为是肝脏中 ECM 的主要产生者。肝肌成纤维细胞不存在于正常肝脏中,而是响应于各种纤维形成刺激,由异质细胞群体转分化形成。因此,肌成纤维细胞是肝硬化发展的重要角色。在肝损伤后,静止星形细胞转分化成肌成纤维细胞,这一过程中储存的维生素 A 显著损失,而间质型胶原、平滑肌 α-肌动蛋白、基质金属蛋白酶(MMP)、蛋白聚糖发生上调,细胞存活通路发生活化。星形细胞应答有助于急性肝损伤后实质组织的恢复。如果肝损伤消退,星形细胞趋化和增殖走向结束,过剩的星形细胞发生凋亡,而多余的 ECM 被胞外的 MMP 分解(纤维化)。以这种方式,一旦损伤消除且组织愈合完成后,伤口修复反应也终止。

然而,如果肝损伤持续下去,肝肌成纤维细胞也募集到病损部位。慢性肝损刺激 HSC 向肝肌成纤维细胞分化并增殖,从而沉淀 ECM 并介导其收缩依赖性重塑。显然,ECM 的组分(例如胶原蛋白和纤连蛋白)合成对于纤维化的发展是必需的,这些纤维形成细胞的其他特性也是必需的。例如,趋化和增殖增加了肝损伤区域内星形细胞和肌成纤维细胞的数目,这加强了 ECM 的合成与重塑。ECM 的重塑还需要调节细胞外 MMP 的活性和纤维形成细胞产生的收缩张力。过量 ECM 以收缩性纤维化带的形式累积是慢性肝损伤的结果。因此,损伤诱导的持续刺激下,稳态平衡倾向于迁移、增殖、纤维性收缩,而远离凋亡、纤维分解和松弛,肝脏纤维化由此发生。

从分子角度来看,HSC 的活化是实质细胞、免疫细胞和 ECM 结构之间复杂相互作用的结果。一系列不同的细胞外刺激激活了许多相互联系的信号通路,它们良好协调,从不同方面调节肝脏纤维形成细胞的关键行为(图 3-6)。

### 肝星形细胞的激活

HSC 是初级效应细胞,可协调 ECM 的沉积。HSC 的活化可分为两个时相——起始和延续阶段,随后是称为消退的终止阶段。在起始阶段,基因表达和表型的早期变化使细胞对细胞因子和其他刺激产生应答。起始主要是由于周围环境的变化产生旁分泌刺激的结果。最初的旁分泌刺激,包括暴露于脂质过氧化物、损伤的肝细胞产物和来自库普弗细胞与内皮细胞的信号。这些刺激可驱动早期活化以及周围 ECM 的变化。细胞一旦被激活,则持久地形成一个持续而动态的过程。在此阶段,自分泌和旁分泌刺激可增强生长因子表达、放大活化表型,从而促进纤维化的产生。多种表型变化亦发生在该阶段,包括增殖、收缩、纤维发生、基质降解、类视黄醇损失、趋化和炎症细胞肿胀,这些变化的净效应是 ECM 的增加与积聚。消退激活途径以终止 ECM 的沉积,则需驱动星形细胞凋亡或使之进入更静止的状态。在这种动态模型中,肝损害促发损伤诱导性信号转导、调节伤口愈合反应,而后者依赖于肝脏纤维形成细胞和 ECM 在损伤部位的积聚。慢性肝病时,损伤诱导的信号持续存在,导致持续的伤口愈合反应,使得纤维形成细胞和 ECM 在损伤部位发生病理性积聚。随着时间的推移,这种持续的伤口愈合反应造成了纤维化的发展和后续的肝硬化。换言之,损伤诱导性信号转导的净平衡向伤口愈合反应倾斜太久,纤维化由此发生。

### 纤维化发生于复杂信号级联事件

目前的认识不足以完整阐述纤维化的发病机制。然而,过去 20 年的大量研究已描绘出控制伤口愈合反应的复杂信号通路的轮廓。这一研究较多地依赖于具有良好表型的星形细胞和肝肌成纤维细胞培养模型。这一工作的相关性不能完全确定,但关键要素已经通过动物和人类肝脏损伤的研究得到验证。在损伤期间,星形细胞通过与损伤的肝细胞和内皮细胞的旁分泌相互作用来调节其行为;当然也包括与活化血小板、库普弗细胞、浸润性白细胞、其他星形细胞和肝肌成纤维细胞的相互作用。这些相互作用由生长因子、调节肽/脂质、细胞因子、ECM 组分和有毒代谢物等共同介导(表 3-4)。星形细胞和肝肌成纤维细胞本身可分泌可溶性和不溶性因子,它们以旁分泌或自分泌的方式起作用,包括以下:

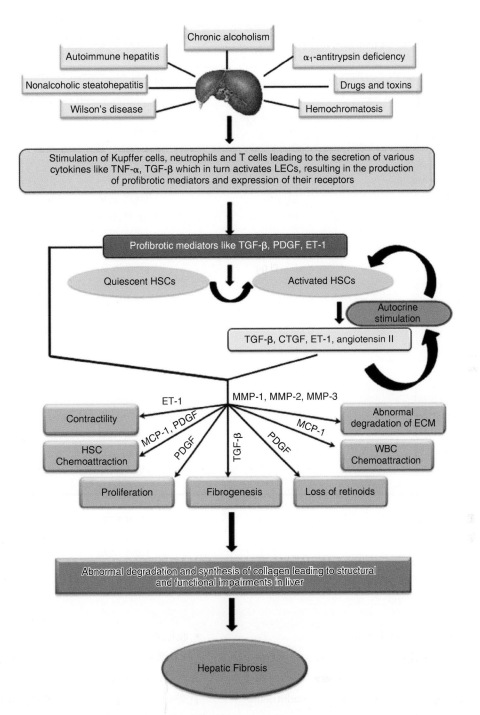

**图 3-6** In this proposed model for the liver's injury response, fibrosis is the combined result of the effects of a series of diverse extracellular mediators of injury on many interconnected signaling pathways that differentially modulate dynamic and well-coordinated behaviors of the fibrogenic cells of the liver. Whether normal healing or fibrosis occurs depends on the location, duration, and intensity of the injury response. *CTGF*, Connective tissue growth factor 1; *ECM*, extracellular matrix; *ET-1*, endothelin-1; *HSC*, hepatic stellate cell; *LEC*, liver epithelial cell; *MCP-1*, momocyle chemoattractant protein-1; *MMP*, matrix metalloproteinase; *PDGF*, platelet-derived growth factor; *TGF-β*, transforming growth factor-β; *TNF-α*, tumor necrosis factor-α; *WBC*, white blood cell. (From Ahmad A, Ahmad R. Understanding the mechanism of hepatic fibrosis and potential therapeutic approaches. *Saudi J Gastroenterol*. 2012;18[3]:155 - 167.)

**表 3-4 部分肝纤维化媒介的作用**

| 分子 | 来源 | 对纤维化形成细胞功能的影响 |
|---|---|---|
| 受体酪氨酸激酶配体 | | |
| 　转化生长因子-β | K、F、E、P | （＋）纤维形成、迁移；（－）增殖、纤维溶解 |
| 　血小板源性生长因子 | B、K、F、P | （＋）增殖；（±）迁移；（－）收缩 |
| 　胰岛素样生长因子Ⅰ | H、E、P | （＋）增殖 |
| 　表皮生长因子 | P | （＋）增殖、迁移 |
| 　血管内皮生长因子 | H、F、E、P | （＋）增殖；（－）收缩 |
| G蛋白偶联受体的配体 | | |
| 　内皮肽-1 | E、F | （＋）迁移、收缩；（±）增殖 |
| 　溶血磷脂酸 | P | （＋）迁移、收缩 |
| 　血管紧张素Ⅱ | F | （＋）增殖、纤维形成、收缩 |
| 　凝血酶 | F | （＋）增殖、收缩 |
| 　瘦蛋白 | F | （＋）纤维形成；（－）纤维溶解 |
| 　肿瘤坏死因子-α | K | （＋）凋亡 |
| 　白介素-1 | K、E | （＋）纤维形成 |
| 　白介素-4 | K | （＋）纤维形成 |
| 　白介素-6 | K | （＋）纤维形成 |
| 　白介素-10 | K | （－）纤维形成 |
| 　白介素-13 | K | （＋）纤维形成 |
| 　γ干扰素 | K | （－）纤维形成、迁移 |
| 　单核细胞趋化蛋白-1 | F | （＋）迁移 |
| 整合素受体的配体 | | |
| 　胶原蛋白Ⅰ | F | （＋）增殖、迁移、纤维溶解 |
| 　胶原蛋白Ⅲ | F | （＋）增殖 |
| 　胶原蛋白Ⅳ | F | （＋）增殖、纤维溶解；（－）纤维形成 |
| 　纤连蛋白 | E、F | （－）纤维形成 |
| 其他因素 | | |
| 　活性氧中间产物 | H、K、E | （＋）纤维形成 |
| 　过氧化脂质 | H、K | （＋）纤维形成 |
| 　一氧化氮 | E、H、K | （－）增殖、收缩 |

B，胆管上皮；E，窦状内皮；F，星形细胞和成肌细胞；GF，生长因子；H，肝细胞；K，库普弗细胞等炎症细胞；P，血小板；（＋），刺激；（－），抑制。

- 转化生长因子-β(TGF-β)。
- 血小板源性生长因子(platelet-derived growth factor，PDGF)。
- 血管内皮生长因子 (vascular endothelial growth factor)。
- 内皮肽-1(endothelin-1)。
- 瘦蛋白(leptin)。
- 白介素-8(IL-8)。
- 单核细胞趋化蛋白 (monocyte chemotactic protein)。
- 细胞因子诱导的中性粒细胞趋化物(cytokine-induced neutrophil chemoattractant)。
- 纤连蛋白(fibronectin)。
- 层粘连蛋白(laminin)。

- 胶原蛋白Ⅰ、胶原蛋白Ⅲ、胶原蛋白Ⅳ、胶原蛋白Ⅵ、胶原蛋白ⅩⅣ、胶原蛋白ⅩⅧ(collagens Ⅰ、Ⅲ、Ⅳ、Ⅵ、ⅩⅣ and ⅩⅧ)。

此外，具有一定数量的某些因子，包括 PDGF、HGF、血管内皮生长因子和 TNF-α，可以结合 ECM 并被释放，特别是在纤维蛋白溶解期间。

这些损伤相关的细胞外介质的效应主要由质膜受体（如受体酪氨酸激酶、G蛋白偶联受体和整合素）或细胞内受体（如核受体）介导。这些受体又通过细胞内信号转导途径控制蛋白表达或直接调节星形细胞和肝肌成纤维细胞的物理行为。损伤机制已经明晰，即任何单一媒介或信号通路都不足以引发肝纤维化。此外，任何既定媒介或信号通路的功能都不是一成不变的，而是取决于信号的持续时间和亚细胞定位,以及来自其他通路的交互作用。肝脏创伤愈合的新模型可由不同的刺激调节多种互连信号通路的活化和抑制,从而调节不同的细胞反应(如趋化-化学稳定、增殖-凋亡、纤维发生-纤维化、收缩-松弛)。

血小板源性生长因子的效应。PDGF,特别是PDGF-β,是肝脏纤维形成细胞最强的趋化剂和促有丝分裂剂。PDGF信号通路是HSC活化的特异性表型。在肝损伤期间,PDGF及其同源受体在具有严重肝损伤区域的表达最高。血小板、库普弗细胞、星形细胞和肝肌成纤维细胞的损伤促使PDGF分泌。

此外,PDGF可被ECM隔离,并且在纤维分解时被释放。早期对损伤的应答为PDGF受体的上调,从而增强星形细胞对PDGF的敏感性。PDGF-β受体的诱导,可收缩和纤维形成表型的进展以及生长因子信号的调节是HSC活化起始阶段的主要特征。

PDGF受体是经蛋白磷酸化级联发挥作用的受体酪氨酸激酶超家族成员之一。PDGF经由PI3K和p38 MAPK信号通路诱导迁移。PDGF结合其受体;随着细胞内结构域中酪氨酸残基的磷酸化,受体亚单位发生二聚化。这一变化导致Ras-MAPK通路活化,通过PI3K - Akt/蛋白激酶B(protein kinase B,PKB)通路和细胞内钙离子激活蛋白激酶C(PKC)家族成员。PDGF信号转导级联的激活可诱导HSC显现出可收缩和纤维形成等表型,并且与纤维化和炎症的程度相关。PI3K信号通路导致Akt和p70 s6激酶活化,造成HSC增殖和趋化性增加。这一系列事件最终引起细胞增殖。PDGFR-β链的抑制剂有希望作为抗病毒剂。事实上,索拉非尼是靶向PDGF受体和Raf/ERK信号通路的受体酪氨酸激酶抑制剂,在晚期肝细胞癌的患者中有效,并且在纤维化动物模型中显示出抗肿瘤活性。PDGF也是肝脏纤维形成细胞增殖的有效刺激物。然而,PDGF诱导的增殖主要通过 Ras/MEK/ERK 信号通路介导而非 p38 MAPK。更复杂的是,PDGF通过环状3′,5′-腺苷一磷酸(cAMP)依赖机制增加前列腺素 $E_2$ 的合成。这可能是PDGF触发的负反馈回路自我限制纤维形成细胞的生长。总之这些数据表明,PDGF通过不同信号通路对趋化和增殖发挥不同作用,从而促进纤维形成细胞在肝损伤区域内的聚集。

转化生长因子-β的效应。肝脏瘢痕的特征性成分是Ⅰ型胶原蛋白。它是纤维化肝脏基质的原型成分,在HSC中可受到诸多刺激和通路的转录与转录后调控。使星形细胞产生胶原蛋白Ⅰ和其他基质成分的最有效刺激是TGF-β。这种细胞因子可经自旁

分泌或自分泌途径产生于损伤应答时的库普弗细胞、血小板和窦状内皮细胞。TGF-β可诱导窦状内皮细胞表达纤连蛋白剪接变体,从而刺激星形细胞的纤维形成。在纤维形成细胞中,TGF-β刺激其自身的表达而形成强大的自分泌正反馈回路。TGF-β作为与潜在相关肽结合的灭活蛋白形式储存。TGF-β信号转导可通过如下形式进行调节:窦状内皮细胞从隐性形式转化为活性形式,同时增加肝脏纤维形成细胞中 TGF-β受体的表达和配体的亲和力。一旦活化,TGF-β通过其同源受体将信号转导至 Sma 和Mad(SMAD)蛋白,这将诱导胶原的产生。静止的HSC经由TGF-β诱导转分化成分泌 ECM 的肌成纤维细胞。

在硬化肝脏中,TGF-β在 ECM 最丰富区域的表达同样也是最多的,它是造成 ECM 积累的主要刺激。TGF-β通过增强 ECM 合成和降低 ECM 降解来诱导 ECM 的积累。虽然 TGF-β作用于纤维形成细胞的分子机制尚不完全清楚,但实验证据表明TGF-β通过 SMAD 相关蛋白信号通路进行转录调节。TGF-β下游信号聚集在 SMAD 上,许多细胞外和细胞内信号经其调整和增强 TGF-β在纤维形成时的作用。此外,TGF-β可增强Ⅰ型胶原蛋白的转录,可能的机制是一方面减少了转录负调节物的表达,另一方面直接作用于Ⅰ型胶原编码基因上的TGF-β反应元件。而Ⅰ型胶原蛋白可上调其他ECM组分的合成,包括纤连蛋白和蛋白聚糖。TGF-β可抑制 ECM 降解,一方面通过减少重要 MMP(如MMP-1、MMP-2、MMP-3)的合成,另一方面则通过上调纤溶酶原激活物抑制剂(plasminogen activator inhibitor, PAI)和金属蛋白酶组织抑制剂(tissue inhibitors of metalloproteinase, TIMP)。后者正是抑制 ECM 分解的蛋白。MMP-1是降解Ⅰ型胶原蛋白的主要蛋白酶。星形细胞表达 MMP-1信使 RNA,且产生功能性 TIMP-1和 TIMP-2。星形细胞表达血浆酶原激活受体及其抑制剂(PAI-1),以及纤溶酶系统的其他组件。这些研究结果表明星形细胞含有大部分激活或抑制金属蛋白酶所必需的分子。TGF-β也通过 MEK 和 ERK、过氧化氢及CCAAT增强子结合蛋白β(CCAAT enhancer binding protein β, C/EBP-β)依赖性机制刺激星形细胞中的胶原。除了调节 ECM 的积聚,TGF-β还可对纤维化的其他过程进行调节。TGF-β刺激星形细胞的迁移并抑制其凋亡。令人惊讶的是,不同的研究显示刺激或抑制 TGF-β均对增殖没有影响。这种现象

尚不确定是否具有生理重要性或仅仅是一种技术性假象。然而,如前所述,重要的是 TGF-β 上调 PDGF 受体的表达并在纤维化中起重要作用。

内皮素-1 的影响。内皮素-1(ET-1)是刺激肝脏纤维形成细胞显著产生收缩张力的血管活性肽。肝窦内皮细胞和纤维形成细胞在肝损伤后分泌血管活性肽。ET-1 可结合 $ET_A$ 和 $ET_B$ 受体,该受体是 G 蛋白偶联的七次跨膜受体。ET-1 与其同源受体的结合可引起肌球蛋白轻链磷酸化的增加,这是由于 G 蛋白偶联的 $Ca^{2+}$ 依赖性肌球蛋白轻链激酶的激活和肌球蛋白磷酸酶的 rho 依赖性抑制。肌球蛋白轻链发生磷酸化后激活肌球蛋白,其与聚合肌动蛋白束相互作用而导致张力的产生。这些纤维形成细胞产生的张力促使 ECM 的定向和重塑。研究还表明,包围窦状间隙的星形细胞产生的张力改变可调节肝血流。

ET-1 除发挥调节收缩张力的作用外,还调节肝脏纤维形成细胞的迁移和增殖。ET-1 对迁移的影响可由逆行收缩在细胞运动中起的重要作用进行预测。正如预想,ET-1 可经 rho 相关、激酶依赖通路刺激迁移。此肽在增殖调节中的作用更为复杂。$ET_A$ 通过 Ras/MEK/ERK 信号通路刺激增殖,而 $ET_B$ 则通过前列腺素/cAMP 信号通路抑制增殖。由于 $ET_B$:$ET_A$ 的相对比例在损伤后随时间而增加,ET-1 对细胞生长的影响随损伤持续时间而发生变化。

正如所讨论的,PDGF、TGF-β 和 ET-1 各自通过多个信号转导通路发挥作用,从而调节肝硬化发展中至关重要的细胞行为模式:

• PDGF 是趋化和增殖的有效调节剂。
• TGF-β 诱导 ECM 的大量积聚,同时也促进迁移并抑制凋亡。
• ET-1 是收缩的强激动剂,但也影响趋化和增殖。

然而,PDGF、TGF-β 和 ET-1 仅代表肝损伤性应答时产生的诸多可溶性和不溶性分子中的三种(表 3-4)。其他损伤介质也具有多效性,它们由相互协作的信号转导通路所介导。因此,肝硬化进展过程中的分子和细胞机制是非常复杂的。尽管复杂,人们已经在肝硬化的防治策略方面取得了进展。事实上,本文讨论的三种损伤介质中每一种的药理学拮抗剂在慢性肝损伤的动物模型中均可预防或减少纤维化。

### 肝硬化发病机制小结

日渐明晰的是,肝脏纤维化是由控制正常创伤愈合反应的相同分子信号和细胞过程所介导。肝损伤

的位置、持续时间和强度决定了临床结局。例如,大多数形式的慢性肝损伤中[包括丙型肝炎和自身免疫性肝炎(autoimmune hepatitis,AIH)],纤维化最初主要发生在门脉区,这些疾病最易累及该区域。相对而言,酒精性和非酒精性脂肪性肝炎(两者都以早期小叶损伤为特征)最初显示出小叶纤维化,尤其是在窦状体周围。如果肝损伤是短暂的,完全愈合后就找不到 ECM 过量积聚的任何证据,如甲型肝炎。相反,肝纤维化仅发生在慢性肝损伤后数月至数十年。临床观察中发现仅一部分患有慢性肝病(如乙型肝炎和丙型肝炎,酒精性脂肪性肝炎和非酒精性脂肪性肝炎以及遗传性血色素沉着病变)的患者发展为肝硬化,说明特定个体可能存在强度阈值,须随纤维化的发生而后确定。最后,人们普遍认识到,如果去除慢性肝损伤的来源,纤维化可以逆转。这些已经在许多肝病包括胆道梗阻、丙型肝炎和自身免疫性肝炎中得到证实。肝硬化本身是否可以发生逆转仍有争议。肝硬化的发病机制是复杂的,其制约于肝脏纤维形成细胞对慢性损伤动态而多面的应答。

## 前景和未来方向

为何一些患者发展为 ALF 而非自限性肝炎仍然是一个重要且未及回答的问题。同样的问题可适用于肝硬化;大多数慢性肝病患者并未发展为肝硬化。毫无疑问,可能存在倾向于 ALF 或肝硬化的遗传多态性。宿主对损伤的反应确与刺激药物或疾病一样重要甚或更重要。如果这些遗传差异可以得到阐明,其可用于开发治疗 ALF 或肝硬化的新策略。至少,可以改善预后评估,并加强对急慢性肝病患者的管理。

ALF 患者管理中仍需要很大的治疗性提高。更好地理解 ALF 和肝硬化的分子发病机制无疑将有助于转化和改进未来的治疗。ALF 情况下,这种治疗将通过阻断有害反应而限制细胞死亡,同时保持甚或增强肝修复和再生的固有能力。例如,新型治疗策略可集中于改变炎症早期事件,中断凋亡和生长抑制通路,以及提供临时肝支持为肝再生和修复赢得时间。然而,如前所述,特异性抑制凋亡可能是个难题,因为这通常可将细胞重新导向更具破坏性的坏死性细胞死亡通路,且具有潜在的促癌风险。同样,细胞因子可能在 ALF 中同时具有损伤和保护的作用,因此抗细胞因子治疗可能造成难以预料的后果。例如,在败血症的临床试验中,TNF-α 拮抗剂可增加死亡率;

由此可以想见,这种治疗用于 ALF 也可能抑制肝再生和恶化结局。肝再生中某些相同的关键分子通路可能也参与细胞死亡,因此需要非常小心地选择治疗靶标。

在肝硬化的情况下,需要努力去预防或逆转纤维化。这不是一个简单的问题,有两个主要原因。第一,纤维化由肝脏对损伤的应答引起,尽管后者是持续而旺炽的。因此,对于肝硬化的安全和有效的治疗必须要减轻引起纤维化的损伤反应,而不影响正常的损伤愈合反应。第二,大多数慢性肝病患者不发展为肝硬化,即使有也是在生存多年后才出现临床症状。因此,明确哪些患者最有可能进展至失代偿肝硬化是问题的关键。当然,任何有效的预防性治疗必须非常安全,因为大量患者的治疗目的是保证其真正获益。这需要大大增加对纤维化的分子基础和细胞机制的理解,才能创建有效和安全的治疗方法。

# 第 4 章

# 肝移植对肝脏外科的影响

## Influence of Transplantation on liver Surgery

Jonathan R. Hiatt • Ali Zarrinpar • Ronald W. Busuttil

万 平 • 译

---

### 章节纲要

| | |
|---|---|
| **肝胆系统的生理与解剖概要** | **肝脏创伤** |
| 肝脏生长与再生 | 肝切除术 |
| 肝脏动脉与胆管解剖 | 胆道重建 |
| **手术操作** | **手术教育** |
| 暴露与松动 | **总结** |

---

肝移植是终末期肝脏疾病的标准治疗方法,其成功对医学和科学上的其他学科(特别是普通外科和肝胆外科)产生了一连串的影响。肝移植所运用的解剖原理、基础科学理论以及其技术的发展同部分外科医生的工作息息相关,他们致力于肝胆外科(不包含肝移植)、创伤外科、外科重症监护以及外科教育。肝移植作为一种新的治疗方法,主要针对那些曾被认为行标准手术治疗风险较高的患者(如患者在肝硬化的基础上合并可切除的肝脏恶性肿瘤),改变了原有的管理流程并使人们更为积极地进行手术干预。本章重在阐述肝移植为现代肝脏外科带来的一系列影响。

## 肝胆系统的生理与解剖概要

### 肝脏生长与再生

在人体处于应激与疾病的情况下,各器官系统之间形成了复杂的代谢网络,而肝脏在其中占据了主导地位。这种精密的稳态调控系统又进一步通过肝脏强大的细胞再生能力而得到巩固,后者是肝脏对机体代谢需求的变化或肝细胞的严重损伤所做出的应答。在过去的 5 年内,人们在急救护理、围手术期管理、药理学以及肿瘤学上的进步同肝移植相并行,这也促使了人们对肝脏再生、缺血再灌注损伤以及急性肝衰竭相关的研究大大增加。

人们对于再生肝细胞基因表达谱的分析一直在持续进行,这有助于人们加深对部分肝切除后血清中肝细胞生长因子聚集现象的理解。在肝脏或者其他组织中合成的生长因子主要有胰岛素、胰高血糖素、去甲肾上腺素、血管升压素,以及一些补体成分。关于细胞因子 IL-6 和 TNF-α 的早期激活诱导肝细胞再生的研究也不断深入进行。人们使用转基因小鼠(突变位点将导致生长因子、细胞因子及其受体的表达出现异常)对肝脏再生现象进行了研究,其结果令人振奋。人们发现并阐明了 TNF-β 与激活素的协同作用,胰岛素样生长因子以及胰岛素系统在肝细胞再生中所起到的作用,以及肝细胞生长因子在其中的功能。最终,越来越多的证据表明,诱导肝脏再生的细胞因子依赖的激活途径同样在移植后的缺血再灌注损伤的生理组织学应答中出现。该项研究能潜在应用于多种原因导致的患者正常肝实质减少的治疗,包括肝硬化、炎症、感染、创伤以及手术切除。此外,它还有助于人们理解小肝综合征现象的产生,后者主要以部分活体肝移植后长时间的胆汁淤积以及移植物功能障碍为特点。同时,肝移植也推进了肝脏干祖细胞以及人工肝的使用与发展,用于替代全器官移植。

### 肝脏动脉与胆管解剖

供受体肝切除术的过程为医生带来了丰富的上腹部手术经验与外科解剖的学习机会,包括暴露、手术入路、松动术、肝脏血管分离以及对肝脏血管和胆管变异类型的鉴别。肝脏动脉变异在很早以前就已经为人们所识别,而门静脉和胆管的变异也以越来越高的频率为人们所发掘。加州大学洛杉矶分校(UCLA)

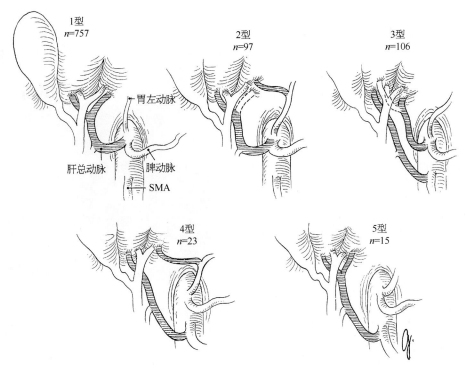

**图 4-1**　肝动脉解剖变异；虚线标注表示为副肝动脉。1 型，正常型；2 型，自胃左动脉发出迷走肝左动脉或副肝左动脉；3 型，自肠系膜上动脉(SMA)发出迷走肝右动脉或副肝右动脉；4 型，肝左及肝右动脉分别发自胃左动脉和 SMA；5 型，肝总动脉(CHA)来自 SMA；有两名患者的 CHA 直接起自腹主动脉(引自 Hiatt JR, Gabbay J, Busuttil RW. Surgical anatomy of the hepatic arteries in 1000 cases. *Ann Surg*. 1994;220;50 - 52. )

观察了一系列供体的动脉解剖情况，发现动脉的解剖变异十分常见(图 4-1)。在这些供体中(表 4-1)，随后由他人证实有 24% 的供肝有异常的肝动脉血供，大多数存在起源于肠系膜上动脉的副肝右动脉(11%)，其次是起源于胃左动脉的副肝左动脉(10%)。门静脉解剖变异的情况占所有供肝的 20%～35%。三叉型门静脉，即由左门静脉干发出右前门静脉的情况最为多见(表 4-2)。

由于劈离和活体肝移植术后胆道并发症的发生率较高，胆道系统解剖变异情况引起了人们的兴趣(表 4-3)，包括三叉型肝总管(占 12%，分为三支分别进入肝左叶、肝右前叶以及肝右后叶，未显示明显右

| 表 4-1 | 肝动脉解剖分型 | |
|---|---|---|
| **分型** | **解剖情况** | **出现概率(%)** |
| Ⅰ型 | 正常型，肝总动脉起自腹腔干，分出肝固有动脉和胃十二指肠动脉。肝固有动脉分出肝左动脉、肝右动脉 | 76 |
| Ⅱ型 | 自胃左动脉发出迷走肝左动脉或副肝左动脉 | 10 |
| Ⅲ型 | 自肠系膜上动脉发出迷走肝右动脉或副肝右动脉 | 11 |
| Ⅳ型 | 肝左动脉及肝右动脉分别发自胃左动脉和肠系膜上动脉 | 2.3 |
| Ⅴ型 | 肝总动脉来自肠系膜上动脉 | 1.5 |
| Ⅵ型 | 肝总动脉来自腹主动脉 | 0.2 |

| 表 4-2 | 门静脉解剖分型 | |
|---|---|---|
| **分型** | **解剖情况** | **出现概率(%)** |
| Ⅰ型 | 正常型：门静脉分为左、右两支，右支分为右前叶门静脉支与右后叶门静脉支 | 65～80 |
| Ⅱ型 | 三叉型：门静脉在同一点分为左支、右前叶门脉支与右后叶门脉支 | 9～27 |
| Ⅲ型 | 门静脉分为主干与右后叶门脉支共两支，主干分为左支和右前叶门脉支 | 10～35 |

表 4-3　胆管解剖分型

| 分型 | 解剖情况 | 出现概率(%) |
|---|---|---|
| A 型 | 正常型:较短且垂直的右肝管同较长且水平的左肝管于肝门水平汇合成肝总管 | 57 |
| B 型 | 右前肝管、右后肝管、左肝管三支汇合为肝总管 | 12 |
| C 型 | 右叶肝管异常汇入肝总管(其中右后叶较右前叶更为多见) | 20 |
| D 型 | 右肝管异常汇入左肝管(其中右后叶较右前叶更为多见) | 6 |
| E 型 | 汇合缺失:有大于等于两支肝叶肝管共同汇聚形成肝总管 | 3 |
| F 型 | 无右肝管,右后肝管汇入胆囊管 | 2 |

引自 Chamberlain RS, Blumgart LH. Essential hepatic and biliary anatomy for the surgeon. In: Chamberlain RS, Blumgart LH, eds. *Hepatobiliary Surgery*. Georgetown, TX: Landes Bioscience, 2003:1 - 19.

肝管)以及右叶胆管异常分流进入左肝管(占 6%)。基于人们不断积累劈离与活体肝移植的手术经验并开展肝脏恶性肿瘤的手术治疗,外科医生对于肝脏解剖变异熟悉度的要求也相应增高,由于其为部分复杂的重建带来了一定困难。

基于对肝脏的双血供系统以及肝细胞肿瘤依赖于动脉血供的认识,人们已成功通过肝动脉经导管技术对肝脏肿瘤进行直接化学治疗、放射治疗与栓塞治疗。此外,人们还在大范围肝切除术之前通过门静脉栓塞技术来增加术后剩余肝脏的体积。

## 手术操作

### 暴露与松动

供体手术与受体手术都需分离肝脏周围主要的连接韧带以精确松动肝脏。上腹部的完整暴露主要是通过一个上腹部横向切口并选择性的行胸骨侧延伸,这样做大大减少了利用较为病态的右侧开胸术行肝脏择期手术的机会。其中,肝脏松动与肝脏血管游离的技术原理也特别适用于肝脏创伤和肝脏切除手术。

### 肝脏创伤

肝脏和脾脏是上腹部创伤最常见的累及器官。肝后下腔静脉与肝静脉的损伤虽然少见,但后果极为凶险。这主要是由于该段下腔静脉(IVC)位于右膈下的肾静脉与右心房之间,而手术入路难以达到该区域(图 4-2)。在低血容量性休克的患者中,减少肝上

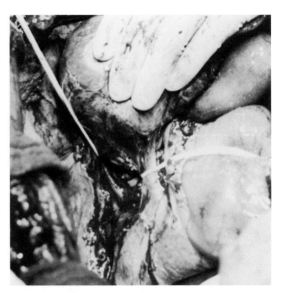

图 4-2　受体肝切除术中肝脏后位空间右侧能够完整显示肝后下腔静脉。分离右三角韧带,向左上方抬起肝脏,可见肝上下腔静脉与肝下下腔静脉(由束带环绕处)

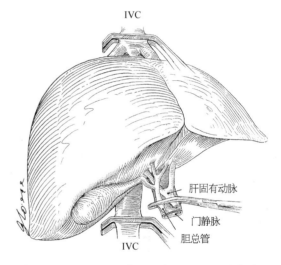

图 4-3　肝脏血管游离伴肝门与肝上、下下腔静脉阻断,该技术主要用于低血容量的患者行肝脏切除术。在低血容量的创伤患者中,人们会利用主动脉阻断的方法来协助损伤肝静脉与肝后下腔静脉的修补(图 4-2)IVC,下腔静脉

IVC 血液的回流将导致心脏骤停。与之相反,部分经验丰富的肝移植中心表明,对血容量恢复的患者行肝门结构,肝上 IVC 以及肝下 IVC 行暂时性阻断是可耐受的(图 4-3)。此外,可联合行门体分流术合并或不合并静脉转流,为其他损伤部位争取治疗机会或延缓确定性治疗直到患者完全复苏。由于低血容量性休克的患者会出现大动脉闭塞的情况,血管阻断是人们处理肝后 IVC 损伤时极为关键的一步。有相关报道证明,在严重肝外伤的情况下行全肝血管阻断,并

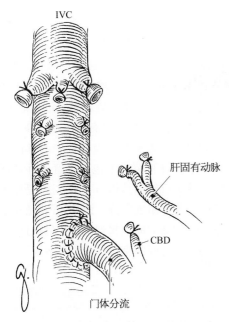

**图 4-4**　全肝切除伴暂时性的端侧门腔分流使得在无肝期延长的情况下，门静脉血液的回流能够得以维持。IVC，下腔静脉；CBD，胆总管

选择性地联合门脉降压将起到一定疗效。此外，近来有相关证据说明，原位冷灌注技术能够明显延长患者耐受全血管阻断的时间。对于严重肝外伤伴有大量肝实质破坏、肝脏撕裂，或肝门不可修复性的患者，可选择全肝切除后行原位肝移植术作为治疗方案，该方案在之前偶尔被应用（图 4-4）。总的说来，这些来源于肝移植的手术方法使得外科医生具备更为充足的能力来应对严重肝外伤，同时也为部分既往缺乏有效治疗方案的患者提供了更多选择的机会。

### 肝切除术

在过去的 30 年内，肝切除术与肝移植两者的发展相互交织。肝移植外科医生应精通亚肝段的解剖结构，并进一步通过减体积肝移植手术来强化，随即应用于对肝脏良性与恶性疾病的手术治疗。例如，肝尾状叶分离曾被认为是一项极为复杂的操作，如今却能通过腔静脉保留的方法（即背驼式技术）得以轻松实现，术中分离肝胃韧带以充分暴露手术区域。同样的方法也能用于肝中叶切除。肝切除和肝移植作为一项必要的医疗活动中的连续统一体已成为一个新兴的理念。

新的肝切除技术的出现，改良了人们原先针对肝脏以及后腹膜肿瘤所用的手术方式，其中包括通过肝门钳夹，伴或不伴腔静脉阻断的方法来减少术中失血，并保留肿瘤内或肿瘤临近处肝静脉的完整性。近来，有关大型肝切中实施间歇性肝门处血管阻断（缺血预处理）的应用证明了肝实质的局部缺血是可耐受的，且该项处理能够明显延长肝脏的缺血耐受时间并减少后期的再灌注损伤。将原位低温灌注用于肝切除术为那些曾经被认为是通过常规方法不可切除的肝癌提供可能，比如离体切除。肝切除术（包括活体供体的肝脏横断切除）的不断增多，促使人们做了有关肝脏横断切除技术改进方面的研究，尽管其结果并未显示同 clamp-crush technique 相比具有优越性。

### 胆道重建

胆道重建是肝移植手术中关键的一步。尽管早期手术几乎都是通过行 Roux-en-Y 胆肠吻合术来引流胆汁，但近来有研究显示，人们可以在精确保留胆管血供的前提下行端端吻合胆管重建。

为了探究胆道吻合的预后情况，Northover 和 Terblanche 两人通过聚酯树脂铸型的方法来显示十二指肠上部胆总管的血液供应情况。该实验结果对所有胆道外科医生而言都有意义，其显示该处血供主要来源于上方的肝右动脉和胆囊动脉以及下方的胃十二指肠动脉的十二指肠后分支，之前未被提及的肝门后动脉也有涉及。

目前来看，在供体胆总管条件允许的情况下，胆总管端端吻合术是胆管重建的首选术式，相对而言难度更高且耗时更长的 Roux-en-Y 胆肠吻合术仅作为供受体胆管口径不符或受体胆管条件不佳时的保留术式。由于活体肝移植中小口径胆管的合并率较高，外科医生能够从中获得相当多的胆道重建方面的经验。其中取得显著进展的包括使用显微镜来提高吻合的精确度，在较小的胆道-空肠吻合处放置支架，以及通过系统方法对胆道并发症的发生进行评估与治疗。

胆道并发症包括胆瘘、胆道狭窄，以及 Rouw-en-Y 相关的一系列问题。许多放射领域的进步有助于这一类并发症的诊断与治疗，包括核素胆道闪烁显像术和磁共振胆管成像术，其能显示胆汁流出的途径。此外还能通过一些侵袭性操作如经皮经肝胆管造影术（percutaneous transhepatic cholangiography，PTC）和经内镜逆行胰胆管造影术、狭窄扩张，以及支架置入等对某种特定的并发症进行治疗。

## 手术教育

基于腹腔镜技术在一般外科手术中的发展，目前大部分常见胆道与上消化道手术都是通过腹腔镜来进行的。这使得胆道与上消化道开放手术的处境较为艰难。肝胆外科手术需要完成一些难度较高的操作——包括肝切除术、复杂的胆道重建，以及肝移植。其对于手术能力的训练而言非常重要，能够为实习医生提供开放性胆道手术的参观机会，并为腹腔镜操作打下一定基础。在移植方面，尤其是在脑死亡供体的器官获取与肝脏移植物的准备过程中，实习医生们能够在一个相对放松的环境下观察该区域内一些特殊且精细的解剖结构，适合于教学、探究、演示解剖关系以及手术方法。

## 总结

近5年内，肝移植取得了巨大的发展，目前已成为治疗进展性肝病最有效的方法。这从很大程度上归功于人们在既往肝移植经验基础上进行的创新，使得肝脏手术从一类罕见的、伴有高风险与高死亡率的手术转变为目前绝大多数三级医疗中心都能常规实行的复杂手术。肝移植手术包括了普通外科医生需要学习的一些关键解剖结构与手术方法，是微创外科手术训练中的重要组成部分。此外，肝移植在肝脏手术的科学技术创新方面也起到了长足的促进作用，这些手术相关学科之间的密切联系不可忽视。

### 要点和注意事项

- 肝脏再生与缺血再灌注损伤中的生理组织学改变通过类似的细胞因子依赖的激活途径诱导。
- 大约有1/4的肝脏具有异常动脉血供，其中最常见的变异为迷走肝右动脉或副肝右动脉。
- 有多达1/3的肝脏存在门静脉解剖变异（三叉型或右前叶门脉支起于左支）。
- 胆管系统最常见的解剖变异为胆总管三叉型，其存在于将近12%的肝脏中。
- 全肝血流阻断，伴与不伴门脉减压或原位冷灌注，可作为严重肝脏外伤的一种治疗方法。
- 在难度较高的肝脏与腹膜后器官切除手术中，间歇性肝门血管阻断能够明显延长患者的缺血耐受时间。
- 除了肝移植手术以外，器官获取手术与移植物术前准备的过程为实习医生提供了学习胆道与上消化道系统中一些特殊且精细解剖结构的机会，有助于教学与探究。

# 第 5 章

# 美国的器官分配模式
## Organ Allocation：The U. S. Model

Khalid Khwaja • Elizabeth A. Pomfret

黄 昕·译

## 历史回顾及立法过程

在过去的 40 多年，美国肝脏分配的流程发生了翻天覆地的变化。人们在开展第一台移植手术时尚无正式的分配系统，也没有定义脑死亡的相关标准。在早期，人们摘取供体器官必须在确认捐献者心脏死亡之后。当时仅有少数中心开展移植手术，器官受体也需要经过筛选，最终只有其中小部分能接受移植。那时候一台移植手术采用的供体器官主要来自本移植中心的死亡患者，偶尔也可通过媒体获得。由于肾移植手术量激增，1968 年美国国会通过了《统一解剖捐献法》，为器官和组织的移植和相关研究提供了法律基础。哈佛医学院特别委员会也于同期发布了脑死亡的诊断标准。人如果仅为脑死亡，其心脏仍可通过不断泵注血液保证器官的循环，在此期摘除器官可减轻热缺血对于器官的损伤，使器官可以保存更长时间，这就为更广区域内的器官共享提供了可能。1978 年和 1980 年美国国会先后通过了《统一脑死亡法》和《统一脑死亡判定法》，在法律上确立了脑死亡的概念。

20 世纪 70 年代移植术的飞速发展使得人们迫切希望建立一个更为规范的器官分配系统。因此 OPOs 应运而生，OPOs 不隶属于某一个移植中心，它们很好地规范了整个器官登记检索系统。此后 OPOs 在全国各地建立起来，这些早期的 OPOs 只为一个区域中一个或若干个移植中心服务，很少有跨区域的合作和共享。分配也主要参考患者等待时间的长短，很少考虑患者自身的需要和疾病的严重程度。

东南器官获取基金会(South East Organ Procurement Foundation, SEOPF)于 1968 年在弗吉尼亚州首府里士满成立。它作为早期成立的 OPOs，为器官的分配和受体注册登记系统的建立做了许多有益的探索。1977 年，SEOPF 建立了首个国家级计算机智能器官匹配系统，也称 UNOS。1984 年国会通过了 *NOTA*，它也一直是美国器官移植领域最为重要的法案。法案禁止任何有偿的器官交换，禁止在全国范围内进行器官买卖。法案同时指导美国卫生及公共服务部颁布了器官分配和器官移植的最终规范，也使 OPTN 得以建立。此部门旨在增加移植器官的供应，提高器官分配的效率，保证分配的公平性。

1986 年 UNOS(目前已脱离 SEOPF)受任管理 OPTN 和国家 SRTR。SRTR 的任务是通过分析现有数据，公平公正地评估移植中心，指出其优势，提供改进意见，最终提高移植手术的成功率。1988 年国会颁布了国家器官移植法案的修正案，修正案中规定所有的 OPOs 和移植中心必须注册成为 OPTN 的成员并遵守其规范，否则不得纳入联邦医疗保险和医疗补助计划；OPOs 还必须指明他们的服务范围，也就是所谓的供体服务区(donor service areas，DSAs)。截至目前，美国已经建立了 58 个供体服务区，遍布全国 11 个大大小小的 UNOS 区域(图 5-1 和图 5-2)。11 个区域的划分以联邦医疗保险中终末期肾病(end-stage renal disease，ESRD)的登记区作为参考，事实上，肝移植领域很多政策和规定参考的都是肾移植领域的相关内容。

器官获取组织服务地域划分

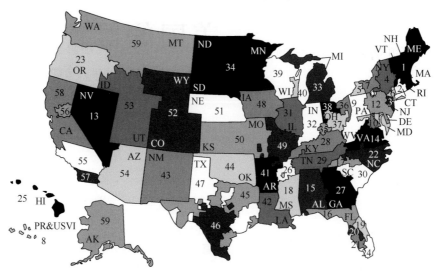

1. 新英格兰器官银行；2. 西北 OPO 和组织银行；3. 新泽西器官和组织共享网络；4. 捐赠和移植中心；5. 纽约北部移植服务处；6. 纽约器官捐献网络；7. 芬格湖群器官捐献恢复网络；8. 波多黎各 Lifelink 中心；9. 器官获取和教育中心；10. 华盛顿区域移植联盟；11. 马里兰移植资源中心；12. 生命礼物捐赠项目；13. 内华达器官捐赠网络；14. LifeNet；15. 亚拉巴马器官中心；16. 佛罗里达大学 OPO；17. 卡罗来纳 Life Share；18. 密西西比器官获取机构；19. Translife/佛罗里达医院；20. 佛罗里达 Lifelink；21. 西南佛罗里达 Lifelink；22. 卡罗来纳器官捐赠服务处；23. 西北太平洋移植银行；24. 迈阿密大学 OPO；25. 夏威夷器官捐赠中心；26. 中南移植机构；27. 佐治亚州 Lifelink；28. 肯塔基器官捐赠附属机构；29. 田纳西州捐赠服务处；30. 南卡罗来纳器官获取机构；31. 伊利诺伊州区域器官银行；32. 印第安纳 OPO；33. 密歇根移植协会；34. 生命资源上中西 OPO；35. 俄亥俄山谷生命中心；36. Lifebanc；37. 俄亥俄器官获生命线；38. 俄亥俄生命联系处；39. 威斯康星大学医学院与诊所；40. 威斯康星器官捐赠网络；41. 阿肯色州区域器官捐献获取机构；42. 路易斯安那器官获取机构；43. 新墨西哥器官捐赠服务处；44. 俄克拉荷马器官共享网络；45. 西南移植联盟；46. 得克萨斯器官共享联盟；47. 生命礼物器官捐献中心；48. 艾奥瓦器官捐献网络；49. 美国中部移植服务处；50. 中西移植网络；51. 内布拉斯加器官获取系统；52. 器官捐献联盟；53. 英特蒙顿器官移植获取系统；54. 亚利桑那州器官捐献网络；55. 西南加州器官获取中心；56. 金州器官移植服务处；57. 南加州器官和组织获取中心；58. 加利福尼亚州移植捐赠网络；59. 西北生命中心

**图 5-1** 截至 2001 年 7 月美国医疗保险和补助中心发布的器官获取组织服务区

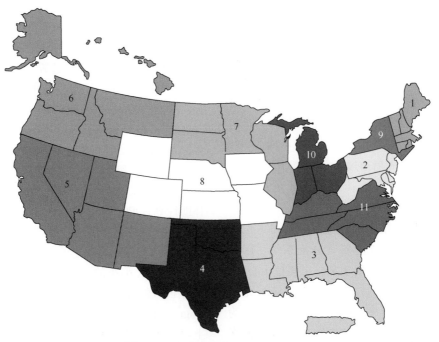

**图 5-2** 器官共享联合网络区域分布图

1997 年以前推行的是积分制肝脏分配系统,积分考虑的方面包括患者的等待时间以及医疗处境(重症监护患者、住院患者或是非住院患者)。这个系统存在明显缺陷,比如移植等待者可以在早期病情不十分严重时就入选等待名单,或者仅通过住院来获取更多的积分。为了更客观地评估移植等待者,选取合适的受者,1997 年 UNOS 对脏器分配的标准进行了修订。新的系统采取 Child-Turcotte-Pugh(CTP)评分(表 5-1)对移植等待者进行评估并将他们分为 4 个优先秩序递减的阶段:阶段 1(暴发性肝功能衰竭),阶段 2A、2B 以及阶段 3(表 5-2)。虽然修订后的评分系统较先前有所改善,但仍然存在不足之处,如 CTP评分中包含一些主观诊断(腹水和脑损害),并未考虑肾功能变化,没有对肝脏病变的严重程度进行线性评估,相同阶段内等待时间仍然是决定等待排位最重要的因素等。人们纷纷指责这样的等待系统太过随意而且不能有效解决等待时间和移植术前患者疾病严重程度在不同地区差异巨大等问题。美国医学研究所就分配系统存在的种种问题做了报告,促使政府于1999 年对分配规则进行新一轮调整并确立了几项基

本原则,包括"建立更便捷、更公平、更高效的器官分配体系""明确登记成为移植等待者的最低要求"以及"尽可能扩大器官分配共享的地域"。2002 年 2 月,以 MELD 评分为基础的新分配系统正式被采用。2007 年器官移植进入联邦医疗保险的范畴,也就是说移植中心的相关人员和操作必须符合一定的规范才有资格纳入医保的范围。

## 肝脏分配中的伦理原则

肝脏一直是稀缺的移植器官,排队等候肝脏移植的人总是比肝脏供体多,因此医生在分配有限的器官资源时一定要做到公平公正。不管是何种器官分配模式都必须充分考虑到下面几条伦理原则:①公平公正原则,充分考虑候选者的需要,公平地进行器官分配。比如任何年龄、种族背景的人都能申请成为器官移植等待者;器官应该优先分配给病情较重的患者等。②效用原则,综合考虑社会需要和操作所能达到的最佳效果。比如从实用角度出发,器官应当优先分配给生存机会更大的等待者。③自主权原则,移植活动应该充分尊重等待者和器官捐献者的自主权。比如患者有权拒绝接受供体器官,供体有权指定将器官分配给特定的等待者。④行善不伤害原则,移植器官的分配和移植手术的开展是以人作为对象的行为,和其他此类活动一样遵循行善不伤害原则。

一个好的分配系统必须平衡以上 4 项原则。如果只考虑公平公正原则,那么不管等待者病情有多重、预后多差,医生还是考虑进行移植。如果完全依照效用原则,优先为那些会获得良好效果的患者进行移植明显也是不公平的。比如对于二次移植的患者,难道医生仅仅因为预见他们移植效果差就拒绝为他们做手术吗?最后,个人自主权固然重要,但是决不允许患者有意伤害自己,也不允许器官供者对受体有种族和性别方面的限制。

上述伦理原则是美国现行的肝脏移植分配系统中的核心概念。

## 目前基于 MELD 评分的分配系统

MELD 评分最初用于评估肝硬化患者经静脉门体分流术后 3 个月的死亡风险,同样它也可以用于评估肝移植等其他操作后的 3 个月死亡风险和远期生存率,MELD 预测肝移植术后 3 个月死亡率的统计 C值可高达 0.83。评分涉及血清总胆红素水平、血清肌酐水平以及 INR 这三个方面(表 5-3)。UNOS 将

### 表 5-1　Child-Turcotte-Pugh 评分

| | 分数(分) | | |
| --- | --- | --- | --- |
| | 1 | 2 | 3 |
| 白蛋白(g/dl)<br>(1 g/dl = 10 g/L) | >3.5 | 2.8~3.5 | <2.8 |
| 胆红素(mg/dl)<br>(1 μmol/L =<br>17.1 mg/dl) | <2 | 2~3 | >3 |
| 国际标准化比值(INR) | <1.7 | 1.71~2.3 | >2.3 |
| 腹水 | 无 | 轻度 | 中度 |
| 脑病 | 无 | 有,控制良好 | 有,控制较差 |

### 表 5-2　MELD 评分系统出现前 UNOS 采用的等待系统

| | |
| --- | --- |
| 状态 2A | CTP 评分≥10 分,ICU 患者,预计生存时间<7 日 |
| 状态 2B | CTP 评分≥10 分或者评分≥7 分伴有难治性的门静脉高压并发症或符合特定标准的肝细胞癌(单发肿瘤病灶≤5 cm 或者多发肿瘤不多于 3个病灶且最大病灶直径≤3 cm) |
| 状态 3 | CTP 评分≥7 分(申请成为移植等待者的最低标准) |

CTP, Child-Turcotte-Pugh; ICU,重症监护治疗病房;MELD,终末期肝病模型;UNOS,器官共享联合网络

## 表5-3　MELD和PELD公式*

| MELD评分 | $0.957 \times \log_e$(血清肌酐† mg/dl) + $0.378 \times \log_e$(血胆红素 mg/dl) + $1.120 \times \log_e$(INR) + $0.643 \times 10$ |
| --- | --- |
| PELD评分 | $0.436 \times$(年龄‡) $\times 0.687 \times \log_e$(血清白蛋白 g/dl) + $0.480 \times \log_e$(血清总胆红素 mg/dl) + $1.857 \times \log_e$(INR) + $0.667$[生长障碍§(<−2SD 正常生长值)] $\times 10$ |

注：*实验室检验值小于1.0统一设置为1.0。MELD评分最高总分值为40分。
†最高血清肌酐值为4.0 mg/dl(1 μmol/L = 88.4 mg/dl)，对于接受透析疗法的等待者，其血清肌酐水平自动设定为4.0 mg/dl。
‡1岁生日之前列入肝移植等待名单的等待者年龄取1，1岁生日之后列入肝移植等待名单的等待者年龄值取0。
§存在生长障碍的等待者取1，无生长障碍的等待者取0。
MELD，终末期肝病模型；INR，国际标准化比值；PELD，儿童终末期肝病；SD，标准差。

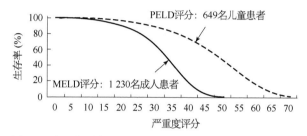

**图5-3**　终末期肝病模型(MELD)和儿童终末期肝病(PELD)评分分值对死亡风险的预测情况

## 表5-4　UNOS规定处于状态1的一些情况

| 状态 1A | 定　义 |
| --- | --- |
| 暴发性肝衰竭 | 无基础肝病的患者首次出现肝病相关临床症状8周内出现肝性脑病表现，伴至少一项以下表现：①呼吸机依赖。②需要血液透析或连续性静-静脉血液滤过。③INR>2.0 |
| 肝移植后原发性无功能 | 移植后7日内出现以下一项：①AST≥3 000 units/L 和 INR>2.5 或酸中毒(动脉血 pH≤7.30 或静脉血 pH≤7.25 或乳酸盐含量≥4 mmol/L)。②无肝表现 |
| 肝动脉血栓栓塞 | 移植后7日内出现严重肝损伤(具体参见 PNF 诊断标准) |
| Wilson病 | 急性失代偿期 |
| 状态 1B | 慢性进展的儿童等待者 |

2012年8月30日引自OPTN相关政策和章程：http://optn.transplant.hrsa.gov/PoliciesandBylaws2/policies/pdfs/policy_8.pdf.
AST，谷草转氨酶；INR，国际标准化比值；PNF，原发性无功能；UNOS，器官共享联合网络。

MELD评分的范围限定在6～40分。评分越高，患者近期的死亡风险越大。MELD评分为10分的等待者3个月内死亡率接近0，而当评分达到40分，等待者3个月内的死亡率高达90%(图5-3)。在相应的供体服务区内，器官优先分配给MELD评分高的等待者，当有多个MELD评分相同的等待者时，器官优先分配给等待时间最长的患者。需要注意的是，如果患者处于1A或1B这两种情况(表5-4)，MELD评分系统将不再适用，这些患者仍可优先获得肝脏。

儿童终末期肝病(Pediatric End-Stage Liver Disease, PELD)是替代MELD评分用于12岁以下的儿童等待者的一种评估方法，它涉及血清胆红素水平、INR、血清白蛋白水平、年龄(是否大于1岁)以及是否存在生长障碍(表5-3)。PELD评分同样能精确地预测候选者的死亡风险。18岁以下供者的供肝会优先分给儿童肝移植等待者。虽然MELD评分和PELD评分相同时成人候选者的死亡风险更高，但是肝脏仍会优先分给儿童。这种有意的政策偏斜也是为了平衡目前儿童候选者供肝缺乏的现状。

美国构建了从地方到区域再到国家层面的三级器官分配系统。地方层面即指单个OPO负责的区域，即单个DSA。单个OPO负责多个移植中心的器官分配。最终的分配需同时考虑受体疾病的严重程度(即MELD/PELD评分结果)和器官分配地域(表5-5)。一般来说，成人的供肝首先考虑按死亡风险的高低分配给区域内处于状态1的等待者，其次考虑地方内MELD评分≥15分的等待者。如果地方内没有此类等待者，将考虑在整个区域内分配。如果整个区域内不存在肝移植等待者，那么将供给国家范围内的患者，首先考虑处于状态1的等待者，其次考虑MELD评分≥15分的等待者，最后根据死亡风险的高低依次考量等待者。目前分配0～10岁和11～17岁的儿童供肝所用的是两套不同算法。

### 肝细胞癌

1996年Mazzaferro等发表了一篇里程碑式的论文，文章指出符合特定标准(单发肿瘤病灶≤5 cm或者多发肿瘤不多于3个病灶且最大病灶直径≤3 cm)的肝细胞癌(hepatocellular carcinoma, HCC)患者能够从肝移植中极大获益。而大多数HCC患者肝脏的合成功能良好，再加上MELD评分并未考虑HCC的转移，因此单独用MELD评分对HCC患者进行评估显得不够全面。UNOS也注意到了这个问题，最后决定采用米兰标准来优化HCC患者的等待时间。按

| 表 5-5 | 供肝分配顺序 | |
| --- | --- | --- |
| 排序 | 分配地区 | 状态和评分 |
| 1 | 综合考虑地方和区域 | 处于状态 1A 的等待者,按等待期死亡风险递减排序 |
| 2 | 综合考虑地方和区域 | 处于状态 1B 的等待者,按等待期死亡风险递减排序 |
| 3 | 地方和区域 | MELD/PELD 评分≥35 分,按等待期死亡风险递减排序,相同 MELD 评分下地方等待者排在区域等待者前 |
| 4 | 地方 | MELD/PELD 评分 29～34 分,按等待期死亡风险递减排序 |
| 5 | 国家 | 肝肠疾病等待者,按等待期死亡风险递减排序 |
| 6 | 地方 | MELD/PELD 评分 15～28 分,按等待期死亡风险递减排序 |
| 7 | 区域 | MELD/PELD 评分 15～34 分,按等待期死亡风险递减排序 |
| 8 | 国家 | 处于状态 1A 的等待者,按等待期死亡风险递减排序 |
| 9 | 国家 | 处于状态 1B 的等待者,按等待期死亡风险递减排序 |
| 10 | 国家 | MELD/PELD 评分≥15 分,按等待期死亡风险递减排序 |
| 11 | 地方 | MELD/PELD 评分＜15 分,按等待期死亡风险递减排序 |
| 12 | 区域 | MELD/PELD 评分＜15 分,按等待期死亡风险递减排序 |
| 13 | 国家 | MELD/PELD 评分＜15 分,按等待期死亡风险递减排序 |

2012 年 8 月 30 日引自 OPTN 相关政策和章程:http://optn. transplant. hrsa. gov/PoliciesandBylaws2/policies/pdfs/policy _ 8. pdf.
MELD,终末期肝病模型;PELD,儿童终末期肝病。

原来的标准,HCC 1 期患者(单发肿瘤灶＜2 cm)起评分为 24 分(3 个月内死亡风险 15%),HCC 2 期患者(单发肿瘤灶≤5 cm 或 2～3 个肿瘤灶,最大病灶直径≤3 cm)可以评 29 分(3 个月内死亡风险 30%)。如果考虑米兰标准,那么这些 HCC 患者在原来起评分的基础上每 3 个月可以加 3 分,即相当于增加 10% 的死亡风险。这些优惠措施导致获得肝移植的 HCC 患者数量急剧增加。2003 年 4 月政府不得不重新设置 HCC 患者的评分规范:1 期患者 MELD 评分下降到 20 分,2 期患者下降到 24 分。在这之后人们又发现 1 期患者 3 个月内的死亡率根本没有之前想得那么高,因此不再将 1 期患者纳入加分优惠,HCC 2 期患者的 MELD 评分也下降至 22 分,相当于 15% 的 3

个月内死亡率。

没有达到米兰标准的等待者不能享有加分的优惠,但在一些地区,如果患者通过在当地医院积极进行消融治疗而使肝癌降期,当地将为这些患者加分。

### MELD 的特例评分

除了 HCC,其他一些疾病的严重程度也无法用 MELD 评分准确衡量,UNOS 单独为这些患者制定了评分规范——MELD 评分达到 22 分或者 PELD 评分达到 28 分,每 3 个月获得相当于增加 10% 死亡风险的加分。这些特例如下。

肝肺综合征:患者无基础肺部疾病,室内环境下 $PaO_2$ ＜60 mmHg 且超声心动描记术提示肝内存在分流(气泡实验阳性)。

门脉性肺动脉高压:门静脉高压患者肺动脉平均压＞25 mmHg 且无其他基础肺部疾病。此类患者还需将肺动脉平均压控制在 35 mmHg 以下才能获得加分优待。

囊性纤维化:患者必须有明确的肺功能损害,即第一秒用力呼气量(forced expiratory volume in the first second,$FEV_1$)占预计值百分比＜40%。

家族性淀粉样多神经病:患者必须有明确的 *TTR* 基因突变,活检显示淀粉样变且伴有行为和心脏异常。

原发性高草酸尿症:患者必须同时为肝移植和肾移植等待者,肝脏活检提示乙醛酸盐氨基转移酶缺乏且 MELD 评分达到 28 分或 PELD 评分达到 40 分。

肝门胆管癌:患者影像学、活检、肿瘤标志物等检查明确诊断且无肝内、肝外转移。癌灶≤3 cm,无法手术切除。在获得优待前,移植中心还必须向 UNOS 提供针对该患者的综合治疗方案。

其他疾病(如多囊肝)必须经过区域审查委员会审议通过才能获得加分优待。

## 基于 MELD 的器官分配体系产生的影响

肝移植的预后与术前 MELD 评分密切相关。总的来说,术前评分越高,移植后生存率越低,但与评分低的等待者相比获益还是更多。事实上,Merion 等完成的一项研究表明 MELD 评分存在一个临界值,低于这个值的移植等待者相比其他等待者死亡风险要更高。UNOS 于 2005 年施行的"区域共享 15"政策正好反映了这种思想,政策规定来自地方的供肝应该优先分配给区域内 MELD 评分≥15 分而非地方内 MELD 评分＜15 分的等待者。

这种优先考虑疾病严重程度的分配系统降低了等待者的死亡率,同时也保证了移植手术的及时开展。SRTR 提供的数据表明自从推行 MELD 评分规则以来,等待者的死亡率稳步下降,平均等待时间也由 2000 年的 3 119 日下降到 2009 年的 386 日。

基于 MELD 评分系统的器官分配模式选出的是相对严重的患者,不少人担心这样的分配可能会影响患者预后。事实上并非如此,与 MELD 评分系统实施前相比,现行系统中移植受体和供体的生存情况没有明显改变。目前初次移植等待者和二次移植等待者享有同等的资格,因为研究表明校准 MELD 评分分值后这两组患者移植术后的改善效果相当。以前,器官分配领域存在种族差异,非裔美籍人相比白种人更容易在等待期间死亡或病情加重至无法进行移植手术。MELD 评分规则施行后种族差异问题虽不复存在,但女性患者的等待期死亡率仍较高,成功获得移植的概率也要更低。

MELD 评分规则的施行大大增加了 HCC 患者获得移植的机会。据统计,2002—2007 年 HCC 患者占总移植手术患者的比例为 26%,相比 1997—2000 年的 4.6% 有了显著的升高。自 2002 年以来,政府已经对关于 HCC 患者的评分法则进行了两次修订,有可能还将继续进行完善。虽然 MELD 评分法施行后确实有更多的 HCC 患者获得了肝移植的机会,但是相比以前 HCC 患者术后生存率没有发生改变,其中的缘由值得人们深入思考。

肾功能是 MELD 评分考虑的因素之一,这也使MELD 方法实施以来移植术后患者发生 ESRD 的比例要比之前高(14.5% 对 12.8%)。2002 年后肝肾联合移植的案例也在不断增多,但不同移植中心报道的数据差异很大。此后 UNOS 出台了更为严格的联合肝肾移植的标准(表 5-6)。

**表 5-6　肝肾联合移植的标准**

| | |
|---|---|
| 1 | 终末期肾病患者伴肝硬化、有症状的门静脉高压或肝静脉楔压梯度>10 mmHg |
| 2 | ESLD 合并 CKD 患者,GFR≤30 ml/min |
| 3 | 急性肾损伤患者,包括肝肾综合征患者伴血清肌酐≥2.0 mg/dl 且透析时间≥8 周 |
| 4 | ESLD 患者临床提示 CKD,肾组织活检证实肾小球硬化率或肾组织纤维化率>30% |

引自 Eason JD, Gonwa TA, Davis CL, et al. Proceedings of consensus conference on simultaneous liver kidney transplantation (SLK). *Am J Transplant*. 2008;8;2243-2251.
CKD,慢性肾脏病;ESLD,终末期肝病;GFR,肾小球滤过率。

## 美国未来的政策

显然,MELD 评分对美国肝脏分配体系产生了积极的影响。其他国家也开始借鉴 MELD 评分规则构建自己的器官分配系统。未来美国将进一步完善此分配系统。过去的 10 年间 SRTR 已经收集了大量相关数据,在此基础上人们构建了肝脏分配模拟模型(liver simulated allocation model, LSAM),它可以用于模拟政策改变可能带来的影响,为以后调整分配政策提供依据及参考。

分配不平衡仍是目前的分配系统面临的问题。这种不平衡体现在区域间和区域内的等待者移植术前的 MELD 评分以及等待期间死亡率差异巨大。保证器官的平等分配是人们应当遵循的原则之一,实际上 UNOS 在过去几年已经召集相关工作组研究如何更合理分配供肝和划分共享区,希望能找出解决的办法。

目前美国肝脏分配区域的划定大部分参考肾移植,显得过于随意。改进方案之一就是扩大现有的单位分配区,用不同半径的同心圆划分出分配地带,比如肺移植分配中运用的 5 分法(0~500,500~1 000,1 000~1 500,1 500~2 500,>2 500)。LSAM 模拟的结果认为这样的区域划分法可使超过 2/3 的本地供肝被分配到本地区以外,并有望降低等待期间患者的死亡率。人们也可以根据人口密度而非距离划分这样的条带区间。虽然理论上这种区间划分法更合理,但在正式实施之前人们还需解决一些历史遗留问题,克服政策方面的阻碍。

另一个可以降低等待期死亡率的办法是为MELD 评分偏高的患者提供更多的边界区域供肝。这种策略已经用于区域内处于状态 1 的等待者,即所谓的"区域共享 15"政策。目前人们正在考虑能否将此想法推广到国家层面,实行"国家共享 15"政策。与此同时,"区域共享 35"政策近期也得到了批准,政策规定供肝应先分配给地区或是区域内 MELD 评分≥35 分的患者,此后才会分配给地区内 MELD 评分<35 分的患者。模型分析的结果显示这种分配方法可在保持供体所在医院与对应移植中心的平均距离基本不变的前提下减少 80 个等待期死亡患者数。

提高 MELD 评分的预测能力理论上可以降低等待期死亡率。一些研究人员发现将血清钠浓度考虑到评分系统中可以更好地预测等待期死亡率。利用OPTN 提供的数据,人们对 MELD 评分公式中的系数进行了调整,并且重新规定了血清肌酐水平(0.8 mg/dl 和 3.0 mg/dl)和 INR(1 和 3)的上下限,对系数和范围的重新界定可以帮助临床医生更精确地预测等待期死亡风险。以上这些调整有望在不久的将来得以落实,从而提高肝脏分配的效率。

**致谢**

本章作者向上一版本此章节的撰写者 Richard Freeman 医生表示衷心的感谢。

---

### 要点和注意事项

- 1968 年美国国会通过了《统一解剖捐献法》,奠定了器官移植的法律基础。
- 1978 年美国国会通过了《统一脑死亡法》,在法律上确立了脑死亡的概念。
- 1977 年,UNOS 建立。
- 1984 年国会通过了 *NOTA*,法案对美国器官移植的发展具有重要的指导意义,同时也推进了 OPTN 的建立。
- 1986 年 UNOS 受任管理 OPTN 和国家 SRTR。
- 1999 年美国卫生及公共服务部发布了移植领域的最终规定,规定涉及多项移植操作的标准规范。
- 2002 年 2 月国家开始采用终末期肝病(MELD)和儿童终末期肝病(PELD)模型指导器官分配。
- 2007 年器官移植进入联邦医疗保险的范围。
- 美国现行的肝脏分配体系主要考量患者所处的地理区域(地方、区域和国家)和基于 MELD 评分的疾病严重程度。
- 未满 18 周岁供肝者的肝脏会优先分配给儿童等待者。
- 满足米兰标准(单发肿瘤病灶≤5 cm 或者多发肿瘤不多于 3 个病灶且最大病灶直径≤3 cm)的肝细胞癌患者可以享有额外的 MELD 加分。
- 同样可以获得 MELD 加分优待的情况还包括肝肺综合征、门脉性肺动脉高压、囊性纤维化、家族性淀粉样多神经病、原发性高草酸尿症和肝门胆管癌。
- 自施行 MELD 评分规则以来,美国肝移植等待者等待期死亡率以及等待时间都有明显降低。
- 施行 MELD 评分规则后移植受体生存率和移植物存活率较之前无明显变化。
- 肝脏分配体系未来的发展和完善将着眼于建立更为广泛的区域器官共享系统,划分更为科学的分配地域和提高 MELD 公式的预测精度。

# 第 6 章

# 器官分配的欧洲模式

## Organ Allocation：The European Models

Lars Bäckman • John L. R. Forsythe • Till Gerling • Guido G. Persijn • Rafael Matesanz •
Gloria de la Rosa • Paolo Muiesan • Andrew Burroughs • Gabriela A. Berlakovich • William Bennet

王叔伦·译

## 肝移植在欧洲

在欧洲,肝移植手术开展的数量逐渐增长,近年来达到了平台期,年均近 6 000 台(图 6-1)。等待肝移植的患者数量还在持续增长,并且其与肝源数量之间的差距还在增大。表 6-1 即列举了欧洲不同国家和地区的肝移植手术率和器官捐献率。从该表可以明显看出,欧洲不同国家和地区的肝移植手术和器官捐献率差别较大。表 6-2 列出了终末期肝病及肝移植的适应证,与美国一样,丙型肝炎导致的肝硬化及酒精性肝硬化是肝移植的主要适应证,并且其占比还在升高。

本章将总结描述一些欧洲的不同器官分配系统及组织,它们在法规、器官捐献率、肝移植指征及不同欧洲国家与地区之间的临床实践传统等方面各有不同。

## 器官分配

在欧洲,或者说欧盟范围内,器官捐赠系统没有统一规定。不同国家和地域有不同的器官捐赠组织,包括:

• 西班牙国家移植组织(Organizacion Nacional de Transplantes,ONT)。

• 英国国民健康服务血液与移植中心(NHS Blood & Transplant,NHSBT)。

• 欧洲国家器官移植组织(Eurotransplant,ET)(包括德国、荷兰、比利时、卢森堡、奥地利、匈牙利、斯洛文尼亚及克罗地亚)。

• 北欧器官移植组织(Scandiatransplant)(包括瑞典、挪威、芬兰、丹麦、冰岛)。

• 北意大利移植组织(North Italian Transplant,NIT)。

• 法国器官移植组织(Etablissement français des Greffes,EfG)。

大多数机构获得的肝源都会在机构内进行分配,但如果某机构中有富余的肝源,机构之间也会有相应的合作。

在急性肝衰竭、移植术后血栓栓塞的早期再移植以及原发性无功能这类首要而紧急的问题上,多数组织规定相似。不过,对这些问题的重视程度,各方各异。

目前还没有世界公认的肝源分配规则,一般采取两种方法来分配。一种是患者导向的,美国及一些欧洲国家循此方式;另一种是中心导向的,其他一些欧洲国家(西班牙、北欧、英联邦器官移植组织)循此方式。器官匹配系统应当由移植团队、组织机构、健康权威和患者权益组织达成一致。无论选择哪种模式,系统运行需要考虑的因素可以分为两类。第一种包括一些医疗指标,如血型、人类白细胞抗原相容性(HLA compatibility)(肾移植需要)、基础病、供体受体配型、供体病毒学状态、受体病情严重性等。第二

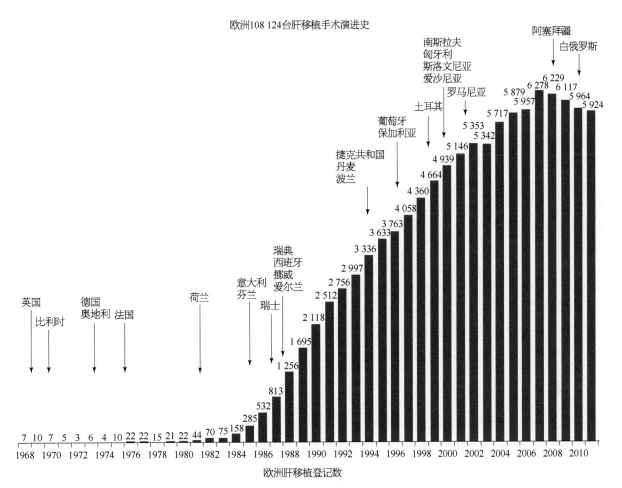

图 6-1　欧洲肝移植 1968—2010 年的进展。欧洲 108 124 台肝移植手术演进史

表 6-1　2010 年欧洲不同国家和地区肝移植等候名单中患者的肝移植手术数及人数

| | 人口（百万） | 每百万人口肝移植数 | 肝移植手术数/等候名单数（绝对值） | 慢性肝病总体死亡率（按 1996 年每百万人口表示） |
| --- | --- | --- | --- | --- |
| 法国 | 60 | 13.4 | 803/457 | 16.5 |
| 欧洲器官移植组织* | 125 | 15.4 | 1 931/2 695 | 20.2 |
| 北欧器官移植组织† | 24 | 8.7 | 209/45 | 8.9 |
| 英国器官移植组织‡ | 63 | 11.1 | 700/180 | 7.5 |
| 西班牙国家器官移植组织§ | 43 | 23.3 | 972/522 | 17.3 |

* 德国、奥地利、比利时、荷兰、卢森堡、斯洛文尼亚及克罗地亚。
† 瑞典、挪威、芬兰、丹麦、冰岛。
‡ 英国及爱尔兰。
§ 西班牙。

表 6-2　1991 年 10 月至 2002 年 12 月欧洲成人肝移植适应证*

| 诊断 | LD(%) | DD(%) | P 值 |
| --- | --- | --- | --- |
| 急性肝衰竭 | 4 | 7 | NS |
| 肝硬化 | 55 | 53 | NS |
| 癌症 | 25 | 13 | $P<0.000\ 1$ |
| 再移植 | 1 | 10 | $P<0.000\ 1$ |
| 其他 | 17 | 15 | NS |

* 数据引自欧洲肝移植登记处。
DD，死亡供体；LD，活体供体；NS，无显著性差异。

种是非医学指标,如地理距离、资源消耗一类。而等候时间、冷缺血时间可以出现在任何一种指标之内。

欧洲委员会部长委员会认为,器官移植应通过严格限制获得移植器官途径来规范器官移植。必须建成一种公共系统,包括官方认可的移植中心网络和移植患者等待列表。该系统应当为保健专家和大众提供完整的相关信息,包括登记注册和器官分配标准、患者的数目与变化情况、不同群组患者的平均等待时间。该系统当竭尽可能确保不同群组的患者等待时间相对一致。

目前,不同组织间肝源的交换相对较少。然而,一些有分配系统与组织、之前属于东欧的国家,现在相互间的合作正处于上升态势。作者的目标是充分利用脏器,更重要的是,提高这些国家的移植水平至与其他欧洲国家相同。

## 西班牙

1984 年,西班牙开展了第一例肝移植手术。到 2011 年 12 月 31 日,总例数达到 19 399 例,年均手术数超过 1 000 例。国内共有 25 个肝移植团队(1/1 880 000 居民),包括 2 个小儿肝移植团队。这些团队开展的肝移植手术数占全球 6%,而西班牙的总人口只占全球人口数的 0.7%。同时,西班牙肝移植的相对手术数也最多,达到了 23～25 例/100 万人口(per million population, pmp)。专家们参与供肝捐献与肝移植,一起在公共健康服务部门工作,为 99% 的公民提供健康保健服务。他们共同努力,坚持不懈,才使人们获得了如此丰硕的成果。西班牙肝移植登记处由 ONT 与西班牙肝移植协会联合管理,该登记处提供数据,用于分析肝移植的远期效果。据其他国际登记处报道,患者与移植物存活率正逐渐提高。

每家医院都需要官方授权才能施行肝移植手术,这表明官方应登记所有等待名单上的患者。ONT 为在国家层面上获取器官、支持分配、管理等待名单提供了必要的支持。西班牙的器官捐献率全球第一,这有赖于杰出的供体发现和器官获取组织,被称为西班牙器官捐献模式(the Spanish model for organ donation)。尸体器官捐献率从 1998 年的 30 例/100 万人口上涨到 2011 年的 35.3 例/100 万人口。然而,在分析了一些明显的区域变异度之后,作者发现,某些自治社区近年来登记率超过 40 例/100 万人口,而

且作者相信这一数据还有提升空间。近年来 ONT 提出了一项大规模、广泛的战略,提高了西班牙的器官捐献与移植率。

因为所有可用的器官都由国家协调办公室调配给西班牙其他地方,所以西班牙的肝源分配是中心导向的。所有移植中心的专家们达成共识,制订出分配规则后,再由地方健康部门的代表审批通过。这些规则会每年更新,更新依据来自对肝移植活动的详细分析,还有以下方面:供体与受体的特性、等待时间、等待名单中患者死亡率、不同群组患者获得移植的概率以及各家医院危重与再移植率。

最近,国家优先考虑危重肝病患者。怎样算是危重,患者在什么情况下算是危重患者,国家已经做出了明确规定。如果没有危重患者,为了减少缺血时间,器官将按医院、城市、地区来依次分配。两个自治区(加泰罗尼亚和安大路西亚)在全区采取特有的等候名单的管理方式,以此建立优先系统。患者的最终评分主要依照 MELD 评分,同时也兼顾其他一些指标,如适应证、联合移植手术、儿童患者、劈离式肝移植以及在等候名单上的时间等。

最终,一旦器官送到了移植中心,供体受体匹配将由移植团队最终决定,为了方便做出决定,西班牙肝移植协会(Spanish Society of Liver Transplantation)最近提出了共识指南。如果西班牙的有效受体不足,肝源将被运送至欧洲其他国家。不过这种情况极少出现,2009 年仅一例,2010 年和 2011 年都没有出现这种情况。

在西班牙,紧急肝移植有两种情况:①急性肝衰竭患者,既往没有任何肝脏疾病(必须向国家调配委员会上交一份医疗报告,证明该疾病在 8 周内发生于既往健康的肝脏)。②肝移植术后 7 日内肝脏再移植(儿童患者可将时间放宽到 30 日)。从中可以看到,国家优先考虑危重患者作为移植单位获得合适供体的指导意见。当同时出现不止一名危重患者的时候,肝源优先供给儿童受体(16 岁以下),剩下的患者根据等候名单依次排序。每年,肝移植专家都会根据不同种类及各个中心分析危重率,如有必要的话也会进行相应调整。

一篇综述分析了西班牙 2007—2011 年肝移植等待名单上所有患者的结局(表 6-3),综述显示这期间共有 10 729 名登记患者,其中 466 名(4.3%)是危重患者。而同期,西班牙肝移植团队共开展了 5 427 台肝移植手术,其中 379 名(7%)是危重患者。每年每百万人口中危重肝移植患者为 1.8～2.4 人,其中约

**表 6-3　2007—2011 年西班牙等待名单数及肝移植数总结**

| | 2007 | 2008 | 2009 | 2010 | 2011 | Total |
|---|---|---|---|---|---|---|
| 等待名单中的患者数 | 2 165 | 2 149 | 2 151 | 2 092 | 2 172 | 10 729 |
| 等待名单中的患者数（急诊编号） | 109 | 85 | 85 | 88 | 99 | 466 |
| 肝移植数 | 1 112 | 1 108 | 1 099 | 971 | 1 137 | 5 427 |
| 肝移植数（急诊编号） | 91 | 64 | 71 | 72 | 81 | 379 |

60%（54%～65%，每年不同）的患者病因是暴发性肝衰竭，而术后 7 日内初次移植失败仅占西班牙每年肝移植数的 2%～3%。分析这些危重患者的结局，作者发现，其中 81% 做了肝移植手术（80% 的手术在发病后 48 小时内进行），其在等候名单中的死亡率约7%。

如图 6-2 所示，从 2007 年至 2011 年，排除危重病例以外（因为他们的优先级特殊），肝移植等候名单的患者清除率没有显著改变，中位等待时间在 103～124 日波动，登记患者年均 1 800 人上下。

如果从患者状态来分析西班牙等候名单上的患者清除率，加上 2011 年的数据（图 6-3），截至 2011 年 12 月 31 日，人们可以看到，其中 568 名患者还在等待，113 名患者已经死亡，1 015 名患者接受了肝移植手术。已经接受移植的患者中位等待时间为 121 日，死亡患者为 84 日（百分位距 28.5～204 日），仍在等待的患者为 151.5 日（百分位距 52～262.7 日）。这一数据表明，患者们根据医疗原则进行移植手术，病情越重的患者越先进行手术，等候名单中的患者清除率与年龄、体重、原发肝病及其他研究的自变量等方面无明显差异。

在有数据统计的这段时间内，其他形式的肝移植，包括活体肝移植和劈离式肝移植占总体肝移植手术的 6%，全部 5 427 台登记的肝移植手术中，130 台是活体肝移植（2.4%），69 台为劈离式肝移植（1.3%），55 台是多米诺肝移植（即连续性肝移植，1%），77 台

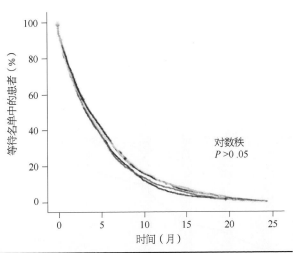

| 年份 | 等待名单中的患者数 | 平均值 (SD)* | 中位数 (ICR)* |
|---|---|---|---|
| 2007 | 1 965 | 162（165） | 118（43～223） |
| 2008 | 1 912 | 167.5（161.5） | 124（44～255） |
| 2009 | 1 826 | 155.5（156.8） | 103（33～230.2） |
| 2010 | 1 757 | 165.5（160.5） | 118（37～241） |
| 2011 | 1 783 | 161.8（158.5） | 114（32～240） |

**图 6-2**　2007—2011 年西班牙等待名单中的患者清除率。ICR，百分位间距；SD，标准差
* 按月计

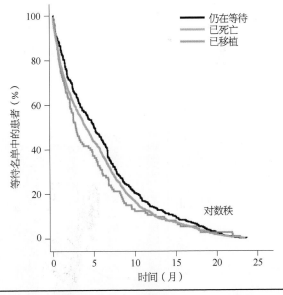

| 患者状态 | 等待名单中的患者数 | 平均值 (SD)* | 中位数 (ICR)* |
|---|---|---|---|
| 已移植 | 1 015 | 163.3（154.6） | 121（36～245） |
| 仍在等待 | 568 | 186.6（163.6） | 151.5（52～261.7） |
| 已死亡 | 113 | 146.2（156.5） | 84（28.5～204） |

**图 6-3**　按患者状态划分到 2011 年末西班牙等待名单中的患者清除率。ICR，百分位间距；SD，标准差
* 按天计

肝源为无心跳供体（14.％）。因为作者确定，其中的一些数据仍有提升空间，所以作者设计了一些合作项目扩大供体池（donor pool），来给等待名单上的患者更多的手术机会。

## 英国器官移植组织

英国第一台肝移植手术在 1968 年由罗伊·卡恩（Roy Calne）于剑桥阿登布鲁克斯医院（Addenbrookes）完成。然而，英国的肝移植项目始于 1983 年。英国的尸肝肝源多年来一直处于下降趋势，器官捐献工作组（Organ Donation Taskforce）因此成立，致力于逆转这一趋势。过去 4 年该工作组贯彻实行其提议，并使脑死亡后器官捐献（donation after brain death，DBD）供体增加了 7％。心脏死亡后器官捐献（donation after cardiac death，DCD）供体数目迅速增长至 2007 年的 118％，使供体数目与等待移植的患者数目间的差距能不致扩大。此外，器官供体登记处（Organ Donor Register）登记的志愿者数目升至 1 870 万，遗体器官捐赠数目增加了 34.4％，截至 2011 年，达到了前所未有的 1 088 名，其中 652 名为 DBD，436 名为 DCD。

英国每年大约进行 700 台肝移植手术（图 6-4），去年这一数字达到了 791 台，与前年相比增加了 12％。

英国共有 7 个移植单位，6 个在英格兰，1 个在苏格兰，其中 3 家同时开展小儿肝移植项目。2012 年 3 月有 534 名患者在积极等待肝移植的名单当中，与去年相比提升 9％。近期，每位成年患者平均等待 142 日获得供肝，而儿童患者平均等待 78 日。一项研究调查了 2008—2009 年 891 名新登记患者的登记后结局发现，登记后一年，有 13％的患者死亡或因临床情况恶化而被移出了等待名单（图 6-5）。

调节英国器官捐赠与移植的关键是 NHSBT 与人体组织监管局（Human Tissue Authority，HTA）。NHSBT 是英国国民健康服务（National Health Service，NHS）下属的一家特殊健康机构，于 2005 年 10 月 1 日成立，负责 NHS 下属的两个独立部门：英国移植中心（UK Transplant）（现在更名为器官捐赠与移植中心，Organ Donation and Transplantation）和英国国家血液服务中心（National Blood Service），前者成立于 1972 年。NHSBT 的责任是为移植器官提供可靠有效的供应。顾问团包括所有委派移植单位的代表，他们提出了器官捐赠、分配、获取和移植的政策，监督政策的实施，并对国家同意的器官分配协定提出修改意见。更具体地说，肝脏咨询小组（Liver Advisory Group）及其子小组肝脏筛选与分配工作组

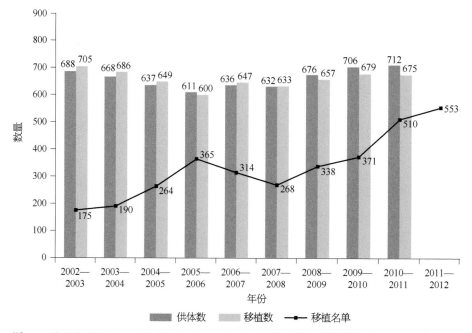

英国死亡供体肝脏项目，从2002年4月1日到2012年3月31日
到3月31日为止的供体、移植物以及在积极肝移植名单中的患者数量

图 6-4 从 2002 年 4 月 1 日到 2012 年 3 月 31 日的英国死亡供体肝脏项目。图中列出了到 3 月 31 日为止的供体、移植物以及在积极肝移植名单中的患者（数据引自 NHSBT，2011—2012，英国肝移植活动）

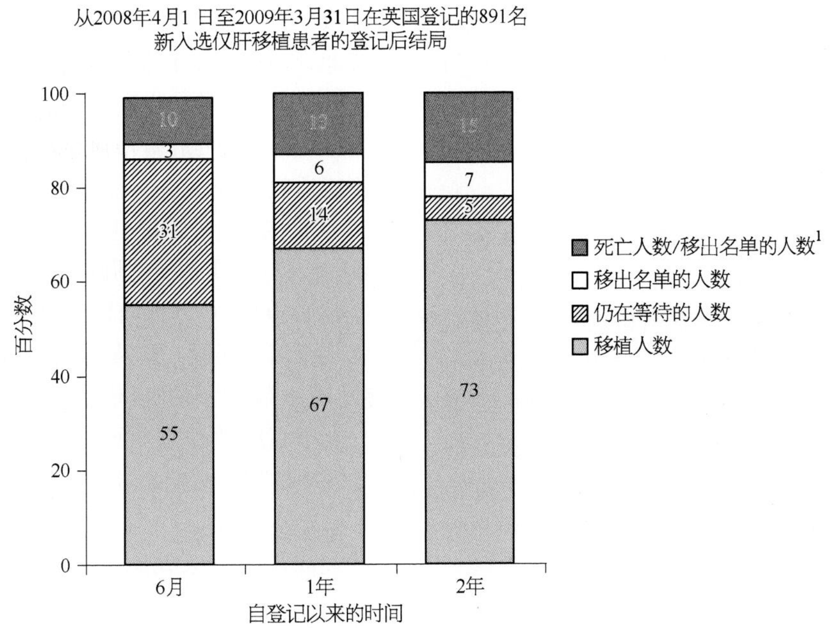

从2008年4月1日至2009年3月31日在英国登记的891名
新入选仅肝移植患者的登记后结局

**图 6-5**　从 2008 年 4 月 1 日至 2009 年 3 月 31 日，在英国登记的 891 名新入选仅肝移植患者的登记后结局（数据引自 NHSBT，2011—2012，英国肝移植活动）
1 因为病情恶化而移出等待名单

（Liver Selection and Allocation Working Party）会讨论有关肝源分配的事宜，确认不同患者得到肝移植的机会是否公平。

HTA 是一个独立监管部门，给为了移植或其他目的保存及使用人体器官的组织颁发执照并进行监管，以此维护大众的信任。同时，他们还通过一条独立许可途径为活体器官捐赠提供许可。HTA 为《人体组织法案》（*Human Tissue Act*）和《质量与安全条例》（*Quality and Safety Regulations*）这两项法案提供建议与指导。最近，HTA 被评为欧盟器官捐赠指挥部的主管部门（Organ Donation Directive），旨在将所有欧盟国家提高到相同的质量和安全标准，并致力于建立器官分配的调节框架，将其用法律法规的形式落实下来。这些法律确保了人体组织的使用安全、合乎道德，可以为大众接受。

2010 年 4 月 1 日，NHSBT 主导下，英国出台了新的国家器官获取服务规范（National Organ Retrieval Service）。有资质的获取团队包括 7 个腹部器官获取团队和 6 个心胸器官获取团队。这些团队分别从属于肝脏心胸移植中心。每个团队都有自己的辖区，辖区划分的依据是团队对应的医院都应在其 3 小时车程内。如果一个团队在接到通知要去取器官时正在另一处取器官，则该器官会通知另一个团队来取。该系统由医生团指导建立，来提高效率，减少

器官转运时间和花费。

英国的肝源分配是中心导向的。所有英国及爱尔兰共和国的潜在肝脏供体都需要向 NHSBT 办公室（NHSBT Duty Office）电话报告。各个中心分配供体区（donor zone）根据等候名单上患者的规模来确定，这样匹配潜在供体与特殊中心的脏器需求量。如果当地的中心拒绝接受该供肝，该供肝将分配给其他的中心，依据肝脏中心轮后系统排序，给第一中心发送正式脏器接受通知，给第二中心发送条件脏器接受通知。如果第一中心拒绝，就给第二中心发送正式脏器接受通知。这种转换系统根据各中心的移植活动，以 4 周为一循环来开展工作。4 周内肝移植手术开展数目最少的中心分配序列最高，而那些移植数高的中心序列则会下降。

各种新的分配优先权掌握在当值的移植外科和内科医生手中。在当供肝适配于不止一个受体时，近期的国家指南没有明确规定。移植专家们在实际决策时会考虑很多因素，包括供肝的质量与大小、血型、潜在受体的健康状况、重症监护治疗病房（intensive care unit，ICU）病床与人员的压力等。考虑一个肝脏是否可以移植到一名患者身上，医生应综合考虑受体和供体两方面的因素。事实上，只有当供体受体匹配后，患者可以从移植手术中预期获益最多时，医生才应该进行手术。

### 心脏死亡后器官捐献

当中心获得一名 DCD 供体的肝脏后,如果在当地没有合适的受体,这个肝脏就会通过"绿色通道"模式供给申请过 DCD 供肝的中心。

### 劈离式肝移植

符合劈离式肝移植基本要求的脑死亡供体要小于 40 岁、体重超过 50 kg,而且在 ICU 内小于 5 日。获取供肝的团队如果不打算实施肝脏的劈离,必须给出可接受的理由,通常因为肝脏功能、血流动力学不稳定或移植物的质量。如果为一名再次移植的患者实施整肝移植,而不实施肝脏劈离,这不是可接受的理由。根据肝脏分配顺序,在英国,左侧叶会分配给儿童肝移植中心。O 型血供体的左侧叶必须优先分配给国内 O 型或 B 型的儿童患者,其次才会考虑其他血型的儿童患者。

指定的肝移植中心可以在 NHSBT 值班室登记,获准接受欧洲其他单位的供肝。在任何情况下,这都是先到先得的。

### 超紧急的情况

如果患者本身的肝脏或移植肝发生急性衰竭,需要尽快获得新肝脏的话,可以认定他们为超紧急患者。超紧急患者国家名单列出了九种适合的患者:前四种包括对乙酰氨基酚使用过量的 ALF 患者,判断主要基于国王学院医院标准、乳酸水平和临床病情恶化。第五种和第六种包括血清学阴性的肝炎、甲型肝炎或乙型肝炎或特殊的药物反应。第七种包括 Wilson 病和 Budd-Chiari 综合征。第八种是肝移植术后 14 日内肝动脉栓塞;第九种是肝移植术后 7 日内移植物失功能或无功能。

总体上,对成人(16 岁或以上,体重不低于 35 kg)和儿童(16 岁以下,体重低于 35 kg)肝脏供体来说,分配肝源的顺序基本一致,如下所示。

(1)超紧急患者名单。
(2)肝脏小肠联合移植的成人患者。
(3)肝母细胞瘤患者。
(4)指定供体区的器官捐赠中心。
(5)其他指定的英国与爱尔兰肝脏移植中心。
(6)指定供体区的成人肝移植中心。

### 绿色通道

在一些情况下,将肝脏尽快送到可以开展移植手术的中心是有利的,这可以将冷缺血时间降到最低。因此,英国实行了一项"绿色通道"肝源供给模式。用这种模式,冷缺血 4 小时后整肝、肝叶、多米诺肝移植供体或 DCD 供肝就可以送上手术台了。"绿色通道"系统通常被用在以下方面。

• 劈离式肝移植中剩下的右半肝。
• 有可获得的肝源,而肝切除术后发现预期的受体不能适宜手术。

为了应对这种情况,医生收集相关信息,制成表格,同时传达给英国所有肝移植中心。任何情况下各中心都必须在 30 分钟内回复电话,告知 NHSBT 值班室是否接受肝源。如果 30 分钟内该中心没有回应"绿色通道",NHSBT 值班室就视其为放弃,如果不止一家中心想要接受供肝,将会根据当时各中心在轮转系统中的排名高低来进行分配。

### 活体器官移植

全世界第一台成功的儿童活体肝移植(living donor liver transplantation,LDLT)是在 1990 年,英国是 1994 年,英国第一台成人对成人的 LDLT 手术实施于 1998 年。经过多年发展,获取各种移植肝段的外科技巧和供体评估程序有了显著提高,完全标准化操作。伦理相关的问题持续引发讨论,焦点在于供体手术相关的发病率和死亡率。2004 年的《人体组织法案》协调了活体器官移植方面的法律法规。最初,成人对成人的活体肝移植手术在英国仅用于外国公民,但最近,通过 NHS,英国国内的患者也可以做此类手术了。尽管在欧洲其他国家 LDLT 手术已经比较频繁了,而且英国肝移植等待名单中患者的死亡率相对较高,但英国 LDLT 手术的数目仍停滞不前。不过,在去年,这种情况有所改变。去年共开展了 38 台 LDLT 手术,涨幅达 81%。

## 北欧器官移植组织

北欧器官移植组织成立于 1969 年,总部设于丹麦奥胡斯。与其他的器官移植组织一样,其最初的目的是分配肾源。北欧器官移植组织是瑞典、挪威、芬兰、丹麦这些北欧国家器官移植中心的集合。冰岛也属于该组织,但它并不进行肝移植活动。近期冰岛与瑞典在器官捐赠与移植方面签署了协议。北欧器官移植组织是一个非营利组织,由北欧地区所有移植中心所有及资助。目前该组织包括 5 个肝移植中心,瑞典有 2 个,其他国家各 1 个。到 2011 年末,北欧国家共开展了 4 550 台肝移植手术,移植物与患者 1 年生存率分别达到了 86% 和 90%。在北欧,慢性肝病患者肝移植的主要适应证依次是:硬化性胆管炎(21%)、肝细胞癌(16%)、酒精性肝硬化(约 13%)、

表 6-4　斯坎迪亚肝移植中心 2000—2011 年受体中位等待时间

| | 2000 | 2001 | 2002 | 2003 | 2004 | 2005 | 2006 | 2007 | 2008 | 2009 | 2010 | 2011 |
|---|---|---|---|---|---|---|---|---|---|---|---|---|
| 中位时间（日） | 43 | 39 | 52 | 38 | 40 | 41 | 41 | 51 | 58 | 44 | 64 | 46 |

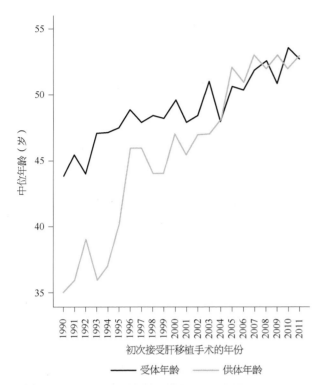

**图 6-6**　在北欧国家初次接受肝移植手术的受体与供体的中位年龄（数据引自 2011 年北欧肝移植登记处）

急性暴发性肝衰竭（7%）和慢性肝炎（7%）。2011 年北欧国家中患者肝移植等待的中位时间是 46 日，比美国和其他欧洲国家等待时间更短。而如表 6-4 所示，患者的等待时间从 AB 型血等待 14 日到 O 型血等待 98 日不等。如图 6-6 所示，受体与供体的年龄都在提高。到 2011 年，初次肝移植手术的中位供体年龄达到了 53 岁，中位受体年龄达到了 52.7 岁。

北欧没有通用的等待名单，而是采用中心导向的分配方式。各个移植中心有它们自己的等待名单，也有权从特定区域获得移植肝。MELD 标准和 Child-Turcotte-Pugh 评分通常用临床（例如医疗紧急情况、受体体型、受体年龄）和非临床指标（例如等待时间）来选择需要移植的患者。如果肝脏不在当地的移植中心使用的话，就会根据轮换系统提供给其他北欧的中心。然而，这些器官会先由当地的移植团队取下来，再送到移植中心。在极少数情况下，如果北欧国家内都暂时不需要肝脏的话，这个肝脏会供给其他欧

洲器官移植组织。

在北欧，急性肝衰竭的患者属于紧急状态，可以优先获得下一个死亡供体的供肝。这种紧急状态仅由肝脏学家、移植医师和 ICU 医师根据诊断、临床状态和评估得出。在这种高度紧急状态下，无须遵循血型相配性或一致性，这就意味着 O 型血的肝脏可以给 A 或 B 型血的患者。患者的这种高度紧急状态最多可以持续 3 日，不过，如果超过 3 日，患者仍存活且有移植指征，中心可以提出"良善请求（kind request）"状态，这意味着其他中心可以为该患者供肝，但这并不是义务。如果半岛内同时有两个紧急状况，先声明的患者优先。紧急状态或"良善要求"情况下获取的肝脏都要在 6 个月内"还"回提供器官的中心。

对于移植后 14 日内发生原发性失功能、肝动脉或肝静脉栓塞，需要紧急再移植的患者，高度紧急状态同样适用。而对慢性肝病或需要延迟再移植的患者，则没有规定要强制器官移植。

儿童肝移植占北欧肝移植总数约 5%。2011 年，人们建立了一个需要左半肝移植儿童患者的常规等待名单，以最大限度上用好适合劈离的供肝。活体肝移植在北欧国家开展并不广泛，这主要是因为北欧等待名单上的中位等待时间较短（表 6-4），等待名单中的患者死亡率仅 2.7%。瑞典的哥德堡是北欧开展成人 LDLT 经验最丰富的中心。挪威最近开始了一项 DCD 捐献项目，除此以外，其他北欧国家都不实行 DCD 捐献。瑞典现在也在讨论一项 DCD 捐献项目，不过目前还没有实施。

因为组织规模较小，涉及的中心也较少，所以北欧器官移植组织规定较少但运行良好。无论在临床上还是科研上，各中心间的合作都良好而紧密。该组织在北欧国家肝移植方面有自己的登记处，北欧肝移植登记处。各个参与其中的中心可以从中获得大量发表的多中心研究的数据。

## 欧洲器官移植组织肝脏分配系统

欧洲器官移植组织是一个国际性的非营利器官储运组织，包括了奥地利、比利时、德国、卢森堡、荷兰、匈牙利、斯洛文尼亚及克罗地亚的供体医院、组织

分型中心和移植中心。在 ET 中,不同国家对器官移植有不同的法律,分配制度也各有不同,因此,ET 有标准分配算法,各国间也可以因地制宜。所以,一些 ET 国家在本国内进一步完善了现行的欧洲肝移植分配系统(Eurotransplant Liver Allocation System,ELAS)。器官分配需根据医学和逻辑标准来计算。2006 年 12 月出台的新的以 MELD 为基础的 ELAS 适用于慢性肝病终末期的择期患者。ET 八个国家中有四个(德国、比利时、荷兰、卢森堡)遵循根据 MELD 的患者导向的分配方式。这意味着在这些国家中,器官直接给各个移植候选人,而不是移植中心。与此相对,在奥地利、匈牙利、斯洛文尼亚和克罗地亚,器官分配是中心导向的,所有器官根据一项中心特异的分配算法提供给各中心。在 ET 匹配列表上所有患者都要登记实验室 MELD 标准,各中心应按预定间隔更新其标准。如果实验室 MELD 标准不能充分反映患者疾病严重性的话,可以再加一个特殊 MELD。一些疾病已被认定为特例(standard exceptions,SEs),并写入国家特殊名单。要想获得特例资格,受体必须满足疾病和国家要求的标准。

举例来说,符合米兰标准(Milan criteria)肝细胞癌患者在所有国家中都可以算做特例,无论在诊断当时还是经治疗后降期。小于 3 cm 的胆管癌仅在 4 个国家有效(奥地利、德国、斯洛文尼亚、克罗地亚),而且推荐根据批准草案来施行手术。在大多数国家,其他肿瘤适应证包括非转移肝母细胞瘤、肝血管内皮瘤。在恶性肿瘤肝移植中,各中心要向 ET 发送一份病理报告的副本,ET 会对报告进行收集分析。

在择期患者的器官分配之外,ET 有紧急情况目录,会根据各自疾病的特殊情况优先获得脏器分配权(表 6-5)。

• 高度紧急(high urgency,HU),在全球范围内优先级最高。

• 批准的联合器官移植(approved combined organ,ACO),即除肝肾联合移植以外的多器官移植。

这些分类中的患者按他们处于当前紧急情况的时间排序。

HU 包括 ALF(按 King's College 或 Clichy 标准认定)、急性移植物衰竭(移植后 15 日以内)、快速进展的 Wilson 病或 Budd-Chiari 综合征、致命的肝脏创伤或伴毒肝综合征、ALF 继发的无肝状态。根据临床诊断分为 HU 的患者,需经 ET 审核,才能正式认证。在有疑问的情况下,欧洲移植组织肝脏咨询委

**表 6-5　欧洲器官移植组织肝脏分配系统的紧急代码**

| 医疗紧急情况 | 优先级 | 是否强制移植 |
|---|---|---|
| 高度紧急 | 国际优先 | 是 |
| 批准的联合器官移植 | 国际次优先 | 是 |
| 实验室 MELD 标准或特殊 MELD 标准,国家适用的特殊规定 | 国内适用 | 否 |
| 根据匹配名单的实验室 MELD 标准 | 国际适用 | 否 |
| 暂时不适合移植 | 无匹配 | — |

会会派最多 3 名成员评估其需求。如果肝源并非来自移植中心所在的国家或地区,然而在该中心移植给了一名 HU 或 ACO 的患者,那么该国家或地区有义务在下次为供肝所在的中心提供同血型的肝源。但如果该中心也需要这个供肝进行移植,就不必执行该义务。

择期儿童患者(16 岁以下)根据 MELD 标准分配肝源,依照年龄(12 岁以下为 35%,≥12 岁、<16 岁为 15%)计算标准。儿童供体(<46 kg)优先分配给儿童患者。

ET 国家可分成包含一到多个移植中心的多个地区,有分区的 ET 国家有奥地利(3 个区)和德国(7 个区)。这里不允许血型不匹配的肝移植。完全血型相容应用于儿童 HU 和成人 ACO 以及劈离式肝移植。ET 相容被定义为严格的血型相容(例如:ABO - O 给 ABO - O 或者 ABO - B 受体),该规则适用于成人 HU 和儿童或者成人 MELD 评分 30 分以上。

图 6-7 说明了 ET 肝移植的发展状况。

LDLT 主要用于儿童肝移植,效果很好。成人亲体肝移植在 ET 区域内相当低,而且成人亲体肝移植主要是非本地居民。LDLT 占比约为 7%,说明其对于扩大受体池作用有限(图 6-7)。

劈离式肝移植一直受到鼓励。符合劈离标准的肝脏(体重>50 kg,无上限,年龄<50 岁)都应该实施劈离,如果移植中心未实施劈离肝脏,必须给出理由。肝移植中心以 ELAS 选择的首名患者名义接受全肝供肝,实施劈离以后,肝段必须用于该患者。另外一个肝段可以给其自己的等待名单中合适的患者。只有在德国另一半肝通常由 ET 分配。如果另一半肝在劈离式肝移植中心无法分配的话,剩下的供肝会报告给 ET 值班室,通过 ELAS 进行分配。

DCD 供肝和非心脏死亡供体根据一样的算法进行分配。然而,在 DCD 的获取与移植过程中,各国法

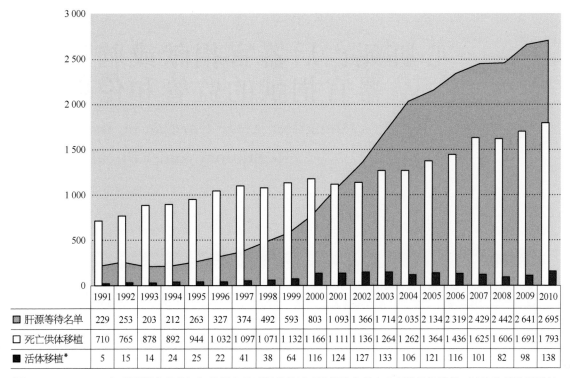

| | 1991 | 1992 | 1993 | 1994 | 1995 | 1996 | 1997 | 1998 | 1999 | 2000 | 2001 | 2002 | 2003 | 2004 | 2005 | 2006 | 2007 | 2008 | 2009 | 2010 |
|---|---|---|---|---|---|---|---|---|---|---|---|---|---|---|---|---|---|---|---|---|
| ▨ 肝源等待名单 | 229 | 253 | 203 | 212 | 263 | 327 | 374 | 492 | 593 | 803 | 1 093 | 1 366 | 1 714 | 2 035 | 2 134 | 2 319 | 2 429 | 2 442 | 2 641 | 2 695 |
| □ 死亡供体移植 | 710 | 765 | 878 | 892 | 944 | 1 032 | 1 097 | 1 071 | 1 132 | 1 166 | 1 111 | 1 136 | 1 264 | 1 262 | 1 364 | 1 436 | 1 625 | 1 606 | 1 691 | 1 793 |
| ■ 活体移植* | 5 | 15 | 14 | 24 | 25 | 22 | 41 | 38 | 64 | 116 | 124 | 127 | 133 | 106 | 121 | 116 | 101 | 82 | 98 | 138 |

**图 6-7**　1991—2010 年欧洲器官移植组织范围内地区肝移植活动及等待名单中患者数目的增长。LDLT，活体肝移植

律有异。

　　尽管为了扩大肝脏供体池，人们实施了多种活动和法案，但器官需求和可获得移植物之间的差距目前还没有改善（图 6-7）。

## 讨论

　　等待并列在肝移植名单上的患者数目正在增加，除非欧洲器官捐献率有显著增长，否则供需间的差距还会继续扩大。此外，和美国一样，肝移植中慢性丙型肝炎所致肝硬化呈上升趋势。未来，劈离式肝移植通过最大限度利用供肝，在增加移植手术量方面会愈发重要。而且毋庸置疑，劈离式肝移植会使欧洲不同器官交换分配组织间的器官交换日趋频繁。（成人对成人）活体肝移植的数目也会增加，从而降低等待名单中的患病率和死亡率。正如文中所指出的那样，欧洲没有统一的肝脏分配规则或系统，现行的系统或为中心导向的，或为患者导向的。一些系统严格根据评分制订，另一些则依据经治移植医生的临床判断。在可见的将来，欧洲还不太可能出台统一的器官分配系统。

---

**要点和注意事项**

- 欧洲或欧盟内还没有统一的肝脏或器官分配系统。
- 不同的大型器官分配组织覆盖不同国家。
- 不同分配组织间的器官捐献率和移植率不尽相同。
- 肝源分配在西班牙、北欧移植系统、英国移植系统和欧盟移植组织的一些国家中为中心导向。
- 肝源分配在欧盟移植组织的一些国家中为患者导向。
- 通过发展劈离式肝移植和活体肝移植，移植物数量可能相应提升。

# 第 7 章

# 心脏死亡后器官捐献或脑死亡后器官捐献的监管和伦理准则

## Donation After Cardiac or Brain Death：Regulatory and Ethical Principles

Thomas Collins • Zoe Stewart • Alan Reed

陈小松•译

## 令人关注的器官获取监管法律与伦理观的冲突

在医学实践中，最发人深思的一个问题是当法律——也就是本文将要介绍的器官移植监管法律和政策与个人伦理价值观及医生职责之间发生冲突时可能会出现的进退两难的境况。要求医生做什么与特定情况下医生认为应该做什么之间的冲突和不一致性有时候会以无法调和的形式告终。这在脍炙人口的文学戏剧作品和轰动一时的新闻头条中经常出现。

医学领域中，器官移植领域最能让伦理价值观与监管法律产生近距离的碰撞，器官移植是监管最严格、最公开透明，也是伦理学上最复杂的医学实践领域之一。器官移植领域许多案例都见证了伦理与法律的冲突，比如：活体供体的隐私问题、逝世后供体器官受者相关信息公布问题及器官分配问题，这只是其中的一小部分。在这样的大环境下，本章将着重介绍

DBD 和 DCD 两种情况下逝世后器官捐献的法律监管和伦理准则。此外，这两种捐献形式又分别引发了特有的、令人关注的伦理和监管方面的思考。

简介之后，本章将主要阐述为规范脑死亡、逝世后供体器官分配及扩大供体器官池等问题而专门制定的法律法规和政策。这类"规则"与其赖以生存的道德准则之间的关联盘根错节，不可能完全独立于道德准则之外（比如，脑死亡法律的发展及其与当时主要医疗机构和宗教信仰的冲突）。第三部分从伦理学角度对这些相似问题进行探讨。本章最后一部分对逝世后器官捐献领域的两个案例进行分析，在这两个案例中政策和法律法规为医护人员指定了治疗方案，但良知或伦理价值观却可能告诉他们应该用另一种治疗方案。

## 器官移植伦理学争论的依据和监管法律发展历程

像可移植器官这种需求迫切但数量有限的商品，

在分配系统对其进行分配时,需兼顾伦理价值观的行善原则、自主原则和公正原则。公正尤其受关注,因为"公平和公正"从根本上取决于立场——是站在供体个人立场还是整个社会的立场来看待这个问题。器官捐献需综合考虑个人权利、行业社会准则、宗教信仰、个人医疗行业良知和个人诚信等多方面因素。此外,器官移植还不得不考虑经费问题。在过去 30 年,政府将这些器官移植的价值观与其他观念进行整合,并相继出台了一系列法律、政策和法规,旨在能本着公平公正的原则分配器官。逝世后供体器官捐献的当代监管原则及政策解读大都承自 1984 年的 NOTA。除其他重要条款外,NOTA 为美国 OPTN 的建立奠定了坚实基础,同时也为 UNOS 成为其监管机构创造了条件,后者是负责制定适当政策以实现公平公正地运营 OPTN 网络和分配器官的会员制组织。人们经常会从伦理道德感角度对器官移植政策提出质疑,但也正是因为如此才推动了政策的改革和进步。在这个历程中比较典型的一个例子是以 MELD 评分作为肝脏移植分配的依据,这一点作者将在本章后面详细介绍;大多数人都一致认为基于病情严重程度计算出客观且易于衡量的评分,然后运用该评分进行器官分配,相对之前体系是一种进步。

## 监管法律

### 历史

#### 脑死亡

1968 年,在人类第一例人类心脏移植手术后不久,美国政府起草颁布了《统一解剖捐献法》(Uniform Anatomical Gift Act, UAGA)。后来全国各州都普遍实施了该项法律,为人类器官捐献用于器官移植提供了法律依据。当时这部法律的通过经过了充分研究,也为器官移植伦理学概念提供了基石,即尸体捐献规则。尽管这个概念看上去非常简单,就是在供体没有死亡之前不可摘取供体器官用于移植,但是"死亡"的含义是引发近半个世纪以来各种争议和伦理困境的一个根源。

"脑死亡"概念的提出是对早期器官移植发展影响最深远的医学进步之一。20 世纪 50 年代,有效生命支持技术的出现无疑让医生陷入伦理与实际诊断的两难境地;患者现处于不可逆性昏迷状态且康复无望,但又没有心肺衰竭——传统上判定为死亡。1968 年哈佛大学医学院委托特别委员会发表了一篇具有划时代意义的论文,阐述除心脏不可逆性停止跳动的

现有标准外,神经系统标准判定死亡的必要性。这也是人类第一次尝试以神经系统标准对脑死亡概念进行定义。委员会指出,判定脑死亡的标准是至少在连续 24 小时观察期内一直处于无自主运动、无呼吸和无反射动作及等位脑电图(electroence-phalogram, EEG)的不可逆性昏迷状态。

随着脑死亡概念得到承认,又一个新的供体器官来源悄然出现。DBD 供体提供更稳定、易控制的器官获取条件,因此很快成为移植器官的主要来源。传统的无心跳供体,也就是 DCD 供体仍是器官的一个来源。但是,实践证明这类器官在获取过程中会产生额外的缺血性损伤,因此理想程度上要低于 DBD 供体。现在这种情况仍然存在,但近年来由于可移植器官与急需进行移植手术的终末期肝病(end-stage liver disease, ESLD)患者的缺口不断增加,DCD 供体又重新得到重视。

近 40 年来,医学界对脑死亡的定义不断完善,也不断进行重新定义。举个例子,诊断脑死亡不再需要 EEG。1981 年美国统一州法全国委员会起草了《统一死亡判定法案》(Uniform Determination of Death Act, UDDA)草案,目的是为不同情况下的死亡判定提供全面可靠的医学依据。但是,判定是否属于不可逆性昏迷或是否达到脑死亡临床标准通常不是那么简单。临床医学的进步让判定工作更容易。如今,核素脑扫描和脑血流研究提高了临床医生对脑死亡的评估能力。这类新技术对器官移植领域及遵守尸体捐献规则的解读产生了深刻影响。2003 年,一篇关于脑死亡标准的综述文章提出了当代脑死亡诊断标准,并且被大多数医院沿用至今。其中最重要的标准是需要确保患者不会出现诸如代谢性中毒、体温降低或休克等并发症状,确认没有脑干反射,并在自主呼吸激发试验时没有自主呼吸。此外,需在不同时间内重复检测,间隔时间的长短取决于供体的年龄及其他测试结果。最后,跟早期监管法律一样,建议仍强调移植过程中诊断医生没有利益冲突的重要性。

#### 器官获取组织

早期器官移植的特点是急需移植器官的患者与可移植器官配型不合的概率比较高。随着可提供移植手术的医疗中心不断增加,迫在眉睫的是建立一个集中化网络对器官捐献、获取和分配进行统一监管。1984 年,NOTA 签署成为法律。除了其他重要方面,这部法律提出成立 OPTN,获取供体器官以及接受者名单先后顺序与供体器官进行配型,并由其负责制定相关规则,并对此类规则的贯彻实施进行监管。两年

后，也就是在 1986 年，政府委托 UNOS 监管 OPTN，这也是第一个此类监管组织。负责监督 OPTN 和政府授权机构的联邦机构是美国卫生与公众服务部（Department of Health and Human Services，DHHS）下属美国卫生资源和服务管理局（Health Resources and Services Administration，HRSA）。此外，NOTA 还要求通过 SRTR 妥善保管所有供体和受者的数据。

根据联邦法律规定，OPO 是可获取已故人类器官并用于移植用途的唯一合法组织。OPO 负责对所在 DSA 内的所有供体进行管理，包括鉴定和同意流程、供体临床维护及器官获取。所有 OPO 都负责对其所在 DSA 内已确认的供体进行维护，并根据 UNOS 通过计算机化算法得出的配型结果，将供体器官交付给移植中心。除了临床服务外，OPO 还积极参与关于器官捐献的公众教育活动，为捐献者家属提供便利服务，并与医院合作制定政策，以增加器官捐献。在新法律法规出台的时候（比如，要求所有加入医疗保险体系的医院制定 DCD 政策），OPO 通常都会协助合作医院制定政策，保证他们能达到现行法律要求。需要重点指出的是在获得捐献同意书之后，因供体维护和获取流程产生的费用都直接由 OPO 支付，并根据法律规定在各个器官成本中心之间进行分摊，而不是捐献者支付。

### 器官分配

从最宽松的角度来说，分配政策是监管法律。UNOS 是一个会员制组织，因此政策的制定是一个非常复杂的过程，必然要综合兼顾各个利益相关方委员会及专业和非专业人员的意见，要经历公众评论周期；另外还要求提交各级政府审批，并且在政策正式生效之前设计计算机程序。此外，还要求通过 SRTR 和 UNOS 委员会组织结构的输入数据进行监控和持续调整。

从监管角度来说，UNOS 政策确定了逝世后供体器官分配的基础性规范，即按移植等待名单上患者的先后顺序进行分配。但同时许多主要妨碍性因素会影响器官的分配。虽说制定了总体性规范，但障碍性因素一般是针对不同器官的。首先，针对肝、心脏和肺等直接可挽救生命的器官，原则上是先分配给病情最严重并且通过移植可以存活下来的患者，不考虑地理位置。但是，器官的有效保存时间即使是低温保存也是有限的，因此基于现有技术，逻辑上来说不可能在获取器官后短时间内运送到国内任何一家医院。基于这些原因，分配政策包含了医疗标准和地域标

准。目前，成本还没有考虑进来，但在将来会成为一个非常重要的考虑因素，因为随时将器官运送到全国各地，运送成本非常昂贵。

UNOS 针对每类器官制定了独立的分配政策。对于部分器官来说，比如对肾和胰腺的公平分配，并不是说病情最严重的患者最先获得器官。相反，这类分配方案旨在优化器官效益，提高移植器官存活率，提高大多数患者的整体利益。所有分配方案都要经过不断检验和完善。举个例子，最早的肝移植分配方案基于主观上对病情的评估和患者可等待时间。在等待期间，发现移植跨区域运送的器官配型不合。这一系统的主要问题是缺乏充分的客观性，同时患者也无法控制他们居住在什么地方或什么时候能排到他们；鉴于此，UNOS 制定了基于更客观标准的全新分配政策。

#### 《最终决议》的影响

2000 年，DHHS 颁布了《最终决议》，确立了一套全新的 OPTN 运营监管标准。《最终决议》包含了多项修订条款，其中器官分配监管的相关条款力图建立一个公平的器官分配环境，减少因社会经济地位造成的不公平现象。《最终决议》指示的政策由 UNOS 委员会制定，对所有 OPTN 成员均有约束力，由 UNOS 理事会进行投票决定，最终需提交 DHHS 部长审批。接受移植器官的医院和监管器官获取的 OPO 应为 OPTN 成员单位，并且需遵守上述规范。这也是 2002 年 MELD 分配系统的前身。

《最终决议》要求通过使用易于测量、可复制、连续性的病情严重程度评分系统提高客观性，以实现更加公平的供肝分配。MELD 评分系统是基于接受经颈静脉肝内门体静脉分流术（transjugular intrahepatic portosystemic shunt，TIPS）治疗的 ESLD 患者的数据开发的。评分系统借助于衡量的客观性实验室数据，大多数情况下可准确预测等待移植的 ESLD 患者存活率。借助 MELD 评分的整体客观性及监测易操作性，可以让 UNOS 和 OPTN 的监控工作更易于符合法律规范。

#### 供受者配型

供体器官与受者配型是一个由 UNOS 政策严格规范、由 OPO 工作人员及其他移植专业人员负责实施的复杂过程。假如一名患者被移植医院列入等待名单，他/她随后将会被列入由 UNOS 负责维护的全国汇总名单中。如果产生供体脏器，OPO 工作人员会在 UNOS 计算机系统中输入供体数据，然后对每个适合移植的器官进行匹配。接下来，OPO 工作人

员会电话通知等待列表上排在第一位的受者的主管医生或其指定人员(内科医师、协调员),外科医生(指定人员)判定供体器官是否适合该受者。如果配型不合,会按先后顺序进行下一名供受者匹配,直到成功安置供体器官。

### 直接捐献

安全起见,器官受者必须通过 UNOS 配型系统进行配型。但是,有两种情况准许不按名单先后顺序分配器官。其中一种情况是供体或供体家人要求将器官直接捐献给指定受者,通常是患者的朋友或家庭成员。UAGA 认定这种直接捐献做法合法。虽然并不是所有州都实施最新的解剖捐献法,但所有州都不禁止这种捐献方式。OPTN 对直接捐献的规定是:受者不能对供体家人提供经济支持,同时受者已被列入移植名单,并且适合进行移植手术就可以直接捐献。另一种允许可以不按先后顺序分配器官的情况是OPO 难以分配的边缘供体器官,并且因为时间限制他们不得不迅速将器官送到知名的前沿研究中心。

### 扩大供体器官池

#### 心脏死亡后器官捐献与脑死亡后器官捐献对比

鉴于上文提到的器官供应与患者需要之间巨大缺口,移植行业一直希望能最大限度地扩大器官池。近年来,增加边缘供体器官的应用一直是关注的焦点,包括 DCD(在脑死亡应用前一直使用的标准)。

1997 年,医学研究所(Institute of Medicine, IOM)受委托对 DCD 供体器官获取的实践进行了研究。1997 年研究发现,不同的 OPO 和移植医院之间获取 DCD 的政策和流程差别非常大,这也为 2006 年报告提供了参考。死亡定义差异、生前供体患者医疗干预及尊重供体家属选择都是需要特别重视的领域。IOM 报告指出,DCD 供体器官获取是一种道德上允许、医学上必须的增加可移植器官的方式。但是,IOM 还提出了多项强烈建议。第一,为了确保一致性,报告建议所有医院都应制定经地方批准的书面 DCD 实施方案,并且允许公众查阅。这一建议被列为医院加入医疗保险补助计划的条件。第二,IOM建议撤除治疗的决定应在关于器官移植的讨论开始之前独立做出,避免受利益冲突干扰。鉴于撤除支持之后的自主恢复问题,报告建议在宣布死亡后等待一段时间再实施器官获取手术。第三,建议尊重供体家属的选择,增强获取方案实施及提高移植行业和公众教育的支持资金。专业协会在对上述建议进行标准化方面取得了一定进展;但是,美国的 DCD 获取方案

仍面临广泛的不确定性,作者将在下文详细阐述。

#### 边缘移植器官的应用

在 NOTA 和《最终决议》要求的广泛数据收集基础上,鉴别出影响移植预后的供受者因素非常容易。因此,移植医生不得不面对这样的难题:在器官有限的情况下,医生如何向患者充分解释使用不太理想的移植器官的风险和效益,并让他们知道不太理想的器官可能相比理想的器官移植结果差,但总比一直等待的结果要好? 同样重要的是,医生应如何评估患者对风险和效益的理解? 优秀的循证医学研究可以帮助临床医生做出合理的医学判断,但让患者理解却是一个截然不同的问题。到目前为止,这方面的监管还仅限于知情同意涉及的因素,而没有对内容进行细化。目前,UNOS 正准备通过一系列举措在政策中随附便于理解或建议的措辞方式,以对这类同意进行标准化,同时帮助患者了解这类风险/利益情况。

## 伦理学

### 脑死亡后器官捐献:不伤害原则和脑死亡判定标准

移植内科和外科医生都必须始终坚持以不伤害原则为指导思想。顾名思义,不伤害原则就是勿为有损之事,这也是伦理价值观的四大基础原则之一。移植医生需依照不伤害原则,在患者宣布死亡之后才能从供体摘取实质器官用于移植。在机械通气和现代重症医学发展之前,死亡的定义有点模棱两可。当患者不再具有换气、循环和神经系统功能证据时被认定为死亡。可惜这类心脏死亡患者的器官不能用于移植。但是,随着急救支持的发展,在患者全部神经系统功能缺失的情况下仍可能保持换气和循环。由于这类技术进步,传统的死亡概念定义不再适用,因此在 1981 年,UDDA 确定了脑死亡标准。这些标准直到今天仍被美国及全球大多数国家用作判定死亡和器官捐献适合度的标准。

#### 脑死亡与心脏死亡对比

上文提到,传统的死亡定义是基于循环标准建立的。严重的神经系统损伤可能会导致部分患者的心脏和呼吸功能停止,在没有重症医学支持的情况下,脑部损伤与循环停止之间的间隔时间很有限。随着针对脑部严重损伤患者的通气和 ICU 支持技术的不断进步,这个问题最终就演变成临床医生撤除哪种生命维持干预手段(假如实施了医疗干预)而不违反不伤害原则。基于神经系统标准的脑死亡定义也是移植领域的一个重要转折点,因为成功的移植首先需要

在最大限度降低缺血性损伤的前提下获取器官。

虽然 UDDA 确定的标准仍是判定死亡的公认标准，但对于 UDDA 表述的"全部脑功能不可逆性停止"概念仍争议不断。"全脑死亡"概念经常遭受到来自多方面的质疑。举个例子，许多脑死亡患者仍维持下丘脑内分泌功能，而其他脑死亡患者从 EEG 上看还存在脑电活动证据或下颌反射和口鼻反应。有人根据这些发现推断基于脑死亡标准的器官捐献可能违反了不伤害原则，同时只能从基于循环标准宣布死亡的尸体摘取器官，确保器官捐献永远都不会成为致死原因。但是，拥护 UDDA 全脑死亡标准的人反驳说，所说的残余功能不能再构成有效的脑部活动。此外，临床医学发现，具备这类临床特征的患者虽最大限度地使用生命支持，但 1～2 周内仍不可避免地因心搏停止而死亡；用于诊断脑死亡的临床特征就是在这一发现的基础上发展而来的。此外，截止到目前，没有关于达到 UDDA 脑死亡标准的患者又重新恢复意识的案例记录。总之，使用 UDDA 神经系统标准判定死亡是合理的，没有违反移植医生恪守不伤害原则的职责。对伦理意义的综合讨论还要兼顾其他核心价值，比如自主、行善和公正原则（及其他非核心伦理价值观）及供体和社会等其他利益相关方的看法，但这些不属于本章要讨论的范围。

### 持续性植物状态与脑死亡对比

因脑损伤处于持续性植物状态(persistent vegetative state，PVS)的患者完全丧失自我和环境意识，原因在于脑部功能缺失，但下丘脑和脑干还保留着自主神经功能。此外，PVS 患者对视觉、听觉、触觉或伤害性刺激没有目的性或自主性行为反应，并且没有语言理解或表达能力。有人曾基于此对表征永久性无意识状态的 PVS 患者与达到脑死亡标准的患者进行对比。但是，PVS 患者仍保留着独立的呼吸和心脏功能，可能经过护理和营养支持生存多年。此外，临床医生无法预测哪些 PVS 患者可以在相当长的时间后重新恢复意识。由于这些不确定因素，不能将 PVS 患者列入器官捐献范围，否则就违反了不伤害原则。

### 不可逆性严重脑损伤与脑死亡对比

患者还有可能遭受严重的不可逆性脑损伤，在这种情况下大部分脑干反射缺失，但残留了部分神经系统功能，因此不能达到脑死亡标准。跟 PVS 患者不同的是，这类严重的不可逆性脑损伤患者需要依赖心肺密集治疗支持才能存活下来。这类患者可能处于永久性无意识状态，并且在非重症监护治疗病房无法达到病情稳定性水平；即使提供最大限度急救支持大

多数患者最终也会死亡。部分情况下，无效医疗是一种允许撤除生命支持的正当合法的方式。因此根据可控制型 DCD 方案，严重的不可逆性脑损伤患者可能会成为潜在器官供体，作者将在下一部分详细介绍。但不管是在 ICU 还是在手术室，这一方案都会面临着相应的伦理挑战和后果。

### 心脏死亡后器官捐献：不伤害原则、利益论和功利主义

20 世纪 90 年代初，美国提出了可控制型 DCD 器官供体方案，1993 年匹兹堡大学发布了第一个 DCD 器官供体方案。根据可控制型 DCD 标准，可按照家属或医疗授权代理人的要求撤除带有不可逆性脑损伤的患者的生命支持。在非移植内科医生撤除患者生命支持并宣布心脏死亡之后，可以获取器官并用于移植。DCD 移植方案的重要一条是撤除生命支持的决定是在还没请求捐献器官之前由患者家属做出决定。DCD 方案中的这一条规定旨在确保这类患者的治疗决定不是基于功利主义做出的，也就是说服家属捐献器官帮助其他患者，而不是延长他们亲人的生命。这里一个关键性观点是为这类患者进行治疗的医生不可出于器官捐献目的怂恿家属做出撤除治疗的决定，因为非专业性公众经常会担心确定捐献器官后住院时就不能接受最好的治疗。

但是，美国的 DCD 器官获取方案严重缺乏一致性。当代美国联邦医疗保险与医疗补助服务中心规定，医院必须制定 DCD 政策，但没有推荐最佳实践。举个例子，即使在同一 OPO 内部，不同医院之间的方案都会存在着天壤之别。不同获取医院的 DCD 方案标准通常也存在差别：①在哪里撤除生命支持（比如在手术室还是 ICU）。②在撤除生命支持时家属是否在场。③谁负责撤除生命支持并宣布患者死亡（比如主治医师还是住院医师）。④供体器官获取使用药物（比如肝素、抗生素和酚妥拉明）的使用剂量、时间和采购源。⑤患者宣布死亡后，移植医生要多长时间之后才能进行器官获取。当然，这里并没有列出全部标准，但它强调了移植医生和 OPO 参与实施 DCD 方案时会面临的伦理难题。因混淆不同制度实践形式之间的差异性而导致违反 DCD 方案的可能性是存在的。此外，现行政策与移植医生希望为其患者获取高质量器官的正当愿望之间也存在着伦理张力，作者将在下一部分详细分析。

### 可控制型心脏死亡捐献器官获取的死亡判定标准

可控制型 DCD 器官获取面临的另一个挑战是对

死亡判定标准的持续性争议。DCD 器官获取反对者称，这种做法违反了不伤害原则，因为 DCD 供体还没达到脑死亡标准，还有可能自主复苏或可逆性心脏死亡，如果及时实施心肺复苏术（cardiopulmonary resucitaiton，CPR）的话。此外，DCD 反对者还宣称，用于 DCD 器官供体的部分药物（比如肝素）可能加快患者死亡，同时并没有为拯救供体采用其他干预措施〔比如放置导管实现体外膜式氧合（extracorporeal membrane oxygenation，ECMO）〕。这些言论断言 DCD 器官捐献自身会导致或加速供体的死亡，因此属于伦理失范。

假如宣布患者死亡并进行 DCD 器官获取时患者的循环停止不属于不可逆性停止，那么相关医生的做法显然属于犯罪。但设计精密的 DCD 器官获取方案能保证坚持不伤害原则。在 DCD 器官获取过程中，在供体呼吸、脑部活动液循环停止后必须留出比自主复苏所需时间更长的观察时间，过后再开始进行器官获取。因为不使用 CPR（相关记录上可以显示 DCD 患者处于未恢复状态），DCD 患者的循环就会永久性停止，医生并不是患者死亡的直接原因。

但是，关于宣布心脏死亡后为防止自主复苏留出多长观察时间这个问题一直没有统一的说法。这一争议造成了目前 DCD 方案规定等待时间的差异性，但一般为 2～5 分钟。最近一项针对数百名 DCD 器官供体的研究发现，心搏停止后 65 秒后，从未观察到心脏活动自主复律。此外，一项对自主复苏的系统化研究发现，截至目前，未出现没有进行心肺复苏的除管患者重新恢复血液循环的案例，即使是极少数显示重新恢复脑电活动的患者也没有出现过此类情况。这些研究成果让人们认同了机械心搏停止即循环停止、心电静止不是心脏死亡判定要求的观点。

很明显，当移植医生想基于目前职业模式为潜在受者优化供体器官质量时，这些政策上的变化就将他们置于伦理的十字路口。举个例子，有的 DCD 方案允许在未撤除生命支持之前使用肝素，而其他方案则规定只有在撤除生命支持之后方可使用肝素。IOM 报告指出，在严格的方案模式下，在此过程中使用肝素和其他特定药物保持器官质量的做法是合理的，并且也是允许的。当然这也对器官质量有着重要影响。同样，等待时间是 2 分钟还是 5 分钟也会影响器官的质量。从移植医生的角度来看，同一种做法一个医疗机构允许而另一个医疗机构不允许，这样非常具有混淆性，同时还强调制定全国统一的 DCD 政策迫在眉睫。

## 非可控制型心脏死亡捐献器官获取

上一部分作者主要介绍了可控制型 DCD 器官获取的伦理问题。DCD 器官获取的另一个方面是非控制型 DCD 器官供体。非控制型器官获取方案包括医院外心搏停止并由急诊团队进行心肺复苏的患者。假如心肺复苏不成功，患者达到器官捐献标准并且确认同意捐献，那么在等待一段时间确认患者心脏死亡之后开始进行器官获取。西班牙在非控制型 DCD 器官恢复方面拥有最广泛的总体经验，美国也通过纽约最近开发的一项方案重拾对非控制型 DCD 肾器官恢复的关注。

器官捐献方案特别是非控制型 DCD 器官捐献的一个重要环节是同意。有的国家通过立法规定器官捐献的"推定同意"，如果不希望捐献器官需明确表示。但是，推定同意的概念一出现就引起了伦理问题，认为这种做法可能触犯了部分个人的权利，原因在于患者不了解推定同意系统而未明确"拒绝"。推定同意会造成自主原则与行善原则相矛盾的伦理困境，因为患者必须做出决定并最优先考虑患者的个人决定：个人自主权与提高社会效益增加可用移植器官资源之间的矛盾，而推定同意政策的非自愿性器官捐献可能会触犯个人自主权。在美国，潜在供体当事人同意（比如驾驶执照名称或州器官捐献注册）但家属反对捐献器官时，那么器官捐献可能会面临同意的问题。虽然当事人同意捐献具有法律约束力，但有的医院或 OPO 在未获得家属同意的情况下也不会继续器官捐献工作。这样做通常是为了让捐献医院避免面临紧张的局面或负面的报道。从伦理学角度来看，不尊重患者当事人对器官捐献的同意明确违背了当事人的自主权。

纽约方案的多个特点引起了广泛关注，并认为这样做侵犯了潜在供体的伦理权。根据这一方案，假如急救人员基于宣布心脏死亡决定终止复苏工作并且已证实当事人同意捐献器官，那么将由独立的器官获取团队进行神经学检查，证明无脑干反射，然后在运往医院的途中对供体使用肝素，并重新建立心肺支持。到医院后应再次对脑干进行评估，确认捐献流程不会妨碍"不可逆性脑死亡的自然发展进程"，同时在确认脑干功能缺失之后，建立常温 ECMO，并在腹主动脉内放置气囊以阻断脑循环。

这种非控制型 DCD 方案的反对者称，这种做法只有临床评估，没有开展确认测试，因此存在患者脑部还可能持续工作时就宣布 DCD 供体死亡的可能性。除了这个问题外，还有个问题是非控制型 DCD

方案指定等待时间的长短是否足够确认全部脑功能消失。非控制型 DCD 政策的拥护者则反驳指出,如果不尝试恢复心脏活动,脑循环消失会迅速导致不可逆性脑功能丧失。此外,他们还争论说,这一方案通过胸部按压、机械通气和 ECMO 等方式恢复供体脑循环,可能会导致死亡宣布不准确的后果。举个例子,有的临床医生表示,ECMO 使脑部重新获得氧供和血流,阻止脑缺血导致脑死亡的必然过程。可能正是因为这些问题,这一方案要求增加脑干评估,并在腹部主动脉置入气囊,防止脑部重新灌注。根据美国现有方案的具体规范,只有在宣布心脏死亡后才能启动器官获取,并且提前对当事人同意捐献器官的决定进行核实。这种处理方式同时兼顾了不伤害原则和供体的自主权。

## 现实意义:监管法律与伦理学冲突的根源

### 心脏死亡后器官捐献案例研究

有一个器官移植领域经常会面临法律政策与伦理道德的冲突,那就是 DCD 器官获取过程。上一部分作者提到,造成这种情形的主导因素是因为美国没有形成统一的 DCD 政策。在这个实际案例中,移植外科医生第一周参与了 DCD 获取工作,其间在撤除生命支持之前对供体使用了药物(比如肝素、抗生素),并且急救人员宣布患者死亡后等待了 2 分钟;下一周,该医生在同一 DSA 内的另一家医院进行器官获取工作,该医院规定宣布死亡之前不能使用供体药物,宣布死亡到进行器官恢复的等待时间为 5 分钟。移植外科医生具有伦理责任,需确保他/她对供体开展的治疗方法不违反不伤害原则,并且不是出于利益目的为潜在受者提高器官质量。如果不谨慎权衡,这两个目标就可能出现对立,进而做出不符合监管政策的决定。

此外,在 DCD 器官获取方面还有许多其他重要的监管考虑。最关键的一点是移植团队成员不可参与患者死亡宣布,在急救团队撤除生命支持后对患者进行评估时不应留在现场。此外,移植团队成员不可参与指示或决定使用非器官获取专用药物(比如麻醉剂或镇静剂),应由急救团队在撤除治疗过程中单独

决定。关键是必须避免临床治疗决策中潜在的利益驱动,因为移植团队有给受者获取更高质量的器官的动机,可能会通过某些时段加速患者心脏死亡。如果没有遵守这类规则,那么就可能会上升为法律问题,比如,向移植外科医生提起诉讼,并控告移植医生在 DCD 器官获取过程中撤除生命支持后,处方了超量麻醉剂,但随后宣布无罪。

总之,即使将来采用了统一的 DCD 器官获取政策也会伴随着争议。由于 DCD 器官捐献比 DBD 器官捐献相对较少,许多医院及其工作人员对 DCD 器官获取仍缺少熟悉性和适应性。移植团队的职责仍是协调这种形势,确保所有参与方都了解并遵守 DCD 方案。手术开始前,与手术室内所有成员对具体步骤进行讨论,并说明预期,这是一个可化解潜在冲突的有效方式。当然,移植团队对该医院 DCD 政策条款的熟悉程度也是避免冲突和误解的重要因素。不做好这些预防措施,很容易就会面临控诉和公众拷问,并且不可避免地会对器官捐献和移植产生负面影响。

### 针对肝细胞癌的供肝分配

当然,移植内科医生和外科医生对他们各自的患者关爱有加,希望他们能尽早获得脏器。但是,这种关爱通常与全国分配政策实施的公平公正原则不一致。在政府分配原则不会优先考虑特定患者的前提下,那么就会出现一种"弯曲"规则的趋势,也就是医生为最近的患者提供最佳治疗,而这种做法实际上不利于另外具有相同迫切需求的患者。

关于这种冲突有一个典型的例子,符合米兰标准的 HCC 患者会自动获得系统评分。政策要求肝癌患者只有在影像动脉期有强化并且肿瘤病灶大小和数量达到一定标准的才能获得相应的 MELD 评分。但是,并不是所有图像上显示的动脉期强化病灶都是 HCC,在未真正达到诊断标准时报告多个小型动脉加强病灶,也可以获得 HCC MELD 评分。

这些例子表明,移植内科和外科医生在日常工作中面临的困境;为了实现最理想的目标,以有限的资源力所能及地为患者提供医疗服务的愿望可能会造成伦理价值观与器官分配监管法律之间的冲突。

---

**要点和注意事项**

- 虽然目标是保持和谐统一,但逝世后器官捐献监管法律与他们通常恪守的伦理原则经常会发生冲突。

- 移植团队必须遵守具体医院的特定政策,同时在获取器官时,尊重不同参与方之间的差异,特别是不在自家移植中心时。

- 许多供体医院都制订了独立的 DCD 方案;器官获取团队在提供器官时或至少在手术开始之前应熟悉每家医院政策对器官捐献的不同要求。
- 在 DCD 手术前应明确预计流程及各个团队成员的职责,这是一个化解潜在困境的有效方式。
- 留意手术室所有可能产生利益冲突的行为,不交叉讨论所有"行业性"问题。

# 第 2 篇
## PART Ⅱ

# 成人患者的评估
## PATIENT EVALUATION：ADULT

# 第 8 章

# 当前移植的适应证、禁忌证、移除标准和移植时机

## Current Indications，Contraindications，Delisting Criteria， and Timing for Transplantation

Vandana Khungar • Alyson N. Fox • Robert S. Brown, Jr.

王　晨•译

　　肝移植现已被应用于肝硬化和急性肝衰竭并发症的治疗,而运用这种方法来挽救生命也已被广泛认可。在肝移植手术出现以前,医疗管理机构给出了一种姑息治疗措施,但并非是一种可明确治愈终末期肝病并发症的方法。在美国,每年有超过 200 万名门诊患者和 750 000 名住院患者患有慢性肝病,而每年也有超过 40 000 名患者进展成为终末期肝病、肝衰竭甚至死亡,其中近 2 000 位患者还会出现急性或是暴发性肝衰竭。

　　20 世纪 60 年代,Thomas Starzl 教授被认为是成功施行死亡供体肝移植的第一人。到了 70 年代,手术技术的进步推动了这一领域的发展,但器官排斥反应却成为是否能够存活的限制因素。

　　1979 年,Roy Calne 爵士发现了环孢素,这一项重要发现促进了这一领域的进步,环孢素延长了移植物与患者的存活时间。1983 年,国家健康协会认定肝移植已不再是一种实验性治疗。此后不久,器官共享联合网络也发展起来用于管理器官获取和分配,而这一网络至今依然使用。30 年后,手术技术被重新定义,医学治疗变得更加精密,同时移植的想法也更为普遍。如今在所有存活患者中,1 年、3 年、5 年的生存率分别是 87%、78%、73%。有了这些进步,移植捐献者和受捐者也在不断增加。在美国,每年接近

6 000 名患有终末期肝病的患者接受肝移植。但不幸的是,因为目前器官资源短缺,5%～10% 患者已经列入肝脏受捐者名单,却因为没有得到肝脏而死去。就像任何有限的资源一样,医生必须考虑到分配公正的原则,规范地分配这一有限资源。考虑到这一点,医生需要清楚地了解手术适应证、禁忌证,从名单中选取患者的条件,还有肝移植的时间,从而最大限度地使用有限的资源,这一点十分重要。而同样重要的是,医生要牢记那些能够被列入名单的适应证和禁忌证,这样可以不断更新数据,以便找到有效而公平的方式分配器官。

## 器官分配系统

　　相对肝移植领域中其他问题,器官分配系统已经引起了诸多争论与讨论。最早的分配系统是基于 CTP 评分建立起来的,而 CTP 评分是将肝性脑病、腹水、血清胆红素、白蛋白以及超过上限的凝血酶原时间考虑在内。规定这五种因素每种 1～3 分,那么计算分数在 5～6 分的为 A 级,7～9 分为 B 级,10～15 分为 C 级。CTP 中 A 级患者存在代偿性的疾病,并且预后较好,而 C 级患者则会出现严重的失代偿疾病,预后较差。2002 年以前,CTP 评分被用来划分肝

移植列表上等待人员的优先级别,结合 CTP 的等级(B 对 C),作者会在列表里使用一种状态码(1、2a、2b、3)来区分患者应该在家、在医院或者在重症监护治疗病房等待肝脏。因为涵盖了很多的组别,而在每个组内,作者则优先给那些在列表里排队时间较长的患者做移植,由此,等待时间就成为优先移植的主要决定因素。同时,一定程度上的主观意识也是可以接受的,对于特殊患者,作者提倡变更一些数据,例如夸大主观可变因素(腹水和肝性脑病)。很显然,作者需要一个不同的方式来决定移植优先权。

更客观地说,对于等待名单上人员的死亡风险是基于实验结果来评估的,这些实验结果都是来源于作者对那些患者死亡风险的评估,而这些患者都是做过经颈静脉肝内门体静脉分流手术,也都是作为终末期肝病的评分模型。该评分模型是通过计算血清胆红素、国际标准化比值的凝血酶原时间和血肌酐的对数转化而来。虽然终末期肝病评分模型没有上线,但是用于器官分配目的的最小分值为 1 分(为了保证不出现负对数值),肌酐的最大值为 4 分(血透患者给 4分),总分为 40 分。成人终末期肝病评分模型分值为6~40 分,而儿童终末期肝病评分模型则是个开放的模式。作者最终确立用终末期肝病评分模型来预测患有慢性肝病患者的短期死亡率,随后 2002 年该模型被 UNOS 接受。随着终末期肝病评分模型系统的改变,中期等待时间被缩短,等待列表的人数也在减少

(已下降 6%),新登入等待列表的人数也在下降(从2002 年 2 月至 2003 年 2 月,下降了 12%),与此同时病情危重的患者也会被优先安排移植,所以移植率也在不断上升(上升了 6%)。最终,等待名单上的死亡率大大降低,且不会反过来影响到移植术后的生存率。

有一组患有急性肝衰竭的患者群体,还包括一些患有原发性移植肝无功能的患者,他们都优先于终末期肝病评分模型得分最高的患者。近些年里,这一群体急需要移植,且他们的数量也相对较少(少于总移植人数的 10%),这些都让最危重的患者在分配系统内获得更好的待遇,也就是急性肝衰竭患者会排在慢性肝病患者之前。

为慢性肝病患者分配肝源也稍稍有所区别,从2002 年 2 月起,器官分配系统由终末期肝病评分模型的最高分排列到最低分。通过这样一个系统,短期内有最高死亡风险的患者则被列为最优先级。另外,等待时间成为第二决定性因素,因为低分患者之前累积的等待时间是不包括在内的,只有高分值患者的分数才有效。因此现在优先级别是基于严重程度决定的,而不是等待时间。在肝移植的历史里,运用终末期肝病评分模型促进了第一次肝移植等待名单登记的人数减少,与此同时肝移植中期等待时间也在降低。作者发现,在终末期肝病评分模型得分为 14 分或者低于 14 分的患者中,他们的肝移植死亡率远远高于有着同样得分却未施行肝移植手术的患者(图 8-1)。

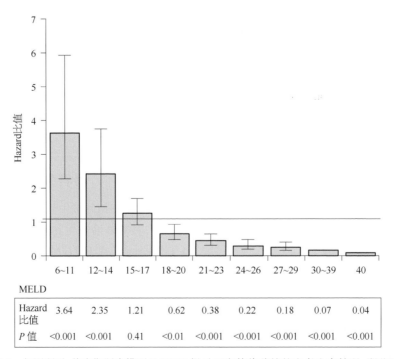

| MELD | 6~11 | 12~14 | 15~17 | 18~20 | 21~23 | 24~26 | 27~29 | 30~39 | 40 |
|---|---|---|---|---|---|---|---|---|---|
| Hazard 比值 | 3.64 | 2.35 | 1.21 | 0.62 | 0.38 | 0.22 | 0.18 | 0.07 | 0.04 |
| P 值 | <0.001 | <0.001 | 0.41 | <0.01 | <0.001 | <0.001 | <0.001 | <0.001 | <0.001 |

**图 8-1** 如图所示,终末期肝病模型(MELD)提示正在等待移植的患者生存情况,那些后来新加入的评分点增加了患者的分数,使得他们的 MELD 分数更高,生存情况也更好

近期,对于那些患有终末期肝病的患者,作者认为得分高于 15 分是肝移植一项有效的适应证,而在每一个肝脏中心,详细的多学科评估让作者能够确保肝移植可行且明确。

终末期肝病评分模型系统也有一些限制,也不是所有患有终末期肝病的患者都可以享受到现在这个系统。一些患者并没有立即死亡的风险,或者没有国际标准化比值、胆红素和肌酐水平升高的表现(例如,门静脉高压),一些患者患有 HCC 但肝脏合成功能良好,他们就不能在器官分配中给予优先级,那么结果就是他们由于肿瘤的进程导致了高退出率,增加了等待名单的死亡率。因此 HCC 也成为"终末期肝病评分模型特殊情况"最普遍之一,也被认为是终末期肝病评分模型系统中未能涉及的部分,作者将其加入标准化分配算法之中,给予一些"特殊分数"来提升它们在列表中的排序。这些特殊情况包括肝细胞癌[在某些地区也包括肝门胆管癌(cholangiocarcinoma,CCA)]、淀粉样变性病、肝肺综合征和反复性胆管炎,这些都会通过适当的运算自动增加分数。而又有另一些情况,包括难治性肝性脑病、门脉性肺动脉高压、顽固性瘙痒症、Budd-Chiari 综合征、胆囊纤维化、遗传性出血性毛细血管扩张症、多囊肝、原发性高草酸尿症和小肝综合征,如果他们能通过区域审查委员会,则可以得到额外的分数。

为了将 MELD 评分扩展应用于按当前 MELD 标准不适用的患者,一些研究尝试着提高 MELD 系统的预测准确性。作者运用一种依赖于时间的分析,检查所有的项目,其中的数值包括血清钠(MELD-Na)、年龄(整合性 MELD)、白蛋白和 ΔMELD,但是,标准化的终末期肝病评分模型仍保留着当时使用的模型。也有另一些言论批判这一系统,认为终末期肝病评分模型系统增加了合并移植肝肾的患者数和肝癌患者肝移植人数,同时也增加了等待时间和除去等待列表上肝癌患者的其他等待病患的死亡率。虽然最终人群锁定在了每一个器官分配单元中,但是这并不能极大地影响器官分配,也不能从本质上减少器官实用性的地域差异。也有一些来自瑞士的研究者在研究终末期肝病评分模型疗效时发现,在引入这一模型之后,等待列表上的患者死亡率有所降低(在每 1 000 患者-年份中死亡人数为 386 对 242,$P < 0.0001$),而移植术后并发症升高主要是肾衰竭(46% 对 13%,$P < 0.0001$),同时,肝移植的费用也增长了 55%。费用增长是因为移植患者需要更多的高昂手术操作,也会有更长的时间待在重症监护治疗病房里。

移植受者科学注册表的数据显示,一些低分(<15 分)的肝移植候选者做过肝移植手术后比还在列表上等待的相似患者死亡风险更高。意识到了这一点,作者于 2005 年在一条名为"共享 15"的规定下修改了分配条例,原本的分配是给予所有候选者以捐赠肝,包括一些当地器官征购组织所服务的捐献地区,MELD 分数标准降低到 6~40 分均可,后来这一规定被更改,器官可分配给局部地区 MELD 分数在 15 分以上的候选者,别的地区想要在本地候选者之前得到移植器官,则 MELD 分数得低于 15 分。

## 评估

肝移植评估的过程就是从患者中找出谁能最大限度获益于移植,谁能在移植术后最有机会康复存活,并且他们还要珍惜照顾好给予他们的这一宝贵资源(移植的器官)。移植也会使得曾经的肝衰竭发展,所以理想上,作者会及时给候选者做全面的评估,一般有几个最基本的问题一定会问,包括以下几个。

(1) 还有别的方法可以治疗肝病吗?

(2) 患者能在手术过程中和手术之后存活吗?

(3) 有没有同时存在别的疾病严重影响了患者的生命,不适合做移植手术?

(4) 患者是否能在移植术后严格遵从复杂的治疗规程?

(5) 患者是否能够接受移植肝病的复发率?

这一评估过程包括刚性医疗、手术、精神、社会和经济筛选来确定一些患者,他们可能存在稳定器官移植的禁忌证(表 8-1)。一旦筛选完成,委员会就会基于客观和主观条件来决定谁适合列入移植名单,而委员会则是由肝脏病学家、移植外科医生、移植协调员、心理学家和社会工作者组成。如果患者被选为了合适的移植候选者,他或她就会被列入器官共享联合网络的等待名单。

## 等待名单的管理

移植团队必须协助医疗护理肝移植列表上的患者,这些患者都在等待着器官。医生会为患者做一些标准检查和疾病监控,患者会出现代偿性肝硬化,作者也会用胃镜检查是否存在胃底静脉曲张,从而对胃底静脉曲张出血达到一级和二级预防。同时,作者进行肝细胞癌筛查,治疗终末期肝病的并发症,包括腹水、肝性脑病、胃肠道出血和肝细胞癌。大约平均每 3 个月 MELD 分数会更新 1 次,或者疾病出现恶化时

**表 8-1　肝移植评估内容\***

| | |
|---|---|
| 医学评估 | 医学记录回顾 |
| | 移植肝脏病学家和移植外科医生的历史和体格检查 |
| 实验室评估 | 电解质水平;肝功能测试;全血细胞计数;凝血试验;肝炎血清学检测;自身免疫标志物、遗传标志物和代谢性肝病标志物;血型抗体筛查;RPR、EBV、CMV 和 HIV 检测;甲状腺功能检测 |
| 放射性评估 | 腹部多普勒超声评估 |
| | 腹部增强 CT |
| | 骨密度扫描 |
| | 胸部 CT(如果是肝细胞癌) |
| 心脏评估 | 心电图 |
| | 超声心动图(注射搅拌的生理盐水) |
| | 核压力测试(如果年龄＞45 岁或者有心脏危险因素则需要做) |
| | 冠脉导管置入(如果压力测试结果异常或者存在心脏病高风险) |
| | 右心导管置入(如果在无创测试中,肺动脉压力增高) |
| | 心脏会诊 |
| 肺评估 | PPD 实验 |
| | 胸部平片 |
| | 肺功能测试 |
| | 室内动脉血气水平 |
| | 分流分数实验(如果有肺内分流迹象) |
| | 肺部会诊 |
| 神经系统评估 | 颈动脉超声(如果年龄＞60 岁) |
| | 神经影像和神经系统会诊,如果有神经系统疾病既往史 |
| 年龄相关癌症筛查 | 巴氏涂片检查 |
| | 乳房 X 线检查 |
| | 肠镜 |
| | PSA |
| 社会心理评估 | 心理学会诊 |
| | 社会工作咨询 |
| | 经济顾问咨询 |
| | 营养学会诊 |

\* 这些在许多医疗中心都是标准检查,虽然实质上可能有变化。
CMV,巨细胞病毒;CT,计算机断层成像;EBV, Epstein-Barr 病毒;HIV,人类免疫缺陷病毒;PPD,纯蛋白衍生物;PSA,前列腺特异性抗原;RPR,快速血浆反应素试验。

也会更新。

正如前面所提到的,如果患者的 MELD 分数低于 15 分,他们在第一年并无生存益处,但是患者的 MELD 分数高于 15 分,每增长一分他们的生存可能性就会更大。其他研究表明,MELD 分数对于所有患者移植结果的预测都相对较差,但 MELD 分数最高的前 20％患者除外。其实并没有明确的 MELD 分数节点来说明移植无效,对于活体供肝移植受试者来说,器官共享联合网络数据的分析决定了以下几项对异体移植失败和再移植需要的预测:移植前在重症监护治疗病房里的位置、再移植、女性活体肝移植给男性患者、年龄＞44 岁、受体的种族。当考虑到等待列表上的患者,记得再一次评估他们的身体状况。

如果患者无法通过移植存活,或者病情恶化,又或者肝移植的风险远大于其好处,那么作者将把患者从移植列表上移除或者暂时冻结移植名额。有一些因素可能会对手术后的生存率产生副作用,包括机械通气、血液透析、真菌和耐药菌感染,以及先前做过移植手术等,当患者出现了其中几个因素,那么术后风险就是不可避免的了,那移植手术也得延期。

## 移植的适应证

肝移植适用于很多不同的疾病(表 8-2 和图 8-2)。特别是当一些患者已经发展到慢性肝病的后遗症期如门静脉高压、肝细胞癌,肝移植就十分适用于这些患者。患者转为移植治疗也需要考虑一些罕见

| 表 8-2　肝移植的适应证 |
| --- |
| 病毒 |
| 　丙型肝炎 |
| 　乙型肝炎 |
| 自身免疫性肝病 |
| 酒精相关性肝病 |
| 遗传性/代谢性肝病 |
| 　肝脏血管性病变 |
| 　$\alpha_1$-抗胰蛋白酶缺乏 |
| 　Wilson 病 |
| 　非酒精性脂肪性肝炎 |
| 　络氨酸血症 |
| 　Ⅳ型糖原贮积症 |
| 　新生儿血色素沉着病 |
| 　淀粉样变性 |
| 　高草酸尿症 |
| 　尿素循环缺陷 |
| 　氨基酸缺乏 |
| 胆汁淤积性肝病 |
| 　原发性胆汁性肝硬化 |
| 　原发性硬化性胆管炎 |
| 　胆道闭锁 |
| 　Alagille 综合征 |
| 　进行性家族性肝内胆汁淤积 |
| 　胆囊纤维化 |
| 　胆道缺失 |
| 恶性肿瘤 |
| 　肝细胞癌 |
| 　胆管癌 |
| 　纤维板层癌 |
| 　上皮样血管内皮瘤 |
| 　肝母细胞瘤 |
| 　转移性内分泌神经肉瘤 |
| 多囊肝 |
| 血管疾病 |
| 　Budd-Chiari 综合征 |
| 暴发性肝衰竭 |
| 再次肝移植 |

疾病,肝脏不会衰竭却引起了别的系统性疾病(例如淀粉样变性或草酸尿症),所以必须衡量好移植的优点与相当多的潜在疾病以及大手术操作的死亡率。因此,移植通常是给那些生活质量较差,并且不移植就出现可能死亡的患者,同时患者也应该预估自己移植比不移植活得更长,这通常被称为"移植生存优势"。

**酒精相关性肝病**

在美国,酒精相关性肝病是肝硬化最常见的病因,乙醇是引起终末期肝病的第一大病因。患者时常还有别的疾病存在,而乙醇常常是进展性肝病发展的共同因素。鉴于与酗酒相关的恶名,特别是在民众眼里,移植治疗酒精相关性肝病仍然有待改变。

因为在多数美国的医疗中心里,频繁饮酒是移植的一项禁忌证,同时,戒酒也会导致疾病的逆转,所以,饮酒导致的肝病不是移植首选的适应证。对于那些曾有过过度饮酒史的患者,多数医疗中心都需要在考虑移植之前为他们做一段时间戒酒记录,许多中心还特别要求戒酒时间不得少于 6 个月。虽然 6 个月的时间不是基于严格控制戒酒的数据,但众所周知,戒酒时间越长,酒瘾复发率就越低。除此之外,如果戒酒可以让酒精性损伤逆转,那么 6 个月则是让肝脏恢复的最佳时间。这样的延迟移植会让本不需要移植则可痊愈的患者避免不必要的移植手术,这一段时间也让作者确定了那些很可能复饮的患者,并给予强化治疗和心理咨询。

近期,世界上更多的医疗中心发现,对于严重酒精性肝炎患者,在进行 6 个月的戒酒之前是有可能施行移植手术的。但是在美国,大部分的中心仍需要 6 个月的戒酒治疗,而对于那些患有严重酒精性肝炎的患者,药物治疗对他们并不能起效,他们的 6 个月死亡率攀升至 70%。最近,回顾性研究显示为酒精性

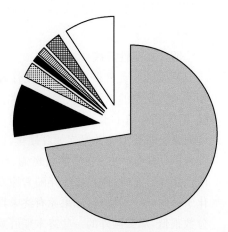

- ■ 非胆汁淤积性肝硬化72.6%
- ■ 胆汁淤积性肝病/胆汁淤积性肝硬化9.6%
- ▦ 急性重型肝炎2.9%
- ■ 胆道闭锁1.2%
- ▨ 代谢性疾病1.5%
- ▦ 恶性新生物3.0%
- □ 其他9.3%
- ■ 未知0

**图 8-2**　诊断分布:美国等待名单上的特征,2008 年(美国健康与人类服务办公室 http:// optn. transplant. hrsa. gov. )

肝炎和其他肝病患者移植,移植的器官以及他们个人存活率都近乎一样。Mathurin 等人做了一个前瞻性试点研究,是针对患有严重酒精性肝炎患者,他们每日使用 40 mg 糖皮质激素,共使用 7 日,但并不起效,对于这样一个高度选择的患者群体,他们在一个理想的社会心理环境中,第一阶段 6 个月生存率为 77.8%,病例对照中则为 23.8%。这一项研究表明,对于高度选择的患者群体,为治疗严重酒精性肝炎而移植的结果良好。然而,对于这一观点也有很多反对的理由存在,包括其实患有酒精性肝炎的患者可以自己恢复,目前也没有一个理想的预后评分系统(Lille 评分已经是近期作者最好的粗算评分了)。此外,酗酒也是一种恶习,这种恶习普遍是酒精性肝病患者自己造成的。基于以上两个原因的存在,近些年来让世界接受给酒精性肝炎患者移植这一做法是困难的。进一步研究会让事情更加明朗,给人们带来希望,也会给移植团体提供一个更好的预后评分系统,这样患有酒精性肝炎的患者如果没有移植即可痊愈,那就无须接受肝移植手术了。同时,作者也会加强观察和关注这一疾病,假以时日,酗酒的恶习也会慢慢减少。

对于那些已经完成了戒酒过程的患者,移植团队会依赖社会工作者、咨询师、心理咨询室和一个完善的康复机构,最大限度地成功完成治疗。虽然移植后复发很普遍(最高可达 30%),但是过度饮酒很少见,酗酒复发也极少出现,这导致了移植器官功能紊乱,并且与存活率下降并无关联。

### 丙型肝炎

在美国,慢性丙型肝炎病毒感染所引起的肝硬化仍然是肝移植的首要适应证。在移植手术前没有做药物治疗,几乎所有的移植肝脏都会在手术过后再次立即感染丙型肝炎病毒。在移植过后,HCV 的感染会加速,将引起移植物功能障碍率增高,同时与其他适应证移植手术后的存活率相比,他们的存活率也会下降。为减轻这一现象,移植内科医生需要具有前瞻性,在移植手术前施行抗 HCV 病毒策略,从而降低或者消除血液中所含病毒数,降低移植手术后的复发率。为了防止移植物受到损伤,医生应该考虑给那些代偿良好的患者治疗,他们都是已经接受抗病毒治疗,正在等待移植手术的患者。这样的一个治疗策略会帮助患者的移植器官免受感染,然而,在这样的情况下用干扰素类药物进行治疗几乎不被允许。一旦开始移植,抗病毒治疗就得考虑使用,虽然这与移植过后其自身特有的挑战有关。即使在移植前后仍然

对使用干扰素和利巴韦林存在困难,但最初的蛋白酶抑制剂数据很鼓舞人心。所有新式口服且直接作用的抗病毒药物都不需要干扰素,这些药物的发明使得围移植期的管理得到重大变革,但是这也带来了病毒抵抗和药物交互作用等诸多问题。

丙型肝炎的复发会导致肝衰竭,这也是发病率和死亡率的重要来源。在这种情况下,作者也时常考虑再移植的可能,然而,对于丙型肝炎复发的患者来说,每个医疗中心都建立了不一样的再移植标准。患有丙肝病毒的患者接受再移植会比初次接受移植的患者预后更差,所以很多医疗中心把患有丙型肝炎进行再移植作为一种手术禁忌证,特别是那些做过肝移植手术后的第一年内迅速发展为肝衰竭的再移植成为再次手术的禁忌证。然而,那些患有丙型肝炎进行再移植后期(>1 年)的患者,他们的预后不一定会比别的原因导致晚期肝衰竭的患者差。

### 乙型肝炎

慢性乙型肝炎肝移植术后在使用乙型肝炎免疫球蛋白(hepatitis B immune globulin, HBIg)免疫预防之前,乙型肝炎病毒复发率高达 80%,同时还会伴有肝功能障碍以及死亡等并发症。血清中的乙肝表面抗原再一次阳性与纤维淤胆性肝炎发展有关,且移植肝脏 1 年死亡率大于 50%。由于这些可怕的后果,大家开始把 HBV 看作是移植的一种禁忌证。

很明显,为保护移植后的肝脏免受二次感染,术前控制病毒十分重要。抗病毒药物具有高度基因屏障,这对于抑制病毒可行且有效。感染 HBV 的患者可结合乙型肝炎免疫球蛋白和口服抗病毒药物一起使用,从而使移植受体获得较好的生存率。使用了乙型肝炎免疫球蛋白和口服核苷治疗,这些感染了HBV 的移植患者 5 年器官存活率可达 85%,且复发 HBV 导致肝硬化的患者再一次接受肝移植比较少见。

### 胆汁淤积性肝病

原发性胆汁性肝硬化和原发性硬化性胆管炎是两种成人突发的胆汁淤积症,这通常会导致终末期肝病,且需要移植手术。患有原发性胆汁性肝硬化的患者通常会有典型的并发症如肝硬化,但同时会有很多特殊的并发症,如发展出的黄斑瘤、代谢性骨病和难治性瘙痒。有时,这种瘙痒伴随着原发性胆汁性肝硬化十分影响生活质量,如果原有终末期肝病模型评分分数很低,那么额外的一些终末期肝病异常分数就会出现。Mayo 风险评分是在 20 世纪 80 年代末期发展

起来的一种评分模型,它包括患者年龄、总胆红素水平、血清白蛋白水平、凝血酶原时间和水肿程度,以此来判定患有原发性胆汁性肝硬化的患者生存时间。虽然这一风险评分不作为移植的分配工具,但这对评价患者是否可以考虑移植很有帮助。在 Mayo 风险评分中,1 年死亡风险大于 10% 的患者应该送去做移植评估。原发性胆汁性肝硬化的患者做了移植预后良好,1 年、5 年、10 年的生存率分别是 83%、78% 和67%。原发性胆汁性肝硬化是一种可以在移植后痊愈的疾病,然而,这是否影响生存率作者不得而知。

在 MELD 基础上分配移植资源,患有原发性硬化性胆管炎的患者则处于劣势。原因是该类病患相对来说还保留着一定的分泌功能,导致 MELD 计算分数较低,但患者胆管炎易于发作。当胆管炎发作有生命危险或者有多药耐药感染时,可作为 MELD 额外的加分。高达 90% 的原发性硬化性胆管炎患者都会伴随有炎症性肠病,而患有原发性硬化性胆管炎的患者会比只患有炎症性肠病的患者更容易发展成为结直肠肿瘤,所以对于这类患者,作者会在移植前和移植后做严格的例行内镜检查。和原发性胆汁性肝硬化一样,原发性硬化性胆管炎的疾病严重程度可以用 Mayo 危险评分来判定,其中包括患者的年龄、胆红素、白蛋白、天门冬胱甘肽水平,以及食管静脉曲张破裂出血史,这些都可用来决定生存情况。原发性硬化性胆管炎的复发较为少见,但是复发的胆管炎和继发性胆汁性肝硬化在肝移植之后十分难处理。

### 肝脏恶性疾病

原发性肝胆管恶性疾病例如肝细胞癌和肝外胆管癌多为肝移植的重要适应证。当原发肿瘤无法切除时,肝移植则成为一个治愈疾病的不错选择。原发性肝肿瘤的肝外转移使得移植毫无意义,这与肿瘤的高复发率有关。

### 胆管癌

胆管癌是一种高度恶性的肿瘤,它来源于胆管上皮,60% 的病例都是 Klatskin 肿瘤,这种肿瘤出现在肝门区域,位于左右肝管汇合处。原发性硬化性胆管炎是发展成为胆管癌的最常见危险因素,且目前尚无有效的治疗方案,其中位生存率为 9～12 个月,长期生存极少。即使手术切除,局部的复发也十分常见。患有原发性硬化性胆管炎和胆管癌的患者很难做手术切除,因为他们的疾病多为多灶性的,且他们常患有肝硬化,手术前的失代偿会造成手术风险,属于禁忌证。

相较于其他适应证来说,因为高复发率和较低的长期生存率,胆管癌是移植的手术禁忌证。这些胆管癌移植手术的预后情况主要来自一群不明确的患者群体,他们都是处在疾病不同的阶段,且都没有接受过任何辅助化疗或新辅助化疗。在 1994 年,一项新的疾病管理协议问世,在肝移植手术前,为那些患有局部肝门周围胆管癌且未转移至局部淋巴结的患者提供术前放射、化学治疗。根据这项新的协议,88% 的患者术后 1 年存活,术后 5 年存活率达 82%。这些数据都提示了使用新辅助治疗可以让患有胆管癌的患者在术后更好的生存。然而,手术的适应证却颇受争议,那些可能接受肝移植的患者需在术前在经验丰富的医疗中心接受过新辅助治疗等临床试验。

### 肝细胞癌

与胆管癌不同,一些粗略的数据告诉人们那些患有局部肝细胞癌的患者可以进行肝移植手术,且复发率低,长期预后好。Mazzaferro 等人做了一个划时代的研究,这个研究表明如果患者的肝内肿块符合一定的大小和数量,移植术后 4 年生存率可达 75%,无复发生存率可达 83%。作者通常把这些特征归结为米兰标准(即单个肿瘤直径 ≤5 cm,或 2～3 个肿瘤,每个直径 ≤3 cm)。被诊断为肝细胞癌的患者,如果达到米兰标准,则可每 3 个月得到 MELD 额外的分数增加,一直持续到患者获得肝脏,或者持续到患者出现并发症,或是肿瘤进展恶化。得到额外加分是由于这些患者通常 MELD 评分很低,在肿瘤恶化和失去移植条件之前,额外加分可给他们竞争获得肝脏的机会。

当患者列在名单上,众多医疗中心选择使用各种形式的局部治疗来减轻肿瘤负荷,从而避免患者在等待的过程中出现复发和恶化。患者的病情或者进展超出了米兰标准,他们也会有增加选项,曾有研究表明超过米兰标准限定的大小亦有可能性,并不影响生存结果。因此,肿瘤超过 Milan 标准也有最终被选中移植对象的可能性。患者能够在 Milan 标准里成功被选中,那么他们可以请求获得额外的 MELD分数。

### 遗传性/代谢性肝病

α₁-抗胰蛋白酶缺乏、遗传性血色素沉着病(hereditary hemochromatosis, HH)、Wilson 病和非酒精性脂肪性肝炎(nonalcoholic fatty liver disease, NAFLD)都是引起肝硬化的原因,且会导致终末期肝病。这些疾病都是系统性的,需要确认肝外疾病从而保证安全的肝移植进行。

$\alpha_1$-抗胰蛋白酶缺乏会引起小叶性肺气肿和肝病,这些患者都存在显性 PiZZ,特别是在成人当中,肝病一直到 50 岁才会出现,因为有肺病共同存在的情况下,作者必须在移植评估期间做一个全面的肺部评估。患有 $\alpha_1$-抗胰蛋白酶缺乏的儿童和成人,经过肝移植的预后极好,成人的 1 年、3 年、5 年生存率分别是 89%、85% 和 83%,儿童的则是 92%、90% 和 90%。

HH 是一种铁质过多导致肝脏损害和肝硬化的疾病,患有 HH 的患者肝移植手术后生存率相对于其他病因更低,1 年、3 年和 5 年的生存率分别是 64%、48% 和 34%。究其原因是感染率和心脏并发症升高,所以患有 HH 的患者必须在移植前做一个严格的心脏评估。

Wilson 病是一种很罕见的疾病,它会导致肝、脑和眼内病理性铜沉积。患有此病的患者可能同时会存在慢性肝病或者是急性暴发性肝病。Wilson 病暴发的情况下急需要肝移植,因为大多数患者无法恢复肝脏功能,移植后的生存率极佳,1 年、3 年和 5 年分别是 89.1%、82.9% 和 75.6%。如果大脑也受到影响,那么有 1/3 的患者会出现神经精神症状,所以在移植前进行全面的神经和精神检查很重要,因为患有严重神经精神症状的患者影响手术后生存率。药物治疗很大程度可减少和改善一些患者的神经精神症状,尤其在儿童中,但那些通过药物治疗并未缓解症状的患者,施行手术之后不仅不会减轻症状,钙调磷酸酶抑制剂还会使症状加重。

在美国,越来越多的 NAFLD 成为肝移植手术指征,2001 年 NAFLD 大约占肝移植手术的 1.2%,且在稳固攀升中,2009 年已占到所有移植手术的 9.7%。NAFLD 移植术后的生存率与别的病因所致肝移植存活率相当,因为 NAFLD 与代谢综合征有关,所以,在移植评估时,筛查患者的心血管疾病、肾脏疾病、糖尿病和高脂血症格外严格,这些都与独立的死亡风险有关。

### 自身免疫性肝病

自身免疫性肝病可发展为进展性肝病,最终导致肝硬化和失代偿。自身免疫性肝病患者肝移植术后预后良好,但年龄>50 岁的手术患者术后生存率欠佳。术后细胞排斥反应较常见,大多出现在那些患有自身免疫性肝病患者身上。因为自身抗体在术后一直存在,疾病易于复发,但医生可以使用加强的免疫抑制方案进行治疗,这也可能导致进行性器官功能障碍,甚至影响生存。

### 肝脏血管性病变

肝脏内的血管病变会导致肝功能异常,有时需要肝脏移植,如门静脉血栓就是一种十分常见的肝脏纤维变性疾病,很少导致肝衰竭。新发的门静脉阻塞会引发严重的突发型门静脉高压,而门静脉癌栓常出现在肝细胞癌中,因此对于所有门静脉血栓形成的病例均需要仔细筛查是否有肝细胞癌存在。像 Budd-Chiari 综合征、窦状腺阻塞综合征(以前叫作肝静脉闭塞性疾病)这样的疾病,急性发作可导致肝衰竭,虽然可以行姑息性分流手术治疗,但仍有许多患者病情进展迅速,需要移植手术。由于大多数患有 Budd-Chiari 综合征的患者存在潜在的血液疾病,所以移植术后依然会反复存在血栓的危险,常常需要终身抗凝。移植手术之后的生存率不尽相同,一些人的 5 年生存率为 65%,一些可能会更高达到 88%。术后积极的抗凝治疗会降低血栓并发症的发生,增加生存率。

### 暴发性肝衰竭

FHF 是一种快速进展的脑病、凝血异常和黄疸,这些患者之前没有基础肝病,是肝移植的强烈适应证。在美国,每年因为 FHF 行肝移植的患者不到全部移植的 10%,对乙酰氨基酚毒性作用导致的 FHF 占了所有病例近半数,因为任何原因患有 FHF 的患者都会突然病情加重发展到很严重的程度,所以必须立即送到移植中心进行肝脏移植评估。虽然部分患者可以恢复肝脏功能,但是如果不及时移植,FHF 往往是致命的。作者设计了许多模型用来帮助预测哪些患者可以恢复,哪些患者需要立即进行肝脏移植。作者使用的工具包括国王学院标准和 Clichy 标准,甚至 MELD 评分也被列入。虽然预后模型十分有益,但是临床诊断理应优先,考虑到没有紧急进行移植手术的患者死亡率接近全球死亡率,患有 FHF 的患者应优先进行移植手术,即在患者突发脑水肿之前紧急进行移植。FHF 的患者移植预后极好,超过了那些因为慢性肝病而移植的患者。

## 移植的禁忌证

肝移植的禁忌证一般不是出现了不可避免的手术风险,就是长期生存率低或术后生活质量差。一般禁忌证都是变化的,在不同的医疗中心也不尽相同,这取决于当地的医疗专业知识和医疗条件等级。

| 表 8-3 | 肝移植相对禁忌证 |
|---|---|
| 年龄>70 岁 | 对所有患者的健康评估,但是所有年长患者的生存率是下降的 |
| 其他器官衰竭 | 只有在其他器官衰竭被纠正后,肝移植才可行 |
| 复杂外科解剖 | 如果技术上移植手术难以施行,那手术必须终止。如果怀疑手术有难度,则需要准备备用的候选人 |
| 功能状况差 | 患者需要在肝移植后能生存下来,且术后恢复 |
| 依从性差 | 这就预示着移植后的预后较差,因为移植前的行为代表了移植后的行为特性 |
| 酒精性肝炎 | 在法国有证据表明移植预后较好,但是在美国,由于有限的资源导致这一领域还存在争议 |
| BMI 上限 | 如果 BMI<19 kg/m² 或者患有肥胖症,生存率则会下降 |

BMI 为体质指数。

| 表 8-4 | 肝移植相对禁忌证 |
|---|---|
| 严重心肺疾病 | 预示着死亡 |
| 不可逆的大脑损伤 | 在 ALF 中包括 ICP 升高导致脑干疝,或者其他患有 CVA 的患者存在不可逆性恶化 |
| 败血症或活动期感染 | 当移植后免疫抑制,预后更差 |
| HIV/AIDS 合并 CD4 低,病毒载量高 | 术后生存率差 |
| 肝外恶性肿瘤 | 移植前只有 2～5 年存活 |
| 血管 | 大量门静脉和肠系膜静脉栓塞会让移植手术难以进行 |
| 社会心理问题 | 强烈的药物滥用、严重的心理疾病,或者缺乏社会支持 |

AIDS,获得性免疫缺陷综合征;ALF,急性肝衰竭;CVA,脑血管意外;HIV,人类免疫缺陷病毒;ICP,颅内压。

表格中列举了绝对禁忌证和相对禁忌证(表 8-3 和表 8-4)。

### 绝对禁忌证

选择一名接受移植的患者十分重要,他们要能够在手术中乃至移植后存活下来。只有 ESLD 是手术的一项危险因素,所以选择一名并无其他疾病的患者尤为重要,因为这些其他的疾病会增加死亡率和手术风险。严重的心肺疾病、无法控制的肝细胞癌以及近期或先前的肝外恶性肿瘤,这些在肿瘤学上无法达到"治愈"的疾病皆为移植的禁忌证。一旦患者在移植手术过后免疫力被抑制,他们就会有很高的风险出现

新的恶性肿瘤,甚至有更高风险导致恶性肿瘤复发。活动期且难以控制的感染,特别是败血症,或者顽固性细菌和真菌引起的感染,这些在移植期间都会让生存率降低。

移植手术的社会心理禁忌证十分重要,因为如若社会心理支持系统不完全就意味着移植手术的预后极差,不论是移植前肝脏疾病的失代偿反应,还是移植后的恢复都让患者在心理上和生理上难熬,患者必须要有一个除医疗团队外的人来陪伴,因为很多患有肝病的患者都有一段成瘾恶习历史,严格的戒酒和戒药瘾十分重要,任何物质的滥用,包括合法处方药物都是禁止的。在一些医疗中心,抽烟也同样禁止,但对于医生建议、操作、规定药物服用依从性差也成为移植手术的禁忌证。在移植之后,医生必须注重患者的免疫抑制治疗方案,因为器官是很稀缺的。

### 相对禁忌证

相对禁忌证保护了患者及移植肝脏的最佳预后,而相对禁忌证在不同的移植中心也有所不同,还有一些禁忌证有时可以在移植之前进行更改。年龄上限就是一个最常见的相对禁忌证,在不同的医疗中心其数值也有极大的差别。随着人口老龄化,近些年许多老人都在评估后达到了移植手术的适应证。一般来说,给年龄超过 70 岁的患者做移植,医生会高度关注,虽然依据年龄大小来排列手术是个很好的规则,但是生理年龄才更重要一些。肥胖也正逐渐变成一个常见的关注点,因为许多经过评估要做肝移植手术的患者,他们的体质指数(body mass index,BMI)显示超重或者肥胖。这些患有肥胖症的患者术后 1 年和 2 年死亡率都变得更高,而那些被诊断为严重肥胖和肥胖症的患者 5 年死亡率会更高,因为他们会有很大的可能发生心血管系统疾病。有一些医疗中心会将 BMI 指数列入禁忌证列表中,而精神疾病则是另一个相对禁忌证。一些医疗中心需要患者在做移植评估之前有一个专业的心理健康治疗,并且待他们的病情平稳才可。

在大多数医学项目中,有过酗酒史的患者需要进行 6 个月的戒断治疗,但这在不同的国家也各有不同,甚至在美国也开始有所变化。Mathurin 等人表示,患有急性酒精性肝炎的患者早期做移植手术比没有做移植手术的患者生存年限更长[(77%±8%)对(23%±8%),P<0.001],这些患者只是高度选择组里的其中一部分,结果也不能轻易被推广到所有患有酒精性肝炎的患者身上。

先前感染过 HIV 是移植的绝对禁忌证,然而有了高度抗病毒逆转录药物的出现,感染了 HIV 的患者虽做肝移植手术很有风险,但仍是可以实行的。一些专科医疗中心为 HIV 阳性的患者做了移植,但是这一手术仍未得到推广。在 20 世纪末的美国,0.3% 的 HIV 阳性患者做了肝移植手术。同时感染了 HIV 和 HBV 的患者施行过肝移植手术的预后都极好,他们的 4 年生存率和移植肝的存活率分别为 100% 和 85%。同时感染了 HIV 和 HCV 的患者生存率则稍差一些,肝脏的存活率也相对于只感染 HCV 的患者更低(分别是 76% 和 86%)。MELD 评分对于预测患有肝病同时感染 HIV 的患者移植前死亡率十分有效。每个医疗中心对于降低 CD4 计数的目标数值不同,但是有一条公认的准则就是在移植之前 HIV 病毒载量必须完全被抑制住。患者需要在移植前后到移植中心,进行针对 HIV 感染的专业特殊治疗。

复杂的外科解剖也是移植的相对禁忌证。之前做过腹部手术和大量门脉栓塞与肠系膜血管栓塞的患者也会有难以手术的可能。移植之前的增强 CT 可以让外科医生在使用人工血管或者替代技术时做到更好。

## 总结

确定合适的肝移植人选是一个十分复杂的过程,这需要多学科的参与。在评估的过程中,对于医疗和社会心理的考量尤为重要。移植手术的适应证和禁忌证也随着时间不断发展,正如作者用来分配肝脏的方法,反映出其对于不同疾病的理解与治疗能力。接下来,肝移植的目标是让那些急性或者慢性肝病患者的生存时间更长,也尽可能让更多的患者延长生命。

---

**要点和注意事项**

- 尽早及时转入肝移植会让患者有更多时间设定方案及时治疗肝病。
- 器官是个有限的资源,所以医生时常会去竞争肝移植的最佳优先权。
- 虽然在医疗中心,适应证和患者的选择是最重要的标准,且在过去数年里并未发生任何变化,但是禁忌证却在不同的医疗中心有所不同,这些都是根据当地的专家意见以及器官可用性来拟定的。
- MELD 模型评分是一个更加客观且更易操作的方法,用于预测等待列表上人员的死亡率以及制订优先权。
- 在每个地区的移植中,MELD 附加条款和平均 MELD 积分都让转诊来的患者有一个恰当的移植时间,并且获得最大效益。
- 移植手术的禁忌证十分重要,这样才能在治疗和手术过程中没有伤害。
- 当系统和医疗都在不断发展,肝移植首要目标仍不变:让那些患有急性或慢性肝病的患者能够生存时间更长,也尽可能让更多的患者延长生命。

# 第 9 章

# 甲型肝炎与乙型肝炎的肝移植

## Transplantation for Hepatitis A and B

Bruno Roche · Didier Samuel

顾劲扬 · 译

在美国与欧洲,肝移植(LT)患者中有 5%～10% 是由乙型肝炎(简称"乙肝")相关的慢性或暴发性肝病所致。然而在亚洲,这是肝移植的最常见适应证。肝移植手术疗效一度受困于乙肝感染复发。既往研究数据表明,在起始疾病为急、慢性肝病与肝移植时 HBV 复制活跃的患者中,HBV 再感染的自然危险率高达 80%。过去 20 年中,乙肝移植候选人的管理取得了重大进展。患者在肝移植术前、术后预防性联合使用 HBIg 与核苷(酸)类似物,即使是术前乙肝病毒复制活跃的患者,其术后 5 年生存率大于 80%,乙肝复发率低于 10%。然而,长期预防性用药费用高昂、操作不便,遂有了现在的替代策略,旨在减少 HBIg 的使用剂量与时长。

最新研发出的一些有效的抗 HBV 药物,被用于乙肝肝移植患者的术后管理,使如今 HBV 复发的控制效果显著。

对于 HAV 感染患者,肝移植适应证仅限于急性重型肝炎。

在本章中,作者回顾分析了乙肝相关肝脏疾病的肝移植手术适应证、疗效和复发预防,以及甲型肝炎患者肝移植手术适应证和疗效。

## 乙型肝炎的肝移植

### 肝移植的适应证与疗效

预期中位生存期低于 2 年的患者应考虑肝移植。而当患者出现自发性腹膜炎、慢性肝性脑病、难治性腹水或经内镜治疗后静脉曲张再次出血时,应施行肝移植手术。核苷(酸)类似物抗 HBV 治疗改善部分患者的临床症状,并且已大幅减少了乙肝肝硬化患者的肝移植率。实际上,乙肝肝硬化患者的肝移植主要适应证包括病毒耐药、抗病毒治疗顺应性差导致的肝炎暴发与肝细胞癌。Kim 等人曾报告称,美国乙肝相关性疾病肝移植登记候选名单有以下几个趋势:终末期肝病患者数量逐渐全面减少,同时肝细胞癌患者数量持续增加。与终末期肝病相比,抗病毒药物对肝细胞癌发生率的影响尚未被有力证实。Wong 等人报道称,忽略更严重的肝病和低移植率因素,意向性治疗分析显示乙肝肝硬化患者与乙肝肝硬化合并肝细胞癌的患者生存率相似,这或许得益于抗病毒治疗。

历史上,在缺乏预防 HBV 再感染措施时,肝移植术后 5 年生存率很低,在 40%～60%,HBV 导致的死亡时有发生。在乙肝复发的预防与治疗取得重大进展之后,5 年总生存率达到 80%～90%。206 名欧洲乙肝患者在接受了适当的免疫预防治疗后,肝移植术后 1、5、10 年生存率分别为 91%、81%、73%,与因其他因素接受肝移植患者的术后生存率相似。自 HBIg 与拉米夫定(lamivudine,LAM)被用于预防乙肝复发后,患者的 2 年生存率从 1988—1993 年的 85% 提高至 1997 年后的 94%(P 值小于 0.05)。在这两个时期,患者肝移植术后乙肝 2 年复发率分别为 42% 与 8%(P 值小于 0.05)。在患者生存率的多变量因素分析中,只有协变量肝细胞癌和乙肝复发具有统计学意义。在作者的研究中发现，乙肝肝硬化与丁肝肝硬化患者肝移植术后的 10 年生存率分别为 70.9% 与 89%。这与美国的研究结论相似。乙肝患者肝移植后 5 年生存率从 1987—1991 年的 53%、1992—1996 年的 69%，上升到 1997—2002 年的 76%。

### 肝移植后乙型肝炎复发的诊断、机制与危险因素

通常来讲，HBV 感染复发的定义是肝移植术后再次在血液中检测到乙肝表面抗原（Hepatic B surface antigen，HBsAg）和 HBV DNA，同时合并氨基转移酶水平增高及存在急、慢性肝炎的组织学依据。肝移植术后预防性措施的干预，尽管可以使患者乙肝表面抗原转阴，但短期内仍可以在血清、肝脏和外周血单核细胞中检测到低载量的 HBV DNA 和在肝组织中检测到完整的 HBV DNA、共价闭合环状 DNA（covalently closed circular DNA，ccc DNA）。这些临床发现的意义尚未明确，但提示人们，即使采取预防措施，仍有部分肝移植受体有隐匿性 HBV 复发可能。这也意味着若停止预防性治疗，可能会增加显性 HBV 复发的风险。控制肝移植患者术后 HBV DNA 的复制不仅要考虑到 HBV 与机体免疫功能的相互作用，还要考虑术后预防性抗病毒药物与免疫抑制剂的使用等因素。相反，对于少部分患者，当所有组织间隙中的 HBV DNA 与 cccDNA 均为阴性时，是否可以考虑停止乙肝预防性治疗值得进一步讨论。

移植肝的 HBV 再感染，可能归因于循环中 HBV 颗粒的直接感染或来自肝外组织（例如外周血单核细胞）HBV 颗粒的迟发感染，或者两者兼而有之。

对于接受 HBIg 治疗的患者，HBV 再感染可能归因于以下因素。

- 肝外组织中 HBV 过度增殖。
- 乙肝表面抗体（Hepatic B surface antibody，HBsAb）滴度过低。
- 出现 HBV 逃逸突变株。

最后一条机制可能较为重要，此前有文献报道 HBIg 可继发引起 HBV pre-S/S 基因组和"a"决定簇变异。这种免疫压力选择机制可能与外周单核细胞相关；作者研究显示患者肝移植后再次感染的 HBV 优势株群与其移植术前外周单核细胞中的优势病毒株群是一致的。这种逃逸性突变机制并不是唯一的再次感染原因，因为在接受 HBIg 的患者中也出现了非突变株的再感染。在接受抗病毒药物单药预防性治疗（比如 LAM）的肝移植患者中，HBsAg 可暂时保持阳性，其后数月内逐渐下降，直至完全无法检测出。

对于非耐药性患者在接受单一抗病毒治疗后，若出现再次感染，主要归因于多聚酶突变。而对于接受 HBIg 联合抗病毒药物治疗的患者，若出现再次感染，则与表面抗原基因和多聚酶基因同时发生突变相关。

无论采取何种预防性措施，HBV 再感染的主要危险因素为移植前 HBV 载量（即 HBV DNA 大于 $10^4 \sim 10^5$ copies/ml）早期研究使用杂交分析法，这种检测方法下限约为 $10^5$ copies/ml；而近期研究采取了更为敏感的检验方法[多聚酶链式反应（polymerase chain reaction，PCR），或者支链 DNA 信号扩增法]，其检测下限约为 10 copies/ml。因此 HBV 感染复制一词在不同研究中的含义也不尽相同，主要取决于该研究采用的 HBV DNA 检测方式。与低复发率相关的因素还包括移植时反应病毒低复制的标志物状态，例如乙肝 e 抗原（hepatitis B e antigen，HBeAg）阴性以及急性重型乙型肝炎、合并丁型肝炎病毒感染。当患者 LAM 耐药性 HBV（YMDD 变异株）感染时，无论病毒载量为多少，复发风险均增加。最近研究表明肝移植时患有肝细胞癌、肝细胞癌复发、肝细胞癌接受化学治疗均为乙肝复发的独立危险因素。

### 乙型肝炎复发的预防

#### *术前抗病毒治疗*

直到 20 世纪 90 年代末，许多医学中心仍将 HBV 复制作为肝移植手术的禁忌证。终末期乙肝相关性肝病的治疗目标为改善肝功能，以减少对肝移植的依赖；而在必需肝移植的患者中，治疗目标是减少 HBV 术后的再感染。为了达到这些目标，要点在于维持病毒抑制状态、减少肝组织的炎症活动。低耐药基因屏障药物，包括拉米夫定、阿德福韦（adefovir，ADV）和替比夫定（telbivudine）已不再是理想的一线抗病毒药物。恩替卡韦（entecavir，ETV）或者替诺福韦（tenofovir，TDF）被最新的指南推荐为首选抗病毒药物。

失代偿性肝硬化患者对 LAM 的耐受性好，数周的治疗后病毒可以被迅速抑制，抑制率可达到 73% ～ 100%（表 9-1）。但是临床症状改善较慢，在治疗的最初 3～6 个月未见明显获益。一项前瞻性研究表明，154 名肝移植候选者接受了 LAM 治疗，其中有 32 名患者死亡（21%），大多数发生在治疗后的最初 6 个月内（32 例死亡患者中有 25 例发生在这个时期，占 78%）。另外存活大于 6 个月患者的预期 3 年存活率为 88%。在多变量分析中，血清胆红素水平升高、肌酐水平升高、治疗前血清 HBV DNA 水平大于 $10^5$ copies/ml

**表 9-1　肝硬化失代偿期患者抗病毒药物治疗后疗效**

| 作者 | 抗病毒药物 | 患者(LAM耐药比例) | 治疗时长 | 入院时CTP评分 | CTP降低大于2% | HBV DNA阴性 | HBeAg血清阴转率 | 肝移植 | 总存活率 | 病毒学突破 |
|---|---|---|---|---|---|---|---|---|---|---|
| Villeneuve 等 | LAM | 35 | 36 | ≥8 | 22/23(96%) | 23/23(100%) | 6/13(46%) | 7/35(20%) | 27/35(77%) | 2/23(9%) |
| Perrillo 等 | LAM | 77 | 38 | NA | NA | 17/22(77%) | NA | NA | 24/30(80%) | 3/18(17%) |
| Fontana 等 | LAM | 162 | 40 | NA | NA | 57/71(80%) | NA | 91/162(56%) | 144/162(89%) | 18/162(11%) |
| Hann 等 | LAM | 75 | 13 | ≥7 | 23/75(31%) | 30/41(73%) | 7/36(19%) | 1/75(1%) | 64/75(85%) | 8/75(11%) |
| Schiff 等 | ADV | 226 | 48 | ≥5 | NA | 45/76(59%) | 7/31(23%) | 43/226(19%) | 194/226(86%) | 2/114(2%) |
| Shim 等 | ETV | 70(0) | 12 | ≥7 | 27/55(49%) | 65/70(93%) | 8/35(23%) | 3/70(4%) | 63/70(90%) | 0 |
| Liaw 等 | ADV | 91(33%) | 24 | ≥7 | 25/91(27%) | 18/91(20%) | 5/51(10%) | 3/89(3%) | 73/89(80%) | 截至 48 周 6 位 |
|  | ETV | 100(36%) | 24 | ≥7 | 35/100(35%) | 57/100(57%) | 3/54(6%) | 11/100(11%) | 82/100(82%) | 截至 144 周无 6 位 |
| Liaw 等 | ETV | 22(13%) | 12 | 7~12 | 5/12(42%) | 16/22(73%) | 0/7(0) | 0/22(0) | 20/22(91%) | 0 |
|  | TDF | 45(18%) | 12 | 7~12 | 7/27(26%) | 31/44(70%) | 3/14(21%) | 2/45(4%) | 43/45(96%) | 0 |
|  | TDF + 恩曲他滨 | 45(22%) | 12 | 7~12 | 12/25(48%) | 36/41(88%) | 2/15(13%) | 4/45(9%) | 43/45(96%) | 0 |

ADV，阿德福韦酯；CTP，Child-Pugh 分级；ETV，恩替卡韦；HBeAg，乙肝 e 抗原；HBV，乙肝病毒；LAM，拉米夫定；NA，无数据；TDF，替诺福韦。

均为6个月死亡率的独立危险因素。因此，对于进展性肝衰竭患者，无论抗病毒治疗是否有效，肝移植仍是治疗措施中最为重要的一部分。HBV DNA多聚酶基因变异是目前治疗的主要限制因素，同时也增加了致死性急性重型肝炎发生的风险。据报道，LAM治疗的年突变率可达15%～20%。因此，所有接受LAM治疗的患者必须严密监测HBV DNA水平，它与移植后急性重型肝炎的发生及乙肝的复发密切相关。当病毒感染有突破性进展时，应及时加用相应的抗病毒药物治疗。

ADV是一种核苷酸类似物，能够有效抑制野生型或者LAM耐药型HBV感染。一项由226名LAM耐药的肝移植候选人参与的多中心临床研究发现，在第48周与96周时，用PCR方法，HBV DNA检测阴性率分别为59%与65%（表9-1）。然而，1年死亡率仍达到了14%；另外至少有33%的存活患者需要接受肝移植手术治疗，以获得长期生存。因为约6个月的LAM治疗才能使患者获得临床收益，故而对于进展期肝功能失代偿患者，在抗病毒治疗的同时需要考虑肝移植手术治疗。ADV治疗患者中，肾功能不全（即肌酐清除率<50 ml/min）的发生率约为4%，这部分人群需要减少ADV剂量。ADV的耐药率较低（第144周时发生率为2%）。然而，目前随访时间最长的研究表明ADV长期耐药率要更高，3年发生率为11%，4年为18%，5年时达29%。尽管与LAM相比，ADV耐药较为少见，但对于失代偿的乙肝患者，ADV抑制HBV复制的低效率与潜在的剂量相关肾毒性仍然堪忧。

新一代的核苷（核苷酸）类似物（如ETV、TDF）有更强的抗病毒效能与更低的耐药率。目前被推荐用于终末期肝病患者的治疗。但实际使用经验相对较少。

ETV也是一种核苷类似物，无论是HBeAg阳性还是阴性的患者，它对血清HBV DNA水平的抑制作用都比LAM更强。由于高耐药基因屏障，对于未使用过LAM的患者群体，ETV耐药率极低（约为1%），即使是经过5年的ETV治疗。相反，在LAM耐药的患者群体，接受ETV治疗4年后的耐药发生率要大于35%。在近期一项研究中，Shim等人评估并对比了70名失代偿期患者与144名代偿期患者的临床转归与病毒学反应，这些患者均接受了以ETV（每日0.5 mg）作为首选药物（表9-1）的一年抗病毒治疗。治疗后第12个月时，失代偿组与代偿组平均血清HBV DNA降低的水平（−6.8 $\log_{10}$ copies/ml对−6.7 $\log_{10}$ copies/ml）、病毒血清学阴性患者的比例（89%对78%）与HBeAg阴转率（22%对24%）均无显著差异。在失代偿组中，主要不良转归的发生均在治疗初期的6个月内，与此前的LAM研究结果一致，包括6名患者死于肝衰竭和3名患者需要接受肝移植手术治疗。比起失代偿组的其他患者，这9名患者入组时肝衰竭状况更为严重（CTP评分10.1对8.1，$P=0.001$）；但失代偿组患者的基础HBV DNA水平、HBeAg阳性率和对抗病毒药物的早期应答均相似。此外有5名患者在随访期间进展为肝细胞癌。在进一步的研究中，191名HBV肝硬化患者［HBeAg阳性或阴性，有或无使用过核苷（酸）类似物］被随机分入ETV组（每日1 mg）或ADV（每日10 mg）组（表9-1）。在为期48周的试验中，ETV组全程HBV DNA水平与基础水平之间的差值均大于ADV组，在第48周HBV DNA水平小于300 copies/ml的比例也更高（ETV组为57%，ADV组为20%；$P<0.0001$）。而两组不良事件相当。然而对于重症失代偿期患者，ETV的安全性评估结果不佳。近期有研究表明，在接受4～240日ETV治疗后，16名失代偿期HBV相关性疾病患者中（MELD评分>20分），共有5名患者发生了有临床症状的乳酸性酸中毒，其中1名患者最终死于急性重型肝炎。该毒性作用的机制未明，药物的污染、合并疾病以及其他一些患者因素均可使药物代谢动力学发生改变。

TDF是一种核苷酸类似物，能够有效治疗野生型与核苷类似物耐药型HBV株。三期临床试验表明TDF比ADV有更高的抗病毒效能。研究还表明，TDF不仅可以控制大部分患者的HBV复制，还能挽救LAM耐药与ADV治疗无效的患者。在连续3年的治疗中，尚未有耐药变异株出现的报道。TDF可与恩曲他滨（truvada）联用，恩曲他滨也是一种核苷类似物，与LAM有相似的抗病毒作用。

近期一项纳入112名失代偿期HBV患者抗病毒治疗的研究，比较了TDF、TDF联用恩曲他滨、ETV治疗的安全性与疗效（表9-1）。在第12、24与48周，这三个组的HBV DNA阴性率相当。然而，在LAM耐药的乙肝患者中，18名接受含有TDF治疗方案的患者中有71%在第48周时HBV DNA为阴性，3名接受ETV治疗的患者该比例为33%。三组患者的第48周CTP与MELD评分改善情况、肾毒性发生率及患者死亡率相似。TDF对于部分患者长期使用的安全性日渐引起关注，其中包括有肾脏疾病与代谢性骨病的患者。

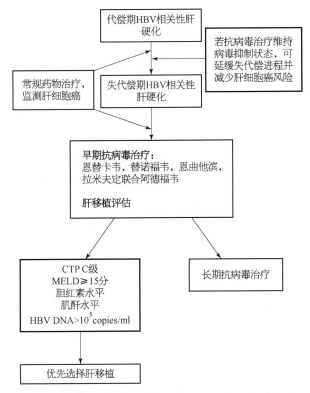

**图 9-1**　失代偿期乙肝相关性肝硬化抗病毒和肝移植治疗流程图。CTP, Child-Turcotte-Pugh 评级；MELD,终末期肝病评分

总而言之,有失代偿性肝硬化的患者应当收入特殊肝病病房,因为抗病毒药物的用药复杂性。目前所有研究均强调了失代偿期肝硬化患者早期治疗的必要性。多数研究发现,患者的死亡大多发生在抗病毒治疗后的最初 6 个月内,患者的存活模式呈现双相性。治疗前胆红素水平、肌酐水平与 HBV DNA 水平更高的患者早期死亡的风险更高,但是早期抑制 HBV 复制与良好的预后并未呈现相关性。当患者病情达到 CTP C 级或 MELD 评分的基线≥15 分时,应立即采取肝移植手术治疗,因为作者无法判断哪些患者短期预后差。经过 3 个月抗病毒治疗后肝脏储备功能仍未达到理想,也应考虑紧急肝移植(图 9-1)。相反,对于能够用抗病毒药物稳定病情的患者,应长期使用抗病毒药物。

在现有的口服抗病毒药物中,与 LAM、ADV、替比夫定相比,ETV、TDF 作为一线用药,能够最大限度抑制 HBV 复制,长期使用时耐药发生率最低。联合疗法可根据当地卫生政策选用 LAM 和 ADV。失代偿性 HBV 患者口服核苷(酸)类似物后应进行密切的临床与实验室评估,以确认药物顺应性、病毒学与临床的应答以及监视药物副作用、耐药性与肝细胞癌的发生。若患者未达到初始应答,即用药 6 个月后

有证据表明血清 HBV DNA 水平降低少于 2 $\log_{10}$,应换成其他替代治疗方案,或者加药。若患者发生了病毒学突破性感染,即 HBV DNA 水平比最低点升高大于 1 $\log_{10}$,应评估抗病毒治疗的顺应性,并检测抗病毒药物耐药性变异。

**术后乙型肝炎复发的预防**

乙肝免疫球蛋白单药疗法。在欧洲一项多中心研究中,75％住院患者未使用或者短期静脉注射(intravenous injection,IV)HBIg 治疗,另有 33％患者接受长期静脉注射 HBIg 治疗。研究结果表明长期静脉注射 HBIg 治疗能够显著降低乙肝的复发率(P<0.001),并提高移植肝和患者的生存率。乙肝肝硬化患者中约有 67％患者移植术后发生乙肝复发,丁肝肝硬化患者移植术后复发率为 32％,而急性重型乙型肝炎患者的术后复发率为 17％。美国与欧洲的临床试验和长期随访研究证明乙肝复发与 HBV 病毒复制相关,所以在移植手术时应采用传统的杂交技术来检测血清中 HBeAg 与 HBV DNA 水平,以评估病毒复制状态。使用高剂量的 HBIg(维持抗 HBs 水平＞500 IU/L)可以使 HBV DNA 阳性患者的复发率减少 20％～30％;然而,医疗费用明显增加。HBIg 预防复发的机制目前尚未完全明确,可能通过结合并中和循环中的病毒颗粒与抑制细胞间相互感染来发挥作用。静脉使用 HBIg 有两种给药方式:依据特定的抗 HBs 水平(例如,100 IU/L)来决定用药频率,或者固定给药时间与剂量。后者更为简单且需要较少的监测,但这种给药方式通常会超过目标抗 HBs 水平,同时更昂贵。HBIg 的安全性非常好,目前观察到的副作用非常小。移植术后早期 HBV 复发是 HBIg 预防性治疗失败的代表性标志,通常与 HBIg 剂量不足相关,这在移植术前 HBV 复制水平高的患者中更常见。而迟发性复发,通常是因为出现突变,包括 HBV 表面蛋白的"a"决定簇发生突变。使用 IV HBIg 治疗的局限性主要包括:昂贵的医疗费用、需要注射用药、供应有限、需要频繁门诊随访与实验室检测、对于术前 HBV 复制水平高的患者疗效差,以及潜在的导致 HBsAg 选择性逃逸突变。为了寻找花费少的长期 HBIg 预防性给药方法,研究者提出了许多替代方法,包括使用低剂量肌内注射(intramuscular injection,IM)HBIg,皮下注射 HBIg,以及短期使用 HBIg 联合抗病毒药物治疗。

抗病毒药物单药疗法。在移植之前开始使用不联合 HBIg 的 LAM 单药方案治疗,直至移植术后。其术后 1 年的乙肝复发率仅为 10％。然而,长期随

访结果表明术后 3 年复发率可达 22%～50%。乙肝复发是由于病毒多聚酶基因区 YMDD 序列出现逃逸突变,该变异也可以在未经治疗的 HBV 复制活跃患者中观察到。LAM 单药预防性治疗无病毒复制患者直至移植时,术后乙肝复发率可减少至低于 10%。然而对于用药前病毒复制活跃的患者,单药 LAM 预防性治疗常伴随不可接受的高复发率,所以选择 LAM 单药预防治疗不适用于大部分肝移植患者。目前被推荐使用的预防性治疗方案为 HBIg 联合抗病毒药物(详见预防性联合疗法部分)。Schiff 等人报道了 60 例 LAM 耐药的肝移植候选人,在移植后采用了含 ADV 方案预防性治疗。在这些患者中有 60% 术后采用了 ADV 联合 HBIg 的预防性治疗方案,另外 40% 患者采用了 ADV 单药或者联合 LAM 的预防性治疗方案。有趣的是,两组患者均没有出现乙肝复发,该研究中复发的定义是两次或以上 HBsAg 或者 HBV DNA 检测呈阳性。Fung 等人观察了 80 例慢性乙肝患者在肝移植术后,使用 ETV 作为单药预防性治疗的疗效。总共有 18 名患者(22.5%)术后持续 HBsAg 阳性,其中 8 名患者未出现 HBsAg 血清学阴转,另外 10 名患者在初始 HBsAg 血清学阴转后再次呈阳性。在这 18 名患者中,有 17 名在最后一次随访时 HBV DNA 已低至不可检测的低水平。另外一名患者在肝移植术后 36 个月时 HBV DNA 降到非常低的水平,约为 217 copies/ml。其他抗病毒药物如 TDF,以及不含 HBIg 的抗病毒药物联合使用方案是否能提供有效预防,尚未有定论。

联合预防用药。术前使用 LAM 和(或)ADV,术后再联合 HBIg,提供了一种有效的控制术前病毒复制与减少术后乙肝复发风险的预防性用药方案。Dickson 等人报道联合使用 LAM 与 HBIg 可以减少对 HBsAb 滴度的要求,使术后早期 HBsAg 血清学阴转。使用联合方案不但可以减少长期 HBIg 使用的剂量,而且可以使术后 1～2 年的乙肝复发率减少至 0～10%(表 9-2)。

就 HBIg 剂量、疗程及给药途径而言,目前联合用药方案多种多样(表 9-2)。迄今为止,报道的性价比最高的方案是肌内注射低剂量的 HBIg 联合 LAM。联合预防用药中肌内注射低剂量 HBIg(400～800 国际单位)比静脉用药减少了 90% 的费用,4 年复发率可低至 4%。Hooman 等人报道了一项病例交叉对照研究,对比了静脉注射或肌内注射 HBIg 联合 LAM 或 ADV 治疗处于稳定期的肝移植受体的疗效,用药时间均大于术后 12 个月。研究结果证实,无论是以哪种途径给药,HBIg 的药物消除动力学特性与维持保护性抗 HBs 水平的疗效均相似;肝移植术前的病毒复制状态对这两种给药途径的药物消除动力学的影响亦无显著差异。考虑到疗效与性价比,肌内注射 HBIg 联合 LAM 似乎优于静脉注射 HBIg 联合 LAM,尽管有部分患者(如移植前 HBV DNA 水平高的患者)可能受益于静注更高剂量的 HBIg。近来皮下注射 HBIg 方案的有效性也已得到证实,而在耐受性与患者自主给药的可行性方面有其独特的优势。Degertekin 等人分析了 2001—2007 年接受肝移植手术的 183 名患者的数据。在移植时,有 29% 患者的 HBeAg 为阳性,并且有 38.5% 患者病毒载量高(定义为 HBV DNA 水平$>10^5$ copies/ml)。移植术后除了 6 名患者,其余均接受联合预防性用药,使用抗病毒药物(大多为 LAM 单药)联合 HBIg,HBIg 给药方式有四种,高剂量静脉注射(25%,每月 10 000 IU),低剂量静脉注射(21.5%,每月 3 000～6 000 IU),低剂量肌内注射(39%,每 1～2 个月 1 000～1 500 IU),或者短期给药(14.5%,中位给药时间为 12 个月)。术后第 1、3 和 5 年的累积乙肝复发率分别为 3%、7% 和 9%。多变量分析表明移植时 HBeAg 阳性及高病毒载量与乙肝复发相关,与术后 HBIg 给药途径不具有相关性。Cholongitas 等人系统地评估了 HBIg 给药参数发现,仅移植术后一周高剂量 HBIg 与乙肝复发有显著相关性。

当前一些 meta 分析比较了 HBIg 单药、抗病毒药物单药或者两者联合使用的疗效。尽管这些 meta 分析中涉及的研究在研究方法上有其局限性,但在这些研究中,不论移植时 HBV DNA 载量如何,就预防乙肝复发、降低总体死亡率与乙肝相关性死亡率而言,联合预防用药要显著优于单用抗病毒药物或者 HBIg。Cholongitas 等人发现联合使用 HBIg 与 ADV,无论加或不加 LAM,比联合 HBIg 与 LAM 能更为有效地预防乙肝复发,两种方案的患者乙肝复发率分别为 3%～6%、6%～7%($P<0.05$)。

目前最佳 HBIg 用药方案仍待探索,仍需要进一步研究以确定术后使用 HBIg 的剂量与时长、预防复发的合适抗 HBs 滴度以及何时可以停用 HBIg。其他核苷(酸)类似物(ETV 或 TDF)的作用与安全性仍需评估。

长期 HBIg 与抗病毒药物联合预防用药的替代方案。并非所有肝移植患者都需要终生使用 HBIg 联合核苷(酸)类似物。抗病毒药物使用之前患者的病毒复制状态对预防性治疗具有指导性意义。尤其

**表 9-2 抗病毒治疗预防肝移植术后 HBV 复发**

| 作者 | 患者数 | 移植时 HBV DNA 阳性人数 | 预防 HBV 复发的抗病毒治疗方案 | 随访时间（月） | HBV 复发率 | HBV 复发的危险因素 |
|---|---|---|---|---|---|---|
| **静脉注射不同高剂量的 HBIg** | | | | | | |
| Markowitz 等 | 14 | 1(7%) | LAM + HBIg IV 每月 10 000 IU | 13 | 0 | |
| Marzano 等 | 25 | 0 | LAM + HBIg IV 每月 5 000 IU | 30 | 4% | |
| Rosenau 等 | 21 | 5(24%) | LAM + HBIg IV 维持抗 HBs 滴度＞200 IU/L | 20 | 9.5% | |
| Steinmuller 等 | 206 | NA | LAM 或泛昔洛韦 + HBIg IV 维持抗 HBs 滴度＞100 IU/L | NA | 8% | |
| Faria 等 | 51 | 21(41%) | LAM± ADV 或 TDF + HBIg IV 每月 10 000 IU | 43 | 6.6% | 移植前合并 HCC<br>移植前 HBV DNA＞$10^5$ copies/L<br>HBIg 单药 |
| Han 等 | 59 | 16(27%) | LAM + HBIg IV 每月 10 000 IU | 15 | 0 | NA |
| Chun 等 | 186 | 70/167(42%) | LAM + HBIg IV 维持抗 HBs 滴度＞350 IU/L | 35 | 10.2% | 复发性 HCC<br>移植前 HBV DNA＞$10^5$ copies/L<br>LAM 治疗＞1.5 年 |
| **肌内注射不同低剂量的 HBIg** | | | | | | |
| Gane 等 | 147 | 125(85%) | LAM + HBIg IM 每月 400～800 IU | 17 | 1%，1 年<br>4%，5 年 | 移植前 LAM 治疗 HBV DNA＞$10^6$ copies/L |
| Zheng 等 | 114 | NA | LAM + HBIg IM 每月 800 IU | 20 | 13.5%，1 年<br>15.2%，2 年 | 移植前 HBV DNA＞$10^5$ copies/L |
| Anselmo 等 | 89 | NA | LAM + HBIg IM 1 560 IU，根据 HBsAb 水平 | 29 | 11% | |
| Xi 等 | 30<br>90 | 18(60%)<br>52(58%) | LAM + HBIg IM 800 IU，根据 HBs Ab 水平<br>ETV + HBIg IM 800 IU，根据 HBs Ab 水平 | NA | 0<br>11% | NA |
| Jiang 等 | 254 | 53(21%) | LAM + HBIg IM 800 IU，根据 HBs Ab 水平 | 41 | 2.3%，1 年<br>6.2%，3 年<br>8.2%，5 年 | 移植前 HBV DNA＞$10^5$ copies/L<br>泼尼松撤退时间＞3 个月 |
| Yi 等 | 108 | 43(40%) | LAM 1 年 + HBIg IV 4 000 IU/月 | 31 | 13.8% | 肾上腺皮质激素的累积剂量<br>系统的抗 HCC 治疗 |

ADV，阿德福韦酯；ETV，恩替卡韦；HBIg，乙肝免疫球蛋白；HBs，乙肝表面抗原；HBsAb，乙肝表面抗体；HBV，乙型肝炎病毒；HCC，肝细胞癌；Ig，免疫球蛋白；IM，肌内注射；IV，静脉注射；LAM，拉米夫定；NA，无数据；TDF，替诺福韦。

是对于术前 HBV DNA 阴性的患者，应考虑选择替代方案，即用药一定时间后停用 HBIg，继之以抗病毒药物单药疗法，或者使用 HBsAg 疫苗，或者两者兼用。长期使用 HBIg 的高昂费用、静脉用药的不便性，促使作者考虑这些替代方案。

目前已有研究将 HBV 疫苗作为长期 HBIg 治疗的替代方案，用于肝移植受体。研究主要集中在术前血清 HBV DNA 阴性的患者群体中，这些患者术后长时间使用低剂量免疫抑制剂，在开始接种疫苗之前 HBV DNA 一直呈阴性。结果显示通过接种疫苗获得的抗 HBs 滴度非常不稳定，部分可能因为疫苗佐剂的影响。然而在这些研究中患者群体、疫苗种类、剂量、接种时间安排，以及对有效性概念的界定等没有得到统一。从这些数据来看，比较肯定的是，乙肝疫苗使用与 HBIg 停用仅有选择性地适用于小部分患者，目前尚未确定最佳疫苗使用方案。

对于 HBV 复发低危患者，两项研究评估对比了长期单用 HBIg 疗法与 HBIg 停药后改为 LAM 单药

**表 9-3　HBIg 撤退联合长期口服抗病毒药物方案预防肝移植术后 HBV 复发**

| 作者 | 患者数 | 移植时 HBV DNA 阳性人数(%) | 预防 HBV 复发的抗病毒治疗方案 | 随访时间(月) | HBV 复发患者数(%) |
|---|---|---|---|---|---|
| Buti 等 | 29 | 0 | 随机对照 LAM + HBIg 1 个月后停用，LAM 单药维持对比 LAM + HBIg | 83 | 1/15(6.7%)HBIg + LAM 组 3/14(21.4%)LAM 组(LAM 依从性差) |
| Wong 等 | 21 | 71 | HBIg ± LAM(中位时间 26 个月)后 LAM 或 ADV 维持 | 40 | 1/21(4.8%) |
| Neff 等 | 10 | 0 | LAM + HBIg 6 个月后改为 LAM+ ADV | 31 | 0 |
| Angus 等 | 34 | 23 | 随机对照 LAM+低剂量肌内注射 HBIg>12 个月后改为 HBIg + LAM 或 LAM+ ADV | 21 | 0/18 HBIg + LAM 组 1/16(6.2%)ADV + LAM 组 |
| Saab 等 | 61 | 22 | 肌内注射 HBIg + LAM>12 个月后改为 LAM 或 ETV + ADV 或 TDF | 15 | 2/61(3.3%) |
| Lenci 等 | 30 | 0 | HBIg 联合 LAM ± ADV 方案在肝活检总 DNA 和闭合环状 DNA 呈阴性时完全停用 | 29 | 5/30(17%) |
| Teperman 等 | 37 | 47 | 肝移植后中位随访时间 3.4 年的随机对照试验：HBIg + TDF -恩曲他滨 24 周后，HBIg + TDF -恩曲他滨对 TDF -恩曲他滨 | 22 | 0 |

ADV，阿德福韦酯；ETV，恩替卡韦；HBIg，乙肝免疫球蛋白；HBV，乙型肝炎病毒；LAM，拉米夫定；TDF，替诺福韦。

疗法的疗效。HBIg 停药 1 年后，尽管 HBV 复发率并无显著差异，但是用 PCR 法检测发现部分未复发患者血清中 HBV DNA 呈阳性。后者提示该方案的选择需谨慎，以及更为长期的随访是必要的，同时对选择该方案治疗的患者可能需要使用其他抗病毒药物。另外一种治疗策略是在一定时期的联合预防用药后停用方案中的 HBIg(表 9-3)。在一项 29 名患者参与的研究中，第 1 个月，患者使用高剂量 HBIg 与 LAM，随后患者被随机分配到 LAM 单药治疗组或者 LAM 加肌内注射 HBIg(每月 2 000 IU)组。在最初的 18 个月中无人复发，但是在随后 5 年的随访中，两组共有 4 名患者乙肝复发(LAM 单药组 1 位，LAM 联合 HBIg 组 3 位)。Wong 等人报道称 HBIg 停药后 2 年与 4 年的乙肝复发率分别为 0 与 9%。另外一种替代方案是从 HBIg/LAM 转换成联合使用比 LAM 具有更高耐药屏障的抗病毒药物。在一项前瞻性随机对照研究中，34 名参与患者中 16 名在术后接受了大于 12 个月的 LAM 联合低剂量肌内注射 HBIg 预防治疗后，换成 ADV/LAM 联合治疗方案，其余患者则继续使用 HBIg/LAM 方案。在中位随访时间为 21 个月的随访期中，无一名患者乙肝复发，尽管在

ADV/LAM 组有一名患者血清中可检测到低滴度的 HBsAg，但是反复检测 HBV DNA 均呈阴性。在 Saab 等人的研究中亦使用了类似的抗病毒药物转换方法，61 名参与研究的肝移植患者的治疗方案被转换成联合使用两种核苷类抗病毒药物，LAM 或者 ETV 联合 ADV 或者 TDF。在转换方案后中位随访时间为 15 个月的随访期中，有 2 名患者的血清 HBsAg 为阳性，但是反复检测 HBV DNA 均为阴性。对于自我感觉健康但终生处于 HBV 复发感染风险中的患者，长期使用抗病毒药物的依从性可能会成为一个极为严峻的问题。

值得期待的最终方案是完全停用抗病毒药物，但需要评估完全停止或者继续预防性治疗在乙肝复发低危肝移植患者中的安全性。Lenci 等人评估了一项由 30 名乙肝复发低危患者(移植时 HBeAg 与 HBV DNA 均阴性，23%患者合并感染 HDV)参与的队列研究，所有患者术后均接受联合 HBIg 与 LAM(合并或者不合并 ADV)治疗至少 3 年。研究者通过连续肝组织活检，评估了肝内完整 HBV DNA 与 cccDNA 水平。以肝组织内完整 HBV DNA 与 cccDNA 阴性为依据，指导 HBIg 与抗病毒药物的逐步撤药。撤药

的中位时间为 28.7 个月,在所有预防性用药停用后,该队列研究中 83% 患者未出现 HBV 感染的血清学标志。在 5 名 HBsAg 血清学检测呈阳性的患者中,仅有 1 名患者有乙型肝炎的诊断依据(即 HBV DNA 阳性),其余患者均为一过性 HBsAg 阳性。在 25 名未复发患者中有 23 名患者肝组织活检从未检测到 HBV DNA;另外 5 名乙肝复发患者肝内完整 HBV DNA 为阳性,其中 1 名检测到 cccDNA。然而,肝组织活检检测 HBV DNA 与 cccDNA 的方法有其局限性:该用药策略需要连续的肝组织活检,并且完整 HBV DNA 与 cccDNA 的定量检测方法并未标准化。

目前的这些研究强调了肝移植后停用 HBIg 的几个关键问题。首先,HBIg 停药后乙肝复发风险可能会随着时间的推移而增加,可能是因为病毒产生了耐药性,也可能是患者未遵医嘱使用抗病毒药物。其次,移植时乙肝病毒载量高的患者在停用 HBIg 后复发风险更高。再次,在一些 HBsAg 阴性的乙肝肝移植患者中,有些人甚至术后 10 年仍可在血清、肝脏或者外周血单核细胞中检测到 HBV DNA,这些潜伏病毒可能会成为将来 HBV 再感染的致病源。最后,限于当前技术水平,人们目前并没有能力鉴别出哪些移植术后 HBV 可能已清除干净的患者。

预防 HBV 复发的指南与前景展望。预防 HBV 复发策略的原则在于增加抗病毒药物的疗效,同时减少患者病毒耐药风险、医疗费用、药物副作用与用药不便等。然而,预防性方案的改进不应以牺牲预防疾病复发的疗效为代价。目前达成的共识是,当患者术后使用 HBIg 与抗病毒药物使 HBsAg 呈阴性时,若同时在肝组织及肝外检测到 HBV DNA,需要终身预防用药。目前低剂量肌内注射 HBIg 联合一种强效核苷(酸)类似物是性价比最高的一种预防方案。对于移植术前没有病毒复制的患者,尚无证据表明术前抗病毒治疗有效。对于术前有病毒复制的患者,ETV、TDF 或者联合使用核苷/核苷酸类似物优于单用 LAM 或 ADV。

当患者移植时 HBV DNA 达到不可检测水平,可选择抗病毒药物联合短期肌内注射低剂量 HBIg 的方案,随后转换成抗病毒药物单药或者联合的疗法(图 9-2)。对于术前 HBV DNA 水平高的患者、复发后抗病毒药物选择有限的患者(如合并感染 HIV、原先有耐药史等)、肝细胞癌复发高危患者以及对于抗病毒药物顺应性低的患者,需要更为谨慎地选择预防方案。对于这些患者,不推荐使用不含 HBIg 的预防方案。

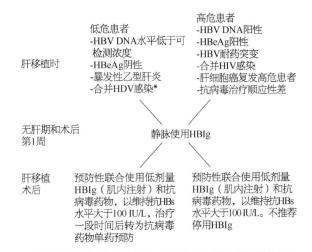

**图 9-2**　肝移植后防止移植物乙肝病毒复发的预防治疗策略。指南推荐。HBeAg,乙肝 e 抗原;HBIg,乙肝免疫球蛋白;HBs,乙肝表面;HDV,丁型肝炎病毒;HIV,人类免疫缺陷病毒

### 乙型肝炎复发

HBV 复发大多发生在移植术后的最初 3 年,此后鲜有复发。HBV 再次感染的特征是血清中的 HBsAg 呈阳性,HBV 复制水平通常很高,移植肝组织中出现大量的 HBV 颗粒。在抗病毒药物研发之前,HBV 再感染严重影响了移植肝与患者的存活率,因为大多数 HBV 复发患者会发生移植物疾病。大多数情况下,急性小叶性肝炎会发展成慢性活动性肝炎;某些患者也可能进展成急性肝衰竭。这种病情的严重恶化可能与肝细胞核和胞质中大量的 HBsAg、HBeAg 以及 HBcAg 相关,提示肝脏的损伤可能是由于病毒对肝细胞的细胞毒性效应。病毒复发还有一种特殊形式,叫纤维化淤胆型肝炎。抗病毒治疗显著改善了移植肝 HBV 再感染的预后。因为移植物疾病的严重程度与高病毒载量相关,故抗病毒治疗是必需的。肝移植术后 HBV 感染通常是由于预防措施失败,如药物顺应性差或者发生耐药 HBV 感染。抗病毒药物的安全性与有效性使得大部分复发感染患者得以生存,并且移植肝不因疾病复发而失去功能。HBV 再感染治疗方案的选择取决于患者此前采用的药物(如:未治疗、单用 HBIg、单用抗病毒药物、联合使用 HBIg 与抗病毒药物)。为了保证 HBV 长期处于抑制状态,最理想的治疗策略是使用高耐药基因屏障的抗病毒药物,如 ETV、TDF,或者联合使用多种抗病毒药物。为了预防疾病恶化或者肝炎复燃,必须

密切监测患者的起始反应与后续的病毒学突破。患者治疗应答不理想是改变治疗方案的依据。对于未接受治疗的患者，或者有 S 基因突变的患者，ETV 或者 TDF 单药治疗是首选药物，也可以考虑联合抗病毒药物治疗。由于耐药风险高，LAM 或者 ADV 并不作为单药治疗的推荐药物。对于有 LAM 耐药的乙肝患者，ADV 或者 TDF 联合 LAM 被证明是有效的。对于 ADV 耐药的乙肝患者，LAM 或者 ETV 联合 ADV 治疗的有效性也得到了证实。总而言之，长期抑制 HBV 复制对于预防疾病进展非常必要，前期药物暴露与耐药变异对于药物选择很重要；同时相对于序贯使用抗病毒药物，更为推荐联合使用抗病毒药物，因其能够减少治疗失败的风险。

### 丁型肝炎相关肝硬化患者的肝移植

全世界范围内大约有 5％ 的慢性乙肝病毒携带者有 HDV 感染的血清学证据。与 HBV 单独感染相比，合并 HDV 感染会导致更为严重的病情与更高的肝硬化发生率。欧洲的一些研究发现，HDV 感染相关的肝细胞癌发生率与死亡率是单 HBV 感染相关肝细胞癌的 3 倍和 2 倍。对于 HBV、HDV 共同感染或重叠感染导致的终末期肝病、肝细胞癌和急性重型肝炎，肝移植是唯一的治疗措施。在欧洲与北美洲，有 2％～3％ 的肝移植患者有 HBV‐HDV 合并感染相关性肝病。

无论是否使用 HBV 预防性治疗措施，比起单独 HBV 感染的患者，慢性 HBV‐HDV 合并感染的患者移植术后 HBsAg 再出现的风险更小，预后更好。一项来自欧洲的多中心研究发现，在接受长期 HBIg 治疗后，HBV 与 HDV 患者的 HBV 3 年复发的精确风险评估分别为 56％ 与 17％。有效抗乙肝病毒药物的治疗进一步降低了 HBV‐HDV 再感染的风险。丁型肝炎肝硬化患者的乙肝复发率低，是因为 70％～90％ 合并 HDV 感染的患者 HBeAg 呈阴性；同时 HDV 对 HBV 的复制有抑制作用，使得大多数患者血清 HBV DNA 处于低水平。不过 HBV 合并 HDV 感染的患者既有 HBV 再感染的风险，也有 HDV 再感染的风险。HDV 是一种有缺陷的 RNA 病毒，需要 HBV 存在时才能完成复制。肝移植模型使作者对 HDV 的致病特点和它与 HBV 之间的相互作用有了更加深入的了解。HDV 复发的进程取决于 HBsAg 是否为阳性。在 HBsAg 再次呈阳性的患者中，仅有少数与 HBV‐HDV 同时复制相关；主要表现为血清中 HBV DNA 与 HDV RNA 呈阳性，或者

血清中 HDV RNA 呈阴性而肝组织中可检测到 HDAg，或者两者兼而有之。上述情况下的同时复发感染会导致急性肝炎，后续可转化为慢性肝炎。一般来说，HBV‐HDV 复发比 HBV 单独复发病情更轻。Ottobrelli 等人推测即使在没有 HBV 显性感染的情况下，HDV 可导致移植肝的亚临床感染。这些患者 HDV 再感染的证据是间歇性血清 HDV RNA 呈阳性或者移植肝中 HDAg 呈阳性，同时在血清与肝组织中未检测到 HBV 感染的标志物。然而，对于大多数的肝移植受体，HBV 抑制只是暂时的，HBV 复发可导致 HDV 肝内播散，疾病复发的主要表现为典型的临床症状以及与之相对应的病毒学、组织学依据。对于长期接受 HBIg 预防性治疗的乙肝未复发患者，作者观察到，移植术后第 1 年移植物组织学表现正常的患者中有 88％ 血清 HDV RNA 或者肝组织中 HDAg 呈阳性。而长期随访发现，仅有 5％ 患者可检测到上述标志物。该数据表明，在移植状态下，HDV 复制可独立于 HBV，但是 HDV 所致的肝毒性依赖于 HBV。在未检测到 HBV 情况下可发生 HDV 病毒血症，这一意外发现让作者对移植状态下的 HDV 生物学特性产生了疑问。下面是 HBsAg 阴性患者中出现 HDV 复制现象的一些假说：①HBV 感染的标志物可能存在，但是检测不出。②HDV 可以出现在无 HBsAg 的肝细胞中，但是不能复制或者处于低复制水平。③比起 HBsAg 阳性的患者，HBsAg 阴性的患者肝内 HDV RNA 水平要低得多，低水平的 HDV 或许解释了为何没有造成移植肝损伤。Smedile 等人使用了更为敏感的 PCR 技术，发现在肝移植术后的疾病潜伏期经常在血清中同时检测到 HBV 与 HDV。该时态关联性证实了 HDV 对"助手"HBV 的依赖性。HDV 病毒血症仅在 HBV 完全表达时方可达到最高水平。Mederacke 等人在一项近期研究中描述了肝移植后最初的一段时间内 HDV RNA 的早期动态变化。这些研究者指出，肝移植术后 1～10 日内 HDV RNA 会迅速转阴，并且 HDV RNA 的减少与 HBsAg 减少呈相关性。然而 26 名患者中，有 6 名患者直至术后第 19 个月移植肝组织内 HDV 抗原仍呈阳性，并且肝组织内 HBV DNA、cccDNA、血清 HBsAg 与 HDV RNA 均为阴性。HDV 在移植物中的潜伏可能成为一个潜在关注点，因为后续叠加感染 HBV 时，可能会造成活动性 HDV 感染。因此作者提出，在 HDV‐HBV 合并感染的患者中，若缩短 HBIg 的用药疗程，可能会导致不利后果，因为在 HDV 潜伏的情况下，HBV 若发生再次感染，可能会

导致慢性丁型肝炎。

HBV 与 HDV 合并感染患者的 HBV DNA 水平低，通常来说不需要术后抗乙肝药物治疗。在 Marzano 等人的研究中，98 名乙肝患者中有 62 名（63%）肝移植术前 HBV DNA 水平大于 $10^5$ copies/ml，而 62 名丁型肝炎患者中有 6 名（9.7%）达到该水平。在乙肝患者中有 12% 出现了乙肝复发，而丁型肝炎患者中无人发生乙肝复发。核苷（酸）类似物治疗对于减少 HDV 复制无效，但是对于 HBV 复制活跃的患者，可能有效抑制 HDV 的复制，并且长期使用核苷（酸）类似物可通过缓慢降低 HBsAg 滴度而带来潜在益处。目前尚没有认可的针对 HDV 感染的治疗方法。使用 α 干扰素（interferon - α，IFN - α）治疗 HDV 感染的有效性是有局限的，主要包括需要长期用药和高剂量时患者耐受性差。尽管 50% 患者使用 IFN 后 HDV RNA 转阴，有时谷丙转氨酶可以达到正常水平，但是停药后常见 HDV 复发。比起传统的 IFN，聚乙二醇干扰素（pegylated interferon，PEG - IFN）已显示出更好的疗效。用标准 IFN 治疗与 PEG - IFN 治疗的持续病毒学应答率分别为 20%~36% 与 31%~43%。若患者有失代偿性肝硬化，禁用 IFN 疗法。即使没有 HBV 或 HDV 复制，患者仍有肝细胞癌风险，需要持续监测直至肝移植时。

HBIg 与抗病毒药物联合用药预防是目前预防疾病复发的金标准。目前低剂量肌内注射 HBIg 联合一种强效核苷（酸）类似物是性价比最高的一种预防方案（表 9-2）。在这些研究中，合并感染 HBV 与 HDV 的患者比例为 0~28%。Caccamo 等人在一项 25 名合并 HDV 感染患者参与的队列研究中指出，联合使用肌内注射 HBIg 与 LAM 预防治疗后未出现乙肝复发。该研究中发现术后的最初两年内使用联合预防用药方案比 HBIg 单药预防更经济有效。合并感染 HBV 与 HDV 的患者是使用 HBIg 一定时间后转为间断或持续单用抗病毒药物方案的合适人选（图 9-2）。然而，HDV 在移植物中的潜伏感染可能会成为一个潜在担忧，因为后续叠加的 HBV 感染可以导致 HDV 显性感染。

在未移植的情况下，尚无针对 HDV 移植物感染的有效抗病毒药物。在这种情况下，IFN 并不是非常有效，并且存在潜在风险，可能会导致移植排斥或者低耐受性。目前尚无关于在 HDV 移植物感染时使用 IFN 治疗的研究报道。HBV 与 HDV 合并感染的移植患者 HBV DNA 水平低，通常不需要抗乙肝病毒疗法。对于移植肝有肝硬化进展（肝硬化＞

METAVIR 评分 F3）和有 HBV 复制的患者，应开始使用抗乙肝病毒药物。ETV 与 TDF 是首选药物。最佳抗病毒药物的选择取决于患者先前的用药史与 HBV 是否为耐药株。

### 急性重型乙型肝炎患者的肝移植

HBV 是暴发性肝衰竭的常见原因，在急性乙型肝炎患者中的发生率为 1%~4%。急性 HBV 感染的诊断需要检测抗 HBcAg IgM 抗体，因为有许多患者的 HBsAg 和 HBV DNA 为阴性。HBV 与 HDV 共同感染或慢性乙肝患者 HDV 重叠感染也可导致暴发性肝衰竭。静脉药物使用者的合并感染率较高。已经证实，慢性乙肝再激活后发生暴发性肝衰竭主要见于各种原因导致的免疫抑制状态患者。大多数严重的急性重型乙肝的首选治疗是急诊肝移植手术。实际上，肝移植的存活率为 60%~70%，而这些患者的自然存活率仅为 5%~10%。在欧洲，因急性重型肝炎行肝移植的患者中，有 17% 为急性重型乙肝。急性重型乙肝患者的 HBV 复发风险较低。欧洲一项多中心研究表明，无论使用何种治疗，急性重型乙肝患者肝移植术后的 HBV 再感染率为 17%。在作者的研究中，因急性重型乙肝行肝移植的患者，在接受长期 HBIg 治疗后，HBV 再感染率几乎为 0。对于急性重型乙肝患者，如此低的 HBV 复发率也许是因为这些患者大多在接受肝移植时 HBV DNA 为阴性。在一定时期后，这些患者均可以停用 HBIg，后续继以单用抗病毒药物单药治疗（图 9-2）。

## 甲型肝炎患者的肝移植

HAV 是一种具有特别抵抗力和感染性强的裸露 RNA 病毒。HAV 主要传染途径是粪口传播，是全球范围内的一个公共健康问题。HAV 感染的主要并发症是急性重型肝炎（急性肝衰竭合并肝性脑病），发生率小于 1%。HAV 在成人中更为常见，儿童较少见。在美国，约有 1/3 成人的抗 HAV 抗体为阳性，每年有 100 人死于急性重型甲型肝炎。在欧洲，肝移植患者中有 0.2% 是因为急性重型甲型肝炎（这占因急性重型肝炎而行肝移植患者总人数的 2%）。急性重型甲型肝炎也是发展中国家儿童因急性重型肝炎衰竭而死亡的一个常见原因。急性重型肝炎转归不同的机制尚未明确。在作者的研究中，低 HAV 病毒血症与病情严重程度呈相关性。这提示强烈的免疫应答也许和病情的严重程度或暴发性进程相关。其他因素如年龄、性别以及对乙酰氨基酚毒性在甲型肝炎病程中也可能有一定的影响。然而,急性重型甲型肝炎比起其他类型的急性重型肝炎更常发生自愈,因此很难决定是否需要肝移植。在发达国家,肝移植显著改善了急性重型甲型肝炎的预后,手术适应证为患者处于深昏迷状态和低凝血因子 V。因为急性重型甲型肝炎后肝再生的可能性较大,故而原位辅助性肝移植值得提倡,尤其是对于年轻患者。然而,正如作者团队所述的,辅助性部分原位肝移植与高死亡率相关,故而只适用于低级别昏迷患者。

## 总结

过去 20 年中,在 HBV 肝移植候选者的管理方面已经取得了重大进展。肝移植围手术期长期 HBIg 治疗与高效抗病毒药物的使用对于预防 HBV 复发是一项突破性进展。联合长期使用抗病毒药物与低剂量 HBIg 可以有效减少 90％肝移植患者的 HBV 复发率。尽管某些防止 HBV 复发的方案须在术后无限期地持续使用;然而,对于术前 HBV DNA 水平低的患者,在长期使用核苷(酸)类似物的同时可停用 HBIg。

在未来,相关研究应着重于如下两点。

• 测试新的治疗方案,使用低剂量或者短期 HBIg,联合抗病毒药物如 ETV 和 TDF。

• 鉴别哪些预防性使用 HBIg 的患者可以安全停药。

与过去相比,现在肝移植术后乙肝感染的治疗不再是重大的临床问题。有效抗病毒药物的出现拯救了初始预防失败的患者。新的抗乙肝病毒药物如 ETV 与 TDF 对于耐药株的病毒抑制有效。

---

### 要点和注意事项

• 在过去,乙肝患者肝移植若没有采取预防措施,乙肝病毒复发与移植物严重损伤的风险很高。

• 就患者的治疗而言,肝移植围手术期长期 HBIg 治疗与高效抗病毒药物的使用对于预防 HBV 复发是一项突破性进展。

• 移植前抗病毒治疗应使用新一代低耐药的核苷(酸)类似物,如恩替卡韦与替诺福韦,治疗目标是使移植手术时 HBV DNA 水平低于可检测水平。

• 联合长期使用抗病毒药物与低剂量 HBIg 可以有效减少 90％肝移植患者的 HBV 复发率。

• 尽管某些防止 HBV 复发的方案须在术后无限期的持续使用;然而,对于 HBV 复发低危患者(如术前 HBV DNA 水平低于可检测浓度),在长期使用核苷(酸)类似物的同时可停用 HBIg。

• 对于移植术前 HBV DNA 水平高的患者、乙肝复发时抗病毒药物选择有限的患者(如合并 HIV 感染、已存在耐药)、肝细胞癌复发高危患者、抗病毒治疗低顺应性的高危患者,需要使用更为谨慎的预防方案。对于这组患者,推荐使用联合 HBIg 的预防方案。

• 与过去相比,现在肝移植术后乙肝感染的治疗不再是重大的临床问题,因为有效抗病毒药物的出现挽救了初始预防失败的患者。

# 第 10 章

# 丙型肝炎的自然史

## Natural History of Hepatitis C

Stevan A. Gonzalez • Gary L. Davis

孙汉勇•译

丙型肝炎是全球慢性肝病的主要病因之一,并且在美国和西欧也是肝移植的主要适应证。慢性丙型肝炎感染的流行病学特征一直在变化并且导致了更多的进展性肝病,这对肝移植来说有重要的指导意义。最近的趋势表明越来越多的肝硬化和肝细胞癌病例与丙型肝炎相关。本章介绍了丙型肝炎病毒的概况,慢性感染的自然病程以及与肝移植相关的重点问题。

## 丙型肝炎病毒

尽管一直以来都怀疑某种病毒是引起一种非甲型或非乙型肝炎的病因,但它的身份一直扑朔迷离,直到 1989 年分离出 HCV。在此之前,通过对人类和黑猩猩感染种群的仔细观察,已经对这种非甲型-非乙型肝炎致病原的特征进行了仔细的研究。已知这种致病原是一种脂壳包裹的物质,其大小为 40～70 nm。这些特征提示这种致病原可能属于黄病毒科的一种 RNA 病毒。最终,人们通过盲克隆的方法鉴定出了病毒的一部分,并进一步克隆得到了完整的长达 9.6 kb 的 RNA 基因组,后来将它命名为 HCV。

HCV 的几种特征需要引起注意,因为它们影响着病毒的自然病程和人们治疗它的能力。HCV 是一种单链 RNA 病毒,其在复制过程中没有校对和改正复制错误的能力。它的复制完全在肝细胞胞质内进行,没有核复制或病毒基因组整合进入宿主 DNA 的过程。HCV 的复制速率极高,每日可产生高达 $10^{12}$ 的病毒粒子,由此会造成相当大数量的病毒基因组异质性。数学上估计这些病毒基因组的每个核酸每日都会发生突变。尽管这些突变体大部分不能存活,但由突变引起的病毒异质性很大程度上导致了病毒的免疫逃避,促进了其在宿主体内的存活,甚至可能导致某些抗病毒治疗失效。随着时间的推移,这种异质性会产生不同的 HCV 亚群,又称为基因型,其核苷酸序列的变异可高达 35%。目前已发现的基因型有 6 种,亚型超过 100 种。不同基因型的 HCV 之间不但基因构成不同,而且地理分布各有差异。基因型 1 在北美洲、南美洲和西欧最流行。其他基因型中,基因型 2 在地中海和亚洲更为常见;基因型 3 分布在东南亚和印度;基因型 4 分布在非洲和中东;基因型 5 分布在南非;基因型 6 分布在东南亚和东亚。

## 发病机制

在急性感染早期和慢性感染进展时,宿主针对 HCV 细胞免疫应答的活化和动员对于疾病的进展具有重要作用。CD4$^+$ T 细胞(辅助性 T 淋巴细胞)在急性感染后的病毒清除中有着至关重要的作用,主要表现为有活力的、多向特异性的、持久的 CD4$^+$ 反应很大程度上可以自发地清除病毒。这种现象至少部分与 IL28B 基因位点附近的多态性相关,研究发现这些多态性与急性感染的自发清除有着明显的关联性。虽然 CD8$^+$ T 细胞(细胞毒性 T 淋巴细胞)也参与了急性感染时的病毒清除,但是它们在慢性感染后有着更重要的作用,同时它们可能与肝细胞损伤有关。抗病毒治疗时,具有更高水平的病毒特异性细胞免疫应答的患者可能对 IFN-α 的治疗更加敏感。在免疫力低下的患者中,尤其在那些移植后接受免疫抑制治疗的患者,HCV 的复制将不再受到免疫的限制,可能会在某些患者中直接导致受感染细胞的病变。在这群患者中,病毒的水平会出现极度的升高,免疫组织化学染色显示肝细胞内充斥大量的病毒颗粒,并表现出纤维化淤胆性肝炎的临床症状。

虽然多数急性感染患者在暴露数周内会产生抗 HCV 的抗体,但是抗体的出现似乎与感染的预后无关,事实上抗体在慢性感染时和抗病毒治疗清除病毒后仍然会持续存在。HCV 基因组的异质性可能导致了病毒的体液免疫反应逃逸。其他可能的 HCV 免疫逃逸机制包括激活型 T 细胞向肝脏的归巢异常、调节性 T 细胞活性的增强、抗原递呈受阻、病毒突变逃逸,或者最有可能的是病毒对宿主天然免疫应答的抑制作用。

## 发病率和患病率

HCV 急性感染通常是无症状的,一般不易被识别。感染的潜伏期为 5～12 周(表 10-1)。在急性感染的情况下,可能在感染的初始阶段检测不到 HCV 抗体,应当通过检测血清 HCV RNA 来确诊。以往报道,在急性暴露 HCV 队列中有 15%～45% 的患者会出现自然恢复,与较年轻的年龄、女性、亚洲种族和不易感的 IL28B 基因型相关。与此相反,慢性感染的风险在中老年人与易感 IL28B 基因型中可高达 80%～85%。只有在感染后至少 6 个月,血清氨基转移酶水平保持正常和 HCV RNA 阴性,才能被认为是自然恢复。值得注意的是,某些患者的血清谷丙转氨酶可能会恢复到正常范围以及暂时检测不出 HCV RNA,但这些患者仍然有可能发展成慢性感染。

由于大多数成年人急性暴露后可进展为慢性感染,慢性 HCV 感染已成为慢性肝病的主要原因。慢性感染的全球患病率估计近 1 亿 7 000 万人(约 3%),但地理学差异明显。例如,在一些西非国家感染人群超过 10%,这可能是由文化和医疗活动引起的医源性传播。在美国,约 400 万人(将近 1.8%)有

**表 10-1　HCV 感染的特征**

| 急性感染 | |
| --- | --- |
| 发生率(美国) | 16 000 例/年 |
| 潜伏期 | 5～12 周 |
| 诊断 | HCV RNA |
| 自愈率 | 15%～45% |
| 慢性感染 | |
| 患病率 | 美国:300 万～400 万(1.8%) |
| | 全世界:1 亿 7 000 万(3%) |
| 诊断 | HCV 抗体,HCV RNA |
| 肝硬化风险 | 20%～30%(10～20 年感染后) |

HCV,丙型肝炎。

慢性 HCV 感染。

在西方国家,只有特定人群的慢性 HCV 感染的患病风险最大。急性 HCV 感染发生率在 20 世纪 80 年代中期以前非常高,主要由于静脉吸毒和输血引起的病毒传播。据估计在 20 世纪 60 年代每年有 20 万～30 万例的急性 HCV 感染,主要是由于血液制品,其发病率在输血后高达 33%。到了 20 世纪 70 年代,一种自愿献血系统被引入美国,以及对血液制品的甲型和乙型肝炎病毒血清学检测后,输血相关肝炎的整体发病率出现大幅下降。然而,在引入严格的血液捐献者危险因素筛选体制之前,输血相关性肝炎在所有急性非甲型、非乙型肝炎的病例报道中一直占将近 50% 的比例。1987 年凝血因子热灭活技术的应用以及 1992 年对潜在献血者的特异性 HCV 抗体筛查技术的广泛推广几乎消除了血液制品相关 HCV 感染的风险。现在献血中心被要求使用第三代抗体测试技术,使得在美国输血相关 HCV 感染的风险降低到 1/28 万(0.000 36%)。另外,在一些血库用核酸检测法将 HCV 感染的风险降低到接近 0。

虽然急性 HCV 感染的发病率已下降到每年约 1.6 万例,HCV 仍然是美国最为常见的慢性血液传播性感染性疾病,占新诊断的慢性肝病的 2/3。药物注射仍然是美国最常见的 HCV 传播手段;3～5 年的习惯性暴露人群中 HCV 抗体的阳性率可能会超过 70%。超过 2/3 的 HCV 急性感染病例本身就包含了很容易识别的危险因素(表 10-2)。易暴露 HCV 的危险人群包括血液透析患者、血友病患者和感染 HIV 患者。对于可能受益于 HCV 筛查效益的人群,目前建议筛查以下这些人群(表 10-3);然而,在美国估计 50%～75% 慢性 HCV 感染者并没有意识到自己已经被感染。借助于这些新获得的数据和更有效的抗病毒治疗手段,筛选策略已经获得了长足的发

**表 10-2　美国急性 HCV 的暴露(1994—2006)**

| 危险因素 | 报道的频率(%) |
|---|---|
| 注射药物 | 46.7 |
| HCV 阳性性伴侣 | 10.7 |
| 医护人员与血液暴露 | 3.3 |
| 多重性伴侣 | 3.3 |
| 输血 | 1.9 |
| HCV 阳性家庭接触 | 1.5 |
| 总的风险类别[†] | 3.7 |
| 不确定危险因素 | 29.3 |

根据国家监测计划的报告进行评估急性 HCV 感染的 6 个月内暴露的危险因素(n = 2 075)。
\* 包括已知和怀疑的 HCV。
[†] 个体承认暴露风险,但不知具体类别。

**表 10-3　建议监测 HCV 的人群**

肝酶水平升高者
注射药物者或有注射药物史者
HIV 感染者
血友病患者
血液透析患者
1987 年前凝血因子或其他血液制品的接受者
1992 年前实体器官移植受者
1992 年前输血者
HCV 阳性母亲的儿童
性伴侣为 HCV 阳性
任何潜在暴露包括 HCV 阳性的献血者、器官捐献者,或职业暴露的人
1945—1965 年出生的人\*

参考文献 43,44,47。
\* 由疾病预防控制中心提出:在 1945—1965 年出生的人慢性 HCV 感染的识别提出的建议,审查和更新在 2012 年 5 月 18 日。http://www.cdc.gov/hepatitis/HCV/BirthCohortTesting.htm。2012 年 6 月 10 日。

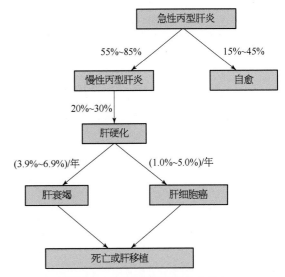

**图 10-1　丙型肝炎病毒感染自然史**

**表 10-4　慢性丙型肝炎纤维化进展的危险因素**

感染持续时间
肝炎感染程度
出现肝纤维化
严重的酗酒
年龄大于 40 岁
男性
肥胖
脂肪肝
合并 HIV 感染;$CD4^+$ T 细胞计数<500 个细胞/μl
合并乙型肝炎感染

HIV,人类免疫缺陷病毒。

展,可以更准确地鉴别那些还没有被诊断为慢性 HCV 感染的个体,其中大部分是出生在 1945—1965 年。基于这些数据,美国疾病预防控制中心(Centers for Disease Control and Prevention,CDC)提出了对婴儿潮时期出生的队列进行更为普遍的筛查。

## 进展至肝硬化

据估计,20%～30%的慢性 HCV 感染者在 10～20 年的感染后进展至肝硬化(图 10-1)。HCV 感染的持续时间可能是进展为肝硬化的最重要因素(表 10-4)。大多数进展为肝硬化的患者感染时间超过 20 年。在 2000 年,约有 30%的慢性丙型肝炎患者感染史有这么长的时间或更长。现在大约有超过一半的丙型肝炎患者感染 HCV 的时间超过了 20 年,这比例将随着这些人年龄的增加而增加。这对感染人群的肝硬化患病率有显著的影响。数学模型估计,HCV 感染人群的肝硬化比例在 2030 年将达到 50%(表 10-5),并且肝硬化的并发症诸如肝衰竭和肝细胞癌的发病率也将增加。从 2000—2010 年,HCV 相关肝硬化和肝功能失代偿的发病率增加了 1 倍,而肝细胞癌的发病率增加了 20 倍。因此,2000—2020 年,每年由于慢性丙型肝炎导致的肝病相关性死亡(肝病相关性死亡和癌症)人数可能增加超过 3 倍(表 10-6)。基于美国的死亡证明统计数据表明,HCV 相关死亡率每 10 年增加 1 倍,由 1995 年的 1.09/10 万人增加到 2004 年的 2.44/10 万人。

**表 10-5 慢性 HCV 患者肝硬化患病率的预测**

| 年度 | 患病率（%） |
|---|---|
| 1989 | 5 |
| 1998 | 10 |
| 2006 | 20 |
| 2010 | 24.8 |
| 2020 | 37.2 |
| 2030 | 44.9 |

引自 Davis GL, Alter MJ, El-Serag H, et al. Aging of hepatitis C virus (HCV)-infected persons in the United States: a multiple cohort model of HCV prevalence and disease progression. *Gastroenterology*. 2010;138:513 – 521.

**表 10-6 慢性丙型肝炎并发症及相关死亡率预测**

| | 年份 | | | |
|---|---|---|---|---|
| | 2000 | 2010 | 2020 | 2030 |
| 发病率 | | | | |
| 慢性丙型肝炎 | 3 560 800 | 3 385 700 | 2 805 500 | 1 826 000 |
| 肝硬化 | 413 200 | 838 200 | 1 043 300 | 819 100 |
| 失代偿性肝硬化 | 44 900 | 99 700 | 143 800 | 124 100 |
| 年发病率 | | | | |
| 肝细胞癌 | 6 200 | 11 700 | 13 700 | 9 900 |
| 肝病相关性死亡 | 10 000 | 21 000 | 29 200 | 24 500 |

引自 Davis GL, Alter MJ, El-Serag H, et al. Aging of hepatitis C virus (HCV)-infected persons in the United States: a multiple cohort model of HCV prevalence and disease progression. *Gastroenterology*. 2010; 138: 513 – 521; numbers rounded to closest 100.

**表 10-7 代偿性丙型肝炎肝硬化相关性并发症和死亡的年发生率**

| 并发症 | 失代偿的风险（%） | 死亡风险（%） |
|---|---|---|
| 代偿性肝硬化 | 3.9～6.9（任何并发症） | 1.9～4.0 |
| 腹水 | 2.9 | 15.1 |
| 黄疸 | 2.0 | 16.6 |
| 胃肠道出血 | 1.0 | 27.7 |
| 肝细胞癌 | 1.0～5.0 | 31.5 |

数据引自文献 62，64，66，67。

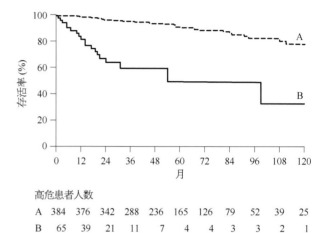

| 高危患者人数 | | | | | | | | | | |
|---|---|---|---|---|---|---|---|---|---|---|
| A | 384 | 376 | 342 | 288 | 236 | 165 | 126 | 79 | 52 | 39 | 25 |
| B | 65 | 39 | 21 | 11 | 7 | 4 | 4 | 3 | 3 | 2 | 1 |

**图 10-2** 慢性丙型肝炎肝硬化患者的生存率。线 A 为代偿性肝硬化；线 B 为失代偿性肝硬化（引自 Fattovich G, Giustina G, Degos F, et al. Morbidity and mortality in compensated cirrhosis type C: a retrospective follow-up study of 384 patients. *Gastroenterology*. 1997;112:463 – 472. ）

丙型肝炎进展至肝硬化的速度变化很大，除了受 HCV 感染持续时间的影响，还受其他因素的影响（表 10-4）。这些因素包括：重度酗酒、脂肪性肝病、肥胖、男性、年龄大于 40 岁、合并乙型肝炎感染，以及低 $CD4^+$ T 细胞计数的 HIV 感染。饮酒是影响肝纤维化快速进展的一个重要危险因素，是完全可以预防的。肝硬化的相对危险度在经常饮酒的慢性 HCV 感染者中增加了至少 3 倍。纤维化表型也是一个危险因素，相比轻微或门脉纤维化患者，肝活检呈门脉周围或桥接纤维化患者会更快进展至肝硬化。病毒相关因素包括血清 HCV RNA 水平和 HCV 基因型似乎不影响肝硬化的进展。

## 肝功能失代偿

虽然大多数进展为肝硬化的患者可以保持良好的临床代偿，但 HCV 相关并发症发病率和死亡率仍然显著增加。目前在美国 HCV 相关肝脏疾病的每年死亡人数为 1.2 万，而在全球范围内多达 36 万人。肝功能失代偿是肝功能损伤和门静脉高压进展的结果，表现为腹水、黄疸、肝性脑病或静脉曲张破裂出血。每年有 3%～4% 的肝硬化患者出现这些并发症，目前其比例已超过 10%（表 10-7）。即使失代偿是一过性或容易控制的，但它仍然具有重要的预测价值。在失代偿初次发作后 5 年，仅有半数的慢性丙型肝炎和肝硬化患者得以幸存，其每年死亡率在 15%～25%（图 10-2）。尽管失代偿性肝硬化并发症可在短期内得到控制，但它们仍然是患者预后变化的信号，因此在失代偿第一次发生后就应当仔细评估肝移植的适应证。不但肝细胞癌，其他肝硬化和门静脉高压的并发症也显著增加了短期死亡率，这些并发症包括肝肾综合征、严重肝肺综合征和门脉性肺高压。因此，合并这些高风险并发症的肝移植候选人可能在肝移植等待排序中获得优先，具体视当地的器官分配政策而定。

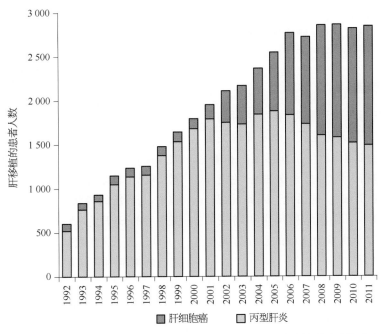

**图 10-3**　1992—2011 年,美国每年因慢性丙型肝炎和肝细胞癌接受肝移植治疗的患者数量(引自 U. S. Organ Procurement and Transplantation Network and Scientific Registry of Transplant Recipients. http://optn. transplant. hrsa. gov/. Accessed April 1, 2012. )

## 肝细胞癌

HCC 的死亡率在全球所有恶性肿瘤中居第三位。在美国,慢性 HCV 感染是 HCC 最常见的危险因素,占到 50% 以上。与 HCV 阴性人群相比,慢性 HCV 感染导致 HCC 的发生率增加了 20 倍,同时 HCV 相关肝硬化患者每年发生率高达 5%。在 HCV 感染患者中,HCC 常发生于有肝硬化及感染持续期在 20～30 年以上的患者中。这些患者中易发生 HCC 的其他危险因素包括男性、饮酒、免疫功能低下、HCV 病毒血症、吸烟史、胰岛素抵抗、HCV 感染持续时间较长和失代偿性肝病。过去 30 年的时间里,美国的 HCC 总体发病率增加了 3 倍,据估计在接下来的 10 年内,HCV 相关 HCC 的发生率将持续上升。虽然 HCV 相关肝脏疾病进行肝移植的数量已经达到了停滞期,但 HCV 相关 HCC 的肝移植比例显著增加(图 10-3)。

## 抗病毒治疗

自 1990 年慢性丙型肝炎的抗病毒治疗开始应用,不同治疗方案的疗效在这些年获得了持续进展。α 干扰素仍然是抗病毒治疗的重要基础;然而,利巴韦林和最近开始应用的直接作用于病毒的抗病毒药物,包括蛋白酶抑制剂,已能够在越来越多的患者中实现 HCV 的长期清除。

HCV 感染抗病毒治疗的目标是持续病毒学应答(sustained virological response, SVR),其定义为停药后 6 个月血清学检测不出 HCV;这表明 HCV 感染可以被永久性清除。这可能是因为该病毒的生命周期完全在肝细胞胞质内,无须经过细胞核内的整合。前瞻性研究已表明达到 SVR 的患者可以有较好的临床受益,包括晚期肝纤维化的组织学改善。除了缓解门静脉高压,降低发生新的食管静脉曲张和 HCC 的发病风险之外,配对的肝活检数据表明 SVR 之后肝硬化程度可以得到组织学的改善。因此,肝硬化患者达到 SVR 可能从根本上降低肝病相关的死亡率。

### 聚乙二醇干扰素-α 和利巴韦林

尽管目前的治疗方案和持续时间是基于 HCV 的基因型,但聚乙二醇干扰素(pegylated interferon, PEG‑IFN)α 和利巴韦林仍然是抗病毒治疗中不可或缺的重要手段。聚乙二醇干扰素是由标准的重组干扰素附着于聚乙二醇链构成的。目前临床应用的聚乙二醇干扰素主要包括两种:聚乙二醇干扰素 α‑2a(40 kD;固定剂量)和聚乙二醇干扰素 α‑2b(12 kD;基于重量)。两种制剂之间大小、结构(分支形或线形)和药代动力学特性(半衰期分别为 80 小时和 40

小时)不同。大型前瞻性临床随机对照试验的研究结果表明,当联合口服利巴韦林(一种核苷类似物)时,每周皮下注射 1 次聚乙二醇干扰素 α,这两种剂型有类似的效果。

药物联合使用抑制 HCV 的机制尚未明确。然而,干扰素通过抑制病毒吸附和脱壳,在宿主对病毒感染,包括 HCV 感染的先天免疫反应中发挥着关键作用,其可以通过诱导细胞内产生抗病毒蛋白和酶,促进细胞免疫反应,包括天然(自然杀伤细胞)免疫和 HCV 特异适应性免疫(T 细胞)的活化。因此,活跃、持久、多特异性的 CD4$^+$ T 细胞增殖反应和增强的 IFN-γ 分泌反应,与以干扰素为基础的治疗方案清除 HCV 时机体出现的反应是一致的。

在蛋白酶抑制剂进入临床应用前,聚乙二醇干扰素 α-2a 或聚乙二醇干扰素 α-2b 和利巴韦林的联合方案是治疗基因型 1 或 4 HCV 感染人群的金标准,随后该治疗方案也被批准用于治疗基因型 2 和 3 感染的患者。前期的关键临床试验表明,应用聚乙二醇干扰素与利巴韦林联合方案,基因型 1 的患者经过 48 周的治疗,42%～52% 达到 SVR;基因型 2 或 3 的患者经过 24 周的治疗,84% 达到 SVR(图 10-4)。在基因型 1 HCV 感染患者的治疗中,发现基于体重的利巴韦林给药剂量优于固定剂量;而高剂量的利巴韦林没有改善基因型 2 或 3 感染的治疗效果。

## 蛋白酶抑制剂

尽管聚乙二醇干扰素 α 和利巴韦林仍然是治疗基因 2 型或 3 型 HCV 感染的标准方案,但当前已开发出针对基因 1 型 HCV 感染的特异性蛋白酶抑制剂。波普瑞韦(boceprevir)和特拉匹韦(telaprevir)可靶向基因 1 型 HCV 特异的 NS3/4A 丝氨酸蛋白酶,强效抑制病毒多聚蛋白酶的剪切和 HCV 的复制,极大地提高了 1 型感染患者的缓解率。聚乙二醇干扰素、利巴韦林联合蛋白酶抑制剂在前瞻性随机对照试验中,与传统的两联方案相比表现出更好的疗效;波普瑞韦的 SVR 为 63%,特拉匹韦的 SVR 为 75%(图 10-4)。基于这些数据,聚乙二醇干扰素、利巴韦林与蛋白酶抑制剂联合方案已成为治疗 1 型慢性丙型肝炎的首选策略。蛋白酶抑制剂治疗方案也可被用于聚乙二醇干扰素和利巴韦林治疗失败的患者,包括缓解患者(治疗结束时检测不到 HCV RNA)、部分反应患者(HCV RNA 在 12 周内下降 2 log,但没有被清除)和无反应患者(HCV RNA 下降从未达到 2 log)。对于有治疗失败史的患者,蛋白酶抑制剂治疗方案的病毒学应答可因先前治疗反应的不同而各有差异,缓解患者的 SVR 可以从 69% 提高到 83%,部分反应患者可以从 40% 提高到 59%,无反应患者可以从 29% 提高到 34%。

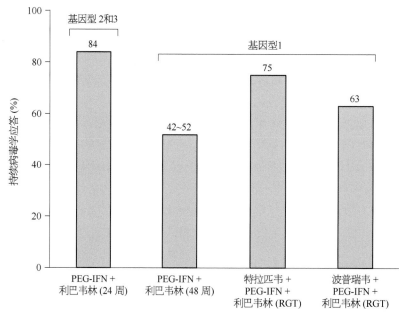

**图 10-4** 基于基因型和治疗方案的慢性丙型肝炎对抗病毒治疗的持续应答率。PEG-IFN,聚乙二醇干扰素;RGT,应答指导治疗(数据引自参考文献 94～96,98,99)

**表 10-8　针对 1 型慢性丙型肝炎包含蛋白酶抑制剂的治疗方案**

| | 特拉匹韦 | 波普瑞韦 |
|---|---|---|
| 剂量；频次 | 750 mg；每 8 小时 1 次，与脂肪餐一同服用 | 800 mg；每 8 小时 1 次，进餐时一同服用 |
| 前驱期 | 无 | 是；4 周聚乙二醇干扰素/利巴韦林 |
| 治疗持续时间 | 12 周（所有患者） | 可变；24～44 周 |
| 蛋白酶抑制剂 | 24 周（快速免疫反应）对 48 周 | 28 周（快速免疫反应）对 48 周 |
| 初次免疫反应 | 24 周（快速免疫反应）对 48 周 | 36 周（快速免疫反应）对 48 周 |
| 缓解者 | 48 周 | 36 周（快速免疫反应）对 48 周 |
| 部分应答者 | 48 周 | 48 周 |
| 无应答者 | 48 周 | 48 周 |
| 肝硬化患者 | | |
| 应答指导的治疗标准* | 4 周和 12 周时丙肝 RNA 不可测得 | 8 周时丙肝 RNA 不可测 |
| 无效标准（HCV RNA 水平）† | 4 周时＞1 000 国际单位/ml，12 周时＞1 000 国际单位/ml，24 周可测得 | 12 周时＞100 国际单位/ml，24 周可测得 |

＊适合根据病毒学应答指导的短期疗程的患者包括特拉匹韦治疗的初次治疗患者和缓解者，以及波普瑞韦治疗的初次治疗患者、缓解者和部分反应者。快速病毒学应答（RVR）是指在聚乙二醇干扰素、利巴韦林和蛋白酶抑制剂三联治疗的 4 周内检测不到丙型肝炎 RNA。
†基于丙型肝炎 RNA 的病毒学应答和无效标准使用更低定量下限值（25 国际单位/ml）和更低检测下限值（10～15 国际单位/ml）。
HCV，丙型肝炎病毒；PEG – IFN，聚乙二醇干扰素；RVR，快速病毒学应答。

联合蛋白酶抑制剂的治疗方案采用应答指导的治疗策略，产生快速的病毒学应答（使用三联疗法的最初 4 周内，HCV RNA 转阴）。治疗策略在波普瑞韦和特拉匹韦之间稍有不同。采用波普瑞韦的三联方案，治疗周期为 24～44 周；治疗前需先进行 4 周的聚乙二醇干扰素 α 和利巴韦林导入治疗，以评估干扰素治疗的反应性；在部分病例三联治疗方案的最后 12 周改为聚乙二醇干扰素和利巴韦林二联治疗。与之相比，特拉匹韦通常无须导入治疗，三联治疗仅在最早的 12 周使用，随后改为聚乙二醇干扰素 α 和利巴韦林来完成 24～48 周的治疗周期（表 10-8）。

### 应答预测因素

导致干扰素为基础的治疗方案病毒学应答不良的因素，同样也影响着蛋白酶抑制剂治疗方案的病毒学应答，主要包括：血清中高丙型肝炎 RNA 水平、年龄上升、非洲裔美国人、肥胖和进展性肝纤维化或肝硬化。全基因组关联分析研究发现位于 19 号染色体 IL28B 基因附近的单核苷酸多态性可预测干扰素和利巴韦林治疗 1 型感染的病毒学应答率。IL28B 基因编码 λ3 干扰素，它是 λ 干扰素家族的一个细胞因子。IL28B 基因多态性一定程度上解释了为什么不同人种对抗病毒治疗的应答结果不同。IL28B 基因多态性是预测干扰素和利巴韦林抗病毒治疗结果的最强因素。但是，IL28B 和其他上述提到的因素，对直接抗病毒药物（例如蛋白酶抑制剂）的疗效预测价值有些不足。

血清低 HCV RNA 水平仍然是评估抗病毒治疗应答效率的最强预测因素，也是抗病毒药物（包括蛋白酶抑制剂）应答指导治疗策略的基础。50％～60％患者在接受三联治疗（聚乙二醇干扰素、利巴韦林和蛋白酶抑制剂）后可达到快速病毒学应答（rapid virological response，RVR；治疗 4 周时，检测不出 HCV RNA），仅 24～28 周的治疗 90％患者可达到 SVR。蛋白酶抑制剂治疗病毒学应答不佳不但表明治疗失败，而且意味着药物耐药性的出现。治疗 4～24 周后血清 HCV RNA 水平作为评估治疗无效的详细标准，决定是否需要终止治疗（表 10-8）。

用不含蛋白酶抑制剂抗病毒治疗方案治疗 1 型感染时，治疗早期达到 RVR 患者的 SVR 阳性预测值为 90％。早期病毒学应答指 12 周时 HCV RNA 下降超过 2 $\log_{10}$，对于未达该标准患者应终止治疗，SVR 阴性预测值为 100％。其他无效标准包括治疗 24 周仍可检测出 HCV RNA，出现这种情况的患者最终无法获得 SVR。

### 不良事件

优化的治疗方案和坚持治疗对于促进病毒清除并达到 SVR 非常重要。坚持治疗在蛋白酶抑制剂治疗中尤为重要，因为药物耐药性与没有完全抑制病毒有很大的关系。聚乙二醇干扰素、利巴韦林和蛋白酶抑制剂的已知副作用可能导致不良事件、减小剂量和治疗终止。与聚乙二醇干扰素相关的不良事件包括流感样症状、乏力、焦虑、抑郁、精神疾病的发作、自身免疫病的发作、中性粒细胞减少及血小板减少。利巴韦林可致胎儿畸形,因此推荐两种避孕方式有效避孕,对有怀孕可能的女性治疗结束后 6 个月内应每月监测妊娠试验。利巴韦林也与溶血性贫血相关,不过其可作为治疗后有效应答的预测因素。贫血在肾功能不全的患者中更常见,因为利巴韦林通过肾脏代谢并排出。其他易出现血液系统副作用的患者包括肝硬化和接受肝移植的患者。如果中性粒细胞减少、血小板减少或溶血性贫血出现,需要降低聚乙二醇干扰素、利巴韦林药物剂量或两种药物同时减量;并且在某些病例中可考虑使用生长因子,尽管其使用仍然具有争议。蛋白酶抑制剂可造成皮疹、胃肠道症状以及增加血液系统副作用发生率,特别是贫血和中性粒细胞减少。与利巴韦林相关的贫血可能会因为联合使用蛋白酶抑制剂而加重,在这种情况下调整药物时不应减少蛋白酶抑制剂的剂量。最后,蛋白酶抑制剂是细胞色素 P450 3A4 酶通路的底物和抑制剂,因此它经常出现明显的药物间相互作用,限制了它对部分患者的治疗效果。

### 终末期肝病治疗策略

在丙型肝炎治疗中最具挑战性的对象是肝硬化患者。虽然出现了越来越多有效的抗病毒治疗方案,但肝硬化患者的治疗仍然困难,其治疗总体有效性要低于那些没有肝硬化的患者。进展期肝纤维化(3~4期)的 HCV1 型患者使用特拉匹韦的 SVR 为 62%,使用波普瑞韦为 41%,使用聚乙二醇干扰素和利巴韦林为 43%~44%。特拉匹韦可用于治疗聚乙二醇干扰素和利巴韦林治疗失败的肝硬化患者,在复发患者中 SVR 达到 84%,但是在部分应答患者中长期病毒清除率降低至 34%,在无应答患者中仅为 14%。尽管所有慢性丙型肝炎患者均应考虑治疗,但这些数据强调了严格选择合适治疗对象的重要性,特别是那些先前治疗失败的进展性肝纤维化患者。

尽管肝硬化患者可能从长期 HCV 清除中得到最大的获益,但他们同样也最容易在治疗过程中发生不良事件,特别是血液系统的副作用。最近一项法国的前瞻性队列研究纳入 355 例经蛋白酶抑制剂治疗的 1 型代偿性肝硬化患者,其对药物耐受性差,经特拉匹韦或波普瑞韦治疗的严重副反应分别为 48.6% 和 38.4%。尽管定期使用生长因子,但超过 30% 的患者发生了严重的贫血,1/4 患者提前终止了治疗。尽管这前瞻性数据有局限性,但对失代偿性患者进行治疗更具挑战性。然而,在肝移植时获得病毒清除可

使高达 80% 的患者达到移植后无病毒状态。一项小样本的以肝移植候选人为对象的前导性研究发现,经过筛选的患者中有超过一半不符合研究纳入标准,大多是由于剂量限制性血小板减少症或白细胞减少症。在这 15 例接受以干扰素为基础治疗方案的肝移植候选人中,不良事件发生率超过 85%。尽管最常见的不良事件为血细胞减少,但一些患者出现了进一步的临床失代偿表现和感染性并发症,现在还不清楚失代偿或感染是否在治疗患者中比其他进展性肝硬化患者更常见。替代治疗方案包括低剂量聚乙二醇干扰素维持治疗或干扰素和利巴韦林低剂量加速方案。维持治疗并没有显示出长期益处,而低剂量加速方案是否优于其他标准治疗方案还不确定。因为抗病毒治疗方案制订变的更加复杂、昂贵并趋于劳动密集,所以应由经验丰富的肝病专家来完成。对于既往有临床失代偿的患者,应考虑只在肝移植中心进行治疗。

### 肝移植

针对慢性丙型肝炎早期、积极主动的治疗非常重要,不仅能根除病毒感染、减缓疾病进展以及发生肝硬化并发症的风险,而且对将来使患者免于受这种疾病的困扰有重大意义。事实上,慢性丙型肝炎及其并发症仍然是美国和西欧进行肝移植的首要指征。在美国每年肝移植等候名单上的 16 000 人中至少有 40% 患有丙型肝炎,丙型肝炎患者会随着未来几十年他们的疾病并发症的出现,更多地加入到肝移植等候名单的行列。丙型肝炎复发常见于在移植时已有丙型肝炎病毒血症的肝移植受体,并且会导致长期生存率降低。丙型肝炎复发及其处理会在本书的其他部分详细讨论(第 79 章)。

### 总结

慢性丙型肝炎是造成慢性肝病和肝硬化的重要原因之一。尽管大部分患者并没有表现出严重肝病的临床症状,但随着感染持续时间的增加,肝硬化会出现在越来越多的患者中。虽然大多数丙型肝炎感染相关性严重肝纤维化或肝硬化患者的临床症状基本稳定,但每年仍有超过 5% 的患者发生肝细胞癌和临床失代偿。失代偿性肝病的发生极大地影响了患者的生存率。在进行性临床衰退的病例中,肝移植是唯一可行的治疗方案。

抗病毒治疗应经常被考虑,因为相当一部分的慢性 HCV 感染患者可通过抗病毒治疗永久的清除病

毒感染。病毒感染的成功清除通常可阻止肝病的进展并且可显著降低发生并发症和肝脏相关死亡的风险。随着越来越多有效病毒治疗方案的出现、对丙型肝炎的认识和 HCV 感染诊断技术的提高，抗病毒治疗对象的选择将变得越来越重要，同时对降低丙型肝炎相关疾病的医疗负担有着更大影响。

## 要点和注意事项

- 慢性丙型肝炎在美国的患病率为 400 万人(1.8%)，全球为 1 700 万人(3%)。它是美国和欧洲最常见的慢性肝病。
- 慢性丙型肝炎患者中肝硬化越来越常见，但通常需要数十年的病程。
- 失代偿性肝硬化(腹水、肝性脑病、食管静脉曲张破裂出血以及肝功能失代偿)在肝硬化患者中每年发生率为 3.9%～6.9%。任何一种肝脏失代偿临床症状的出现，将会导致 5 年生存率下降，并且需要考虑进行肝移植。
- 在美国和欧洲，慢性丙型肝炎是 HCC 最常见的病因。肝硬化患者每年肝细胞癌的发生风险为 3%～5%。
- 据预测在未来的 20 年内，由 HCV 感染引起的失代偿性肝硬化、肝细胞癌和肝病相关性死亡将明显增加。
- 进展性肝纤维化或肝硬化患者应当被告知关于肝硬化的潜在并发症及预期的转归。若并发症发生进展，应及时进行肝移植评估。
- 抗病毒治疗可在越来越多的患者中永久清除 HCV。所有慢性丙型肝炎患者均应考虑抗病毒治疗。
- 达到 SVR(根除 HCV 感染)通常能阻止肝病的进展并降低发生并发症的风险，包括临床失代偿、HCC 和肝脏相关性死亡。对病情稳定或明显改善的先前有肝硬化患者，无论病毒根治与否，并发症的风险依然存在，因此需要密切的随访。
- 恰当的筛查、诊断和治疗对象的选择，对降低丙型肝炎相关疾病的医疗负担具有重大影响。

第 11 章

# 丙型肝炎和肝移植
## Transplantation for Hepatitis C

Marina Berenguer · John R. Lake
奚志峰　杨晓晓·译

随着医疗管理和手术技术的发展,肝移植术后患者生存率显著提高,尸体肝移植和活体肝移植的术后 5 年、10 年生存率分别达到 74%、79% 和 60%、74% (http://unos.org)。丙型肝炎肝硬化是欧洲和北美地区成人肝移植的主要原因。美国 1999—2007 年越来越多的丙型肝炎患者接受了肝移植手术,到 2006 年达到高峰,丙型肝炎患者的比例超过 1/3(37%~41%)。丙型肝炎患者肝移植术后,几乎所有移植物均会发生丙型肝炎复发,继而大部分进展为慢性肝病。患者丙型肝炎复发后的自然史各不相同,部分患者病情恶化进展为早期移植物衰竭,部分患者数年后进展为显著的肝纤维化。总之,与免疫功能正常患者相比,肝移植患者丙型肝炎进展更快,约 1/3(8%~44%)的患者 5 年内进展为肝硬化。疾病加速进展的原因与受体、供体、病毒及外源性因素等多种因素有关。术后丙型肝炎复发不影响移植物短期生存率(<3 个月),但降低术后中长期生存率。

抗病毒治疗是改善预后的唯一措施。术前接受抗病毒治疗并在移植前达到病毒学应答有可能有效防止术后丙型肝炎复发。移植术后持续病毒学应答能改善组织学表现和预后。聚乙二醇干扰素 α 联合

利巴韦林作为传统的治疗方案,仅 1/3 的患者可以达到 SVR。而且大多数患者由于副作用难以耐受治疗,特别是贫血,常需要注射生长因子和(或)减少剂量以减轻副作用。三联治疗方案(如聚乙二醇干扰素和利巴韦林联合新靶向抗病毒药物)的疗效正在评估中,有关蛋白酶抑制剂和钙调磷酸酶抑制剂之间相互作用的研究正在开展。虽然丙型肝炎复发行二次肝移植术预后比首次肝移植术差,但是如果能按照生存模型选择患者,术后生存率依然会有所提高。

## 肝移植前丙型肝炎病毒感染

### 丙型肝炎病毒感染的自然史

HCV 感染在多数发达国家是常见疾病,在全球人群中的感染率为 1.5%~2%,美国大约有 270 万 HCV 携带者,而全球约有 1 亿 7 000 万携带者。HCV 感染的自然史已阐明。HCV 感染的显著特征是病毒暴露后向慢性感染及慢性肝炎进展的高度危险性,在暴露人群中的发生率为 65%~85%。慢性丙型肝炎的进展相对缓慢,感染后 20~30 年肝硬化的发生率为 4%~25%。肝硬化发生的风险因素有

饮酒、感染时的年龄、性别、免疫状态、代谢综合征和遗传因素等。HCV 相关肝硬化患者的预后主要与临床失代偿表现（如腹水）和肝细胞癌的发生有关。一旦出现上述并发症，患者的 10 年生存率会由 80% 下降至 50% 以下。在为期 4 年的随访中，与肝细胞癌无关的失代偿发生率预计达到 15%～20%。HCV 感染的肝硬化患者每年肝细胞癌的发生率在 1.5%～3.3%。

### 肝移植的适应证

当疾病进展到晚期若不进行肝移植治疗，患者中期生存（2～5 年）可能性微乎其微时，应该考虑肝移植手术。因为代偿期的 HCV 相关性肝硬化预后良好，肝硬化本身不应作为肝移植的指征。事实上，肝硬化代偿期的患者能通过抗病毒治疗成功治愈，其副作用虽明显却在可控制范围内。SVR 常常能稳定病情，甚至还可能逆转肝硬化。肝脏失代偿或肝细胞癌发生的风险显著降低，但在短期内不会消失，因此这些患者需要继续定期进行包括肝细胞癌筛查在内的监测。现在，应用三联疗法（PEG-IFN 联合利巴韦林和蛋白酶抑制剂——特拉匹韦或波普瑞韦）在 45%～65% 的肝硬化代偿期患者可达到 SVR；但在曾经对抗病毒治疗无应答的患者中，三联疗法的应答率仅 14%。

一旦发生肝硬化失代偿，肝移植是最佳的治疗方法。Child-Turcotte-Pugh 评分大于 7 分或 MELD 评分大于 14 分的肝硬化患者或者有自发性细菌性腹膜炎、难治性腹水或肝性脑病史的患者以及传统内镜治疗与放射治疗无效的静脉曲张反复破裂出血患者都可选择肝移植。

肝细胞癌是 HCV 相关性肝硬化常见的并发症之一。最初，由于进行移植时疾病已进展到晚期，术后复发率高而患者生存质量差，因此肝细胞癌患者进行肝移植的预后并不理想。1996 年，Mazzaferro 等人制定了米兰标准（单个肝细胞癌达 5 cm，或肿瘤数达 3 个，且单个肿瘤直径均不大于 3 cm；未侵犯大血管且无肝外转移）。根据此标准筛选后，患者的生存率与无肝细胞癌的 HCV 患者相当（第 15 章将继续讨论此话题）。

## 移植后丙型肝炎病毒感染

### 感染源

移植前的感染是移植后 HCV 感染的最常见原因。复发感染的定义是血清 HCV RNA 检测再次呈阳性，这在肝移植术后很常见。病肝切除后，HCV RNA 会迅速减少；随着移植物的植入，其 RNA 水平将出现一次更剧烈的下降，据推测，这是新肝脏摄取病毒的表现。HCV 选择性地进入受者的肝细胞并进行早期复制。免疫抑制使病毒清除率下降，主要组织相容性复合体错配导致移植后早期病毒多样性和准种减少。紧接着血清 HCV RNA 进行性增加，在移植后 4 日达到移植前水平，在移植后 1 个月上升至 10～20 倍及以上。

污染的血液或供体器官也可能是丙型肝炎病毒感染源。但是，由于对血液和捐献器官 HCV 常规有效的筛选，新发 HCV 感染的情况已非常少见（<1% 的 HCV 阴性受者）。

在现今器官短缺而需要器官移植的 HCV 患者越来越多的情况下，有人主张使用抗 HCV 阳性供者的器官。在这种情况下，受体的病毒感染主要取决于供体的 HCV RNA 状态。HCV RNA 阳性供者的受者必定会感染 HCV，而抗 HCV 阳性、HCV RNA 阴性供者的受者感染 HCV 的概率则很小。

### 病毒学复发与组织学复发定义的对照

HCV 抗体检测在移植后几乎没有价值。HCV 再感染应通过检测 HCV RNA 的水平来诊断。移植后病毒血症水平高于移植前。虽然病毒载量在非移植患者中通常与肝脏疾病的严重程度无关，但对于肝移植患者，除了可以预测应答率和监测疗效外，还可能有助于判断肝移植术后的预后（如淤胆型肝炎和进行性 HCV 疾病的发生）。此外，在急性肝炎时病毒滴度通常会达到顶峰，这一现象可能有助于鉴别急性复发性丙型肝炎和细胞性排斥反应。移植前高病毒血症是否预示着移植后预后不良还不明确。

不同于 HCV 再感染，HCV 疾病复发的诊断是基于组织学检查。常规肝脏检查在这时候缺乏特异性和敏感性，并可能低估肝脏的损伤程度。特别是血清氨基转移酶水平和组织学疾病严重程度的关联性很差。组织学上，急性肝炎一般发生在移植后的第 2～4 个月，但慢性肝炎通常在移植后 3 个月才出现。移植肝在急性期汇管区炎症少见，而慢性期则以胆管型界面炎为主，较少见淋巴细胞聚集，除了上述组织学特异性外，移植肝丙型肝炎的常见组织病理学表现和进展与一般人群相似。急性期可见的早期肝脏病变包括轻度的小叶淋巴细胞炎和散在的凋亡小体、轻度细胞水肿和脂肪变。这种损伤在 2～4 周内转变为进展性肝炎，表现为汇管区和小叶间程度各异的炎症,伴有肝细胞坏死和中央区大泡性脂肪变。汇管区浸润细胞主要以单核细胞为主,但可能成分比非移植肝更具多样性。脂肪变、胆管损伤和局灶性实质细胞淋巴浸润也很常见。仅脂肪变一项就可能预示早期复发。包括显著的胆管上皮损伤、内皮炎、严重的胆汁淤积、胆管增生和肝细胞静脉周围气球样变在内的非典型性组织学改变与急性细胞性排斥反应、胆道梗阻和肝脏缺血等其他疾病相似。要排除其他原因,例如巨细胞病毒(cytomegalovirus,CMV)感染性肝炎、胆道梗阻、肝脏缺血或药物中毒等,需要结合血清学、免疫组化、影像学以及内镜等检查以及停药观察和连续肝活检组织学检查。应用免疫组化和原位杂交法检测肝组织中 HCV 抗原和(或)RNA 可以作为鉴别复发性丙型肝炎和判断疾病严重性的一种方法。但是,由于上述检查结果与组织学关联性差,因此仍具有争议。

移植术后 6～12 个月,慢性肝炎主要表现为汇管区和汇管区周围改变,包括慢性汇管区炎、汇管区淋巴细胞浸润、炎性坏死以及程度不等的胆管界面炎。还可见轻度且不广泛存在的局灶性胆管炎性损伤和"中央静脉周围炎",胆管消失较少见。

丙型肝炎复发的非典型表现包括淤胆性肝炎和浆细胞浸润性肝炎。淤胆性肝炎是一种独特而罕见的表现(<10%),且常常预示着预后不佳。超过半数患者在出现淤胆性肝炎后的数月内会发生移植物衰竭。淤胆性肝炎可能是由于针对 HCV 的细胞免疫反应迟钝,HCV 病毒大量复制导致病毒对肝细胞的直接细胞病变效应。这种情况常见于移植术后一年内过度免疫抑制的患者。组织学表现包括胆汁淤积、明显的小叶结构紊乱伴嗜酸性点状坏死和库普弗细胞肥大、中央区肝细胞气球样变和变性,以及由明显的胆管型和纤维化型界面炎活动引起的汇管区肿胀伴轻度混合性或中性粒细胞为主性汇管区炎症。在2003 年,以下诊断标准作为会议共识被提出:①移植后大于 1 个月(通常≤6 个月)。②以血清碱性磷酸酶、γ-谷氨酰转移酶(γ-glutamyltransferase)(高于正常水平上限的 5 倍)以及胆红素水平[>6 mg/dl(1 μmol/L = 17.1 mg/dl)]显著升高为特征的临床性胆汁淤积。③典型的组织学特征。④高血清 HCV RNA 水平(通常高于 $3×10^7 ～5×10^7$ U/ml)。⑤无胆道并发症(胆道造影正常)或肝动脉栓塞。不幸的是,一项最近的系统性综述报道,在 2003 年后报道的12 项研究中,只有 3 项使用了此标准,令这方面研究的准确性大打折扣。

复发性丙型肝炎的浆细胞转变多见于免疫抑制水平低和(或)接受干扰素治疗的患者。这类患者多见非常低甚至阴性的 HCV RNA 水平伴有类似自身免疫性肝炎的组织病理学改变(小叶中央坏死伴或不伴有桥接坏死以及显著的大量浆细胞浸润)。这些情况是否代表真正的"自身免疫"(同种免疫)过程还是复发性丙型肝炎的不典型表现、急性或慢性的移植物排斥反应或以上事件的综合表现还存在争议。然而,进行鉴别诊断有很高的误诊风险。例如:类固醇治疗可以降低"自身免疫/同种免疫"的肝炎严重程度,但是会加速病毒复制。

在临床实践中区分是复发性肝炎还是排斥反应引起的肝炎,特别是在移植术后 2 个月,是非常重要的。然而,目前仍无法准确定义这两种情况。问题的关键在于不是要鉴别复发性丙型肝炎和排斥反应,而是要确定同种免疫是否在移植后丙型肝炎发生中起作用以及应采用何种最佳治疗方案。虽然急性细胞性排斥反应的发生不会影响 HCV 阴性肝移植受者的长期预后,但对因丙型肝炎行肝移植的患者就不同了,因此这种判断很重要。发生排斥反应的 HCV 阴性受体的死亡率仅为未发生排斥反应的 HCV 阴性患者的一半。相反,若 HCV 阳性受体因排斥反应接受激素治疗,他们的死亡风险会增加 3 倍,若发生激素难治性的急性细胞性排斥反应,则死亡风险升至 5 倍以上。因此,许多中心对于 HCV 阳性受者的轻度急性排斥反应(Banff 分级Ⅰ级),尤其是发生在移植后 2 个月以后的急性排斥反应,不予以治疗。在HCV 阳性患者中提示急性和慢性排斥反应的关键特性包括:①混合性的炎性浸润、显著的胆管损伤和(或)胆管上皮变性。②终末肝静脉炎。丙型肝炎组织学特点包括小叶炎性坏死和胆汁淤积性坏死性界面炎活动,这些特征性表现通常在急性和慢性排斥反应中少见或没有。

### 肝移植后丙型肝炎病毒感染的自然史

肝移植后丙型肝炎病毒感染的自然史(图 11-1)具有高度异质性。除了不同的表现模式,典型的纤维化进程亦不一致。在有些患者中,甚至在随访几年后,也没有或仅发生轻度纤维化。相反,其他患者则在几个月内快速地发展到肝硬化和移植物衰竭。总而言之,疾病的进展在免疫抑制的人群中较非免疫抑制人群更快,且每年纤维化进展的速度更快[分别为0.3 纤维化单位/年(0.004～2.19)和 0.2 纤维化单位/年(0.09～0.8),P<0.000 1],因此,肝硬化发生

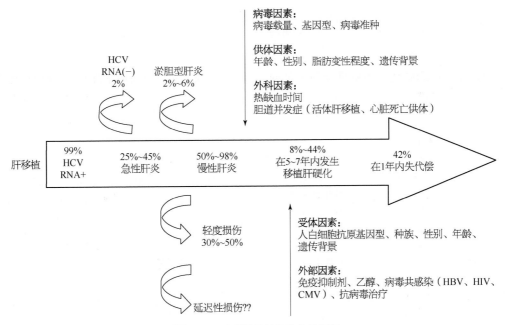

**图 11-1**　丙型肝炎复发的自然历程

的时间也更早（免疫抑制患者为 9～12 年，而普通患者为 20～30 年）。纤维化可呈线性进展，也可呈现迟发性的快速进展，或在前 3 年中表现为快速增加的纤维化进程而后长期保持缓慢的进展。有趣的是，最近一项在 401 例患者中进行 901 次纤维化检测的非 Markov 分析显示，随时间的延长，在肝纤维化进展至某一特定阶段后其进一步进展的风险会降低。但是，这并不意味着越晚进展至该阶段，进一步进展恶化的风险就越低。

既往研究显示，多达 30% 的 HCV 受者到术后第 5 年将发展为肝硬化。一旦发生肝硬化，临床失代偿的风险就更高（42%，在未行肝移植的代偿性 HCV 肝硬化患者中每年为 5%～10%）。预测失代偿发生的因素有 Child-Turcotte-Pugh 评级为 B 或 C 级、MELD 评分大于 16 分、血清白蛋白水平低于 3.4 g/dl（1 g/L = 10 g/dl）和移植术后 1 年内确诊为肝硬化。发生失代偿后，肝移植患者的 3 年生存率小于 10%，明显低于非移植患者的 60%。

近期，一些移植中心的数据显示，在移植后，重症丙型肝炎发生的风险增加。造成这些趋势的原因在于免疫抑制方案和供体质量的改变。事实上，移植中心之间免疫抑制方案和供者年龄的不同可能解释了这些研究结果的差异。

复发性丙型肝炎最终会导致移植物失功能。复发性丙型肝炎继发的移植物衰竭是 HCV 阳性受者术后死亡、移植物衰竭和再次移植的常见原因。因此，与其他适应证相比，丙型肝炎患者的术后生存率显著减低；在大型的系列研究中，10 年的生存率有 10% 差异性。在最新的来自美国 OPTN/UNOS 的报告中，7 459 例抗 HCV 阳性受体的 3 年生存率为 78%，而 20 734 例抗 HCV 阴性受体为 82%（P＜0.000 1）（http://www.unos.org）。此外，近年来发现疾病组织学的进展正开始成为移植物存活率进一步下降的原因。

**影响疾病严重程度、进展或生存率的因素**

与疾病严重性/进程和（或）生存率相关的因素包括宿主相关因素（人口统计资料、遗传背景、免疫状态、伴随疾病、移植时的肝功能）、病毒相关因素（基因型、HCV RNA 水平、病毒准种）、环境因素（免疫抑制、乙醇、病毒合并感染）、供体因素（年龄、脂肪肝的程度、肝脏体积、活体或尸体、DCD、遗传背景）和手术因素（缺血时间、胆道并发症）（表 11-1）。在免疫力正常的人群中，包括感染时年龄、性别、任何类型的免疫缺陷和饮酒在内的宿主相关因素是预测疾病严重性最有力的因素，而病毒相关因素（如基因型和 HCV RNA）在预后中似乎不起决定性作用。在肝移植背景下，各种因素的相互作用更加复杂，最重要的预后决定因素是供者器官质量和免疫抑制程度（表 11-2）。

**宿主相关因素**

免疫状态。几项研究的间接结论强调了免疫抑制状态在疾病复发进程中的负面作用：①与免疫力正常的患者相比，肝移植后纤维化进程加速。②最近研

**表 11-1　疾病严重性/进程或生存率的影响因素**

| 因素 | 关联 | 关联类型 |
| --- | --- | --- |
| 供者年龄 | 已确认 | 生存,NH |
| 活体供肝 | 已确认 | 学习曲线 |
| DCD 供肝 | 有争议,数据不充分 | DCD 较劣 |
| HLA-DR 匹配 | 有争议 | |
| 供者遗传因素 | 未知,数据不充分 | IL28B 起作用吗 |
| 受者性别 | 已确认 | 女性生存率较低 |
| 受者年龄 | 已确认 | 生存 |
| 非白种人 | 数据不足 | 生存,NH |
| 疾病严重性 | 已确认 | 生存 |
| 基因型 | 有争议 | 1b 型生存率较低,NH |
| 肝移植前病毒载量 | 已确认 | 生存,NH |
| 肝移植后早期病毒载量 | 已确认 | 生存,NH |
| 抗病毒治疗 | 已确认 | 生存,NH |

DCD,心脏死亡后器官捐赠;NH,自然史。

**表 11-2　免疫抑制对病毒载量和疾病严重性/进程的影响**

| | 对病毒载量的影响 | 对疾病进程的影响 |
| --- | --- | --- |
| 激素冲击治疗 | 增加 | 有害 |
| 激素起始量/维持量 | 未知 | 无(逐渐减弱吗) |
| 环孢素 | 未知 | 有争议 |
| 他克莫司 | 未知 | 有争议 |
| OKT3/Campath | 未知 | 有害 |
| 抗 IL-2 受体抗体 | 未知 | 有争议 |
| MMF | 有争议 | 无或有害 |
| 硫唑嘌呤 | 未知 | 无或有利 |
| mTOR 抑制剂 | 未知 | 有争议 |

IL-2,白介素-2;MMF,吗替麦考酚酯;mTOR,哺乳动物雷帕霉素靶蛋白。

究发现,在诱导和维持免疫抑制的时候使用的免疫抑制剂越强,则肝移植术后的预后越差。③移植前和移植后合并 HIV 感染时,病程发展更迅速。④巨细胞具有免疫抑制特性,当出现巨细胞病毒感染时,组织学和临床的预后都更差。

排斥反应和丙型肝炎的治疗。激素冲击治疗急性细胞性排斥反应时会使血清 HCV RNA 的浓度上升 4～100 倍,导致急性肝炎发病频率的增加、复发的提早、复发性肝炎组织学严重程度加深、移植物失功能概率增加和死亡率增加,所以对 HCV 感染的受体使用激素冲击治疗是有害的。

同样,应用淋巴细胞清除抗体来治疗排斥反应也会增加复发性疾病进展和移植物失功能的风险。

免疫抑制的诱导和维持。尽管使用额外免疫抑制剂治疗急性排斥反应对丙型肝炎的影响已经得到证实,但是有关诱导和维持治疗的免疫抑制剂种类对丙型肝炎的影响还不够明确。

钙调磷酸酶抑制剂(calcineurin inhibitors)。在体外实验中(复制子和培养的肝细胞),环孢素(cyclosporine,CSA)抑制 HCV 的复制,而他克莫司(tacrolimus,Tac)不具有这种作用。这些体外的结果是否能转化为临床实践中的差异还有待讨论。多数单中心回顾性研究提示,这两种用药方案的结果没有差异。对这种作用的前瞻性体内研究很少。在 Martin 等的一项研究中,79 名患者随机接受 CSA 或 Tac 为基础的免疫抑制治疗方案。CSA 组患者病毒载量的上升幅度明显高于 Tac 组。造成这种结果是否是因为前一组患者接受了更高积累剂量的激素治疗所致还不得而知。一项 366 名患者的系统性回顾研究显示,接受 CSA 治疗患者的死亡率和移植物失功率与 Tac 治疗组无显著差异。5 项研究中有两项显示淤胆型肝炎的发生率没有差异。最近两项前瞻性的随机研究发现了两者存在差异。在 Levy 等人的研究中,495 名患者中有 173 名为 HCV 阳性患者,这些患者被随机分到环孢素组($n = 88$)或他克莫司组($n = 85$),联合激素和咪唑硫嘌呤治疗。总体上看,环孢素组的死亡率和移植物失功能率更低。然而,当只评估 HCV 阳性患者时,因 HCV 导致的死亡率和在第 12 个月时发生轻度肝纤维化及病毒血症的患者比例在两组中很相似。两组中唯一的区别是他克莫司组更早发生复发性肝炎。O'Grady 等报道的一项类似的研究却得出了相反的结论。在随访 3 年后,环孢素组发生联合终点事件(死亡、再次移植和免疫衰竭)的概率比他克莫司组要更高(分别为 34.5% 和 24%)。一项仅基于 HCV 阳性患者的研究分析(环孢素组 $n = 58$;他克莫司组 $n = 46$)再次揭示了两种治疗的死亡率和再次移植需求没有区别。在最近的一项前瞻性随机对照研究中,136 名患者接受环孢素治疗,117 名患者接受他克莫司治疗,两组患者 1 年、7 年的生存率以及其他终点事件(急性肝炎的发生率、淤胆型肝炎和严重的 HCV 复发)的发生率均无差异。最后,Irish 等基于 SRTR 开展了迄今最大型的在 HCV 感染受体中比较钙调磷酸酶抑制剂的一项回顾性研究,8 809 例术前抗 HCV 阳性的肝移植患者在出院前接受环孢素（n＝717）或他克莫司（n＝8 092）治疗。在 1 年和 3 年的随访中，未校正的移植物和患者生存率在两组中未见区别。然而，对受者、供者和移植物特点及出院时联合免疫抑制治疗的差异进行校正后，使用环孢素治疗的患者发生死亡、原发性移植物衰竭和急性排斥的风险更高。

皮质类固醇。长期以来，人们认为使用皮质类固醇对 HCV 阳性受者是不利的。但是，支持这一观点的临床证据却是复杂的。为避免激素的副作用，研究者们已经开始研究两种不同的治疗方案：①无皮质类固醇的免疫抑制方案的应用。②皮质类固醇的早期撤药。有些回顾性研究认为早期撤药无任何优势，甚至有研究认为皮质类固醇对丙型肝炎进展有负面效应。有一项前瞻性研究证实了上述回顾性研究的结论，遗憾的是研究的患者人数很少。但是，何谓"早期撤药"尚无明确定论。多数研究将早期撤药定为移植后的 3～6 个月，而晚期撤药为移植 1 年后停用激素。

关于无激素的免疫抑制方案和迅速停用激素（＜7 日）的免疫抑制方案，许多研究和系统性回顾都指出它们在病毒血症、生存率和纤维化进程方面无差异性。

吗替麦考酚酯（mycophenolate mofetil，MMF）。MMF 在病毒复制和疾病进程方面的影响尚不明确。美国一项关于 HCV 阳性受体的研究显示，出院时使用 MMF 能提高患者和移植物的生存率。但是，两项大型的随机对照研究比较了使用 MMF 和硫唑嘌呤作为免疫抑制维持治疗时，两者在丙型肝炎复发率和患者及移植物生存率方面均无显著差异。最后，在近期的一项迄今纳入患者人数最多的研究中，患者被随机分为三组，两组使用 MMF，一组不使用[他克莫司＋激素（n＝80）；他克莫司＋MMF＋激素（n＝79）；达利珠单抗＋他克莫司＋MMF（n＝153）]。在此项研究中，三组患者进展到进展性纤维化的概率和患者及移植物存活率均无显著差异。

硫唑嘌呤（azathioprine）。关于硫唑嘌呤对 HCV 疾病进展影响的数据甚少。在最近的一项研究中，患者被随机分为两组，一组单用他克莫司治疗（54 例），另一组使用他克莫司、硫唑嘌呤及泼尼松三联疗法（49 例）。两组中三联疗法组出现进展性纤维化或门静脉高压的发生率更低。而三联疗法中硫唑嘌呤的使用超过一年，激素使用时间为 3～6 个月。在此项研究中，作者无法确定这种获益是来自激素的缓慢撤药还是硫唑嘌呤的保护作用。在一项关于 MMF 和硫唑嘌呤的 meta 分析中，几乎所有对照 MMF 和硫唑嘌呤的研究都得出了含硫唑嘌呤的疗法更优的结果。

抗体诱导。有关抗体诱导的数据，根据所用抗体是否为 T 细胞耗竭抗体而异。几项使用潜在的 T 细胞耗竭抗体的研究显示了它的负面作用。然而，三项使用非 T 细胞耗竭抗体的随机对照研究显示抗体诱导在 HCV 复发中无影响。此外，在前文提到的一项三组实验中，应用抗体诱导的一组（达利珠单抗，他克莫司，MMF；n＝153）与未用抗体诱导的其他两组结果相似。

哺乳动物雷帕霉素靶蛋白（mammalian target of rapamycin inhibitors，mTOR）抑制剂。mTOR 抑制剂对 HCV 阳性受者的影响正在研究中。因其抗增殖特性，研究者认为 mTOR 抑制剂可能会延缓纤维化进展。最近的一项回顾性研究对比了持续使用 mTOR 抑制剂与单用钙调磷酸酶抑制剂的疗效后发现，mTOR 抑制剂能改善纤维化进程。例如：在一项非随机研究中，通过意向性分析与 HCV 对照组（n＝282）相比，雷帕霉素 HCV 组（n＝172）纤维化进展期（≥2 期）的人数显著减少（在术后 1 年，两组纤维化进展期人数分别占 36.2％和 15.3％，P＜0.000 1；术后 2 年为 50.5％和 30.1％，P＝0.001），多因素分析也证实了在术后 1 年和 2 年，雷帕霉素是减少肝纤维化的一个独立预测因子。目前尚没有启动能充分地、前瞻性地评估这些药物在 HCV 阳性患者中作用的随机对照性研究。

鉴于免疫抑制对丙型肝炎肝移植患者影响的研究结果仍令人疑惑，且有时相互矛盾，目前难以得出一个统一的假说来指导作者在这一人群中的免疫抑制剂应用。经典的范例使研究者认为免疫抑制程度越强，移植后丙型肝炎越严重。但是，也有人提出影响这类患者的长期预后因素不仅仅是免疫抑制的程度，免疫抑制剂的巨大变化也可能对因丙肝接受肝移植的患者造成负面影响。这也许就能解释为何使用激素冲击和淋巴细胞耗竭抗体来治疗排斥反应对 HCV 感染的患者尤其不利，但无激素疗法或者维持低水平的激素而不是延迟撤药对这类患者可能是有益的。

免疫遗传背景。有些作者认为供体-受体的人类白细胞抗原（HLA）-B 基因座的配型减少了急性细胞性排斥反应的发生率，但也促进了病毒性肝炎的复发。

种族因素也会影响复发性 HCV 感染患者的预后：非白种人的预后较白种人差。更有趣的是，供体-受体的种族匹配也对预后造成不同影响。

尽管 IL28B 基因多态性与抗病毒治疗反应有明确相关性,但有关这一遗传背景和疾病复发的关系尚在研究中。一项研究认为有益的多态性表达可以延缓丙型肝炎的生化学复发。另一项研究显示在携带这种有益的 IL28B 多态性患者中,移植物晚期的炎症反应较少。然而,在多数研究中,这种遗传背景与移植物纤维化的关系未被证实。

**病毒相关因素**

丙肝病毒基因型。早期的几项研究提示 HCV 1 型,特别是 1b 亚型的患者移植后预后较其他亚型患者差。1b 亚型的毒株因不同毒力,也可能改变预后。但是,多数研究未能证实基因型对移植后预后的确切影响。

HCV RNA 水平。一些研究指出移植前或移植后早期病毒高复制水平与疾病复发、急性进展和生存率下降有关。在国家糖尿病、消化和肾脏疾病的肝移植数据库(National Institute of Diabetes and Digestive and Kidney Diseases Liver Transplantation Database)中,移植前病毒载量在 $1 \times 10^6$ Eg/ml 以上的患者,术后移植物失功能的相对危险度是病毒载量较低患者的 3.6 倍,患者 5 年累积生存率分别为 57% 和 84% ($P < 0.001$)。

近期一项回顾性研究分析了 118 名 HCV 阳性受体资料发现,病毒载量峰值 $\geq$107 IU/ml(国际单位/ml)是患者及移植物生存率降低和 HCV 移植物衰竭的一个独立预测因子。移植后第一年中病毒载量峰值 >108 IU/ml、107~108 IU/ml 和 <107 IU/ml 对应的平均生存期分别为 11.8 个月、70.6 个月和 89.1 个月($P < 0.03$)。

淤胆型肝炎和复发性丙型肝炎急性期会出现高水平的病毒血症和肝内 HCV RNA。这一发现提示,在复发性丙型肝炎早期,肝脏损伤可能是由 HCV 直接的细胞毒性作用引起的。

HCV 异质性。HCV 异质性也可能在进展型丙型肝炎的发病中起到重要作用。一旦细胞免疫受到免疫抑制剂的损伤,移植前高病毒载量可能影响 HCV 准种的分布并为新的"更合适的"变异株提供更多扩增和主导病毒种群的机会。

**供者相关因素**(表 11-3)

供者年龄。供者年龄已经被证实显著影响疾病复发、移植物和患者生存以及对抗病毒治疗的反应。无论是使用尸体和活体器官还是抗 HCV 阳性供体器官时,供体年龄的增加除了影响移植物和患者生存率外也是疾病严重程度加重和疾病加速进展的独立

**表 11-3　HCV 阳性患者肝移植的非理想供者**

老年供者(>60 岁)
缺血时间长(>12 小时)
复温时间长(>90 分钟)
严重的脂肪肝
心脏死亡器官捐赠
活体肝移植(早期经验,学习曲线)
老年 HCV 阳性供者(>50 岁)
老年活体捐赠者(>45 岁)

HCV,丙型肝炎病毒。

危险因素。在早前的系列研究中,接受来自小于 30 岁供体器官的患者只有 14% 出现了肝硬化。相反,供者年龄在 31~59 岁和 59 岁以上时,受者进展到肝硬化的比例分别达到了 45% 和 52%($P < 0.0001$)。在一项涉及 3 463 名丙型肝炎患者的 SRTR 的分析中,供者年龄在 41~50 岁时,移植物失功能的风险上升了 67%;当供者年龄为 51~60 岁时,这一风险上升至 86%,当供者年龄在 60 岁以上时,风险为 60 岁以下供者的两倍以上。供者平均年龄的增长可能是近年来肝移植预后变差的原因。

供者年龄增大影响 HCV 受者预后的机制可能是多方面的。众所周知,老年供者的肝脏对低温保存的耐受性较低。同时,在肝脏反应、肝脂肪变性、含铁量、既往的纤维化以及端粒酶或复制衰老等事件中,年龄相关的免疫改变可能是决定老年肝脏对 HCV 相关纤维化易感性更高的关键因素。有趣的是,一些研究发现,包括中度到重度的脂肪肝及高铁含量在内的某些特征与侵袭性 HCV 复发独立相关。因此,如果 HCV 阳性受者接受来自老年供者的器官,应规避已知能增加移植物损伤的其他危险因素。例如:缺血时间应当缩短,而伴有中度到重度脂肪变性的肝脏应被用于预期生存受累程度较轻的 HCV 阴性患者。

脂肪肝供者。15%~25% 的潜在器官供者存在肝脏脂肪变性,在老年人的肝脏中更甚。已知肝脂肪变性在免疫力正常的慢性丙型肝炎患者中能使病程加速。在肝移植患者中同样的情况也可能会发生,但尚缺乏确凿的数据支持。不同脂肪肝程度的分级系统以及重度脂肪肝的低患病率也许能解释研究差异。在一项研究中,当供者年龄超过 55 岁以及冷缺血时间长于 12 小时,脂肪变性超过 30% 与生存率降低和纤维化的增加有显著的相关性。

抗 HCV 阳性供者。在使用 HCV 阳性供者器官时可出现二重感染,在所有出现双重感染的受者-供

者中以 HCV 1 型为主。然而,抗 HCV 阳性供体不会影响 HCV 阳性受体的组织学预后和生存率。

已证实,HCV 2 型或 3 型病毒感染的受体在接受抗病毒治疗时发生持续病毒学应答率高于 HCV 1 型病毒感染者。因此,避免在这类患者中使用抗 HCV 阳性供体特别是基因 1 型感染的供体。此外,两项研究显示与使用来自老年供者(45~50 岁及以上)的 HCV 阴性移植物相比,使用同年龄段的 HCV 阳性供者的肝脏导致了较高的死亡率和移植物衰竭率以及更多的进展性纤维化。因此,年龄超过 50 岁的抗 HCV 阳性供者的移植物应谨慎使用。

**手术相关因素**

缺血时间。同种异体器官移植时,冷缺血时间和复温时间的延长与严重的复发性疾病和移植物及患者生存率下降有关。这种相关性的机制可能是多因素的。缺血时间延长是早期移植物功能紊乱和胆道并发症的一个独立危险因素,特别是供体年龄大于 60 岁时。在这些情况下,当冷缺血时间控制在 8 小时以内时能达到理想的器官功能。通过诸如保留腔静脉的外科技术来缩短移植物复温时间可以缩短热缺血时间。为改善预后,减少热缺血时间并缩短冷缺血时间在许多医疗中心已成为操作标准。

活体肝移植。LDLT 的潜在优势包括移植前抗病毒治疗的可行性、更短的冷缺血时间以及更年轻的供者。可能的缺点包括供者与受者的 HLA 同源性、肝细胞增生的同时伴有 HCV 病毒复制、更强的"相对免疫抑制",尤其是更多的技术性问题。几家医疗中心早前的研究结果提示,在 HCV 阳性受者中 LDLT 较差的预后也许反映了这一现象。更多近期研究发现,LDLT 在 3~5 年的随访中对炎症和纤维化没有影响。

心脏死亡后器官捐赠。由于移植肝源的短缺,DCD 移植正在大幅增加。有关 HCV 阳性受体使用 DCD 供肝的研究为数不多,且结论不一。一项研究对比了 37 名接受 DCD 移植的丙型肝炎患者与配比的 74 名接受 DBD 的对照组丙型肝炎患者的预后。结果发现 DCD 受体术后原发性移植肝无功能的发生率高于 DBD 组(19% 对 3%,$P = 0.006$),且谷草转氨酶(aspartate aminotransferase, AST)的峰值也更高,这提示了 DCD 缺血再灌注损伤更严重。两组的存活率却无显著差异:DCD 和 DBD 受者的 1 年与 5 年存活率分别为 83%、69% 和 84%、78%($P = 0.75$);移植物存活率分别为 70%、61% 和 82%、74%($P = 0.24$)。纤维化进程以及重症 HCV 复发在两组中情

况相似[两年内丙型肝炎复发和(或)肝硬化进展到 4/6 期所致的再次移植或死亡在 DCD 和 DBD 患者中分别为 8% 和 15%,$P = 0.38$]。在第二项回顾性研究中,研究者对 77 名接受 DCD 肝移植的 HCV 阳性受者与 77 名配对的接受 DBD 的 HCV 阳性患者及 77 名未配对的接受 DCD 的 HCV 阴性患者的结果进行了比较。这三组患者的 1 年、3 年和 5 年患者与移植物生存率均无差异。根据常规活检标本,移植后 5 年的纤维化进程在 HCV 阳性组之间并无任何差异。相反,在第三项研究中,DCD 受体术后发生严重复发的风险增加。在此项研究中,研究者将 17 名接受 DCD 移植的 HCV 阳性受者与 15 名接受 DCD 移植的 HCV 阴性受者以及配对的 42 名接受 DBD 的 HCV 阳性受者进行了比较。结果发现移植物生存率在接受 DCD 移植的 HCV 阳性患者和 HCV 阴性患者之间并无显著差异($P = 0.14$)。然而,接受 DCD 移植和接受 DBD 移植的 HCV 阳性患者的移植物生存率却有显著差异(分别为 73% 和 93%,$P = 0.01$)。此外,在移植后 3 个月时,接受 DCD 移植的患者 HCV 复发率较 DBD 移植显著上升(分别为 76% 和 16%,$P = 0.005$),而第一年内,严重的 HCV 复发也有所增加(分别为 47% 和 10%,$P = 0.004$)。最后,Uemura 等最近分析了 UNOS/OPTN 数据以评估 DCD 对 HCV 阳性受体的影响。研究分析了在 2002—2009 年进行的成人初次 DCD 肝移植(630 名 HCV 患者和 1 164 名非 HCV 患者)和 54 129 例 DBD 肝移植患者资料。结果显示在 DBD 移植患者中 HCV 阳性受体的移植物存活率明显低于 HCV 阴性受体($P < 0.000 1$)。而在 DCD 移植患者中 HCV 阳性受体与 HCV 阴性受体的移植物存活率无显著差异($P = 0.517 0$)。有趣的是,近年来的移植物存活率(2006—2009)显著优于以往(2002—2005)($P = 0.048 2$)。

因此,如果满足肝源来自 50 岁以下的年轻供者,热缺血时间不超过 30 分钟且冷缺血时间不超过 8 小时等条件,在经验较丰富的移植中心,DCD 供肝用于 HCV 阳性受体还是能达到理想的结果。

**胆道并发症**

关于胆道并发症对复发性丙型肝炎进展可能的影响尚有争论。胆道并发症的高发可能与小规模、缺乏经验的移植中心开展活体肝移植后效果不佳有关。临床医生应尽早积极检测和治疗胆道并发症以尽可能减少潜在的伤害。

**组织学因素**

有研究指出在早期肝脏活检标本中得到的组织

学检查结果是判断预后的可靠指标。例如：在两项研究中，肝移植后第一年的活检标本中炎性坏死活动的程度与肝硬化发生的风险有关。术后一年轻度肝炎的患者中只有3%～10%进展为肝硬化，然而在中至重度肝炎活动的患者中高达30%～60%患者进展至肝硬化。其他的组织学特异性表现如脂肪变性、气球样变性、淤胆和融合坏死也可能有助于预测进展至重症肝炎或肝硬化的风险。

类似地，第一年的活检标本中肝纤维化的检查结果及其严重性已被证实与以下情况相关：①肝硬化的发展，无肝纤维化的情况下，只有9%～11%的患者发生肝硬化，而纤维化分期≥1时，发生肝硬化的比例达到21%～27%。②患者的死亡率，在肝纤维化分期≥2时，风险增加了10倍。③移植物失功能。

### 生化指标

在肝炎复发时，血清AST和胆红素水平的峰值及生化胆汁淤积与移植物肝硬化发生率增高有关。

### 外部因素

HBV共感染。与单独感染HCV的患者相比，HCV合并HBV感染的患者似乎疾病程度较轻且生存率更高。尽管两种病毒的相互作用可能解释了这一预后改善的原因，但是还有一种解释是在未实行血制品常规HCV筛查的年代，患者注射乙型肝炎免疫球蛋白时被动输入了抗HCV抗体。

乙醇摄入。很大比例的HCV阳性受者的终末期肝病是乙醇和慢性HCV感染双重因素所致。此类患者的组织学检查结果与单纯HCV感染的患者难以区别。然而，同时有酗酒和慢性HCV感染的患者与从不酗酒的HCV感染者相比，其肝病进展更快、更严重。肝移植后的乙醇摄入或许会导致相同结果，但这方面的数据甚少而且多数情况下，受者会被建议移植后戒酒。

代谢综合征、糖尿病、胰岛素抵抗。50%的HCV感染受体会在移植后第一年内出现代谢综合征，且更容易发生纤维化进展。一项研究发现，移植后糖尿病使HCV感染受体在术后6年时发生桥接样纤维化/肝硬化的风险增加3倍以上，如果供者年龄超过55岁，这一风险增加到8.4倍。另一项研究指出，移植后4个月时胰岛素抵抗增加，即稳态模式评估（homeostasis model assessment，HOMA）>2.5与纤维化进展有关，术后5年发生进展期肝纤维化/肝硬化的概率为43%，而无胰岛素抵抗的患者为21%。

事实上，复发性丙型肝炎的进展和结局是由几种

**表11-4  与"边缘受者"相关的特征**

| | |
|---|---|
| 边缘供者 | 年龄在40～50岁及以上 |
| | IL28B基因型TT |
| "边缘"手术 | 缺血时间延长 |
| 保存性损伤 | |
| 过度免疫抑制 | HIV共感染、再次移植、已治疗的移植物排斥、CMV感染、糖尿病、高龄 |
| 其他 | 移植后糖尿病、代谢综合征、胰岛素抵抗 |
| | 胆道并发症（早期经验） |
| | 全身状况不佳（营养不良、肾功能不全、MELD评分高） |
| | 抗病毒治疗的禁忌证 |

CMV，巨细胞病毒；HIV，人类免疫缺陷病毒；MELD，终末期肝病模型。

因素的联合作用而非一种因素单独作用决定的（表11-4）。使用来自老年供体且长时间缺血的供肝可能导致严重的保存性损伤，从而导致移植后早期恢复不佳、免疫抑制状态频繁改变以及中长期重症丙型肝炎复发。值得关注的是移植后的早期事件可能是决定肝损伤严重程度的最关键因素。减少HCV副作用的一个可能有效的方法就是避免其他不利因素的影响。根据以上提到的有关因素，改善移植后预后的方法包括将冷缺血时间缩短至8小时以内和（或）将热缺血时间缩短至90分钟以内；严密监测或预防巨细胞病毒感染；在HCV阳性受者中避免使用来自65岁以上供者的肝脏；只在几种特定情况下使用抗HCV阳性供者的肝脏（如供者年龄不超过50岁，肝生化指标正常，肝脏超声和其他影像学检查正常，且只针对基因型1型患者）；有效治疗或预防代谢综合征；个体化免疫抑制方案，避免过度免疫抑制，尤其是激素冲击治疗。就这一点而言，一项前瞻性的干预性研究证实了减少全面免疫抑制和避免突然的免疫抑制状态改变的潜在益处。在此项研究中，当避免了过度免疫抑制（激素冲击以及足量的三联或四联疗法），重症丙型肝炎的发病率从54%降低到了33%。

## 患者管理

尽管预防HCV再感染是患者管理的主要目标，但目前尚无有效预防再感染的可行干预措施。一项回顾性研究综述了在对全血及血浆捐献者推行常规HCV筛查之前，乙肝免疫球蛋白在HCV与HBV共感染患者中的应用。其结果提示被动免疫预防可能有助于减少复发感染的发生。可惜，随后的研究显示

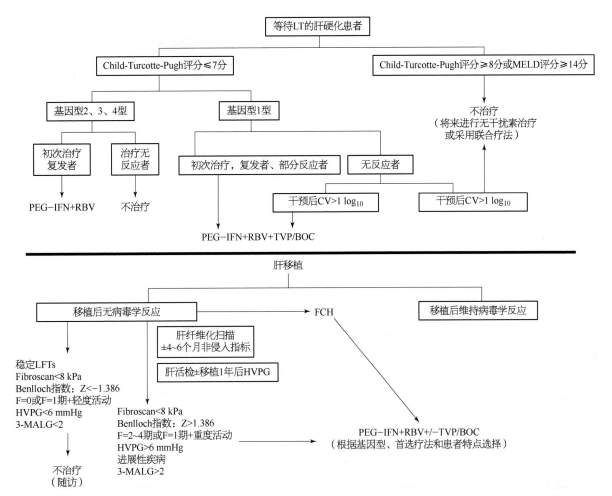

**图 11-2**　肝移植前或肝移植后对 HCV 感染的治疗。BOC,波普瑞韦;CV,病毒拷贝数;F,纤维化;FCH,纤维化型淤胆型肝炎;HVPG,肝静脉压力梯度;LFTs,肝功能检查;LT,肝移植;3 - MALG,结合 3 种生化标志物的算法;MELD,终末期肝病模型;PEG - IFN,聚乙二醇干扰素;RBV,利巴韦林;TVP,替拉瑞韦

丙肝免疫球蛋白对 HCV 再感染无明显疗效。

　　清除 HCV 的抗病毒治疗是目前能明确改善组织学预后和临床预后的唯一手段。持续的病毒清除状态可以减少纤维化进展、肝功能失代偿和移植物失功的发生风险,以及降低门静脉高压,并最终提高生存率。在疾病进展到晚期阶段之前接受治疗的患者中,这种获益尤为明显。

　　目前临床上治疗 HCV 阳性受体的有三种抗病毒治疗方案(图 11-2):①在移植前对患者进行治疗以抑制病毒复制从而预防病毒再感染。②在移植后早期,组织学损伤发生之前抢先进行抗病毒治疗以避免组织学肝炎的发生或防止它的进展。③治疗已发生的疾病(再感染)。再次移植是进展到移植物衰竭患者的最后选择。

**移植前抗病毒治疗**

　　移植前进行抗病毒治疗可以达到清除病毒、预防复发的目的。但是由于目前可用的抗病毒药物(干扰素、利巴韦林和最近被批准的蛋白酶抑制剂)会增加肝功能进一步失代偿、细菌性败血症进展和致命性血细胞减少症的风险,因此难以在肝功能失代偿的患者中使用。部分研究报道有患者能成功接受抗病毒治疗。但是,迄今为止这些患者仍是一个高度选择性的群体,而大多数等待移植的 HCV 阳性患者并不符合接受治疗的标准。有两种方案可供选择:在移植前达到持续病毒学应答的长期方案和在预期移植日期前 3～4 个月开始,以达到移植前 HCV RNA 阴性为目的的短期方案。两种方案的结果相似,在等待肝移植的 HCV 阳性患者中 10% 接受了抗病毒治疗,其中 20% 可以预防术后 HCV 再感染。在第一项来自 Everson 等人的研究中,124 名肝功能状态相对较好患者(Child-Turcotte-Pugh 评分平均 7.4 分,45% A 级,36% B 级,18% C 级;MELD 评分平均 11 分)接

受了干扰素 α-2b 和利巴韦林联合治疗:起始低剂量,逐渐加至耐受量,维持治疗至标准疗程(HCV 2 型或 3 型 24 周,1 型或 4 型 48 周)。接受治疗的患者有 24% 达到了持续病毒学应答,但 HCV 1 型患者(美国西部肝移植等待者中最常见的基因型)的持续病毒学应答很低(1 型患者为 13%,而 2 型和 3 型患者为 50%)。几乎所有达到持续病毒学应答的患者均能有效预防术后 HCV 再感染。最近更多评估使用全量抗病毒药物治疗的短期方案疗效的研究已经开展。在一项研究中,51 名患者(80% 为 1 型;MELD 评分 12 分;Child-Turcotte-Pugh 评级 A 级 45%,B 级 43%,C 级 6%)接受了聚乙二醇干扰素 α-2a(每周 180 μg)和利巴韦林(每日 800~1 000 mg)联合治疗,平均疗程 15 周。对照组的 51 名基线特征相似的等待肝移植的患者未接受治疗。其结果与常规干扰素的每日疗法相似:15 名患者(29%)在进行移植时 HCV 转阴,10 名患者(20%)在移植后保持 HCV 阴性。病毒学应答的预测因素为非 1 型基因型(病毒学应答 67%,而 1 型为 21%)和病毒载量的快速下降(在第四周时下降>2 $\log_{10}$)(93% 应答,而未快速下降者为 28%)。重要的是,肝功能差者(Child-Turcotte-Pugh 评分 C 级或 MELD 评分>18 分)无一例达到病毒学应答。在最新的,也是目前唯一的一项随机性研究中,研究者指出移植前治疗疗程显著影响了移植时 HCV RNA 阴性患者的比例以及移植后 HCV 持续阴性患者的比例。在这项美国的研究中,进行了 10 周或更长时间治疗的患者有 2/3 在移植时 HCV RNA 已转阴。然而,治疗不足 15 周的患者复发率较高。疗程最长的患者(>15 周)移植后 HCV 转阴率最高——总体上达到 44%(基因型 1/4/6 型为 25%,而 2/3 型为 63%)(表 11-5)。但是,移植前抗病毒治疗的副反应多见,最常见的是失眠/疲劳和血细胞减少;13%~43% 的患者因此不得不提早终止治疗,尽管使用了促红细胞生成素(5%~67%)和粒细胞集落刺激素(33%~45%),仍有 0~60% 的患者需减少剂量。细菌感染是可能出现的严重并发症之一。在美国第一项评估移植前抗病毒治疗的多中心研究中,致命的感染最终导致了研究的提前终止。Carrión 等研究指出治疗组细菌感染的可能性高于对照组,在 Child-Turcotte-Pugh 评级 B~C 级的患者尤为多见。肝功能不良(Child-Turcotte-Pugh 评分≥7 分或 MELD 评分≥14 分)和抗病毒治疗是与感染相关的独立危险因素。在抗病毒治疗组,预防性使用诺氟沙星可以防止这一并发症的发生。在一项美国的多中

**表 11-5　肝移植术前抗病毒治疗:防止丙型肝炎再感染相关的因素**

基因 2/3 型的丙型肝炎
较低的基线病毒载量
肝移植物丙型肝炎 RNA 阴性
肝移植术前二联用药持续 16 周以上
能够耐受二联或者三联用药疗法
Child 评分<B7 或者 MELD 评分<14 分
白蛋白水平>3.5 g/dl
血小板计数>100 000/mm³

MELD,终末期肝病评分模型。

心研究中,接受治疗者的 Child-Turcotte-Pugh 评分中位数为 7 分而 MELD 评分中位数为 11 分,接受治疗的患者发生不良事件和严重不良事件的比例高于对照组(分别为 98%、75% 和 70%、50%),但两组患者的死亡率相近(分别为 14% 和 15%)。

聚乙二醇干扰素与利巴韦林联合特拉匹韦或波普瑞韦的三联疗法在肝硬化患者中的研究数据非常有限。在三期临床试验中,肝硬化患者的比例很低,大约占 7%。这些研究证实了三联疗法在某些群体,尤其是在初次治疗的患者(联用特拉匹韦有效率 71%~92%,联用波普瑞韦有效率 42%)和复发者(联用特拉匹韦有效率 84%,联用波普瑞韦有效率 50%~83%)中非常有效,但是在经治患者中有效率显著下降(特拉匹韦在部分应答者中有效率 34%,而无反应者中有效率 14%,波普瑞韦在部分应答者中有效率为 30%~46%)。同时,这些患者对治疗的耐受性也有所下降。三联疗法的副反应与先前在二联疗法中的报道相近,包括需要频繁使用促红细胞生成素或输血纠正的贫血以及肝功能失代偿。但是,这些结果均来自只选择纤维化 4 期患者参与的试验。研究者们正在收集实际的数据以证明这些方案能有效地用于肝硬化患者,并且在方案中加入蛋白酶抑制剂能增加早期血清 HCV-RNA 转阴率,但是同时蛋白酶抑制的使用也增加了严重不良事件和治疗终止的风险。法国的一项大型队列研究,入组 485 名经治的肝硬化患者(MELD 评分在 6~28 分,中位数为 8,1/3 符合三期试验的排除标准),295 名特拉匹韦治疗的患者中有 40% 达到了持续病毒学应答,而 190 名波普瑞韦治疗的患者有 41% 达到持续病毒学应答。重要的是,多数患者(65%~81%)仅在治疗后 8~16 周便出现 HCV RNA 转阴,这是预防 HCV 再感染的关键终点事件。有 14%~21% 的患者因多见的严重不

良事件(接受治疗的患者约半数发生)被迫终止治疗。与不良预后(严重感染、肝功能失代偿和死亡)独立相关的因素有血小板计数低于 $100×10^6/ml$ 和白蛋白水平低于 35 g/L。

这些研究结果提示：

(1) 等待移植的患者中有很大一部分(约 50%)因禁忌证无法从抗病毒治疗中获益,尤其是血小板减少症、中性粒细胞缺乏症或肝功能不全晚期患者。

(2) 当治疗符合初始标准的小群体患者时,意识到潜在的并发症尤为重要。使用生长因子和预防性抗生素可能有助于避免副反应并完成治疗疗程。

(3) 移植前治疗在某些患者中具有可行性,特别是在等待肝移植中代偿良好的肝硬化患者。但三联疗法的预期疗效需要与严重不良事件的风险进行权衡,尤其对于在先前无应答的患者或血小板计数低于 $100×10^6/ml$ 及白蛋白水平低于 35 g/L 的患者。伴有肝细胞癌的代偿性肝硬化患者往往可以从该方案中获益。与二联疗法相比,三联疗法在这些患者中能更早达到更高比例的病毒学应答。

(4) 如果 HCV RNA 在移植时被清除,就能防止再感染的发生;预先达到了持续病毒学应答的患者可防止再感染的发生。

### 移植后早期的抢先治疗

在移植后早期单独应用干扰素(常规干扰素或聚乙二醇干扰素)或与利巴韦林联用进行抢先治疗是为了降低复发性丙型肝炎的发生率和(或)降低其严重程度(表 11-6)。抢先治疗是指在移植后最初 2~7 周,尚未有肝脏损伤的临床证据时开始抗病毒治疗。这种治疗方案的益处和局限性与移植前治疗相似。首先,因移植后最初几周内多重并发症的发生,尤其是 MELD 系统的应用和病情更重的患者接受移植之后,此疗法的可行性很低。在一项单中心研究中,连续 124 名肝移植患者中只有 41% 可以接受抢先治疗。无法接受治疗的原因有顽固性贫血、肾脏或神经功能紊乱或总体健康状况较差。MELD 评分较低的肝移植患者多数可以开始抢先治疗。此外,耐受性差是明显的限制因素,患者常常需要减少剂量和(或)提前终止治疗。因此,持续病毒学应答率普遍较低,单一治疗在 8%~9%,而联合治疗为 18%~43%(基因型之间差异很大:1 型为 5%~33%,2 型或 3 型为 14%~100%)。抢先治疗是否能有效延缓和(或)减少复发性疾病的严重程度尚有争议。有研究指出,抢先治疗可以延迟后续中重度疾病(纤维化评分≥2 分或中度坏死性炎症活动)的抗 HCV 治疗,抢先治疗组和未抢先治疗组的中位时间分别为 36.3 个月和 20.3 个月($P=0.004$)。

### 丙型肝炎病毒相关移植物疾病的治疗

肝脏活检一旦发现 HCV 再感染的组织学证据即开始进行抗病毒治疗的策略已经被广泛接受。单用干扰素或利巴韦林治疗复发性丙型肝炎的效果较差。在非移植患者中,应用联合疗法和聚乙二醇干扰素可改善预后。聚乙二醇干扰素和利巴韦林联合治疗 48~72 周的方案沿用至今。由于缺乏其他不同治疗方案的对照研究,目前仍难以确定起始治疗时足量、减量或增加到耐受量还是根据药效动力学进行个体化治疗,何种方案有益。三篇系统回顾研究显示,持续病毒学应答率为 27%~41%,平均 35%。持续病毒学应答率随着时间的推移而增加,除了与在肝纤维化早期进行抗病毒治疗容易达到持续病毒学应答有关外,还与采取了更多积极方法提高患者治疗依从性有关。如抗病毒治疗的第一个疗程失败,使用聚乙二醇干扰素和利巴韦林进行再次治疗可能有 1/3 的患者达到持续病毒学应答,特别是复发的和治疗期间依从性好的患者更容易达到。二联疗法中不良事件

**表 11-6　评估 HCV 阳性受者抢先治疗的研究**

| 作者 | 治疗组 | 对照组 | 治疗/对照组人数 | 肝移植后治疗时间(周) |
|------|--------|--------|----------------|----------------------|
| Sheiner 等 | IFN-2b | 对照 | 35/46 | 2 |
| Singh 98 | IFN-α | 对照 | 12/12 | 2 |
| Reddy 02 | IFN-2b + RBV | 对照 | 21/11 | 2~4 |
| Mazaferro 03 | IFN-RBV/IFN | 对照 | 22 & 21/20 | 4 |
| Chalasani 等 | PEG-IFN α-2a | 对照 | 26/28 | 3 |
| Shergill 等 | IFN+R | IFN | 22/22 | 2~6 |
| Bzowej 等 | PEG-IFN + RBV | 对照 | 54/48 | 10~26 |

IFN,干扰素;PEG-IFN,聚乙二醇干扰素;RBV,利巴韦林。

的多发导致大约 25％的病例终止治疗、超过半数的患者需要减量(尤其是减少利巴韦林的剂量)、频繁使用生长因子。是否应该经验性的进行额外治疗以满足在治疗起始时能够给予足量药物的观点尚有争议。血液系统毒性,特别是贫血,是肝移植抗病毒治疗的最常见并发症。在一项研究中,164 例接受了聚乙二醇干扰素和利巴韦林治疗的肝移植受者中有近 70％出现了贫血(血红蛋白浓度低于 100 g/L),明显高于免疫功能正常的患者(仅 30％)。重要的是,有 41％的患者血红蛋白的下降幅度超过 50 g/L。因此,肝移植受者中促红细胞生成素的使用非常频繁(60％的患者使用促红细胞生成素,而免疫功能正常的患者只有 15％使用)。发生贫血的独立相关因素包括肾功能不全、高水平的病毒血症、基于环孢素的免疫抑制、血红蛋白基线低下以及 MMF 的使用。事实上,移植患者中高发的肾功能不全也许能解释为何这部分患者与免疫力正常的患者相比,这些并发症的发病率更高。由于肾功能对贫血的发生有重要影响,因此专家建议根据肌酐清除率调整利巴韦林的剂量。

此外,干扰素的免疫调节功能也导致了许多免疫失调相关疾病,包括慢性排斥反应(1％)、急性细胞性排斥反应(6％)和原发性自身免疫性肝炎(异体免疫性肝炎)(3％~7％),每种疾病都与患者和移植物生存率的降低有关。一项研究显示,与免疫介导并发症发生相关的危险因素包括:不预先使用聚乙二醇干扰素治疗(比值比,$OR = 5.3$;$P < 0.0001$),使用聚乙二醇干扰素 $\alpha$-2a 治疗($OR = 4.7$;$P = 0.03$),以及治疗前肝活检的免疫特点(主要是浆细胞性肝炎)($OR = 3.9$;$P = 0.005$)。发生免疫介导并发症的患者长期生存率(61.5％,对照组为 91.3％)和移植物生存率(38.5％,对照组为 85.6％)明显降低,再次移植的比例显著增高(34.6％,对照组为 6.7％)(以上三项 $P < 0.0001$),且无持续病毒学应答的比例上升。排斥反应的风险也与移植后时间间隔及免疫抑制药物的水平有关。HCV 的清除提高了肝脏微粒体的功能,导致环孢素和他克莫司药物谷浓度水平降低。两条重要的建议:在治疗期间和治疗后不要过度降低免疫抑制,如有肝酶水平的上升需要进行肝活检以排除急性或慢性的排斥反应或异体免疫性肝炎。这些免疫相关的事件甚至能在达到持续病毒性应答之后发生,因此,在抗病毒治疗之后也必须进行移植物监测。

明确病毒应答反应的预测因素对提高抗病毒疗效至关重要。总体上说,二联疗法持续病毒学应答的预测因素与免疫正常的患者相似,包括非 HCV 1 型

感染、对移植后抗病毒治疗有反应、良好的依从性和基线低病毒载量(表 11-7)。一些研究发现,老龄供者更容易出现抗病毒治疗无应答。此外,1 个月快速病毒学应答的出现和 3 个月早期免疫应答缺失的阳性预测值(positive predictive values,PPVs)和阴性预测值(negative predictive values,NPVs)在移植患者中也得到了证实。事实上,如患者治疗 12 周后无病毒学应答,尤其是当治疗的耐受性差或无生化学应答时,可以考虑停止治疗。无病毒学应答却有生化学应答的患者是否应该继续治疗仍在研究中,因为有研究者指出此类患者进行治疗仍可获益。多项研究显示在纤维化早期开始治疗可以提高病毒学应答率,而桥接样纤维化和移植物肝硬化患者的治疗效果和耐受性都很不理想。一项单中心研究结果提示患者的总体持续病毒学应答为 33.5％,年代越近的研究显示治疗效果越差(2001—2003 年:$n = 27$,46.5％;2004 年:$n = 23$,43.5％;2005 年:$n = 21$,35％;2006 年至 2007 年 1 月:$n = 36$,24％;$P = 0.043$)。这一趋势的可能原因是供者年龄增长和疾病进展期治疗的患者比例上升导致了病毒清除率的降低。更具特异性的是,基线有肝硬化的 22 名患者中只有 4 名(18％)能达到持续病毒学应答,而基线无肝硬化的患者有 41％达到持续病毒学应答。该中心的随访显示,在该中心将原有治疗方案改为在纤维化较早期开始治疗之后,病毒学应答率有所改善。一种更积极的治疗方法,特别是关于利巴韦林的剂量,也会改善治疗结果。此外,如果在疾病晚期的患者中开始治疗,治疗的耐受性也有所下降。一项研究显示,基线肝活检纤维化分期 ≥3 期的患者对治疗的耐受性下降。这些患者

**表 11-7 聚乙二醇干扰素和利巴韦林治疗的持续病毒学应答预测因素**

| | |
|---|---|
| 病毒相关因素 | 非 HCV 基因 1 型感染 |
| | 治疗前低病毒载量(<800 000 IU/ml) |
| 受者相关因素 | IL28B 基因型为 CC(rs129789860) |
| | 男性 |
| | 无肝硬化 |
| 供者相关因素 | 供者年龄<60 岁 |
| | IL28B 基因型为 CC(rs129789860) |
| 免疫抑制相关因素 | 环孢素优于他克莫司 |
| 治疗相关因素 | 移植后初发或复发者(相较于无反应者) |
| | 快速病毒学应答(4 周) |
| | 早期病毒学应答(12 周) |
| | 治疗依从性好 |

HCV,丙型肝炎病毒。

中有 20％由于肝衰竭死亡或接受再次肝移植手术，与之相反，肝纤维化低于 3 期的患者死亡和再次移植比例只有 1％。

基础免疫抑制对接受二联疗法患者的病毒学应答作用还存在争议。环孢素在体外已被证实有抗 HCV 活性。此外，一项研究详细分析了 8 例以他克莫司为基础和 8 例以环孢素为基础的免疫抑制治疗患者在聚乙二醇干扰素 α-2a 和 α-2b 治疗期间的 HCV 早期病毒动力学。结果显示与 3 例未进行移植的患者相比，肝移植患者的病毒清除明显延迟，而使用聚乙二醇干扰素 α-2a 和 α-2b 治疗并无显著差异。有趣的是，即使未能出现病毒载量早期下降，单核吞噬细胞下降较晚的环孢素治疗的患者仍能达到持续病毒学应答。部分研究显示，与他克莫司治疗的患者相比，环孢素治疗的患者更易达到持续病毒学应答。但是各移植中心报道的病毒学应答率有很大差异。尽管有些研究报道指出他克莫司治疗仅有 14％的病毒学应答率，也有些研究报道了在使用同一基础免疫抑制的患者中，应答率达 56％。同样地，在以环孢素为主要免疫抑制剂的患者中，持续病毒学应答率也从 14％到 73％不等。这些基于回顾性研究得出的不同结果可能反映了尚未定义的病毒学应答预测因素的存在或最可能的是研究群体或治疗方案之间的差异。目前唯一一项小样本随机队列研究结果显示，20 例他克莫司组患者和 18 例环孢素组患者的持续病毒学应答率无显著差异（分别为 35％和 39％，P＝0.8）。

在某些情况下，以干扰素为基础的治疗方案的应答方式在移植前接受过治疗的患者中可能会有改变。一项研究发现，25％的患者发生了应答方式的改变。重要的是，一些移植前无应答患者在移植后出现了应答，这提示，新的病毒环境和移植物对干扰素的反应在治疗反应中起到重要作用。事实上，IL28B 基因区段的多态性显著影响免疫力正常患者的持续病毒学应答率，这可能部分解释了上述这些现象。的确，供者和受者的 IL28B 遗传背景似乎都对抗病毒治疗的结果有影响，因此，根据 IL28B 等位基因进行理想的移植物-受者匹配可能会提高移植后抗病毒治疗的敏感性。IL28B CC 基因型的供者可能可以部分恢复 IL28B 基因型受者对 α 干扰素的敏感性。基于这些发现，移植前对抗病毒治疗无应答的患者在移植后不应放弃再次治疗 HCV 复发的尝试，尤其是在供者的 IL28B 基因型与受者不同的情况下。

在 HCV 1 型感染的免疫正常患者中使用三联疗法的应答率提高之后，一些研究者已开始评估聚乙二醇干扰素、利巴韦林和蛋白酶抑制剂的三联疗法在移植患者中的疗效。在"难治性"患者群体中开始尝试治疗（前期治疗无反应者、肝纤维化晚期或淤胆型肝炎患者、高基线 HCV RNA 水平患者），尽管充满挑战，但是根据初步的病毒学数据持续病毒学应答率有望得到提升。确实有研究报道了治疗初期的高病毒学应答率，第 12 周大约 80％（68％～100％）和第 24～48 周为 60％（50％～65％），且应用波普瑞韦和特拉匹韦治疗无显著差异。据报道，在肝硬化患者群体中，不良事件发生率增加，特别是感染（9％～18％）、血液系统毒性和可能反应药物相互作用的肾功能不全。贫血几乎在所有患者中都会出现，且导致极为频繁的促红细胞生成素的使用及利巴韦林的减量和频繁输血。

与钙调磷酸酶抑制剂的药物相互作用是蛋白酶抑制剂在移植受者中使用的一种限制因素。波普瑞韦和特拉匹韦都显著地下调细胞色素 P450 3A 系统，并导致环孢素、他克莫司、依维莫司和雷帕霉素代谢减慢。越来越多的数据提示，当合并使用特拉匹韦或波普瑞韦时，这些免疫抑制剂的曲线下面积显著上升。这一现象在他克莫司与特拉匹韦联用时尤其明显。然而，临床数据显示，对免疫抑制药物的浓度严格而频繁的监控可以成功应对这些相互作用。当开始使用蛋白酶抑制剂时，钙调磷酸酶抑制剂的剂量需要减少以避免产生毒性作用，而一旦停用蛋白酶抑制剂时，钙调磷酸酶抑制剂应该加量至之前的治疗量甚至更大剂量，以避免排斥反应的发生。

总之，根据初步的研究发现，三联疗法预期能将肝移植受者的持续病毒学应答率提升 30％。当然，聚乙二醇干扰素-利巴韦林二联疗法仍有需要被使用，安全性和毒性问题仍是关注焦点。最后，药物相互作用应被关注，但是可以通过严格监测免疫抑制剂谷浓度水平来解决这一相互作用。更进一步的研究应当着眼于寻找无应答者的预测因素以避免不必要的治疗和相关的毒副作用。在非移植的条件下，无干扰素的治疗方案也许治疗效果更好且毒性更少、药物相互作用更弱，因此有很好的前景。

总而言之，每种抗病毒治疗方案都有优点和缺点。在患者等待肝移植时进行预防性治疗理论上是最好的方法。然而，患者对抗病毒药物的低耐受性确实限制了其应用。现行的以干扰素为基础的抗病毒治疗方案似乎并不对移植后 HCV 复发造成重要影响，因为只有少数患者有条件进行这一治疗。而且，新型口服抗病毒药物可能使毒力更强、耐药性更高的毒株被选择出来，最终导致疾病更加凶险或移植后无有效抗病毒药物可用的情况。无干扰素疗法有望取得重大进展，并可能会被应用于移植前且有望预防HCV再感染。

移植后抢先治疗也很吸引人。然而，HCV RNA水平在移植后迅速上升，所以低病毒载量的起始治疗窗很窄。此外，很大一部分患者在移植后早期无法接受干扰素治疗，也未必能耐受足量的干扰素和利巴韦林。在现行可用的干扰素治疗方案中，等待-治疗的方式可能是效价比最优的选择(图11-2)。这种疗法只有当患者发展到疾病进展期或预计将达到疾病进展期时才能进行，耐受性较好。在此情形下，严密监测疾病进展对鉴别预示疾病恶化的早期组织学变化至关重要。这样，治疗性干预可能会在疾病的较早期进行，不论是采用二联还是三联疗法，此时病毒学应答都更容易发生。

## 丙型肝炎的监测

疾病进展期的患者进行抗病毒治疗时必须接受严密的监测。监测纤维化进程的侵入性和非侵入性方法在肝移植中都是可行的。尤其是在决定进行干扰素治疗之前，肝脏活检仍然是医疗标准。监测纤维化进程的非侵入性工具也被用于移植群体，特别是常规用于免疫正常患者的超声弹性成像。也有人研发了简易非侵入性数学模型用于预测HCV感染肝移植受者的肝纤维化程度。在一项研究中，多因素分析明确了影响肝纤维化分期的4个独立预测因素：凝血酶原时间(prothrombin time，PT)、白蛋白/总蛋白(albumin/total proteins ratio，PALB)、AST水平和肝移植时间(time for liver transplantation，TFLT)；$[1/1 + e 12.698 + 0.097(PALB) - 1.356(PT) - 0.004(AST) - 0.02(从肝移植到肝活检的时间，LTLB)]$。也有研究对纤维化的直接标志物进行了评估。有研究指出在移植后数月内，特别是6个月后测定包括透明质酸、Ⅲ型原胶原氨基端前肽和基质金属蛋白酶组织抑制因子-1在内的血清纤维化指标可鉴别轻度纤维化和侵略性丙型肝炎复发。但是超声弹性成像的结果更可靠。多项研究显示了肝脏硬度和肝纤维化的组织学分期有良好的相关性。在早前的一项队列研究中，124例HCV感染的肝移植受者接受了169次肝活检和129次肝脏血流动力学检查，同时进行肝脏硬度检测。结果显示根据肝活检得出的

纤维化分期和肝脏硬度有极好的一致性。显著肝纤维化(F≥2期)和门静脉高压[肝静脉压力梯度(hepatic venous pressure gradient，HVPG)≥6 mmHg]的受者手术特性(receiver operating characteristic，ROC)曲线下面积分别为0.90和0.93。使用8.7 kPa的截断值时，显著肝纤维化(F≥2期)和门静脉高压(HVPG≥6 mmHg)的敏感性与阴性预测值≥0.9。确定患者肝纤维化≥2期的最佳截断值在不同的研究中为7.9到10.1 kPa不等，所有的截断值都有较高的阳性预测值(65%~86%)和阴性预测值(88%~94%)。诊断尸体肝移植者肝硬化的截断值在12~12.5 kPa，阳性预测值为50%~74%，阴性预测值为99%~100%，而在活体肝移植者中，截断值在26.5 kPa时，阳性预测值为83%，阴性预测值为100%。预测门静脉高压(HVPG>6 mmHg)存在的截断值为8.7 kPa，阳性预测值为81%，而阴性预测值为90%。超声弹性成像的一个优势是可在短时间内重复进行肝硬度测量，这使得区分急性和慢性"肝纤维化者"成为可能。确实已有研究指出可以通过肝硬度检测早期鉴别急性和慢性的肝纤维化，急性纤维化者第6、9、12个月的肝脏硬度中位数(kPa)(9.9、9.5、12.1)显著高于慢性纤维化者(6.9、7.5、6.6)($P<0.01$，所有时间点)。但是任何非侵入性方法都不能取代肝活检，而应被作为活检的补充(图11-2)。

## 再次肝移植

随着可能需要再次肝移植的HCV感染受者数量不断上升，确定因丙型肝炎复发而出现移植物衰竭的患者是否部分或全部需行再次移植术极为重要。目前，有些医疗中心不愿接受这类患者的再次移植，尤其是那些在短期内出现疾病复发的患者。关于这类患者再次肝移植的四个问题需受到关注：①早期的报道称，此类患者较因为其他原因接受再移植的患者预后差。②特别是在抗病毒治疗无反应者中，第二个移植肝出现丙型肝炎复发的自然史具有不确定性。③长期免疫抑制的患者常出现伴随疾病。④器官短缺总是存在。然而，最近的报道指出再次移植的预后有所改善，尤其是在感染性和肾脏相关并发症出现之前进行再次肝移植，或根据MELD评分在患者出现移植物肝功能不全晚期之前行再次移植时。由于对大量的丙型肝炎复发患者进行再次移植将对患者预后、肝源利用率甚至器官捐赠产生重大影响，在再次移植方面达成某些共识是迫切需要的。只有达成共

识,才能公正和优化地将器官分配给术后 1 年生存概率大于 60% 的再次移植患者。影响再次移植后患者生存率的因素很多,其中包括胆红素水平、血清肌酐水平、年龄、医疗中心的经验,或初次移植和 HCV 复发的时间间隔等。根据这些因素,目前已经建立了再次移植后患者的生存预测模型并应用于临床。基于这些模型高度选择再次移植患者已取得了较好的结果。

## 总结

在肝移植中,关于 HCV 感染已有一些观念得到了证实,包括:①需要行初次或再次肝移植手术的 HCV 感染患者数逐渐增长。②病毒再次感染普遍存在。③新发 HCV 感染风险极小。④随着时间的推移。慢性丙型肝炎复发在绝大多数有肝硬化进展的患者中占有不小比例。⑤疾病的自然史是多样的,从小的损伤到淤胆型肝炎不一。⑥患者和移植物的短期与中期生存率可以接受,但其生存率低于未感染的对照组。⑦缺乏能有效预防复发的方法。⑧目前用于治疗移植后丙型肝炎的抗病毒药物有限,但其效能可能有所提升。⑨如对再次肝移植患者未进行筛选,其患者生存率很不理想。

仍有不少重要问题有待进一步研究,包括:①优化等待肝移植的 HCV 感染患者的管理,尤其是通过使用 HCV 感染的捐赠器官和(或)在移植前抗病毒治疗降低等待过程中的死亡率。②扩大供者库。③提高对 HCV 阳性肝移植受者的长期预后和预后相关因素的认识。④改善复发性丙型肝炎的治疗,尤其是有关免疫抑制的问题。⑤评估预防和(或)治疗 HCV 再次感染的新方法。⑥确定 HCV 阳性患者接受 DCD 肝移植的预后情况。⑦在复发性丙型肝炎继发性移植物衰竭患者的再次移植方面达成共识。

## 要点和注意事项

- 尽管抗病毒治疗在最近有所进展,丙型肝炎病毒相关性肝病仍然是多数移植中心的肝移植首要适应证。

- 在复发性丙型肝炎中,肝纤维化进程加速的特性导致了 20%～54% 的肝移植受者在移植后 5 年内发生桥接纤维化-坏死。

- HCV 感染的肝移植受者发生严重的疾病复发的危险因素有:女性、接受来自老年供者的肝移植、在移植后早期复发以及巨细胞病毒感染、胰岛素抵抗和需要频繁调节免疫抑制剂等其他并发症。

- 应用常规肝活检和非侵入性检查方法以密切评估纤维化进程对确定移植后肝纤维化和坏死性炎症的程度以及时指导抗病毒治疗有重要意义。

- 成功的抗病毒治疗是提高 HCV 感染的肝移植受者移植后长期生存率的唯一可靠手段。

- 肝移植前抗病毒治疗,不论是二联疗法(非 HCV 1 型)还是三联疗法(HCV 1 型),都只能在 Child-Turcotte-Pugh 评分小于 8 分或 MELD 评分小于 18 分的患者中谨慎使用。合并有血小板计数小于 $100 \times 10^6/ml$ 和白蛋白水平低于 35 g/L 的患者不能使用三联疗法。

- 移植后如果在纤维化早期使用聚乙二醇干扰素和利巴韦林的抗病毒治疗,能达到更高的持续病毒清除和较少的并发症。三联疗法的初步数据提示,同样的情况也存在于三联疗法中。

- 初期经验显示在复发性丙型肝炎患者(HCV 基因 1 型)中联用使用蛋白酶抑制剂(波普瑞韦/特拉匹韦)、聚乙二醇干扰素和利巴韦林的三联疗法能改善疗效(SVR 约 60%),但与二联疗法相比(SVR 约 35%)也出现了较大的毒性(尤其是血液系统毒性)。与免疫抑制剂之间的药物相互作用及毒性作用有关,但通过密切监测药物浓度能容易地解决这个问题。

# 第 12 章

# 暴发性肝衰竭的肝移植

## Transplantation for Fulminant Hepatic Failure

John O'Grady

郑石松 • 译

| 章节纲要 | |
| --- | --- |
| 患者人群 | 放射学和组织学评估 |
| 肝移植登记 | 捐献者、移植物和移植时机 |
| 预后预测模型 | 术后管理 |
| 一般模型 | 预后 |

系统的移植受者科学注册表及欧洲肝脏移植注册的数据显示因 FHF 而进行肝移植手术的数量已相当可观,约占整个器官利用的 8%。英国国王学院医院 2004—2008 年单中心研究结果显示,在 2 095 例 FHF 患者中,2 级以上肝性脑病患者的肝移植率为 19%,而非对乙酰氨基酚类药物引起肝衰竭患者的移植率增加至 53%,对乙酰氨基酚类药物引起肝衰竭患者的移植率为 35%(表 12-1)。肝移植手术的应用也因不同病因而各不相同。在美国,因过量服用对乙酰氨基酚类药物引起肝衰竭患者的移植率仅为 8%,相比明显处于较低水平;对比之下其他病因引起肝衰竭患者的移植率约占 40%。

### 表 12-1 暴发性肝衰竭具有预测价值的实验室检查

广泛应用
 凝血参数(凝血酶原时间、INR、V 因子水平)
 血清胆红素
 血清氨基转移酶
 血清肌酐
 动脉 pH
 血清乳酸
限制应用
 甲胎蛋白
 血氨
 动脉血酮体比例
 半乳糖消除
 Gc 球蛋白
 血清磷酸盐
 M30(细胞凋亡标志物)

INR,国际标准化比率。

人们普遍认为肝移植是治疗 FHF 唯一有效的手段。这种说法有一定的可信度,因为肝移植手术是最能提高 FHF 患者生存率的治疗方法,尤其是对于有明确证据显示自然预后不良的患者。换掉一个只有几日存活时间年轻患者的衰竭肝脏形象地刻画了肝移植的功效,同时肝移植已经被证实能够令患者得到可观的生存和长期康复。这种理念最初在 20 世纪 80 年代初被提出,到了 1995 年随着一系列肝移植患者的 1 年生存率达到了 90% 以上,确立了肝移植用于治疗暴发性肝衰竭的可行性。

虽然肝移植是一场医学革命,同时渐进性而非飞跃性发展的重症监护手段也提高了非移植患者的生存率。在国王学院医院系列研究中,非移植患者的生存率从基线水平的 16.7% 上升至 48%(图 12-1)。对乙酰氨基酚药物相关肝衰竭患者、药物性肝损伤患者,以及 A 或 B 型肝炎患者的生存率均有所提高,然而肝炎血清学指标阴性或原因不明的 FHF 患者生存率没有得到提高。

目前尚未有随机对照试验,甚至一个精心构建的病例对照研究评估过肝移植的疗效。在 1990 年,为得到理想的论据,学者们提出"用多个专业机构间的病例对照试验来评估急诊肝移植在 FHF 患者治疗中的地位",但这在其后超过 20 年的时间被置若罔闻而没有得到热烈的响应。尽管这种方案是科学合理的,但被反对式论调所压制,即对预后差的患者谨慎地选择治疗方案将带来更大的生存获益;这与随机对照试验拟证明的观点相去甚远。这种意见在评估肝移植治疗 FHF 中的作用仍继续处于支配地位。

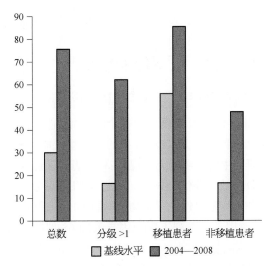

图 12-1　超过 3 300 例在国王学院医院接受治疗的患者从基线水平（1984—1993 年）到研究结束（2004—2008 年）时的生存改善

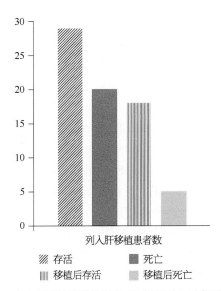

图 12-2　来自美国的前瞻性研究，72 例因对乙酰氨基酚相关暴发性肝衰竭列入肝移植等待名单的患者转归（引自 Larson AM, Polson J, Fontana RJ, et al. Acetaminophen-induced acute liver failure: results of a United States multicenter, prospective study. *Hepatology*. 2005;42:1364 - 1372.）

## 患者人群

在肝移植背景下，FHF 患者可分为以下几组。

（1）非肝移植治疗也能有合理生存预期的患者。

（2）有肝移植医学禁忌证的预后不良患者。

（3）有肝移植社会心理学禁忌证的预后不良患者。

（4）等待移植的候选人。

FHF 的预后是可变并且往往是反直觉的，因而对思路决定出路的理解是选择合适的患者进行肝移植的基础。不同病因组患者的生存率不同，最低至 10%，最高可达 90%。与血清学阴性肝炎、特殊药物反应，或 Wilson 病（10%～20% 及以下）相关 FHF 患者相比，对乙酰氨基酚类药物、妊娠、或甲型肝炎（50%～90% 及以上）相关 FHF 患者的自然生存率更高。年龄在 30～40 岁及以下和超急性肝衰竭（从黄疸到脑病的间隔在 7 日内）患者也有着更高的自然生存率。

## 肝移植登记

受体筛选过程主要是准确地鉴别出哪些需要肝移植以及能从肝移植中获益的患者。概括地说，将 FHF 患者列入肝移植等待名单的方法有两种。第一种是应用预后不良的系列指标来鉴别出需要列入肝移植等待名单中的患者；第二种是列出所有符合条件的患者，并尽量延长可得到供体器官的时间。第一种方法需要选择程序具有很高的可信度，以确保每一名

患者将从肝移植中得到获益。在这种情况下，如果未能将后来死亡的患者列入肝移植等待名单是令人非常遗憾的事件。对乙酰氨基酚相关 FHF 患者潜在的"非必需移植"患者是最多的。美国的一项研究发现，在因对乙酰氨基酚相关 FHF 列入肝移植等待名单的患者中，59% 未接受移植仍然存活（图 12-2）；而那些接受肝移植患者的生存率为 78%。第二种方法有利于每一名患者，但存在不必要移植的风险；这是人们不太愿意见到且令人遗憾的结果，因为一个稀缺的器官本可以更好地获得利用。这些临床压力主要体现在如何更好地利用预后预测模型并评估其敏感性和特异性。

## 预后预测模型

### 一般模型

国王学院标准（The king's College criteria, KCC）在 1989 年被提出，并首次将对乙酰氨基酚和其他原因引起的 FHF 进行区分。基于临床和实验室数据的参数评估结果显示，这种预测预后的结果模型简单、实用，值得广泛推荐。最初制定的非对乙酰氨基酚相关 FHF 标准在英国仍然使用；而对乙酰氨基酚相关 FHF 患者的预后预测则有了许多改进，体现在对液体复苏治疗反应迅速的严重酸中毒患者生存率的提高和不符合预后不良定义患者的死亡率下降了 17%～20%。KCC 标准更倾向于在病程早期使用，

因此尽可能不受疾病进展期临床指标的约束（如肝性脑病等级）。KCC 也被设计为一个动态的模型，而不是一个一次性的评估模型；在实际应用过程中冷冻血浆的预防性使用也因这种评估模式而受到限制。

一些对比研究和两篇 meta 分析对 KCC 的效果进行了评估。其中一篇纳入 18 项研究和 1 105 例患者的 meta 分析中，发现 KCC 的整体特异性为 82%、敏感性为 68%。正如最初的预期，在合并严重的肝性脑病患者中这种模型预测的特异性增加至 93%，动态应用这种模型时特异性增加至 88%。在对乙酰氨基酚药物相关肝衰竭的评估中敏感性降低最为明显。在另一篇纳入 14 项研究和 1 960 例患者的 meta 分析中，KCC 的特异性和敏感性分别为 95% 和 58%，但敏感性同样由于 KCC 的非动态应用而降低。

20 世纪 80 年代制定的 Clichy 标准，最初主要在法国被用于乙型肝炎相关疾病的预测，但随后在其他原因引起的 FHF 中也得到应用。这个标准的一个特点是它只被用于合并 2 级以上肝性脑病的患者，并且以 30 岁年龄为界、根据 V 因子活动度水平来评估。Clichy 标准和 KCC 的共同点是凝血参数的中心作用，以及老年 FHF 患者预后更差。

随后其他适用于 FHF 患者的预测标准被专门提出，并得到应用。一项来自印度的研究确定了 6 项预后不良的参数：年龄大于 50 岁、黄疸至肝性脑病时间大于 7 日、3~4 级肝性脑病、脑水肿、凝血酶原时间大于 35 秒和血清肌酐水平大于 1.5 mg/dl；这些因素中满足 3 项提示预后不良。这是一个混合模型，结合了早期指标与后期特定的并发症来证实不良预后的预期（即晚期肝性脑病和脑水肿）。这与未来的预后模型建立理念相似，应更多地体现时间依赖性和疾病发展不同阶段的特异性。其他还有许多疾病特异性的预测模型被提出，所使用的参数见表 12-2。

**表 12-2 疾病特异性预后模型**

| 疾病 | 使用参数 |
| --- | --- |
| 对乙酰氨基酚 | 血清乳酸 |
| 蘑菇中毒 | INR、凝血酶原时间 |
| 甲型肝炎 | ALT、血清肌酐 |
| 乙型肝炎 | 甲胎蛋白 |
| 妊娠相关 | 血清乳酸 |

ALT，谷丙转氨酶；INR，国际标准化比值。

MELD 评分在慢性肝病预后评估中的价值已被证实，并被用于预测非对乙酰氨基酚药物相关 FHF。MELD 评分被用于 FHF 患者并不足以为奇，MELD 中的三个参数（胆红素水平、INR、血清肌酐水平）在其他预测模型中也占据了十分重要的位置。然而，选择 MELD 作为预测模型的一个缺点是，它不包括之前提及的影响 FHF 自然进程的三个重要临床特征。三项研究中的一项研究发现，在移植患者筛选过程中 MELD 的效果要优于 KCC。最近 MELD 评分的一个改进是用细胞损伤的标志物（角蛋白 18）来取代胆红素，并被用于一系列不同原因导致的 68 例肝衰竭患者中，其敏感性和特异性的峰值为 81% 和 82%。

最新描述的预后模型，被称为急性肝衰竭研究组指数，其结合了三个类别的变量：临床（昏迷等级）、实验室（INR，血清胆红素、磷）和细胞凋亡标志物（M30）。本模型被认为在最需要移植患者的鉴别中要优于 KCC 和 MELD 评分，其敏感性为 86%，但特异性仅为 65%。该模型的应用取决于是否将 M30 列入 FHF 患者的实验室常规检查。

### 放射学和组织学评估

肝脏活检在 FHF 患者评估中的作用仍有争议。当诊断明确的 FHF 患者有临床或影像学肝大的证据时，应考虑使用，以排除紧急肝移植的禁忌证，包括恶性肿瘤的肝脏浸润和急性酒精性肝炎。自身免疫性肝炎和 Wilson 病的确诊可以通过肝组织学检查实现，但对于合并脑病的患者，常规医疗机构并不能及时实行。有效肝体积的评估对判断患者的预后可能有一定的价值，预后良好的临界体积在 25%~40%，但这存在着相当大范围的抽样误差。

临床或影像学评估为体积较小的肝脏或肝脏体积迅速萎缩是不良预后的指标。这特别适用于评估肝性脑病和凝血功能紊乱严重程度不太明显的亚急性肝衰竭。在日本，计算机断层扫描已被用来评估肝脏的大小和功能储备，这对预后的评估非常有用。用连续超声检查评估肝脏大小的变化易于实现，但必须权衡这项技术的相对主观性。

## 捐献者、移植物和移植时机

供体器官分配系统会优先考虑 FHF 患者，在许多系统中大多数 FHF 患者在登记后 48~72 小时内接受了肝移植治疗。在美国等待肝移植的所有 FHF 患者中，等待期死亡率为 18.7%；而对乙酰氨基酚药物相关 FHF 患者等待期死亡率为 28%。在欧洲，供体的平均年龄为 41 岁,并且 89.6% 的器官来自脑死亡的供体。

在亚洲已建立了完善的活体捐肝体系,因为死亡供体的器官捐献非常有限,而在欧洲只有不到 1% 的肝源来自活体捐献。约 70% 器官捐献在 ABO 血型一致的供-受体间进行,只有约 5% 不匹配。等待时间影响着器官使用政策,例如:ABO 血型不匹配的移植,使用脂肪肝供体和心死亡供体的肝脏,以及其他潜在边缘性供肝。在欧洲,辅助肝移植的高峰期为 1994—1998 年,约占整体移植数量的 4%;随后这一比例下降至 2%。辅助肝移植作为暂时的过渡,患者不需要终身使用免疫抑制剂。这令人非常兴奋,尤其是对于对乙酰氨基酚药物相关 FHF 患者,但目前仅为数不多的移植中心热衷于这一方法。

临床上,有些患者随着病情的恶化变得十分虚弱,很难从肝移植中获益。鉴别这些患者非常困难但十分重要,这样才能尽可能减少器官的浪费。两项预后相关因素的分析分别纳入了美国 UNOS 数据库里 1 457 例患者和国王学院医院的 310 例患者。研究得出了 5 个与预后相关的临床因素:身体体质指数大于 30 kg/m²,血清肌酐水平大于 2 mg/dl,受体年龄在 45～50 岁以上,受体需要使用血管活性药物或生命支持。单独使用这些参数来鉴别哪些患者由于太虚弱而不能从肝移植中获益,是没有临床价值的。联合使用这些指标效果更好。在美国,当患者没有上述任何预后不良因素时的生存率为 81%,而存在 4 项时生存率仅为 42%。后者的结果低于 50%(普遍可接受的器官分配生存率阈值),这部分患者的数量占总人数的 2%。因此,虽然这些风险分层分析提供了一些见解,但还没有达到可以帮助判定大多数患者的临床终极目标。

肝移植术后神经系统功能恢复不良是一个令人担忧的结果,但这已变得越来越少见。然而,存在脑干损伤的客观证据同时合并瞳孔固定及完全散大的患者,应被排除在肝移植等待名单之外。与之相对的,目前尚不存在经过证实的脑灌注不足和颅内压增高的临界值指标,其可以用来自动排除不适合肝移植的患者。理论上,"急性期脓毒症"是肝移植的禁忌证,但这往往难以诊断或排除。实际操作中认为经过抗生素治疗 48 小时后的细菌感染患者,不是肝移植的禁忌证。然而,已证实的系统性真菌感染是肝移植的禁忌证。心血管活性药物使用是反应疾病严重程度的一个良好指标;一旦有可利用的器官,其绝对水平和剂量调整频率往往决定患者是否可以耐受手术。

**表 12-3　进行肝移植可能无效的临床情况**

- 患者脑干功能出现失代偿
- 患者有明确的侵袭性真菌感染
- 需要快速正性肌力或升压药的患者
- 有严重胰腺炎的患者(通常发生在对乙酰氨基酚相关的暴发性肝衰竭)
- 患者病情不稳定并且供肝有脂肪肝、ABO 血型不相容或劈离肝

这些肝移植禁忌证易受年龄因素影响,因为年轻患者肝移植后恢复能力强。虽然对相关的危险因素进行了概述(表 12-3),但在大多数风险与效益的预测中,还需要结合实际情况进行个体化评估。

## 术后管理

接受肝移植治疗的 FHF 患者需要长时间的重症监护并对肾替代治疗的要求更高。在这个阶段中,FHF 患者的管理面临着许多临床挑战。脑水肿是一个严峻的挑战,在移植后 48 小时甚至更长的时间内,可能需要持续监测颅内压和脑灌注压,直到移植肝功能达到理想状况。感染是另一个重要问题,与择期肝移植患者相比,抗生素的使用更为复杂、持续时间更长。特别是这些患者为真菌感染的高危人群,往往需要接受全身预防性抗真菌治疗。

免疫抑制策略需要平衡年轻患者相对较高的排斥风险和感染、肾衰竭恢复的需求。乙型肝炎复发也是一种风险,尤其是对于移植时乙型肝炎病毒 DNA 非阴性的患者,因此大部分移植中心对合并慢性乙型肝炎病毒感染的患者采用乙肝免疫预防策略。理论上乙型肝炎新发的患者,在移植结束时乙型肝炎病毒将被清除,可能不需要长期的乙肝免疫预防治疗。这可以根据相对稳定的抗乙肝表面抗原抗体的水平逐渐延长乙型肝炎免疫球蛋白使用周期(通常联合使用一种抗病毒药物,例如拉米夫定或替诺福韦)。

## 预后

欧洲 2004—2009 年的肝移植患者 1 年总生存率为 79%,相对应的移植肝存活率为 73%。在美国,患者的生存率也很相似,尸体供肝患者 1 年生存率为 78.6%,而使用活体供肝患者的生存率更高,达到 87%。与其他肝移植患者相比,一个显著的特征是生存曲线的延长和缓慢的下降。推测可能是因为患者更年轻以及原发病复发有限。

影响肝移植预后的因素是多方面的。欧洲肝移植注册数据库（European Liver Transplant Registry，ELTR）数据显示原发疾病与生存率无关，但对乙酰氨基酚药物相关肝衰竭患者的死亡风险增加了24%。血清学阴性肝炎或原因不明的 FHF 有较高的原发性移植物无功能或早期移植物功能障碍的风险。

对乙酰氨基酚药物相关 FHF 存活和死亡患者之间相比，存活患者从药物暴露到接受肝移植的时间要短2日（药物暴露后第4日对第6日）。这可能反映了脓毒血症的播散导致病情持续恶化，肝移植无力于改善此并发症。

---

**要点和注意事项**

- 暴发性肝衰竭不是一种状态，而是归纳了各种临床情况与结局的一个涵盖性术语。
- 病因明确的"最虚弱"患者和病程为超急性进展模式的患者，具有最高的自然恢复率。
- 临床症状不显著的亚急性肝衰竭和病因不明确的患者，不接受肝移植时生存率最低。
- 高敏感性和特异性的理想预测模型尚未被建立。
- 使用高特异性的预测模型也许能挽救可避免的死亡。
- 使用高敏感性预测模型也许能避免不必要的移植。
- 供体的类型和质量确实能影响患者的预后。
- 生存率尚不如择期肝移植，但预测无效肝移植的临床相关指标尚未被确定。

# 第 13 章

# 原发性胆汁性肝硬化的肝移植
## Transplantation for Primary Biliary Cirrhosis

Mohamad H. Imam • Jayant A. Talwalkar

钟成鹏·译

PBC 是一种病因不明的慢性肝内胆汁淤积性疾病。其特征为淋巴细胞浸润的胆管炎和肝内小叶间胆管的节段性破坏。PBC 患者可逐渐进展为肝硬化和肝衰竭,最终导致死亡或需进行肝移植手术。大多数患者通过熊脱氧胆酸(ursodeoxycholic acid, UDCA)治疗可推迟进行肝移植手术。然而,对 UDCA 治疗不应答的患者可能更需要进行肝移植术。此外,肝移植不仅能延长 PBC 患者的生存期,也能改善患者生存质量。移植术后 PBC 可能复发,但关于其复发的研究仍缺乏重要的临床试验。

## 流行病学及病因学

PBC 并非局限于某一地理区域或特定人种。欧洲研究估计,该病年发病率为 0.33/10 万～5.8/10 万,患病率为 0.5/10 万～39/10 万。不同的是,全世界范围内人群研究显示该病患病率仍较低。在美国明尼苏达州奥姆斯特德县(Olmsted County, Minnesota),1975—1995 年 PBC 的年总体发病率为 2.7/10 万,其中,女性为 4.5/10 万,男性为 0.7/10 万。相似的数据结果在欧洲其他研究中也出现过。这些数据表明,在美国每年估计有 3 500 例 PBC 新发病例。此外,最近一项系统性回顾分析显示,该病患病率在随时间推移而增加。

病例对照流行病学研究表明,该病与以下几个危险因素相关:吸烟、PBC 家族史、扁桃体切除术、上尿路感染及孕产时期胆汁淤积史。

现有证据显示,PBC 源于免疫调节发病过程。患者血清抗线粒体抗体(antimitochondrial antibodies, AMAs)阳性支持这一假说。在大多数患者中,AMAs 攻击丙酮酸脱氢酶复合物 $E_2$ 亚基。然而,检测到的免疫异常如何解释 PBC 患者组织学变化仍未可知。

分子拟态,即病毒抗原及自身抗原之间互相反应,可能是 PBC 的另外一种发病机制。PBC 与反复上尿路感染的关系支持这一观点。大肠杆菌多肽能激活 PBC 患者 T 细胞克隆,而其与丙酮酸脱氢酶 $E_2$ 亚基结构相似。幽门螺杆菌及衣原体同样能在 PBC 发生过程中起到相似作用。但该假说仍需进一步实验研究及确认。

环境诱发因素同样在 PBC 发病过程中起作用,许多流行病学调查支持这一点,因为该病呈现出基因及地理位置的聚集。在纽约,毒物废物处理区周围 PBC 发病增多。在英国,谢菲尔德(Sheffield)的 PBC 病例使用同一水库中的水,新发病例则与邻近纽卡斯尔(Newcastle)附近区域之前煤矿作业相关。因此，人们有理由猜想包括感染、毒物或化学物质在内的环境因素与 PBC 发生过程相关。

最近的研究也进一步阐明了 PBC 的遗传易感性。对 PBC 患者家族无症状成员进行分析，2%～4% 血清 AMA 阳性，PBC 患者女儿发生 PBC 风险为无关联对照组的 60 倍。此外，在现在报道的自身免疫病中，PBC 是同卵双胞胎同时发病概率最高的病种。包括候选基因及全基因组关联分析在内的早期研究已经在 PBC 患者组及对照组中确定了许多单核苷酸多态性，这些多态性单核苷酸与 PBC 发病过程中相关分子通路具有功能上的联系。

## 临床特征

### 诊断

PBC 的诊断至少需满足以下三点中的两点：①血清反映胆汁淤积的生化指标升高至少 6 个月。②血清 AMA 阳性。③肝脏组织学检查符合 PBC 特征表现。大多数患者都满足前两个要点，肝脏穿刺证实为胆管非化脓性炎症。

PBC 的典型生化特征为血清碱性磷酸酶升高。血清谷丙转氨酶及谷草转氨酶一般也会升高，但小于正常上限的 5 倍。相反，诊断时患者血清胆红素水平一般正常，进展至肝硬化则上升。

90%～95% PBC 患者血清 AMA 呈阳性。缺乏肝胆汁淤积生化表现时，AMA 阳性也可见于自身免疫性肝炎及原发性硬化性胆管炎，但后者较少。也有 PBC 患者 AMA 呈阴性，称为 AMA 阴性 PBC。目前有限的数据表明 AMA 阴性的 PBC 患者，其自然病程及对治疗反应与 AMA 阳性 PBC 类似。其他常呈阳性的自身免疫性抗体则包括抗核抗体、抗平滑肌抗体及抗着丝点抗体。

PBC 肝组织学典型改变为淋巴细胞浸润性胆管炎、汇管区水肿，少数病例则表现为胆管缺失。肉芽肿性胆管炎（也称为旺炽性胆管病变）见于 PBC 1 期。尽管 PBC 诊断不一定需要肝脏穿刺，但它能提供病变分期信息。目前 PBC 最常用的为 Batts-Ludwig 分期标准。最近包括弹性成像等技术的发展也能为 PBC 分期及预后提供相应信息。

### 症状前期

PBC 患者大多数不表现出临床症状，只有血清碱性磷酸酶升高。最近的研究表示，随着 PBC 患者随访时间的延长，当无症状的患者进展为有症状后，

**表 13-1 原发性胆汁性肝硬化症状**

| 特征 | 发生率(%) |
| --- | --- |
| 无症状 | 40 |
| 疲劳 | 70 |
| 瘙痒症 | 30～50 |
| 肝大 | 25 |
| 色素沉着 | 15 |
| 脾大 | 10 |
| 黄斑瘤 | 10 |

疾病的进程与疾病初期便表现出症状者相似。这与早期的研究相矛盾，早期研究认为无症状患者预后较好。这可能是因为与有症状患者相比，无症状患者诊断相对较早所带来的领先时间偏倚。从疾病的自然进程而言，这也是合理的，因为经过 2～4 年的随访后，症状前期患者也会表现出临床症状。

### 症状期

表 13-1 给出了 PBC 患者常见临床表现及相对频率。疲劳乏力是目前报道最常见的症状，高达 70%。目前假说认为这与中央神经递质的改变及促肾上腺皮质激素的释放相关。瘙痒导致的睡眠障碍或抑郁等其他原因可能也会有影响。

30%～50% 的患者会出现瘙痒，这也是 PBC 诊断前最常见的症状表现。现提出了几点机制，包括内源性阿片类物质及血清胆汁酸升高。瘙痒常在夜间加重，但瘙痒程度与疾病的组织学进程无关。值得注意的是，随着疾病的进展，瘙痒会有所缓解。

终末期阶段特征性的黄疸在疾病初期并不常见。随着疾病进展，与门静脉高压相关的常见并发症也可能出现，比如曲张静脉破裂出血、腹水和肝性脑病等。

### 肝外自身免疫病

70% PBC 患者常会合并肝外自身免疫病。75% 的患者会发生干燥性角膜结膜炎，这也是继发性干燥综合征口、眼干燥症状。其他包括 10%～40% 患者合并关节炎，15%～20% 患者合并甲状腺疾病（主要为桥本甲状腺炎）以及 10% 的患者合并硬皮病或 CREST 现象（皮肤钙质沉着、雷诺现象、食管功能障碍、指端硬化及毛细血管扩张）。

### 疾病相关并发症

代谢性骨病是 PBC 重要的并发症，它会增加患者发病率并且降低患者生活质量。骨病的发生是因为骨量减少而非骨矿化缺陷（骨软化症）。除了女性（PBC 相关）、低体重和身高外，胆汁淤积也是骨质疏

松发生的危险因素。此外,最近研究显示 PBC 患者肝脏疾病的严重程度也会影响骨质疏松的发生。PBC 患者骨病的严重程度常用骨量减少及骨质疏松的标准定义来衡量。经双能 X 线吸收法骨密度测定法检测,骨量减少定义为 $-2.5 < T < -1$,骨质疏松为 $T < -2.5$。因此,钙剂、维生素 D 及双磷酸盐也用于 PBC 的治疗当中。

高胆固醇血症及高脂血症可见于 85% 的 PBC 患者。病程早期患者常表现出血清脂蛋白异常,但升高的是高密度脂蛋白而非低密度脂蛋白。然而,随着疾病进展,该比例会反转。尽管患者脂质异常,但目前还没有明确发表的证据表明 PBC 患者动脉粥样硬化发生率增高。但是,有其他冠脉疾病高危因素的患者还是建议采用包括他汀类药物在内的药物治疗。

PBC 患者胆汁酸排泄障碍及小肠中胆汁酸微胶粒浓度不足会导致脂肪泻及脂溶性维生素吸收不良。PBC 患者脂肪泻可进一步导致脂泻病、胰腺外分泌不足及细菌过度生长(特别是合并硬皮病的患者)。

PBC 肝硬化患者也可发生原发性肝细胞癌。因此建议每 6～12 个月监测腹部超声及血清甲胎蛋白($\alpha$-fetoprotein, AFP)水平。此外,关于 PBC 是否会增加乳腺和胰腺等肝外肿瘤的发生尚有争议。

### 自然史及预后

缺少有效药物治疗的情况下,PBC 将发展为肝硬化和肝衰竭。从诊断始,早期阶段(第一阶段和第二阶段)患者中位生存时间为 10～15 年,晚期阶段(第三、第四阶段)患者中位生存时间为 8 年。诊断时患者总胆红素已升高至 8 mg/dl,其中位生存时间减少为 2 年。

有几个预估 PBC 患者生存期的数学模型现已建立。其中最有效的是 Mayo PBC 风险得分,已成功用于预估不同阶段 PBC 患者生存时间及肝移植时机。

### 原发性胆汁性肝硬化的内科治疗

UDCA 是目前美国食品药品监督管理局唯一批准的用于治疗 PBC 的药物。UDCA 不仅能改善患者血清生化指标,还能改善未进行肝移植患者生存结果。另外,它也能降低患者食管静脉曲张以及发生肝硬化的风险。UDCA 治疗 PBC 的机制主要涉及以下几方面:抑制凋亡、通过替代内源性疏水性胆酸盐改善线粒体功能、减少细胞因子的产生以及稳定细胞膜。

约 30% 的患者通过 UDCA 治疗血清肝功能可降

至正常,另有 30%～40% 患者接近正常。因此约 30% 患者对 UDCA 应答欠佳。值得注意的是,对于生化检查上非晚期阶段 PBC 患者,应用 UDCA 后其生化指标应答可持续 15 年。

数个观察性实验已证实早期阶段对 PBC 完全应答的患者可获得和正常人群相似的预后。与应答欠佳和不治疗的 PBC 患者相比,对 UDCA 应答的晚期 PBC 患者预后也有所改善。近年来因为 UDCA 的关系,需要肝移植治疗的 PBC 患者数已然减少。

目前也有其他几种治疗方案用于治疗对 UDCA 应答欠佳 PBC 患者。但像糖皮质激素、免疫抑制剂、抗纤维化药物、单用秋水仙碱或秋水仙碱与 UDCA 联合使用等药物治疗尚未体现出临床疗效。最新研究显示新型胆酸盐奥贝胆酸可能对 UDCA 应答欠佳患者有效,但尚需进一步研究。

### 肝移植

PBC 目前仍是美国肝移植最常见的手术指征之一。PBC 肝移植常见的指征包括肝性脑病、难治性腹水、自发性细菌性腹膜炎以及门静脉高压引起的肝肾综合征等。另外因疲劳无法劳作或顽固性瘙痒也是肝移植的指征。但是,考虑到等待名单上人数众多,供肝不足,因这些指征移植的患者更多采用的是 LDLT 方式。

### 原发性胆汁性肝硬化肝移植预后

Markus 等人最初的研究报道称,与采用 Mayo 自然史模型得到的预期生存期相比,肝移植手术很好地改善了 1980—1987 年 161 名 PBC 患者的生存结果。该研究中位随访时间为 25 个月。移植的患者 2 年生存率为 74%,未移植患者为 31%,两者具有显著差异。

1998 年的后续报道称,1987—1994 年,有 143 名 PBC 患者在梅奥诊所及贝勒大学医学中心接受了肝移植手术。术后随访中位时间为 36 个月。研究者比较了 20 世纪 80—90 年代肝移植术后患者实际生存期与通过自然史预测的生存期,结果发现 90 年代接受肝移植患者生存率大大改善。其 1 年和 3 年生存率分别是 93% 及 88%。80 年代肝移植患者 1 年和 3 年生存率则为 75% 及 72%。这可能得归功于 90 年代患者术前等待移植时间较短。这些人在移植术前也有较好的生存预测。有趣的是,肝移植后,80 年代比 90 年代患者在生存期方面获益更大。另有一项研究对 1983—1999 年接受肝移植的 400 例 PBC 患者进行随访,随访中位时间为 56 个月,该研究结果也显示肝移植是治疗晚期 PBC 患者的有效手段,移植后患者 1 年、5 年及 10 年生存率分别是 83%、78% 和 67%。在梅奥诊所接受肝移植手术的患者术后也获得良好的长期生存结果,术后 1 年、5 年、10 年及 20 年生存期分别是 93%、90%、79% 和 66%。

PBC 患者术前疾病严重程度直接影响了术后生存结果。在上述两个研究中,无论哪个年代,Mayo PBC 风险得分较高(>7.8 分)的患者预后都较差。此外,术前营养不良或者病程较长的患者术后短期内更难获得较好的预后。Neuberger 等人也报道过,高风险患者(预测生存期<4 个月,中位血清胆红素值 27.3 mg/dl)移植术后生存率为 50%,而低风险患者(如预测生存期>9 个月,中位血清胆红素值 4.9 mg/dl)术后生存率较高,为 78%。

现有数据结果显示,如 Mayo PBC 风险得分等自然模型能有效预测 PBC 患者移植术后预后好坏。然而,人们也必须意识到,自然史模型并不能了解个体患者之间的差异,而这对于移植时机及最终预后具有更强的指导意义。移植术前患者病情严重对术后早期结果有影响,会增加围手术期多脏器功能衰竭的发病率及死亡率。

### 活体肝移植

第一例 LDLT 是 1989 年芝加哥大学医学中心实施的,当时一名 2 岁小女孩移植了其母亲部分肝脏。随后 1989 年有 56 名孩子(1 个月到 13 岁)接受了活体肝移植,术后生存预后良好(2 年生存率为 89%)。此后,许多医学中心开始为终末期肝病成年患者开展活体肝移植,也包括 PBC 患者。迄今为止,接受 LDLT 的 PBC 患者预后良好。比如,81 名接受 LDLT 的患者术后平均随访 6.32 年,结果分析 5 年生存率为 80%。从 UNOS 中提取数据,对接受活体肝移植及尸肝移植的胆汁淤积患者生存结果进行分析,发现排除 MELD 评分及年龄影响后,供肝类型对预后结果影响不大。在一项对 50 名 PBC 患者进行的多因素分析显示,活体肝移植术前顽固性腹水,供受体 HLA-A、HLA-B 和 HLA-DR 不匹配以及高龄(>50 岁)都是术后早期死亡的重要相关因素。PBC 患者术后需要延长糖皮质激素的使用时间,激素撤药对于患者管理来说也是一个挑战。在一项对 1 032 名 PBC 患者肝移植术后激素撤药的分析中显示,活体肝移植撤药成功率更高,但这似乎并没什么意义。

因为活体肝移植供体一般为受体家属,在基因上两者具有关联性,所以关于受体原发病复发概率问题也需考虑。2001 年,Hashimoto 等人报道了第一例接受活体肝移植手术的 PBC 患者原发病复发。尽管活体肝移植术后 PBC 复发患者数达一定比例,但这并不会影响他们的生存质量,也不需要进行二次肝移植。研究表明,在因供肝血缘关系相近引起的疾病复发问题上,PBC 与 PSC 不同,并不会因此引起严重后果。有研究显示,1994—2004 年,50 名 PBC 及 28 名 PSC 患者进行了活体肝移植,一年后 PBC 复发率为 29%,PSC 复发率则为 59%。同时,PSC 患者复发会导致诸如死亡、肝衰竭、肝硬化及再次肝移植等较差预后,但在 PBC 复发患者中,这些情况都没有发生。

### 原发性胆汁性肝硬化肝移植术后健康相关生存质量

NIDDK-QA 问卷是评估 PBC 患者生活质量有效可靠的方法。它包括四个方面:肝病症状、身体功能、健康满意度及整体幸福度。病情越严重,患者生存质量越差。但移植术后,情况将有所改善。157 个包括 PBC 在内的胆汁淤积性患者在术前和术后 1 年都填写了 NIDDK-QA 问卷,结果显示,患者健康相关生存质量移植术后较术前明显改善。患者症状、功能、健康满意度以及整体幸福度都有显著改善。此外,患者术后 1 年生存质量与移植术前临床因素无关。

### 原发性胆汁性肝硬化患者 MELD 评分

2002 年 2 月,UNOS 将 MELD 评分列入器官分配指导原则中。MELD 评分涉及 3 项易获得的实验室指标中:血清总胆红素、肌酐和 INR。最初 MELD 评分是以生存预测模型为基础的,而该模型主要用于接受经颈静脉肝内门体静脉分流术患者。MELD 评分与患者术后 3 个月死亡相关,判定值为 0.87(95% 置信区间为 0.71~1.00),术后 1 年死亡率判定值也为 0.87。MELD 评分随后的分析证明,在预测 PBC 患者生存结果方面,MELD 评分和 Mayo PBC 风险得分具有相同的价值。

值得注意的是,最初 MELD 研究显示,胆汁淤积性肝病患者相较于其他肝病患者生存预测结果较好。然而,当 UNOS 采纳 MELD 评分时,肝病种类的影响被消除了。以 MELD 评分用于肝移植数十年的经验来看,PBC 患者相比于其他非胆汁淤积性肝病患者在等待名单上处于劣势仍是一个问题。尽管这已经被 PSC 证实,但对于 PBC,目前也没有特定的数据来验证。

## 原发性胆汁性肝硬化移植术后问题

### 肝移植后原发性胆汁性肝硬化复发

PBC 患者术后可能出现原发病复发。1982 年 Neuberger 等人报道了第一个 PBC 术后复发的病例,最近的研究评估 PBC 患者术后 10 年累积复发率为 20%～25%。

PBC 复发的患者常常不会出现 PBC 新发时的临床和生化特征。比如,在血清生化指标正常的情况下对患者进行肝脏穿刺,许多患者病理上会被诊断为 PBC 复发。此外,不管复发还是不复发的患者,其血清 AMA 都会在阴性和阳性之间摆动。因此,如肉芽肿性胆管炎等组织学特征对于诊断移植术后 PBC 复发是至关重要的。

目前已有几个调查研究数据证实了移植术后 PBC 复发的危险因素,包括供体年龄、HLA 特点,以及术后使用他克莫司作为免疫抑制剂。尽管使用环孢素和他克莫司都与 PBC 复发相关,但使用他克莫司患者复发时间较使用环孢素者明显提前。硫唑嘌呤或糖皮质激素的撤药与 PBC 复发风险增高这一结论目前尚不足以令人信服。值得注意的是,术后是否发生急性排斥以及术前是否使用 UDCA 并不影响 PBC 复发的风险。

目前对 PBC 复发的最佳治疗方案也知之甚少。单用环孢素能降低 PBC 复发风险的支持证据也尚显不足。同样,术后长期使用激素作为免疫抑制方案的作用也有待证明。少数实验研究了 UDCA 对于复发 PBC 的治疗作用。最近梅奥诊所的研究显示,52% PBC 复发患者使用 UDCA 后肝酶降至正常,而未治疗组只有 22% 患者肝酶正常。然而,在疾病组织学进程、二次移植需求率以及死亡等方面,两者并没有显著区别。但这些结果需要仔细分析,因为这些患者治疗并非随机化。

尽管 PBC 复发不常见,但它也并不会造成二次移植需求率的增加。对 1982—2004 年 1 840 个一次肝移植患者进行移植物失功能率及失功能原因的回顾性研究分析得出,因 PBC 接受肝移植的患者移植物失功的风险只有 5%。

### 原发性胆汁性肝硬化移植术后代谢性骨病

移植术后,患者骨密度会下降多达 20%,导致外周骨及脊椎骨骨折风险增高。PBC 患者移植术后更易骨折,因为这些患者术前很多都合并骨量减少及骨质疏松。

移植术后骨病的治疗与术前无异。当维生素 D 及钙缺乏时,充足的钙剂摄入(每日 1 000～1 200 mg)以及口服补充维生素 D 是治疗的基础。作为辅助方法,负重锻炼可能会对病情有所帮助。关于移植术后激素替代治疗目前资料较少,并且因为其他无激素治疗方案的出现,选择激素替代方案也并不常见。雌激素类似物雷洛昔芬因为副作用小,也可用于移植术后骨病治疗。口服或静脉使用双膦酸盐(利塞膦酸、阿伦膦酸、依替膦酸)可安全应用于移植术后患者,对未手术患者也有效。相反,降钙素作用尚不可知,也不推荐应用。

## 总结

在 PBC 患者治疗方法中,肝移植是非常重要且有效的。尽管 UDCA 的应用能有效减缓疾病的进程,但仍有部分患者疾病会进展至需要肝移植的地步。经能有效预测患者预后的数学模型计算,肝移植在改善患者生存结果方面具有重大意义。PBC 患者也能从活体肝移植中受益,但其远期结果仍需进一步研究。

---

**要点和注意事项**

- 当患者出现以下临床症状时,应考虑原发性胆汁性肝硬化。
  - 血清抗线粒体抗体阳性。
  - 肝血清生化检查反应胆汁淤积。
  - 肝组织学相应表现。
- 推荐使用低剂量熊去氧胆酸(每日 13～15 mg/kg)

- 至少 6 个月,以达到血清碱性磷酸酶等于或小于 1.67 倍正常值上限。
- MELD 评分可为等待尸肝移植 PBC 患者排序。
- 肝移植术后 PBC 患者生存结果良好(1 年生存率 90%,3 年生存率 80%)。
- 移植术后 20%～25% PBC 患者出现原发病复发。

# 第 14 章

# 肝移植治疗硬化性胆管炎

## Transplantation for Sclerosing Cholangitis

Anil Seetharam • Jeffrey S. Crippin

钟成鹏 • 译

---

**章节纲要**

---

硬化性胆管炎是一类慢性胆道炎症导致的胆道纤维性狭窄以及胆道闭锁性疾病。随着疾病进展至终末期，该病会导致胆汁淤积性肝硬化、肝衰竭，以至于需要肝移植治疗。PSC 以肝内外胆管炎症及纤维化为特征，可能是一种免疫调节的慢性进展性胆汁淤积性疾病。继发性硬化性胆管炎有明确的致病原因，如长期胆道梗阻（既往胆道手术创伤、胆总管结石以及先天性胆道发育异常）、感染、炎症或缺血导致的胆道破坏，这些原因常导致胆管多灶性狭窄。

除了胆管损伤以及典型的胆道造影表现外，PSC 还有许多其他特征。PSC 与炎性肠病（inflammatory bowel disease，IBD）间存在强烈相关性，约 70% 的 PSC 患者同时合并 IBD，最常见的为溃疡性结肠炎。当然，克罗恩病（典型病变为结肠累及）也可能发生。该病男性发病率高，且病程呈进展性。PSC 表现出临床症状时常已有胆管纤维化病变，且药物治疗疗效不佳。目前已开展过多种药物研究，然而关于胆汁酸疗法以及免疫抑制方法都未能提高患者生存率或改善患者生存质量。UDCA 疗效评估显示 UDCA 能降低患者血肝生化指标，但不能缓解患者症状，在患者死亡率、肝硬化进展以及肝移植需求量方面也未见改善。也有证据表明，对于 PSC 患者，使用比寻常胆汁淤积性疾病治疗剂量更大的 UDCA 甚至会使患者预后恶化。糖皮质激素及其他免疫抑制疗法也未见明显疗效，但是，在重叠综合征（如 PSC 与自身免疫性肝炎重叠）患者中可以使用。手术治疗或内镜下放置支架可能会解除患者胆道狭窄带来的梗阻症状，但长期看，并不能改善患者生存结果或是减缓疾病进程。因此，对于已经出现终末期肝病并发症或因慢性胆道梗阻反复发作细菌性胆管炎的 PSC 患者而言，肝移植是他们最终唯一的选择。

## 移植术前问题

PSC 肝移植指征与其他慢性肝脏疾病无异。此外，PSC 患者及等待名单上其他肝病患者应用 MELD 评分决定供肝获得的优先等级一样。因为每名患者病程不同，所以很难预测其确切的肝移植时机。但考虑到 PSC 特异性合并症，可能需要区域审查委员会建立新的 MELD 评分方法。

### 胆道狭窄/细菌性胆管炎

胆管纤维性狭窄导致胆汁引流障碍，继而引起细菌性胆管炎反复发作。随访胆道造影显示，胆管"显性狭窄"可发生于 45%～58% 的 PSC 患者，表现为胆总管直径 ≤1.5 mm，或者肝内胆管直径 ≤1 mm。出现胆管显性狭窄的患者应怀疑 CCA 的可能，因为狭窄性胆管损伤是此类恶性肿瘤的并发症。胆道造影可明确诊断胆管显性狭窄，且能用球囊扩张处理。对于 PSC 患者,任何内镜操作前都需要进行细胞刷检查和(或)内镜下穿刺以帮助排除合并恶性肿瘤的可能性。内镜治疗包括内镜下括约肌切开,导管或球囊扩张以及支架置入,但最佳治疗方案仍无定论。这些方法中,不管有没有支架置入,只有内镜下胆管括约肌切开术和球囊扩张具有治疗效用。然而,与正代偿扩张明显不符的肝内胆道树广泛累及可能会导致胆管炎复发以及胆道源性脓毒血症。覆盖革兰阴性细菌及肠球菌的广谱抗生素对此治疗有效,但受累胆管区域可能发生肝脓肿。即便患者未进展至终末期肝病,胆管炎复发患者也应马上转送至移植中心。

### 瘙痒症

瘙痒是胆汁淤积性肝病常见的并发症。尽管扩张显性狭窄的胆道能改善或解决这一症状,但仍有部分患者在未发生黄疸及胆道狭窄的情况下出现瘙痒,这可能跟中枢性阿片肽类受体增多相关。关于瘙痒症的治疗,从简单到复杂的方法也有很多。

- 抗组胺药及外用洗剂基本不能缓解症状,但也无使用禁忌证。
- 从过去开始,考来烯胺(消胆胺)就一直是治疗选择之一。
- UDCA 对小部分患者有效。
- 每日 2 次,每次 150～300 mg 剂量的利福平也能减轻瘙痒。但如果 PSC 病情稳定的患者出现肝功能失代偿,应考虑出现利福平肝中毒副作用。
- 阿片类受体拮抗剂,如纳洛酮,如果以每日 1 次或 2 次,每次 25～50 mg 剂量使用的话,能快速解决瘙痒症状。
- 小样本研究提示,5 - 羟色胺摄取抑制剂能减轻瘙痒症状。
- 如果药物治疗无效的话,血浆置换可暂时解除症状。但是,只有当患者出现严重症状时才能采用血浆置换,比如因为皮肤抓痕感染导致软组织脓肿或者出现自杀倾向。
- 肝移植仍然是最后的选择;但是,目前的 MELD 排队系统并没有针对瘙痒给出特权,除非区域审查委员会批准。

### 肝性骨营养不良

肝性骨营养不良是胆汁淤积性肝病常见的并发症,它可导致脊柱压缩性骨折以及四肢长轴骨非创伤性骨折。脊柱压缩性骨折会引起患者强烈的、固定的腰背疼痛。PSC 患者骨质疏松发病率为 4%～10%,且发病率随着 BMI 的减小、病程的延长以及年龄的增长而增加。但是,肝性骨营养不良与肝病严重程度并不完全匹配。PSC 患者在进行肝移植评估时都应测量骨密度。每名患者,特别是钙剂及维生素 D 缺乏的患者,都应进行相应补充,尽管目前仍缺少钙剂及维生素 D 改善 PSC 患者骨密度的证据。虽然目前临床上经常对绝经后或卵巢切除后妇女使用骨吸收抑制剂(如双膦酸盐或降钙素)或激素替代疗法,但也尚缺乏相应证据证明其能使 PSC 患者受益。消耗性骨病曾被认为是肝移植的手术指征,但事实证明,移植后前 3 个月,患者骨密度进一步降低,且有 1/3 患者发生病理性骨折,因此,也曾有一些移植中心认为这是肝移植手术的禁忌证。

### 炎性肠病

PSC 病程中任何时候都能诊断炎性肠病。许多患者 IBD 诊断先于 PSC,但也有很多患者是两者同时诊断的。目前认为 IBD 也可在 PSC 诊断多年后开始发病,肝移植术后也可新发 IBD。PSC 患者合并 IBD 常为移植前治疗带来难题。因溃疡性结肠炎患者有发生结肠恶性肿瘤倾向,因此在最初评估病情时应行结肠镜检查。如果患者真的合并结肠异常增生,那术前管理将成为难题。尽管终末期肝病患者行结肠切除术会给其带来巨大打击,甚至增加患者死亡率。但将手术时机推迟至肝移植之后也并不稳妥,因为此时患者有合并恶性肿瘤可能,倘若真为恶性,肿瘤的生物学行为也可能因为移植后免疫抑制剂的使用而改变。因此,每个病例管理都需个体化考虑,仔细评估手术潜在风险及收益。PSC 合并活动性溃疡性结肠炎的药物治疗方式与其他溃疡性结肠炎一样。然而,当排在等待名单前列时,重症 IBD 患者症状应先得到控制。为了降低患者机会性感染发生的可能性而尝试将免疫抑制剂剂量最小化也应该慎重考虑,因为这也可能导致 IBD 病情加重。

### 胆囊疾病

PSC 患者常合并胆囊异常。他们容易发生胆囊结石及胆总管结石。一项大型回顾性研究提示,PSC 患者胆囊结石发病率估计为 25%,6% 患者发现胆囊肿块。对 72 例 PSC 患者胆囊(6 例移植前获得,66 例移植术中获得)进行分析,在 37% 的胆囊中发现不典型增生,14% 的胆囊中发现腺癌。鉴于 PSC 患者胆囊息肉潜在恶性风险较高,因此对于胆囊病变需进行一系列影像学检查,如果临床证实息肉的话,不管其大小,都应考虑胆囊切除术。

## 胆管癌

PSC 患者发生 CCA 风险增高，为 10％～20％。曾有研究显示 CCA 10 年累积发病率为 10％。许多危险因素与 CCA 的发生相关，如酗酒及吸烟，病程中同时并发 IBD，*NKG2D* 基因（编码参与自然杀伤细胞活动的蛋白质）多态性。值得注意的是，PSC 的病程较长并不是影响 CCA 发生的危险因素。事实上，将近一半 PSC 合并胆管癌的患者，其胆管癌是在 PSC 诊断同时或诊断后一年发现的。

理想的血清肿瘤标志物应能早期发现 CCA，但现实结果并非那么完美。糖类抗原 19－9(cancer antigen，19－9，CA19－9)是现今最常用的胆管癌标志物。CA19－9 临界值为 130 U/ml，其敏感性和特异性分别是 79％和 98％。目前大多数研究都是在高度怀疑 CCA 的情况下才检测 CA19－9，因此还没有证据证明 CA19－9 监测无症状 PSC 患者胆管癌发生的价值。

磁共振胰胆管造影(magnetic resonance cholangiopancreatography，MRCP)是检查胆道树的非侵袭性方法，但目前也没有证据支持它能早期发现胆管癌。PSC 患者胆管肿块性病变出现典型的影像特征（静脉增强延迟）时应高度怀疑 CCA，然而，肿块在 CCA 早期阶段并不常见。MRCP 对于 CCA 的阳性发现率约为 40％。内镜逆行胰胆管造影术(endoscopic retrograde cholangiopancreatography，ERCP)加常规细胞刷也可用于 PSC 患者 CCA 的诊断。ERCP 加细胞刷检查敏感性较低(20％～40％)，但特异性极高。对细胞刷标本进行荧光原位杂交技术(fluorescence in situ hybridization，FISH)检查，在 5 个以上细胞中观察染色体复制的多体性，有望提高 CCA 的诊断率。

如果 PSC 患者 CCA 诊断明确，那常已失去手术切除的机会，特别是晚期患者，化学治疗效果通常也不明显。这时，肝移植便成为这些患者的救命方法。梅奥诊所曾有研究，对尚无转移的 PSC 胆管癌患者，在新辅助放射、化学治疗后实施肝移植。因此，对于那些精心选择的 PSC 胆管癌患者，新辅助放射、化学治疗后实施肝移植是一项可行的治疗方法。尽管目前还没有广泛认可的指南，但 PSC 患者每年监测 CCA 的发生是完全合理的。虽然有 ERCP 加细胞刷可供选择，但很多移植中心还是采用 MRCP 随访。遗憾的是，任何一项随访技术的数据支持目前都不足够。

## 预后模型

对于 PSC，除了肝移植外尚无其他有效治疗方法，因此目前发展出很多预后模型用以预测患者预后。尽管预后模型对所有 PSC 患者都适用，但它对于精确预测某个个体的预后还是具有局限性。目前指南并不推荐使用预后模型来预测患者预后，因为关于最佳模型的选择尚无统一的意见。

# 移植手术

硬化性胆管炎肝移植手术原则与其他肝病略有不用。受体任何残留的自身胆管组织都有术后继发纤维化改变的风险，即使手术时那些胆管并不存在这样的病变。因此，避免使用受体自身胆管组织是硬化性胆管炎患者的手术原则。此时可选择胆管空肠 Roux-en-Y 吻合术。尽管目前空肠升支段最适宜长度标准尚未确定，但通常定为 40 cm。一篇 PSC 患者肝移植后出现肝内胆管狭窄的单病例报道已证实保留 Roux 肢足够长度的重要性。虽然有移植肝 PSC 复发的可能性，但在严重感染的胆管中发现部分消化的蔬菜还是被认为是最可能导致胆管狭窄的原因，可能是食物反流经过 20 cm 长的空肠升肢并通过胆管空肠吻合口。既往胆管手术史会使得肝移植手术更加复杂，但现在这样的情形比之前少了很多，因为姑息性手术治疗 PSC 方式在减少。

# 移植后生存结果

肝移植后，PSC 患者及移植物生存结果良好。最近一项研究对 UNOS 中 PSC 移植患者进行回顾性分析显示，接受尸肝移植患者术后 1 年及 5 年生存率分别为 93％及 87.5％，活体肝移植手术患者术后 1 年和 5 年生存率则分别为 97.2％和 95.4％。尸肝及活体移植物术后 1 年和 5 年生存率则分别为 87％和 79.2％、89.6％和 87.1％。在以往病例中，最常见的死亡原因还是感染，概率高达 26％。

CCA 显然会影响患者术后生存率，特别是术中偶然发现肿瘤的患者。对 9 年间进行移植的 196 名患者进行分析发现，CCA 发生率为 10.6％。尽管是否合并 CCA 对患者术后 1 年生存率并无影响，但无肿瘤患者 5 年生存率为 75.8％，而有肿瘤患者同时间段生存率则只有 26.7％。移植术前即发现 CCA 患者术后 2 年死亡率较术中偶然发现肿瘤患者高（生存率，26.7％对 54.6％），虽然因为样本量较小，该研究并无统计学意义。总的来说，1.5％～8％患者术中偶然发现 CCA。最近一项预测移植术后 CCA 复发的研究显示，CA19－9 升高，肿瘤包绕门静脉以及取出肝肿瘤残余与之密切相关。

## 移植术后并发症

本书其他部分已重点介绍肝移植常见的并发症，但 PSC 患者移植后可能出现该病特有的并发症，且会加重患者病情，增加患者死亡率。

### 急性肝细胞性及慢性/胆管消失性排斥

无论何种原发病，急性肝细胞性排斥对所有移植患者来说都很危险。数个移植中心已证实，PSC 患者移植后急性排斥发生率增高。一系列关于急性排斥的研究证明，相比于其他疾病，PSC 移植后急性排斥发生率较高（68.7％对 59.3％）。合并 IBD 也可能会增加排斥发生的风险。

PSC 移植患者也可能发生慢性/胆管消失性排斥。样本量最大的一项研究显示，该排斥发生率为 8％，且会导致患者及移植物存活率严重下降。另一项研究得到类似的结论，PSC 患者移植后慢性/胆管消失性排斥发生率为 13％，也导致了患者及移植物生存率严重下降。移植时间似乎也对此类排斥具有影响，在对早期（2000 年之前）移植患者进行分析显示，移植时间越后，排斥发生风险越小，这可能跟免疫抑制药物的发展有关。

### 移植后炎性肠病

肝移植术后炎性肠病病程因人而异。许多患者移植后 IBD 症状改善，消炎药剂量也得以维持恒定或所需更少，这可能跟移植术后服用抗排斥的免疫抑制剂有关。然而，还是有些患者术后病情加重或出现新发 IBD。国王学院医院曾进行过一次回顾性研究，对 19 年间进行肝移植的 110 名 PSC 患者进行分析，这些患者中，74 名（67％）术前合并 IBD，36 名术前只有 PSC。移植后 39 名患者 IBD 进展（加重或新发），1 年、2 年、5 年、10 年累积风险分别为 16％、24％、38％和 72％。33 名患者出现 IBD 症状加重，其平均时间为术后 30 个月 ± 28 个月。6 名患者出现新发 IBD（均为溃疡性结肠炎），诊断的平均时间为术后 29 个月 ± 25 个月。回归分析证实，移植时期 IBD 活动是术后移植物失功能的重要相关因素，移植时期抽烟随后戒烟是移植后 IBD 复发的相关因素。

### 原发病复发及胆道狭窄

任何一种疾病肝移植之后都可能会继发胆道狭窄。

PSC 患者移植后出现胆道狭窄，必须将原发病复发考虑在内。仅在胆肠吻合口出现狭窄可能是技术方面的并发症，发生率约为 5％。非吻合口处的狭窄也可发生，且和多种因素相关，包括缺血时间延长、心脏死亡后供肝、巨细胞病毒感染及肝动脉血栓形成。此类狭窄可通过球囊扩张或放射介入科医生放置支架解决。球囊扩张或支架置入时可尝试内镜治疗，但通过 Roux 升肢到达胆道需很长的肠镜。倘若不成功，则可能需要手术重建胆道。

因为各种各样的原因，PSC 复发仍是讨论的焦点。考虑 PSC 复发前必须排除其他作用因素。例如，移植肝胆道系统只接受肝动脉血供，因此任何影响肝动脉血流的因素，如严重低血压、肝动脉血栓或肝动脉狭窄都可能导致胆管缺血损伤，进而促进胆管狭窄的发生。然而，缺血损伤胆道的造影表现与典型 PSC 表现并无差别（图 14-1）。严重的保存损伤及供受体 ABO 不相容也可能导致胆道狭窄。慢性/胆管消失性排斥及其典型的动脉病变也能引起胆道缺血损伤，尽管有研究未证明发生胆管消失性排斥的 PSC 患者会出现胆管狭窄。慢性/胆管消失性排斥与患者及移植物生存率密切相关，且比 PSC 复发时间早（平均时间，5 个月对 25 个月）。因此，尽管两者都可见到胆管纤维闭塞性改变，但早期出现的胆管闭塞可能比胆管消失性排斥关系更为密切。

移植后 5～10 年，接受尸肝移植的 PSC 患者原发病复发概率为 20％～25％。最近一项研究对 230 名移植患者进行中位时间约为 6 年的随访显示，PSC 复发概率为 23.5％，复发的平均时间为术后 4 年。PSC 复发诊断又极其困难。梅奥诊所曾总结他们给

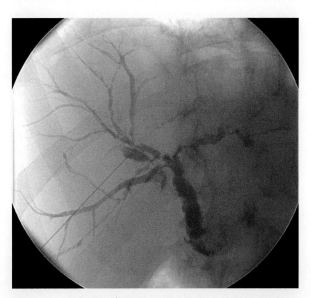

**图 14-1**　经皮胆道造影照片证实肝移植术后 PSC 复发患者胆管狭窄

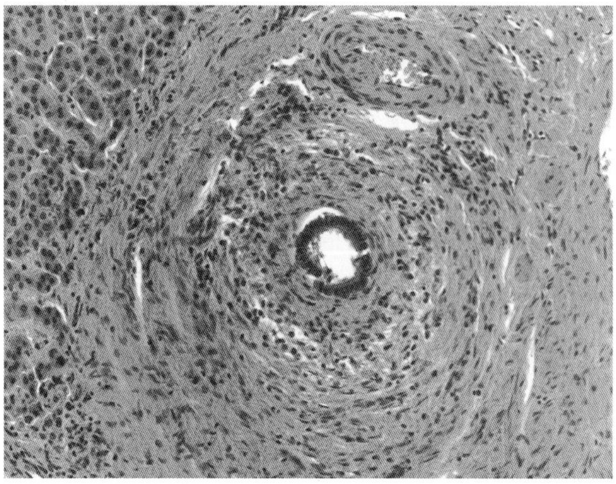

**图 14-2** 肝穿刺标本病理证实肝移植术后 PSC 复发胆管周围纤维化

PSC 患者实施移植手术的经验,并试图在没有肝动脉血流障碍、慢性/胆管消失性排斥、供受体 ABO 不相容,以及仅仅吻合口狭窄等情况下定义 PSC 复发。他们给出的定义为,诊断明确的 PSC 患者在移植至少 90 日后出现以下任一种情况。

(1) 胆道造影照片显示肝内外胆管树非吻合口处胆管狭窄。

(2) 肝穿刺病理显示纤维性胆管炎或胆管纤维闭塞性损伤,有或无胆管消失、胆管纤维化及胆管硬化(图 14-2)。

18.3% 的患者移植后平均 421 日(92~1 275 日)出现胆道造影证据。9.2% 患者移植后平均 1 380 日(420~3 240 日)出现组织学证据。研究组中 7.5% 的患者两者均可表现。目前并未有 PSC 复发诱因被证实,即复发患者并无冷缺血时间延长、器官保存液差异、巨细胞病毒感染或是淋巴毒性交叉配血试验阳性等证据。但是,IBD 在复发患者群中更为常见。根据这个定义,PSC 复发与未复发组中,患者及移植物 5 年生存率均无差异。

关于复发性 PSC 自然史仍存在许多争议。目前已报道的危险因素包括合并活动性 IBD 或激素依赖性 IBD、男性、合并 CCA 以及急性肝细胞性排斥史。PSC 复发对移植物生存率影响的意见目前并未统一,有研究称 PSC 复发对其并无影响,有研究则称 PSC 复发会降低移植物生存率。

理论上说,早期诊断疾病复发,并采用药物治疗能减缓或阻断疾病进程。可惜的是,无论在疾病哪一阶段,目前都没有明确有效的药物,因此也没有确切的指南。可能的药物干涉手段包括加用免疫抑制剂、胆汁酸疗法或两者合用。至于是移植后马上预防性使用药物还是明确组织学改变后再用药,在最终的指南确定前,还需进行随机对照试验。

## 总结

自从本书第 2 版出版之后,关于 PSC 及其并发症的认识又得到了进一步发展。尽管如此,没有有效的药物治疗方式仍阻碍了其发展。在这样的情况下,患者的疾病进展仍受制于终末期肝病及 CCA 的发展。肝移植现在仍是晚期 PSC 唯一可行的治疗方案。移植后,患者及移植物生存结果都较好。将来,分子学及影像学的进步有希望发展与改进胆道肿瘤的诊断及治疗。关于合并 CCA 患者肝移植的经验也会增长,并帮助确认哪些患者将从中受益最大。移植物 PSC 复发危险因素、进展及其对生存结果的影响也会得到更多的关注与研究。

---

### 要点和注意事项

- 原发性硬化性胆管炎诊断明确后,应注意观察是否合并炎性肠病(如果之前并未诊断的话),同时还应评估患者骨密度。
- PSC 患者发生胆管癌风险增加,胆管癌发生可在肝实质纤维化之前。原先病情稳定患者突然出现肝功能失代偿或出现胆道显性狭窄应立即检查患者血清 CA19-9 水平、磁共振成像及胆道造影。
- 当肝硬化及终末期肝病症状出现时,肝移植是 PSC 明确有效的治疗方式。疾病相关移植指征包括反复发作胆管炎、顽固性瘙痒、胆管癌。

- PSC 患者更适宜的胆管吻合方式是胆总管空肠 Roux-en-Y 吻合术。
- 25% PSC 患者移植后可出现原发病复发;然而,在诊断 PSC 复发前必须对可能造成非吻合口胆管狭窄的原因进行全面彻底检查。动脉血流减少或血压降低是移植后胆管狭窄最常见的原因。
- 合并 IBD 的 PSC 患者发生结肠肿瘤的风险增加,且移植后风险仍存在。因此,术后需要定期肠镜随访。

# 第 15 章

# 肝移植治疗自身免疫性肝炎

## Transplantation for Autoimmune Hepatitis

Kareem Sassi • Jose M. Nieto • Sammy Saab
钟成鹏 • 译

自身免疫性肝炎是一种病因不明的慢性坏死性肝脏炎症,其主要特征为血清多种自身抗体阳性,高丙球蛋白血症,组织学上主要表现为淋巴细胞浸润坏死性界面性肝炎。AIH 是诱导因素、自身抗原、基因易感性以及免疫调节网等多种因素相互作用的结果。其在女性中发病率更高,这跟 HLA A1 - B8 - DR3 或 DR4 单倍体基因免疫作用相关,与肝外状况也有联系。AIH 对免疫抑制疗法应答较好,但应答不佳的患者可能会进展成肝硬化。肝移植是失代偿期 AIH 患者首选的治疗方案,但术后移植肝急性排斥及原发病复发较为常见。尽管成人和儿童肝移植后都可新发自身免疫性肝炎,但小儿发生率更高。

## 历史回顾

早在 20 世纪 40 年代早期就有高蛋白血症、自发性反复发作的黄疸以及无法缓解的肝脏炎症的报道,但直到 1950 年 Waldenström 报道年轻女性患者表现出肝硬化、肝浆细胞浸润以及高丙球蛋白血症等一系列症状后,特发性自身免疫性肝炎才被认识。1955 年 Mackay 等人采用"狼疮样肝炎"这一术语来描述

患者红斑狼疮细胞现象以及抗核抗体(antinuclear antibodies, ANA)阳性这些症状。20 世纪 60 年代,临床上已经开始根据血清免疫学检查为患者分型,Page 等人证实 6 -巯基嘌呤(6-mercaptopurine, 6-MP)能缓解患者症状、降低血清丙种球蛋白水平。Whittingham 等人鉴别了慢性活动性肝炎以及系统性红斑狼疮,并采用了新术语"自身免疫性肝炎"。1973 年,Rizzetto 等人报道在一名慢性活动性肝炎患者中发现自身免疫性抗体与肝细胞及肾小管上皮细胞微粒体相互作用。1987 年,第一份关于 AIH 分型的正式提议通过。同年,Manns 等人在 30%传统血清自身抗体阴性的患者中发现了抗可溶性肝抗原抗体/抗肝胰抗体(抗 SLA/LP 抗体),并因此引入了 3 型 AIH 的概念。但是,随后 Ballot 等人发现血清抗 SLA/LP 阳性 IAH 临床及生物学特点与 1 型 AIH 相似,因此并不能当作一个新的独立类型。

## 流行病学

1970—1995 年西欧人群流行病学调查显示,AIH 平均年发病率为 1.9/10 万～16.9/10 万。但

是,该数据可能被高估,因为这其中还包括慢性活动性肝炎患者。在欧洲,肝移植患者中,AIH 占 2.6%,在美国该比例则为 5.9%。在欧洲南部,最常见的是 2 型 AIH。女性比男性更易患病(3.6∶1),且所有年龄及种族都可发病。

若不治疗 AIH,死亡率很高。40% 不治疗的肝硬化失代偿 AIH 患者在 6 个月内死亡。40% 不治疗的 AIH 患者进展为肝硬化,且 54% 肝硬化患者会在 2 年内出现食管静脉曲张,20% 死于曲张静脉大出血。对于血清氨基转移酶持续高于正常上限 10 倍,或氨基转移酶高于正常上限 5 倍,血清丙种球蛋白浓度高于正常上限 2 倍患者,若不治疗,10 年死亡率为 90%。进展至肝硬化的风险与组织学表现相关。门管周围炎症表现者 5 年内进展至肝硬化风险为 17%,而桥接坏死或多腺泡坏死表现者概率为 82%,且死亡率为 45%。实验室检查中度严重,血清氨基转移酶小于正常上限 10 倍或氨基转移酶小于正常上限 5 倍,血清丙种球蛋白小于正常上限 2 倍患者,15 年内肝硬化进展率为 49%,且 10% 患者会因为暴发性肝衰竭死亡。肝细胞癌相对而言在肝硬化患者中并不常见,约只有 4% 1 型 AIH 患者发生,且 10 年之内发生肝肿瘤患者只占 2.9%。但在 AIH 肝硬化患者中,肝细胞癌发生风险增高。应用免疫抑制治疗,65% 患者可在 18 个月内达到症状、生化及组织学缓解,80% 患者在 3 年内达到缓解。治疗患者 20 年生存率为 80%,而未治疗患者 10 年生存率也只有 10%。尽管免疫抑制疗法对 AIH 有效,但仍有 9% 患者病情恶化,13% 患者发生药物相关副作用,导致提前停药。另外,13% 患者应答不佳,这些患者中,74%~85% 的患者在逐渐减药至停药的 3 年内疾病复发。

## 病理生理学

目前关于 AIH 发病机制最被认可的假说是:在个体基因易感性背景下,环境因素诱发了攻击肝脏的自身免疫性活动。多种诱发因素可能在其中起作用,包括病毒、药物和毒物。病毒包括麻疹病毒,甲型、乙型和丙型肝炎病毒以及 EB 病毒。药物包括双氯芬酸、甲基多巴、酚丁、呋喃妥英和米诺环素。这些环境因素如何引发自身免疫活动并诱发 AIH 的确切机制目前仍未可知。

在个体免疫系统发育过程中,自身反应性 T 细胞和 B 细胞阴性选择及凋亡确保个体不受攻击。目前许多学说支持抗原决定簇拟态学说。该学说认为易感个体中,环境因素展现的抗原和宿主抗原具同源性。这种同源性导致交叉反应及自体耐受性消失,产生主要针对自身组织的免疫反应。诱因暴露与 AIH 发病间可能存在时间上的延迟,且当自身免疫性肝病表现出临床症状时,环境因素可能继续存在或不存在。

AIH 和 HLA 之间存在明显相关性。在不同种群间,HLA 标志发现率也不尽相同。HLA-DR3 和 DR4 是欧洲及北美白种人群 1 型 AIH 易感性的主要决定簇。HLA-DR3 在早期发病病情严重的患者中更为常见(主要见于女孩及年轻女性),然而,HLA-DR4 更常见于晚期发病的白种人,且患者肝外症状发生率更高,对糖皮质激素应答效果更好。更多先进的分子学分析提示,白种人对抗原识别具有重要作用的易感性决定簇 HLA-Ⅱ型结合槽主要由 DRB1 * 0301、DRB3 * 0101 和 DRB1 * 0401 等位基因携带。此外,氨基酸序列分析提示,这些易感等位基因(DRB1 * 0301、DRB3 * 0101 和 DRB1 * 0401)编码出的 DR 多肽在 67~72 位上有一段共同基序,亮氨酸-亮氨酸-谷氨酸-谷氨酰胺-赖氨酸-精氨酸,其中至关重要的氨基酸应该是第 71 位的赖氨酸。然而,这些等位基因如何引起 AIH 易感性仍未可知。

细胞免疫和体液免疫都参与了肝细胞的免疫损伤过程。CD4$^+$ 辅助 T 细胞识别自身抗原,外周 γ 干扰素、肿瘤坏死因子-α 和 IL-2 参与介导不同效应细胞的分化。CD8$^+$ 细胞毒性 T 细胞既参与 AIH 发病过程中的细胞免疫,也参与体液免疫。抗体依赖性细胞毒性活动主要涉及抗体对抗一种肝细胞膜蛋白——无唾液酸糖蛋白受体(asialoglycoprotein receptor, ASGPR)。自然杀伤细胞存在于正常肝脏组织中,但它可以通过表达 Fas 配体,并结合肝细胞上抗原抗体复合物的 Fc 受体来介导肝脏损伤。

## 临床表现

### 临床症状

自身免疫性肝炎是一种典型的年轻女性隐匿性疾病,尽管部分患者表现为急性重型肝炎。所有病例中,女性占 70%,且 50% 患者年龄小于 30 岁。该病可从 9 个月到 77 岁发病,但大多数患者开始于 20~40 岁。30% 急性起病患者在临床症状和血生化检查方面类似于病毒性肝炎。少数患者呈急性重型肝炎表现,表现出严重肝性脑病,特别在抗肝肾微粒体抗体-

1 型(抗 LKM - 1)阳性患者中。绝经后妇女从激素治疗方案中受益较少,且更有可能出现激素相关并发症。

很多 AIH 患者长时间都不会表现出临床症状。大多数患者的临床症状与其他慢性肝炎症状也并无区别。疲劳无力是最常见的症状,85% 的患者均可发生。77% 患者也表现出黄疸(巩膜黄染、尿液及粪便颜色变化)。右上腹轻度疼痛(48%)、瘙痒(36%)、纳差(30%)、多肌痛(30%)、腹泻(28%)以及持续性发热(18%)都是常见的症状(58%)。月经异常(89%)包括初潮来迟、月经周期不规则以及停经。疾病晚期阶段,主要表现为门静脉高压症状,如腹水、食管曲张静脉大出血以及肝性脑病。

### 体征

体征反映的是肝病持续时间及严重程度。肝大(78%)及黄疸是 AIH 诊断时最常见的体征。脾大在有门静脉高压和无门静脉高压患者中发生率分别为56% 和 32%。腹水(20%)和肝性脑病(14%)较为少见,但当患者出现这两个并发症时,高度指向潜在性肝硬化。食管静脉曲张(8%)在最初发病检查时并不常见。皮肤表现较为少见,包括痤疮、满月脸、多毛症、条状色素沉着、黄斑瘤和蜘蛛痣。

### 肝外合并症

AIH 另一个特征是常合并肝外自身免疫病,包括自身免疫性甲状腺炎、类风湿关节炎和糖尿病。有研究证实,AIH 合并免疫系统疾病(38%)较病毒性肝炎(22%)更常见。其他合并症包括干燥综合征、多肌炎、IgA 缺乏症、特发性血小板减少性紫癜、风疹、白癜风、CREST 综合征、艾迪生病、扁平苔藓和甲营养不良。炎性肠病也较为常见,另外抗肌内膜抗体也应随访检测以排除乳糜泻。合并溃疡性结肠炎应怀疑 AIH 的可能,同时还应行胆道造影术以排除 PSC。患者或家属并发肝外免疫性疾病支持 AIH 的诊断。

### 实验室检查

AIH 主要的生化异常包括血清氨基转移酶及胆红素浓度升高、高丙球蛋白血症、碱性磷酸酶水平可正常或仅有中度升高。当患者血清氨基转移酶浓度高于 1 000 国际单位/L 时,应考虑病毒性肝炎、药物性肝损伤和缺血性肝炎,尽管如此高的氨基转移酶水平也可见于 AIH。现今认为不同患者间氨基转移酶及胆红素水平变化较大,且能随着时间波动或降至正常。因此 3 倍升高已不再作为 AIH 诊断原则。高丙球蛋白血症是血清免疫球蛋白 G 不协调升高。当血清总球蛋白浓度正常时,免疫球蛋白 G 也可能升高。

自身免疫性抗体阳性是 AIH 的血清标志。因此,当在临床表现,实验室检查和(或)组织学表现等方面怀疑 AIH 时,均应检测自身抗体水平,包括 ANA、抗平滑肌抗体(smooth muscle antibodies,SMA)和抗肝肾微粒体抗体(anti-LKM)。当这些抗体均为阴性时,也不能排除 AIH 可能,此时检测 SLA/LP 抗体可能会有帮助。67% 的患者血清 ANA 检测阳性,单独阳性率为 13%,合并 SMA 阳性率为54%。他们是 AIH 最常见的自身抗体,滴度常高于1 : 160。ANA 并非特异性抗体,也可存在于 PBC、PSC、慢性病毒性肝炎、药物性肝损伤以及酒精性肝病等肝病中。SMA 直接攻击肌动蛋白或非肌动蛋白成分,87% AIH 患者血清 SMA 阳性,单独阳性者33%,SMA 和 ANA 共阳性者 54%。SMA 并非特异性抗体,也存在于其他肝病、风湿病和感染性疾病中,但滴度低于 1 : 80。SMA 在肌动蛋白阳性患者中与HLA - DR3 相关,在非肌动蛋白阳性患者中与 HLA - DR4 相关。

SMA 和 ANA 阴性患者中常有抗 LKM 阳性。多达 78% 的抗 LKM - 1 阳性患者检查 HCV 呈阳性,伴或不伴病毒血症。美国 AIH 成年患者中,抗 LKM - 1 阳性率仅为 4%。其主要见于欧洲儿童患者,德国和法国 20% 抗 LKM - 1 阳性 AIH 患者为成人。抗 LKM - 2 直接攻击细胞色素 P450(CYP)2C9。抗 LKM - 3 阳性则见于 6%～10% 慢性丁型肝炎病毒感染患者。

抗 SLA/LP 是 AIH 高度特异的血清标志物,且是 10%～30% 患者唯一的阳性抗体。75% 的患者中,SLA/LP 与其他自身抗体同时存在,12% 患者与SMA 和(或)ANA 共阳性。但是,抗 SLA/LP 也可见于慢性乙型、丙型病毒性肝炎,PBC 和酒精性肝炎中。抗 SLA/LP 阳性与肝脏组织学活动相一致,抗体转阴代表治疗有效,糖皮质激素治疗后抗体持续存在则代表疾病复发。抗肝细胞胞质抗体 - 1 型(anti-liver-cytosol autoantibodies type 1,anti-LC1)见于 32% 的2 型 AIH 患者中,它存在与否也与疾病活动相一致。核周型抗中性粒细胞胞质抗体(perinuclear anti-neutrophil cytoplasmic antibodies,pANCA)见于92% 的 1 型 AIH 患者中,但其具体作用并不可知,也不推荐常规检测。

### 组织学特点

AIH 没有特异的组织学改变,最普遍的是界面性肝炎(门管区或纤维间隔旁),这是一种淋巴浆细胞浸润为主要特点的坏死性炎症。碎屑样或门管区肝炎是以肝细胞界板局限性破坏为特征,而肝实质和门管间界板是肝细胞炎症和坏死的主要区域。

在界板区和腺泡中存在大量浆细胞浸润,但也有34%AIH患者少量或没有浆细胞浸润。门管区另一重要表现为玫瑰花环,这是肝细胞聚集形成的假腺样结构,周围炎症细胞包绕。39%患者还表现出肝细胞固缩性坏死(凋亡)和气球样变性,散在的多核肝细胞也是AIH的非特异性表现。其他非特异性表现还包括脂肪变性、淋巴细胞聚集、铜质沉积、铁沉着以及胆管增生。

根据有无门管区(碎屑样)坏死,AIH肝硬化分为活动性和非活动性两种。这代表着疾病活动的程度和范围。

### 诊断标准

AIH的诱因或病因尚不明确,也没有特异的表现。因此,AIH的诊断需要结合临床表现、组织学表现以及实验室检查,还需排除其他肝脏疾病(表15-1)。因为AIH和一些遗传性肝病(Wilson病、遗传性血色沉着病和$\alpha_1$-抗胰蛋白酶缺乏症)、感染性肝病及药物性肝损伤特点相似,因此在诊断时,应仔细考虑并排除这些疾病。

1993年国际专家组制定了一系列诊断标准,并由六个主要的研究共983名患者确认了它的准确性。1999年该标准得以更新,随后,修改过的诊断指南由美国肝病研究学会(American Association for Study of Liver Diseases,AASLD)在2010年发布。此外,他们还提出一套评分系统以评估诊断的准确性(表15-2)。2008年,Hennes等人提出AIH简化诊断积分系统,该系统中这段标准较为简单。但是,简化积分系统并不像AASLD发布的标准积分系统那样被广泛接受。该诊断标准包括性别、血清丙种球蛋白水平、自身抗体、乙醇摄入、药物使用、病毒学检查、组织学特征、HLA以及对免疫抑制剂反应等各个方面。该系统能帮助排除其他可能导致慢性活动性肝炎的原因。但它是根据治疗前特征积分的,因此会因为治疗的反应得分有所改变。通过将疾病综合征所有方面都考虑进来,可避免差异性特征以及个别矛盾的偏差。AIH诊断积分系统敏感性为97%~100%。在慢性丙型肝炎患者中排除AIH的特异性为66%~92%。

**表15-1 自身免疫性肝炎诊断标准**

| 必需 | 诊断标准 | |
| --- | --- | --- |
| | 明确 | 可能 |
| 非遗传性肝病 | $\alpha_1$-抗胰蛋白酶表型正常<br>血清铜蓝蛋白、铁及铁蛋白水平正常 | $\alpha_1$-抗胰蛋白酶部分缺乏<br>血清铜、铜蓝蛋白、铁或铁蛋白非特异性异常 |
| 非活动性病毒性感染 | 无甲、乙、丙型肝炎病毒现正感染标志 | 无甲、乙、丙型肝炎病毒现正感染标志 |
| 非药物或酒精性肝损伤 | 每日乙醇摄入<25 g,且近期无肝毒性药物使用史 | 每日乙醇摄入<50 g,且近期无肝毒性药物使用史 |
| 实验室检查特征 | 主要为血清氨基转移酶异常<br>球蛋白、丙种球蛋白或免疫球蛋白G水平≥正常值1.5倍 | 主要为血清氨基转移酶异常<br>丙种球蛋白水平升高至任何水平 |
| 自身抗体 | ANA、SMA或抗LKM-1成人中≥1:80,儿童中≥1:20;无AMA<br>界面性肝炎 | ANA、SMA或抗LKM-1成人中≥1:40或其他自身抗体阳性*<br>界面性肝炎 |
| 组织学表现 | 无胆道损伤、肉芽肿性损伤或提示其他疾病的特异性改变 | 无胆道损伤、肉芽肿性损伤或提示其他疾病的特异性改变 |

引自 Alvarez F, Berg PA, Bianchi FB, et al. International Autoimmune Hepatitis Group report: review of criteria for diagnosis of autoimmune hepatitis. *J Hepatol*. 1999;31:929-938. 中推荐意见。

* 包括核周抗中性粒细胞质抗体以及不常见的可溶性肝抗原/肝胰抗体、抗肌动蛋白抗体、抗肝细胞溶质抗原1型抗体和抗无唾液酸糖蛋白受体抗体。

AMA,抗线粒体抗体;ANA,抗核抗体;LKM,抗肝肾微粒体抗体;SMA,抗平滑肌抗体。

**表 15-2　成人非典型自身免疫性肝炎诊断积分系统**

| 参数 | 特征 | 积分 | 参数 | 特征 | 积分 |
|---|---|---|---|---|---|
| 性别 | 女性 | +2 | 合并免疫性疾病 | 任何肝外免疫性疾病 | +2 |
| 碱性磷酸酶：AST（或 ALT）比值 | >3 | -2 | 其他抗体* | 抗 SLA/LP、肌动蛋白、LC1、pANCA 抗体 | +2 |
|  | <1.5 | +2 |  |  |  |
| 丙种球蛋白或 IgG（正常上限倍数） | >2.0 | +3 | 组织学表现 | 界面性肝炎 | +3 |
|  | 1.5～2.0 | +2 |  | 浆细胞 | +1 |
|  | 1.0～1.5 | +1 |  | 玫瑰花环 | +1 |
|  | <1.0 | 0 |  | 上述均无 | -5 |
|  |  |  |  | 胆道改变† | -3 |
|  |  |  |  | 非典型特征‡ | -3 |
| ANA、SMA，或抗 LKM-1 滴度 | >1∶80 | +3 | HLA | DR3 或 DR4 | +1 |
|  | 1∶80 | +2 |  |  |  |
|  | 1∶40 | +1 |  |  |  |
|  | <1∶40 | 0 |  |  |  |
| AMA | 阳性 | -4 | 对治疗反应 | 只有缓解 | +2 |
|  |  |  |  | 缓解后复发 | +3 |
| 活动性病毒感染标志 | 阳性 | -3 | 治疗前积分 |  |  |
|  | 阴性 | +3 | 明确诊断 |  | >15 |
| 肝损性药物使用史 | 有 | -4 | 可能诊断 |  | 10～15 |
|  | 无 | +1 | 治疗后积分 |  |  |
| 乙醇摄入 | 每日<25 g | +2 | 明确诊断 |  | >17 |
|  | 每日>60 g | -2 | 可能诊断 |  | 12～17 |

引自 Alvarez F，Berg PA，Bianchi FB，et al. International Autoimmune Hepatitis Group report：review of criteria for diagnosis of autoimmune hepatitis. *J Hepatol*. 1999;31:929-938. 中推荐意见。

＊肝病不常见或不常检测的抗体包括核周型抗中性粒细胞胞质抗体(pANCA)、抗肌动蛋白、抗可溶性肝抗原抗体/抗肝胰抗体(抗 SLA/LP 抗体)、抗无唾液酸糖蛋白受体(ASGPR)和抗肝细胞胞质抗体-1 型(anti-LC1)。

†包括破坏性胆管炎、非破坏性胆管炎或胆管缺失。

‡包括脂肪变性、与遗传性血色沉着病相符的铁负荷、酒精性肝炎、病毒性肝炎特征(肝细胞毛玻璃样变)或包涵体(巨细胞病毒、单纯疱疹病毒)。

ALT,血清谷丙转氨酶水平;AMA,抗线粒体抗体;ANA,抗核抗体;AST,血清谷草转氨酶;HLA,人白细胞抗原;IgG,血清免疫球蛋白 G 水平;LKM,肝肾微粒体抗体;SMA,平滑肌抗体。

在大多数病例中，如果患者临床表现、实验室检查及组织学特点明确的话并不需要使用积分系统。该诊断积分系统的重要性在于评估无症状或症状非典型患者。但它也有其局限性，它并不能帮助排除胆汁淤积性综合征，如胆汁淤积重叠综合征、合并 AIH 的 PSC 及 PBC。该积分系统能很好地排除胆道疾病，但当确诊或疑似 AIH 患者对标准类固醇类激素反应不佳时应行胆道造影检查。

## 血清免疫学分型

根据血清免疫学标志，现将 AIH 分为两种亚型。但两种亚型在病因或对皮质类固醇激素反应上并无区别，移植后预后也相差无几(表 15-3)。

1 型 AIH 是世界上最常见的类型，约占 AIH 的 80％。该分型的主要特点是血清中能查见非器官特异性 ANA 和(或)SMA，但包括抗肌动蛋白抗体、非

**表 15-3　自身免疫性肝炎类型及其相关抗体**

| 类别 | 抗体 |
|---|---|
| 1 | 抗核抗体<br>抗平滑肌抗体<br>抗可溶性肝抗原/肝胰抗体(抗 SLA/LP)<br>抗肌动蛋白抗体<br>非典型核周型抗中性粒细胞胞质抗体(pANCA)<br>抗线粒体抗体(AMA) |
| 2 | 抗肝肾微粒体抗体(抗 LKM-1)<br>抗肝细胞溶质抗原-1(抗 LC1)<br>抗可溶性肝抗原/肝胰抗体(抗 SLA/LP) |

典型 pANCA 以及抗线粒体抗体等自身抗体血清中也可呈阳性(表 15-3)。1 型 AIH 在所有年龄群体均可发病，但 10～20 岁以及 45～75 岁是发病的两个高峰期，女性患者为 78％。在北欧以及北美白种人患

者中，1 型 AIH 与 HLA－DR3（DRB1＊0301）以及 DR4（DRB1＊0401）相关。DR3 相关的 1 型 AIH 白种人患者发病时更为年轻，治疗失败率更高，激素撤药后常复发且需要肝移植手术。DR4 相关患者发病年龄较大，常合并自身免疫病（48％），且对激素治疗反应更好。该型临床病程并无特别，急性起病患者稀少。在诊断时 25％患者已进展至肝硬化。

1 型 AIH 有一种亚型与抗 SLA/LP 抗体相关。抗 SLA/LP 抗体为 UGA 抑制物 tRNA 相关蛋白。该型患者年龄为 30～50 岁，且 90％为女性患者。激素治疗效果良好。在部分 2 型 AIH 患者中也可见抗 SLA/LP 抗体。

2 型 AIH 比例较小，在欧洲只影响 20％患者，在美国该比例则低至 4％。2 型 AIH 特点为血清抗 LKM－1 和抗 LC－1 阳性。该型患者血清免疫球蛋白水平中度升高，伴免疫球蛋白 A 水平下降，可能与 DRB1＊0701 相关。pANCA 在 1 型 AIH 中常见，但 2 型中缺失。抗 LKM－1 抗体能抑制 P450（CYP）2D6 活性，在慢性丙型肝炎患者中也可呈阳性。2 型 AIH 患者主要为女性，占 89％。但合并肝外自身免疫病较 1 型 AIH 患者少。2 型 AIH 主要见于 2～14 岁患儿，但在欧洲也有成年患者的报道。2 型 AIH 发现时进展至肝硬化及发生急性重型肝炎风险更高。目前也有建议将 2 型 AIH 分为两个亚型，2a（HCV 阴性年轻女性、肝病严重、抗 LKM－1 滴度高）和 2b（HCV 阴性、主要为老年男性、抗 LKM－1 滴度低）。

通过对自身免疫性多内分泌腺病-念珠菌病-外胚层营养不良（autoimmune polyendocrinopathy-candidiasis-ectodermal dystrophy，APECED）研究发现与自身免疫多腺体综合征中相关的另一种 LKM 阳性 AIH。APECED 的主要特点为外胚层疾病、慢性皮肤黏膜念珠菌病、免疫介导的内分泌腺体破坏（甲状旁腺、肾上腺、卵巢）、（CYP）1A2 相关自身抗体，以及 AIH（10％～18％）。该病病因为 AIRE 基因突变。AIH 合并 APECED 患者发病无性别差异，且肝病进展迅速，对免疫抑制治疗反应不佳。

LKM 第二种抗体，抗 LKM－2 抗体直接攻击 P450（CYP）2C9，在替尼酸相关肝炎中可被诱发。第三种 LKM 抗体，抗 LKM－3 抗体可见于 6％～10％慢性丁型肝炎患者。

## 药物治疗

### 一线治疗药物

药物治疗的基本目标是获得并维持缓解。多个随机对照试验已经证实，对于严重 AIH，单用糖皮质激素或糖皮质激素与硫唑嘌呤（azathioprine，AZA）联用能取得临床症状、生化检查和组织学改善，也包括患者生存结果。尽管糖皮质激素能改善患者组织学病变及预后，但并没有证据证明它能阻碍肝硬化进程。AIH 所有的血清免疫学分型都对标准化治疗应答。但治疗是否成功还取决于正确选择患者，用药结束时间点，对不完全应答、出现药物毒性以及治疗失败患者的有效管理。

根据 AASLD 2010 年共识，激素治疗的绝对指征（表 15-4）包括氨基转移酶水平大于正常上限 10 倍，或氨基转移酶水平大于正常上限 5 倍，同时丙种球蛋白水平大于正常上限 2 倍，组织学表现呈桥接样坏死，多小叶坏死或生活受限。对于无症状或症状轻微的 AIH 患者，激素治疗的指征目前尚不明确。关于此类患者，还没有前瞻性的随机对照试验完成。因此对于症状轻微的 AIH 患者，激素治疗指征必须个体化，需要考虑患者临床症状和疾病进程，并充分衡量药物受益以及潜在风险。所以，对于门静脉高压的非活动性肝硬化患者，若患者无肝细胞炎症或界面性肝炎轻微且临床无症状，一般不考虑激素治疗，因为此时激素治疗弊大于利。

### 表 15-4 免疫抑制治疗指征

| 绝对指征 | 相对指征 | 不治疗 |
|---|---|---|
| 血清 AST≥10 倍正常上限 | 症状（乏力、关节痛、黄疸） | 无症状且血清 AST 和丙种球蛋白正常水平 |
| 血清 AST≥5 倍正常上限，丙种球蛋白≥2 倍正常上限 | 血清 AST 和（或）丙种球蛋白低于绝对指征标准 | 非活动性肝硬化或轻微门管炎症 |
| 组织学检查发现桥接样坏死或多小叶坏死 | 界面性肝炎 | 严重血细胞减少或 TPMT 完全缺乏限制 AZA 使用 |
| 生活受限症状 | 骨量减少、情绪不稳、高血压、糖尿病或血细胞减少 | 脊椎压缩、精神错乱、脆性糖尿病、无法控制高血压、对泼尼松或 AZA 不耐受 |

引自 Manns MP，Czaja AJ，Gorham JD，et al. Diagnosis and management of autoimmune hepatitis. *Hepatology*. 2010;51:2193－2213. AST，血清谷草酶；TPMT，巯基嘌呤甲基转移酶。

**表 15-5　成人治疗方案**

| | 单药治疗 | 联合用药 | |
| --- | --- | --- | --- |
| | 单用泼尼松 (mg/d) | 泼尼松 (mg/d) | AZA (mg/d) |
| 第一周 | 60 | 30 | 50 |
| 第二周 | 40 | 20 | 50 |
| 第三周 | 30 | 15 | 50 |
| 第四周 | 30 | 15 | 50 |
| 维持直到终止 | 20 及以下 | 10 | 50 |
| 优先考虑原因 | 血细胞减少 | 绝经后 | |
| | 巯基嘌呤甲基转移酶缺乏 | 骨质疏松症 | |
| | 怀孕 | 脆性糖尿病 | |
| | 恶性肿瘤 | 肥胖 | |
| | 短期疗程(≤6 个月) | 痤疮 | |
| | | 情绪不稳 | |
| | | 高血压 | |

引自 Manns MP, Czaja AJ, Gorham JD, et al. Diagnosis and management of autoimmune hepatitis. *Hepatology*. 2010;51:2193-2213.

AIH 标准化起始治疗为单用泼尼松或低剂量泼尼松与 AZA 联用(表 15-5)。两种治疗方式效用一样。泼尼松与泼尼松龙都可用,且效果一样。联合用药更好,因为这样能减少药物副作用(单用 44%,联合用药 10%)。治疗方案的选择需个体化考量,联合用药对于老年人、合并骨质疏松或代谢综合征患者(绝经后、糖尿病、高血压、肥胖及痤疮)和(或)精神状况不稳定患者更为适合。激素单用更适用于血液学异常(血细胞减少)、巯基嘌呤甲基转移酶(thiopurine methyltransferase, TPMT)缺陷、恶性肿瘤、怀孕或年轻需受孕女性患者。简单的药物治疗试验可用于诊断。糖皮质激素治疗患者需常规进行白内障及青光眼检查,AZA 治疗患者需定期监测白细胞和血小板(表 15-5)。此外,接受 AZA 治疗患者还需小心监测其代谢产物(硫代鸟嘌呤,6-TG),因为该药物治疗窗非常狭窄。另外有些患者还有 TPMT 基因多态性。TPMT 是参与 AZA 和 6-MP 代谢的酶,TPMT 低活性或无活性者都会增加 AZA 和 6-MP 的副作用。因此,在使用 AZA 或 6-MP 之前需确认个体 TPMT 酶活性,以免增加药物毒性。

治疗的目标为氨基转移酶正常、组织学改善以及临床症状缓解。停药之前建议行肝脏穿刺评估。但如果临床症状及实验室检查满意的话,穿刺也并非必须。肝穿刺能准确地确认组织学缓解,避免提早撤药。而提早撤药后疾病复发率提高。缓解至正常肝脏组织形态 6 个月后原发病复发概率为 20%,而留有汇管区炎症患者 6 个月后复发率为 50%。持续应答不复发概率只有 17%。

复发是疾病获得缓解并撤药后再次发病,它可能在 80% 最初获得缓解的患者中出现。其特点为临床学症状(乏力、关节痛)再现及生化检查中血清氨基转移酶升高至正常 3 倍和(或)血清丙种球蛋白大于 2 g/dl(1 g/L = 10 g/dl)。这些生化改变与界面性肝炎相关,且需要再次使用标准治疗。复发患者发生食管胃底静脉曲张、肝硬化以及因肝衰竭死亡概率较持续缓解患者高。

对于复发超过 2 次患者目前已有两种治疗策略。一种是使用泼尼松,并小剂量维持症状及生化指标缓解。另一种是缓解后 AZA 维持。这两种方法并没有正面比较过效果,但随访两种方案使用患者,随后肝脏穿刺中发现有 94% 患者留有非活动或最小化的组织学病变。经过这两种治疗的患者有 12% 能在 70 个月之后永久撤药。

治疗无效是指疾病持续活动进展至肝硬化及门静脉高压,并因其并发症导致死亡或需要肝移植手术。治疗无效患者可接受高剂量泼尼松(60 mg)或泼尼松(30 mg)与 AZA(150 mg)联用。药物剂量随着临床表现及生化指标改善而逐步减小,最终达到传统的维持剂量。75% 患者经高剂量激素治疗后获得临床或实验室缓解,但只有 20% 患者达到组织学缓解。因此该方案效果并不明确。该方案失效患者可能发生肝衰竭,通常需要进入等待名单等待肝移植。替代治疗措施包括环孢素、6-MP、甲氨蝶呤、他克莫司以及 MMF。

应答不完全指用药 3 年内取得中等临床、实验室和组织学改善但未达到缓解标准。用药超过 3 年,患者疾病年缓解率为 7%，且药物中毒发生率升高。效益风险评估显示这些患者 3 年后应停止标准治疗，并开始长期小剂量泼尼松维持或每隔 1 日服用和（或）开始长期服用 AZA。

药物中毒是药物相关最严重并发症，需要提前撤药或者减小剂量。激素相关不耐受是最常见的撤药原因。血细胞减少、恶心、性格偏激、高血压、面容改变和糖尿病是剂量相关并发症。此时为减轻症状，糖皮质激素应减少到最低剂量，AZA 也能合用。同时还应配合适当的并发症治疗，包括降压药、降糖药、骨量维持、抑酸药和（或）抗抑郁药。如果情况严重，必须停药。

### 特殊情况

以下几种情况可能会影响 AIH 治疗时机及方案，包括激素副作用高风险人群、怀孕人群以及合并 HCV 感染人群。激素副作用高风险人群包括脆性糖尿病、情绪不稳、精神病、骨质疏松症和无法控制的高血压。当然，激素治疗在这些人群中并不是禁忌证，但是，应加强预防措施及用药期间的监测，也应着重考虑将 AZA 作为 AIH 起始治疗方案的一部分。受孕妇女停止治疗与疾病复发相关，且目前证明泼尼松与 AZA 都对胎儿无害。怀孕妇女受孕第 3 个月及产后是 AIH 复发高发期。因此，已怀孕或准备怀孕患者应在怀孕全程妥善治疗 AIH，不管是单药还是联合用药治疗。最新研究表示，合并 HCV 感染的 AIH 患者应首先治疗 AIH，因为干扰素会使 AIH 病情恶化。

### 附加药物治疗

长期使用糖皮质激素或发生激素并发症高危人群应附加其他药物治疗，它能帮助预防或减小 AIH 及其治疗带来的副作用。因为骨质疏松症高发，所以应强调定期运动（如走路、骑单车、游泳）和体重控制。绝经后妇女可考虑激素替代治疗，症状性或进展性骨质疏松症应该使用双膦酸盐类药物治疗，如阿仑膦酸钠（每周 70 mg）。如果出现激素相关并发症，应相应添加降压药、降糖药、抑酸药和抗抑郁药。患者还应每年行骨密度检查以检测骨病，每年标准健康保养也不能忽视。

### 其他药物治疗

糖皮质激素及硫唑嘌呤免疫抑制疗法证明对大多数 AIH 患者均有效，但仍有 10%～20% 患者对治疗不应答，或不能耐受抑制肝脏炎症及纤维化的药物最佳剂量。也有其他可供选择的免疫抑制剂，但关于这些药物的使用经验有限。目前环孢素已成功应用于 AIH 治疗中，且在儿童和成人患者中都可用于一线用药。它能抑制活化 CD4 辅助性 T 细胞克隆增殖，下调 IL-2 释放，阻止细胞毒性 T 细胞的活化及增殖，减少抗体的产生。他克莫司（FK-506）能抑制 IL-2 受体的表达以及细胞毒性 T 细胞的增殖，能改善多数患者生化指标。另外还可以选择 MMF，它能抑制次黄苷酸脱氢酶，从而导致鸟嘌呤生成障碍，DNA 合成受阻。

口服布地奈德也能帮助 AIH 患者成功获得缓解。布地奈德是一种合成型激素。布地奈德首过效应消耗大，导致其生物利用度减小，因此激素副作用较小，同时它与激素受体亲和力为泼尼松的 15 倍，因此能成为治疗 AIH 的理想药物。Manns 等人最近一项对照试验显示，对于 AIH 患者，布地奈德比泼尼松更能有效诱发缓解。但布地奈德有其局限性，因为它首过效应强，因此对于已然发生肝硬化患者并不合适。

因为 AZA 代谢产生 6-MP，因此也有数据显示 6-MP 可作为传统 AZA 的替代药物。Pratt 等人证实不能耐受 ASA 或 ASA 治疗失败患者能对 6-MP 产生生化及临床表现上的应答。

## 肝移植作用

所有 AIH 肝病失代偿患者均应考虑肝移植。事实上，对于急性重型肝炎及肝衰竭患者，肝移植应优先于激素治疗。因为尽管使用激素治疗，仍有多达 20% 的患者病情进展，且因激素使用发生脓毒血症风险增大，甚至发生潜在威胁生命的并发症。肝移植后患者及移植物 5 年生存率为 83%～92%，10 年生存率约为 75%。移植后疾病复发概率为 12%～36%，但通常病变轻微且可控，100% 患者检查可发现 HLA-DR3 或 DR4，无复发患者则为 40%。疾病是否复发与供肝 HLA 的状态无关。移植后新发 AIH 概率成人为 0.7%～1.4%，儿童为 2.3%～5.2%。

一项移植术前快速进展 AIH 预后相关多因素分析中证实，患者≥60 岁、男性、2 型 AIH、HLA-A1-B8 DR3 和并发肝外自身免疫病更易发生肝衰竭。但移植时发生肝功能失代偿风险并不增大。至于与肝衰竭更高死亡率相关的组织和生化学表现则为多小叶坏死和逐渐进展的高胆红素血症。

## 肝移植后免疫抑制剂使用

因为 AIH 患者移植后更易发生急性排斥、慢性排斥以及 AIH 复发,故免疫抑制剂的量所需更多。目前仍没有最优的选择,但大多数中心还是使用钙调磷酸酶抑制剂、AZA 或 MMF 与糖皮质激素合用。对这些患者而言,维持有效的免疫抑制很重要,但还是要加强血清学(血清自身抗体和免疫球蛋白)和组织学检查。此类患者基本不可能撤除免疫抑制剂,且大多数患者需要长期激素维持。免疫抑制剂的使用必须十分小心,除了移植物功能,还需关注其药物副作用。

## 移植肝急性和慢性排斥反应

AIH 患者肝移植后发生急性或慢性排斥概率更高。目前尚无证据证实急性排斥会对移植物生存结果造成不好影响,且有证据证实其可能会促进耐受。急性排斥发生率为 56%～83%,激素抵抗发生率为 23%～59%。AIH 患者发生多次急性排斥风险增加。Molmenti 等人报道 AIH 患者原位肝移植后 3 个月内发生急性排斥概率为 75%,一年内排斥概率为 80%,而因其他疾病移植后急排发生率分别为 57% 和 60%。多次排斥与移植后 AIH 复发相关。Sasaki 等人报道了一名 AIH 患者在使用 OKT3 抗排斥治疗时加速排斥发生。移植术后免疫抑制剂的使用必须

关注急性排斥,药物减量需十分谨慎,特别是在移植术后最初几个月。

肝移植后慢性排斥是移植物失功能的重要原因,常导致移植物肝衰竭并需要再次移植。Milkiewicz 等人报道 AIH 患者移植后慢性排斥率为 15.6%,而酒精性肝病只有 2%。移植年龄小、肝穿刺示中重度急性排斥患者发生慢性排斥的可能性更高。因为 AIH 患者移植后更易发生慢性排斥,因此应加强免疫抑制剂的使用。

## 移植后自身免疫性肝炎复发

肝移植后自身免疫性肝炎复发要综合考虑临床症状、生化指标、自身免疫性抗体、组织学改变[淋巴浆细胞浸润性汇管区和(或)肝小叶肝炎、浆细胞浸润、碎屑样坏死、桥接样纤维化]、激素依赖,还需排除导致移植物失功能的其他原因。AIH 复发最初是 1984 年 Neuberger 等人报道的,患者为一名 26 岁 HLA-B8-DR3 阳性女性 AIH 患者,当时接受的是 HLA-B8-DR3 阴性供肝。目前有数个研究报道的 AIH 复发率为 0～80%,但大多数的大型研究复发数据为 20%～30%(表 15-6)。

**表 15-6　肝移植后自身免疫性肝炎复发**

| 作者 | 患者例数 | AIH 复发 | 起病时间(移植后月数) | 对治疗反应 | 确定危险因素 |
|---|---|---|---|---|---|
| González-Koch 等 | 41 | 7(17%) | 52 | 可 | 受体 HLA-DR3/4 |
| Prados 等 | 27 | 9(33%) | 30 | 可(5/9) | 移植前 LKM-1 阴性 |
| Ratziu 等 | 15 | 3(20%) | | | |
| Milkiewicz 等 | 47 | 13(28%) | | 3 例再移植 | |
| Bahar 等 | 40 | 13(32%) | | | |
| Reich 等 | 32 | 6(19%) | | 3 例再移植 | |
| Ayata 等 | 12 | 5(42%) | | | |
| Duclos-Vallee 等 | 17 | 7(41%) | | | |
| Birbaum 等 | 6 | 5(83%) | 11.4 | 3 例再移植 | |
| Campsen 等 | 66 | 23(35%) | | | |
| Vogel 等 | 28 | 5(18%) | | | |
| Narumi 等 | 40 | 5(12%) | 17.5 | 可(4/5) | 受体 HLA-DR3 |
| Sanchez-Urdazpal 等 | 24 | 0(0) | | | |
| Ahmed 等 | 33 | 20(61%) | 24 | 可 | |
| Wright 等 | 43 | 11(26%) | 18 | | 受体 HLA-DR3 |
| Gotz 等 | 24 | 12(50%) | | 可 | |
| Yusoff 等 | 12 | 2(17%) | | | |
| Molmenti 等 | 55 | 11(20%) | 3 | 可 | 急性细胞性排斥发作 |

注:本表只包含病例数大于或等于 5 的报道。
AIH,自身免疫性肝炎;HLA,人类白细胞抗原;LKM,肝肾微粒体抗体。

大多数 AIH 复发与免疫抑制剂使用未达最佳标准相关，一旦重新使用足够免疫抑制剂，患者生化和组织学指标会迅速改善。然而，在另一些病例中，AIH 复发会加速移植肝肝硬化及肝衰竭，最终导致再次移植。儿童肝移植 AIH 复发更为常见，再次移植率也更高。再次移植患者，AIH 复发也更为常见。

目前尚未建立复发性 AIH 诊断标准系统。其诊断需综合考虑临床症状、自身免疫性抗体、激素依赖、血清氨基转移酶升高和高丙球蛋白血症。AIH 复发组织学证据为淋巴细胞、浆细胞或淋巴浆细胞浸润性门管炎症和（或）小叶炎症，肝脏嗜酸性小体，且不含其他病毒性肝炎、药物性肝损伤、酒精性肝炎和急慢性排斥的病理改变。

鉴别急性肝细胞性排斥与 AIH 复发十分重要。大多数急性排斥发生于移植后 1 个月内，而大多数复发则发生在移植后 12 个月后。复发性 AIH 病理表现有胆汁淤积、汇管区和肝小叶肝细胞性坏死，且没有汇管和小叶中心小静脉炎，炎性浸润区域也没有免疫母细胞，以此可和急性肝细胞性排斥鉴别。根据疾病的严重程度，复发性 AIH 和急性排斥都可以通过增加免疫抑制剂或糖皮质激素剂量治疗。不同的是两者的治疗周期，复发性自身免疫性肝炎减药需更慢，且可能需要继续使用额外剂量的免疫抑制剂。

### 复发危险因素

现发现无论供体状态如何，AIH 在 HLA-DR3 或 HLA-DR4 阳性受体中更易复发，但这个结论尚未被广泛证实。他克莫司或环孢素等免疫抑制剂的使用不会增加患者 AIH 复发的风险，相反，大量研究提示 AIH 复发和减少免疫抑制剂剂量相关。然而，移植之后，糖皮质激素在许多患者身上成功撤药。在一项样本量为 89 例 AIH 移植患者的分析中显示，2 型 AIH 患者只有 5％复发，但 1 型 AIH 患者复发概率高达 34％。移植时切除的病肝标本显示有坏死性炎症对于 AIH 复发有较强的预测作用。目前没有证据支持移植肝排斥反应是 AIH 复发的危险因素。

急性细胞性排斥反应可能和 AIH 复发相关。Ayata 等人最初描述了 AIH 复发患者急性细胞性排斥发生率很高（12 例患者中有 10 例复发）。最近，Molmenti 证明 AIH 复发患者在原位肝移植术后第一年急性细胞性排斥反应发生率较高，但是移植物失功率未见增加。

### 发病机制

关于 AIH 复发的一种假说是受体体内抗原呈递细胞（antigen-presenting cells，APCs）可处理供肝表达的抗原，提呈给受体体内记忆 T 细胞并将其激活。受体抗原呈递细胞替代供肝移植物中抗原呈递细胞的速度和（或）受体肝外淋巴结以及脾脏抗原呈递细胞的数量在一定程度上决定了 AIH 复发的开始和（或）严重程度。

另一种假说是移植物抗原呈递细胞表达的主要组织相容性复合体（major histocompatibility complex，MHC）分子直接激活受体 T 细胞受体。因此，该假说还认为存在其他破坏自身耐受性的免疫促进物。免疫促进物，如基因多态性产生的细胞因子可能直接易化细胞毒性作用，调节免疫细胞的活性。

还有假说认为自身抗原和某些未明确的嗜肝病毒之间的分子拟态是 AIH 复发的基础。因此，未发现的病毒可能会引发免疫反应。

总而言之，对于自身免疫性肝炎复发患者，增加现有免疫抑制剂量或在不使用硫唑嘌呤的情况下重新加用糖皮质激素能使患者获益。对疾病已进展的患者而言，以他克莫司为基础的免疫抑制方案比以环孢素为基础的免疫抑制方案更有效果。

## 肝移植后新发自身免疫性肝炎（类似于自身免疫性肝炎的移植物功能失调）

移植肝新发自身免疫性肝炎是移植后不可预测的少见临床综合征，这些患者移植的原发病并非自身免疫性肝病（表 15-7）。该综合征最初在 180 名接受移植手术的小儿患者中出现，当时 7 名患者在移植后平均 24 个月出现移植肝功能失调。这 7 名患者最初都不是因为 AIH 做的移植手术，但其临床症状均提示经典型 AIH，包括高免疫球蛋白 G 水平、血清自身抗体阳性（1 例 ANA、2 例 ANA/SMA、3 例非典型 LKM、1 例胃壁细胞抗体），以及在组织学检查中发现界面性肝炎、静脉周围细胞坏死、桥接性纤维化和萎缩。自身免疫性抗体阳性和移植后病程不顺相关，包括慢性肝炎、移植物功能失调、慢性排斥反应和死亡。有趣的是，目前报道的案例对高剂量皮质类固醇激素和钙调磷酸酶抑制剂应答不佳。此类患者只对 AIH 标准治疗方案应答良好，治疗后移植物及患者能获得很高生存率。但当减药或撤去皮质类固醇维持治疗后，AIH 可能复发。随后，移植肝新发 AIH 也在成人患者中报道。因为这是一种罕见并发症，迄今为止未见确切发病率报道。曾有一例报道证实了 7 名成人患者肝移植后新发 AIH，且将其分成了两种

**表 15-7　肝移植后新发自身免疫性肝炎**

| 作者 | 患者例数 | 新发 AIH | 群体 | 对治疗反应 |
|---|---|---|---|---|
| Heneghan 等 | 1 000 | 7(0.7%) | 成人 | 2 例失功能 |
| Andries 等 | 471 | 11(2.3%) | 儿童 | 可(7/11) |
| Gupta 等 | 115 | 6(5.2%) | 儿童 | 2 例失功能 |
| Kerkar 等 | 180 | 7(3.9%) | 儿童 | 可 |
| Hernandez 等 | 155 | 5(3.2%) | 儿童 | 可(3/5) |
| Spada 等 | 116 | 5(4.3%) | 儿童 | 可 |
| Salcedo 等 | 350 | 12(3.4%) | 儿童 | 可 |
| Venrick 等 | 788 | 41(5.2%) | 儿童 | 可 |

注:本表只包含病例数大于或等于 5 的报道。
AIH,自身免疫性肝炎。

模式。一种氨基转移酶水平低下,ANA 或 SMA 低滴度阳性;另一种氨基转移酶水平高,且 LKM-1 高滴度阳性。所有患者均采用免疫抑制治疗,但不同于小儿组,两名成人患者最终发生移植物肝衰竭。另外还有两例报道称 3 名因原发性胆汁性肝硬化行肝移植患者术后出现新发 AIH 及 PBC 复发,但这 3 名患者对糖皮质激素应答良好。

Salcedo 等人曾总结移植术后新发 AIH 的危险因素,包括接受供体男性、原发肝脏疾病与乙醇无关、除谷胱甘肽硫转移酶 T₁(glutathione s-transferase T1,GSTT1)外存在其他自身抗体。

在诊断移植肝新发 AIH 中还需考虑以下几条:①移植物功能失调需排除其他原因,如血管性或胆道疾病、排斥反应或病毒性肝炎。②自身抗体阳性。③组织学证据证实伴或不伴小叶中央坏死的门管和门管区炎症;浆细胞程度不同的门管区淋巴浆细胞性浸润。④对 AIH 标准治疗方法应答。

**发病机制**

移植肝新发自身免疫性肝炎发病机制和疾病进展过程仍未阐明,除了坏死组织释放自身抗原外,分子拟态可能也是其中一个机制,自身抗原和病毒暴露引起交叉反应的免疫活动。病毒感染也能通过其他途径导致自身免疫炎症,包括病毒多克隆刺激,诱发和增强胞膜 AHC 分子Ⅰ类和Ⅱ类抗原的表达,以及免疫调节细胞和独特型-抗独特型抗体网络的介入。动物实验也提示着另一种可能的机制,钙调磷酸酶抑制剂更易诱导自身免疫活动或自身免疫病,可能通过 T 淋巴细胞的成熟,调节性 T 细胞发挥功能,诱导和活化自身攻击性 T 细胞克隆等过程介导。他克莫司可像环孢素一样影响胸腺微环境,在老鼠骨髓移植后还能引发移植物抗宿主样反应。

Aguilera 等人曾描述过 GSTT1 基因型不表达移植患者术后出现 GSTT1 抗体阳性与新发自身免疫性肝炎相关,提示这种新出现的抗体可能是对抗移植肝外来蛋白的免疫反应结果,而非自身免疫反应结果。

总之,移植肝新发 AIH 可在成人和儿童肝移植后任何阶段都出现。目前,还未确认任何危险因素,也未明确何种免疫抑制剂及其使用方式会导致新发 AIH。新发 AIH 患者对 AIH 传统标准治疗应答良好,且应长期维持治疗,因为激素撤药后 AIH 可能复发。

## 要点和注意事项

- 自身免疫性肝炎患者接受原位肝移植后免疫抑制药物使用需比寻常患者更多,因为 AIH 患者更易出现急性或慢性排斥反应以及原发病复发。
- AIH 患者移植后通常需要至少两种免疫抑制剂以维持移植物功能。
- 原位肝移植后出现多次急性细胞性排斥与 AIH 复发相关。
- 自身免疫性肝炎是移植后第一年急性细胞性排斥发生的危险因素。
- AIH 患者移植后需长期甚至终身使用皮质类固醇激素抑制免疫反应。
- 20%~30% 患者术后出现 AIH 复发,最可能是继发于免疫抑制药物使用不佳。
- 鉴别急性细胞性排斥和 AIH 复发非常重要,因为两者增加免疫抑制药物使用的疗程不同。

- 移植术后出现移植肝新发 AIH 并不常见,低于 5%。

- 免疫抑制剂需小心减药,因为这可能导致疾病复发。

- 出现移植肝新发 AIH 患者需长期使用免疫抑制剂,不可过早终止。

- AIH 患者出现暴发性肝衰竭时应直接行原位肝移植,因为使用糖皮质激素免疫抑制疗法可能出现危及生命的并发症(如脓毒血症)。

- 移植肝新发 AIH 对高剂量皮质类固醇激素治疗应答不佳,因此不应使用高剂量激素,而应采用 AIH 标准治疗方案。

# 第 16 章

# 原发性肝脏恶性肿瘤的肝移植
## Transplantation for Primary Hepatic Malignancy

Nicholas Onaca • Marvin J. Stone • James M. Fulmer • Göran B.G. Klintmalm

赵 东•译

自 Thomas E. Starzl 进行第一次肝移植术已有50年。原位肝移植(orthotopic liver transplantation,OLT)已成为HCC、肝硬化,以及其他部分肝肿瘤的推荐治疗方法。这十分不易,1967年进行的第一例肝移植术,在移植后1个月内肝内肿瘤发生了早期复发,在其后的肝癌肝移植患者中经常发生早期死亡。这使得美国卫生主管部门在1989年认为HCC是肝移植的禁忌证。进一步的研究表明,肝脏自身的肿瘤负荷与移植后的肿瘤复发和死亡率相关。1996年来自米兰的研究团队表明肿瘤负荷为一个小肿瘤的移植受体与无瘤移植受体术后存活率相似。这一结果很快被其他研究中心复制,导致米兰肿瘤入组标准作为美国(http://www.unos.org)和其他地方患者选择的基准得到一致的认可。那时由于等待肝移植人数规模增加,移植等待时间接近一年,肿瘤的进展导致患者流失(以及随后死亡)。这使得广泛采用新辅助治疗作为移植的桥梁,已经被证明可以减少因肿瘤的进展导致等待名单上患者的流失。新辅助治疗是否会影响移植后总体生存率尚不清楚。

由于本书的前版,肝肿瘤移植前和移植后的管理已经发生了明显的转变。一些新的争议已经出现,有些问题仍悬而未决。本章的目的是审查OLT在原发

性肝恶性肿瘤治疗中的作用以及目前新辅助疗法和辅助治疗的使用范围。

## 肝实性占位的医学影像学诊断

随着越来越多影像技术的进展,使得它更适用于诊断肝实性肿块。肝实性占位的评估已发展到包括各种成像技术和多模态方法的阶段。随着图像精度提高,肝脏病变的相同特点成为需要解决的问题——肝实质内的精确定位、病灶血管和胆管结构的空间关系,病灶的数量、边界、内部结构以及可能存在的肝外侵犯或远处结节与肝脏病变是否相关。

可以根据已知的手术平面和肝脏内的解剖标志判断肝脏病变的位置,尤其是通过对比增强CT或磁共振成像(magnetic resonance imaging,MRI)(图16-1)。明确肝脏病变位置对治疗计划十分重要,无论是通过手术方式(解剖或非解剖性切除)或消融治疗。

肝脏病变的良恶性可以通过影像学确定,因此病理证实不是强制性的。尽管某些肿瘤的特性各异,但只要存在肿瘤的特征性表现,就有理由高度怀疑为恶性肿瘤,例如一个实性的动脉血供丰富的圆形占位。由于压迫邻近肝组织导致局部水肿、羽毛状改变或轮廓模糊,使得恶性病变的边界通常不规则(图16-2)。

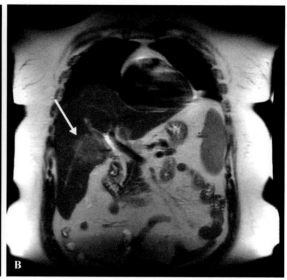

图 16-1　磁共振 $T_1$ 加权增强抑制图像(A)和 $T_1$ 加权冠状位图像(B)中央型肝细胞癌大小和准确位置的精确图像(箭头)

当病变邻近肝包膜时,可因包膜回缩而使得肝脏轮廓变形。比较肿瘤血管侵犯的特性发现肿瘤血管侵犯导致门脉分支内在的堵塞比外在的压迫更常见。

原发性胆管恶性肿瘤(CCA)位于肝脏中心时很难通过影像学诊断,肿瘤的影像学特点与周围肝组织非常相似:超声低回声、CT 低密度、MRI 低信号(图16-3、图16-4)。当肝门淋巴结肿大时要引起怀疑,虽然它可能潜在的存在于 PSC 患者中。周围型胆管癌特征很典型,增强 CT 扫描动脉期明显强化和 MRI 扫描 $T_2$ 加权呈高信号。

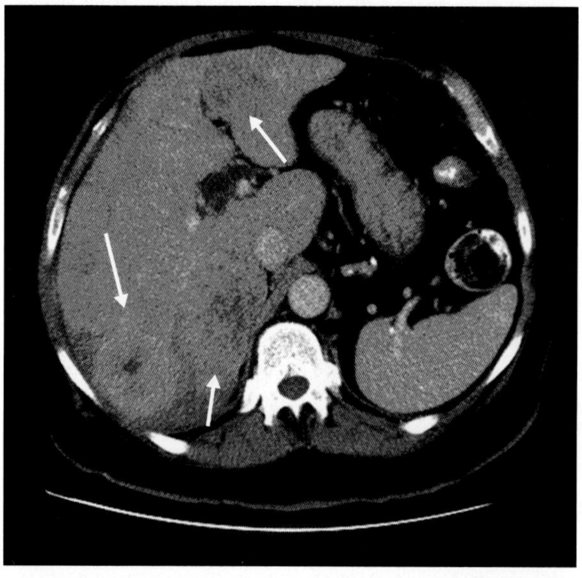

一些肝肿瘤影像学表现有清晰的良性特性,如海绵状血管瘤、局灶性结节性增生、肝囊肿、局灶性脂肪浸润(图 16-5)。偶尔出现类似恶性的特性,因此需要仔细评估典型的良性特征(图 16-6)。

一个完整的肝肿瘤评估需要了解正常肝组织的特征,寻找可能存在的额外的肝内肿瘤结节以及肝外的播散,包括腹腔淋巴结肿大和远处转移(肺、骨)。正电子发射断层(positron emission tomography, PET)扫描有助于鉴别转移与良性肿瘤。

多学科方法对肝脏肿块的性质鉴别十分重要,因为肝肿块的性质决定了治疗方法和影像学随访模式与频率。

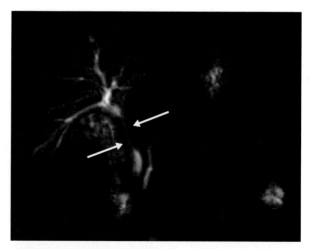

图 16-2　多发性肝细胞癌患者 CT 增强扫描显示典型的强化特征(箭头)

图 16-3　中枢型胆管癌患者 MRCP 显示胆总管长段的恶性狭窄(箭头)

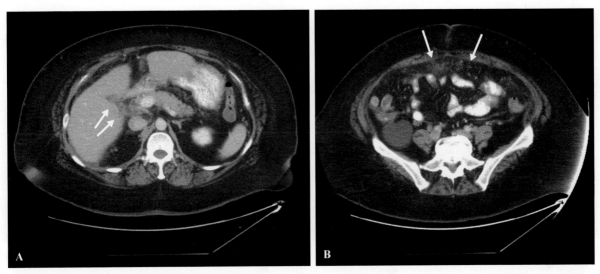

图 16-4 胆管细胞癌合并腹膜转移患者 CT 扫描显示肝门部模糊的包绕胆总管的软组织影（A；箭头）和网膜结节（B；箭头）

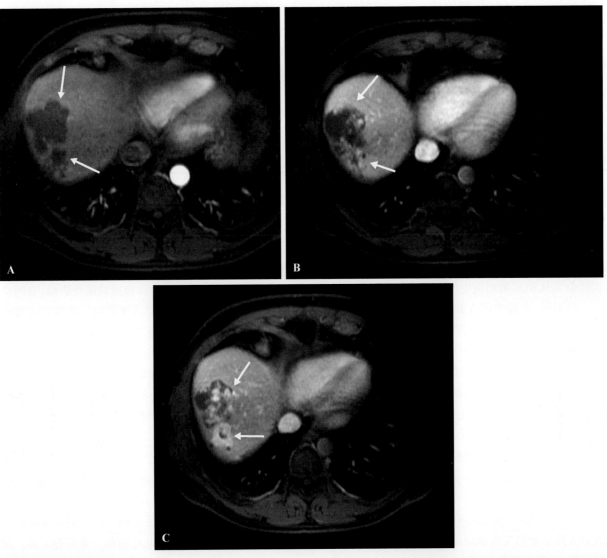

图 16-5 肝海绵状血管瘤 MRI 增强扫描的典型强化特征。血管瘤呈分叶状以及由周边起始的结节状或云雾状强化（A；箭头）向中央充填（B 和 C；箭头）

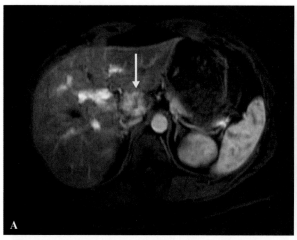
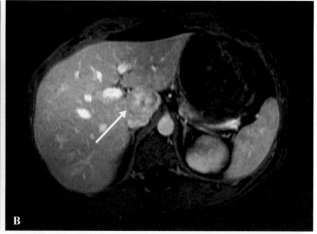

**图16-6** 局灶性结节增生 MRI 增强扫描的典型特征。结节信号与肝实质相近,常见中心瘢痕(A;箭头)和动脉期明显强化(B;箭头)

## 肝细胞癌

### 流行病学

在美国,肝脏的恶性病变大多数是继发性的。HCC 占原发性恶性肿瘤的 $80\%\sim90\%$,而其余的大部分为 CCA。一些肿瘤可表现出 HCC 和 CCA 的混合特性。大多数 HCC 患者($70\%\sim90\%$)位于西半球,且合并有一定程度的肝硬化。在亚洲和非洲西部地区,HCC 常发生于正常肝组织。在这些地区的发病率为 30/100 000。HCC 是全球范围内第五大常见的恶性肿瘤,每年有超过 100 万的新发病例,死亡率居全球恶性肿瘤死因的第三位。美国在过去的几十年里,HCC 的发病率增加了一倍以上:1975 年为 1.6/100 000,2005 年上升至 4.9/100 000。发病-死亡比值为 0.8,多数病例中位生存期小于 6 个月。

在美国,亚裔美国人和美洲印第安人罹患 HCC 的概率最大,随后依次为非裔美国人和白种人。男性患者是女性的 3 倍。肝硬化患者每年的 HCC 发生率为 $3\%\sim10\%$,取决于潜在的肝脏疾病。肝脏慢性炎症导致的细胞坏死及随后的再生能力增加,诱发了更高的细胞突变率,从而产生致癌作用。乙型肝炎病毒也可直接损伤肝细胞的 DNA 及其随后的错误修复。HCC 的发生还可由于腺瘤性增生导致的恶性转化。这种转化伴随着显著改变的细胞凋亡和有丝分裂的比率。

在亚洲,HCC 的发病率与乙型肝炎密切相关,而在西方最常见的发病原因是丙型肝炎(HCV)。HCV 感染后 30 年可能发生 HCC 风险最大。HCC 的发生与 HCV 感染呈平行增加,在 2025 年将达到顶峰。在西方国家,尤其是美国,肥胖导致非酒精性脂肪性肝炎发病率增加,如不加以控制,将成为肝硬化和 HCC 的主要病因。血色素沉着病尽管在人群中相对罕见,却有 $45\%$ 的风险发生 HCC。遗传学异常,如染色体畸变或基因突变,与 HCC 发生相关;但缺乏统一的遗传/分子机制。其他危险因素包括黄曲霉毒素、偶氮染料、芳香胺、N-亚硝基化合物、氯代烃、水溶胶化合物、农药、辐射、二氧化钍、吸烟、卟啉病、Budd-Chiari 综合征、口服避孕药、类固醇以及 $\alpha_1$-抗胰蛋白酶缺乏。HCC 在自身免疫性肝炎、Wilson 病及酒精性肝硬化患者中并不常见。

### 临床表现与诊断

在慢性肝炎患者中,大多数是通过影像学检查发现 HCC。不幸的是,当 HCC 出现临床症状时已经处于晚期。有些患者表现为弥漫或局限性腹痛,有时会放射到右肩以及餐后饱腹感或黄疸。其他可出现明显可触及的肿块或肝功能恶化。腹部突然膨大是一个不良信号,与门静脉血栓形成或肿瘤出血有关。患者也可表现出典型的慢性肝病症状,例如脾大、腹水和黄疸。部分患者可能并发副肿瘤综合征,表现为红细胞增多症、多发性肌炎、深静脉血栓、低血糖、慢性腹泻。

血清 AFP 水平升高是一个有用的指标,尤其是高于 400 ng/ml,$70\%$ 的 HCC 患者伴有 AFP 升高。脱-γ-羧基凝血酶原水平升高时同样有助于 HCC 诊断,然而它并没有得到广泛应用。影像学可做进一步诊断。超声检查是发现 HCC 的最主要筛查工具。超声造影(液体微球)增加了 HCC 诊断的敏感性,但大多数国家没有这项技术。多期的增强 CT 或 MRI 扫

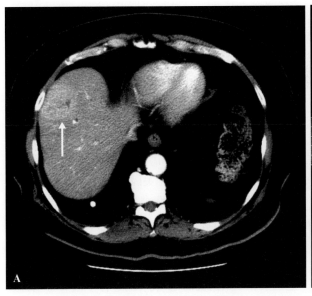 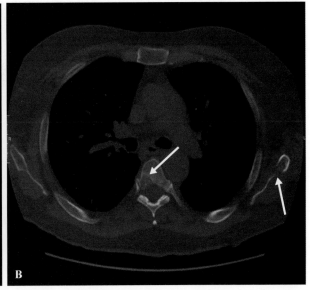

图 16-7  肝细胞癌合并肝硬化患者的 CT 增强扫描图像（A；箭头）。纵隔窗显示骨骼多发转移灶（B；箭头）

描能更完整的评估肿瘤大小、特征和肿瘤负荷。大多数肿瘤具有特征性的动脉期充盈，这种情况应高度怀疑 HCC。CT 或 MRI 提供了完整的肝脏影像。CT 和 MRI 扫描具有高度的敏感性和特异性。在一项系统性回顾分析研究中发现对比肝脏新生物的病理学特征，不同的影像学技术诊断价值各异，敏感性从 60.5%（超声）提高到 67.5%（CT）及 80.6%（MRI），而特异性从 96.9%（超声）下降至 92.5%（CT）和 84.8%（MRI）。虽然 PET 扫描可以预测微血管浸润，但在临床实践中很少使用。

有时很难区分硬化肝脏中的良性结节与 HCC；局灶性结节性增生的表现也可能与恶性肿瘤类似。在这种情况下，肿瘤活检十分必要。除小结节以外，肿瘤活检具有高度敏感性和特异性；但有 2%～11% 的标本取材不恰当。不鼓励对可疑 HCC 患者进行常规活检。因为 HCC 是一种血运丰富的肿瘤，其出血风险比肝活检更高。有 1%～5.1% 的患者可发生沿着针道的种植转移，中位发生时间为 17 个月，大多数难以治疗。目前 HCC 的诊断可以使用两种不同的影像学方法，或一个影像学方法联合增高的 AFP 水平。没有活检即诊断为 HCC 可能会出现假阳性（例如，新生物病理学检查未见肿瘤细胞）。

肿瘤病理活检表明分化程度差或有血管浸润，是肝移植的禁忌证。然而肿瘤具有异质性，特别是大的肿瘤，这可能导致高估了分化等级和遗漏了血管侵犯。为了区分某些肿瘤与 CCA 或转移瘤，需要额外的免疫组化染色，如 AFP、癌胚抗原、CD10 和 CD15。

为明确 HCC 的肝外情况，需要进行的影像学检

查包括胸部、腹部和骨盆的 CT 扫描以及骨扫描（图 16-7）。

### 肿瘤分期

多个肿瘤分期系统，无论是基于肿瘤生物学特性的，还是预后特性的，或者两者兼顾的，均适用于 HCC。根据肿瘤的大小和数量（T）、淋巴结受累情况（N）和是否有远处器官转移（M）制定的 TNM 分期系统经过了一系列的修订；目前最新的版本见表 16-1。在肝移植中得到最大获益的主要是 I 期或 II 期 HCC 患者，应用扩大的肿瘤患者入组标准，肝移植也被用

| 表 16-1 | HCC TNM 分期 |
|---|---|
| $T_1$ | 单发肿瘤，无血管浸润 |
| $T_2$ | 单发肿瘤，有血管浸润；多发肿瘤，最大者直径 5 cm |
| $T_3$ | 多发肿瘤，最大者直径>5 cm，侵及门静脉或肝静脉的主要属支 |
| $T_4$ | 侵及除胆囊以外的邻近器官，穿透脏腹膜 |
| $N_0$ | 无淋巴结累及 |
| $N_1$ | 区域淋巴结累及 |
| $M_0$ | 无远处转移 |
| $M_1$ | 远处转移 |
| 分期 | |
| I 期 | $T_1 + N_0 + M_0$ |
| II 期 | $T_2 + N_0 + M_0$ |
| III A 期 | $T_3 + N_0 + M_0$ |
| III B 期 | $T_4 + N_0 + M_0$ |
| III C 期 | $T_X + N_1 + M_0$ |
| IV 期 | $T_X + N_X + M_1$ |

$N_X$，任何 N；$T_X$，任何 T。

**表 16-2　Okuda 分级系统**

| 标准 | 阳性 | 阴性 |
|---|---|---|
| 肿瘤大小* | >50% | <50% |
| 腹水 | 有 | 无 |
| 白蛋白 | <3 mg/dl | >3 mg/dl |
| 胆红素 | >3 mg/dl | <3 mg/dl |
| 分期 | | |
| Ⅰ期 | 没有一项阳性 | |
| Ⅱ期 | 一项或两项阳性 | |
| Ⅲ期 | 三项或四项阳性 | |

\* 占肝体积百分比。

**表 16-3　针对肝细胞癌的意大利肿瘤计划(CLIP)评分系统**

| 变量 | 评分 |
|---|---|
| CTP 评级 | |
| A | 0 |
| B | 1 |
| C | 2 |
| 肿瘤形态特点 | |
| 单发肿瘤且≤50% | 0 |
| 多发肿瘤且≤50% | 1 |
| 巨大肿瘤>50% | 2 |
| 甲胎蛋白 | |
| <400 ng/ml | 0 |
| ≥400 ng/ml | 1 |
| 门静脉血栓形成 | |
| 无 | 0 |
| 有 | 1 |

于一些ⅢA期的患者。TNM 分期系统有其局限性，因为用来判定分期的数据来源于影像学而不是实际的病理学结果，在Ⅱ期患者中影像学对肿瘤负荷的低估达27%~33%。TNM 分期未考虑患者基础肝病的严重程度，其与患者的预后密切相关。TNM 分期与肝移植后患者的生存时间亦无相关性。

为了更好地评估预后，一些研究团队提出了新的分期系统，纳入了病理学和功能状态信息。Okuda 分期(表 16-2)纳入了肿瘤的大小与血清胆红素、白蛋白和腹水等因素。意大利肝癌项目(Cancer of the Liver Italian Program，CLIP)评分结合了肿瘤的形态学特征、CTP 评分、门静脉癌栓和 AFP 水平；其严重程度分为0~6级(表 16-3)。

尽管被认为是一个分期系统，巴塞罗那临床肝癌(Barcelona Clinic Liver Cancer，BCLC)分期更多地被用来指导治疗策略的选择而不是一个单纯的分期工具。它结合 CTP 评分、Okuda 分期、肿瘤大小和数目、门静脉癌栓形成以及功能状态来推荐治疗方式(图 16-8)。

**肿瘤生物学特性不良的预测因素及危险因素**

HCC 大多发生于慢性肝病基础之上，伴或不伴有肝硬化；因此 HCC 的预后不仅取决于肿瘤的生物学特性和进展，还取决于潜在肝脏疾病的严重程度和演变。肿瘤不良预后的相关因素已被广泛研究，主要包括肿瘤大小、数目、分化差、脉管侵犯、淋巴结或肝外组织受累、门静脉癌栓。HCC 合并门静脉癌栓是肝移植的禁忌证，因此要将它与单纯的门静脉血栓相区分。肿瘤分化差、血管侵犯是肿瘤预后差的重要决定因素。令人遗憾的是，现有的影像学或实验室检查手段对血管侵犯的诊断具有局限性。移植前几乎很难获得病理学数据，即使肿瘤活检也可能在取材过程中错过血管侵犯区域。血管侵犯是导致预后不良的最重要因素，它与肿瘤的大小和数量相关。肿瘤直径大于 5 cm、多发性肿瘤和甲胎蛋白水平高，与肿瘤分化差和血管浸润的可能性高密切相关。组间比较表明，AFP 值大于 400 mg/ml 和 1 000 mg/ml 与预后不良相关，但这并不适用于个体化的预后评估。γ-羧基凝血酶原[维生素 K 拮抗剂Ⅱ(protein induced by vitamin k antagonist Ⅱ，PIVKA-Ⅱ)诱导蛋白]水平增高亦与移植后的预后不良相关。肿瘤进展迅速通常表示肿瘤生物学特性差，并与移植后的高复发率和死亡率相关。

**器官分配**

对于 HCC 拟肝移植的患者来说，理想的遗体捐赠器官分配方案是尽量减少患者因肿瘤进展而退出肝移植等待名单以及移植术后肿瘤复发，同时不影响因其他原因需要肝移植患者的术前及术后生存率。目前 HCC 患者肝移植纳入标准基于肿瘤的大小和肿瘤结节的数量。1996 年，Mazzaferro 等研究表明，单发肿瘤直径不超过 5 cm，多发肿瘤结节不超过 3 个，且直径不超过 3 cm 的 HCC 肝移植患者与其他原因肝移植患者的生存率相当，这被称为米兰标准。尽管截至目前尚没有对照研究来证实这一标准，但仍为当前许多肝移植中心所采用。米兰标准在西方国家作为遗体捐赠器官分配方案中 HCC 患者的入组标准，同时也是评估后来所有新标准的基准。然而，在许多中心超米兰标准的 HCC 患者肝移植后也获得了良好的预后；因此，许多学者认为米兰标准可能过于严格。

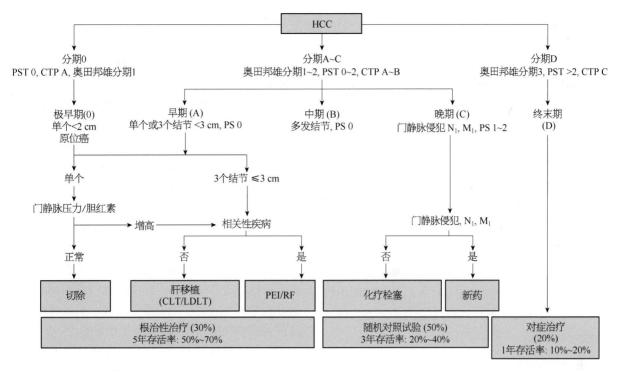

**图 16-8** 巴塞罗那分期及治疗方案。CLT, 尸体肝移植；CTP, Child-Turcotte-Pugh 评级；HCC, 肝细胞癌；LDLT, 活体肝移植；PEI, 经皮无水酒精注射；PS, 体力状态；PST, 行为状态检查；RF, 射频消融

YAO 等人提出了加利福尼亚-旧金山（University of California，San Francisco，UCSF）标准，认为单发肿瘤直径不超过 6.5 cm 或不超过 3 个的多发肿瘤且直径之和不超过 8 cm，也可以作为 HCC 患者入组肝移植的标准。UCSF 标准研究者团队通过回顾性研究提出了这一标准，并被前瞻性临床试验所验证。超米兰标准但符合 UCSF 标准患者移植后生存率和肿瘤复发率与符合米兰标准的患者相似，然而超过米兰和 UCSF 标准的患者，预后明显更差。根据国际肝肿瘤肝移植注册机构的数据，作者团队发现当单发肿瘤直径不超过 6 cm，多发肿瘤结节不超过 3 个，且直径不超过 5 cm（达拉斯标准）的肝移植患者预后与符合米兰标准的患者预后相似，而超过这些标准的患者预后不良。另一研究团队在一个小的数列研究中，也得到了相似的结论。根据这些数据，UNOS 4 区域在达拉斯标准的基础上，扩大肿瘤患者入组标准，多发肿瘤直径之和不超过 9 cm。采用该标准使 4 区域因 HCC 实施肝移植患者人数增加了 15%，且预后并没有受到影响。如果使用扩大的 HCC 肝移植入组标准，为达到良好的移植后预后，术前建议采用消融治疗控制肿瘤进展。

除此之外，学者们也提出了许多其他的扩大标准。Mazzaferro 等研究人员，分析了大量的超米兰标准 HCC 患者，提出了"Metroticket"观念——超出标准越多，在术后肿瘤复发率和死亡率上付出的代价越高——建议采用不超过 7 的标准。亚洲的研究团队支持在肿瘤负荷更高的患者实施肝移植。例如，东京 7-7 标准（不超过 7 个肿瘤、直径不超过 7 cm）。扩大的入组标准，是否适用于西半球，一直是争论的焦点。而在亚洲国家，LDLT 占大多数，扩大遗体捐赠器官分配方案中患者入组标准尽管占用了其他患者的器官，但并没有成为人们的关注焦点。

在许多国家的肝移植等待名单上 HCC 患者处于优先位置，以避免因肿瘤进展超出标准，而导致患者退出并发生肿瘤相关性死亡。在美国尽管采用 UNOS 分配系统，使得 HCC 患者在等待名单上处于优先位置，但截至 2001 年，在 1 年的等待期中因肿瘤进展而导致的退出率高达 25%，2 年退出率为 43%。当前的遗体捐赠器官分配方案是基于 MELD 评分。大多数 HCC 患者不伴有胆红素、肌酐和国际标准化比值水平增高，因而 MELD 评分低。因此，等待肝移植的 HCC 患者需要更高的 MELD 评分才能使他们获得移植机会。自 2002 年采用该评分以来，高 MELD 评分的 HCC 患者在等候名单上具有非常高的优先权，肝移植等候期时间通常不到 1 个月，令等待名单上的其他患者感到沮丧。该分配方案导致因 HCC 移植患者的数量增加了 6 倍。这使得等待名单上非 HCC 患者处于不利的位置并因此受到伤害。之后分配系统被修订了两次,当前分配系统的优先权适用于肿瘤直径超过 2 cm 的患者($T_2$)。超过这个标准的肿瘤患者不再具有分配优先权。HCC 患者移植后的生存率也有所改善。

在 HCC 患者移植等待时间相对较长和遗体捐赠器官严重缺乏的年代,引入了 LDLT 的手术方案。然而自采用了 MELD 评分系统,HCC 患者等待时间减少,在美国因 HCC 接受 LDLT 手术的患者已明显下降。随着新的评分系统对移植优先权的限制以及较高的 MELD 评分才会获得移植机会,这可能使活体捐赠得到新的发展。目前还不清楚 LDLT 是否能取得类似的疗效,特别是在超米兰标准的 HCC 患者。有研究表明接受 LDLT 的 HCC 患者肿瘤复发率较高,这可能源自较短的等待时间,人们对肿瘤的生物学特性缺乏足够的了解。然而,在遗体捐赠器官缺乏的国家,LDLT 是一个非常好的选择。

### 消融治疗和肝移植

大多数 HCC 患者被诊断为 HCC 时已处于晚期或合并肝硬化。手术切除肿瘤是一种潜在的有效的治疗方法。然而,肝切除术后的 5 年生存率仅为 30%。这是多方面的原因造成的。潜在的肝脏疾病可以导致同时性或异时性多原发 HCC 的发生,可进展为肝衰竭,或两者共存。在西半球 80%~90%患者因肝硬化和肝功能障碍而无法耐受手术。当肝移植选择性地用于部分患者时,5 年生存率可达到 75%~80%。

新辅助治疗包括化学治疗和消融治疗,但当前主要依赖于消融治疗。新辅助治疗目的是防止移植等待期肿瘤进展。肿瘤进展可能使患者不再符合移植标准,导致退出并发生死亡。另一个有争议的目的是降期,即肿瘤负荷高的患者通过消融治疗达到移植纳入标准。肿瘤负荷高可能意味着肿瘤的生物学特性更差,是产生这一争议的主要原因。不良的肿瘤生物学特性与 HCC 移植后的高复发率和低生存率又密切相关。因此,支持者提倡在消融降期治疗后应适当等待并密切观察,即消融-等待策略。肿瘤消融治疗后的疗效与移植后生存率密切相关。消融治疗后肿瘤进展依然迅速表明肿瘤生物学特性差,与移植后预后不良具有相关性;这种情况被认为是肝移植的禁忌证。

消融方法的选择取决于肿瘤的解剖位置和结节的数量、与血管的毗邻关系、是否存在门静脉-肝静脉瘘以及医疗机构的偏好。灌注化疗和单纯的肝动脉栓塞被认为无效而遭抛弃,而联合或不联合药物洗脱微球的经肝动脉化疗栓塞(transarterial chemoembolization, TACE)被人们推荐。TACE 联合药物洗脱微球对肿瘤具有很好的疗效。射频消融对于不靠近大血管的肿瘤是一种有效的消融治疗方法,可以导致肿瘤完全或部分毁损。减缓等待肝移植患者的肿瘤进展速度。根据患者的具体情况及相应的适应证,还可以选择 β 放射性粒子植入、冷冻治疗和射波刀治疗。瘤体乙醇或醋酸注射也是有效的治疗方法,在一些医疗机构亦得到使用。

尚没有大型的研究来比较各种消融方法的优劣。虽然消融治疗可以延缓肝移植等待患者的肿瘤进展速度,但没有确实的证据表明,移植前消融治疗可以提高移植后患者的总体存活率和无瘤生存率。消融治疗似乎对 $T_2$ 和 $T_3$ 期肿瘤更有效。如果移植等待时间是可预期的,$T_1$ 期肿瘤因复发率低,不推荐消融治疗。如果移植等待超过 6 个月,消融手术似乎更有效。

OLT 前肝切除主要适用于 CTP A 级合并肝硬化的 HCC 患者。OLT 是作为肿瘤复发或异时性原发性肿瘤的"挽救性"治疗。大多数研究表明,"挽救性"OLT 预后差,尽管它在适当的(也许是更长的)等待时间后,也可以获得良好的生存率。

### 新辅助化疗

新辅助化疗重新引起关注。初步经验显示患者可以从中获得适当的收益。血管内皮生长因子(vascular endothelial growth factor, VEGF)抑制剂索拉非尼被用于 HCC 的治疗,可延长晚期 HCC 患者的生存率。但中位生存获益也只有 3 个月,这在整个 HCC 患者中的应用前景并不被看好。然而,3 个月的生存获益对于等待移植的患者来说是巨大的。

### 移植前的治疗和随访

无论是否使用新辅助治疗,移植等待名单上的 HCC 患者需要接受定期的影像学检查,每 3 个月 1 次 CT 或 MRI 扫描,以确认肿瘤是否稳定。如发生肿瘤进展可能需要消融治疗,或者从等待名单中删除。如前所述,肿瘤进展迅速与其不良的生物学特性和移植后的不良预后相关。

### 原位肝移植

未经治疗的 HCC 确诊后的中位生存期只有 6 个月,大部分患者发现时已是晚期。如果 OLT 可行,则是消除肝脏肿瘤最彻底的方法。虽然这听起来非常彻底,但不幸的是,仅存的残肝可能因损伤-再生过程产生异时性结节。然而,所有的移植尝试都应确保术前没有发生肝外播散,包括淋巴结肿大或远处转移。如前所述,术前定期的影像学检查减少了分期低估的可能性。

肝移植手术开始时应先探查腹腔。在术前应告知患者,如果术中探查发现意外的淋巴结转移或其他转移病灶,移植手术将被取消。许多患者,特别是乙型或丙型肝炎病毒患者和 PSC 患者,肝周常见肿大的淋巴结,因此在术中需要活检送快速冰冻病理检查。其他意外发现的可疑结节同样也需要快速冰冻病理检查。门静脉栓子非常具有挑战性,因为有时被认为是单纯血栓的栓子也有可能是癌栓。血栓常位于门静脉分叉处,而 HCC 患者的门静脉分支内栓子通常为癌栓,是肝移植的禁忌证。不幸的是,当可以获得栓子样本进行病理学检查的时候,其他对肝脏至关重要的一些结构,如肝固有动脉,已经被离断。接下来会面临艰难的抉择,中止移植手术(患者将在几小时或几日内死亡)或继续移植手术(肿瘤在几个月内复发和生存期小于 1 年的可能性均很高)。由于遗体捐献器官的短缺,是否将器官分配给生存机会低的患者,面临着严重的伦理拷问。

### 技术问题

肝移植中针对受体腔静脉的处理,主要有两种选择——下腔静脉间置和下腔静脉保留(背驮式技术)。最初,下腔静脉间置肝移植被认为是 HCC 患者肝移植唯一选择。但统计结果表明术后肿瘤的复发率与背驮式肝移植相似。然而当肿瘤位于尾状叶时,切除下腔静脉理论上可以更好地根治肿瘤。

对于术前有经肝动脉治疗史的患者,如 TACE,更倾向于切除肝动脉及其分支。这需要在肝动脉吻合之前及吻合期间仔细评估,因为一些患者可能会需要腹主动脉-肝动脉架桥。

### 肝移植后预后的改善

随着时间的推移,HCC 患者肝移植的预后得到了显著的改善。基于 UNOS 数据库的回顾性分析显示,患者和移植物存活率呈稳步的增长,患者存活率从 25%(1987—1991)提高到 47%(1992—1995),再到 61%(1996—2001),而肝脏良性疾病患者的移植存活率为 75%。

在美国得克萨斯州达拉斯市肝移植数据的基础上,国际肝肿瘤肝移植注册机构总共收集了全球 57 个中心 1 491 名接受肝移植的 HCC 患者数据。与 UNOS 报道的结果相似,患者的生存率随着时间的推移显著提高,5 年生存率从 25.3%(1983—1990),上升到 44%(1991—1996),再到 67.8%(1997—2004)(图 16-9)。HCC 患者移植后的肿瘤复发率明显下降,5 年复发率从 59%(1983—1990)下降至 15%(1997—2004)。2002—2007 年贝勒大学的数据显示其 5 年复发率更是低至 8.4%(图 16-9)。预后的改善可归因于更严格的 HCC 患者肝移植纳入标准以及对患者整体肿瘤负荷的关注。自 1997 年米兰标准实施以后,患者预后的改善最为显著。这也可能是多个因素作用的结果。随着时间的推移,新发 HCC 患者的肿瘤大小和肿瘤数量较前减少,且患者的 AFP 水平更低。数据表明当代新发肿瘤的分化程度更高。值得注意的是,作为预后不良的重要指标,血管侵犯的发生并没有明显的改变。

符合米兰标准的 HCC 患者移植预后较好,1996 年最初报道的 4 年生存率为 75%。后来许多研究数据交叉验证了这一结果;在米兰标准和扩大标准的移

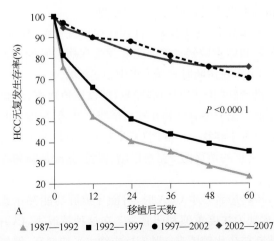

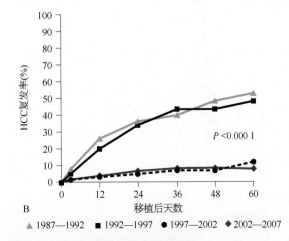

**图 16-9** 随着时间推移肝细胞癌肝移植术后生存改善。A. 无瘤生存率;B. 肿瘤复发率

植后预后对照研究中,也得到了类似的结论。

米兰标准目前仍是评估其他肿瘤标准的基准。使用扩大的肿瘤入组标准也得到了与米兰标准类似的预后。这些标准主要包括 UCSF 标准、达拉斯标准,以及来自韩国和日本进一步扩大的标准。

### 移植后肿瘤复发

移植后的肿瘤复发和转移具有十分重要的临床意义,与患者预后不良密切相关。肿瘤复发率已经从 20 世纪 80 年代的 40%~56%,降至最近的 8%~10%。移植后肿瘤的复发、转移可以发生在移植肝、膈肌及周围组织、肾上腺、肺、骨、脑和腹部淋巴结。复发的 HCC 更倾向于弥散型,很少适合消融治疗。大多数肿瘤复发是在移植后的第一个两年内;然而在近些年,越来越多的患者在两年后发生复发。因此,如果将所有患者的随访期定为两年,是不恰当的。

肿瘤复发的预后是令人悲观的,因为移植后的 HCC 复发几乎不可能通过化学治疗、消融或手术的方法达到治愈。晚期复发似乎比早期复发(<2 年移植后)具有更好的预后,不伴有骨转移的复发也是如此。如果肿瘤复发时间晚且分化好,可手术切除肝或肺的孤立性结节,术后的中位生存期可达 5 年。TACE 消融治疗可以改善患者的生存率,但治疗后肿瘤复发率很高。索拉非尼可减缓复发性 HCC 的进展或诱导其缓解,毒副反应相对较低。

目前尚没有移植后 HCC 复发监测的随访指南;一些中心推荐密切随访影像学资料和 AFP,监测肿瘤复发。

### 辅助治疗

辅助治疗可以从肝移植过程中的无肝期开始。常使用的药物包括多柔比星单药或联合氟尿嘧啶和顺铂、吉西他滨和顺铂、米托蒽醌或表柔比星。研究结果显示辅助治疗未能减少肿瘤复发以及提高患者的术后生存率。早期研究纳入的患者通常肿瘤负荷较高,以现在的标准他们不具备移植的指征。对于符合米兰标准的肿瘤,辅助治疗并没有得到具有统计学意义的肿瘤治疗获益。化学治疗在高危患者(肿瘤分化差或伴有血管侵犯)中的地位与作用重新引起了人们的注意。利卡汀可以降低患者的肿瘤复发。对于高危患者肿瘤复发的控制,索拉非尼显示出良好的临床应用前景。

### 免疫抑制

钙调磷酸酶抑制剂是控制肝移植后排斥反应的主要免疫抑制药物。实验动物模型研究发现,环孢素可促进肿瘤的复发。移植后复发肿瘤的倍增时间明显短于对照的非移植患者。环孢素剂量/水平与肝移植后 HCC 复发率呈正相关。他克莫司促肿瘤细胞增殖的作用,也被动物实验所证实。抗胸腺细胞球蛋白和既往使用的 OKT3,可能导致更高的肿瘤复发率。类固醇激素的使用似乎与肿瘤复发不具有相关性。移植后免疫抑制方案的调整可能会改善患者的预后。哺乳动物雷帕霉素靶蛋白抑制剂,例如西罗莫司和依维莫司,可抑制 VEGF 的活性,其对肿瘤的发生、发展十分重要。与标准的以他克莫司为主的免疫抑制方案相比,改良的以西罗莫司为主的免疫抑制方案可提高患者的总体生存率和无病生存率。该改良方案也被推荐用于移植后 HCC 复发的患者。

### HCC(无肝硬化)患者的肝移植

无肝硬化背景的 HCC 主要发生于年轻个体。许多患者发现肿瘤时,已处于晚期。如果可行的话,手术切除是治疗的主要手段。肝移植主要适用于因肿瘤解剖位置特殊,不适合手术切除的患者。这类肿瘤手术切除后往往复发率高;在这种情况下实施"挽救性"肝移植通常也能取得良好的疗效。

## 胆管癌

CCA 是胆管上皮来源的肿瘤,包括两种类型:外周型,源于肝内胆管;肝外型,源于肝外胆管在肝门的汇合处。肝门部 CCA,也称为 Klatskin 肿瘤,占所有肝外 CCA 的 60%。CCA 的组织学特征很难与转移性腺癌区别。有时组织学上呈 CCA 和 HCC 混合型。一些 CCA 可以产生黏蛋白,大多分化良好。

CCA 的发生主要与 PSC 和炎性肠病相关。其他病因包括二氧化钍造影剂暴露、胆总管囊肿、胆管腺瘤和寄生虫感染(例如,华支睾吸虫)。

大多数 CCA 无症状,直到晚期出现黄疸、瘙痒、尿色深和体重减轻。疼痛主要发生在病程晚期。大多数 CCA 在诊断时发现为多中心起源的。

沿着肝门结构的局部侵犯,可以压迫血管,但血管浸润罕见。尽管转移在肿瘤早期罕见,但在确诊时许多已发生转移——肝门 CCA 为 40%,肝内 CCA 为 80%,常见的转移部位是淋巴结、腹膜,其次是肺和骨(图 16-7)。

PSC 患者发生 CCA 时,可能导致肝功能突然恶化,表现为深度黄疸和胆管炎。在这种情况下,CCA 的诊断往往比较困难。肿瘤标志物水平的增高,例如 CA19-9,可以协助诊断,但不能用于确诊,尤其对于患有活动性胆管炎的患者。ERCP 或 MRCP 显示的胆管狭窄,常常难以与 PSC 的狭窄区分。病变部位刷检细胞学检查或 FISH 技术发现的染色体多体性,可以确诊 PSC。细胞学检查结果的敏感性为 20%～60%,特异性为 61%～100%。值得注意的是,禁止使用经皮肝穿刺胆管造影术,因为它可以导致沿着针道的肿瘤种植转移,这种转移是无法治愈的。而且 CCA 的病理学确诊并不是经常有必要的。

CCA 的分期被用于评估切除术的预后。Ⅰ期,单发肿瘤,没有血管侵犯;Ⅱ期,单发肿瘤,伴有血管侵犯;ⅢA 期,多发性肿瘤(伴或不伴有血管侵犯);ⅢB 期,多发性肿瘤伴有淋巴结肿大;Ⅳ期,远处转移。CCA 患者手术切除后的 3 年生存率,Ⅰ期为 74%,Ⅱ期为 48%,ⅢA 期为 18%,ⅢB 期为 7%。

外科手术切除是 CCA 唯一的根治性治疗方法。然而,仅有 1/3 的患者可以手术切除肿瘤。

初步研究结果表明,由于早期复发(肺、骨、肝内),CCA 患者移植术后的预后很差,即使是意外发现 CCA 的患者。1 年生存率为 36%,5 年生存率为 5%～15%,与接受姑息治疗的患者没有明显差异。因此,CCA 仍被认为是肝移植的禁忌证,除非肝移植作为多模式治疗的一部分。事实上,多模式治疗有着更好的预后。

Mayo 方案适用于病理证实的 CCA 患者,或 ERCP 检查胆管呈恶性狭窄伴有刷检细胞学检查和(或)FISH 检查呈阳性,或 CA19-9 大于 100 U/ml,或者影像学检查发现有恶性表型的胆管狭窄和肿瘤。排除标准包括 CCA 肝内转移、肝外疾病、经皮肝穿刺活检史、手术探查史和 PTC。

Mayo 方案:首先外放射治疗联合化学治疗(5-氟尿嘧啶)4 周;然后经 ERCP 植入探针,近距离放射治疗;最后是口服卡培他滨。尽量在邻近肝移植手术前,近距离放射治疗后 2 周以上行剖腹探查及肝门区淋巴结取样,病理学检查以排除淋巴结转移。1/5 的患者在探查手术时已发生肿瘤扩散。由于肝门区放射性改变,可能使移植变得困难;以及在移植后血管结构发生迟发性放射性损伤。

Mayo 方案治疗的预后明显优于其他治疗模式,与非肿瘤性疾病肝移植预后类似。如果严格按照该方案执行,5 年生存率为 72%～82%;预后明显优于手术切除。CA19-9 水平超过 500 U/ml,肿瘤包绕门静脉和移植时有肿瘤残留患者,移植术后复发率更高。

## 上皮样血管内皮瘤

上皮样血管内皮瘤是内皮来源的罕见肝肿瘤。其发病风险因素尚未明确,尽管有报道称与避孕药使用相关。大多数发生于正常肝脏且无明显症状。因此,大多数肿瘤在诊断时已生长得很大。横断面成像通常显示为均匀强化的单发肿瘤,可伴有包膜回缩。病理学检查显示在硬化基质中具有高核/浆比例的非典型细胞聚集,免疫组化Ⅷ因子、CD31 或 CD34 染色可呈阳性。

肿瘤大小与侵略性生物学特征无关。此外,可能发生在肋骨、肺、胸膜、膈肌和淋巴结的肝外病变与预后不良无明显相关性。

在肝脏恶性肿瘤中独特的是,血管内皮瘤伴有肝外扩散不是肝移植的禁忌证。

肝移植适用于无法手术的巨大肿瘤患者。一组来自 88 例患者的资料表明,其移植后 5 年生存率为 44%。

辅助治疗的疗效尚未明确。

肝血管肉瘤是一种更具侵袭性的肿瘤。移植后预后非常差,因此不推荐作为移植手术的适应证。

## 转移性肝肿瘤

因为预后极差,转移性肝肿瘤是肝移植的绝对禁忌证。但肝脏转移性神经内分泌肿瘤是一个例外,只要原发性肿瘤已根治性切除超过 6 个月以上且病理检查为低度恶性的,就可以考虑纳入肝移植等待名单。来源于直肠的肝转移性肿瘤是具有代表性的肝移植禁忌证。神经内分泌肿瘤在移植前推荐分期剖腹或腹腔镜探查以排除腹膜扩散。术后肿瘤复发常见,患者 5 年生存率为 44%～47%。类癌肿瘤比胰腺来源的肿瘤移植后复发率更低。与胰腺来源的神经内分泌肿瘤相比,神经内分泌肿瘤中分化程度为 1 级的类癌移植术后的复发率更低。

## 要点和注意事项

- 在所有肝硬化患者中,适当的 HCC 监测是必要的。
- 肝脏小结节不一定是恶性的,但需要观察。
- 大 HCC 患者移植术前消融治疗是有益的。

- 肿瘤进展迅速表示肿瘤生物学特性差,是移植的禁忌证。
- 扩大的肿瘤肝移植纳入标准适用于移植前接受消融治疗的患者。
- 为了确保良好的预后,胆管细胞癌患者肝移植应采用多模式治疗方案有选择地在部分中心进行。
- 在肝脏恶性肿瘤中独特的是,血管内皮瘤伴有肝外扩散不是肝移植的禁忌证。

# 第 17 章

# 胆管癌肝移植
## Transplantation for Cholangiocarcinoma

Johnny C. Hong • Ronald W. Busuttil
顾劲扬 • 译

---

**章节纲要**

---

## 背景

1840 年由 Durand-Fardel 首次描述的胆管癌是来源于不包括乏特乳头和胆囊的肝外和肝内胆管上皮细胞的恶性肿瘤。在美国，胆管癌在常见的原发性肝胆管恶性肿瘤中排在第二位。其发病率不断上升并且未经手术治疗的患者预后较差。由于胆管癌缺乏有效的筛查手段，早期诊断一直比较困难，无法手术切除的大多数患者一般在诊断后 6～12 个月内死亡。

解剖学上，胆管癌可分为近端型，又被称为肝门部（HCCA）、门周型或 Klatskin 瘤，占 60%～70%；远端型占 20%～30%；肝内胆管癌（ICCA）或周围型占 5%～10%（图 17-1）。这三种不同类型的胆管癌有不同的病理生理学特点、流行病学特征、临床表现和外科手术治疗方案。肝门部胆管癌首要治疗方式是根治性胆管切除联合部分肝切除术；肝内胆管癌采取部分肝切除术；而远端胆管癌则行胰十二指肠切除术。远端型胆管癌患者手术切除后预后优于肝门周围胆管癌。对于不可切除的肝门部胆管癌或肝内胆管癌患者，原位肝移植是一个可行的选择，已有报道证实其能为患者提供生存获益。本章侧重于原位肝移植联合新辅助疗法的应用，回顾了针对无法手术切除的肝门部胆管癌和肝内胆管癌患者行原位肝移植术的选择标准，以及术后预后及生存的预测评估。

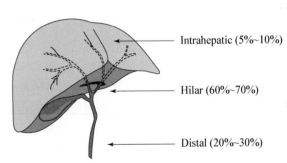

Intrahepatic (5%~10%)

Hilar (60%~70%)

Distal (20%~30%)

**图 17-1** Distribution frequency of intrahepatic and extrahepatic cholangiocarcinoma. (From Hong JC, Jones CM, Duffy JP, et al. Comparative analysis of resection and liver transplantation for intrahepatic and hilar cholangiocarcinoma: a 24-year experience in a single center. *Arch Surg*. 2011;146 [6]：683 - 689, Fig. 1, with permission of the American Medical Association.)

## 危险因素

胆管癌的发病与胆道慢性炎症相关。慢性炎症和胆汁淤积后，胆管细胞发生恶变，从而诱导细胞因子和活性氧产生，造成永久性 DNA 损伤。已知肝内胆管癌的危险因素包括原发性硬化性胆管炎、肝吸虫感染、肝内胆管结石、钍造影剂暴露、胆总管囊肿、胆肠吻合术、Caroli 病和肝炎。原发性硬化性胆管炎患者在被诊断为胆汁淤积性肝病后，每年约 1.5% 的患者有发展为胆管癌的风险。由于仅少数胆管癌患者存在已知的发病危险因素，所以早期诊断是一个极具挑战性的任务。

## 临床表现

尽管胆管癌潜在危险因素可提前 20 年发生,但是典型临床表现的出现年龄在 70 岁左右。胆管癌的临床表现取决于解剖位置,而且通常没有特异性。肝门部胆管癌和远端胆管癌通常表现为黄疸、瘙痒、胆管炎,而肝内胆管癌通常在没有黄疸或其他全身症状的情况下,偶然发现肝内较大肿块。晚期肝内胆管癌的症状主要包括腹痛、消瘦、乏力和萎靡不振。

## 术前检查和诊断

目前胆管癌缺乏有效的筛选方法。实验室检查结果通常提示梗阻性胆汁淤积伴胆红素和碱性磷酸酶水平升高。CA19-9、CEA 和 CA12-5 这三种血清肿瘤标志物可升高;但其中仅 CA19-9 在阈值达到 129 U/ml 时具有敏感性和特异性,分别为 79% 和 98%。原发性硬化性胆管炎患者 CA19-9 敏感性较低,53% 的患者阈值超过 100 U/L,而缺乏路易斯抗原的患者(10%)因其不产生 CA19-9 而无法检测。甲胎蛋白合并 CA19-9 的上升提示混合型肝细胞-胆管癌。利用 CA19-9 诊断胆管癌的另一个局限是 CA19-9 往往在不可根治性切除的晚期胆管癌阶段才上升。尽管 CA19-9 不能作为胆管癌的唯一诊断依据,但其可以协助诊断或用于评估治疗前 CA19-9 上升的患者对治疗的反应以及疾病的进展。

肝门部胆管癌及肝内胆管癌患者术前检查的目的是排除胆管癌的肝外扩散,以及其他部位原发性恶性肿瘤发生肝脏转移,并且评估肿瘤完整切除的可行性,包括显微镜下可检测到的肿瘤(R0 切除)。至于影像学诊断,肝门部胆管癌和肝内胆管癌表现为沿胆管系统生长的不规则软组织肿块或者肿块肉眼不可见。虽然一些病例中肿瘤可能不明显,但同侧肝萎缩的影像学表现强烈提示由于肿瘤浸润和(或)长期胆道梗阻引起门静脉血流受阻。因此,术前高分辨率对比-增强影像学检查对于拟定手术计划并充分评估肿瘤范围及血管侵犯是必要的。CT 已被证实在肝内胆管癌诊断准确性上要优于肝外胆管癌[(79%～97%)对(56%～84%)]。虽然 CT 和 MRI 在肝内胆管癌诊断的准确性上相当,但是 MRI 联合 MRCP 可以提供更清晰的胆管解剖以及肿瘤与血管结构的关系。PET 和 CT 成像对胆管癌术前分期有着重要作用。和传统 CT 相比,PET/CT 扫描具有同样的原发瘤诊断准确率,但它对于远处转移具有更高的敏感

性(58%～100%)。

经内镜逆行胰胆管造影和经皮肝穿刺胆管造影可进行治疗性干预以及收集组织样本以供病理学和细胞学分析。由于胆管癌促结缔组织增生性特征经常导致非细胞样本,所以术前通过活检或刷检细胞学检查的诊断准确性不高。最新的细胞学技术使用数字图像分析和荧光原位杂交技术检测非整倍体,提高了诊断的准确性。传统细胞学技术诊断胆管癌的敏感性为 18%,而数字图像分析的敏感性是 39%。原发性硬化性胆管炎患者中,通过 FISH 分析检测胆管癌的敏感性和特异性分别为 47% 和 100%。

## 肝门部胆管癌和肝内胆管癌外科治疗

### 肝切除术

对于肝门部胆管癌和肝内胆管癌,外科手术 R0 切除是首选治疗方式,也是唯一可能为胆管癌患者提供长期生存的途径,所以所有肿瘤可切除的胆管癌患者都应该考虑手术治疗。术前同侧(肿瘤)半肝的门静脉栓塞和对侧(残肝)胆道引流可以实现更积极且安全的肝门部及肝内胆管癌的切除。虽然早期研究报道早期肝门部肿瘤根治性切除术后 5 年生存率高达 34%,但是多灶性和肿瘤大于 2 cm 的侵袭性胆管癌预后仍较差,因为手术很难获得完整的切缘。肝内胆管癌手术切缘阴性患者 5 年生存率为 31%;相反地,病灶有残留的患者生存率极低。肿瘤复发的中位时间为 9～20 个月,最常见的部位为残肝,其发生率为 38%～70%,其次为局部淋巴结转移、肺转移和骨转移。遗憾的是,由于肿瘤侵犯至左右半肝的肝实质和(或)主要血管(肝动脉和门静脉)以及发生局部淋巴结转移导致许多肝门部胆管癌和肝内胆管癌无法切除。在局限性肿瘤患者中,即使最大化的干预促进残肝再生,但由于晚期肝脏疾病导致的肝功能储备不足是限制手术切除的最大因素。局部晚期肝门部或肝内胆管癌在没有远处转移的情况下,完整的肝切除联合区域淋巴结清扫后行原位肝移植术是一个可行的选择,因为原位肝移植术解决了所有肿瘤相关切缘和潜在的肝脏疾病(图 17-2)。

### 早期肝门部胆管癌肝移植治疗

由于胆管癌普遍的高复发率和死亡率,过去原位肝移植术治疗胆管癌效果不好(表 17-1),在原位肝移植联合新辅助放射、化学治疗的多学科诊治出现之前,许多中心把胆管癌作为原位肝移植的手术禁忌证。来自 Thomas Jefferson 大学和梅奥诊所的研究

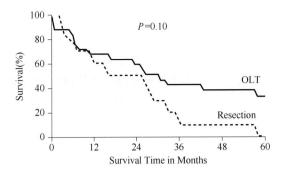

**图 17-2** Kaplan-Meier disease recurrence-free survival in locally advanced intrahepatic cholangiocarcinoma by operative treatment. Treatments included orthotopic liver transplant (OLT) and radical resection. (From Hong JC, Jones CM, Duffy JP, et al. Comparative analysis of resection and liver transplantation for intrahepatic and hilar cholangiocarcinoma: a 24-year experience in a single center. *Arch Surg*. 2011;146 [6]: 683 - 689, Fig. 3A, with permission of the American Medical Association.)

证实了放射治疗和化学治疗在胆管癌姑息性治疗中的疗效。无法手术切除的胆管癌患者接受至少 55 Gy 剂量的放射治疗后,2 年生存率达 48%,而未经放射治疗的患者为 0。甚至 14% 的患者接受放射治疗后可存活 5 年以上。Nebraska 大学首创了肝移植术前行新辅助放射治疗的方案。在行移植手术前,每日静脉注射 5 -氟尿嘧啶后再通过铱(Ir)- 192 胆管内近距离放射治疗,总剂量为 60 Gy。在剖腹探查时若发现

肝外恶性肿瘤,则终止肝移植手术。采用这种治疗模式后,在中位时间为 7.5 年的术后随访期内,无瘤生存率为 45%。

**肝门部胆管癌梅奥诊所方案**

由于肝移植术前化学治疗和放射治疗的明显获益,梅奥诊所对经过仔细筛选的肝门部胆管癌患者在移植术前按治疗计划严格分期实施新的辅助治疗方案。纳入标准包括局部不可切除或起源于原发性硬化性胆管炎的早期胆管癌患者(表 17-2)。肝门部胆管癌患者病灶必须未侵及胆囊管以下。在影像学截面上肿瘤最大可见直径不超过 3 cm,而且通过各种影像学检查未发现肝内或肝外转移。该方案明确排除肝内(肝周)胆管癌或胆囊癌。同时避免手术干预和经皮穿刺活检,以减少腹膜种植。患者必须无活动性感染以及影响新辅助治疗或肝移植的疾病。从 2002 年开始,新辅助治疗前常规在超声内镜下行局部淋巴结穿刺活检。治疗前证实的淋巴结转移,可避免其后无效的剖腹探查以及肝移植。

梅奥诊所的方案中患者接受外放射治疗的剂量为 45 Gy,随后通过内镜逆行胰胆管造影或经皮肝穿刺胆管造影的导管引入铱- 192 导丝近距离放射治疗 (20～30 Gy)。放射治疗过程中同时给予 5 -氟尿嘧啶化学治疗,放射治疗结束后口服卡培他滨(希罗达)治疗至移植当天。按分阶段治疗计划,移植前需要对所有患者行剖腹探查及淋巴结活检,至少包括一个

**表 17-1　胆管癌肝移植治疗信息集合**

| 作者 | 时期 | n | 辅助治疗 | 复发率(%) | 生存率(%) | | |
|---|---|---|---|---|---|---|---|
| | | | | | 2 年 | 3 年 | 5 年 |
| Steiber 等 | 1980—1988 | 10 | 辅助 | 60 | 30 | — | — |
| Goldstein 等 | 1984—1992 | 17 | 辅助 | 78 | 21 | — | — |
| Meyer 等 | 1968—1997 | 207 | 辅助 | 51 | 48 | — | 23 |
| Shimoda 等 | 1984—2000 | 25 | 辅助 | 41 | — | 35 | — |
| Sudan 等 | 1987—2000 | 11 | 新辅助 | 18 | — | — | 30 |
| Robles 等 | 1988—2001 | 59 | 辅助 | 46 | — | — | 42(肝内) |
| | | | | | | | 30(肝门) |
| Ghali 等 | 1996—2003 | 10 | 无 | 80 | — | 30 | — |
| Heimbach 等 | 1993—2006 | 65 | 新辅助 | 17 | — | — | 76 |
| Becker 等 | 1987—2005 | 280 | — | — | — | — | 38 |
| Morris-Stiff 等 | 1981—2004 | 13 | — | — | — | — | 46 |
| Hong 等 | 1985—2009 | 38 | | 41 | 52 | 38 | 32 |
| | | | 无 | 40 | 27 | 20 | 20 |
| | | | 新辅助 + 辅助 | 28 | 88 | 75 | 47 |
| | | | 辅助 | 50 | 58 | 33 | 33 |
| Darwish Murad 等 | 1993—2009 | 287 | 新辅助 | 20 | 78 | — | 65 |

**表 17-2 梅奥诊所和 UCLA 医学中心胆管癌治疗方案纳入标准的比较**

| 变量 | 梅奥诊所 | UCLA 医学中心 |
|---|---|---|
| 肝门部胆管癌 | 是 | 是 |
| 肝门部胆管癌肿瘤大小 | ＜3 cm | ≤3.5 cm |
| 肝内胆管细胞癌 | 否 | 是 |
| 肝内胆管细胞癌大小 | — | ≤8 cm |
| 肝实质转移 | 无 | 有或无 |
| 局部淋巴结转移 | 无 | 有或无 |
| 远处器官转移 | 无 | 无 |

肝动脉和胆总管旁淋巴结以及任何可疑与肿瘤相关的淋巴结或结节。随后的肝移植治疗仅适用于病理学检查结果阴性的患者。最初的研究结果显示患者44 个月的中位随访时间内生存率为 100%，只有 1 例肿瘤复发。然而，19 例接受新辅助治疗的入组患者中，只有 12 例患者可以行肝移植治疗；1 例患者死于胆道脓毒症，另 6 例患者因肿瘤进展而失去移植机会。自从 Mayo 方案推出以来，胆管癌患者的 1 年、5 年生存率分别为 91%、76%，而 5 年无瘤生存率为60%。移植后肿瘤复发的预测因素包括老年患者、移植当天 CA19-9 高于 100 U/ml、胆囊切除史、影像学截面显示肿块、肿瘤分级、移植前治疗后残存肿瘤大于 2 cm，以及肿瘤的神经浸润。一项多中心研究表明移植术后的 2 年和 5 年无瘤生存率分别为 78% 和65%。入组该研究的患者在 3.5 个月的治疗后退出率为 11.5%。在美国当前采用的终末期肝病模型器官分配系统中，对于符合 Mayo 标准并接受新辅助治疗的无法手术切除的早期肝门部胆管癌患者在移植等待名单上具有优先权，3 个月的移植等待期死亡率为 10%。

#### 新辅助放射治疗的并发症

Mayo 方案在得到生存获益的同时并发症的发生率也显著增加。因支架置入、新辅助放射治疗诱导的肿瘤坏死，或与其他治疗相关的中性粒细胞减少而引起的胆管炎、肝脓肿和脓毒症是常见的感染并发症。放射治疗引起的肝门部严重炎症反应和纤维化可导致在肝移植手术中识别和游离肝门部结构变得困难。然而，最重要的风险是移植术后长期血管并发症的发生。在梅奥诊所病例中移植术后远期血管并发症的发生率为 41%；其中 21% 为肝动脉并发症，20% 为门静脉并发症。远期血管组织损伤主要是由

于放射治疗引起的血管纤维化和慢性缺血性损伤。为避免使用放射过的肝动脉，在手术中应常规使用供体肝动脉-受体肾下腹动脉架桥重建所有尸体供肝的动脉血流；而在活体移植物中使用原肝动脉。门静脉血流重建与之相反，在尸体供肝肝移植中使用原门静脉；而在活体肝移植中用血型相同的第三方髂静脉架桥重建供体门静脉右支和受体门静脉之间血流。在Mayo 团队的研究中发现，与因其他疾病接受活体肝移植的患者相比，肝动脉并发症在接受新辅助放射、化学治疗联合活体肝移植的胆管癌患者中更为常见。在上述接受尸体供肝的肝移植患者中，术中采用肝动脉-肾下腹动脉架桥方法重建动脉血流，其肝动脉并发症的发生率与未行新辅助放射、化学治疗因其他疾病接受肝移植的患者（相同方法重建动脉血流）相比无明显差异。相反地，与对照组相比，远期门静脉狭窄在尸体供体移植和部分活体移植中更常见。大部分血管并发症可通过经皮血管内支架置入来处理，对患者和移植物并无不利影响。

#### 肝内胆管癌肝移植治疗

与肝门部胆管癌相似，20 世纪 90 年代，人们最初对肝内胆管癌行原位肝移植术的热情因为预后差而终止。美国匹兹堡大学报道肝内胆管癌移植术后2 年生存率为 30%，而肿瘤复发率为 60%，同时辛辛那提肿瘤患者移植登记处的数据显示肿瘤 2 年复发率为 84%。其他中心也报道了类似的结果，即使是在移植物病理学检查中意外发现的 I 和 II 期肿瘤复发率也很高。然而，值得注意的是胆管癌患者移植术后的研究结果包括了已明确诊断的肝内胆管癌、偶然发现的肝内胆管癌和肝门部胆管癌。而且，绝大多数患者术前并没有接受新辅助治疗。Robles 等报道 23例接受肝移植治疗的肝内胆管癌患者。10 例偶发肝内胆管癌，而其余为已诊断的肝内胆管癌。所有患者均未接受新辅助治疗，其 5 年生存率为 42%。在另一项研究中，10 例未接受新辅助治疗但诊断明确的肝内胆管癌患者肝移植术后 5 年生存率仅为 33%。虽然大多数研究表明肝内胆管癌患者肝移植的预后比肝门部胆管癌差，但 UCLA 研究表明意外发现的肝内胆管癌的生存率与无肝内胆管癌患者相似（5 年生存率，83%）；然而，移植术前已明确诊断的胆管癌患者表现出更差的预后。目前肝内胆管癌行肝移植治疗仍存在争议，而且在移植等待过程中，不可切除的肝内胆管癌患者在 MELD 器官分配系统中无法获得 MELD 特殊评分。

### 局部晚期肝门部和肝内胆管癌的肝移植治疗：UCLA 治疗方案

虽然 Mayo 中心通过应用严格的患者筛选标准、术前分期标准和新辅助放射、化学治疗联合肝移植治疗获得了满意的长期无瘤生存率，但是扩大胆管癌肝移植标准的支持者们认为，在肿瘤未发生转移的情况下，基于肿瘤大小的肝门部胆管癌纳入标准可能导致局部晚期的肝门部胆管癌以及处于ⅡA、ⅡB 和Ⅲ期（美国癌症联合委员会第 6 版）的患者失去了潜在的治愈可能性。Hong 等最近报道局部晚期胆管癌患者（肿瘤大小＞3 cm；肿瘤侵犯肝实质、门静脉分支，或肝动脉；以及神经和淋巴管浸润）也可以通过手术前、后的辅助治疗达到生存获益。手术前、后的辅助治疗并联合肝移植，使患者的 5 年无瘤生存率为 47％，而仅行肝切除术组患者为 0。

为了在不可切除的肝内和肝门部胆管癌患者（包括无远处转移的局部晚期肿瘤）中筛选出适合肝移植的患者，UCLA 中心根据患者术前临床信息制订了风险分层系统，从而预测患者术后肿瘤复发情况以及患者是否可以从肝移植手术中获益。该系统中提示预后较差的独立危险因素包括 5 个肿瘤组织学特征（表 17-3）：多发肿瘤［风险比（hazard ratio，HR）= 9.6］、神经侵犯（HR = 8.3）、肿瘤浸润性生长（HR = 5.3）、淋巴管浸润（HR = 2.1）和肝门部胆管癌（HR = 1.8）。其他危险因素包括无新辅助治疗（HR = 4）和原发性硬化性胆管炎史（HR = 2.5）。计算每个因素的风险比 log 对数得到因素的风险评分（risk score，RS），然后将各因素的风险评分相加，根据相加后的分数将患者分为三个风险等级：低风险组 5 年无瘤生存率为 78％（RS = 0～3），中等风险组为 19％（RS = 4～7）和

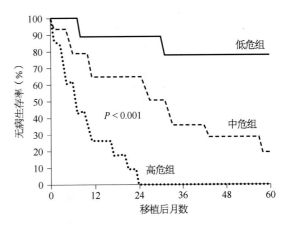

**图 17-3**　根据预测指标分类的局部晚期肝内和肝门部胆管癌患者无瘤生存率［引自 Hong JC, Petrowsky H, Kaldas FM, et al. Predictive index for tumor recurrence after liver transplantation for locally advanced intrahepatic and hilar cholangiocarcinoma. *J Am Coll Surg*. 2011；212(4):514 - 521，图 1，经 Elsevier 公司许可］

高风险组为 0（RS = 8～15）。图 17-3 显示低风险和中等风险组的患者生存率是令人满意并可接受的。移植前未行新辅助治疗强烈预示着移植术后肿瘤复发。

UCLA 治疗方案中无法切除肝内和肝门部胆管癌患者纳入标准（表 17-2）包括肝内胆管癌小于或等于 8 cm 而肝门部胆管癌小于或等于 3.5 cm，病变需局限于肝移植手术范围内（包括全肝切除和局部淋巴结清扫）且无远处转移。图 17-4 显示了治疗流程。在新辅助治疗前行肿瘤活检是必要的。该新辅助治疗方案是针对局部晚期肝内和肝门部胆管癌采用局部治疗联合化学治疗。对于小于或等于 6 cm 的肝内胆管癌或肝门部肿瘤采用立体定向放射治疗（stereotactic body radiation therapy，SBRT），其总剂量为 40 Gy，在 7～12 日内分 5 次进行。虽然胆管癌者对外放射治疗的反应差，但是通过 SBRT 可以减轻肿瘤负荷。无法切除胆管癌患者 SBRT Ⅰ期研究显示中位生存时间为 15 个月。短期局部的疗程使得患者在最后一次放射治疗疗程结束后可以尽早地开始为期 10～14 日的足量化学治疗。对于大于 6 cm 的肝内胆管肿瘤，给予肝动脉化疗栓塞而不是 SBRT。肝动脉化疗栓塞术对局部病灶的控制率高达 76％。

新辅助化疗采用以 5-氟尿嘧啶或卡培他滨为基础的化学治疗方案，一直持续到移植前。其他药物包括奥沙利铂、亚叶酸钙和吉西他滨。肿瘤进展的监测

**表 17-3**　疾病复发的独立预测因子和风险评分

| 变量 | 危险评分 |
| --- | --- |
| 多发病灶 | 4 |
| 神经侵犯 | 4 |
| 浸润性肿瘤生长模式 | 3 |
| 无新辅助治疗 | 3 |
| 原发性硬化性胆管炎史 | 2 |
| 肝门部胆管癌 | 1 |
| 淋巴管浸润 | 1 |

引自 Hong JC, Petrowsky H, Kaldas FM et al. Predictive index for tumor recurrence after liver transplantation for locally advanced intrahepatic and hilar cholangiocarcinoma. *J Am Coll Surg*. 2011；212:514 - 521，经美国医学会许可。

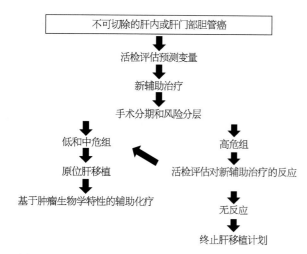

**图 17-4** UCLA 肝内胆管癌移植治疗方案流程图［引自 Hong JC, Petrowsky H, Kaldas FM, et al. Predictive index for tumor recurrence after liver transplantation for locally advanced intrahepatic and hilar cholangiocarcinoma. *J Am Coll Surg*. 2011;212(4):514-521,图 2,经 Elsevier 公司许可］

包括胸部和腹部的 CT 或 MRI 检查以及每 3 个月 1 次的血清肿瘤标志物 CA19-9 检测。常规影像学检查怀疑有转移的患者需行 PET 扫描。在新辅助治疗期间或者移植前的剖腹探查手术发现肿瘤进展超过肝移植手术范围（包括全肝切除和局部淋巴结清扫），肝移植手术计划应停止。

UCLA 治疗指南推荐肝移植手术适用于低和中等风险类别的患者。虽然中等风险组患者的 5 年无瘤生存率低于 50%，但是在研究中只有 27% 的患者接受了新辅助治疗。新辅助治疗在中等风险组肿瘤降期中的应用效果正在被一项前瞻性研究评估。对于高风险患者，新辅助治疗完成后再次行肿瘤组织活检以评估患者对治疗的反应。虽然肿瘤降期的患者仍然被建议行肝移植治疗，但是对新辅助治疗应答差的患者不建议进行手术治疗。

术后辅助化疗方案是基于治疗前活检和手术切除肿瘤样本的生物学特性而制订的。虽然术后辅助化疗的生存获益未经证实，但是移植术后的辅助化疗有可能通过控制因免疫抑制引起的潜在病灶活化，继而降低肿瘤复发的风险。此外，由于西罗莫司的抗增殖和抗血管新生特性，使得以其为基础的免疫抑制方案为作者所推荐使用。

## 混合型肝细胞癌与肝内胆管癌

混合型肝细胞-胆管细胞癌是一种同时具有肝细胞癌和肝内胆管癌组织学特征的罕见肿瘤，发病率在 1.4%~6.5%。在 1949 年，混合型肝细胞-肝内胆管细胞癌（HCC-ICCA）为人们所认识并被分为三种类型：A 型为独立的双结节，B 型为双结节融合型肿块，C 型为单个混合型肿块。肝切除术后的 3 年和 5 年生存率分别为 40%~50% 和 24%~30%，复发率高达 81%~95%。总体而言，混合型 HCC-ICCA 手术切除后预后较肝细胞癌差。关于不可切除的混合型 HCC-ICCA 患者移植术后预后的研究较少。大多数病例是在移植术后标本的病理学检查中偶然发现。Maganty 等报告了 3 例接受肝移植的 HCC-ICCA 患者。两名患者分别在术后第 144 日和第 155 日死于转移性疾病，而第三名患者移植术后已无瘤生存达 8.5 年。

另外 12 例移植术后偶然发现的 HCC-ICCA 患者报告中 5 年生存率为 16%。Sapisochin 等根据肿瘤大小和数目对 14 例移植术后 HCC-ICCA 患者和相匹配的肝细胞癌患者进行比较，结果显示 HCC-ICCA 的预后更差：1 年和 5 年无瘤生存率分别为 79% 和 32%，而匹配组分别为 90% 和 62%（P<0.03）。就这些令人失望的结果而言，已确诊的 HCC-ICCA 患者在行肝移植治疗前应接受新辅助治疗。

## 总结

外科手术切除是肝门部和肝内胆管癌的首选治疗方式。对于不可切除的早期肝门部胆管癌，通过严格的术前分阶段的新辅助放射、化学治疗结合肝移植治疗已获得较好的无瘤生存率。然而，就局部晚期肝门部和肝内胆管癌而言，患者筛选的风险分层对于获得最优生存结果至关重要。通过对筛选后的肝门部和肝内胆管癌患者行新辅助治疗联合肝移植，可获得较长的无瘤生存时间。

---

**要点和注意事项**

- 外科手术切除包括所有显微镜下能够观察到的肿瘤，是可切除的肝门部和肝内胆管癌的主要治疗方式。

- 对于不可切除的早期小肝门部胆管癌，新辅助治疗联合肝移植术可获得较长的无瘤生存时间。
- 对于不可切除的局部晚期肝门部和肝内胆管癌，

在高度筛选后的患者中行新辅助治疗联合肝移植是一种可行的治疗方案。

- 不可切除肝门部和肝内胆管癌患者的危险分层对于获得满意的无瘤生存时间和实现稀缺器官资源的最佳利用至关重要。

# 第 18 章

# 肝转移瘤的肝移植

## Transplantation for Metastases

Ferdinand Mühlbacher · Susanne Rasoul Rockenschaub

赵 东 · 译

## 继发于既往恶性肿瘤的肝移植适应证

因继发性肝脏肿瘤行肝移植治疗拥有悠久的历史,许多临床试验会在研究的探索期将其列入肝移植的适应证(即原发肿瘤病灶已根治性切除,转移性肿瘤病灶仅局限于肝脏)。Calne 报道来源于结肠肿瘤、胰尾肿瘤、肾上腺瘤、脑膜瘤及十二指肠平滑肌肉瘤的肝转移瘤的肝移植治疗经验。而 Denver-Cincinnati 医学中心回顾性分析了不同来源的肝转移瘤的移植预后,主要包括结肠癌、小肠或支气管类癌、小肠平滑肌肉瘤、乳腺癌、胃泌素瘤、胰高血糖素瘤、脑膜瘤神经母细胞瘤、肾细胞癌、胰腺囊性肉瘤、血管外皮细胞瘤、精原细胞瘤、胰腺瘤、黑色素瘤、急性髓系白血病及原发肿瘤不明的转移瘤。现有的数据表明预后不佳,59%的患者死于肿瘤复发或术后并发症。

### 结直肠肿瘤肝转移的单纯外科手术治疗

移植患者的选择取决于首次手术时病理证实未发生腹主动脉淋巴结转移(N₂)及影像学评估转移瘤仅局限于肝脏,同时未行辅助化疗。来自维也纳的较大的单中心研究结果显示结肠癌肝转移患者的移植后 1 年无瘤生存率为 68%;而该研究中未复发的 19 例患者,其中位生存时间也未超过 13.1 个月。如果移植后肿瘤复发不考虑手术或化学治疗,该中心在纳入 28 例患者之后终止了"单纯手术"组研究,患者术后最长生存期为 30 年(2013 年仍存活)(图 18-1),通

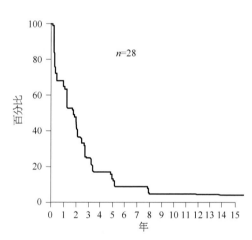

**图 18-1**　在单纯外科治疗理念下,结直肠癌肝转移患者肝移植后的生存率

过特殊基因筛查方法证实该患者无淋巴结微转移。故作者认为无淋巴结侵犯可以作为移植入组的筛选标准之一。

### 肝移植联合骨髓毒性化学治疗药物及自体骨髓移植治疗乳腺癌肝转移

来自 Innsbruck 的报道称采用肝移植联合骨髓毒性药物化学治疗和全身放射治疗以及自体骨髓移植治疗乳腺癌肝转移。在采取该治疗方案的 5 名患者中,最长生存时间为 5 年,所有患者都获得了较长的高质量生存。

### 结直肠癌肝转移的多模式治疗

近来,Oslo 研究小组尝试重新采用肝移植治疗

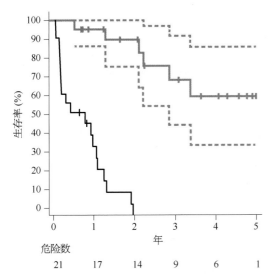

**图 18-2**　在多模式治疗理念下，21 例非结直肠癌肝转移患者肝移植后的总体生存率（右；95% CI）和无病生存率（左）。CI，可信区间［引自 Hagness M, Foss A, Line PD, et al. Liver transplantation for nonresectable liver metastases from colorectal cancer. *Ann Surg.* 2013;257(5):800-806.］

结直肠癌肝转移。基于肝移植技术的快速发展，患者术后 1 年生存率超过 90%，同时联合其他多模式治疗防止肿瘤复发（包括新辅助治疗、辅助化疗、多次手术切除以及 mTOR 抑制剂的应用）。在中位时间为 23 个月的随访期中，16 名患者的 2 年生存率达 94%，且伴有较高的生活质量。但从肿瘤学角度来看，结果是令人失望的：10 名患者出现了肿瘤复发。

最近，该中心报道了最新的 5 年生存率数据且入组患者增至 21 人，结果显示 1 年、3 年、5 年生存率分别为 95%、68% 和 60%（图 18-2），只比非结直肠癌肝转移患者低 10%。在中位时间为 27 个月的观察期中肿瘤复发率高达 67%，其高危因素包括术前肝脏肿瘤负荷、原发肿瘤切除与肝移植的时间间隔以及化学治疗期间肿瘤进展。肝移植术后患者的生存数据优于其他治疗方式。仅接受化学治疗的患者中位生存时间为 19 个月，5 年生存率为 10%，单纯手术切除的患者中位生存时间为 57 个月，5 年生存率为 65%，而化学治疗后肿瘤可手术切除的患者中位生存时间为 40 个月，5 年生存率为 35%。在肿瘤可切除患者中联合新辅助化疗也得到了类似的结果，其中位生存时间为 15～48 个月，5 年生存率为 37%～50%。单一的肝脏灌注化疗是不可取的，其中位生存时间为 23 个月。

### 神经内分泌肿瘤肝转移的肝移植治疗

神经内分泌肿瘤（neuroendocrine tumor, NET）

肝转移行原位肝移植手术治疗的结果各异，胰腺神经内分泌肿瘤进展缓慢，被认为可能具有一种与众不同的肿瘤生物学特性，这也促使研究者对其开展了多种系统治疗的尝试。据报道，胰腺切除联合原位肝移植的患者中有 3 例术后无症状生存时间多达 34 个月。

西奈山医学中心提出的多模式治疗方案：利用肝动脉化疗栓塞来控制疾病症状，对于症状持续存在以及肿瘤不断进展的患者行原位肝移植术。3 名接受肝移植的患者术后 12～30 个月无复发。在接下来的 10 年内，肝移植将是不可切除的神经内分泌肿瘤肝转移患者的一种治疗选择；最近达成的共识认为神经内分泌肿瘤肝转移患者约有 1% 需要行肝移植治疗。来源于美国的 184 例病例研究和欧洲肝移植注册机构的 213 例病例研究数据最近被公布。

上述两个研究都进行了两个阶段的对比且患者术后生存率基本相同。在美国，终末期肝病模型建立之前的生存率为 49.2%，建立之后为 57.8%。在欧洲，2000 年之前生存率 52%，2000 年之后为 58%。在美国的研究中，应用多变量回归分析未能发现影响预后的独立危险因素。而在欧洲的研究中显示年龄超过 45 岁、除肝移植手术外的附加手术、肿瘤低分化均是预后不良的危险因素。单中心研究显示神经内分泌肿瘤肝转移手术切除后 5 年生存率为 50%～80%，而行肝移植术后 5 年生存率为 37%～90%。

肝细胞癌患者肝移植入组标准制定者 Mazzaferro 认为，只有达到 5 年无瘤生存才能将米兰标准应用于神经内分泌肿瘤肝转移患者（表 18-1）。

**表 18-1　转移性肝癌患者入组的米兰标准**

**入组标准**

1. 病理证实的合并或者不合并症状的类癌（低级别神经内分泌肿瘤）

2. 血流汇入门脉系统的原发性肿瘤（胰腺和中间消化道：远端胃至乙状结肠）已接受外科手术根治性切除（移植前切除所有的肝外病灶），与移植分期进行

3. 肝实质播散性转移≤50%

4. 移植前病情应答良好或稳定至少 6 个月

5. 年龄≤55 岁

**排除标准**

1. 小细胞癌和高级别神经内分泌肿瘤（非类癌）

2. 存在药物和手术禁忌证，包括肝移植和移植前手术切除原发灶

3. 非胃肠道肿瘤或非门脉系统来源的转移瘤

当前,仍然不能确定小肠起源的神经内分泌肿瘤肝转移是否属于与众不同的类型。在瑞典的一项纳入 672 例患者的研究中,78 人年龄在 65 岁或以下,36 人年龄在 55 岁或以下,而 33 人符合米兰标准。在 1985—2012 年,患者根据当地的标准方案(包括原发肿瘤的根治性切除)接受治疗和随访,无患者需要肝移植治疗。在三组患者中,5 年生存率分别是 84%、92% 和 97%,迄今为止的任何一项肝移植研究都未曾达到如此之高的生存率。

回顾性研究并没有准确地将无法控制的疾病症状作为肝移植指征。同样的,虽然肿瘤分级过去没有被采用作为肝移植指征,但是在未来将是重要的患者筛选标准。

## 免疫抑制促进肿瘤生长吗

肝移植患者术后存在着新发肿瘤的高风险,包括移植后淋巴增生性疾病和实体肿瘤。移植后新发肿瘤的风险在肝脏和肾脏移植患者中分别为 7% 和 8%,而心脏移植患者高达 30%。其中 50% 为皮肤肿瘤。但是并没有直接的证据表明肝脏恶性肿瘤肝移植术后免疫抑制可促进肿瘤生长。哺乳动物雷帕霉素靶蛋白抑制剂被认为可以抑制肿瘤的生长。在一项肝细胞癌行肝移植和肝切除的非随机对照研究中,患者术后 1 年和 5 年生存率相同,说明免疫抑制不会促进残余肿瘤的生长。除此之外,不可切除的结直肠癌肝转移患者行肝移植或者局部经肝动脉化疗栓塞的非随机回顾性研究显示肝移植术后预后更好,并没有因免疫抑制促进肿瘤生长。但由于临床数据有限,尚不能明确移植患者的免疫抑制对肿瘤生长的影响。

## 供体缺乏和应用活体肝移植治疗恶性肿瘤

当前由于供体短缺而限制了肝移植的开展。在肝移植等待期患者的死亡率为 17%～21%,而由于疾病进展不符合移植标准而退出等待列表的比例为 3.5%。当前的共识认为,如果要将恶性肿瘤列入肝移植的指征,那么恶性肿瘤原位肝移植术后患者短期与中期生存率应与非恶性肿瘤肝移植患者相一致,再次肝移植同样要满足这个标准。既往的生存数据并没有证明肝移植在结直肠癌肝转移患者中的有效性。

患者在接受积极的多模式治疗(包括肝切除和消融)后 5 年生存率与非恶性肿瘤行肝移植患者接近。但是术后 67% 的高复发率使得肝移植成为结直肠癌肝转移的姑息性治疗方法。神经内分泌肿瘤肝转移患者行原位肝移植术后 5 年生存率约 60%,而在一个单中心研究中更高达 70%,这是非恶性肿瘤疾病纳入肝移植适应证的术后无病生存率的最低标准。

活体作为肝移植供肝的来源或许会改变人们对恶性肿瘤肝移植的态度,因为活体供肝解决了当前对器官短缺这一问题的争论。

## 转移性肝肿瘤的替代疗法

治疗结直肠癌肝脏转移还有其他很多替代疗法。肝脏切除联合冷冻治疗、射频消融或者经肝动脉导管栓塞治疗,而且其中一些治疗方法是可以通过经皮实施。神经内分泌肿瘤肝转移同样适用替代疗法。这些替代疗法患者手术风险比原位肝移植术低。但是替代疗法也有其局限性。通常需要考虑肿瘤大小及数目,而且对替代疗法无效果的患者建议再次考虑肝移植。

## 总结

• 原位肝移植在众多的转移性肝癌中仅适用于两类与众不同的肿瘤:来自胃肠道和胰腺的神经内分泌肿瘤肝转移和结直肠癌肝转移。

• 神经内分泌肿瘤肝转移行原位肝移植术后 5 年无瘤生存率与非恶性肿瘤原位肝移植术后无病生存率相当。原位肝移植应在有治愈可能性的前提下实行,并考虑推行米兰标准及肿瘤分级原则。

• 对于神经内分泌肿瘤肝转移患者,是否可以通过局部治疗控制肿瘤进展同时避免手术的风险仍存在争论。

• 尽管单中心研究证明结直肠癌肝转移患者原位肝移植术后 5 年生存率为 60%,比其他治疗方案更高,但是该治疗措施仍因为术后高达 67% 的复发率而被认为是姑息性的治疗。尚不清楚新的筛选标准是否能鉴别出那些肿瘤有望治愈的患者。

• 因为器官短缺的问题,结直肠癌肝转移患者行原位肝移植仍仅限于研究。

# 第 19 章

# 血液疾病的移植

## Transplantation for Hematological Disorders

Deborah J. L. Wong · William D. Tap · Victor J. Marder
孙汉勇·译

---

**章节纲要**

| | |
|---|---|
| 遗传性淀粉样变性 | 巨大血管瘤 |
| 血色素沉着病 | 肝移植相关的获得性疾病 |
| 血友病 | 获得性易栓症 |
| 易栓症 | 获得性出血性疾病 |
| 骨髓增殖性肿瘤 | **总结** |
| 红细胞生成性原卟啉病 | |

---

肝移植(liver transplantation，LT)通常可以给血液专科医生管理的一组不同的疾病提供最后一搏的选择。在某些情况下，LT 通过纠正病因来治愈患者，而在其他情况下，因为诱导的器官损伤是不可逆的，所以患者往往受益短暂。非典型的 LT 可能会给患者带来一个新的疾病，例如当患肝被一个携带遗传缺陷的肝脏所取代。本章回顾了遗传性淀粉样变性、血色素沉着病、凝血障碍和原卟啉病，其中大多数病例有遗传基础。

## 遗传性淀粉样变性

引起系统性淀粉样沉积物最常见的基因缺陷，起源于甲状腺素视黄质运载蛋白(transthyretin，TTR)基因突变而导致的常染色体显性遗传病。TTR，亦称为前白蛋白，是一个血浆蛋白四聚体，负责转运甲状腺素、三碘甲腺原氨酸和视黄醇结合蛋白。超过 80 种 TTR 基因突变已被确定突变为淀粉样蛋白基因(amyloidogenic，ATTR)，其中最常见的是第 30 个氨基酸的点突变(V30M)，这种患者患有家族性淀粉样多发性神经病(familial amyloid polyneuropathy，FAP)。突变导致 TTR 溶解度的改变，使细胞内不溶性淀粉样纤维沉积，引起使人衰弱的神经病与自主神经不稳定、肌肉收缩受损、限制型心肌病伴心律失常、肾衰竭、玻璃体混浊和严重的消化道并发症，包括运动障碍、消化不良与出血。患者最早可能在 30 岁的

时候表现症状，该病往往 10 年内致命。约 95％的 TTR 由肝脏合成，其余 5％在脉络丛和视网膜中产生。LT 是首先被用于阻止疾病进展的，也是目前 ATTR 的一个治疗方式，其中 1 年生存率为 90％，5 年生存率为 77％。

肝移植后，血浆中 95％的 TTR 是野生型(图 19-1)，移植后的患者中有相当一部分胃肠道症状消退

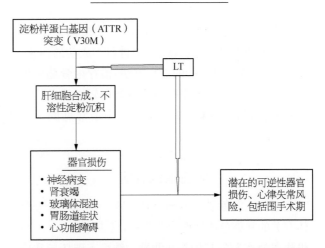

**遗传性（家族性）淀粉样变**

淀粉样蛋白基因（ATTR）突变（V30M）

LT

肝细胞合成，不溶性淀粉沉积

**器官损伤**
- 神经病变
- 肾衰竭
- 玻璃体混浊
- 胃肠道症状
- 心功能障碍

潜在的可逆性器官损伤、心律失常风险，包括围手术期

**图 19-1** 遗传性（家族性）淀粉样变性。在 TTR 基因突变的作用，最常见的是在 T60A 转甲状腺素蛋白，诱导肝脏合成不溶性的淀粉样蛋白，在各器官中积累，特别是心脏、神经、胃肠道和肾脏。肝移植(LT)，野生型(正常)代替了淀粉样蛋白的合成，以阻止进一步的淀粉样蛋白沉积的目标。随着时间的推移，淀粉样蛋白可循环使用，组织损伤得到纠正，但心律失常的风险仍然存在，特别是在围手术期

（52%）、感觉神经病变消退（41%）、运动和肌肉功能消退（37%），而且营养状况改善（40%）。在 33 例 FAP 患者接受 LT 后的研究中，肾衰竭得到稳定，与活检证据提示的肾沉积物无改变一致。数据表明，替换突变的 TTR 基因（在移植肝脏中）可以逆转继发于淀粉样蛋白沉积导致的组织损伤，而使神经元再生成为可能。然而，在这个过程可能并发由淀粉样蛋白引起的传导异常，导致顽固性术中直立性低血压和心脏性猝死；而且只有 21% 的患者表现出心血管症状的改善。持续性心律失常需要密切监测，而由心脏性高发死亡率（39%）对照于 LT 治疗其他适应证（9%）的研究说明逆转心肌损伤还是有困难的。此外，一些患者在 LT 后疾病发生了进展，可能与沉积的淀粉样蛋白成为一种病灶有关，这种病灶将进一步沉积同等野生型 TTR。

由于患者需要 30 年或更长的时间，才出现由淀粉样变性导致的症状，所以已进行了几个多米诺肝移植（domino liver transplants，DLTs），其中患有 FAP 的 LT 受体者肝脏作为移植体随后移植给非 FAP 患者（多米诺肝脏移植注册，http://www.fapwtr.org/ram_domino.htm）。从无症状的 DLT 接受 FAP 肝供体者中，尸检标本检测到淀粉样蛋白沉积。然而，在 DLTs 接受者 2 010 例中仅有 3 例由于淀粉样变性导致的神经病变在移植后的 7~9 年被报道。

LT 已被应用于治疗其他遗传性淀粉样变性，其中肝脏是淀粉样蛋白的主要来源，如纤维蛋白原 A-α 链突变引起的常染色体显性遗传。因为血浆纤维蛋白原绝大多数由肝脏合成，所以 LT 应该有疗效，在一个病例中报告记录通过 LT 进行了成功的纠正。LT 还未成为一种可行的治疗方法，治疗由骨髓浆细胞恶性克隆产生的单克隆免疫球蛋白轻链片段沉积引起的获得性全身性淀粉样变性中最常见的一种类型。

## 血色素沉着病

遗传性血色素沉着病（HH）是一种与 6 号染色体有关的常染色体隐性遗传疾病，携带率为 10%，总患病率为 0.5%，特别是在北欧。铁稳态破坏导致广泛的组织沉积，使临床上随后伴有肝硬化，增加了肝细胞癌、心肌病、心脏病、心律失常、糖尿病、皮肤色素沉着、内分泌衰竭和关节病的风险。临床表现多样，发展缓慢，在 20 岁前很少出现，妇女受月经经血流失保护而不太明显。Feder 等人在 HFE 基因中描述了

两个错义突变（C282Y 和 H63D）促进铁的稳态，通过 HFE 与转铁蛋白受体-1 的相互作用，或通过合成铁调节蛋白的调节。S65C 是 HFE 另一个常见的突变。HFE 基因在肝脏中表达，但也在肠道、胰腺、卵巢、肾和胎盘中表达。在 C282Y 突变中纯合性缺失半胱氨酸，影响到 80%~90% 的患者临床患有 HH，阻碍 HFE 蛋白与 β₂-微球蛋白结合，导致铁调节蛋白表达下降和肠道铁吸收增加。H63D 与 S65C 突变表达了铁积累的倾向，但没有与 C282Y 突变相同的临床影响。

LT 提供了深入了解铁积聚发病机制的方法。一个 C282Y 纯合子肝脏和小肠疏忽地移植到野生型宿主而导致铁过载，而 C282Y 杂合子肝脏的 LT 导致血色素沉着病，接受者的 HFE 基因型出现一个新的 C282Y/R6S 复合杂合状态。甚至用受影响的肝脏移植，大多数情况下都不显示铁的积累，这是目前的医疗疾病还无法解释的。50%~75% 的纯合子 C282Y 患者有疾病的临床证据，可分为四个阶段，即遗传倾向但无其他异常、铁过载但无症状、铁过载有早期症状（嗜睡、关节痛）和铁过载且有器官损害，尤其是肝硬化。在 HFE 基因发现之前，原发性血色素沉着病的诊断往往基于肝铁指数（肝铁浓度除以年龄），其值大于 1.9 定义为遗传性血色素沉着病。然而，一个超过 450 例的肝脏移植患者的综述显示，只有 10% 肝铁指数超过 1.9 的患者是 C282Y 突变纯合子。其他遗传性铁代谢病造成严重的铁负荷，包括青少年血色素沉着病，它是由于铁调节蛋白或铁调素调节蛋白突变和膜铁转运蛋白突变与转铁蛋白受体 2 基因突变导致的。

获得性（继发性）铁过载也导致大量的肝铁沉积，可能是炎症或病毒感染的副产物。在发生明显的系统性铁沉积前，放血和螯合剂治疗可预防临床后遗症。在 197 例 C282Y 纯合子患者中，无人有严重的纤维化，他们血清铁蛋白水平低于 1 000 μg/L，谷草转氨酶水平正常或有证据显示肝大，在未进行肝活检的情况下为保守治疗做出了解释。相比之下，临床、影像学或生化指标符合大量铁过载，而非 C282Y 突变纯合子的患者，应进行诊断性的肝活检。心脏铁沉积可表现为扩张或限制性心肌病伴心律失常风险增加、心力衰竭或心肌梗死，可能与 HFE 基因突变本身直接相关。铁负荷增加，不管什么原因，都可能导致动脉粥样硬化，而移植前的铁清空可能改善术后的生存。

HH 只占所有病例的 0.5%~1%。失代偿性肝

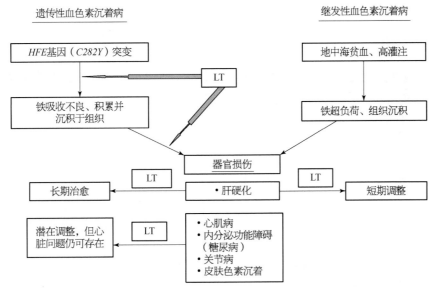

遗传性血色素沉着病　　　　　　　　　　　　继发性血色素沉着病

**图 19-2**　遗传性与继发性血色素沉着病。在遗传性血色素沉着病中(左),*HFE* 的基因突变破坏了铁的稳态,并导致组织铁积累而损伤。肝脏铁的沉积会引起小叶性坏死、硬化伴之后肝细胞癌风险增加、肝功能明显衰竭,对此肝移植(LT)可能是一种挽救生命甚至治愈方式。在继发性血色素沉着病中(右),由不同的获得过程导致的系统性铁过载和器官损伤,例如严重的终身性贫血与高灌注。LT 可以暂时恢复肝功能,但除非有根本原因纠正,否则铁的积累通常会继续

病是肝移植的主要适应证,但因为 HH 增加了肝癌 200 倍风险,故也是肝移植决策中的考虑。从 1990— 1996 年,美国一组 177 个接受了尸体肝源移植的 HH 患者,第 1、3 和 5 年生存率分别为 79％、72％和 65％,略低于因其他适应证移植的患者(86％、80％ 和 74％)。然而,1997—2006 年,217 例接受 LT 的患者生存率与因其他适应证接受 LT 的患者差别不大。年轻的受试者对后续的铁沉积有一些保护程度,但所有的 HH 患者都容易感染细菌和真菌,也许是铁对细胞免疫的毒性作用。通过生化措施,LT 结果令人欣慰。一篇 22 名接受 LT 的 HH 患者的回顾分析表明,血清标志物保持正常水平 2.8 年。对 41 例移植前患有血色素沉着病的患者进行的早期肝活检表明,在健康对照人群与新肝脏铁沉积的比较中,无统计差异,而且 2/3 *C282Y* 纯合子患者没有铁积累。一个报告发现在 4 个 *C282Y* 纯合子接受者移植术后 11～ 111 个月,没有发现肝脏铁累积。

　　至于 LT 后的长期结果,潜在的疾病是成功的主要决定因素。继发性血色素沉着病患者有肝病可得到短暂救济,但最终,如果原发疾病不纠正,可能有复发性铁积累。对 HH 患者来说,移植后的过程取决于遗传缺陷是否影响肝脏或其他器官的 HFE 蛋白合成(图 19-2)。如果没有不可逆的心脏疾病,有突变的患者影响肝脏合成应该对 LT 有良好的响应。异体

移植的肝细胞可以产生野生型 HFE 蛋白,应正确调节铁平衡,从而防止进一步的异常铁沉积。然而,如果主要缺陷源于十二指肠黏膜产生的异常 HFE 蛋白,那么比起 LT 只会减轻,因为病理铁积累将无法被控制,肝脏铁沉积复发,肝衰竭复发会跟随。

## 血友病

　　Ⅷ因子(血友病 A)或Ⅸ因子(血友病 B)的 X 染色体相关的缺陷,导致血友病的产生。在 20 世纪 80 年代中期之前,血友病患者接受从汇集的人血浆浓缩的凝血因子,几乎无一例外地暴露于丙型肝炎病毒和 HIV。血友病患者伴丙型肝炎的肝功能失代偿累积风险是 10 年内 1.7％,20 年内 10.8％,30％的持续性肝炎患者发展成肝硬化。血友病伴丙型肝炎的患者往往合并感染 HIV,这种组合增加了大量肝损伤的风险。

　　肝移植对血友病患者存在两种价值(图 19-3),一是作为肝硬化或肝细胞癌的挽救生命治疗,二为血友病患者出血提供潜在的治疗方式。1985 年,一名患有血友病 A 和终末期肝病的患者进行首次肝移植,异体移植肝功能在术后 18 小时内维持血浆Ⅷ因子水平在正常范围内;这些在 1987 年的一名血友病 B 患者中出现了一样的结果。

　　1982—1996 年,26 例血友病患者因肝衰竭接受

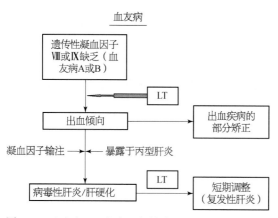

图 19-3 血友病。血友病患者暴露于血液浓缩可导致病毒性肝炎、肝硬化和肝衰竭。肝移植(LT)是一种挽救生命的方式,但自身病毒性肝炎的复发是常见的。由于凝血因子是由肝细胞和(或)内皮细胞产生,它将部分纠正出血性疾病,至少在一定程度上,不发生自发性出血

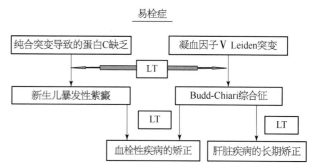

图 19-4 易栓症。纯合突变导致的蛋白 C 缺乏症(左)在围生期可能发生危及生命的暴发性紫癜。因为 C 蛋白完全在肝脏中合成,肝移植(LT)治愈了血栓形成。其他的易栓症,如凝血因子 V Leiden 突变(右),通常直到成年才明显,Budd-Chiari 综合征是一个特别激进的血栓性表现。LT 可以通过合成正常凝血因子 V,部分地调节这种易栓症,但 LT 主要用于逆转 Budd-Chiari 综合征引起的肝衰竭

LT,使所有潜在的缺乏因子都得到纠正,与发病起始因子产生的相一致,在手术后 24 小时被停止更换输液。第 1、3 年生存率分别为 83% 和 68%,类似于非血友病肝炎患者接受 LT 的数据。HIV 患者均显著低于无 HIV 感染的患者,第 1 年 67% 对 90%,第 3 年 23% 对 83%。血友病患者有复发性肝炎的风险,有报道 20 例丙型肝炎患者在移植后,平均 9 个月以后有 6 人复发。

进行 LT 后,止血不再是血友病患者的一个难题,在手术过程中给予适当的因子替代,以达到 100% 的血液水平,直到痊愈,约 14 日。存在凝血因子Ⅷ抑制因子的患者需要特殊的凝血因子管理,包括使用"搭桥"药物(重组凝血因子Ⅶa 或凝血酶原复合物)和抗纤维蛋白溶解剂(ε-氨基己酸、氨甲环酸)。

因为所有的维生素 K 依赖性凝血因子(Ⅱ、Ⅶ、Ⅸ和Ⅹ)是肝细胞合成,所以移植可治疗这样的遗传性缺陷,如记录的孪生姐妹缺乏因子Ⅶ伴严重出血症状进行了 LT。对一个缺乏因子Ⅺ的肝癌伴丙型肝炎肝硬化的患者进行移植,在移植术后 7 日内,LT 矫正了因子Ⅺ的水平,表明肝细胞是因子Ⅺ合成的主要场所。LT 也被用于出血严重的血管性血友病患者的救济。相反,病例报告表明,因子缺乏可通过 LT 从一特定的凝血因子缺乏症遗传者供体中获得(见"肝移植相关的获得性疾病")。

## 易栓症

纯合突变的蛋白 C 缺乏导致血液高凝状态,表现为新生儿期弥散性血管内凝血、暴发性紫癜、血栓塞。治疗上使用抗凝药物加输注含蛋白 C(血浆或蛋白 C 浓缩物)的血液制品。LT 在这三种病情中显示了戏剧性的持久的益处(图 19-4),如一名 20 个月大的患儿,在两次试图用新鲜冰冻血浆维持生命后并发了肾衰竭、微血管病变性溶血和纤溶后,进行了移植。华法林抗凝治疗在发生颅内出血后复杂化了。术后患儿遭遇肝动脉和门静脉血栓形成,但随着移植体恢复蛋白 C 水平逐渐提高到正常,患儿逐渐改善了抗凝功能。第二个病例涉及一名 8 岁的患儿,伴复合杂合突变的蛋白 C 缺乏和功能障碍、双侧肾静脉血栓形成继发肾衰竭、颅内出血和消化道出血,使慢性抗凝治疗复杂化。在肾/肝脏联合移植 2 周后,患儿戒断血浆蛋白 C,这时蛋白 C 活性保持大于 70%。移植后的 1 年随访显示,蛋白 C 活性正常及移植物功能正常。第三个病例,在一名 6 个月大接受活体供肝肝移植术后的患儿身上,蛋白 C 活性第 5 日达到 98%。移植后正常蛋白 C 活性和抗原及移植功能良好维持了 8 年。

凝血因子 V Leiden(factor V Leiden,FVL)突变杂合子患者有 7 倍增加静脉血栓形成的风险,纯合子患者的这种情况有更高的 80 倍的风险。这个突变影响凝血因子 V 不能被活化的 C 蛋白降解(因此称为活化蛋白 C 抵抗),因为无约束的凝血活性而使集体产生高凝状态。对 FVL 移植通常是不必要的,因为血栓形成可靠长期华法林(香豆素)抗凝治疗。然而,FVL 是一个显著的 Budd-Chiari 综合征的危险因素,6 例已接受 LT,术后,所有活化蛋白 C 抵抗率正常化。极少患者有 LT 获得性易栓症(见"肝移植相关

的获得性疾病")。

## 骨髓增殖性肿瘤

原发性血小板增多症(essential thrombocythemia)和真性红细胞增多症(polycythemia vera, PV)是骨髓增殖性肿瘤(myeloproliferative neoplasms, MPNs)的两种亚型,疾病起源于骨髓元素的异常克隆扩增。MPNs 发病率为 2.1/100 000,原发性血小板增多症和 PV 分别占 MPNs 的 24%、44.6%。大多数 PV 患者和 50% 原发性血小板增多症患者是由于组成性激活的 JAK2 基因突变,其为 JAK/STAT 信号传导通路中的一个络氨酸激酶。对 PV 患者增加红细胞数量或对原发性血小板增多症患者增加血小板的生成可导致静脉和动脉血栓的风险,12%~39% 的 PV 患者和 11%~25% 的原发性血小板增多症患者有血栓形成,以及后续的患病率为 PV 患者 8%~19% 和原发性血小板增多症患者 8%~31%。除了动脉血栓,包括外周动脉血栓、心肌梗死、脑血管意外,PV 和原发性血小板增多症还增加以下疾病的风险:深静脉血栓形成、脑静脉血栓形成、肠系膜静脉血栓形成、门静脉血栓形成或由肝静脉或下腔静脉阻塞导致的肝静脉流出道梗阻,也被称为 Budd-Chiari 综合征。

在 1%~2% 的肝移植患者中,BCS 是 LT 的适应证(图 19-5),这些患者中约 50% 有潜在的 MPN。很大比例(15%~35%)的 MPN 相关的 BCS 患者有一个并发血栓形成的危险因素,包括口服避孕药、抗磷脂抗体、蛋白 C 或 S 缺乏与 FVL 突变或凝血酶原 20 210 基因突变。因 BCS 进行的 LT 是给利尿剂、抗凝、溶栓再通手术(局部溶栓或经皮腔内血管成形术和支架置入术)和经颈静脉肝内门体静脉或外科分流手术这些医疗失败的患者保留的。因 BCS 而行 LT 的结果是类似于那些因其他适应证进行手术的结果。Halff 等人报道了第 1、3、5 年的生存率分别为 68.8%、44.7%、44.7%,其他适应证的分别是 69%、61% 和 57.6%,在 39 例 BCS 肝移植术后的 5 年、10 年生存率分别为 89.4% 和 83.5%,对比于 1 742 例因其他适应证移植的,分别是 80.7% 和 71.4%。在 BCS 患者 LT 后立即常规注射抗凝药物,但长期抗凝治疗将反映理性的考虑,如消除蛋白 C、蛋白 S 或凝血酶原基因突变而产生的并发症,这些因子本可以在移植肝中正常合成。

## 红细胞生成性原卟啉病

卟啉病分为肝性和红细胞生成性,取决于肝或骨髓是否导致过量卟啉的产生。红细胞生成性原卟啉病(erythropoietic protoporphyria, EPP)是卟啉病的红细胞生成性的一类,是其中一种罕见的血红素代谢的遗传疾病,其积累原卟啉IX,它是一种脂溶性的、血红蛋白的感光体。缺失亚铁螯合酶而破坏了随后血红素途径的最后一步,因此产生 EPP88。亚铁螯合酶基因已被定位到 18 号染色体 q21.3 区域,它具有明显的遗传异质性,使超过 65 种不同的突变表达表型。在患者中,亚铁螯合酶水平低于一种简单的常染色体显性遗传和某些情况下的常染色体隐性遗传方式传递,但仍与严重肝功能不全相关。

EPP 是一种破坏性的疾病,导致红细胞、肝、血和粪卟啉浓度的增加。本病一般表现于童年的光敏性、红斑、水肿、瘙痒、慢性皮肤损伤和变形,这由于紫外线光激发起真皮血管和皮肤的卟啉光化学反应。脂溶性原卟啉的积累也导致轴索神经病、腹痛、贫血和肝功能障碍。过量的原卟啉排泄的粪便通过胆道系统可能在胆汁中沉淀,使肝实质中的胆汁结晶,导致结节性肝硬化、小叶性坏死和终末期肝病。严重肝损伤可进一步降低亚铁螯合酶活性,形成恶性循环,促进进行性肝衰竭。只有 5% 的患者发生肝衰竭,但可能危及生命,而需要行 LT。

LT 可以挽救生命(图 19-6),但不是没有显著的手术问题。Bloomer 等报道一组 9 个这样的病例,其中 2 人因手术并发症在前 2 个月死亡,2 人因操作室的灯发展成皮肤烧伤,3 例并发轴突神经病变,2 例复发原卟啉性肝损伤。在术中,强烈的光照射产生光毒性烧伤腹部和脏器,这种毒性是被曝光于紫外线的原

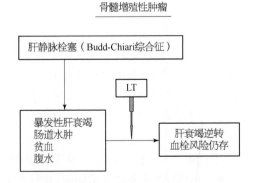

图 19-5 骨髓增殖性肿瘤。真性红细胞增多症、原发性血小板增多症往往是由组成性的、激活的、突变 JAK2 激酶导致的,具有异常严重的血栓形成的表现,如 Budd-Chiari 综合征。肝移植(LT)可以挽救生命,但因为它并不能从根本上解决血栓形成倾向,所以血栓性事件的风险仍然存在

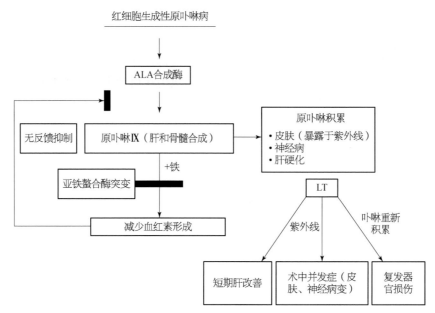

**图 19-6** 红细胞生成性原卟啉病。一个突变的亚铁螯合酶抑制血红素的合成,导致原卟啉IX累积。没有血红素,没有充足的 δ-氨基-γ-酮戊酸(ALA)合成酶的反馈抑制来调节血红素合成途径的分步。继发于紫外线(UV)照射,神经病变与肝硬化,有毒产物和原卟啉IX积累并引起皮肤反应。肝移植(LT)可以挽救生命,但由于原卟啉IX产生于骨髓和肝脏,再积累也会发生。术中的预防措施是防止患者暴露于紫外线,否则可能诱发急性皮肤和神经系统并发症

卟啉引起的,可导致胆瘘、肠穿孔,甚至死亡。多发性神经病术后可能被恶化,正如一名 54 岁的患者,尽管操作室的灯与带过滤器的卤素照明灯强度已减弱,但术后轴突神经病变发生了令人深刻的恶化。血浆置换和交换输血已用于术前减少原卟啉水平,但即使减少了循环原卟啉的 80%,也不能保证安全的结果。

LT 不能治愈该病,因为原卟啉类仍由骨髓产生,而且在系统通常保持高水平。卟啉在移植肝脏中积累并不少见,有时会导致暴发性移植肝衰竭。在清除原卟啉方面,移植肝可能优于原来的器官,所以一些患者在 LT 后血清原卟啉水平下降,即使红细胞生成性原卟啉的浓度保持很高。术前已输注血色素来减少原卟啉水平。这种含铁的金属卟啉对肝和骨髓血红素合成的抑制,是通过抑制 δ-氨基-γ-酮戊酸(δ-aminolevulinic acid,ALA)合成酶完成的,后者是血红素产生过程的限速酶。血红素对肝脏疾病的影响尚不清楚,但在输注后血浆卟啉水平下降与粪便和尿液排泄增加相关。血色素已用于术后胆汁淤积和移植肝抢救。小鼠骨髓移植模型被评价为治疗 EPP 的一种方式,EPP 可能成为基因治疗的靶点。LT 仍然是一个潜在的拯救生命的选择,但它不是治愈性的,目前唯一的反应措施如血色素输液和血浆置换可用于治疗这种疾病破坏性的临床结局。

## 巨大血管瘤

肝血管瘤的发生率为总人群的 0.4%~20%。虽然大多数是无症状的,无须干预,而巨大血管瘤(>4 cm)可能出现腹胀症状,膈肌压迫而使呼吸窘迫、在血管瘤内或腹部内出血、胆道压迫性黄疸、分流和心脏衰竭、动静脉肝衰竭和消耗性凝血病。该综合征被称为 Kasabach-Merritt 综合征(KMS),第一次是在 1940 年皮肤血管瘤患儿中被命名的。KMS 反映血小板在血管瘤内封存、凝聚、纤溶,导致微血管病性溶血性贫血和消耗性凝血病。非手术方法包括肝动脉栓塞、射频消融和放射治疗,虽然这些可能无法有效地治疗 KMS。已经用抗血管生成药物干扰素 α-2、贝伐珠单抗、糖皮质激素和环磷酰胺减小血管瘤的体积,但没有进行随机对照试验。此外,抗纤溶药物如氨基己酸已用于治疗凝血功能障碍如 KMS。外科如果技术上可行的话,治疗包括切除与摘除。然而,LT 可能适用于有症状的病例中,其病变多累及肝门或其他不可切除的结构,否则不能手术切除,并且在 KMS 患者进行 LT 后,可使凝血功能障碍完全逆转,这可能是挽救生命的。

巨大血管瘤和 KMS 保留极少的 LT 适应证(图 19-7)。目前少于 20 例被报道。术前治疗包括用新

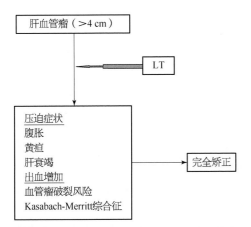

Kasabach−Merritt综合征

肝血管瘤（＞4 cm）→ LT → 压迫症状／腹胀／黄疸／肝衰竭／出血增加／血管瘤破裂风险／Kasabach-Merritt综合征 → 完全矫正

**图 19-7** 巨大血管瘤和 Kasabach-Merritt 综合征（KMS）。在血管瘤里，血小板封存、凝固、纤溶，所以巨大肝血管瘤可引起压迫症状和消耗性凝血病。虽然手术可能因 KMS 并发严重失血，但是肝移植（LT）可以通过完全逆转凝血功能障碍和症状，来挽救生命

鲜冰冻血浆、冷沉淀灌注来治疗凝血功能障碍并积极更换血产品，以及小剂量肝素和丝氨酸蛋白酶抑制因子作为辅助药物治疗凝血功能障碍。术中出血量高，平均 12 L，大血管瘤和自身肝脏存在额外的技术挑战。在肝脏动员术前结扎动脉可以减少血管瘤体积。LT 导致血小板计数和纤维蛋白原在移植后的24 小时内有所改善，最终解决了 KMS 的凝血功能障碍。

# 肝移植相关的获得性疾病

## 获得性易栓症

因为在白种人人口中 FVL 的患病率是 4％～6％，所以移植肝合成这种突变产物是很难的。在 276 个供肝的回顾性研究中，19 例为杂合子，没有 FVL 突变纯合子。有 41 例血栓发生，FVL 杂合突变的患者里有 6 例，伴肝血管血栓形成的 31 例患者中 4 例表现为 FVL 突变。FVL 的存在赋予术后血栓形成的风险增加，但对肝血管血栓形成的风险相对较低。获得性蛋白 S 缺陷并发蛋白 C 缺陷伴异常纤维蛋白原血症导致血栓的形成也有报道。

## 获得性出血性疾病

LT 相关的有出血性倾向的传递已被描述，一名年轻女性在肝移植后，凝血酶原时间发生了延长，原来是供肝凝血因子Ⅶ合成缺陷；通过这种机制，Ⅺ因子和Ⅻ因子缺陷也已经被报道。一个不寻常的病例是因Ⅷ因子抑制因子产生了获得性血友病 A，是由于在移植肝脏中，运输抗体产生的"乘客"淋巴细胞而导致的。

# 总结（表 19-1）

LT 是目前遗传性淀粉样变患者唯一的治疗方式。这种治疗对遗传性血色素沉着病伴晚期肝病也合适，但它不可能缓解其他器官铁相关的损害或潜在的遗传缺陷。LT 可用于严重的血友病 A 和血友病 B

**表 19-1 血液病肝移植的预期效果**

| 疾病 | 潜在缺陷 | 临床结果 | 潜在问题 |
|---|---|---|---|
| 遗传性淀粉样变性 | 几乎完全矫正 | 如果没有进一步的淀粉样蛋白沉积，器官功能可稳定或改善 | 心脏与其他器官功能可能不改善（野生型 *TTR* 沉积） |
| 血色素沉着病（遗传性或继发性） | 可能没矫正 | 肝衰竭立即被纠正 | 组织铁的重新积累 |
| 血友病 A 或血友病 B | 不同程度矫正缺乏因子 | 肝衰竭得到纠正并抑制自发性出血 | 术中可能仍需因子；病毒性肝炎复发 |
| C 蛋白缺乏症 | 完全矫正 | 易栓症治愈，无须抗凝 | |
| 骨髓增殖性肿瘤 | 未矫正 | 肝衰竭被纠正 | 血管性并发症风险，很可能需要继续抗栓治疗 |
| 红细胞生成性原卟啉病 | 部分矫正（肝脏而非其他组织） | 肝衰竭被治愈 | 术中可能发生光线损伤（神经病变），复发疾病 |
| 肝巨大血管瘤、Kasabach-Merritt 综合征 | 如果巨大血管瘤原发于肝脏，可完全矫正 | 肝脏压迫症状与凝血障碍解除 | 围手术期出血和凝血功能障碍 |
| LT 相关的获得性疾病 | 缺陷肝脏的移植 | 诱发血栓形成或血友病 | 极少发生 |

LT，肝移植。

的输血后病毒性感染导致的肝衰竭;在这些情况中,LT减轻肝脏损伤的后遗症,也可以治愈出血性疾病。LT已治愈纯合子蛋白C缺乏症引起的危及生命的易栓症,但在潜在有骨髓增生性肿瘤的患者中,血栓风险依然存在。LT适用于有肝衰竭的EPP,虽然代谢缺陷是无法治愈的,也一定要注意在手术过程中避免光毒性损伤。因巨大肝血管瘤引起的KMS可被LT完全治愈。

---

### 要点和注意事项

- 淀粉样变性:LT抑制了进一步的淀粉样蛋白沉积,但心脏和其他器官功能不改善。

- 血色素沉着病:LT立即纠正肝衰竭,但心脏功能障碍和内分泌疾病可能是不可逆的,组织可能重新积累铁沉积。

- 血友病:LT纠正凝血因子缺乏,使自发性出血不发生,但外科手术中仍然需要补充因子。病毒性肝炎可能复发。

- 血栓形成:LT治疗血液高凝状态,因为移植的肝脏合成缺失的自然凝血抑制因子(蛋白S、蛋白C)。

- 骨髓增殖性肿瘤:LT纠正肝衰竭,但长期抗凝治疗是必要的。

- 促红细胞生成性原卟啉症:LT解决了肝衰竭而非其他组织损伤;术中光毒性损伤可能发生,并有可能复发。

- Kasabach-Merritt综合征:LT完全纠正了凝血功能障碍和压迫症状;存在术中出血过多的风险。

- LT相关的获得性疾病:肝移植可能合成不足或异常的凝血因子,导致血栓形成或血友病。

# 第 20 章

# Budd-Chiari 综合征的移植治疗
## Transplantation for Budd-Chiari Syndrome

Marvin J. Stone • James F. Trotter • James M. Fulmer • Göran B. Klintmalm

熊曌雪　童颖•译

　　1845 年,英国内科医生 George Budd 描述了一名肝静脉血栓的患者表现为腹痛、肝大和腹水。1879 年,William Osler 报道了首例由于隔膜引起的腔静脉和肝静脉阻塞。1899 年,奥地利病理学家 Hans Chiari 列举了该综合征的临床病理特点,强调了肝内静脉的阻塞。

　　肝静脉阻塞所致的 BCS 由很多因素引起,并造成进行性肝脏损害和门静脉高压。静脉阻塞通常是血栓性的,可发生于肝静脉主干水平或者下腔静脉近右心房段的任何部位。右心衰竭和缩窄型心包炎也有相似的发现。组织学表现为肝小叶中央区淤血、肝窦扩张、肝细胞坏死以及不同程度的纤维化。门静脉区域不受累及。临床表现取决于肝静脉阻塞的速度及程度。近至 1996 年"有 70％肝静脉阻塞的患者可能没有可被发现的原发病因"的说法现在不再正确了。BCS 的很多发病机制已经被确定。这些机制对于患者的长期治疗以及预后非常重要,因此确定每名患者肝静脉阻塞的病因也非常重要。经过彻底的评估,在所有的病例中特发性 BCS 的比例应该不超过 10％。

## 病因学

　　BCS 有很多不同的病因(表 20-1)。在世界的不同地方发病率差异显著。在印度以及其他亚洲国家,许多病例是特发性的或者由腔静脉隔膜引起。例如,在 1992—1997 年印度的一项研究中,71 名 BCS 患者中 42 名为特发性,18 名有腔静脉隔膜。隔膜可能是先天存在的或者是由于慢性血栓纤维化而形成。肝细胞癌导致的肝静脉堵塞在南非很常见。欧洲和西方国家的 BCS 病例主要是与骨髓增生性疾病(myeloproliferative disorders，MPDs)或其他明确造成血液高凝状态的因素有关。最近有关 V617F JAK2 突变的发现对确定由 MPD 引起的 BCS 有很大帮助,但不能区分疾病本质。JAK2 突变表现于 95％的真性红细胞增多症的患者和约 50％的原发性血小板增多症或原发性骨髓纤维化的患者。医生需要找到每名患者的病因,因为术前以及术后的处理和疾病预后很大程度上取决于肝静脉再次阻塞的预防。

## 病理学和病理生理学

　　表 20-1 列出的许多基础情况并不能明确阻塞的

**表 20-1　Budd-Chiari 综合征的病因分析**

骨髓增生性疾病
　真性红细胞增多症
　原发性血小板增多症
　阵发性睡眠性血红蛋白尿症
　其他罕见的疾病
Ⅴ Leiden 因子突变
凝血酶原 G20210A 基因突变
C 蛋白缺失
S 蛋白缺失
抗凝血酶Ⅲ缺失
抗磷脂综合征
　狼疮样抗凝因子
　抗心磷脂抗体
妊娠及产后
口服避孕药
异常纤维蛋白原血症
高同型半胱氨酸血症
网状隔膜
白塞病
多囊肝
骨髓瘤/淀粉样变性
结节病
良性及恶性肿瘤
感染
创伤
静脉闭塞病
草药茶（双吡咯烷类生物碱）
造血干细胞移植应用吉妥珠单抗以及大剂量化学治疗后
以上因素组合

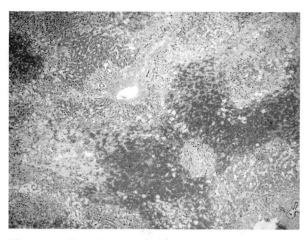

**图 20-1**　11 号患者的肝脏显示广泛小叶中央区坏死、出血，正常小叶结构破坏的 BCS 特征（伊红染色，×100）

的表现为围中央静脉纤维化。

在以中央静脉扩张、小叶中心区坏死以及显微水平肝小静脉内膜增厚为特征的 BCS 中，肝静脉闭塞性疾病是一种特殊的形式。此病的主要病因为持续接触肝毒性双吡咯烷类生物碱。也有报道称肝静脉闭塞性疾病在大剂量化学治疗和造血干细胞移植后发病。

BCS 的病变部位和病理因素纷杂，应当做出更好的分类，从而更易于评估患者、预测预后及合理治疗。Ludwig 等人根据组织学特征（血栓性或非血栓性）、病变部位（下腔静脉、肝静脉主干或分支）以及病因提出了更简洁准确的 BCS 分类。此分类能够帮助阐明病理生理学异常、组织病理学特征和导致肝静脉流出道梗阻的疾病谱，还能帮助 BCS 患者选择合适的医治方案。

## 临床表现和诊断评估

临床表现取决于肝静脉阻塞的速度和范围，且与肝淤血和后续肝细胞坏死以及最后纤维化直接相关。

尽管 BCS 患者临床表现不同，但与疾病发病剧烈程度有关。小部分 BCS 患者表现出典型症状，出现进行性右上腹痛、轻度肝大以及腹水。右上腹痛之前往往有数周到数月的腹部隐约不适。此外，也经常发现脾大和肿大的肝尾状叶（可触及的上腹部包块）。下腔静脉阻塞的患者表现为下肢水肿、侧腹部和后背部静脉扩张以及蛋白尿。突然发作的上腹部痛伴呕吐和急剧加重的腹水以及柔软的肿大肝脏较少见，且与疾病的急性发作有关。极少数患者会出现暴发性肝衰竭，表现为大面积的肝脏坏死以致肝昏迷、严重

形态特征或累及部位。在亚洲国家，下腔静脉的隔膜较为常见，尤其是肝上区，会导致下腔静脉和肝门区的进行性血栓。在美国及欧洲，血液学异常导致血栓是肝静脉主干阻塞的最常见的根本机制。该以血栓为表现形式的综合征导致高达 80％的 BCS 患者进行手术治疗。肿瘤或肉芽肿对肝静脉的压迫或浸润偶尔会导致肝静脉的急性或慢性阻塞或血栓，从而引起 BCS 的临床表现。尽管很多年来人们一直认为肝静脉内膜炎是根本机制，但是血栓主要发生于肝段腔静脉的原因现在还不明确。临床证据表明最初病程为血栓形成而不是炎症。尸检研究表明纤维化阻塞是血栓机化的最终产物也证明了这一点。

急性进展的肝静脉阻塞的组织学特征包括严重的淤血和细胞萎缩（图 20-1）。坏死和细胞缺失的区域往往是重叠的。小叶中心区的坏死和红细胞渗出可扩展到小叶边缘，但不会累及肝门区。慢性肝静脉血栓的患者常发生心源性肝硬化。这组患者最典型

的凝血功能障碍和低血糖。慢性 BCS 终末期肝病的发病可能不伴有肝硬化患者中可见的慢性肝病典型的皮肤红斑。乏力及营养不良常见,但蜘蛛痣及肝掌少见,且黄疸一般较轻。下肢水肿是由于肿大的肝尾状叶压迫导致肝后下腔静脉部分或完全阻塞所致。下腔静脉阻塞可能减少肾脏灌注压,从而引起肾衰竭。尽管患者出现严重门静脉高压,但曲张静脉破裂出血不常见。

常规实验室检查结果提示有不同程度的肝功能不全。血清氨基转移酶、胆红素、碱性磷酸酶水平正常或轻度增高。血清白蛋白水平可能会降低,且血清白蛋白水平与肝脏损害程度以及腹水中丢失蛋白多少相关。凝血酶原时间可能会轻度延长。

肝活检表现为小叶中央区严重淤血和肝实质的压迫性坏死。心源性肝硬化多见于疾病晚期。并不是所有患者都需要肝脏活检,然而慢性 BCS 患者若肝脏活检发现肝硬化以及肝脏储备临界状态应该考虑肝移植而不是减压术。

### 影像诊断

无创肝脏影像在 BCS 的诊断评估上越来越重要。双功超声和彩色多普勒超声图像能够准确测定大多数患者的肝静脉、门静脉以及下腔静脉的血流参数(图 20-2)。通常超声是评估肝脏静脉闭塞性疾病的首选影像学检查。然而超声敏感程度会受患者体质、肝脏回声强度以及上腹部肠道气体影响。超声对于大多数人来说确实提供了有价值的信息,但是相对于 CT 以及 MRI 来说,超声对于肝占位性病变欠敏感。

多相灌注 CT 评估准确地显示了肝实质,并且可以提供肝静脉和门静脉血流有价值的信息(图 20-3)。增大的肝尾状叶是特征性表现。CT 动脉和静脉成像可准确评估肝脏血管的解剖条件。CT 也能明确肝脏形态特征,且能辨别 BCS 和其他类似的静脉阻塞性疾病。

MRI 在发现肝脏占位性病变上非常敏感,同样在评估肝脏脉管系统血流特征上也非常敏感(图 20-4)。MRI 能观察到肝脏弥漫性病变。含钆造影剂已经常规应用于肝脏影像检查中。像 CT 一样,增强 MRI 技术包括多相增强。在术前评估中,特殊流量敏感序列常用于评估脾门静脉以及肝静脉的形态学特征。尽管不是必要检查,对于怀疑存在胆道病变的患者术前行磁共振胰胆管成像可能是需要的。

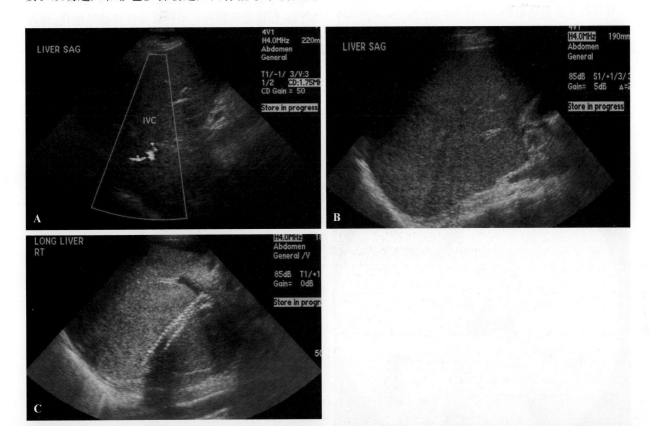

**图 20-2**　A. 肝脏彩色多普勒图像证明肝段下腔静脉血流不足;B. 灰阶超声图像证明肝实质回声增粗,肝段下腔静脉不可见;C. 灰阶超声图像证明一名 BCS 患者经颈静脉肝内门体静脉分流的存在

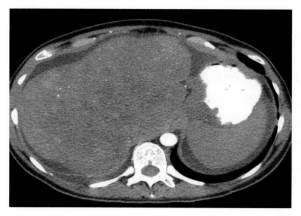

**图 20-3** CT 图像显示肝脏典型的形态学改变,肝段下腔静脉不可见以及出现腹水

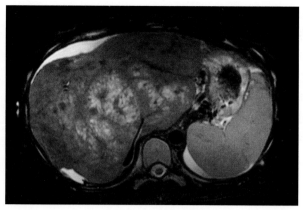

**图 20-4** 一名继发于骨髓外造血的 BCS 患者的 T$_2$ 加权横断面图像,可见脾大、腹水以及 BCS 典型的肝脏形态结构改变

对于明确或怀疑 BCS 的患者,无创影像评估用于确诊或发现之前未注意的恶性肿瘤。BCS 患者中肝脏恶性肿瘤的发生率高于正常人群,所以这项评估非常重要。

肝静脉造影是 BCS 影像诊断的金标准。肝静脉可以从股静脉或颈静脉途径插管。肝内静脉蛛网状分布已经被证实(图 20-5)。肝静脉造影也可以测量肝楔压,如果遇到准备行分流术的情况,可以通过同一导管行下腔静脉造影。

BCS 的放射学评估最好通过多种途径完成。断层图像(CT 或 MRI)一般用于检查腹部脏器,也可以确定及量化肝脏血流特征。血流参数的测量通常由超声完成。对于不准备肝移植的患者,静脉造影可以确诊 BCS 以及在经颈静脉肝内门体静脉分流术之前进行评估。外科分流手术现在很少应用。

一旦肝静脉阻塞被证实,医生需要查明原因。表 20-2 列出了建议的诊断性检查。

## 病因诊断:骨髓增生性疾病及其他

西方国家认为显性或隐性 MPDs 尤其是真性红细胞增多症、原发性血小板增多症、阵发性睡眠性血红蛋白尿症是 BCS 的病因已经有 20 多年了。其他 MPDs 如特发性髓样化生或原发性骨髓纤维化、慢性粒细胞性白血病和红白血病很少与 BCS 相关。在美国和欧洲,MPDs 是 40%～70% BCS 患者的病因。先天性或后天获得的凝血功能异常也是 BCS 的病因。在 20 世纪 90 年代,其中一些疾病已经被认识。如果

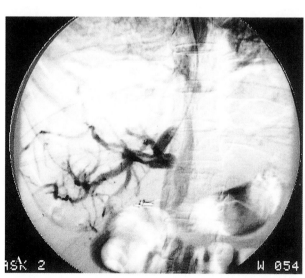

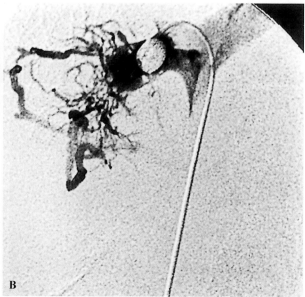

**图 20-5** A. 肝静脉造影图像显示了肝右静脉管腔。肝中和肝左静脉已经完全堵塞;B. 另一名患者的肝静脉造影图像显示了 BCS 的不规则蛛网状表现

| 表 20-2　BCS 病因评估的诊断性检查 |
| --- |
| 全血细胞计数和外周血涂片 |
| 肝功能检查 |
| 肝脏影像学检查 |
| 肝脏活检 |
| 外周血或骨髓的 *V617F JAK2* 突变 |
| 骨髓穿刺活检 |
| Ⅴ Leiden 因子突变 |
| 凝血酶原基因突变(*G20210A*) |
| 抗凝血酶Ⅲ |
| C 蛋白(总体和有功能的) |
| S 蛋白(总体和有功能的) |
| 狼疮样抗凝物质(抗 $\beta_2$ 糖蛋白-1 抗体) |
| 抗心磷脂抗体 |
| 同型半胱氨酸水平 |
| 血清蛋白电泳 |
| CD55、CD59 表达的流式细胞分析(阵发性睡眠性血红蛋白尿症) |

需要预防进一步血栓形成,那么完善每名 BCS 患者的 MPDs 证据和其他血液高凝状态的血液学评估是非常必要的。对一系列患者连续研究后的结果阐明了与这方面相关的几个问题。

在 1987—2007 年,25 名 BCS 患者在得克萨斯州达拉斯的贝勒大学医学中心进行了原位肝移植(表 20-3)。这次研究的数据是从一个前瞻性纵向数据库以及病历回顾中获得的。BCS 的诊断是由影像学检查明确的,包括 MR、CT、多普勒超声和血管造影。移植后所有病例都行肝脏的病理学检查。

除了第一名患者外,所有患者都完成了骨髓检查。MPD 的诊断基于骨髓形态学异常和外周血细胞计数。自发红细胞集落形成实验没有做。JAK2 突变直到 2005 年才被明确,所以没有在这些患者中对此异常进行分析。所有患者都进行了高凝状态评估。被认为是血栓形成倾向的新病因的一组扩展研究已

**表 20-3　BCS 患者肝移植后的诊断、治疗和疗效**

| 病例号 | 病因 | 移植后治疗 | 随访(年) |
| --- | --- | --- | --- |
| 1 | 自发性 | 华法林 | 22.0 |
| 2 | 真性红细胞增多症 | 羟基脲＋阿司匹林,随后华法林 | 22.0 |
| 3 | 未分类 MPD | 羟基脲＋阿司匹林 | 22.0 |
| 4 | 真性红细胞增多症 | 羟基脲＋阿司匹林 | 0.6 |
| 5 | 真性红细胞增多症 | 羟基脲＋阿司匹林 | 20.0 |
| 6 | 真性红细胞增多症 | 羟基脲＋阿司匹林 | 10.0 |
| 7 | MPD,随后为高同型半胱氨酸血症 | 羟基脲＋阿司匹林,随后叶酸 | 15.0 |
| 8 | 未分类 MPD | 羟基脲＋阿司匹林 | 17.0 |
| 9 | 未分类 MPD | 羟基脲＋阿司匹林 | 17.0 |
| 10 | 原发性血小板增多症 | 首先华法林,随后羟基脲＋华法林 | 16.0 |
| 11 | 真性红细胞增多症 | 羟基脲＋阿司匹林 | 14.0 |
| 12 | 真性红细胞增多症 | 羟基脲＋阿司匹林 | 8.0 |
| 13 | C 蛋白缺陷 | 无 | 8.5 |
| 14 | 原发性血小板增多症 | 羟基脲＋阿司匹林 | 4.5 |
| 15 | 结节病 | 无 | 9.8 |
| 16 | 未分类 MPD 和Ⅴ Leiden 因子 | 羟基脲＋阿司匹林 | 8.0 |
| 17 | 凝血酶原基因突变 | 无 | 6.6 |
| 18 | 真性红细胞增多症 | 羟基脲＋阿司匹林 | 6.3 |
| 19 | 自发性 | 华法林 | 6.0 |
| 20 | 抗磷脂综合征 | 华法林 | 6.0 |
| 21 | 自发性 | 华法林 | 5.8 |
| 22 | MPD 和Ⅴ Leiedn 因子 | 羟基脲＋阿司匹林 | 4.3 |
| 23 | 未分类 MPD | 羟基脲＋阿司匹林 | 4.2 |
| 24 | MPD 和Ⅴ Leiedn 因子 | 羟基脲＋阿司匹林 | 4.0 |
| 25 | Ⅴ Leiden 因子和抗磷脂综合征 | 华法林 | 0.75 |

引自 Chinnakotla S,Klintmaim G,Kim P,et al. Long-term follow-up of liver transplantation for Budd-Chiari syndrome with antithrombotic therapy based on the etiology. *Transplantation* 2011;92:341-345.

＊抗凝导致颅内出血引起卒中但是肝功能依然良好。

†第一次移植物丢失是因为 1 个月内胆汁淤积性肝衰竭,再次移植。

‡死亡原因:4 号患者,乙肝后肝硬化(没有血栓性并发症);6 号患者,慢性排斥反应和门静脉血栓;7 号患者,肾细胞癌;12 号患者,丙型肝炎;13 号患者,卒中,移植肝功能正常;14 号患者,颅内动脉瘤出血,移植肝功能正常。

经制订(表 20-2)。在 1996 年之前,最早的 13 例患者进行了移植,当时 V Leiden 因子、凝血酶原基因突变和高同型半胱氨酸血症为高凝状态的病因还未被广泛认知。对早期患者进行的实验室检查包括总体和有功能的蛋白 C 和蛋白 S 检测、抗凝血酶Ⅲ、抗心磷脂免疫球蛋白 G 和 M 抗体、狼疮样抗凝物质、蔗糖溶血试验和血清蛋白电泳。此方案并未对首例 BCS 患者实施,但在其后广泛应用。其他 24 名患者中有 22 名完成了病因诊断(92%)。

此研究的目的是为了明确 BCS 的起源以及在潜在 MPDs 患者中抗血小板治疗是否比抗凝治疗更有效。

表 20-3 列出了在达拉斯研究中 25 名患者的诊断、治疗和疗效。17 名患者为女性,8 名为男性。行 OLT 的年龄从 9 岁到 61 岁(平均 33 岁)。从 BCS 起病到行 OLT 的时间大约从 4 个月到 4 年不等。17 名患者(68%)有证据证明 MPD 为 BCS 的病因。这些患者中 7 名有真性红细胞增多症的临床表现,2 名表现为 ET,8 名患有未分类 MPDs。5 名患者(2、7、8、11 和 16 号患者)接受了细胞遗传学分析,结果全部正常。2 名患者(1 和 19 号患者)患有自发性 BCS。剩余的 3 名患者有 C 蛋白缺陷(13 号患者)、结节病(15 号患者)以及凝血酶原基因 G20210A 突变(17 号患者)。3 名患者(16、22 和 24 号患者)除了患有 MPD 外还有 V Leiden 因子杂合。1 名患者(25 号患者)有 V Leiden 因子和抗磷脂抗体症。

几乎所有 BCS 患者都能确定病因诊断。68% 的患者(17/25)有 MPD 的证据。用羟基脲和阿司匹林进行抗血小板治疗已经作为抗凝治疗方案应用于 MPD 患者(表 20-3)。

## 肝移植

### 移植评估:适应证和禁忌证

首例 BCS 患者肝移植实施于 1974 年。BCS 患者进行 OLT 的选择应该基于个人基础。经长期随访,OLT 和门体静脉分流术预后相似。尽管以前外科分流手术是 BCS 的主要治疗方法,但现在已经基本被 TIPS 取代了。对几乎所有的病例,相对外科分流,TIPS 都是首先考虑的治疗方法。有经验的放射科医生行 TIPS 创伤小而且能达到分流术的减压效果。随着覆膜支架的发展,支架通畅率以及 TIPS 疗效有了很大的提高。

一旦被确诊为 BCS,每名患者都应该考虑行减压

分流术。以往必须通过外科手术完成,然而由于 TIPS 的出现,尤其是 TIPS 覆膜支架的出现,TIPS 已经取代外科手术成为首选减压术。TIPS 的评估包括技术可行性和肝功能失代偿的评估。TIPS 的技术可行性必须包括一个具有 TIPS 经验的放射科医生对患者及其肝静脉解剖结构评估。有些患者不能行 TIPS,因为存在解剖问题,包括门静脉血栓、腔静脉血栓或肺动脉高压。如果肝静脉解剖结构不允许标准的肝静脉-门静脉支架放置,往往将支架置于腔静脉与门静脉之间。一旦 TIPS 的技术可行性满足了,患者应作为肝移植等待人员进行移植评估。因为一般而言肝功能失代偿是分流术尤其是 TIPS 后公认的并发症,一旦发生,肝移植可作为要求的"安全保障"。分流术前有肝性脑病或明显黄疸的患者最易发生肝功能失代偿。对于解剖适合行 TIPS 的 BCS 患者并无严格的 TIPS 入选标准。应当慎重权衡减压后可能出现的肝功能失代偿风险和可能的获益。然而,如果有这些问题的患者已进入肝移植等待队列,可以有选择地行 TIPS。有些患者,尤其是年轻人,在减压术后肝功能明显好转。对于轻度肝大和腹水的有症状患者,应该行 TIPS 治疗,除非有有力的证据需行其他治疗。大多数患者在术后都能好转,如果患者已进入等待队列,一旦发生肝功能失代偿可行肝移植术。

一些肝移植中心报道了 BCS 患者行 OLT 后有良好的疗效。移植后 3 年生存率达 75% 以上,且存活的患者可恢复正常生活。尽管这些报道可能被认为是对 BCS 患者行 OLT 治疗的强力推荐,但门体静脉分流术后的患者也有非常好的长期预后。此外,就像术后肝活检显示的,在分流术后肝功能可能恢复正常,且肝实质损害也保持稳定,甚至可恢复。这些报道使 BCS 患者的治疗陷入了进退两难的境地,也让医生认识到应该确立标准来决定患者究竟是行分流术还是肝移植。此标准应该包括肝脏损伤是否可逆、导致肝静脉阻塞的原发病以及患者是否能耐受任一种治疗方式。

肝衰竭的严重程度和肝储备功能应该由临床和实验室数据辅以肝活检确定。肝细胞合成功能衰竭可由血清白蛋白水平低于 30 g/L、凝血时间延长(凝血酶原时间比正常值延长 3 秒)以及胆红素结合和胆汁分泌障碍(结合胆红素水平高于 51.3 $\mu$mol/L)反映。

当肝脏合成功能差时应当行 OLT。肝脏储备功能的评估非常重要;肝脏储备功能差的患者(如不可逆肝实质损伤)可能在门体静脉分流术后迅速出现肝

功能失代偿,死亡率较高。因此门体静脉分流术和TIPS 术后的急性或慢性肝衰竭提示肝储备功能差,需要立即行肝移植。

终末期肝病肝性脑病的发展提示病肝储备功能差。肝性脑病一般是门体静脉分流术的禁忌证,因为术后可能引起进一步的神经系统损伤。因此,肝性脑病并发急性或长期 BCS 应该考虑行 OLT。

肝穿刺对于判断长期肝静脉阻塞导致的损伤程度的作用不是很明确。然而,单独肝穿刺不应该主导决策。一些最初活检显示为纤维化的分流患者病程好转说明了活检的不确定性。门体静脉分流术对延缓肝硬化进程的作用有不同报道,但至少在小部分分流患者可见肝硬化和纤维化进展。

导致肝静脉阻塞的原发病也能决定合适的外科干预。一些报道称 BCS 是肝癌发生的潜在危险因素。若发现小的偶发性肝癌应该考虑 OLT。相反,Ⅳ 期肝细胞癌(肿瘤侵犯门静脉或肝静脉)的肝移植效果较差,因此分流术更适合。其他相似的肝移植排除标准为肿瘤局部浸润所致的肝静脉阻塞或恶性肿瘤肝外转移。

有些研究描述了决定行分流术或移植的严格标准。这些研究建议暴发性或慢性 BCS 应该行肝移植,而急性或亚急性应行减压术。考虑了肝功能的评估后,这些临床标准对其他严重疾病的成功治疗提供了治疗框架。筛选这组患者的共存医疗条件与其他等待 OLT 患者相似。此外,高凝状态下肝静脉血栓要求门静脉系统也要仔细评估,且术前必须确定腔静脉以及髂静脉没有血块,从而预判门静脉架桥的必要性和架桥的位置。

总而言之,BCS 患者只有在考虑肝脏疾病的可逆性以及患者对手术的耐受性之后,才可以行合适的外科治疗。每名患者应根据不同表现行个体化治疗。

### 外科注意事项

对大部分 BCS 患者推荐标准肝移植术。由于肝脏与膈肌紧密粘连,肝上腔静脉处的分离特别困难。大部分病例肝上腔静脉可游离后用阻断钳钳夹。偶尔需从下腔静脉剥离膈肌上至右心房。这种方式可避免膈肌破裂或胸廓扩张。

当肝上腔静脉被无法行血栓清除术的血栓完全阻塞时,则可调整外科手术方式。肝上的夹钳被移除后,从膈肌的腱性部分做曲线切口暴露心包膜。下腔静脉的心包内部分行端端吻合术。类似早期通过下纵隔胸骨切开或正中切口开腹行肝脏心房吻合术。

为了防止分离过程中发生空气栓塞,可予患者心肺转流术伴短暂的诱导纤颤。膈肌从中心纤维体中分开后,供体心房袖进入胸腔行标准吻合术(尽管获取肝脏带有较长肝上腔静脉或心房袖,同一供体心脏移植仍可行)。

就像之前提到的,门体静脉分流术后患者行移植术很常见,最常行端-端门腔静脉或肠-房静脉分流术。端-侧门腔静脉分流术的解剖如前所述。如果应用静脉-静脉转流,最新的改进包括通过肠系膜下静脉门静脉置管,再灌注后立刻对任何肠门腔静脉分流进行简单结扎。应对肠-房分流进行结扎,若不予处理,它可能危害门脉血流及开放。门静脉流出道通常保留以防门静脉阻塞。据报道,相对于其他移植受体,BCS 患者发生门静脉血栓和肝下下腔静脉阻塞的概率更高。通常血栓切除术后门静脉血流可恢复,但极少情况下需行门静脉移植术。肝下下腔静脉需行血栓切除,若血栓累及范围在肾静脉以下可不处理。

警告:BCS 患者可以成为肝脏移植最具挑战性的患者,尤其是如果之前有手术史导致肝脏表面与其他脏器粘连,以及粗大且易破的曲张静脉。这样的患者需给予高度重视及监护。

### 术后血管并发症

BCS 患者术后不需要立即抗凝,因为术后第一周不会复发血栓。所以不用冒着术后出血的风险进行抗凝。移植术后一周如有需要使用,作者推荐羟基脲/阿司匹林,或香豆素,禁用肝素。

达拉斯的 BCS 患者术后无一例形成肝静脉血栓,然而 3 名患者出现肝动脉狭窄(12%)。这与非BCS 的患者无显著差异。在再次移植(丙型肝炎再移植术 7 年后)以及移植术后羟基脲和阿司匹林抗凝治疗 11 年后,1 名患者出现门静脉血栓。BCS 组 2 名患者移植术后立即出现腹腔内出血。2 名患者再次进手术室清除血块,未发现明确出血点。在随访的不同时期对 16 人行羟基脲/阿司匹林抗凝治疗,无出血并发症的患者进行了 133 次肝活检用于评估肝功能不全。

### 长期预后

据报道 BCS 患者移植术后 3 年生存率在 45%～88%。欧洲肝移植注册表记录了 82 名因 BCS 行肝移植的患者,3 年生存率为 57%。这些长期结果可与门体静脉分流术后生存率相比较,需要注意的是各个移植中心行分流术或 OLT 的患者数量差别以及OLT 的筛选标准不尽相同。此外,有些做分流术的

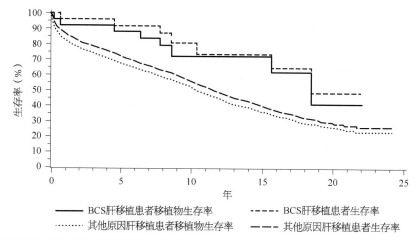

| 组 | 生存患者 | | | | |
|---|---|---|---|---|---|
| | 1 年 | 5 年 | 10 年 | 15 年 | 20 年 |
| BCS($n=25$) | 23 | 22 | 12 | 8 | 3 |
| 其他($n=2\,609$) | 2 213 | 1 480 | 748 | 297 | 56 |

**图 20-6** 有移植适应证的肝移植术后移植物及患者生存 Kaplan - Meier 图:BCS 及其他 (即非 BCS 病例)(引自 Chinnakotla S, Klintmalm G, Kim P, et al. Long-term follow-up of liver transplantation for Budd-Chiari syndrome with antithrombotic therapy based on the etiology. *Transplantation* 2011;92:341 - 345. )

中心不做 OLT。

在作者的研究中,两种选择都可行时,完整的术前肝储备评估后两组生存率相似。此外,分流术后病情恶化的患者可行急诊 OLT。分流术后肝功能测试结果不尽相同。有些患者肝功能检查结果很稳定,但有些患者表现为肝脏合成功能恶化;少数患者发展为大面积肝纤维化。相反,成功的 OLT 术后肝功能完全正常。因可治愈的寄生虫病行 OLT 的患者术后 2 年没有证据证明复发,然而播散性疾病术后 3~19 个月出现复发且缓慢进展。尽管移植有上述优点,但众所周知的显著缺陷包括与终生免疫抑制及急慢性排斥反应有关的并发症。

### 移植物和患者生存情况

BCS 患者移植术后 1 年、3 年、5 年、10 年和 15 年移植物生存率分别为 92%、92%、88%、72% 和 72%;相应患者的生存率分别为 96%、96%、92%、81% 和 73%。相对于非 BCS 患者,BCS 患者肝移植术后的移植物生存率以及患者生存率都较高(图 20-6)。MPD 组有 4 例死亡:1 例由于丙型肝炎肝硬化,1 例由于乙型肝炎,1 例继发于门静脉血栓(见病例 6 讨论),1 例由于颅内动脉瘤破裂出血。

比较 OLT 以及分流术的随机研究无法在单中心的不同类型 BCS 患者中进行,部分原因是这是一类罕见综合征。外科文献表明 BCS 患者不能预先确定手术方式。BCS 患者治疗方法应该根据疾病基础病因以及临床表现个体化选择。

### 抗血栓治疗

由于复发性血栓以及难以确定的血栓病因,OLT 对 BCS 患者的有效性受到影响。肝素后继华法林的抗凝治疗已成为移植术后抗凝的首选治疗方式。最近在 BCS 病因学的进展表明在美国和欧洲显性或隐性 MPDs 是常见的病因。尽管在西方国家 MPDs 是 BCS 的常见病因,治疗指南依然推荐抗凝治疗。MPDs 的病理生理学异常包括血小板数量及质量的缺陷,可能与异常出血及血块形成相关。因此直接提高血小板数量及质量的治疗可能比抗凝治疗更加直接有效。

在 Dallas 研究中,OLT 术后 4~7 日给 MPDs 患者(表 20-3)阿司匹林每日 325 mg,羟基脲每日 500~1 500 mg。OLT 术后没有常规给予肝素或其他抗凝治疗。控制羟基脲剂量以维持血小板计数在 $100\times10^9\sim250\times10^9$/L。患者维持这些药物治疗。移植前已患 MPD 患者也行同样疗程。抗凝治疗在两名急性 BCS 患者中的尝试没有成功。据报道,这样的抗凝治疗对少数患者有效。对于用羟基脲出现贫血或粒细胞减少的两名患者,用阿那格雷替换了羟基脲。未患 MPDs 的患者根据他们的基础疾病选择了不同的治疗方案。OLT 术后应用标准免疫抑制治疗,包括前 12 名患者行环孢素和泼尼松龙治疗,随后行环孢素、微型乳剂以及泼尼松龙治疗。

肝素和华法林的抗凝治疗已经成为 BCS 患者行 OLT 或门体静脉分流术后预防血栓复发的常规治疗方案。1991 年,作者报道了 5 名 BCS 伴 MPDs 的患者移植术后羟基脲和阿司匹林的应用情况。这种治疗方案基于作者的经验以及 MPDs 是 BCS 的常见病因。扩大 Dallas 研究中 25 名患者有 17 名(68%)有明显 MPDs,表现为造血干细胞异常以及同时具有出血和血栓的风险。有提议建立主要基于巨核细胞形态学特征对 MPDs 进行诊断的分类系统。由于脾大及脾亢,BCS 伴真性红细胞增多症患者的外周血计数可能不会增高。因此骨髓形态学检查非常重要。有学者报道通过应用试管内自发性红细胞克隆试验可发现高比例的隐性 MPDs。作者所有的 MPDs 患者都具有巨核细胞谱系的形态学异常,因此自发性红细胞克隆试验不能用于这些患者 MPDs 的诊断。然而这一研究有助于于特发性 BCS 患者。

确诊功能获得性 JAK2 突变已经成为诊断 MPDs 的主要依据,因为它出现在 95% 的真性红细胞增多症以及 50% 的 ET 和原发骨髓纤维化患者中。然而,应当认识到 JAK2 的阳性结果不能证明患者患有 MPD,且阴性结果不能排除 MPD。

Dallas 研究的 25 名患者中,5 名在 OLT 术后因不同原因使用华法林。病例 1 在研究开始前就已经使用华法林。病例 2 在术前评估心导管插入时损伤肱动脉,血栓复发。她在应用阿司匹林及羟基脲时肱动脉血栓复发,因此使用华法林。病例 10 在移植前诊断为原因不明的肝硬化,后确诊为 BCS。病例 10 的 MPD(ET)诊断是由随后脾脏(OLT 术后 1 个月切除)组织学表现诊断的,之后她在 OLT 术后两次形成血栓伴门静脉血栓残留(见后文病例 10),因此继续使用华法林。这些患者由于已应用华法林抗凝而未使用阿司匹林。

25 名患者的随访持续 7 个月至 22 年不等。25 名患者中 6 名死亡。病例 4 OLT 术后 7 个月给予羟基脲治疗时死于急性乙型肝炎和多器官衰竭。病例 6 于首次 OLT 术后羟基脲和阿司匹林治疗 124 个月之后死于继发性门静脉血栓(见后文病例报告)。2 例移植物丢失——1 例在 OLT 术后 78 个月继发丙型肝炎(病例 6),另一例是因为 OLT 术后 1 个月出

现胆管消失综合征(病例 2)。没有证据证明移植物出现血栓复发。

BCS 患者 OLT 术后移植物生存率及患者生存率都比非 BCS 患者高(图 20-6)。大部分 BCS 患者患有 MPD 且 OLT 术后仅应用羟基脲和阿司匹林。1 名患者(例 6)首次 OLT 术后 124 个月门静脉血栓复发。这组没有发生其他血栓并发症,也没有出现出血性并发症;且抗血小板治疗的患者只行 133 次肝活检用于监测移植物状态,未出现出血性并发症。对 17 组的 2 名患者(病例 14 和 16),在羟基脲后应用阿那格雷,随后应用阿司匹林。羟基脲的次要副反应包括一过性血细胞减少。未观测到临床后遗症,且可通过暂停羟基脲或用阿那格雷取代羟基脲改善血细胞减少。

BCS 患者需强制性完善血液学检查,包括 JAK2 变异试验以及骨髓检查,因为这些检查结果对治疗有指导意义。作者没有夜间阵发性血尿患者,这是一种罕见的包括 BCS 的 MPD 表现为腹部血栓。对这种疾病可应用单克隆抗体,可减少溶血及血栓形成风险。

MPDs 患者形成血栓的原因可能不是充分使用肝素和华法林治疗。这些抗凝有关药物也提高患者风险。作者对 BCS 继发于 MPD 患者有不同的治疗方案。应用羟基脲及阿司匹林直接治疗血小板异常是一种安全而有效的抗凝治疗。羟基脲有轻微致白血病风险。阿那格雷主要作用于巨核细胞以及血小板,对正常的红细胞及前体粒细胞作用较小。没有患者并发白血病,但不排除未来有的可能。

应用羟基脲和阿司匹林的 Baylor Dallas 患者血栓复发率相对于其他组结果喜人。只有 1 名患者复发血栓,且是在 OLT 术后 124 个月后。7 名患者术后应用华法林的一组病例中 7 名患者都活着,但是 2 名患者都因 BCS 复发需要再次移植,且 1 名患者出现胃肠道出血。另一研究观察了 16 名 OLT 术后应用抗凝治疗的 BCS 患者。平均随访时间为 28.2 个月。作者发现血栓形成概率为 31%(3 例在门静脉,1 例在肝动脉,1 例在腋静脉)。同时也观察到 44% 的出血并发症发生率。

应用羟基脲和阿司匹林抗血小板治疗是一种安全有效的抗凝首选治疗,可用于预防 BCS 伴 MPD 移植受体血栓复发(图 20-6)。应用华法林预防血栓复发的患者凝血酶原时间很可能处于临界值。1981 年,本书编辑之一(G.B.K)发现 1 名患者在准备肝活检时停用华法林,出现复发血栓。这名患者住院治疗后在很短的时间内死亡。这次经历是促进 OLT 术后

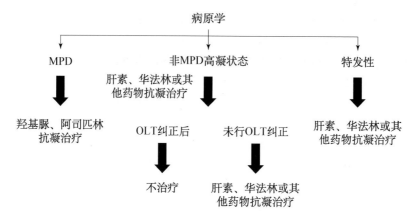

图 20-7　BCS 抗凝治疗的决定树。提示：急性 BCS 可考虑抗凝治疗。有些真性红细胞增多症 BCS 患者没有高红细胞比容。若红细胞比容大于 45％，应用抗血小板药物

BCS 患者应用抗凝治疗的重要因素。

对于未患 MPD 患者，若肝移植更正了潜在遗传缺陷如 C 蛋白缺陷或凝血酶原基因变异，则术后抗凝治疗可能没有必要。对于获得性血栓形成倾向患者，移植后治疗各不相同（图 20-7）。结节病患者术后不需要抗凝或抗血小板治疗。相反，抗磷脂受体引起的 BCS 需要重视抗凝。对于血液学及高凝状态检查为阴性而因此认为患特发性 BCS 的患者，长期抗凝治疗需要慎重。

## 病例回顾

以下病例报告举例说明 BCS 患者的致病谱和不同的临床表现。表 20-3 列出了病例编号。

### 病例 10——未确诊的骨髓增生性疾病（原发性血小板增多症）

34 岁白种人女性在 1990 年 3 月开始出现肝功能不全的症状。她的肝衰竭无法找到病因，且于 1992 年 4 月诊断为不明原因肝硬化行移植。治疗前血小板计数正常。OLT 术后 1 个月，该患者出现门静脉及脾静脉血栓，后行脾切除术。供体门静脉复发血栓以及脾切除术后血小板明显增多考虑 MPD。脾组织学表明髓外三系造血强烈提示 MPD。随后骨髓检查与原发性血小板增多症相符。门静脉血栓复发后开始使用华法林。诊断原发性血小板增多症后加用了羟基脲。

这个病例说明完善血液学检查对 BCS 患者 MPD 的诊断非常重要。若早期诊断 MPD，则不会行脾切除术。尽管移植后不久出现多发血栓，但使用羟基脲后血栓未复发。

### 病例 6——患有真性红细胞增多症的 16 岁女孩

这名年轻患者在 1988 年 4 月突发腹痛及恶心，且出现腹水及肝酶增高。CT、MRI 及多普勒超声提示肝静脉血栓。全血细胞计数提示白细胞计数为 $14 \times 10^9 / L$，血细胞比容为 41％，血小板计数为 $600 \times 10^9 / L$。白细胞碱性磷酸酶计分升至 200（正常值为 16～77）。骨髓检查提示骨髓细胞过多伴红系增生及贮存铁缺乏。巨核细胞数量减少且在多处聚集。真性红细胞增多症诊断成立，给予羟基脲和阿司匹林治疗。

这名患者于 1988 年 12 月行肝移植。病肝病理学检查证实肝静脉血栓。由于感染丙型肝炎于首次移植术后 78 个月行再次移植。切除的首次移植物未发现复发血栓。1998 年 3 月行肝活检提示胆管缺失及纤维化伴慢性排斥反应。一年后患者由于门静脉血栓出现腹痛。患者在等待第三次肝移植时死亡。羟基脲和阿司匹林治疗持续 10 年直到出现门静脉血栓的症状，最终死于此并发症。这名患者是作者研究中唯一出现复发血栓的 MPD 患者。此并发症在持续 10 年的抗血小板治疗后出现，且在复发丙型肝炎及慢性排斥反应引起肝功能不全的情况下发病。

### 病例 16——未分型的骨髓增生性疾病和 V Leiden 因子

36 岁白种人女性出现恶心呕吐伴间歇性右上腹痛 1 年。她在 1997 年 3 月服用的唯一药物为口服避孕药。肝静脉造影提示肝静脉血栓。骨髓检查提示 75％的细胞样本巨核细胞增生聚集以及网状蛋白增多。诊断为早期未分型 MPD。V Leiden 因子变异的 DNA 试验为杂合阳性。

这名患者于 1998 年 10 月行 OLT。病肝病理学检查提示肝静脉血栓。术后应用羟基脲及阿司匹林。

后期由于羟基脲造成贫血被阿那格雷替代。

这名患者有证据证明 MPD 以及 V Leiden 因子变异。已经有报道发现 MPDs 与其他高凝状态并存。1997 年发现有 BCS 患者出现 V Leiden 因子变异。纯合子 V Leiden 因子也被认为是 BCS 的病因。因此对于 BCS 患者，在骨髓检查之外也应完善高凝状态的一系列检查。

口服避孕药、怀孕以及产后状态可能是 BCS 的危险因素。Valla 等研究了 33 名 15～45 岁女性，发现在集落形成试验中出现自发性红系祖细胞增殖的 21 名患者患有潜在 MPDs 或疑似早期 MPDs。这些女性中 54％服用口服避孕药，且相对于对照组她们发展为 BCS 的相对危险度为 2.37。在另外一篇报道中 Valla 等注意到 50 岁以下的女性 BCS 患者占多数，这一发现可能与雌激素的血栓形成作用有关。在作者研究的 11 名 45 岁以下女性患者中，4 名服用口服避孕药（36％），1 名（病例 8）在症状出现前 2 个月生下一名婴儿。

### 病例 17——凝血酶原基因突变

一名来自以色列的 25 岁男性患者因难治性腹水、肾功能不全及肝性脑病欲行急诊 OLT 转运至作者所在机构。18 个月前该患者因腹水首诊为 BCS。血液学检查包括骨髓检查不支持 MPD。后应用华法林治疗。多项外科治疗未能控制腹水。Dallas 的 Baylor 大学医学中心检查提示骨髓正常。然而发现了凝血酶原 *G20210A* 基因突变。其他高凝状态检查为阴性。

这名患者于 2000 年 3 月行 OLT，且在术后 1 个月恢复良好回到了以色列。这名患者术后未给予羟基脲或华法林，因为移植可能纠正了他的高凝缺陷。有报道发现 BCS 患者出现凝血酶原基因突变，但仍未知其发病率。

### 病例 15——结节病

44 岁的老年黑种人男性检测肝生化指标增高后 3.5 年因 BCS 行移植。OLT 术前 6 个月，肝功能恶化且多普勒超声提示肝静脉血栓。高凝状态及骨髓检查均正常。1997 年 1 月行 OLT。病肝病理学检查提示肉芽肿压迫肝内静脉以及肝静脉血栓。抗酸杆菌及真菌检查为阴性。结节病的诊断成立，患者术后恢复良好。据作者所知，这是第 3 例报道肝内结节病引起 BCS 的病例。在这个病例中未应用华法林或任何抗血小板治疗预防血栓复发，因为造成肝静脉血栓的肉芽肿已经移除。

## 总结

几乎所有的 BCS 患者完善检查都可找到肝静脉血栓的原因。西方国家 BCS 病因主要是 MPDs 及其他高凝状态。MPDs 患者应用羟基脲及阿司匹林是一种安全有效的治疗，不会像华法林一样存在出血风险。这个方法的另一优点是在移植后，患者可在行肝活检监测移植物功能时依然行抗血小板治疗。有些 BCS 患者可能伴有其他高凝状态疾病需要在 OLT 术后应用华法林。应根据 BCS 病因选择抗凝药物。通过肝移植纠正高凝状态后，患者术后可能不需要抗凝或其他抗血栓形成治疗。

---

### 要点和注意事项

- 临床表现取决于肝静脉流出道阻塞的程度及速度。
- 影像学提示：
  - 尾状叶增生
  - 肝静脉蛛网状形态
- 应该完善血液学检查，包括骨髓检查、*JAK2* 检查以及高凝状态检测。许多，或者说大多数西方国家的 BCS 患者患有 MPDs。
- 抗凝药物根据病因选择。羟基脲和阿司匹林的抗血小板治疗对 MPD 患者有效且安全。
- 术后不必立即抗凝，因为术后第 1 周通常不会发生血栓并发症。
- 若患者有手术史，这项手术可能会是最高难度的肝移植手术。

# 第 21 章

# 酒精性肝病的移植治疗

## Transplantation for Alcoholic Liver Disease

Micheal R. Lucey

刘 源 • 译

在欧美国家,酒精性肝病(alcoholic liver disease, ALD)是肝移植的第二常见病因。从 1988 年到 2009 年,美国约有超过 19 000 名患者因为酒精性肝病或者合并丙型肝炎的酒精性肝病患者接受了肝移植治疗,占全美肝移植总量的 20%。ALD 患者接受肝移植的疗效与其他病因接受肝移植患者的预后相差无几,与丙型肝炎肝移植相比有着更好的疗效。

## 酒精性肝病的治疗和肝移植

ALD 的治疗首先需要戒酒。酗酒的患者如果能长期戒酒不仅能从重度肝衰竭中恢复,而且肝功能可以逐渐恢复正常,门静脉高压症状也能得以缓解。令人遗憾的是,酒精成瘾是一种易复发和缓解的疾病,这种特征在患者中持续存在,甚至在出现上消化道出血等危及生命的症状后。ALD 导致肝功能失代偿的恢复时间取决于患者在治疗期间饮酒的控制程度。对于需要接受肝移植的 ALD 患者,肝移植的目的是治疗危及生命的肝衰竭和难以用药物治疗的癌症发生风险。对于 ALD 患者,肝移植术前需要接受身体和精神状态的评估。换言之,终末期肝病的肝移植治疗是 ALD 患者整体治疗计划的一部分,其他包括酒、烟或其他药物使用成瘾性的治疗。

## 酒精性肝病患者的肝移植术前评估

考虑到 ALD 在美国和西欧的发病率,美国 ALD 患者仍被作为肝移植的潜在候选人。另外,饮酒问题对移植前患者的推荐和评估方面的影响尚不确定。Julapalli 等人分析了从 2001 年 10 月至 2003 年 9 月在一个大城市退伍军人医学中心接受诊治的 199 名肝病患者的特征,虽然期间未曾有患者被列入肝移植等待名单。研究发现肝移植不被考虑用于有饮酒史的患者,即使是近期饮酒史,合并 ALD 不利于患者被纳入肝移植等待名单。与之形成对照的是,在英国和法国首次住院期间死亡病例回顾性研究中,发现戒酒后的康复和短期内再度酗酒是大量 ALD 患者被剔除肝移植等待名单的主要原因,这使人们对 ALD 患者是否真的具有肝移植的必要性产生疑问。

如果接受肝移植评估的患者中,ALD 患者比例远低于其他患者,那么作为肝移植主要推荐者的基层医疗机构需要反思其原因。这可能是由于社区医疗机构在众多引起肝衰竭的原因中对酗酒因素的作用认识不足。医疗机构也可能对酒精滥用和依赖患者是否适合肝移植存有偏见,正如英国的一项研究发现,对 ALD 患者的偏见使得医生对这些患者的肝移植评估非常不积极。当然,也有可能是社区医疗机构和胃肠病医生对于推荐 ALD 患者接受肝移植评估的时机和在推荐患者接受肝移植评估之前是否需要一段时间的戒断治疗等问题存在困惑。戒断治疗在肝移植受体筛选中的作用将在下文中讨论。

## 肝移植的预后

由于 ALD 患者的异质性,特别是戒断治疗的疗效,使得对急性酒精性肝功能损害患者在接受非肝移植治疗后的预后评估非常困难。但是这种评估又是非常重要的,因为所有的肝移植团队都希望那些接受戒断和药物治疗的 ALD 患者具有良好的肝功能恢复潜力而免于肝移植。数学模型或者前瞻性随机试验研究表明,在 CTP 评分中,C 级患者比其他级别患者能得到更大的生存获益。与之对应的,一项利用 UNOS 数据的回顾性研究评估了移植前后的生存率和死亡率,发现 MELD 评分在 9～11 分的 ALD 患者肝移植能得到更大的生存获益。当前美国的器官分配系统认为,针对 ALD 患者的肝移植仅适用于那些严重肝衰竭或者合并肝癌以及如果不接受肝移植死亡率高的患者。

## 肝移植的评估

ALD 患者的肝移植评估需要对酗酒可能导致的各个脏器损伤进行系统的评估。心功能、肾功能、中枢和周围神经系统及免疫系统都会因长期酗酒引起损伤。因此除了肝功能和肝癌风险的评估,其他脏器系统也需要仔细评估。然而有时候肝外脏器的功能异常未必总能准确地区分出来。例如,肝性脑病和 Wernick 脑病就很难区分;还有酒精导致的外周神经痛和其他原因,特别是糖尿病引起的疼痛也很难区分;而终末期肝病患者体循环阻力的下降(后负荷)可能掩盖酗酒导致的心肌病。

## 酒精性肝病肝移植患者的酒精摄入评估

ALD 患者的肝移植评估不同于其他肝病患者的一点是 ALD 患者的成瘾史必须考虑,不单是饮酒史,还有尼古丁摄入和药物滥用情况。最重要的问题是 ALD 患者目前是否还在饮酒。总的来说,只有持续稳定戒酒的患者才能接受肝移植治疗。两项最近的研究发现,相当一部分的 ALD 患者在肝移植评估期间或者等待移植期间会再次饮酒(图 21-1)。这些在接受肝移植评估或等待肝移植期间再次饮酒的患者需要强制再次戒酒。

## 6 个月法则

ALD 患者接受肝移植评估之前至少戒酒 6 个月,也就是 6 个月法则仍然存在争议。1997 年美国

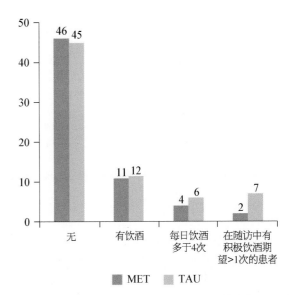

**图 21-1**　99 名酒精性肝硬化患者在肝移植等待期间的饮酒情况。酗酒治疗方案包括动机强化疗法(MET)或者常规疗法(TAU)(引自 Weinrieb RM, Van Horn D, Lynch KG, Lucey MR. A randomized, controlled study of treatment for alcohol dependence in patients awaiting liver transplantation. *Liver Transpl*. 2011;17:539 – 547.)

肝病研究协会(American Association for the Study of Liver Diseases, AASLD)和美国移植协会(American Society of Transplantation)达成会议共识认为:大多数酒精性肝病患者都需要戒酒至少 6 个月才能进入肝移植等待列表。6 个月法则也被美国的保险机构广泛采用。6 个月法则的初衷是让酒精性肝病患者有足够的时间从酒精导致的肝衰竭中恢复。然而自此以后,6 个月法则主要被用来作为患者再次饮酒的预测指标。对于 6 个月的戒断是否能成为肝移植后再次饮酒的预测指标,其研究结果也充满了矛盾。有研究认为 6 个月的戒断对于酗酒者来说时间太短而不具备决定性意义,Vaillant 认为至少 5 年以上。最近几年,6 个月法则的研究重点已经从肝移植候选人的筛选转变到患者酗酒复发的预测,目前酗酒复发的定义是:男性每日饮酒 5 次,或者女性每日饮酒 4 次,或者是任何人连续 4 日饮酒。

## 精神状态评估

1990 年 Beresford 发表了关于精神健康状态对 ALD 患者肝移植后再次酗酒影响的研究结果。借鉴非移植条件下酗酒者的研究结果,Beresford 描述了戒断治疗预后良好的因素(表 21-1)。因此 Beresford 建议在治疗结束后的总结中,戒断治疗专业人员应对患者再次酗酒的风险做出评估,从而提出恰当的治疗

| 表 21-1 在肝移植术前评估阶段戒断治疗疗效的预测 |
| --- |
| 1. 尚没有可靠的措施可预测患者移植后再次酒精成瘾 |
| 2. 承认近期饮酒史对于等待肝移植的酗酒患者是不利的 |
| 3. 尽管戒酒时间长短和随后再次饮酒的风险相关，但是这不是一种准确的评估手段 |
| 4. 肝脏病理活检不能对近期的饮酒情况做出准确判断 |
| 5. 戒断专业人员的仔细评估对移植治疗的获益非常有帮助 |
| 6. 全面的心理状态评估将再次酗酒的风险分为较高和较低两类，而不是绝对危险度 |
| 7. 对于特殊的肝移植候选人术前的全面评估应包含心理测验 |
| 8. 对于近期有饮酒史的危重患者，即使具有其他的成瘾治疗预后良好的指标，也很难进入移植的等待名单 |

| 表 21-2 戒断治疗有效的指征 |
| --- |
| 1. 患者主动承认其酒精成瘾史 |
| 2. 强大的社会支持（例如配偶、工作、家庭） |
| 3. 有饮酒以外的其他替代活动 |
| 4. 改善自我的意愿 |
| 5. 社会关系的恢复（类似第 2 条） |
| 6. 患者对再次酗酒不良后果的清醒认识 |

建议。然后再由移植团队进行移植前的系统临床评估并整合戒断治疗的结论，从而决定是否将该患者加入移植等待名单中。

## 严重酒精性肝炎的肝移植治疗

患有严重酒精性肝炎的患者对于移植团队来说是个巨大的挑战，因为这些患者之前对酒精的消费存在着许多不确定因素。对于药物治疗效果不佳的患者，其在 90 日内的死亡率非常高。在美国移植协会/AASLD 1997 指南颁布之前，酒精性肝炎一直被认为是肝移植的绝对禁忌。但是，两项回顾性研究发现移出肝的酒精性肝炎的病理学特征与随后受体酗酒复发并不相关。同样地，一项对 UNOS 数据库的回顾性分析也认为酒精性肝炎患者和非酒精性肝炎患者肝移植后的整体生存率和移植物生存率相近。此外，一项欧洲前瞻性多中心小样本的队列研究中发现，对于首次发病的内科治疗反应欠佳的严重酒精性肝炎患者进行仔细的筛选和积极的精神评估，肝移植后的中期生存率非常理想，并且术后再次酗酒的比例也较低。

## 戒酒的疗效

在美国，评估程序通常是移植选择委员会首先对患者进行系统的临床和精神状态评估。当移植选择委员会决定将患者列入移植等待名单之前，仍需第三方保险公司的批准。表 21-2 概括了一些经验，大致明确了戒断治疗在预后估算中的作用地位。具备表 21-2 列出特征的患者可能更容易坚持戒酒。但是必须承认，对于近期有饮酒史的危重患者，即使具有其

他的成瘾治疗预后良好的指标，也很难进入移植的等待名单。

## 肝移植前的戒断治疗

尽管一些肝移植团队建议移植等待者签署戒酒"合约"，或者鼓励患者参加类似"匿名戒酒会"的团体，但这两项措施的有效性数据尚缺乏。最近有一项在美国两个肝移植中心进行的由肝移植前接受评估的或肝移植等待名单上的患者参与的随机临床试验，该研究比较了两种治疗的影响，即阳性强化法的动机强化治疗和作为常规疗法的参加"匿名戒酒会"或当地的咨询服务机构。结果显示，很多在移植等待名单上的 ALD 患者，存在偷偷饮酒甚至酗酒，动机强化治疗的作用相对而言是最好的（图 21-1）。

此外，尽管吸烟在 ALD 患者中也非常广泛的存在，如何使这些患者在肝移植前有效戒烟的研究尚存不足。需要指出的是，ALD 患者再次吸烟的情况非常普遍，这也导致了酒精性肝病肝移植患者吸烟相关疾病的发病率和死亡率增高。

## 酒精性肝病患者肝移植术后的管理

表 21-3 总结了 AASLD 2013 年指南中 ALD 患者肝移植术后管理的一些建议。在美国，ALD 患者肝移植术前和术后的生存率与非 ALD 患者相似，但是 ALD 合并丙型肝炎的患者死亡率会偏高。当然，丙型肝炎患者的生存率会随着丙型肝炎治疗手段的提高而有所改善。

虽然 ALD 患者和非 ALD 患者肝移植后总的生存率相近，但是 ALD 患者因为心血管疾病或者新发肿瘤，特别是消化道肿瘤导致的死亡明显偏高。当然，这些研究并没有发现再次酗酒和新发肿瘤存在直接关系。然而吸烟与 ALD 患者心血管系统疾病导致的死亡或者新发消化道肿瘤关系密切。在 ALD 患者进行肝移植评估时，吸烟是普遍存在的一种现象，而且在术前有吸烟史的 ALD 患者在肝移植术后更容易

表 21-3　AASLD 指南关于改善酒精性肝病患者移植后预后的建议

1. 所有 ALD 患者必须完全戒酒(循证医学等级ⅠB)
2. 如果患者再次饮酒,需继续治疗或者心理辅导(循证医学等级ⅠC)
3. 有吸烟史的 ALD 患者必须戒烟(循证医学等级ⅠB)
4. 需密切监察心血管系统疾病和(或)消化道新发肿瘤的发生,特别是吸烟患者(循证医学等级ⅠA)

引自 Lucey MR, Terrault N, Ojo L, et al. Long-term management of the successful adult liver transplant: 2012 practice guideline by the American Association for the Study of Liver Diseases and the American Society of Transplantation. *Liver Transpl*. 2013;19:3 - 26.

再次吸烟成瘾。

## 肝移植后再次酗酒

　　肝移植术后再次酗酒的研究结果差距较大,从 10% 到 90% 不等。这些研究对再次酗酒的定义一般是只要术后饮酒就被认为是再次酗酒,并没有将偶尔饮酒和真正的成瘾酗酒进行区分。DiMartini 等人对 ALD 肝移植术后患者的前瞻性纵向比较研究发现这些患者术后的饮酒方式分为 5 种,包括基于再次饮酒的间隔时间和之后饮酒过程的三种独立的酒精成瘾

模式(图 21-2)。其中,80% 的患者没有饮酒或者仅是偶尔少量饮酒。相对的,剩余 20% 的患者存在三种有害的饮酒方式。这三种方式在复发时间和饮酒的量上(持续的酒精成瘾或随后饮酒量的减少)都有区分。

　　肝移植术后再次酗酒的影响的研究通常只是单中心的回顾性研究,因此可靠性仍存疑。这些传言报道认为,肝移植术后再次酒精成瘾易发酒精性肝损伤,包括酒精性肝炎、震颤性谵妄、酒精性胰腺炎、肺炎,从而降低患者的生存率。

## 肝移植后再次酗酒的治疗

　　对于肝移植术后再次酗酒患者治疗疗效的研究存在很多的困难。首先,由于患者的差异性,其在肝移植术后再次酗酒的发生风险并不相同。很多患者认为自己已不再酗酒,因此对接下来的治疗积极性并不高。这与戒酒治疗中心的患者形成鲜明的对比,在其治疗模式中,患者治疗意愿被认为是预后良好的一个指标。移植患者对于治疗的抵触,可能是因为如果患者表达了治疗意愿就会被移植团队认为是一个不良的移植候选人和缺乏诚信。这些反应似乎是真实的,但也反映了患者本质上并没有饮酒意愿。因对戒断治疗缺乏兴趣,使得那曲酮对肝移植后饮酒患者治

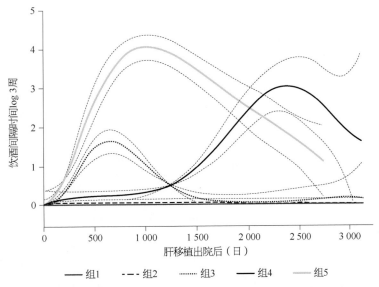

置信区间标在抛物线两端
每组病例数:组 1 = 113(51.3%),组 2 = 55(28.6%),组 3 = 13(16.4%),组 4 = 15 (7.9%),组 5 = 12(5.8%)

**图 21-2**　酒精性肝病患者肝移植后饮酒行为模式的单中心前瞻性队列分析
(引自 DiMartini A, Dew MA, Day N, et al. Trajectories of alcohol consumption following liver transplantation. *Am J Transplant*. 2010;10:2305 - 2312.)

疗作用的临床研究因患者募集失败而终止。另一个原因是肝移植的患者不愿意接受像那曲酮这种可能引起肝损伤的药物。与之相对的，Bjornsson 等人将一种综合性的治疗酗酒手段引入到了肝移植患者的管理中，包括依靠有丰富戒酒经验的精神科医生的评估，积极引导此前未接受过治疗的患者接受动机强化治疗并签订戒断协议。这种方法从患者移植前开始，持续到肝移植术后，并在肝移植术后 3 个月、1 年、3 年和 5 年进行再次评估。结果显示，与既往结果相比

能够持续接受治疗的患者饮酒率要明显降低（48％对22％），但并没有报道酗酒患者的数据。今后的治疗方案还应将酒精成瘾的 ALD 患者纳入治疗范围，以期阻止他们继续大量饮酒。

同样的，作者也需要研究如何使肝移植患者戒烟。在 ALD 肝移植患者中，不论是研究戒烟还是戒酒，所进行的研究必须是没有肝损伤的，并且研究的终点应该是控制患者的成瘾性而不是患者或移植物的生存率。

## 要点和注意事项

- 终末期肝病的肝移植治疗是 ALD 患者整体治疗计划的一部分，其他包括酒、烟或其他药物使用成瘾性的治疗。
- 所有的肝移植团队倾向于避免为那些肝功能对戒断和药物治疗有良好恢复潜力的 ALD 患者进行肝移植。
- ALD 患者肝移植术前评估目标是将可能再次酗酒的患者从肝移植候选人中排除，酗酒的定义是男性每日饮酒 5 次，或者女性每日饮酒 4 次，或者是

任何人连续 4 日饮酒。
- ALD 患者的肝移植评估需要包含酗酒导致的所有脏器的损伤。
- 虽然 ALD 患者和非 ALD 患者肝移植后总体生存率相近，但因为心血管疾病或新发肿瘤，特别是消化道肿瘤导致的死亡比例明显偏高。
- 肝移植术后再次酒精成瘾易发酒精性肝损伤，包括酒精性肝炎、震颤性谵妄、酒精性胰腺炎、肺炎，从而降低患者的生存率。

# 第 22 章

# 非酒精性脂肪性肝炎的移植治疗

## Transplantation for Nonalcoholic Steatohepatitis

Ashwani K. Singal • Michael Charlton

刘 源•译

## 作为晚期肝病病因之一的非酒精性脂肪性肝炎是肝移植的适应证之一

一项近期的横断面研究发现在全科医疗门诊患者中 NAFLD 的发病率为 46%，而 NASH 患者在整个 NAFLD 患者中占 12.2%，NASH 是北美地区最常见的肝病。因此在美国，NASH 导致的晚期肝纤维化的病例数在 300 万～800 万。不同于其他肝病，例如肝细胞癌，NASH 作为首要或次要肝移植指征的准确比例很难统计，因为缺乏严格的 NASH 肝移植入组标准。结合移植适应证不同的是由于不像肝癌有非常明确的肝移植指征，所以因 NASH 接受肝移植的比例难以准确统计。根据美国 SRTR 和 UNOS 的数据，NASH 是仅次于丙型肝炎和酒精性肝炎的第三大肝移植原因，其在肝移植中的比例从 2001 年的 1.2% 升高到 2009 年的 9.7%（图 22-1）。由于北美地区和全球肥胖率的增加，以及肥胖发病年龄的年轻化，因为 NASH 需要接受肝移植的患者数量还会继续增加。而且，在器官供体中存在肥胖、脂肪肝和 NASH 的比例也在升高。据统计，活体肝移植供者的肝脂肪变性和 NASH 的发生率分别为 12%～51% 和 2%～15%。研究认为脂肪肝供体的移植物

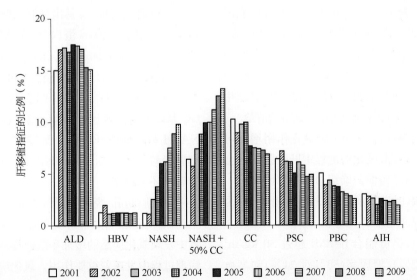

**图 22-1**　美国成人中肝移植原因的频率分布。AIH,自身免疫性肝病；ALD,酒精性肝病；CC,隐匿性肝病；HBV,乙型肝炎病毒；NASH,非酒精性脂肪性肝炎；PBC,原发性胆汁性肝硬化；PSC,原发性硬化性胆管炎

更容易发生缺血再灌注损伤,部分原因可能是肝细胞空泡化导致肝窦狭窄从而影响了肝脏的微灌注,或者氧化导致的缺氧不耐受。

## NASH 肝硬化的临床特征和诊断

大多数患者是在偶然发现肝生化指标异常的情况下,进一步检查而最终被诊断为 NASH。与酒精性肝病形成对比,NASH 患者的氨基转移酶水平一般高于正常值上限的 4 倍以下,并且 ALT 的水平通常高于 AST。碱性磷酸酶水平通常正常或者稍微升高,约为正常值两倍以下,胆红素水平通常正常。约 1/6 的 NASH 患者肝功能水平是正常的。

由于 NASH 患者通常 BMI 指数较高,特别是当脂肪主要分布在躯干时,可导致 NASH 肝硬化引起的腹水很难被检测到。腹部脂肪会影响腹部的相关检查,而腹腔内网膜上的脂肪容易与腹水相混淆。与酒精性肝炎相对应的,脂肪性肝炎诊断需要排除患者饮酒史,以及对脂肪性肝炎具有诱导作用的药物治疗、外科治疗及肝毒性药物的暴露。在临床工作中区分脂肪 NASH 与有些疾病,不能通过简单的历史资料收集,而需要特殊的血清学检查,如 Wilson 病、病毒性肝炎、自身免疫性肝病等。大多数 NAFLD 患者会伴有一种或多种代谢性疾病的临床表现[如腹围增加、高甘油三酯血症、低高密度脂蛋白水平、高血压、空腹血糖≥100 mg/dl(1 mg/dl = 18 mmol/L)]。患者的营养史,特别是体重的快速增加或降低也非常重要。未知 NASH 肝硬化的患者接受减肥手术可能引起术后肝功能失代偿。最典型的表现是进展迅速的淤胆和肝性脑病。减肥手术后肝功能失代偿可能因为术后不可避免的非酯化脂肪酸(free fatty acids,FFAs)短期内大量消耗引起氧化损伤。减肥术后静脉营养输注是治疗的基础(目的是减少 FFAs 的动员)。在这种情况下,熊去氧胆酸和抗氧化物质,如三甲基甘氨酸和乙酸半胱氨酸等的功效还不是特别清楚。

随着肝硬化的进展,由于 FFAs 氧化作用增加可导致肝脏变性减轻,在肝硬化的进程中肝脂肪变性会逐渐消失,因此患者移植前的确切诊断非常困难。

和因为其他原因进行肝移植的患者相比,因为 NASH 接受肝移植的患者平均年龄更大(58.5 岁±8 岁对 53 岁±9 岁),更可能合并 BMI 超过 30 kg/m² 的肥胖(63% 对 32%)、糖尿病(53% 对 24%)和高血压(41% 对 22%),而肝癌概率相对较低(12% 对 19%)。在接受肝移植评估的 NASH 患者存在 MZ 型 $\alpha_1$-抗胰蛋白酶表型的概率为 17%。合并垂体功能障碍的 NASH 患者病情进展会更快,并在 20～30 年进展为肝硬化,同时伴有严重的肝肺综合征。

## NAFLD/NASH 的病理特点与移植术后的管理

肝移植术后肥胖发生的概率和严重程度的增加,通常伴随着与肝脂肪变性发生相关的代谢改变。主要包括肝脏 FFA 摄取增加、由 FFA 酯化生成甘油三酯水平的增加、胞质中 FFA 合成增加,B-100 脂蛋白合成降低及其继发的 FFA 和甘油三酯运出减少、甘油三酯水解作用减低,甘油三酯和 FFA 运输能力下降,以及线粒体的长链脂肪酸 β-氧化作用增强。尽管这些生化过程对于肝内脂肪堆积的作用不是特别明确,但这些潜在的机制可能导致移植术后肝脂肪变性更为普遍。

肥胖也和胰岛素抵抗密切相关,特别是中心型和躯干型肥胖(在皮质类固醇激素使用者中常见的脂肪分布)。肥胖患者通常都存在着多种发生胰岛素抵抗的诱因,如缺乏运动、高脂饮食、服用药物(环孢素和雷帕霉素)以及葡萄糖毒性。躯干型肥胖和胰岛素抵抗发生的确切机制尚不明确,目前认为腹部脂肪细胞释放 FFA 进入门静脉系统继而诱发肝脏胰岛素抵抗和葡萄糖的刺激作用是最可能的因素。

除了之前存在的肥胖导致的代谢改变,肝移植后循环中瘦蛋白(增加)和脂联素(降低)水平的改变,可促进术后肥胖和代谢综合征的发生。TNF-α 可下调胰岛素受体底物 1 的磷酸化水平和降低胰岛素依赖的葡萄糖转运蛋白 Glut4 的表达,进而促进 NAFLD/NASH 术后胰岛素抵抗的发生。

最近研究发现,容易出现肝脂肪变性的肥胖患者通常具有对脂肪营养蛋白和 PNAPLA3(patatinlike phospholipase domain containing 3)的遗传易感性,其可以调节甘油三酯到游离脂肪酸的水解作用。基因多态性与 NAFLD、NASH 和晚期纤维化密切相关,GG 基因型的患者比 CC 基因型更容易发生 NAFLD、NASH 和晚期的纤维化。而供体对 PNAPLA3 基因型患者移植术后 NAFLD/NASH 和代谢综合征发生的影响还未确定。

尽管脂肪肝、炎症和肝纤维化之间的联系还未完全确认,但是在脂肪性肝炎的小鼠模型和 NAFLD 患者中发现氧化应激的增加和线粒体功能的紊乱在这一病理过程中发挥着重要作用。氧化应激可能来源于脂肪肝内微粒体细胞色素 CYP2E1 和 CYP4A 介导的不饱和 FFA 脂质过氧化。当细胞内促氧化途径产生的活性离子超过抗氧化途径［例如蛋白二硫异构酶途径和降低的谷胱甘肽(glutathione，GSH)过氧化物酶］的消耗时，活性氧簇(主要是超氧化物、羟自由基和过氧化氢)蓄积和线粒体损伤促进氧化应激的发生。线粒体损伤(表现为巨线粒体)是 NAFLD 的一个特征。氧化应激水平的提高通常增加了保护性的抗氧化物质和活性氧簇清除因子的合成。几乎所有肝移植受体都要在术后接受神经钙调抑制剂的免疫抑制剂治疗。环孢素和他克莫司都会导致活性氧簇产生增加、线粒体功能障碍和脂质氧化。这可能在肝移植后 NAFLD 复发的过程中起着重要作用。移植后 NASH 复发患者是否需要降低免疫抑制剂的用量尚不得而知，但理论上免疫抑制剂可能促进移植后 NASH 的复发。

## NAFLD/NASH 肝移植术后疗效

　　SRTR 数据显示，NASH 患者肝移植术后的 1 年和 3 年生存率分别为 84% 和 78%，而其他原因接受肝移植患者的生存率分别为 84% 和 78%($P=0.67$)。NASH 肝移植术后患者生存率和移植物生存率及其他病因接受肝移植的患者，在校正肌酐、性别、年龄和 BMI 变量后没有显著差异。NASH 是肝移植术后肾功能异常的独立危险因素，与因其他原因肝移植的患者相比，NASH 患者术后出现 Ⅲ 期慢性肾功能不全的概率更高(31% 对 8%，$P=0.009$)。

### NAFLD 和 NASH 复发的病理特点

　　在一项前瞻性病理分析研究中，肝移植术后 1 年有 60%(9/15) 的 NASH 受体，5%(3/62) 胆汁淤积性疾病受体，30%(12/40) 酒精性肝硬化受体，15%(8/54)HCV 受体出现 2 级或以上肝脂肪变性。移植术后第 2 年有 60% 的 NASH 受者出现脂肪性肝炎。术前接受减肥手术的患者几乎都出现 NASH 复发的表现。纤维化复发的比例更低些，只有 33%NASH 受体出现 2 级或以上的纤维化，在胆道性疾病受体中为 15%，酒精性肝病受体中为 13%，HCV 受体中为 46%。5% 的 NASH 受体在随访期间出现肝硬化(图 22-2)。在另一项研究中，分析了 599 名肝移植受体术后 1、5、10 年的 1 596 张活检病理切片发现术后脂肪变的比例为 31%，NASH 的比例为 4%，肝硬化的比例为 2.3%。最近一项研究发现，在肝活检证实的移植后 NASH 复发患者中，联合 ALT 水平(正常值<40 U/L)和肝超声检查呈脂肪变性两项指标完全不能预测 NASH 复发。因此，根据以上研究，作者认为在 NASH 肝移植受体中术后超声检查表现为脂肪

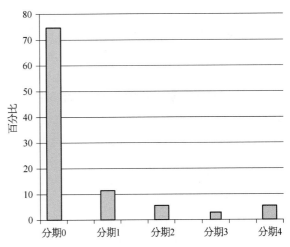

**图 22-2**　NASH 患者肝移植后 5 年，各期肝纤维化(肝活检评估)病例的分布频率。尽管脂肪肝的复发非常普遍，但是有严重纤维化的 NASH 只占患者的极少数

变性和(或)肝功能出现不能被其他原因解释的持续异常，需要进行肝活检检查以明确是否存在 NASH 复发。

## NAFLD 肝移植前、后的治疗

　　由于目前没有有效并且安全的治疗 NASH 的药物，因此对 NASH 的治疗应该主要控制其临床症状。肥胖患者作为 NASH 患者的主要群体，其治疗应该集中在降低体重和增加运动量上，这些措施已经被证明非常有效。达到理想的 BMI 值并不是改善患者氨基转移酶水平和肝脏脂肪变性的先决条件。一项 meta 分析纳入了 15 个中心的 766 名接受减肥手术的患者，结果显示 BMI 降低(平均降低量为 19%～42%)缓解了 92% 患者的肝脂肪变性，81% 患者的脂肪性肝炎，65% 患者的肝脏纤维化，70% 患者的 NASH 症状。当然，应该避免在短期内快速减重，因为这反而会加重脂肪性肝炎症状并且可能引起肝性脑病。

　　令人失望的是，在肥胖患者中，特别是合并慢性肝病的患者，持续的减肥和锻炼很难实现。这使得很多中心开始经验性或半经验性的药物减肥研究。大部分药物减肥治疗 NASH 的研究规模都较小，只有少数患者被随机分配入空白对照组。并且很多研究缺乏组织学的随访。

　　对于伴有 2 型糖尿病的 NASH 患者(约占所有 NASH 患者的 1/3)，良好的控制血糖水平可以降低患者血脂水平。尽管在不减肥的情况下单纯控制血糖不会使患者的氨基转移酶水平有所好转，但动物实验研究表明二甲双胍可以逆转 NASH 小鼠模型脂肪性肝炎的组织学改变。

在一项小样本未控制的研究中发现,在回肠旁路术后发展为 NASH 的患者中,服用甲硝唑可以改善患者的脂肪变性。

目前,关于氯贝丁酯、降脂药、N-乙酰半胱氨酸和三甲基甘氨酸等药物对 NASH 的疗效研究较少。没有明确的证据表明其有治疗效果。一项初步研究发现熊去氧胆酸可以改善 NASH 患者的生化指标。另一项随机安慰剂对照试验显示,尽管熊去氧胆酸治疗两年可以改善 NASH 患者的生化指标和组织学表现,但是这种改善和对照组几乎没有差异。在最近一项对 247 名 NASH 患者的双盲随机对照试验的研究中,服用维生素 E 两年(每日 800 单位,$n = 80$)的患者较服用吡格列酮(每日 30 mg,$n = 80$)和安慰剂($n = 83$)的患者症状改善明显,并且肝脏纤维化未见加重(43% 对 34% 对 19%,$P = 0.001$)。而且,上述两种药物都能明显改善肝功能、脂肪变及炎症表现。但是,上述药物对于肝脏纤维化均无改善。维生素 E 服用安全,但是吡格列酮可以减轻患者体重。目前还没有系统性的研究证明抗氧化剂对 NASH 患者有效。因此,若想将维生素 E 作为治疗 NASH 的常规药物,仍然需要更多的支持性证据。

目前,大多数 NAFLD/NASH 的治疗方法均来自非肝移植人群的研究,其研究成果也适用于肝移植后的 NAFLD/NASH 患者。使用他汀类药物调节 NAFLD/NASH 患者的血脂异常是安全的。他汀类药物被推荐用于达到治疗标准的 NAFLD 患者。

基于当前对 NAFLD/NASH 发病机制的理解,恢复患者胰岛素敏感性是一项令人感兴趣的治疗措施。最近一项研究发现 NASH 患者接受吡格列酮治疗后,组织学和生化指标都有明显改善。但不幸的是,其伴随着明显的 BMI 增加并可能存在特殊的肝毒性。由于过氧化物酶体增生物激活受体(PPAR-γ)激动剂促进脂质合成的特性,因此服用吡格列酮势必会增加患者体重,从而在长远上看可抵消其改善组织学表现的疗效。在脂肪性肝炎的动物模型中,联合使用 PPAR-α/γ 激动剂具有良好的疗效。初步研究结果表明在蛋氨酸胆碱缺乏饮食诱导的 NASH 小鼠模型中短期使用 PPAR-α 激动剂可以明显改善小鼠的生化指标和组织学表现。但是,在大规模队列研究中发现 PPAR-α 激动剂可能增加其他疾病的发病率和死亡率,并且在动物实验中存在潜在的致癌风险,因此其应用受到了极大的限制。

### 免疫抑制剂的选择

如上文所述,很多 NAFLD 患者在移植前存在代谢综合征。由于术后免疫抑制剂的服用,患者血脂异常、高血压和胰岛素抵抗的风险进一步增加。因此,免疫抑制剂是移植术后代谢性综合征发生和加重的重要因素。糖皮质激素可以引起胰岛素抵抗、躯干脂肪堆积、高血压、脂质代谢异常等。他克莫司和环孢素可能导致胰岛素抵抗。钙调磷酸酶抑制剂除了可以增加氧化应激和脂质过氧化,通常还会引起高血压。雷帕霉素会引起血脂异常。然而,体外实验研究表明,mTOR 抑制剂可以增加胰岛素敏感性,使得人们对其在移植后代谢综合征和 NASH 患者中的治疗作用产生了兴趣。由于缺乏足够的随机对照试验确定移植后免疫抑制剂的最佳使用方案,NASH 患者应该尽量避免使用激素并且减少钙调磷酸酶抑制剂的使用。不同药物对移植后代谢综合征的疗效见表 22-1。

**表 22-1　肝移植受体糖尿病、高血压和脂质异常的治疗**

| 药物 | 优势/劣势 |
| --- | --- |
| **第二代磺脲类药物** | **体重增加,低血糖** |
| 格列吡嗪 | 增加 CNI 浓度 |
| 格列齐特 | |
| 格列本脲 | CYP2C8、CYP3A4 轻度抑制剂 |
| 格列美脲 | |
| 双胍类 | |
| 二甲双胍 | 乳酸性酸中毒——极少,胃肠道副反应,金属味 |
| 苯甲氨酸衍生物 | 体重增加,低血糖 |
| 瑞格列奈 | 偶有肾功能不全 |
| 那格列奈 | 增加瑞格列奈浓度,价格高 |
| 噻唑烷二酮类 | 体重增加,液体潴留 |
| 罗格列酮 | 心血管风险(大于吡格列酮) |
| 吡格列酮 | 价格高,CNI 浓度增加 |
| α-葡(萄)糖苷酶抑制剂 | 消化道异常,疗效差 |
| 阿卡波糖 | 价格高 |
| **抗高血压药物** | |
| **钙通道阻滞剂** | |
| 硝苯地平 | 腿部水肿,增加 CNI 浓度,抑制肠道 CYP-450 |
| 氨氯地平、伊拉地平、非洛地平 | 非常有效、轻度水肿、不影响 CYP-450 |
| β 阻滞剂 | 降低门静脉血流 |
| ACE 阻滞剂 | 加重 CNI 导致的高钾血症,理论上有抗纤维化作用 |
| 利尿剂 | 电解质素乱,脱水 |
| **降脂药物** | |
| **他汀类** | |
| 普伐他汀 | 不需要 CYP-450 代谢 |
| 阿托伐他汀、辛伐他汀、洛伐他汀 | 有效、安全、可能减低 CNI 浓度 |
| 鱼油 | 安全,不影响 CNI |

### 饮食

目前大量的确切证据表明,胆固醇饮食可导致 NASH 和 NASH 相关纤维化的发生。与 FFA 和甘油三酯不同,在瘦蛋白缺乏的小鼠 NASH 模型中,胆固醇可以通过激活 TNF‐α 和 Fas 信号通路导致 NASH。在蛋氨酸胆碱缺乏饮食(MCD)NASH 小鼠模型中,肝细胞线粒体功能异常和线粒体 GSH 缺乏是重要的组织学表现。通过补充线粒体 GSH 可以明显改善 MCD‐NASH 小鼠的线粒体功能和组织学表现。在 NASH 纤维化小鼠模型中,肝细胞和线粒体内胆固醇堆积可导致脂肪性肝炎的发生及大幅度的增加。在 NASH 患者和有 NASH 病史的肝移植患者中,应该减少胆固醇的摄入。

## 肝移植术后病理的临床价值

肝脏活检在移植后 NAFLD/NASH 的诊断和治疗中的作用仍在不断进化。组织活检对疾病的分期和药物疗效的评估或免疫抑制剂的调整非常有帮助,但同时也增加了患者的痛苦和花费。在 ALT 正常的患者中,活检可以发现 NAFLD 的所有组织学特征,与 ALT 升高的患者相比也未见有非常明显的区别。由于 NASH 可复发和加重,因此对于 NASH 肝移植受体每年是否需要进行常规的肝活检仍存在很大争议。尽管各移植中心方法有所不同,但作者的分析发现对于 ALT 和 B 超结果正常的患者,几乎 100% 不存在 NASH。直到有更大的前瞻性研究结果出现之前,作者认为对 NASH 肝移植患者术后可以通过超声和生化指标检查进行随访,如果发现其中一项或两项指标异常,应考虑肝活检。

---

**要点和注意事项**

- 肝硬化后脂质氧化能力增加可导致肝脂肪变性特征消失,因此在移植术前对肝硬化是由 NASH 引起的诊断比较困难。
- 尽管肝移植术后 NASH 经常复发,但是因此导致的肝硬化和肝衰竭并不常见。
- 在垂体功能减退的 NASH 患者中可观察到严重的 NASH 复发并迅速进展为纤维化,且易出现肝肺综合征。
- 免疫抑制对移植后血脂异常的作用不应被忽视。环孢素、雷帕霉素(在较小程度上)和他克莫司都有可能诱发。
- HMG-CoA 还原酶抑制剂在移植患者中使用通常是安全的,并且极少存在药物之间的相互作用。

# 第 23 章

# 肝移植的特殊适应证

## Unusual Indications for Transplantation

Francisco A. Durazo • Myron J. Tong

刘 源•译

对于终末期肝病,肝移植是一种被人们广泛采用和接受的治疗方案。成人肝移植的主要适应证包括慢性丙型肝炎、非酒精性脂肪性肝炎、慢性乙型肝炎、酒精性肝病和胆汁淤积性肝病如原发性胆汁性肝硬化和原发性硬化性胆管炎。儿童肝移植的主要适应证是胆道闭锁。在患有急性肝衰竭的成人和儿童中,肝移植是一种有效的挽救生命的手段。

肝移植适应证除了这些常见的疾病外,还存在其他许多罕见的疾病。在每个肝移植中心这些疾病都是非常少见的,因此并未被公认为是肝移植的适应证。本章讨论了肝移植作为有效的治疗措施,被用于治疗各种非常见疾病的特定理由。

## 先天性代谢异常及遗传病

### 原发性高草酸尿症

Ⅰ型原发性高草酸尿症（type 1 primary hyperoxaluria, PH1）是一种罕见的常染色体隐性遗传病,由肝脏特异性酶-丙氨酸乙醛酸转氨酶缺乏导致。由于这种酶的缺乏,甘氨酸转化的草酸在肝脏中积累,从而导致草酸钙的持续形成、肾钙质沉着症,并导致肾衰竭。PH1 患者单纯接受肾移植最终仍会复发,因为肾移植不能改变患者的代谢异常并且导致移植物最终失功能。尽管原发性高草酸尿症患者肝脏的组织学表现和生化指标均正常,但是酶的缺乏导致高草酸尿。肝移植可以完全纠正 PH1 患者的代谢异常,并且改善患者的发育迟缓。为防止 PH1 患者再次发生肾衰竭，同时或序贯的肝肾联合移植经常被采用。

对于 PH1 患者肝移植时机的选择目前仍无准确的标准。大多数中心认为当 PH1 导致的草酸型肾病进展为终末期肾病，且对维生素 B₆ 治疗无效以及没有潜在肾移植活体供体时，患者需要接受肝肾联合移植。患者在肝肾移植术前和术后应接受透析和药物治疗以尽量降低草酸水平，而且这些治疗最好在移植前就开始使用。同时非常重要的是应该尽量缩短患者出现 ESRD 表现和接受移植之间的时间差。肝肾联合移植后，患者血浆中草酸水平会明显下降。然而，患者尿中的草酸水平可能在肝移植术后几个月甚至几年仍然偏高。患者肝移植术后高草酸尿症的恢复时间不确定，对出现 ESRD 后 6 个月内接受移植并且积极进行透析治疗的患者，其恢复速度最快。对于先进行肝移植再进行肾移植的患者（序贯性移植）常常会伴发更多的问题，因为肝移植后合并肾衰竭和草酸过多症对患者来说是一个巨大的挑战。

在肾小球滤过率下降的慢性肾病 3 期患者移植治疗中，可忽略肾脏治疗措施因素，优先采取单纯肝移植治疗，这是一个意向性策略，该类患者有可能在移植后获得良好的预后。因此这类患者可选择单纯肝移植治疗的窗口期很窄。

将患有草酸过多症患者的肝脏移植给另一个因其他肝病需要接受肝移植的患者，这种方法被称为多米诺肝移植。但是，预后并不非常理想。一项来自欧洲的 5 例接受多米诺肝移植的病例报道结果令人沮丧。在移植后的 4 周内，所有多米诺移植受体尽管肝功能良好，但均出现了透析依赖性的肾功能不全。4 名患者最终死亡。其他的研究也得到了类似的结果。因此，使用 PH1 患者的肝脏进行多米诺移植易导致早期肾衰竭而不被推荐，除非有效的预防措施出现。

### 纯合子型家族性高胆固醇血症

纯合子型家族性高胆固醇血症（familial homozygous hypercholesterolemia，FHH）是一种常染色体隐性遗传病，特征是高胆固醇血症和进行性动脉硬化导致的严重冠心病。在较严重的病例中［低密度脂蛋白（low-density lipoprotein，LDL）受体活性低于 2%］，患者常在 10 岁前因心血管疾病死亡。这种异常是肝细胞本质的缺陷，特别是 LDL 胆固醇（LDL-c）受体在肝细胞中减少合并血清中 LDL-c 浓度异常增高。对于 LDL 受体缺乏不严重的患者（正常活性的 2%～30%），患者常在 20～30 岁时因心血管疾病死亡。

在过去，门腔静脉分流手术和回肠旁路手术用来治疗该疾病并延缓肝移植的时间。目前，这两种治疗方式均被抛弃，取而代之的是药物治疗包括他汀类药物和胆固醇吸收抑制剂，以及机械性的血浆分离置换的方法清除血浆中 LDL。采用药物治疗和血浆分离置换的方法可以延缓 FHH 患者动脉粥样硬化和有临床症状的心脏病的发生。临床试验证明在成年 FHH 患者，使用抑制脂蛋白 B-100 代谢的药物（米泊美生和洛美他派）可进一步降低 LDL-c 浓度 25%～55%，但存在肝脏和胃肠道副作用。在 FHH 患者中这些药物的安全性和有效性需要长期的研究来评估。

由于 75% 的 LDL 受体存在于肝脏中，因此对于常规药物治疗无效的患者，肝移植是可选择的治疗方案。肝移植后 LDL 受体水平恢复正常，进而可能有效地清除血浆中的胆固醇。在心血管系统疾病出现之前肝移植是治愈 FHH 的最佳时机，但由于长期及短期的并发症，在出现心血管系统疾病后肝移植治疗目前仅仅被考虑而未实行。然而，肝移植仅对于还未出现心血管疾病的患者效果良好。LDL-c 水平正常患者拥有肝移植优先权，移植后两年皮肤损害可恢复正常。

父母供肝的活体肝移植不被推荐，因为其父母是隐性缺陷基因的携带者。合并冠心病的 FHH 患者，肝移植的风险非常高。在肝移植之前接受经皮冠状动脉腔内成形术或冠状动脉旁路移植术治疗是非常有必要的。

目前，对于存在严重心血管疾病的 FHH 患者，可采取心-肝同时或序贯联合移植的治疗方式。如果移植的心脏立刻恢复功能，心肝同时移植被认为是最好的选择。反之，可以采取心-肝序贯移植方案，即等待心功能恢复后再行肝移植。这两种方案都是通过心脏移植治愈冠心病（常见的是晚期冠心病合并缺血性心肌病），同时通过肝移植治愈患者肝脏 LDL 受体缺陷。大多数患者肝移植后血清胆固醇水平明显下降，一些患者可以达到完全正常水平。对于仍然有中等程度高胆固醇血症的患者，可以用他汀类药物帮助其恢复到正常水平。有两例关于使用 FHH 患者的肝脏进行多米诺移植的研究报道，受体术后出现了高胆固醇血症，但是通过饮食和药物得到很好的控制。

### 家族性淀粉样多发性神经病

家族性淀粉样多发性神经病是一种显性遗传的神经淀粉样变性的疾病，是由于肝脏产生突变的 TTR。由于 TTR 几乎全部由肝脏合成，因此肝移植可以完全去除病因：不溶的 β 链折叠突变的 TTR 蛋白在外周和自主神经中蓄积。这种疾病是致死性的，在出现临床表现后的预期生存时间为 12～15 年。最初的临床表现通常为周围神经病变，同时自主神经紊乱导致胃肠道和心血管系统症状也较常见。存在临床症状的自主神经病变通常意味着移植前、后发病率和死亡率较高。

最初，肝移植被用于治疗有严重营养不良或者有严重周围神经病变或自主神经病变的患者。由于沉积的淀粉样物质是可溶解和可清除的，导致这种疾病的缓解非常缓慢，移植后患者仍会表现出相应的临床症状。因此，患者预后较差，一些患者实际上死于移植后营养不良、脓毒症（通常为尿脓毒症）或长期存在的淀粉样病变导致的心律失常。

目前的治疗方案是在患者出现临床症状前进行肝移植治疗。由于这些患者的肝脏除了合成突变的 TTR 蛋白以外其余功能均正常，因此这些患者的肝脏常常被用于多米诺移植，尽管受体将会在经历过一长段时间以后出现淀粉样多发性神经病。在出现临床症状前这段时间通常较长，为 10～50 年，取决于淀粉样多发性神经病在不同发病地区的表型。因此当患者接受了一个来自家族性淀粉样神经病患者的供肝后预期有 10～50 年的移植后无病生存率（多发性神经病）。对于大多数 45 或 50 岁左右的移植受体，这种额外的风险只是肝移植本身风险以外的一个小小附加值。根据当前的治疗方法和疗效，一些治疗性探索将成为减缓家族性淀粉样神经病病程的工具，包括通过下调 TTR 基因的 mRNA 降低血浆中 TTR 蛋白水平、抑制淀粉样沉积、用正常的 TTR 基因置换突变的 TTR 基因（可通过肝移植或基因治疗实现）。

### 原卟啉症

原卟啉症包括两种异常的特征，亚铁螯合酶的缺陷（红细胞生成卟啉症）或红细胞氨基乙酰丙酸合成酶获得性功能突变（X 连锁显性原卟啉症），其可导致骨髓来源的游离原卟啉产生过多。后者虽不常见，但是导致肝脏病变的危险因素。

通常，该病被认为是一种不完全外显的常染色体显性遗传病。然而，大部分患者均存在严重的亚铁螯合酶缺陷的表现，因此提示可能存在两种而不是一种基因的异常。有研究发现，发病患者的父母双方都有一个不同的基因缺陷，伴有轻微的或无临床症状，但在他们的后代中两个异常基因的联合导致了明显的原卟啉症的表型。不管遗传的特定方式如何，患者都

有一种独特的对阳光暴露的速发性超敏反应，以烧灼感或刺痛感伴有红斑和水肿为特征。光活化了皮肤中的卟啉导致的光敏感性疼痛是该病的特征表现。尽管胆汁性卟啉的生成增多会破坏肝胆管的结构和功能，但终末期肝病仅见于少数人群。据估计，只有 10% 的严重原卟啉症患者会出现肝功能损伤的临床表现，进而进展为肝纤维化，最终导致肝衰竭。一旦患者出现肝功能失代偿，如果不及时肝移植治疗，病情将迅速进展直至死亡。

通过口服类似木炭粉、考来烯胺或考来替泊药物可以减少肝内卟啉的累积，但不能完全消除。其他治疗方法包括红细胞输注抑制红血细胞生成、补充正铁血红素抑制卟啉生成或者血浆置换清除血浆中的游离卟啉。对于终末期肝病的患者，肝移植是唯一长期有效的治疗方案。

对于准备接受肝移植治疗的患者，术前应进行血浆置换以清除血液中的卟啉，同时在手术时，手术室应使用红色灯光（不活化组织中的卟啉）以减少患者在移植过程中组织器官的光暴露。肝移植后患者胆道并发症比较常见。神经病变作为急性肝卟啉症的表现，可见于 16% 的因卟啉症行肝移植的患者中。

对进展为肝衰竭的原卟啉症患者，理想的治疗方式是骨髓移植联合肝移植。然而不幸的是，当患者肝脏病变进展到需要肝移植治疗的地步时，通常没有足够的时间进行骨髓移植，因为肝脏病变进展迅速使患者无法在骨髓移植后、肝移植前恢复至正常的血液学状态。尽管肝移植后肝脏卟啉合成减少，但原卟啉诱发的肝病仍会在移植肝中复发。患者骨髓中持续产生过量的卟啉导致光敏感性病变和肝脏病变的复发。因此，目前强烈建议当卟啉症患者早期肝脏累及变得明显时，应采用骨髓-肝序贯移植治疗。

### 脂肪酸代谢缺陷
#### 脂肪酸氧化异常

随着对线粒体结构和功能认识的加深，人们认识到遗传性或获得性线粒体功能障碍是这种疾病影响肝脏和其他脏器系统的主要原因。在一些非线粒体直接相关的肝脏疾病中，线粒体的功能状态可以影响肝细胞的生存。原发性线粒体性肝病是一种遗传性线粒体结构或功能缺陷导致的疾病，通常累及线粒体的呼吸链、氧化磷酸化、脂肪酸氧化、尿素循环和其他线粒体相关的功能。肝脏线粒体负责脂肪酸的代谢和酮体（羟基丁酸和乙酰乙酸）的生成，它们可以作为在饥饿状态下神经系统的替代燃料。氧化磷酸化异

常可引起新生儿和婴儿的肝衰竭。目前,根据临床病程和严重程度,两种和线粒体呼吸链相关的肝脏病变已被描述:一种是严重的早发型,即出生后一周内开始出现偶发性低血糖、神经系统受累(严重的肌张力减退、肌阵挛型癫痫、精神运动迟缓)、早期肝衰竭和迅速死亡的病程;第二种是迟发型,即出生 2 个月后开始出现肝衰竭进而进入该病的病程。对于第二种可选择肝移植治疗,以期不再进一步累及肝外组织器官。

线粒体呼吸链缺乏导致的新生儿肝衰竭。该病在出生后几个月即可发生,通常伴有乳酸性酸中毒、黄疸、直接胆红素增高、ALT 异常、凝血功能异常、低血糖酮症和高氨血症。早期临床症状包括昏睡、肌张力减退和呕吐。肝脏活检病理示小泡性脂肪肝、毛细胆管阻塞和胆管增生。门静脉周围和肝小叶中心纤维化可以进展为明显的小结节性肝硬化。随着疾病进展,肝脏内出现糖原缺乏和铁离子蓄积。通过电镜可以明显观察到线粒体的异常。该病一旦发作,进展会非常迅速并导致死亡,其死因主要为肝衰竭或感染或者两者兼而有之。基于不同的肝外表型,该病临床表现可多样化。大多数患者可有严重神经系统病变包括虚弱、肌张力减退、哭声和吮吸反应弱、周期性呼吸暂停和肌阵挛性发作。对于出现神经系统病变表现的患儿不适合肝移植治疗,因为这些临床表现不但无法逆转反而会继续进展并导致死亡。即使无神经系统病变,也只有极少数患者能耐受肝移植手术。

先天性线粒体 DNA 缺乏综合征。该病通常在出生后第一周发病,表现为肌张力减退、肝衰竭、肾功能异常和乳酸性酸中毒。线粒体数量增多,但其 DNA 量减少是改变的特征性表现。诊断有赖于受累组织中线粒体 DNA 量与细胞核 DNA 量的比例减少。同时线粒体呼吸链复合物 Ⅰ、Ⅲ 和Ⅳ 活性降低,而Ⅱ活性保持正常。在一些病例中可表现为肝脏特异性受累及,或者也可仅累及肌肉、大脑、肾脏和心脏。对于仅累及肝脏的患者,可通过肝移植挽救其生命。

Reye 综合征。这种获得性肝脏线粒体病变主要是由于病毒性感染(流行性感冒、水痘、肠道病毒和其他病毒)和水杨酸类药物的相互作用导致尿素生成、酮生成缺陷以及高氨血症、低血糖、游离脂肪酸增多、乳酸性酸中毒和各种二羧酸合成增多的疾病。主要在秋、冬季节发病,常见于 5～15 岁病毒感染的儿童。以肝脏病变为主要表现的 Reye 综合征儿童,往往在病毒性疾病临床症状出现之后发病,特别是正处于恢复期的有前驱症状的病毒性疾病。在几小时的呕吐之后,患者病情加重伴有脱水和脑病。血清 ALT、AST 及血氨水平升高。凝血酶原时间轻到中度延长,伴有低血糖。需要引起重视的是因患儿胆红素水平正常而忽视其潜在的死亡可能。肝脏活检可发现不伴有炎症和坏死的小泡性脂肪肝。电镜可以发现线粒体异常。对于怀疑为 Reye 综合征并伴有明显肝衰竭的患儿,可能是脂肪酸氧化异常所致而不是真正的 Reye 综合征。对 Reye 综合征患儿,肝移植是一个有效的挽救生命的治疗手段。

长链 3-羟基辅酶 A 脱氢酶缺乏。这种酶缺陷的杂合子女性在妊娠晚期有发生危及生命的妊娠并发症的风险,包括急性妊娠脂肪肝和 HELLP 综合征(溶血、肝脏酶学指标升高、血小板降低)。此外,她们还有发生先兆子痫和子痫的风险。这些异常与不同程度的肝脂肪变性、高氨血症、乳酸/酮酸比例升高、乳酸性酸中毒、酮中毒和肝脏病变密切相关,其发病突然,并迅速发展为昏迷甚至死亡,而患者的胆红素水平正常。晚期患者在分娩前或后,肝移植作为挽救生命的治疗手段可能无法避免。在妊娠期女性中,其他罕见的、可引起肝衰竭的脂肪酸氧化缺陷类型,包括三功能性的蛋白缺乏、肉碱棕榈酰转移酶缺陷和短链乙酰辅酶 A 脱氢酶缺陷。

### 尿素循环障碍

尿素循环异常是一种先天性 Krebs-Henseleit 循环的催化剂(5 个核心酶、1 个活化酶和 1 个线粒体鸟氨酸/瓜氨酸逆向转运体)缺陷,导致的氨解毒或者精氨酸合成异常,其发病率约为 1/8 000。除鸟氨酸甲酰转移酶缺陷外,其余均为常染色体隐性遗传性疾病;鸟氨酸甲酰转移酶缺陷是一种 X 连锁隐性遗传疾病。这种疾病中各种酶或蛋白缺陷不是由单个基因突变所致。在各种类型的缺陷中可见大量不同的基因突变。因此,对尿素循环障碍的诊断有赖于检测血液和尿液中各种酶的代谢产物,并借此区分不同的酶缺陷。患者在出生后(约占 50%)或者在任何年龄出现的高氨血症,可导致死亡或在幸存者中引起严重的神经系统障碍。尽管目前旁路途径替代疗法和肝移植是有效的治疗方案,但是患者预后仍然很差。这可能与患者缺乏特异的临床表现和健康从业人员对这种罕见病缺乏认知,导致的认识不足和诊断延误相关。

肝移植可从本质上治疗尿素循环障碍。肝移植后高氨血症不再发作,饮食控制不再是必需的,并且可以停用途径替代药物。但要特别指出的是,肝移植并不能治疗鸟氨酸甲酰转移酶缺陷或者氨基甲酰磷酸合成酶缺陷导致的低精氨酸和低瓜氨酸血症,因为血浆中大部分瓜氨酸来自肠道,而不是在肝脏中合成。因此,这两类患者即使肝移植成功后,仍需继续补充瓜氨酸或者精氨酸。由于术前存在的神经系统病变不可被逆转,因此在肝移植手术前和手术期间必须注意防治内源性的分解代谢来源的氨和高氨血症。相对于药物治疗,肝移植为严重的尿素循环障碍患者提供了一种更好的治疗选择,可明显改善患者生活质量。

### 囊性纤维化

囊性纤维化是一种常染色体隐性遗传的多系统病变,包括肺、胰腺、胃肠道和肝脏。由于目前对该病呼吸系统并发症的治疗措施改进,囊性纤维化的肝脏病变成为最主要的问题。肝脏病变的特征性病理表现为胆道阻塞和门脉周围纤维化随时间推移进展而导致的局限性胆道硬化。局限性胆道硬化可以发展为多小叶的肝硬化并伴有明显的门静脉高压和相关并发症。

囊性纤维化患者中 4.5%～10% 出现严重的肝脏病变,也是引起患者死亡的第三大原因。肝移植或者肝肺联合移植是囊性纤维化相关性肝病的有效治疗措施。肝肺联合移植预后较差,因此推荐在肺功能下降到危险期之前实行肝移植。成人和儿童单纯的肝移植后的 1 年总体生存率为 85% 和 90%,5 年总体生存率为 65% 和 85%。患者营养状况恶化与移植后预后不良密切相关,因此对于此类患者应该尽早有选择的实施肝移植治疗。

## 血管性疾病

### Budd-Chiari 综合征

BCS 是指一系列导致从肝小静脉到下腔静脉连接处和右心房的肝静脉流出道受阻的疾病。该病主要是因为在右心房和肝静脉汇入点的下腔静脉间存在先天性的网状结构,主要见于亚洲印度和日本女性。

IVC 网状结构引起的血液淤积和肝静脉血管损伤,可导致在肝静脉和膈下 IVC 远端及网状结构之间血栓形成。血栓形成也可能因为先天性凝血或者纤溶异常,这可发生在凝血因子Ⅴ基因突变或者凝血酶原基因突变的患者和亚甲基四氢叶酸还原酶(MTHFR)、抗凝酶原Ⅲ、蛋白 C 或蛋白 S 缺陷的纯

合子患者。这些患者可因经常口服避孕药、雌激素替代治疗或者怀孕导致静脉血栓的沉积。另一种引起BCS 的原因是骨髓增生异常(通常是 Janus 赖氨酸激酶 2 突变),例如真性红细胞增多症、原发性血小板增多症或突发性睡眠性血红蛋白尿。最后,据报道白塞综合征、抗磷脂或抗心磷脂自身免疫抗体(或两者)、结节病、$\alpha_1$-抗胰蛋白酶缺乏、溃疡性结肠炎和乳糜泻均是 BCS 的发病原因。

在疾病进程自然史的两个时期,肝移植可用于BCS 的治疗。特别是合并急性或者亚急性肝衰竭的急性 BCS,肝移植可用来挽救生命。另外,肝移植也可用于挽救终末期 BCS 和长期流出道梗阻继发的肝硬化患者。后一类病例中,在疾病自然史早期实施的腔肠系膜上静脉-腔静脉分流术、门静脉-腔静脉侧侧分流术、门静脉-动脉血管分流术使得肝移植手术中受体肝切除时变得复杂。BCS 肝移植后的 5 年生存率为 83%。

在肝脏部分切除的时候,一并切除处在疾病起始阶段的 IVC 网状结构和血栓或用没有凝血因子Ⅴ突变、凝血酶原突变或 MTHER、抗凝酶原Ⅲ、蛋白 C、蛋白 S 缺陷纯合子患者的肝脏置换病肝,从而解决了存在的血管问题。尽管肝移植可以治愈几乎所有遗传相关的血栓性疾病,但术后仍会出现血栓,因此常规的抗凝治疗是必需的。对于肝外原因导致的 BCS,如真性红细胞增多症、其他骨髓增生性疾病、白塞综合征和罕见的血管炎,移植后需要终身抗凝治疗。

### 巨大血管瘤伴 Kasabach-Merritt 综合征

对存在巨大血管瘤和凝血功能障碍的患者,如血小板减少症、凝血酶原和部分凝血酶原时间延长、存在弥漫性血管栓塞(Kasabach-Merritt 综合征)实验室证据的患者偶尔也可以进行肝移植治疗,包括活体肝移植和因巨大血管瘤破裂进行的急诊肝移植。

### 遗传性出血性毛细血管扩张症

遗传性出血性毛细血管扩张症,又称作 Rendu-Osler-Weber 综合征,是一种常染色体显性遗传病,其临床特征为多器官的动静脉畸形。尽管肝脏较少累及,但可并发于门静脉高压、肝性脑病、高排型充血性心力衰竭和胆道出血。当出现上述并发症时,肝移植作为一种可选择的治疗方案,其他治疗方案包括血管栓塞术和肝脏部分切除,治疗方案的选择取决于肝脏病变的程度。抗血管内皮生长因子,例如贝伐珠单抗,可以降低心输出量,并减少鼻衄的持续时间和发作次数。这个治疗方案可以作为肝移植等待期的过

渡性治疗。然而当前只有肝移植能恢复遗传性出血性毛细血管扩张症和心力衰竭患者的心输出量。

### 肝窦阻塞综合征

肝窦阻塞综合征(sinusoidal obstruction syndrome，SOS)是一种临床综合征，其特征为肝大、腹水、体重增加和黄疸。SOS 通常和生物碱、乙醇、口服避孕药、有毒油剂、药物(例如，特比萘芬)和辐射损伤相关。造血干细胞移植是 SOS 最重要和最常见的致病因素。据报道，SOS 也会出现在肾移植后，主要和咪唑硫嘌呤毒性相关，以及肝移植后，主要与细胞免疫排斥相关。干细胞移植后 SOS 药物治疗无效时，可采取肝移植挽救性治疗。因为肝脏是唯一受损的器官，所以在肝移植后出现 SOS 时，可以采用二次肝移植挽救性治疗。对接受骨髓移植治疗的患者，出现移植物抗宿主病也是肝移植的适应证。

# 其他疾病

## 药物

特殊的药物性肝损伤(drug-induced liver injury，DILI)尽管不常见，但在过去 10 年的时间还是受到了很大的关注。DILI 引起的急性肝衰竭自愈率很低，如果不接受肝移植治疗，死亡率高达 75%。肝移植治疗的预后非常良好。据报道，超过 1 100 种药物、草药、天然产品、维生素、矿物质、食物添加剂和娱乐、非法化合物均可以引起 DILI。单纯或联合使用异烟肼时常因其肝脏毒性而需要肝移植治疗，其他药物有丙基硫尿嘧啶、苯妥英和 2-丙戊酸钠等。在补充替代药物中，合成类固醇是最常见的引起肝损伤的药物，其次为减肥药物。肝功能障碍的程度(由昏迷、高胆红素血症和凝血功能障碍的程度判定)可预测 DILI 急性肝损伤的转归，而与药物的种类、药物损伤的形式、年龄、性别、肥胖和停药时间无关。综合分析通过非肝移植治疗和肝移植治疗而康复患者的数据，DILI 急性肝损伤的总体生存率接近 70%。

## 感染性因子

### 细菌毒素和暴发性肝衰竭

致吐毒素 cereulide 是蜡样芽孢杆菌分泌的催吐毒素，可以抑制线粒体呼吸链，导致肝脏脂肪变性和暴发性肝衰竭，可以通过肝移植和直接作用于感染细菌的抗生素进行治疗。

### 病毒感染导致的急性肝衰竭

经典的嗜肝性病毒，从甲型肝炎到戊型肝炎并不是仅有的可以感染肝脏的病毒。其他全身性病毒感染也可以引起肝损伤，不同于急性肝炎，其表现为轻度和短暂的氨基转移酶水平升高，偶尔表现为急性肝衰竭和急性重型肝炎。从临床表现上可能很难将他们与经典的嗜肝病毒相区别。这些病毒包括巨细胞病毒、EB 病毒、单纯性疱疹病毒、水痘-带状疱疹病毒、人疱疹病毒 6/7/8 型、人细小病毒 B19 和腺病毒等。巨细胞病毒感染的临床表现多种多样。独有的临床症状往往存在于新生儿、青少年和免疫功能不全的感染巨细胞病毒的患者。临床上曾有报道，在免疫功能不全和正常的 EB 病毒感染患者中出现急性重型肝炎。这些急性肝衰竭的患者偶尔需要肝移植治疗。单纯性疱疹病毒可以感染新生儿、孕妇、免疫功能不全人群的肝脏，极少感染免疫力正常的成年人肝脏。水痘-带状疱疹病毒也可能与成年人严重的急性肝炎和急性重型肝炎相关。在这些情况下通常选择的治疗是静脉注射阿昔洛韦。对于临床症状更为严重的患者，也许需要肝移植治疗。肝脏活检特有的发现对这些病毒感染的诊断非常有价值。人类疱疹病毒 6/7/8 型、人类细小病毒 B19 和腺病毒也可以表现为急性肝损伤，偶尔可表现为急性重型肝炎。除了疱疹病毒以外，其他病毒感染的临床表现未被具体的描述。非常重要的是，对于存在急性肝损伤而血清学标志未提示为经典嗜肝病毒活动性感染的患者，需要考虑上述病毒感染的可能。

### 甲型肝炎或戊型肝炎导致的急性肝衰竭

这两种肝炎病毒极少引起 FHF，除了少数年龄较大(40 岁以上)的甲型肝炎患者和营养不良的怀孕的戊型肝炎患者。基因型为 1 型和 2 型戊型肝炎可以引起流行性肝炎。3 型和 4 型是猪类病毒，人类作为偶然宿主偶尔会出现感染(人畜共患病)。1 型感染孕妇经常会出现急性肝衰竭。当患者合并潜在的慢性乙型肝炎或丙型肝炎感染或者其他形式的慢性肝实质病变时，可能会导致严重的肝衰竭。对于既往有慢性乙型肝炎或丙型肝炎肝衰竭的急性感染患者，肝移植是唯一有效的治疗手段。

### 非甲、乙、丙、丁、戊型肝炎导致的急性肝衰竭

对于甲型肝炎或乙型肝炎血清学标志物呈阴性或缺乏其他可能原因的急性肝衰竭称为非甲非乙型(non A，non B，NANB)急性肝衰竭。病毒感染在 NANB FHF 发生中的作用仍存在争议。NANB FHF 与甲、乙、丙、丁、戊型肝炎血浆标志物不相关。其发病的年龄较大，但和其他 FHF 的临床进程相似，并且更容易影响女性。也可以影响年轻的成年人，特别是在怀孕或者营养不良的时候。肝移植是挽救生

命的有效治疗手段。但不幸的是,在这些病例中有约15%的患者在肝移植后会再次发生FHF,并且在数天或数周内需要二次肝移植。此外,再生障碍性贫血是这类疾病的晚期并发症。

### 反复发作的细菌性胆管炎

胆管结构性病变是反复发作的细菌性胆管炎和败血症的高危因素,死亡率高。最常见的引起胆管树结构损伤的疾病是PSC。据报道败血症的主要并发症包括心肌内膜炎、骨髓炎和肝脓肿。

Caroli综合征在终末期常伴有反复发作的胆管炎,并与胆管细胞癌的发生密切相关。由于手术导致的胆管损伤而继发的硬化性胆管炎也会出现反复发作的细菌性胆管炎。最后,肝移植后的缺血性胆管病变表现为胆管狭窄、胆管铸形、胆道泥沙沉积和反复发作的胆管炎。对于因为胆管结构病变导致的反复发作的胆管炎,肝移植是一种有效的治疗方案。

### 胆管慢性真菌感染

极少的情况下,慢性胆管念珠菌感染或者隐球菌感染会被误诊为PSC。如果可以被准确地诊断,抗真菌治疗应当是有效的,肝移植也许可以被避免。极少数病例在术前未能诊断为胆管真菌感染,而被误诊为PSC或者特发性胆管缺失(见于成年人的特发性胆管缺失综合征),进而接受了肝移植治疗。这些患者术后需要延长抗真菌治疗时间,至少4~6周,也许更长(3个月到1年),其取决于移植物中是否存在真菌复发感染。

### 细粒棘球绦虫/包虫病

这种寄生虫常见于法国、德国、波兰的部分地区和苏联的大部分地区。该病的自然宿主是狐狸。一旦人类误食其包囊孢,可引起血管病变(BCS)、胆管病变(假性硬化性胆管炎)或者继发性肝硬化,继而进展为肝衰竭。该病出现上述任何症状,肝移植也许是恰当的治疗选择。包虫病进行肝移植主要适应证为没有肝外病变、严重的肝功能不全、无法根治性手术切除,后者也是肝包虫病的一种可选择治疗方案。因包虫病而接受肝移植的患者,术后常见灾难性的并发症,如果术中囊肿破裂、囊孢污染手术区域。

### 多囊肝

多囊肝可进展为巨大型肝大并导致严重的身体和社会残疾。肝移植可以逆转患者的营养不良、恶病质和与疾病相关的生活质量紊乱。除非合并肾衰竭,否则不需要同时联合肾移植,肾衰竭通常会延后许多年才出现。

### 结节病

结节病是一种多系统疾病,特征是出现非干酪样肉芽肿和纤维化。结节病的主要死亡原因是心脏病变(50%),肺部病变在其他死亡原因中占大多数(43%)。在结节病所有病例中,非心脏和肺部病变导致的死亡人数只占7%。因此,因为结节病导致终末期肝病需要进行肝移植的病例极为罕见。当肝脏结节病进展时,肝脏损伤与其他器官类似。肉芽肿导致慢性肝内胆汁淤积伴小叶间胆管缺失。门脉周围型纤维化继而进展成小结节性肝硬化,进而导致严重的肝脏相关并发症,例如黄疸、皮肤瘙痒症、门静脉高压和肝衰竭。当患者合并慢性丙型肝炎感染或者其他肝脏病变时,该类复杂的结节病患者需要接受肝移植治疗。同时,在肝脏结节病中,当病变类似于多囊肝病成为一种负面因素严重影响患者的生活质量,例如活动、生活自理、饮食变得困难,患者也需要接受肝移植治疗。

在一项大规模的多中心回顾性队列对照研究中,与对应的胆汁阻塞性肝病(PSC和PBC)相比,肝脏结节病肝移植后的预后更差。结节病患者肝移植后,容易发生结节病复发,既往存在于肺部的结节可出现恶化并且很难与肺结核或淋巴瘤(或两者共存)相区分。肝移植后结节病复发的概率目前尚不得而知,但对患者和移植物的长期存活影响极小。相对于其他胆汁阻塞性肝病,结节病对其他靶器官损伤的系统特性和术后需要大剂量的糖皮质激素治疗,是其预后不佳的两大主要原因。

### 神经内分泌肿瘤

神经内分泌肿瘤是一种变化各异的新生物,其特征是生长缓慢并且具有分泌各种激素和血管活性物质的能力。来自美国的监测、流行病学和最后结果(surveillance, epidemiology, and end results, SEER)数据显示,NETs的发病率从1973年的1/100 000升高到2004年的5/100 000。约85%的NETs来源于胃肠道,而且大部分患者诊断明确时已经有转移。肝脏是最常被累及的器官。对无法切除的NETs患者,肝移植评估有选择性作用,在被推荐确认为移植候选人的患者中,其移植术后5年生存率达到70%,而5年无病生存率达到50%。肝移植适用于那些临床症状严重且对奥曲肽治疗无效的转移性类癌/神经内分泌肿瘤或巨大肝脏肿瘤但是无证据显示存在肝外病变的患者。原发病灶应在移植前或移植时一并切除。

### 弥散性胆管狭窄/特发性成人肝内胆管缺失

弥散性胆管狭窄表现为均一的、弥散性的胆管系统闭塞，并且伴有肝内胆囊或者胰腺分裂，可能是由先天或者发育异常所致。胆管树和胰腺腹侧小袋共同起源于原始胃肠道的腹侧表面的外翻。特发性成人胆管缺失症是成年人中与原因不明的肝内胆管缺失相关的一种慢性胆汁阻塞性肝病。两种疾病均可恶化而进展为肝硬化和门静脉高压。肝移植是这两种疾病的有效治疗措施。

### 肝上皮样血管内皮瘤

原发性肝上皮样血管内皮瘤（hepatic epithelioid hemangioendothelioma，HEH）是一种罕见的肝内软组织血管性肿瘤，其临床病程介于良性血管瘤和恶性血管肉瘤之间，在 1984 年被 Ishak 首次描述。目前其病因仍不明确，尽管一些因素可能与其发生相关，如氯乙烯、石棉和钍造影剂。虽然有报道一些患者在不接受任何治疗情况下可以生存，但无治疗的死亡率超过 50%。据报道，全身或局部化学治疗和放射治疗无显著疗效。肝移植是最常用的治疗方法（44.8% 的患者）。PET-CT 有助于肿瘤分期，特别是在肝移植之前的评估中。长期疗效是令人满意的，其 5 年和 10 年总体生存率分别为 83% 和 74%。在术后中位时间 49 个月后，约有 1/4 的患者出现复发，但是通过积极的抗血管生成药物治疗或者以雷帕霉素为基础的免疫抑制剂治疗可明显延长患者的生存期。研究证实淋巴结转移和轻度肝外病变不是肝移植的禁忌证。只有在大血管侵犯的情况下才会影响患者的预后。HEH 患者应该早期接受肝移植治疗，因肝外病变的发生和移植物的复发，术后应该常规使用抗血管内皮生长因子进行抗血管生成的辅助治疗。

### 良性肝脏肿瘤

#### 肝腺瘤

腺瘤可以是单发的（最常见），也可以是多发的（较少见）。其典型的特征为单发腺瘤合并糖原累积症（Ⅰ型），常见于口服避孕药的女性或者因合法的临床原因或非法的原因使用性激素的男性和女性。尽管这种肿瘤是良性的，但是可以出现中央型坏死和出血，并引起疼痛，甚至因其特殊位置引起肝组织的血管和胆管损伤，因此手术切除是必需的。如果处于中央位置或肿瘤占据大部分肝脏而无法切除时，需接受肝移植手术治疗。

多发性腺瘤可以是孤立性疾病，也可以是家族性疾病的一部分。多发肿瘤的肝部分切除似乎不能够

安全地移除所有肿瘤，甚至可能促进残留肿瘤的生长。对于肿瘤生长迅速或引起临床症状或甲胎蛋白增高意味着恶性转变可能的患者，肝移植是一个恰当的治疗方法。

#### 肝间叶性错构瘤

这种肿瘤可因肿瘤增大引起患者不适或反复腹痛，但是很少引起肝衰竭。如果通过标准的手术程序不能切除或者术后复发，肝移植是一个恰当的治疗方法。

#### 巨大肝血管瘤

有时，血管瘤生长到非常巨大或者在肝门区域中央位置，使得手术无法切除，只能进行肝移植。通常，血管瘤不需要手术干预，除非出现疼痛、迅速增大、血小板和凝血因子消耗引起血小板减少症和弥散性血管内凝血（Kasabach-Merritt 综合征）。

#### 肝淋巴管瘤病

这种极其少见的疾病可引起肝功能损害、难治性呼吸困难、疲劳和由于患者不能进食导致的营养不良；它也和令人虚弱的慢性腹痛相关。和其他良性肿瘤一样，序贯性手术切除是首选治疗，除非手术切除后复发、病灶累及肝门结构的中心位置、肿瘤巨大，为移除肿瘤不得不进行肝移植。

#### 肝脏炎性假瘤

这种"肿瘤"可见于多种不同的组织器官。肝脏较少累及。当其位于肝门区域，可引起反复发作的胆管炎导致继发性胆汁性肝硬化。当肿瘤伴有肝衰竭、门静脉高压合并出血或两者共存，是肝移植的罕见适应证之一。

#### 局灶性结节增生

和其他良性病灶一样，局灶性结节增生如果位于中央区域（这种情况常见）压迫门脉区域导致门静脉高压、胆道阻塞、反复发作的胆管炎或者因累及肝门血管引起的肝衰竭，进而需要进行肝移植来治疗。这种疾病通常与肝脏血管异常和胶原血管病相关。极少数情况下，结节性增生在肝内呈多发弥漫性。这种也是肝移植的指征之一，并且在术前常被误认为是隐匿性肝硬化。

#### 胆管乳头状瘤病

胆管乳头状瘤病是一种非常罕见的疾病，伴有反复发作的胆管炎和继发性肝硬化，同时可能合并反复发作的败血症、门静脉高压或者两者兼而有之。极少的情况下，胆管乳头状瘤病导致的慢性上皮炎症引起胆管癌变。在胆管腺状上皮恶变之前，实行肝移植联

合 Roux-en-Y 胆肠吻合是一种有效的治疗选择。

### Caroli 病和 Caroli 综合征

Caroli 病是一种非常罕见的先天性遗传性疾病，其临床特征是节段性肝内胆管扩张从而导致肝内多发囊肿样变。在 Todani 胆管囊肿分类中，其被划归为Ⅳa 型和Ⅴ型，在部分病例中可合并多囊肾。当其合并肝脏纤维化时，具有不同的本质，而被称为Caroli 综合征。临床上可表现为反复发作胆管炎，并且长期预后不良。如果病灶局限于单叶且没有先天性肝纤维化时，可选择肝切除手术治疗。保守疗法经皮或内镜导管或支架置入或肝肠吻合治疗主要症状失败，这些均被认为是姑息性治疗。慢性发作性胆管炎合并肝脏脓肿可以在 7%～14% 的患者中引起胆管癌。由于缺乏早期诊断的明确临床和生化指标，这些患者的胆管癌诊断非常困难。当 Caroli 综合征合并先天性肝纤维化并引起门静脉高压和食管静脉曲张的患者，肝移植是一种有效的治疗选择，甚至对于出现门静脉高压的患者，肝移植仍是一种治疗手法。对于因多囊肾导致的终末期肾病患者，可以采用肝肾联合移植。

### 终末期肝病与全胃肠外营养

15%～20% 的终末期肝病患者需要接受长期的完全肠外营养。这些疾病包括胆汁淤积、胆石症、肝纤维化进展为胆汁性肝硬化、门静脉高压和肝衰竭。

对于具有重建肠道功能潜能的完全胃肠外营养的终末期肝病患者来说，单纯肝移植是一种可行的治疗方案。单纯小肠移植或者肝小肠联合移植术后的 5 年生存率约在 50%，因此对于不可逆转的肝和小肠功能衰竭的患者来说，单纯或联合移植是一种有效的治疗方案。

# 儿童患者的评估
## PATIENT EVALUATION：PEDIATRIC

# 第 24 章

# 儿童肝移植一般标准

## General Criteria for Transplantation in Children

Henry C. Lin • Estella M. Alonso • Riccardo A. Superina • Peter F. Whitington

罗　毅•译

　　肝移植手术为肝病患儿提供了治愈疾病的机会。在整个移植流程中，等待移植时间占据了最主要的部分，患儿移植时的状态将会直接影响术后生存率。因此，鉴别哪些疾病患儿需要行肝移植以及在合适的时候将其列入等待名单是最大的挑战。在过去的 30 年间，儿童肝移植手术已经在世界上多数临床医学中心得到应用推广。免疫抑制方案的改善、器官移植技术的进步以及器官捐献和分配制度的完善是此期间肝移植技术方面取得的非常重要的进步。儿童免疫抑制方案个体化管理是改善患儿移植术后生存率的关键所在。供体种类的多样化也克服了匹配儿童供体短缺的状态，减少了等待期间的死亡率。现今，医生对何时、何地、如何使用肝移植技术治疗儿童有了更深的理解，手术指征把握以及器官分配方法愈加合理。与供体尺寸和年龄相比，伴有合并症，例如肝肺综合征和心功能不全等，是肝移植手术的危险因素。随着对手术指征的深入了解，目前儿童移植术后 1 年和 5 年生存率分别提高到了 90％和 85％。

　　北美现行的儿童肝移植适应证和移植规范共识是由 1995 年成立的儿童肝移植学组（Studies of Pediatric Liver Transplantation，SPLIT）制定的，涵盖了全美 38 家移植中心数据库的经验。至 2006 年，共收录了 2 445 例患者，2 738 例肝脏移植。初步分析显示，5 年生存患者移植肝功能仍然良好，但是移植后并发症和慢性疾病状态仍会影响部分患者的其他器官，这反映了医生要以更加全面细致的术后管理来改善长期预后的需求。随着对 SPLIT 数据的进一步分析研究，人们对儿童肝移植的认识得到进一步提高。欧洲肝移植注册中心在欧洲儿童肝移植方面也有相似的数据库。

　　为了使儿童患者从肝移植手术中获得最大的受益，有几个问题必须时刻谨记。首先，必须牢记即使在条件完善的情况下，肝移植手术也是一个伴有高死亡风险的高危手术。其次，患者有其他潜在的疾病和术后长期服药管理的需求。一些移植专家认为，移植肝可能造成疾病在供受体间传播。虽然肝移植术后有可能获得长期高质量的生活，但是最近的 6 项研究表明，儿童肝移植患者术后生活质量仍然低于正常健康儿童水平。肝脏移植患儿与其他慢性疾病患儿（例如，缓解期的肿瘤和肾移植）相比，身体和心理方面有发展障碍更为常见，健康相关生活水平也相对低下。儿童肝移植术后 10 年的评估也显示，大约 1/4 的患儿生长发育持续低于正常低限。此外，在移植术后 10 年时，仅 32％的患儿处于生长发育正常、单免疫抑制剂维持移植肝功能稳定，并且没有免疫抑制相关并发症的理想状态。最后，肝移植费用非常高昂。无论从私立医院管理要求和公立医院预算赤字出发,都需要积极寻求方法降低医疗费用并且寻找替代治疗的方法。

在本章中,作者将综述现行的儿童肝移植状况,着重讨论儿童肝移植的适应证。概述一般适应证,讨论部分儿童肝移植的特殊适应证,并且探讨部分儿童肝移植手术方面特有的问题。

## 儿童肝移植的一般适应证

儿童肝移植的适应证可以分为以下几大类:①可能导致肝衰竭的原发性肝脏疾病。②ALF。③原发性的肝脏代谢性疾病。④全身性疾病导致的肝脏病变。⑤原发性肝脏恶性肿瘤(表24-1)。

**表24-1　儿童肝移植学组(SPLIT)2 445例儿童肝移植适应证占比**

| 适应证 | 占比 |
| --- | --- |
| **慢性胆汁淤积性疾病** | **54.3%** |
| 胆道闭锁 | 41.1% |
| Alagille综合征 | 2.9% |
| 原发性硬化性胆管炎 | 2.7% |
| TPN相关胆汁淤积 | 1.8% |
| 进行性肝内胆汁淤积症 | 1.5% |
| 特发性胆汁淤积症 | 1.1% |
| 新生儿肝炎 | 1.0% |
| 胆管硬化及其他胆汁淤积 | 2.2% |
| **急性肝衰竭** | **13.8%** |
| 肝硬化 | 6.7% |
| 自身免疫性肝炎伴肝硬化 | 2.9% |
| 新生儿肝炎肝硬化 | 0.5% |
| **代谢性疾病** | **14.4%** |
| $\alpha_1$-抗胰蛋白酶缺乏 | 3.0% |
| 尿素循环障碍 | 2.4% |
| 囊性纤维化 | 1.6% |
| Wilson病 | 1.2% |
| 酪氨酸血症 | 1.0% |
| 原发性高草酸尿症 | 0.7% |
| 克里格勒-纳贾尔综合征 | 0.7% |
| 糖原贮积症 | 0.7% |
| 新生儿血色素沉着病 | 0.5% |
| 先天性胆汁酸代谢障碍 | 0.1% |
| **原发性肝脏恶性肿瘤** | **6.2%** |
| 肝母细胞瘤 | 4.2% |
| 其他肿瘤 | 2.0% |
| **其他疾病** | **4.7%** |
| 先天性肝纤维化 | 1.0% |
| Budd-Chiari综合征 | 0.4% |
| 中毒 | 0.7% |

TPN,全肠外营养支持。

### 导致肝功能不全的原发性肝脏疾病

由于急性或终末期肝病引起的肝衰竭是新生儿及儿童肝移植的主要适应证。由胆道闭锁引起的肝硬化是肝移植适应证中最常见的病种。Alagille综合征、原发性硬化性胆管炎以及一些肝实质细胞病变,例如自身免疫病和慢性病毒性肝炎也是常见的肝移植适应证。

肝硬化并不是一个具体的疾病诊断,它仅是一个病理解剖学诊断。这种诊断对预测疾病预后作用有限。在某些情况下,肝移植并不能改善肝硬化患儿的5年生存率。例如,胆道闭锁患儿成功的肝肠吻合手术与术后生存率并无直接关联,门静脉高压仍可继续进展并导致消化道出血。对于治疗肝硬化导致的相关并发症,例如静脉曲张出血或脾功能亢进,远端脾肾分流术可能比肝脏移植手术更为有效。肝硬化患者仅在出现肝功能失代偿表现的情况下才应考虑实施肝移植手术。

患者的肝脏疾病既往史是判断肝功能是否会出现失代偿的重要因素。例如,没有经过肝肠吻合手术治疗或者胆道引流术失败病史的胆道闭锁患儿明确可能进展至肝功能失代偿期。这些患儿通常会在9~18月龄进展至终末期肝硬化,需及时行肝脏移植手术治疗。但不幸的是,其他肝病患儿很少有这样明确的自然既往病史。

一些临床表现为慢性胆汁淤积性的儿童,其疾病可能合并一些严重的症状,但很少导致肝衰竭。Alagille综合征是其中较为常见的。在评估肝移植对治疗此类疾病价值时,临床医生需要仔细权衡肝脏受累的概率和肝移植手术带来的死亡风险之间的利弊。难治性的皮肤瘙痒症常可导致皮肤破损和在校表现不佳,是肝移植的一个适应证。其他由于慢性胆汁淤积引起的严重生长发育障碍、难治性骨病、高胆固醇血症和黄瘤病都可以考虑行肝脏移植治疗。此类患者在移植前可以考虑尝试其他治疗缓解相关症状,例如对拟行肝移植手术治疗的Alagille综合征患儿实施经皮肝穿刺胆汁引流术,帮助缓解严重的皮肤瘙痒症、高胆固醇血症以及黄瘤病。

### 急性肝衰竭

肝脏移植在挽救急性肝衰竭患儿生命上具有重要价值。目前,虽然有许多评分系统可以预测急性肝衰竭的死亡率,但是仍没有足够有效的系统来判断实施肝移植手术的合适时机。目前仍无法确切的判断哪些急性肝衰竭患儿能够自愈。进一步的研究将帮助医生更加深入的认识肝脏损伤的病因及修复机制，判断肝脏自愈的概率，提高医生对肝脏移植实施时机的判断能力。在移植术前对临床医生最大的考验在于对急性肝衰竭疾病进程中可能进展至多器官衰竭风险的判断，分辨哪些情况可能从肝脏移植手术中获益而哪些症状无须行肝移植能够完全自愈。

正在进行的由美国健康基金会资助的儿童急性肝衰竭研究项目已经纳入了 653 例儿童急性肝衰竭病例，研究显示，导致儿童急性肝衰竭的病因与成人存在差异，短期预后也与诊断密切相关。儿童急性肝衰竭常见的病因大体可以分为感染性、代谢性、免疫和药物相关性几类。但超过 50% 的患儿没有得到明确的诊断。目前，所有伴有肝性脑病的患儿都应作为急诊肝移植的明确适应证。

**肝移植治疗先天性代谢性疾病**

人类许多疾病主要是由于肝脏的代谢或合成障碍导致的。其中一些疾病，包括 $\alpha_1$-抗胰蛋白酶缺乏症、酪氨酸血症、糖原贮积症（Ⅲ、Ⅳ型）、Wilson 病、新生儿血色病，能够导致肝脏结构性损伤（包括肝硬化）。患有这些疾病的儿童或成人都具有肝移植的潜在适应证。当出现急性或慢性肝衰竭、恶性肿瘤倾向以及频繁发作的严重代谢紊乱症状时，就需行肝移植手术治疗。肝移植也能完全修复代谢缺陷。

肝移植也有益于不引起肝损伤的先天性代谢性疾病，其治疗的主要目标是纠正代谢障碍。此类疾病包括尿素循环障碍、克里格勒-纳贾尔综合征、家族性高胆固醇血症和原发性高草酸尿症。是否行肝移植治疗取决于代谢障碍能否通过肝移植手术得到纠正、有无其他有效的替代疗法和有无合并不可逆的并发症。克里格勒-纳贾尔综合征的移植评估可作为参考范例。尿嘧啶二磷酸葡萄糖醛酸转移酶的严重不足或缺乏导致胆红素大量堆积，如果不及时治疗将会导致神经系统损伤。这些患者短期内可以通过光照疗法和口服胆红素结合剂得到缓解，但是，青少年时期由于药物治疗非常烦琐且不能稳定地将胆红素控制在安全范围内，大部分患儿在药物保守治疗至 10～12 岁，再选择行肝移植手术治疗。

尿素循环障碍的移植评估流程有所不同，尿素循环障碍可引起高氨血症导致脑损伤。尽管医学在不断进步，一些严重的基因缺陷病的预后仍然很差，例如鸟氨酸氨甲酰基转移酶（ornithine transcarbamylase，OTC）缺乏症。OTC 缺乏症是一种 X 连锁疾病。男性患儿在明确诊断后就需立即行肝移植手

术治疗。患儿一旦有严重的高氨血症或明确的脑损伤症状，即时再采用积极的治疗措施也收效甚微。成功的肝移植能够纠正代谢障碍但是不能逆转脑神经损伤。女性患儿呈现为杂合子携带状态，临床表现正常或较轻。症状表现较重的女性患儿，如药物治疗不能控制反复发作的高氨血症也应该考虑行肝移植手术治疗。另外，本病杂合子携带的母亲不能作为男性患儿的活体肝移植供体。病情进展与药物治疗反应是权衡肝移植手术治疗的要素，例如糖原贮积症Ⅰ型和家族性高胆固醇血症

对某些由于酶活性缺乏导致的代谢性疾病进行全肝移植可能没有必要，使用足够行使代谢功能的部分肝脏进行辅助性肝移植或肝细胞移植也是可行的。原位左叶辅助性肝移植治疗 OTC 缺乏和克里格勒-纳贾尔综合征已有一些成功的报道。靶向基因治疗肝细胞移植的方式在治疗遗传代谢病方面也取得了一些进展，但很难长期保持代谢功能。

原发性高草酸尿症是唯一一种由于肝脏代谢异常而产生过多代谢产物的疾病。过多的草酸盐经肾脏滤过，形成结晶阻塞肾小管导致肾衰竭。如果单行肾移植，移植肾仍将再次重蹈覆辙，因此同时行肝肾移植才能防止新的移植肾损伤。

**继发性肝脏疾病**

许多患囊性纤维化或胆管硬化的儿童和青年接受了肝移植手术。尽管此类患者中术后的联合免疫抑制治疗可能会导致严重感染，许多患者的肺功能确实得到了改善，这可能与患者健康状况的增强有关。继发于朗格汉斯组织细胞增生综合征的硬化性胆管炎患儿也成功进行了肝移植手术。当肝脏疾病无法逆转时，可以选择行肝移植手术，移植术前必须控制其他全身性系统疾病。因此，不必由于担忧肝功能受损而削减适当的化学治疗。值得注意的是，该疾病移植术后出现恶性淋巴组织增生风险极高并可能复发。在处理继发性肝脏疾病时，必须结合每一名患者的个体情况才能权衡治疗措施是否恰当。

**原发性肝脏恶性肿瘤**

肝母细胞瘤是儿童恶性肿瘤中最常见的肝移植适应证。越来越多的常规手术无法切除的肝母细胞瘤患儿接受了肝移植治疗。治疗肝母细胞瘤最重要的宗旨就是通过外科手术完整地切除原发肿瘤。目前通过有效的新辅助化疗，能够使无大血管侵犯的无法切除肿瘤转变为可切除肿瘤，大大增加肝母细胞瘤的可切除性。明确的肝移植适应证为中央型、侵犯三

支肝静脉、累及双侧门静脉系统并累及肝脏所有四个象限的肿瘤。

甲胎蛋白检测较初始值下降 1% 以上表明肿瘤得以控制,在肿瘤控制时再进行移植是提高移植术后成功率的重要步骤。另外,需排除腹腔内的播散转移、肺部或其他部位转移灶。肺部转移瘤通过手术切除或化学治疗治愈后仍可接受肝移植手术。

一些中心报道,凭有限的经验判断,肝母细胞瘤挽救性肝移植预后低于首选肝移植治疗。肝肿瘤复发后行肝移植治疗术后无瘤生存率为 20%～30%,而首选肝移植治疗的肝母细胞瘤患者术后无瘤生存率可高达 90%。移植术后的辅助化疗对增加术后无瘤生存率也有帮助。目前对于肝移植治疗术前分期为 PRETEXT Ⅲ 期和Ⅳ期的中央型肿瘤存在较多争议。尽管研究表明积极的手术切除是非常有效的,但一些医生仍然偏向于选择肝脏移植手术。所有的肝母细胞瘤病例都应该由一个具有丰富经验的儿童肝胆外科、移植科、肿瘤科合作中心来管理,以此来为患儿选择最合适的治疗方案。

有慢性肝炎背景的肝细胞癌患者移植术后的预后已有了显著的提高。肝细胞癌以往由于术后复发率非常高曾被列为肝移植的绝对禁忌证,在米兰标准出现后,现今已成为一个常见的肝移植适应证(详见第 16 章)。

除非有肝脏代谢性疾病基础,肝细胞癌在儿童中非常罕见。从肝脏代谢性疾病合并肝细胞癌的患儿诊治经验来看,巨大但生长缓慢的肿瘤并不会影响患儿移植术后的预后。因此,使用米兰标准来评估正常肝背景下的肝细胞癌和具有肝脏代谢性疾病背景的肝细胞癌患儿的预后差异不具有可行性。生长快速的多发肿瘤患儿预后不佳。与肝母细胞瘤不同,新辅助化疗对肝细胞癌的效果非常有限。例如酪氨酸血症等疾病,由于非常容易并发肝细胞癌,所以需尽早行预防性肝移植手术治疗。该类疾病患儿即使在代谢状态控制良好的情况下,仍需长期服用药物治疗和勤测甲胎蛋白水平,严密监测肿瘤征象。并发肿瘤概率较小的疾病在疾病早期并不需要如此严密的监测。例如,糖原贮积症患儿可能并发肿瘤,但一般仅在出现腺瘤的情况下才会发生。因此,可以将患儿出现腺瘤的时刻作为开始恶性肿瘤监测和考虑行肝移植手术治疗的时间点。

肝母细胞瘤患儿行肝移植的经验非常有限。该肿瘤在临床上常表现为巨大肿瘤引起的腹胀。肝母细胞瘤对化学治疗非常敏感,因此在行肝切除手术治疗之前应当先行化学治疗减小肿瘤体积。仅对于无法完整切除的肝母细胞瘤才应当考虑行肝移植治疗。前期手术切除后再次复发的肝母细胞瘤再次行肝移植治疗预后通常不佳,因此是肝移植的相对禁忌证。对于存在转移病灶的肝母细胞瘤来说,情况较为复杂。对于化学治疗敏感、合并肺部转移病灶的肝母细胞瘤患儿,在切除肺部病灶后行肝移植手术,术后再行常规化学治疗,预后仍相当良好。这样的病例需由具有丰富肿瘤治疗经验的中心来管理。

肝上皮样血管内皮瘤是最常见的婴幼儿肝血管肿瘤。某些患儿可能出现急性肝衰竭,如果药物治疗无效,可考虑行肝移植作为挽救性治疗。但是,由于新生儿期肝移植手术风险较大,所以仍应首先考虑行其他治疗措施。

## 肝移植的一般禁忌证

许多被认为需行肝移植的患者其实可以通过其他替代治疗获益。经验丰富的转诊中心人员能够比社区医生更好的权衡肝移植或者其他替代治疗对患者的利弊。因此,转诊中心应在提供移植专业咨询意见方面担当重要角色。由于肝移植风险巨大,所以在此之前,任何可能有效的治疗措施都应该先去尝试。当然,也有可能存在原本有效的治疗失效的风险。因此,将患者列入移植等待名单,同时严密观察替代治疗的效果,时刻准备行挽救性肝移植是比较安全合理的做法。

肝移植术后均应达到长期存活的目标,对于一些可以预见移植术后生存质量不佳的患者,应考虑行保守治疗而非移植。特别是有中枢神经系统受损的患者。许多晚期肝病的婴幼儿均存在精神运动能力发育低下的情况,粗大运动尤为明显。但是此类情况在接受肝移植手术治疗后可以完全或者大部分恢复。绝大部分移植术前有严重运动发育迟缓的婴幼儿在移植术后一年内均可恢复至正常范围。社会心理发育受损程度低于机体受损程度,并且恢复更快。因此,无论是身体功能还是社会心理发育方面的缺陷均不应成为否定肝移植的理由。

对于某些病例,作者无法预估神经系统能够恢复的程度。例如,既往健康的患儿出现急性肝衰竭合并深度肝昏迷。肝移植能够逆转肝性脑病进程,但无法彻底消除脑水肿造成的伤害,有可能出现肝移植成功但患者脑死亡的情况。

慢性肝脏疾病和肝功能不全会对其他脏器功能

带来严重的影响。其他脏器的损伤可能导致患儿失去肝移植手术的机会。Alagille 综合征患儿常伴有复杂的先天性心脏病,胆道闭锁患儿的先天性心脏病发病率也比正常人群高出数倍。严重的先天性肝纤维化患儿早期可能出现多囊肾,$\alpha_1$-抗胰蛋白酶缺乏症和 Alagille 综合征患儿可能合并肾脏疾病。出现这类情况,可以选择行多脏器联合移植或者放弃移植。目前,最大的挑战在于进一步提高其他脏器合并症对移植手术限制方面的认识,改善供体分配规则,使患者得到最佳的救治方案。

继发性的其他脏器衰竭严重影响肝移植的预后,因此,在某些情况下,考虑行肝移植手术之前必须先解决这些由肝脏疾病引起的系统性问题。

肝肺综合征是一种严重影响肝移植预后的继发性器官损伤。在肝肺综合征患者中,肺内动静脉扩张所致的低氧血症,进一步引起肺内分流和通气-血流失衡。因此,增加吸氧浓度并不能改善患者的氧合情况。随着肺内分流的增加,可伴有或不伴有肺动脉高压症状,逐步发展为不可逆的呼吸衰竭。近期的围手术期管理经验显示,如果在肺的不可逆损伤发生前及时行肝移植阻断该进程,合并肝肺综合征的患者完全能耐受手术并且获得良好预后。因此,慢性肝病患者如合并有慢性贫血、发绀、杵状指等症状时,应在移植术前详细评估肺功能,并通过心导管检查评估肺内分流程度和明确有无肺动脉高压。虽然肺换气异常与肝病的严重程度有关,但是在肝移植患者中并不总是会表现出肝肺综合征,因为临床上患者可能已经由内科或其他外科治疗过,仔细的分析患者潜在的病理生理和临床状态有助于做出恰当治疗措施。

其他增加肝移植手术风险的肺部并发症包括重度肺动脉高压和急性呼吸窘迫综合征。患有需要高级呼吸支持的严重进展期肺部疾病是肝移植的禁忌证,例如急性呼吸窘迫综合征。需要高级呼吸支持的患者肺储备功能差,不宜行肝移植手术。伴有肺动脉压力和肺血管阻力升高的严重肝肺综合征患者,术后死亡风险极高,因此也是肝移植手术禁忌证。

肝肺综合征肺高压定义为静息状态下平均肺动脉压大于 25 mmHg。严重的肝肺综合征患者肺动脉压力可大于 50 mmHg,心肺并发症死亡率高达 100%。此外,右心压力过度升高不仅可能影响移植物的灌注,也可能因心功能不佳而无法耐受手术。目前明确鉴别能顺利耐受肝移植手术的肺高压患者仍然非常困难。

心脏功能是移植术前需要考虑的另一个重要问题。目前在儿童肝移植方面,对于合并心脏疾病是否能列入移植等待名单尚未达成共识。在成人患者中,终末期肝病患者如合并严重心脏疾病,手术风险将显著增加。重度肺动脉高压、有症状的冠心病、严重的心功能不全、心功能不全的主动脉瓣狭窄、严重的瓣膜性心脏病以及晚期心肌病均是肝移植的禁忌证。这些标准都可以扩展运用至儿童。如前文所述,重度肺动脉高压可增加移植术后早期死亡风险。许多晚期肝硬化的胆道闭锁患儿常出现心脏肥大现象,这可能是一种继发于长期营养不良的轻度扩张性心肌病。这些患儿偶尔可能出现心力衰竭而需要治疗,但是在移植后心功能可以完全恢复。患有慢性心肌病的婴幼儿术前心脏彩超检查所示的心脏异常程度能够预测术后住院时间的长短。通常情况下,对于患有导致心功能受损的心脏疾病的患儿,在移植手术前应先接受心脏手术纠正心功能。在青少年和较为年长的孩子中,肥胖症导致的心血管疾病也是移植术前需要考虑的情况。BMI 指数超过 40 kg/m² 的病态肥胖患儿,由于心血管并发症发病率增高,移植术后风险也相应明显增高。

肾脏方面的影响也是移植术前需要考虑的问题,移植时的急性肾功能损伤会增加移植手术的死亡率。有报道指出,合并肾功能不全的患者(肝肾综合征,尿钠<20 mmol/L,沉积物正常)在移植术前或围手术期可通过透析来维持治疗,移植术后肾功能可完全恢复至正常状态。但是也有相反结论的研究报道,一些专家建议此类患者应同时行肝肾联合移植手术治疗。多因素分析研究表明,肝移植时出现急性肾小管坏死是增加术后一年死亡率的独立风险因素。胆道闭锁合并腹腔内重要血管异常的患儿曾是肝移植的绝对禁忌证,但随着外科技术的进步,即使先天性门静脉缺如的患儿也能成功地接受肝移植手术,这已不是肝移植的禁忌证。对于这些患儿,术前对腹腔内血管解剖详尽的评估和规划是保证移植手术成功的基石。

任何严重的全身性感染都是肝移植的禁忌证。但有时肝移植不得不在伴有感染的情况下进行。例如,胆道闭锁患儿常见的难治性胆管炎,持续的抗感染治疗可能已经无效,患儿肝功能持续恶化,看似不适合接受肝移植手术。尽管此类患者移植术后出现感染性并发症的概率较高,但在有合适供体的机会时接受肝脏移植手术仍然能够治愈患儿。同样,终末期肝病患者通常会出现全身性感染,包括自发性细菌性腹膜炎(spontaneous bacterial peritonitis, SBP)和脓毒症。如果这些感染导致快速的肝功能失代偿,则需要内外科联合来治疗。关于 SBP 患者合适的肝移植时机目前尚未达成共识，但在成人患者中仅单次发作的 SBP 似乎对肝移植术后生存率并无影响。发生 SBP 后 30 日内接受肝移植的患者术后脓毒症感染的发生率也未显著增高。任何病毒感染，无论其多么微乎其微，在控制前均不应接受肝移植手术。然而有的疱疹病毒感染例外，其在免疫抑制环境下也能被很好地控制[例如巨细胞病毒、水痘病毒和单纯疱疹病毒（HSV）-1]。但是 EB 病毒不在此列。

最后，肝移植最重要的禁忌证之一就是可能在术后复发的原发疾病。转移癌和一些累及肝脏的其他肿瘤（例如肉瘤）肝移植术后的长期预后极差。慢性病毒感染，包括乙型肝炎和丙型肝炎病毒感染（HBV 和 HCV）、人类免疫缺陷病毒感染，在移植术后可能持续存在或者复发，但可以有效地控制。在成人患者中，此类患者及管理经验已经得到很大改善，作者在第 9 章和第 11 章详细讨论了这方面问题。儿童患者方面的数据有限，对于此类患儿的术后治疗管理一般遵循成人患者中建立的相关经验。尽管移植术后复发率较高，但必要时肝移植仍是治疗自身免疫性肝炎患儿的手段。

## 特殊疾病肝移植患儿的管理

儿童患者需行肝移植治疗的一般适应证前文已经叙述。基于 SPLIT 超 2 400 例儿童肝移植数据经验，表 24-1 中列出了儿童肝移植的一般适应证。下文中，作者将重点讨论一些重要疾病患儿的管理措施。

### 肝硬化失代偿期

胆道闭锁是儿童肝移植最常见的适应证。近期 SPLIT 的统计数据显示，胆道闭锁患儿占儿童肝移植手术患者的 41%，其中 65% 的患儿是在 1 岁以前接受的肝移植手术治疗。按照此病的发病率，每年美国新发病例为 400～600 例。如果不接受 Kasai 肝门空肠吻合术，胆道闭锁患儿将会进展至慢性肝衰竭合并肝硬化、门静脉高压和营养不良。接受 Kasai 手术治疗的患儿中，大约 1/3 的患儿能够获得良好的预后，能够延缓需要行肝移植的时间。Kasai 手术失败的患儿通常会在 8～9 月龄时进展至晚期肝硬化，因此，每年有 250～400 例胆道闭锁患儿需要行肝移植手术治疗。

胆道闭锁的治疗策略应该是最大化地提高患儿总体预后。成功的肝门空肠吻合手术能够在婴儿期提高胆道闭锁患儿的生存率，并且此手术也不会增加肝移植时的风险。术后生存曲线统计分析显示，肝门空肠吻合与早期移植效果同样良好。肝门空肠吻合术后胆红素水平升高超过 30 日是判断患儿需要接受肝移植的一个重要参考。一些研究指出儿童终末期肝病评分系统评分达到 10 分是选择行肝移植手术治疗的恰当时机。如今，1 岁以下胆道闭锁患儿肝移植的生存率已经得到极大的提高，低体重已不再是肝移植的禁忌证。但是，对于胆道闭锁患儿，应该从诊断时的年龄和临床特征上全面分析，凡是可能从肝门空肠吻合手术中获益的病例均应首先接受该手术作为初始治疗。

当 Kasai 手术无效时，偶尔会有外科医生选择再次重做 Kasai 手术。虽然没有相关的经验证明这样选择是否合理，但一些基本常识还是需要遵守的。如果肝肠吻合仅仅在短期内起到了胆汁引流作用，肝门病理组织学检查提示没有明确的管道结构可供胆汁排泄，那么就不应再次重做 Kasai 手术。但如果原 Kasai 术后胆汁引流一直良好，仅仅是突然出现的排泄障碍，可能是由于肝门空肠吻合口局部瘢痕形成所导致，对于此类患者，一名有经验的外科医生能够再次手术切除瘢痕使胆汁引流通畅。总之，应该避免无确定把握的二次 Kasai 手术，因为反复的手术操作可能给肝移植带来困难。

在肝肠吻合手术中，有许多改进声称能够减少术后逆行胆道感染的发生率。但不幸的是，并没有数据显示这些措施有效，逆行胆道感染仍是影响肝门空肠吻合术后患儿远期生存的一个重要因素。复杂肠道手术后患儿移植后的肠道并发症也更为常见。肝移植术前的肠道长输入袢和胆汁外引流均会影响患儿的营养状况，并且长输入袢也会导致移植术后营养吸收不良。外置肠造瘘口也可能导致造瘘口出血和移植时感染。因此，肝肠吻合术应该仅仅如 Kasai 手术要求那样，使用相对较短的胆汁输入袢在尽量靠近屈氏韧带的位置连接空肠。

门静脉发育不良常见于肝门空肠吻合术失败的患儿，通常门静脉直径仅为 1～2 mm，这使得肝移植手术更加复杂化。成功的肝门空肠吻合术能够在一定时期内支撑患儿成长至接受肝移植手术，门静脉也能正常发育。在未接受过肝门空肠吻合术的患儿中也可能出现门静脉发育不全，常见于低龄婴幼儿中。门静脉发育不良似乎是由于患儿较早期就出现肝硬化引起的。由于先天性门静脉直径细小和 Laplace 定律对于门静脉管壁压力的影响，升高的门静脉压力并不能使门静脉扩张。另外，由于在婴幼儿时期，侧支循环比较容易建立，也会限制门静脉压力的升高。总之，无论是由于什么原因引起的门静脉发育不良，都不应该成为否定肝门空肠吻合术的理由。

由于等待合适供体是一个非常缓慢的过程，接受肝门空肠吻合手术失败的婴幼儿应该尽早进入肝移植评估流程，此时肝移植手术的风险并不大。对于肝门空肠手术成功的患儿，肝移植时机的选择就显得相当困难。对于无黄疸的胆道闭锁患儿，肝移植的指征包括：难治的复杂门静脉高压、顽固性胆管炎、肝脏合成功能下降、肝肺综合征或门静脉性肺动脉高压。肝门空肠吻合术后，肝纤维化仍然不断进展，逐渐形成门静脉高压，这是疾病的自然进程。门静脉高压的早期症状是脾大，出现腹水是晚期的表现。对门静脉高压的胆道闭锁患儿的管理目标是防止静脉破裂出血。如何处理食管静脉曲张仍是一个难点，治疗策略包括分期的胃镜下套扎或硬化剂治疗，为合适病例行门体静脉分流术。单纯脾切除对治疗门静脉高压的效果有限。

大多数胆道闭锁患儿在肝肠吻合术后 5～10 年都可能进展至肝硬化而需要行肝移植手术，这与 Kasai 手术成功与否并无关联。部分患儿的肝硬化相关并发症可以通过良好的医疗照顾和恰当的手术得到治疗，从而免于肝移植。出现终末期肝病表现是胆道闭锁患儿考虑行肝移植手术治疗的明确指征。

慢性胆汁淤积症是一组表现非常复杂的疾病，通常临床表现非常严重但并不太致命，肝脏移植对于治疗此类疾病的疗效不一。家族性肝内胆汁淤积症患者［例如 FIC-1 和胆盐输出泵（bile salt export pump，BSEP）基因缺陷］通常在早期就会进展至肝硬化，但是有比肝移植更加有效且低风险的替代疗法可以控制该进程。然而由于此类患者仍然会逐渐进展至终末期肝病，所以肝移植手术也是合理的。早期行肝移植手术治疗能够改善患儿的生活质量。

另一种慢性胆汁淤积综合征——Alagille 综合征患者表现为严重的瘙痒、高胆固醇血症和黄瘤病，但很少进展至终末期肝病。问题在于在一些病例中，该综合征造成的不同程度的病症可能导致患者的社会缺陷，肝移植手术是否仅仅是治疗了患者的病症呢？其他的一些治疗，包括口服熊去氧胆酸和部分胆汁引流，在部分病例中可以缓解瘙痒。许多并发症可以通过给予特定的维生素和营养素治疗得以缓解。但是在某些病例中，胆汁淤积对所有治疗都无效，此时则应当考虑肝移植手术治疗。回顾 SPILT 统计的

Alagille 综合征患者肝移植数据，移植指征包括顽固严重的瘙痒症、骨折、影响容貌的黄瘤病、出现终末期肝病的表现以及严重的生长发育障碍。生长发育障碍是 Alagille 综合征患者肝移植的一个重要指征。50％～90％的 Alagille 综合征患儿伴有生长发育迟缓，其原因可能是慢性营养不良以及生长激素轴的改变。生长发育迟缓除了表现在身高体重低于正常值下限，还可见肌肉量和骨量水平较低。纵向研究显示，肝移植能迅速改善患儿生长发育状态，移植术后在平均身高和体重以及 Z 值上均有改善。对于合并有肝硬化的 Alagille 综合征患者，即便在肝功能失代偿前也应行肝移植手术治疗，因为这类患者通常对其他治疗无效。Alagille 综合征患者肝移植术后肾脏、血管以及神经系统并发症的发生率高于胆道闭锁患儿，这也反映了 Alagille 综合征的多器官病变特点。

### 急性肝衰竭

儿童出现急性肝衰竭时肝移植手术能够最大限度地挽救患儿生命，但手术时机的选择非常复杂。明确引起肝衰竭的病因是判断是否适合行肝移植手术治疗的关键因素。根据美国卫生署儿童急性肝衰竭多中心研究学组研究数据表明，儿童急性肝衰竭高发的两个峰值时期为新生儿期和 13～16 周岁。在儿童肝病中死亡率最高的是下列疾病：不明原因肝炎、急性 Willson 病、某些肝毒性物质（例如毒蘑菇中毒）以及某些特异性的药物导致的药物性肝炎。患有这些疾病的患儿如果出现疾病迅速进展、Ⅲ～Ⅳ度肝性脑病、凝血功能障碍等现象时就应考虑急诊行肝移植手术治疗。另一些儿童肝脏疾病则可能通过药物治疗完全康复，例如甲型肝炎、某些特定的肝毒性物质（尤其是对乙酰氨基酚导致的肝毒性损害）、严重的自身免疫性肝炎。因此，在决定行肝移植手术治疗前应密切观察是否有可能导致不良预后的因素出现。

通过肝性脑病的程度能够很好地预测儿童急性肝衰竭的预后，Ⅱ～Ⅲ度肝性脑病的患儿移植术后 6 个月生存率超过 75％，而Ⅳ度肝性脑病患儿仅为 48％。严格地评估肝性脑病状态应当被列入严重急性肝损害患儿评估管理的流程中。作者所在中心的经验是，脑电图检查的异常，例如慢波和癫痫样放电改变，是反映早期神经受损的指标。神经影像方面的检查也有评估预后的作用，但神经受损早期常无异常表现。影像学上脑水肿的出现预示患者预后不佳。

急性肝衰竭患儿必须由富有经验的团队进行管理，积极救治。凡是达到Ⅲ度肝昏迷的患儿均应列入

紧急肝移植的等待名单,尽快寻求匹配供体行肝移植手术治疗。如患者在等待移植期间病情有逐渐稳定的迹象(无进一步恶化证据)以及功能恢复的证据(凝血指标好转),则疾病可能自然痊愈而不再需要接受肝移植手术治疗。但大部分急性肝衰竭的患儿都病情进展极快,通常在找到合适供体前需要最大化的内科医疗措施支持。

与其他疾病患儿肝移植相比,急性肝衰竭患儿肝移植术后生存率相对较低。引起生存率降低的具体原因不完全明确。不可逆的脑损伤是影响术后生存率的一个重要因素,因此移植术前必须首先明确是否出现脑损伤。目前对脑损伤的评估技术仍然有所欠缺,主要包括颅内压监测、头颅 CT 或 MR 成像鉴别脑梗死或颅内出血、检查中脑损伤征象(例如瞳孔的散大、固定)。急性肝衰竭的患儿可能出现肝昏迷症状,一旦出现不可逆脑损伤即应列为肝移植的禁忌证。

由于死亡捐献供者有限造成的供体短缺同样影响急性肝衰竭的预后。等不到供肝的患儿死亡以及在急诊情况下接受边缘供肝手术均会降低术后生存率。活体肝移植和劈离式肝移植预后与传统经典式肝移植相当,是挽救患儿的另一种手段。辅助性肝移植和肝细胞移植也显现出一定的运用前景,对于某些不需要全肝移植的患儿可以用作支持治疗的一种方法。

### 肝脏代谢性疾病

$\alpha_1$-抗胰蛋白酶缺乏是最常见的需要肝移植治疗的先天代谢性疾病。该病在肝脏方面表现多样,大部分患者不伴有肝脏疾病。约 10% 的患者可能会出现新生儿胆汁淤积表现,但一般在数月内能好转。小部分患者可能在 20 岁前进展至大结节性肝硬化。婴儿期很少出现肝硬化和肝衰竭,儿童期和成人期肝细胞癌的风险逐渐增大。虽然目前新的靶向治疗显示出有一定的效果,但是总体来说仍没有有效的手段来阻断疾病的进展。在出现肝功能不全或早期恶性肿瘤表现时可以采用肝移植治疗,但肝移植手术无法治疗或改善肺部和肾脏疾病。出现进行性肝衰竭的婴幼儿应考虑行肝移植手术。有新生儿胆汁淤积症状的患儿应每年行体格检查和化验监测,如果出现肝硬化表现,则可能在数年内进展至肝功能失代偿期。所有大龄伴有肝硬化的患儿均应筛查肝细胞癌。仅仅在出现肝衰竭和恶性肿瘤倾向时才应选择肝移植手术治疗。肝移植能够使受体出现 $\alpha_1$-抗胰蛋白酶表

型,而非简单的纠正代谢异常。

肝移植在治疗某些尿素循环障碍疾病方面具有重要作用,例如 OTC 缺乏症。临床医疗处理的主要手段包括限制蛋白饮食、药物控制高氨血症及其引起的神经系统损伤。虽然需要定期的复查监测,但行肝移植手术治疗能够改善患儿生活质量。近年来,有报道指出分离肝细胞移植是一种治疗 OTC 缺乏症和一些其他先天代谢性肝脏疾病的有效方法。包括糖原贮积症 I a 型、克里格勒-纳贾尔综合征和酪氨酸血症。作者的观点是,这类治疗目前仍在不断完善中,肝细胞移植可以作为无肝移植手术指征或等待肝移植过渡期治疗的一种手段。

酪氨酸血症是由于一些组织内富马酰乙酰乙酸盐水解酶活性缺乏导致的疾病。有时会在婴幼儿期肝脏疾病迅速进展或者出现急性肝衰竭而需行急诊肝移植治疗。通过检测尿琥珀酰丙酮早期诊断酪氨酸血症非常重要,早期诊断早期治疗能够减少肝衰竭的发生。给予酪氨酸代谢抑制剂 2-(2-硝基-4-三氟甲基苯甲酰基)-1,3-环己二酮(NTBC)治疗能够在毒性物质生成前阻断代谢通路。NTBC 对于通过产前诊断的未发病患儿和急慢性酪氨酸血症的患者治疗均有效。许多患者治疗前会伴有肝毒性物质导致的慢性肝脏疾病,例如坏死后肝硬化。未经治疗的患者产生恶性肿瘤的风险非常高。目前此类疾病的治疗手段为 NTBC 治疗和低酪氨酸饮食治疗。一旦药物治疗效果不佳,则必须考虑肝移植手术治疗。如药物治疗有效,则可考虑暂缓肝移植手术,并监测临床症状和血清甲胎蛋白水平。代谢控制状态不佳和肝脏基因的不可逆改变是恶性肿瘤高发的风险因素。此类患者由于恶性肿瘤高发的原因,应在 2～3 岁前行肝移植手术治疗。肝移植能够治疗临床症状,但有的患儿术后仍然会存在琥珀酰丙酮尿,这表明肾小管缺陷仍然存在。

枫糖尿症(maple syrup urine disease,MSUD)是一种由支链 α-酮酸脱氢酶活性缺陷引起的常染色体隐性遗传疾病。它导致支链氨基酸(缬氨酸、亮氨酸和异亮氨酸)积累,可引起严重的神经功能障碍。治疗措施为严格的针对蛋白质摄入的饮食控制。但尽管通过营养控制和积极的医疗处理,该病仍然会引起神经系统方面的后遗症,如发育延迟和神经认知功能障碍。肝移植能长期有效的改善患者预后,稳定和防止神经系统损伤进一步加重,但不能逆转已有的神经系统损伤症状。

枫糖尿症患者的独特之处在于可以有接受多米

诺肝移植手术的机会。多米诺肝移植指的是移植的受体将自身肝脏也作为供体再次移植给其他受体。多米诺肝移植已在一些特定的代谢性疾病成功实施，包括家族性高胆固醇血症、家族性淀粉样多神经病和MSUD。虽然没有对接受多米诺移植的 MSUD 患者的长期随访结果，但短期报告显示，这些患者常伴有无症状的轻到中度的支链氨基酸代谢障碍。

肝脏结构异常可能并不是肝移植的适应证，先天性肝纤维化就是很好的例子。该病患者的肝脏汇管区会出现大量的纤维结构，导致严重的门静脉高压伴脾功能亢进以及侧支循环的开放，但很少出现肝功能的失代偿。对于伴有肝硬化的患者，其他的一些治疗措施例如内镜下食管曲张静脉硬化剂治疗和门体分流手术（例如远端脾肾分流）都有一定的治疗效果。仅仅对于极少部分出现肝功能失代偿的患者才应考虑行肝移植治疗。由于该病常常合并肾脏的囊性病变，因此可以考虑行肝肾联合移植。

## 移植中心转诊

儿童肝移植患者转诊至肝移植中心最佳的时机是当患儿明确需要行肝移植治疗时。例如胆道闭锁患儿肝肠吻合术后黄疸不退、所有急性肝衰竭患儿和各种原因所致的肝硬化患儿。其中某些患儿可能尚不需要立即行肝移植治疗，但是这样做有利于大部分患儿，避免等待至出现其他并发症再转诊至移植中心，延误手术治疗的机会。

尽早转诊可以让移植中心有更多的时间来充分评估移植患儿，制订治疗方案。移植中心的医生在儿童进展期肝病方面更具经验，相比社区转诊医生能够做出进一步明确诊断、进行移植前管理、处理相关并发症以及暂时进行一些替代治疗。此外，在移植前尽早与移植中心医生建立密切的协作关系也有利于提高移植术后对患者的管理能力。

## 儿童肝移植受体评估

医疗保险中心对于批准肝移植手术有一些特殊的规定，包括相关的适用法律法规以及一些合规信息。所有的儿童肝移植手术均应符合这些标准，术前评估也应严格按照相关标准流程来实施。表 24-2 列出了儿童肝移植基本的术前评估项目。除了一些特殊复杂的病例，大部分患儿都能在门诊半日内完成此评估。应该常规为每例患儿建立严格的术前评估检查列表，进行多学科综合评估以得到全面、正确的评

**表 24-2　基本术前评估**

- 明确诊断和是否有肝移植需求
- 评估肝移植的急迫性
- 是否存在肝移植禁忌证
- 考虑移植术后可能出现的问题及其解决办法
- 建立与患儿父母以及术后初级保健机构的联络关系
- 解决费用问题
- 建立联系家长和患儿的转运通路
- 制订针对患儿的临时管理方案
- 多学科小组会议讨论

估结果。

再次明确诊断和评估肝移植的急迫性非常重要，可以避免一些预后良好的良性肝脏疾病或早期肝病患儿错误地接受肝移植治疗。尽管有些终末期肝病的患儿在接受肝移植时仍没有明确的诊断，但是医生仍应尽力在术前明确诊断。这样做的原因在于避免为一些患有可能在移植术后复发或不应行肝移植治疗疾病的患儿行肝移植手术，并为患儿家庭提供遗传背景咨询。除此之外，也为患儿寻找有效的替代治疗手段。其他系统的原发或继发性疾病均应找相关专家会诊评估。

移植外科医生除了参加患儿术前的一般评估、熟悉患儿及其家庭情况外，还需对患儿的外科手术条件进行详细评估。其中最重要的部分是对门静脉以及腹腔内其他血管解剖变异的评估，以及明确胆道闭锁患儿既往行肝肠吻合的术式。提前明确解剖结构对于制订手术计划非常重要。因此，术前需详细检查明确腹腔内血管的解剖情况，以便制订合理的手术方案。某些胆道闭锁患儿可能伴有先天性门静脉缺如或者门静脉血栓、门静脉发育不全或者一些其他大血管异常。术前患儿所接受的 Kasai 手术也可能各式各样，包括 Roux-Y 手术胆汁输入袢过长或者空肠升支造口。这些情况均应在术前明确并制订相应的胆肠吻合手术方案。长胆汁输入袢可能需要重新行Roux-Y 吻合手术，缩短输入袢长度，增加正常肠道的长度，以此避免移植术后营养吸收不良。空肠升支造口在移植术前应该予以关闭，避免术后感染，改善患儿生长发育以及防止造口出血。

肝移植应当尽量延迟至恰当的时机实施，合适的时机应该为病情进展至肝移植手术能让患儿最大获益而又较少出现移植术后并发症的时刻。移植时患儿及疾病进展情况直接影响移植术后生存率。那些术前需要重症监护的患儿，尤其是需要呼吸支持或透

析治疗的患儿,移植术后1年生存率显著下降。同样,移植术前出现的多器官并发症可能对这些系统造成持续性的伤害,导致移植术后出现相关系统的长期合并症。因此,恰当地评估患儿病情对决定移植手术的时机意义非常重大。

供肝的分配是一个相当复杂的过程。目前使用的方案是通过数学评分模型计算患儿的死亡风险,并以此评分来评估患儿的病情严重程度,保证将供肝分配至病情最严重的患儿。PELD评分系统自2002年起开始用于对肝移植受者进行术前评分排序。这个评分系统是基于肝移植受体等待名单内患儿3个月死亡风险率来制订的。使用数学模型来计算现有变量对受体3个月生存率的影响,这些变量来自SPLIT项目组所提供的数据资料。该模型被用来预测患者是否需要重症监护支持和短期死亡的风险,并被用作预测慢性肝病患儿等待移植期间死亡率的工具。被UNOS采用作为儿童器官分配的评分模型:

PELD评分 = $[0.4336(年龄)] - 0.687 \log_e(白蛋白 g/dl) + 0.480 \log_e(总胆红素 mg/dl) + 1.857 \log_e(INR) + 0.667(发育迟缓)$

年龄:<1岁,年龄参数=1;>1岁,年龄参数=0。发育迟缓:低于平均年龄标准2个标准差,参数取值=1;≤平均年龄标准2个标准差,参数取值=0。

PELD评分系统适用于年龄<12岁的患者,对于年龄≥12岁的患者应该使用终末期肝病评分系统。然而,还有许多可能增加患儿死亡率的相关并发症并没有被纳入评分系统中,例如难治性的消化道出血、肝肺综合征、反复发作的胆管炎和肝脏恶性肿瘤。出现这些合并症的患儿可以通过区域评审委员会的审

查获得移植优先权。虽然这类单独审查优先制度回避了原先客观标准化的器官分配制度,但能够最大限度地减少受体等待名单上患者的死亡率。此外,对于儿童患者,这个评分系统没有调整参数而且更有利于儿童患者,即使PELD评分与某一成人受体的MELD相同、死亡风险低于成人患者,仍有优先接受儿童供体(<18岁)的权利。

由于目前器官日益短缺,儿童受体等待移植的时间越来越长。自PELD评分系统实施以来,每年接受肝脏移植的儿童大约保持在600例,但每年受体等待名单新增的儿童大致在670~770例。然而每百例/年儿童等待受体中接受肝移植的数量在逐年升高,尤其是评分1类状态的患儿,因此等待期间死亡率有所下降。这些结果显示,虽然在受体名单中等待的时间在延长,但是儿童——尤其是婴儿和小于5岁的患儿能够通过PELD评分系统获得足够的优先权。然而,UNOS的数据分析显示,仅有2/3的儿童受体能在列入名单后36个月内等到合适的供体手术。其余的受体中,7.5%的儿童仍然在继续等待,12.5%的患儿在等待中死亡,12.8%的患儿被移出等待名单。此外,PELD评分并不能确切地预测移植术前和术后的死亡率。

目前儿童肝移植受者的移植术前死亡率有所改善,但仍然很高。2012年受体等待名单中每百例患儿每年的死亡例数为8.2人,而2008年为9.9人(图24-1)。6岁以下受体等待期间死亡率最高。多因素分析显示移植前需要重症监护治疗和呼吸支持治疗是导致移植术后死亡和移植物丢失的两大高危因素。在病情恶化之前进行移植手术能够减少术前和术后

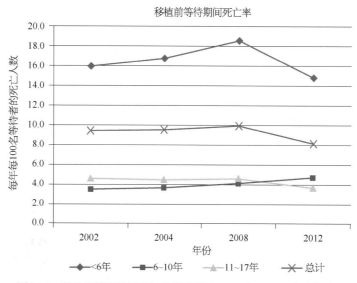

**图 24-1** 移植前等待期间死亡率(数据引自 2011 年 UNOS 年度报告)

的死亡率。其他增加移植术后死亡风险的因素包括使用非常规类型的供肝和术中大量失血。移植术后相关并发症和二次手术是移植术后导致死亡和移植丢失的最显著因素。

由于大部分移植等待名单上的患儿 PELD 评分都相对较低，目前的分配体系显然仍无法完美地解决这些复杂情况。移植术前的死亡率仍然非常高，PELD 评分也不能有效地预测移植术后可能出现的相关风险。MELD 评分系统也存在类似的问题，并不能很好地预测移植术后的生存率。因此，患者的移植规划应包括评估为患者实施活体移植或劈离式肝移植的时机，尤其对于低 PELD 评分或 MELD 评分的患者，所有的相关因素都应该进行仔细的权衡，为其选择合适的肝移植手术时机和方案。总之，人们仍有待研究新的方法来解决此类问题。

生长发育状况是反映儿童肝功能的一个重要特征。伴有继发于肝脏疾病的生长发育障碍的患儿，如持续无法改善，应列入受体等待名单。生长发育障碍也是 PELD 评分系统里的一项重要参数。肝功能无法支持正常的生长发育和营养状态是肝移植的明确指征。当在给予足够营养支持的情况下仍无法正常生长发育时就应尽早行肝移植手术治疗。肝移植术后追长的程度与移植的年龄、术前术后的肝功能状态、术前生长发育滞后的程度和激素的使用有关。糖皮质激素能够影响多种生长发育指标参数，包括降低一般测量指标和导致骨质疏松。因此，移植术前的用药也需仔细考虑。某些儿童肝脏疾病，例如自身免疫性肝炎和胆道闭锁，可能需要糖皮质激素治疗。有报道指出，在胆道闭锁治疗中，肝肠吻合术后使用糖皮质激素治疗能够缩短术后住院天数。但是对于延长患儿需行肝移植手术的时间是否有作用仍有待考证。

移植受体还需进行移植术后潜在感染发生的可能性评估。血清学巨细胞病毒状态决定了移植术后出现严重巨细胞病毒感染的危险性。EB 病毒评估也很重要，因为其与移植术后淋巴组织增生性疾病密切相关。未曾感染过 EB 病毒的受者相关风险更高。水痘病毒感染的状况也应详细评估，并对暴露者提供恰当的医疗支持。条件允许的情况下，移植受体在移植前应该进行免疫接种，包括风疹-麻疹-流行性腮腺炎、乙型肝炎、甲型肝炎、脊髓灰质炎、水痘、白喉-破伤风类毒素-百日咳（DTP）、B 型流感嗜血杆菌、肺炎链球菌疫苗。

社会心理评估也是一个重要的部分。专业的社工能够从专业的视角对患儿家庭情况进行调查，并明确对于不同家庭应该重点关注的相关问题，在移植转诊过程中帮助移植中心为患者家庭安排旅行和住宿等方面的问题。

## 儿童肝移植特有的问题

### 慢性肝病患儿营养支持治疗的重要性及其对肝移植的影响

几乎所有慢性肝病的患儿均合并有营养不良，营养不良在疾病过程中对患儿影响巨大，但医生对肝脏相关营养障碍的基础认知仍然非常有限。人们普遍认为吸收不良是导致这些患者出现营养不良的主要原因。对于慢性肝病患儿的营养不良诊断非常困难，因为患者可能合并腹水、四肢水肿、脏器肿大等症状，导致一般人体测量指标误差。上臂围和三头肌皮褶厚度是反应营养不良比较准确的指标。

多数患有胆汁淤积症的婴儿伴有胆汁排泄障碍导致的脂肪和脂溶性维生素吸收障碍。脂溶性维生素缺乏会引起一系列并发症，如佝偻病、骨折、凝血障碍和视觉障碍。通过口服复合脂溶性维生素液体制剂能够补充相关缺乏的维生素。尽管这些复合制剂是非常安全的，但是在对胆道闭锁患儿的研究中，仍然发现补充复合脂溶性维生素的患儿中存在脂溶性维生素缺乏，因此，应该考虑实施个体化的脂溶性维生素补充方案。

随着肝脏疾病的逐渐进展，临床出现营养不良是一个非常重要的问题。例如，胆道闭锁患儿在 6 个月内可以仅仅通过饮食和脂溶性维生素支持治疗保持正常的生长发育速度。但一旦临床上出现营养不良的征象，就比较难确定引起营养不良的原因究竟是食欲减少导致的热量摄入不足，还是出现腹水所采取的热量限制措施，抑或是热量摄入足够而肝脏合成功能障碍。近期的研究表明，对于胆道闭锁患儿实施肠外营养有助于改善患儿的营养状况。在等待移植期间使用肠外营养支持能够增加患儿三头肌皮褶厚度和上臂围的 Z 值。此外，使用肠外营养支持并不会对移植术后移植物生存率、移植术后菌血症发生率和移植术后 ICU 天数造成影响。

但即使使用肠外营养支持，部分患儿的营养状况仍然无法改善。这类营养不良现象表明肝脏实质细胞的功能丧失。同样，新生儿肝炎肝实质细胞受损的特点即表现为消瘦。移植中心应该采取下列措施：

- 对受体定期进行体格检查，监测营养状况。
- 为社区医生提供营养支持治疗建议和帮助。

尽管做了上述努力,但大部分婴儿在接受肝移植手术时仍然会存在严重的营养不良状况。因此,在大多数胆道闭锁患儿的移植术后治疗中,补充营养仍然是需要关注的重点。

### 外科技术的创新对儿童肝移植的影响

移植物的大小是儿童肝移植手术中最为重要的问题。大部分疾病患儿均在 2 岁前进展至疾病终末期导致死亡,相对来说 2～10 岁因病死亡的患儿较少。10 岁至成年则是儿童死亡的第二个高峰。根据流行病学调查,儿童肝脏疾病的死亡率分布主要集中在学龄前期和学龄期。因此,大部分儿童供肝对于儿童受体来说都相对较大,因为供受体不匹配导致延长患儿的移植等待时间,并增加术前死亡率。为了解决幼小患儿供体不足的状况,人们发展出了一系列使用大体积移植物的技术。同种异体移植手术作者将在第 48 章和 52 章中详细阐述,该手术技术出现于 20 世纪 80 年代晚期至 90 年代早期,目前主要的儿童肝移植中心均已广泛采用。

减体积肝移植技术是在移植物较大而受体较小不匹配时,将较大移植物削减至适当大小后再进行移植的手术技术。该技术在供体严重短缺形势出现前,多年来曾经是儿童肝移植的主要手术技术方式。随后,逐渐发展出劈离式肝移植技术和活体肝移植技术。劈离式肝移植技术是将一个供体分为两个移植物分别为两位受体手术的技术。尽管技术复杂,但由于能扩大供体来源和降低儿童受体等待期间死亡率,劈离式肝移植技术还是逐渐得到推广。活体肝移植技术则是由健康供者切取部分肝脏为患儿供肝,虽然血管并发症发生率较高,但它仍能显著降低受体等待期间死亡率和提高患者生存率。尽管这些技术在逐渐进步,但活体肝移植占比仍由 2000 年的 20％下降至 2009 年的 9％。

在儿童肝移植中,正确计算所需肝脏的尺寸和选择合适的供体切取方法是非常必要的。问题的关键在于移植物尺寸和受体空间的匹配程度,这需要对供体和受体肝窝进行影像学检查。肝脏的解剖并不统一,有的供者会有相对较大或较小的肝脏,且有的肝脏可能会有相对较大或较小的肝叶。供给移植物的供体体重通常可能是受体体重的 10 倍,甚至更大。作者没有合适的公式来根据受体的身高和体重计算肝窝空间的大小,一般如供者体重超过受体体重的 4 倍可选择左外叶供肝,如在 2～4 倍可选择左半肝供肝,右半肝供肝适用于青少年和成人。

活体肝移植运用于婴幼儿具有几大优势:首先,能在婴儿尚未出现营养失衡和产生并发症之前尽早地有计划地为患儿实施肝脏移植手术,使患儿获得最大受益。其次,总体移植物存活率和排斥发生率与尸体供肝移植物相似,并且移植术后 1 年的排斥发生率和排斥严重程度均低于尸体供肝移植物受体。

## 新生儿肝移植

受体年龄低于 3 个月的儿童肝移植界定为新生儿肝移植,在临床处理和手术技术方面更为复杂,具有其特殊的要求。新生儿受体体型极小,且一般在手术时病情均比较危急,因此极易出现术中和术后并发症,降低移植成功的概率。基于以上原因,新生儿移植手术非常罕见,美国每年约 600 例的儿童肝移植手术中仅含 8～14 例新生儿肝移植手术。根据 SPLIT 的数据显示,新生儿肝移植的受者和移植物生存率与较大的患儿肝移植基本相当。

所有新生儿受体均是由于出现急性肝衰竭才接受肝移植,急性肝衰竭的病因大部分是特发性新生儿巨细胞肝炎和新生儿血色病(NH),占比超过该年龄段儿童肝移植中的一半。巨细胞肝炎是一种病因不明的导致新生儿肝衰竭的疾病,其原因可能是不明原因的先天代谢异常或者宫内或产后感染。表现为多核巨细胞对肝细胞的非特异性损伤。多数巨细胞肝炎并不会进展至急性肝衰竭。其他的病因还包括乙型肝炎病毒、echo 病毒或其他一些病毒感染以及肝血管内皮瘤。

新生儿血色病也是最常见的导致新生儿急性肝衰竭的病因,表现为胎肝损伤伴有肝外组织的铁质沉积。大部分新生儿血色病是由于妊娠期同族免疫性疾病引起的,提高对该病机制认识能够指导临床治疗。目前的治疗措施包括大剂量静注免疫球蛋白和血浆置换,以及双倍换血疗法。血浆置换的目的在于去除由于妊娠期同族免疫性疾病产生的抗体,该抗体能够对肝脏造成免疫性损伤。根据作者所在中心的经验,特异性的免疫治疗能够完全治愈该病,并随访 1 年未出现任何后遗症。临床治疗失败的原因大部分是多器官功能衰竭、合并感染以及颅内出血。

对于出现肝衰竭经过治疗未能迅速好转的新生儿血色病患儿,应当考虑行肝移植手术治疗,但仍需谨慎对待。肝移植手术的难点在于早产、低于妊娠月龄的幼小儿以及多器官功能衰竭。新生儿血色病的患儿肝移植的总体生存率仅为 35％左右。对于新生儿血色病的临床治疗目标应该是尽可能通过其他途径积极治疗患儿,避免肝移植治疗。

　　新生儿肝移植的特殊性与新生儿肝衰竭患儿特殊的生理特征和小体型有关。出现肝衰竭的新生儿相当脆弱,这些患儿经常合并呼吸功能受损、严重的凝血功能障碍、营养不良和腹水。心脏和肾功能不全也非常常见,这些患儿通常需要行血液透析或者血液滤过治疗,但是此类操作在小患儿身上很难实施。

　　由于新生儿体型较小,供肝的选择变得非常困难和重要。一般新生儿受体的体重为 3.5～4.5 kg,而 6 kg 以下供者的供肝全肝移植术后肝衰竭机会很大。因此,所有新生儿肝移植的供体均来自修整后的活体或尸体捐献供肝。应避免使用超大体积移植物,造成延迟关腹或由于腹内压增大引起的呼吸功能损害和移植肝灌注不足,医生应该足够重视这些并发症,超大体积移植物会导致一系列的问题,最终可能导致移植失败和患儿死亡。

　　新生儿肝移植的另一个难点在于对于供体修整

可能增加原发性移植物无功能和早期肝功能恢复不佳的风险。同时,也增加了术后出血和胆漏的概率。由于手术难度大和低灌注压引起的相对灌注不足,这类患儿的血管栓塞率也较高。

　　这些患儿感染的发生率非常高。75％的患儿会出现细菌或真菌感染,50％的患儿因感染导致死亡。在这些患儿中,新发的 CMV 和 EBV 感染可能导致危及生命的多系统疾病。此外,新生儿 EB 病毒相关的移植术后淋巴组织增生性疾病的风险也相应增高。这些特殊的医疗和技术问题将显著延长患儿的 ICU 和总住院天数。

　　大多数中心的新生儿肝移植术后免疫抑制方案均和较大的患儿相似,采用以环孢素或他克莫司为基础的免疫抑制方案。新生儿肝移植患儿的术后远期排斥率和免疫抑制剂增长要求尚无系统性的研究资料,但根据 SPLIT 的统计数据来看,基本与较大的患儿相似。对相关数据进行纵向比较研究是急需的,以此来衡量新生儿肝移植的价值以及明确需要继续改进的方向。

---

**要点和注意事项**

- 患有引起血氨升高的代谢性疾病的患儿(例如,鸟氨酸氨甲酰基转移酶缺乏症)如不能尽早行肝移植治疗会增加造成不可逆性神经系统损伤的风险。神经功能健全的患儿应该在神经系统损害发生前尽早行肝移植治疗。
- 对于朗格汉斯组织细胞增生综合征或恶性肿瘤等全身系统性的疾病,在移植前应该首先进行相关治疗(例如,全身化学治疗)。
- 替代治疗有效是最重要的肝移植禁忌证。
  - 例1:胆道闭锁患儿葛西术后肝脏合成功能良好,单纯的门静脉高压可行远端脾肾分流治疗。
  - 例2:进行性家族性肝内胆汁淤积症或 Alagille

综合征在肝移植前可尝试胆汁转流手术治疗。
- 全身性的感染通常为肝移植的禁忌证,但顽固性的胆管炎和自发性腹膜炎例外,它们通常需要积极的抗感染治疗和肝移植治疗才能解决。
- 胆道闭锁患儿出现生长发育障碍是反映肝脏合成功能不全的早期重要指标。
- 预测急性肝衰竭患儿移植术后预后的最重要因素为引起肝脏损害的原因。
- 暴发性肝衰竭进展至Ⅲ度肝性脑病是急诊肝移植的明确指征。
- 尽早转诊至移植中心以便让移植医生对最终需要移植患儿的诊断和手术风险进行全面的评估。

# 第 25 章

# 儿童胆汁淤积性肝病与肝移植

## Transplantation for Cholestatic Liver Disease in Children

Samar H. Ibrahim ● Jorge A. Bezerra ● William F. Balistreri

周 韬 ● 译

　　胆汁淤积,即血清总胆红素小于 5 mg/dl 的情况下直接胆红素水平大于 1.0 mg/dl 或直接胆红素大于总胆红素的 20%,或总胆红素升高,是一种潜在的严重提示肝胆功能不全的情况。胆汁淤积是一个相对常见的儿科疾病,尤其是新生儿中,发病率大约是 1/2 500。虽然鉴于都是胆汁的生成和排出出现了问题所以临床表现相近,但是引起这种情况的原因非常多。罹患胆汁淤积的患者通常会发展至终末期肝病,初期的姑息性治疗通常是无效的。在对病因学的研究取得进展,并且发展出针对分子缺陷的靶向治疗后,儿童胆汁淤积的预后情况得到了很大的改善。另一个重要因素是肝移植以及新的免疫抑制剂的使用。这一章,作者回顾与儿童患者长期胆汁淤积有关的各种疾病的方方面面以及肝移植的影响。

## 鉴别诊断

　　儿科患者的胆汁淤积可能与传染性、毒性、解剖学、代谢或遗传相关直接或间接影响肝脏和胆道的条件;然而,在高达 15% 的新生儿胆汁淤积病例中,没有发现可识别的原因。胆道闭锁是新生儿胆汁淤积的最常见原因,占最多 25% 的病例;肝内胆汁淤积症的遗传形式占 25%,$\alpha_1$-抗胰蛋白酶缺乏症占 10%,其他代谢疾病占 20%,病毒感染占新生儿胆汁淤积

的 5%。表 25-1 列出与胆汁淤积相关的可识别的疾病实体和肝酶水平升高。鉴于广泛的鉴别诊断,胆汁淤积的婴儿评估应该逐步进行。目标是及时鉴定脓毒症、内分泌病(包括全垂体功能减退症和先天性甲状腺功能减退症)以及特定代谢紊乱(如半乳糖血症、Ⅰ型酪氨酸血症、先天性胆汁酸代谢障碍)等可治疗疾病,以便开始适当的治疗,预防肝损害的进展。与严重肝合成功能障碍相关的胆汁淤积症会引起危及生命的代谢紊乱,如Ⅰ型酪氨酸血症或新生儿铁贮存疾病。在没有感染证据和具有正常合成功能的婴儿中,早期评估胆道系统的通畅是识别胆道闭锁的高度优先事项。在 2 个月龄之前进行的葛西术可以改善胆道闭锁患者的结果。过去新生儿胆汁淤积分为肝外和肝内形式,这太简单了。例如,胆道闭锁主要影响肝外胆管,但与新生儿肝炎(原发性肝实质性疾病)具有许多相似特征。肝内胆汁淤积(intrahepatic cholestasis,IHC)和门静脉炎症的组织学特征也会出现在胆管缺乏或不存在的 Alagille 综合征(小叶间胆管偏少)。

　　本章重点介绍儿科患者胆汁淤积的临床特征和潜在的治疗方式,包括使用肝移植。不包括胆道闭锁或遗传代谢/染色体异常的讨论,这些都在本书的其他地方体现。

**表 25-1　儿童患者黄疸/肝酶升高的疾病**

**婴幼儿**
**感染**
　细菌:败血症/UTI(大肠杆菌)、梅毒、结核病
　寄生虫:弓形虫病
　病毒:巨细胞病毒、风疹、柯萨奇病毒、echo 病毒、疱疹病
毒、腺病毒、肠道病毒、细小病毒 B19、爱泼斯坦-巴尔病毒
**代谢紊乱**
　遗传
　$α_1$-抗胰蛋白酶缺乏
　囊性纤维化
　过氧化物酶体功能障碍(Zellweger 综合征)
　胆汁酸合成障碍
　尿素循环紊乱
　氨基酸代谢紊乱(酪氨酸血症)
　脂质代谢紊乱(Niemann-Pick 型 C/戈谢/沃尔曼)
　碳水化合物代谢紊乱(半乳糖血症、果糖血症、Ⅳ型糖原
贮积症)
　进行性家族性肝内胆汁淤积(例如,Byler 病)
　良性复发性肝内胆汁淤积
　后天
　胆汁淤积和肝病与甲状腺功能减退相关,全身垂体功能减退
**特发性疾病**
　新生儿肝炎
　新生儿存铁病
**胆管梗阻/畸形**
　闭锁/缺乏:胆道闭锁、Alagille 综合征
　囊性畸形:胆总管囊肿、肝内胆管囊性扩张(Caroli 病)、先
天性肝纤维化
　发现胆汁
　胆石症
**毒性/药理学损伤(对乙酰氨基酚、全肠外营养、高维生素 A)**
**肿瘤(肝内和肝外)**
**儿童和青少年**
　急性病毒性肝炎性
　慢性病毒性肝炎
　自身免疫性肝炎
　遗传性疾病:Wilson 病,囊性纤维化,肝卟啉症,杜宾-约
翰逊综合征、罗托综合征
　恶性肿瘤:白血病、淋巴瘤、肝肿瘤
　化学药品:肝毒素、毒素(杀虫剂、碳、酒精、有机磷酸盐、高
维生素 A、蘑菇、对乙酰氨基酚)
　寄生虫感染:血吸虫病、钩端螺旋体病、内脏幼虫
　与炎症性肠病和类风湿关节炎相关的肝病
　肝静脉闭塞
　脂肪肝肥胖(非酒精性脂肪性肝炎)
　低血压/缺血/心脏衰竭

## 特殊临床条件

　　IHC 为特征明显的胆汁淤积类型的疾病,通常
具有特定的表型和流行病学特征。具有或不伴有胆

管缺陷的 IHC 有不同预后。IHC 的多种形式具有不
同的临床特征,预后具有高度的差异性。某些进行性
家族性形式,如进行性家族性肝内胆汁淤积
(progressive familial intrahepatic cholestasis,PFIC),
通常是致命的;然而,在胆管缺乏综合征(Alagille 综
合征)的患者中,预后更为有利。

　　一些患者在肝活检中缺乏小叶间胆管。这些患
者可能被分为"缺乏综合征",其可能具有不同的潜在
病理机制,包括先天性不存在、形成部分失败、继发于
胆汁流失或继发于免疫、病毒性或缺血性原因的萎
缩。组织病理学变化可能与生理改变有关;与 IHC
相关的胆道异常可能代表残留化合物如胆汁酸的毒
性作用或酶缺陷。胆管缺乏的发病机制尚不清楚。
然而,从胆管炎症的早期特征到晚期观察(节段性破
坏性变化或每个门静脉胆管数量的逐渐减少见于活
组织检查标本的连续切片),表明免疫损伤。其他假
设机制包括胆汁酸代谢改变、染色体异常和子宫内或
产后感染。表 25-2 列出了报道胆管缺乏的疾病。

**表 25-2　已报道的胆道紊乱疾病**

**传染性疾病**
巨细胞病毒
单纯疱疹病毒
风疹
梅毒
**代谢或内分泌疾病**
$α_1$-抗胰蛋白酶缺乏
囊性纤维化
先天性胆汁酸合成错误
过氧化物酶障碍(Zellweger 综合征)
全垂体功能减退症
**染色体异常**
17,18 和 21 综合征
特纳综合征
**免疫障碍**
移植物抗宿主病
消失胆管综合征(肝移植后慢性排斥反应)
硬化性胆管炎
**遗传障碍**
Alagille 综合征
Byler 病
**其他**
非综合征胆管缺陷性
Aagenaes 综合征
**毒素暴露**

引自 Balistreri WF 的数据:Interrelationship between the infantile
cholangiopathies and paucity of the intrahepatic bile ducts. In
Balistreri WF, Stocker JT, editors. *Pediatric hepatology*. New
York: Hemisphere; 1990:1 - 18.

### 新生儿胆汁淤积

新生儿胆汁淤积是新生儿出生 IHC 延长患者的描述性术语,至少有三个亚组。

（1）新生儿病毒性肝炎。

（2）代谢性肝病模拟病毒性肝炎。

（3）特发性新生儿胆汁淤积。

新生儿代谢性肝病中的病毒性肝炎不同于特发性新生儿胆汁淤积,其存在可识别的违规药物。特发性新生儿胆汁淤积意味着存在与肝脏炎症变化相关的不明身份的病理生理过程,没有机械阻塞的证据。本组患者病因不明的肝细胞发生明显巨细胞转化的组织学变化的存在导致了使用特发性新生儿肝炎来描述这组患者。尽管有像特发性新生儿肝炎这种常用的名称,但是当具体的病因被鉴定出来时,最好使用相应的术语来描述疾病(例如新生儿巨细胞病毒性肝炎)。在这里,作者将使用特发性新生儿胆汁淤积来指常见的新生儿持续性胆汁淤积;巨细胞转化和小叶或门静脉炎症作为非特异性反应的新生儿肝损伤。例如与 $\alpha_1$-抗胰蛋白酶缺乏症相关的胆汁淤积、与胆汁酸生物合成的先天性错误相关的胆汁淤积和 PFIC 包括在这一特发性类别中,但现在是特定的可识别的代谢性肝脏疾病。在没有特定原因的情况下,特发性新生儿胆汁淤积只能诊断出高达 15％的新生儿胆汁淤积性延长的婴儿。

特发性新生儿胆汁淤积传统上被归类为家族性和非家族性(散发性)形式。家族形式(可能代表未确定或未被认识的遗传或代谢原因的异质收集)更有可能是进行性的或复发性的,而非家族性形式则具有更有利的结果。特发性新生儿胆汁淤积的总体预后很难估计,因为新实体识别出不断变化的特征性新生儿胆汁淤积,因此,特发性类别将继续缩小。在一大批未发现原因的婴儿中,发现胆汁淤积是短暂的,长期的随访观察到恢复。临床新生儿胆汁淤积被定义为一种自发性解决胆汁淤积的形式,其由几种因素的关联引起,包括胆汁分泌不成熟和导致肝缺血或缺氧的围生期疾病。在 10％的短暂新生儿胆汁淤积的儿童中,没有发现任何显著的事件。相反,一些围生期缺氧或缺血的儿童不会发生暂时的新生儿胆汁淤积。这种倾向归因于任何肝细胞性三磷酸腺苷(ATP)依赖性转运系统中的杂合遗传缺陷,如家族性肝内胆汁淤积-1,BSEP 或多重耐药性 3(MDR3)。已知这些涉及胆汁形成的转运蛋白的缺陷是负责不同类型的常染色体隐性遗传性家族性肝内胆汁淤积,其可能具有导致终末期肝硬化的良性过程或更进一步的形式。

特发性新生儿胆汁淤积症患者的临床过程变化很大,治疗主要是支持治疗。重点是优化营养以维持生长,并通过补充脂溶性维生素来预防维生素缺乏的后果。在散发和家族形式中,肝脏疾病的严重进行过程已被肝移植改变。然而,在肝移植之前,必须彻底评估特发性新生儿胆汁淤积患者,排除特异性感染和代谢疾病,如 $\alpha_1$-抗胰蛋白酶缺乏症和胆汁酸代谢的先天性错误。需要对每名患者进行密切跟踪,以确定疾病的步伐。当这些患者发生生长衰竭或终末期肝病时行肝移植。新生儿胆汁淤积作为肝移植的适应证的频率各不相同(表 25-3)。

**表 25-3　俄亥俄州辛辛那提儿童医院医学中心小儿肝移植手术(1986 年 7 月至 2011 年 12 月)**

| 诊断 | 评估<br>($n=699$) | 列为 OLT<br>($n=562$) | 移植<br>($n=468$) | 减少<br>($n=238$) | 全<br>($n=230$) | 死亡等待<br>($n=30$) |
|---|---|---|---|---|---|---|
| 胆汁淤积情况 | | | 236 | | | |
| 胆道闭锁 | 280 | 211 | 193 | 78 | 115 | 14 |
| Alagille 综合征 | 22 | 22 | 15 | 10 | 5 | 0 |
| 原发性硬化性胆管炎 | 18 | 16 | 12 | 10 | 2 | 0 |
| 特发性胆汁瘀积 | 14 | 11 | 8 | 5 | 3 | 2 |
| TPN 胆汁瘀积/短肠* | 12 | 10 | 8 | 2 | 6 | 2 |
| PFIC | 5 | 2 | 1 | 0 | 1 | 0 |
| 代谢疾病 | | | 77 | | | |
| $\alpha_1$-抗胰蛋白酶缺乏症 | 46 | 42 | 31 | 20 | 11 | 1 |
| 尿素循环缺陷 | 12 | 10 | 10 | 5 | 5 | 0 |
| 酪氨酸 | 12 | 12 | 11 | 5 | 6 | 0 |
| 囊性纤维化 | 10 | 4 | 3 | 2 | 1 | 1 |
| 糖原贮积症 | 9 | 7 | 5 | 2 | 3 | 0 |

（续表）

| 诊断 | 评估<br>($n=699$) | 列为 OLT<br>($n=562$) | 移植<br>($n=468$) | 减少<br>($n=238$) | 全<br>($n=230$) | 死亡等待<br>($n=30$) |
|---|---|---|---|---|---|---|
| 瓜氨酸血症 | 8 | 7 | 7 | 4 | 3 | 0 |
| Wilson 病 | 8 | 7 | 4 | 4 | 0 | 0 |
| 原发性高过氧化尿 | 6 | 5 | 4 | 4 | 0 | 0 |
| 新生儿血色素沉着病 | 4 | 4 | 2 | 2 | 0 | 1 |
| 急性和慢性肝炎 | | | 91 | | | |
| 急性肝衰竭 | 91 | 86 | 72 | 36 | 36 | 2 |
| 自身免疫性肝炎 | 32 | 20 | 13 | 12 | 1 | 0 |
| 新生儿胆汁瘀积 | 7 | 7 | 5 | 1 | 4 | 0 |
| 丙型肝炎 | 2 | 2 | 1 | 1 | 0 | 1 |
| 甲型肝炎 | 1 | 0 | 0 | 0 | 0 | 0 |
| 肿瘤 | | | 35 | | | |
| 肝母细胞瘤 | 31 | 28 | 25 | 13 | 12 | 1 |
| 血管内皮细胞瘤 | 8 | 5 | 3 | 2 | 1 | 2 |
| 肝细胞癌 | 6 | 4 | 3 | 2 | 1 | 1 |
| 其他肿瘤 | 4 | 4 | 4 | 2 | 2 | 0 |
| 致密性肝硬化 | 33 | 25 | 19 | 12 | 7 | 1 |
| 先天性肝纤维化 | 5 | 2 | 1 | 0 | 1 | 1 |
| 其他 | 13 | 9 | 8 | 4 | 4 | 0 |

\* 多脏器移植。
OLT,原位肝移植；PFIC,进行性家族性肝内胆汁瘀积；TPN,全胃肠外营养。

总之,特发性新生儿食欲不振的患者需要一个包括以下内容的护理计划。

• 彻底评估,排除特定的感染性、遗传性或代谢性疾病。

• 营养支持和补充维生素。

• 密切跟踪,了解疾病的步伐。

• 评估肝移植时有生长失败、门静脉高压或其他并发症的终末期肝病。

### Alagille 综合征

Alagille 等人描述了有显著特征的小叶间胆管（动脉肝发育不良）的综合征不足,包括:①特征性面部特征（宽前额、深邃的眼睛、长而直的鼻子,以及欠发达的下颌骨）（95%）。②慢性胆汁瘀积（91%）。③后胚胎毒素（88%）。④蝴蝶状椎弓缺损（87%）。⑤外周肺动脉发育不全或狭窄,分离或与复杂的心血管异常相关（85%）。观察到的其他较不频繁的特征包括生长迟缓（50%）、肾异常（68%）、骨质异常（<10%）、高音（<10%）、青春期延迟（<10%）以及长骨骨折和其他血管畸形。更广泛的临床表现可以由几位作者的后续报告汇编;这些特征中的一些实际上可能代表慢性胆汁淤积继发的伴随营养缺陷（表25-4）。血清碱性磷酸酶（alkaline phosphatase,ALP）、γ-谷氨酰转肽酶（γ-glutamyl transpeptidase,

γ-GTP）和胆汁酸水平升高,反映了胆汁排泄的缺陷。

胆汁淤积表现在新生儿期,瘙痒和黄瘤在儿童早期变得突出。婴幼儿早期获得的肝脏活检标本可能类似于任何其他形式的新生儿胆汁淤积;随着时间的推移,可能会发生经典的缺乏发现的演变。高血压定义为在门静脉和肝动脉正常大小的分支存在的情况下,门静脉三联体（<0.5 个小叶间胆管,每三叉神经）胆管数不存在或显著减少。

Alagille 综合征表现出复杂的表型和遗传模式。已经报道了连续几代的单亲家族,强烈支持常染色体显性遗传模式,外显率和可变表达率降低。先证者的兄弟姐妹和父母通常具有轻度的疾病基因表达,只有一两种异常。隔离通过 43 个先证者收集的 33 个家庭的分析证实了常染色体显性遗传理论;外显率为 94%,其中 15% 为零星。在另一项研究中,6 名父亲的 14 名先证者具有 Alagille 特征,表明常染色体显性遗传在 43% 的先证者中,新突变 57%。Alagille 基因的候选区域变窄到染色体 20p12 上的 250-kb 片段;在该区域内鉴定出 JAG1 基因（Jagged-1）。编码 Notch 受体配体的人 JAG1 中的突变已经与 Alagille 综合征相关。Notch 基因家族的成员编码进化上保守的跨膜受体,其涉及胚胎发育期间的细胞命运规

**表 25-4　临床、实验室和 Alagille 综合征患者放射学检查结果**

| 器官或系统 | 发现 |
| --- | --- |
| 肝 | 新生儿胆汁瘀积,常为高胆固醇血症极重期 |
|  | 肝内胆管功能衰竭 |
|  | 肝外胆管减少 |
| 心 | 外周肺静脉狭窄 |
|  | 瓣膜瓣狭窄 |
|  | 室间隔缺损 |
|  | 法洛四联症 |
| 中枢紧张 | 缺乏反应(维生素 E 缺乏)系统 |
|  | 学校表现不佳 |
| 肾 | 管状间质性肾病 |
|  | 降低肌酐清除率 |
|  | 增加尿酸,增加血液尿素氮水平 |
| 眼睛 | 后胚胎毒素 |
|  | 异常虹膜股(Axenfeld 异常) |
|  | 视网膜色素变性 |
|  | 高度近视 |
|  | 后囊下白内障 |
|  | 斜视 |
| 骨头 | 异常椎体(蝶形压缩,指尖前路 $C_1$) |
|  | 短远端趾骨 |
|  | 短尺骨 |
|  | 复发性骨折 |
| 腰椎 | 间距距离减小 |
|  | 间隔距离异常进展 |
| 内分泌 | 甲状腺素水平降低 |
|  | 睾丸激素水平升高 |
| 皮肤 | 迟发性皮肤卟啉病样小疱 |
|  | 光暴露皮肤瘢痕形成 |

引自 Balistreri WF. Interrelationship between the infantile cholangiopathies and paucity of the intrahepatic bile ducts. In Balistreri WF, Stocker JT, editors. *Pediatric hepatology*. New York: Hemisphere; 1990:1-18.

范。Notch 位点编码介导细胞相互作用的受体。延长生存期的预后良好,但由于瘙痒、黄体酮和维生素缺乏的并发症,Alagille 综合征患者有很高的生长衰竭和发病率不足。年轻患者通常不会发展为肝硬化;在最初的 Alagille 系列 80 例患者中,4 例死于肝脏并发症(2 例伴有肝衰竭和门静脉高压)。Alagille 综合征的结局和生存受多种因素的影响。心脏疾病、肝脏疾病和颅内出血占 Alagille 综合征死亡率的大部分。尽管早期黄疸和胆红素水平升高表明预后较差,但高胆红素与不良结局之间的关联不再显著排除复杂先天性心脏病患者。

所有患者中 75% 可以达到预期寿命为 20 年,不需要肝移植的患者预期寿命为 80%,需要肝移植的患者预期寿命为 60%。Lykavieris 等回顾了 163 名 Alagille 综合征儿童的结果和肝脏受累情况,报道本地肝脏存活率在 10 和 20 年时分别为 51% 和 38%。患有新生儿胆汁淤积性黄疸的儿童肝脏疾病预后较差。然而,即使是在晚期肝病发作之后,严重的并发症仍是可能的。肝细胞癌是 Alagille 综合征患者中罕见的并发症。

治疗 Alagille 综合征患者的目的是改善营养、补充脂溶性维生素和支持相关的非肝脏(心脏、肾脏)并发症。疗法往往无效。根据作者的经验,使用熊去氧胆酸(UDCA;每日 15 mg/kg,分次剂量)可能有助于降低瘙痒的严重程度,降低胆固醇水平,降低黄瘤病毒,并改善生物化学参数。在极度棘手的瘙痒病例中,胆道转移是成功的治疗方法。

建立准确的诊断,避免不必要的程序是很重要的;肝门静脉造口术在 Alagille 综合征患者与不良的临床治疗有关。很少需要对 Alagille 综合征患者进行肝移植。肝移植适用于难治性衰弱性瘙痒和生活质量差的患者,或终末期肝病或门静脉高压患者。根据作者的经验,严重的骨质减少和反复的长骨骨折是一名 6 岁的 Alagille 综合征患者肝移植的适应证。Ganschow 等人报道了 23 名儿童患有 Alagille 综合征,其中 14 人接受了肝移植。患者和移植物存活率为 85.7%。14 例接受移植的患者中有 3 例表现出意外的肝外并发症,如严重出血(由胸内动脉畸形引起)和发育不全的主动脉。

肝移植可能导致 Alagille 综合征患者血管并发症的风险增加。时间安排应该仔细考虑肝移植的风险,因为与移植相关的死亡风险可能治疗病态胆汁淤积不合理。Emerick 等报道,21%(19/92)患者肝移植是必要的。导致死亡率明显升高的因素是先天性心脏病(15%)、颅内出血(25%)、肝脏疾病或肝脏转移(25%)。

总而言之,治疗 Alagille 综合征患者的主要目标是无伤害。必须建立诊断以避免外科手术会使临床病程恶化。因此,精心设计的护理计划应包括以下内容:

- 全面评估。
- 营养支持和维生素补充。
- 用 UDCA 或部分外部胆道引流治疗相关性瘙痒。
- 密切随访并治疗非肝性并发症。
- 生长失败,门静脉高压,终末期肝病的其他并发症或生活质量差的肝移植评估。

**表 25-5　与慢性肝内胆汁淤积相关的疾病**

Ⅰ. 一贯
　A. 特发性新生儿胆汁淤积
　B. 肝内胆管缺乏
　　1. Alagille 综合征
　　2. 非综合征缺乏
　C. 进行性家族性肝内胆汁淤积（PFIC）
　　1. 小管运动障碍
　　　a. 胆汁酸
　　　　1）Byler 病（PFIC-1；FIC1 缺乏症）
　　　　2）PFIC-2（BSEP 缺乏症）
　　　b. 磷脂（PFIC-3，MDR3 缺乏症）
　　2. 胆汁酸生物合成障碍
Ⅱ. 复发
　A. 良性复发性肝内胆汁淤积（BRIC-1，BRIC-2）
　B. 淋巴水肿的遗传性胆汁淤积（Aagenaes 综合征）

BSEP，胆盐输出泵；MDR3，多药耐药蛋白-3。
引自 Balistreri WF. Intrahepatic cholestasis. *J Pediatr Gastroenterol Nutr*. 2002;35（Suppl 1）:S17-S23.

### 进行性家族性肝内胆汁淤积

　　伴有进行性肝细胞损伤的肝内胆汁淤积的严重形式可能偶尔发生或以家族为基础。临床和病理特征以及自然进展各不相同，意味着显著的异质性。表 25-5 反映了拟议的分类计划。术语进行性家族性肝内胆汁淤积用于指定一组患有慢性、不间断肝细胞胆汁淤积的疾病，当可排除可识别的代谢或解剖障碍时。发生模式与常染色体隐性遗传相一致。通常存在临床、生物化学和组织学特征的特征组合。PFIC 通常在生命的头 6 个月呈现胆汁淤积、肝大、瘙痒、生长衰竭或脂溶性维生素缺乏症。鉴于 PFIC 患者的进展程度，重要的是确定精确的诊断、提供营养支持和维生素补充、治疗相关的瘙痒，以及如果终末期肝病超标，则评估肝移植。

　　遗传性胆汁淤积性肝病分子诊断试验的发展为肝内胆汁淤积患者诊断、咨询机会和无症状兄弟姐妹的检测提供了证实。测试的基因是 *SERPINA1*（$\alpha_1$-抗胰蛋白酶缺乏症）、*JAG1*（Alagille 综合征）、*ATP8B1*（PFIC1）、*ABCB11*（PFIC2）和 *ABCB4*（PFIC3）。该方法的分析敏感性因基因而异（*SERPINA1* 为 99%，*JAG1* 为 47%，*ATP8B1* 为 82%，*ABCB11* 为 82%，*ABCB4* 为 82%）。

#### 进行性家族性肝内胆汁淤积，1 型（Byler 病）

　　Byler 病，PFIC 1 型（PFIC-1）是一种严重的家族性肝内胆汁淤积，最常见于新生儿胆汁淤积，其特征在于侵袭性肝细胞损伤。PFIC-1 的第一个详细描述涉及 Jacob Byler 下属的阿米什人的成员；因此，使用同义词 Byler 病来描述这种变异。患者通常存在黄疸、肝大、瘙痒、慢性水样腹泻，并且在头几个月未发育。一些患者可能延迟临床发现，直到生命的第一年后期才被注意。瘙痒、丧失功能而对药物治疗无效是这些患者的典型症状。胆汁淤积和瘙痒最初可能会逐渐消失，但最终可能会持续下去。在生命的前 10 年，随着肝硬化和终末期肝病的发展，患者会出现进行性和持续性的胆汁淤积。神经肌肉表现和佝偻病可能是由于慢性胆汁淤积引起的维生素缺乏引起的。受影响的患者也可能发展成胆结石和肝细胞癌。PFIC-1 患者可能有肝外疾病、腹泻、胰腺疾病、肺炎、异常汗液检测结果、听力障碍和生长不良。实验室评估显示血清氨基转移酶升高和 ALP 水平升高。虽然血清胆汁酸和胆红素水平明显升高，但血清胆固醇水平正常或仅轻度升高。血清 $\gamma$-GTP 水平也可能正常或低；这可能是 PFIC-1 的一个相对具体的特征。胆汁酸浓度随着胆酸的降低而降低；然而，鹅去氧胆酸可能是血清和尿液中的主要物种。

　　位于染色体 18q21-22 上的 *FIC1*（*ATP8B1*）基因已被鉴定为参与 PFIC-1 和良性复发性肝内胆汁淤积-1（BRIC-1）的基因。PFIC-1 和 BRIC-1 被认为是连续的两端。ATP8B1（FIC1）是一种小管型 P 型腺苷三磷酸酶（ATPase），其参与保持内外叶之间氨基磷脂分布的质膜。*FIC1* 基因在一些上皮组织中表达，令人惊讶的是，在胰腺和小肠中比在肝脏中表达更强烈。Chen 等确定了具有 PFIC1 儿童回肠的顶端依赖钠的胆汁酸转运体、法尼斯 X 受体（FXR）和 FIC1 之间的相互作用。*FIC1* 的损失导致 FXR 的核易位减少，随后肠和肝胆汁酸转运蛋白表达病理改变的可能性。作者推测，胆汁酸血症和胆汁淤积的发生是由于通过增加胆固醇依赖性胆汁酸转运蛋白的表达增加胆汁酸的回肠吸收和胆汁酸排泄泵下调引起的胆汁酸分泌减少。

　　肝组织学检查可能显示出多种发现，包括巨细胞转化的早期特征和胆管轻微增生或缺乏。后期活检标本发现证实门静脉纤维化或进展为胆汁性肝硬化。早期发现肝结节性胆汁淤积和肝细胞板排列紊乱。管道损失是一个突出的发现。门静脉边缘的增生小管随着纤维化进展而增加，在末期疾病组织学上特别突出。PFIC-1 的组织学研究结果形成了一种可识别的模式，肝组织学发现似乎具有可预测的进展。婴幼儿肝活检标本的光学显微镜检查结果与 PFIC-1 和 BRIC 无关，而门静脉 PFIC-1 患者的年龄增长可见纤维化和桥接。PFIC－1患者肝脏的电子显微镜观察显示：粗大颗粒，无定形颗粒状物质的小管腔扩张；微绒毛数量减少和小管膜的局部中断。在PFIC－1中用透射电子显微镜观察在小孢子中的粗粒状胆汁在BRIC或其他形式的PFIC中未被鉴定。

治疗主要是支持性的，具有积极的营养和维生素补充。瘙痒的症状治疗很重要，因为它是一种频繁、虚弱的症状。

由于FIC1蛋白在肠中的表达高于肝脏，肠道吸收缺陷可能与这些疾病的发病机制有关，也可能解释部分外部胆道引流(partial external biliary diversion, PEBD)在治疗中的成功。在PEBD中，胆囊通过使用小肠内环的造口进行外化。PEBD从肠肝循环中转移胆汁盐，阻止疾病的进展，并减轻大多数患者的瘙痒。引流后，粗粒胆汁变为正常的无芒状态；这与胆汁盐池的转化有关，主要是鹅去氧胆酸和肝形态学与生化异常的解决。罕见的患者在PEBD后出现"水样"胆汁输出、电解质流失，需要重新处理和更换。Hollands等使用回肠旁路(IB)治疗瘙痒；IB提供无气孔，可逆的胆道转移，其中回肠的远端15％从肠主流中移除并且被制成自排空的盲循环。这导致损失的胆汁酸类似于PEBD，少数患者的结果是有希望的。PEBD显示比IB更有效，长期改善PFIC的症状，因为IB变得不太有效，可能是由于肠内重吸收胆汁酸随时间增加。IB通常保留用于先前行胆囊切除术的患者。UDCA和PEBD治疗可能阻止肝硬化进展，因此至少在短期内可以避免一些儿童肝移植的需要。在没有进展为肝硬化的患者中，PEBD应该是首选治疗。患有肝硬化或无效PEBD的患者符合肝转移。肝移植术后PFIC－1患者的严重同种异体移植脂肪变性进展至脂肪性肝炎和肝硬化，特别是在使用与生活相关的供体时。脂肪变性与腹泻相关，归因于胆汁酸性肠肝循环改变。树脂疗法可用于控制腹泻和延缓移植物脂肪变性进展。

### 进行性家族性肝内胆汁淤积，2型

PFIC的第二种不同形式(PFIC－2)是由小管BSEP的功能不良引起的。受影响的儿童胆汁淤积，血清胆汁酸水平高，血清γ－GTP水平低。PFIC－2患者具有与在肾小球膜水平的ATP依赖性胆汁酸运输中的孤立缺陷一致的表型。与PFIC－1患者(肝移植后可能继续表现出许多肝外特征，包括胰腺炎、腹泻和吸收不良)相反，PFIC－2的婴儿似乎有一个限于肝脏的缺陷，通过肝移植容易纠正。黄疸出现在生命的前3周，血清γ－GTP水平正常。在婴幼儿期，

肝活检结果统一显示出巨细胞变化的小管型胆汁淤积，而不是PFIC－1轻度的颅内胆汁淤积。在肝切除术和尸体解剖标本中，发现了具有小叶炎症和门脉桥接纤维化的慢性肝炎。该表型表明胆汁酸排泄中分离的运输缺陷，因为胆汁中的鹅去氧胆酸浓度降低，如PFIC－1患者；PFIC－1中透射电子显微镜观察到的粗粒状胆汁不存在。

负责这种形式的PFIC的基因已经映射到染色体2q24。ATP依赖性胆汁酸转运蛋白BSEP负责将胆汁酸跨过肝细胞小管膜积极转运到胆汁中。现在认识到，编码含有ATP结合盒的肝特异性BSEP的基因ABCB11中的突变负责PFIC－2的婴儿和儿童。PFIC－2与有效地将胆汁酸排出胆管的能力下降以及胆汁酸依赖的胆汁液流量明显减少相一致。保留在肝细胞内的胆汁酸引起进行性损伤，并且随着胆汁盐的回流进入血液，血清胆汁逐渐增加酸浓度。PFIC－2患者胆道胆汁酸浓度低下可能不足以从胆道上皮释放γ－GTP，结果是这些严重胆汁淤积患者血清γ－GTP水平仍然矛盾正常。

PFIC－2患者具有高血清谷丙转氨酶和甲胎蛋白水平、巨大肝细胞严重小叶病变、早期肝衰竭、胆石症、肝细胞癌和胆道胆汁酸浓度极低。他们缺乏复发过程PFIC－1的早期阶段，但是具有更快的进展性纤维化。治疗无效，肝硬化相对较快发展是规律。管理与PFIC－1相同，许多情况下需要肝移植。肝移植后从头胆盐转运蛋白抗体的发展，可能引起严重程度变化的同种异体免疫反应，可能对免疫抑制有反应，并可导致需要再移植的移植物衰竭。

### 进行性家族性肝内胆汁淤积，3型

PFIC 3型(PFIC－3)可能出现在新生儿期，经常类似于胆道闭锁，或在稍晚时间出现；它会增加门静脉高压和胃肠出血的风险，并最终导致肝衰竭。其特征在于轻度和可变性瘙痒，血清胆汁酸浓度中等升高和胆汁原发性胆汁酸正常浓度。其归因于MDR3(ABCB4基因)中的遗传缺陷，其编码磷脂转位酶从小脑膜的内层到外层翻转磷脂酰胆碱。该基因位于染色体7q21上。肝脏病理状态可能由胆汁酸对胆汁磷脂无胆汁上皮的毒性作用引起。胆汁磷脂通常保护导管上皮细胞，从胆汁酸的毒性形成混合胶束。在PFIC－3患者中，胆汁毒性由胆汁中胆汁酸未被磷脂灭活引起。磷脂的缺乏可能会破坏细胞膜的稳定性，促进结石性胆汁和胆固醇结晶性小胆管阻塞。MDR3突变表现出显著的表型变异，包括胆结石形成、胆道纤维化和妊娠IHC。

MDR3 缺乏症（PFIC-3）在临床上与其他形式的 PFIC 相似，其生命早期发生胆汁淤积性肝炎。特征差异在于血清中 γ-GTP 的升高水平。Jacquemin 等研究了 31 例患有 MDR3 缺乏症的患者，并回顾了患者的临床、形态和遗传变异。MDR3 突变的临床表现是高度可变的，包括新生儿胆汁淤积和胆固醇结石（低磷脂含量）。杂合子突变导致妊娠 IHC。肝活检结果也是可变的。在新生儿，胆管增生和炎症浸润占主导地位；门静脉和门静脉纤维化随后进展到肝硬化。

De Vree 等人假设，对 UDCA 治疗无反应的患者在磷脂分泌中具有完全缺陷，部分 UDCA 置换不足以减少这些患者的无磷脂胆汁中胆汁盐毒性的增加。对 UDCA 治疗做出反应的患者可能具有部分缺陷，胆汁中的残留磷脂浓度与部分 UDCA 置换相结合可能足以将胆汁盐毒性降低至临界阈值以下。管理与 PFIC-1 相同。

### 北美印第安人胆汁淤积

北美印第安儿童肝硬化（NAIC）与 PFIC-1 非常相似，是一种独特且迅速发展的家族性胆汁淤积症，最初描述于魁北克西北部的儿童。它通常表现为在其他方面健康并进展为胆汁性肝硬化和门静脉高压的婴儿中的短暂性黄疸。早发性门静脉高压和静脉曲张出血在大多数患者中需要门体分流术。NAIC 的组织学特征显示早期胆管增生、门静脉纤维化和胆汁性肝硬化的快速发展，表明胆管结石现象。NAIC 儿童肝标本的超微结构分析表明微丝功能障碍。遗传分析指出常染色体隐性遗传和载体频率为 10%。CIRH1A 位于 16q22 染色体上。NAIC 的围生期外观被认为归因于 Cirhin 作为 NF-kappaB 转录调控因子的作用，在发育过程中起重要作用。目前，肝移植是晚期疾病患者唯一有效的治疗方法。移植后 10 年未观察到 NAIC 复发。

### 格陵兰因纽特人致死性家族性胆汁淤积综合征

格陵兰因纽特人致死性家族性胆汁淤积综合征（CFG），一种 Byler 样疾病，是常见的隐性疾病，是格陵兰岛土著因纽特族家庭描述的严重肝内胆汁淤积症。患有黄疸、瘙痒、出血发作、营养不良、发育迟缓、脂肪泻、血小板增多症、骨营养不良和侏儒症的患者，由于终末期肝病导致儿童死亡。其被认为是与 FIC1 基因中的错义突变相关的 PFIC-1 的形式。CFG 已经与 18q 染色体连锁；不同的单倍型遵循西格陵兰列宁特病毒基因，东西格陵兰州 CFG 基因异质性存在于该群体中。尽管胆汁淤积明显，但血清胆固醇水平低至正常。16 例患者报告的早期组织学检查结果是可变的，其中小管状胆汁淤积和扩张性小管周围的肝细胞形成玫瑰花结，随后是 3 区纤维化、1 区纤维化，以及肝硬化。超微结构检查发现胆汁管狭窄的微丝带状冷凝的颗粒物质，与 PFIC-1 患者描述的粗粒状 Byler 胆汁相似。对于致命性家族性胆汁淤积症患者，没有肝移植报告格陵兰因纽特人儿童综合征。这些患者的建议护理计划与 PFIC-1 患者概述相同。

### 良性复发性肝内胆汁淤积

BRIC 是一种综合征，其特征在于多发性短暂的不同时期的胆汁淤积发作，随后是自发缓解。患者出现多次明显黄疸发作，具有强烈的瘙痒和胆汁淤积的生化证据，血清胆汁酸水平升高，氨基转移酶水平轻度升高。特点是血清 γ-GTP 活性低，维持正常肝脏结构。肝活检标本可能显示胆汁淤阻；胆管造影术中肝内和肝外胆管正常。

大约 20% 的患者在 1 岁时首次发作；其他患者在青春期或 20 多岁时发病。多个家庭成员受到影响。BRIC 是常染色体隐性肝病。其他临床特征与 PFIC 患者重叠，但完全临床和生物化学分辨率以及反复发作确诊。BRIC 可以与 FIC1（ATP8B1）基因中的特异性突变相关，称为 BRIC-1。尽管 PFIC-1 和 BRIC-1 是临床上不同的疾病，但它们的表型可能与同一基因中特定类型的突变有关。BRIC 也可以与 ABCB11 中的突变相连，称为 BRIC-2。

治疗的目的主要是营养支持和症状缓解，特别是瘙痒症，但这一般不能令人满意。对于 BRIC 患者，不建议肝移植。建议的护理计划包括以下内容：

- 努力确定确切的诊断。
- 营养支持和维生素补充。
- 治疗相关性瘙痒。
- 密切跟进。

### 遗传性胆汁淤积和淋巴水肿（Aagenaes 综合征）

遗传性胆汁淤积和淋巴水肿是 1968 年 Aagenaes 等在挪威西南部 16 例患者中首次描述的肝内胆汁淤积和腿部淋巴水肿的综合征。在新生儿期间，黄疸在生命的最初几年一直存在，后来儿童复发；诱发因素是感染、创伤、手术、青春期和怀孕。胆汁淤积性肝病随年龄增长，大多数患者在 3 岁时血清胆红素浓度正常缓解。一些患者在早期发展为肝衰竭，一些在发生肝硬化和肝衰竭之前经历长时间的肠胃病，有些患者有正常的寿命。慢性临床或生物化学证据显示，生命后期肝胆损伤的患者有发生肝硬化的风险。

肝脏的组织学发现与早期活检标本中的巨细胞

转化一致。淋巴水肿在下肢开始于儿童后期,并被归因于淋巴管发育不全。外周淋巴阻塞与肝脏疾病之间的关系是不确定的。Aagenaes 假定肝淋巴发育不良或淋巴管的功能缺陷导致胆汁淤积。Aagenaes 综合征患者的胆汁淤积症尚未显示是由胆汁酸或其他胆汁成分的原发性缺陷引起,但可能是其他因素的后果,如淋巴循环的主要缺陷。到目前为止,诊断这种综合征的零星病例直到淋巴水肿发展为止,这可能是中度的,因此在某些情况下被忽视。淋巴发育不全可能在组织学检查中无法观察到,甚至不通过电子显微镜检查。报告病例研究支持常染色体隐性遗传模式。挪威患者遗传连锁分析指出染色体 15q 异常。

治疗限于避免胆汁淤积发作期间吸收不良的并发症,特别是脂溶性维生素缺乏症。淋巴水肿在生命的后期往往成为疾病的主要症状,并且可能在一些患者中致残。在晚期肝病的婴儿和幼儿中描述了肝移植,在一些患者中可以对症治疗(如物理治疗和下肢包扎)。

### 先天性胆汁酸生物合成障碍

胆汁酸合成缺陷发生在负责催化原代胆汁酸合成中关键反应的酶的主要缺陷以及影响原代胆汁酸合成的次要代谢缺陷的存在下,并且包括过氧化物酶体紊乱如泽尔韦格综合征和相关疾病及史密斯-莱姆-奥皮兹综合征。胆汁酸生物合成的先天错误导致婴儿持续胆汁淤积的约 2% 胆汁酸生物合成缺陷,引起原代胆汁酸的营养和胆汁作用的丧失及肝毒性代谢物的积累;进行性肝损害是不可避免的。胆汁酸产生受损的次要影响是胆汁淤积和脂溶性维生素吸收不良。胆汁酸的外源性给药可以提供适量的胆汁酸浓度,也可以抑制毒性中间体代谢产物的生物发生。早期识别使用靶向性胆汁酸置换能够逆转肝损伤。

胆固醇由 17 个酶促步骤合成。在该途径中有几种已知的酶缺陷导致缺陷通过确定的基因转化类醇核或胆固醇侧链。这些疾病临床表现不同;然而,黄疸、胆汁淤积、脂溶性维生素缺乏症、升高的氨基转移酶水平、可变 $\gamma$-GTP 和低血清胆汁酸水平是该疾病的标志。通过快速原子轰击电离-质谱法和气相色谱-质谱法测定正常和异常胆汁酸的尿液可以鉴定特定酶促步骤的缺陷。

缺乏 $3\beta$-羟基-$\Delta^5$-$C_{27}$-类固醇脱氢酶($3\beta$-HSD),催化胆汁合成主要途径的第二步的酶,是最常见的胆汁酸合成缺陷。受影响的受试者在编码基因 HSD3B7,染色体 16p11.2-12 上具有常染色体隐性突变。$3\beta$-HSD 患者有长时间的新生儿黄疸、血清

氨基转移酶水平升高、肝大。组织学发现是可变的,可从巨细胞肝炎到慢性肝炎。它也可能出现在 4～46 个月存在黄疸、肝脾大和脂肪痢的患儿(临床症状类似于 PFIC)。用胆酸替代胆汁酸有效逆转肝损伤,导致临床和生化改善 $3\beta$-HSD 儿童。

酶 3-氧代-$\Delta^4$-类固醇 $5\beta$ 还原酶催化遗传缺陷归因于染色体 7q32-33 上的 AKR1D 基因突变。先天性缺陷表现为严重胆汁淤积和肝衰竭,出生后不久发生凝血病和代谢肝损伤。已发现许多出现类似于神经性血色素沉着症的患者。3-氧化-$\Delta^4$-$5\beta$-还原酶的缺乏在一些新生儿血色素沉着病的患者身上也能发现。肝组织学发现是非特异性的,具有小叶紊乱和巨细胞转化、假性植物转化和小管胆汁淤滞。质谱分析文件增加了尿胆汁酸排泄和氧代、羟基和氧代、二羟基胆酸的优势。生物化学、组织学和临床特征与胆酸和 UDCA 治疗正常化。

虽然罕见,但氧固醇 7-羟化酶缺乏症为胆汁酸代谢的发展生理学提供了深入的见解。一名 10 周龄的男孩(父母是第一亲属)出现严重的胆汁淤积和肝脏合成失败;他的血清 $\gamma$-GTP 水平正常。肝脏活检标本显示进行性门静脉肝炎伴有桥联纤维化、巨细胞转化、胆管增生和严重的内膜胆汁淤积。CYP7B,8q21.3 染色体上有遗传缺陷;这一发现证实,酸性通路在数量上是人类早期最重要的。口服 UDCA 治疗导致肝功能检查结果恶化,口服胆酸无效。患者随后在 4½ 个月龄的原位肝移植后死亡。

### 传染性肝炎

各种感染因子如 CMV、单纯疱疹病毒、钩端螺旋体病和弓形虫病可导致胆汁淤积,特别是婴幼儿和免疫功能低下的个体。围生期感染梅毒螺旋体和弓形虫导致多系统性疾病、肝硬化和胆汁淤积。同样,先天性 CMV 感染作为具有破坏性后遗症的系统性疾病,如心血管畸形、听力损失和智力迟钝;CMV 感染引起的急性肝衰竭和死亡已被报道。CMV 感染已被认为是主要病原体之一,新生儿单纯疱疹病毒和肠道病毒感染具有更为积极的作用,可能引起肝坏死。在这些情况下,感染涉及其他器官,当使用抗病毒药物和支持性护理达到恢复时,肝脏疾病消退,尽管存在大面积坏死和随之而来的肝衰竭的可能性。病毒诱导的多器官功能衰竭使得这些患者的移植候选人差,并且传播性病毒感染的存在是相对禁忌证,因为术后所需的免疫抑制。11、14 和 19 型的 echo 病毒与肝坏死(类似于单纯疱疹病毒引起的)和生命第一周进

行性肝衰竭有关。婴幼儿从急性感染中恢复后可能发展残留肝硬化,肝移植是最终的治疗选择。一例伴有呼吸道病毒 11 相关肝衰竭的患者在作者的系列中进行了移植,迄今没有感染复发。肝炎病毒(肝炎病毒 A、B、C、D 和 E)对新生儿胆汁淤积不负责任。

肝外细菌感染或炎症过程可导致称为败血症相关性胆汁淤积症的胆汁淤积。这种类型的胆汁淤积是由微生物产物的全身作用引起的,如微生物产物感染过程中释放的内毒素,导致促炎细胞因子的活化,随后胆汁流量减少。通过介导胆汁酸和各种非胆汁酸有机阴离子(如胆红素)的肝脏摄取和胆汁排泄的关键肝胆转运蛋白的表达与功能受到炎症信号传导的抑制。这些细胞因子作用是可逆的,并且在炎性损伤消失后恢复胆汁分泌功能。胆汁淤积在革兰阴性新生儿败血症中非常常见,影响高达 42％ 的患者。本系列分离的最常见的生物体是肺炎克雷白菌,尽管以前报道的大肠杆菌引起的尿路感染是婴幼儿感染性胆汁淤积的常见原因,但黄疸可能是无症状婴儿尿路感染的唯一临床症状。当生理性黄疸改善或治愈时,黄疸发生婴儿在 8 日之后,高结合性胆红素血症更容易引起泌尿道感染。在成人中,败血症引起的胆汁淤积主要发生在革兰阴性脓毒症患者中。在大多数情况下,感染的主要部位是腹内(例如阑尾炎、憩室炎、腹膜炎),但是在没有败血症(例如肺炎、心内膜炎)的情况下也报道了其他细菌感染。已知引起黄疸的其他特异性感染是肝胆的感染、梭菌感染、伤寒和军团菌感染。胆汁淤积通常在菌血症发生后几日内发生,但在潜在感染的其他临床特征变得明显之前就可能发生。血清中结合血清胆红素水平异常升高是脓毒症黄疸的主要生化特征,血清 ALP 和 γ-GTP 水平升高,血清氨基转移酶水平升高正常。血清胆红素水平通常在 5～10 mg/dl 达峰值(特征为 75％～80％ 的结合胆红素),但已报道有高达 30～50 mg/dl 的水平。肝组织学检查结果非特异性,显示有肝内胆汁淤积症。肝活检通常不用于诊断。基础感染的成功治疗通常导致 2～30 日内肝功能异常的解决。如果持续存在,与败血症相关的黄疸预后差,死亡率高。在没有败血症的情况下,伴有肝外细菌感染的胆汁淤积通常是轻度的。

### 肠外营养相关胆汁淤积

全胃肠外营养(total parenteral nutrition, TPN)在低出生体重早产儿的营养中起着重要作用,在广泛的肠道切除(由于肠道先天性异常或坏死性结肠炎)后出现短肠综合征的婴儿,以及继发于肠道衰竭的儿童中起着重要作用。延长的 TPN 给药导致肝脏疾病的发展,其范围从肝酶水平和脂肪变性的无症状升高到严重的胆汁淤积和肝硬化。虽然 TPN 相关肝功能障碍的发病率和严重程度由于临床管理的改善和肠内喂养的早期开始而降低,但 TPN 的肝胆管并发症仍然是这些患者发病和死亡的主要原因。肝胆异常可能反映了潜在的疾病或药理作用;目前的证据表明,TPN 本身会导致婴儿肝内胆汁淤积和胆石症,并且可能导致成年人的脂肪变性、脂肪性肝炎、胆汁淤积、胆石症。

胆汁淤积是 TPN 相关性肝病最常见的表现,特别是早产儿、低出生体重婴儿。在一系列接受 TPN 的 62 例早产儿中,23％ 的患者出现胆汁淤积(定义为直接胆红素水平＞1.5 mg/dl),如果只使用 TPN 超过 2 个月,发生率为 80％,如果使用超过 3 个月,发生率为 90％。136 例异常肝脏检测结果在 TPN 启动后 2 周内首次显现,在停用 TPN 后约 4 周内得到解决。继续 TPN 促进胆汁淤积持续。接受 TPN 婴儿黄疸的发生往往与全身性疾病有关,胆汁淤积检测为常规实验室检查的一部分。血清胆红素、胆汁酸和氨基转移酶水平升高。据报道,44％ 的新生儿接受 TPN,平均持续 10 日,所有成年人接受 TPN 超过 6 周。

TPN 相关性胆汁淤积的发病机制定义不明确。已经考虑了多种因素,包括 TPN 对肝脏的直接毒性,因为存在于肠外营养制剂中的污染物和其他非营养物质,例如脂质乳剂中的植物甾醇、铝和邻苯二甲酸二(2-乙基己基)酯。植物甾醇诱发的胆汁淤积的建议机制包括减少胆汁酸依赖性胆汁流动,由于细胞膜中植物甾醇含量增加,涉及胆汁分泌的重要运输蛋白的功能受损。分子研究表明,植物甾醇通过拮抗参与过量胆汁酸的肝保护作用的核受体 FXR(NR1H4)来促进胆汁酸诱导的肝细胞损伤。TPN 中添加一些营养物质如锰和铜可能是肝毒性的;因此,通常在具有肝功能障碍证据的患者中扣留这些成分。由 TPN 引起的营养不良导致的肝营养不良,如胆碱和牛磺酸缺乏症,以及由输注脂质过氧化引起的游离氧自由基可能在 TPN 相关肝病中起作用。由葡萄糖和脂质超载引起的热量过量可能导致肝毒性,从而导致肝脂肪变性和胆汁淤积。以高于每日 1 g/kg 的剂量输注脂质与肝功能障碍相关。允许引入新生儿特异性氨基酸肠外营养,允许肝脏脂肪变性和胆汁淤积婴儿接受较高浓度的蛋白质。虽然蛋白质热量通常与非蛋白质热量不成比例,但蛋白质与非蛋白质的热量比未被认为是接受 TPN 的低出生体重婴儿胆汁淤积发展的一个促成因素。缺乏肠内循环和肠道功能的摄入与刺激不足导致肠激素分泌减少,胆汁淤积和胆道淤滞可能是发生胆汁淤积、胆泥和胆石症的重要机制。

早产儿 TPN 相关性胆汁淤积症的高发率主要是由于介导胆汁分泌的肝小管转运蛋白的相对不成熟。早产新生儿胆汁酸水平下降,肝线粒体功能受损。未成熟肝脏较低的基础和胆汁酸刺激的胆汁流速与对胆固醇激素(胰泌素和胰高血糖素)的反应降低。未成熟肝细胞也会产生异常的、潜在有毒的胆汁酸代谢物(一羟基胆汁酸,如胆酸)。由于缺乏肠内摄取的生理作用,导致 TPN 诱导的胆汁淤积的发病机制是胆囊激肽释放量的减少引起胆汁淤积和胆石症。缺乏肠内营养,导致肠内淤滞、肠细胞发育不全、肠道免疫功能受损,易导致细菌过度生长和增加细菌易位,随后累积肝毒性物质如内毒素并增加次级有毒胆汁酸如石胆酸的产生。

肝活检标本显示胆汁色素在肝细胞、管状胆管堵塞和轻度慢性炎性门静脉浸润中的积累。已经有报道与胆管闭锁相似的门静脉扩张、导管增生和门静脉及小叶纤维化。有报道与 TPN 给药持续时间相关的组织病理学变化的严重程度的进展。而 TPN 小于 2周的患者无纤维化或仅轻度纤维化,超过 6 周 TPN的患者出现中度至重度纤维化。

总体而言,这些临床、生物化学和组织学标准并不具体。肠外营养相关的止痛仍然是排除的诊断;受影响的婴儿必须评估胆汁淤积的可治疗原因。大约10% 的患者有替代性的特异性原因,如囊性纤维化和半乳糖血症。在新生儿环境中,随着呼吸系统疾病和多系统疾病的改善,TPN 通常会停药;TPN 已经使用不到 90 日,临床和组织学变化是可逆的。在子宫内生长发育不良、出生体重低、孕龄小、肠内喂食延迟、坏死性小肠结肠炎、败血症以及广泛肠切除或全神经节细胞缺乏症的儿童中,可见显著的肝胆疾病。应尽一切努力开始口服喂养;即使连续、缓慢施用小量的任何肠内摄入,也可能有助于阻止胆汁淤积的进展或降低肝胆管并发症的严重程度。

即使在发生肝脏异常之后,也可以进行用于预防 TPN 相关肝脏疾病的干预措施。具体的热量需求,成分如碳水化合物、蛋白质和脂质,碳水化合物与脂质的比例需要仔细评估和调整。尽管最初的研究很有希望,但胆囊收缩素没有被证明在 TPN 高危新生儿使用时可预防胃肠外营养相关性胆汁淤积。UDCA 补充丰富了胆汁酸池并降低了潜在的有毒的石胆酸,有力地影响胆汁淤积。在 TPN 相关肝功能障碍中,UDCA 改善了结合胆红素和肝酶水平,但没有证明其在逆转胆汁淤积中的作用。在一系列 TPN诱发的胆汁淤积患者中,血清胆红素水平在胃肠外给药后显著降低 ω-3 脂肪酸脂肪乳剂。患者耐受这种治疗,并且没有观察到归因于其使用的不良反应。使用肠胃外 ω-3 脂肪酸导致 TPN 相关性肝病的管理转变。它们在短肠综合征患者中的使用允许在某些情况下避免肝移植,因为肝功能的改善同时接受基于ω-3 脂肪酸的脂质乳剂。通过扣留或降低标准脂质也发生类似的改善。还存在关于 ω-6 脂肪酸供应不足与非肠道鱼油的不良影响的担忧。显然,基于 ω-3 脂肪酸的脂质乳剂的胃肠外营养相关胆汁淤积观察到的改善值得进一步探索。最近完成了一项随机对照试验,以获得鱼油乳剂在肠外营养相关胆汁淤积中的有效性和安全性的证据。

TPN 诱导的胆汁淤积持续 6 周,可能导致晚期纤维化和微结节性肝硬化。肝移植是 TPN 诱导的终末期肝病的治疗选择。通过肝脏和小肠移植联合可以在短肠综合征或肠道衰竭患者中获得改善的结果。

## 总结

在婴儿期和儿童期发生具有共轭双硫蛋白血症的黄疸需要立即评估,以确定可治疗和危及生命的疾病。需要及时排除胆道闭锁,以避免与不良预后相关的肝门空肠吻合术的晚期表现。需要寻找肝内胆汁淤积的已知原因,如 $\alpha_1$-抗胰蛋白酶缺乏症和囊性纤维化。当起源仍然模糊时,鉴别诊断由综合征特征、瘙痒记录、γ-GTP 血清水平和胆汁酸等辅助诊断。此外,必须仔细检查肝活检标本,这将为初步分组提供功能缺陷的参数。像黄疸芯片这样的分子研究可用于鉴定胆汁淤积的潜在遗传原因并确认诊断。

在评估胆汁淤积的婴儿时,首要目标是建立精确的诊断,然后进行积极的药物治疗和后续行动,并行以下操作:

- 提供营养支持和补充维生素。
- 使用镇静剂缓解瘙痒。
- 监测生长和临床及生物化学参数。
- 优化心理社会发展和评估生活质量。
- 衡量成功,包括寻找并发症

尽管取得了成功,但仍然存在着对这些患者护理的主要挑战,特别是随着其疾病进展为肝硬化,并被认为需行肝移植。这些护理包括改善术前管理以确保充分的生长和营养,平衡的移植后管理免疫抑制以确保移植活动和避免淋巴组织增生性疾病,早期识别 CMV 和 EB 病毒感染,并以更具成本效益的方式提供服务。在胆汁淤积患者进行肝移植之前,其他应考虑手术选择,如门静脉高压患者、顽固性瘙痒患者和减压分流患者的 PEBD。肝脏移植的适应证主要包括严重的生长失败、生活质量差、终末期肝病(出血、凝血病),或者原始肝脏疾病并发症的风险大于肝移植的风险。

## 要点和注意事项

- 胆汁淤积是胆汁合成或流动的病理状态。保留通常排泄到胆汁中的物质。胆汁淤积表现为结节性高胆红素血症或升高的血清胆汁酸水平。儿科患者胆汁淤积与感染性、毒性、代谢和解剖学以及遗传性疾病有关。

- 特发性新生儿胆汁淤积症是传统上用于描述新生儿长期黄疸所表现的临床综合征的术语。现在使用这种描述不太频繁,因为在许多情况下,对胆汁淤积综合征分子基础理解的进展已经允许确定性诊断。

- 患有新生儿胆汁淤积症的患者需要进行彻底的评估,以排除潜在可治疗的代谢和遗传疾病;当出现生长衰竭或终末期肝病时,应考虑肝脏移植的评价。

- Alagille 综合征患者由于瘙痒、骨病、黄瘤和脂溶性维生素缺乏症并发症引起的生长失败和发病率高。管理的主要目标是不造成伤害:建立诊断,避免会使临床过程恶化的外科手术。延长生存期的预后良好;大约 15％ 的患者需要肝移植。

- 进行性家族性肝内胆汁淤积通常在生命的头 6 个月呈现为胆汁淤积、肝大、瘙痒和生长失败。PFIC 与血清胆汁酸水平升高和特异性小管膜转运蛋白中的突变相关。PFIC-1 和 PFIC-2 构成称为低 $\gamma$-GTP PFIC 的综合征。PFIC-3 可以通过高水平的 $\gamma$-GTP 活性和肝组织学发现来区分,尽管肝组织学发现肝内和肝外胆管通畅,但在早期阶段显示出门静脉纤维化与导管增生和炎性浸润。

- 用熊去氧胆酸治疗和部分外部胆道转移可以预防进行性肝脏疾病,因此至少在短期内可以避免一些 PFIC 患儿肝移植的需要。

- 在 PFIC-2 患者肝移植后,新生胆汁盐转运蛋白抗体可以诱导免疫反应,它的表现可以是免疫抑制下正常 $\gamma$-GTP 的胆汁淤积症,严重的需要再次移植。

- 在肝移植后,PFIC-1 患者已经描述了严重同种异体移植脂肪肝进展到脂肪性肝炎和肝硬化,特别是在使用生物相关供体时。脂肪变性可能与腹泻相关,归因于胆汁酸性肠肝循环的改变。树脂疗法可用于控制腹泻并延缓移植物脂肪变性的进展。

- 在胆汁淤积、血清胆汁酸水平低或不可检测的儿童中应考虑胆汁酸合成的先天性错误,以及提示巨细胞转化的肝组织学特征。使用气相色谱-质谱法通过尿胆汁酸分析证实诊断。胆汁酸替代产生相当大的临床和生物化学改善,避免肝移植。

- 新生儿容易发生脓毒症和全胃肠外营养——由胆汁酸摄取、运输和排泄过程中不成熟引起的胆汁淤积。在这些患者中,使用鱼油脂质乳剂在 TPN 诱导的肝脏疾病中可能是有效的和肝保护性的。脂质节省的 TPN 策略和连续的小量肠内饲料也可能有助于阻止进展为晚期肝脏疾病。

# 第 26 章

# 儿童胆道闭锁的肝移植治疗
## Transplantation for Biliary Atresia in Children

Robert S. Venick • Ronald W. Busuttil
蔡 杰 • 译

胆道闭锁(biliary atresia,BA)是一种原发性、进行性、成纤维炎性肝内外胆管损伤的疾病。其通常发生于出生后的最初几周,如果没有被早期诊断并行手术治疗将迅速进展为胆汁淤积性肝硬化,最终只能进行肝移植,否则将在 2 周岁内死亡。本章为临床医生和外科医生详细介绍了胆道闭锁的历史进展、发病率、病因、临床分型和表现、病理学特征和内外科治疗,并从移植角度对胆道闭锁进行了专科解读。

## 历史进展

1891 年,Thompson 首次对胆道闭锁做了综述。其回顾总结了 50 例已报道病例,描述了胆道闭锁的症状、体征、大体病理特征和自然病史。其中,16％的患儿被认为理论上可行手术纠正。1916 年 Holmes 对这篇综述进行了补充,并再次强调了"可纠正"和"不可纠正"的分类概念。然而,直到 1928 年,Ladd 才首次报道了对"可纠正"胆道闭锁患儿成功进行了胆道重建。1953 年,Gross 报道认为胆道闭锁是婴儿阻塞性黄疸的最常见原因,其中大部分患儿是"不可纠正"的胆管闭塞。不幸的是,在此后的 20 年间,对"不可纠正"类型胆道闭锁的外科治疗进展甚微。

1968 年,Kasai 报道了对先前被认为是"不可纠正"的胆道闭锁患儿行胆肠吻合术的 10 年手术经验。该报道最终使胆肠吻合术成为胆道闭锁患儿的治疗方法之一。随着经验的增加,早期诊断并及时手术对成功恢复胆道闭锁患儿胆汁排出至关重要,虽然长期成功的病例依然很少见。1963 年,Starzl 及其同事提出肝移植用于治疗胆道闭锁。事实上,Starzl 于 1963 年 3 月 1 日对一名 3 岁胆道闭锁患儿首次进行了肝移植治疗。然而,直到 80 年代初引入环孢素才使肝移植成为胆道闭锁患儿的可行性治疗方案。如今,肝移植大多数是在 Kasai 手术后胆汁排出仍不畅或终末期肝病出现严重并发症时进行。胆道闭锁是儿童肝移植的主要适应证,占 2 岁以下儿童肝移植的 75％。过去 50 年来,胆道闭锁使得肝移植手术技术不断创新和进步。

## 发病率

胆道闭锁是儿童慢性胆汁淤积的最常见原因之一。该疾病在全世界均有发病,儿童发病率为

1/18 000～1/5 000(中国台湾 1/5 000,美国 1/12 000,欧洲 1/18 000),女童较高发。在美国,每年报告有 250～400 例新发病例。有报道指出,非白种人儿童以及在冬天至早春间出生的儿童患胆道闭锁的风险最高。胆道闭锁是儿童肝移植的主要病因,占儿童首次器官移植的 40% 以上。

## 遗传背景

胆道闭锁的遗传背景关联性尚不清楚。虽然胆道闭锁通常不会发生在兄弟姐妹中,但是有双胞胎同时患有胆道闭锁的病例报道,一些研究也提出胆道闭锁的遗传易感性。最近,中国学者的全基因组学关联研究发现胆道闭锁发病与染色体 10q24 上的两个基因有很强的关联性,其在胆管上皮细胞表达并可能参与免疫异常调节和纤维化进程。这两个基因分别是 X-脯氨酰氨基肽酶 P1(X-prolyl aminopeptidase P1,*XPNPEP1*)和内收蛋白 3(adducin,*ADD3*),*XPNPEP1* 参与炎症介质代谢,*ADD3* 使肌动蛋白和肌球蛋白过度沉积并导致胆管纤维化。其中鉴定出的单核苷酸多态性(single nucleotide polymorphisms,SNPs)需要进一步研究以证实这些遗传缺陷是否存在于所有种族。然而,遗传易感性本身似乎不足以解释胆道闭锁的病因。

## 病因

胆道闭锁一度被认为是由于胚胎胆管再通失败引起的。这个理论现已被大部分学者否认,一般认为胆道闭锁有两个主要发病类型:先天性和后天获得性。目前研究表明胆道闭锁病因包括形态发生缺陷、病毒感染、环境因素以及免疫介导损伤。

### 形态发生缺陷

先天性胆道闭锁占所有胆道闭锁 20% 以下,常伴随其他肝外先天性异常。有研究描述了胚胎发生过程中胆道正常重塑过程受阻。病理学检查表明这些患儿有胆管板畸形。

临床中,先天性胆道闭锁患儿出生后即出现进行性黄疸加重,相关畸形发生率高(10%～20%),其中最常见的是多脾综合征。在该综合征中,胆道闭锁和脾脏异常(多脾或脾缺失)同时出现,并常伴有其他畸形,包括肠旋转不良、腹腔脏器逆位、环状胰腺、胃肠道闭锁、肾脏异常、心脏缺陷和血管异常(如十二指肠前门静脉或门静脉缺如、肝后静脉受阻和异常肝动脉血流)。有报道称先天性胆道闭锁患儿手术效果更

差。与先天性不同,后天获得性胆道闭锁没有相关的先天性异常。

### 病毒感染

获得性胆道闭锁的一个主要病因是病毒感染过度激活针对胆管上皮的炎症反应并导致进行性胆管损伤和继发性胆汁性肝硬化。

其中包括多种病毒,研究最多的有三种,分别是 3 型呼肠弧病毒、C 型轮状病毒和巨细胞病毒。这些病毒感染可能引发胆管细胞凋亡并释放可诱导宿主免疫应答的抗原。动物模型表明这些病毒可以诱发胆道闭锁,但在人类胆道闭锁中并没有相应的数据支持这些病毒使胆道闭锁发病。对病毒感染或感染后的环境毒素研究表明胆道闭锁的发病具有季节变化性和时间、空间聚集性。但是至少两项流行病学研究不支持胆道闭锁发病有时间、空间聚集性。

### 免疫介导损伤

已经提出胆道闭锁患儿的免疫系统或炎症反应可能存在异常。的确,与对照组相比,胆道闭锁患儿有一些免疫激活的证据。据报道,胆道闭锁患儿 CD68+ 巨噬细胞数量有所增加,并且血清 IL-18 也相应增加。其他潜在机制包括过度激活的 TH1 免疫反应和体液免疫反应,以及调节性 T 细胞的可能作用。免疫系统是否在胆道闭锁遗传易感性中发挥作用尚待确定。

## 分型

胆道闭锁是基于胆管的形态和胆管造影结果进行系统分型。1 型表现为胆总管闭锁,伴或不伴有远端胆管的囊性扩张;2 型表现为肝总管闭锁;3 型表现为左右肝管及以上肝门部胆管闭锁。其中 3 型最为常见,占 70%～90%。三种主要类型还可以根据远端胆管和肝门部胆管的形态进一步细分。然而,进一步细分似乎对手术预后没有什么影响。

## 病理学特征

显微镜下,胆管结构在肝门横断面表现出三种特殊类型:胆管、收集管和胆道腺。只有微胆管被认为与肝内胆道系统相通。即使这些胆管结构因为炎症反应而严重变形,只要其存在,胆肠吻合术后胆汁排出依然是可以预期的。然而,因为被纤维组织替代,随着年龄的增加这些管道的数量逐渐减少。据认为,如果手术后几个月这些导管能够持续维持胆汁排出,那么它们将最终成为内部胆道。许多研究尝试将这

些导管结构的数量和大小与胆肠吻合术的成功率相关联，但是并没有一个统一的结果。尽管较大导管的存在通常意味着成功，但不存在较大导管并不一定就代表失败。

胆道闭锁中导管残留物的病理学检查显示有慢性炎症存在并逐渐导致完全阻塞。与这个年龄段的任何阻塞性过程一样，存在初始的肝细胞性和胆小管性胆汁淤积，并伴随着肝门束胆管的代偿性增生。随着阻塞的不断发展，发生局灶性肝细胞坏死，出现多核巨肝细胞和炎性浸润、肝门束水肿肥大、肝小叶纤维化。然而，这些特征与新生儿肝炎类似，早期经皮肝穿刺活检并不能有效鉴别早期胆道闭锁和新生儿肝炎。尽管如此，4～8 周龄时，通常可以看到胆道闭锁的三个经典特征：胆管中的胆汁栓、门静脉纤维化和胆管代偿性增生。尽管如此，区分胆道闭锁和新生儿肝炎、全肠外营养相关肝病以及 $\alpha_1$-抗胰蛋白酶缺乏等疾病还需要实验室检查、影像学检查和详细的临床信息。

## 临床表现和诊断

典型的胆道闭锁临床表现是正常大小的足月婴儿，其初始体重良好，然后发展为黄疸，表现为持续超过 2 周的高直接胆红素血症。随着疾病进展，出现肝大、瘙痒和凝血障碍。可能伴有尿色深黄、陶土样便。如果不进行干预，肝脏疾病会恶化，3～4 个月时出现发育延迟、肝脾大、肌肉萎缩、腹水、凝血障碍、肝硬化等。

由于易与生理性或母乳性黄疸混淆，胆道闭锁的诊断常常被忽略，这两者都与间接胆红素血症有关。胆道闭锁还可表现为直接高胆红素血症，即直接胆红素高于 2.0 mg/dl 或大于 10% 总胆红素。出现这样的检查结果提醒儿科胃肠病学家需要紧急进行进一步评估。必须在 2～3 个月龄，最好是 30～45 日进行干预，才能使 Kasai 手术获得最大的成功。所有 2 周龄以上仍有黄疸的婴儿，都需要进行包括总胆红素和直接胆红素在内的实验室检查。提高父母和儿科医疗保健者对胆道闭锁的早期认识一直是中国台湾成功的教育运动和筛选计划的重点。

尽管新生儿胆汁淤积症的鉴别诊断较为广泛（表26-1），但许多疾病与胆道闭锁无相同的临床特征。胆汁淤积的婴儿必须考虑有 TORCH（弓形虫病、其他药物、风疹、巨细胞病毒、单纯疱疹）感染。其他病毒亦可引起直接高胆红素血症或新生儿急性肝衰竭，

**表 26-1 新生儿胆汁淤积的鉴别诊断**

胆道闭锁
新生儿肝炎
代谢性疾病
  $\alpha_1$-抗胰蛋白酶缺乏症
  半乳糖血症
  囊性纤维化
  胆汁酸合成障碍
胆总管囊肿
胆管缺失
  Alagille 综合征
  非综合征性胆管缺失
进行性家族性肝内胆汁淤积
感染
  大肠杆菌
  TORCH
  梅毒
  HHV6
  HIV
  肠道病毒性败血症
内分泌异常
  垂体功能减退症

HHV6，人类疱疹病毒 6；HIV，人类免疫缺陷病毒；TORCH，弓形虫病、其他药物、风疹、巨细胞病毒、单纯疱疹。

包括肠道病毒、疱疹病毒和细小病毒。当儿童出现呕吐、脑病和高氨血症，伴或不伴有严重凝血障碍时，都应该进行代谢性肝病的相关检查。

绝大多数胆汁淤积的新生儿都会出现胆道闭锁或新生儿肝炎，因此诊断方面的挑战之一是应用各种实验室检查、影像学检查和活检结果对两者进行鉴别。图 26-1 是胆汁淤积新生儿的诊疗模式图。检查通常从实验室检查开始。在胆道闭锁患儿中，谷丙转氨酶和谷草转氨酶水平通常略有升高，而碱性磷酸酶和 $\gamma$-谷氨酰转肽酶水平总是升高。相反，I 型和 II 型的进行性家族性肝内胆汁淤积和原发性胆汁酸合成障碍疾病，$\gamma$-GTP 通常降低或正常。应检查凝血酶原时间以确保不是维生素 K 缺乏继发的凝血障碍。在任何侵入性操作前应检查血细胞计数和血小板，其可能在新生儿肝炎（溶血）或病毒感染（血小板减少症）患儿中出现异常。还应确定血清 $\alpha_1$-抗胰蛋白酶的水平和表型，进行尿液培养和测试还原物质。还原物质的存在提示半乳糖血症，在这种情况下应确定半乳糖-1-磷酸尿苷转移酶水平。应对每名胆汁淤积的婴儿进行超声检查，排除胆总管囊肿等结构缺陷。如果禁食 4 小时后没有看到胆囊，则提示胆道闭锁可能但仍无法确诊。其他超声检查方法，如三角线

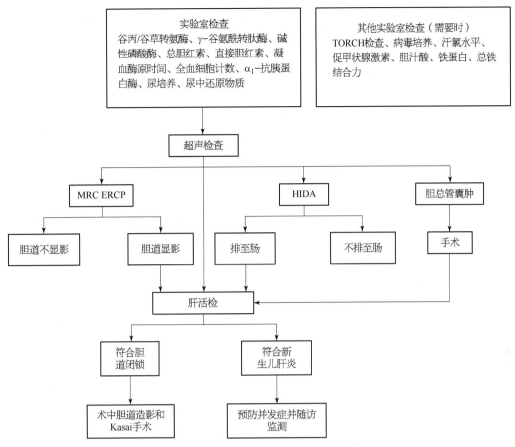

**图 26-1**　新生儿黄疸诊疗模式图。TORCH，弓形虫病、其他药物、风疹、巨细胞病毒、单纯疱疹；MRC，磁共振胆管造影；ERCP，内镜逆行胰胆管造影；HIDA，肝亚氨基二乙酸扫描

标志、胆囊及其壁的形状和厚度已被用于支持胆道闭锁的诊断。

超声检查后，是否进行其他胆道闭锁检查取决于医疗机构的专业水平、患胆道闭锁的可能性大小以及患儿的年龄。可以进行 Tc-99 标记的肝亚氨基二乙酸（hepatoiminodiacetic acid，HIDA）扫描。如果他们排泄到肠道，胆道闭锁基本上可以排除诊断。进行 HIDA 扫描前，患儿应用苯巴比妥（每日 5 mg/kg，5 日）进行预处理，以增强同位素的胆汁排泄和检查的敏感性。在其他原因导致的严重胆汁淤积患儿中，肝脏可能不排泄示踪剂。最近，有机构已经开始进行具有不同敏感度的磁共振胆管造影（magnetic resonance cholangiography，MRC）检查。由于 MRC 是非侵入性的，其优于其他方式，虽然对于婴儿来说，需要镇静才能获得高质量的图像。

肝活检是鉴别胆道闭锁和其他新生儿胆汁淤积的最敏感、特异的检测方法。该操作是胆汁淤积婴儿诊断的基石，可以经皮，具安全性，并能及时获得结果。如果活检结果提示胆道闭锁，患儿应进行术中胆

管造影术和 Kasai 手术以最终确诊。如果活检结果与胆道闭锁不一致（如肝内胆管缺乏），则应对患儿进行密切治疗和随访。如果存在其他活检结果，应进一步检查造成胆汁淤积的原因。由于许多胆汁淤积性疾病的病理学特征可能随着婴儿的年龄不同而发生变化并互有重叠，因此肝活检用于胆道闭锁诊断仍具挑战性。除了其诊断作用外，肝活检可以提供重要的预后信息，包括肝硬化的程度，这可能有助于临床医生和外科医生预测 Kasai 手术的术后预后。

## 内科治疗

胆道闭锁患儿的内科治疗旨在治疗终末期肝病的并发症。胆肠吻合术前后存在胆汁淤积的胆道闭锁患儿将无法有效吸收脂质或脂溶性维生素，如果维生素 A、维生素 D、维生素 E 和维生素 K 不能得到补充，就会出现脂溶性维生素缺乏引起的并发症。胆汁淤积也可引起必需磷脂和脂肪酸（亚油酸和花生四烯酸）的缺乏，补充熊去氧胆酸能有效改善。

随着疾病的进一步进展，出现的包括脂肪吸收不

良、能量消耗增加、腹水和器官肿大继发的饱腹感等将导致患儿生长发育不良。这是一个普遍问题,在 SPLIT 登记的行肝移植治疗的胆道闭锁患儿中约 40% 都出现生长发育不良。营养不良与肝移植前后的不良预后有关。通常经口服或口服、鼻胃管结合的方式补充富含中链甘油三酯的营养混合物以进行营养补充。最近,某单中心报告提出对等待肝移植的胆道闭锁患儿进行肠外营养补充能促进移植前体重增长和改善移植术后预后。

瘙痒也是胆汁淤积性肝病的并发症之一。熊去氧胆酸可缓解小部分患儿的瘙痒症状。也可以使用苯海拉明、羟嗪、局部皮肤护理、考来烯胺、利福平或纳曲酮,其对超过 50% 的顽固性瘙痒患儿有效。长效阿片类拮抗剂可用于利福平无效的患儿。

胆道闭锁患儿出现的另一个并发症是门静脉高压。它可以表现为胃肠道出血、腹水、脾功能亢进和肝性脑病。门静脉高压的治疗主要是预防并发症。

慢性肝病患儿由于肝脏的合成功能差,腹水蓄积,造成低白蛋白血症和醛固酮增多症。内科治疗包括营养补充、限盐和利尿。腹水患儿可出现自发性细菌性腹膜炎,患儿有腹痛和发热时应紧急治疗。

脾大可增加腹内压力,加剧腹水、呼吸窘迫和纳差等症状。继发于脾功能亢进的血小板减少症会增加出血的风险,应密切监测。小儿肝性脑病诊断困难,但当出现睡眠习惯改变(包括失眠或嗜睡)、慢性烦躁或个性变化时应高度怀疑,应使用乳果糖或利福昔明治疗。

胃肠道出血可能是门静脉高压最典型表现。一旦发生胃肠道出血,应着重维持血压稳定。出血可以通过应用奥曲肽或内镜下静脉硬化、套扎治疗来控制。内镜下套扎治疗已被证明与硬化治疗一样有效并更为安全,但 5 岁以下儿童应用仍具一定的技术难度。内科治疗或内镜下无法控制的出血可以通过行经颈静脉肝内门体分流术来控制。

内镜下治疗亦可用于预防性治疗静脉曲张出血。既往研究中,普萘洛尔的应用已被证明是安全的,尽管需要进一步的研究来确定这些治疗的有效性和生理参数变化。

## 手术治疗

### Kasai 手术及其改进

在有效的手术治疗之前,未经治疗的胆道闭锁最终进展为进行性肝硬化,绝大多数患儿在 2 岁内死于静脉曲张出血、感染或肝功能失代偿。1959 年,当 Kasai 和 Suzuki 首次公布胆肠吻合术时,大家持怀疑态度。从那时起,Kasai 手术已经成为胆道闭锁初次手术治疗的主要方式,其使胆汁经肝门排至肠道。

多年来,外科医生试图改进原来的 Kasai 手术以克服其一些技术缺点,特别是排出不畅和术后胆管炎的问题。肝门部胆汁排出取决于肝门的横切面是否存在足够的胆道结构。为了提高遇到这种结构的可能性,随着时间的推移,手术已经演变为对肝门部胆管更为广泛的解剖合并。由于闭塞的胆管通常形成锥形纤维残余黏附于门静脉分叉,许多术者主张将胆管残留物从左右侧门静脉分支分离,并尽可能向上游离。扩大的内外侧解剖游离也可能改善胆汁排出。

经管道重建,将胆汁引流入肠道,使血清胆红素水平正常化,Kasai 手术获得了早期成功。实际上,胆肠吻合术后 3 个月血清总胆红素水平为 6.0 mg/dl 或更高,预示着手术短期预后差,是 Kasai 手术失败的标志。

辅助性围手术期类固醇治疗被提议用于 Kasai 手术后,这有助于胆汁排出。有研究已经证明类固醇治疗改善了患儿的生存。Meyers 和同事比较了 14 例同时接受类固醇、熊去氧胆酸以及静脉/口服抗生素联合治疗的患儿与 14 例只接受口服抗生素和间歇性熊去氧胆酸治疗的患儿预后。在第一组中未行肝移植术或无胆汁淤积性肝病的存活率明显好转。虽然这项研究提出类固醇的有益作用,但仍然存在争议。最近,一项包括 140 例婴儿的多中心双盲随机对照试验表明是否使用术后类固醇对胆道闭锁行胆肠吻合术后 6 个月的胆汁排出并无影响(类固醇组 58.6% 对安慰剂组 48.6%,$P = 0.43$)。

熊去氧胆酸已经被证实可以改善生化和营养指标,且对胆道闭锁患儿无副作用,尽管没有证据表明其可以提高非移植患儿的生存率。

胆肠吻合术后最常见的并发症是逆行性胆管炎,发生率为 30%～60%。当出现发热、白细胞增多和胆红素水平升高时提示婴儿患有胆管炎。血液培养阳性现已少见。胆管炎增加肝硬化的风险并降低了患儿的生存率,所以必须及时诊断并进行静脉抗生素治疗。最近研究表明预防性口服抗生素可有效预防胆管炎。Meyers 及其同事的研究表明,更长时间、更积极的抗生素治疗可能会增加胆肠吻合术的成功率。常用的抗生素包括甲氧苄啶-磺胺甲噁唑和环丙沙星。为减少胆管炎的发病率,外科医生尝试改进 Kasai 手术(30 cm 长 Roux-en-Y 空肠袢)的手术方式。这些改进包括使用更长的 Roux-en-Y 空肠袢（40～70 cm），使用不同的吻合口使胆汁排出部分或完全分流，构建可吸收肠瓣膜和使用生理肠瓣膜（即回盲瓣）。这些改良并未改善手术结果。

### 手术时机与预后

几乎每个研究队列都证实行胆肠吻合术的年龄和胆汁淤积预后相关。2～3 月龄之前，甚至早到 30～45 日龄，是行 Kasai 手术以恢复胆汁排出并防止肝脏进一步纤维化损伤的最佳时机。虽然，在某些中心，通过改善术后内科治疗可使 80 日龄手术患儿的胆汁排出效果几乎与早期手术相似，但是肝脏本身的存活率仍受手术时机的显著影响。东北大学医院的综述显示，随着手术年龄增长，患儿 10 年存活率逐步下降（60 日以下手术患儿术后 10 年生存率为 72%，61～70 日手术患儿为 41%，71～90 日手术患儿为 30%，3 个月后手术患儿只有 13%）。其他研究队列的 5 年和 10 年生存率差异很大（25%～60%），并且取决于多个因素，诸如行胆肠吻合术的年龄、肝脏纤维化程度、手术持续时间、术后胆管炎发作次数以及闭锁胆管的解剖关系等。除了严重的肝硬化和高龄患儿，胆道闭锁患儿初次手术治疗均应行胆肠吻合术。尽管如此，70% 行 Kasai 手术后胆道闭锁患儿将进一步进展为肝硬化，最终需要行儿童肝移植治疗。尽管某些患儿由于 Kasai 手术不完美或失败而导致进行性肝病继续发展，但该手术使患儿生命得以延续平均约 47 个月。这段延续的时间使患儿能够获得更多潜在的肝移植机会，并降低术后内科治疗的复杂性。由此看来，Kasai 手术虽然不是胆道闭锁的根治方法，但可作为防止疾病快速进展的手段和与肝移植治疗之间衔接的桥梁。

### 肝移植

#### 适应证

胆道闭锁行肝移植占所有儿童肝移植的 40%～50%。出现胆肠吻合术失败的症状和体征时应及时行肝移植术。胆道闭锁患儿行肝移植术的主要适应证是胆肠吻合术后早期反应不良、发育迟缓、迟发性胆汁淤积、复发性胆管炎、门静脉高压和腹膜炎等。不常见适应证包括肝肺综合征、肺动脉高压、肝肾综合征、顽固性瘙痒、顽固性腹水、肝细胞癌、骨关节病和脑病。

#### 肝移植作为首要治疗

除少数例外，3 月龄以上的晚期胆汁淤积和肝纤维化患儿从胆肠吻合术中获益不大。随着肝移植术

后预后的改善以及来自活体和死亡供体部分肝的使用，肝移植术是这些患儿避免进一步进展为重症肝功能障碍的首要治疗方法。另外，肝移植术应该是伴有腹水或曾出现静脉曲张出血胆道闭锁患儿的首要治疗方法。

### 技术关键

器官获取、受体肝切除和肝移植的基本原则已被广泛描述。然而，有些因素对于胆道闭锁患儿是特异性的，例如常发生的肝门部既往手术史和解剖异常。大多数胆道闭锁患儿在行 Kasai 手术中已经对肝门做了大量解剖游离。这些游离可导致腹内明显粘连，特别是又进行了二次手术的患儿。致密、易出血的门静脉粘连，特别是较小患儿不耐受多量失血时，使手术富有挑战性。如 Goss 及其同事所述，作者建议从右后外侧开始解剖肝门，这样可以从通常无瘢痕组织的右后叶游离得横结肠和十二指肠第二部分。这样做，可以看到 Roux-en-Y 空肠袢穿过横结肠系膜，并可依次追溯到肝门。这里，可以结扎离断空肠袢并折返向下，以更好地暴露肝门并继续解剖肝动脉和门静脉。作者通常分别游离结扎肝左右动脉和左右门静脉分支。如果门静脉细小，或者因既往手术或并发胆管炎而粘连硬化，则从靠近脾静脉和肠系膜上静脉汇合处解剖游离门静脉。当供肝或减体积肝脏带有腔静脉时，受体肝后腔静脉一般随病肝一并移除。当行劈离式肝移植时，腔静脉一般无损保留，只有肝静脉分支保持完整时才进行劈肝。如果下腔静脉先天缺失，则通过膈肌并进入右心房以控制肝静脉血流。

当全肝移植时，作者通常行经典原位肝移植术。然而，相当一部分儿童行劈离式肝移植术，因此技术上需进行一些调整以使供受体血管相适应。在许多早期接受劈离式肝移植的患儿中，静脉流出受阻是一个主要的并发症。作者使用 Emond 及其同事最先描述的技术方法：将受体肝静脉口、腔静脉和对应供体腔静脉壁做三角吻合。通过尽可能短且宽地吻合，可以使肝静脉狭窄的发生率最小化。该技术还允许移植物轻微旋转，使肝门部管道排列规整避免狭窄。

供受体门脉端端吻合使门脉血流得以重建。如果存在尺寸差异，则可以用受体左右门静脉作为分支补片。然而，由于既往行胆肠吻合术或胆管炎发作，受体门静脉通常是硬化的或形成有血栓。如果脾静脉和肠系膜上静脉汇合处静脉管腔可用，并且与供体门静脉可及，则此处是一个备选的吻合部位。如果技术上可行，则可以利用死亡供体的标准门静脉或卵巢

静脉、肠系膜下静脉，或者活体隐静脉进行静脉架桥。

成功的肝动脉吻合至关重要。和其他研究一样，作者发现外科显微镜和微血管吻合技术的使用大大改善了手术预后。婴儿受体和劈离肝中所遇见的微血管，通常使用手术显微镜和 8-0 或 9-0 单丝缝线进行间断端端吻合。当受体年龄较大且血管较大（>4 mm）时，作者使用补片技术。当存在动脉解剖异常时，腹主动脉可作为吻合动脉。如果可能，应避免使用动脉导管和肾下腹主动脉。作者目前常规在术中和术后进行肝素输注以及术后进行阿司匹林治疗。在所有涉及小血管吻合的手术中，作者现在都植入多普勒探头来监测术后血管的通畅情况。临关腹前，作者用纤维蛋白胶将探头黏附在血管上（图 26-2）。持

续监测肝动脉和门静脉血流有助于早期识别由于腹内压升高和其他技术问题引起的血流受损，并能及时处理以挽救移植肝。以前人为超声检查常用于确定术后血管通畅情况，但不同操作者得出的结果并不一致，而该技术则可避免这一情况。

胆道重建简单明了，如果前期胆肠吻合术的 Roux-en-Y 肠袢还合适则可直接使用。否则需新创建一 40 cm 长的 Roux-en-Y 肠袢。使用内部支架和间断的 6-0 可吸收单丝缝合线来进行胆肠吻合。

### 技术变化

10%～20% 的胆道闭锁患儿存在其他多种畸形，如脏器逆位、下腔静脉缺失、十二指肠前门静脉和多脾综合征（图 26-3）。尽管这些解剖异常使肝移植术在技术上具有挑战性，但似乎并不会对手术预后产生重大影响。

### 儿童终末期肝病评分系统和等待列表

在美国，儿童终末期肝病评分系统被用于评估等待行肝移植的 12 岁及以下胆道闭锁患儿的先后顺序。PELD 纳入评分的变量包括白蛋白水平、胆红素水平、国际标准化比值、年龄、身高和体重。最初的研

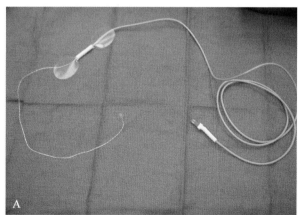
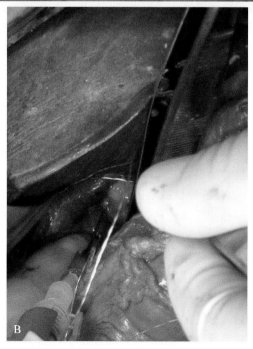

**图 26-2** A. 植入的多普勒探头；B. 用纤维蛋白胶将探头黏附在肝动脉和门静脉表面，以固定探针

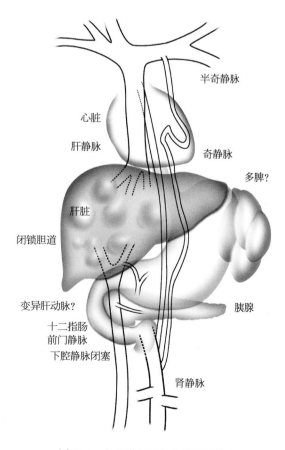

**图 26-3** 与胆道闭锁有关的解剖异常

究证实 PELD 评分能有效预测等待列表死亡率,很多患儿在等待 90 日后并没有及时得到肝移植治疗,其中大部分为胆道闭锁患儿。根据最新的 UNOS 资料显示,胆道闭锁患儿等待肝移植的平均时间为 90 日,此时的 PELD 评分平均为 15 分。在美国,对于需要插管/机械辅助通气、肾透析治疗或 24 小时内需要输血大于 30 ml/kg 并且累积 PELD 评分大于 25 分的胆道闭锁患儿,其等候名单状态为 1B 甚至更高。过去 10 年来,儿科医生和外科医生对捐献肝脏进行劈离并在全国范围内分配以防止患儿在等待中死亡的呼声越来越高。在 SPLIT 注册患儿中,有 3% 等待行肝移植的胆道闭锁患儿在等待中死亡。这些孩子中大部分累积 PELD 评分超过 20 分并且伴有生长发育障碍。

### 移植前检查

移植外科医生、儿童移植肝病学家、移植协调员和社会工作者术前都应查看移植列表中待行肝移植患儿的病情。另外,鉴于胆道闭锁患儿先天性心脏病的发病率较高,建议这些儿童移植前也应行心脏彩超检查并请心脏病专科医生查看病情。如果可能的话,让麻醉医生和 TICU 团队等参与围移植期和移植后管理的相关工作人员也查看患儿的病情。胆道闭锁患儿应接受多普勒腹部超声检查,此外由于胆道闭锁患儿血管异常发生率高,如果患儿血管解剖学可疑,作者建议行腹部磁共振血管成像。

### 并发症

胆道闭锁患儿行肝移植的并发症在其他儿童肝移植亦可见,尽管受体的年龄和体型较小,但胆道闭锁肝移植并发症的发生率更高。可能出现的手术并发症包括血管/胆道问题、肠瘘、二次手术和移植肝过大,这些将在下文进行介绍。儿童肝移植术后感染、排斥和长期免疫抑制的并发症对于胆道闭锁患儿并非特异,将在其他章节进行介绍。

肝动脉血栓形成是最严重的早期并发症。临床可以表现为基本上无症状,或复发性菌血症,或者暴发性移植物坏死和衰竭。尽管经细致的手术吻合和抗血小板/抗凝治疗,但仍报道有 5%~15% 的胆道闭锁患儿肝移植术后出现肝动脉血栓,这依然是早期移植物衰竭的主要原因和再次移植的主要适应证。现大部分中心开始开展显微镜下微血管吻合技术,使得肝动脉血栓发生率显著下降。更好地了解肝微血管系统及其对缺血再灌注损伤和急性排斥的反应,可能发现进一步降低该并发症发生率的方法。已报道 6%~14% 的胆道闭锁患儿肝移植术后会出现门静脉相关并发症。胆道闭锁患儿行肝移植术后的门静脉血栓发生率高于其他病因行肝移植术,这是由于胆道闭锁患儿门静脉本身存在发育不全和解剖异常。术后早期门静脉闭塞可有多种表现,从无明显症状到进行性肝衰竭。如果及时诊断,早期再手术和血栓切除术可能会挽救移植物。一般来说,门静脉并发症发生率高于静脉血流排出问题。在一份单中心 600 例儿童肝移植的回顾性研究中,门静脉并发症发生率为 7.2%,肝静脉或腔静脉血流排出问题发生率为 2.3%。长期门静脉并发症可行血管成形术、手术分流或再移植治疗。胆道闭锁患儿行肝移植的胆道并发症发生率高达 20%。晚期胆道狭窄和胆汁淤积通常是由于慢性排斥或缺血。通常,血清碱性磷酸酶或 γ-GTP 水平的微小升高可能是诊断的唯一线索。非侵入性影像学检查可能并非可靠,经皮肝穿刺胆管造影常常是必要的,不仅可以确定诊断,还可以使胆汁外排,并在必要时进行扩张和支架置入。肝内胆管狭窄是更大的问题,最终可能需要再移植。

据报道,胆道闭锁患儿行肝移植术后 4%~20% 的患儿会出现肠瘘或肠穿孔。出现不明原因的脓毒症或临床恶化时,应该怀疑有这些并发症。胆肠吻合口瘘通常与肝动脉血栓形成有关,尽管它们也可以在没有血管并发症的情况下发生。术后早期也可能见到肠肠吻合口和吻合线的泄漏或断裂。令人惊讶的是自发性肠穿孔常在术后早期出现,似乎与肝移植术前经历的外科手术或创伤次数无关。保持警惕、快速影像学诊断和早期再次手术可能是有效治疗这种致命性并发症的唯一手段。

再次手术在胆道闭锁行肝移植术的患儿中很常见。尤其在 SPLIT 记录中,48% 的儿童进行了再次手术。

移植物过大被定义为移植物重量和受体重量比大于 0.04。鉴于器官短缺,过大移植物也被用于胆道闭锁患儿,此时,切口必须适当吻合以避免造成移植物张力过大并可能带来缺血。在这些情况下,一些技术如仅进行皮肤闭合、生物补片临时闭合或移植物减体积可被有效利用以减少该并发症发生率。

### 术后预后

自儿童肝移植开展起,医生已经获得显著的儿童肝移植术中、术后治疗经验。虽然儿童肝移植可能出现严重的术后并发症,但是移植的收获却是巨大的,结果一般都很好。手术操作、术中管理和儿科重症监护技术的提高,以及对肝移植患儿长期治疗的更好理解都使胆道闭锁患儿肝移植术后预后不断好转。表

**表 26-2 胆道闭锁行肝移植的术后预后**

| 术者 | 病例数 | 劈离式肝移植比例（%） | 二次移植比例（%） | 患儿5年生存率（%） | 移植物5年累积存活率（%） |
|---|---|---|---|---|---|
| Diem 等 | 328 | 62 | 16 | 83 | 72 |
| Goss 等 | 190 | 18 | 16 | 78 | 76 |
| Ishikawa 等 | 73 | 47 | 14 | 74 | N/A |
| Nagral 等 | 64 | 63 | 23 | 84 | 69 |
| Peeters 等 | 52 | N/A | 21 | 70 | 64 |
| Fouquet 等 | 280 | 60 | 16 | 82 | 73 |
| Utterson 等 | 567 | 31 | 11 | N/A | N/A |
| Barshes 等 | 1 976 | 22 | N/A | 87 | 76 |

N/A，无相关数据。

26-2 总结了一些较大中心的儿童胆道闭锁肝移植经验。这些中心报道的儿童胆道闭锁行肝移植的 5 年生存率与其他病因行肝移植的相似。事实上，就作者的儿童肝移植经验而言，胆道闭锁患儿行肝移植术后预后最佳。值得注意的是，在大多数研究队列中，胆道闭锁患儿大都行劈离式肝移植术。这种增加肝源的方式使得许多胆道闭锁患儿在发生失代偿性肝衰竭之前就进行肝移植术。活体或死亡供体的劈离肝、良好的移植技术和更为健康的受体三者结合，使得患儿预后显著改善。

一些较大的研究已经发现了预测胆道闭锁患儿肝移植术后预后的标志物。如前所述，在大型 SPLIT 分析中，移植前营养状况影响患儿和移植物的存活。

其他潜在的重要预测因子包括受体年龄、再移植、UNOS 状态、他克莫司或环孢素作为初次免疫抑制剂。

## 未来展望

虽然胆道闭锁在早期诊断、内外科治疗方面取得了显著进步，但仍需进行持续的研究。胆道闭锁研究联合会成立于 2002 年，作为美国国立卫生研究院资助的儿科多中心协作机构，目的在于进行胆道闭锁的前瞻性临床和基础研究。就胆道闭锁和肝移植而言，个体化免疫抑制治疗和提高免疫监测对于改善预后至关重要，特别是长期预后。

## 要点和注意事项

- 胆道闭锁是原发性、进行性、成纤维炎性损伤肝内外胆管的一种疾病，其是导致儿童慢性胆汁淤积和肝移植的最主要病因。
- 20% 的胆道闭锁患儿是先天性的，并伴有其他肝外先天异常如多脾/脾缺如、腹腔脏器逆位、环状胰腺、肠道闭锁、肾脏异常和心血管异常。
- 可通过实验室检查、超声检查、肝亚氨基二乙酸扫描、肝活检和术中胆道造影对高直接胆红素血症和胆道闭锁进行早期诊断。
- 胆肠吻合术应在 3 月龄前完成，这是治疗胆汁淤积的最佳时机。
- 尽管大部分 Kasai 术后的胆道闭锁患儿最终仍需要行肝移植术，但其使得患儿生长发育得以持续。

- 胆肠吻合术术后最常见并发症为逆行性胆管炎。
- 终末期肝病胆道闭锁患儿的治疗重点是维持良好营养、补充脂溶性维生素和控制瘙痒、门静脉高压、腹水。
- Kasai 手术失败后应改行肝移植术，避免尝试多次行 Kasai 手术。
- 胆道闭锁行肝移植术的唯一特征是肝门部既往手术史和解剖异常。
- 活体肝移植和劈离式肝移植有助于缓解儿童肝源缺乏，避免进展为失代偿终末期肝病。
- 胆道闭锁行肝移植在所有儿童肝移植中术后预后最好。

# 第 27 章

# 肝移植在儿童代谢性疾病中的运用

## Transplantation for Metabolic Disease in Children

Robert S. Venick • Suzanne V. McDiarmid
周 韬·译

肝移植手术使得一些以遗传性基因缺陷为特征的代谢性疾病在功能上获得治愈变为可能。在很多儿童肝脏移植中心,α₁-抗胰蛋白酶缺乏症作为代谢性疾病的一种,是继胆道闭锁和暴发性肝衰竭后第二或第三位行肝移植手术治疗的常见原因。对儿童肝移植数据库的研究表明在 1995—2011 年,4 000 多例美国和加拿大的儿童肝移植患者中,超过 10% 的患者是因为代谢性疾病而行的肝移植手术治疗。每种诊断为代谢性疾病而进行肝移植手术治疗的儿童数量见表 27-1。就长期存活率和生活质量而言,代谢性疾病和因其他疾病而行肝移植手术治疗的儿童类似。代谢性疾病对肝脏的影响表现是多样的,从急性肝衰竭到伴有肝硬化的肝肿瘤。然而,对于代谢性疾病而言,需要肝移植手术治疗的指征远逾越了已知的急性

或慢性肝衰竭。因为肝细胞特异性的酶缺乏而导致的危及生命的肝外疾病,比如影响中枢神经系统的尿素循环缺陷可以通过肝移植手术治愈。必须通过强制限制蛋白质摄入来控制有机酸尿症所致的潜在致命性神经系统损害的儿童也被提倡进行肝移植治疗以改善其生活质量。

将代谢性疾病大致分为两大类有助于决定代谢性疾病的肝移植手术时机:①代谢性疾病中合并肝脏器质性改变所致的终末期肝病(例如 α₁-抗胰蛋白酶缺乏症、家族性酪氨酸血症和肝豆状核变性)。②代谢性疾病中不合并肝脏器质性改变(例如家族性高胆固醇血症、原发性草酸盐沉着症和尿素循环障碍)。

在第一组里,基因缺陷可以主要局限于肝脏本身,比如家族性胆汁淤积综合征(见第 25 章),但更常

**表 27-1　代谢性疾病患儿行肝移植指征**

| | | |
|---|---|---|
| 行肝移植治疗儿童总数 | 1 187 | |
| 代谢性疾病患儿行肝移植 | 141 | 11.9% |
| $\alpha_1$-抗胰蛋白酶缺乏症 | 39 | 27.7% |
| 尿素循环障碍 | 22 | 15.6% |
| 酪氨酸血症 | 16 | 11.3% |
| 囊性纤维化 | 12 | 8.5% |
| Wilson 病 | 10 | 7.1% |
| 新生儿铁贮积症 | 9 | 6.4% |
| 原发性高草酸尿症 | 8 | 5.7% |
| 糖原贮积症 | 7 | 5.0% |
| 克里格勒-纳贾尔综合征 | 6 | 4.2% |
| 其他 | 12 | 8.5% |

引自 McDiarmid S, Anand R, Lindblad AS: SPLIT Research Group. Studies of pediatric liver transplantation: 2002 update. An overview of demographics, indications, timing, and immunosuppressive practices in pediatric liver transplantation in the United States and Canada. *Pediatr Transplant*. 8:284-294,2004.
\* 占所有患代谢性肝病患儿的百分比。
† 占患有代谢性肝病并经肝移植手术治疗患儿的百分比。

见于肝脏只是作为多器官缺陷所致终末期损害的器官之一。当肝脏作为代谢缺陷中唯一涉及并受累的器官时，做出换肝的决定并不困难，肝脏移植手术可以完全彻底地纠正代谢缺陷。然而，当肝脏损害是除了肝细胞之外的多种细胞广泛缺乏一种酶所致时，决定是否进行肝移植手术治疗是一个复杂的过程。基因缺陷本身的精确理解和认识，体细胞在整个细胞缺陷中的表达情况，肝外器官的受累程度，换肝能否预防肝外器官损害的进一步恶化或改善其功能，对于做出肝移植手术的决定至关重要。酪氨酸血症很好地阐明了上述理念。延胡索酰乙酰乙酸水解酶（fumarylacetoacetate hydrolase，FAH）的缺陷不仅局限于肝细胞，肾脏和中枢神经系统也是主要受累的两大器官。然而，和酪氨酸血症相关的从急性重型肝炎到形成肝肿瘤的肝硬化的一系列严重肝脏疾病需要肝移植手术治疗。在肝移植手术后，酪氨酸血症相关的范科尼综合征样肾脏疾病的症状常会得到一些改善，但肾脏疾病常持续存在。移植后不再会出现神经系统危象。因此，对于酪氨酸血症患儿，换肝不仅可以拯救生命，还可以改善此类疾病的肝外损害。

相反，对于黏多糖贮积症患儿而言，肝移植手术的成功可以避免肝脏不断的纤维化，但无法解决肝外器官因酶缺乏所致的黏多糖的持续沉积，尤其是中枢神经系统鞘磷脂的异常沉积。在这种情况下，仅实施肝移植手术治疗是无法解决问题的，但如果在疾病的早期阶段联合骨髓移植可能会是一个不错的选择。

药物治疗可能会避免或延缓移植手术。一般来说，药物治疗的成功与否依赖于对疾病的早期诊断。在肝豆状核变性患者中使用螯合剂治疗，在酪氨酸血症患者中运用 2-硝基-4-三氟甲苯-1,3-环乙烷碘（尼替西农）阻断毒性代谢产物的形成，在克里格勒-纳贾尔综合征中的光疗法具有重要的价值和意义。

将来，对于部分代谢性疾病运用整个肝脏的替代治疗有可能会被摒弃。对于肝脏结构正常的代谢性疾病，肝细胞移植是一个很有吸引力的选择。在动物模型中正常的同种异体肝细胞可以提供暂时的代谢支持，这首次在 Gunn 的大鼠克里格勒-纳贾尔综合征模型中被证实，随后在儿童克里格勒-纳贾尔综合征和鸟氨酸氨基甲酰转移酶缺乏症的病例研究中被证实。最近涌现了一些人类肝细胞移植的病例，最为常见的适应证是儿童尿素循环障碍。全世界范围内，一共报道了 30 例肝细胞移植用来治疗代谢性疾病的案例，包括克里格勒-纳贾尔综合征Ⅰ型、糖原贮积症ⅠA 型、婴儿 Refsum 病、进展性家族性肝内胆汁淤积 2 型、尿素循环障碍、家族性高胆固醇血症和先天性凝血因子缺乏症。肝细胞移植的优势在于其和肝脏移植相比创伤较小，也可以为急重症患者提供一个过渡治疗的作用。肝细胞移植面临的挑战包括：这些患者依然需要接受免疫抑制治疗，具有功能的被移植的肝细胞在输入后 9 个月开始下降并意味着这些患者将仍然需要进行肝移植手术治疗。

一个潜在的更具吸引力的方案是运用基因治疗的方法对患者自身的肝细胞进行基因修复。获取的肝细胞在体外转染携带正常人类基因的重组慢病毒或腺病毒便可表达人类正常的基因蛋白产物。随后对这些基因修饰的肝细胞进行自体移植。此项技术已经被成功运用到家族性高胆固醇血症、尿素循环障碍、克里格勒-纳贾尔综合征和酪氨酸血症的动物模型中了。相反，在体肝细胞基因修正可通过携带正常基因的载体来实现。上述方法的运用可以避免原位肝移植手术相关的严重并发症、手术死亡，以及终身服用免疫抑制剂的问题。

动物模型显示，只需要全部肝细胞的一小部分被包含有生理活性的酶的细胞所取代即可扭转代谢缺陷。但在克里格勒-纳贾尔综合征、尿素循环障碍和高胆固醇血症进行肝细胞移植的临床报告中，尽管移植的细胞数量足够，却只完成了对代谢缺陷的部分修正。不仅移植细胞的长期生存率是一个需要克服的问题，一般条件下只有约 1% 的肝细胞能被移植细胞所取代也成为了肝细胞移植的瓶颈。

最近"肝脏重建"的概念成为了焦点,借此技术移植细胞可以获得超过受体自身细胞的生长优势。在成功的动物模型中,这项技术必须满足两个特殊条件才能提供移植细胞足够的增殖"空间"。首先,移植细胞必须在增殖或生存方面拥有超过内生细胞群的优势。其次,为了刺激肝脏再生必须进行内生肝细胞的切除,一般通过部分肝脏切除来实现,以此选择性地使移植细胞进行增殖。在动物模型中,抑制内生肝细胞增殖能力的方法包括抑制 DNA 合成的药物和放射线照射。在动物模型中通过应用这两条原则,多达 90% 的宿主肝细胞可以被移植细胞所取代。如果这项技术可以应用于人体,肝细胞移植,包括基因修饰的自体肝细胞移植将在临床上得以实现。

干细胞移植领域的快速发展也可能对定位于肝脏的代谢疾病的治疗有着深刻的影响。不论是来源于骨髓还是肝脏,干细胞都可能是移植到肝脏的最佳候选细胞。

本章接下来的部分将会针对可施行肝移植的代谢缺陷进行系统的描述。针对每种疾病,作者将会从其自身的基因和代谢缺陷、遗传和生化、病理、婴儿期至青少年期的临床表现、移植的适应证和移植对病程的影响等方面进行详述。对代谢性肝病的通晓和对其概念、适应证和禁忌证的理解,就像合理选择患者和肝脏移植的时机一样,对肝脏病学家和移植科医生来说是至关重要的。针对家族性胆汁淤积综合征和造血性代谢疾病的肝移植在本章的后段和第 25 章进行讨论。

## $\alpha_1$-抗胰蛋白酶缺乏症

$\alpha_1$-抗胰蛋白酶缺乏症作为最常见的致命的遗传性疾病之一正影响着白种人。在儿童中主要表现为肝脏疾病,在成人中主要以肺气肿为临床表现。在儿童和年轻的成人中,$\alpha_1$-抗胰蛋白酶缺乏症和肾小球肾炎之间联系并不常见。在欧洲后裔中此病的发病率在 $1/7\,000 \sim 1/2\,000$。$\alpha_1$-抗胰蛋白酶缺乏症相关的肝脏病是儿童中最为常见的需要肝移植手术治疗的代谢性疾病。

$\alpha_1$-抗胰蛋白酶是主要的丝氨酸蛋白酶抑制剂,主要由肝脏合成,中性粒细胞和巨噬细胞也产生部分 $\alpha_1$-抗胰蛋白酶。其最为重要的功能是抑制中性粒细胞的弹性蛋白酶——一种强效的蛋白溶解酶,可以降解细胞外结构蛋白,尤其是弹力蛋白。在肺脏,外周循环低水平的 $\alpha_1$-抗胰蛋白酶导致中性粒细胞弹性蛋白酶对肺实质进行性破坏的效应是很显著的,导致临床上常见的肺气肿。相反,肝脏疾病的发生发展是由于肝细胞内 $\alpha_1$-抗胰蛋白酶分子的异常沉积和潴留所致。

$\alpha_1$-抗胰蛋白酶是一类分子量为 52 kD 的小分子糖基化蛋白,由 14 号染色体上的单基因编码,有两个等位基因共表达,目前人们发现其至少有 75 种等位基因变异型。其相应的表现型,即 Pi(由 protease inhibitor 所命名),最初是通过 $\alpha_1$-抗胰蛋白酶分子在酸性淀粉凝胶电泳中的相对移动度来描述的,其变异型由字母表示。有 70% ～ 80% 的人群为正常表现型,即 PiMM。$\alpha_1$-抗胰蛋白酶缺陷状态最常见于 PiZZ 表现型。其他为人们所提到的变异型(如 PiMZ、PiMS 等)中往往 $\alpha_1$-抗胰蛋白酶表达水平较低(为正常值的 15% ～ 60%),有的也表现出一定的临床症状。

### 以肝脏疾病为表型的 $\alpha_1$-抗胰蛋白酶缺乏症

关于 $\alpha_1$-抗胰蛋白酶缺乏症和肝脏疾病的联系第一次被 Freier 等人在 1968 年报道,在 1969 年进一步被 Sharp 证实。此后不久,在瑞典由 Sveger 等人对 20 万新生儿进行的大规模前瞻性的筛查研究为此种疾病的自然病史提供了最佳的描述。在此项研究中,发现了 120 名 Pizz 的新生儿,他们当中的 12% 在出生后 3 个月内有胆汁淤积的表现,6% 有肝脾大等肝脏疾病的临床表现。在随访研究中,73% 的 Pizz 新生儿在 6 个月时有肝炎的表现,59% 的会持续到 8 岁。总的来说,在基因型为 PiZZ 的婴幼儿中,有 3% 将进展至肝硬化,这表示 PiZZ 基因型的婴幼儿中有 20% 左右伴有新生儿胆汁淤积。自这些最初的研究结果发布以来,人们对此类疾病的认识不断更新,进而获得了更为简明的结论。在具有胆汁淤积的 PiZZ 基因型的患儿中,有大约 25% 将在第一个 10 年内进展至肝硬化,25% 的患儿将出现氨基转移酶持续升高并在第二个 10 年内进展至肝硬化,25% 会有氨基转移酶轻度升高不伴肝硬化,剩下 25% 的患儿生化指标能完全恢复正常,仅在肝脏活检中显示有轻度的肝纤维化。

一般来说,在 $\alpha_1$-抗胰蛋白酶缺乏伴胆汁淤积的患儿中,黄疸的完全消失只需要 6 个月左右的时间,但其体内氨基转移酶处于持续升高的状态。在进展至肝硬化的患儿中,门静脉高压伴或不伴复发性黄疸是该病病程后期普遍出现的临床现象。在许多患儿中,从该病到终末期肝病的进展是十分缓慢的,迅速进展至 ESLD 的案例十分罕见。然而,病程早期出现腹水伴肝脏活检显示肝硬化是该病预后不良的预兆,该现象最早出现在 2 周大的患儿中,这提示在部分患儿中该病对于肝脏的损害在子宫内就已经存在。

婴儿期胆汁淤积的严重程度与患儿在其后的儿童期是否出现肝硬化及其严重程度密切相关。尽管如此,α₁-抗胰蛋白酶的缺乏仍被看作是儿童期肝硬化的重要病因之一,不论患儿前期有无新生儿胆汁淤积史。

持续性尿液内胆汁酸异常对患儿后期是否进展至肝硬化具有提示作用。此外,其他风险因素包括女性、具有同种疾病并进展至肝硬化的兄弟姐妹等。关于早期母乳喂养对该类疾病是否有保护作用,这一点仍值得商榷。

在该病的所有基因型中,PiZZ 基因型同该病所诱发的肝脏疾病之间的关系最为密切。然而,也有报道称 PiMZ 以及 PiSZ 基因型的个体也存在一定程度的血清 α₁-抗胰蛋白酶水平下降以及临床或组织学层面的肝病证据。此外,成人肝细胞肝癌同隐源性肝硬化的关系也从一定程度上与 ZZ 及 MZ 基因型相关。

### 病理学改变

α₁-抗胰蛋白酶缺乏症的特征性病理学改变有助于人们探究该病对于肝脏损伤的机制。异常球状α₁-抗胰蛋白酶,特征性的 PAS 染色阳性且耐淀粉酶降解,聚集于靠近门管区的肝细胞内,后者是 α₁-抗胰蛋白酶的主要产生场所(图 27-1)。在电子显微镜下,这些肝细胞的粗面内质网肿胀,且分布有类似的颗粒状物质。目前较为公认的假说认为,突变后的 α₁-

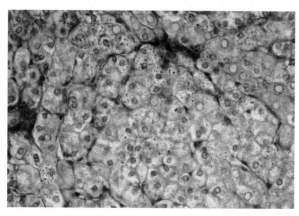

**图 27-1**　α₁-抗胰蛋白酶缺乏症患儿的肝脏组织切片经 PAS 染色与淀粉酶降解后,肝细胞内明显可见耐淀粉酶的粉色类 α₁-抗胰蛋白酶球样物质,特别是在门静脉周围的肝细胞内。门管区出现明显肝纤维化

抗胰蛋白酶分子异常折叠,进而聚集于粗面内质网。这种聚集作用被认为是一种自身保护机制,以促进异常蛋白的降解,防止其进一步损害其他细胞。人们目前猜测,患有 α₁-抗胰蛋白酶缺乏症相关性肝病患者的异常蛋白降解途径受损,从而导致更多突变后的α₁-抗胰蛋白酶分子聚集。由于仅部分基因型为 ZZ 的人患有相关肝脏疾病,人们认为以上机制可能同其他基因特性或环境因素相关。

目前已明了的是,α₁-抗胰蛋白酶缺乏症损害肝脏与肺的原理不同,后者主要是通过组织中低水平的α₁-抗胰蛋白酶诱发局部蛋白酶的释放并进一步破坏肺实质。两种机制之间的不同主要是通过以下研究证实:在具有 PiNull 基因型的人体中,血清与肝细胞中均无法检测到 α₁-抗胰蛋白酶的存在,但其同时也不存在肝脏损伤。利用重组 α₁-抗胰蛋白酶提高血清 α₁-抗胰蛋白酶水平被认为在一定程度上能够改善该病患者的肺功能,但其能否改善异常蛋白在肝脏的堆积,促进其分泌这一点仍有待商榷。

目前来看,α₁-抗胰蛋白酶缺乏症尚无特定的治疗方案,患有该病的婴幼儿最初往往以支持疗法为主。

### 肝移植治疗 α₁-抗胰蛋白酶缺乏症

1973 年首次报道了肝移植手术治疗 α₁-抗胰蛋白酶缺乏症的病例。移植的肝脏可以产生正常的 α₁-抗胰蛋白酶分子,血清 α₁-抗胰蛋白酶也恢复到正常水平。受体的 α₁-抗胰蛋白酶的表型也转化为供体的表型。可以预见的是移植后循环 α₁-抗胰蛋白酶水平恢复到正常,至今患者没有出现肺气肿表现。然而,需要记住的是移植患者的生殖细胞中固有的基因型并没有发生改变,因此当 α₁-抗胰蛋白酶缺乏症的儿童患者肝移植后达到生育年龄时,还是需要咨询遗传学专家的意见。

对 UNOS 的数据分析表明,α₁-抗胰蛋白酶缺乏症的患儿接受肝移植手术治疗后 1 年和 5 年的生存率分别为 92% 和 90%。很多中心均报道 α₁-抗胰蛋白酶缺乏症相关的终末期肝病患儿进行肝移植手术治疗后预后优良,这从根本上改变了此种疾病患儿的整体预后。在一个大的单中心关于继发于 α₁-抗胰蛋白酶缺乏症的临床肝病患儿的经验中,27% 的患者进行了肝移植手术治疗。黄疸的持续时间和肝脏的组织学病变以及生化异常的程度可以在此种疾病的早期预测患儿的预后。α₁-抗胰蛋白酶缺乏症患儿和其他原因而行肝移植手术治疗的患儿相比,患病率和病死率均明显降低。这个优良的预后可以归因于他们大部分在进行首次评估时年龄较大,常表现为门静脉高压和曲张血管的出血。和年龄较小的胆道闭锁患儿相比,此类患儿常常黄疸程度较轻、营养状况良好。此外,此类患儿大部分没有先前接受腹部外科手术治疗的病史。然而,和其他引起肝硬化和门静脉高压的疾病相比,$\alpha_1$-抗胰蛋白酶缺乏症患儿移植前在肺部易形成大的动静脉分流和发绀。在移植前,需要对分流的程度和动脉氧合进行评估。尽管这些问题可能随着时间的推移得以解决,但大的分流会使术后早期撤除呼吸机变得困难。

一例 $\alpha_1$-抗胰蛋白酶缺乏症儿童在肝移植术后并发了脾动脉瘤破裂,引起了致命的并发症。此种破裂最有可能作为通常所见的移植前门静脉高压的结果,而并非此种疾病本身所致。

将来,对于 $\alpha_1$-抗胰蛋白酶缺乏症相关肝脏疾病的治疗可能包括通过抑制异常 Z 基因的表达以达到抑制突变基因为目标的基因治疗。由于并不是所有 $\alpha_1$-抗胰蛋白酶缺乏症患者都会发展为肝病,因此同样困难的是前瞻性地筛选出需要基因治疗的患儿。要实施这样一种成功的预防策略,对于这些容易发展为肝病的携带异常基因的患儿更需要理解那些遗传和环境促发因素。

# Wilson 病

铜沉积在肝脏、中枢神经系统、眼睛和肾脏是 Wilson 病基本的临床特征,它属于铜代谢障碍的常染色体隐性遗传病,在大部分人群中的发病率大约是 1/30 000。肝脏在铜代谢稳态中扮演了重要的作用,门静脉系统中 95% 的铜被肝脏摄取,胆汁排泄是铜唯一生理性的排泄途径。血清中大约 90% 的铜和铜蓝蛋白结合。新生儿中肝脏内的铜密度和 Wilson 病患者中相似。一般来说,婴儿肝脏内铜的含量在 6 个月大的时候降低到成人的水平。在 Wilson 病中,铜首先沉积在肝脏,随后沉积在中枢神经系统和其他肝外组织。

近些年来,肝内铜代谢路径的阐明以及编码铜代谢的重要蛋白基因的发现,极大地增进了人们对 Wilson 病的分子和基因背景的理解。ATP7B 的基因产物是一种腺苷三磷酸依赖的铜转运体,将铜从肝细胞内转运至分泌途径,将铜和载脂铜蓝蛋白结合并通过肝细胞的脂质双层转运至胆道进行排泄。这种基因的异常发生频率,不分种族,在 1/400～1/200。在大众人群中,杂合携带此种基因的概率在 1/100。

由于超过 200 种突变被报道,当前在人群中去筛查 Wilson 病还是很困难的。然而,基因分析对于筛查受个体影响的家族成员还是很有用的工具。在 slavic 人群中首先发现的常见的单个突变( $H1069Q$ )在北美人群中仅占 1/3。此外,通常患者特异性的等位基因纯合子和疾病的临床表现间关联很小,从而意味着其他的基因和环境因素也发挥了作用。

**临床特征**

在 Wilson 病中肝脏损害的发展似乎和铜在肝内的再分布相关,这会诱导肝细胞线粒体的氧化损伤。此种疾病在 5 岁前很少会出现临床表现,尽管有一例 2 岁的患者出现了黄疸的报道。在儿童中,此种疾病肝脏异常的临床表现大部分在十几岁时出现,而 40% 的成人起初是以神经系统异常为表现的。在儿童中神经系统疾病的症状通常比较微妙。常出现性格和行为改变或学校表现差的情况。铜在锥体外系的沉积所致的运动异常包括随着年龄增长愈发明显的震颤、肌张力障碍、构音障碍。在以神经系统症状为表现的成人 Wilson 病患者中,可能被误诊为智力低下或精神损害,引起他们神经系统疾病的真正病因从未被评价。

在 Wilson 病中肝脏损害的临床表现是多样的,从没有症状的伴有轻度肝炎的肝脾大到暴发性肝衰竭。这些临床表现的多样性时常延误诊断。在出现明显的被误诊为急性肝炎的急性黄疸症状之前,慢性活动性肝炎进展到肝硬化在数年内可以没有任何临床表现。在一些青少年中,这种急性肝炎样表现可以在数周内进展到重度肝衰竭,而在一些其他患者中,此种疾病的初发临床表现就是暴发性肝衰竭。门静脉高压和曲张静脉破裂出血也常作为初始临床表现。

体格检查对于 Wilson 病的诊断并没有特别大的价值。时常出现肝脾大,在一些晚期病例中会出现肝脏的萎缩。K-F 环,因铜沉积在角膜后弹力层,虹膜和角膜交接处可见一铁锈样的棕色环,通常被认为是 Wilson 病的特征表现。这个环第一次是在眼睛的上方以一种新月样出现,但在棕色的眼睛中是很难发现的,常需要运用裂隙灯进行检查。然而,K-F 环在青少年中期前并不常出现,同时也并不是 Wilson 病独有的表现。

Wilson 病的诊断也会被检查结果群的困扰所迷惑。经典的是,血清铜蓝蛋白水平低(小于 200 mg/L),血清铜水平低[小于 80 mg/L( 1 mg/L = 15.74 $\mu mol/L$ )],

以及 24 小时尿铜水平高(大于 100 mg/24 小时)。然而,15% 的纯合型患者铜蓝蛋白水平正常,20% 的 Wilson 病基因携带者血清铜蓝蛋白水平低。在重度铜缺陷和暴发性肝衰竭患者中也会相应地出现血清铜蓝蛋白水平下降。由于铜蓝蛋白也是一种急性期反应产物,在进行性的炎症性肝损伤、怀孕期或输注雌激素后也会使铜蓝蛋白水平升高。整体血清铜水平并不可靠,因游离血清铜在未经治疗或暴发性肝衰竭的 Wilson 病患者中常表现为升高。在慢性胆汁淤积性肝病、急性肝衰竭和重度蛋白尿患者中也会出现24 小时尿铜水平的升高。需要使用无铜的容器采集尿液。

肝脏的铜含量是一个最为可靠的诊断指标。在 Wilson 病中,时常发现每克干组织中铜含量超过 250 μg(正常小于 50 μg/g)。很少见到每克干组织中铜含量超过 3 000 μg。尽管在慢性活动性肝炎和原发性胆汁性肝硬化中也可见到铜含量的升高,但血清铜蓝蛋白在这些疾病中可能在正常水平,也可能升高,此外也可以通过 Wilson 病其他一些独特的表现去进行鉴别诊断。

如果铜蓝蛋白水平正常,一个有用的辅助检查是计算铜蓝蛋白和放射活性铜的结合率。Wilson 病的特征性表现是放射活性铜的沉积下降。此种检查在血清铜蓝蛋白水平低的情况下并没有价值。

肝功能异常的变化依赖于临床表现。然而,对于伴有暴发性肝衰竭的 Wilson 病患者的快速诊断具有重要意义。暴发性肝衰竭的 Wilson 病患者会出现大量铜释放到循环中的现象,从而引起红细胞膜的破坏导致急性溶血的发生。在青少年中和肝衰竭相关的急性溶血应考虑为 Wilson 病直到证明并非如此。此外,和其他原因所致的急性暴发性肝衰竭相比,如果出现氨基转移酶水平的轻度升高伴有血清胆红素水平的显著升高以及碱性磷酸酶正常的临床表现时,需要立刻考虑到 Wilson 病的可能。在一项急诊肝移植的研究中,11.4% 的暴发性肝衰竭的儿童患有 Wilson 病。最近的一项关于儿童急性肝衰竭研究组中有703 例儿童纳入了研究,据报道 3.3% 的患儿诊断为 Wilson 病。

Deiss 等人将 Wilson 病在治疗前分为 4 个阶段。阶段 1,铜沉积在肝细胞胞质内,患者没有临床症状。阶段 2,铜再分配到溶酶体内,伴有部分铜释放到外周循环里。可能会发生肝纤维化、肝硬化或肝衰竭。阶段 3,铜无症状地沉积在中枢神经系统,并导致在阶段 4 的中枢神经系统症状。

在 Wilson 病早期肝脏的组织学改变包括脂肪浸润和肝细胞核的糖原贮积。在电镜下可以发现线粒体异常的独特但并非唯一的表现。随着疾病的进展,会出现进行性的肝纤维化、肝实质的萎陷、炎症细胞浸润和结节状再生并最终导致肝硬化。在以急性肝衰竭为表现的患者中,肝坏死是组织学主要的改变形式。

### 肝移植治疗 Wilson 病

对于药物治疗无效或在初次评估时已出现失代偿肝硬化表现的 Wilson 病患者,原位肝移植手术提供了一种治疗手段。在疾病早期阶段被诊断为 Wilson 病的患者,终身的药物治疗可能会让这部分患者最终不需要进行肝移植治疗。D-青霉胺、曲恩汀盐酸、盐四硫钼酸盐是被证明有效的螯合剂。近来,提倡在没有症状的患者中经过螯合剂诱导的初始尿铜排泄之后采用口服锌制剂或在有肝脏或神经系统疾病相关的症状患者中联合使用螯合剂。有一项报道,联合治疗使几名患者避免了肝移植手术治疗。口服锌制剂可以在肠道上皮细胞内诱发金属硫蛋白的形成,一种铜结合的底物。摄取的铜会在肠道上皮细胞内和金属硫蛋白结合并脱落至胃肠道内,不会到达体循环中。

目前已经进行了很多次尝试去明确哪些 Wilson 病患者需要考虑肝移植手术治疗。适应证包括:药物治疗对于肝脏和神经功能的改善无效、暴发性肝衰竭和首次评估时即出现失代偿性肝硬化。Nazer 等人基于评分系统精确地预计了哪些患者在进行药物治疗时会出现预后不良。胆红素和血清乳酸脱氢酶水平的升高与凝血酶原时间的延长可以用来预测较高的病死率。黄疸和腹水也与患者的不良预后相关。最近,伦敦国王学院医院根据近 35 年以来的儿科资料(74 例)更新了 Wilson 病的预后指数。更新后的评分系统合并了血清胆红素水平、INR、AST 水平,以及当前白细胞计数,其敏感性为 93%,特异性为98%,肝移植需求阳性预测值为 88%。

1971 年,Dubois 等人首次报道通过肝移植成功治疗 Wilson 病并完全扭转其代谢特征。20 世纪 80 年代初,针对主要表现为暴发性肝衰竭或失代偿性慢性肝病的 Wilson 病,原位肝移植已经成为其标准治疗方法。特别是对于暴发性 Wilson 病的患者而言,其疗效很好。相关报道表示,暴发性肝衰竭(女性和男性发病率之比大约为 2:1)是绝大多数肝移植患者的手术适应证。目前最大的单中心研究之一指出,有 45 名 Wilson 病患者接受肝移植治疗,42.2%肝移植患者的年龄小于 18 岁,2/3 的患者因暴发性或亚暴发性肝衰竭而接受肝移植治疗,73.3%的患者在移植后生存期超过 5 年。2007 年起,器官获取和移植网络的数据显示,Wilson 病在接受肝移植治疗后的 1 年和 5 年生存率分别为 89%和 84%。对于 Wilson 病继发急性暴发性肝衰竭的患者,医生需要在肝源到来之前采取积极有效的措施来维持其状态,治疗方法包括肾衰竭患者联合应用 D-青霉胺和血液透析以及异位移植。

在移植成功后的受体中,初期尿铜排泄量由标准化血清铜、血浆铜蓝蛋白和肝脏内铜含量所决定。具有特征性意义的 K-F 环的消退需要很长时间,有的甚至超过 3 年。在具有神经或心理方面损害的 Wilson 病成年患者中,其病情完全或部分好转可能需要几个月之久。总的来说,Wilson 病患者在肝移植后具有较好的生活质量。目前仍有争议的问题在于,肝移植是否适用于那些主要表现为神经系统疾病而非肝脏疾病的 Wilson 病患者。已有案例证明,一名具有药物无法控制的构音障碍而无肝脏疾病的 15 岁患者在肝移植术后恢复近乎正常。

在 Wilson 病患者的肝移植中,使用具有亲属活体供者(通常为杂合子父母)将存在移植后持续铜代谢障碍的风险。在最近的一项报道中发现,有两名儿童患者各自从其父母处获得供肝,移植后肝内铜含量略有升高,不超过 250 μg/g 干重。然而,血清铜和血浆铜蓝蛋白水平较低,尿铜排泄高于正常。其远期预后尚未知。因此,这似乎提示医生有必要避免亲属活体供者为 Wilson 病患者提供肝源,或者在手术前进行必要的基因分析。

在未来,对于早期确诊的 Wilson 病患者,医生可能可以通过基因治疗或肝细胞移植的方法为其提供明确的治疗。Wilson 病的动物模型显示,将正常肝细胞移植入 Long-Evans 肉桂大鼠中,有 4%～20%的概率阻碍 Wilson 病的发展。

对于 Wilson 病儿童患者,不论肝移植是否作为其治疗选项,都应对其所有家庭成员进行系统调查。早期监测并治疗无症状纯合子都可能削弱患者后期对肝移植需求。

## 氨基酸代谢障碍

### 酪氨酸血症

Ⅰ型遗传性酪氨酸血症是常染色体隐性遗传病。该病患者体内缺乏酪氨酸代谢的终端酶(FAH)。相关基因位于染色体 15 上,并有 30 个以上的突变位点,这一点决定了该类疾病具有很大的临床变异性。该类异常基因的分布同人群密切相关。在魁北克,Larochelle 等人于 1967 年首次提出该疾病,其发病率为 1/10 000;而在某一地理隔离区内,该疾病发病率上升至 1/800。相较之下,在斯堪的纳维亚,该病发病率为 1/50 000。

酪氨酸血症的诊断是通过 FAH 活性降低来验证的,该酶负责将延胡索酰乙酰乙酸盐切割成延胡索酸和乙酰乙酸。这些代谢产物的积累导致体内琥珀酰丙酮增加,该副产物的存在提示酪氨酸血症。在魁北克,新生儿干血点样品的筛查对高危人群中该病的早期诊断而言至关重要。

#### 酪氨酸血症相关肝脏疾病的临床表现

严重的肝脏损害、神经系统损害、Fanconi 综合征以及低磷酸盐血症性佝偻病是酪氨酸血症的典型临床特征。虽然血清酪氨酸、甲硫氨酸和苯丙氨酸的水平升高,但这并不是主要的毒性损害因素。延胡索酰乙酰乙酸盐和马来酰乙酰乙酸盐的积聚很可能是介导细胞毒性的主要因素。这些烷化剂从 DNA 水平介导肝细胞和肾小管上皮细胞的损害。

酪氨酸血症中,肝脏的损害可以表现为急性或慢性病程。Tanguay 等人证明,在急性病程中几乎没有 FAH 活动,而在慢性病程中,FAH 活动约为正常人的 20%。

在婴幼儿中,急性病程较为突出,多以暴发性肝衰竭起病。婴幼儿通常表现为出血倾向,后继发肝衰竭。针对具有凝血障碍的婴幼儿,应考虑到其可能患有酪氨酸血症,即便其尚未出现肝衰竭症状。少数婴幼儿患者对低酪氨酸、苯丙氨酸和甲硫氨酸饮食有应答,但大多数患者在没有其他干预性治疗的前提下不会好转。这些婴幼儿患者的肝脏将变苍白,体积变大,有的已出现明显微结节性肝硬化、胆管增生、肝脏脂肪变性和肝细胞的假性腺泡样排列。

酪氨酸血症诱发的慢性肝病起病更为隐蔽。经常发病于 1 岁以后的婴幼儿,特别是患有不明原因的佝偻病或 Fanconi 综合征的婴幼儿。其肝脏扩大,呈粗结节状,从微结节性肝硬化进展至大结节性肝硬化,可能伴有门静脉高压和失代偿性肝硬化(黄疸、腹水、合成功能丧失)的临床表现。在使用 NTBC(见后文)以前,即便通过严格的饮食管理,酪氨酸血症患儿在 2 岁以后仍然表现出可怕的 HCC 发展倾向。在肝内,恶性肿瘤往往是多灶性的,并且在确诊的时候很可能已经发生肿瘤转移。

### 肝外表现

神经系统危象通常发生在 1 岁以后,也是酪氨酸血症的主要致死因素。该类症状的特征为急性发作的无力、瘫痪、痛感迟钝,常伴有高张力姿态和自残行为。呼吸肌瘫痪可能导致猝死。其他常见特征有癫痫发作和持续性动脉高血压。Mitchell 等人报道,在魁北克的 48 名酪氨酸血症住院儿童中,神经系统发病率为 42%,其中相关死亡率高达 70%。

神经系统危象所表现出的临床特征类似于急性卟啉症。事实上在卟啉症中,酪氨酸降解的代谢产物琥珀酰丙酮抑制了氨基乙酰丙酸脱水酶的活性,从而导致血清 δ-氨基乙酰丙酸含量升高。神经系统危象的治疗在很大程度上是被支持的,虽然血红素在抑制氨基乙酰丙酸产生的同时可能缩短疾病病程。对于病情严重的儿童(特别是呼吸衰竭的儿童)而言,为了避免病情进一步加重,需进行紧急肝移植。

肾脏是受到遗传性酪氨酸血症影响的第三大器官。肾活检显示,酪氨酸血症患者的肾脏表现为肾小球硬化和间质性纤维化。琥珀酰丙酮的原位生成已被证明是肾小管功能损害的主要机制。

### 药物治疗

自 1991 年首位患者使用 NTBC 治疗以来,酪氨酸血症在治疗方面取得重大进展。NTBC 是一种能够抑制酪氨酸降解的化合物,同时阻断有毒代谢产物(特别是琥珀酰乙酰乙酸)积累并诱发肝损伤的酶(图 27-2)。

截止到 2000 年,已有 300 多名患者入选一项国际性研究,其中有 100 名以上已被治疗超过 5 年。NTBC 的起始剂量为每日 1 mg/kg,在婴儿中最高可达每日 2 mg/kg。该药物对 6 个月以内确诊并接受治疗的婴幼儿具有最大效益。在该队列研究中,90% 的患者对 NTBC 有应答,包括一些具有急性临床表现的患者。10% 的患者对 NTBC 无应答,5 名儿童死亡,3 名接受肝移植。NTBC 对 2 岁以后确诊并治疗的患者疗效最差。该项研究所选取的人群具有一定异质性,包括新诊断的患者和其他一些已接受长期单纯饮食控制的患者。患者退出本研究的主要原因是怀疑进展为 HCC。动物实验和人体研究同时证明,NTBC 治疗期间,酪氨酸限制性饮食仍然是必不可少的治疗手段。同时还需严格监测酪氨酸水平,避免酪氨酸水平高于 500 μmol/L,否则将会导致角膜损伤、手掌与脚底角化过度以及潜在的神经系统异常。

然而,关键问题在于 NTBC 早期治疗能否削弱 HCC 风险。在接受早期治疗的儿童中,有 2(1%)名患儿在治疗的第一年内发展成为 HCC。一项单中心报告显示,10 例患儿中有 2 例出现了 NTBC 治疗失败,其中 1 例出现肝细胞异常增生,另一例表现为无应答。在更多信息被挖掘以前,人们应当保持警惕,密切监测 NTBC 治疗患儿是否有 HCC 进展,特别是对于那些 2 岁以后接受 NTBC 治疗的儿童。因此,肝脏连续成像、即时对可疑病变进行活检、频繁监测血清 AFP 水平(在儿童中 NTBC 治疗期间为低水平)仍然是必需的。

最近一项包含 45 名法国酪氨酸血症患儿的报告显示,经过平均 4 年 9 个月的 NTBC 治疗后,只有 3 例患儿因肝硬化或 HCC 需要肝移植。但是,45 例患儿中有 17 例显示持续肝脏影像学异常,15 例患儿 AFP 水平持续升高,高度提示 HCC 风险。

### 肝移植治疗酪氨酸血症

在 NTBC 治疗被应用以前,肝移植对于遗传性酪氨酸血症患儿而言是唯一的救命手段。目前来看,对于 NTBC 无应答者、初始确诊即伴有肝硬化,以及具有肝细胞异常增生证据的患儿来说,这一点依然如此。1976 年,首例酪氨酸血症患者接受肝移植,移植后代谢异常状态迅速扭转,即便在移植期间患者已有 HCC 肺部转移的迹象。1985 年,Starzl 等人报道了 4 名慢性酪氨酸血症患儿移植后预后良好的案例,其中重点指出,医生应在该类患者出现 HCC 之前考虑到肝移植治疗。手术中患儿病肝中发现细胞异型增生以及 HCC 的报道再一次验证了之前关于细胞恶性转

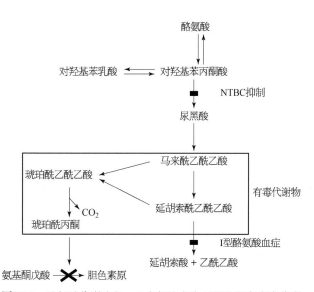

**图 27-2** 酪氨酸代谢途径。上方标注点为 NTBC 阻断有毒代谢物生成的近似位点,下方标注点为酶缺乏的位点(引自 Holme E, Lindstedt S. Nontransplant treatment of tyrosinemia. *Clin Liver Dis*. 2000;4:805 - 814.)

化的猜测。Esquivel 等人报道，在 10 例接受肝移植的酪氨酸血症患儿中，有 5 例存在肝脏肿瘤。在移植期间，这 5 名患儿均小于 2 岁，并且有 3 例患儿肿瘤累及肝脏两叶。1 名患儿出现肿瘤复发。另有研究发现有 37% 的 2 岁以上患儿伴发肝癌。该项结果推荐在使用 NTBC 治疗之前，对 2 岁左右的患儿实行选择性肝移植，该结论为多个中心的研究成果所支持。

参考美国 UNOS 数据库记录发现，有 125 名酪氨酸血症患儿于平均 2.5 岁 ±3.6 岁时接受了肝移植治疗。总体而言，5 年生存率为 90%。基于酪氨酸血症的早期诊断配合 NTBC 治疗，患儿的肝移植率正逐年降低，而移植年龄逐渐升高。

针对何时为患有慢性酪氨酸血症但未进展至失代偿性终末期肝病的儿童行肝移植治疗，目前尚未存在定论。NTBC 的研究表明，由于 2 岁以后儿童患有 HCC 风险增高，NTBC 治疗对于 2 岁以上儿童没有明确收益，而肝移植替代成为其首选疗法。肝癌的诊断本身就十分困难，因为血清甲胎蛋白水平无法完全作为肝癌存在的标志物。在很多酪氨酸血症患儿的体内，尽管其未患有肝脏肿瘤，甲胎蛋白水平也是升高的。类似地，在病程早期，通过 CT 和超声的方法可以发现患儿肝脏内存在结节样改变，但不一定是恶性肿瘤。

令人遗憾的是，通过饮食控制维持正常酪氨酸水平的方法对于肿瘤的形成以及肝病的进展并无抑制作用。一项研究表示，10 名患者中有 9 名接受了严格的饮食控制，而其中 3 名于移植前发现有 HCC，2 名于移植术中偶然发现肿瘤，9 例全部发现有肝细胞异常增生的现象。

患儿出现暴发性肝衰竭的情况更容易诱导医生做出肝移植的治疗决策。在这种情况下，患儿疾病的严重程度往往排除了 NTBC 治疗的可能性。随着婴幼儿肝移植手术经验的累积，人们对于此类小儿手术预后不佳的恐惧已逐渐消退。Esquivel 等人报道，1 岁以内酪氨酸血症婴儿患者接受肝移植后存活率接近 80%。而在极为年幼的婴儿中，只有在肝功能稳定的情况下，饮食管理与 NTBC 治疗才会有效。

虽然医生能通过肝移植缓解遗传性酪氨酸血症的部分临床症状，但仍旧不能保证肾功能损伤的完全逆转。有研究显示，并非所有患者于肝移植后能够获得肾小管功能或肾小球滤过率（glomerular filtration rate，GFR）的完全正常化，很多患者的尿液中仍然含有琥珀酰丙酮，尽管其量较移植前有所减少。针对这种情况，移植后内源性琥珀酰丙酮持续产生是最有可

能的解释，而酪氨酸血症在肾脏中的局部表达异质性也通过移植后肾功能的变化有所体现。由此可见，移植前 GFR 持续受损再加上移植后因使用钙调磷酸酶抑制剂而继发的肾损害使得移植后肾功能的管理显得异常重要。Paradis 等人对移植后酪氨酸血症的患儿进行了 GFR 监测以及环孢素剂量分级，以避免进一步肾损伤的发生。

目前作者使用 FAH 缺陷的小鼠模型来研究基因治疗酪氨酸血症的方法，这特别是对于一部分高危人群，包括常规新生儿筛查阳性，有兄弟姐妹作为索引病例，以及具有早期临床表现的婴幼儿等将有一定效益。

### 尿素循环障碍

尿素的生物合成依赖于 6 种酶，它们均位于肝脏中。尿素循环障碍将导致具有神经毒性的含氮代谢物的积累。遗传性尿素合成障碍通常在出生后很快出现症状，表现为严重的以高氨血症、昏迷、破坏性 CNS 损伤为特征的致命综合征。此类患者临床管理的基础是限制蛋白饮食并增加氨的排泄，同时尽量避免机体处于分解代谢的状态。换血疗法、腹膜透析和血液透析可以迅速降低血氨浓度，但是这些方法在患者的长期管理中并不实用。口服或静脉内使用苯甲酸钠也能以排泄马尿酸的方式来降低血氨水平。此外，苯乙酸、精氨酸、葡萄糖、胰岛素也被用于降低血氨。然而，针对此类疾病的各种治疗方法仍有很高的发病率和死亡率，其风险包括蛋白质缺乏、生长迟缓、降氨药物过量使用，以及由神经系统受损引起的不可预测性昏迷。

事实上，最近一项为期 25 年，研究苯乙酸钠和苯甲酸钠治疗尿素循环障碍的开放式研究报告提出，管理这些患者是一项富有挑战的工作。该项研究包括了 299 名患者，一共记录了 1 181 次高氨血症的发作。总生存率为 84%，但有 56% 的患者在发作同时受到神经系统损伤。

有报道称，尿素循环障碍患者在移植后 24 小时其血氨水平恢复正常，由此人们预测，肝移植能够完全或者部分治愈该类疾病。尿素合成所需的 6 种酶中，有 3 种已被证实其缺失能够通过肝移植来治疗。难点在于，医生需要在婴幼儿一经确诊后，在不可逆性 CNS 损伤之前完成手术。随着移植技术的不断发展，小儿肝移植的这些障碍正逐步消失，并已证实一名 14 日龄的尿素循环障碍患者已成功实施肝移植治疗。此类患者经肝移植治疗后的 5 年生存率为

90％。反映其远期预后以及神经系统预后的信息将逐步被获取，人们猜测，其预后同患者术前代谢状态、移植年龄以及儿童时期的早期干预有关。

尿素循环缺陷患者的肝脏在结构上显示正常。由于只需 3％～5％能够正常表达 OTC 的肝细胞即可逆转此类患者的临床症状，因此完全或部分肝移植、同种异体肝细胞移植、对患者自身肝细胞进行基因治疗的方法均可有效治愈该疾病。在一项案例研究中，人们为一名 OTC 缺乏婴幼儿注射了 4 周的分离肝细胞，其高氨血症出现暂时好转，但在 31 日后再次恢复至原状。该方法长期成功应用的障碍在于如何保持同种异体肝细胞在免疫抑制状态下的活性。在啮齿动物模型中，人们已能通过病毒介导人类精氨酸琥珀酸合成酶的转染。腺病毒载体的应用为基因的长期表达提供了很好的机会。一旦这种方法能够完全应用于人类，在患者出生后的第一天，神经系统症状出现以前即可纠正其代谢障碍，且可以避免肝移植所带来的风险。

### 乌氨酸氨甲酰基转移酶缺乏症

OTC 缺乏症是最常见的尿素循环缺陷，为 X 连锁显性疾病。该病患者通常在刚生下来几日就出现嗜睡、烦躁不安、喂养困难的症状并快速进展至抽搐、呼吸暂停和昏迷。该病的症状要点主要包括血氨水平显著升高、低或正常血清尿素水平、低血清瓜氨酸水平以及严重的乳清酸尿症。肝活检并非诊断必须，且易诱发高血压危象和死亡。即便 OTC 缺失患者中肝功能不全的现象并不显著，但也有人发现存在转氨酶升高以及肝活检提示肝纤维化和糖原异常的现象。

在早期密切临床干预（有时甚至包括血液透析）下，一些完全或部分 OTC 缺失男性患者在蛋白限制的条件下存活了较长一段时间。但是，高氨血症（常由急性代谢状态如急性疾病所诱发）伴随进一步的神经系统损伤仍可能发生。

杂合子女性患者可能会出现一系列与 Lyon 假说一致的临床疾病，即正常 X 染色体的随机失活。一些表现为临床正常，另一些表现为婴儿期或儿童期出现嗜睡、易怒，甚至由于蛋白质摄入量增加导致昏迷。OTC 缺乏症在女性杂合子中的临床表现被认为是致命的。其诊断较为困难且需要很高的怀疑指数。使用一定量蛋白质负荷或别嘌醇诱导的方法并无决定性，且在一些案例中 DNA 分析无法检测到突变。因此，对体内尿素循环活动进行监测来发现该疾病的方法可能更为敏感。一些研究发现，女性患者通过肝移植治疗能够完全纠正此类缺陷。

肝移植治疗在 OTC 缺乏症中的成功应用已经人详述。OTC 缺乏症在新生儿阶段的早期诊断以及低血氨水平的维持对于患者移植前神经系统损伤的控制而言至关重要。基于很多患儿在 1 月龄以前即经评估需要移植，神经系统的损伤往往难以预测。大体来说，患儿的移植年龄越小，其神经系统预后就越好。作者的一项研究中包括了 8 名男患儿，其中位移植年龄为 6.2 个月，一段时间（中位时间为 133.9 个月）后对其进行随访，其存活率为 100％。其中有 4 名患儿存在自轻度到中度不等的神经系统损伤，这可能同移植前患儿的认知功能有关，且随着他们逐渐接近学龄，这种神经功能障碍也越来越明显。总的来说，移植后患儿的血氨水平和血清精氨酸水平恢复正常，但经补充前的血清瓜氨酸水平仍较低，这是由肠道黏膜 OTC 缺乏所引起的。与此同时，辅助型肝移植也在 OTC 缺乏症的男患儿和杂合子女患儿中得到了应用。该术式首次应用于一名 14 个月大的已伴有神经系统损伤的患儿，主要目的在于提高其生活水平。在手术中，受者的肝左叶被切除，原位替代以供肝的Ⅱ段和Ⅲ段。术后在不加任何药物行开放饮食的前提下，患儿血氨水平维持正常。受者原有的部分肝脏以及移植入的部分供肝均可发挥其功能。该案例证明，只需要移植部分正常肝脏即可逆转患儿代谢缺陷的状态。

肝移植使用相关活体供体（特别是母亲）引起了使用 OTC 缺乏症杂合子的问题。已有案例报道，受体在接受含有未预料的 OTC 缺乏症的死亡供体供肝后去世。即使目前存在以母亲作为供体移植成功的案例，其他活体供体机构仍然推荐通过别嘌呤醇负荷试验来排除杂合子作为供体。

### 氨基甲酰磷酸合成酶缺乏症

作为常染色体隐性遗传病，新生儿氨基甲酰磷酸合成酶缺乏症的临床表现类似于 OTC 缺乏症。两者之间的区别在于氨基甲酰磷酸合成酶缺乏症的诊断不包括乳清酸尿症。

部分氨甲酰磷酸合成酶缺乏症在出生后的第一周或若干个月后也会出现高氨血症的发作。发育迟缓在这两种情况下都可见。

有关氨甲酰磷酸合成酶缺乏症患儿行肝移植的报道较少见。一名出生后 14 日大的男孩成功接受了一名新生儿死亡供体的肝脏，其术后在开放饮食的前提下实现了血氨水平正常化，但在生长发育方面出现延迟，作者将后者归因于移植后脑脓肿的原因。另一名于 20 周左右行肝移植的患儿已被确认存在生长发育延迟。尽管其血氨水平已回归正常，但血清瓜氨酸水平仍不可预测,需要对其行膳食补充。斯坦福大学的研究小组近来报道有两名存在精神状态改变、高氨血症和营养不良的氨甲酰磷酸合成酶缺乏症患儿在 140 个月 ± 91 个月时行肝移植,术后长期存活并伴有一定程度的生长发育延迟。

### 精氨酸琥珀酸合成酶缺乏症

高血清瓜氨酸水平提示罕见常染色体隐性遗传病精氨酸琥珀酸合成酶缺乏症的存在。该疾病对新生儿产生的严重影响已为人们所知,但也有部分患者在成功肝移植后长期存活。该病的变异形式常出现于具有日本血统的成年人中,其经过肝移植治疗后可逆转高氨血症所带来的神经系统缺陷。有两名日本患儿已接受来自杂合子父母的活体供体移植物,其高氨血症均已逆转。其中一名血清瓜氨酸水平依然高于正常值,另一名恢复正常。

### 其他氨基酸代谢障碍性疾病

较常见有机酸血症包括甲基丙二酸血症、丙酸血症和枫糖尿症,都有广泛的临床表现,比较有特征的有代谢性酸中毒、嗜睡、喂养困难、肝大以及各种程度的神经系统损害。临床管理主要依靠严格的膳食蛋白质限制。然而,即便饮食依从性良好,这些孩子仍可能有生命危险。虽然酶的缺陷并不仅限于肝脏,但有若干患儿接受了成功的肝移植治疗。

### 甲基丙二酸血症和丙酸血症

在有机酸血症相关的医学文献报道中,肝移植用于甲基丙二酸血症的频率是最高的,超过 30 例(包括肝脏或肝肾联合移植)。该疾病患儿存在肝大、血氨水平和氨基转移酶水平升高、低血糖以及不同程度的神经系统功能损害等临床症状。有不少患者在移植期间存在肾功能不全,甚至进展为终末期肾病。因此,临床医生应对患者进行及时评估,必要时行肝肾联合移植。尽管临床管理实行了饮食蛋白质限制和卡尼汀补充,但此类患者仍可能发生疾病恶化,表现为呕吐、脱水、酸中毒和低血糖等一系列症状,被视为急症。一些患儿有轻微的神经系统症状并经历了肝脏或肾脏(或两者联合)移植,但结果各异。目前尤其令人担忧的是有关该病晚期出现代谢性卒中和进行性神经系统失能的报道。以往大家广泛认同的说法为肝移植无法逆转术前神经系统功能障碍。目前,人们发现肝移植可能为大部分此类患者的长期预后带来一定好处。然而,鉴于甲基丙二酸水平和代谢失代偿发作次数的降低,有人认为即便神经功能障碍仍存在,生活质量的改善依旧可以成为肝移植治疗的理由。

丙酸血症的临床表现非常类似于甲基丙二酸血症,且其新生儿发病模式已被描述。该病患者体内所缺陷的酶,即丙酰基辅酶 A 羧化酶,同时在肝脏和其他组织中表达,后者不能通过肝移植来纠正。

文献中有若干案例(其中包括一名受体接受活体移植,另一名受体接受辅助移植)提出肝移植疗法能够降低血氨水平,减少膳食蛋白质的摄入限制,并减少酸中毒发作。

目前,医学文献中已报道有超过 14 例丙酸血症患者接受了原位肝移植治疗,其 1 年和 5 年患者生存率分别为 72% 和 56%。伦敦国王学院报道,有 5 名丙酸血症患儿接受原位肝移植,其中位年龄为 1.5 岁,中位随访时间为 7.3 年,移植术后移植物功能正常,所有患儿生活质量良好,接受蛋白质开放饮食,且不存在代谢失代偿发作。心肌病是丙酸血症的晚期并发症,近 1/3 的患儿在 10 岁以前会患上心肌病。近来有报道显示,肝移植可能可以逆转心肌病的病程。不管怎样,对于丙酸血症患儿而言,围移植期心功能的随访和超声心动图检查是必不可少的。

### 枫糖尿症

枫糖尿症是涉及支链氨基酸代谢障碍的常染色体隐性遗传病。支链 - 2 - 酮酸脱氢酶复合物的活性受损导致支链 - 1 - 氨基酸(亮氨酸、异亮氨酸、缬氨酸)和 2 - 酮酸的积聚。亮氨酸水平升高诱发了绝大部分的神经毒性效应。患儿通常在婴儿期就出现反应迟钝、昏迷、癫痫发作,甚至死于脑水肿。非常高的血清亮氨酸水平是该病的诊断提示。神经性后遗症可以通过发作期间行临床管理得以改善,其中包括生长激素和胰岛素输注、血液滤过或透析,以及严格控制脑水肿。在严格的饮食蛋白质控制下(需要胃造口管喂养婴儿),部分患儿能够避免进一步的神经系统受损。但即便在完全依从蛋白限制饮食的情况下,疾病仍可能发作且由一些代谢应激因素所激发,如并发疾病、运动、禁食或脱水等。在其整个生命进程中,始终伴随着神经系统受损的风险。尽管在一些专业的医疗中心,人们已对枫糖尿症患者进行了现代化的临床管理并取得了良好的神经系统预后,这些患儿的远期生存质量以及持续存在的 CNS 损伤风险使得一些专家仍建议其行肝移植治疗。肝移植疗法主要适用于没有明显神经系统损伤且经证明难以通过单纯蛋白限制饮食控制病情的患儿。

最近一份报告显示,有 54 名枫糖尿症患儿已在美国接受肝移植治疗,术后患者和移植物存活率分别为 98% 和 96%。术前有 1/3 的患儿存在智力障碍

(IQ<70)，移植后 1 年后没有显著变化。有趣的是，其中有 6 名患者接受了多米诺移植。

# 糖类代谢障碍性疾病

## 半乳糖血症和果糖血症

半乳糖血症及遗传性果糖血症在婴儿期都可能表现为暴发性肝衰竭。正常情况下，半乳糖通过四步酶促反应转化为葡萄糖。而其中半乳糖-1-磷酸-尿苷酰转移酶的缺陷即可导致本病的发生。多数患儿都在母乳喂养后的头几日发病，表现为呕吐、黄疸、肝大、肝衰竭或肾型范科尼综合征，甚至危及生命。这些患儿的器官功能衰竭还常与合并大肠埃希菌感染相关。此类患儿血液检查呈代谢性酸中毒，尿液中可检测出还原性的半乳糖。在美国，大多数患儿可通过新生儿筛查确诊。饮食中禁止添加奶制品可逆转急性肝肾功能失代偿，也可避免急诊肝移植。另外，该酶的缺陷不止局限于肝细胞，也可发生在红细胞、皮肤成纤维细胞及肠黏膜细胞等肝外细胞中。目前也有文献报道过几种症状较轻的变种。虽然饮食管理可以控制该疾病，但即使摄入少量的半乳糖，仍可导致显著的进行性肝损伤，最终进展成肝硬化及肝癌。目前至少两个年轻人因继发于半乳糖血症的肝硬化肝癌接受了肝移植手术。虽然如此，半乳糖血症仍应首先考虑药物控制而非肝移植术。

遗传性果糖血症（1-磷酸果糖醛缩酶缺乏症）则常在出生后几个月饮食中添加了果糖或蔗糖后发病。该病的临床特点与半乳糖血症非常相似，包括生长发育障碍、呕吐、暴发性肝衰竭及范科尼综合征。该类患儿常表现为低血糖、低血磷及乳酸性酸中毒。幸运的是，饮食中完全消除果糖、蔗糖及山梨糖醇，患儿的病情即可得到控制，也并不需要接受肝移植手术。

## 糖原贮积症

现阶段至少有 12 种糖原贮积症已被报道，其中大部分都可以通过饮食来控制。对于大多数糖原贮积症而言，普遍的临床表现就是肝大和低血糖发作。通过穿刺组织标本得知，糖原贮积症酶的缺乏并不局限于肝脏，其他组织，特别是心脏、骨骼肌和中枢神经系统亦可缺乏这些酶。因此，对于糖原贮积症，因谨慎建议患者行肝移植术。

一般情况下，糖原贮积症患者若出现无法控制的代谢障碍、肝硬化失代偿或处在发生肝细胞癌的高风险期，则应考虑行肝移植术。目前，一般认为糖原贮积症Ⅰ、Ⅲ及Ⅳ型需接受肝移植术。

Ⅳ型糖原贮积症是一种罕见的常染色体隐性遗传病，患者分支酶缺陷导致一种类似于支链淀粉（一种植物淀粉）的异常糖原积累。该基因位于 3p14 染色体上，其中的几个突变已被阐明。对于此类患者，饮食管理并不能控制病情，很多患者在年纪较小的时候，即因快速进展的肝损伤导致肝硬化。除非接受肝移植术，否则，这些患者在几年之内就会因肝硬化死亡。另外，有证据表明，由于酶的缺陷不止局限在肝脏，中枢神经系统、心脏及骨骼肌组织等肝外组织也有该支链淀粉的异常沉积，且在不断进行。Selby 等曾报道 7 例接受肝移植术的Ⅳ型糖原贮积症患儿。手术后这些患者肝外组织并没有进一步的糖原累积，相反，一名孩子心脏组织累积的支链淀粉还有所减少。但是，Sokal 等却有相反的报道，肝移植术后，患者心脏组织沉积的支链淀粉仍在不断增加，并最终导致了患者的死亡。还有一项更近的研究显示，13 名Ⅳ型糖原贮积症患者接受肝移植术后随访 13 年，只有 1 例出现了心脏或神经肌肉的并发症。

1993 年 Starzl 等人曾报道过 2 例Ⅳ型糖原贮积症患儿在肝移植术后都出现了心脏组织支链淀粉贮积减少的情况。在这两名患者中，心脏和皮肤组织都发现了供体来源的细胞（图 27-3）。这些研究者认为这是一种微嵌合状态，其中酶正常细胞从移植肝迁移到周围组织，从而改善了其他组织酶缺陷的状态。截至目前，全世界至少报道了 17 例Ⅳ型糖原贮积症患儿原位肝移植后，预后长期良好。

Ⅰa 型糖原贮积症是一种由葡萄糖-6-磷酸酶缺乏引起的常染色体隐性遗传病，也是世界上第一个报道的肝酶缺陷性疾病。正常情况下，这种酶在肝脏、肾脏和肠道中均有表达。在婴儿期，此类患者常表现为肝大、低血糖、乳酸性酸中毒和生长障碍，但一般可通过饮食中添加葡萄糖和淀粉，并且避免乳糖和蔗糖来控制病情。另外，该病表现的高尿酸血症可导致肾结石形成，而高尿酸血症则需要别嘌呤醇治疗。

可惜的是，一些Ⅰa 型糖原贮积症患儿稍长大后很难遵从严格的饮食限制，也会因低血糖导致癫痫发作。对于发生这些危及生命的并发症，肝移植术成为完美的解决方案，因为它能完全解决代谢缺陷，使患儿追赶上正常生长发育，改善生活质量。然而，肝移植并不能解决肠道及肾脏葡萄糖-6-磷酸酶的缺乏。有研究报道，与Ⅰa 型糖原贮积症相关的局灶性节段性肾小球硬化在肝移植术后仍有发生。而在Ⅰb 型糖原贮积症患者中，肝移植术后也可能发生相关的中心粒细胞功能障碍性疾病。

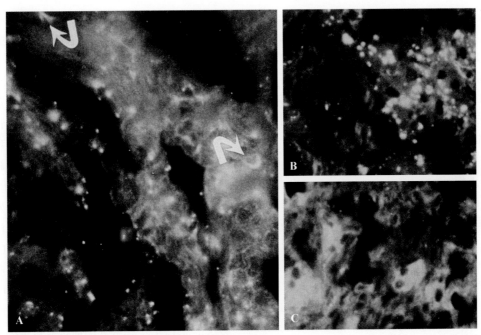

**图 27-3** Type Ⅳ glycogen storage disease. Immunocytochemical analysis of the heart, transplanted liver, and native liver in a patient with type Ⅳ glycogen storage disease shows chimerism. A, Green fluorescence (*arrows*) identifies cells with the donor's phenotype (HLA-DR1, HLA-DR4) in the interstitium of the heart. B, Positive green-staining donor cells (HLA-DR1, HLA-DR4) in the transplanted liver. C, Negative control shows absence of donor cells in the recipient's native liver. All sections were stained with a single monoclonal antibody specific for HLA-DR1 and HLA-DR4. The yellow globules are autofluorescent intracellular pigment. (Reprinted, by permission, from Starlz TE, Demetris AJ, Trucco M, et al. Chimerism after liver transplantation for type Ⅳ glycogen storage disease and type 1 Gaucher's disease. *N Engl J Med*. 1993;328:745-749.)

　　Ⅰ型糖原贮积症很少发展成为肝硬化,但是,在青少年时期若控制不佳,此类患者可能发展成肝脏腺瘤。腺瘤可能恶变,所以这也成为肝移植的一个指征。腺瘤一般在青春期后发生,发病率在 22％～75％,其中大约有 10％ 的患者可能转化为恶性肿瘤。至于严格控制低血糖发作是否能降低恶变率仍未可知。而肝移植则是能完全避免这种潜在致命并发症的方法。由于腺瘤通常是多发的,因此手术并不一定能完整切除。但如何把握腺瘤恶变及肝移植手术的时机成为其中的难点。对于一名葡萄糖-6-磷酸酶缺乏的患儿,其存活时间越长,越需要定期监测腺瘤的发展变化。一旦腺瘤穿刺结果显示不典型增生或者恶变,则应考虑肝移植手术。由于缺少有效生物标志物,需穿刺多少病灶及穿刺的频率成为临床上预测肝癌发生的难题。

　　有报道称,一名 47 岁罹患Ⅰ型糖原贮积症女性患者,在接受同种异体肝细胞移植后 9 个月,饮食已完全不受限制,而且禁食 71 小时之后也无低血糖发作。通过留置的门静脉导管,20 亿的肝脏细胞得以灌注。而这名患者也同时服用 3 种药物抗排斥。该报道证实,在腺瘤发生前,劈离式肝细胞移植是一个很好的治疗方式。现在,很多文献都报道了糖原贮积症患者肝细胞移植术后代谢功能都得到了改善。

　　Ⅲ型糖原贮积症和Ⅰ型的临床表现较为相似但不及Ⅰ型严重。其致肝纤维化及肝脏腺瘤并不常见。而且,Ⅲ型糖原贮积症患者即使发生肝脏腺瘤,其数目及大小均不及Ⅰ型。目前也有患者成功接受了肝移植手术。另外,Ⅲ型糖原贮积症患者可能并发心室肥大,因此,术前心电图、心脏彩超检查及心内科会诊非常重要。

## 脂质代谢性疾病

### 家族性高胆固醇血症

　　ⅡA 型家族性高胆固醇血症是一种常染色体隐性遗传病,该病的临床特点是血清低密度脂蛋白胆固醇水平升高、早发动脉粥样硬化、多发黄瘤及左心室流出道梗阻。因此,很多患者在二三十岁时即因心肌梗死死亡。家族性高胆固醇血症患者编码低密度脂蛋白受体的基因存在缺陷,因此他们可能存在受体缺乏,或编码出的受体功能异常,无法与低密度脂蛋白相结合。无论哪种情况,结果都是血清中低密度脂蛋白水平升高。在纯合子个体中,血清总胆固醇水平能达到 700～1 000 mg/dl(1 mg/dl = 18 mmol/L)。而且,纯合子血脂水平还较难通过药物来控制,因为胆汁螯合剂和 3-羟基-甲基戊二酰辅酶 A 还原酶抑制剂都需要通过 LDL 受体诱导发挥其降血脂作用。相比之下,携带家族性高胆固醇血症基因的杂合子能用药物调控血脂,因为其一个正常基因就能确保 LDL 受体的正常工作。

有动物研究表明,50%～70%LDL 受体存在于肝细胞上,这无疑支持肝移植术可以成为家族性高胆固醇血症有效的治疗方案。1984 年,Starzl 等人报道了一个案例,一名 6 岁的心脏衰竭患儿成功接受了心脏和肝脏双移植手术。此前,这名患儿因冠脉并发症曾行两次冠脉旁路手术。在移植术后 10 周,患儿的血清胆固醇水平由术前大于 1 000 mg/dl 降至 270 mg/dl。术后联合洛伐他汀治疗,一年后患者总胆固醇水平降至正常,此后冠脉疾病也一直未复发。

很快,诸如冠脉旁路手术后的分离式肝移植、心脏和肝脏顺序移植、肝脏心脏联合移植等案例均有报道。在所有患者中,LDL 胆固醇、总胆固醇以及载脂蛋白 B 水平均有所下降,高密度脂蛋白水平增高,LDL/HDL 比值下降。在心-肝顺序移植术后血清胆固醇下降如图 27-4 所示。同时,这些患者黄瘤也有所消退,冠脉血管造影也显示正常。并且,大部分患者不需另外服用降血脂药物或控制饮食。作者所在

团队也为一名有严重冠脉疾病的家族性高胆固醇血症患者行心-肝联合移植,该患者曾发生过心肌梗死。术后 2.5 年随访期间,该患者移植器官一直维持良好的功能。

目前认为在冠脉并发症发生之前行肝移植术是最佳的选择。也还有一些专家倡导在肝移植之前行门-腔静脉分流术,这样至少可以在部分程度上降低血清 LDL 水平。尽管家族性高胆固醇血症患者肝脏是正常的,但移植肝能为他们提供足够的 LDL 受体,使得他们血清胆固醇水平下降而不至于发生致命的冠脉并发症。目前有两个非全肝移植的模型也证实了这一点。第一个模型是移植正常表达 LDL 受体的同种异体肝细胞。研究人员将正常肝细胞注射入患有遗传性高血脂的 Watanabe 兔子腹腔中,4 周后,这些兔子的胆固醇水平下降了 45%。第二个模型是将表达正常 LDL 受体的基因通过逆转录病毒转染入肝细胞中,同样,这种方法建立的兔子模型,其血清胆固醇水平得以暂时下降。但不幸的是,因为移植肝细胞的死亡,这两种方法最后都不能长久解决高胆固醇血症这一问题。

### 脂沉积症

脂沉积症是一种罕见的遗传性缺陷,其表现为异常脂质化合物沉积在多个器官中。总的来说,该病的酶缺陷较为普遍,其患者往往遭受严重的神经系统损害并于婴儿期和儿童期即死亡。其中有两种类型的脂沉积症具有较为温和的临床表现,即戈谢病和尼曼-皮克病。这两种病的患者可以尝试通过肝移植疗法来避免此类疾病对于肝脏的损害。但一般来说,大多数患者在移植后仍有肝外异常脂质沉积的现象。

#### 戈谢病

戈谢病是最常见的溶酶体贮积性疾病。该常染色体隐性遗传病是由于葡萄糖脑苷脂酶的缺陷导致葡萄糖神经酰胺在遍布全身的网状内皮细胞的脂质体中积累。婴儿急性发病的特征为严重神经系统损伤、肝脾大、溶骨性骨病变和全血细胞减少症。成人型的戈谢病(主要是 1 型和 3 型)没有明显的神经系统累及,疾病病程更为隐蔽。

首例接受肝移植的戈谢病患者经历了由肝纤维化继发的门静脉高压与随后危及生命的静脉曲张出血。该患者移植前的神经系统功能正常,但两个半月后死于顽固性免疫排斥。尸检移植肝脏显示其中葡萄糖神经酰胺水平比对照组高了三倍,这提示肝移植仅能部分校正该病的代谢缺陷。第二名患者也因肝

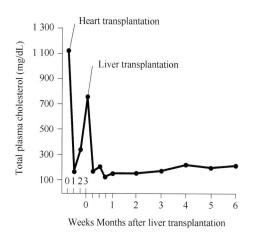

**图 27-4** Familial hypercholesterolemia. Changes in total plasma cholesterol level after liver transplantation for familial hypercholesterolemia type ⅡA. (Reproduced with permission from Valdivielso P, Escolar JL, Cuervas-Mons V, et al. Lipids and lipoprotein changes after heart and liver transplantation in a patient with homozygous familial hypercholesterolemia. *Ann Intern Med.* 1988;108:204-206.)

硬化并发症而接受了肝移植,但 1 年后肝活检显示尽管肝纤维化尚未发生,但已存在散落的"皱纸"戈谢细胞。此外,一名 42 岁男子术后 9 个月发现其肝内葡萄糖脑苷脂酶活性增加了 61%。

尽管现在普遍认为使用重组葡萄糖脑苷脂酶行替代疗法为该病的主要治疗方法,但戈谢病伴发严重肝损伤患者接受成功肝移植治疗的案例仍长期被报道。

### 尼曼-皮克病

尼曼-皮克病 A 型和 B 型是常染色体隐性遗传病,由鞘磷脂磷酸二酯酶缺陷导致鞘磷脂沉积于整个内脏和脑部的多种细胞系的溶酶体中。尼曼-皮克病 A 型通常在儿童期早期表现为长期新生儿黄疸,肝脾大和严重进行性神经系统损伤,早期死亡往往不可避免。尼曼-皮克病 B 型经常出现在儿童期到青春期,表现为发育迟缓、高脂血症、全血细胞减少和肝脾大,后期进展为肝硬化。同时肺部也会受到影响,但 CNS 是幸免的。

现已报道的接受肝移植治疗的尼曼-皮克病为 B 型尼曼-皮克病。人们发现术后移植物中鞘磷脂含量是正常的,但外周血白细胞中的鞘磷脂酶维持在低水平。Daloze 等人报道了一名患有尼曼-皮克病 A 型并发肌痉挛的男孩于 2 岁时接受肝移植治疗的案例。移植后 2 年,该男孩的神经系统功能改善,脂质浸润的视网膜恢复,且鞘磷脂没有重新在移植物中累积。然而,移植后 540 日后,移植肝脏经电子显微镜显示仍有尼曼-皮克病特征性的小光亮空泡存在(图 27-5)。该患者最终死于呼吸道和感染性并发症。尸检时,有若干组织(包括大脑)显示有鞘磷脂积累。此外,骨髓移植已多次在尼曼-皮克病 A 型和 B 型患者中实行,其效果各异。

尼曼-皮克病 C 型由细胞内胆固醇运输障碍导致,同样为神经内脏贮存性疾病。其特征为骨髓内存在的海蓝组织细胞,以及临床表现为新生儿黄疸、肝炎和肝脾大。人们已尝试过通过肝移植来治疗尼曼-皮克病 C 型,移植期间,该 6 岁患儿已存在肝硬化和严重神经功能损伤,并且在已被切除的肝脏中偶然发现肝细胞癌。在移植后的初始稳定期,该患者仍有进行性的神经系统功能恶化,且移植肝内的库普弗细胞中再一次有蜡样物质沉积。由此可见,尼曼-皮克病 C 型一般不推荐行肝移植治疗。

### Wolman 病

Wolman 病是溶酶体酸性酯酶缺陷症在婴幼儿中严重发作所导致的。遗传性的溶酶体酸性酯酶缺

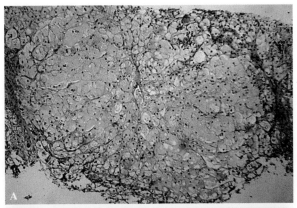
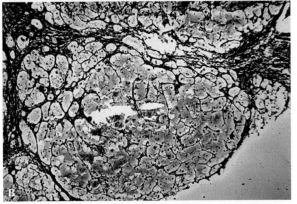

图 27-5　电子显微镜下尼曼-皮克病患者的肝脏组织。图 A 显示移植前,图 B 显示移植后。术前可见的大量低电子密度的与膜相连的大空泡术后不可见,但在术后 540 日再次可见(引自 Daloze P, Delvin EE, Florieux FA, et al. Replacement therapy for inherited enzyme deficiency: liver orthotopic transplantation in Niemann-Pick disease type A. *Am J Med Genet*. 1977;1:229 - 239.)

陷将导致胆固醇酯的积聚以及甘油三酯在肠黏膜、血管内皮、淋巴结、脾、白细胞和骨髓溶酶体中的积聚。婴幼儿主要表现为呕吐、腹泻、腹胀以及明显的肝脾大。诊断提示点是双侧肾上腺钙化。很少有患儿能够存活至 1 岁以后。该病患儿可以考虑行骨髓移植。溶酶体酸性酯酶替代疗法目前处于临床试验阶段(Synageva BioPharma Corp)。

### 胆固醇酯沉积病

胆固醇酯沉积病是轻度的酸性酯酶缺陷症,通常发生在青春期或成年期。在少数患者中才会出现肝细胞内因胆固醇酯积累导致的进行性肝纤维化和门静脉高压的情况。肝移植在具有危及生命的静脉曲张出血但肝外脏器累及较少的患者中应用较为成功。

## 胆红素代谢障碍

克里格勒-纳贾尔综合征于 1952 年首先被描述,

是一种严重的非溶血性高非结合胆红素血症,通常从新生儿期开始起病。该常染色体隐性遗传病的缺陷酶为尿苷二磷酸葡萄糖醛酸转移酶(UDPGT),其能催化肝细胞内胆红素与葡萄糖醛酸的结合。现已鉴定 UGT1 基因的突变及其所编码的缺陷酶,有助于产前诊断。该综合征具有两种不同形式,其预后大不相同。在 I 型克里格勒-纳贾尔综合征中,UDPGT 活性无法被检测到,高胆红素血症对苯巴比妥治疗无反应,且出现核黄疸,这种类型的患儿不可避免死亡。在 II 型克里格勒-纳贾尔综合征中,部分 UDPGT 的活性得以保留并可通过苯巴比妥进行诱导,从而获得较好的临床管理。胆红素水平可降低至 4 mg/dl 以下,任何远期的 CNS 后遗症都可完全避免。

早期治疗 I 型克里格勒-纳贾尔综合征的基础是光疗。将患儿暴露于高强度光线照射下(常常 1 日内超过 12 小时),总胆红素水平最初可维持在低于 20 mg/dl 的水平,同时避免了核黄疸的发生。然而,在长期强烈光疗时,患儿的眼睛被遮盖,活动受限,这对于好动的婴儿而言较为困难。此外,随着患儿长大,皮下组织增厚,体表面积减少,光疗效果越来越差。虽然目前尚未明确非结合胆红素要达到什么水平才会导致核黄疸的出现,但大多数专家提议,较大婴幼儿体内的胆红素水平不应超过 20~25 mg/dl。值得注意的是,核黄疸所带来的毁灭性后果是不可预测的。除了新生儿期以外,核黄疸发病的第二高峰时间段在青春期。降胆红素药物如锡原卟啉和口服磷酸钙能够同非结合型胆红素相结合,对于疾病的治疗有一定好处,但目前仍在研究中。

虽然解剖性肝病是轻度的,且通常仅限于细胞内胆红素水平升高和胆汁淤滞。肝移植可以通过正常肝细胞替代 UDPGT 缺陷型肝细胞的方法来治愈 I 型克里格勒-纳贾尔综合征。Kaufman 等人报道了首例 I 型克里格勒-纳贾尔综合征患者行肝移植治疗。术后患者总胆红素水平持续且快速下降,病情恢复后患者茁壮成长(图 27-6),类似案例很快为他人所验证。目前来看,在光疗效果不佳的前提下,肝移植仍然是该病的唯一治疗方法。如果肝移植手术的时间晚于中儿童期,神经系统损伤的风险会增加。一项包含 57 名患者(来自克里格勒-纳贾尔全球登记处)的研究显示,脑损伤发生率为 26%。其中 37% 的患者接受了肝移植治疗,手术的平均年龄 9.1 岁,但这些患者中有 1/3 的人在手术期间已存在神经系统功能障碍。无神经系统功能障碍患儿的平均移植年龄为 5.9 岁,显著低于已存在明显 CNS 损害的患儿(14.3

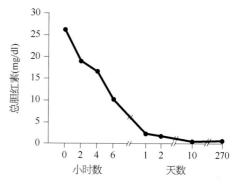

图 27-6　一名 3 岁的克里格勒-纳贾尔综合征患儿术中与术后血清胆红素水平:0 小时与 6 小时为手术开始与结束的时间节点(引自 Kaufman SS, Wood RP, Shaw BW, et al. Orthotopic liver transplantation for type I Crigler-Najjar syndrome. *Hepatology*. 1986;6:1259-1262.)

岁)。在一项单中心研究中有 6 名患儿接受肝移植治疗,其平均年龄 52.5 个月。术后所有患儿都存活且其血胆红素恢复至正常水平。除了一名 8 岁患儿以外,其余患儿术后生长发育都正常。

此外,克里格勒-纳贾尔综合征患儿的术中麻醉和围手术期护理也非常重要。Prager 等人重点提出那些能够导致非结合胆红素急剧升高,与白蛋白结合置换出胆红素,以及诱发核黄疸的药物和代谢条件。直到移植的肝脏能够充分发挥功能,使机体内增加的胆红素能够充分结合以前,光疗是必须进行的。随后有多篇文献报道了肝移植治疗克里格勒-纳贾尔综合征的案例。

辅助性部分原位肝移植这种术式虽然在技术上具有一定挑战,但非常适合克里格勒-纳贾尔综合征的患者。基于它已在 Gunn 大鼠体内证实,只需 1%~2% 的正常肝细胞即可满足机体对于胆红素的结合要求。在辅助性肝移植中,仅需 12%~23% 全肝质量的供肝即可使血清胆红素水平达到正常化。这么做的好处在于,当移植物失功能时,受体原肝脏仍有部分保留。伦敦国王学院医院报道了 7 名接受辅助性部分原位肝移植的患儿。其中位血清胆红素水平在术后 5 和 23 日分别为 50 μmol/L 和 23 μmol/L。有趣的是,该手术术后排斥反应的特征是高未结合胆红素血症,与一般典型排斥反应所表现出的高结合胆红素血症恰好相反。

I 型克里格勒-纳贾尔综合征也是肝细胞移植和基因治疗的理想靶点疾病,其酶缺陷本质上在组织学上同正常肝脏类似。UDPGT 缺陷的 Gunn 大鼠是符合人类该疾病的动物模型,它的出现使得相关实验研究得以进行,之前已在少数人类受试者中进行过。目前已有离体基因治疗成功的相关报道,即将基因改变的肝细胞移植到原有肝脏中后使用重组病毒载体进行体内基因转移。以上所有方法均能有效降低总胆红素水平。这些替代疗法若能大规模成功应用于人类,就可以避免全肝移植所带来的一系列风险。

# 囊性纤维化

囊性纤维化是最常见的遗传性致死性疾病之一,在白种人中其发生率约为 1/2 000。该病的异常基因编码囊性纤维化跨膜转运调节蛋白,定位于 7 号染色体的长臂。现在已发现该基因存在 600 多种突变。白种人中最常见是 ΔF508 突变,约占囊性纤维化等位基因中的 70%。2%～15% 的等位基因拥有 15～20 种突变类型。囊性纤维化基因突变分析,其与不同种族群体的相关性,特别是其在产前诊断中的应用都是逐步理解该疾病所要面对的核心问题。

## 临床特征

囊性纤维化的基本特征为黏稠分泌物阻塞在胰腺、肺、肝、肠和输精管。在正常人体内,氯离子转运蛋白基因所表达的氯离子通道在细胞膜腔面开放,从而有助于氯离子和水的被动转运。而在该病患者体内,氯离子通道蛋白缺陷将导致氯离子和水的排泄减少。进而分泌物变黏稠,最终导致分泌物的阻塞。

在儿童期早期,慢性肺部感染和胰腺功能不全是该病的主要表现。在过去,囊性纤维化患者通常死于儿童期。而如今,基于抗菌药物和营养支持的改善,囊性纤维化患者的预期寿命通常达到 30～40 岁。因此,人们现在能够经常碰到囊性纤维化相关性肝病患者,该病常发生在青春期。其中,肝硬化在较大儿童中的发生率约为 20%,其中有 2% 的患儿进展至门静脉高压。此类肝脏疾病往往较为隐蔽,患者胆红素和氨基转移酶水平均正常,仅以静脉曲张出血起病。该病的特征性肝脏组织学表现为结节状胆汁性肝硬化伴特征性嗜酸性小体积聚于小胆管。在囊性纤维化中,患儿肝脏疾病和肺部疾病的进展不存在相关性。

囊性纤维化患儿肝脏疾病的病程发展较为特殊。目前最大的一项研究报道了 12 名患儿(其中 2/3 是男孩)的中位年龄为 6.5 周。其中 11 名患儿最初表现为高结合胆红素血症,剩下一名表现为低白蛋白血症。中位随访时间 42 周时,除了 1 名患儿以外,其他

所有患儿都未出现慢性肝脏疾病证据,且胆汁淤积现象缓解。该病的长期预后尚不明确。

## 肝移植治疗

分流手术是常用的治疗难治性静脉曲张出血的外科方法,但其会导致肺功能和肝功能失代偿,重者危及生命。尽管该手术能延缓患儿行肝移植前的时间,但它所带来的风险为肺部疾病进展,严重者将无法进行后期的肝移植。目前的观点认为不推荐囊性纤维化且伴有肺部疾病的患儿行肝移植手术,该观点已经有案例证实。第一,免疫抑制剂对于慢性肺部感染具有不利影响,同时加大了感染系统传播的风险。第二,胰腺功能不全可能会导致免疫抑制剂吸收不良和持续性营养性并发症。第三,虽然肝移植能够缓解肝脏并发症,但其无法控制其他系统的疾病,特别是最终将危及患儿生命的肺部疾病。然而,在选中的部分伴有轻度至中度肺部疾病的囊性纤维化患者中,以上障碍已被克服。经证实,囊性纤维化患儿在移植术后具有较高的生存率且其生存质量得到了改善。几位研究者强调,在较为年轻且肝脏与肺部疾病较轻的患儿中行肝移植的效果最好。在一个中心的 10 名囊性纤维化患儿行肝移植的案例中,4 名死亡患儿中有 3 名具有肺部感染,所有死亡患儿移植时的身高和体重都不到同年龄儿童平均值的第五百分位。

曲霉菌的定植与患者发病率或死亡率无关。需要指出的是,受体的胆管仍能产生黏稠的胆汁。有相关研究报道,受体胆管中可发现由浓缩的胆汁引起的胆汁淤积。

匹兹堡大学对 12 名囊性纤维化患儿进行了肝移植手术,其中有 3 名患儿术后死于肺部并发症。术后平均 52 个月时行肺功能检查,存活的 9 人中有 8 人检查结果显示肺功能有所改善或维持稳定[移植前第一秒用力呼气量(forced expiratory volume in the first second of expiration,$FEV_1$)占预测值的 73%,移植后占预测值的 83%]。这种现象归因于以下几种可能:免疫抑制剂的应用削弱了气道内炎症反应、肝移植后腹内压降低以及肺动脉高压的改善。

欧洲的一项多中心研究结果显示,在 1990—2001 年,一共有 57 例囊性纤维化相关性肝病患者在相关的 15 个移植中心进行了肝移植治疗,其术后中位随访时间为 3.7 年,术后 1 年和 5 年患者生存率分别为 90% 和 80%。尽管事实证明,该研究中大多数囊性纤维化患者体内存在假单胞菌定植,但感染性并发症的发病率低于其他肝移植指征。当患儿肺功能

试验结果提示肺功能受损时（FEV$_1$＜40％通过性别和年龄预测的正常值），移植术后的死亡率将明显升高。

进来有研究对 UNOS 数据库内的数据进行了分析，发现囊性纤维化儿童患者接受肝移植手术后的 5 年生存率为 86％（$n=148$），而成人患者为 73％（$n=55$）。通过多因素分析比较囊性纤维化患者与因其他指征行移植手术的患者发现，前者的术后 5 年生存率明显偏低（$P<0.0001$）。然而，同移植等候名单上的患儿相比，接受过肝移植治疗的囊性纤维化儿童和成人患者均有显著的生存获益（$P<0.005$）。

目前，人们正尝试着同时或按顺序进行肝肺联合移植手术（包括或不包括心脏），此类手术的结果好坏不一。某中心报道术后一年患者生存率为 70％，而另一中心报道 7 名接受联合移植的患者中有 1 名死亡，更有案例显示 5 名患者中有 4 名于术后 2 个月内死亡。一项基于 UNOS 数据库的研究显示，15 名接受联合肝肺移植的患者术后 5 年移植物与受体的生存率分别为 67％和 80％。曾报道有成功的肝脏小肠联合移植案例，该案例中患儿患有胎粪性肠梗阻和肠功能衰竭所致的广泛性小肠坏死，以及囊性纤维化相关性肝病。对于该类疾病的管理，最大的期望不在于移植，而在于快速推进基因治疗。当医生考虑到需行肝脏或肝-肺联合移植时，一定要谨慎选择合适的患者。

# 1 型高草酸尿症

1 型原发性高草酸尿症是常染色体隐性遗传病，其主要病因是草酸盐产生过多，扩散沉积在体内各器官与组织中，其中最突出的是肾脏、骨骼和心脏。通常而言，肾衰竭是导致死亡的最终原因。然而，该病通过肾移植无法治愈，这主要是因为该病最常见的缺陷酶为丙氨酸-乙醛酸氨基转移酶（2q37.5），而该酶仅存在于肝细胞过氧化物酶体中。该病的药物治疗包括对尚未发生肾衰竭患者行高剂量液体摄入，以及吡哆醇和结晶抑制剂的使用。尽管有了这些治疗手段，15 岁以下儿童中仍有 50％患上了终末期肾衰竭，总死亡率高达 30％。

## 肝肾联合移植

早期针对原发性高草酸尿症的患者考虑移植治疗时，有相当一部分研究报道行单纯肾移植。在一些研究中，早期同种异体肾移植的存活率要优于肝肾联合移植，但在人们了解了酶缺陷的具体部位以后，经反复验证发现，单纯肾移植无法避免肾衰竭的复发。肾移植 8 年后的资料可见，接受肝肾联合移植患者的移植肾生存率为 76％，而仅接受肾移植的为 48％。只有在吡哆醇反应型的 1 型高草酸尿症和较轻的 2 型高草酸尿症中，才考虑行单纯肾移植。在 2 型高草酸尿症中，乙醛酸还原酶的缺乏不限于肝脏，且目前仍不确定肝移植能否纠正该病患者的代谢状态。

当高草酸尿症患者已发生或即将发生肾衰竭时，联合肝肾移植可以作为一种治疗方法。该术式由 Watts 等人在 1987 年首次尝试。尽管当时患者最终死于感染性并发症，其血清草酸盐水平在移植后不久即下降。其后，联合肝移植的成功应用（包括应用于重型婴幼儿高草酸尿症）为该疾病的治疗带来了可能。关键的原则在于积极行移植前后临床管理，以降低全身各系统的草酸盐浓度。在一项包含 36 名 1 型高草酸尿症患儿的大型单中心研究中，有 9 名患儿接受了肝肾联合移植，3 名接受了优先肝移植。患儿术后肾功能均有所改善，平均 GFR 达到 86 ml/(1.73 m² · min)，但 3 名仅接受肝移植的患儿肾脏内发现有草酸盐沉积。该项研究结果也强调了 1 型高草酸尿症在不接受移植的情况下具有高死亡率这一点。在剩下的 23 例未接受移植的患儿中，有 9 名死于系统性并发症，14 名存活，其中有 2 名目前被列入移植名单内。

目前，关于肾脏严重损伤之前是否考虑行优先肝移植的争论仍在持续。原发性高草酸尿症的临床病程具有高度变异性，在一些患儿中表现为婴幼儿期肾衰竭，而在一些成人患者中最轻仅表现肾结石。即使是具有相同基因型的兄弟姐妹也可能具有不同的临床表现。此外，预测部分患者的疾病进展速度只能靠随机猜测。在肾功能接近正常的患儿中，其原发病病情进展可能极其缓慢，此时必须仔细权衡肝移植和免疫抑制剂所带来的风险。一项研究中有 4 名患儿接受优先肝移植，其术后 GFR 从 27 到 98 ml/(1.73 m² · min)不等。术后 3～5 年内没有发现进一步肾功能恶化。行单纯肝移植的时机应是，当移植肾暂时无法获取而患儿计划在未来行肾移植时，为了防止草酸盐在全身系统中进一步积聚。然而，接受两个不同捐助者的器官将引起机体的免疫保护机制，因此移植肾最好与移植肝来源于同一个供体。

肝肾移植成功后，确保草酸盐不再积聚的主要方法是通过每日给予高液体量来降低机体草酸盐负荷。在幼儿中，医生需要通过胃造瘘管给予其一定的液体量。此外还可能需要进行围移植期血透。高草酸尿症将持续至移植术后数月，在此期间，患儿的尿草酸

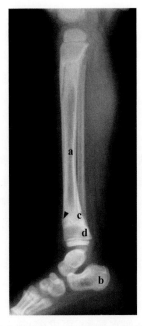

图 27-7 原发性高草酸尿症。X 线片显示肝肾联合移植后原发性高草酸尿症骨骼病变的好转。发现存在骨膜增厚和新骨形成(a)、骨中骨现象(b)、高密度干骨后端(c)、骨生长区出现的新高密度部分。图中干骺端存在陈旧性骨折痕迹〔引自 McDiarmid SV. The liver and metabolic disease of childhood. *Liver Transpl Surg*. 1998;4:S34-S50.〕

含量偏高(曾有 1 例高达 10 500 $\mu$mol/24 小时)。这是由于患儿全身贮存的草酸盐被动员并排出,与此同时移植肝中的丙氨酸-乙醛酸氨基转移酶的活性不会降低。随着全身草酸盐负荷的下降,放射学和组织学证据表明血清草酸盐骨关节病也在逐步改善(图 27-7)。一系列骨矿物质密度研究可用于随访移植后草酸盐相关性骨病的改善情况,同样经报道得到改善的是草酸盐相关性心肌病。

在重型婴幼儿高草酸尿症中,草酸盐沉积导致的肾外全身性并发症将导致严重的后果。草酸盐沉积在骨骼将导致多发性骨折、严重畸形以及衰竭性慢性疼痛。草酸盐沉积在心肌和心包中可引起能够危及生命的心脏病。此类患者需要进行透析,不单单是由于肾衰竭的原因,还为了持续降低全身的草酸负荷。这些患儿常表现为慢性病状态、营养不良以及易感染。早期成功肝肾联合移植所面临的一项挑战是要找到与患儿体型相符的器官移植物。目前最好的移植物条件是由一名较大的儿童或青少年所捐献的肾脏联合其部分肝脏。活体供体移植的相关案例(使用一名供体)已有报道,但这么做增加了供体的风险,且若供体(父母或兄弟姐妹)为杂合子,其同样可能影响草酸代谢。有案例报道称 6 名年轻患儿中有 4 名成

功接受肝肾联合移植(先肝移植,后肾移植)或单纯肝移植。

结合欧洲地区的经验,Watts 等人提出了高草酸尿症患者行肝移植、肾移植以及肝肾联合移植的几点建议:①当 GFR 小于 25 ml/(1.73 m² · min)时,选择肝肾联合移植治疗。②当 GFR 介于 25~60 ml/(1.73 m² · min),且疾病为急性病程时,考虑行单纯肝移植。③避免透析延长对于防止移植后全身大量草酸盐负荷排出来说十分重要,因为其可能会损害肾移植功能。④如果考虑行肝移植,术前必须通过肝活检测量其中丙氨酸-乙醛酸氨基转移酶的活性来明确诊断。

对 SPLIT 数据库进行分析发现,高草酸尿症患儿有 8 例接受肝移植,11 例接受肝肾联合移植。仅接受肝移植的患儿其术前平均 GFR 为 36.6 ml/(1.73 m² · min)。其中 4 名一直列于透析名单内,而剩下的有 3 名在术前 30 日内开始接受透析治疗。最终仅接受肝移植的患儿平均 GFR 低于肝肾联合移植组,前者为 65 ml/(1.73 m² · min),后者为 93 ml/(1.73 m² · min),平均随访期限分别为 22.6 个月和 29.4 个月。该病患者接受肝移植或肝肾联合移植后存活情况明显差于 SPLIT 数据库内的其他患者,尽管其等候时间接近且 PELD 评分偏低。这可能是大多数患者在移植前以及 1/3 患者在移植后早期需要透析所造成的。医生需要仔细选择仅接受肝移植的患者,因为肝移植后肾功能会下降。

## 其他经肝移植治疗的代谢性疾病

### 新生儿铁贮积症

在新生儿铁贮积症〔又称新生儿血色素沉积病(neonatal hemochromatosis, NH)〕中,患儿在出生时或出生后第一周即出现严重的肝功能不全,这表明该疾病病程起始于母体子宫内。最近一项关于儿科急性肝衰竭的研究报告提到,NH 占急性肝衰竭病因的 13.6%。新生儿患者常表现为严重的水肿、凝血、低白蛋白血症和肝肾衰竭,常见有进行性重型胆汁淤积伴轻微氨基转移酶水平升高。肝脏的组织检查无特异性变化,可见弥漫性纤维化,正常肝组织结构消失,胆管增生,有时可见肝细胞类巨细胞转化。患儿通常在出生后的几周或几月内死亡。

即使将散发与遗传案例全部记录在内,妊娠期间 NH 复发者娩出同样受影响的婴儿概率为 90%。Whitington 和 Kelly 描述了 NH 的潜在病理生理学

机制:NH 是一种由针对胎儿抗原的母体同种免疫抗体所介导的免疫性疾病。

NH 的特征为各器官内铁的贮积。NH 的诊断需要排除其他原因导致的暴发性胆汁淤积性肝衰竭,确认铁蛋白水平升高,转铁蛋白饱和度升高,以及肝脏和肝外器官内的铁贮积量增加。与遗传性血色素沉积症(具有特定遗传特征的成人遗传病)相反,NH 中铁主要贮积在肝细胞内而不是在网状内皮细胞内。MRI 的 $T_2$ 相有助于证明肝外脏器(如胰腺)内铁含量的增加,以及特征性的脾内铁贮备。唇腺活检也可用于确诊该疾病。

临床上先前使用抗氧化剂和螯合剂"鸡尾酒"治疗该疾病已取得了不同程度的成功,一些患者的病情得到了改善。然而,在一项后来的研究中,8 名患儿接受了上述治疗后有 7 名治疗失败并在肝移植术前死亡。只有 1 名患儿在治疗中维持稳定,使其后来得以成功接受移植手术。类似的有关抗氧化剂-螯合剂的鸡尾酒疗法疗效不佳的案例也曾被伦敦国王学院记载。

若将 NH 作为一种同种异体免疫性疾病来看待,似乎有望对其进行治疗。有研究对 15 名曾有过 NH 患儿分娩史的女性在其随后的妊娠期间静脉注射免疫球蛋白(IVIg)。虽然这么做无法完全避免 NH 的复发,但确实能够降低 NH 发病的严重性并使得患儿在不接受肝移植的前提下也能存活。除上述方法以外,免疫治疗包括交换输血、高剂量 IVIg 等,若及时应用于 NH 患儿,可保证其在不接受肝移植情况下的长期生存率达到 75%,同先前的数据(17% 无移植生存率,$P<0.01$)相比有明显提高。

目前,有几名作者报道了新生儿铁贮积症患儿接受肝移植后预后良好的现象。该病的早期诊断有助于提高治疗应答反应,并在机体多系统功能衰竭之前尽早行肝移植治疗。有报道称肝移植后患儿的长期生存率为 50%。

### 线粒体功能障碍

近年来,人们发现线粒体疾病在儿童不明原因肝病的发生发展中起到了重要作用。Reye 综合征是最先得到确认的临床疾病之一,其临床特征为先前无任何异常的儿童发生低血糖、呕吐和嗜睡,并进展为昏迷、高氨血症和肝衰竭的现象。肝活检标本显示微血管脂肪浸润以及结构异常的线粒体。继 Reye 综合征被描述后不久,有研究报道了几种与其表现相似的遗传性疾病,并指出患者线粒体内的 β 氧化过程受损。

这些疾病是由中长链乙酰基辅酶 A(CoA)脱氢酶缺陷所导致,常被禁食或感染性疾病的表现所掩盖,进而误诊为婴儿猝死综合征或 Reye 综合征。婴儿表现为昏迷和无胆汁性肝衰竭。一旦明确诊断,这些患儿通常可以通过高碳水化合物饮食喂养和肉碱补充来控制病情。

线粒体功能对于机体几条代谢途径而言是至关重要的,包括那些需要 ATP 合酶进行氧化磷酸化和 ATP 合成的途径。线粒体基质内含有三羧酸循环、尿素循环和脂肪酸 β 氧化途径所需的酶。线粒体内膜含有电子传递链,这是细胞呼吸所必需的复合物且为磷酸腺苷的合成提供能量。目前许多代谢性疾病都能够归因于线粒体疾病,这也是由线粒体功能的多样性所导致的。这些疾病可分为两类,一类是线粒体缺陷导致肝脏疾病的原发病因,另一类是由毒素(如氰化物)、药物(如水杨酸、丙戊酸)或重金属(过量的铜、铁)介导的获得性线粒体损伤所致。线粒体疾病的完整列表及其临床特征、缺陷位点等均可在 Sokol 所写的综述中找到。

人们目前已经认识到线粒体功能紊乱可出现广泛的临床表现,包括急性和慢性肝病,同时也应同新生儿急性肝衰竭相区别。线粒体疾病通常累及多个其他器官,特别是神经系统、心脏和骨骼肌。临床中累及骨髓、肾和结肠的相关案例也被人报道过。

线粒体疾病的提示症状包括以下几种:①神经肌肉症状和肝功能障碍。②多系统参与,患者往往有急性或慢性肝脏疾病。③快速进行性肝病。④乳酸性酸中毒、肝脂肪变性或酮血症。对于新生儿急性肝衰竭患者,必须在移植术前对可能有潜在损伤的器官系统进行充分评估,以排除线粒体肝病的可能。不幸的是,线粒体性肝病中很少有能通过肝移植治疗而获得治愈的。

在疑似患有线粒体疾病的儿童中应慎重考虑行肝移植治疗。当患儿呈现不明原因的昏迷伴暴发性肝衰竭征象时,疾病的评估变得异常困难。举一个很好的例子,如获得性线粒体疾病 Reye 综合征(与水痘感染和水杨酸摄入相关)和原发性线粒体内脂肪酸氧化障碍(中长链乙酰基辅酶 A 脱氢酶缺陷)具有相似的临床表现。两者均以早期昏迷发病,伴严重低血糖、高氨血症和凝血病。肝活检提示炎症和坏死显示不清,但弥散性微血管脂肪浸润具有特征性。脑水肿发作频繁且严重,是最常见的死因。因为线粒体功能障碍是弥漫性的,特别是已累及 CNS,此时不能行肝移植。在具有侵袭性的药物治疗下,许多患儿(特别是那些具有脂肪酸氧化障碍的患儿）能够得以存活且不伴有明显神经系统损伤，即便未来在应激性分解状态下仍可能反复发作。

相比之下，特定的线粒体呼吸链疾病（如氧化磷酸化缺陷）被证实能够通过肝移植进行治疗，尽管参与者的选择存在一定问题。某单中心研究纳入了 5 例暴发性肝衰竭患儿，回顾性研究显示其原有肝脏中线粒体呼吸链复合物 I、III、IV 缺陷。然而，肝移植预后相差较大，5 名患儿中有 2 名在移植术后持续表现为神经系统功能障碍，其中 1 名甚至死亡。在一项多中心研究中，11 名线粒体呼吸链疾病患儿接受了肝移植治疗，肝移植后 6 名死亡，3 名出现神经系统损伤。以上经验所带来的关键信息为：患儿在移植前存在肝外疾病预示其预后不良，不应继续考虑行肝移植。一名移植前仅表现为终末期肝病的线粒体呼吸链疾病患儿成功接受肝移植治疗从反面验证了以上结论。

对于急性进行性肝衰竭的患儿，无法将其快速列入肝移植候选者的原因在于很难快速诊断其是否患有线粒体疾病。现成的实验室检查结果，即血清乳酸水平持续高于 2.5 nmol/L，血浆和脑脊液中的乳酸盐-丙酮酸盐比例增加 $[>(20:1)\,mol/mol]$，$\beta$-氢氧化丁酸盐和乙酰乙酸酯的比例大于 $(2:1)\,mol/mol$，以及肝脏活检中弥散性的微小脂肪样变具有提示作用，但依旧无法诊断。慢性肝病患儿可能有呕吐、低血压、发育迟缓和低血糖的症状。肝脏组织学特征更为多变，包括脂肪变性、胆汁淤积、肝硬化。电子显微镜常显示线粒体结构异常。确定诊断需要对新鲜肝脏或肌肉组织的线粒体呼吸作用进行复杂的生物化学研究。

总的来看，线粒体疾病患者接受肝移植治疗后生存率仍低于 50%。导致其预后不良的众多问题都反映了一个事实，即线粒体疾病患者在移植后会出现其他器官系统功能障碍。

## 黏多糖贮积症

疾病谱中常常见到由严重肝大进展为肝纤维化，并以溶酶体内出现不完全降解的黏多糖贮积为特征的疾病。该遗传病所缺乏的酶普遍存在于体细胞中。患儿通常表现为不同程度的进行性智力发育迟缓、骨骼畸形、矮化病、角膜混浊和面部特征粗糙。有研究者称曾为一名肝移植 IV B 型 Sanfilippo 综合征（W. Barquist，口头报告，1986 年 9 月）患儿行肝移植治疗，试图治疗其与肝脏进行性纤维化相关的静脉曲张出血，后者是该类疾病许多亚型的共同临床表现。尽管肝移植延长了患儿的寿命，但其智力发育迟滞仍存在，虽然较预期而言有所好转。该患儿最终死于慢性丙型肝炎。

从目前来看，在肝脏受损之前行骨髓移植似乎是一种更好的治疗手段，能够解决或缓解该病的临床表现。Resnick 等人报道，骨髓移植后肝脏体积缩小，供体来源库普弗细胞溶酶体内的贮存黏多糖消失，同样的现象也在肝细胞中发生。但在另外两例中，肝细胞溶酶体内的贮存物并未被成功清除。

综上所述，肝移植为替换代谢缺陷的器官提供了独特的机会，同时能够扭转某些代谢性疾病的致命性结局，尤其是 $\alpha_1$-抗胰蛋白酶缺乏症、遗传性酪氨酸血症和 Wilson 病。在选择移植候选者和手术时机时应谨慎判断，特别对具有明显肝外表现的代谢性疾病来说。决定是否对患有特定代谢性肝病的患者行肝移植治疗前需要对该疾病的原因、临床管理方法等认真考虑其风险与效益、肝移植指征和禁忌证。代谢性肝病需要移植社区解决许多重要的道德伦理问题，包括患者在移植等候名单上的优先次序、使用生活相关捐款，以及最佳的移植时间等。

在充满希望的未来，至少在某些上述情况下，肝移植将可能会被肝细胞移植、干细胞移植或者基因疗法所取代。

# 第 28 章

# 肝移植治疗儿童肝肿瘤

## Transplantation for Hepatic Malignancy in Children

Jaimie D. Nathan • Frederick C. Ryckman • Maria H. Alonso • Greg Tiao

李大伟·译

肝移植用于治疗儿童肝肿瘤具有悠久的历史,并发展成为治疗儿童原发性肝脏肿瘤的重要手段。1970 年 1 月 2 日,一名患有先天性胆道闭锁,同时伴有肝细胞癌的 3 岁儿童接受了肝移植手术,这名儿童是迄今为止生存时间最长的肝移植受者。

肝母细胞瘤(hepatoblastoma)和 HCC 是儿童中最常见的两种原发性肝恶性肿瘤。肝移植对于传统手术无法切除的肝母细胞瘤具有良好的疗效,多中心研究表明其长期生存率可超过 80%。肝移植用于治疗儿童 HCC 尚存在较大争议。

本章将重点介绍肝移植在治疗原发性肝肿瘤方面的最新进展。儿童 HCC 常继发于先天性代谢性疾病,本文还将讨论肝移植在继发于代谢性疾病的 HCC,以及肝脏血管病变中的治疗作用。

## 肝移植治疗原发性肝细胞肿瘤

### 肝母细胞瘤

肝母细胞瘤是儿童中最常见的原先性肝恶性肿瘤,其发生率约为百万分之一。该病好发于男性儿童,平均确诊年龄为 1 岁。临床症状无特异性,上腹部无痛性肿块是该病最常见表现,通常由患儿父母在无意中发现,严重者可出现肿瘤破裂引起的急腹症。巨大的肝母细胞瘤肿块可挤占腹腔空间,进而压迫胸腔,严重者引起呼吸窘迫甚至呼吸衰竭。极少数肝母细胞瘤患儿以性早熟为始发症状,原因是该肿瘤细胞可合成 β-人绒毛膜促性腺激素(β-human chorionic gonadotropin,β-HCG)。

### 病因

肝母细胞瘤来源于未成熟的肝上皮细胞,组织学可分为上皮型、间叶型及粗小梁细胞型。上皮型还可进一步分为胎儿型、胚胎型和小细胞未分化型。胎儿型肝母细胞瘤预后较好,而小细胞未分化型预后最差。

肝母细胞瘤的病因尚未完全清楚。与其他恶性肿瘤相似,基因的异常表达在该病的发病过程中起重要作用,但具体的发生机制尚不明确。患有贝-维综合征(Beckwith-Wiedemann syndrome)、婴儿偏身肥大症或者家族性腺瘤样息肉病的患儿,发生肝母细胞瘤的比例明显升高,需要定期监测。近期研究发现,肝母细胞瘤组织中,β-catenin 通路被异常激活,还有研究组通过基因组测序证实,该通路激活提示肝母细胞瘤患者预后不良。这些研究结果还有待进一步验证。

### 诊　断

血常规检查可表现为血红蛋白降低、中性粒细胞增多和血小板增多。氨基转移酶常在正常水平。90％患儿表现为甲胎蛋白升高。少数病例出现 β-HCG 水平升高。

影像学检查是诊断肝母细胞瘤的必要手段。CT 和 MRI 扫描有助于确定肿瘤的大小、位置及毗邻关系，同时也决定了手术切除的可行性。肿瘤毗邻组织结构，如门静脉、肝静脉以及下腔静脉内是否有血栓都可以通过 CT、MRI 和 B 超等检查手段进行术前精确判断。胸部 CT 检查可以判断是否有肿瘤肺部转移。

经皮穿刺、开腹或经腹腔镜取组织活检是诊断肝母细胞瘤的金标准。

### 分　期

过去的 15 年中，肝母细胞瘤的肿瘤分期有了很多改进。治疗前疾病进展情况（pretreatment extent of disease，PRETEXT）分期系统是儿童肝母细胞瘤目前最常使用的分期方法，已被众多肿瘤研究机构公认为最佳分期方案。该分期系统将肝脏分为 4 个肝段，右前段、右后段、左内侧段和左外侧段，根据 B 超、CT、MRI 等影像学检查结果确定肿瘤的生长范围，肿瘤分期随累及的肝段数逐渐增加。肿瘤共分为 4 期，PRETEXT Ⅰ 期，肿瘤局限在 1 个肝段，3 个相邻的肝段内无肿瘤侵犯；PRETEXT Ⅱ 期，肿瘤累及 2 个相邻的肝段；PRETEXT Ⅲ 期，肿瘤累及 3 个相邻的肝段或 2 个不相邻的肝段；PRETEXT Ⅳ 期，肿瘤累及所有 4 个肝段（图 28-1）。除了肿瘤的肝内累及范围，门静脉瘤栓、肝静脉瘤栓、肝外腹腔侵犯及远处转移也是肿瘤分期的重要指标。多中心研究证实，PRETEXT 分期系统可以预测肝母细胞瘤患者的预后。

近期儿童肿瘤协会（Children's Oncology Group，COG）支持的临床研究（AHEP 0731）项目正在尝试将 PRETEXT 分期和传统的北美分期系统（Evans 分期，表 28-1）相结合，用于指导肝母细胞瘤的治疗及预测患者预后。这种综合分期系统有望用于今后的临床研究。

### 治　疗

完整的手术切除是肝母细胞瘤治疗首选，也是最有效的治疗手段，可以使患者获得最长的生存期。对于肿瘤局限于单个肝叶，同时无血管侵犯的患儿，推荐行肝叶切除术联合术后辅助化疗。然而，约有 60％

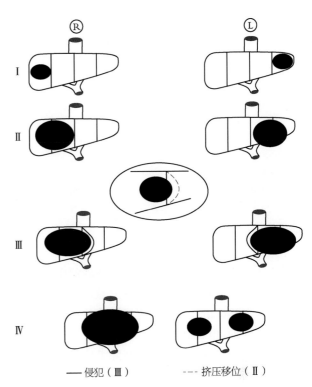

——侵犯（Ⅲ）　　---挤压移位（Ⅱ）

**图 28-1**　国际儿童肝脏肿瘤战略协会（International Childhood Liver Tumours Strategy Group，SIOPEL）术前分期（PRETEXT）

**表 28-1　传统北美分期系统（Evans），根据初次诊断及首次肝切除术后的肿瘤残留范围进行分期**

| | |
|---|---|
| Ⅰ | 完全切除 |
| Ⅱ | 显微镜下肿瘤残留 |
| Ⅲ | 肿瘤大块残留 |
| | 仅行病理活检 |
| Ⅳ | 远处转移 |

的肝母细胞瘤无法通过传统手术进行完整切除，患者往往因为术后残瘤灶复发和转移而预后较差。1982 年，Evans 等报道辅助化疗后再行肝切除术可以明显改善肝母细胞瘤患者的预后。该发现对改善肝母细胞瘤的疗效起到了革命性作用。约有 75％无法完整切除的肝母细胞瘤经过术前新辅助化疗后，肿瘤体积明显缩小，最终得以接受完整的手术切除。术前化学治疗极大地改善了肝母细胞瘤患者的预后，使得 70％～80％的患者可以达到长期生存。近年的研究除了强调辅助化疗在肝母细胞瘤治疗中的重要作用外，还证实了新的抗肿瘤药物，如阿霉素、伊立替康等的有效性。化学治疗药物的应用极大地扩展了外科手术的指征范围。

尽管辅助化疗使得肝母细胞瘤的治疗效果获得了极大地改善，但仍有部分患者接受化学治疗后，肿

**表 28-2 肝移植治疗肝母细胞瘤**

| 作者 | 病例数 | 术前化学治疗 | 肝切除术史（%） | 复发率（%） | 死亡率（%） | 总生存率（%） |
|---|---|---|---|---|---|---|
| Penn | 18 | 无 | NA | 50 | NA | 50 |
| Koneru 等 | 12 | 无 | 33 | 25 | 25 | 50 |
| Al-Qabandi 等 | 8 | 有 | 25 | 25 | 12 | 63 |
| Reyes 等 | 12 | 有 | 8 | 17 | 0 | 83 |
| Srinivasan 等 | 13 | 有 | 8 | 8 | 7 | 93 |
| Molmenti 等 | 9 | 有 | 33 | 13 | 33 | 63 |
| Pimpalwar 等 | 12 | 有 | 0 | 17 | 8 | 83 |
| Tiao 等 | 8 | 有 | 38 | 0 | 12 | 88 |

NA，不详。

瘤依然无法完整切除。这部分肝母细胞瘤患者或许可以接受原位肝移植手术并从中受益。许多移植中心就原位肝移植治疗肝母细胞瘤的疗效进行了研究报道（表 28-2），但各中心的治疗方案及预后存在较大差异。肝移植手术还被用作肝切除术后出现肿瘤残灶的补救措施，但预后甚差。

对于肿瘤体积较大影响呼吸的患者，行术前辅助化疗可能会延长患者依赖呼吸机的时间，对于这些患者，可以考虑尽早行肝移植术。

目前，儿童肿瘤协会建议采用传统肝切除、辅助化疗及肝转移多种治疗手段用于治疗儿童肝母细胞瘤（AHEP 0731；图 28-2）。治疗的终止依据患儿的个体情况决定。对于肿瘤太大无法切除的患儿，可行顺铂为主的化学治疗方案，每两次化学治疗后重新进行影像学分期。如果化学治疗后肿瘤缩小，达到可以手术的标准，则行手术切除。术后至少再行两次化学治疗。

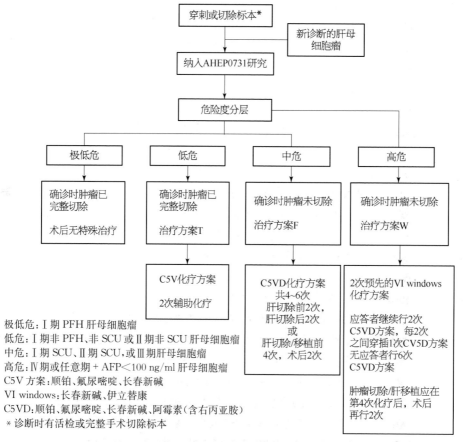

图 28-2 儿童肝母细胞瘤处理流程图。AFP，甲胎蛋白；PFH，单纯胚胎型；SCU，小细胞未分化型

对于 PRETEXT Ⅲ 和Ⅳ 期的患者，应尽早至具有肝移植资质的医院就诊，这样可以减少移植前患者需要化学治疗的次数。如果化学治疗 4 次后肿瘤仍然较大，患者应进入肝移植等待名单。作者所在中心还采用活体肝移植的方式以缩短患者的等肝时间，同时减少化学治疗的使用次数。移植术后通常再行两次化学治疗。

对于接受化学治疗后肿瘤仍然较大的患者，是否应该接受较大范围的肝脏切除术(肝三叶切除或中肝叶切除)目前尚存争议。一项德国儿童肿瘤研究(HB 94)发现，肝三叶切除术不利于改善患者预后。而另外一项临床研究却得出相反结论，大体积的肝脏切除对患者的预后无不良影响，即使对于镜检切缘阳性的患者，也没有发生肿瘤的原位复发。

肝内多发病灶或伴有肺内转移的肝母细胞瘤患者，即使接受化学治疗后无法行根治性肝切除，仍然可以考虑行肝移植术。尽管这些患者的总体预后较差，但如果患者对化学治疗敏感，移植前可通过胸腔镜或开胸手术完全清除肺内转移灶，对这部分患者肝移植术依然能明显改善患者的预后。国际儿童肝脏肿瘤战略协会(International Childhood Liver Tumours Strategy Group, SIOPEL)在欧洲开展的一项临床研究报道，3 名伴有肺内转移的巨大肝母细胞瘤患者，肝移植前接受了辅助化疗并且对化学治疗敏感，接受肝移植术后均达到了 3 年无瘤生存。作者所在中心对若干伴有肺内转移的肝母细胞瘤患者实施了肝移植手术，患者预后良好。肺内转移灶清除后多久才适合行肝移植术，目前尚无定论。

### 预后

在早期进行的肝母细胞瘤肝移植治疗尝试中，大多数患者没有接受辅助化疗，一半的患者长期存活，另一半患者因肿瘤复发而预后甚差。近年的临床实践发现，肝移植术前和术后进行辅助化疗可以明显改善患者预后，5 年生存期达到 63%～93%。常见的肿瘤相关危险因素，如血管侵犯、远处转移等对肝母细胞瘤肝移植的预后无明显影响。1999 年至今，移植相关并发症所导致的患者死亡占移植总人数的 10%。这些数据充分说明，肝移植治疗手术无法切除的巨大肝母细胞瘤具有较好疗效。

肝母细胞瘤肝移植术后的肿瘤复发率约为 25%，肿瘤复发明显降低了患者的生存率，成为影响肝移植疗效的重要问题。肝母细胞瘤传统手术切除后肿瘤的复发率与肝移植术后的复发率相近。Pimpalwar 等研究发现，辅助化疗的敏感性可以很好

地预测肝母细胞瘤患者预后，其准确性高于肿瘤是否被完整切除。肿瘤辅助化疗敏感性的评价指标包括 AFP 水平的降幅，或肿瘤体积明显缩小。无论是部分肝切除术还是肝移植术，术前对辅助化疗不敏感的患者，其预后往往较差。但该研究的病例数还比较少，相关结论尚需大样本的研究进一步验证。

肝母细胞瘤患者肝移植术后还需要进行严格的随访监测，可以通过检测血清 AFP 水平和肝脏影像学结果来判定有无肿瘤复发。

## 肝细胞癌

### 病因

儿童 HCC 的发病率要低于肝母细胞瘤。儿童发病的 HCC 常继发于多种已有的肝脏疾病，如胆道闭锁、酪氨酸血症、范科尼综合征、糖原贮积症、进展性家族性肝内胆汁淤积和病毒性肝炎，上述肝病引起肝细胞的慢性损伤，从而引发各个年龄段儿童 HCC 的发生。儿童 HCC 的发生过程也从一个侧面反映了成人肝癌的病理生理机制。

大龄儿童所患 HCC 多为原发性，与低龄儿童不同的是，肝脏本身并没有刺激肝癌发生的基础病变，同时发病的过程也与肝硬化所致肝癌有明显区别。原发性 HCC 和肝硬化性 HCC 在生物学特征上存在诸多差异，主要表现在肿瘤的化学治疗敏感性和患者生存期差异等方面。成人 HCC 的化学治疗敏感性极差，儿童 HCC 对化学治疗的敏感性明显高于成人，约有 50% 的患者对术前新辅助化疗敏感。儿童 HCC 患者接受部分肝切手术后的生存率可达到 50%，明显高于成人。在分子水平上，儿童 HCC 患者的 cyclin D1 表达水平较成人明显降低，同时易伴发染色体 13q 的杂合性缺失。

尽管儿童 HCC 和成人 HCC 在生物学特征上存在较大差异，但两者的病理学特征是一致的，可以分为经典型肝癌和纤维板层样肝癌。纤维板层样肝癌最常见于青少年和年龄较轻的成人，具有独特的组织学特点，具有大卵圆血管核的多边形细胞(polygonal cells with large ovalvascular nuclei)。癌细胞索被平行排列的板层状纤维间隔分开，被覆假包膜。肿瘤生长缓慢，手术切除率高，患者预后良好。

### 诊断

实验室检查表现为贫血和轻度氨基转移酶升高。50% 的 HCC 患儿血中 AFP 明显升高，但升高水平低于同年龄的肝母细胞瘤患者。

CT 和 MRI 检查能明确 HCC 的位置、大小及手

**表 28-3　肝移植治疗儿童肝细胞癌（HCC）**

| 作者 | 病例数 | 术前化学治疗 | 原有肝脏疾病（%） | 肿瘤复发率（%） | 移植后死亡率（%） | 5 年生存率（%） |
|---|---|---|---|---|---|---|
| Tagge 等 | 9 | 选择性 | 0 | 45 | 11 | 44 |
| Superina 和 Bilik 等 | 3 | 全部 | 66 | 0 | 0 | 100 |
| Achilleos 等 | 2 | 全部 | 100 | 50 | 50 | 0 |
| Reyes 等 | 9 | 选择性 | 79 | 32 | 10 | 68 |

术切除的可行性。肿瘤对毗邻的门静脉、肝动脉及肝静脉累及也可以通过影像学检查加以明确诊断。HCC 容易发生远处转移，以胸腔最为多见，故而诊断为 HCC 的患者都应该行胸部 CT 检查以排除肺部转移。

切除标本或穿刺活检病理诊断是鉴别 HCC 和肝母细胞瘤的金标准，并为两者进一步治疗方案选择提供依据。此外，成人 HCC 的 TNM 分期标准同样适用于儿童。

### 治疗

儿童 HCC 的有效治疗措施非常有限，明显少于肝母细胞瘤。辅助化疗对部分患者有效，化学治疗药物有顺铂和阿霉素。肝动脉化疗栓塞可以明显缩小肿瘤体积，有利于肿瘤的完整切除。肿瘤的完整切除是患者获得良好预后的重要条件，然而，术后复发和远处转移也很常见。与肝母细胞瘤不同，儿童 HCC 的总体预后很差，5 年生存率只有 20%～30%。

病肝完整切除以及原位肝移植术在儿童及成人 HCC 治疗中被广泛应用。由于儿童 HCC 发病率低，儿童 HCC 肝移植经验非常有限（表 28-3）。

### 预后

儿童 HCC 肝移植的预后与其初发时的临床表现相关。儿童因其他疾病接受肝移植时无意中发现的 HCC，对患儿原发疾病的预后生存情况无明显影响，而且很少复发。对于原发肝脏疾病导致的 HCC 或肿瘤体积巨大而无法切除的 HCC，患者的预后与肿瘤本身的生物学特点有密切关系。一项匹兹堡进行的儿童 HCC 肝移植相关研究发现，肿瘤肝外转移、血管侵犯以及肿瘤>4 cm 是影响患儿预后的独立危险因素，与成人结果非常相似。HCC 复发是导致儿童肝移植术后死亡的首要原因，预后极差。

儿童 HCC 肝移植在术前应进行详细的术前检查和评估。全身多系统的影像学检查，比如骨扫描等，可用于排除 HCC 的肝外转移。怀疑有血管侵犯，应行进一步的动脉造影以明确诊断。影像学发现肝门部肿大淋巴结，可行腹腔镜探查以排除淋巴结转移。肝移植术前，还应确定一名备选受体，如果术中发现 HCC 肝外转移，立即更换移植受体。

#### 继发于代谢性疾病的肝恶性肿瘤

代谢性肝病大约占儿童肝移植总数的 10%，其特点是体内代谢酶或者转运体缺乏导致的代谢通路功能异常，引起毒性代谢产物在肝脏内异常蓄积并进一步造成慢性肝损伤。HCC 是儿童代谢性肝病中最常伴发的一种肝脏肿瘤。然而，肝硬化并不是代谢性疾病发展成 HCC 的必要条件。遗传性酪氨酸血症、糖原贮积症和胰蛋白酶缺乏症等尽管属于罕见病，但发生恶变成为 HCC 的风险很高。对有恶变倾向的代谢性疾病，可在恶变前或发生恶变的早期考虑行肝移植术。

##### 遗传性酪氨酸血症

遗传性酪氨酸血症是一种常染色体隐性遗传病，由于延胡索二酰乙酰水解酶缺乏引起氨基酸代谢异常，使具有肝肾毒性的酪氨酸异常代谢产物在体内大量蓄积，造成不同程度的肝肾功能障碍。遗传性酪氨酸血症有两种不同的表现类型，且都可在单一家族谱系内遗传。急性酪氨酸血症多发生在 6 个月以内的婴儿，在肝细胞脂肪变性和纤维化基础上出现暴发性肝肾衰竭。患儿可表现为急性进展性的肝大、凝血障碍、腹水、黄疸、生长发育迟缓以及肝性脑病。慢性酪氨酸血症患儿疾病进展较为缓慢，主要表现为慢性进展性肝硬化，大部分患儿可以成长到儿童期。肾脏受累是慢性酪氨酸血症的主要特点。

饮食方面限制苯丙氨酸和酪氨酸摄入可部分缓解慢性酪氨酸血症的进展，但不能缓解婴儿期的急性肝衰竭或阻止其向 HCC 转化。NTBC 可以抑制 4-羟苯丙酮酸二氧酶，进而阻断马来乙酰乙酸和延胡索酰乙酰乙酸等毒性代谢产物的生成。近期的研究表明 NTBC 对 90% 的急性肝衰竭患儿有良好的临床效果，能明显改善患儿的肝脏功能。NTBC 无效的患儿可行肝移植术。慢性酪氨酸血症将导致结节性肝硬化,尽管 NTBC 可明显延缓慢性肝病的进程,但在改善患者的肝功能、缓解门静脉高压以及延缓结节性硬化进展等方面的作用还有待进一步研究。

HCC 是酪氨酸血症最重要的继发疾病,其发生率随患儿年龄增长和肝损伤的加重而增加。在 NTBC 应用前,2 岁以上患儿 HCC 发病率为 18%～37%。越来越多的国际研究显示,早期使用 NTBC 能显著降低 HCC 的发生率。目前认为恶变最可能的机制为,延胡索酰乙酰乙酸抑制了 s-腺苷甲硫氨酸,导致体内甲基化基团减少,DNA 和 RNA 无法充分甲基化,造成基因突变和非正常蛋白的合成,最终引起肝脏癌变。此外,多功能氧化酶活性降低引起的肝脏毒素代谢和排泄障碍也是疾病进展的重要原因。上述生化机制可以促进酪氨酸血症患儿在代谢障碍的基础上继发 HCC。NTBC 治疗除可以减轻肝损伤外,还可以降低 HCC 发生的风险。此外,早期应用可以减少肝内延胡索酰乙酰乙酸的含量,减轻其引起基因突变作用。因此,越早使用 NTBC,HCC 的发生率越低。有报道发现在早期接受 NTBC 治疗的患者肝脏内仍然发现了 HCC,该报道称一名出生后 5 个月就持续接受 NTBC 治疗的患者肝脏内发现了 HCC,该患儿在行肝移植术前连续接受 NTBC 治疗 1 年,但总体数据表明,2 岁前开始接受 NTBC 治疗的患儿,需要行肝移植的比例明显较低。而 2 岁后接受 NTBC 治疗的患儿 HCC 发生率依旧较高,约 25% 的患儿因为确诊或疑似 HCC 而接受了肝移植术。长期使用 NTBC 的患儿发生 HCC 的风险仍有待进一步证实。

虽然肝移植已成为治疗儿童 HCC 的重要手段,但更合理的治疗应在恶性肿瘤发生前行肝移植,预防 HCC 发生。在 NTBC 应用前,有学者曾开展了很多阐述酪氨酸血症的自然史研究,以确定预防性肝移植术的最佳年龄。NTBC 的应用显著降低了酪氨酸血症肝移植的必要性。然而,NTBC 治疗晚期酪氨酸血症的疗效并不明显。此外,尽管使用了 NTBC,依然会有部分患儿发展为肝细胞瘤。由于 NTBC 无法彻底消除细胞恶变风险,因此,接受 NTBC 治疗的患儿仍需要严密随访,注意疾病的进展及演变。常规检查手段主要包括腹部超声和 MRI。对于首次诊断酪氨酸血症并伴有 AFP 水平明显升高的患儿,给予 NTBC 治疗后,AFP 可以降至正常水平;若治疗后 AFP 水平再度升高,或者延迟降低,以及未能恢复到正常水平的患儿需全面体检以排除恶性肿瘤。无法完全排除恶性肿瘤的情况下,可考虑行肝移植手术。

## 糖原贮积症

糖原贮积症Ⅰ型(glycogen storage disease type Ⅰ,GSD-Ⅰ)是一种常染色体隐性遗传病,由编码葡萄糖-6-磷酸酶的基因变异所致,该酶的缺乏可导致糖原在肝脏、肾脏及小肠内大量积蓄。患儿通常在出生后 6 个月出现症状,主要表现为肝大、低血糖和发育迟缓。有 16%～75% 的 GSD-Ⅰ患者会发生肝腺瘤,发生率随着年龄的增长和血糖控制不良而增加。多数 GSD-Ⅰ患者在 10～30 岁会发生肝腺瘤,其特点是肿瘤体积小、多发、无包膜。肝腺瘤的发生机制尚不明确,但存在恶变的潜在风险。多篇文献报道在良性肝腺瘤患者的穿刺标本中发现了 HCC。Coire 的综述报道 11% 的病例发生了腺瘤恶变。在 GSD-Ⅰ患者中,控制代谢紊乱对腺瘤恶变没有影响。Kishnani 最近的一项研究发现,GSD-Ⅰ患者 6 号染色体突变在腺瘤恶变中发挥重要作用。在饮食控制情况下,腺瘤仍然迅速增长,且对药物治疗无效或无法排除腺瘤癌变时,可以考虑行肝移植治疗。针对 GSD-Ⅰ的基因治疗目前尚在研究中,未来可能取代肝移植成为主要的治疗手段。

小儿糖原贮积症Ⅲ型(GSD-Ⅲ)是常染色体隐性遗传病,是一类由脱支酶缺陷所造成的糖原代谢障碍疾病,表现为糖原在肝脏和肌肉内大量积蓄。以Ⅲa 型最常见,占 GSD-Ⅲ的 85%。而 GSD-Ⅲb 的患者只有肝组织内的脱支酶存在活性缺陷,所以只累及肝脏。其中 5%～25% 的 GSD-Ⅲ患者会发生肝腺瘤。多篇报道证实,成人 GSD-Ⅲ型患者的肝脏切取或穿刺标本经病理证实,在肝硬化的肝组织内发现有恶性肿瘤。具体的肿瘤发生机制尚不明确,最可能的原因是 GSD-Ⅲ导致肝硬化,在肝硬化的基础上进一步发生 HCC,而 GSD-Ⅰ则通过肝腺瘤的恶变生成 HCC,两者在发病机制上存在差异。

## α₁-抗胰蛋白酶缺乏症

α₁-抗胰蛋白酶(A1AT)缺乏症是一种常染色体共显性遗传病(autosomal codominant disease)。正常人体含有一种丝氨酸蛋白酶抑制剂,可以抑制中性粒细胞分泌的中性粒细胞弹性蛋白酶和其他丝氨酸蛋白酶,编码该丝氨酸蛋白酶抑制剂的基因突变则导致 α₁-抗胰蛋白酶缺乏症,由于变异基因编码的抗胰蛋白酶无法正常折叠,病理蛋白在肝细胞内质网中异常集聚,引起肝细胞损伤,并可进一步导致肝硬化。另外,病情严重者,循环系统中胰蛋白酶缺乏可导致中性粒细胞弹性蛋白酶降解肺实质,导致成年患者严重的肺气肿,部分患者还需要行肺移植术。α₁-抗胰蛋白酶缺乏症是儿童肝移植最常见的先天性代谢性疾病。

蛋白酶抑制因子 Z(PiZ)和蛋白酶抑制因子 S(PiS)是临床发病最常见的等位基因,而蛋白酶抑制因子 M(PiM)是非变异等位基因。如果亲体的 A1AT 两个等位基因全部表达,正常等位基因 PiM 可以补救变异等位基因产生的缺陷。如果患者两个等位基因全部突变,成为 PiZZ 纯合子缺陷,这是最严重的缺陷类型,可导致严重的肝脏损伤。实际上 PiZZ 患儿发生严重肝脏疾病只占 8%～15%,说明还有其他的遗传和环境因素在肝损伤中起重要作用。尽管遗传和环境因素对 $\alpha_1$-抗胰蛋白酶缺乏症中肝脏累及的影响尚未明确,但有证据表明蛋白降解途径的遗传学差异在其中起重要作用。$\alpha_1$-抗胰蛋白酶缺乏症引起的肝病表现多样,新生儿阶段表现为胆汁淤积性黄疸和肝炎,儿童期可以表现为肝大和氨基转移酶升高,但较少引起肝硬化和急性肝衰竭。血清 A1AT 水平和基因型诊断是确诊该病的重要方法。

$\alpha_1$-抗胰蛋白酶缺乏症可导致 HCC 发病率增加。一项瑞典的研究发现,$\alpha_1$-抗胰蛋白酶缺乏症患者发生 HCC 的风险是普通人群的 5 倍。HCC 的发生率随患者年龄的增长而增加,易发于年长患儿。HCC 也可发生于儿童,文献报道了 1 名 12 岁 PiZZ 型的 $\alpha_1$-抗胰蛋白酶缺乏症女性患儿在终末期肝病基础上,进一步发生了 HCC。尽管 $\alpha_1$-抗胰蛋白酶缺乏症患者继发肝脏癌变的机制尚未明确,但可以肯定的是 HCC 的发生至少需要一个 Z 等位基因。Marcus 等近期研究发现,在 PiZ 转基因小鼠体内有大量 Z-蛋白蓄积,可影响多种调控细胞增殖和肿瘤基因的表达水平。肝移植术适用于已发生失代偿性肝硬化或继发 HCC 的 $\alpha_1$-抗胰蛋白酶缺乏症患者。该症患者接受肝移植后的移植物和患者生存率与其他疾病无明显差异。肝移植治疗可以使血清 A1AT 水平降至正常,并明显缓解肺部疾病的发生发展。

## 肝移植治疗肝脏原发性血管病变

儿童肝脏血管性病变有很多类型,包括良性肝血管畸形、良性婴儿肝血管瘤(infantile hepatic hemangioma,IHH)、上皮样血管内皮瘤以及罕见的进展性恶性肿瘤,如肝血管肉瘤。良性血管畸形虽无恶变潜能,但可进展为致命的充血性心力衰竭和严重的凝血功能障碍。上皮样血管内皮瘤具有中度侵袭能力。治疗肝脏血管病变的先决条件是确定其病变类型,但由于其体积较大、影像学表现多样,以及组织学缺乏特征等原因,术前明确诊断非常困难。近 10 年,通过应用影像技术和免疫学分型,儿童肝血管样病变的分类有了很大改进,目前的共识是将其分为畸形和肿瘤两大类,几乎囊括了全部的肝血管疾病。

### 良性血管病变
#### 动静脉畸形和婴儿肝血管瘤

婴幼儿肝脏良性血管病变包括先天性肝动静脉畸形(AVM)和婴儿肝血管瘤。当这些良性病变呈多发性或弥漫性无法行肝切除术或出现了危及生命的严重并发症时,可以考虑行肝移植术。

先天性肝动静脉畸形是罕见的血管病变,常在婴儿期出现高排性充血性心力衰竭,其他伴随症状包括肝大、血小板减少、贫血、消耗性凝血功能障碍、门静脉高压和新生儿持续性肺动脉高压。这种与大血管病变相关的消耗性凝血功能障碍和血小板减少被称为 Kasabach-Merritt 综合征,预后较差,死亡率很高。先天性肝动静脉畸形的基础治疗是利尿、增强心肌收缩力等支持疗法。肝动静脉畸形可以通过肝动脉栓塞进行治疗,改善心功能。然而,栓塞后的复发率很高,主要是栓塞前形成的侧支循环会影响栓塞的效果。另外,血管栓塞可引起部分肝坏死,导致顽固的代谢性酸中毒,必要时可能需要外科手术进行干预。上述治疗措施可能有助于在择期手术前降低血管瘤导致的肝脏过度灌注。严重的肝动静脉分流危及患者生命或者无法行传统外科手术时,可以考虑行肝移植术。这种良性血管病变复发或者转移的概率都非常低。组织学检查对于肝血管病变的诊断非常重要,可以确定其有无侵袭性。

IHH 是一种良性血管内皮细胞瘤,最常见于 6～12 个月的婴儿,初发症状多为肝大。20%～40% 的 IHH 具有与皮肤血管瘤相类似的组织类型。伴随症状包括动静脉分流引起的充血性心力衰竭、Kasabach-Merritt 综合征、腹腔间隔室综合征、Ⅲ型脱碘酶含量过高导致的甲状腺功能减退以及发育迟缓。出生后早期,IHH 生长迅速,而进入儿童期后,其生长变缓并出现退化。大多数 IHH 患儿因为无症状而未被发现,一部分患儿在进行其他疾病检查时偶然发现。然而,伴有充血性心脏衰竭、凝血功能障碍,或腹腔间隔室综合征的 IHH 患儿死亡率很高。

早期文献中把 IHH 错误地归类于动静脉畸形或肝上皮样血管内皮瘤,这两者与 IHH 是两种截然不同的疾病,IHH 还曾被称为肝血管内皮瘤,总之,早期的 IHH 命名不很规范。随着婴儿肝血管瘤注册系统的完善,人们对 IHH 的影像学特征、病理学特点、生物学表现都有了更深入的认识。通过注册中心收集病例数据有利于患者的细化管理。IHH 目前分为 3 个亚型:局灶型、多发型和弥漫型。值得注意的是,IHH 的生物学表现和治疗方案与其亚型密切相关。

局灶型肝血管瘤为单个独立的、边界清楚的肝脏占位,常无明显临床症状,GLUT-1 染色阴性(婴儿肝血管瘤特异免疫染色)。局灶型肝血管瘤与快速退化型的皮肤血管瘤非常相似,表现为出生后早期快速增长,约在 1 岁时迅速退化复原。体积较大的局灶型肝血管瘤可以引起动静脉分流,导致血小板减少,存在动静脉分流及症状进展的患者,应首选糖皮质激素治疗,必要时可行介入栓塞和手术切除。

多灶型 IHH 的 GLUT-1 染色为阳性,病情简单,多无临床症状。无症状患儿需定期进行影像学检查以确定病灶退化。当然,有相当比例的多灶型 IHHs 患者会出现充血性心力衰竭、消耗性凝血功能障碍和甲状腺功能减退。有症状患者首选治疗药物为糖皮质激素,多在一周后见效。糖皮质激素抵抗的患者,可以换用普萘洛尔、α干扰素、长春新碱及环磷酰胺。药物治疗无效患儿,或初始症状就为严重动静脉分流以及心力衰竭的患者,可以考虑行肝动脉栓塞或结扎。值得注意的是,肝动脉栓塞或结扎并不能长期改善凝血功能障碍和血小板减少症。内科及介入治疗无效时,可根据情况考虑传统肝切除术或肝移植术。

弥漫型 IHH 患儿的整个肝实质都被血管瘤侵占(图 28-3),常伴心力衰竭、呼吸衰竭、Kasabach-Merritt 综合征、腹腔间隔室综合征和急性肾衰竭等严重的并发症,死亡率很高。鉴于其高致死率,多学科综合处理对于弥漫型 IHH 的治疗非常重要。治疗措施主要包括改善心功能、甲状腺素替代治疗以及多药联合治疗,联合用药主要包括类固醇和普萘洛尔、α干扰素、长春新碱和环磷酰胺。多模式治疗主要包括药物治疗和介入治疗,也有治疗成功案例报道。然而,对于弥漫型 IHH 患儿,药物治疗和介入栓塞的效果都非常有限,应早期进行肝移植评估。

### 恶性血管病变

#### 肝上皮样血管内皮瘤

HEH 是一种血管内皮来源的罕见恶性肿瘤,恶性程度为低到中度,多数病例肝内多发,发现时已无肝切除手术机会。该病多发于年轻的成年女性,主要

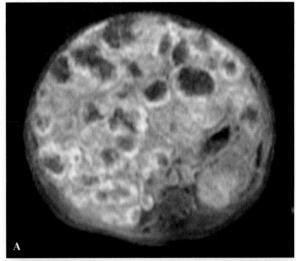

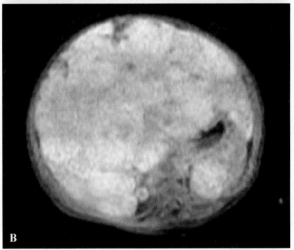

**图 28-3**　弥漫型婴儿肝血管瘤的影像学表现。A. 增强 MRI 动脉期显示肝内多发高密度灶;B. MRI 门静脉期肝占位病灶内部充满低信号的小斑片影

临床特征为发育迟缓和晚期转移倾向,故该病患者可以考虑行肝移植术。

HEH 的主要临床症状包括上腹部疼痛、体重下降、黄疸,部分患者还表现为 Budd-Chiari 综合征、门静脉高压及急性肝衰竭。影像学检查主要表现为肝内弥漫性占位。HEH 的确诊依赖于明确的病理组织学检查,包括免疫组化的特异性染色,如Ⅷ因子相关的抗原染色。HEH 的免疫组化结果显示,用于评价恶性肿瘤等级的传统病理标准,如组织坏死,细胞多形性和有丝分裂相等并不适用于 HEH 的病理评估。

HEH 的进展复杂多变,少数儿童期发病的 HEH 病情进展迅速,表现为肿瘤快速增长及恶性肿瘤表现。HEH 的远处转移主要发生于肺、腹膜、淋巴结和骨,病程多为 5～10 年,病死率约占 65%。针对

HEH,目前尚无有效的化学治疗方案,肝切除术和肝移植是目前仅有的治疗措施。多数 HEH 患者为多发或弥漫性病变,手术切除的可能性很低。HEH 生长缓慢,所以对无法手术切除的患者,肝移植术可取得最佳的治疗效果。

儿童 HEH 病例报道非常少,能够总结的临床治疗经验非常有限,只能根据成人经验来推测可能有效的治疗措施。欧洲肝移植注册协会的数据显示,59 名接受了肝移植术的 HEH 患者,10 年生存率和 10 年无瘤生存率分别为 72% 和 64%。小血管侵犯及大小血管混合型侵犯的患者预后较差,原有的肝外疾病及淋巴结侵犯对患者生存无明显影响。肝移植术应在 HEH 病程早期进行,同时积极处理术后肝内复发的 HEH 可明显延长患者的生存时间。UNOS 儿童肝移植数据显示,1987—2007 年,共有 35 名儿童 HEH 患者接受了肝移植术,患者的 5 年生存率和移植物生存率分别为 61% 和 50%。死亡原因分析显示,与肝母细胞瘤和 HCC 肝移植患者相比,HEH 肝移植患者较少死于肿瘤复发。

无法行手术切除的 HEH 患者,肝移植仍然是治疗的最佳选择。尽管有不少化学治疗 HEH 的成功案例,但化学治疗药物、抗血管新生药以及以雷帕霉素为基本用药的免疫抑制方案的开发对改善 HEH 肝移植的预后有积极意义。此外,针对肿瘤性疾病的儿童肝移植数据库(无法手术切除的儿童肝脏肿瘤观察研究)正在收集相关的临床数据用于建立规范的治疗指南。

### 血管肉瘤

肝血管肉瘤是一种进展迅速的儿童肝脏肿瘤,常见肝内多灶性,少数病例会发展为高度恶性肿瘤。肝血管肉瘤确诊多伴发肺部转移,同时,还有一部分肝血管肉瘤继发于既有的 IHH。有文献报道的儿童肝血管肉瘤总病例数不超过 45 例,其中 3 例接受了肝移植手术,其中两例的术前诊断为"良性血管内皮瘤",说明对于大体积的肝血管瘤病灶,确定其有无恶变是非常困难的。其中一例术后 4 个月死亡,死因是肝移植术后巨细胞病毒感染,但未发现肿瘤的残灶和转移。第二个病例在术后 14 个月发现肺部转移灶。近期报道的第三个病例在术后 3 个月死于卡氏肺孢子虫肺炎,未发现肿瘤复发。作者所在中心曾治疗过一个相关病例,因怀疑上皮样血管内皮瘤破裂而行急诊肝移植,术后病理发现病灶内含有血管肉瘤成分。该患者术后 1 年出现转移病灶。恶性肝血管肉瘤对放射治疗和化学治疗都不敏感,肝移植术前难以确诊。肝血管肉瘤属于快速进展型的恶性肿瘤,是否应该行肝移植尚存争议,对于分化程度介于 IHH 和 HEH 之间、无法明确诊断为血管肉瘤的患者,可以随访 6 个月观察疾病进展以明确诊断。

## 总结

各种治疗手段,包括化学治疗、传统肝切除术以及肝移植的快速发展极大地改善了肝母细胞瘤患者的预后。肿瘤的生物学特点是肝母细胞瘤最重要的预后危险因素。各种进展期肝肿瘤应尽早进行肝移植评估。儿童 HCC 的治疗手段非常有限使得 HCC 的临床治疗非常困难。继发于肝脏代谢性疾病的肝肿瘤,以预防取代治疗取得了较大进展。对于良性肝血管瘤患者,如果存在动静脉分流和药物治疗无效及消耗性凝血功能障碍,建议行肝移植术。HEH 是一种低到中度恶性的肝血管病变,肝移植可改善其预后。病理活检对于治疗方案的选择非常重要,高度恶性的肿瘤,如肝血管肉瘤等不适合行肝移植术。

---

### 要点和注意事项

- 对于无法行传统肝切除术的肝母细胞瘤患者,肝移植术已成为重要的治疗手段,并且取得了良好的效果。
- 儿童肝细胞癌与肝硬化进展形成的 HCC 在生物学特点上存在很多不同,肝移植用于治疗儿童 HCC 还需要进一步的研究探索。
- 多种代谢性肝病都是肝移植的重要适应证,应在其发生恶性肿瘤之前行肝移植术。
- 虽然病例数有限,但已发现肝移植术能明显延长肝血管瘤患者的生存年限。

# 第 4 篇
## PART IV

# 患者评估的特殊考量
## SPECIAL CONSIDERATIONS
## IN PATIENT EVALUATION

# 第 29 章

# 肝移植中的伦理问题
## Ethical Decisions in Transplantation

Elisa J. Gordon · Sally E. Jensen · Joel E. Frader
邱必军 黄虹婷·译 陆晔峰 校

---

---

## 器官的捐献与获取

　　肝脏移植作为一项复杂的、高技术含量以及挽救生命的手术常伴有较高的风险,也常会出现各式各样的需要人们做出艰难抉择的进退两难的伦理问题。这些问题既可以是针对受体的,也可以是潜在的供体,甚至是整个社会。为了指导大家在面临这些问题时做出合理抉择,人们提出了基本伦理准则。

　　(1)充分尊重具备决策能力的患者的自我意愿(自愿)。

　　(2)积极维护患者的生命健康(有益)。

　　(3)对所有涉及的环节都需在公平公正的原则下进行(正义)。

　　本章主要介绍的是以上原则在肝移植过程中是如何体现的,如在器官的捐献与获取、移植患者的选择,以及从宏观角度考虑医疗资源的分配与优先等方面。人们在处理复杂伦理问题时需要正确理解相关的临床试验数据,并由此得出具有事实依据的结论,而不是凭空假设。在这方面,有不少最新的经过实验验证的数据可供参考。另外,人们在做出伦理决策的同时必须考虑到相关的社会、文化、历史、经济等因素。这些因素能够帮助人们捕捉到伦理问题的内涵与争论点,并为复杂的临床决策描绘了可以接受的伦理事项。引导舆论对一些重要的临床决策形成可接受的伦理范畴。因此,本章旨在说明肝移植过程中可能涉及的伦理问题,并呼吁大家意识到其重要性。

### 死亡供体器官

　　在美国,UNOS 是管理 OPTN 的机构,据其统计,截至 2012 年 1 月 6 日,有超过 16 000 人(包括成人与儿童)注册登记并等待肝源。2011 年度,在全美 131 家肝移植中心内共进行了 6 341 台肝移植手术,自 2006 年完成年度 6 651 台肝移植手术总量以来,每年肝移植手术的总量呈现缓慢减少的趋势。

　　每年在等待肝源时期死亡的终末期肝病患者有很多,并且仍在逐年增长。根据最新的数据显示,在 UNOS/OPTN 上注册登记的等待移植的肝病患者名单中,在 2000 年、2005 年、2010 年分别有 1 791 人、1 894 人、1 468 人在获得合适的肝源之前就已死亡。尽管死亡供体捐肝的数量从 2000 年的 4 595 例到 2010 年的 6 009 例在逐渐增长,但这种等待肝源期间的死亡情况仍然无法避免。仍有许多家庭出于文化、宗教、教育等其他原因不愿将亲人的器官捐献给他人。因此，在美国无论是在现阶段还是在将来每年获取的肝源数量都无法满足患者的需求。正因为供肝是一项稀缺资源，所以其获取和分配的过程中应严守公平公正原则。

### 死亡的定义

人们之所以接受器官获取和移植，很大程度上是因为人们相信所要移植的器官确实是来源于已死亡的供体，这里所指的死亡是公众认知水平上的死亡。尽管死亡的判定主要是由医学决定的，但死亡的定义还涉及社会、法律和医学传统的方面。从根本上来说，移植需要推翻传统的死亡观念，即死亡是由文化构筑的，具有一定宗教意义和相应历史背景。

1981 年，美国总统委员会提出了全脑死亡医学标准的官方定义。其主要包含如下几项。

（1）大脑及脑干的功能都丧失。

（2）全脑功能缺失的原因需得到确认并且是不可逆的。事实上，有部分死因难以确认。在这种情况下，人们只能通过神经系统的各项指标来判定死亡，需要在首次确认全脑功能丧失之后持续监测更长时间以及更多指标。

（3）在经过一段时间的治疗与监测后，全脑功能依旧缺失。

1981 年，UDDA 颁布了死亡的法律定义框架：死亡即机体的循环和呼吸功能不可逆性终止，或整个大脑包括脑干功能的不可逆性终止。这两种死亡定义在后来引起了不少争议，但其仍被美国绝大部分的州立法机构所使用，纽约与北卡罗来纳州使用了与其类似的死亡定义，而其余各洲的司法裁决时都支持这些脑死亡的标准。

然而，在 UDDA 通过审议之后，人们对于死亡定义的困惑依旧存在。脑死亡一词暗含了两种类型的死亡形式，即"通俗的"死亡和脑死亡。这种争议来源于一种观点的提出，即在没有呼吸机支持条件下的患者循环和呼吸功能丧失的"死亡"与在呼吸机支持下患者存在自主循环功能并在呼吸的"死亡"。呼吸循环的"死亡"是不同的。即使是处于脑死亡的状态下，人脑对呼吸循环系统的调节仍可由体外支持系统（如呼吸机、药物等）所替代。依赖于机器维持的循环与呼吸，机体各器官（如心、肺、肾、肝、胰等）的功能得以延续。

从器官移植的角度来看，目前针对死亡的定义主要有两种看法。

（1）一些人认为，应该通过延长观察时长和强制

性的神经系统体检来缩小脑死亡的范围，使其标准更为严格化。

（2）另一些人则表示，应该扩大脑死亡的范围，使其同时包含传统心肺标准（同脑死亡相对应，人们通常所说的死亡也叫心死亡）所定义的死亡和心肺功能尚未完全消失但伴有意识（也称为脑高级功能）永久缺失。在这些情况下，器官获取可以在经过循环标准判定或运用快速器官复苏技术后宣告死亡后进行。

这部分学者也提议应当摒弃移植的死亡捐献原则（dead donor rule，DDR），在临床宣布死亡之前行器官复苏。DDR 提供的道德框架要求所获取的器官必须来自死亡的供体，即只有在临床医生确认患者死亡后才能获取重要脏器。该原则旨在确保公众对于器官移植的信任并防止器官被过早的获取。然而，真正的矛盾点在于，传统的心死亡后的器官捐献是否应该遵循并适用于该项原则。心肺复苏概念的产生，意味着器官获取可以发生在真正确认个体心死亡以前，这表明死亡捐献原则同心死亡标准之间存在着矛盾。Truog 和 Miller 认为，DDR 的提倡者们可能混淆了死亡过程与死亡两者的概念。心死亡后捐献器官已成为器官来源中增长极为迅速的一部分，目前备受人们关注。

近来，OPTN 建议对器官获取用语进行一定的修正。当前，将循环呼吸功能永久不可逆性丧失后进行的器官获取称为 DCD。然而在此之前，OPTN 已设立了"循环停止后器官捐献"的定义，用于准确反映医学界所用的心肺标准的死亡定义。为了让公众们更好地接受 DCD 的新理念，UNOS/OPTN 解释道："此次修正意义重大，因为器官死亡并不继发于心跳停止，而继发于组织内部血液循环与氧供的不可逆性中断。经过此次修正以后，将发掘更多目前潜在的供体，供体移植物的数量将最大化。"

据民意调查显示，人们不希望器官捐献违背移植的 DDR。然而，目前大部分接受调查的人群对于脑死亡的认知是模糊的。让非专业人士们感到疑惑的是，为什么脑死亡者仍具备体温、心跳、呼吸等生命体征（尽管这依赖于机器的支持）？为了消除公众对脑死亡的误解，Truog 主张重新修正死亡的定义，或者打破原有的移植死亡捐献原则。事实证明，DDR 并没有获得人们的广泛认同，即便其受到伦理原则的支持。而且，随着人们对于器官需求量的增长，DDR 所要面临的挑战也将持续存在。继心死亡后器官捐献概念的引入，从宣布临床死亡到器官获取之间的时间窗在不断缩短。然而，当一个中心的医生对一个婴儿

宣告死亡后短时间内(75～90 秒)取出其心脏并用于移植的行为仍会引起公愤,即使这种做法使得移植物的存活率大大提高。由于公众对死亡定义和器官获取理解的缺乏,专业人士尤其是那些和移植相关的企业对 DDR 提议的改革伴随了争议。

### 器官捐赠卡的家庭否决权

自愿在死亡后进行器官捐献的人能够借助器官捐赠卡以及驾照上所显示的捐赠意向来表明自己的意愿,这样的措施使得器官捐赠率有了大幅度的提高。即便如此,为了避免因亲属反对捐献而带来的种种社会法律问题,器官获取组织仍会征询供者家属意愿。这种人为授予的亲属否决权违背了美国在 1968 年提出的《统一尸体提供法》。该法律规定,任何年满 18 岁且具备决策能力的公民有权利选择是否进行死后器官捐献。

2006 年,修正后的《统一尸体提供法》(目前被应用于 45 个国家)强调,供体在捐献器官前通过正规方式(如器官捐赠卡)表明的意愿不能被任何人擅自决定、修改或撤回。这意味着,只要供体在死亡前没有撤回意愿,OPOs 允许其亲属拒绝器官捐献的行为是不合法的。如果这一类供体希望通过预留医疗指示与代理决策等途径获得临终关怀,OPOs 仍有权利实行一定的干预措施来维持所需移植器官的功能。这对于器官捐赠卡持有者来说就会出现两个伦理问题:①捐献者可能并不理解,签署了器官捐献志愿书就意味着可能要在死亡之前接受一定措施维持所捐赠器官的功能。②供体期望通过决策代理人来获取干预,从而延长生命的权利将在一定程度上受到限制。

当患者同时希望维持生命与捐献器官时,这两种意愿之间就产生了矛盾。2007 年,人们对 2006 年版的《统一尸体提供法》21(b)部分做了一定修改,要求主治医生同患者或相应的决策代理人进行协商,以解决这其中的矛盾。然而,修改版仍保留了"行干预措施以维持所捐赠器官功能"这条内容。为了缓和矛盾,医生可以在提前制订医疗计划的时候对患者进行教育,制订医疗计划过程中器官捐献宣教与选择成为潜在供体,其特定诉求可以在签署 OPO 知情同意时得到反映。

### 必要咨询与假定同意制度

自 20 世纪 80 年代中期起,人们颁布了一系列法律来要求医院确保所有符合条件的供体都能有捐献器官的机会。伴随这些法律而来的是相关的日常公示制度,其要求所有申请过医疗保险或医疗补助资金的医院在院内患者濒临死亡或已死亡时应立刻通知当地 OPOs。该制度的建立旨在加强 OPO 对器官获取过程的介入,基于在某些情况下医护人员难以有效地同患者家属商榷有关器官捐献的问题。然而,调查结果显示,绝大部分患者家属更倾向于接受经治医生首次提出器官捐献的请求,因为其对于患者情况最为了解并且同家属们的相处时间最为长久。不论是以上哪种方式,获得更多供者家属的知情同意将有利于器官捐献过程的实行。2000—2011 年,死亡供体供肝的数目由 5 199 例增加到了 6 685 例,但还是无法满足日益增长的需求。人们开始思考能否通过废除在死亡时刻的决策建立来提高器官捐献率。

为此,美国卫生与公共服务部设立了器官捐献突破性协作,期望应用最先进的技术来识别潜在的器官捐献供体并获得其同意,其目标是使转化率(实际供体数目与临床认可的潜在供体数目之比)达到 75%。该项协作自 2004 年 3—8 月实行以来初有成效,转化率由 52% 上升到了 60%,对照组维持在 51%。此后,转化率持续上升,至 2011 年达到 72.6%,同年肝移植受体恢复率为 65.1%(表 29-1)。虽然该项措施的目的是帮助患者获取器官,但它是建立在一定假设之下的,即预期供体的深层价值观与信念是可变的以及其拒绝捐献的情况是可避免的。这种情况下,预期供体在个人文化、宗教、喜好等方面对器官捐献的排斥因素就会被忽略。

为了增加器官来源,人们采取了一系列措施。如"决定退出模型",即假定符合要求的供体同意行器官捐献,除非其于死亡前提出拒绝捐献。该模型默认大多数人支持器官捐献,并希望最大化减少家庭的决策负担。一些欧洲国家已通过法律上的认可并运用了该模型,系统评价显示,器官捐献率因此提升了 20%～30%。然而 Rithalia 和 Healy 等人认为,器官捐献率的提高不单单归因于该项措施,还包括这些国家在器官捐献组织、基础建设、教育、器官获取人员等方面投入的资源。另外,近期一项涉及 13 个欧洲国家的研究显示,凡是应用该模型的国家,移植医生在患者临近死亡时将征询家属意见,若其拒绝,则无法获取器官。目前为止,人们仍无法断定该项措施能否增加捐献器官的数目。在一些重视患者及其家属自主权的地区(如美国),假定同意器官捐献反而会对器官捐献有反面效应。

强制选择是另外一种增加器官来源的方法,通过"选择加入模型",强制要求个人明确回复是否愿行器官捐献,并作为考取驾照的必经步骤。其支持者们认

**表 29-1 器官捐献突破性协作数据**

| 2011 年 1—12 月 | 全美国 | 全国性统计（包含 58 个供体服务区） | | | |
| --- | --- | --- | --- | --- | --- |
| | | 平均值 | 中位数 | 最小值 | 最大值 |
| 供体数目 | 8 127 | 140 | 125 | 34 | 442 |
| SCD | 5 251 | 91 | 76 | 17 | 299 |
| DCD | 1 053 | 18 | 14 | 0 | 82 |
| ECD | 1 823 | 31 | 25 | 5 | 127 |
| 供体百分比 | 100% | — | — | — | — |
| SCD | 64.6% | 65.5% | 66.8% | 37.8% | 84.9% |
| DCD | 13.0% | 12.7% | 11.5% | 0.0% | 37.8% |
| ECD | 22.4% | 21.8% | 21.0% | 7.5% | 39.8% |
| 捐献器官数目 | 24 970 | 431 | 376 | 107 | 1 259 |
| 平均每个供体捐献器官数目 | 3.07 | 3.10 | 3.10 | 2.28 | 3.72 |
| 合格的死亡供体数目 | 9 018 | 155 | 138 | 34 | 536 |
| 同意率 | 75.2% | 76.0% | 75.7% | 57.9% | 91.0% |
| 转化率 | 72.8% | 73.4% | 73.2% | 56.8% | 89.1% |
| 协同 | 76.8% | 77.0% | 76.6% | 62.4% | 92.0% |

引自器官获取和移植网络(OPTN)2012 年 9 月份数据：http://optn.transplant.hrsa.gov。DCD，心脏死亡后器官捐献；ECD，标准外供体；SCD，标准供体。

为，相对于假定同意而言，该法具备更高的自主性，且同样能够减少家庭的决策负担。然而，该项措施能否有效增加捐献器官的数量还是一个问题。据悉，由于大多数人拒绝捐献器官，得克萨斯州废除了强制选择制度，并对整个器官获取的努力带来了负面的影响；此外，该方法也不适用于不考取驾照的人群。因此，即便目前急需解决器官资源短缺的问题，人们依旧不确定该法能否于未来实施。

**活体肝脏捐献**

基于器官资源短缺日益严重，活体肝脏捐献逐渐成为一项重要的器官来源，2011 年占所有移植肝脏的 4%。近些年来伴随着手术技术的进步，无论是成人还是儿童患者，LDLT 较之尸体肝移植，其移植物状态更佳且受体生存率更高。另外，在患者病情危急且来不及等候尸体肝源的情况下，LDLT 是唯一有效的方法。因此，医生必须从临床与伦理两方面来权衡患者是否应行活体肝移植术。尽管在一定情况下活体肝移植是合情合理的，但它也给供者带来了不少压力（后文提及）。

使用活体供肝仍然存在巨大争议（见第 60 章）。简单来说，活体肝脏捐献违背了伦理中的无害原则，供体可能会受到巨大伤害且从医疗角度上来讲自身不会受益。虽然伦理问题普遍存在，但最主要的问题还是供体安全。美国国立卫生研究院发起了一项有关成人间活体肝移植的群体研究，该项目针对供体术

后并发症开展了为期 6 年的纵向研究。结果显示，有 40% 的供体术后出现一系列并发症（如胆瘘、疝气、感染）。因此，活体肝移植术的风险与获益、术前知情同意，以及供受体的选择都需要人们小心探查，谨慎而行。其中知情同意必须包含有关长期预后的内容。

除此之外，活体肝移植术还引发了其他伦理问题。现已知有三种类型的活体供体：①相关性供体，同受体有亲缘关系的供体（如父母、兄弟姐妹、已成年的儿女）。②相关性供体，同受体无亲缘关系但有情感关系的供体（如配偶、朋友，以及某些重要人物）。③和受体无任何关系的供体（如陌生人或者为非指向性捐赠的供者）。最后一种，也被称为无私的或乐善好施的供肝者。迄今为止，非指向性活体肝移植只有 41 例，而这样的肾移植已有 1 092 例。

不论通过哪种供体，活体器官捐献都会引起人们对于其自愿性与强迫性的关注。出于要拯救所爱之人的生命，许多前两种类型的供体会有自身内在压力迫使其捐献器官。但也有人会因为外界压力而捐献器官，尽管这种情况比较少见。肝移植团队须在不同的情况下评估供体的动机、能力和情绪，同时尊重其选择，评估移植物实用度以及供体满意度。为了保证知情同意的可靠性，临床医生也在努力探索如何有效地向供体说明手术存在的风险。

基于以上原因，许多国家和国际指南强调，应限制同受体有亲缘或情感关系的活体供体捐献器官。与受体有关系的活体供体，其捐肝的目的主要是出于

无私精神。相比之下，无关系供体捐肝无法明确是否背后有经济补偿，并且不能确定供体是否能够清楚认识到手术利弊并做出合理决策。指南明确指出，除必要的医疗费用与损失费以外，供体不应该得到任何其他的报酬。不过许多人承认，移植中心目前并没有系统可靠的方法来确保器官捐献的"无偿性"。

除此之外，第三类供体，即无关性供体也引起了其他伦理问题。其中最关键的是，无关供体捐献器官的风险收益比与相关受体不同，而人们难以判断其是否能够为伦理所接受。由于无关供体无法从帮助陌生人中获得好处，其合理性也将受到伦理质疑。换句话说，相关供体为所爱之人捐献器官所得到的精神满足感能够帮助他承受身体上的痛苦。而目前并不清楚无关供体是否同样可以因为行善而获取足以超越身体痛苦的精神满足感。然而一旦达到，其将逐渐为人们所接受。正因如此，一部分 OPOs 已专门为无关供体制定了特殊评估标准，以支持该类器官捐献的发展。另外，目前的指南仍未接受无关供体的器官捐献。

## 移植患者的筛选

### 平等选择与纳入

由于日益紧缺的器官资源和人们对于终末期肝病目前缺乏有效的治疗方法，使得受体选择与器官分配逐渐成为患者、家属以及医生所要面临的伦理学挑战（见第 5 章）。公平、实效、个体的受益三者之间的平衡为器官分配带来了一定的复杂性。MELD 为疾病的严重程度建立了一套客观的评价标准，减少了人们在评估患者过程中的主观误差。患者在等待行移植手术的这段时间内不再获得额外加分。除此之外，临床医生还将通过社会心理评价以及某些临床标准来选择合适的受体。

肝移植委员会实际上的架构和功能还相对不够清晰。在一项决定移植受体选择的多中心观察性研究中，Volk 等人发现部分移植中心正在寻找特定的指征用于排除肝移植手术的候选者。很显然的是，这些排除标准包含状况良好/恶化、高龄、酗酒、和肝病不相关的并发疾病，以及和社会经济地位相关的社会心理问题等。Volk 等人还发现，移植中心相关成文政策的缺少将影响其供体及受体选择的效率。此外有研究证明，医学因素同社会心理和经济因素相比，在受体选择中起到更大的作用。然而目前为止，在各大移植中心尚无专门用于决定受体选择的社会心理

因素标准。

临床医生将肝移植术前患者进行排队，不仅要考虑其原发性疾病，还要考虑其目前临床状况。目前，在肝移植领域争议较大的标准有高龄（超过 65 岁）、HIV 血清阳性、肥胖、精神病学症状、监禁、吸食大麻、精神残疾、公民/居民身份、无法戒酒的酒精性肝病（alcoholic liver disease，ALD），以及酒精性肝炎。也有文献在探讨智力障碍、精神疾病、心脏病、慢性感染等情况是否也会对移植受体选择产生一定的影响。

随着一些 60～65 岁的老年人同年轻人一样能够很好地获益于肝移植手术治疗，年龄因素已不再是主要的问题，不能单凭年龄因素将患者排除于肝移植受体之外。还有人主张：在这个面向青年人的社会中，器官资源应该更多偏向于那些具有潜在生产力的年轻人，而不是偏向于老年人。1991 年的一项调查显示，有大约 2/3 的移植中心对受体年龄不做特殊要求，另外 1/3 的移植中心排除了一部分中位数年龄超过 70 岁的患者。目前，移植中心通常能够接受不超过 70 岁的患者。全国肝移植受体等待名单中大于等于 65 岁的人群数目及其所占百分比自 2000 年的 1 821 例（7.8%）稳步上升到了 2011 年的 4 511 例（15.8%）。随着内科与外科手术技术的发展，老年人肝移植术将逐渐为各大移植中心所接受。

### 人类免疫缺陷病毒

在所有合并症中，HIV 感染引起了广泛的争议，由于其感染同社会不良行为有关，而且感染者术后移植物与受体存活率均会下降。1990 年，来自匹兹堡的 Tzakis 等人首次报道了成功案例：在 HIV 感染群体中进行了肝脏以及其他的实质性器官移植手术。这些患者接受移植术后平均随访了 2.75 年，在 15 个 HIV 感染受体中有 5 人存活，这项结果让全世界的人都为之惊叹。由于 HIV 感染者体内逆转录病毒的潜伏会导致手术预后不佳，并且这种情况在术后免疫抑制的情况下会更加明显，因此许多医生不愿意为这类患者实施移植手术。2004 年，高效抗逆转录病毒治疗（highly active antiretroviral therapy，HAART）的出现使得 HIV 感染能够转化成为一种慢性可控性的疾病。然而即便是这样，仍有文章（出自 *Pediatric Transplantation*）写道："HIV 感染者在世界范围内通常不考虑做移植手术"。外科医生对 HIV 合并有乙型肝炎（HBV）和丙型肝炎（HCV）感染的患者仍有所顾虑，因为考虑到手术过程中针刺伤会造成感染。然而，即便是有同样风险，单纯患有乙型肝炎的患者却

往往能够照常手术。2006 年，Roland 和 Stock 在文章中写道："HIV 感染在治疗和管理方面的进步，使得如今的外科医生难以拒绝为 HIV 感染者实施实体器官移植手术。"他们还提到，有许多第三方机构为 HIV 感染者提供了移植相关的各项服务以作为补偿。2004—2009 年，一项单中心队列研究比较了 HIV 感染受体与非感染受体移植手术的预后。结果显示，两者之间没有统计学差异，而且 HIV 合并 HCV 感染对研究结果也无影响。Cooper 等人于 2011 年对现有数据进行了整合发现合并 HBV 与 HIV 感染的受体，在没有 HCV 感染的情况下，行肝移植术后 12 个月仍有 84.4％的存活率，同 HIV 非感染受体的预后相似。同样在 2011 年，Joshi 等人对 HIV 合并 HCV 感染的受体进行了更为细致的研究并总结道："该类受体包含多种情况。移植术前术后缺少合理有效的治疗会导致其病情恶化。另外，在这种情况下，器官分配问题仍旧存在。"

### 终末期酒精性肝病

在美国，ALD 仍然是肝脏移植手术的主要病因之一。有研究证实，自 20 世纪 80 年代首次将 ALD 列为肝移植手术适应证以来，研究表明其手术后的预后要优于非酒精性肝病。即便如此，考虑到 ALD 术后复发对手术疗效可能会带来的不良影响，人们对其进行移植治疗仍有伦理学上的争论。近来，一项有 30 多名成员参与的临床研究显示，各文献中记载的 ALD 肝移植术后复发率有显著差异，其变化范围是 11％～53％，而术后重度饮酒率的变化范围在 5％～27％。一些因素导致了这些差异发生。第一，各临床研究对于复发的定义是不同的，部分研究将复发定义为再度饮酒，这同完全戒酒的 12 步计划（12-step programs）中对于复发的定义一致。然而有人认为，将足以导致肝脏损伤的饮酒量作为更有意义的预后指数。近来，有研究者强调应记录患者移植术后饮酒量的变化，以便于更好地评估酒精对肝脏组织的毒性。第二，各研究调查随访所持续时间的中位数由 21 个月到 89 个月不等，这也会导致其复发率的不同。第三，人们对 ALD 复发的研究大多数是回顾性的，主要参考病历卡上记录的相关信息，即 ALD 患者受体应在术后随访中向医生准确汇报其酒精摄入量。当受体希望显示出自身的良好状态，就难免会否认其饮酒史。事实上，大多数研究都是依靠患者自述或家属代述的方式来估计移植术后酒精的摄入量。即使家属代述有助于增强数据准确性，基于对移植后复发

的恐惧，患者可能会隐瞒其酒精的摄入量，从而使得自述内容缺乏真实性。

虽然移植术后再度饮酒同 ALD 复发具有一定联系，但其并不影响术后移植物的存活率。ALD 复发与非复发患者的移植术后 5 年生存率没有统计学差异。即便如此，ALD 复发对患者依从性、移植预后、器官分配公正性以及器官捐献的潜在负面效应仍不容小觑。譬如，当公众得知 ALD 患者在移植术后仍大量饮酒的事实后可能会拒绝捐献器官。

为了降低术后 ALD 复发的可能性，在 1997 年以前，美国大部分移植中心应用了相关法律要求 ALD 患者在获准列入肝移植名单之前要保证完全禁酒至少 6 个月。然而，该法规并没有充分的循证依据，最近该研究领域发表的一篇综述对于该法规同 ALD 术后复发的关系也仅持模糊观点。有反对者认为该过程会限制那些患有急进性疾病（如酒精性肝炎）的人行移植手术，并希望能通过一些经验性的高危因素来重新修正该法规。因此，有研究发现了若干同 ALD 术后复发相关的因素，其中包括低龄、术前禁酒时间的长短、术前禁酒时间短于 6 个月、精神病史、女性、个人压力、缺少社会支持、家族酗酒史以及不依从治疗史。这些具有循证依据的相关因素能够便于人们识别 ALD 术后复发的高危人群，从而对其进行筛选或干预以防复发。

除复发以外，人们对于是否应该给予 ALD 患者更低的器官分配优先级（相对于非酒精性肝病患者而言）这一点仍有伦理学上的争议。有人认为，大多数 ALD 患者的道德责任感不足，会因为一些原可避免的肝损伤行为最终导致肝衰竭。该观点基于一种对公平的解释：在医疗资源短缺的前提下，相对于其他人而言，那些患上本可避免的疾病的人不应获得治疗。反对该观点的人指出，虽然饮酒行为是 ALD 患者术后复发的相关因素，但仅有 15％的过量饮酒者最终进展成为 ALD，这其中应该还有其他因素起作用。另外，为 ALD 患者设定更低的分配优先级将破坏医患之间的信任关系。当患者得知其医疗资源可能受限时，将隐瞒信息，从而影响医务人员为其提供合理治疗。最后，事实证明非酒精性肝病患者也常主动接受危害健康的行为，如有风险的性行为以及针头公用等。

### 再次肝移植

如果说首次肝移植患者优先级的制订对外科医生、肝脏病学家以及政策制定者来说已有一定难度，

那么再次移植的情况将更为复杂。一方面，那些获得供肝的人可以说是有过一次获救机会。因此，不论是原发性功能不全、手术并发症还是其他原因都不足以构成其再次成为肝移植候选人的理由。一些功利主义观点提出，基于再次移植普遍预后较差的事实，人们接下来应该将供肝捐献给那些从未做过肝移植手术的患者。然而，这种想法却忽略了一点，即医生同患者及其家属已在首次移植术后建立了密切的联系。另一方面，移植术后再次肝衰竭的患者，也正是那些情况紧急且需要医生们提供有效治疗的人，而不论其之前有无移植史。相较于首次移植，再次移植更需要强调公平性问题，譬如每一名患者都有平等地获得供肝的机会，并尽量使其中每个人都获益。

1993 年 Ubel 等人指出，有近 20％的肝源被用于再次移植，尽管其患者预后不如首次移植。通过对 UNOS 所提供的再次移植数据进行分析，他们得出结论：即便是在手术量最大的移植中心，再次移植手术的成功也无法避免术后生存率的下降。由此，他们认为器官分配的公平性（即帮助那些最有可能从移植中获益的人）需要将供肝优先用于初次肝移植患者，并将三/四次移植患者排除于候选者范围之外。

即使有了 Ubel 等人的理论基础，移植小组对于手术失败的患者仍抱有强烈的责任感。法国一项单中心调查研究于 2002 年公布结果表明，从 1986 年 9 月到 1999 年 9 月，该中心一共为 139 名患者进行了再次移植手术，而在当时平均每 1 038 名患者只能分配到一个肝源。他们的研究将 28 名经历了 2 次以上移植手术的患者排除在外。结果显示，所有再次移植患者的术后 60 日死亡率为 26.6％，而首次移植患者的 60 日死亡率仅为 8.9％。他们还提到了欧洲肝移植注册数据库所提供的同期数据显示再次移植患者术后 60 日死亡率为 34.7％。此外，二次移植患者的术后长期生存率将大幅度下降，其住院天数与医疗费用也会更高。然而，这种差异主要存在于行急诊手术的患者，而对于那些经过术前选择与充分准备的再次移植患者而言，这种差异就不会存在。根据以上结果，作者总结道："经过充分筛选的再次移植是可行的。即便其疗效较差，但也不能完全禁止。"让人惊讶的是，作者提议对那些需要紧急更换器官的患者行活体肝移植手术治疗，然而其并没有对健康的供体接受部分肝切除手术的风险和接受移植治疗的患者不良预后的受益之间给予合理的解释。

2007 年在德国，Pfitzman 等人记录了他们移植中心 15 年以来行肝脏再次移植手术的成果。其样本中排除了小于 16 岁、接受三次移植、首次移植来自尸体劈离或活体供体，以及一些术式复杂的患者。他们将历时 15 年的研究分为三个时间段，结果并未显示再次移植术后生存率有长期变化趋势，即使研究后期同早期相比其重症监护与住院天数都有所下降。因此，他们得出结论，再次移植患者因低术后并发症发生率获得了良好的临床结果，然而他们的研究表明再次移植不可避免地拒绝了同样具有获得器官合法权利的首次移植患者。

其他相关研究结果都表明，虽然再次肝移植的预后有一定好转，但仍不及首次肝移植。实际上所有研究论文的结果似乎都能说明其实践的合理性。最近一项研究在历经 26 年的观察随访后，得出一些能够预测再次肝移植术后存活率的指标。其设立了 4 个高风险组，每组包含再次移植患者总数的 22％，其术后器官与受体生存率均不佳。所谓高风险，即包含下列情况：再次移植术中需要机械通气、首次移植术后 1 个月内需行二次移植、年龄超过 45 岁、供体年龄超过 55 岁、MELD 评分高于 27 分、再次移植术中血浆白蛋白含量偏低。即使术中大出血对患者的生存预后也有很大影响，但该研究不把它列为再次移植的禁忌证。研究者指出，再次移植术前对患者进行严密筛选有助于其术后长期生存率的提高。

观点与观点之间不断发生碰撞。一方面，有研究者认为应排除那些移植术后生存率较低的患者从而实现器官最大利用化。另一方面，也有人出于一种道德责任感，希望拯救情况最危急的患者，即使成功的可能性很小。基于这两种观点的提出者都是十分敬业的移植团队，有关再次移植的伦理问题，无法仅仅通过数学模型来解决。

### 不依从

患者对医生采取的治疗行为（如劝告戒酒、移植术后免疫抑制、常规就诊、健康监测以及行为建议等）不依从将导致手术预后无法达到理想水平。鉴于肝源短缺以及术后良好预后的需要，患者依从性已成为肝移植候选者的一项重要的社会心理筛选指标。目前来说，人们对于如何准确评估患者依从性，以及依从性在患者筛选和术后护理过程中起到什么作用这两个问题尚未得出一致结论。因此，如果该项社会心理标准运用的过于宽松，就会导致将不依从作为拒绝患者行肝移植手术治疗在伦理学上的不公平。

目前尚无具有循证依据且能用于评估患者依从性的指南。典型的术前社会心理评估包含了对患者

**表 29-2　肝移植术前术后行为依从重点**

| 移植术前 | 移植术后 |
| --- | --- |
| • 依从药物治疗方案(如频率、剂量) | • 依从免疫抑制及其他术后药物治疗方案 |
| • 依从相关的健康监控(如血压、胰岛素) | • 依从相关的健康监控(如血压、胰岛素、体温) |
| • 依从临床医生就诊与体检 | • 依从临床医生就诊与体检 |
| • 依从健康行为建议(如饮食、运动) | • 依从健康行为建议(如饮食、运动) |
| • 告知既往治疗史 | • 依从健康预防建议(如避免过长日照、防止机会性感染) |
|  | • 戒除酗酒 |

引自 Dew M, Dunbar-Jacob J, Switzer G, DiMartini A, Stilley C, Kormos RL, eds. Adherence to the medical regimen in transplantation. In Rodrigue JR, ed. Biopsychosocial Perspectives on Transplantation. New York: Kluwer Academic/Plenum Publishers; 2001:93 – 124.

先前医疗行为依从性的评估(表 29-2),有关信息来源于患者本身及其担保人(如亲属、先前医疗行为的提供者)。评估过程中还考虑到了一些不利因素,如认知功能损伤、难以控制的精神疾病等。

在以往,患者能否获得社会支持以及所获社会支持的质量是衡量患者依从性的一项重要正性指标。近来有研究证实社会支持同患者术后依从性有关。然而,一项荟萃分析在寻找实体器官移植术过程中患者不依从的高危因素时,却未发现社会支持与患者不依从性之间有强相关性。另外,针对有些个体无法凭自身意愿去改变其社会支持的现状,采用社会支持作为评估依从性参考标准受到了伦理学的质疑,因此,社会支持在评估患者术前依从性中所起的作用有待进一步证明。

人们对于患者术前依从性的问题在伦理上仍有所保留,主要是目前对该项信息能否作为受体选择标准这一点尚未达成共识。例如,有的移植中心将术后药物治疗不依从列为肝移植的一项绝对或相对禁忌证。将行为标准列入肝移植受体选择标准中将会影响到有关社会价值评估的公平性。譬如,一些同手术预后密切相关的行为(对健康有损害的行为,如吸烟)是带有社会价值属性的。若具有这些行为的人被人们看作是"不值得"行肝移植手术的人,那么受体选择的公正性就无法保证。另外,不同地方的移植流程对于依从性的评估要求是不同的,这也导致了该步骤的伦理可行性受到了质疑。举例来说,一项最近的研究验证了一些不适合行肝移植手术的情况,其发现在白种人中最常见的情况是过早行肝移植转诊,而在非裔美国人中主要是社会心理问题。不论临床医生是否将术后依从性的预测标准列入肝移植受体的选择项目中,这些信息有助于医生为那些不依从风险性较高的患者提供特殊的服务以及必要的干预。

### 肝移植相关保险责任范围

虽然几乎所有有关肝脏移植器官分配的论述都不可避免要谈论到治疗费用与经济负担的问题,但作者无法在此全面叙述。目前在美国,大多数私人或政府保险项目中都包含几类需要进行肝移植的常见病。正如其他昂贵的治疗方法一样,基于政策限制或贴现率保险公司会和首选供应商谈判或者其他的考虑,保险公司只支付给医院以及医生部分的费用。因此,医院往往得不到其应有的报酬,特别是对于一些复杂病例而言。这样的结果反过来会刺激医院在其现有的手术候选人中择优而取(即选择健康状况最为良好的患者进行手术),从而延滞了临床的创新与发展。在某种程度上这里没有一项完整的保险项目,包括大的补偿条款,患者或家庭会有一部分实质性的花费是来自医院、专业人士、药品和其他方面的。另外,决定行肝移植手术往往意味着原本平静的家庭生活将被打破,一方面有交通、房租等一系列额外费用需要支付,另一方面,患者、配偶以及患者父母(当患者是儿童的情况下)将会丢失部分收入。根据美国 2007 年的一项调查显示,这些实际经济问题常致使人们动用个人/家庭储蓄或者申请贷款,背负信用卡债务,寻求额外的工作,甚至有 5% 的人最终破产。由此,作者保守总结道:"临床医生有必要在术前行知情同意,告知患者及其家属做好花一大笔钱的准备。"

### 在美外籍人士肝移植/移植旅游及其器官费用的支付

在 20 世纪 80 年代,有媒体提议富裕的外国人可以来美国一些大的移植中心通过非常规途径获取器官(主要是肝脏与肾脏),其时而宣称外科医生以及其他医务人员会接受患者赠送的贵重礼品而后篡改器官分配的规定,时而又会指责医院没有发觉前来就诊患者身边的家属有捐献器官的意向。而今,即便媒体渴望追求轰动效应的风气已逐渐减弱,这种让人不愉快的宣扬还是促使了相关政策的变化。美国卫生与公众服务部成立特别小组,在 1986 年美国移植医生学会以及 1988 年 UNOS 的协助下,建立了新的指南用于限制及审查外籍人士移植。然而,一项 1998 年的报告指出,即使该指南规定了要将外籍人士肝移植所占美国肝移植手术总量的比例下调到每年 10%。在研究期间,仍有部分移植中心每年的外籍人士肝移植所占比例达到了 20% 以上。此外,在一些移植中心,外籍人士获得器官的速度要快于其他公民群众。

目前,器官获取和移植网络所用的政策于 2005 年 6 月出台,其要求各移植中心为外籍人士行移植手术应遵循同美国公民一样的器官分配程序,该指南还设立了特别国际关系委员会(Ad Hoc International Relations Committee)来监察那些非居民外籍人士以特殊途径获得死亡供体捐献器官的量超过总数 5% 的移植中心。对于活体器官捐献,目前尚无特定指南。

2000 年,与"器官移植旅游"相关的器官非法交易成为备受争议的国际性问题。即使该类事件的起源尚无从考证,其涉及发达国家的移植受体为了能更快并且更为实惠地获得器官(同在国内等候器官相比)而来到发展中国家。这些事件引发了一系列伦理争论。第一,这些器官(至少在中国)在某些情况下来源于死刑犯,包括政治犯。第二,尽管这样获得的器官花费较低、价位较低,其中有很大一部分费用都流向了中介者,而真正给予那些贫穷的器官捐献者(供者)的费用却很少。在金钱、社会地位以及其他形式利益的诱惑下,器官贩卖行业不断发展。然而对于那些器官捐献者而言,有研究显示,他们所获的报酬并没有改善他们的生活,反而加剧了他们的痛苦。即使该行为在绝大多数国家是不合法的,器官黑市或者说是器官贩卖仍在西方、东方、中东以及非洲等部被相继报道。2004 年一则由英国广播公司(BBC)播报的新闻称,政府数据报告显示旁遮普地区(位于印度北部)在 20 世纪 90 年代有将近 3 500 人卖掉了他们的肾脏。第三,在发展中国家,有很大一部分器官供体会出现手术并发症。第四,相当一部分的受体也会出现手术并发症。第五,由于发展中国家医院的手术技术以及医疗护理尚不成熟,当受体带着新的器官(有时候其功能并不良好)回国后常常会找到他们原先所在的移植中心,并迫切要求再次移植。

许多有关这类问题的记录都来源于肾脏移植旅游,而非肝脏移植。2006 年,有报道称:"让人无法接受的受体高死亡率以及传染病传播(包括 HIV 和肝炎)在贩卖肾脏的移植中一直有被报道……"目前鲜有证据证明发展中国家的器官供体所获得的经济补偿能够改善他们的生活。众所周知,这些供体所获的报酬过低,而且他们术后的医疗护理往往没有达到一般标准甚至是缺如。2010 年,沙特阿拉伯的一家肾脏移植中心汇报了 93 名出国获取器官患者的情况。他们将这 93 名患者同 72 名于自己医院行移植手术的患者相对比。结果显示,出国获取器官的患者在术后第一年发生急性排斥反应的比例更高,6 个月与 12 个月时的肾功能更差,并且更容易感染巨细胞病毒与丙型肝炎病毒,然而两组移植物与受体的 1 年和 2 年生存率倒是没有太大差别。2011 年中国台湾有报道称,在中国大陆地区接受尸体供肝的中国台湾患者,其术后恶性肿瘤的发生率要远远高于在中国台湾接受手术的患者。然而,最近有一项研究发现,近些年来中国大陆医院为中国台湾患者所行的肾移植手术预后已大大改善——否定了和器官来源相关的不良结果的问题。

也有人认为,为器官买卖建立一个规范化的系统可能可以避免手术不良预后以及剥削器官供体等现象的发生。这个规范化的系统也被一部分人视为发达国家的努力方向,目的是为了能增加合法死亡供体以及活体器官的供给。Bramstedt 和 Xu 在 2007 年指出,美国的一些保险计划(包括私人和政府制订的)支持医疗旅游行业,其中就包括了移植旅游。其总结道:"鼓励移植旅游开发并利用活体供体而忽视了在其他国家中本国患者的需求。"

移植界在历经数年的思考与讨论后于 2008 年成立了一只国际性队伍,由 140 名专家组成。他们于同一年在伊斯坦布尔举行了针对移植旅游与器官非法交易的国际最高级别会议,会议中提出了《伊斯坦布尔宣言》。该宣言建立在《世界人权宣言》的基础上,其明确表示:"器官贩卖与移植旅游破坏了人格的平等原则、公正原则和尊重原则,应严行禁止。"该宣言还要求严禁以任何形式对器官进行推销、征求以及中介,同时要制定明确的法律与规章制度,一方面用于对活体供体进行评估并获得其同意,另一方面用于建立透明公正的死亡供体器官获取分配制度。特别地,该宣言警告了移植商品化的行为,因其利用了贫困人群,并最终促使了器官非法交易的产生。另外,该宣言还要求通过一定方式对供体提供照顾,其中包含长期照顾,因为供体做过器官捐献手术,以及为供体提供全面的补偿,包括其由于器官捐献可能损失的收入和实际支出。

在美国,绝大多数的移植专家支持该宣言的提议,然而美国移植外科学会(American Society of

Transplant Surgeons，ASTS)却提出了一些实际性的问题，特别针对目前美国的情况而言。有学者认为，美国目前缺乏一项统一的保险计划，使得该宣言中有部分规定难以执行。他们还提到，在美国为器官捐献者们设立补偿系统需要面对一些法律上的问题。最后他们指出，一些受到人们称赞的规定，如建立器官复苏和移植的国际标准，现实中缺少实际的可行性。

目前能够证明《伊斯坦布尔宣言》成效的证据尚不足。事实上，在2011年10月，一封由伦理学家与移植外科医生执笔的书信被刊登于 The Lancet 期刊上并引起了不小的轰动。该书信的作者认为中国临床医生与行政人员尚未建立一个"关于器官复苏的伦理系统"，这导致了移植旅游在中国得以持续，即使这样的结果将导致本国公民的器官资源短缺。此外，作者还谴责了中国人仍在使用死刑犯器官的行为。由于存在这些伦理上的缺陷，作者在文末提出"临床与科研试验在中国令人担忧的移植现状中相互交换混杂"，并呼吁人们联合抵制会议接受或期刊发表相关文章，以及同其合作进行科研研究。

Schiano 和 Rhodes 提到，发达国家移植中心面临着对从国外行肝移植手术治疗的患者回国后给予怎样的治疗的决定。在肾移植界，这一类患者很有可能会患有移植术后并发症。即使大部分移植中心与个人认为从人道主义出发应该为这些患者提供紧急术后治疗，然而人依旧争论是否应该为其行长期治疗，包括对术后排斥反应的防治，处理一些因手术技术问题而致的并发症，以及在国外获得的感染等。Schiano 和 Rhodes 坚持道："患者在出国行移植手术以前就诊的移植中心在患者回国后不能拒绝为其提供术后的医疗服务。"他们认为，将此类患者支走的行为不符合医生应尽的责任，即慈善对待且不主观看待患者，而仅仅是将包袱丢给了其他愿意接受这些患者的人。只要患者有出国行移植手术的意愿，即使这么做有一定风险，国内的医生必须在患者回国以后对其进行术后治疗。值得一提的是，虽然 Schiano 是一名专业的肝脏病学专家，但是他的观点并不能完全代表其他肝移植科医生的看法——一部分人更倾向于不为这些在国外获取器官的患者提供术后治疗。

### 支付管控

西方国家早在许多年前就对器官非法交易的行为进行了谴责。1984年，NOTA 规定了买卖器官属于违法行为。虽然 NOTA 明确声明："任何人为了有价补偿在知情情况下获取、接收或者传递器官，并最后用于器官移植的行为都是违法的"，但其并没有解释这里的"有价补偿"是什么。同时，该法律又准许给予活体器官捐献者适当的赔偿，以弥补其在交通、住房以及工资方面的相关损失。由此，政策制定者与移植医生纷纷呼吁应进一步修改法律并将经济刺激因素从活体器官捐献中移除。

有些国家，譬如伊朗和菲律宾，不把器官买卖看作是完全非法的行为，而是通过政府建立规范化的系统对活体肾脏捐献者们提供一定报酬。通过此项措施，伊朗近些年来肾脏捐献的数目并没有减少，其于1999年废除了肾移植等候名单制度。

然而，在伊朗仍有许多贫穷的患者在等候死亡供体捐献的器官。这并不奇怪，因为接受活体器官的供体往往较富有，而器官捐献者较为贫穷，为了能快速获得钱财或者偿还债务而捐献器官。至于手术预后，伊朗的移植肾生存率同其他未将器官市场交易化的国家相近。然而，活体供体的预后却较为复杂，其在捐献器官以后依旧很贫穷，一项有300名供体参与的生存情况调查显示，大多数人在切除一侧肾脏以后都出现了社会心理方面的并发症。因此，部分伊朗政策制定者承认该系统并不完善且存在伦理缺陷，本不该为人们所应用。即使所有器官捐献者(不论是肝脏还是肾脏)都有经济方面的补偿，但是经济刺激因素对活体肝脏捐献率有何影响目前尚未知。

一些美国的移植专家们提议针对供体补偿的问题建立一个规范化的系统。他们设想通过该系统由联邦政府或者保险公司来提供补偿的费用。他们还提出，在美国设立这样一个规范化的系统有助于淡化器官捐献的商业色彩，并促进活体器官捐献，增加可用器官数量。根据该建议，UNOS 将沿用原先的一套器官分配、供体评估以及知情同意流程。补偿的途径可以是固定金额、减税、定期人寿保险、工作/旅行补偿、长期健康保险或现金支付中的任一种。

近几年来，人们对于规范化系统方案伦理可行性的讨论不断升温，但相应法规却依然没有变动。该方案的支持者们认为，一个规范化的系统能够有效刺激器官捐献率的增长，从而减少等候器官的人数，拯救更多的生命。也有人认为，规范的资金奖励制度将支持活体供体出售器官，并尊重他们的自主权与对自己身体的所有权。另有人提出，该系统一旦建立，将会提高活体供体的收入，从而提升其生活水平。然而，也有人认为禁止规范化的器官市场的行为显得过于家长式作风了，以及利他主义与收获经济酬劳两者之间并不矛盾。另外，有人指出只有医生、器官获取组织和移植中心获得经济补贴,而器官供体却没有补贴,这对后者来说是不公平的。此外,即使所有国内潜在器官都已被利用,肾脏资源可能依旧短缺。

而器官买卖的反对者则认为,支持者们对于自主权的看法是有瑕疵的,他们随意假定商业化的活体供体没有受到外界压力影响且能够自主做出选择。实际上,那些反对以任何形式行器官买卖的人指出,商业化活体供体既没有自主权,也没有抛开外界压力做出选择的机会。由此看来,所谓经济刺激,不过是为贫穷弱势群体增加了额外的压力,促使其行器官捐献。在伊朗,人们发现肾移植活体供体往往对于术后长期并发症与规律性随访护理的意识不强。有部分人提出,经济刺激从利他主义的角度上来讲是不需要的,尽管目前单纯的利他主义不足以使人们行器官捐献,然而其的确从某种程度上弱化了因慷慨之心行器官捐献的可能,并冠之以获得钱财的名义。另外,有人提出这种为人体部分器官量价支付的行为对人体与生俱来的完整性来说是一种冒犯。该系统的提出也可能会引起一部分利他主义捐献者的反对,结果反而可能使器官捐献率降低。

虽然人们试图通过教育项目、法律途径、经济刺激或其他方法提高器官的捐献数目,但是伊朗的事例证明了这些措施在发展中国家难以起效。目前尚未明确是否有规范化的系统在美国得以施行。

## 器官分配与 UNOS 政策

任何一个为伦理所接受的器官分配系统都需要权衡关于公平的多种互相矛盾的定义,其中包含医疗、社会医疗、社会、个人等因素。例如,在肝脏分配系统中,器官往往最先分配给那些最需要获得救治的人(即在等候肝源的过程中最容易死亡的人)。同时,该系统也在尽力保证每名患者平等拥有获得器官的机会,给予他们生存并且拥有较好生活质量的可能。

医生通过各种方法延长移植术后患者的存活时间,同时也是为了消除外界对于器官分配公平性(即对于紧缺的器官资源的公平利用)的质疑。

自 20 世纪 80—90 年代,美国肝移植技术不断发展,而肝脏资源的分配主要取决于患者是否在移植中心就诊,以及其病情严重程度和等候器官时间。肝移植手术的适应证在这段时期有所扩展,这意味着将有更多的患者死于等候器官的过程中。公众对于目前这项主观性较强的器官分配制度抱有怀疑。因此,美国议会与联邦政府领导 UNOS 在 2002 年发布了一套具有循证依据的全新系统,该系统通过测定人体的生理功能来评估生命危险性,被称为 MELD 和 PELD(图 29-1),附加了一种紧急情况(7 日内很可能会出现死亡)。MELD/PELD 的意义在于,帮助将供肝最先分配给生命危险度最高的人,而不是通过等候器官时间或者其他主观的临床评价来决定分配的优先权。因此,目前 UNOS 政策所采用的方案是将死亡供体供肝由当地 OPO 获取后最先分配给该地区 MELD/PELD 评分最高的患者。小于 18 岁供体的供肝将优先提供给儿童患者。该方案还要求所获取的器官首先分配给供体本地区内匹配的患者,然后是其所在的 UNOS 分配地区(11 个名族地区除外),最终才是全国。

该系统提高了器官分配率,也没有降低患者术后生存率。但其也存在严重的不足之处,特别是该系统没有考虑到一些重要的因素,例如一些难以忍受的症状(如皮肤瘙痒)以及一些不增加短期内死亡率的疾病,也不伴有长期风险,如淀粉样变性、家族性高脂血症、门脉性肺动脉高压。因此,在美国 MELD/PELD 系统中对于出现上述情况的患者给予了额外的优先分配权。

人们发现国际范围内使用 MELD 评分带来了较好的成效。美国某中心的数据分析显示:使用 MELD

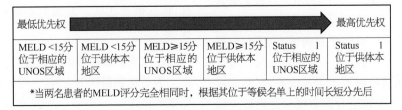

| 最低优先权 → 最高优先权 | | | | | |
|---|---|---|---|---|---|
| MELD <15分位于相应的 UNOS区域 | MELD <15分位于供体本地区 | MELD≥15分位于相应的 UNOS区域 | MELD≥15分位于供体本地区 | Status 1 位于相应的 UNOS区域 | Status 1 位于供体本地区 |
| *当两名患者的MELD评分完全相同时,根据其位于等候名单上的时间长短分先后 | | | | | |

**图 29-1** 终末期肝病模型(MELD)器官捐献评分系统。OPO,器官获取组织;UNOS,器官共享联合网络［引自 Coombes J, Trotter J. Development of the allocation system for deceased donor liver transplantation. *Clin Med Res*. 2005; 3(2):87 - 92.］

评分对患者进行优先分级不会明显减少其术后 1 年的生存率。此外,较高的 MELD 评分往往意味着较为昂贵的住院费用,以及在住院治疗后还需要额外的康复治疗。瑞士一项最近的调查表明对使用 MELD 分配系统之前 100 名患者与之后 100 名患者进行了对比。虽然同人们预想的一样,MELD 分配系统确实能降低等候移植人群的死亡率,但是它也抬高了患者的术后死亡率(主要是因为肾衰竭)并且增加了费用。这一类的研究阐明了如何权衡器官分配系统中有关效益与道德的部分。

所有器官分配方案,包括那些通过数学计算客观衡量器官功能的方案,都是为了构建出一个实用的准则。譬如,在有关分配政策的讨论中,Dawwas 和 Gimson 于 2009 年提到了生存效益模型。与此同时,他们还参考了 Merion 等人的发现:不考虑其他方面,MELD 分配系统的不完全实行将从一定程度上导致无效移植(超过 50% 的死亡率)。该研究中无效移植的定义同生物伦理学文献中所使用的定义不同,后者指的是移植成功率小于 1%。目前尚无客观标准来判定无效移植生存率的界值。同样的,对于延长患者术后生命与增加手术台数以挽救更多危重患者这两种选择哪种更为优越的问题,目前也没有公认道德体系来对其进行评判,因为后者往往会导致患者的术后生存期不长。因此,人们尚未寻找到有效的标准来化解患者个人利益与终末期肝病患者群体利益之间的矛盾。

MELD/PELD 模型的支持者认为,该模型将器官优先分配给病情最重的患者,提高了器官分配的公正性。然而这么做的结果是手术预后不佳,甚至需要再次移植,以至于肝源更为紧缺。这诱发了人们怀疑 MELD/PELD 模型对实际效益的低估是否会影响到器官分配的公平性。该模型通过 MELD/PELD 评分高低,限制了那些从移植手术中生存获益较少的患者,从而在一定程度上降低了其实际效益。然而,仍有部分伦理问题尚未解决。首先,地域差异将会损害器官分配的公平性。有证据显示,规模较小和规模较大的 OPOs 相比,其所移植的患者病情要更轻,而器官分配所用的 PELD 评分也有一定地域差异。有反对者认为,死亡供体供肝应属于国家资源,而非区域资源。其提议应进一步改进分配制度以处理好地域公平性的问题。虽然该项提议能够加强器官分配的公正性,但其有效性将会受到影响。

MELD 系统中对早期 HCC 患者的优先分配也引起了对疾病分配公平性的质疑。由于 HCC 患者

MELD 评分往往偏低,如果等候肝源的时间过长,肿瘤进展转移的可能性就偏大,而一旦肿瘤转移,患者就不再被视为肝移植手术的候选者。因此,HCC 患者在 MELD 系统中有一定优先权。随着该项制度的确立,在美国 HCC 患者接受肝移植手术数量大幅度增长,因 HCC 而接受肝移植手术治疗的患者占肝移植总数的 18%~20%。然而,有人争论 HCC 患者相对于非 HCC 肝病患者而言具有器官获取的优先权,从而更有可能获得移植手术的机会。因此,尽管缺少优先权对于 HCC 患者而言是不公平的,但是优先权的存在对于非 HCC 肝病患者而言也是不公平的。HCC 患者移植术后生存预后不如非 HCC 肝病患者,这一点也对目前 HCC 患者优先权所带来的疗效产生了质疑。随着器官分配优先权的政策回顾和优化,该方面的讨论将很有可能一直持续下去。

在成功移植入肝脏之前,受体发生术中死亡的情况虽然少见但还是存在。而在术中未被使用的移植物器官也被称为"孤儿移植物"。在死亡供体供肝的前提下,UNOS 规定应将孤儿移植物重还给 OPO 以行器官再分配。但是,UNOS 并没有规定如何处理活体供体所捐献的孤儿移植物。活体供体与死亡供体所捐献的孤儿移植物的差别在于,前者带有一定方向性,即供体已决定将供肝捐献给特定患者。活体供体决定捐肝的同时也在考虑自己是否值得为所爱之人冒捐献器官的风险。当受体在手术结束前死亡且不再需要供肝的时候,活体供体就失去了其原本应有的心理获益。此时,人们就需要面临一些复杂的伦理决策(图 29-1)。移植外科医生一致支持将孤儿移植物重新分配。另外,人们普遍认为应该对供体或其家属行知情同意,即在供体评估的过程中说明该项情况发生的可能性与相应计划。最后,人们就是否应将孤儿移植物送至 OPO 或原移植中心进行再分配的问题也进行了一系列讨论,这牵扯到伦理公平性与实用性的权衡问题。还有人指出,既然原先的捐献具有指向性,那么供者或供者家属需要指明供体再次分配的标准。

## 扩大或扩展标准的供体以及高风险供肝

为了增加器官供应量,一些移植中心使用了扩大标准的供体(extended criteria donor,ECD)或称之为"边缘供肝"。目前对于边缘供肝的说法有很多种,其大意是指在受体能够承担一定风险的前提下,适当放宽供体标准,使用一些功能受损的供肝。其中包含多种情况,如年龄超过 60 岁的供肝、冷缺血时间超过

12 小时、供体高血钠、供肝脂肪变性、劈离肝、心死亡供体肝脏捐献等，这些情况均会对受体产生一定风险。总的来说，扩大标准的供肝质量同供体的健康状况密切相关，而不是简单地被分为"好的器官"和"坏的器官"。而此时，供体风险指数（类似于 MELD 受体风险评分）被提出并批准使用。该指数通过供受体指标来估测手术预后，其中也包含使用 ECD 供肝的手术。

另一类相关的器官即高风险供肝（也常称 CDC 高风险供体供肝），其中虽有部分也能归于边缘供肝，但人们仍视其为单独一类。OPTN 指出，高风险供肝是指那些容易导致某些疾病传播的供肝，其中包含 HIV 血源性传播、乙型肝炎、丙型肝炎等，只要供体符合美国公共卫生局（Public Health Service，PHS）所颁布指南上的标准。而高风险供体是指曾有过疾病感染风险行为的死亡供体。

在美国，每年大约有 9%的供肝（2 580 个左右）来源于高风险供体。各个地区的使用率则有很大不同（2.3%~26.1%）。许多因素会影响移植中心对该类器官的接受程度，譬如患者在延长等待肝源过程中所受的潜在伤害、移植中心的规模、内外科医生对于边缘供肝的辩证的态度、移植中心的各项统计数值以及医疗补助服务中心（Center for Medicare & Medicaid Service，CMS）的证明等。必须征询患者是否愿意接受边缘供肝，尤其是对于高风险供肝而言。

因此，人们针对 ECD 与高风险供肝提出了一套与标准供肝不同的器官分配系统。相较于一般的通过等候名单来决定器官分配，医生往往会就具体患者询问其是否愿意接受 ECD 或高风险器官。也就是说，临床医生会根据患者的临床情况与治疗需求来仔细匹配合适的 ECD 与高风险器官。使用 ECD 与高风险供肝的理论依据是使患者获益于尽早的移植手术治疗，即使这样做有可能会导致疾病传播和器官功能不良，这些风险相较于等待合适肝源所带来的风险而言是值得的。2008 年，一名患者接受了来自 HIV 和 HCV 双重感染供者的供肝，然而由于供体处于病毒复制的"窗口期"，人们并没有通过常规的检查发现其为感染者。该事件提示人们需要改善核酸检测方法，对高风险供肝进行再考虑，以及加强患者的知情同意环节。尽管如此，人们也开始热衷于为 HIV 或 HCV 阳性的移植候选人移植 HIV 或 HCV 阳性供体的供肝，虽然这么做也产生了许多病毒合并感染的情况，但其疗效有一定保证。

## 肝移植的候选纳入与预后差异

基于人们在选择肝移植患者的时候不可避免会产生偏差，肝移植手术的分配也会有一定的社会差异。这种差异体现在地域、种族、性别几个方面。

在过去的几十年，由地域因素所导致的肝移植候选人纳入情况的差异一直受到人们广泛关注。目前所应用的系统首先将器官分配给当地病情最重的患者（MELD 评分≥15 分），其次考虑周围地区病情最重的患者。如果没有发现合适的受体，那么器官将分配给当地病情相对较轻的患者。考虑到要尽量缩短器官的冷缺血时间，器官在全国范围内的分配就受到了限制。由于肝移植患者所处的地域各不相同且不平等，每个地区等候肝源所需的时间也是不同的。因此，史蒂夫·乔布斯（苹果公司 CEO）在 2009 年来到田纳西州获取肝源所需的时间要远远短于加利福尼亚州。尽管 UNOS 与各移植中心没有禁止患者进行多处登记，但不是所有的患者都可以通过出游或者是居住在其他城市的途径获得肝源。这种地域性的器官分配不公正现象曾在一部分公众与专业人士中引起了骚动，他们于 1999 年鼓励医学研究所呼吁："器官分配应该基于共同的医疗条件，而非偶然的地域条件。"1998 年，最终法案经过修正后颁布，其要求各 OPOs 在器官分配方面应更加注意公平性问题，希望能在 MELD 系统的基础上寻找到更为标准的评估方法。然而，地域差异依旧没有消失，在小地区行肝移植术患者的疾病严重程度仍轻于在大地区行肝移植术的患者。尽管抗议一直持续，但相关措施效果不甚理想。

在 MELD 系统出现之前，美国黑种人行肝移植手术的比例要远远低于美国白种人。1999—2008 年，在一项关于肝移植受体为少数群体的调查研究中，Fan 等人发现，白种人行肝移植术的比例同其出现在移植等候名单上的比例相对应。而美国黑种人与亚裔人行肝移植术的比例要远远超出其在移植等候名单上的比例，相较于美国白种人与拉丁裔美国人而言，其行移植术所占比例在不断上升。然而在 2000—2008 年，拉丁裔美国人行移植术的比例在下降，这同他们在等候名单上的比例变化有关。Fan 等人没有使用患者的各项特征包括 MELD 评分对调查结果进行分析。然而，Mathur 等人在人为控制地域与 MELD 评分两个变量之后，发现尽管在接受死亡供体进行肝移植手术的比例上，美国黑种人与美国白种人相比没有明显差异，而对拉丁裔美国人与亚裔美国人进行亚组分析时发现其在肝移植的候选纳入过程中存在差异。因此,MELD评分似乎已经在一定程度上削弱了尸体肝脏移植中的不公平性。同样地,Volk等人也发现,地域的不同将导致种族差异。

这种不公平的现象在活体肝移植中同样存在。2011年,美国行活体肝移植术的人群中有78%是白种人(190人),剩下的有12%是拉丁裔美国人(30人),6%是美国黑种人(15人),只有4%是亚裔美国人。

人们发现,这样的差异在患者和移植物生存率中也有所体现。Fan等人观察到,拉丁裔与亚裔美国人的1年、5年和10年的移植物与患者预后都要更佳。例如在2010年,亚裔患者的1年和5年移植物生存率分别为85%和66%,对应地,拉丁裔患者为82%和64%,白种人患者为82%和66%,黑种人患者则只有79%和58%。类似地,亚裔与拉丁裔患者的术后1年生存率分别为88%和87%,而白种人和黑种人患者分别为87%和84%。Fan等人还发现,黑种人与亚裔患者行肝移植手术的数量在增加,而拉丁裔在减少。以上这些差别可能反映了不同种族人群的肝脏疾病谱或排队的原则是不同的。

在性别方面,2000—2011年,男性行肝移植手术的数量要多于女性。在2011年,有4 121名男性(65%)和2 220名女性(35%)行肝移植术。一项来源于移植受体科学注册系统的数据样本,包含78 998名成人肝移植候选者,其中既有在应用MELD系统之前的,也有在应用MELD系统之后的。该数据样本显示,不论在MELD系统应用之前($\Delta = 9\%$; $P < 0.000\ 1$)或之后($\Delta = 14\%$; $P < 0.000\ 1$),女性患者所占的移植比例(协方差调整后)都要显著低于男性患者。在美国部分地区这种基于性别的移植比例差异在应用MELD系统后表现得更为明显,有的甚至达到了30%。造成这种性别差异的原因目前尚未知。

### 肝移植的资源和未来

在过去的10多年来,治疗肝衰竭的医生都在寻找能够替代原位实体器官移植的治疗方法,其中包含了肝细胞移植(将肝细胞通过导管注入自体肝的支架结构中)、插入缺失或正常基因片段(针对基因突变的患者)、异种器官移植以及使用人工器官。人类肝细胞移植在1992年首次被报道。该方法是将新的肝细胞注入病肝并维持其分裂增殖功能,降低了患者对大型手术需求,对治疗急性肝衰竭可能有效。另外,有研究团队已试着通过该实验室技术来替代缺失功能的病肝,相关研究主要是在患有代谢性疾病的儿童身上进行。经移植后的肝细胞,其发挥的效应往往是短

暂的,主要是由于移植细胞自身凋亡作用和宿主的排斥反应所致。更多的,除非科学家们能够发现新的肝细胞来源,否则,那些致力于细胞输注治疗的研究者就要同使用肝脏进行实体器官移植的外科医生竞争受体。到目前为止,实验室里胚胎细胞系的建立尚未成功,且动物源性肝细胞对于人类而言仍有较强免疫原性和较大感染风险,即便其能合成出人类需要的所有蛋白质。

基因治疗与生物工程制造的人工肝目前尚未进入临床应用阶段。基因治疗的主要优势在于其避免了对免疫移植剂的需求。然而,许多研究表明该方法还不能产生持久的临床效果。目前有两种在体外进行透析治疗清除毒素的治疗方法(分子吸附再循环系统,又称MARS,以及普罗米修斯系统)对部分急性肝衰竭患者具有一定的临床效果。但是,这些系统无法替代正常肝细胞的代谢与合成功能,因此其实用性是有限的。部分生物人工系统已应用于一些急性肝衰竭相关的随机对照临床试验。经证实其作为移植手术前的过渡治疗会有一定效果,但人们尚未发现患者生存率与生活质量有明显的改变。

虽然移植医生已将肝脏移植充分应用于临床,但这种治疗方法不单单是为了延长患者的寿命和提高患者的生活质量,还应该考虑到个人与社会的经济承担能力。肝移植所需的费用十分高昂,即便人们尝试着缩减费用和提升效益,仍有许多因素制约了该项技术的应用。随着手术技术与免疫抑制方法的进步,肝移植的手术适应证不断扩展。而随着一些大项目的成功,人们对于该项技术的需求不断上升,一些成功项目的受训者与后起之秀分散到其他地区并成立了全新的或是扩展的项目。虽然这样做使人们与移植中心的距离更近,但也意味着地区器官供应的限制使得人们必须去更大的移植中心获取器官,这从一定程度上降低了治疗效率,并减少了人们通过参与连续性研究获得更好预后的机会。从目前来看,在今后的许多年,这些因素将持续制约肝移植的发展。

为了平衡移植的候选人纳入、临床效果以及经济效益这几方面的关系,需要各个项目提供由客观临床疗效带来的充足证据。2007年,CMS公布了移植项目获得医疗保险基金所需的条件。实际上,若患者的实际预后与预期之间存在统计学差异(即患者死亡或移植物失功能),那么相应的移植中心将会被取消认可,从而无法获得医疗保险基金。ASTS认为,除去其他问题之外,该评价系统完全依赖于假想的统计学分析,而没有考虑到其他风险因素。基于CMS的提

议,ASTS 担心会有一部分移植中心将一改其惯例,将目标定为保护自身而非治疗患者(譬如阻止高死亡风险患者行肝移植手术)。此外,CMS 的要求也可造成移植中心越来越不愿尝试创新方法和进行实验性研究来改善其总体预后。这意味着人们必须在建立维持标准与承担风险改进标准之间找到一个平衡点。

2012 年早期(即该章内容撰写之时)在美国,人们已尝试着通过大量推进工作来控制日益增长的医疗保健支出,但人们无法预测政府机关与私人保险公司会通过什么手段来进一步限制肝移植费用。一方面,一部分措施(如 2010 年颁布的《平价医疗法案》)是为了让人们更易获得基础医疗护理,从而减少因慢性疾病(如酒精性肝病)导致的死亡。短期内,在这些预防措施行使之前,一些患有进展性慢性肝病的患者也可能会接受亚专科的治疗,这么做的结果是会增加移植受者的评估,并进一步增加了对肝源的需求,也会出现等待肝源患者死亡率的上升。另一方面,这些控制肝移植费用的措施可能会促使人们将一部分有术后发病和死亡风险高的患者排除于肝移植等待名单之外。这种卫生资源配给方式(尤其是后者)常受到美国群众的排斥。但是鉴于肝移植所需的医疗护理总成本过大,相关政策与道德观念可能会有所变动。

## 总结

同医学上的其他伦理问题一样,肝移植中的伦理问题不常随着新的科学发现而改变。尽管做出一个正确的道德推理需要严密的逻辑与充足的事实依据,但人们也常因信仰、文化,以及世界观的不同而引发各式各样的伦理争论。本章主要讨论了近 30 多年来肝移植实践领域所涉及的伦理问题与相关决策。事实证明,对关于神经元死亡的病理生理学研究将有助于人们判断在体循环消失后多久可以摘除实质性器官。然而,当患者在永久性失去大脑皮质功能以后,就连科学也无法告诉人们其是否已完全死亡并可进行器官摘除。同样地,当患者亲属持反对意见时,无论是法律条款还是政府政策,包括死者相关的充分的证明文件,都不能完全解决器官捐献的问题。此外,人们也无法单纯通过随机对照试验解决以下问题:①如果需要重复移植手术的话,重复次数不超过多少次算是合理的? ②是否应该(或如何)要求酒精相关性肝病患者证明其已克服酒精滥用的问题。③如果需要的话,在什么情况下发达国家移植中心要为那些通过移植旅游在国外获得器官的患者进行术后管理,等等。

为了解决这些棘手的问题,需要不断同他人进行激烈的谈判与协商,这些人包括患者、活体供体、家庭成员、医务同事、器官获取人员、政策制定人员等。这些争论难免会带来一定的负面情绪,包括愤怒、愧疚以及后悔。医务人员发现,一些相应体制机制(如伦理顾问、伦理委员会)的建立将有助于其解决这些伦理相关的问题。在每一个案例中,持有反对意见者应仔细倾听并从不同角度来考虑问题所在。大多数情况下,争论者都希望问题能和平解决,每一方的意见都能被听取、被尊重,并在一定程度上被理解。有的时候,人们应意识到,单纯靠经验科学是无法解决伦理纷争的。

**鸣谢**

该项研究受到了芝加哥移植伦理联盟通过西南大学综合移植中心给予的支持与帮助,同时也受到了卫生资源管理部门合约 234 - 2005 - 370011C 的支持。该部分内容仅由作者单独负责,并非反映卫生与人类资源服务部的任何观点或政策,也未提及任何行业、商品或经政府认可的组织名称。

---

## 要点和注意事项

- 2010 年颁布的《平价医疗法案》更进一步包含了免疫抑制剂相关内容。
- 近些年来公布的活体供体术后长期预后的数据对活体器官捐献起到了支持作用。
- 人们对于手术预后以及成本效益的关注使得某些受体亚群的移植优先级发生变动,如肝脏恶性肿瘤与酒精相关性肝病患者的优先级有所下降,而一些先天性疾病的优先级有所上升。
- 移植项目在国际范围内的逐渐开展促使美国当地

- 移植中心行相应措施以改善疗效,降低费用。
- 近年来有研究表明老年受体肝移植手术预后较预期要好,因此,该类手术正逐渐为人们所接受。
- 近年来出现的活体供体死亡案例已使部分移植中心提倡停止活体器官捐献。
- 肝移植中的差异因素将持续存在甚至不断增加。
- 医疗资源的分配限制将促使一些好的移植中心不断加强其医疗水平。

# 第 30 章

# 肝移植候选者的精神病学评估

## Psychiatric Assessment of Liver Transplant Candidates

Elisa A. Moreno • Sheila Jowsey • Tara McCoy

金禹霆•译　金禹霆　陆晔峰•校

　　移植候选者的精神病学评估是移植评估过程重要的一部分。准备移植的患者中有较高的精神病发病率。然而，活动性的精神疾病是一种可变的危险因素。精神病学评估的首要目标是判定精神病并发症是否危及患者承受复杂的移植治疗的能力。次要目标是为降低上述风险提供建议。移植的评估最好由多学科团队完成。团队成员应包括精神病学家，他们可以执行神经精神病学测验，并给患者及家属提供咨询服务。社会工作人员可以评价社会支持、安排照顾者，并在经济和保险方面给予帮助。牧师可以抚慰患

者及家属的心理。化学药物依赖方面的专家可以提供药物滥用相关的建议。器官移植协调员因为与患者及家属联系密切，所以可为精神病专家提供重要的病史，帮助他们评估患者是否能与整个移植团队进行有效的交流。移植精神病学家评估患者的任务主要着眼于精神疾病的诊断，包括药物滥用、神经认知障碍、应对技巧、药物服用史，提供可以改善患者预后的建议等。

　　移植团队经常会遭遇伦理问题，比如由于器官资源短缺造成的器官分配问题。他们必须平衡移植器

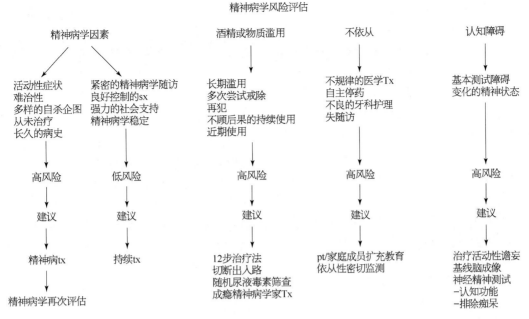

**图30-1** 精神病学风险评估

官受者和其他尚在排队等待的患者之间的利益,从而做出有益双边的抉择。精神病学风险评估是复杂的、多方面的,故而需要全面综合的方式(图30-1),所以这项工作最好由专门的移植精神学家承担。他们与移植团队紧密合作,熟悉移植患者术前术后全方位的内科、外科和精神问题。

## 移植精神病学家的任务

移植精神病学家实施全面的精神病学检查(表30-1)涵盖了过去和现今的精神病史,包括门诊和住院的精神病治疗、自杀倾向、症状学、药物疗法、咨询服务。抑郁症和焦虑症包含外伤后应激综合征。物质滥用在肝移植患者中是普遍的,可分为药物滥用和酒精滥用,规定剂量的阿片类药物使用不在此范畴之内。疼痛性疾病在很多疾病中都比较常见,对于肝移植患者也不例外。肝性脑病导致的认知障碍使得肝移植患者的精神评估更加复杂。精神病家族史会提高患者罹患精神疾病的风险。患者的治疗不依从史警示精神病学家今后潜在的不依从可能。难以适应的应对技巧同样是导致不良治疗预后的风险因素(表30-2)。

| 表30-1 移植精神病学检查 |
| --- |
| 患者对终末期疾病的反应 |
| 关于移植的知识 |
| 依从史 |
| 接受移植后的医疗方案,包括每日免疫抑制剂的需要和临床随访 |
| 家庭对健康的反应 |
| 系统的精神概述 |
| 过去的精神病史 |
| 家庭精神病史 |
| 酒精使用历史 |
| 非法药物史 |
| 处方药使用史 |
| 尼古丁使用历史 |
| 发展史 |
| 心理状态检查 |

| 表30-2 行为检查表 |
| --- |
| 不遵守随访约定 |
| 有限的支持系统 |
| 家庭冲突 |
| 表达对移植团队的敌意 |
| 移植团队成员的理想化或贬值 |
| "特别待遇"的期望(例如,由于不重要的原因重复安排约见) |
| 过度关注身体外观 |
| 关于患者宣教、医疗信息的死板期望(例如,尽管在教育方面做出合理努力,但是一再请求详细信息) |
| 对医学指导/说明漠不关心 |
| 给移植团队的不同成员提供相互矛盾的病史 |
| 参与高风险行为(与警察争执,对人身安全欠关心) |
| 转换移植中心的原因不明 |
| 对移植的显著矛盾 |

一旦移植精神病学家认为患者的病史有待进一步研究，比如进行精神病学诊断辨析或者神经认知评估，那么采用心理测量工具的神经精神病学评估是可取的方法。对患者适应不良的性格特质、隐性的精神病学症状，以及认知障碍程度的认定都可以指导下一步更深入的治疗。但是以下这些评估方法并不足以用来诊断疾病，理应用于补充移植精神病学家的临床治疗评估。具体的肝移植分级方法可以帮助移植团队明确有关范围。移植评估分级模型和移植候选者的社会心理评估模型可为移植患者在家庭支持的力度、过去的精神病史、处理方式、物质滥用、治疗依从史以及移植相关知识方面进行评估。然而，这些评价模型是否有确切的有效的预测作用不得而知。

各个移植中心的精神病筛选标准不尽相同，同样对于心脏移植、肝移植和肾移植，其过程也是各有特点。精神发育迟缓、阳性症状突出的精神分裂症、犯罪行为、美沙酮维持治疗在一些案例中已经成为排除标准。但是，随着医学知识的更新和治疗方法的发展，伦理也迫切要求在个体基础上分析每个案例，所以可接受的精神病筛选的界限将被推向一个新的临界点。

## 特殊问题

### 等待周期的适应

移植等待期过程伴随的精神病症状会降低患者的生活质量，给患者造成极大的困扰。肌肉痉挛和皮肤瘙痒显著地影响了患者的生活质量，其他的诸如脑病、睡眠障碍、难治性腹水等也是主要因素。临床意义上的睡眠障碍发生于将近50%的肝硬化患者。极少数肝性脑病的患者会出现认知和行为障碍。抑郁症也不常见。患者可能产生死亡恐惧，忧心家庭成员和即将到来的手术。患者经常会面临拼命持续工作带来的注意力不集中和身体疲劳的问题。此外，害怕失去保险保护也是个不小的困扰。如果他们给患者的保险是初级的类型，配偶则大多需要维持保险生效。这会使得夫妻之间较难坚守到实施手术的日子。据研究报道，配偶可能承受着比患者更大的压力，包括在移植术前或者移植后。配偶及其他家庭成员将从与移植团队的会面和参与到后援团体中受益。很多移植中心会为患者家庭提供支援团队。这可以给他们提供信息，培养在移植过程中处理问题的技巧，比如药物治疗、副作用、康复过程及财务问题。语言障碍、学习困难、肝性脑病等都会给患者宣教增加难度。在这些情况下，翻译人员需要扮演重要角色。如果患者理解了宣教信息，他们将更容易记住学习内容，并且因为经过深思熟虑的过程，患者的依从性也会加强。医生-患者关系是影响医患交流的重要因素。

### 情感障碍

情感障碍通常发生在移植等待期的患者。有报道称47%的患者经历过抑郁症状，如酒精滥用史、人际关系敏感、单身等。移植前抑郁的表现不意味着术后一定会依从性差，但是这值得医生重视，因为这种不良表现将损害患者的生活质量和处理复杂的治疗疗程的能力。一般情况下移植等待期的患者对抑郁症的体验过程是（也有报道称可表现为烦躁）初期从使用低剂量的5-羟色胺再摄取抑制剂开始，而后逐步增加剂量来治疗情感障碍症状。虽然有报道认为情感障碍增加胃肠道出血的风险，但是由于该事件发生率报道的不一致性，目前尚无共识。

患者移植后抑郁症发作较普遍，在33%～63%。有研究表明抑郁症降低患者生活质量，升高了死亡率。另有研究认为移植前抑郁症可以预测移植后抑郁，但不能提示移植后移植物排斥、移植物失功能、感染或者死亡率上升。伴有丙型肝炎的患者更多地发生移植后抑郁。移植后抗抑郁药可以被较好的耐受。如果患者已经恢复良好的肝功能，可以服用正常剂量范围的西酞普兰、舍曲林和文拉法辛，并且一般很少与免疫抑制治疗发生药物间反应。米氮平有刺激食欲的作用和镇静的副作用，可以给体重减轻和睡眠不良的患者提供有效的治疗。米氮平部分经过肾脏排泄，所以肾功能减退的患者需要调整剂量。正在接受α干扰素治疗丙型肝炎的患者可能有疲惫虚弱的症状，因为α干扰素的副作用包括疲乏、认知困难、自主神经系统症状以及自杀构想。米氮平对上述副反应可能有效，尽管可能会引起血质不调。

有研究发现多达19%的移植前患者有焦虑表现。患有自身免疫病或者处于失业状态下都更频繁地发生焦虑，酗酒的患者则发生较少。肝硬化患者的看护人员发生焦虑的概率高于患者本人。暴发性肝衰竭的患者更有可能发生移植后焦虑。移植后，焦虑的患者有相对较高的可能发生抑郁症、经济困难、社会心理方面功能不良。丙型肝炎患者更多地发生焦虑。社会心理压力可通过作用于TNF、IL-1、IL-6影响丙型肝炎的进程。移植后患者为对抗焦虑通常服用5-羟色胺再摄取抑制剂，或者会短暂地使用苯二氮䓬类药物。移植前,苯二氮䓬类药物会加剧肝性脑病的症状。

如果接受移植的躁郁症患者之前是长期稳定的,他们可能康复良好,但是也需要仔细监测,以防情绪不稳定的阳性症状出现。锂主要经过肾脏排泄,可能用来治疗终末期肝病,只是需要监测患者的体液状态,因为血容量不足会造成血锂毒性浓度降低。持续的移植后评估非常重要,因为移植后的患者接受高剂量的类固醇激素治疗可导致躁狂表现。精神病学咨询可帮助管理这些患者。

患者将从非药理学治疗策略中受益,如支援团队可帮助对抗未知恐惧,分享共同经验,提高解决问题的策略。激励练习、维持社会练习、持续参加励志活动、鼓励构建一个乐观的框架都将降低发生躯体疾病条件下精神病学症状的风险。辅助中药治疗因其肝损伤副作用应避免使用。

### 酒精滥用

酒精性肝硬化是接受肝移植患者的第二大诊断病因。1988—2009 年,酒精性肝硬化肝移植患者占了所有肝移植患者的 20%。因酒精性肝病接受肝移植的患者有较好的移植后生活质量。但也有学者认为酒精性肝硬化患者移植后生活质量会下降,表现为疼痛和身体状况恶化。而且这种类型肝移植患者的术后存活时间与非酒精性肝病接受移植的患者相似,好于丙型肝炎患者。

复发风险主要是戒酒少于 3 个月、不接受酒精中毒诊断、酒精依赖和滥用诊断、酒精依赖的家族史,以及其他物质滥用(表 30-3)。曾有研究认为酒精性肝病肝移植后复发率高达 90%,但是具体地说,在研究不同饮酒方式的前瞻性研究报告中可发现,54% 的患者没有再饮酒。而在重新开始饮酒的患者中,饮酒也是偶尔的、少量的。研究者发现,随着时间推移,适度饮酒的患者逐渐消失,迟发型适量饮酒的患者数在增加,早发型的患者中大量饮酒的比例上升。适量和大量饮酒的复发人群死亡率较高。

### 表 30-3　酒精性肝病肝移植后饮酒复发的风险

多药依赖
缺乏稳定的社会支持
缺乏诊断洞察力
人格障碍
戒酒失败的历史(曾试图治疗失败)
配偶/伴侣持续酒精/物质滥用

不同治疗方式对患者的疗效已有研究。等待名单上的患者随机被分在积极加强治疗和低复发的普通治疗两组。令人吃惊的是 25% 的等待名单上的被试者在随机分组后再度开始饮酒。大部分移植中心建议患者参加匿名戒酒者协会或者咨询服务,抑或是接受正规的成瘾治疗项目,尽管如此,目前各大中心仍没有一致的意见。1997 年,美国肝病学会和美国移植协会共同召开的一场会议达成共识,建议患者至少戒酒 6 个月。但是这一决议并未得到接下来的研究结果的支持,研究认为 6 个月是预测戒酒的重要节点。

过去患有严重酒精性肝炎的患者对治疗反应不佳时不会去考虑做移植。然而一项多中心研究显示,假如患有严重酒精性肝病的患者有强力的家庭支持,并可以保证戒酒,且在无其他并发疾病的情况下,接受肝移植后生存率好于没有接受肝移植的患者(77%对 23%)。

### 烟草

被评估需要接受肝移植的患者比普通人有更长的烟草接触史,其中很多人是主动吸烟者。有烟草接触史主要有两个原因。第一,尼古丁依赖和其他精神疾病高度共存,预示着存在其他需要深度探究的精神病史。第二,研究显示吸烟是引起肝移植患者发病率和死亡率升高的重要因素。

#### 吸烟和精神疾病发病率

烟草接触与精神疾病高度共存。一个经典的美国研究样本表明,一生中诊断有两种及以上精神疾病的人更可能吸烟,每日的吸烟量比普通人更多。重度吸烟者提示患者尼古丁依赖。尼古丁依赖,即是尼古丁成瘾,与其他常见精神疾病有关,包括物质滥用。尼古丁依赖的个体有更高的概率发生酒精、大麻和可卡因依赖。尼古丁依赖同样与抑郁症和焦虑症相关。与尼古丁依赖相关的情感障碍有抑郁、恶劣心境障碍和双相障碍。与尼古丁依赖关联的焦虑症中有创伤后应激障碍、恐慌症、社交恐惧症。人格障碍也与尼古丁依赖有关。学者们发现由于多巴胺和 5-羟色胺释放导致的正强化效果,患者会产生自限性的尼古丁相关精神症状。

#### 吸烟增加肝移植受体发病率

吸烟影响肝移植候选者的健康状态。烟草接触史与肝移植后持续的健康风险相关。在肝移植评估期间,吸烟影响发病率和总死亡率。肝移植患者的吸烟史与血管并发症的发生高度相关,如肝动脉血栓形成。移植前已经戒烟两年的患者血管并发症的发生率降低到58%。在肝移植时,主动吸烟者和曾经吸烟者术后胆道并发症发生风险增加。同时,吸烟也是肝移植后恶性肿瘤复发的一个风险因素。移植前吸烟史以及肝移植后吸烟都与恶性肿瘤复发有关。吸烟还可能增加肝移植患者感染的风险。真菌孢子会严重污染烟草,如曲霉菌、镰孢菌、支顶孢属、根霉属菌、丝孢菌属,会增加患者感染的风险,尤其在免疫抑制的状态下。

### 吸烟加剧和加速肝病

几个最近的研究表明了吸烟和慢性肝病,比如肝纤维化之间存在关联,包括原发性胆汁性肝硬化、非酒精性脂肪肝病和慢性丙型肝炎。一项研究表明,吸烟对慢性丙型肝炎患者的组织学活性的严重程度有明确的肝毒性作用,特别是每日吸烟15支以上的患者。此外,吸烟与肝细胞癌的发展相关。病毒性肝炎患者患肝细胞癌的风险增加,如果同时接触酒精和烟草,则会存在协同作用。最近证据还表明,吸烟会增加肝移植后复发性病毒性肝炎的风险。

### 吸烟者的酒精使用障碍

大约90%的酒精滥用患者同时存在吸烟情况。酒精依赖提高了尼古丁依赖的风险。酒精使用障碍与尼古丁依赖之间的关系在肝移植人群中尤其相关,其中大部分患者因为酒精性肝病而接受肝移植。吸烟在患有酒精性肝病的患者中非常常见。大多数有酒精滥用或依赖的肝移植患者也有尼古丁依赖性。一项研究发现,患有酒精性肝病的肝移植受者平均吸烟史比非酒精性肝病患者多10年以上。一些研究表明,在有烟草使用史的酒精性肝病患者中,癌症的风险增加。吸烟也增加了心血管事件的发生风险,此外也增加了肝移植后酒精依赖患者的癌症复发率。虽然烟草和酒精在这些癌症的发病机制中作用各自相互独立,但也有人提出协同作用的可能性。

酒精性肝病接受肝移植的患者在移植后再次吸烟的可能性很高。一项研究显示,其中61%的患者移植后1年内恢复使用烟草。在恢复吸烟的人中,大多数在肝移植后3个月内恢复每日吸烟,吸烟量随着时间增加而增加,并迅速变成尼古丁依赖。患者在肝移植后如果再次饮酒,那么吸烟量加大的可能性也很大。其他几项研究也证实了肝移植后恢复饮酒和烟草使用之间的关系。鉴于酒精和烟草使用的共患病,恢复吸烟是肝移植后恢复饮酒的危险因素。

鉴于烟草使用与移植后较差的结果相关,有人认为,停止吸烟以及转到戒烟治疗的具体建议应该提上日程。一般来说,肝移植患者更大程度上需要获得戒烟治疗,特别是那些有其他药物滥用问题的患者。然而,转诊到社区戒烟治疗中心可能是不够的。烟草使用是一种慢性疾病,需要一种结构化的、全面的方法解决。一些研究表明,肝移植中心应该制订计划来解决尼古丁成瘾,其重点是移植前戒烟和移植后戒烟。此外,不仅应该针对活跃的吸烟者,还应该包括曾经吸烟,而且参与长期治疗者。

需要重点注意的是,精神病患者在戒烟时不太成功。因此,更全面的服务可能是帮助合并患有精神疾病和尼古丁依赖的患者戒烟的必要条件。将精神健康治疗纳入戒烟方案可以提升这些方案的效果。

### 吸烟是移植的禁忌证

虽然学者赞同鼓励肝移植患者戒烟,但是肝移植前停止吸烟这一决策仍有争议。只有少数移植中心把吸烟作为肝移植的绝对禁忌。几项研究表明,戒烟可能改善移植患者的长期结果。越来越多的证据表明吸烟对肝移植患者有害,促使一些学者建议肝移植项目可能需要给那些等待心脏和肺移植的患者启动妥善的戒烟政策,使戒烟成为肝移植的绝对必要条件。肝移植可能需要考虑要求患者戒烟6个月,如同酒精和其他精神药物滥用。最近的一篇论文讨论了拒绝吸烟患者进行肝移植是否符合道德伦理的问题。鉴于大量文献强调了吸烟的肝移植患者的发病率和死亡率,学者认为在伦理和医学上采用主动吸烟作为移植的禁忌证是合理的。

## 大麻

UNOS没有给肝移植患者制定标准的吸食大麻政策。然而,许多移植中心禁止等待肝移植患者使用大麻,并且移植前的大麻活跃使用者需要一段时间进行戒除。最近的一项调查显示,70%的美国移植中心认为大麻的使用是肝移植的绝对禁忌。

准备肝移植的患者可能声称他们使用的是医用大麻,是通过处方获得的,用于治疗恶心、厌食,或疼痛,但对医用大麻使用的合法性仍需要保持谨慎。此外,它是否用于药用与娱乐目的可能与肝移植无关。首先,大麻是一种有滥用倾向的物质。它的使用时常与其他精神药物滥用共存,包括烟草、苯二氮䓬类药物、阿片类药物、苯丙胺、可卡因和巴比妥类药物。大麻对运动和认知能力、注意力、表现和记忆有重大的不利影响,可能影响患者配合复杂的移植后治疗的能力。从而可能导致治疗依从性差。大麻的使用也与呼吸道症状,包括呼吸困难和咳嗽,以及脑血管并发症,包括卒中有关。此外,一些研究表明,大麻的使用是慢性丙型肝炎患者的纤维化、脂肪变性和肝细胞癌的危险因素。移植患者中吸食大麻也与侵袭性曲霉菌有关,其具有严重并发症的风险。

禁止大麻使用不一定是列入所有肝移植项目的必要条件。然而,对于使用大麻共患的精神疾病(包括精神药物滥用)和疼痛问题以及与大麻相关的临床发病率的担忧,包括潜在的致死的感染性并发症,都使得停止大麻使用的建议显得可取。在移植评估时,主动吸食大麻的患者可能从转诊到 12 步治疗法中受益。团队可能希望通过随机的尿液毒性筛查以监测大麻戒除。尿液毒性物质筛查的阳性结果可在大麻停药后保持几个月。任何大麻素呈阳性的初始筛选都应进行定量分析,以确保大麻戒除持续进行。

### 人格障碍

人格障碍表现为持续适应不良的特性,包括影响认知和情感领域的经验和行为、人际关系功能或自控力,其可能导致痛苦或损伤。人格障碍与精神药物滥用和情绪障碍高度共存。严重的人格障碍常见于患有严重的酒精相关肝脏疾病的患者。反社会人格障碍在肝移植人群中是常见的。反社会人格障碍的特征是持续的无悔意的破坏社会规则、欺骗和犯罪行为。这与犯罪、失业、无家可归、人际关系困难和精神药物滥用有关。

边缘型人格障碍是一般精神患者群中最普遍的人格障碍。边缘型人格障碍患者自我伤害后可能住院,对乙酰氨基酚过量的情况可能会引起肝移植团队的注意。边缘型人格障碍的特点是情感调节不良、自控力不佳、人际关系不稳定、自我形象不稳定。该障碍的标志包括情绪不稳定和自我伤害行为。这些患者有慢性自杀倾向。这种疾病与情感障碍和焦虑症、药物滥用、进食障碍高度共患。尽管边缘型人格障碍的长期预后特征是症状缓解,但社会功能障碍可以是严重的和持续的。

移植患者必须应对挑战,包括广泛全面的评估过程、等待捐赠器官、伴随功能丧失越来越严重的生活状态、手术创伤、恢复、移植后维持和全方位的调整移植后的日常生活。人格障碍可能对移植后的行为、管理、依从性和患者满意度产生影响。当患者面对压力时,人格障碍的相关症状可能表现出来或加重。这些患者缺乏应对能力可能导致他们无法承受复杂和严格的移植治疗。

几个研究表明,人格障碍与实体器官移植后的依从性差显著相关。患有人格障碍的移植患者的非依从性与不良结局相关。人格障碍患者合并精神药物滥用可增加不依从性的风险。

人格障碍也与移植后较差的生活质量相关。合并有反社会人格障碍的酒精性肝病患者在接受肝移植后发觉有更多的身体症状和与疼痛相关的功能障碍,并更多反映移植后负面情绪,幸福感降低。人格障碍扰乱了人际关系,这会对为患者提供强有力的社会支持造成困难。他们可以在移植后提出这些反映社会和关系困难的行为问题,这可能会影响医疗团队保持与患者的同一治疗阵线。行为问题可能导致患者被贴上"难处理"的标签,医疗团队需要更多的努力来管理患者,并消耗大量的时间和注意力在此类患者上。患有人格障碍的患者可能使医疗团队的成员价值感降低,从而使他们对患者产生负面情绪。

有人建议,人格障碍的存在不应该是移植的绝对禁忌证,而应该提供治疗建议的机会,以减轻移植后风险。作者建议在移植前后进行长期治疗,药物干预也需要得到保证。确保一个强大的社会支持网络至关重要。如果非紧急肝移植,等待时间可以用作人格障碍严重程度的指示。应当监测家庭或团队成员的坚持配合治疗和人际关系方面的困难。然而,在急性肝衰竭情况下,医疗团队可从家庭处获得病史表明患者与移植团队有效合作是有潜力的。移植团队可能需要在移植后期使用创新的干预措施以增强依从性,确保改善结果。

### 精神分裂症

1993 年对美国移植中心的调查显示,在 67% 的肝移植中,活动性精神分裂症被认为是肝移植的绝对禁忌。虽然可控的精神分裂症在 65% 的肝移植中是相对禁忌证,但在 15% 的移植项目中仍然是绝对禁忌证。

精神分裂症是一种慢性疾病,它使患者处于发病率和死亡率增加的风险。精神分裂症的几种亚型预后不同。在偏执型亚型中,妄想和听觉障碍突出,但它与患者一生中更好地保持认知功能有关。相比之下,无组织亚型的特征在于错乱的言语和行为,相对缺乏幻觉和妄想。此类亚型与较差的病前和总体功能,以及显著的认知障碍有关。与其他亚型相比,该亚型的长期预后较差。精神分裂症的"阴性"症状损害了患者的功能性,是精神分裂症患者不能独立生活、维持就业、建立关系和应对日常社交场合的主要原因。阴性症状也与这些患者的认知障碍相关。然而,具有阴性症状的患者比具有偏执狂、听觉幻觉和妄想的"阳性"症状的患者更适合免疫抑制剂。移植前一年内有精神病症状的患者有自杀企图的风险。

移植前独居或无家可归与精神分裂症患者的免疫抑制不相关。

关于精神病患者(如精神分裂症)的器官移植数据很少。然而,精神分裂症患者实体器官移植的病例报告表明,尽管有挑战,这些患者可以在移植后得到成功结果。

已经确定一些保护因素在移植后在此类人群中可产生良好的结果。精神病学专家管理可以对患者的移植后治疗有所帮助。值得注意的是,在移植前和移植后短期,增加精神治疗的强度可改善依从性。

独居生活与精神分裂症患者免疫抑制药物的不依从性相关。强有力的家庭支持是一种保护因素。积极参与患者护理的相关家庭成员可对患者的结果产生积极影响。家庭成员应特别注意精神病失代偿征兆,这可能影响患者依从性。患者参与社区后续护理计划已证明能改善精神分裂症的结局。一项研究报告发现,有能力的医务人员支持和参加部分精神病住院治疗计划有效地改善了接受移植的精神分裂症患者的依从性。如果在移植前时间充裕,为了建立医患治疗统一阵营,与移植团队发展长期关系会使患者有更大的机会获得好的预后。

### 精神分裂症移植患者的特殊注意事项

精神分裂症患者具有较高的疼痛阈值,可能直到严重时才抱怨疼痛或不适。医务人员可能直到后期阶段才检测到疾病。临床症状的早期发现和治疗是移植后必不可少的,因为此时可能并发移植器官排斥。因此,这些患者需要来自家庭和医务人员特别密切的临床随访。

精神分裂症患者在移植后可能在重症监护治疗病房中出现症状,包括激动、妄想或偏执狂。这可能部分是由于它们潜在的精神性因素,但也可能是由于医学方面因素诸如谵妄。类固醇是否可以引起精神正常的患者精神病发作存在疑问。几个早期的报告认为,精神病患者不比无精神病的患者更容易受到类固醇的神经精神的影响。然而,2002年关于接受移植患者的精神病症状的调查表明,关于类固醇加重精神分裂症精神症状的问题是值得担忧的。对谵妄的标准治疗足以控制这种并发症。

### 伦理和法律问题

在一篇意义非凡的论文中,Orentlicher概述了精神分裂症患者器官移植的法律考量。他认为,因为患有精神分裂症是一种残疾表现。在残疾的基础上,他否认对精神分裂症患者的器官移植违反了《美国残疾人法案》(Americans with Disabilities Act,ADA)。然而,他指出,在分配器官进行移植时,需要适当考虑和评估这种残疾是否会损害患者从移植中获益的能力。如果患者的精神分裂症严重到他或她不能从移植中受益,则可以拒绝移植。精神分裂症患者的评估必须在个体基础上进行,并采取合理步骤以减轻残疾对患者从移植中受益的能力的影响。一些精神分裂症患者或其他精神病患者在移植后可以做得很好。活动性的精神疾病是潜在的可修正的风险因素,即使是所谓的高风险患者也可能在配合高强度的专家治疗方面做得很好。强大的家庭支持和社会网络、移植前的相对精神稳定性、正在进行的精神病治疗与对症治疗,这些都可能是保护性因素。

### 对乙酰氨基酚毒性和急性肝衰竭

对乙酰氨基酚毒性是美国急性肝衰竭的最常见原因。

对乙酰氨基酚毒性导致的急性肝衰竭具有明显的病程,其特征在于快速地临床恶化到多系统器官衰竭和恶性肝性脑病。在某些情况下,患者在脑病发病之前可以有清晰意识,并且能够提供病史。然而大多数情况下,患者已经是脑病或插管状态,并且不能被采集病史。这限制了全面的精神病史的获取。尽管从家人、朋友或室友那里获得病史不是最佳途径,因为他们可能不了解相关的病史,或可能不愿意公布,但有时它是唯一的选择。

### 精神病的发病率和对乙酰氨基酚毒性

对乙酰氨基酚引起的肝损伤患者精神病发病率高。对乙酰氨基酚过量与情绪障碍(包括抑郁)、成瘾物质滥用(如酒精滥用)和慢性疼痛有关。

### 蓄意药物过量

对乙酰氨基酚过量患者的一般情况都是故意自杀。在一个早期的美国单中心系列报告中,有自杀倾向的单次摄入占到对乙酰氨基酚过量摄入导致住院的所有患者的70%。美国的有意过量用药发生率估计为每年6万例。有意过量可能是一种冲动行为。患者可能表现出悔意,并在脑病发作之前有求生意志。这可能因为发生了类似丧失亲友或者情感问题的重大生活危机。或者,在长期精神病发作如药物和酒精滥用的情况下,可能会出现有意过量。全国危害电子监督系统的数据显示了美国在2006年和2007年之间在急诊接收过量服用对乙酰氨基酚的数据,显

示了急诊接收对乙酰氨基酚过量使用的患者中女性
比例更高。值得注意的是,大多数 24 岁以下的患者
过量使用单一成分的对乙酰氨基酚产品,而大于 24
岁的患者则是倾向于对乙酰氨基酚-阿片类组合
产品。

### 无意药物过量

从 2005 年急性肝衰竭研究小组的研究结果显
示,美国约有 48% 的对乙酰氨基酚诱发的急性肝衰
竭是因为无意识的过量。无意过量的定义是多次摄
入、无自杀意图的、用于治疗疼痛或其他躯体症状的
药物使用。这类药物摄入会持续一段时间,通常超过
3 日。无意过量服用对乙酰氨基酚的患者经常服用
多种含对乙酰氨基酚的镇痛产品,他们可能不知道对
乙酰氨基酚是这些产品中的一种成分。急性肝衰竭
研究小组中大多数无意过量的患者(81%)出现过急
性或慢性疼痛问题。63% 的患者服用含阿片类-对乙
酰氨基酚产品,38% 的人使用两种或多种含对乙酰氨
基酚的制剂。

### 对乙酰氨基酚过量使用的伦理问题

暴发性肝衰竭的患者可能无法参与对他或她的
生活产生深远影响的决定。医疗团队的决定必须依
靠代理人的帮助,他们大多会同意患者手术。然而,
代理决策可能是不完美的,其中 68% 与患者选择
一致。

对乙酰氨基酚过量服用的患者被认为在移植后
有并发精神病的风险。接受肝移植的患者中,大部分
在肝移植后仍然存在心理问题,因此有必要进行精神
病学随访。有研究还报道了对乙酰氨基酚过量服用
患者肝移植术后的不依从率上升。

有意过量的患者在移植后有企图自杀的风险。
然而,有自杀企图不一定是移植的绝对禁忌。有自杀
倾向的过度服用的患者可能在遭受抑郁症,并可能未
经过诊治,在最理想治疗的情况下医疗团队可以发现
这种情况。是否对有意过量的患者进行移植应该与
其他考量因素,包括积极的药物滥用、缺乏社会支持
和不依从史进行权衡。

对乙酰氨基酚过量服用时,必须要确定过量的原
因。重要的是引起过量的确切性质和时间,以确定过
量是有意的还是无意的。为此,使用的含有对乙酰氨
基酚的产品、数量和时间段是重要的信息,这有助于
确定是否有意过量。尿毒理学结果中是否存在其他
物质(包括酒精)也有助于确定是否有精神病问题(包
括慢性疼痛和抑郁症、阿片类处方药物滥用、酒精和
非法药物滥用)。一旦患者治疗效果稳定,就需要解

决慢性疼痛问题。

## 肝移植候选者的慢性疼痛和阿片类药物滥用

### 慢性疼痛综合征

准备肝移植的患者常常具有共存病症,包括慢性
疼痛。精神病发病常见于慢性疼痛的患者。抑郁症
是最常见的精神性合并症之一。慢性疼痛患者抑郁
症的严重程度与疼痛严重程度、疼痛持续时间和疼痛
部位的数目有关。慢性疼痛增加患者的自杀风险。

精神药物使用障碍在慢性疼痛患者中也非常普
遍。慢性疼痛患者的阿片类药物滥用风险增加。慢
性疼痛患者的精神药物滥用史预示着有阿片类药物
滥用。且不论既往的精神药物滥用史,就算患者戒除
了几年,在使用具有成瘾潜力的处方药物(例如阿片
样物质)的时候依然有更高的复发风险。摆脱药物滥
用的患者如果开始使用阿片类药物,可能会增加对阿
片样物质成瘾的风险,或导致恢复使用既往滥用
药物。

几种慢性疼痛症状与自杀倾向显著相关,包括偏
头痛、背痛、关节炎和纤维肌痛。肝病患者通常患有
慢性腹痛,这也与自杀倾向有关。

已有报道 4% 的纤维肌痛患者共患肝病、肝硬
化、胆道和胆汁淤积性疾病。它在女性中更普遍,女
性与男性的比例为 9∶1。该病与抑郁症和自杀倾向
高度相关。纤维肌痛患者经常使用阿片类药物治疗。
使用较高剂量的患者常常有药物滥用史。

对于有慢性疼痛问题的患者进行肝移植评估时,
应仔细筛查合并的精神病状况,包括阿片类药物滥
用。慢性疼痛患者阿片类药物滥用的危险因素包括
药物滥用史;精神病发病,包含焦虑和抑郁症;药物滥
用的家族史;童年性虐待史;以及犯罪史和药物相关
的定罪。移植前后应密切监测慢性疼痛患者的阿片
类药物使用情况。阿片类药物使用异常的患者,可能
会转诊进入药物滥用治疗流程。

### 美沙酮维持

相当一部分的 HCV 感染患者在进行美沙酮维
持。丙型肝炎是美沙酮维持治疗患者发病和死亡的
主要原因。因此,在这一人群中有相当大的部分需要
进行肝移植,并且美沙酮维持治疗的 HCV 患者需要
肝移植的数量很可能会增加。

目前,没有关于美沙酮维持患者进行肝移植的标
准指南。2001 年对 97 个移植方案的调查显示,56%
的方案将考虑对美沙酮维持的患者进行肝移植。
32% 的方案需要在移植前停用美沙酮。只有 10% 的

受访方案曾接受超过 5 名美沙酮维持治疗的患者进行移植。美国和加拿大移植中心最近的一项调查显示美沙酮维持目前不是肝移植的绝对禁忌。美国 75％的受访方案表示,患者可以继续美沙酮维持。然而,30％的受访方案仍然需要在移植前停用美沙酮。

### 美沙酮维持患者的肝移植效果

美沙酮维持治疗的患者肝移植效果相关的数据较少。小病例系列报道表明美沙酮维持增加围手术期发病率,包括更长的住院时间和重症监护住院,术中麻醉和术后镇痛要求明显提高,移植后美沙酮的需求量增加。虽然一项研究报告了生存率下降的趋势,但其他的研究报告了患者和移植物的存活率与非美沙酮治疗的移植受者相当。

虽然没有确凿证据表明美沙酮维持治疗患者肝移植后的治疗结果较差,但美沙酮维持的患者患抑郁症和慢性疼痛问题的风险增加。美沙酮维持治疗阿片类药物依赖的慢性疼痛患者比没有慢性疼痛的患者具有更高的药物滥用率。美沙酮维持患者普遍存在药物滥用。这些并发症增加了移植后精神并发症的风险。

### 美沙酮维持和精神病发病率

抑郁症在使用美沙酮维持治疗海洛因成瘾患者中是非常普遍的。伴有 HIV、酒精依赖和企图自杀史的美沙酮维持患者中,抑郁症更为普遍。抑郁症的危险因素包括注册美沙酮维持治疗方案、女性、有任何轴 1 诊断、服用精神病药物,以及苯二氮䓬类药物的使用或滥用。高美沙酮维持剂量(每日＞120 mg)与抑郁症相关,并可作为其他精神病(如慢性疼痛)危险因素的标志。

美沙酮维持治疗阿片类药物依赖患者慢性疼痛的发生率很高。慢性疼痛患者倾向于服用较高剂量的美沙酮。一项研究表明,在慢性疼痛患者中,美沙酮剂量与疼痛的持续时间和严重程度相关。苯二氮䓬的使用和滥用在患有慢性疼痛和抑郁症的美沙酮维持患者中也高度普遍。

美沙酮维持治疗作为综合治疗方案的一部分可以帮助超过 90％的海洛因使用者防止复发。停止美沙酮维持导致超过 80％的患者复发。最成功的方案是那些将目标定为美沙酮维持的患者,而不是戒断。移植的评估是具有压力的过程。此外,终末期肝病患者在疼痛中挣扎。等待肝移植的患者停用美沙酮可能导致药物滥用复发。一些学者不提倡准备肝移植的患者停用美沙酮的做法。

一些学者推测,美沙酮维持治疗的患者大部分已被排除在移植大门之外,因为围绕着使用美沙酮的社会污名以及这些患者被贴上"瘾君子"的标签。美沙酮通常被认为是滥用药物,而非用来治疗阿片剂成瘾。有人认为美沙酮应该转变成替代药物这样一个概念。

没有非常明确的证据表明美沙酮维持治疗的患者应该被自动排除在肝移植的考虑之外,或者将停止美沙酮作为移植的纳入标准。作者建议个体化评估每一名患者。当患者在美沙酮维持治疗时,移植小组应在移植前和移植后与患者的美沙酮诊所沟通,以保持连续性的护理。作者建议患者在家等待移植的时候保持维持剂量。围手术期如何减轻患者疼痛可能是具有挑战性的。美沙酮和短效阿片类药物缺乏标准化转化。美沙酮维持治疗的患者疼痛敏感性可能发生改变,包括由于长期使用阿片类药物引起的痛觉过敏或异常性疼痛。或者,患者可能没有报告疼痛,但确实存在其他戒断症状,包括不安和烦躁。

### 肥胖

NASH 是肝移植愈加重要的指征。NASH 患者接受肝移植的百分比从 1997 年的 1.2％增加到 2010 年的 7.4％。NASH 现在是美国肝移植的第三大常见指征,并且预计在未来 10～20 年内超过丙型肝炎成为最常见的移植指征。

### 肥胖和精神病发病率

肥胖症与多种精神障碍有关。肥胖与情绪障碍相关。BMI 大于 30 kg/m$^2$ 的患者更有可能患终生情绪障碍,特别是严重抑郁障碍和双相障碍。肥胖还与焦虑和人格障碍有关。儿童时期创伤史增加了肥胖的风险。肥胖也与精神药物使用障碍,特别是酒精滥用相关。肥胖与注意缺陷/多动障碍(ADHD)之间的强相关性,已经在社区样本中被发现。准备接受肥胖门诊的肥胖患者中,近 50％符合 ADHD 的标准。两种临床疾病之间的共同点是两种都是常见的上瘾行为。肥胖也发生在饮食失调背景之下,特别是狂食症,其特点是反复发作的强迫性暴饮暴食。

### 食物成瘾

虽然肥胖症一般被认为是一种传统医学疾病,最近的证据表明肥胖存在成瘾的神经功能学基础上实质性的精神病学成分。一些研究表明强迫性暴饮暴食与成瘾非常类似,可考虑为真正的精神药物使用障碍。"食物成瘾"的概念被提议作为一类可导致肥胖的强制行为的解释。食物成瘾假说指出,"超级美味"的食物,富含糖、脂肪和盐,可能具有成瘾潜力。食物成瘾的行为符合精神药物使用障碍的标准,包括耐受性、戒断、复发、失去控制和渴望。此外,可口的食物以及药物的滥用有着共同的神经生物学基础,这些食物在大脑中具有增强作用,并以类似于成瘾药物的方式改变神经传递。

### 减肥手术

肥胖和 NASH 发病率上升同时,越来越多的接受肝移植评估的患者有过减肥手术史。最近的研究显示,考虑接受减肥手术患者的精神疾病发病率很高,包括抑郁、焦虑、狂食症和精神药物使用障碍。一项研究报告认为,46%~68%接受减肥手术评估的患者,在评估前 1 个月每周至少有 1 次暴饮暴食。准备接受减肥手术肥胖者有 40%符合食物成瘾的标准。尽管减肥手术评估时很少有患者符合"活跃的药物滥用"的标准,有药物滥用终生病史的比例将近 33%。

研究表明,具有酒精使用障碍病史的患者在减肥手术后复发成为问题性饮酒的风险增加。还有一些证据表明,部分患有酒精使用障碍的患者接受过减肥手术。学者指出,由于饮食行为的变化,患者的新生理需求要求他们用酒精替代食物以寻求新的乐趣。因此"成瘾性转移"可能会发生,表现为患者食物成瘾转变成酒精成瘾。由于移植团队努力鼓励所有的肝移植受者戒酒,而不论其肝脏疾病的原因,他们应该牢记这类特定的患者亚群可能会有问题性饮酒风险增加的情况。

移植前较高的 BMI 与肝移植后的肥胖发展相关。此外,肝移植后 NASH 可复发。移植后 BMI 尤其与肝移植后脂肪肝疾病的复发有关。由于 NASH 有复发风险,移植后改善医疗效果的目标应包括关注可变的风险因素。详细的体重史,需要发现包括进食模式和体重增加的触发因素。探索病理性行为,包括暴饮暴食和排泄紊乱。减肥史也很重要,这包括饮食计划史和他们成功与否。患者可以从饮食或营养咨询和转诊到饮食矫正与锻炼计划中受益。移植前,许多移植中心会鼓励患者减轻体重。这一点已经被建议用于 BMI 超过 35 kg/m² 的患者。专家也建议进行定期的运动。精神病患者应该接受精神治疗。精神病学和营养专家的紧密随访可能有助于改善这一人群的健康状况。

### 活体肝移植

尽管成人之间的 LDLT 已有 10 多年的经验,但肝脏捐献的潜在风险值仍然不完全明确。移植后短期的临床并发症,包括胆道并发症、切口疝、伤口感染和小肠梗阻,已在 LDLT 的文献中广泛记载。然而,此类手术对捐献者健康的长期影响基本上仍未知。此外,对社会和精神方面影响的了解还很不足。

为了测评 LDLT 后捐献者的预后,一些研究致力于生活质量的量化。生活质量被定义为"整体幸福感,包括总体的幸福和生活的满意度方面"。大多数活体肝捐献者在捐献后报告了良好的生活质量。然而研究显示,临床和统计学上发现捐献者捐赠后的身体功能显著降低,手术后 3 个月内的身体健康影响最大。虽然有报道称捐献者生活质量似乎与捐献者的临床并发症无关,但其他研究报告了与手术瘢痕、疲劳、睡眠障碍和手术部位"搏动、瘙痒或麻木"有关的身体形象问题。慢性疼痛问题,包括腹痛已被报道,胃肠道症状也有报道。身体残疾和几个月无法恢复工作的报告也有记载。

大多数研究认为,在一般情况下,影响生活质量的心理健康在捐献过程中基本上不发生变化。几项研究表明,与一般人群相比,捐赠者在这方面的生活质量高于平均水平。许多研究表明捐献者对捐献决定感到满意,并且大部分愿意再次捐献。研究发现,捐献者的满意度不受其自身或受体的并发症影响,以及尽管有这些并发症,但仍愿意再次捐赠。然而,其他研究发现移植后受体存在并发症的情况下,捐献者精神卫生方面的生活质量下降,产生心理压力,包括捐献后发生抑郁症在这些捐献者中也有报道。

一些捐献者将他们整体的移植体验描述为"紧张的"。还有报告称他们对移植后状态不满意,捐献者认为他们捐献后的需求没有得到充分满足,移植团队没有给予足够的支持,或他们对移植后受者获得更多注意表示失望。他们还对未解决的保险问题和对自身健康状况的担忧表示关切,包括对自身肝脏是否能够充分再生的担忧。在某些情况下,捐献者因为本身或其受体的并发症表示他们不会再捐赠。

已发表的 LDLT 相关的特定精神结果的报道非常少。大多数数据来自病例报告或移植中心调查数据。由于精神性并发症可能发生在术后晚期,移植团队可能无法获得这些数据,因为缺乏足够的长期随访的捐献者。捐献后捐献者患抑郁症的病例已经有报告。成人间活体捐献肝移植研究回顾性地评估了 1998—2003 年的 9 个美国移植中心报告的捐赠者精神并发症。392 名捐献者中,4.1%在捐献后有精神病的并发症,包括情绪障碍、焦虑和药物滥用。他们确定了 3 例严重精神并发症,包括自杀尝试和自杀。

矛盾的精神病学综合征(PPS)在 LDLT 受者和

供体已有报道。这些症状被认为是矛盾的,因为尽管受体和供体内科和外科结果都是成功的,但是这些症状仍然存在。PPS的表现包括抑郁症、躯体化、适应障碍。一项关于日本受者精神并发症的3年随访研究报告称,儿童向父母捐献的活体肝移植受体发病率为80%。心理性疼痛障碍是PPS的另一种表现,儿童对家长的捐献供体中也有报告。

### 伦理注意事项

LDLT提出了一个伦理问题,因为它是一种健康的个体接受大型手术却不能从中直接受益的治疗方式。LDLT有巨大的潜在风险,包括供体可能发生剩余肝脏功能不足或胆道并发症。此外,死亡风险是真实存在的。将捐赠者暴露于此类风险违反了不伤害的基本原则。另外,这一治疗方案的长期医疗风险仍然是未知的。潜在的意外后果包括保险遭拒绝、失去工作能力和精神性并发症。伦理问题的困境在于评估捐献者可接受的死亡率风险水平。然而问题是,什么死亡率是可以接受的?医学界尚未就捐献者的合理死亡风险水平达成共识。研究表明,一般人群愿意接受肝脏捐献的死亡率为21%,而实际估计的捐献者死亡风险小于2%,这表明人们愿意接受高死亡率以拯救他们所爱的人的生命。大多数移植外科医生认为捐献风险造成了道德困境。近半数的外科医生承认,由于LDLT的情感背景,帮助潜在捐献者了解捐赠的风险是困难的。此外,捐献者可能承认风险,但希望获得良好的结果,并认为外科医生愿意进行手术即是默认保证捐助者的安全。

### 活体肝移植精神病学评估

潜在的活体移植捐献者的精神评估标准正在演变。最近一篇概述了活体肝脏供者评估的一般指南的论文与早期关于活体肾脏供者评估的指南相呼应。活体肾脏捐献者预后不良的潜在危险因素包括既往或现在的显著的精神病性发病率、精神药物使用障碍、经济不稳定、缺乏健康保险、不切实际的期望或明显的矛盾心理、对二次收益的渴望、渴望被认同或希望关系发展、家庭压力因素和不良的社会支持、强迫、缺乏理解风险和福利的能力,以及临床发病,如慢性疼痛问题。捐献者-受者关系紧张、不依从史、家庭信息披露缺乏在美国大多数活体肾移植方案中被视为相对禁忌证。对器官捐献者的金钱激励被绝大多数中心视为禁忌证。

精神病史。活体肝脏捐献者承受严重的精神风险。除筛查抑郁和焦虑之外,还应该探索生理、情感或性创伤的历史。创伤与慢性疼痛和躯体问题有关,可能对术后恢复产生影响。据报道,躯体形象障碍、睡眠障碍和针头恐惧症在活体器官移植后加重。医疗团队应该研究患者药物滥用历史。捐献的压力可能会加剧精神药物使用或导致复发。大多数移植方案需要6~12个月的药物滥用戒断,才能将患者作为活体捐献者。

病史。病史可能有助于医生了解患者是否曾经接受过手术,以及如何处理。评估患者遵守医疗建议的历史也是特别重要的。医生还需要确定健康保险状况。缺乏保险将使捐献者在器官捐赠后面临更糟糕社会心理结果。慢性疼痛和多种躯体问题可能影响捐献后的结果。

知情同意。临床医生应确定患者充分了解移植的风险和益处。临床医生应评估患者是否有能力同意捐赠以及对捐赠和移植过程整体的理解程度。那些认为他们自己没有充分了解捐赠过程和潜在并发症的捐献者所呈现的捐献后的生活质量很差。了解潜在捐献者对移植过程是否抱有现实的期望也很重要。关于捐献的不切实际的期望与捐献后的精神并发症有关。最重要的是,捐献者要理解他或她可以随时选择退出移植项目。

潜在捐献者的决策过程。至关重要的是确定捐献者的捐献意愿是自主决定的。最近的一项研究表明,具有强烈的自主感并且没有受到胁迫的捐献者,即使患有并发症或受体预后不佳,也能更好地应对术后的医疗过程。当捐献者的捐献期望是由捐献者的家庭公开表达时,更可能存在胁迫行为。然而,家庭的期望可能更加微妙,并对潜在捐献者施加内在的压力。临床医生理解捐献者如何决定捐献的过程是很重要的,比如他们什么时候要了解捐献所需的方方面面,他们捐献的检查将持续多久,以及他们是如何积极地学习移植过程的,这都是他们愿意捐献的表现。

一些活体肝脏供体在决策过程中表现出矛盾。捐献者的矛盾心理与对外科手术风险的担忧相关。矛盾的捐献者很难从捐献意愿中获得积极的情感支持,并且他们会担心术后和长期并发症。矛盾是捐献决定持续过程的一部分,这也可能导致捐献者最后决定不捐献。然而,这些矛盾的捐献者群体如果一旦决定了捐献器官,没有一个人感到后悔,而且大多数人表示他们会再次捐赠。相反,一项研究表明,捐献决定的推迟与焦虑相关,这可能预示捐赠后的应对能力不足。专家已经证实了强烈的矛盾心理和不良的结果之间存在联系。然而,如果捐献者的捐献决定是自愿的并且看起来没有经过深思熟虑的话，可能表明捐献者并没有对器官捐献这一问题有全面深入的考虑。一项研究表明，捐献者做出临时的捐献意愿之后经过一段时间反思，更可能会获得良好结果。建议捐献者至少有 2 周的时间来反思所做的决定。

财政稳定。应将捐献者的财务状况纳入考虑。财务不稳定导致捐献者面临社会心理结果不良的风险很高。捐献者可能直接承担大笔的术后医疗费用。工时和收入损失也是不得不面对的现实。如果捐献者是家中唯一的收入来源，这可能是一种相对的禁忌证。失业和未来难以获得保险也是一个需要面对的现实问题。移植团队必须评估对捐赠者是否有物质奖励。

应对能力。捐赠者将面临整个捐献过程以及术后的康复，这是巨大挑战。移植团队应该评估患者应对能力史。捐赠者需要有应对手术后无数潜在压力的情绪复原能力。适应不良的应对表现，如否定或发泄负面情绪，可能导致精神压力。帮助潜在捐献者培养适合的应对能力可能有助于良好结果。

社会支持。至关重要的是评估捐献过程的社会支持度，包括捐献后期的支持度，重要的是要确定捐献者是否与他们生命中重要的人一起讨论并决定捐献。建议捐献者让其生命里重要的人物参与决策过程。捐献者和这些当事人之间的潜在冲突应该在捐赠之前解决。最近的报告表明，有充分社会支持的活体肝脏捐献者捐献后调整得更好。商议的内容应包括谁能够为日常活动、交通和照顾其他家属提供帮助。

捐赠的动机。应该详细阐述捐献的动机。大多数捐献者表示愿意帮助他们所爱的人。帮助延长受者的生命或提高其生活质量相关的动机被认为是积极的。强力的动机似乎可以防止捐献后不良的心理-社会后果，而临时性的动机与捐献后的失望、消极态度和身体不适相关。一项研究表明，潜在的活体肝脏捐献者倾向于表现出高度的志愿精神。然而，家庭压力、责任感或某种福利的期望可能在其中发挥作用。自尊或自我获得感增强可能是有激励作用的影响。捐献者的潜在利益包括善行满足感和改善与亲人的关系。家庭因素可能会影响捐赠决定。例如，捐献者认为家族中的"害群之马"可能将捐赠看作是一种救赎的手段。捐赠之前与受者关系不太密切，或者被认为是家庭的"害群之马"，这可能导致捐献者有负面的捐献体验。一些学者提议捐献者应该体现与受体重要的、长期的、深厚的情感关系。

总之，活体肝脏供体可能会经历明显的精神性发病。捐献前应进行全面的精神评估。作者建议对捐献者进行长期精神病学随访。

### 癌症

癌症患者准备移植时面临一系列特殊的压力，包括癌症诊断，以及在等待移植期间可能接受化学治疗和放射治疗或其他干预措施。定性研究表明，肝细胞癌患者会经历焦虑、抑郁、无助和绝望。与肝病患者相比，肝细胞癌患者的生活质量下降，并且体重大幅减轻、食欲不振和日常生活能力减退也有报告。胆管癌患者的精神疾病发生率与其他晚期肝病患者相似，但酒精和药物使用障碍的发生率较低。神经内分泌肿瘤患者的肿瘤负荷增加、抑郁症状增加。移植后吸烟和恢复饮酒的患者患口咽癌的风险增加。

精神病专家在帮助护理移植患者时应考虑仔细评估抑郁症和协助症状管理。已发现米氮平可促进食欲，并且可以稳定该类患者的体重。还可以考虑支持性辅导的强化问题解决方式和开发强大的支持网络。在健康方面指导有严重症状负担的患者也可以被认为有助于管理此类患者的持续性症状。

### 年长患者

高龄曾被认为是肝移植的禁忌。直到 20 世纪 80 年代，少数中心对 50 岁以上的患者进行了移植。目前，接受肝移植评估的患者中高龄群体越来越普遍。但是，没有关于肝移植年龄上限的公开指南或共识。目前，在美国，15.9％等待肝移植的患者是 65 岁或以上的。2011 年，美国进行的肝移植手术中有 11.7％是 65 岁或以上的。美国人口普查局估计，到 2030 年，22％的美国人口将超过 65 岁。考虑进行肝移植的老年患者百分比预计将与这个年龄组的一般人口一起增加。

一些研究报告了老年患者肝移植的良好结果。一些论文报道了 70 岁以上患者肝移植后发病率和死亡率与年轻患者相比没有差异，两个队列患者和移植物存活率也相似。

已有研究证明 60 岁的患者肝移植后存活率降低。尽管心血管并发症、感染和恶性肿瘤已被认为是老年肝移植患者的治疗关键点，但很少人注意到认知损伤是此类人群发病和死亡的影响因素。虽然明显的痴呆通常被认为是移植的排除标准，但在移植患者中通常会观察到一定程度的认知障碍。认知损害可能是器官衰竭的直接结果。肝移植可能改善或逆转某些由于器官衰竭引起的认知障碍；然而，恢复可能不完全,认知障碍可能在移植后期持续。认知障碍也可能预示着不可逆的神经退行性或痴呆。老年肝移植受者的认知功能评估所表现出的陈述混乱预示可能潜在脑病。认知障碍还可能使能力评估复杂化,影响患者充分理解移植过程和给予知情同意的能力。

老年移植患者在术后有短时间内发生谵妄的风险。高达56%的老年住院患者发生谵妄,并且其院内死亡率高达33%。谵妄的易感因素包括基线认知障碍、虚弱、临床发病和功能障碍,所有这些可以在做肝移植评估的老年患者中看到。移植后使用他克莫司可能引起谵妄,因为其有显著的神经毒性。老年患者的谵妄与很多疾病发病有关,包括功能衰退、独立性丧失和需要护理机构护理。

认知损害是老年患者药物不依从的最重要的风险因素之一。研究表明,执行功能和记忆领域对临床管理非常重要,这些部位的损伤使老年患者面临难以坚持配合治疗的风险。认知障碍还与情绪和行为障碍有关,包括情绪不稳定、抑郁、冲动和冷漠。

精神状态检查可以警示临床医生认知障碍发生的可能性。正规的神经精神测试并非常规移植患者认知检查的组成部分。然而,通过临床病史和对执行功能的初始测试,如时钟绘制测试,如果医生一定程度上担心有认知损伤,可能有必要向正规的神经精神测试转诊以评估基线认知功能。脑成像也可能有助于诊断。在已有认知损伤的情况下,护理团队应该警惕术后谵妄的可能性,并应密切监测患者的精神状态。有相关症状的患者应进行老年精神病学随访。社会工作者表明社会支持将有助于确保认知受损的老年患者的最佳预后。

### 伴发丙型肝炎肝移植候选者的注意事项

#### 丙型肝炎患者的精神病发病率

精神病发病是常见的,高达40%的HCV患者符合活动性精神障碍的临床诊断标准。抑郁症是HCV患者最常见的合并精神疾病。尤其美沙酮维持的HCV患者的亚组,患抑郁风险增加了5倍。移植后HCV复发的病例中发生难治性抑郁已经有发现,其中两个病例里的脑组织样品中发现有HCV RNA负链存在,学者推测每种抑郁症都可能在大脑中有HCV病毒复制的生物学底物。伴有HCV的患者患焦虑症也很普遍,发生率为18%~41%。HCV还高度合并共患精神药物使用障碍。大部分静脉药物使用者和酒精性肝病患者是HCV阳性的。精神病和人格障碍也普遍存在,而且反社会和边缘型人格障碍普遍相关。

#### 丙型肝炎患者的认知损害

高达50%的丙型肝炎患者有记忆和注意力方面困难。丙型肝炎的认知功能障碍被称为"脑雾"或精神朦胧,包括注意力、记忆和专心困难,可以影响患者日常的功能。

HCV的认知障碍似乎与肝脏疾病的严重程度不相关,且不能用来解释肝性脑病或药物滥用的发生。甚至轻度或最轻度的HCV肝病患者也有认知障碍出现。

HCV患者身上所观察到的功能缺陷与执行功能障碍类似,并表现出HIV感染患者类似的额叶皮质下功能障碍。一些学者认为合并感染HCV/HIV可以协同增加此类人群对认知障碍的易感性。

#### 干扰素治疗的神经精神副作用

接受IFN-α治疗的患者有1/3发生神经精神症状。抑郁症是IFN-α治疗最常见的神经精神性后遗症。症状可以是严重的,并且与自杀倾向有关。减少剂量是治疗期间抑郁症发作的一线治疗方法。使用抗抑郁药治疗也是标准疗法,通常使用选择性5-羟色胺再摄取抑制剂。一些学者认为,如果患者出现自杀念头,则应停止治疗。准备接受IFN治疗的患者应在IFN治疗开始前筛查抑郁症。应在治疗过程中和治疗完成后监测患者的症状,因为一些研究报告了治疗停止后精神症状会持续发生的情况。一些学者建议在完成IFN-α治疗后几个月精神治疗还需继续进行。值得注意的是,一项研究显示美沙酮维持治疗的患者在使用IFN治疗时需要增加每日的美沙酮剂量。学者推测,这与美沙酮的情绪调节作用有关。

虽然不如抑郁症常见,但在IFN治疗时发生躁狂症已有报道。此类精神病症状的病例报告很少见。一项研究报告了一些慢性HCV患者在IFN治疗期间有新的精神病症状,自主使用精神病药物或者中断IFN治疗可解决这一问题。

认知障碍也与IFN治疗相关。虽然有研究认为IFN相关的认知障碍与停药失败相关,但持续性的认知功能障碍并非没有报道。

建议对HCV患者的认知功能进行全面评估。即使HIV感染患者没有主诉,也应考虑客观评估认知功能。

### 感染人类免疫缺陷病毒的肝移植候选者的注意事项

HIV感染者有1/3合并感染丙型肝炎病毒,肝病是 HIV 感染者发病的主要原因。抗逆转录病毒药物的时代，对 HIV 携带者进行肝移植的经验越来越丰富。这一人群中对肝移植的需求预计在不久的将来会显著增加。

### 人类免疫缺陷病毒感染患者的精神病发病率

HIV 感染患者具有相当高的精神病发病率。重度抑郁症在这一人群中极为常见，报道称患病率高达 61%。HIV 感染与患者认知衰退相关，并导致药物依从性减退。HIV 感染者的自杀率比一般人群高 3 倍以上。

此类患者焦虑症状也被广泛报道。HIV 感染者焦虑症、适应障碍和创伤后应激障碍的患病率普遍较高。近期双相障碍和继发性躁狂的发生率有所增加。0.2%～15% 的 HIV 患者发生新发精神病，在 HIV 相关性痴呆的后期阶段发生率最高。HIV 感染者中也常见药物滥用，终生患病率高达 40%～50%。大麻、可卡因、致幻剂和苯丙胺的使用在 HIV 感染患者中很常见。酒精使用障碍的发生率为 22%～64%。有证据表明，此类人群的酒精和精神药物滥用将加快、加重神经认知障碍。

### 人类免疫缺陷病毒感染患者的神经认知障碍

感染 HIV 的患者发生神经认知障碍很常见。尽管由于联合抗逆转录病毒治疗（combination antiretroviral therapy，cART），HIV 相关性痴呆的发病率有所下降，但 HIV 阳性个体中发生神经认知损伤仍然极为常见。HIV 导致的神经认知缺陷会影响执行功能，包括记忆、注意力、专注度和反应速度。HIV 的神经认知障碍可以对日常功能和药物依从性产生重大影响。可卡因和甲基苯丙胺加重 AIDS 患者的认知损害。一项研究表明，HIV 感染和使用活性甲基苯丙胺依赖增加了患者罹患神经认知障碍的风险。慢性 HIV 感染是神经认知障碍发生的一个危险因素。高龄的 HIV 感染者患神经认知障碍的风险较高。合并感染 HCV 的 HIV 患者神经认知障碍的发生率高于 HIV 单一感染的患者。

筛查 HIV 患者的认知障碍。欧洲 AIDS 临床学会建议筛查符合以下任何一个标准的无症状 HIV 患者是否患有认知障碍：可检测到血浆 HIV RNA 的患者使用抗逆转录病毒药物治疗，伴有有限的中枢神经系统侵袭的；CD4 最低小于 200 的患者；患者有活动性抑郁。临床上检查认知障碍的方法包括简易精神状态检查，然而，这种方法对于阿尔茨海默病的皮质性痴呆更敏感。HIV 痴呆量表对检测 HIV 患者的微小认知损伤的效用尚未完全阐明。三个可能有助于检测 HIV 患者的症状性神经认知损伤的问题：①你是否经历过频繁的记忆丧失？②你认为你在理智思考、计划活动或解决问题时速度较慢吗？③你有注意困难吗？这些问题可能直接进一步测试，以在移植前评估这些人群的认知功能。神经精神测试、脑脊液检查和大脑的磁共振成像已被提议作为重要的诊断测试，以协助评估 AIDS 患者的神经认知障碍。专家建议筛选可引起神经认知障碍的共存疾病，包括抑郁症和药物滥用。

### 犯罪行为

犯罪是否应被视为移植的禁忌，长期以来一直是一个激烈争论的议题。一些医生和医学伦理学家认为，犯下暴力罪行的人等于放弃了移植权。学者建议罪犯不该进行移植，如具有掠夺性行为史的人群，他们再犯罪率很高。其他人则认为，因犯在法律上和伦理上有移植的权利。人们潜意识上可能会有这样强烈的想法，在某种程度上，有犯罪史的患者比其他社会成员更不值得这种稀缺资源。但是，使用社会价值作为移植的纳入标准不符合道德规范。因犯与社会的任何其他成员具有相同的人的价值。

拒绝因犯进行器官移植违反了美国宪法第八修正案，该修正案保证了对这一人群必要和适当的卫生保健。这是 1976 年 Estelle v Gamble 案的法律案件所预见的，最高法院裁定，因犯在宪法上有权获得充分的医疗保健，将他们排除在医疗保健之外是残忍和额外的惩罚。此外，联合国道德委员会发表了一份声明，表明"不应因为因犯的身份而把他们排除在移植考虑之外"。

终末期肝脏疾病的因犯符合肝移植资格的数量预计将在未来几年显著增加。由于器官移植已经演变为终末期肝病患者的标准治疗方式，移植团队可能越来越需要考虑有犯罪史的患者进行移植。历史上，由于医学因素，移植中心拒绝将因犯列入移植手术名单。他们认为，监狱背景对专业的移植后管理造成巨大困难。有人认为移植患者暴露于结核病和其他传染病以及监狱工作人员缺乏移植专业知识会增加移植物丢失的风险。如果非医疗因素可能对医疗结果产生影响，则应把他们考虑在内。精神病学和社会危险因素作为普通人群进行肝移植筛选标准同样适用于有犯罪历史的患者。

监禁状态与患者严重的精神疾病密切相关。最常报道的因犯的疾病包括精神病；精神药物使用障碍；人格障碍；焦虑、抑郁和自杀倾向；以及创伤后应激障碍。最近也报道了高比例的 ADHD。

因犯的终生创伤率高,包括身体和性虐待。此外,他们在监禁期间面临创伤性受害和性虐待的风险,增加了创伤后应激障碍发生的可能性。

因犯也有较高的脑损伤率和智力残疾。

因犯无家可归的发生率也很高,此外,监禁的患者因为减少了家庭和社区联系而增加了无家可归的风险。因犯在释放后可能很难重新融入社会。因犯自杀是常见的,特别是在释放第一年后。

UNOS 的伦理委员会声明,将非医学因素对移植后结局的潜在影响纳入考虑是每个移植团队的职责范围。一些人认为,每个病例都应个体化考虑。一些因犯可能是合适的移植候选者,而有些因犯可能并不适合。除了能对有监禁史的个人进行风险评估,移植精神病医生的作用可能扩展到给移植团队成员进行关于法律和伦理问题的教学,以及使得他们在这种情况下可以请求道德和法律方面的咨询。

一些移植项目已经在公众监督下为监禁的患者或具有犯罪记录的患者进行移植。由于器官是一种稀缺的资源,移植团队被置于平衡医疗正义(对患者最好的)和社会正义(对社会最好)的困难位置。这些患者的治疗相关的法律和道德要求有时与社会人群对社会公平的认知有所不同。整个社会对应受道德谴责的罪犯是否进行移植的态度已经突显出潜在破坏性影响。最近的案例表明,社会的普遍信念是因犯不应像其他个人那样能够接受器官移植。由于人们觉得不公正,他们在 2002 年第一次因犯心脏移植后掀起了反对浪潮。一些学者认为,这种不公正感将导致器官捐赠减少。最近一项关于实体器官移植分配的社会选择的研究揭示,实际上社会成员重视个人的"社会价值",对准备移植的患者行为和生活方式选择做出了判断,并认为具有犯罪行为的个人应该被赋予较低的器官分配优先等级。社会成员通常认为财富和名望造成分配制度不平等。此外,当社会成员认为器官分配系统中存在不公平现象时,他们不太可能捐赠器官。有人认为,医疗团队在考虑移植候选者时需要考虑公众的看法。由于患有终末期肝病的因犯增加,这些具有挑战性的问题将可能变得更突出。

### 精神发育迟缓

20 世纪 90 年代早期,精神发育迟缓一般被认为是移植的禁忌证。1992 年的一项调查显示,69.6% 的肝移植中心报告认为,IQ 介于 50~70 是移植的相对禁忌证,45.7% 中心认为 IQ 低于 50 是肝移植的绝对禁忌。患者依从移植后药物治疗方案的能力不足将导致不能进行移植。在讨论移植的心理社会标准时,Orentlicher 评论说,虽然可能有一些情况下,精神发育迟缓是移植的禁忌证,因为它增加了不良医疗结果的风险,但每名患者必须进行个体化评估。纯粹因为精神发育迟缓而拒绝患者进行移植违反了《美国残疾人法案》。此外,精神发育迟缓的患者可以享受良好的生活质量,并可以被他们的家庭和社会高度重视。社会支持水平和功能水平已被引用作为评估精神发育迟缓患者的可用标准。专家建议逐个评估患者。

有研究报道了超过 50 例的精神发育迟缓患者进行肾移植的案例。有证据表明,精神发育迟缓患者的移植结果与精神发育正常的患者相当。最近的研究显示其移植后 3 年生存率为 90%,与全国的一般生存率相当。该研究报告说,强力的社会支持对临床随访和免疫抑制治疗依从性至关重要。一项多中心研究显示,与对照组相比,25 例精神发育迟缓的儿童肾移植受者在 41 个月时移植物功能良好,且 1 年和 5年的生存率更高。更近期的一项研究揭示了精神发育迟缓的肾脏受体 5 年移植物存活率与普通受体相同,依从率为 100%,而对照组为 94%。

精神发育迟缓患者心脏移植的发表病例相对较少。广为人知的第一例唐氏综合征患者接受心脏移植的病例显示,患者完全依从免疫抑制剂方案和移植后的医疗护理。8p 染色体缺失的患儿在 3 个月大时进行心脏移植,长期随访显示该患儿 15 岁时还保持健康。最近的一个包含 5 例精神发育迟缓患者接受心脏移植的案例中,中位生存期大于 12 年,而有明显临床免疫抑制治疗不依从的只有 1 例,而且是因为该患者的看护者失职。尽管文献很少,但学者们得出结论,这类人群可以通过足够的社会支持从心脏移植中获得长期的巨大的益处,精神发育迟缓不应被认为是移植的禁忌证。

精神发育迟缓患者接受肝移植的报道乏善可陈。两名 COACH(小脑蚓部发育不全、智力发育不全、共济失调、缺损和肝纤维化)综合征患者肝移植的案例研究报告了良好的长期结果。在一项研究中,"极轻度精神发育迟缓"患者在 8 岁时接受了肝移植。据道,该患者的家庭致力于监督患者终身的药物依从性。患者具有良好的长期临床结果、精神运动和智力持续发育,顺利通过入学考试入学,最终从高中毕业。最近的一项研究报告了患有精神发育迟缓的 28 岁女性通过肝肾联合移植治疗 COACH 综合征并且成功的长期结果。学者报告了在 5 年随访期里患者有良好的生活质量并且没有神经功能恶化。强有力的社会支持被认为是成功的关键因素。

美国移植学会指南建议为肾移植候选者推荐一个基本支持人员，可以确保精神发育迟缓患者遵守临床随访和药物依从性。目前的肾移植临床实践指南指出"一些具有不可逆的认知障碍的患者虽然不能给予知情同意，但也可能从移植中受益"。国际心脏和肺移植学会指南指出，智力迟钝可能是移植的相对禁忌证，但是除了一个声明之外没有提供进一步的细节，"心理社会因素预测的结果不应该与个人的社会价值的判断混淆"。美国肝脏疾病研究协会肝移植的实践指南指出，智力迟钝构成一个巨大的伦理和后勤方面的挑战，但没有提供具体建议给医生。医疗团队很难让患者接受一个他们难以理解的治疗过程，这是被大众所理解的。严重的精神发育迟缓可能是肝移植的相对禁忌，因为患者不能理解移植过程，包括药物的需要。如果条件允许，社会支持可以减轻这种困扰。精神发育迟缓的患者可以从移植中获益，并且这个人群的移植效果与普通人群相当，但是支持的证据比较有限。器官分配的决定应考虑个体差异和患者的总体情况。

### 不依从

对于肝移植受者来说，保持对免疫抑制药物治疗和医学建议的依从性至关重要。依从不仅包括正确服用药物，而且包括参加临床预约、实验室检查、及时通知适当的移植团队成员关注或改变医疗状态、自我监测（例如血压和血糖水平）、运动和禁欲。移植的背景下，服用药物不仅包括免疫抑制剂，而且包括许多抗病毒药、抗真菌药、抗生素，以及通常的抗心律失常药、抗高血压药和降胆固醇药物。

免疫抑制药物不依从使肝移植受者面临移植物排斥和丢失的风险。实体器官移植后死亡中有高达25％是免疫抑制治疗不依从造成的。肝移植患者免疫抑制药物不依从已被证明与晚期急性排斥反应的高发生率相关。

移植受体不依从的几个风险因素已经确定。不依从史是肝移植后不依从的高风险因素，特别是药物不依从史，是肝移植后免疫抑制剂治疗不依从的独立预测因素。

精神障碍是肝移植后不依从的危险因素。抑郁和焦虑与肝移植后的不依从性相关。抑郁症特别是与肝移植患者的急性排斥相关。人格障碍与肝移植患者不依从相关，尤其是边缘型人格障碍，其特征是

情绪和关系不稳定，是不依从的危险因素。人格属性，如应对逃避型和较低的"自觉性"，也预示着肝移植后的不依从。认知障碍也与器官移植后不依从相关。患者的精神药物滥用史可预测移植后的不依从性。在两项早期研究中，任何精神药物滥用的历史与肝移植后的酒精滥用相关。肝移植后的饮酒复发与药物不依从有关。

患者认为他们的药物是有害的以及对他们的药物副作用的担忧可导致肝移植后的不依从。肝移植患者反映了由于副作用而引起的痛苦，包括疲劳、体象、多毛症和饮食过多。

缺乏社会支持与移植后不依从相关。

患者不依从是复杂的，并由各种因素造成。此外，预测因素之间存在累积关系；风险因素越多，不依从的风险越大。患者宣教和与医疗服务提供者建立与患者的治疗关系可能会提高依从性。最近的研究表明，免疫抑制药物治疗健康宣教可增加患者肝移植后药物依从性。

### 正念和其他创新心理社会支持机制

有证据表明，社会心理因素影响移植结果，因此重要的是，移植中心通过各种机制积极支持患者的心理社会需求。即使是最有韧性的患者，移植对于他们也是有压力的。等待器官、经历侵入性手术、术后恢复和维持移植物所需的复杂医疗方案中固有的压力可导致患者压力和焦虑增加。如果不能正确处理，压力会对健康结果产生负面影响，增加适应不良相关应对行为，增加心理健康风险。理想的情况是，对于所有移植患者，无论心理背景或诊断结果，都必须提供某种形式的心理社会支持。

除了患者支持，还必须注意护理者支持，因为护理者有高度的肝移植相关的负担和压力。肝移植护理者反映了更多的情绪障碍、更低的生活满意度和更少的与患者的社交亲密度。关于肝脏和肾脏移植护理人员的研究发现，19％的护理人员报告了临床抑郁症的症状。护理人员的需求经常被忽视，但是对于成功的移植又是不可或缺的，并且可能影响患者的预后。目前缺乏最佳支持策略的研究，来帮助患者和护理人员应对与适应整个移植过程。许多移植中心通过使用创新性、辅助性、替代性策略来解决这个问题，为患者提供更多的心理支持。以下是移植团体当前研究和使用的一些策略的示例，以支持患者和护理者的心理社会需求。

为了解决压力管理和恢复应对能力问题，有一些

研究表明正念减压可以有效地减少压力和改善移植患者与他们的护理人员的生活质量。正念减压(mindfulnessbased stress reduction，MBSR)计划一般包括每周 2.5 小时共 8 周的课程，最初由 Jon Kabat-Zinn 为慢性疼痛患者开发。MBSR 旨在促进适应与慢性疾病相关的压力源，强调注意意识和冥想以减少症状困扰和改善健康。实体器官移植患者的随机对照试验发现，在 8 周后 MBSR 组焦虑、抑郁症、睡眠症状减少，生活质量改善，疗效持续 1 年的时间。

在移植护理人群中正在研究的另一种减轻压力和恢复重建的干预措施是压力管理和弹性训练(smart management and resilience training，SMART)计划，该计划改编自注意和解释治疗(attention and interpretation therapy，AIT)。AIT 由梅奥诊所开发，用来减少患者压力和增强韧性。它一般包括两个 90 分钟的小组培训课程和四个后续电话会议，参与者学习如何训练他们的注意力、延迟判断，并更多地注意世界的新鲜事物而不是自身大脑的想法，而且还培养诸如感恩、同情、接受、宽恕、更高层次的意义和目标。目前这项干预措施正在移植护理人员中进行

研究，并已被证明可以改善已诊断的乳腺癌患者的恢复能力、压力感、焦虑和总体生活质量。一项研究发现音乐疗法在肝移植患者中有效，可以增加积极影响和减少疼痛。

团体支持模式已经广泛应用于移植中心。此外，许多中心正在为患者和护理人员执行同行指导计划，可以使他们在整个移植过程中获得额外的支持和信息，还可改善患者体验。更多的互联网和社交媒体功能使用给患者之间相互联系提供了新的方法，如今在线指导论坛和支持社区也可供选择。

另一个即将被采用的策略是健康指导，它可以进一步支持移植患者。健康指导可以在移植阶段为患者应对治疗过程和健康行为提供帮助，这可以帮助改善保健效果和移植物存活。健康指导为患者提供自我管理工具和应对策略，并协助激活自我以掌控复杂的医疗方案。健康指导已经成功应用于各种慢性疾病患者，包括糖尿病、哮喘、高血压、癌症疼痛、肥胖等。与其他策略一样，患者现在可以通过电话方式或通过互联网使用 Skype 或其他技术接受指导，这使其成为一种让患者不受地理限制使用的灵活策略。

## 要点和注意事项

- 心理和焦虑症在移植前后是常见的。即使轻度症状的患者也可以从药理学管理和紧密的精神病学随访中受益。
- 酒精滥用是慢性疾病，有复发和缓解过程。具有酗酒史和近期禁欲的患者可能受益于 12 步治疗法就诊或结构化的严谨的化学物品依赖性计划。
- 吸烟与肝移植后发病率和死亡率的增加相关。吸烟患者应参考戒烟计划。在大多数美国移植中心，频繁使用大麻被认为是禁忌证。
- 患有人格障碍的患者存在不依从的风险，并对发展与移植团队的治疗关系提出挑战。可能需要多方面和加强的方法来确保最佳的医疗结果。
- 精神分裂症是一种慢性精神疾病，使患者在肝移植后面临精神并发症的风险。然而，强大的社会支持和最佳的精神治疗可以获得成功的移植结果。
- 对乙酰氨基酚毒性是急性肝衰竭日益常见的原因。应该确定过量(无意的或有意的)的情况，以及镇痛药使用史。来自家人、朋友和治疗医生的副病史在患者无法提供病史的情况下至关重要。

- 慢性疼痛和阿片类药物滥用在进行肝移植评估的患者中很常见，并且高度合并精神障碍。疼痛综合征和止痛剂使用模式的历史是至关重要的。慢性疼痛患者可以从转诊到疼痛专家处获益。
- 美沙酮维持治疗不一定是肝移植的绝对禁忌证。没有证据支持需要在移植前停药。然而，这种治疗与抑郁症和慢性疼痛问题相关，应当加以解决。
- 肥胖与精神障碍(包括情绪和焦虑障碍)和药物滥用高度共患。应指示患者进行营养咨询、减肥和锻炼计划，以及精神病治疗的转诊。
- 活体供体肝移植与供体的精神发病有关。精神病史、捐赠动机和应对史是评估的关键点。应建立捐献者支持团队，以在移植前后对捐献者给予支持。
- 老年移植候选者可能有认知障碍，这可能会影响他们对移植所需的复杂药物治疗方案的管控能力。老年患者也有术后谵妄的风险，特别是在免疫抑制的情况下。对于年龄较大的患者，应考虑进行神经精神测试以评估基线认知功能。
- HCV 和 HIV 感染与抑郁、焦虑和认知障碍有关。

HCV 和 HIV 的患者应筛选这些神经精神性疾病。

- 囚犯或具有犯罪史的患者进行移植可能对移植团队构成伦理挑战。然而，一些个人可以被认为是适当的候选人。监禁与精神发病、创伤性脑损伤和无家可归密切相关。社会的支持对于确保最佳结果至关重要。

- 精神发育迟缓的患者可能受益于移植，并应根据个人情况进行评估，同时对其情况全面考虑。强大的社会支持可以减轻移植后不依从的风险。

- 不依从的历史与移植后不依从有关。抑郁、药物滥用和薄弱的社会支持与不依从有关。应密切监测有这些危险因素的患者是否对医疗建议依从。

- 正念和减压策略可能有助于患者及其家人。

# 第 31 章

# 移植前评估：心脏

## Pretransplantation Evaluation：Cardiac

Michelle M. Kittleson

陆天飞·译　陆晔峰·校

---

**章节刚要**

---

时至今日，得益于移植中心数量的增长和经验的累积，以及移植技术和技巧的进步，越来越多的患者能够接受肝移植。例如，冠状动脉疾病（CAD）、左心功能不全合并心律失常以往被认为是肝移植的绝对禁忌证。不过，如今心脏有这些疾病的患者也能接受肝移植了。本章主要探讨合并这些心脏疾病患者的发病率、危险因素、管理措施和移植禁忌证，以及心脏检查在移植前评估过程中的作用，包括超声心电图、心脏负荷试验和心导管术。

## 心脏疾病

随着肝移植在治疗终末期肝病患者方面越来越成功，人们把视线转向了高龄患者和合并肝外器官功能障碍的患者。然而，在进行肝移植过程中，患者的心脏必定要承受很多压力。由于失血造成的全身性低血压，或者由于切除受体肝脏时下腔静脉的夹紧，心脏的前负荷可能会下降。再灌注以后血流动力学的压力是最大的。在没有静脉-静脉转流的情况下释放下腔静脉和门静脉夹将会瞬间迅速增加前负荷，此时心脏收缩性受损最严重。此外，主动脉阻断会要求放置一个动脉移植物，这会引起后负荷的突然增加。输血过程中柠檬酸络合引起的电离低钙血症会加重心功能不全和心律失常。再灌注后综合征的发生归因于急性酸中毒、高钾血症和移植肝再灌注引起的低体温。随之而来的心血管性虚脱，以低血压、心肌抑制和心率不规整为特征，这会大大增加心脏的负担。左右心室功能异常也有可能在肝移植过程中发生。手术过程中发生的低血压是多因素引起的，但这对于冠状动脉灌注不良、心力衰竭、心脏瓣膜病或心律失常的患者来说是不能耐受的。肝移植过程中这些并发症的预测需要进行完善的术前心脏评估。

如此看来，对心肌足够的保护对于肝移植手术的顺利完成是至关重要的。术前心脏评估的目的是识别那些有心肌梗死、心力衰竭、心律失常风险的患者，改善他们的心脏功能并减少围手术期并发症。一个关于这些心脏病的概述已列在表 31-1。

### 冠状动脉疾病

肝硬化的患者以往被认为是患 CAD 的低危人群，因为他们是低血压、低胆固醇水平和处于凝血障碍的状态。但是，随着供体器官管理、手术技巧和术后抗排斥的进步，患者生存率得到提高。与此同时，心脏并发症成为增加肝移植术后早期和晚期发病率与死亡率的一个重要因素。传统冠状动脉疾病的危险因素包括男性大于 45 周岁、女性大于 55 周岁、高血压、吸烟史、高胆固醇血症、早发性冠心病的家族史和糖尿病。在准备接受肝移植的患者中，糖尿病、年龄大于 50 岁以及 NASH 引起的肝硬化都是出现术后并发症的危险因素。高血压和高脂血症都跟移植后的预后不良有关。

尽管肝移植患者患严重冠状动脉疾病的确切发

**表 31-1　肝移植与心脏疾病**

| | 危险因素 | 治疗方法 | 肝移植禁忌证 |
|---|---|---|---|
| 冠状动脉疾病(CAD) | 男性>45 岁,女性>55 岁<br>高血压<br>吸烟史<br>高胆固醇<br>有早发性冠状动脉疾病家族史<br>糖尿病<br>非酒精性脂肪性肝炎(NASH) | 阿司匹林<br>他汀类药物<br>β 受体阻滞剂<br>血管紧张素转换酶抑制剂<br>血运重建(支架或外科手术) | 不适合血运重建的疾病<br>不耐受抗血小板治疗(支架治疗所需要)<br>不耐受手术(Child-Turcotte-Pugh评级 B 或 C) |
| 心力衰竭 | 冠状动脉疾病<br>心房颤动<br>心脏瓣膜病<br>心脏毒素(可卡因、冰毒、酒精、阿霉素)<br>浸润性疾病(结节病、淀粉样变或血色素沉着病)<br>肥厚型心肌病<br>肝硬化性心肌病 | 利尿剂<br>血管紧张素转换酶抑制剂<br>β 受体阻滞剂<br>醛固酮拮抗剂 | 射血分数≤40% |
| 心脏瓣膜病 | 肝病患者不常见 | 手术修复或对无合并肝病的患者进行替代治疗 | 不耐受手术(Child-Turcotte-Pugh评级 B 或 C) |
| 心律失常 | 心房颤动<br>其他室上性心动过速<br>QT 间期延长 | 心房颤动:<br>　化学或电复律<br>　心率调控(β 受体阻滞剂、钙通道阻滞剂、地高辛)<br>室上性心动过速:<br>　心率调控(β 受体阻滞剂、钙通道阻滞剂、地高辛)<br>QT 间期延长:<br>　纠正低钾血症、低镁血症、低血钙、避免药物引起 QT 间期延长 | 不适宜肝移植 |

病率还不清楚,研究表明世界各地有 2.5%～27% 的无症状肝硬化患者患有冠状动脉疾病。此外,已患有冠状动脉疾病的肝移植患者明确预后较差。一项 32 名患者的研究表明 3 年心血管疾病的死亡率为 50%,虽然更新的研究公布的 3 年和 5 年的心血管疾病死亡率更低,为 22%～26%,但是这可能与更好的患者选择和术后管理相关。

但是,尚未清楚的是如何治疗影响肝移植术后预后的冠状动脉疾病。药物干预是必不可少的,用阿司匹林、他汀类药物、β 受体阻滞剂、血管紧张素转换酶(ACE)抑制剂治疗,治疗的耐受性根据患者的血小板计数、氨基转移酶水平、血压和肾功能而定。至于冠状动脉血运重建术,这并不能造福于患有稳定型心绞痛的广大患者或是进行非心脏手术的患者,但是这手术对于打算进行肝移植的患者来说也许是有用的。

同样地,没有明确的指南来确定什么时候冠状动脉疾病是肝移植的绝对禁忌证。在大多数医院,不适合做经皮或外科血运重建术的冠状动脉疾病不可做肝移植。相似地,由于血小板减少、凝血功能障碍和显著的食管胃底静脉曲张破裂出血风险导致无法接受抗血小板治疗,从而不能耐受经皮冠状动脉介入治疗的患者,也被禁止进行肝移植。Child-Turcotte-Pugh 评级 B 或 C 级肝硬化的患者,是不被允许在肝移植前进行外科血运重建术和冠状动脉旁路移植术的,因为心脏手术围手术期的死亡率很高,尽管一些医院现在正在考虑将肝移植时的血运重建作为一个选项。

**心力衰竭**

引起左室收缩功能不全最常见的原因是冠状动脉疾病。其他常见原因包括心房颤动、主动脉瓣狭窄、非法心脏毒性药物(可卡因、冰毒)、医用心脏毒性药物(阿霉素)以及原发性心肌疾病如心肌炎或围生期心肌病。即使在左室功能正常的时候也可能发生心力衰竭。在这种情况下,病因通常是长期的高血压和糖尿病,也可以是浸润性疾病(如结节病、淀粉样变和血色素沉着病)、缩窄性或肥厚性心肌病。有一些与肝脏疾病密切相关的因素也能引起心脏病。酒精具有直接的心肌抑制作用,可引起扩张性心肌病,这种抑制作用一旦停止喝酒后是可逆的。血色素沉着病不仅可引起肝脏铁沉积进而导致肝硬化,还能引起浸润性心肌病。

还有一种被称为肝硬化性心肌病的疾病。患此疾病的患者在静息超声心动图表现为心功能正常,因为心脏负荷由于肝衰竭引起的外周血管扩张而下降,但是当活动时这些患者会发生心力衰竭和左室收缩功能下降。有一些特定的心脏异常可能会在无症状的肝移植候选人中检测到,包括基线增加心输出量、收缩应力的收缩反应、舒张松弛和电生理异常如 QT 间期延长与心脏变时功能不全。但是,没有一个检查可以确诊肝硬化性心肌病,而该疾病对病史回顾最有帮助,因为它帮助医生深入了解为什么一些患者在肝移植术后发生心力衰竭。研究表明患者经历首次肝移植后心功能会在随后的几个月内正常化,因此术后重点应放在如何让血压和血容量稳定下来。

在回顾性研究中,肝移植患者心力衰竭的发生率为 7%~31%。但是,如何确定哪些患者有患病风险和哪个等级的移植前左心室功能障碍应停止进行肝移植术尚不明确。对于已知左心室功能不全的肝移植患者,在肾功能和血压都耐受的条件下,用利尿剂、血管紧张素转换酶(ACE)抑制剂、β 受体阻滞剂和醛固酮拮抗剂的药物治疗是必不可少的。一般建议是避免患者在超声心电图下射血分数≤40%的身体条件下行肝移植。在极端情况下,对于终末期心脏病和肝病患者会行心脏-肝脏移植术,并且已经有成功案例。

### 心律失常

已存在心律失常的患者一般不会被禁止行肝移植术。最常见发生在肝移植供体和受体患者身上的心律失常有心房颤动、室上性心动过速和 QT 间期延长等。心房颤动是一种不规则的狭窄复杂的心动过速,它可以是阵发性的(自然恢复到窦性心律)、持续性的(化学或电复律后恢复到窦性心律),或慢性的(化学和电复律均无效)。患者可以无症状或因快速且不规则的心室反应而感到心悸、胸闷、气短、头晕目眩。最常见的引起心房颤动的原因有年龄过大、高血压和冠状动脉疾病。管理措施包括控制节律以维持窦性心律,控制速率以避免快速心室反应和抗凝治疗以防止卒中。其他室上性心动过速,如伴随折返通路的累及房室结的规则性狭窄性心动过速,可能会发生在终末期肝病的患者身上。这些阵发性心动过速通常可以被房室结阻断剂如 β 受体阻滞剂、钙通道阻滞剂、地高辛或是射频消融良好控制。

QT 间期延长在肝硬化患者中十分常见,一般发生于高龄、酒精性肝硬化或 Child-Turcotte-Pugh 评级较高的患者。尽管 QT 间期延长和死亡率之间没有关联,但 QT 间期延长的患者出现室性心律失常的风险却有所上升。对于 QT 间期延长的患者管理措施有纠正可逆性病因,包括低钾血症、低镁血症、低钙血症;避免使用能延长 QT 间期的药物,包括许多抗心律失常药、抗精神病药物、大环内酯类和喹诺酮类抗生素以及唑类抗真菌药物。

原有的心律失常如心房颤动或室上性心动过速可能会由于术后肾上腺素水平上升而加重,而后因围手术期血容量减少和电解质、酸碱失衡进一步加重。这些情况可能会导致低血压,使术后管理更加困难。对于患有 QT 间期延长的患者,可能会在复合用药的时候有特别风险,故术后心电图应密切监测。一般情况下,心房颤动的治疗在血压控制良好的条件下应以速率控制为主,静脉注射胺碘酮对于心脏复率到窦性心律是有效的(只要 QT 间期处于可接受的范围内)。血流动力学不稳定的患者需进行电复律治疗,因为他们很容易由于术后应激驱使心律失常而恢复到心房颤动的状态。

## 评估

肝移植术前心脏评估远比美国心脏协会和美国心脏病协会推荐的接受非心脏手术患者术前的心脏评估严格得多。根据这些指南,对于满足以下条件的无症状患者,无创风险分层是应该考虑的(并非强制性要求):①功能容量小于 4 代谢当量[相当于以每小时 3.5 英里(1 km = 0.621 4 英里)速度行走]。②做过血管手术的患者。③有三个或更多危险因素的患者(明确的冠状动脉疾病、脑血管病、心力衰竭、糖尿病、肾功能不全病史)。对于中等风险的手术,包括实体器官移植,不推荐进行无创风险分层。

尽管如此,可接受肝移植的受体术前心脏评估还是需要的,基本上所有候选人都做超声心电图和应激试验,高危患者还需要做冠状动脉血管造影。这种更

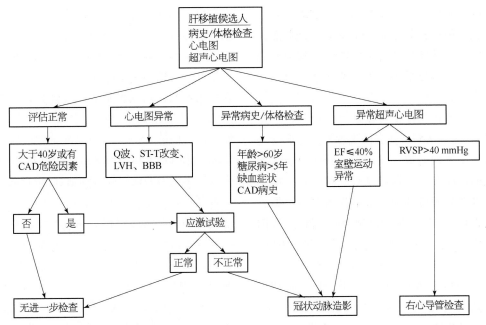

**图 31-1**　肝移植术前心脏评估的建议策略。详情见文本。BBB,束支传导阻滞；CAD,冠状动脉疾病；EF,射血分数；LVH,左心室肥厚；RVSP,右心室收缩压

为严格的方法有助于从可能的移植受体中筛选出合适的人选,而这样做是有道理的,因为肝移植涉及稀缺资源(供肝)的使用,因此应该用在能耐受手术的患者身上。评估过程总结在图 31-1。

### 病史和体格检查

评估肝移植的心脏风险从一份详细的病史开始,应仔细注意心脏病危险因素的存在和提示冠状动脉缺血或重大心脏瓣膜病的症状。传统的人群当中冠状动脉疾病的危险因素包括男性大于 45 周岁、女性大于 55 周岁、高血压、吸烟史、高胆固醇水平、早发性冠状动脉疾病的家族史以及糖尿病。应仔细询问吸烟史,特别是对于酒精相关性肝病的患者。原发性胆汁性肝硬化患者可能发生高脂血症。有高血压病史的患者可能在肝病的进展期由于血管舒张而表现为正常或低血压水平,但仍有发展为冠状动脉疾病的风险。

所有要行肝移植的患者都应评估是否有心脏病症状的存在,包括劳力性胸痛、劳力性呼吸困难、心悸、头晕和晕厥发作。相关的体征有颈静脉压升高、腹水、水肿和杂音的存在。但是这些体征和症状都有可能不可靠,因为进展期肝病也能有这些与心力衰竭相似的症状和体征。肝硬化的患者可能会有疲劳、呼吸短促、腹水和水肿。此外,患者的虚弱状态会限制他们的活动能力,使得他们不会活动到出现心绞痛的程度。因此症状和体征是不可靠的,不出现心绞痛不能排除冠状动脉疾病或是排除缺血性评估的需要。

### 心电图

所有患者在接受肝移植手术前都需要做心电图。虽然心电图不足以用于评估,但是它有可能帮助医生发现患者潜在的心脏病。Q 波、ST 段和 T 波异常表现提示冠状动脉疾病,左心室肥厚提示高血压,右或左束支传导阻滞提示潜在结构性心脏病。有以上这些表现,需要进一步做心脏应激试验。右轴偏差的存在、右心房增大,或右心室肥厚表明可能存在肺动脉高压,值得密切关注超声心电图,甚至可能需要行右心导管植入术以评估肺动脉压力。QT 间期延长,如前所述,需要纠正可逆病因,包括低钾血症、低镁血症和低钙血症等;还需要避免使用能延长 QT 间期的药物,包括许多抗心律失常药、抗精神病药物、大环内酯类和喹诺酮类抗生素以及唑类抗真菌药物。在移植前识别到任何心脏节律异常都要及时控制。

### 超声心电图

对所有接受肝移植评估的患者也都应进行多普勒超声心动图检查。二维超声心动图可评价左室收缩功能和室壁运动异常的存在。若左室功能异常,射血分数在 45％或以下,或者室壁运动异常,则行冠状动脉血管造影术是有价值的,它可以帮助医生判断未经治疗的冠状动脉疾病是否是左室功能异常的原因。

肝移植一般的禁忌证是超声心电图下患者的射血分数低于 40%,因为这些患者很有可能缺乏心功能能储备来耐受手术。在极端情况下,可以对终末期心脏和肝脏疾病的患者实施心脏-肝移植并且已经有成功的报告。

心脏瓣膜的多普勒评估可以检测是否存在明显的心脏瓣膜病,这些疾病可能会使患者发生心血管并发症从而对围手术期造成不良影响。肝移植候选人心脏瓣膜病的管理方案是根据没有肝病的心脏瓣膜病患者管理方案来制订的。心脏瓣膜病并不常见于终末期肝病患者,一般这些心脏异常也不会使患者被排除做肝移植术。但是,如果一名患者患有严重的、有症状且需要手术的心脏瓣膜病,同时患有 Child-Turcotte-Pugh 评级 B 或 C 级的肝硬化,他/她将被拒绝行肝移植,因为手术风险过大。

三尖瓣的多普勒评估用于估计右心室收缩压,在肺动脉狭窄的情况下也可用于准确评估肺动脉收缩压。肺动脉压力升高提示门静脉高压的存在。如果右心室收缩压>40 mmHg,患者将需要在右心室植入一个球囊肺动脉导管以确定是否存在肺动脉高压。

虽然不是评估的一个标准环节,但做超声心电图的时候静脉注射生理盐水造影可用于证实右向左分流的存在。这在对不明原因缺氧基础上发生心内或肺内分流、不明原因右室扩大的患者做检查,对卵圆孔未闭(patent foramen ovale, PFO)患者做二维超声心电图,或对心房间分流患者做多普勒超声心电图时是最常见的表现。静脉注射生理盐水试验如在第一或第二心动周期内生理盐水穿过房间隔时见到泡沫,提示 PFO 的存在,这有助于对患者术前、围手术期和术后的灵活管理。随着前负荷增加,右房压会上升且加重 PFO 的右向左分流,这可能会导致低氧血症。在实施静脉注射生理盐水造影后一段时间(第 4 或第 5 个心动周期)在左心室看到气泡的形成,表明有肺内分流的存在。肺内分流在肝脏疾病中很常见,并且一旦它伴随着缺氧状态的形成(室内大气压下 $PaO_2$ < 60 mmHg),就能诊断为肝肺综合征。静脉注射生理盐水应在有或无 Valsalva(咽鼓管充气检查法)动作下做两次,因为右向左分流只有在 Valsalva 动作造成右心房压力上升的条件下才能表现出来。

### 应激试验

年龄大于 40 岁或有冠状动脉疾病危险因素(高血压、吸烟、血脂异常、早发冠心病家族史和糖尿病)的患者应进行应激试验。此外,如前文提到的心电图上有异常表现的患者也要做应激试验。终末期肝病患者经常疲惫不堪,基本不可能发生心绞痛。虽然由于冠状动脉疾病心肌供氧量有所下降,但是他们没能力活动到心肌氧需求量超过供给量的程度。虚弱的患者也不能有效地在跑步机或自行车上进行运动应激试验,因为他们不能进行强体力活动,使心率达到最大预测值的 85%。药物应激试验已成功被用于那些无法进行最大运动应激试验的患者,作为实施非心脏病手术前的心血管综合评估,以检查冠状动脉疾病是否存在。

药物应激试验包括一个药理应激和一个显像模式。应激药物可以是多巴酚丁胺,它可以增加心率和收缩力,或者是扩血管剂如双嘧达莫和腺苷,可以增加冠状动脉灌注。显像方式可以是超声心电图或是心肌灌流闪烁照相术,后者使用铊-201 或锝-99m 甲氧基异丁基异腈显像。最常见的两种方式是多巴酚丁胺负荷超声心动图和血管舒张心肌灌注显像。对于终末期肝病的患者来说,每一种方式都各有优劣。β受体阻滞剂用于治疗终末期肝病患者的门静脉高压,但是它会干扰多巴酚丁胺让机体心率达到 85% 最大预测值的作用,从而减少多巴酚丁胺负荷超声心动图的敏感性。然而,因为终末期肝病患者往往处于最大血管扩张、低血压和低全身血管阻力,他们可能无法响应血管扩张应激试验而增加冠脉血流量。

在一般人群中,超声心电图相比心肌灌流闪烁照相术在检测缺血方面敏感性更低、特异性更高,而多巴酚丁胺比血管扩张剂在诱导缺血状态方面更有效。还有一点已被证实,多巴酚丁胺负荷心肌灌注显像在检测心肌缺血方面比多巴酚丁胺负荷超声心电图更敏感。多项研究证实,对于阻塞性冠状动脉疾病和术后心脏并发症,多巴酚丁胺负荷超声心电图有低敏感度、阳性预测值低但阴性预测值高的特点。心肌灌注显像的特异性较低可能是来自腹水的衰减伪影,它会模拟出缺血和梗死状态的图像。然而,像多巴酚丁胺负荷超声心电图一样,正常结果的药理学心肌灌注研究有很好的阴性预测值。

关于肝移植候选人哪种应激试验测试方法最佳的问题,虽然目前为止尚未达成共识,但是医生很有可能谨慎选择移植中心能提供的最精确的方式。无论如何,在进行应激试验的时候发现冠状动脉疾病的高可能性,或者任何心肌缺血的证据,都应该进一步做冠状动脉造影,及时进行进一步的评估,以确定疾病的进展程度,选择治疗方案,并且决定患者是否仍然适合进行肝移植手术。

### 冠状动脉造影

冠状动脉造影是一种对动脉有侵入性的检查，它是诊断冠状动脉疾病的金标准。任何应激试验结果异常的患者都建议行冠状动脉造影。此外，有冠状动脉疾病病史，且进行过经皮冠状动脉介入治疗或是外科血运重建治疗的肝移植候选人，若治疗已超过 2 年，在进行肝移植前应做冠状动脉造影来进行危险分层评估。其他在应激试验结果正常的情况下进行冠状动脉造影的适应证有：高度提示缺血症状、超声心动图检查显示左心室功能下降、长期糖尿病患者（通常在 5 年以上或合并视网膜病变、神经病变或肾病等终末器官损伤的患者）以及 60 岁以上的老年人。

目前暂时没有指南明确规定冠状动脉造影出现什么结果是肝移植术的绝对禁忌证。在大多数移植中心，冠状动脉疾病不适合做经皮介入治疗或外科血运重建的患者将被排除做肝移植。同样地，因为血小板减少症、凝血功能障碍或食管胃底静脉曲张破裂出血风险而不能进行抗血小板治疗，从而无法耐受经皮冠状动脉介入治疗的患者，将被拒绝进行肝移植。需要进行冠状动脉旁路移植术来完成外科血运重建，但同时是 Child-Turcotte-Pugh 评级 B 或 C 级肝硬化的冠状动脉疾病患者，也将被拒绝进行移植，因为行心脏手术时围手术期死亡风险太高，虽然肝移植的过程中进行外科血运重建是一个选择并且已经有一些移植中心在考虑这个选择。

### 右心导管术

右心导管检查，又称肺动脉导管或漂浮导管，是在压力曲线或荧光透视引导下通过颈内静脉、锁骨下动脉或股静脉进行的一项检查。这项检查记录右心房、右心室、肺动脉、肺毛细血管楔压，并测量心排出量。所有疑似肺动脉高压的患者都要求接受右心导管检查，包括那些在超声心电图中估计右心室收缩压大于 40 mmHg 的患者。这项检查同时可以评估可能要接受肝移植的患者左心室功能代偿的程度。

右心导管检查出严重、不可逆的肺动脉高压将被排除接受肝移植术。关于门肺高压症的机制、发病率、风险及治疗的详细讨论见第 39 章。此外，当右心导管检查出失代偿性心力衰竭的证据，包括充盈压升高、心输出量降低及射血分数低于 45% 时，不适宜接受肝移植。

## 心脏科会诊医生的作用

在一些移植中心，所有的潜在的肝移植候选人都是由心脏病专家进行评估的。至少所有任何患者相关的筛查病史、体格检查、辅助检查的结果都要让心脏病专家过目。例如，任何患者有劳力性胸痛、气短、心悸、头晕或晕厥都需要心脏病咨询，除非已经有明确的非心脏病病因。此外，有冠状动脉疾病、心力衰竭、心脏瓣膜病或心律失常病史的患者，即使目前没有症状，也应该去看心脏病医生。体格检查时发现心力衰竭症状或心脏杂音的患者应同时进行评估。最后，如果在心电图、超声心电图或应激试验中出现异常表现，心脏病专家的评估有助于进一步确定心血管不良事件的风险和制订治疗策略，帮助将危险降低到可接受的程度。让心脏病学专家出席讨论肝移植候选人的遴选委员会会议也很有帮助。比起通过回顾咨询记录，在会议上心脏病专家可以更清晰和更有效地讨论患者问题，并且可以对现场人员提出的问题及时给予建议。

## 持续评估

肝移植候选人可能会在等候列表中出现一年以上。在这种情况下，持续进行评估是很重要的，以确保患者的身体条件可以接受肝移植。低风险的患者每两年进行 1 次心电图、超声心电图和心脏应激试验检查。已患有冠状动脉疾病或有长期糖尿病病史的患者，每年都要进行心脏应激试验并进行心内科随访。

## 总结

肝移植会造成血流动力学不稳定，因此对于合并心脏病的患者来说很难耐受。为了及时优化心脏状态和降低围手术期并发症的发病率和死亡率，术前识别心肌缺血、心力衰竭、心脏瓣膜病和心律失常是十分重要的。总的来说，心脏评估其实是肝脏病专家、肝移植外科医生和心脏病专家共同组成的团队努力的成果，他们共同评估手术对于每一个需要接受肝移植患者的利与弊。

## 要点和注意事项

- 肝移植手术涉及血流动力学的不稳定,这对于心脏病患者是难以耐受的。

- 为了降低围手术期并发症的发病率和死亡率,术前识别缺血、心力衰竭、心脏瓣膜病和心律失常是非常必要的。通过严格的术前评估提高肝移植候选人手术成功率是有道理的,因为肝移植涉及稀缺资源的使用,所以应该把机会留给能耐受手术的患者。

- 在肝移植候选人中,糖尿病,年龄大于 50 周岁,有非酒精性脂肪性肝炎、高血压、高血脂导致肝硬化的患者往往移植术后治疗效果不佳。

- 不宜做经皮或外科血运重建的冠状动脉疾病患者将被排除接受肝移植术。同样,由于血小板减少、凝血功能障碍或食管静脉曲张破裂出血高风险等原因不能耐受经皮冠状动脉介入治疗,或由于 Child-Turcotte-Pugh 评级 B 或 C 级而不能耐受外科血运重建的,也将被拒绝接受肝移植。

- 超声心电图显示射血分数≤40%也是肝移植的禁忌证。

- 已患有心律失常的患者一般不会被排除肝移植。在肝移植候选人和肝移植接受者中发生的最常见的心率失常有心房颤动、室上性心动过速和 QT 间期延长等。

- 心脏风险评估从一份详细的病史开始,需要密切关注心脏病高危因素和提示冠状动脉缺血或严重心脏瓣膜病的体征存在。

- 症状和体征有可能不可靠:虚弱的患者也许没能力活动到引起心绞痛的程度。另外,进展期的肝病也可能产生类似心力衰竭的症状。

- 所有接受肝移植前评估的患者都应做心电图(ECG)和超声心电图检查。

- 年龄大于 40 周岁、有冠状动脉疾病高危因素(高血压、吸烟史、血脂异常、早发性冠状动脉疾病家族史和糖尿病)、心电图和超声心电图上有异常发现的患者需要做药物负荷试验。

- 心脏应激试验结果异常、现有 CAD 病史、体征高度提示缺血状态、超声心电图显示左心室功能下降、长期糖尿病或年龄大于 60 周岁的患者需要做冠状动脉造影。

- 任何怀疑有肺动脉高压的患者都应做右心导管检查,包括超声心电图上估计右心室收缩压超过 40 mmHg 的患者。该检查还能评估左心室功能下降肝移植候选人的心脏代偿程度。

- 任何在病史、体格检查、实验室和辅助检查上发现心脏有异常的患者都要咨询心脏病专家。心脏病专家最好出席肝移植遴选委员会会议。

# 第 32 章

# 移植前评估：肾脏

## Pretransplantation Evaluation：Renal

Martin L. Mai • Hani M. Wadei

李大伟 • 译　陆晔峰 • 校

　　肾脏相关并发症是肝衰竭的常见后遗症。这类并发症除了血流动力学变化和器质性疾病引起的肾功能变化外还包括电解质异常和酸碱平衡紊乱。自2002年采用终末期肝病模型（MELD）分配器官以来，肝移植受体的平均血清肌酐值、肾脏替代疗法（renal replacement therapy，RRT）比例及肝肾联合移植的数量都呈增长趋势。对于接受肝移植评估的患者来说准确评估非常重要，因为这些肾脏相关变化会影响术前和术后的发病率和死亡率。纠正代谢紊乱、准确评估肾功能、合理实施术前或术中透析及确定联合肝肾移植名单都是减少围手术期风险的重要工具。只有充分了解肝病对肾脏的影响才能在术前对等待实施肝移植手术的患者进行正确评估。

## 酸碱平衡紊乱

　　肝衰竭的情况下会诱发多项代谢异常，其中包括酸碱平衡紊乱。呼吸性碱中毒是最常见的酸碱平衡紊乱症状，碱中毒的程度直接关系到肝病的严重性。目前原因尚未查明，可能是由黄体酮和残留胺类引起的。试验并未显示呼吸性碱中毒的严重程度与非离子型氨（$NH_3$）的生成量或低氧血症的加重存在必然联系。大多数情况下，代谢性碱中毒加剧都是由利尿剂疗法或低白蛋白血症诱导的。代谢性碱中毒会加快离子型氨（$NH_4^+$）向非离子型氨（$NH_3$）转化，而$NH_3$更容易进入血脑屏障，进而增加肝性脑病的风险。代谢性酸中毒的临床表现除了乳酸性酸中毒和肾小管酸中毒外还有高氯血症和低酸血症。稀释性和高氯血性酸中毒是由高浓度抗利尿激素或液体复苏过程中使用大量水或含氯溶液造成的水潴留导致的。假如肝组织不足以支撑乳酸代谢或者出现由感染、消化道出血或低血压引起的乳酸过量，那么乳酸性酸中毒可能会伴随急性和慢性肝病不断加剧。现有数据显示，原发性胆汁性肝硬化、自身免疫性肝炎、酒精性肝病和隐源性肝硬化通常会伴随远端（1型）肾小管酸中毒。近端（2型）肾小管酸中毒与Wilson病有关，通常会进而引起范科尼综合征。服用螺内酯、乳果糖或考来烯胺会产生不同类型的高氯血代谢性酸中毒症状。肾功能不全也是造成晚期肝病患者负离子间隙型和非离子间隙型代谢性酸中毒的原因。酸碱平衡紊乱不会诱发肝脏移植禁忌证，同时假如经过纠正改善了效果，就不会被感觉到，但识别这一症状对开展合理的围手术期辅助治疗来说非常重要。复合型酸碱平衡紊乱是肝硬化患者比较普遍的一种并发症，准确评估需要对电解质（钠、钾、氯、碳酸氢盐）、血清白蛋白和动脉血气最低值进行测量。

## 电解质异常

### 钠代谢紊乱

此外，电解质变化也是因肝衰竭引起的代谢异常。低钠血症是晚期肝硬化患者的常见并发症，其中31%～49%的患者血清钠浓度低于135 mmol/L，22%低于130 mmol/L，2.5%～5.7%低于125 mmol/L。个别病例因血容量过低（最普遍的原因与使用利尿剂有关）导致低钠血症，但是大多数情况是因肝衰竭伴随出现腹水时血流动力学变化引起的，能反映稀释或高血容量状态。内脏血管扩张会导致可用于激活压力感受器的有效动脉血量减少；反过来又会引起非渗透性抗利尿激素分泌，迫使肾脏潴留游离水，稀释血清钠浓度。低钠血症的副作用包括恶心、呕吐、昏睡、抽搐、谵妄和昏迷等严重的中枢神经系统症状。低钠血症引起的中枢神经系统症状与肝性脑病相似，实际上低钠血症也确实是肝性脑病的一个诱发因素。移植前后，低钠血症纠正不当可能会引起破坏性脑部脱髓鞘并发症（脑桥中央髓鞘溶解）。在大多数（不是全部）病例中，低钠血症都是移植前后死亡率的独立预测因素，同时也是MELD分数低的鉴别因素。移植后，术前纠正低钠血症是否会改善移植后效果尚无据可查，一项研究表明，相比未纠正患者，低钠血症已消除或纠正的肝移植受体更有可能在三周内出院，但180日存活率及其他并发症都没有差别。截至目前

还没有切实制定术前安全血钠浓度的临界值。其中有一个观点认为对于手术风险高、血清钠浓度低于120 mmol/L的患者应推迟实施肝移植手术的时间。低钠血症的术前管理包括液体限制、注射髓袢利尿剂（中和尿药浓度，可排泄游离水）、加压素2型受体阻滞剂（托伐普坦片），并以此作为治疗基础。另外还阐述了术中可通过注射液体避免低钠血症过度纠正，包括以三羟甲基氨基甲烷（THAM）代替碳酸氢钠。

由于游离水会通过粪便流失，因此治疗时使用乳果糖可能会导致高钠血症加剧。相比低钠血症，术前高钠血症会导致术后肝移植死亡率更高，但这种情况不是经常发生。

### 钾代谢紊乱

晚期肝病患者会出现钾变化。低钾血症大多数是由注射利尿剂引起的，胃肠道营养素丢失与使用乳果糖有关，个别情况下也跟缺镁有关。低钾血症是代谢性碱中毒加剧和维持的混杂因素，因此如上文所述，可能会增加肝性脑病的风险。补钾和注射保钾利尿剂是纠正低钾血症的有效治疗方法。肾功能不全、β受体阻滞剂（预防静脉曲张出血）、保钾利尿剂、非甾体抗炎药（NSAIDs）及注射血管紧张素转换酶抑制剂和血管紧张素受体阻滞剂药物可能会单独或联合导致高钾血症。监测钾浓度是预防致命性高钾血症的重要手段，特别是肾功能不全和连续使用这类药物的患者。术前高钾血症会增加受体手术和死亡风险。术前高钾血症的诊断标准是钾浓度不低于4.5 mmol/L，相比钾浓度低于3.5 mmol/L的患者，其导致的1年死亡率更高。术前钾浓度偏高是再灌注过程中出现高钾血症的风险因素。建议术前对所有钾浓度高于5.5 mmol/L的患者进行透析，特别是伴随肾功能不全的患者。为了降低手术中再灌注高钾血症风险可采用注射胰岛素、β-激动剂、白蛋白洗脱及透析等治疗方案。

## 肾功能评估

### 肌酐/胱抑素C

对晚期肝病患者的肾功能不全进行临床评估难度非常大。确定肾功能对确定移植手术风险和筛选标准意义重大，并且可能会对围手术期治疗产生影响，其中包括术后免疫抑制。一般来讲，肌酐是肾功能的有效标志物，但鉴于多方面原因不适用于这一患者群体。肌酸是肌酐的前体，由肝脏原位合成，产生速度相当于健康受试者的一半。这样就减少了肌肉

及其他组织借以产生肌酐的底物。此外,营养不良和肌肉质量下降会导致肌酐生成量减少,血浓度低于基于特定肾小球滤过率(GFR)的预测值。肾小管肌酐分泌增加可能会进一步降低血液浓度,特别是在肾功能不全的条件下。为了对不同分析方法进行标准化,确定肌酐浓度的分析方法应可通过同位素稀释质谱法肌酐参照测量值进行追溯,但即使是纠正后不同实验室之间仍会存在差异。部分确定肌酐浓度的分析方法可能会低估高胆红素血症条件下或蛋白质相关治疗干预中血清的实际浓度,但这种情况只有在实验室条件下才会出现。血清肌酐水平正常的肝硬化患者中,37％的患者 GFR 低于 50 ml/min,31％的患者 GFR 为 50～80 ml/min。多项研究都已确认肌酐水平与 GFR 的关联性较弱,这是其中的一项。研究人员建议可以使用胱抑素 C 替代肌酐作为估算 GFR 的标志物。有核细胞都会产生胱抑素 C,肾小球过滤功能会消除胱抑素 C,同时血液浓度不会受年龄、性别、肌肉质量或胆红素的影响。多项研究表明,胱抑素 C 比肌酐能更真实地反映 GFR。但目前因采购问题、成本及分析结果差异等原因一直未得到普遍应用,后者通常是因感染和药物,比如皮质类固醇或钙调磷酸酶抑制剂等导致的。

### 估算公式

一般情况下,GFR 估算公式可用于评估肾功能。这类公式是对患者年龄、性别、体重、种族、血清肌酐水平、血清尿素氮水平和血清白蛋白水平等变量进行交叉组合后对 GFR 进行预测。对于晚期肝病患者来说,相比菊粉清除率(GFR 计算的黄金标准)的估算值,常用的 Cockcroft-Gault 公式 GFR 一般会高估 GFR 值,特别是菊粉清除率低于 70 ml/min 的患者。在肝移植前,对包含 4、5 和 6 个(MDRD-6)变量的肾病膳食改良试验(modification of diet in renal disease,MDRD)公式和 Nankivell 公式进行评估,其中以 MDRD-6 所得的校正值最准确,但只有 66％的预测值与 $^{125}$I-碘酞酸盐所得 GFR 值相比误差率在 30％以内。基于最近对 12 项研究报告开展的综合分析,结果显示慢性肾脏疾病流行病学协作组(CKD-EPI)公式在测量较高 GFR 时比 MDRD 估测值更准确,但大多数未将肝硬化患者纳入在内。针对肝病患者开展的研究显示,CKD-EPI 与 MDRD 相比并没有优势可言。有研究人员提出采用胱抑素 C 方程估算 GFR 比基于肌酐的公式更准确;但是,当受试群体是肝硬化患者时,结果呈现多样化。虽然目前没有得

到普遍认可的 GFR 估算公式,但由急性透析质量倡议和国际腹水俱乐部(IAC)成员组成的研究团队建议使用 MDRD-6 方程对慢性肾病进行诊断,诊断标准为 GFR 值低于 60 ml/min。

### 肾小球滤过率测定

目前可以用许多直接方法来确定 GFR。上文提到,菊粉清除率是公认的黄金标准,但由于菊粉分泌不足、训练有素的人员数量有限、研究周期过长及价格过高等多方面原因限制了试验条件下的应用。24 小时尿液采集测量肌酐清除率是一种应用比较广泛的确定 GFR 的方法。但是,在菊粉清除率按照高于和低于 70 ml/min 两种情况测定肝硬化患者的肌酐清除率,分别比实际 GFR 高 13％和 96％。这些研究成果在后续 meta 分析中得到了进一步证实。但是,谈到估算 GFR 值,测定的肌酐清除率要比肌酐值或估算的肌酐清除率更准确。当然,除此之外还有一些其他确定 GFR 的方法,包括同位素标志物,比如 $^{125}$I-碘酞酸盐、$^{99m}$Tc-二乙三胺五乙酸和 $^{51}$Cr-乙二胺二乙酸;以及非同位素,比如冷门的碘酞酸盐和碘海醇。这些技术并未得到广泛应用,并且都未经过验证,无法确定是否能用于确定肝硬化患者的 GFR,但它们的确能起到辅助作用。目前专家建议将血清肌酐水平作为肾功能不全的标志物,但这种方法也存在缺陷,因为血清肌酐可用来确定 MELD 评分,同时尚未证明估算公式计算的 GFR 值与直接测定的 GFR 值在评估肾功能方面孰优孰劣。将来,随着全新 GFR 估算公式的出现或上文所列同位素和非同位素标志物的不断验证,再整合成像检查和生物标志,一定能更准确地确定肾功能,同时改善等待肝移植患者的筛选标准和治疗效果。

## 肝肾异常

若出现 GFR 下降或蛋白尿或异常尿沉淀就可以确定肾病诊断。一般患者群体中也存在急性肾损伤(acute kidney injury,AKI)和慢性肾病(chronic kidney disease,CKD)的定义。虽然 2007 年(表 32-1)对原来的肝肾综合征(hepatorenal syndrome,HRS)定义进行了修订,但只以肌酐水平是否高于 1.5 mg/dl 一项来定义肝硬化患者伴发的 AKI 或 CKD。这种缺乏规范化的定义阻碍了肝硬化患者肾病研究的进程。所幸,随后很快又公布了肝肾异常病种的最新定义。表 32-2 列出了肝硬化患者伴发的急性肾损伤、慢性肾病及慢性肾病急性恶化的最新定义。当然,医生还

### 表 32-1　国际腹水俱乐部肝肾综合征诊断标准

伴随腹水的肝硬化

血清肌酐＞1.5 mg/dl

停用利尿剂并注射白蛋白扩容 2 日后血清肌酐（血清肌酐降低幅度＜1.5 mg/dl）无改善（建议给药剂量：每千克体重 1 g，每日不超过 100 g）

未出现休克

目前或最近未使用肾毒性药物

检查结果显示蛋白尿（每日＞500 mg）、显微镜血尿（＞50 红细胞/高倍视野），可证明无实质性肝病和（或）肾超声检查无异常。

引自：Salerno F, Gerbes A, Gines P, et al. Diagnosis, prevention and treatment of hepatorenal syndrome in cirrhosis. *Gut*. 2007；56（9）：1310-1318.

### 表 32-2　肝硬化患者肾病分类工作组建议

| | |
|---|---|
| AKI | 48 小时内 Cr 增加值不低于 0.3 mg/dl 或者在基线基础上增长幅度超过 50% |
| | 1 型肝肾综合征是 AKI 的一种具体病症 |
| CKD | 根据 MDRD-6 估算公式，连续 3 个月以上 CKD GFR 高于 60 ml/min |
| 急性合并慢性肾病 | 根据 MDRD-6 估算公式，持续 3 个月以上 GFR＜60 ml/min 的肝硬化患者 48 小时内 Cr 增加幅度不低于 0.3 mg/dl，或者在基线基础上增长幅度超过 50% |

引自：Wong F, Nadim MK, Kellum JA, et al. Working Party proposal for a revised classification system of renal dysfunction in patients with cirrhosis. *Gut*. 2011；60（5）：702-709.
AKI，急性肾损伤；CKD，慢性肾病；GFR，肾小球滤过率；MDRD，肾病膳食改良实验。

需要持续在实践中对这些定义进行检验，确定它们在预测移植效果中的作用，比如预测肝移植前后死亡率和肝移植后肾功能状况。Belcher 等人通过试验证明急性肾损伤定义对评估住院肝硬化患者具有重要意义，他们的试验结果表明，随着 AKI 期数的增高和 AKI 分期的发展，死亡率呈上升趋势。最新提出的定义能够更精确地确定疾病的慢性指数及功能不全的程度，进而预测肝移植条件下的肾储备功能（和肾功能不全的可逆性）。此外，希望能对肾病早识别、早治疗，改善移植效果。

#### 急性肾损伤：肾前性

急性肾损伤是肝硬化并发肾病患者最常见的临床症状，并且有多种发病形态。肾病可以划分为肾前性（灌注不足）、肾因性（器质性/内在）和肾后性损伤。肾前性肾损伤是最常见的急性肾损伤模式，是由肾血流量减少、肾脏灌注维持功能丧失及高动力循环一步步发展而成，肾脏因此更容易受低灌注变化影响，对此许多文献中都有相关论述。到了晚期，肾前性肾病的生理条件还会诱发肝肾综合征。这两种失调症可通过肾前性肾病对扩容的反应进行鉴别。利尿疗法、穿刺术、乳果糖诱发腹泻及消化道出血都可能会造成容量不足，并危害到肾功能。虽然这类并发症是诱发更严重肾前性肾损伤进而发展成肝肾综合征的风险因素，但在这里基于治疗的缘故只会产生轻度的暂时性影响。预防肝硬化患者容量不足对于维护肾脏健康至关重要。针对腹水症状使用的利尿剂应限定最大给药剂量，螺内酯和（或）呋塞米每日每次最大剂量分别为 400 mg 和（或）160 mg。在未伴随水肿或腹水的情况下应谨慎使用利尿剂，利尿剂会导致尿液流失并超过腹水吸收率，进而造成细胞内容量不足。因此，采用这一疗法时，应密切监控钾、血尿素氮（blood urea nitrogen，BUN）和肌酐的阈值。呋塞米尿钠排泄试验有助于识别适应利尿剂的晚期肝病患者，避免不适应利尿剂的患者使用后诱发并发症。利尿剂疗法后应注射白蛋白，避免大量穿刺放腹水后血容量过低，部分研究提出后续使用非选择性 β 受体阻滞剂会增加穿刺诱发循环功能障碍的风险。通过乳果糖诱导腹泻对肝性脑病进行治疗可能会造成容量不足，特别是患者因功能紊乱无法吸收足够液体的情况下。因消化道出血导致的血压过低必须及时治疗，以免对肾功能造成不良影响。对于亚急性细菌性腹膜炎患者应采用静脉注射白蛋白，以降低诱发肾损伤的风险。其他可能因导致血管收缩加剧诱发肾前性肾损伤的因素包括 NSAIDs 和造影剂。晚期肝硬化患者禁止使用 NSAIDs，同时使用成像造影剂的受益必须能抵消肾损伤的风险，特别是肌酐值不低于 1.5 mg/dl 的患者。

#### 急性肾损伤：肝肾综合征

肝肾综合征是常见于晚期肝硬化或暴发性肝衰竭患者的肾前性或功能性急性肾损伤。HRS 的标志是强烈的肾血管收缩。HRS 患者在肝病早期就会出现肾血管收缩，显现临床症状几个月后发展成肾功能不全，随后逐步加剧，最终导致 HRS 患者最严重的症状。

这就解释了为什么肾功能正常同时多普勒超声显示肾血管收缩的肝硬化患者那么容易发展成 HRS。

##### 标准

HRS 分为两种类型。其中 1 型肝肾综合征的诊

**表 32-3　1 型和 2 型肝肾综合征的特点**

| | 分期 | 诱发事件 | 利尿剂抵抗性腹水发展史 | 预后 |
|---|---|---|---|---|
| 1 型 HRS | 2 周内血清肌酐值急剧翻倍 | 50%～70%的案例会出现这种情况 | 可能出现也可能不出现 | 不接受治疗，90 日存活率 10% |
| 2 型 HRS | 逐步恶化 | 无 | 总是出现 | 一直保持中位存活时间，6 个月 |

HRS,肝肾综合征。

断标准是 2 周内血清肌酐值急剧翻倍高于 2.5 mg/dl，2 型 HRS 则是血清肌酐值递进式增长高于 1.5 mg/dl。表 32-3 总结了 1 型和 2 型 HRS 的主要区别。1 型 HRS 通常是由多器官衰竭引起的急性发病，预后情况比较严峻，并且可能会与其他 AKI 病因相混淆，特别是急性肾小管坏死(acute tubular necrosis，ATN)。50%～70%的 1 型 HRS 会发生突发性事件，并且一例患者可能会发生多起突发性事件。2 型 HRS 是肝硬化患者出现的真性肾衰竭，这也是肝硬化诱导循环衰竭的极端表达，并且以顽固性腹水为征兆。2 型 HRS 肾衰竭慢慢递进，与肝功能恶化程度相匹配。

表 32-1 总结了 IAC 公布的 1 型 HRS 最新诊断标准。原有 HRS 诊断标准和最新标准的主要区别如下。

(1) 肌酐清除率不再纳入诊断中。

(2) 鉴于未出现败血性休克，HRS 诊断不可排除持续性细菌感染检查。

(3) 相比生理盐水，白蛋白血浆容量扩充效果更佳。在诊断 HRS 前白蛋白输注量不可超过每日 100 g。

(4) 可以忽略非必要性次要诊断标准，比如低钠排泄分数和少尿。

但是，最近 IAC 标准因为各方面原因遭到了质疑。第一，这些标准难以在临床实践中实施。最近一项多中心研究对这些诊断标准在日常临床实践中的适用性进行了分析。该研究共纳入 116 例 HRS 患者，只有 64%的患者满足 IAC 公布的所有诊断标准，其余 36%血清肌酐值急速增加到高于 1.5 mg/dl 的患者却因无尿、血尿或蛋白尿原因一项或多项诊断标准未满足而被漏诊。第二，2 型 HRS 诊断标准与慢性肝病的定义相重叠。CKD 的诊断标准是持续 3 个月以上 GFR 低于 60 ml/min。因此，2 型 HRS 患者的血清肌酐值 3 个月内缓慢递增，或者更多情况下虽然没有 CKD 症状特征，但仍会被错归为 CKD，比如蛋白尿或血尿。最后，HRS 是 AKI 的一种临床症状；但是 IAC 标准与急性肾损伤网络公布的一般患者群体急性肾损伤诊断标准背道而驰，后者诊断标准

是 48 小时内血清肌酐值绝对增长幅度达到 0.3 mg/dl 或者连续 6 小时尿量低于 0.5 ml/(kg·h)。按照 IAC 标准，并发 AKI 和 HRS 并且 48 小时内血清肌酐值增加幅度超过 0.3 mg/dl 但总值未超过 1.5 mg/dl 的肝硬化患者不能归入 HRS 患者群体。由于肝硬化患者肌肉质量低，因此这种情况在这类患者群体中比较普遍。工作组提出的一项肝硬化患者 AKI 诊断标准为 48 小时内血清肌酐值绝对增长幅度不低于 0.3 mg/dl 或者血清肌酐值绝对增长率达到 50%。诊断出 AKI 之后，应采取一切可行措施将器质性 AKI 与功能性 HRS 区别开来。总的来说，现行 HRS 诊断标准仍待改进，实现现行 HRS 诊断标准与现行 AKI 分期系统相匹配，同时明确地将 2 型 HRS 跟 CKD 区分开来。

**流行病学**

Gines 等人早期估测 1 年和 5 年 HRS 患病概率分别为 18%和 39%。但是，最近一项以 263 例肝硬化患者为受试群体的研究发现，随访 41 个月 ± 3 个月后估算 1 型和 2 型 HRS 的患病率分别为 2.6%和 5%。在本研究中，5 年 HRS 累积发展概率只有 11.4%。这表明，20 年来 HRS 发病率呈下降趋势，这主要得益于肝硬化患者的更有效管理及自发性细菌性腹膜炎预防性抗生素的广泛应用。HRS 的患病率随着肝病的不断加重而提高，晚期肝硬化等待肝移植的患者 HRS 患病率高达 48%。近 50%的肝硬化合并腹水患者患病期间会出现 AKI。但是，在肝硬化患者的众多 AKI 症状中，HRS 只占了一小部分。基于一项纳入 129 例肝硬化合并腹水和 AKI 患者的研究，由 HRS 诱导肾功能恶化的患者只占 7.6%。另一项以 423 例肝硬化合并 AKI 患者为受试群体的多中心、回顾性研究显示，ATN(35%)和肾前性肾衰竭(32%)是诱发 AKI 的最普遍原因，而 1 型和 2 型 HRS 诱发 AKI 的比例分别为 20%和 6.6%。

**自然发展史及预后**

HRS 会使预后情况不理想。Gines 及其他研究

人员曾先后提出,未经治疗的 1 型 HRS 患者移植后 2 周死亡率高达 80%,3 个月患者存活率仅为 10%。2 型 HRS 患者预后略好一点,中位存活时间为 6 个月。但近年来,HRS 预后呈现微弱改善的趋势。举个例子,由 Salerno 等人开展的一项以 116 例 HRS 患者为受试群体的多中心研究中,部分患者注射血管收缩剂;1 型和 2 型 HRS 3 个月存活率分别为 20% 和 40%。另一项研究表明,2 型 HRS 患者的 1 年存活率为 38%,而 1 型 HRS 患者的平均存活时间只有 7 日。图 32-1 总结了 1 型和 2 型 HRS 患者的历史和最新存活率。需要注意的是,在众多肝硬化患者 AKI

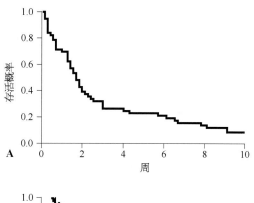

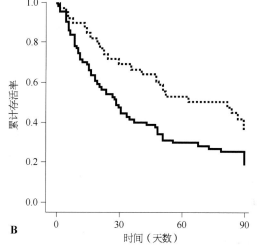

**图 32-1** 两个独立时间段内 HRS 患者的存活概率。A. 1995 年前一项以 56 例诊断 HRS 患者为受试群体的历史性队列研究的存活率;B. 2007 年 4 月—2009 年 2 月以 116 例 1 型(实线)和 2 型 HRS(虚线)患者为受试群体的最新队列研究的存活率。最新队列研究中 1 型 HRS 的 3 个月存活率呈改善趋势[经授权引自:Gines A, Escorsell A, Gines P, et al. Incidence, predictive factors, and prognosis of the hepatorenal syndrome in cirrhosis with ascites. *Gastroenterology.* 1993;105(1):229-236;和 Salerno F, Cazzaniga M, Merli M, et al. Diagnosis, treatment and survival of patients with hepatorenal syndrome: a survey on daily medical practice. *J Hepatol.* 2011;55(6):1241-1248.]

病因中,HRS 是存活率最低的一个。一项纳入 562 例肝硬化合并 AKI 患者的研究表明,HRS 诱发 AKI 患者的 3 个月存活率为 15%,感染和血容量过低诱发 AKI 患者 3 个月存活率分别为 31% 和 46%,而因器质性肾病诱发 AKI 的患者 3 个月存活率为 73%(比如蛋白尿或血尿;$P<0.0005$)。因此确定肝硬化患者 AKI 的真正病因不仅有助于制订配套治疗规划,还能预测这类患者的预后情况。

### 病理生理学

HRS 相当于最晚期血流动力学障碍,血流动力学障碍在肝病早期伴随出现,甚至早于临床检测到腹水前。随着肝硬化患者从未出现腹水阶段发展到利尿剂敏感阶段紧接着出现利尿剂抵抗性腹水并最终发展成 HRS,血流动力学也不断发生变化。血流动力学变化的特征如下:①内脏血管扩张。②有效动脉血容量降低。③高动力循环同时心输出量(CO)增加。④系统性血管阻力减弱。⑤不同内脏外血管床血管收缩,包括肾和脑循环。⑥肾素-血管紧张素-醛固酮系统(renin-angiotensin-aldosterone system,RAAS)、交感神经系统(sympathetic nervous system,SNS)活性增加及非渗透性加压素释放。图 32-2 整体概括了从未发生腹水阶段到发展成 2 型 HRS 过程中血流动力学的变化情况。1 型 HRS 也会具有相同的病理生理学变化,但是发展速度比 2 型 HRS 快。

### 动脉血管扩张

肝硬化合并 HRS 患者的一个关键性病理生理学变化是内脏血管扩张。动脉血管扩张是由强效血管扩张剂介导产生,其中最重要的血管扩张剂是一氧化氮(NO)。肝硬化患者的内脏循环中一氧化氮生成量增加是由切力应激诱发内皮一氧化氮合酶(endothelial NO synthase,eNOS)活性上调及内毒素介导的 eNOS 激活导致的。此外,很多文献资料中提到诱导性一氧化氮合酶活性的增加。内脏血管扩张还会涉及其他血管扩张物质,比如降钙素基因相关肽(CGRP)、P 物质、一氧化碳、内源性大麻素及肾上腺髓质素等。细菌移位对失代偿期肝硬化内脏血管扩张起着核心作用,同时细菌基因组 DNA(细菌移位的一个标志)的循环水平与肝硬化患者全身血管阻力降低有关,但这一标志物表达未强化的患者血管阻力没这么低。肝脏和内脏循环内会因血管内皮生长因子和血小板源性生长因子等促血管新生物质产生大量血管赘生物,此外还促进门体侧支延伸网络的形成。最终导致全身血管阻力减小,有效血量减少,虽然总血浆和血液容量增加了。实际上,一项研究纳入大量

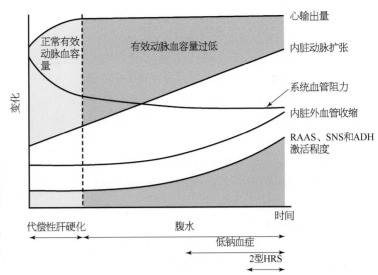

**图 32-2**　肝硬化患者自未发生腹水阶段直到发展成肝肾综合征(HRS)全过程的血流动力学变化。ADH,抗利尿激素;RAAS,肾素-血管紧张素-醛固酮系统;SNS,交感神经系统[经授权引自 Arroyo V, Fernandez J, Gines P. Pathogenesis and treatment of hepatorenal syndrome. *Semin Liver Dis*. 2008;28(1):81–95.]

接受过创伤性血流动力学监测的肝硬化患者,结果印证了肝硬化患者全身血管阻力降低、有效循环血量降低且内脏部位血液积滞的结论。有效血量减少会激活 RAAS,通过激活 SNS 卸载颈动脉体和主动脉弓的高压压力感受器,进而诱发非渗透性加压素释放。这些变化将会导致强烈的肾血管收缩,并导致 GFR 降低。其他血管床也会出现同样变化,多项研究都证明大脑、股骨和上肢循环血管收缩与 HRS 患者肾血流量减少有关。随着肝病的恶化和肝硬化的发展,会引起内脏血管扩张,进一步激活 RAAS、SNS 并促使加压素释放,然后会诱发强烈的血管收缩,从而形成一个恶性循环。诚然,相比肾功能正常的肝硬化患者,HRS 患者体内循环肾素、醛固酮、去甲肾上腺素及其他神经激素介质较高。虽然血管收缩物质循环性较高,但内脏循环的大量血管扩张剂导致这个血管床对上述介质的血管收缩作用处于低反应性状态。表 32-4 总结了 HRS 患者的内脏和系统循环变化情况。

**表 32-4　肝硬化患者的血流动力学变化**

肝脏和内脏循环
　内脏血管扩张
　肝脏血管赘生物
　门静脉压力增加及门体侧支形成
系统循环
　心输出量增加
　高动力循环
　动脉血压降低
　血浆和总血量增加
　中枢循环血容量降低
　肾、股骨和脑血管床血管收缩

### 肾前列腺素

在肾脏中,肾血管收缩与肾内增加的血管扩张性前列腺素相中和。的确,与正常控制组相比,尿排泄中这类物质浓度增加就表明肝病和腹水患者血管扩张性肾前列腺素生成量增加。HRS 会导致尿道前列腺素分泌和肾髓环氧酶活性降低,这也是其他原因诱发 AKI 的患者不会出现的症状,表明随着 HRS 发展,肾前列腺素分泌量会降低。导致 HRS 患者肾前列腺素分泌减少的原因目前尚不清楚,但因强烈血管收缩诱发肾脏血流量减少应该是一方面原因。这里需要注意的是,腹水肝硬化患者注射环氧合酶抑制剂可能会引起与 HRS 相似的症状,因此这类患者应该严禁使用 NSAIDs。

### 交感神经系统的作用

人类和动物试验都表明,肾脏 SNS 活性增加是导致 HRS 患者肾血管收缩的原因。例如,Kostreva 等人指出,经过麻醉的试验犬腔静脉结扎后,肾脏 SNS 活性增加,肝神经分离之后才停止。对于人体,TIPS 可以改善肾脏血流量,并降低 SNS 活性,但 TIPS 闭塞后会出现逆转。最后,接受腰交感神经切除术后,5 例 HRS 患者的 GFR 增加,这表明在 HRS 加剧过程中肾交感神经活性增加。上述研究表明肝肾反射会造成 HRS 患者肾脏血管收缩。

### 心肌功能障碍

但是,多重迹象表明 HRS 诊断前就出现一氧化碳相对减少,会造成 HRS 患者肾脏灌注不足和肾脏血管收缩。例如,诊断 SBP 时一氧化碳基线较低,与 HRS 的发展有关。感染分析数据显示,HRS 组患者的一氧化碳量仍在持续降低。Ruizdel-Arbol 等人对 66 例肝硬化伴随张力性腹水、血清肌酐值正常患者的系统性肝脏血流动力学进行了反复测量,结果显示27 例患者 HRS 加剧。在基线状态下,该组患者的动脉血压和一氧化碳量显著降低,RAAS 和 SNS 活性显著增强,随后导致 HRS 恶化,并且因肾功能不全发病时一氧化碳浓度进一步降低。在另一项纳入 24 例腹水肝硬化患者的研究中,结果显示心脏指数不足 1.5 L/(m² · min)的患者 GFR 比心脏指数较高的患者更低,同时继发 1 型 HRS 的风险更高。虽然上述研究之间没有明确的因果关系,但却表明一氧化碳较低与 HRS 相互关联。

### 肾上腺功能不全

两项研究对 HRS 患者,特别是重症监护的 HRS 患者肾上腺功能不全的作用进行了研究。第一项研究中,经检查发现 80% HRS 患者存在肾上腺功能不全,同时血清肌酐值低于 1.5 mg/dl 的患者只占 34%。由于肾上腺功能正常是动脉循环能对内源性血管收缩剂充分应答的关键,肾上腺功能不全是导致 HRS 患者出现循环功能不全机制的主要原因,特别是伴随严重细菌感染的患者。肾上腺功能不全的其他特点包括严重肝衰竭、动脉低血压、血管加压药依赖性及高医院死亡率。第二项研究结果显示,氢化可的松能快速改善伴随严重腹水和肾上腺功能不全的肝硬化患者的系统血流动力学,降低血管加压药依赖性,并降低医院死亡率。肾上腺功能不全对伴随严重腹水的肝硬化患者的影响机制目前尚未查明,但据现有研究数据,原因可能在于局部性血管收缩继发的肾上腺血流量减少。

### 肾脏自身调节异常和诱发因素

正常情况下,有效的肾脏自身调节可以在动脉血压大幅波动的情况下保持正常的肾脏血流。对于肝硬化患者来说,肾脏血流与灌注压之间的关系会因 SNS 活性及其他血管收缩剂刺激发生变化,同时肾脏自我调节曲线向右倾斜。因此,随着肝病的不断恶化,肾脏血流对动脉液压的依赖性逐渐增强(图 32-3、图 32-4)。因此,对于晚期肝硬化患者来说,哪怕只是导致灌注压微弱变化的事件也会引起肾脏血流显著下降,并且还可能会诱发强烈肾血管收缩和 HRS。目前已确认的诱发事件包括因积极使用利尿剂或者在未注射白蛋白的前提下大量放腹水导致的血管内容量不足,因此也被称作穿刺引流后综合征。在放腹水容量低于 5 L 时穿刺引流后综合征的发病率非常低,但当液体抽取容量高于 5 L 时发病率会增加到 70%。最主要的诱发事件可能是细菌感染,特别是 SBP。尽管得到适当治疗并且感染消退,但仍有 20%～

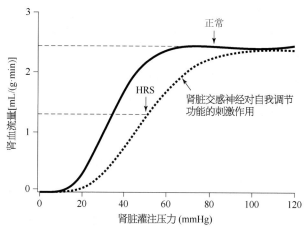

**图 32-3** 正常情况下(实线),肝肾综合征(HRS)患者(虚线)肾脏血流与肾脏灌注压力关系。在特定的肾脏灌注压力下,HRS 患者的肾脏血流要低于正常患者[经授权引自 Stadlbauer V, Wright GA, Banaji M, et al. Relationship between activation of the sympathetic nervous system and renal blood flow autoregulation in cirrhosis. *Gastroenterology*. 2008;134(1):111-119]

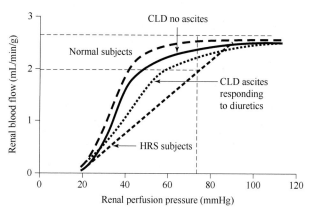

**图 32-4** Renal blood flow versus renal perfusion pressure for normal subjects, cirrhotic patients with no ascites, cirrhotic patients with diuretic-responsive ascites, and patients with hepatorenal syndrome (HRS). There is progressive rightward shift in the renal autoregulation curve to the right with worsening of liver disease. *CLD*, Chronic liver disease. (Modified with permission from Davenport A. Management of acute kidney injury in liver disease. *Contrib Nephrol*. 2010;165:197-205.)

30% 的 SBP 患者出现 HRS。诊断 SBP 时伴随原有低钠血症或血清肌酐值较高或者血浆或腹水细胞因子值较高的 SBP 患者存在 HRS 的诱因。另一个可能原因是脓毒性心肌病诱发的肾功能二次恶化。15% 出现尿路感染的患者出现了 HRS,但其他感染诱发 HRS 的情况并不多见,比如蜂窝织炎和肺炎。25% 的急性酒精性肝炎患者出现了 HRS。虽然肝硬化患者相比没有肝病(分别为 8% 和 1%,$P<0.05$)的患者来说消化道出血诱发 AKI 的频率更高,但大多数

情况下,只有低血容量性休克的患者才会出现 AKI,并且对液体复苏有应答,使肾前性肾衰竭诊断更准确。如前所述,NSAIDs 的确会因阻碍肾脏内血管扩张性前列腺素合成诱发 HRS。

### 诊断

到目前为止还没有关于 HRS 诊断的专项测试和研究。因此,目前的诊断主要是通过排除其他造成 AKI 的原因、对容量扩充无反应及上文 HRS 诊断标准来确定。上文提到,2 型 HRS 可能会跟 CKD 相混淆;但是,出现利尿剂抵抗性腹水及无 CKD(比如蛋白尿或肾皮质变薄)其他放射学和实验室特征的可以区别开这两种情况。1 型 HRS 的主要鉴别诊断是 ATN,这两种情况都具有急性发病和肾功能急进性恶化的特点。此外,感染并发症可能会诱导 ATN,另外也是已知会导致 HRS 的原因。区分 ATN 和 HRS 的传统标志物,比如出现尿道颗粒管型、钠排泄分数低或 BUN 值增加,无法敏锐地区分 1 型 HRS 和 ATN。在一项纳入 44 例肝硬化伴发肾功能不全患者的研究中,这些患者在肝移植评估过程中接受了肾活组织检查,虽然结果显示 ATN 或肾小球性肾炎,但 92%的患者钠排泄分数较低(FeNa<1)。目前,研究人员正对使用不同尿路生物标志物区分 1 型 HRS 和 ATN 进行研究,其中包括白介素-18、中性粒细胞明胶酶相关脂质运载蛋白。虽然十分棘手,但准确确定肝硬化患者发生 AKI 的原因无论是对预后还是对治疗目标都有着非常重要的意义(将在下文进行阐述)。

### 治疗

预防。HRS 会导致整体预后不良,因此提前预防要好过治疗,同时不同情况下不同的预防措施起着有益作用。举个例子,大量放腹水(≥5 L)之后,在预防穿刺引流后循环障碍和肾损伤方面白蛋白比血浆容量扩张剂更有效。在一项双盲对照试验中,对酒精性肝病患者注射己酮可可碱,持续 28 日,降低了 HRS 的风险和死亡率。作者认为己酮可可碱的预防效果是由其抗肿瘤坏死因子活性决定的。预防性抗生素可以防止细菌移位,同时抑制 HRS 发病机制相关的促炎细胞因子形成。因此,对存在 SBP 风险的患者提前使用预防性抗生素的确可以有效降低 SBP 和 HRS 风险。在一项研究中,每日服用诺氟沙星可以降低 1 年 SBP 发病概率(分别为 7%和 61%,$P<0.001$),同时降低 HRS 发病概率(分别为 28%和 41%,$P=0.02$)。出现 SBP 后,可联合静脉注射白蛋白(诊断时按照 1.5 g/kg 体重,48 小时后调整为 1 g/kg)和服用头孢曲松,HRS 发病率可降到 10%,而单独服用头孢曲松的患者 HRS 发病率为 33%($P=0.002$)。此外,使用白蛋白联合抗生素的患者医院死亡率(分别为 10%和 29%)和 3 个月死亡率(分别为 22%和 41%)都要低于只使用抗生素的患者。白蛋白对 HRS 的预防原理目前研究得还不够充分,但是可能与白蛋白对循环功能的积极作用和抗氧化性质有关。

### 常规管理

1 型 HRS 患者需在加护病房接受特殊护理,因为这类患者存在多器官衰竭并且急速恶化。2 型 HRS 患者可以通过门诊或非重症护理的方式进行管理。但在这两种情况下都需停用利尿剂,并且应该通过穿刺放腹水对腹水进行管理。大量放腹水(大于 5 L)后按照每抽取 1 L 腹水注射 8 g 白蛋白的标准注射白蛋白。目前已有充分的证据表明早期放腹水可以消除腹内压不断增加对肾脏血流动力学的影响。举个例子,Cade 等人公布的研究结果显示,肝硬化并发腹水患者实施穿刺放腹水后,腹内压从 22 mmHg 降到 10 mmHg,进而显著提高了尿流率和肌酐清除率。Umgelter 等人对 12 例确诊 HRS 患者进行了研究,结果显示实施穿刺放腹水后,GFR 和排尿量均有改善,同时多普勒超声检查结果显示穿刺放腹水后肾动脉阻力指数降低。另一项研究中,以穿刺放腹水联合注射白蛋白取代单独注射白蛋白,结果发现 19 例 HRS 患者的肌酐清除率和钠排泄分数都出现了改善。对于 1 型 HRS 患者来说,以中心静脉通道或更适宜的全心舒张末容积指数评估血管内容量状态对液体复苏和白蛋白注射发挥着重要的指示作用。根据 IAC 诊断标准,同时基于诊断标准对肝硬化患者的有益影响,应在确认患者出现 HRS 前预先注射白蛋白。合成血浆容量扩张剂的效果没有白蛋白明显,因此不建议使用。需要对 SBP 或肾上腺功能不全等诱导或加重因素进行诊断,预先治疗。这类患者大多需要卧床,健康会快速恶化;因此管理应该提前做好早期下床活动、康复和充分营养规划。

肝移植评估应尽快开始。1 型 HRS 患者不可实施肝移植,应设定符合实际情况的预期目标,同时应避免过度治疗措施。针对个别不适合肝移植的 2 型 HRS 患者的实际病情确定药物治疗和其他干预治疗方案。大多数情况下,移植筛选标准都不够明确。对这类患者来说,应该尝试各种治疗方案直到肝移植适宜性更明确为止。HRS 患者的理想治疗目标是尽量延长存活时间,等待进行肝移植,并且为了能成功实施肝移植优化各项条件。

### 血管收缩剂疗法

在欧洲静脉注射特利加压素和白蛋白是 HRS 患者的首选治疗方法,但目前美国和加拿大仍不允许使用特利加压素。特利加压素是由一个赖氨酸加压素分子和三个甘氨酸残基组成的长效性合成血管加压素同类物。它通过与加压素(V1)受体相结合实现血管收缩的效果,V1 受体优先表达在内脏循环内血管平滑肌细胞表面上。它可以通过肽链端解酶持续代谢释放少量赖氨酸加压素,因此可以使用团注法,而不是连续性注射。但是,连续注射特利加压素后 HRS 逆转率高于团注法。多项研究证明,50%~70%的 HRS 患者在注射特利加压素和白蛋白之后各项临床参数(包括动脉血压、排尿量和低钠血症)出现改善,同时神经激素异常也得到改善。HRS 逆转的中位时间为 7 日,发病时血清肌酐值较低的患者恢复速度更快。其他可能预测使用特利加压素效果良好的因素包括使用特利加压素后血清胆红素值降低($<$171 $\mu$mol/L),同时平均动脉压增幅超过 5 mmHg。特利加压素还伴随一个在可接受范围内的副作用,5%~30%的患者会出现缺血性事件,但是大多数研究将缺血性事件风险较高的患者排除在外。完成治疗后,50%的患者 HRS 复发。目前作者仍无法确定导致 HRS 复发的真正原因,但再注射特利加压素时肾功能出现应答。特利加压素的效果同样适用于 2 型 HRS,比 1 型患者的应答率略高,并且存活时间也更长。所有试验统一持续注射特利加压素,直到血清肌酐值降到低于 1.5 mg/dl 或者持续注射 15 日;因此持续注射时间更长是否有助于提高 HRS 逆转率尚不得而知。

现有研究成果已确定注射白蛋白的确会对 HRS 逆转产生有益影响。两项随机前瞻性研究对 HRS 患者联合注射特利加压素和白蛋白与单独注射白蛋白的治疗效果进行对比,结果显示无论是 1 型还是 2 型 HRS 患者,联合注射特利加压素和白蛋白的 HRS 逆转率都普遍高于单独注射白蛋白的情况。但是,这两项研究都未能确定特利加压素是否能延长存活时间,即使是对这种疗法产生应答的患者也未得到充分证明,除了 Sanyal 和同事经过研究证明 90 日(短期)存活率有改善。最近一项 meta 分析报告强调,特利加压素和白蛋白与短期(90 日)存活率改善有关。

米多君和去甲肾上腺素是两种现成的 $\alpha_1$-肾上腺素能受体激动剂,现有研究成果表明它们对 HRS 治疗有效。连续性注射去甲肾上腺素,同时联合注射白蛋白和呋塞米有助于逆转 HRS。在一项纳入 12 例 1 型 HRS 患者的研究中,按照平均血压增加 10 mmHg 或排尿量高于 200 ml/4 小时的治疗目标滴定去甲肾上腺素给药剂量。持续注射去甲肾上腺素,直到血清肌酐值降到低于 1.5 mg/dl 或持续注射不超过 15 日。去甲肾上腺素平均给药剂量为 0.8 mg/h,平均持续时间 10 日。入组 12 例患者中有 10 例(83%)出现 HRS 逆转;2 例特利加压素无应答。此外,2 例患者之前出现缺血性事件(17%)。改善肾功能会改善患者存活时间,甚至有 4 例对特利加压素产生应答的患者在肾功能恢复后 6~18 个月内无须实施肝移植。

米多君是一种前体药物,在肝脏内经过新陈代谢作用会产生可随尿液排出体外的活性代谢产物——脱甘氨酸米多君。在 HRS 患者中米多君和脱甘氨酸米多君的药代动力学作用仍属空白领域。在对 HRS 或顽固性腹水患者实施单药治疗时,口服米多君可以略微改善系统血流动力学,但无法改善肾功能。而与胰高血糖素抑制剂奥曲肽(胰高糖素可调节内脏血管扩张)联合用药再注射白蛋白的情况下,观察发现肾功能、平均动脉压和血浆肾素活性都有了一定改善。目前尚无对米多君和奥曲肽对 HRS 逆转的影响进行评估的随机性研究,但是有两项纳入 19 例 1 型 HRS 患者的非随机性研究,试验得出采用这一治疗方案的患者 HRS 逆转率达到 70%~100%。然而,这两项研究中米多君和奥曲肽的给药剂量存在差异,其中一项研究的奥曲肽用药剂量是根据测定中心静脉压滴定的。这两项研究都没有出现明显的治疗相关副作用,可见这一治疗方案耐受性良好。迄今为止规模最大的一项研究共纳入 162 例 HRS 患者,其中 75 例患者接受奥曲肽、米多君和白蛋白联合给药,然后将试验结果与一项纳入 87 例患者的历史队列研究中未接受任何治疗的患者结果进行了对比。奥曲肽、米多君和白蛋白三联疗法能改善肾功能和存活率,另外相比未接受治疗的情况可实施肝移植的概率更高。

虽然目前只有极少数病例对比研究对特利加压素与其他血管收缩剂进行了对比,截止到目前也没有哪项研究切实证明一种血管收缩剂的 HRS 逆转率优于另一种血管收缩剂。一项研究指出,服用特利加压素的患者与采用奥曲肽-米多君联合疗法的患者相比,HRS 恢复率较高,存活时间更长,可实施肝移植的概率更高,但这项研究归根结底是一项非随机性研究,因此研究成果的准确性会受到选择性偏差的影响。此外,一项 meta 分析确定特利加压素跟去甲肾上腺素在逆转 HRS 方面会产生相同的效力和副作用。最近一项 meta 分析指出，各类加压素和患者存活率没有差别。

### 经颈静脉肝内门体分流术

目前大量文献都提出 TIPS 术式具备改善肝硬化并发顽固性腹水患者尿钠排泄和肾功能的作用。

有两项研究评估了 TIPS 术式对肝功能良好的 1 型 HRS 患者的治疗效果。实施 TIPS 手术后 3 个月内近 50％的患者出现了 HRS 逆转。这些临床变化与肾脏血流动力学改善和不同血管收缩介质血药浓度下降相匹配。患者的存活时间为 10～570 日，5 例患者存活达到 30 日(71％)。这两项试验的一个重要发现是实施 TIPS 手术后(2～4 周内)肾功能恢复缓慢并且延迟，与血管收缩剂的治疗效果截然不同，对血管收缩剂产生应答的患者肾功能恢复速度更快(1～2 周)。肝性脑病是一种比较常见的并发症，但可以通过药物疗法进行控制。两项初步研究还评估了 TIPS 术式对 2 型 HRS 逆转的作用。几乎所有受试患者都出现了 HRS 逆转，70％的患者在接受 TIPS 手术后 1 年仍存活。上述研究的结果表明 TIPS 术式可以延长入组 HRS 患者群体的存活时间，足以支撑他们达到肝移植条件，不需要实施肝移植的患者可以停止透析。需要注意的是，一项最新研究表明 TIPS 术式可以改善肝移植后效果，这是因为它能改善肾功能。

### 联合（序贯）疗法

有两项研究对血管收缩疗法联合 TIPS 术式的治疗效果进行了评估。但是，鉴于涉及的病例数量较小，同时 TIPS 仅限应用于少数晚期肝硬化患者，因此这一联合治疗方案很难推广用于大多数患者。

表 32-5 对未接受治疗的 HRS 患者及接受不同治疗方案治疗的患者 30 日和 90 日存活率进行了总结对比，其中后者治疗方案包括不同的血管收缩剂、TIPS 或者血管收缩剂联合 TIPS。主要研究发现包括：①与未治疗患者相比，接受不同治疗方案的 HRS 患者 30 日存活率确实出现了改善。②HRS 患者无论采用哪种治疗方案，90 日存活率都一样无法让人满意。需要注意的是，由于只对有限数量的患者进行试验，因此联合治疗组患者的 90 日存活率未免有点以偏概全。

### 肾脏替代疗法

HRS 患者实施肾脏替代疗法的适应证与其他无肝硬化症状的 AKI 患者相比没有区别，包括容量负荷过重、顽固性代谢性酸中毒和高钾血症。一项研究指出，针对 HRS 患者实施 RRT 的最普遍原因是容量负荷过重。但是，鉴于 HRS 患者预后效果不佳，大多数肾脏专科医生只会对等待肝移植的患者或进行肝移植评估的患者实施 RRT。HRS 患者是否应实施 RRT 会因为肝性脑病、血压过低和凝血障碍等伴随症状变得更复杂，主要是因为会增加出血和低血压风险，同时在部分病例中这也是直接致死原因。但是，推迟为 HRS 患者实施 RRT 会导致死亡率高达 90％。一项研究对实施 RRT 后死亡率的预测因素进行了分析，该项研究共纳入 82 例肝硬化并发 AKI 的患者，其中 26 例伴随 HRS。总的来说，伴随肝性脑病、恶性肿瘤或血小板减少等症状的晚期肝病患者死亡率会增加 2.8～8.2 倍。因此，对于等待实施肝移植手术的 HRS 患者，可将 RRT 作为移植的过渡治疗方案，但发病率和死亡率要高于伴随其他类型 AKI 的患者。对不等待肝移植的 HRS 患者实施 RRT 仍是一个具有争议的课题。

**表 32-5 肝肾综合征不同治疗方案的 30 日和 90 日存活率**

| | 患者数量 | 30 日存活率(％) | 90 日存活率(％) | 作者 |
|---|---|---|---|---|
| 无治疗 | | 25 | 10 | Gines 等 |
| 奥曲肽联合米多君 | 5 | 80 | 33 | Angeli 等 |
| NE | 12 | 50 | NA | Duvoux 等 |
| 特利加压素 | 21 | 61 | 12 | Ortega 等 |
| | 99 | 40 | 22 | Moreau 等 |
| | 23 | NA | 27 | Martin-Llahi 等 |
| TIPS | 7 | 71 | 42 | Guevara 等* |
| | 14 | 81 | 64 | Brensing 等* |
| 血管收缩剂联合 TIPS | 5 | 100 | 100 | Wong 等* |

\* 晚期肝硬化患者不可接受 TIPS 治疗。
NA，不可用；NE，去甲肾上腺素；TIPS，经颈静脉肝内门体分流术。

### 肝移植和肝肾联合移植

肝移植是 HRS 患者的基本治疗术式。肝移植后1个月内大多数患者的肾脏钠排泄、血清肌酐和神经激素水平都恢复正常。然而,肾动脉阻力指数持续1年后才恢复到正常值。但是,肝移植后的肾功能恢复并不具有普遍性。举个例子,Marik 等人对 28 例 HRS 患者成功实施肝移植后的肾功能恢复情况进行了研究。原位肝移植后 4~110 日内肾功能完全恢复的患者只有 58%,15% 的患者部分恢复。重要的是,25% 的患者肾功能永久性无法恢复。在另一项研究中,32 例 HRS 受试患者中有 30 例(94%)在肝移植后中位时间 24 日内恢复肾功能。鉴于关于这个问题的试验研究数量较少,因此肾功能恢复不全的原因只能进行推断,但现在可以确定 HRS 持续时间短、受体较年轻及以移植后 7 日内胆红素水平降低为表征的供肝功能立即恢复等因素有助于肾功能恢复。决定 HRS 患者肝移植后需要透析的一个重要因素是肝移植前持续实施 RRT 超过 8 周。因此,虽然对于 HRS 患者来说,肝肾联合移植相比单独肝移植在存活率方面并没有什么优势可言,但对于 RRT 8 周及 8 周以上的 HRS 患者,建议实施肝肾联合移植。此外,需注意不可预知性肝移植后事件,比如原发性供肝无功能、再次手术、感染和出血都会增加肝移植后并发 AKI 的风险,同时可能会对 HRS 恢复产生负面影响。

### 急性肾损伤:器质性/肾因性

器质性或肾因性 AKI 通常是因为 ATN、急性间质性肾炎(acute interstital nephritis, AIN)和肾小球性肾炎诱发损伤导致的,并且也是导致 AKI 的第二大病因(32%)。ATN 是因缺血或对肾脏的毒性损伤导致的,在部分研究中,无论使用新诊断标准还是旧诊断标准,都将它归为最主要的 AKI 致病原因。肾小管损害的风险因素跟导致肾前性肾病/HRS 的原因相同。Prakash 等人指出在导致 ATN 的众多原因中,败血症占 61%,血容量不足和去甲肾上腺素药物分别占 36% 和 2%。目前很难将 ATN 与 HRS 区分开来。根据定义,ATN 和 HRS 对输液都无应答。ATN 的症状特征是尿钠水平提高(20~40 mmol/L 及以上)、钠排泄分数大于 1% 及通常伴随土棕色颗粒管型等渗尿(尿渗透性<350 mOsm/kg)。但是,上述特征并不是 ATN 特有的。有研究报告对由肝病患者严重盐潴留导致的钠排泄分数较低或有可能诱发 ATN 损伤的 NSAIDs 或造影剂等肾毒素导致的间

歇性肾血管收缩进行了论证。两性霉素和氨基糖苷都是会诱发肾小管损伤的抗生素,同时在用于晚期肝硬化患者时需特别谨慎。严重的胆汁淤积,特别是梗阻性黄疸导致的胆汁淤积可能会通过血管收缩、心肌收缩能力、肾脏内毒素影响及肾小管胆汁酸毒性直接诱发 AKI。ATN 的正确诊断非常重要,原因在于一项研究结果证明了移植后 CKD 的发病率高于 HRS(分别为 56% 和 16%)。器质性 AKI 的另一种发病形式是 AIN。基于一项住院肝病患者研究,Warner 等人将 AIN 定义为病历 AIN 既往史记录的已知肾毒素或造影结果显示无菌尿液中存在白细胞、白细胞管型和嗜酸性粒细胞的临床表现。在这项研究中,10% 伴随器质性 AKI 的患者存在 AIN。许多药物治疗方案被列为致病因素,比如抗菌药物、NSAIDs、抗惊厥药和利尿剂首当其冲。此外,常用于治疗肝硬化患者胃肠道病的 $H_2$ 受体阻滞剂和质子泵抑制剂也与 AIN 有关。应记录所有伴随肾功能不全的肝硬化患者的肾毒素病史。肾小球性肾炎的临床表现是主动性尿沉淀并伴随蛋白尿(每日通常大于 500 mg)及红细胞/红细胞管型。它相比 AKI 来说更经常以慢性形式发病,作者将在 CKD 部分详细阐述。活组织检查是一种诊断器质性病变的重要方法,但是这一方法的优势因为增加肝硬化患者出血风险而大打折扣。

### 急性肾损伤:肾后性/阻塞性

最后一种 AKI 是肾后性或阻塞性肾病。这是一种肝硬化患者中不太常见的 AKI,只占 1%。以超声检查或电脑断层摄影术为主要诊断手段,确诊后可通过泌尿科会诊进行治疗。

### 慢性肾病

关于慢性肾病对肝硬化的影响还有待于进一步确定。过去,肝硬化患者伴发的 CKD 可通过多种方式进行诊断,但大多数是以肌酐值增加作为诊断标准,通常是高于 1.5 mg/dl,持续 3 个月或更长时间。基于这一标准,CKD 的发生率很低,最低只有 1%,最高 30%。适用于肝硬化患者的新标准是基于一般患者群体的 CKD 诊断标准制定的,即基于 MDRD-6 公式连续 3 个月或 3 个月以上 GFR 值低于 60 ml/min。之所以选择 MDRD-6 公式是因为它得出的值最接近碘酞酸盐计算得出的 GFR 值。这一诊断标准将 2 型 HRS 患者也纳入其中。采用这一新标准对三级转诊中心患者群体进行诊断,CKD 发病率为 15.6%(如果包括 AKI 合并 CKD 患者,这一数值为 17.1%)。一般患者群体 CKD 的致病原因同样也会导致肝硬

**表 32-6　肝硬化相关性肾病**

| 肝病 | 肾病 |
|------|------|
| 乙型肝炎 | 膜性肾病 |
| | 结节性多动脉炎 |
| | IgA 肾病 |
| 丙型肝炎 | 膜增生性肾小球肾炎 |
| | 局灶节段性肾小球硬化症 |
| | 糖尿病肾病 |
| | 纤维样肾小球病 |
| 原发性胆汁性肝硬化 | 膜性肾病 |
| | 抗肾小球基底膜抗体肾炎 |
| | ANCA 相关肾病 |
| | 间质性肾炎 |
| $\alpha_1$ - 胰蛋白酶肾病 | IgA 肾病 |
| | 膜增生性肾小球肾炎 |
| | 抗肾小球基底膜抗体肾炎 |
| 结节病间质性肾炎 | 间质性肾炎 |
| 门脉性肝硬化或隐源 | IgA 肾病 |
| 性肝硬化 | 肝性肾小球硬化 |

基于参考文献 230、233、270～273 修改。
ANCA，抗中性粒细胞胞浆抗体；Ig，免疫球蛋白。

化患者出现 CKD，比如糖尿病或高血压相关损伤病史。

肾小管性肾炎是一个原发性（原发）过程或相关性疾病。Davis 等人的研究报告列出了与肝脏和肾脏相关的疾病综合名单，同时还包括肾小管性肾炎相关性病变。最常见的肾小管性肾炎相关性病变可参见表 32-6。

活体组织检查是一种常用于对显著肾功能不全或蛋白尿患者进行诊断的专用方法。组织学异常是肝硬化患者常见的症状，但是没有出现肾功能不全或尿沉淀异常，原因通常也是多方面的。Trawalé 等人公布了 18 例肝硬化和肾功能损害（肌酐值＞1.5 mg/dl）而没有明显血尿或蛋白尿患者的活组织检查结果。发现诊断存在广泛的差异性，每名患者存在的损伤模式不止一种，表明肾损伤是由多方面原因造成的。请注意，目前还没有关于肝硬化条件下这类肾病的自然发展过程及后续肝移植的具体数据，因此导致预测欠准确。活组织检查和诊断对预测移植后肾功能有着重要意义，但同时还要以更多数据作为支撑。重要的是，这类信息有助于在对患者进行评估时确定治疗方案。举个例子，丙型肝炎患者的抗病毒治疗会改善肾小球和冷球蛋白病变。对于更严重的病变，特别是在发生冷球蛋白相关血管炎的情况下，应考虑采用血浆取出法或免疫抑制法实施积极疗法。目前对于晚期

肝衰竭患者的肾病治疗还没有制定统一的指导准则。因此，很难确定在膳食蛋白质限制、血压控制、血管紧张素转换酶抑制剂或血管紧张素受体阻断剂注射等一般性肾病疗法的基础上是否应该实施上文案例中所说的积极治疗，需要根据患者的具体状况制订高度个性化治疗方案。这类治疗方案应以团队化方式来设计，包括咨询肾病学家。

### 慢性肾病急性恶化

慢性肾病急性恶化的诊断标准是基于 MDRD - 6 公式，GFR 基线值低于 60 ml/min 的患者连续 3 个月以上 48 小时内血清肌酐水平相对基线值增加 50% 以上或者肌酐值增加幅度等于或大于 0.3 mg/dl。利用这一诊断标准诊断的慢性肾病急性恶化的发病频率尚未确定，但早期发表的一篇采用类似标准的研究报告提出，发病数量极少，死亡率与 AKI 相似。

### 肝肾异常和透析支持

HRS 相关内容提到，可以将透析作为不同类型的晚期肾损伤患者的辅助治疗手段，但目前来说哪些晚期/代偿失调性肝硬化患者需要进行透析仍是一个有争议性的课题。对于 AKI，Howard 和 Teitelbaum 建议对经过肝移植评估的患者、可能存在可逆性肾损伤或肝损伤的患者及 HRS 诊断不明确的患者采用 RRT 治疗方案。针对肝硬化和 CKD 患者长期进行 RRT 的治疗决定遭到质疑。他们的研究没有提供这一患者群体存活率和存活质量的试验数据。已经过移植评估的患者可以实施透析治疗，但对于非移植患者，需根据患者的实际情况确定是否进行透析。目前还没有制定针对肝硬化和晚期肾病患者的透析测定标准。治疗无并发性 AKI 的患者时有相关的建议标准可以参考，但是如何正确区分尿毒症症状与肝硬化并发症也是一个问题。连续性肾脏替代疗法（continuous renal replacement therapy，CRRT）比间歇性肾脏替代疗法的耐受性更高，但是目前还没有明确数据表明使用 CRRT 比血液透析对 HRS 患者更有益。对于并发高颅压的暴发性肝衰竭患者和血流动力学不稳定的患者来说，CRRT 的确比间歇性透析的治疗效果更好。CRRT 的缺陷就是需要连续性系统抗凝，而这样做又会提高出血风险；但是，肝硬化患者通常伴随凝血障碍，因此可以避免进行抗凝，安全性更高。目前，还没有研究提出肝硬化并发 HRS 患者实施 RRT 要求的最终透析剂量和时间，但可以根据针对危重患者 AKI 的其他研究数据进行推断，表明 RRT 早期实施和液体负平衡保持可以改善患者生存率。最近两

项随机试验纳入大量伴随 AKI 的危重患者,其中大部分为伴随 AKI 的肝硬化患者,试验结果显示,增加透析剂量对改善医院死亡率或提高肾功能恢复概率都没有明显作用。

总之,肝硬化诱发肾病非常普遍。确定病情严重程度有助于预测移植后肾脏功能,进而提前治疗/逆转肾病。肾损伤的性质可以预测死亡率。一项针对 562 例持续住院的肝硬化和肝病患者开展的大型研究,最终纳入试验共 463 例患者,将他们按照下列标准分为四组:①感染诱发肾衰竭。②血容量减少相关肾衰竭。③器质性病变诱发肾衰竭。④肝肾综合征。存活率最高的是第 3 组,接下来依次为第 2 组、第 1 组和第 4 组,3 个月存活率分别为 73%、46%、31% 和 15%($P<0.000\ 5$)。Nadim 等人先根据风险、损伤、衰竭、失功能和终末期肾病(risk, injury, failure, loss, and end-stage renal disease, RIFLE)分级确定同期 AKI 的患者,然后对 HRS 患者和 ATN 患者肝移植后效果进行对比。相比 HRS 组,ATN 组患者死亡率更高,90 日肾功能恢复率较低,估算的 GFR 值较低,60 日 CKD 发病率较高。精确诊断有助于针对肝移植评估患者确定合理的治疗方案。

## 评估

等待肝移植的患者肾功能评估需要移植团队开展跨部门系统化协作,以便为患者提供更有效的治疗。组内肾病学家、肝病学家、肝移植医生和移植麻醉师需共同参与,出谋划策,确定患者是否适合实施肝移植或肝肾联合移植手术,并且确定围手术期是否需要实施肾脏替代疗法(术前和术中透析)或肾脏保护性免疫抑制。治疗规划是肾病治疗的决定性因素。表 32-7 总结了晚期肝病患者肾功能评估标准。

### 表 32-7 等待肝移植患者的肾功能评估

电解质
血糖(糖化血红蛋白)
血尿素氮
肌酐(通过 MDRD-6 计算 GFR)
必要时测量动脉血气
尿分析
单次尿钠、蛋白质和肌酐分析
24 小时尿液肌酐清除率和蛋白质分析
通过放射示踪物、同位素或造影剂检查测定 GFR
肾脏超声波检查
必要的话实施肾活组织检查

GFR,肾小球滤过率;MDRD,肾病膳食改良试验。

病史部分应查询患者是否存在糖尿病或高血压病史,是否接受过造影检查,是否需要穿刺放腹水,是否存在细菌性腹膜炎并发症和消化道出血,是否使用过利尿剂、乳果糖、NSAIDs 和肾毒性抗生素。体检时,需严格评估容量,应特别注意血压、体重、尿量、皮肤肿胀、黏膜、肺部、心音和是否有浮肿或腹水。实验室检查应包括测量电解质、血糖、BUN 和肌酐值,若存在疑似酸碱平衡紊乱,还需要单独检测动脉血气。以确定过去肌酐值为目的的查询记录有助于创建基线肾功能。需对尿液蛋白质、炎症细胞和管型进行检测。单次尿液钠和肌酐检测可以提供计算钠排泄分数所需数据,进而有助于确定有效动脉血量,特别是排尿量偏低的情况下。但是,确定肝硬化患者的实际 GFR 非常难。文献综述和共识性会议建议的计算标准千差万别,有的采用肌酐值,有的使用估算公式,还有一些测量 GFR。作者认为 GFR 应该测定。计算肌酐清除率需测量 24 小时尿蛋白质排泄率。同位素和非放射性清除率检查尚未经过晚期肝衰竭患者的临床检验,但实践表明可以辅助评估 GFR。可通过肾脏超声检查是否存在结构性异常,若存在异常,需进行附加检查,包括计算机断层扫描、磁共振成像、膀胱镜检查逆行性分析及泌尿学咨询等。

肾活组织检查对描述肾病表征具有重要意义。Francoz 等人提出下列患者可以使用肾活组织检查法检查:①伴随损伤持续时间异常或恢复不良、疑似 CKD 或可治愈性肾损伤(比如药物诱导间质性肾炎或不同类型的微血管病)的 AKI 患者。②GFR 为 $15\sim30$ ml/(1.73 m² · min)的 CKD 患者、GFR 为 $30\sim60$ ml/(1.73 m² · min)的患者及蛋白尿高于每日 500 mg 或单位高倍视野红细胞数量超过 50 或者伴随糖尿病、高血压或乙型肝炎或丙型肝炎的患者。他们不建议对 GFR 低于 15 ml/(1.73 m² · min)或高于 60 ml/(1.73 m² · min)的患者采用肾活组织检查。其他共识性准则都是借助肾活组织检查结果筛查移植患者,但 OPTN 的标准不是以此为依托。一般性患者群体以动脉透明样变性、肾小球硬化症,特别是间质性纤维化代替肾病分期发展作为确定肾病的方法,但是否可用于肝硬化患者尚待确定。若不是肝硬化患者存在出血风险,活组织检查应该是更出色的患者评估方法。患者的凝血障碍状态会增加出血风险,比如血小板减少和凝血酶原时间异常,特别是在进行活组织检查的情况下。这一患者群体的附加数据表明只有将 INR 纠正到低于 1.5 时实施肾活组织检查才能将严重出血率(输 2 个单位血或通过放射治疗止血)降到 8％。经颈静脉活组织检查可以降低出血风险，但是早期经验表明活组织检查的精确度要低于穿刺技术检查。然而，鉴于现有数据，经颈静脉活组织检查的安全性更高。鉴于肝硬化患者组织学异常的频率、潜在可逆性病变的治疗概率及肾病恶化过程中长期组织学变化的可能影响，活检法在将来评估准则中一定会发挥更重要的作用。

　　许多研究团队围绕基于上述检查结果对肝移植受体与肝肾联合移植受体进行筛选的问题展开讨论。此外，医学研究人员根据共识性意见公布了部分指导准则，其中包括 OPTN 一项建议，但目前尚未建立统一标准。有两项研究纳入的肝肾联合移植受体全部根据单中心标准筛选，然后根据 OPTN 标准进行回顾性评估，从而得出本体肾功能数据结果（使用核素肾扫描）。Francis 及同事发现入组 13 例患者中只有 8 例达到 OPTN 肝肾联合移植标准，其中 4 例移植后本体肾功能恢复显著。5 例未达到 OPTN 标准的患者中只有 1 例本体肾功能恢复。Levitsky 及同事对 78 例肝肾联合移植受体进行了评估，其中 31 例达到 OPTN 标准。根据本体肾脏 GFR 不高于 20 ml/min 的标准，21 例达到 OPTN 标准的患者未能显著恢复本体肾功能。47 例未达到 OPTN 肝肾联合移植标准的肝肾联合移植受体中只有 17 例恢复本体肾功能，GFR 达到 20 ml/min。利用上述 GFR 标准来衡量本体肾功能恢复程度，OPTN 标准的阳性预测值为 67.7％，阴性预测值为 63.8％。综合上述研究报告，OPTN 标准并不准确，现行筛选标准仍有待改进，可能还会纳入其他预测因素。

　　基于一项针对移植中心实践模式的全国性调研，结果显示不同移植中心肝肾联合移植筛选标准存在着巨大差异。研究人员认为部分原因要归结于医疗中心都有独立于其他医疗中心的标准，而这些标准又不具备统一性，加之医疗中心的政策与 OPTN 的指导方针也有出入，现有专业知识与鉴定哪些患者适合实施肾移植手术哪类不适合的指导准则之间存在盲区。但千差万别的指导准则都承诺将供肾分配给最急需的患者。在将来的研究中，随着 AKI、CKD 和急性合并慢性肾病新诊断标准的广泛应用，可以实现更精确的数据对比，并以此为依托获得更有价值的研究成果。要确定肝肾联合移植对移植后本体肾功能不全有多大程度改善，需要单独研究。同时，2011 年 OPTN 该领域专家和原共识性组织成员在洛杉矶召开会议，对之前指导方针和最新研究成果进行了回顾总结，并公布了筛选肝肾联合移植患者的最新标准，

表 32-8　肝肾联合移植筛选标准

AKI≥4 周或具有下列条件之一的患者：
　　达到修订后 RIFLE 分级诊断标准的 AKI 三期[Cr 基于基线增加了 3 倍，Cr≥4.0 mg/dl，同时急性增加≥0.5 mg/dl 或者肾脏替代疗法 eGFR≤35 ml/min(MDRD-6)或 GFR≤25 ml/min(碘酞酸盐清除率)]
伴随 CKD(连续 3 个月或以上 GFR<60 ml/min)及下列条件之一的患者：
　　eGFR≤40 ml/min(MDRD-6)或 GFR≤30 ml/min(碘酞酸盐清除率)
　　每日蛋白尿≥2 g
　　肾活组织检查>30％全肾小球硬化症或>30％间质性纤维化
　　代谢性病变

引自：Nadim MK, Sung RS, Davis CL, et al. Simultaneous liver-kidney transplantation summit: current state and future directions. *Am J Transplant*. 2012;12(11):2901-2908.
AKI，急性肾损伤；CKD，慢性肾病；eGFR，估算肾小球滤过率；GFR，肾小球滤过率；MDRD，肾病膳食改良试验；RIFLE，风险、损伤、衰竭、失功和终末期肾病。

具体见表 32-8。移植领域的当务之急是统一采用一套指导准则，增加试验结果之间的可比性，对新的预测因素进行研究，并在将来对筛选标准进行不断完善。

### 手术规划

　　针对伴随 AKI、CKD 或酸碱平衡代谢性紊乱或钾代谢紊乱的患者实施围手术期透析支持需要开展严格评估。肝移植手术可能会加剧肾功能不全，并增加手术诱发代谢性酸中毒、高钾血症和容量问题的风险。对于高危患者来说，利用连续性肾脏替代疗法进行术中透析时应安排经验丰富的医护人员负责管理。目前尚未形成统一的可实施术中透析的患者筛选标准。在第一次切口之前应协调好透析通路、设备和团队人员，只有这样才能最大限度地降低并发症发病率，同时还要仔细协调肾病学家、透析护士、麻醉师、外科医生及肝病学家之间的工作衔接。

### 免疫抑制规划

　　术前确诊存在中度到严重肾功能不全的患者在接受肝移植手术时应考虑采取肾脏保护免疫控制措施。多项研究报告都提出，通过引入抗体延迟钙调磷酸酶免疫抑制能够防止肝移植排斥反应。对于伴随显著肾功能不全的患者，应该术前讨论确定免疫抑制方案，降低术后潜在肾毒性。

## 总结

　　术前肾功能评估是一项团队性工作。全面的检

查报告可以确认哪些患者更适合肝移植,哪些患者更适合肝肾联合移植。应采用肝病 AKI 和 CKD 的诊断标准,同时基于研究不断进行完善。这类诊断标准是提高移植行业肝硬化肾病鉴定水平的第一步,进而可以通过及时治疗以改善患者的治疗效果。研究者需要开展研究工作对上述诊断标准和肝肾联合移植患者新筛选标准进行检验,实现肝硬化肾病管理的进步。

## 要点和注意事项

- 可使用肾病膳食改良试验-6 估算公式或借助碘酞酸盐或其他同位素标记物测量肾小球滤过率评估肾功能。
- 使用工作组提出的急性肾损伤、慢性肾病和 AKI 合并 CKD 定义。
- 选择肝肾联合移植受体时应采用一项共识性准则。
- 避免单纯以肌酐值作为肾功能的衡量标准。
- 避免为可能存在可逆性肾功能不全并伴随 AKI 的患者实施肝肾联合移植手术。

# 第 33 章

# 肝移植术前评估：感染性疾病

## Pretransplantation Evaluation : Infectious Disease

Marian G. Michaels • Michael D. Green

朱建军·译 陆晔峰·校

| 章节刚要 | |
| --- | --- |
| **供者术前筛查** | **寄生虫和真菌** |
| **受者术前评估** | **受者免疫接种** |
| 既往感染 | **术前发热的评估** |
|   病毒 | **总结** |
|   细菌 | |

尽管肝移植取得了巨大进步,感染性疾病依然是影响预后的主要因素之一。并非所有的感染都是无法预测的,某些感染在术前甚至是可以预防的。病原体主要来源于受者体内菌群、外环境以及供者。因此,术前对供受者感染状况的筛选和评估极为重要,旨在发现潜在病原体和危险因素,并制订预防措施。对供受者特定病原菌的筛查通常需要考虑以下因素:潜在疾病的影响、可靠的检测方法、检测成本、所需样本量以及相关政府规定等。感染的评估包括既往感染史、体格检查、血清学检查、特定病原学检查以及受体家族病史。本章将讨论供受者术前感染的评估。

## 供者术前筛查

尽管 HIV、狂犬病等传染病通过器官移植传播的现象很少见,但仍需给予重视。仅有少量传染病是通过人体组织传播的,例如 CMV、EB 病毒等,通过移植器官或组织的传播是难免的,并且会影响受者的预后。20 世纪 80 年代的研究已经明确了供者是移植术后 CMV 和 EBV 的感染来源,尤其是婴幼儿受体,这一结果也是处理移植术后感染一系列措施的理论基础(详见第 78 章)。除了这些已知的病毒感染,供体来源的其他病原体正在越来越多地被发现,例如急性细菌性感染,HIV、HBV、HCV、西尼罗河病毒、狂犬病毒等病毒感染,真菌感染(球孢子菌病、组织胞浆菌病),寄生虫感染(刚地弓形虫、类圆线虫)等。因此,对供者进行感染性疾病筛查就是为了发现这些病

原体和评估其传播的可能性。虽然病史和实验室检查无法发现所有病原体,但详尽的病史资料可对鉴别相关风险因素提供帮助,相关实验室标志物也可用于筛选出潜在的病原体传播者。术前筛查工作能够帮助移植团队最大限度地减少病原体的传播,并为已知病原体的传播提供预防措施。

对尸体来源器官潜在病原体的筛查存在先天局限性,如无法直接询问暴露史、接受血液制品导致供者体内出现多种抗体、没有足够时间在移植前完成评估等。供者家属提供准确信息的能力有限,因为家属在被问及供者的暴露史时,往往处于一种紧张的精神状态中,更重要的是,家属可能根本不知道供者的暴露史和风险行为。

在美国,联邦政府规定了对逝世后捐献要做的若干必要检查。这些政策的制定者是 OPTN,规定筛查的病原体包括 HIV、HBV、HCV、梅毒、EBV、CMV,以及对住院超过 72 小时的供者进行血、尿的细菌培养,此外,还应根据具体情况确定是否需要检查其他病原体。

近些年,活体供者捐献部分肝脏作为供肝的移植手术逐渐增多,自 2000 年以来,每年有 200～500 例活体肝移植得以实施,尤其是在儿童和小体重成人受体中较为多见。由于活体供者能够接受体检并提供疾病史,因而其感染性疾病风险的评估方式更接近于受体的评估方式。活体供者还可以在术前接受宣教,从而避免感染,最大限度减小受者风险。针对活体供者术前筛查的联邦法规目前正在制定过程中,尚未确

### 表33-1 肝移植供者术前感染性疾病评估

血清学或 NAT 检测方法

HIV1、HIV2(EIA 或 NAT)

乙型肝炎病毒:sAg、cAb

丙型肝炎病毒:(EIA,±RIBA 或 NAT)

丁型肝炎病毒

CMV:IgG、IgM

EBV:VCA IgG

RPR 或其他梅毒检测方法

cAb,核心抗原;CMV,巨细胞病毒;EBV,EB 病毒;EIA,酶免疫分析;HIV,人类免疫缺陷病毒;Ig,免疫球蛋白;NAT,核酸检测;RIBA,重组免疫印迹法;RPR,梅毒血清反应;VCA,病毒壳抗原。

立实施。供者的推荐筛查项目见表33-1。

## 受者术前评估

　　肝移植受者术前感染性疾病评估可以为医生提供其既往感染病史、潜在病菌对抗生素的敏感性等信息,从而为制订预防、治疗措施提供指导,也为移植术后感染风险的评估提供参考。同样重要的是,术前评估也提供了一次对受者和家属进行移植相关感染的宣教机会。患者可以了解免疫抑制的含义及其对移植后病原菌感染的影响,包括受者体内潜在病原菌和供者来源的病原菌感染。尤为重要的是让患者意识到没有绝对可靠的筛选方法,即使应用了现行筛选方法,供者器官来源的感染仍会影响移植的预后。此外,对一系列移植相关的潜在感染并发症,患者可以通过评估过程进一步了解相关预防和治疗措施,减少周围环境来源的病原体感染的健康生活方式。最后,术前评估还可以记录下患者的感染性疾病史,在免疫抑制之前制订好疫苗接种方案(表33-2)。

### 既往感染

　　移植术后,受者体内潜在的病原体在免疫抑制状态下会再次激活。这些潜伏状态的病原体包括病毒、细菌、真菌和寄生虫。同样,供肝肝细胞或"过客白细胞"内潜在的病原体也可以传播到受者体内,如果在受者体内激活,这些病原体会造成潜在的感染问题。

### *病毒*

　　疱疹病毒。疱疹病毒中的 CMV、EBV、单纯疱疹病毒(herpes simplex virus, HSV)和水痘带状疱疹病毒(varicella-zoster virus, VZV)是影响肝移植预后的尤为重要的病毒种类,其他疱疹病毒如人疱疹病毒6(human herpes-virus 6, HHV6)、7(HHV7)和8(HHV8)等相关感染,在肝移植术后也越来越多地被

### 表33-2 肝移植受者术前感染性疾病评估

**病史**

**着重点**

免疫接种史

自发性细菌性腹膜炎既往史

细菌性胆管炎既往史

旅行史

疫区接触史

**体格检查**

**筛查方法**

结核菌素皮试或 IGRA

**血清学方法**

HIV1、HIV2

甲型肝炎病毒 IgG/IgM

乙型肝炎病毒:sAg、sAb、cAb、eAg

丙型肝炎病毒

丁型肝炎病毒

CMV:IgG、IgM

EBV:VCA IgG、VCA IgM、EBNA

VZV:IgG

麻疹:IgG*

RPR 或其他梅毒检测方法

* 有些移植中心检测风疹和流行性腮腺炎抗体。
cAb,核心抗原;CMV,巨细胞病毒;eAg,e 抗原;EBNA,EB 病毒核心抗原;EBV,EB 病毒;HIV,人类免疫缺陷病毒;Ig,免疫球蛋白;IGRA,γ 干扰素释放试验;RPR,梅毒血清反应;sAb,表面抗体;sAg,表面抗原;VCA,病毒壳抗原;VZV,带状疱疹病毒。

发现。健康人在幼年或成年之后都会接触到这些病毒。这些 DNA 病毒在感染症状消失很久之后,仍会终生潜伏在宿主细胞中,随时都有可能再次激活,而免疫抑制会促进其激活。来源于供肝或者受者体内的潜在病毒在移植术后都有可能再次激活。针对主要疱疹病毒的术前血清学检测在预测感染风险和预防相关感染方面至关重要(表33-3)。

　　CMV 是肝移植后最常见的感染病毒之一,再次激活的 CMV 病毒导致8%～40%的肝移植受者出现系统性疾病。术前血清学检测通常为阳性,尤其在成年人群中阳性率为40%～70%,因而病毒再激活引起的感染就成了最主要的临床感染来源。典型的 CMV 感染常见于血清学阴性的受者接受了血清学阳性的供肝。文献显示供者 CMV 主要来源于流行病学感染和 CMV 病毒株的限制性内切酶消化。

　　所有的供者和受者都应接受 CMV 病毒的血清学筛查。多种预防 CMV 感染的方法都在实体器官移植中得到研究,例如抗病毒药物更昔洛韦、缬更昔洛韦、免疫球蛋白等。其他如监测患者感染的风险因素(如抗排斥治疗)、亚临床感染(CMV - DNA 定量

**表 33-3　肝移植受者术后早期感染处理措施**

| 病原体 | 处理策略 |
| --- | --- |
| 巨细胞病毒 | 单用更昔洛韦或缬更昔洛韦，或联合应用 CMV 超免疫球蛋白，严密监测，或监测的同时预防性用药 |
| EB 病毒 | 目前没有有效的预防措施，提倡对高风险患者严密监测病毒载量 |
| 单纯疱疹病毒 | 对于未接受 CMV 预防措施和个体化后续治疗的患者，提倡短期口服阿昔洛韦或伐昔洛韦 |
| 水痘带状疱疹病毒 | 对于未接受 CMV 预防措施的患者，可考虑口服阿昔洛韦或伐昔洛韦 |
| HIV | 若 HIV 已得到控制，可考虑在相关经验丰富的中心接受移植 |
| 乙型肝炎病毒 | 抗病毒药物联合 HBIg，定期监测病毒载量 |
| 丙型肝炎病毒 | 定期监测病毒活性，可考虑干扰素和抗病毒药物 |
| 既往腹膜炎或胆管炎 | 根据既往胆管感染病原应用敏感抗生素，依具体情况制订围手术期抗生素治疗方案 |
| 结核分枝杆菌（潜伏期） | 应用异烟肼，并严密随访肝功能；维生素 $B_6$ |
| 组织胞浆菌 | 氮唑类抗真菌药物长期维持，联合或不联合两性霉素 B |
| 球孢子菌 | 氮唑类抗真菌药物长期维持，联合或不联合两性霉素 B |

CMV，巨细胞病毒；HBIg，乙型肝炎免疫球蛋白；HIV，人类免疫缺陷病毒。

或 pp65 抗原监测）等，作为实施预防性抗病毒治疗的参考指标已被许多移植中心采用，还有一些中心采用预防和监测同步进行的方案。总体来说，采用哪种预防措施、治疗周期多久通常取决于供受者的血清学筛查结果。具体的预防措施，以及移植后 CMV 感染的治疗方案，详见第 78 章。

EBV 作为移植术后的另一种感染来源，通常会导致儿童的无症状感染，以及青少年和成人的自限性单核细胞增多症。在初始感染后，EBV 通常潜伏在 B 淋巴细胞中，无症状的咽拭子病毒周期性复制发生在 23% 的正常人群中。在免疫抑制人群中，例如获得性免疫缺陷综合征（acquired immunodeficiency syndrome，AIDS）或器官移植患者中，65%～94% 的血清学阳性患者可查见病毒复制。让人担忧的是，在 T 淋巴细胞功能受损的情况下，EBV 感染可导致 B 淋巴细胞增生或淋巴瘤。EBV 相关移植后淋巴细胞增生症（posttransplantation lymphoproliferative disorders，

PTLDs）的最大风险因素就是移植后感染 EBV。然而，有高达 2% 的原位肝移植受者在对 EBV 免疫的情况下发生了 PTLD。大多数移植中心都会对受者进行 EBV 血清学检测。研究数据显示，EBV 血清阳性供者捐献器官给 EBV 血清阴性受者，是 EBV 相关疾病发生的最高风险因素，同血清学阳性受者相比，供受者均为血清学阴性的发病风险也相对升高。因此，筛查供者的 EBV 血清学感染情况作为供受者匹配情况的参考得到大力推荐。对于 CMV 的感染情况，通过术前筛查可以为预防 EBV 感染相关疾病的发生提供指导，详见第 78 章。

移植术后病毒再次激活感染的情况同样发生在 HSV 中。一项大型研究显示，针对免疫抑制状态下 HSV 的致病能力，75% 的成人肝移植受者检测到 HSV 血清学阳性。更为常见的是，HSV 会在移植后 1 个月内或抗排斥治疗后导致持续的、局部的损伤。HSV 导致的系统性疾病虽然罕见，但也时有发生。20 世纪 80 年代，匹兹堡大学发现在 1 664 例肝移植受者中，有 8 例（0.5%）发生了 HSV 相关肝炎，其中 7 例被认为是病毒再次激活引起的，而不是病毒的原发感染。移植术前发现 HSV 感染血清学证据的患者，口服阿昔洛韦或伐昔洛韦等治疗后，可减少病毒再次激活的概率。更昔洛韦在治疗 CMV 的同时，也对 HSV 和 VZV 有一定疗效。供者来源的 HSV 病毒感染较为少见，因为该病毒不会导致肝脏的潜伏感染。HSV 的检测并不作为供者术前筛查的常规项目。

水痘病毒既可以通过原发感染，也可以通过再次激活引起移植术后的相关疾病。一项研究显示，在 121 例成人肝移植受者中，有 8 人在术后 19～575 日发生了 VZV 感染，其中 1 例在应用阿昔洛韦治疗后依然死于带状疱疹感染。没有既往感染史的患者在移植术后接触水痘的话会有极高的感染风险。尽管大多数成人都因既往感染产生了免疫力，但这种情况会发生变化，免疫力产生需要通过疫苗来实现。儿童移植受者通常都对 VZV 易感，有研究报道，90 例儿童肝移植受者中有 51 例对水痘病毒易感，易感者中有 25 例曾经有水痘暴露史或者接种过水痘-带状疱疹免疫球蛋白（varicellazoster immuneglobulin，VZIG）。这 25 人中的 7 人和另外没有接种 VZIG 的 7 人发生了水痘，其中 2 人死亡，并且这 2 人都在感染后期应用了阿昔洛韦。VZIG 临床已经不再使用了，目前可用于预防的是一种加拿大生产的 VZIG 类似物：VariZIG，通常在接触水痘病毒后 72 小时内应

用。此外,在接触后的第 7 日连续应用阿昔洛韦 7 日也可以减少感染概率或减轻感染症状。受者术前检测 VZV 血清学免疫情况是必要的,可确定哪些受者在移植术后接触病毒后需要采取预防措施,这一点对婴幼儿和未成年受者尤为重要。通过术前筛查,对于水痘病毒易感的移植受者,可以在术前通过接种疫苗来预防感染。虽然这些疫苗的有效性在终末期肝病的患者中并未得到证实,但与受者术后在免疫抑制状态下接触野生型病毒相比,仍能使患者获益。供者来源的 VZV 感染通常出现在有病毒血症的供者中,因为 VZV 通常潜伏在末梢神经中。文献报道的供者来源的 VZV 感染只有 1 例。因此,供者术前筛查并不推荐检测 VZV。

HHV6 和 HHV7 感染常见于出生后的前几年里,供受者只有在肝移植术前筛查时才会检测这类病毒。越来越多的研究数据表明,在 CMV 感染的情况下,如果同时存在这两种病毒或者其中之一的共同感染,会明显加重 CMV 相关疾病的严重程度。此外,有病例报道发现,HHV6 单独感染可导致发热症状,可伴有或不伴有皮疹。母亲作为供者的儿童活体肝移植受者中,供者来源的 HHV6 感染会引起婴幼儿的发热症状。在 HHV6 引起疾病的患者中,除了 1 例以外,其他患者都表现为自限性。因此,不推荐术前对 HHV6 和 HHV7 进行筛查。

新近发现的人类疱疹病毒 HHV8 是一种伽马疱疹病毒,该病毒在非洲和地中海国家较为流行,并与卡波西肉瘤的发生相关。目前认为,来自 HHV8 流行地区的供体可导致受者发生相关感染性疾病。血清学检测的局限性是术前筛查 HHV8 的主要障碍。虽然从一般流行地区迁移到高度流行地区的供者或受者接受相关术前检测被认为是合理的,但目前并不支持对来自北美洲、亚洲、欧洲大部等地区的供受者进行常规筛查,因为这些地区的病毒检出率极低。

肝炎病毒。乙型肝炎病毒可在移植术后导致严重的并发症。受者术前需进行全套的乙型肝炎病毒检查(表 33-2)。没有既往乙型肝炎感染史和乙型肝炎表面抗体阴性的受者必须在术前接种乙型肝炎疫苗。这种疫苗同时可以预防丁型肝炎病毒。与未感染的受者相比,移植术后发现慢性乙型肝炎感染的受者其并发症发生率较高,已确认的风险因素包括病毒高度复制和 HBV e 抗原阳性。移植术后 HBV 感染复发导致的疾病进展速度明显快于非免疫抑制状态的患者,更为重要的是,再次肝移植也会出现肝功能的加速恶化。乙型肝炎免疫球蛋白和干扰素 α 虽然

有一定的预防作用,但却无法改善慢性乙型肝炎患者移植术后的高复发率。然而,从 20 世纪 90 年代中期开始,随着高效抗病毒药物的应用,乙型肝炎患者移植术后的复发率得到明显改善。早期的主要抗病毒药物是拉米夫定,随着其耐药性的增加,后来逐渐被恩替卡韦和替诺福韦联合 HBIg 的方案取代,并强调移植术后及早开始抗病毒治疗。这些治疗措施对乙型肝炎发病率和复发率均有所改善,并使得乙型肝炎患者也成为肝移植的合适受者。

总体来说,除了特殊情况,乙型肝炎病毒活跃期的阳性供者是不能捐献器官的。乙型肝炎表面抗体阳性和核心抗体阴性说明既往接种过疫苗,这类供者的器官是可用于移植的。表面抗体、核心抗体均阳性的供者是因为既往有乙型肝炎感染史,通常认为是具有免疫力的,对非肝移植的受者具有较低的风险。然而,这类供者的肝脏内仍存在 HBV DNA,因此作为供肝具有传播乙型肝炎病毒的风险,尤其是乙型肝炎核心抗体 IgM 阳性的供者。核心抗体阳性但表面抗体及表面抗原阴性的供者被认为是处于感染的窗口期,传播乙型肝炎病毒的风险大大提高。因此,这类供者的器官应该避免使用,但近些年,一些移植中心在先进预防措施的保障下成功地使用了这类供肝。

HCV 导致的终末期肝病是肝移植的主要适应证之一。术前感染 HCV 的受者在移植术后病毒感染复发的概率接近 100%,其中 50%~80% 的受者会发生移植肝的肝炎症状,尽管如此,受者和移植肝的 5 年及 10 年生存率并未受到较大影响。对于大多数受者,HCV 复发造成的影响是有限的,研究数据表明,病毒复发导致移植肝快速进展为伴随纤维化的胆汁淤积性肝炎的相关风险因素主要有:病毒载量大、早期出现急性排斥、供者年龄较大以及合并 HIV 或 CMV 感染。术前减轻病毒载量的相关研究,以及对 HCV 遗传学特性的认知都有助于对术前筛查进行改善,让受者可以选择合适的时机接受移植。目前术后 5 年及 10 年生存率还是可以被接受的,因此许多移植中心都为 HCV 导致的肝硬化受者施行肝移植。

供者传播 HCV 的现象是已经明确了的。一般来说,HCV 阳性的供者是不适合作为供肝者的,除非供受者均为 HCV 阳性。尽管病毒会复发,但大量的研究数据表明,HCV 阳性受者接受这类供肝是安全的。值得注意的是,接受 HCV 阳性的供肝需要取得本人及其家属的知情同意。

HAV 会导致肝功能不全的患者病情进一步恶化,不过,疗效确切的甲型肝炎疫苗已经在临床应用,

因此,受者在术前需要筛查既往 HAV 感染情况,抗体阴性的受者须接受疫苗接种。对于 HEV 和 HGV 来说,目前尚无有效的常规检查方法和治疗措施。

逆转录病毒。HIV 作为潜在病原体在供受者的临床表现中有时并不明显。从 1985 年开始,HIV 检测就成为大多数中心术前筛查的常规项目。回顾性调查发现,在抗逆转录病毒疗法(active antiretroviral therapy,ART)出现之前,HIV 阳性受者接受移植手术后,其发病率和死亡率要明显高于 HIV 阴性受者。ART 出现之后,HIV 阳性的终末期肝病患者接受肝移植之后获益良多。UNOS 的数据显示,ART 获得临床应用之后,没有合并感染的 HIV 阳性肝移植受者术后生存率是令人满意的,合并 HCV 感染的受者移植物生存率明显低于 HIV 阴性的 HCV 受者。密切监测是关键,应该在相关经验较为丰富的中心开展。

一种较为罕见的情况是 HIV 通过器官移植或输血感染受者。疾病预防控制中心的 Simonds 曾经报道,1 例 HIV 阳性供者在捐献器官之后,导致 4 名实体器官受者和 3 名骨移植受者感染了 HIV。供者 HIV 在术前筛查时是阴性,说明其为感染早期,体内的 HIV 抗体尚无法检测到,也显示出了依赖抗体检测的筛查方法的局限性。近期发生的另外一例类似事件中,HIV 和 HCV 合并感染的供者在术前血清学筛查中均为阴性。分子序列方法虽然较为敏感,但往往检测所需时间太长并且昂贵。同样地,由于存在假阳性的可能,对所有的供者进行核酸检测会造成供体器官的流失。有研究者提倡使用第四代血清学检测方法对供者进行术前筛查,但该方法在美国尚未获得批准。在出现可疑情况时,可根据风险因素并采用分子序列方法进行筛查,可有效防止 HIV 阳性供者的使用。公共卫生服务部门正在制定风险评估以及供者筛查的最新推荐指南。

其他病毒。理论上,如果在器官获取时供者正处于一系列其他病毒感染的病毒血症时期,也会导致病毒的传播,但对这些病毒的筛查目前尚很难做到。基于核酸序列的检测方法据信可在不久的将来改变这一状况。因此,筛查程序必须灵活多变,并不断适应新出现的病原体,许多病例报道都佐证了这一点,例如,1 例西尼罗河病毒阳性供者导致 4 名受者出现病毒感染等。对所有供者进行西尼罗河病毒的筛查是没有必要的,但如果供体在蚊群流行的季节出现无法解释的脑炎症状时,相关筛查就很有意义了。

### 细菌

肝移植受者在术前可能会发生 SBP,其风险因素主要是腹水的存在。病史采集时应详细记录,移植医生必须考虑到 SBP 导致大量并发症和较高死亡率的可能性。感染症状通常表现为发热、腹痛、肠鸣音减弱或消失等。菌血症的发生率可达 50%。腹水穿刺可确诊(表 33-3)。

术前发生 SBP 对移植术后的感染处理具有参考意义。有研究报道,277 例肝移植受者中有 25 例在移植前发生了 SBP,与其他受者相比,这 25 例受者的术后并发症发生率明显升高。SBP 发生组的死亡率高达 76%,而非 SBP 组的死亡率只有 8%。在 14 例术后发生腹膜炎的受者中,有 5 例患者感染了与术前 SBP 相同的细菌。然而,也有报道显示,术前存在 SBP 的受者中,只有 8% 的受者在术后发生了脓毒症,对照组的发生率却有 10%。其作者得出的结论是,如果受者在移植前接受了 4 日以上的合适治疗,术前 SBP 并不会增加术后脓毒症的发生率。最近的一项回顾性分析发现移植前 SBP 的总体发生率是 5%,术前是否发生 SBP 对术后长期生存率的影响没有差异,但存在既往 SBP 的受者更多地在移植后第一年内需要手术处理并发症,也更倾向于死于脓毒症。

细菌性胆管炎是肝移植受者术前常见的另外一种感染,尤其多见于接受过 Kasai 手术的婴幼儿胆道闭锁受者。同样,在成人受者中,硬化性胆管炎和继发性胆汁性肝硬化的患者也常常会发生细菌性胆管炎。到目前为止,尚无术前细菌性胆管炎导致移植术后死亡率及并发症率增加的报道。但在术前明确感染病原菌及其药物敏感性可对围手术期的抗感染方案及经验性治疗提供指导,这一点在多重耐药菌不断出现的今天尤为重要。因此,术前详细了解受者的细菌感染史和抗生素使用情况,可以为移植后的经验性治疗提供帮助。

随着多重耐药菌的不断出现,结核对免疫抑制状态的受者造成的影响越来越引人关注。与肝移植受者中结核的发病率和预后相关的文献几乎没有。对所有的受者均应详细询问结核暴露史,接受结核菌素皮试或 γ 干扰素释放试验(interferon-γ release assay,IGRA)以寻找结核分枝杆菌感染的证据。由于结核杆菌在移植术后复发的风险较高,患者在接受结核菌素皮试后 48～72 小时内皮肤硬结超过 5 mm 的,均被认为是阳性。结核菌素皮试阳性以及来自结核高发区的患者在移植后出现有症状的结核复发感染的风险大大增加。潜在结核杆菌再次激活的风险因素包括严重的肝功能不全、抗排斥治疗、合并 HIV 感染等。其他移植受者中结核感染情况的相关回顾性分析为医生提供了更多信息。肾移植受者术后发生结核的概率是普通人群的 15 倍,同样,来自结核高发区的受者也更容易感染。抗结核治疗也存在一定忧虑,对于移植受者,尤其是年龄大于 35 岁的受者,异烟肼的肝毒性不容忽视。尽管在肾移植受者中的安全性已得到证实,异烟肼在其他器官移植受者中的应用仍非常有限,主要原因是免疫抑制方案不同以及对肝移植受者的肝功能影响。虽然缺乏相关研究数据,许多医生还是在密切监测肝功能的前提下应用了异烟肼。为了预防异烟肼的神经毒性,维生素 B₆ 应常规应用。

活体器官移植的供者术前筛查也应包括结核感染史及接触史,以及结核菌素皮试和 IGRA。供者传播结核的情况发生在一例母亲捐献部分肝脏给她的孩子身上,受者出现了结核分枝杆菌导致的肝脓肿,而母亲也同时诊断出了肺结核。如果没有接受过合适的抗结核治疗,有结核感染史或结核菌素试验阳性的供者是不能捐献器官的。对于公民逝世后捐献器官的情况,由于时间的紧迫性,皮试和 IGRA 通常无法应用,但供者的结核感染史和治疗史必须了解清楚,此外,供者的胸片也可以为排除结核感染史提供参考。

供者来源的病原菌传播给受者是移植医生一直以来都在关注的问题,血液、尿液、腹水及灌洗液的培养等在多数移植中心都作为常规检查项目。两项大型的回顾性研究评估了实体器官(包括肝脏)供者的菌血症情况及其影响,两项研究都显示,约有 5% 的供者存在菌血症,但没有受者出现菌血症。不过,所有的受者都在术后接受了抗生素治疗,医护人员也均被告知了供者菌血症的情况,因而可以对其抗感染治疗方案进行相应调整。这些研究结果证明,在预防性应用抗感染治疗的情况下,菌血症供者的器官也可以成功地移植给受者。供体器官获取时应常规进行血培养。另外一项研究发现,脑膜炎(大肠杆菌、肺炎双球菌和奈瑟菌等)供者的器官在移植给受者之后,并未出现受者感染的情况,供者在捐献前已经接受了相应治疗,受者也在术后接受了 5～10 日的抗感染治疗。

梅毒通常采用血清学方法进行检测。梅毒阳性在过去被认为是器官捐献的禁忌证,但在供者捐献前和受者移植后接受青霉素治疗的前提下,梅毒阳性的器官可被成功地移植给受者。

### 寄生虫和真菌

寄生虫和真菌潜伏在正常宿主体内时几乎没有任何临床症状,但无论是原发性还是再次激活,均可在移植术后导致相应疾病发生,常见的有弓形虫、隐球菌、球孢子菌和组织胞浆菌等。来自流行病多发地区和国家的患者,在器官移植术后发生外来疾病的例子也经常见于报道,主要有疟疾、锥形虫病、类圆线虫病等。患者有时会在远离家乡的移植中心接受手术,因此,迫切需要移植医生对供受者的生活环境进行充分了解(表 33-3)。

受者术前筛查应包括对真菌和寄生虫感染的详细既往病史。对来自寄生虫疾病多发地区的患者应做粪便查找虫卵和寄生虫。对需要肝移植的患者来说,通过常规血清学方法筛查弓形虫是不必要的,虽然有些学者对此进行提倡。弓形虫在肝脏内潜伏的可能性较小,所以肝移植供者不需要常规筛查弓形虫。而对于心脏移植来说,供者传播弓形虫的风险要高得多。但在极少情况下,弓形虫感染也出现在了非心脏移植的受者身上,促使许多学者推荐对所有供者进行相关筛查。多数移植中心用于治疗耶氏肺孢子虫病的药物复方新诺明,同样对弓形虫具有一定治疗作用,还可抑制供者来源的病原体再次激活。

对于既往真菌感染得到治疗但又容易复发的患者,需要考虑抗真菌治疗的应用。对于受者球孢子菌病的治疗经验表明,抗真菌治疗如氮唑类药物可以预防这类患者的真菌再次复发。同样地,组织胞浆菌病也会在器官移植后再次激活复发,因此患者也应长期服用氮唑类药物。供者来源的组织胞浆菌病也见于报道,来自疾病高发地区的供者,致使一名肾移植受者术后感染了该病。移植术后酵母菌病的发生较为罕见。虽然氮唑类药物(伊曲康唑、氟康唑、伏立康唑等)在体外表现出对芽酵母菌较好的杀灭作用,但两性霉素 B 和脂质体制剂依然是移植术后患者最可靠的治疗药物。曲霉菌定植可在移植术后造成严重的并发症并导致死亡,因此,已经确诊感染的患者需要接受严格的治疗措施以达到根除病菌的目的。念珠菌感染常见于肝移植受者,尤其是接受广谱抗生素治疗的患者。酵母菌可通过应用低剂量的两性霉素、氮唑类或棘白菌素类药物以治疗或根除感染。考虑到氮唑类药物的肝毒性,许多医生更倾向于使用棘白菌素、低剂量两性霉素和脂质体类药物而不是氟康唑来治疗等待肝移植的患者。对肝移植受者进行真菌感染筛查并不常规进行,但对于来自疫区或高风险的人群仍需引起足够重视。

### 受者免疫接种

对移植受者的既往感染史进行记录是一件极为

重要的事情，但却常常被忽视，尤其是在成人患者中。在美国，免疫实施咨询委员会定期更新针对儿童、青少年和成年人的推荐接种疫苗（http://www.cdc.gov/vaccines/acip/）。受者的免疫状态应该在移植前进行调整，因此此时接种疫苗更为有效。HAV 和 HBV 的预防接种尤为重要。针对麻疹、腮腺炎、风疹和水痘的疫苗由于都是活菌制剂，在移植术后不能接种，因此应详细记录其术前免疫状态。最后，最新推荐青少年接种的人乳头瘤病毒、脑膜炎球菌和百日咳疫苗也应得到足够重视。6 个月以上的受者、家政工作者以及医务工作者均推荐接种流感疫苗，一旦患者进入移植等待名单，此时接种活菌疫苗如水痘、麻疹、腮腺炎、风疹（measles, mumps, and rubella, MMR）等就存在争议了，因为供体器官出现的时间很难预测。如果患者体内没有保护性抗体、完成术前评估到移植的时间预计超过 1 个月的话，是可以接种这些活菌疫苗的，而预计几周内会接受移植手术的患者一般来说不应接种这类疫苗。但是很多移植中心，包括匹兹堡儿童医院在内，即使预计等待供体的时间在 4 周以内，依旧建议患者接种水痘疫苗，因为术后使用阿昔洛韦或更昔洛韦可以预防水痘病毒发病。

### 术前发热的评估

受者术前发热常常表面处于感染的急性期，需要相应的治疗并决定是否将其从等待名单中移除或延长等待时间。感染科专家此时应发挥关键作用，他们会给予最完善的治疗措施，并评估患者能否耐受肝移植手术和术后的免疫抑制治疗。如果临床表现和影像学检查证实有下呼吸道感染、细菌性腹膜炎或胆管炎，移植手术应该暂缓。对于儿童来说，特定的病毒感染，即使局限在上呼吸道，也会在移植术后早期迁延不愈或继续加重，并最终导致严重的并发症和死亡。这些病毒包括腺病毒、呼吸道合胞病毒、副流感病毒和流感病毒。针对这些病毒的快速检测方法或核酸检测方法已经越来越多地应用于临床，对儿童和成人患者的发热和呼吸道感染的评估中可根据其流行病学特征使用这些方法来进行诊断。

对于不明原因的发热，检查项目应该包括全血细胞计数、血培养、尿培养（儿童），针对病毒的培养、快速检测，或者对血液、尿液、咽喉分泌物进行核酸检测。胸片也有一定参考意义。如果仍然无法查明发热原因而移植手术又要进行，在培养结果出来前，抗生素治疗需要至少维持 48 小时。

### 总结

移植手术创造了一种独特的免疫状态：为了保证移植物的存活，必须应用免疫抑制剂以获得一个免疫低下状态。为了预防机体对新器官的排斥，这些抗排斥药物造成了免疫系统各方面功能的紊乱，使得受者面临各种机会性感染的风险。术前对供受者的详细筛查有助于发现严重影响预后的潜在病原体。

---

### 要点和注意事项

术前筛查应该做到：
- 明确潜在病原体。
  - 供体。
  - 受体。
- 制订合适的预防治疗措施。

筛查方法可能会出现假阴性结果，原因如下：
- 近期有感染。
- 首次评估后新发感染。
- 低于检测下限。

为减少假阴性结果，在移植术前重复血清学检测。

筛查方法可能会出现假阳性结果，原因如下：
- 血液制品来源的抗体。
- 12～18 个月及以内的婴幼儿存在母体来源的抗体。
- 交叉反应。

# 第 34 章

# 临床护理协调员

## Role of the Clinical Nurse Coordinator

Kathy Manley

陆晔峰 • 译　高磊青 • 校

距今不到 25 年前，主流的护理内外科教科书上提道："作为延续生命、矫正畸形和修复器官病变的一种方法，成功地进行器官和组织的移植是医生们长久以来的梦想。近年来，随着外科和生理学的发展，这一梦想正逐步演变成真。"成功移植和尽可能的帮助危重患者重获生活质量的这个"梦想"已经给护理带来了直接且广泛的影响。

这一影响对专门从事临床护理协调的注册护士（clinical nurse coordinator，CNC）（又称为移植协调员）而言更为明显。接下来将重点剖析这一临床专家的角色，尤其是肝移植协调员，该群体负责协助医生完成对终末期肝病患者的诊疗护理工作。

## 临床移植协调员的职责

移植协调员的职责是成功帮助终末期肝病患者走出困惑，最终选择接受肝移植。工作范畴包括推荐/转诊、移植术前评估、多科室联合委员会在移植候选人中的筛选、经济状况评估、列入移植等候列表及其他细节落实。以上项目不仅包含了诸多步骤，而且也需要多个临床及辅助科室的介入。完成这些步骤对患者及其家庭来说是极其繁重的。为了能顺利协助患者走完流程，移植协调员必须是患者及其照顾者的首要联系人。作为首要联系人，移植协调员需积极参与患者各个层面的诊疗护理，并与患者及诊疗团队的其他医务人员充分沟通，利用机会持续监测评估患者状况及其对健康教育的需求，维护患者的利益，因

为终末期肝病患者经常在能够接受肝移植前就出现病情严重恶化。

## 推荐/转诊过程

肝移植的推荐或转诊来源可能包括多个不同途径，包括但不限于首诊医生、消化科医生、肿瘤医生，甚至可能是个人保险经理。不管来源是什么，移植协调员从相关人员处获取患者准确、及时的医疗信息是至关重要的，这样才能快速及时地为患者制订诊疗方案。这些信息可以通过谈话和查阅患者医疗记录获得。与其他护理领域的专家一样，一名有经验的移植协调员通常会在解决一个问题的过程中发现并解决更多的问题，这样在患者实际到达移植中心就诊以前，移植前期医疗团队已能了解该患者的整体情况。移植协调员对患者病情的完整反馈能够确保转诊病例得到适时有效的肝移植评估及诊疗协调。

一个值得关注的问题是患者转诊时的身体状况。如果患者病情危重，转诊时医生间必须有效沟通，了解其紧急性，如此可以尽早进行移植的经济状况评估，随后的医院间转运交接过程中医疗评估便可在短短几小时内就完成。

患者也可能在患病早期就被推荐进行移植评估。如果一名患者已被确诊患有肝病，但实验室检查结果及影像学检查都显示正常，同时也没有恶性肿瘤的证据，那么这样的患者被列入移植等待名单显然为时过早，但是应该紧密关注患者的病程进展。在转诊时，

病历反馈的信息是医学咨询的开端,患者无须经过一套完整的移植评估程序就能得到肝病专家的会诊意见。这对患者来说是极大的福音,因为他们有机会接受其他医学治疗,并且将来万一需要移植时,他们已经在"系统"之中。这种做法对费用承担者来说也是非常有利的,他们不必支付过早或不必要的评估费用。

掌握患者的医疗信息后,移植协调员就会和专业财务团队密切合作审核资金保障,获取许可后启动移植评估流程。与此同时,移植协调员也开始与患者及其家庭从坦诚开放的交流中建立基本联系。这通过电话沟通或其他通信方式告知患者已成功实施转诊就能轻松达成。在早期与患者的交流或通信中涉及的其他事项包括:医疗中心的信息、周边住宿信息、交通信息以及其他对评估有帮助的信息,诸如如何获取影像资料或病理切片以备查阅等。一旦完整获取医疗信息,且费用承担者能够提供经济保障,移植评估流程即可启动。

## 终末期肝脏疾病患者的评估

移植方案(包括移植术前评估的一套医嘱)需要消化内科医生及移植外科医生一起制订和审核。在决定进行移植时,患者的医学评估信息必须获得内外科医生团队的共同认可。这项工作应当贯穿于整个移植评估过程。在评估过程中,需要使用一套标准的移植术前评估医嘱模板。这一模板不应该包含额外的检查或治疗,除非医生团队认为该检查或治疗措施对该名患者是必要的;当然,移植协调员在为患者开始进行肝脏移植评估时也应当遵守这些原则。

### 门诊移植患者的评估

对于大多数患者来说,在门诊就能完成移植评估过程。一般 4~5 日后,医生通过问诊信息和检查结果来判断患者是否具有接受肝移植手术资格。在此期间,应该加强对患者及其支持系统的健康宣教。要想达到双赢,"高效评估"与"医患和谐"是根本。每名患者的受教育程度和学习能力是不同的,同样的信息可能需要多种不同的表达方式。显而易见,由于慢性肝病给患者带来的压力和肝性脑病的存在使得和终末期肝病患者的沟通宣教变得极具挑战性。

在门诊评估过程中,患者首先应与首要联系人暨移植协调员取得联系,因为他们可以帮助协调任何紧急事项。贝勒大学医学院的西蒙斯移植中心每周一上午有针对潜在移植患者的接待会,介绍移植的大致概念、评估过程所涉及的步骤以及 UNOS 的运行机制,尤其是 MELD 评分系统,此外还包括如何成为移植候选者、等待名单上的顺序位置,以及移植外科技术。

见面会结束后,患者将一对一与一名专职的移植协调员进行会谈,协调员会再次和他们讨论一些重要事项并着重解释移植的相关信息,但更偏向于针对每名患者个体化的移植评估日程安排。

在和患者的首次面谈中,协调员也会仔细查看患者的病史记录,确认这份来自转诊医生的病史信息是否完整。面谈后,患者将拿到一份《肝移植患者手册》。这份手册于 1988 年首次出版发行,现正发行的第 7 版更新了肝移植领域的最新进展。特别之处在于,这份手册以移植术前患者的角度来撰写,内容涵盖移植的各个方面,从"移植评估"到"移植术后的长期随访"。

无论是集体宣教、书面宣教还是一对一的会谈,每名移植患者及其家庭都将需要巩固和强化重要信息,并了解如何和他们各自不同的情况相结合。移植评估在一周内持续进行,协调员会定期与患者会谈,解答患者在这一周中可能出现的一些问题,或者通知患者由会诊医生开具的额外检查的预约时间安排。这段时间主要用于加强患者对移植基础知识的了解,通常来说在移植评估的中期,患者及其家属往往已经准备好接受更多关于移植的补充信息。因此,移植中心会安排一些额外的集体宣教以便延续健康教育过程,涉及的话题有诸如"对肝移植和术后情况的预期""活体肝移植捐献"以及"移植费用"之类。

### 住院移植患者的评估

虽然大多数肝移植术前评估可在门诊完成,但是移植协调员必须随时做好接收来自移植中心住院患者的准备,并为他们提供住院患者评估。这类患者主要包括处于慢性肝功能不全失代偿期及急性暴发性肝衰竭的患者。

移植协调员必须保持与住院医生、主管医生及护理人员间的紧密合作,有效沟通确保各项评估及检查按时完成。为避免评估延迟,在患者入院时使用放置于护士站的医嘱模板是关键措施。重症监护室及内科的医务人员必须掌握移植前的诊疗方案,包括评估流程。

如果一名慢性肝功能不全的患者病情趋于稳定并且在评估完成前即将出院的话,可以去门诊完成余下的评估步骤。协调员悉心核对和仔细计划能够让此类患者在后续的门诊评估时减少重复的步骤。

急性肝衰竭的患者入院后可能没有机会接受全面的移植评估,移植协调员必须在肝移植医生的指导下几小时内完成收集并审核必要的信息。一旦患者被列入移植等待名单,在等待挽救其生命的器官的同时,移植前协调员还得继续收集相关评估信息并将这些重要信息传达到整个移植医疗团队。这些信息对肝脏病学医生来说非常重要,在患者等待移植的同时,明确急性肝衰竭的病因就可以施行相应的治疗措施。同样地,外科医生也很需要这些重要信息,据此了解当地器官获取组织提供的器官来源,并考虑如何有的放矢地应对移植后的免疫抑制问题。

在住院评估过程中,对患者及其家属的健康教育必须"因人而异、因需而变"。绝大部分的住院患者在其住院期间有足够的机会接受协调员的移植相关健康教育。那些病情危重的患者可能无法前去参加移植前的集体宣教。碰到这种情况,移植协调员应对患者家属或指定的社会支持系统提供健康教育及情感支持。

## 移植遴选委员会:确定最佳治疗方案

移植遴选委员会的工作宗旨就是为患者推荐可获取的最佳治疗方案,更确切地说是决定肝移植是否是合适的治疗方案。这个多学科专家组成的团队用他们的专业技能来帮助患者做出足以改变生命走向的决定。移植遴选委员会的结构组成应遵循一些准则。该委员会的医生成员可涵盖如下科室:肝脏科、胃肠科、移植外科、普外科、普内科、肿瘤科以及精神科。其他成员包括:心理学家、社工、移植营养师、移植前和移植后协调员。必须至少有两名肝病专家、一名移植外科医生和一名社工到场才可召开委员会会议介绍病例情况,由其中一名肝病专家负责介绍患者情况。移植遴选委员会需与医院伦理委员会保持紧密联系,这能确保患者遇到伦理困境时能够获得及时的帮助和解决方案。

出于对患者隐私的保护,只有极少数人可在委员会主席的许可下旁听移植委员会会议。患者及其家属是不允许参加每周举行的移植会议的。

协助患者完成整个评估过程后,移植协调员负责将该患者所有关于评估的重要信息进行归纳总结并整理成简明扼要的书面病例,肝病医生则将此病例提交至移植遴选委员会。病例信息主要包括肝病病史、医生体检内容、会诊记录、影像资料以及实验室检查结果。

患者的主治医生负责向移植遴选委员会汇报诊疗信息。其他参与患者移植评估的人员也会分享他们所知的信息。每名参与评估患者的会诊医生或移植团队中曾参与过该患者检查的成员都可就该患者肝移植的利弊进行讨论。讨论结束后,委员会对该患者肝移植的可行性达成共识。达成共识的决定将被记录为移植遴选委员会正式会议内容的一部分。

移植遴选委员会召开期间,协调员应积极工作以保证所有成员照章办事,提供必要的临床信息给决策组,做好必要的记录并更新信息。新的信息可能是那些患者出院后又入院时产生的信息,可能是药物调整,或者是一些额外的需要移植团队在移植前后治疗上引起警惕的诊断信息。

移植遴选委员会会议结束后,协调员会联系患者和转诊医生,告知是否将患者列入肝移植等待名单等事项的决定意见。在某些情况下,肝病医生会和患者、家庭及其支持系统讨论这些意见,也会解答患者有关委员会决定的疑问和顾虑。

移植遴选委员会会议的意见大致分为以下三类。

(1)同意将患者列入移植等候列表——该患者符合 UNOS 拟定的国家标准,同时也符合移植中心自行拟定的纳入标准。移植评估流程结束后,该患者可以进行后续步骤。

(2)拒绝将患者列入移植等候列表——该患者被证实不宜列为移植等待者。患者不符合 UNOS 拟定的国家标准,或者存在移植中心所列的禁忌证。例如:一名伴有心脏疾病等合并症的患者或是一名不符合移植中心所定的移植指南的患者;再如患者的单个肿瘤大小超过 UNOS 制定的肝细胞肿瘤标准上限(单个肿瘤直径大于 5 cm)或是超过 Region 4 Regional Review Board 所制定的标准(单个肿瘤直径大于 6 cm)。

(3)延期表决——患者仍可作为肝移植候选人,但是基于目前的评估结果和委员会的意见仍需患者做进一步的检查。完善信息后,该患者的遴选将再次被列入移植委员会会议议程。

对于委员会做出的决议意见,协调员有责任帮助患者理解委员会的意见及其之后的诊疗方案。协调员会评估患者及其支持团队的学习需求,作为首要联系人解答患者关于前述"委员会决定意见"的所有疑问或困惑。

对于准许列入移植等候列表的患者,协调员会要求财务人员审核费用承担者的支付能力,以保证患者在等候列表上的排序能按流程上升。协调员会向财务机构提供移植评估中的相关记录以及实施移植手术迫切性的书面证明,通过和费用承担者或者和医疗负责人一起工作获得经济许可财务证明。费用承担者可能会对移植中心的诊疗方案、检验结果提出一些问题,或者某些费用支付机构会根据自己的内部规定有附加的检查和会诊。例如有些费用支付机构会要求牙科检查或额外的实验室检查。协调员也是患者保险业务代表的首要联系人,和项目经理保持紧密联系,解决涉及医疗的问题,确保他们的所有问题得到满意的答复,以此保证患者在移植等候列表上的排序正常上升。

## 肝移植等候列表

一旦获得经济许可,协调员应负责按照 UNOS 的要求将患者列入等候列表。根据准备移植费用所需的时间不同,协调员会及时联系患者提供 MELD 评分所需的最新实验室检查结果。与此同时,协调员还需依照 UNOS 的要求负责审核两个独立血型样本的验证结果是否一致。需要有一个能分权制衡的系统确保所有患者都能及时正确地排序列入移植等候列表。列入等候列表的内容需包含所有必要的信息,以保证信息的完整性。为确保整个移植团队对移植遴选委员会的决议意见、患者检查结果、费用准备事项以及其他常规要求都能达到系统的官方要求,应由两名协调员核查等候列表的信息登录及验证。

患者列入等候列表后,协调员就会定期以电话或邮件方式告知其在列表上的排序。协调员会向患者讲解关于 MELD 评分的信息,告知患者何时提供更新 MELD 评分所需实验室检查。电话联系患者时是给予健康宣教的一个重要时机。所有在等待列表上的患者都会关心这个问题"我在列表上排第几位?"。自从 2002 年首次采用 MELD 评分系统以来,通过该评分预测每名患者的平均等待时间已变得越来越难,因为这一评分会随着患者病情变化而改变。很显然,MELD 评分越高的患者在列表上等待的时间越短,但是 MELD 评分中等或中等以下的患者等待时间就会长得多。基于这一点,协调员应对这些患者持续观

察,并对患者及其照顾者宣教持续监测的重要意义,包括及时告知协调员非本移植中心进行的实验室检查结果、入院记录,以及有任何身体状况的变化。这样能够确保患者病情发生变化时,他在移植等待列表上的排序也会发生相应的变化。

患者被列入等候列表后,将使用由内外科医生共同制订的方案定期监测患者情况。MELD 评分所需的实验室检查指标的检测频率必须依据 UNOS 的要求。按照每个移植中心不同的检查需求,协调员需要确保患者在等候期内完成所有要求的检查。通过实验室及影像学检查监控是否存在肝细胞肿瘤。一些额外的检查可能包括病毒血清学筛查、心血管功能、肾功能以及社会心理方面的检查。协调员会根据移植中心的要求跟踪患者在等待期进行必要的检查,确保患者能在移植等候列表上保留资格。同时这也保证了整个团队在移植手术时能掌握患者的最新情况。

## 移植

当准备进行移植手术时,移植前协调员将会收到通知。这使得协调员有机会和移植外科医生确认已讨论过的患者总体医疗信息,以确保移植手术顺利进行。

移植协调员对患者及其家属围手术期的联系随访可以帮助患者完成从慢病阶段过渡到肝移植后的自我照顾学习。

## 总结

随着肝移植诞生的移植协调员这一角色给护理领域注入了全新的活力。移植协调员的素质要求包括:熟练掌握终末期肝病患者的护理常规和技能,具有和多学科成员组成的移植团队有效沟通协调的能力,具备肝移植和 UNOS 规则方面的专业知识。移植协调员对患者的有效跟踪监测对成功施行肝移植,最终挽救终末期肝病患者的生命是非常有帮助的,患者出院后能在当地医疗机构接受随访开启生活新篇章。

---

### 要点和注意事项

- 耐心倾听——保持对患者及其照顾者的认真倾听,通过倾听和教育,协调员能够在处理危机时避免问题产生。

- 标准化方案——是做到"以患者为中心"及"高效高质移植护理"的一个基本要素。
- 制度专家——协调员应熟知国家性指南和地方性

规定。

- 获得必要许可——在将患者列入等候列表之前，确认已达到医疗和经济上的准入条件。
- 确认信息——在患者被提交至移植遴选委员会或实施肝移植时，确保患者所有重要医疗信息已更新就绪。
- 支持维护患者——谨记肝移植能改变患者生命轨迹，应采取不同方法帮助患者面对压力渡过难关。
- 团队协作——适时寻求帮助、合理利用资源，你不是一个人在战斗，这是一个团队。

# 第 35 章

# 肝移植的影像学评估

## Radiological Evaluation in Transplantation

Antoinette S. Gomes

顾莉红 • 译　　陆晔峰 • 校

诊断和介入影像学在肝移植受体术前的选择和评估、术后的随访、术后并发症的诊断与处理中起着重要作用。

## 术前评估

肝移植受体术前常规在门诊进行影像学评估,确定有无手术禁忌证和影响肝移植操作的变异。实时超声检查一般用来评估肝脏、胆道和血管。在胆道评估中,常规超声对于胆道梗阻诊断的敏感性在80%～100%。超声检查能够显示肝脏质地的改变,在肝脂肪浸润、肝硬化或肝肿瘤病例中,表现为肝脏实质局灶性或弥漫性改变。此外,通过超声检查显示肝门部肿大的淋巴结、腹水或受肿瘤侵犯的血管,来排除隐匿性肝癌。多普勒超声评估门静脉系统及下腔静脉、明确血管的管径和通畅性、有无影响手术操作的门静脉或下腔静脉狭窄与阻塞。对于 BCS 患者,存在肝静脉栓塞时,也可能同时伴有下腔静脉的栓塞,所以在移植术前也需要评估肝上下腔静脉的通畅性。胆道闭锁的患者可能存在肝外门静脉的缺如,而在多脾综合征的患者中,可能存在下腔静脉的缺如。如果门静脉管径与血流在超声上显示正常,可以仅进行单独的超声检查。但当门静脉栓塞引起门静脉海绵样变或存在大的侧支血管时,门静脉在超声上无法显示或显示不清时,需要通过动脉造影或磁共振血管造影来准确评估门静脉情况。

### 计算机断层成像

肝肿瘤移植患者术前需要进行胸部、腹部和盆腔的 CT 检查。通过 CT 检查可以明确肝内肿块的大小、数目和部位,了解有无脾大、静脉曲张、腹水、血管变异、胰腺形态异常,同时可以评估患者整个腹腔内的情况、有无转移灶和脓肿。术前 CT 检查还可以了解受体肝脏大小和形态,计算肝脏的体积,有利于选择合适的供肝。

通过 CT 检查评估肝肿瘤患者的适宜手术方式,是选择部分肝切除术还是肝移植。

肝肿瘤多发生在终末期肝硬化的基础上,肝纤维化会引起肝内局部的异常改变和肝内结节形成。

CT 主要是通过正常肝组织和病变肝组织密度衰减的不同,来区分局灶性结节和肝细胞癌。肝细胞癌的血供主要来自肝动脉,而正常肝实质血供主要通过门静脉。在 CT 上,以动脉血供为主的病灶在动脉期(注入对比造影剂 20～40 秒后)表现为快速强化。对于没有肝硬化的患者,病灶在正常肝脏背景下能更好地显示。在门脉期(注入造影剂 60～90 秒后),肝脏虽然仍有动脉血供,但门静脉血供是肝动脉的 4 倍。在这一时期,富血供病灶如肝细胞癌和肝组织强化程度相似,都表现为等密度。

早期使用非螺旋 CT 扫描时,图像主要在门脉期

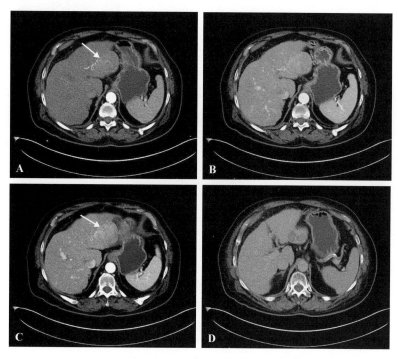

**图 35-1** 肝硬化基础上肝细胞癌的 CT 三期检查。典型的肝细胞癌表现为动脉期高增强,门脉期和平衡期等密度或低密度。A. 在造影剂注入动脉早期,肝左叶的病灶(箭头所示)表现为与周围肝组织等增强,可见少量细小异常的动脉分支;B. 在造影剂注入动脉早期稍后,可见肿瘤周围包膜;C. 在动脉晚期-门脉早期,出现肿瘤病灶的增强,表现为高亮(箭头所示);D. 在门脉晚期(平衡期),造影剂出现消退,肿瘤表现为低密度

采集,乏血供的病灶容易被发现,而富血供的病灶在门脉期表现为与周围肝实质等密度,往往不容易被检出。快速螺旋 CT 的发展使得双期图像显示得以实现,在全肝检查结束后,可以分别显示动脉期和门脉期图像,而多排螺旋 CT 的应用,实现了动脉早期、动脉晚期、门脉期的三期扫描。研究表明,在动脉期可以发现更多在门脉期和延迟期无法显示的病灶。

目前推荐的 CT 检查方法是三期扫描,包括动脉期、门脉期和平衡期(注入造影剂 10～15 分钟后),相对于肝实质,很多肝细胞癌在平衡期表现为乏血供。典型的肝细胞癌在动脉期表现为明显强化,在门脉期很快表现为等密度或低密度。也有少数病例,动脉期增强不明显,表现为动脉期低增强或等密度,门脉期低密度。

对于肝硬化患者,肝内出现动脉期持续高增强、门脉期低密度的病灶基本能诊断肝细胞癌(图 35-1)。

肝细胞癌的其他典型特征有:CT 增强图像上明显的纤维包膜、肿瘤内局部脂肪组织、肝内转移灶和门静脉栓子。慢性肝病基础上发现的肝内结节主要是肝细胞癌,螺旋 CT 检查也能发现肝硬化患者肝脏上其他一些病灶。动脉期高增强病灶包括:小血管瘤、肝脏一过性灌注异常、不典型增生结节、局灶性结节增生、肝腺瘤和富血供的转移性结节。在慢性肝病基础上,肝细胞癌主要是与肝血管瘤、肝脏一过性灌注异常、少见的富血供增生结节进行鉴别诊断。在慢性肝病基础上,在门脉期或平衡期表现为低密度的病

灶有少血供肝细胞癌、周围性胆管细胞癌、增生结节和再生结节。其他病灶,如其他部位转移过来的肝转移瘤比较少见。

肝硬化基础上的肝内多发良性结节有时与恶性肿瘤较难区分。根据再生结节的定义,所有存在肝硬化基础的肝组织都会产生再生结节。再生结节是由再生的肝细胞和周围的纤维分隔形成,通常从 1～3 mm 的小结节性肝硬化到 3～15 mm 的大结节性肝硬化。组织学上,它们是由正常的肝细胞组成,血供主要来自门静脉。由于再生结节的血供和结构类似于周围的肝组织,比较难与周围正常肝脏组织区分。在平扫时,它们与周围其他再生结节和纤维组织相似,由于再生结节内部含有铁质和糖原,周围包绕有低密度的纤维组织而表现为典型的低密度结节,偶尔有再生结节表现为稍高密度病灶。在 CT 增强三期扫描时,多数在平衡期表现为小低密度灶。虽然比较少见,但大的再生结节也会在动脉期、门脉期和平衡期表现为低密度,与乏血供的肝细胞癌相似。

不典型增生结节是指再生结节内含有异形细胞但没有完全恶变,可见于 15%～25% 的肝硬化结节,主要由门静脉供血,有些高级别的不典型增生结节可以发展成由动脉供血。对 23 例肝移植受体的研究表明,以术前螺旋 CT 表现为低密度作为诊断不典型增生结节的标准,其敏感性仅为 39%(9/23)。

确切的螺旋 CT 对肝细胞癌诊断的敏感性和特异性需要通过大样本量的研究。Lim 等报道螺旋 CT

对肝细胞癌诊断的敏感性为 71％(15/21)，对小于 2 cm 病灶的检出率为 60％，而大于 2 cm 病灶的检出率为 82％。在 Valls 等的一系列研究中，螺旋 CT 对肝细胞癌诊断的敏感性为 79.6％(39/49)，阳性预测值为 86.6％，其中 6 例假阳性，主要是大结节型再生结节和不典型增生结节。

在肝移植前需要对肝细胞癌进行诊断和分期。研究认为肝细胞癌患者肝移植的指征为：肝内孤立结节小于 5 cm 或少于 3 个结节（每个结节的直径不超过 3 cm），同时没有血管侵犯和肝外播散。按照这些指征，肝细胞癌移植术后 4 年或 5 年的生存率可以达到 75％。

### 磁共振成像

磁共振成像是目前肝移植常用的影像，对于碘造影剂过敏的患者，磁共振是很好的替代 CT 增强的影像。磁共振成像能够诊断肝脏局灶性病变，对 CT 发现的肝脏局灶性脂肪变能进一步明确诊断。通过磁共振成像可以了解胆道系统情况，三维钆增强磁共振血管成像技术可显示肝动脉和门静脉系统。不典型增生结节和肝细胞癌在磁共振上的表现不同，不典型增生结节在 $T_1$ 加权表现为高信号，在 $T_2$ 加权上表现为低信号。

典型的再生结节表现为 $T_1$ 加权等信号，$T_2$ 加权和梯度回波图像上低信号。肝细胞癌在非增强的 $T_1$ 加权表现为等信号或高信号，$T_2$ 加权表现为高信号、等信号或低信号(图 35-2)。$T_2$ 加权高信号是肝细胞癌的典型特征，与肿瘤组织低分化有关。增强扫描时，大部分肝细胞癌在动脉期表现为弥漫性增强，门脉期(静脉期)快速廓清。

肝细胞癌在磁共振成像上的其他典型表现包括：肿瘤包膜、镶嵌征、肿瘤内脂肪沉积、门静脉或肝动脉受累、动脉-门脉分流。这些表现在微小的肿瘤中可能不明显，微小肿瘤以动脉期弥漫性强化的富血供表现为主。

肿瘤周围的包膜是肝细胞癌主要的形态学特征，肿瘤压迫周围组织，周围正常肝细胞组织消失，由网状纤维凝结和胶原形成的纤维组织替代。表现为平扫时 $T_1$ 加权和 $T_2$ 加权自旋回波图像低信号，梯度回波图像低信号，钆增强扫描后延迟期低信号。肿瘤内的脂肪变是肝细胞癌的另一个主要的特征。

纤维间隔和镶嵌征也是肝细胞癌的主要特征，磁共振上比较容易显示，尤其在注入造影剂后。

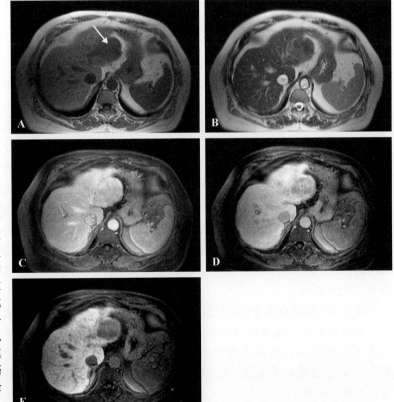

**图 35-2**　与图 35-1 为同一肝细胞癌肝硬化患者，几周后行磁共振检查。A. 平扫 $T_1$ 加权显示肝左叶病灶与周围肝组织对比为低信号（箭头所指）；B. 平扫 $T_2$ 加权快速自旋回波(HASTE)图像，显示肝左叶病灶与周围肝组织信号相近，都为低信号；C. 在注入造影剂的动脉相早期，肝左叶病灶显示为高信号；D. 在注入造影剂 3 分钟后，肝细胞癌表现为片状减低信号，在动态阶段（动脉期、门脉静脉期、平衡期）细胞外肝胆道显影剂与常规细胞外钆显影剂相似，在动脉期为快速增强，随后快速廓清；E. 注入钆显影剂 20 分钟后，肝细胞癌由于不摄取钆显影剂而表现为低信号，其余肝组织由于摄取钆造影剂而表现为高信号

### 磁共振成像技术

目前,肝脏磁共振检查建议采用屏气的 $T_1$ 和 $T_2$ 加权图像,可以避免常规自旋回波序列的运动伪影。对于 $T_2$ 加权图像,建议使用屏气快速自旋回波(turbo spin echo,TSE)或半傅里叶单次激发快速自旋回波序列(half-Fourier acquisition single-shot turbo spin-echo,HASTE)。对于 $T_1$ 加权,屏气梯度回波序列可以在一个呼吸周期内实现整个肝脏的扫描,可以进行动态对比剂增强成像,使得整个肝脏可以在动脉期成像。

屏气化学位移(正反相位成像)可以显示肝脏的脂肪浸润和肝脏结节内的脂肪。化学位移 MR 技术是基于水和脂肪质子的共振频率不同,是对于肿瘤内脂肪探测最可靠的 MR 技术。病灶内含有脂肪和水时,表现为低信号,因为来自水的信号抑制了来自脂肪的信号。在相位图像上,由于信号相加显示为高信号。

在平扫 $T_1$ 和 $T_2$ 加权之后,注入细胞外钆对比剂增强后取得动脉期、门脉期和平衡期图像。动脉期图像(注入显影剂后 15~20 秒)能显示肝硬化患者肝内富血供的病灶或小肝癌。

门脉期(注入显影剂 60 秒后)和平衡期(注入显影剂 90 秒至 5 分钟后)显示肝细胞癌的廓清表现和肿瘤包膜的延迟强化。

慢性肝病患者肝细胞癌的发展是进行性的,从再生结节到低或高级别的不典型增生结节和肝细胞癌,肝硬化患者结节性病灶的发现和定性仍然是一项具有挑战性的工作。再生结节在 MRI 的所有脉冲序列中都表现为低信号,当含有铁剂时,在 $T_1$ 加权表现为低信号。再生结节在动脉期不增强,延迟期不显示周围包膜。含铁再生结节在 MRI 上表现为低信号结节,其显示优于 CT。

在非增强的 $T_1$ 和 $T_2$ 加权图像上不典型增生结节和原发性肝癌的表现有重叠,但有关研究显示低级别的不典型增生结节表现为 $T_2$ 加权低信号,$T_1$ 加权高信号。原发性肝癌在 $T_1$ 加权图像上表现为等信号或高信号,在 $T_2$ 加权图像上表现为等信号和部分高信号。

由于以门静脉血供为主,低级别的不典型增生结节在动脉期没有表现为典型的细胞外造影剂摄取。尽管文献报道 96% 的不典型增生结节为门静脉血供,94% 的肝细胞癌为动脉血供,对于不典型增生结节的血供仍有争议。

不典型增生结节在 MRI 上有一些特征性表现,

但通过影像学检查进行非常精准的诊断仍有困难。

新型钆对比增强剂的发展有助于病灶的定性诊断,通过对肝脏病灶血流灌注的评估,来发现和定性病灶。由于肝硬化时正常解剖结构发生改变,肝组织的血供也发生异常改变,用常规的钆显影剂来评估肝细胞癌的血供比较困难。如高分化的肝细胞癌主要由门静脉供血,表现为低信号增强,较难与良性结节进行鉴别诊断。在肝脏肝硬化基础上,增强或非增强显影剂都比较难鉴别小病灶(小于 2 cm 的病灶)。新的细胞外肝胆影剂除了具有传统细胞外造影剂的特性,同时具有亲肝细胞的特性,与传统的细胞外显影剂比较,这些显影剂可以很好地被肝细胞摄取,随后分泌到胆道系统。目前食品和药品监督管理局批准的两种肝细胞增强造影剂为钆贝葡胺(gadobenate dimeglumine,Gd-BOPTA)和普美显(Eovist or Primovist)。对肝硬化患者而言,由于转运机制的破坏,肝实质增强的峰值时间会延迟(晚于常规的 40 分钟)。也会有胆汁的延迟分泌,表现为胆管的延迟增强和强化程度减低。肝血池的强化时间可能会延长,但肝静脉和门静脉的强化峰值时间缩短,强化的程度减低。使用 Gd-EOB-DTPA 显影剂,肝细胞癌的增强在动态期(动脉相、门脉静脉相、平衡期)与细胞外钆显影剂相似,都表现为动脉相快速增强随后快速廓清。在肝细胞期,典型的肝细胞癌由于没有摄取 Gd-EOB-DTPA,与周围肝组织相比,表现为低增强(图 35-2)。再生结节由于保有肝脏功能和离子间转运,与肝脏背景信号相似,表现为 Gd-EOB-DTPA 摄取和排泄。在肝细胞期,不典型增生结节有摄取但没有排泄显影剂的能力,细胞内胆汁淤积表现为高信号,当结节没有摄取显影剂的能力时表现为低信号。

在肝硬化患者中,一些良性结节如小血管瘤和局灶性不典型增生结节比较少见,一般肝内出现富血供的结节主要考虑肝细胞癌。在缺乏其他信号特征时,出现动脉期高增强可能是诊断小肝癌的唯一特征。小肝癌需要与 CT 或 MRI 上动脉相的高密度区进行鉴别,动脉相的高密度区可能是由于肝硬化不典型动脉门脉分流或医源性血管损伤引起。当高密度区形态为圆形和出现延迟期廓清的表现时,倾向于诊断原发性肝癌。而地图形的形态特征和延迟期等信号倾向于诊断血管性改变而非肿瘤性病变。用 Gd-EOB-DTPA 显影剂时,由于肝内非肿瘤性的一过性动脉强化区与周围肝组织具有相同功能的肝细胞,其表现为与周围肝实质等增强。

门静脉或肝静脉的侵犯是原发性肝癌的特征性

表现,在 MRI 上,门静脉栓塞表现为 $T_1$ 加权上的血管内中等信号。在注入显影剂后出现与肿瘤相似的、动脉相的血管内强化。钆增强 MRA 技术适用于肝动脉和门静脉系统成像。

在三期增强螺旋 CT 或 MRI 动态增强时,在动脉相可发现小于 2 cm 的富血供肝细胞癌。

尽管超声、CT 和 MRI 都可被用于诊断肝硬化基础上的肝细胞癌,最近的研究表明,增强 MRI 比超声、多层螺旋 CT 和非增强 MRI 诊断的准确率、敏感性、阴性预测值都更高。超声诊断的特异性、阳性预测值显著低于多层螺旋 CT、增强 MRI 和使用肝细胞特异性造影剂增强的 MR。

通过包括美国肝脏疾病研究组织、器官共享联合网络、美国放射医学会在内的多中心对肝硬化和其他高危人群原发性肝癌发生率的报告和研究,2011 年 UNOS 发布了肝细胞癌肝移植的器官移植标准和影像学标准。标准的制定用以提高肝细胞癌影像学诊断的特异性和排除非肝细胞癌。在这个标准之下,病灶需要按照 UNOS 公布的分级标准来评估,根据原发性肝癌的影像学表现分为 5 级。影像学诊断主要是依据病灶在动脉晚期的高增强、病灶大小、其他特征包括门脉期和延迟期的廓清、晚期的包膜增强或假包膜形成和病灶增大。影像学标准目前没有包括使用肝胆显影剂的表现和影像学评估血管受侵的程度。

在肝移植术前胆道造影不作为常规的胆道评估方法,一般用于硬化性胆管炎患者,硬化性胆管炎是肝移植的第三大适应证。磁共振胆道成像是常规使用的无创性胆道评估方法,但检查时需要患者的配合,其局限性在于存在运动伪影、难以检测和评估胆道狭窄的严重程度,对胆道狭窄诊断的敏感性和特异性也尚未确定。

在原发性硬化性胆管炎的肝切标本中,可发现 10% 的隐匿性胆管癌。移植前应考虑对可疑胆道狭窄的区域进行活检。超声上怀疑存在血管问题或一些诊断困难的病例可行血管造影。运用 MRA 技术,可以减少很多动脉造影和静脉造影检查,MRA 能很好地显示下腔静脉、肝静脉及门静脉(图 35-2)。在等待肝移植的部分病例中,会行经颈静脉肝内门体分流术,通过颈静脉穿刺在门静脉、肝静脉之间放置支架。在透视引导下,特殊设计的套管针经肝静脉穿过肝实质进入门静脉,然后通过球囊扩张血管,再将支架置入。常规使用的支架种类比较多,包括金属支架和聚四氟乙烯覆膜支架,其置入后的通畅率都比较高。这些方法可以有效地进行门脉系统非手术减压。TIPS

的使用可以有效地保持患者术前平稳。门体分流术的支架对门静脉或下腔静脉的影响比较小,肝移植手术可以按标准术式进行。经验表明,TIPS 也可以用来治疗顽固性腹水。

放射性核素检查很少用于肝移植供体。偶尔,有通过 SPECT 肝脾扫描进行供肝体积的测算。

骨扫描检查用于肝癌肝移植受体术前的评估,排除骨转移。

乳腺钼靶摄影用于 45 岁以上有乳腺癌家族史的女性肝移植受体。

## 术后评估

肝移植受者术后需要进行多种影像学的评估。在肝移植术后早期,患者需要每日进行胸片检查,评估有无肺不张、肺炎、膈肌麻痹和胸水。超声检查可以早期初步评估移植肝质地、胆道和血管系统。当超声检查发现有问题或超声检查结果与临床表现不相符时,需要进一步行 CT 检查。CT 检查可以发现有无胆漏、出血和脓肿。对于可疑存在胆道狭窄的患者,T 管胆道造影和磁共振胰胆管造影有助于明确诊断。动脉造影或胆道造影属于有创性检查,用于需要进一步明确诊断或进行介入治疗时。

### 超声检查

超声检查在肝移植受体术后的监测中有重要作用,常规用于评估肝脏血管吻合状况。大部分肝移植中心都会在监护室进行床边超声检查,第一次检查在术后 24 小时之内,主要评估血管的吻合情况,随后根据临床需要调整检查时间和间隔。灰阶超声检查的内容包括肝脏的回声、胆管的管径、肝周和腹腔积液情况。肝周积液和腹腔积液在术后第一日常见,随后会逐渐减少。超声发现肝内局部回声减低区,需要排除肝脏局部梗死的可能,建议仔细评估肝动脉分支有无栓塞。脉冲和彩色多普勒超声主要用于评估肝动脉、门静脉和下腔静脉的情况,多普勒超声检查结果正常,初步可以排除血管问题引起的肝功能异常。

肝脏的肝动脉、门静脉、肝静脉都有不同的多普勒信号,通过多普勒超声检查可以来分辨。正常的肝动脉可以在多普勒超声上显示。完整的超声检查包括观测肝左动脉、肝右动脉以及肝动脉吻合口近端和远端。正常的肝动脉表现为略低阻力的流速曲线和舒张期中等流速的血流(图 35-3)。有些病例可见高阻的动脉流速曲线、舒张期低速或反向的血流,随后阻力指数会逐渐恢复正常。术后早期动脉高阻不影

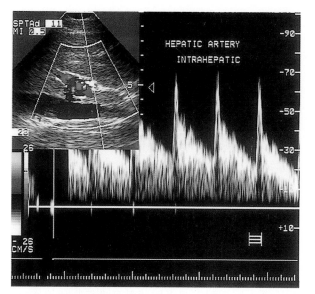

**图 35-3** 正常肝动脉多普勒超声图像,表现为稍低阻的流速曲线和舒张期中等流速的血流

响患者预后,与移植物的排斥反应也没有关系。当肝动脉出现严重狭窄时,多普勒超声检查会有异常改变(图 35-4、图 35-5)。正常肝静脉流速曲线表现为随呼吸呈周期性变化以及随右心房收缩出现的反向血流(图 35-6)。肝移植术后肝静脉并发症发生率低。早期的研究认为肝静脉三相波的消失可能是诊断移植

肝排斥的早期指标,后期的研究发现肝静脉流速曲线的变化与移植肝排斥反应无明显相关性。在正常的移植肝和下腔静脉狭窄的病例中也可出现肝静脉流速曲线的三相波或双相波消失,表现为单相波。

显示下腔静脉的最佳切面为矢状旁切面,不同的肝移植手术方式,超声上的表现也不同。在经典的肝移植下腔静脉吻合手术中,肝下下腔静脉吻合口容易看到,但肝上下腔静脉的吻合口较难看到。离心脏越近,下腔静脉的流速曲线形态与肝静脉越相似。离心脏越远,下腔静脉的流速曲线越平坦,表现为连续性平坦波形(图 35-7)。采用背驮式移植手术,下腔静脉吻合口处血流流速曲线表现为三相波,反映了来自右心房的压力传导。

门静脉在超声上表现为连续的条带状流速曲线,流速曲线受呼吸幅度的影响(图 35-8)。

肝移植受体在术后有时会行放射性核素检查,目前主要使用的放射性核素是 $^{99m}$ 锝 - 亚氨基二乙酸(iminodiacetic acid,IDA)和 HIDA 等的混合物。混合物的运输模式是从血浆到肝细胞,与胆红素的运输机制一样。高含量的胆红素可以竞争抑制 $^{99m}$ 锝 - 亚氨基二乙酸和抑制肝细胞的功能从而减少 IDA 被肝细胞吸收。放射性核素可用于评估移植物功能,明确肝

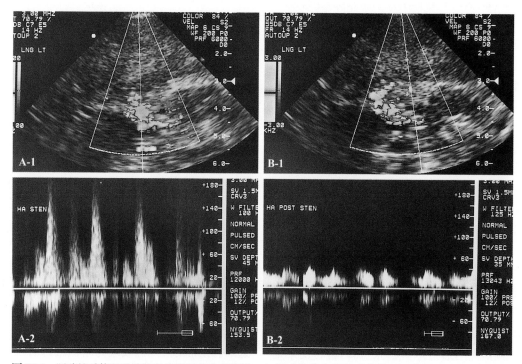

**图 35-4** 肝移植受体肝动脉狭窄的流速曲线声像图。A. 肝动脉狭窄处的多普勒血流信号显示为高速的喷射状湍流,频窗增宽,存在混叠,表明实际流速比显示的要更高;B. 肝动脉狭窄远端的多普勒血流信号表现为低平的异常流速曲线,舒张期血流相对增高

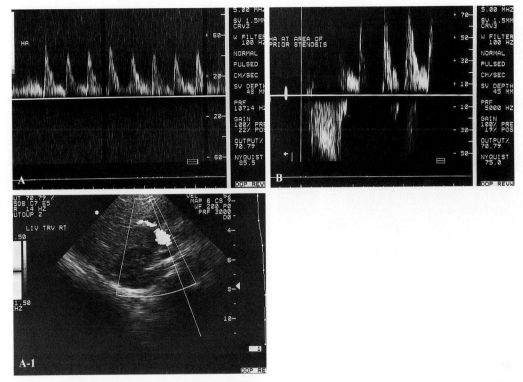

**图 35-5**　肝动脉狭窄球囊扩张后多普勒超声声像图。A. 多普勒超声示肝动脉近端的血流正常；B. 多普勒超声示在狭窄近端的血流正常，由于设置了过高的壁滤波，舒张期血流消失

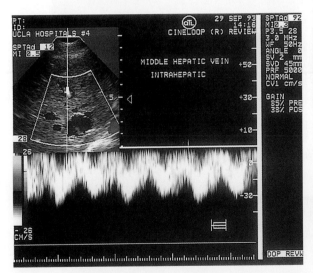

**图 35-6**　正常肝静脉在多普勒超声上显示为反向血流，反映了右心房在心脏收缩期的压力变化

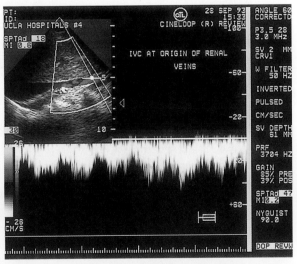

**图 35-7**　正常下腔静脉的多普勒超声表现为周期性变化的流速曲线

脏实质的并发症，如梗死、脓肿和胆漏。除了核素扫描图像，时间放射性曲线可用来比较感兴趣区，如移植物和左心室血池。计算 IDA 复合物在移植物血池的清除率和胃肠道的排泄量，可以定量和半定量评估移植物功能。

## 肝移植术后血管并发症的评估

肝移植术后的血管并发症并不少见，是影响移植物功能和患者生存率的主要因素。血管并发症可以在移植术后即刻发生，主要发生在肝动脉、门静脉或肝静脉吻合口处。

### 肝动脉并发症

肝动脉吻合后容易发生的肝动脉并发症包括肝动脉狭窄、肝动脉栓塞、假性动脉瘤和动脉破裂。肝动脉栓塞可以发生在肝移植术后的早期或晚期。肝动脉的狭窄最常发生在肝动脉供体段和自体段吻合

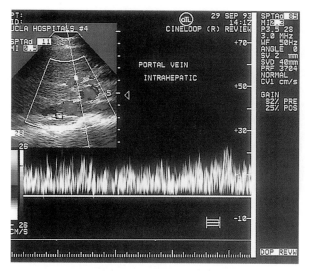

**图35-8** 正常门静脉多普勒超声显示持续的入肝血流

口处(图35-9)。也可以发生在吻合口附近,这是由血管钳夹过程中的损伤所导致。肝动脉狭窄的发生率

在11%~13%。肝动脉的狭窄会导致移植物缺血、移植肝失功能、胆道狭窄,发展到血栓可能导致肝梗死、脓肿、胆汁瘤形成。肝动脉血栓的早期临床症状没有特异性,与其他导致移植物失功能的原因较难鉴别,如急性排斥、感染、冷热缺血时间过长导致的保存性损伤。

肝脏梗死灶在 HIDA 或肝胆道 HIDA 核素检查表现为移植肝内稀疏浓聚灶(图35-10)。在肝脏没有梗死灶或移植物完全没有血流灌注时,影像学检查没有特异性表现,表现为肝细胞提取 HIDA 的能力下降和显影剂在血池内的保留时间延长。核素检查对于移植物排斥和感染(细菌、病毒或真菌)的表现基本相同,表现为 HIDA 复合物在血池的高度保留和移植物对 HIDA 复合物摄取率低。HIDA 的稀疏浓聚灶也可见于肝脓肿。对[111]铟白细胞和枸橼酸[67]镓的放射性同位素检查研究也有助于确认移植物的免疫进程。

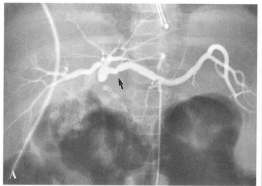
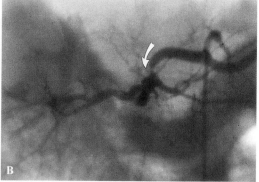

**图35-9** 肝动脉狭窄。A.选择性腹腔动脉造影显示肝动脉供体段和自体段吻合口轻度狭窄(箭头所示);B.数字剪影血管造影图像显示狭窄严重(箭头所示)

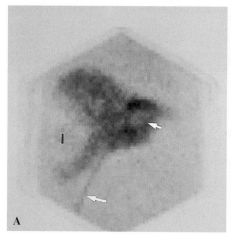
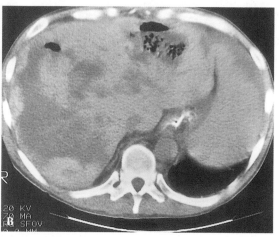

**图35-10** 肝脏梗死灶。A. HIDA 检查显示严重肝动脉狭窄后肝右叶的梗死灶,表现为肝右叶的大片浓聚减低区。肝左叶出现小片的浓聚减低区(短箭头所示),这个区域可能是肝脏梗死灶、脓肿或囊肿。并可见胆道引流管(长箭头所示);B.同一患者的CT检查示肝右叶梗死灶表现为多发低密度灶,与 HIDA 上显示的范围一致。肝右叶可见小团状的气体,可能是坏死灶或肝脓肿内的气体。肝左叶可见含气的脓肿灶

肝动脉栓塞的诊断常采用高分辨率的 CT、CTA 或 MRA。当可疑肝动脉栓塞时，行 DSA 检查来明确超声或其他影像学检查的结果。当临床表现与非介入性检查结果不符时也需要行动脉造影。在婴幼儿肝移植中，特别需要明确手术吻合的方式，避免不必要的造影剂注入和尽可能减少检查时间。当血管造影发现肝动脉狭窄时，处理措施应依据临床表现和肝功能情况。术后早期即刻出现的肝动脉狭窄往往和技术原因有关，需要手术处理。在手术伤口完全愈合后发现肝动脉狭窄，往往需要经皮经肝动脉腔内血管成形术（percutaneous transluminal angioplasty，PTA），用小口径的球囊通过肝动脉狭窄处来治疗狭窄。有文献报道成功的肝动脉血管成形术可以改善肝功能，并且复发率低。Raby 等报道 3 例肝动脉狭窄行球囊扩张的病例，2 例分别于术后 4 个月和 6 个月肝动脉狭窄复发，再次采用球囊扩张术治疗。血管球囊扩张术仍然是目前治疗肝动脉狭窄的有效方法（图 35-11），肝动脉内放支架的病例很少，但在有些适合的病例可以考虑放置。外科手术和改变移植物体位也可用于肝动脉狭窄的处理。

肝动脉栓塞是肝移植术后严重的并发症。成人的发生率在 3%～10%，儿童的发生率在 8%～19%。在活体肝移植，肝动脉栓塞的发生率为 0～10%。由于小儿活体肝移植肝动脉重建的技术难度高、吻合口管径小，早期肝动脉栓塞的发生率高。

超声诊断肝动脉栓塞的标准是肝动脉和肝内肝动脉右支、左支处都未测及动脉血流信号，动脉栓塞通常发生在吻合口处。由于肝动脉吻合方式有很多种，了解肝动脉吻合的方式有助于采取准确的治疗方法（图 35-12）。Flint 等报道超声诊断肝动脉栓塞的准确率为 92%（34/37），所有病例都通过血管造影或手术证实。有 3 例假阴性，超声显示肝动脉通畅而血管造影证实肝动脉栓塞。Hall 等报道在 13 例肝动脉栓塞病例中，超声出现假阴性 4 例（31%），将肝动脉周围的侧支认为是肝动脉（图 35-13）。超声出现假阳性的结果，虽然不常见，但也有报道，可能是肝动脉高

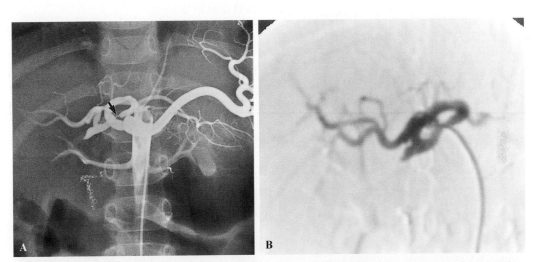

**图 35-11**　肝动脉狭窄经皮腔内血管成形术。A. 动脉造影示肝动脉吻合口处高度的狭窄（箭头）；B. 经球囊血管扩张术，肝动脉仍然有残余的狭窄存在，但在吻合口处血流有明显的改善

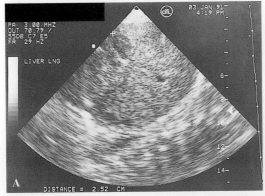
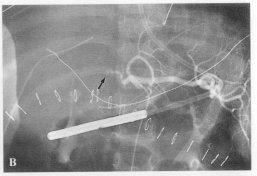

**图 35-12**　肝动脉栓塞。A. 超声上未测及肝动脉血流。实时超声评估显示肝实质内多发散在的低回声区，符合肝脏缺血或梗死灶表现（+）；B. 腹腔干动脉造影证实肝动脉近端的栓塞（箭头）

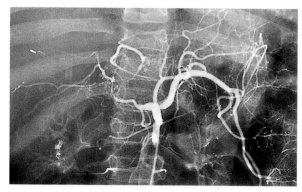

**图 35-13** 严重的肝动脉狭窄。腹腔动脉造影显示肝动脉严重的狭窄,伴随肝门部多发的侧支血管,肝左动脉粗大。侧支动脉和肝动脉在超声上不易鉴别,导致肝动脉通畅的假阴性诊断

度狭窄或超声检查的技术原因导致细小动脉管径内的低弱血流未被探测到。

一旦发生肝动脉栓塞,肝脏梗死和胆道缺血是常见的继发表现。在肝动脉栓塞形成而未被超声发现的患者中,肝脏梗死和胆道缺血并不少见。肝动脉栓塞后,有时超声仍可在肝门部测到来自侧支动脉的血流,这时需要避免误诊,因为肝动脉栓塞的延迟诊断可能导致移植物失去功能。肝动脉栓塞的临床表现各异,早期临床表现可能不明显,晚期可表现为胆道缺血性损伤、复发性胆管炎、肝内梗死灶和脓肿、胆管狭窄或胆漏。术后常规进行超声监测,可以避免进展到暴发性肝脏坏死。超声检查怀疑肝动脉栓塞的病例,需要立刻行 CTA 检查,CTA 可以快速、准确地了解肝动脉的情况和肝内梗死灶的范围。早期诊断肝动脉栓塞可以行急诊取栓手术、肝动脉重建术处理,避免再次肝移植或推迟再次移植的时间、可以为患者争取到等待供体的时间。对于急性肝动脉栓塞,可以行经导管的肝动脉溶栓,有些病例可通过使用组织纤溶酶原激活物实现肝动脉的再通(图 35-14)。由于组织纤溶酶原的使用有出血的风险,作者建议在血管造影室内使用,一旦发生渗出可以及时发现。组织纤溶酶原发挥纤溶效果的时间在 3～6 小时。溶栓后移植肝的功能受很多因素的影响,动脉血流的再通不能保障移植物的存活。

肝动脉的假性动脉瘤不常见,发生率低于 2%。由于假性动脉瘤会破裂,导致致死性出血,需要早期诊断。假性动脉瘤常常发生在肝外肝动脉吻合口处。肝内的假性动脉瘤常常发生在经皮肝穿刺活检或经肝胆道引流。有些假性动脉瘤没有症状,在影像学检查时发现,有些表现为胃肠道出血、肠道出血和腹腔出血。在超声上假性动脉瘤表现为球形的液体聚集,内有血流信号。

肝内动脉瘤通过采用导管动脉栓塞治疗。当移植物血管扭曲,导管不能到达动脉瘤时,可以直接行肝动脉栓塞。肝外动脉瘤的处理一般采用放置支架或手术切除。

**门静脉并发症**

肝移植术后门静脉并发症不常见。门静脉狭窄

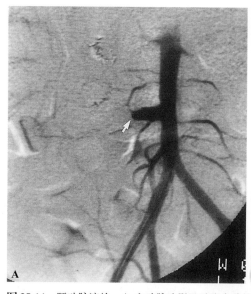
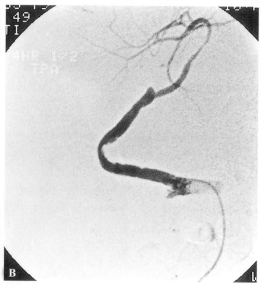

**图 35-14** 肝动脉溶栓。A. 主动脉造影显示取自移植物的髂动脉血管的栓塞,从肾下腹主动脉到肝内(箭头所示);B. 经过 4.5 小时的溶栓治疗,使用组织纤溶酶原复合物,肝动脉的血流重新灌注。肝动脉形态轻度不规则,内仍残留栓塞,患者由于对肝素过敏而无法使用肝素,溶栓后再次出现栓塞,需要重新肝移植

比较少见,门静脉血栓形成在肝移植受体的发生率为1%~2.2%。门静脉狭窄一般发生在肝门部、供体段和自体段门静脉吻合处(图 35-15A)。门静脉血栓形成的临床表现没有特异性,包括移植物失功能、腹水、静脉曲张、胃肠道出血。严重的狭窄往往在行超声检查时发现。超声检查可以发现门静脉内等回声的栓子,彩色多普勒超声可以发现未完全栓塞的栓子周围的血流信号。多普勒超声对门静脉狭窄的诊断包括近端正常的血流、吻合口处高速的喷射状血流和远端的湍流。

超声上偶尔可以发现门静脉积气图像,表现为门静脉内高回声的细小点状移动回声,后方没有声影。在坏疽性肠炎中也有报道过门静脉积气的表现。门静脉积气可能发生在肝移植术后 2 周内,是一过性的表现,不会引起严重的并发症。

CTA 和三维钆增强 MRA 可以清晰地显示门静脉管腔内的局部充盈缺损和局部狭窄。由于 MRA 检查不存在电离辐射,在小儿的评估中可以经常使用。然而,由于 MRA 的检查时间比 CTA 长,在婴幼儿的检查中需要镇静。CTA 和 MRA 都可以进行三维重建成像,MRA 对静脉血管的成像优于 CTA。增强 MRA 可以显示高分辨率的肝动脉、肝静脉、门静脉系统和曲张的静脉血管(图 35-15B、图 35-15C)。

对于门静脉狭窄有临床症状的病例,球囊扩张是有效的治疗方法。通过经肝穿刺将导管置入门静脉

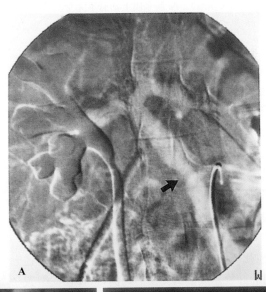

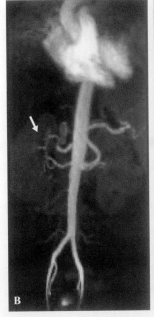

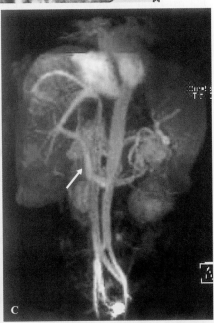

**图 35-15**　A. 肠系膜上动脉造影门脉期显示门静脉吻合口处轻度的变形(箭头所示);B. 移植术后受体三维钆造影 MRA 成像动脉期图像腹腔干可见,肝动脉吻合口管腔通畅(箭头所示);C. 三维钆造影 MRA 成像门脉期显示门静脉吻合口处管腔通畅,肝静脉显示清晰,下腔静脉管腔通畅

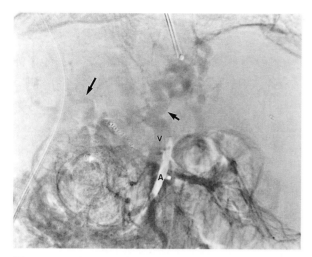

**图 35-16** 肝移植术后门静脉栓塞的 DSA 肠系膜上静脉造影图像。门静脉显示栓塞,可见扩张的侧支血管和曲张静脉(短箭头所示)。门静脉周围可见海绵样变,肝内出现异常的门静脉分支显影(长箭头所示)。A. 肠系膜上动脉不完全显影;V. 肠系膜上静脉

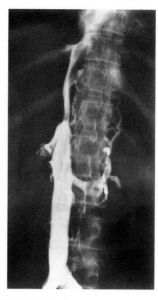

**图 35-17** 肝移植术后右侧胸腔积液患者下腔静脉造影。下腔静脉肝下部分存在衰减;造影剂进入右心房没有阻力,测压没有变化,超声检查显示正常

系统,先测量门静脉吻合口处的压力,然后行球囊扩张。如果球囊扩张效果不明显,行门静脉支架置入。Raby 等报道了 3 例肝移植术后门静脉狭窄引起门静脉高压和静脉曲张出血的病例,行门静脉支架置入治疗,其中 2 例支架置入成功,在 1 年的随访中无任何症状。对于小儿肝移植术后发生门静脉狭窄的病例,常规行门静脉造影。如果出现门静脉完全栓塞、进行性肝衰竭的病例需要行再次移植(图 35-16)。Olcott 等介绍了 4 例门静脉栓塞行球囊扩张的病例,其中 3 例死亡,但死因和血管造影无关。Olcott 同时也描述了 1 例门静脉栓塞放置金属支架的病例,患者在支架置入后 1 个月,死于脑脓肿,尸检时发现门静脉支架通畅。Zajko 等报道经皮肝穿放置门静脉金属支架失败的病例,门静脉支架置入后栓子沿着支架生长,溶栓治疗无效,患者需再次移植。

**下腔静脉和肝静脉并发症**

下腔静脉并发症很少。Raby 等对超过 600 例的病例研究发现,只有 4 例发生下腔静脉吻合口狭窄。Zajko 等统计了 2 200 多例肝移植的病例,有 10 例下腔静脉狭窄和 2 例下腔静脉栓塞。下腔静脉狭窄最常见的部位是供体段和自体段的肝上或肝下吻合口处。背驮式吻合术(受体下腔静脉与供体的腔静脉吻合)可能导致静脉阻塞。技术性原因如供受体管径不匹配、肝上下腔静脉旋转扭曲,可能导致急性的下腔静脉狭窄。晚期的下腔静脉狭窄可能与下腔静脉的

纤维化、慢性栓塞、内膜增生有关。慢性的下腔静脉狭窄更多见于小儿肝移植术后。下腔静脉狭窄也可继发于血管外血肿压迫,但比较罕见。肝下下腔静脉狭窄一般会引起下肢水肿的表现,而肝上下腔静脉狭窄一般会引起肝静脉阻塞,临床症状表现与 BCS 相似。虽然大部分腔静脉狭窄可以在超声检查时发现,但 MRA 可以提供更多信号,增强腔静脉造影成像技术是下腔静脉狭窄最可靠的诊断(图 35-17)。下腔静脉测压可以在下腔静脉通过肝静脉处测量,经皮静脉导管造影是目前对于肝上下腔静脉、肝下下腔静脉、肝静脉狭窄的常规诊断。当下腔静脉狭窄治疗后复发,可以再次行球囊扩张术。当球囊扩张不能产生较久的效果时,可以行下腔静脉金属支架置入。

## 胆道系统的评估

超声和 T 管胆道造影是肝移植术后早期几个月内评估胆道系统最常用的影像学方法。T 管拔出以后,可以使用磁共振胰胆管造影、内镜逆行胰胆管造影、经皮胆道造影。

肝移植胆道吻合后胆总管供受体胆管管径可表现出差异(图 35-18)。没有胆道并发症的病例,随着时间的推移,胆管的管径保持不变,然而,轻度的胆管扩张也可见于没有胆道梗阻的病例。弥漫的胆道改变也可以在没有胆道梗阻和胆漏的病例中发生。可以表现为肝内胆管的变稀、狭窄、分裂,而这些都是非特异性的,在肝脏排斥、肝炎、保存性损伤、梗死的情

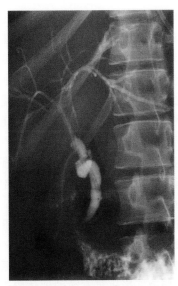

**图 35-18** 肝移植受体术后正常的 T 管胆道造影。注意供体和受体胆道管径的差异

况下也可以发生。

胆管在肝移植受体术后常规不需要特别去评估，除非有可疑，T 管胆道造影是拔除 T 管前的常规检查。

T 管在移植手术时放在受体胆道内，术后 2～4 个月拔除。拔管前先行胆道造影，如果胆道造影没有异常，可以拔除 T 管，管道内放置临时引流管，避免胆汁漏入腹腔内。在胆道造影前需要使用抗生素防止拔管引起的胆道感染。因为肝移植的患者都使用免疫抑制剂治疗，T 管窦道的肉芽肿不容易形成，单纯通过一般的方法拔除 T 管可能导致胆漏，引起胆汁瘤和严重的胆汁性腹膜炎。因此 T 管需要在 24～48 小时内一点点逐渐拔出。当 T 管放置的时候被固定住了，是不能经皮拔除的，这些情况下需经内镜拔除，然后放置暂时性的塑料支架。如果 T 管拔除的时候断裂，保留了一部分在体内，需要手术去除 T 管残留的片段。

### 胆道并发症

胆道并发症在肝移植受体的发生率为 10%～13%。胆道并发症包括胆管狭窄、胆漏、胆汁瘤形成、胆管结石或泥沙样沉积物形成、弥漫性胆管扩张、Oddi 括约肌功能丧失。胆道并发症是除了排斥反应之外引起肝功能不全的最常见原因。胆道并发症的临床表现往往不特异，和排斥反应、肝动脉栓塞、原发性移植物失功能、病毒感染等的临床表现可以相似。胆道并发症可以是原发性胆道原因引起，也可以由很多影响胆道完整性和胆道功能的原因引起。移植肝

的胆道系统易发生缺血性损伤。正常人胆总管的血液供应主要来自胃十二指肠动脉或门静脉后方的动脉。这些分支在移植过程中被分开。因为血供主要是来自门静脉后方，供体的胆道与受体相比，更容易缺血。胆道缺血可以引起非吻合口性胆漏、肝内胆管狭窄和胆汁瘤。胆道并发症一般发生在移植术后 3 个月内，也可以发生在 3 个月之后。绝大部分胆漏发生在术后 1 个月内，而绝大部分狭窄发生在 1 个月之后。

肝移植术后胆道并发症主要表现为胆道梗阻和胆漏。当 T 管内胆汁流出减少或胆汁颜色发生明显改变，需要考虑胆道的机械性梗阻、T 管移位、肝功能不全等原因。当 T 管发生梗阻时，一般采用胆道冲洗的方法来处理。

### 胆漏的评估与处理

绝大多数胆漏发生在肝移植术后早期，在放置 T 管的胆总管处发生率最高。胆漏也可以发生在胆道吻合口处和非吻合口处。小的胆漏通常会自发缓解，也可以通过延长 T 管的放置时间来解决。大的胆漏可以发生在引流口处或伤口处，引起腹痛、腹胀、发热、脓毒症等，需要再次行外科手术处理。

怀疑胆漏时可以通过肝胆道造影剂核素检查来确诊。胆漏的特征性表现为在检查早期或延迟期放射性物质在胆管外或胃肠道系统内显示（图 35-19）。胆漏和胆汁的聚集也可以通过超声和 CT 检查来诊断，表现为低回声或低衰减区。在 CT 和超声检查上，聚集的胆汁很难与其他原因形成的积液相鉴别，如血液、腹水、脓液或淋巴液。通过细针穿刺活检可以明确积液的成分。胆道造影是最常用的检查，可以提供更多的诊断信息（图 35-20）。尽管小的胆漏可以通过保守治疗处理，但大的胆漏会引起患者较高的死亡率，需要立即手术处理。取出 T 管时出现胆漏也需要立即行探查术（图 35-21）或通过内镜逆行性胰胆

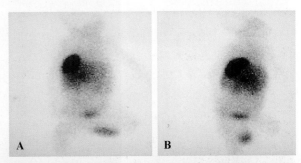

**图 35-19** 前后位（A）和右前斜位（B）视图。延迟期（24 小时）肝胆道显影剂（HIDA）检查显示膈下放射性核素聚集在肝脏的圆形投影，提示胆漏

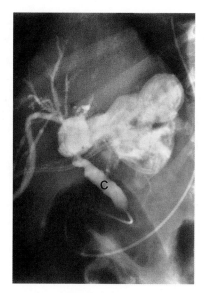

**图 35-20** 胆汁瘤。内镜逆行性胰胆管造影显示造影剂充满胆总管(C)和右胆管,左胆管显示模糊,与大的浑浊的胆汁瘤交通。可见 2 根引流管,造影剂进入位于上方的 1 根引流管

管造影行鼻胆管支架置入术。造影剂从供体段胆道漏出是很严重的情况,可能是继发于肝动脉栓塞引起的胆管坏死,常发生在肝门部或肝门旁,位于肝内或肝外的少见。肝动脉栓塞后,发生肝内胆汁瘤的病例预后差,需要再次移植。

### 胆道梗阻的影像学诊断与处理

胆道梗阻的最初症状可能与其他并发症难以鉴别,比如排斥、肝动脉阻塞、原发性移植物失功能和病毒感染。

胆道梗阻可以通过 IDA 核素检查诊断,如果肝功能正常,延迟期肝内胆管会摄取造影剂或胃肠道系

统造影剂不显影。超声和 CT 有助于胆道梗阻的诊断(图 35-22~图 35-24)。超声对胆道梗阻诊断的敏感性低,特别是轻度梗阻的病例。超声显示胆道正常的病例不能排除存在胆道狭窄的可能。胆道梗阻和胆道扩张之间存在可变的关系。但并不是所有胆道梗阻的病例都会出现梗阻后的扩张。胆道扩张的程度不仅与胆道梗阻的程度和时间有关,还与肝内外胆管周围肝组织的软硬度有关。因为胆道梗阻的持续存在会引起胆管的炎症性改变和胆道纤维化,即使长期的梗阻近端胆管也可以没有明显扩张。比如存在严重胆道梗阻的肝硬化患者,他的胆管扩张程度可能很小甚至没有。血清学指标,如肝酶水平升高,特别是碱性磷酸酶水平的升高,是胆道梗阻更敏感的指标。磁共振胆道造影也是有效的评估胆道梗阻的检查,但存在高估胆道狭窄严重程度的情况。通过 T管或经皮经肝胆道造影也有助于评估胆道阻塞的情况。T 管造影显示胆道轻度狭窄常常发生在胆道吻合口周围,移除 T 管通常不会引起胆道梗阻。

移植患者的胆道阻塞可能由胆道狭窄、胆泥形成、胆管结石、胆道内支架置入、T 管移位引起,比较少见的有移植物残余的胆囊管和胆总管过长引起。

移植术后胆道狭窄是引起胆道梗阻最常见的原因,可以被分为吻合口和非吻合口狭窄。胆道吻合口的狭窄是由于吻合口瘢痕的回缩和狭窄(图 35-25),如果不处理,可能导致逆行性胆管炎和肝内多灶性胆管狭窄形成。

非吻合口狭窄几乎总是发生在供体段胆管。可以是单发的,但常常是多发的,影响左右胆管的汇合处、胆总管和肝内胆管(图 35-26)。非吻合口狭窄常

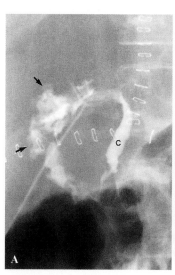

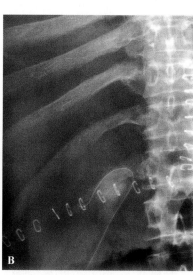

**图 35-21** T 管滑脱。A. T 管造影显示胆总管内造影剂充盈(C),造影剂从 T 管向腹腔内漏出;B. 将引导钢丝从 T 管置入,显示钢丝进入腹腔内,确认 T 管已滑脱

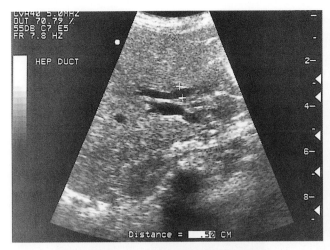

图 35-22　胆道扩张。超声显示扩张的胆管

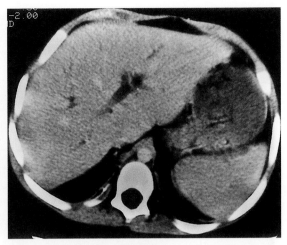

图 35-23　CT 检查显示肝动脉栓塞患儿肝内胆管扩张。与图 35-13 和图 35-28 为同一患儿

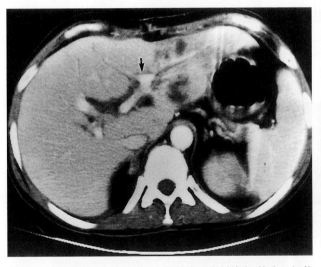

图 35-24　增强相 CT 检查显示门静脉内造影剂填充(箭头),门静脉旁的扩张胆管显示为低信号

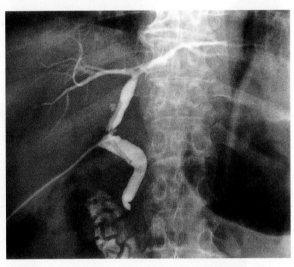

图 35-25　T 管造影显示胆总管吻合口处的狭窄,通过球囊扩张处理

常是肝动脉阻塞后胆道缺血性损伤的结果,所以需要评估肝动脉的情况。Roux-en-Y 胆肠吻合术留置的长条形支架可能会引起阻塞。这些支架常常在术后几周自动脱离胆道吻合口,但有些情况下,它们会镶嵌在吻合口处引起阻塞。大量稠厚的胆汁或胆泥也会引起胆道阻塞。这些胆泥可以通过 T 管造影或经肝胆道造影显示,影像学上表现为供体的肝内外胆管内的铸形物形成(图 35-27)。组织学检查显示组成成分为坏死胶原组织和胆色素。胆泥内坏死组织含量高表明有些可能是坏死的供体胆管壁和黏膜。坏死可能是供肝保存过程中缺血性损伤的结果、肝移植肝动脉栓塞引起的缺血、重复感染、排斥或者各种因素的综合。这些都对胆汁的组成有影响,比如环孢素诱导的晶体沉积。复发性狭窄可能与胆管癌有关,但发

生率很低。供体段胆管和自体段胆总管的进行性扩张见于胆总管端端吻合重建术的患者。可能与胆总管神经支配导致的狭窄和 Oddi 括约肌失去功能有关。通过胆管吻合到胆肠吻合的外科术式的改变,绕过 Oddi 括约肌,可以获得临床症状和实验室指标的改善。

对于完全梗阻的病例,经肝胆道造影时,一开始可能无法完全通过梗阻的部位。标准的流程是先放置临时引流管减压。在 48～72 小时之后,水肿消退,通常能够通过狭窄处。

胆道狭窄最好用球囊扩张的方法来处理狭窄的地方(图 35-28)。狭窄段的扩张是通过经肝穿刺完成的。球囊导管是通过引导钢丝到达梗阻的部位。球囊扩张后,放置胆道引流管大约 2 周后,再行胆道造影。如果造影显示扩张效果良好,就将引流管拔出。

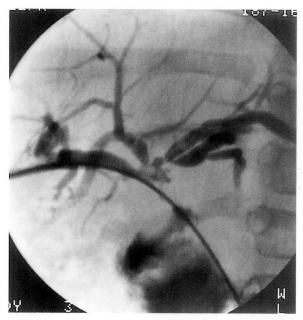

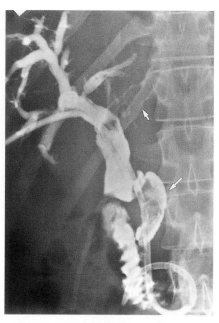

**图 35-26** 非吻合口胆道狭窄。患者存在严重的肝动脉狭窄，非吻合口胆道狭窄累及左右肝管和 Roux-en-Y 胆肠吻合处，图像显示放置的肝胆道引流管

**图 35-27** 胆泥沉积。胆道造影显示经肝引流管放置后，胆总管内多处充盈缺损（箭头所示）和左肝胆管的轮廓，与胆泥的沉积位置一致。右胆管可见轻度的狭窄

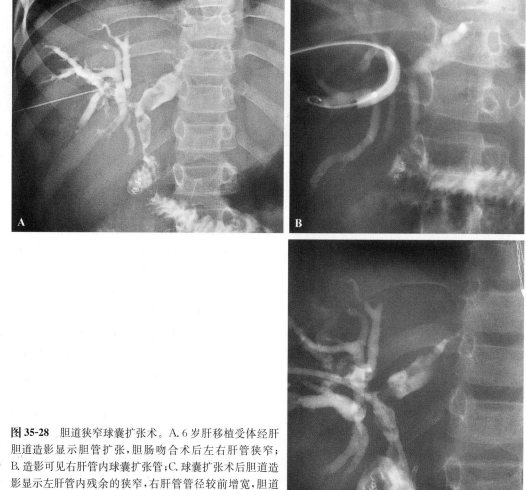

**图 35-28** 胆道狭窄球囊扩张术。A. 6 岁肝移植受体经肝胆道造影显示胆管扩张，胆肠吻合术后左右肝管狭窄；B. 造影可见右肝管内球囊扩张管；C. 球囊扩张术后胆道造影显示左肝管内残余的狭窄，右肝管管径较前增宽，胆道吻合口处狭窄减轻。经肝胆道引流管留置在原来的位置

如果扩张效果不佳,再次行球囊扩张。绝大部分患者需要 1～3 次扩张。但胆管留置时间不宜过长,防止发生感染。

Giampalma 等对 48 例患者的研究表明,非缺血性和缺血性胆道狭窄 1 年和 3 年的胆道通畅率为 94% 和 45%($P = 0.032$),总的 1 年和 3 年缺血性胆道狭窄和吻合口胆道狭窄的再通率分别为 94% 和 83%,没有明显的差异。球囊扩张是处理这些狭窄的有效方法。肝内和肝外狭窄都可以行球囊扩张处理;然而,多发狭窄的处理效果可能会差些,特别是肝动脉栓塞后缺血引起的狭窄。不建议通过 T 管进行球囊扩张,因为 T 管置入的地方存在胆漏的潜在可能。

由于胆泥沉积引起的阻塞有几种处理方法。在留置 T 管的患者中,导引钢丝可以通过 T 管,导引钢丝的尖部进入胆道系统,到达阻塞的部位,使胆道内的沉积物碎裂。用这一方法,配合轻度的刺激,可以使沉积物通过远端胆道排出。有些病例,需要用经皮经肝的方法缓解阻塞,先用球囊扩张管来清除胆管内的沉积物,然后置入暂时性的胆道支架。

在肝移植受者中处理胆道狭窄使用金属支架的报道比较少。最近文献报道,胆道狭窄的再复发率为 14%～25%,支架移位的发生率在 33%～45%,不建议将金属支架作为肝移植术后胆道狭窄的首选治疗方法。对于球囊扩张失败的病例,可行临时性支架置入,但存在胆道狭窄复发和支架移位的可能。目前没有研究表明覆膜自膨式金属支架比逆行性胰胆管造影更好,且存在支架移位的可能。裸金属支架容易和胆道壁黏合,给后期的手术取支架造成困难。

胆道并发症在小儿和成人肝移植中都会发生。尽管和成人相比,小儿肝动脉栓塞后更早形成动脉侧支来维持肝功能,但还是容易发生胆道缺血性损伤。小儿胆道并发症的处理方法和成人一致,但小儿往往需要在全身麻醉下进行。通过介入治疗可以避免一些外科手术操作。

虽然介入性胆道治疗是比较有效的治疗方法,但也存在发生介入治疗后并发症的风险,并且胆道介入操作需要使用广谱抗生素。

在使用免疫抑制剂的患者中,胆道血管破裂是继发于经肝胆道引流管放置之后的严重并发症。由于患者对胆道出血耐受性差,对于放置引流管而导致的胆道出血需要及时处理。通过胆道造影明确出血点是静脉来源或是动脉来源。如果胆道造影能明确胆道出血点,重新经穿刺放置引流管。出血血管的两端都需要栓塞,有时需要使用吸收性明胶海绵或金属线圈。在拔除引流管时,用明胶海绵栓塞窦道。如果胆道造影不能明确出血点,需要行肝动脉造影。动脉造影下血管栓塞是治疗肝动脉假性动脉瘤和胆道出血的主要方法。当动脉造影未能明确出血点,一些医生建议先拔除置管,如果还有出血,重新行动脉造影明确出血部位。在拔除引流管的同时栓塞出血点,避免再次出血,是治疗大多数胆道出血的有效方法。

经颈静脉穿刺适用于因为弥漫性肝病、腹水、凝血功能障碍、经肝穿刺耐受性差的患者。通过颈静脉穿刺,最大限度地减少了出血的风险。

## 总结

影像学诊断与介入治疗技术在肝移植患者胆道并发症的处理中起到重要的作用。这些技术的运用有助于保持移植肝的存活率。

---

### 要点和注意事项

- 肝细胞癌可以通过三期 CT 成像和磁共振成像来诊断。选择适宜的 MRI 脉冲序列和增强造影剂有助于明确肝脏结节的性质。
- 超声用来评估肝移植术后血管吻合口的情况,在术后监测中起到重要作用。
- 肝动脉栓塞的临床表现不特异,将肝门部的侧支血管误认为正常肝动脉会出现假阴性结果。
- 通过球囊扩张可以有效地治疗肝移植术后肝动脉、门静脉、肝静脉、下腔静脉吻合口狭窄。
- 经皮肝穿刺胆道造影可以明确胆道梗阻的情况,胆道狭窄球囊扩张是术后常用的治疗胆道狭窄的方法。

# 第 36 章

# 监测和护理

## Monitoring and Care

Elizabeth J. Carey • Jorge Rakela • Hugo E. Vargas

徐东伟•译　陆晔峰•校

器官功能的持续恶化一直影响着肝移植等待患者。根据 UNOS 的数据,截至 2012 年 3 月 31 日,仍有 16 092 名患者等待肝移植。2011 年肝移植死亡患者 6 094 位。供肝短缺导致的等待时间过长增加了等待移植的患者出现并发症的可能性,所以移植专家必须掌握肝移植前患者的医学管理。

本章目的是描述等待移植患者的护理,主要集中在临床问题、无须住院治疗的并发症处理,并且强调预防性医疗措施以及具体疾病相应的医疗措施来最大限度地增加等待移植患者的生存率。

## 一般医疗护理

### 常规检查、预防和免疫接种

尽管终末期肝病患者出现的危及生命的并发症需要紧急医学处理甚至抢救,但是这些患者的一般医学护理不应该被忽视,必须对这些患者密切随访观察。MELD 对于评估移植前患者死亡率非常有效。MELD 于 2002 年 2 月 26 日被 UNOS 正式用于因慢性疾病等待肝移植患者的器官分配标准。此项标准的实施最初减少了等待移植患者的数量并且降低了

等待患者的死亡率。随着 MELD 评分的局限性被发现,一些改良 MELD 评分被相继提出。低钠血症是不依赖于 MELD 评分之外的高死亡率的独立危险因素,这种现象在 MELD 评分较低的患者中更加明显。改良 MELD -钠评分被提出用于更加准确地评估肝移植优先次序。由于血清钠的检测受到实验室的限制以及人为操作的影响,MELD -钠评分的推广仍然有限。

MELD 评分在不同的时间点能够准确地预测肝移植等待患者的死亡率。例如评分的上限是 40 分,评分达到上限的患者 3 个月之内的死亡率是 100%。由于处于疾病进展期的小肝癌患者长时间的等待会增加死亡率,UNOS 系统对于 MELD 评分也做了适当的调整。符合米兰标准的肝癌患者会得到超出他们肝脏补偿的 MELD 评分的优先权。$T_2$ 期肝癌患者(单个结节≥2 cm,且≤5 cm;或者 2 个或 3 个结节≥1 cm,且≤3 cm)获得的 MELD 评分与 15% 的概率在 3 个月之内死亡的患者相同。这种不同程度的补偿调节基于 UNOS 系统的区域性差异。这些调整尽管随着时间的推移在不断更新,但仍然是在移植领域

| 表 36-1 基于 MELD 评分进行随访评估的频率 | | |
|---|---|---|
| MELD 评分 | 评估频率 | 检测时间 |
| ≥25 分 | 7 日/次 | ≤48 小时 |
| 24~19 分 | 30 日/次 | ≤7 日 |
| 18~11 分 | 90 日/次 | ≤14 日 |
| ≤10 分 | 1 年/次 | ≤30 日 |

MELD 评分:终末期肝病评分

需要长期讨论的问题。

患者在进入肝移植等待名单之后需要去肝移植中心进行规律性 MELD 评分的随访更新(表 36-1)。患者去医院监测的频率由 MELD 评分决定。MELD 评分为 10 分或者更少的患者可以每 6 个月到 1 年评估 1 次,而 MELD 评分 11~18 分的患者需要每 3 个月评估 1 次,MELD 评分为 19~24 分的患者应该每月评估 1 次,MELD 评分大于或者等于 25 分的患者需要每周评估 1 次。这种随访不仅要更新 MELD 评分,而且应该完善评估患者的电解质检查、血常规检查、凝血功能检查。对于肝硬化的患者,必须强制进行亚临床肝性脑病、腹水以及外周水肿的检查评估。如果患者服用 β 受体阻滞剂,血压和脉搏需调整至最佳水平。肝癌患者的筛选需根据血清甲胎蛋白水平,腹部 CT 平扫或者腹部磁共振检查。对于患有乙型肝炎、丙型肝炎、血色素沉着病以及酒精性肝病的患者,由于增加了患肝癌的风险,必须严格根据计划进行随访评估。

乙型肝炎疫苗和甲型肝炎疫苗的接种有重要意义。Vento 等报道急性重型肝炎与慢性丙型肝炎合并甲型肝炎密切相关,并且建议这些患者应该接种甲型肝炎疫苗。最近的文献显示,甲型肝炎和乙型肝炎的疫苗接种率在慢性肝病中仍然偏低,相应的接种率为 20%~30%。

没有乙型肝炎表面抗原(HBsAg)抗体的患者在评估开始就应该完全按要求接种疫苗。疫苗的有效率在肝硬化失代偿期的患者中是减少的。鉴于较低的疫苗反应率,在第二次注射疫苗之后应该随访观察抗乙型肝炎表面抗原抗体的水平。在第一次注射疫苗之后的第 6 个月,也就是最后一次注射疫苗时,即使患者已经行肝移植,仍然需要注射。除甲型肝炎和乙型肝炎疫苗之外,这些患者还需要每 5 年接种 1 次流感疫苗以及肺炎疫苗。有证据显示,流感疫苗的接种会减少肝硬化患者的流感相关并发症如肝功能代偿不全。对于肝硬化的患者,建议同时接种肺炎疫苗,因为肺炎双球菌的感染更加严重,同时会增加致死率。结核菌素试验需要每年检查 1 次。γ 干扰素释放试验有助于中晚期肝病患者潜伏性结核的发现。

对患者应进行其他疾病如乳腺癌、宫颈癌、结肠癌以及前列腺癌的筛查。对于有吸烟史的酗酒患者来说,耳部、鼻部、咽喉部的综合检查是必需的,因为会增加他们患鼻咽癌的风险。

## 基础肝脏疾病的治疗

近些年,慢性肝脏疾病的治疗取得了很大的进展。乙型肝炎、自身免疫性肝病、丙型肝炎均有更加有效的治疗方法。只要可能,都应治疗肝脏原发基础性疾病。病毒感染的清除或者使疾病进入缓解期均可以防止肝功能失代偿的出现,并且使肝移植变成非必须治疗。

### 乙型肝炎

乙型肝炎相关肝硬化的患者如果出现了病毒复制,应该立即进行抗病毒治疗。成功的抗病毒治疗可以清除病毒,阻止疾病的进展,逆转肝硬化失代偿期的临床表现,并且明显减少肝移植后乙型肝炎的复发。Fontana 等报道 309 例等待肝移植的患者使用拉米夫定治疗慢性乙型肝炎,拉米夫定并没有改善肝移植前的生存率以及肝移植后生存率。此外,他们的数据还显示小部分早期肝衰竭的患者能够获益于拉米夫定的治疗从而延迟肝移植的实施。阿德福韦酯治疗也能够有助于减少肝移植术前和术后乙型肝炎的复发。目前一个棘手的问题是不能长时间的使用核苷类药物来抑制病毒的复制,因为长时间的药物治疗会导致乙型肝炎病毒耐药的出现。

最近有报道显示应用恩替卡韦联合替诺福韦作为补救性疗法治疗慢性乙型肝炎。57 名之前接受过平均 3 种抗病毒治疗的患者接受恩替卡韦联合替诺福韦治疗后,其中 51 名患者 HBV-DNA 呈阴性。病毒被抑制的同时伴随着谷丙转氨酶下降 23%。这种联合治疗并没有明显的副作用。上述研究很有前景,可以获得很多决定性的结论。目前,共有 7 种药物被美国食品药物监督管理局批准用于慢性乙型肝炎的治疗:α-2b 干扰素、聚乙二醇干扰素 α-2a、拉米夫定、阿德福韦酯、恩替卡韦、替比夫定和替诺福韦。由于严重的肝硬化失代偿期与 α 干扰素密切相关,所以处于肝硬化代偿期并且出现乙型肝炎病毒复制的情况应该使用核苷酸类抗病毒药物。恩替卡韦和替诺福韦由于具有阻止耐药的作用应该首先考虑用于此类患者。对于肝硬化失代偿期以及耐药的患者,联合治疗抗病毒应该作为首选。

### 丙型肝炎

随着两种直接抗病毒药物(direct antiviral agents,DAAs)特拉匹韦和波普瑞韦的应用,慢性丙型肝炎的治疗已经取得了革命性的进展。这两种直接抗病毒药物是 HCV 病毒无结构蛋白 3/4A(NS3/4A)丝氨酸蛋白酶的抑制剂。这两种药物均被 FDA 认定为治疗慢性丙型肝炎的一线用药。代偿期肝硬化的患者应该在 FDA 批准的说明书指导下完全使用特拉匹韦或者波普瑞韦治疗 48 周。包含聚乙二醇干扰素、利巴韦林和一种 DAA 药物的治疗方法尚未在肝硬化失代偿期患者中应用。这种特殊患者的治疗应该在患者同意接受肝移植的情况下进行临床试验。

丙型肝炎肝硬化失代偿期的患者使用 α 干扰素治疗会有很多严重甚至危及生命的并发症,这种临床试验一定要在富有经验的临床医生指导下进行。

Everson 等人提出使用加速低剂量方案(low accelerating dosage regimen,LADR)的干扰素联合利巴韦林治疗肝硬化失代偿期患者。在参与试验的 124 名患者中,47 名患者进行了肝移植,22 名患者有终末期治疗反应,15 名患者在行肝移植前出现了 HCV 的 RNA 检测阴性,这其中 12 名患者在行肝移植至少 6 个月后 HCV - RNA 转阴。

19 号染色体的 IL - 28B 基因的遗传多态性与丙型肝炎患者的持续病毒反应密切相关。这种多态性同时与自发性丙型肝炎病毒清除以及肝移植后组织学复发的严重性和治疗反应相关。肝移植受体和供体的 TT 基因型与肝移植后 HCV 组织学复发的严重性相关。作者提议 CC 基因型供体更适用于 HCV 感染的受体。

### 血色素沉着病

AASLD 指南声明所有患有遗传性血色素沉着病并且明显出现铁超载的患者都应当行静脉切开放血疗法直至铁储藏减少。静脉切开放血疗法的频率应该根据血清铁蛋白的水平来决定。遗传性血色素沉着病的患者具有 20 倍患肝癌的相对风险,所以相应患者建议常规行肝癌筛查,以利于早期诊断并预防并发症。相应患者的直系亲属以及血色素沉着病的突变分析也建议进行筛查。

### 原发性胆汁性肝硬化

所有 PBC 同时合并肝功能异常的患者应该考虑进行特殊治疗。UDCA 治疗能明显改善胆汁淤积的生物学指标比如胆红素、碱性磷酸酶、γ-谷氨酰胺水平。尽管 PBC 患者没有根治性疗法,但是 UDCA 可以延缓疾病的进展,改善患者生存率,减少行肝移植的需要。UDCA 的建议剂量为 13～15 mg/kg。

PBC 患者主要的并发症是骨量减少甚至骨质疏松,它的相对风险为 4.4。成骨细胞活性的减少以及破骨细胞活性的增加均促进了 PBC 患者骨质疏松症的进展。PBC 患者在确诊之后应该立即进行骨密度的检测,并且在之后每 2～3 年进行 1 次骨密度检测。对于绝经期后的妇女以及任何骨量减少的患者需适当补充钙(1 000～1 500 mg/kg)和维生素 D(每日 1 000 国际单位),维生素 D 的水平应该每年检测 1 次。对于骨质疏松的患者,建议行二磷酸盐治疗;处于进展期肝硬化的患者应该行胃镜检查来排除食管静脉曲张。

### 原发性硬化性胆管炎

与 PBC 不一样,目前对于 PSC 没有特殊的治疗。在 13～15 mg/kg 的剂量下,UDCA 不能减慢疾病的进展。一个高剂量 UDCA(28～30 mg/kg)治疗临床试验由于在早期出现了高死亡率并且行肝移植而被迫停止。AASLD 治疗指南目前建议不能使用 UDCA 治疗 PSC。其他药物比如激素类药物、免疫抑制剂、抗代谢类药物、肿瘤坏死因子拮抗剂均不能改善疾病的进展,且均不建议用于 PSC 的治疗。

CCA 是 PSC 最严重的并发症。PSC 超过 10 年的患者 CCA 的发生率为 7%～9%,并且 CCA 患者预后极差。出现恶变的患者应该行根治性切除术,即使术后患者的生存率仍然很低。在几个选定的机构已经进行了早期肝门部胆管癌患者肝移植,患者术后 5 年生存率为 79%。CCA 患者的肝移植只能针对符合严格诊断与治疗标准的特定患者;并且,潜在的患者应该尽快到肝移植中心排队等待供肝(例如,原发病变的病理活组织检查将患者排除在肝移植等待患者之外)。

良恶性胆道疾病的区别仍然处于争论之中,这使 CCA 的诊断变得复杂。任何有临床或者生化指标变化的患者都应该去评估是否患有 CCA。CCA 患者的肿瘤指标 CA 19 - 9 水平在 85% 患者中都升高。临界值 130 units/ml 的敏感性为 79%,特异性为 98%。然而,CA 19 - 9 水平在胆管炎的患者中也会升高,这种情况多见于 PSC 和严重胆管狭窄的患者。胆道冲洗液的细胞学阳性结果特异性为 100%,然而敏感性局限在 18%～40%。FISH 可以增加传统的细胞学试验的敏感性。FDG-PET 在 CCA 诊断中的作用尚未确认,临床医生需要意识到炎症也可以引起假阳性结果。尽管对于 CCA 的发生发展在临床上获得了重视,但是目前主要的肝病组织协会还没有制定正式的诊断治疗标准。常规影像学检测和 CA 19-9 水平对于大部分患者是适用的。由于 PSC 患者膀胱癌的患病概率会增加,所以建议相应患者每年进行 1 次超声检查。

大部分 PSC 的患者同时患有炎症性肠病,主要是溃疡性结肠炎(ulcerative colitis,UC),与单独 UC 的患者相比,患有 PSC 合并 UC 的患者会明显增加结肠癌和异型增生的风险,其比值比为 4.79。一些回顾性研究表明 PSC 合并 UC 的患者使用 UDCA 具有一定的保护作用,但是这种治疗不能通用。而且高剂量的 UDCA 与 PSC 患者的不良预后相关。不建议常规使用 UDCA 对 PSC 合并 UC 患者进行化学预防。建议相应患者每 1～2 年进行 1 次结肠镜检查。

### 自身免疫性肝炎

AIH 可以表现为严重的肝硬化失代偿,增加了行肝移植的紧迫性。经过适当的治疗,许多患者可以处于一个稳定的状态,甚至不需要行肝移植。近 25% 的 AIH 患者在诊断时就合并有肝硬化。AIH 患者如肝功能正常,且处于静止期,则不需要治疗。如果 AIH 患者处于疾病活动期,则标准治疗包括类固醇激素类药物合并或者不合并咪唑硫嘌呤类药物,其对 80% 的患者是有效的。处于疾病活动期合并肝硬化的患者跟没有合并肝硬化的患者相比,尽管对治疗有反应,但相应患者更可能发生治疗相关的副作用比如血细胞减少等。尽管还没有随机对照研究证实,但对于不能耐受激素治疗的患者,仍然有很多种选择,包括吗替麦考酚酯、环孢素、他克莫司以及利妥昔单抗等。

## 肝脏特异性并发症

### 门静脉高压

门静脉高压是肝硬化的主要并发症。这种并发症在绝大部分肝硬化患者中进展,并且是最危及生命的并发症包括食管胃底静脉曲张破裂出血、肝肾综合征、肝性脑病(hepatic encephalopathy,HE)发生的主要原因。在肝移植等待患者中这种并发症的处理将会在后文详细叙述。

#### 食管静脉曲张破裂出血

第一次食管静脉曲张破裂出血危及生命的平均风险在 8%～35%。尽管食管静脉曲张破裂出血的早期诊断和治疗取得了很大的进展,但是第一次破裂出血的死亡率仍然很高。前瞻性研究的多变量分析显示第一次破裂出血的高风险因素包括 CTP 评分高,有大的曲张血管以及红条索征。尽管近几年治疗的进展改善了患者的生存率,但肝移植等待患者的出血风险仍然很高,死亡率高于 20%。

#### 一线预防方法

药物治疗。非选择性 β 受体阻断剂已经证明可以减少第一次出血的风险,并且减少患者的死亡率,所有出现红条索征的患者均应使用。β 受体阻滞剂通过减少心输出量,促进 α 受体介导的内脏血管收缩从而减少了内脏的有效血容量来减轻门静脉高压。普萘洛尔、纳多洛尔、噻吗洛尔或者卡维地洛均可使用,药物剂量应该每周进行调整,将心率减少 25% 但不低于 55 次/分,并且收缩压不低于 90 mmHg。

血流动力学研究显示,β 受体阻滞剂的优势只限于肝静脉压力梯度减少至低于 12 mmHg 或者比基准值减少 20%。β 受体阻滞剂可以将风险减少 50%,CTP 评级 A 级和 B 级的患者受益最多。但仍有超过 30% 的患者在使用足量的 β 受体阻滞剂之后门静脉压力没有减少。β 受体阻滞剂联合长效硝酸盐药物可以用于单用 β 受体阻滞剂无效的患者,因为联合应用可以增强它的血流动力学效应,减少食管静脉曲张破裂的风险。但是大规模的随机对照研究已经否定了这一作用。目前 AASLD 指南并不推荐这种用法。

内镜治疗。内镜下血管硬化剂注射疗法已经用于预防食管静脉曲张破裂出血。然而,这项技术与药物治疗相比,预后仍然很差。内镜下套扎法(endoscopic band ligation,EBL)后出现第一次出血的概率要好于 β 受体阻滞剂,然而,患者死亡率却没有差别。这些结论见于一项结合了 17 个研究的荟萃分析,然而大部分研究样本量比较小,异质性很大,一部分研究过早地停止了。得出这些结论的作者并不支持不能耐受 β 受体阻滞剂的患者使用 EBL 来治疗,并且认为在管理好的患者中,EBL 治疗与 β 受体阻滞剂治疗并无明显差异。

经颈静脉肝内门体分流术。这项技术会增加肝性脑病的发生率,并且如果使用支架行 TIPS 的话,会明显增加医疗费用。尽管这项技术可以有效止血,但是由于它潜在的并发症、总体医疗费用的增加以及尚未探索过的其他医疗问题导致 TIPS 并不被建议作为预防第一次出血的一线治疗方法。

二线预防方法。再次出血很常见,据报道在第一次出血之后的患者二次出血的发生率高达70%。一般发生在首次出血后的6周之内。β受体阻滞剂最常用于此类患者。关于这类药物与内镜治疗联合使用的成本效益仍处于讨论之中,因为两种方法的联合使用是否会增加疗效尚未彻底清楚。一直使用β受体阻滞剂直到食管静脉曲张根治是安全且花费较低的,在彻底治愈之后停用β受体阻滞剂也是安全的。

TIPS对于那些药物治疗、内镜治疗以及联合治疗无效的患者仍然是有效的抢救治疗。尽管可以有效地止血,但是由此引发的肝性脑病甚至最终导致的患者死亡仍然是个难题。最近发表的来自欧洲9个医学中心的临床试验发现被诊断为急性食管胃底静脉曲张破裂出血的肝硬化患者使用快速TIPS治疗可以改善患者预后。在这次临床试验中,CTP评级为B级和C级的患者随机分到TIPS治疗组和血管活性药物治疗联合EBL治疗组,其中联合治疗组的患者在24小时之内给予治疗,TIPS组的患者72小时之内给予治疗。临床结果显示,经过16个月的随访,在标准治疗组14名患者出现再次出血,而TIPS组患者中只有1例发生再次出血($P<0.001$)。在随访期内,TIPS组患者的死亡率同时明显减少。尽管组内患者是经过严格标准选择的,但是治疗结果仍然提示TIPS治疗在肝移植中心可作为高危患者肝移植术前的辅助治疗。

### 胃底静脉曲张破裂出血

胃底静脉的第一次破裂出血并没有特殊的治疗方法。目前大部分胃底静脉曲张的治疗方法都源于单中心的经验或者由食管静脉曲张治疗方法推测而来。一项随机对照研究显示,内镜下消融加黏合剂治疗要比内镜下套扎术治疗胃底静脉曲张更加有效并且安全。然而,已经有报道显示组织黏合剂引起的脑栓塞,局部组织给予凝血酶治疗可以很好地止血,从而引起广泛的兴趣。目前对于胃底静脉曲张破裂出血的处理仍然存在争论。胃底静脉曲张破裂出血的发生率低于10%,因为随机对照研究并没有获得准确的数字。建议对胃底静脉曲张破裂的患者早期进行TIPS治疗,因为内镜下治疗后二次出血的概率很高。这个领域内的很多专家只允许内镜治疗的一次失败。TIPS治疗首次出血的成功率高达90%。TIPS治疗后早期二次出血率为20%,且二次出血的发生部位通常不在曲张静脉,而在曲张静脉周围附着部位,这种情况需要血管内栓塞处理。

### 急性曲张静脉出血

怀疑曲张静脉出血的患者应该立即进行重症监护处理。应该根据一般抢救的原则,包括保持呼吸道通畅,保持两条静脉插管套管,通过输入红细胞保持血容量,输入新鲜血浆保持凝血功能,如果血小板低于30 000/mm³则输入血小板。必须警惕如果将患者血容量扩得过多,会导致门静脉压力进一步增大,造成曲张静脉出血更加严重,并且引起腹水。合并有腹水患者必须预防性使用抗生素,防止自发性腹膜炎的发生。胃肠道上端的内镜检查必须进行,最合适的治疗方法应该根据当时的病情决定。

**药物治疗。**广泛用于急性静脉曲张破裂出血的药物为血管加压素、生长抑素以及相应类似物药物。血管加压素和生长抑素均可以引起内脏血管收缩来减少门静脉压力和门静脉血流量。

**抗利尿激素和特立加压素。**静脉注射加压素的疗效已经在一些研究中报道,研究显示,静脉曲张出血可以停止,但是患者死亡率并没有减少。在一些随机对照研究中,副作用发生率为32%~64%,通常会导致治疗的停止。最常见的并发症为冠状动脉收缩导致的心肌梗死和心律失常。其他并发症包括肠道缺血、脑缺血,而外周组织缺血坏死也有报道。严重的并发症会导致药物治疗的中断。使用加压素治疗后,由于抗利尿作用导致的血钠减少也有报道。在临床治疗中,为了避免上述并发症的出现,建议联合使用血管加压素和硝酸甘油治疗。

特立加压素是一种长效血管加压素类似物,可以每4小时大量泵入。它的有效性在控制急性曲张静脉出血方面与血管加压素相似,但是副作用更少。若患者在入院之前出血已经停止,则允许护理人员停止药物的使用。遗憾的是,美国没有批准这种药物的使用。

**生长抑素及其类似物。**生长抑素在直接控制出血方面效果优于血管加压素,尽管生存率方面优势不明显,但副作用发生率低且轻微。特立加压素及其类似物的给药剂量无须考虑动脉收缩的作用。血管加压素联合特立加压素,且辅助硝酸甘油治疗基本上没有副作用。特立加压素初始剂量为250 μg,之后连续静脉给药250~500 μg/h。奥曲肽是人工合成的生长抑素类似物。与其他血管活性药物相比,奥曲肽在控制出血方面疗效要优于血管加压素,与特立加压素相当。副作用的发生率也比血管加压素和特立加压素要低且轻微。奥曲肽给药剂量为静脉给药50 μg/h的剂量连续5日。奥曲肽单独治疗的疗效尚有争论。最近的meta分析显示,奥曲肽可以改善内镜治疗患者的预后,但是单独使用疗效甚微。

**内镜治疗。**内镜硬化剂注射疗法可以控制80%~

90％的患者活动性出血。然而,熟练的内镜医生应该做好充分的准备,因为内镜治疗会导致 10％～20％的患者出现严重并发症,总体死亡率为 2％。硬化剂注射治疗联合生长抑素、奥曲肽和伐普肽对于控制急性出血以及减少 5 日内治疗失败的疗效优于硬化剂单独治疗。

使用硬化剂和药物联合治疗患者的 6 周生存率与注射硬化剂单独治疗相似。EBL 疗法在控制急性出血以及减少死亡率方面优于硬化剂注射疗法。然而,由于在急性出血过程中套扎的难度很大,导致 EBL 使用受限。这被认为是由于当绑扎装置接近时视野的减少多达 30％。治疗方法的选择取决于相应医疗中心的专业知识。

气囊压迫止血。这种方法对于控制急性曲张静脉出血是非常有用的临时措施,主要用于当正在计划使用决定性医疗措施时稳定患者的情况。气囊压迫止血控制出血成功率高达 80％～90％,但是当气囊取出时再出血概率也高达 50％。此外,这种方法存在显著的穿孔风险,如果气囊被长时间充气,这可能导致高死亡率。

经颈静脉肝内门体静脉分流术和分流手术。在 10％的患者中,再次出血不能用两种内镜方法在 24 小时之内控制,就应该考虑外科手术或者 TIPS 治疗。外科分流手术应该考虑 Child-Turcotte-Pugh A 级肝硬化患者。

TIPS 治疗可以作为挽救性治疗以及肝移植前的辅助治疗用于 Child-Turcotte-Pugh B 级或者 C 级的患者。TIPS 术后肝性脑病的加重会使患者预后变差。

### 腹水

腹水是门静脉高压最常见的并发症。虽然腹水的发展通常表示晚期肝病,但临床肝硬化和腹水患者的病程是高度可变的。腹水患者的初始评估应该包括病史、身体评价和腹部腹腔穿刺腹水分析。出血是非常罕见的,以排除在诊断性穿刺前对预防性新鲜冷冻血浆或血小板的需要。初始腹水分析应包括细胞计数和差异以及血清腹水白蛋白梯度。当腹水与多形核(polymorphonuclear, PMN)细胞计数为 250 个细胞/mm³ 或更高接种到床边的血培养瓶中时,培养产量增加至 80％。

腹水患者的主要治疗包括关于饮食限钠的教育(每日 2 000 mg 或每日 88 mmol)和口服利尿剂治疗。液体流失和体重的变化与门静脉高压相关腹水患者的钠平衡直接相关。主要重点应放在钠限制,而不是液体的限制。在这些患者中,尿钠排泄的测量是一个

有用的参数。在无发热肝硬化患者中的非尿钠排泄小于 10 mmol/d。治疗的目标之一是增加钠的尿排泄,使得其大于 78 mmol/d(总每日钠摄入减去非尿钠排泄)。

慢性低钠血症通常在肝硬化患者中见到并且很少发病。快速纠正低钠血症可能导致比低钠血症本身更多的并发症。在肝硬化腹水患者中,严重低钠血症(血清钠水平＜120 mmol/L)需要限制液体的输入。快速纠正 120 mmol/L 或更低的低钠血症会有中央脑膜髓鞘溶解的重大风险。这些患者需要非常小心的纠正低钠血症。肝硬化患者通常不具有低钠血症的症状,直到其血钠水平低于 110 mmol/L,或者除非血钠下降得非常快。Gerbes 等人报道 VPA-985,一种口服活性血管加压素 V2 受体拮抗剂,可以纠正患者严重的低钠血症与肝硬化和腹水。这已经被几个相关的研究证实。不幸的是,仍然不清楚最佳持续治疗时间是多久以及成本分析干预类型将承担什么。

通常的利尿治疗为单一的早晨口服螺内酯和呋塞米,开始是前者 100 mg 和后者 40 mg。关于单剂使用螺内酯作为起点仍然有一些争论,但高钾血症和这种药物的长半衰期导致其仅在具有最小流体的患者中作为单一用药。在一项随机对照研究中显示单剂呋塞米的效果比螺内酯要差一些。如果体重减轻和尿钠排泄在较低剂量下,两种口服利尿剂的剂量可以是同时增加,维持 100 mg∶40 mg 比例,最大 400 mg/d∶160 mg/d。一般来说,这一比例保持了正常血钾。呋塞米可暂时用于低钾血症的患者。早期剂量建议趋于合理性。抗雄激素螺内酯的作用如减少性欲、性无能和男性乳房发育症需要减少剂量或停药。阿米洛利可以代替螺内酯,但它更昂贵,并且已经被随机对照试验证明疗效较差。夜间肌肉痉挛的病因还没有完全被掌握,痉挛可能是由于对晚上口服 325 mg 硫酸奎宁有反应。如果疗效是有限的,利尿剂应停药或减少。

在最大的多中心随机对照试验中,腹水患者中饮食钠限制和双重利尿方案已被证明在 90％的患者中有效。对于肝性脑病患者,尽管限制入量使血清钠水平小于 120 mmol/d,但对于血清肌酐水平大于 2.0 mg/dl(34.2 μmol/L)的患者应该停止利尿剂治疗,重新评估全身情况,并且考虑二线用药治疗。应监测这些患者的每日体重、直立症状和血清电解质、血尿素氮及肌酐的水平。如果体重没有适度的下降,则应收集随机尿测量钠浓度。随访的频率由对治

疗的反应和患者稳定性决定。

难治性腹水。难治性腹水定义为在缺乏前列腺素抑制剂的情况下进行钠限制性饮食和高剂量利尿剂比如非甾体抗炎药治疗仍然无反应的腹水。连续穿刺治疗对控制腹水有效。连续治疗性穿刺术应按照大约每 2 周 1 次的需要进行。穿刺后白蛋白输注昂贵并且还没有被明确证明对于小于 5 L 的穿刺术是必要的。对于穿刺流出大量腹水的患者,应考虑输注白蛋白 8 g/L(流出的腹水总量),并建议给患者补充相应数量液体来预防穿刺术后循环功能障碍。

肝性胸腔积液。肝性胸腔积液被定义为由于肝脏疾病导致胸膜腔中液体的积累。最常见的症状是呼吸困难但无胸痛。多达 13% 的肝硬化患者可以用胸部 X 线片检测出来。66% 的肝性胸水患者胸腔积液出现在右侧。

肝性胸水的治疗选择包括腹水的治疗和用于控制呼吸短促的治疗性穿刺术。胸膜腔的胸膜固定术用化学方法例如滑石粉、抗生素或化学治疗剂通常效果较差。TIPS 已成功用于处理确定合并大量腹水的肝性胸水的症状。已经有文献报道在经过选择的患者中使用视频辅助胸腔镜假定膈肌缺损的修复。利文或丹佛分流器在 20 世纪 70 年代被广泛用于腹水的生理治疗。分流放置在对照试验中显示减少持续住院时间、住院次数,以及利尿剂的剂量。然而,在随机对照研究中,与药物治疗相比,他们的长期预后差、有显著的并发症和缺乏生存率优势已导致几乎放弃使用这种方法。分流相关纤维粘连甚至纤维茧形成可使随后的肝移植很难进行。而且需要注意:打开腹腔前,必须将分流器结扎来防止致死性空气栓塞。

TIPS 在生理上等同于一侧到另一侧由介入放射科医生放置的门静脉分流器。北美难治性腹水治疗协会(North American Study for the Treatment of Refractory Ascites,NASTRA)研究的结果表明 TIPS 实质上优于常规医学治疗,但不会提高生存或生活质量。最近的一项 meta 分析证实该组报告的数据。患有顽固性腹水的患者会看到腹水量的改善,但基本上没有生存优势。

### 自发性细菌性腹膜炎

SBP 是非常重要的并发症,因为感染的存在通常从移植的考虑中移除患者直到感染被清除。诊断必须进行腹部穿刺,并且必须在确诊感染性腹水之前分析腹腔浆液的细胞计数和细菌培养。诊断是在多形核时进行的 PMN 细胞计数为 250 个细胞/mm³ 以上

和(或)腹水细菌培养的结果是阳性的,没有明显的腹内或手术相关细菌来源。这些患者应该根据经验接受广谱抗生素治疗。延迟治疗直到腹水液培养结果为阳性可能导致患者因严重的细菌感染而死亡。对于 PMN 细胞计数少于 250 细胞/mm³ 腹水的患者,除非有明显的感染相关症状或体征,否则应该进行重复穿刺术。口服氧氟沙星在随机对照研究试验中已被报道在治疗没有呕吐或者休克的 SBP 患者与肠胃外头孢噻肟一样有效。重复穿刺术应该在培养阴性和 PMN 计数降低的患者中执行,这一步是特别重要的,因为在抗生素治疗的前 3 日后治疗效果并不会明显。

短期住院并且合并低蛋白(<1 g/dl)性腹水、静脉曲张出血和之前患有 SBP 的患者建议使用喹诺酮来预防感染。长期门诊抗生素使用可能可以保留用于已经存活 SBP 的患者感染。

### 肝肾综合征

肝硬化患者在发生并发症如静脉曲张出血或使用肾毒性药物例如非类固醇抗炎药、氨基糖苷类和碘化对比成像时容易患急性肾衰竭。与任何其他患者一样,必须评估肾功能不全的原因,因为它可以是肾前、肾内或肝肾引起的。患者肾功能不全且等待肝移植的患者治疗应专注于评估潜在的肾脏限制、预防额外的损伤和优化现有肾功能。在初始阶段时评估基本肾功能是必需的。血清肌酐测量不能准确反映肾功能,因为肌肉质量在肝硬化患者中处于消耗状态。使用碘甲酸盐的肾小球滤过率检测肾功能更为准确,属于目前检测肾功能的金标准。基本肾功能一旦确定,就应避免额外的损伤。必须注意患者液体容量,因为液体容量在明显腹水的患者中由于高剂量利尿剂的使用经常是脆弱的。使用非甾体抗炎药的患者应该密切随访,因为肾前列腺素的减少可能诱发急性肾衰竭。放射学成像中静脉造影染料的使用应该谨慎,因为其可能导致肾损伤。使用乙酰半胱氨酸与水合可以用于治疗放射造影剂引发的肾病。穿刺放大容量液体之后静脉注射白蛋白,可以通过阻止循环功能障碍来降低急性肾衰竭的风险。白蛋白在这种临床使用的效果要优于其他扩容药物,比如葡聚糖。

肝硬化患者发展为特定的急性肾衰竭称为 HRS,是反映门静脉高压的排除性诊断。HRS 是一种终末期肝病患者预后很差的并发症,一些回顾性研究表明 HRS 存在于大约 17% 的住院腹水患者和超过 50% 的死于肝衰竭的肝硬化患者。HRS 的特点是可逆的肾收缩和轻度至中度全身性低血压。HRS 患

者肾脏在结构上是正常的,至少在综合征的早期,通过急性钠潴留和少尿证明肾小管功能完好。肾血管收缩的原因不明,但可能主要与增加血管收缩剂及减少血管扩张因子的发病机制相关。在临床上观察到两种 HRS 模式:1 型和 2 型。1 型是严重的肝脏疾病导致的急性 HRS,病情进展迅速,预后很差。80% 的患者在 2 周内死亡。2 型 HRS 发生在利尿耐药性腹水的患者中。肾衰竭的过程较慢。虽然生存时间长于 1 型 HRS 患者的生存时间,但预后仍然较差。

　　虽然 HRS 的最佳治疗是 LT,HRS 行肝移植的患者与无 HRS 行肝移植的患者相比,有更多的并发症,并且院内死亡率更高。已经广泛报道使用全身血管收缩药治疗可能通过增加有效动脉血量改善 HRS 患者的肾功能。一项非随机研究回顾了大量的 HRS 患者提示加压素类似物和特利加压素可以有效治疗 HRS。其他非随机研究表明用去甲肾上腺素的血管收缩治疗或甲氧安福林(与奥曲肽组合)可能改善这些患者的肾功能。最近,前瞻性非随机试验显示特利加压素可以逆转相当一部分患者的 HRS,特利加压素联合白蛋白治疗显著增加了特利加压素的有益效果。虽然血管收缩的重要性在这种临床情况下很好理解,但研究白蛋白输注的重要性(比较治疗)在这些患者中创造了更多的问题。似乎最佳的方法是大量液体复苏,最初用白蛋白(在第一日约 100 g),然后使用血管收缩剂治疗,优先选用特利加压素(如果可用)或甲氧安福林/奥曲肽(在美国),其剂量根据临床反应和副作用进行调整。治疗的持续时间可以延长至合理的平均持续时间 14 日。患者应在 ICU 中进行监测,因为 12% 的患者有缺血性或心血管并发症需要快速停药或剂量降低治疗。基线肌酐的患者水平和总胆红素水平小于 10 mg/dl 可以预期具有最佳结果。治疗期间平均动脉血压升高是反应所需要的。

　　非随机研究表明 TIPS 可能改善合并 HRS 患者肾功能。在非常不适的 1 型 HRS 肝硬化患者中使用 TIPS 很难得到支持,因为数据从未在对照试验中获得。有来自 NASTRA 试验的间接数据表明,用 TIPS 治疗的患者对于顽固性腹水患者的 HRS 发生率比大量穿刺放液的对照组少。TIPS 此时不推荐用于治疗 HRS。

**肝性脑病**

　　HE 定义为由于肝功能不全导致中枢神经系统功能受到干扰。这个广义的定义存在一系列神经精神症状与正常范围的病理生理相关机制。这些表现

| 系统 | 症状/体征 |
|---|---|
| 中枢神经系统 | 意识错乱,失忆,睡眠周期倒置,精神状态改变,毒品和苯二氮䓬类药物的滥用,癫痫,精神错乱,扑翼样震颤、眼球震颤、局部神经症状 |
| HEENT | 频繁晕倒,黄疸,面色苍白,颧颊潮红 |
| 皮肤和指甲 | 蜘蛛血管瘤,瘙痒,血管炎,杵状指,发绀 |
| 胸部 | 咳嗽,呼吸困难,仰卧呼吸,直立型低氧血症 |
| 心血管系统 | 胸痛,心悸,心衰症状 |
| 胃肠道系统 | 腹痛,呕血,黑便,便秘,腹水 |
| 泌尿生殖系统 | 泌尿系统感染,尿量减少,药物性肾功能不全 |
| 骨骼肌肉系统 | 腿抽筋,经常摔倒,肌肉萎缩 |
| 全身系统 | 疲劳,体重减轻,脱水症状,发热 |

表 36-2　患者症状的系统回顾

HEENT:头部,眼,耳,鼻,喉。

(表 36-2)存在于急性以及慢性肝衰竭的患者,并且具有潜在的可逆性。

　　早期短期记忆丧失、注意力不集中、睡眠周期逆转和烦躁易激惹影响日常生活活动,晚期表现嗜睡、昏睡或昏迷的症状则需要住院治疗并可能威胁生命。因此初级保健者的医疗管理对于提高患者生活质量是最重要的,也可以逆转一个潜在的危及生命的条件。大多数理论解释 HE 的发病机制是来自肠道的含氮物质对大脑功能产生不利的影响。这些化合物由于肝功能变差或者门体分流的增加从而进入体循环。一旦进入脑组织中,它们可以改变影响意识和行为的神经传递。目前已经在 HE 试验模型中发现谷氨酸能、血清素能、γ-氨基丁酸能和儿茶酚胺途径的异常。大量试验表明氨在 HE 中是关键因素。在急慢性肝病中,动脉氨水平增加是常见的。在暴发性肝衰竭患者,增加的动脉血氨水平(>200 mg/dl)增加了脑疝的风险。然而,血液氨水平与精神状态的相关性在肝硬化中通常不准确。

　　HE 的治疗方法近年来发生了变化。慢性肝病患者 HE 的怀疑应该促使寻找诱发因素和精神状态变化的其他原因。常见诱发因素包括胃肠道出血、电解质异常、肾衰竭、感染、近期 TIPS 分流器的放置和使用镇静剂/催眠药、HCC 的发展和便秘。其他不太可能导致精神状态改变的因素如颅内出血或肿块、低血糖和癫痫发作状态也应予以考虑。HE 主要依靠临床表现的排除诊断。虽然高氨血症与 HE 相关,氨水平与脑病的严重程度不相关。脑电图可能有助于

在 HE 晚期避免误诊。

近年来有关轻微肝性脑病的研究已经出现,关于这一领域的临床试验研究正在进行。临床医生应该掌握这种不容易诊断的脑病,因为数据显示轻微肝性脑病合并肝硬化患者的安全性和生活质量逐渐降低。

HE 的治疗目标是提供支持护理、鉴定和去除诱发因素,并减少来自肠道的氨负荷。长期治疗所需要的最终评估是重要的。恶化 HE 应考虑脱水、静脉曲张出血、自发性细菌性腹膜炎和肾功能不全等合并因素。除此之外,其他原因所致精神状态的急性变化,例如颅内出血、质量、药物毒性、全身感染或异常电解质应予以排除。

### 营养管理

由于肝硬化患者分解代谢率的增加,所以推荐蛋白质摄入量为每日 1～1.5 g/kg。蛋白质摄入应该是在专业营养师的帮助下,因为患者可能无意中降低其蛋白质摄入至危险的水平。锌作为尿素循环酶的辅因子,肝硬化患者可能缺乏该微量元素,特别是合并营养不良。锌补充在肝硬化实验模型中改善了尿素循环的活性。有关患者补充锌的临床试验数据目前有限且互相矛盾。然而,锌缺乏患者应接受口服锌补充剂,因为有足够的治疗证据和最小的下限。

### 降氨治疗

不可吸收的二糖例如乳果糖是常规用于减少肠道中氨生成的药物。乳果糖通过通便效应并防止氨进入细菌从而增加粪便氨排泄。口服给予乳果糖到盲肠,然后被肠细菌代谢,导致 pH 下降。这种 pH 的下降导致细菌代谢转移有利于氨的摄取。给药剂量根据每日产生两个或三个软便做调整。

抗生素如新霉素也可用于降低血氨水平,主要是通过氨影响肠道细菌生产。但是,新霉素治疗与显著的毒副作用相关,这导致临床医生不愿使用它作为一线药物。

使用不可吸收的抗生素利福昔明作为治疗 HE 的一个选择已经改变所有可能有 HE 的肝硬化患者的治疗方法。标志性随机对照研究入选诊断为 HE 的 299 例稳定的患者,随机分配到利福昔明与安慰剂治疗组。患者允许保留使用乳果糖(＞90％的受试者)。临床终点时间是 6 个月的 HE 治疗内首先住院治疗。治疗组患者中,22.1％发生 HE,13.6％需要住院治疗。安慰剂组患者,45.9％发展成 HE,住院比例为 22.6％。尽管担心乳果糖的高使用率,但两个结果都非常显著,为 FDA 扫清了批准利福昔明治疗 HE 的道路。患者应接受 550 mg 的治疗剂量,每日口服 2 次,有或没有乳果糖。最近数据表明肝硬化患者合并 HE 的生活质量随着使用利福昔明治疗 HE 之后会明显增加。

还有一种降低血氨的策略是刺激氨固定。正常生理条件下,氨通过在门静脉肝细胞中形成尿素以及在周围肝细胞、骨骼肌和大脑合成谷氨酰胺途径被清除。在肝硬化中,尿素循环酶和谷氨酰胺合成酶活性在肝脏中均降低。在过去 20 年中,刺激残余尿素循环活动和(或)谷氨酰胺合成已经被尝试。到目前为止,最成功的药物之一是 L-鸟氨酸-L-天冬氨酸(L-ornithine-L-aspartate,OA)。随机对照使用 OA 的临床试验证明 OA 有显著的氨降低和伴随的心理测量的改善。

苯甲酸盐对于患有遗传性尿素循环障碍的患者和肝硬化患者也可以有效降低血氨水平。在使用苯甲酸钠对乳果糖的随机对照临床试验中,发现神经精神性能的改善具有可比性。

### 中枢神经系统活性药物的使用

已经进行了几个对照临床试验评估在肝硬化患者合并不同程度的 HE 中,苯二氮䓬受体拮抗剂氟马西尼的功效。在一组接受氟马西尼的患者中,可以发现神经精神病学的状态显著改善。然而,在苯二氮䓬类药物使用之前可能的预先接触药物的混杂效果、临床疗效与血液水平之间缺乏相关性已经延缓了这种使用苯二氮䓬受体激动剂的方法治疗 HE。

## 肝肺综合征及其他肺部并发症

肝肺综合征(hepatopulmonary syndrome,HPS)定义为三联征的肝脏疾病,包括肺气体交换异常导致动脉缺氧、广泛肺血管扩张、与肝硬化密切相关。肺功能降低表现包括杵状指、发绀、呼吸困难、斜卧呼吸和直立性低氧血症,其中后两个定义为呼吸困难和动脉低氧血症,分别由直立引起、由斜卧减轻症状。

合并血氧不足的移植候选者应该筛查 HPS,因为该综合征已经被证明可以在 OLT 之后解决。有报道仔细选择的 HPS 患者在 LT 后可以解决。这些改变包括改善生活质量,LT 的候选者具有 HPS 的较少。

当满足三个诊断标准时,可以建立 HPS 的诊断。第一,必须存在合并门静脉高压的慢性肝病。第二,动脉低氧血症,通过降低的动脉血氧分压($PaO_2$)定义或更准确地观察到增加的肺泡气-动脉血氧分压差($A\text{-}aDO_2$)。后者包括确定动脉血二氧化碳分压($PaCO_2$),其通常在肝硬化患者中由于过度换气而降低。最后,也应该通过二维对比超声心动图或者记录到大颗粒白蛋白肺灌注而检测到肺内血管扩张。必须努力排除肺内分流。

必须避免的常见错误是混淆该实体患有肺动脉高压，其中可能有低氧血症，但病理生理机制完全不同，需要不同的选择方法和不同的管理方法。

药物治疗疗效在提供一致和可重复的改进与 HPS 相关的低氧血症方面一直令人失望。最大的临床试验涉及开放标签使用血管介质，例如阿米替林双甲磺酸盐、生长抑素类似物、吲哚美辛和大蒜制剂。除了大蒜，$PaO_2$ 没有在其他研究中有一致性的显著改善。

TIPS 治疗改善由 HPS 引起的低氧血症仍有争议，如果没有进一步前瞻性研究，目前不能推荐使用。栓塞治疗合并有严重低氧血症的 2 型 HPS 患者可以明显改善 2 个成人的 $PaO_2$。栓塞治疗是一种被接受的方法，治疗与离散相关动静脉畸形相关的低氧血症。尽管存在争议，但 HPS 符合每个儿科和成人 UNOS 肝移植标准的指征。移植前增加死亡率的危险因素包括 $PaO_2$ 小于 50 mmHg 和 $^{99m}Tc$ 大颗粒脑吸收白蛋白大于 20%。即使在严重低氧血症的情况下，完全解决 HPS 也已有详细记录。

### 瘙痒症

瘙痒是慢性胆汁淤积性肝脏疾病特别是 PBC 的常见症状。一线药物考来烯胺是一种阴离子交换树脂。由于它与许多药物结合，所以应至少在服用其他药物之前或者之后 4 小时给药。副作用包括腹胀，有时腹泻。二线药物是利福平。虽然作用机制不清楚，但它可以有效地在 50% 的 PBC 患者中控制瘙痒。剂量是 150 mg，每日 2 次，并且它在 6 周的治疗内有效。为确保治疗的有效性，该药应规律服用。这些患者应该密切监测药物的可能肝毒性。

几项研究已经证明了阿片受体拮抗剂（纳美芬、纳洛酮、纳曲酮）在瘙痒控制中的有效性。主要副作用是阿片样物质戒断的症状。治疗应缓慢开始，最好在医院中进行。

### 骨量减少以及骨质疏松症的治疗

骨质疏松症是肝硬化中的常见问题。虽然骨质疏松症在胆汁淤积性肝病患者中发病率最高，但在任何原因的肝硬化中都是常见的。在 HCV 相关性肝硬化移植候选人中，高达 37% 具有骨质减少，另外 28% 患有骨质疏松症。在肝硬化患者中，骨质疏松性骨病的发病机制被认为涉及成骨细胞骨形成和破骨细胞之间复杂相互作用的不平衡。危险因素包括胆汁淤积、营养不良、维生素 D 缺乏、女性、绝经后状态、不运动、皮质类固醇使用和酒精使用。由于骨质疏松的终点——骨折，是一个痛苦疾病，应该在临床上变得明显之前努力筛选并治疗骨质疏松症。所有肝硬化患者应常规检查骨密度，然后规律随访（如果异常则为 1 年基线值，如果基线骨密度正常则为 2～3 年）。

骨量减少和骨质疏松症是防止断裂和身体衰弱的至关重要的治疗。如果可能，应该更新风险因素：戒烟、承重锻炼和良好的营养。虽然缺乏功效数据，建议所有肝硬化患者摄入钙（1 000～1 500 mg/d）和维生素 D（400～800 国际单位/日，监测等级）。合并骨质疏松或骨质减少患者以及骨折病史的患者应考虑进行特殊治疗。二磷酸盐已显示出有益于稳定和增加患有肝脏疾病患者的骨密度，并且在这群患者中是安全的。推荐在双磷酸盐开始治疗前筛查食管静脉曲张。

## 社会心理问题和抑郁

等待 LT 的肝硬化患者生活质量较差，幸福感知处于低水平。他们有严重的心理困扰，这是由于等待移植而产生的恐惧，对同种异体移植稀缺的认识，以及疾病恶化导致他们不可移植，甚至死亡的可能。应鼓励患者和他们的家人去参与互助会以应对压力并且交流他们的经验。DeBona 等人研究显示与等待肝移植的患者相比，所有肝移植术后的患者生活质量得到了明显改善。

晚期肝病患者有很高抑郁率已经被证明。一项研究显示肝硬化患者抑郁的发生率高达 63%。抑郁症患者有更差的适应性应对、更差的生活质量感知和更大的身体疼痛的感觉，提示抑郁症具有相当大的不利于患者临床后果以及健康和功能的影响。终末期肝病患者应定期筛查抑郁症，应该及早使用选择性 5-羟色胺再摄取抑制剂治疗。

许多肝硬化患者都有饮酒史或其他物质滥用史。移植团队应该对这些患者强调互助会和禁止酒精与滥用药物的重要性。应对这些患者进行定期随机尿药物筛查。与一次性讨论或者评估相比，连续进行的评估更有可能发现惯犯或者戒断症状。

## 营养

营养不良是等待肝移植的终末期肝病患者最没有得到承认的问题之一。由于缺乏标准化诊断以及该人群营养不良的分类，肝病中的营养不良流行病学评估是困难的。肝硬化患者出现的流液体潴留和大多数内脏蛋白的血浆水平反映了肝功能差和营养储存评估的恶化。在肝硬化患者中,蛋白质-热量营养不良被认为是最常见的并发症。蛋白质-热量营养不良的发病率根据不同肝硬化的原因不同而不同。在代偿性肝硬化的患者中有 20% 的发生率,在肝功能不全患者中上升至 60%。肝硬化营养不良的发病机制尚不清楚。虽然许多患者处于蛋白质分解代谢的状态,但这些代谢变化不能充分解释营养不良。代谢变化在开始恢复营养支持后几日内恢复正常。在全组肝硬化患者中,以及如果分别分析 Child-Turcotte-Pugh A 级和 B 级患者,其营养状态与死亡率相关。营养不良是第一次出血事件和患者的生存率与食管静脉曲张的一个独立的预测因素。它也与难治性腹水的存在相关联。术前营养不良状态与术后并发症和死亡率相关。

　　肝病患者的营养管理可能是一个艰巨的任务。应尽一切努力防止任何长期禁食期的可能。为了改善氮能量并且避免肌肉过度分解代谢蛋白质,应鼓励患者每日食用 6~7 餐,包括一次深夜餐。应防止糖原贮存的消耗和减少脂肪储存与瘦体重的损失。如果患者有合理食欲,应每日提供 35~45 kcal/kg(1 kcal = 4.2 kJ),包括每日 0.8~1 g/kg 的蛋白质。这可能需要根据脑病患者蛋白质耐受性修改。

　　10%~50% 的肝硬化患者会出现微量营养元素缺乏。胆汁淤积性疾病患者可能缺乏脂溶性维生素,在酒精性肝硬化患者中缺乏水溶性维生素,维生素 $B_{12}$ 和叶酸更常见。可以考虑对这些患者补充多种维生素制剂。锌缺乏在肝硬化患者中很常见。这可能是继发于大量的锌在尿中的损失。补充锌已经显示可改善肝性脑病患者症状;维生素 A 补充可以改善味觉,也可以改善患者的饮食摄入。

　　对于不能充分口服或肠内途径补充营养的患者,肠外营养应作为二线治疗方法。大多数患者建议使用标准氨基酸。支链氨基酸、低级芳香酸和色氨酸应该用于肝性脑病的患者,在有急性肝衰竭的患者中使用要适当谨慎。

## 要点和注意事项

- 当患者等待原位肝移植时,移植医生必须承担初级保健责任。
- 肝硬化患者有并发的医疗问题必须由移植医疗团队解决。
- 非肝癌的预防性筛查非常重要。在 OLT 等待患者中特别注意口咽鳞状细胞癌、宫颈癌、结肠癌和皮肤癌。
- 在具有心血管危险因素的患者中应定期筛查冠状动脉疾病,如高龄、冠状动脉早期家族史疾病、吸烟、糖尿病和高脂血症病史。
- 不要忘记监督患者戒烟戒酒,并告知他们安全带的使用。
- 检查是否暴露于结核病。应该执行纯化蛋白衍生物或优选 γ 干扰素释放测定。结核病可影响肝脏移植等待患者。
- 行 HIV 测试和 HIV 风险因素。
- 针对甲型肝炎病毒、乙型肝炎病毒和流感病毒的疫苗接种是便宜的。不要让你的患者死于可预防的感染。
- 口服抗 HBV 治疗已显示可以减缓 HBV 相关患者肝硬化失代偿的速率。
- 突然终止抗 HBV 的口服抗病毒药物(拉米夫定、阿德福韦)可能导致失代偿期疾病快速进展,危及生命。

- 如果候选人患有血色素沉着病,放血治疗减少铁储存来预防心脏、胰腺和垂体并发症是重要的。
- 对 PBC 患者进行骨质减少/骨质疏松症的筛查,如果明确诊断之后应该立即治疗。
- 溃疡性结肠炎和原发性硬化性胆管炎患者可能增加结肠癌的风险。如果患者还有结肠炎,每年筛查 1 次。
- 如果已经开始使用 β 受体阻滞剂治疗,应检查脉冲水平是否减少。这些药物耐受性差,但大多数临床医生使用剂量很低,初诊医生可能不了解使用剂量。
- 如果放置 TIPS,则必须随访。超声多普勒研究通常对狭窄不敏感。如果门静脉高压在临床上显而易见,则直接行血管造影检查 TIPS。特别要注意肝性脑病自发的改善,或者腹水及曲张静脉的出现作为 TIPS 失败的线索。
- 如果进行或预计进行大容量穿刺放液术,确保患者有后续白蛋白的输注。这将降低肾衰竭的发病率和血流动力学的损害。
- 白蛋白最近被发现如果正在使用以治疗自发性细菌性腹膜炎时可以减少肝肾综合征。
- 利福昔明已成为门体系性脑病标准治疗方案。乳果糖的味道及其副作用可能导致依从性差。乳果糖以晶体形式存在,可以改善患者依从性。

# 第 37 章

# 成人肝移植的营养管理

## Nutritional Aspects of Transplantation in Adults

Jeanette M. Hasse

陆晔峰 薛锦慧 • 译 陆晔峰 薛锦慧 • 校

## 肝脏在营养代谢中的作用

　　肝脏是营养代谢过程中的重要器官。肝脏的高代谢活动占体内氧气和能量消耗的 20%～30%。肝功能障碍包括能量消耗诱导的异常代谢：血清胰岛素、胰高血糖素、肾上腺素和皮质醇浓度增加，以及胰岛素抵抗。因为肝脏是参与营养代谢的重要器官（表37-1），所以肝脏疾病可造成蛋白质、热量、碳水化合物、脂肪、液体、维生素、矿物质需求的改变。

**表 37-1　肝脏在营养代谢中的作用**

**蛋白质**
　　血清蛋白如白蛋白的合成
　　凝血因子的合成
　　氨基尿素的形成
　　氨基酸的脱氨基作用或转氨基作用
　　肌酐的形成
　　精氨酸、组氨酸、赖氨酸、甲硫氨酸、丙氨酸、色氨酸和酪氨酸等的氨基酸氧化

**糖类**
　　糖原生成
　　糖异生
　　糖原分解

（续表）

**脂质**
　　甘油三酯、胆固醇和磷脂水解为脂肪酸和甘油
　　脂质储存
　　胆固醇合成
　　酮体生成
　　脂蛋白生成
　　生产食物中脂质消化所必需的胆汁

**维生素**
　　维生素活化的酶结合位点
　　　硫胺素（焦磷酸硫胺素）
　　　吡哆醇（磷酸吡哆醛）
　　　叶酸（四氢叶酸）
　　　维生素 D（25 -羟基胆钙化醇）
　　维生素如维生素 A 和维生素 $B_{12}$ 的载体蛋白的存储位点
　　维生素 E 由在肝脏中合成的脂蛋白运送
　　维生素 A、维生素 D、维生素 E、维生素 K、维生素 $B_{12}$ 的存储位点

**矿物质**
　　铜、铁、锌的存储位点

　　ESLD 患者的蛋白质代谢会发生改变。蛋白质分解代谢和高氨血症增加，且血清蛋白，包括白蛋白、分泌蛋白和凝血因子合成减少。在肝脏中常发生的

脱氨基作用和转氨基作用可能会受到影响。同时还会发生血浆氨基酸浓度紊乱。血浆芳香族氨基酸（aromatic amino acids，AAAs；苯丙氨酸、酪氨酸、色氨酸）、蛋氨酸、半胱氨酸的浓度增加，而血浆支链氨基酸（branched-chain amino acids，BCAAs；亮氨酸、异亮氨酸）的浓度降低。有人猜想血浆芳香族氨基酸/支链氨基酸摩尔比改变可成为肝性脑病的致病因素，但是还没有确凿证据证明。

肝脏疾病可能会增加热量的需求并影响能量底物代谢。肝硬化患者出现腹水提示静息时能量消耗（resting energy expenditure，REE）增加。其他研究发现只有当 REE 表现为每克肌酐排泄时所产生的能量消耗时，终末期肝病患者的 REE 值才会增加。这种测量方式表明 REE 与去脂体重相关。但是，另一项在 19 例酒精性肝炎患者中的研究计算了造成尿肌酐排泄的 REE 值，并未发现随着肝硬化、营养状态、酒精性肝炎的严重程度增加，代谢率增加。

肝衰竭也会改变能量代谢。肝脏糖转运的外周葡萄糖代谢均降低。糖异生率增加，人体更多通过消耗脂质和氨基酸等非碳水化合物提供能量。肝硬化患者血浆游离脂肪酸、甘油和酮体的浓度增加，人体通过消耗更多脂肪提供能量。在肝衰竭早期，糖异生的能力受限，但在慢性肝衰竭期，血糖水平可升高。对于早期肝硬化患者，口服葡萄糖后肝脏的葡萄糖摄取量和外周组织中胰岛素介导的葡萄糖摄取量的降低，可以提升血糖水平。此外，胰岛素活性的降低还可以造成高血糖症。循环胰岛素水平可能增加，但胰岛素敏感性降低。在肝脏疾病晚期，肝糖原储备耗竭，糖异生能力下降，很快就会发生低血糖。

肝脏疾病还可以造成维生素和矿物质的改变。在胆汁淤积性肝病患者中普遍存在脂肪吸收障碍，造成能量和脂溶性维生素的损失。其他机制也可造成脂溶性维生素的缺乏。因为肝脏合成的视黄醇结合蛋白能力下降，造成维生素 A 水平降低。肝脏疾病还可造成 1,25-二羟胆汁酸排泄降低。因维生素 E 通过脂蛋白进行运输，胆汁淤积性肝病相关的高脂血症可影响维生素 E 的状态。酒精性肝损伤可造成维生素 $B_6$、维生素 $B_{12}$、硫胺素、叶酸和烟酸水平耗竭。一些维生素，包括叶酸、硫胺素、吡哆醇和维生素 D，在肝脏中转化成其活性状态，当肝脏患病时，该过程受损。矿物质如锰和铜通过胆道系统的排泄在肝肠循环被干扰时也会受到影响。在营养不良、吸收不良、酒精中毒和利尿剂使用继发的肝脏疾病中，镁、磷、锌经常被耗尽。最后，肝脏生成的蛋白质载体的

减少会影响它们的生物利用度、组织分布以及毒性等。

## 营养状况评估

衰弱、营养不良、肥胖、脑病和大量腹水是肝移植术前、术后致死率增加的风险因素。这些因素与营养状态相关，可以通过营养管理改善。因此执业营养师对肝移植等待患者进行全面的营养评估，评估患者营养危险因素并实施合适的营养治疗非常重要。因为营养评估参数普遍受肝脏疾病影响（表 37-2），对 ESLD 患者营养状况评估也会比较困难。人体学测量，如手臂肌肉围和握力可以作为终末期肝病患者体细胞量耗竭的客观指标。主观全球评估（Subjective Global Assessment，SGA）作为一种替代性的营养评估方法开始被应用。SGA 营养评级基于全面的患者病史、患者检查和其他已有的条件（表 37-3）。多数研究表明 SGA 是一项有效、可靠的评估营养状态的工具。但是 SGA 也有缺点，如果评估者未经严格训练就参与辨别营养不良的指征，便会产生评估者间的差异。此外，它对营养状况的微小提升或降低并不敏感。

### 肝移植等待患者的营养不良情况

#### 患病率

图 37-1 展示了一名等待肝移植的营养不良患者，等待肝移植患者的营养不良患病率取决于营养评估标准、肝脏疾病类型，以及肝脏疾病的严重程度。

**表 37-2　影响终末期肝病患者传统客观营养评估试验的因素解读**

| 参数 | 影响因素 |
| --- | --- |
| 体重 | 受水肿、腹水、利尿剂使用影响 |
| 人体测量评估 | 敏感性、特异性和可靠性可疑误差较多 |
| | 不能证明皮褶测量一定能反映全身脂肪 |
| | 不能解释水合状态及皮肤压缩率的变异 |
| 氮平衡研究 | 氮在体内以氨基酸的形式存在 |
| | 肝肾综合征会影响氮的排泄 |
| 内脏蛋白质水平 | 内脏蛋白质合成减低 |
| | 受到水合状态、炎症、吸收不良、肾功能不全的影响 |
| 免疫功能试验 | 受到肝衰竭、电解质失衡、感染和肾功能不全的影响 |
| 生物电阻抗 | 伴腹水/水肿时无效 |

| 表37-3 肝移植等待患者营养评估的主观全球评估参数 |
| --- |

**病史**

　体重变化(考虑继发于腹水和水肿的波动)

　食欲

　口味变化和易饱感

　饮食记忆(热量、蛋白质、钠)

　持续存在的胃肠道疾病(恶心、呕吐、腹泻、便秘、咀嚼或吞咽困难)

**体格检查**

　肌肉萎缩

　脂肪储备

　腹水或水肿

**存在的条件**

　疾病状态和其他可能影响营养状态的问题,比如肝性脑病、胃肠道出血、肾功能不全、感染

**营养评估(基于上述参数的结果)**

　良好的营养状况

　中度(或怀疑)营养不良

　重度营养不良

数据引自参考文献13～15。

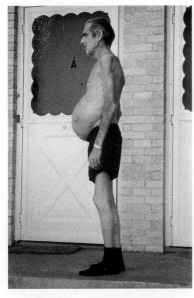

**图37-1** 一名患终末期肝病、有严重营养不良和腹水的男性患者(引自 Hasse JM, Matarese LE. Medical nutrition therapy for liver, biliary system, and exocrine pancreas disorders. In Mahan LK, Escott-Stump S, eds. *Krause's Food, Nutrition, and Diet Therapy*. 11th ed. Philadelphia: WB Saunders; 2004: 749.)

举个例子,Ferreiar 等人在一组 159 名肝移植患者参与的研究中,根据定义营养不良的参数不同,营养不良患病率在 6%～80%。基于 SGA 标准,营养不良在肝移植等待患者的发生率有 53%～74%。

营养不良的患病率还取决于肝病的类型和肝病的严重程度。DiCecco 等研究表明,酒精性肝病患者同时存在脂肪储备和肌肉储备耗竭,原发性硬化性胆管炎患者肌肉损失比脂肪损失的比例更多,原发性胆汁性肝硬化患者无脂肪组织和脂肪组织的损失都很大,急性肝炎患者无脂肪组织的损失比脂肪损失的比例更多。最新研究发现,相比于其他疾病,胆汁淤积或代谢性肝病患者更可能发生低体质指数($<18.5\ kg/m^2$)的情况。

疾病严重程度与营养不良严重程度直接相关。CTP 评分增加(B 或 C)与营养状态变差相关。然而,MELD 评分似乎与营养不良程度无关。

造成终末期肝病患者营养不良的原因是多方面的。营养消耗可以由不良的饮食习惯(数量和质量)、厌食、恶心、呕吐、代谢失常、高代谢、吸收不良和心理压力等造成。此外,控制 ESLD 症状的饮食限制会限制食物的选择和最佳的营养摄入。

### 营养不良对肝移植结局的影响

营养不良与感染发生率增加、血液制品使用增加、在医院或 ICU 的停留时间延长有关,且会降低移植后存活率。低 BMI($<20\ kg/m^2$)也与肝移植等待患者的存活率降低有关。

## 肝移植患者的肥胖情况

因总人口中肥胖人数比例在增加,肝移植患者中的肥胖人数比例也不断增加。病态性肥胖通常被认为是肝移植的相对禁忌证。病态性肥胖不仅是对肝移植医生的一个技术挑战,也与感染、肺部疾病或整体存活率降低等术后并发症相关。因为肥胖可能与肝移植预后不良相关,许多移植中心也对肝移植患者有体重限制条件。通常限制条件基于 BMI,BMI 高于 $35\ kg/m^2$ 或 $40\ kg/m^2$ 一般作为肝移植的相对或绝对禁忌。

尽管担心肥胖会影响移植后疗效,但并非所有的研究都表明严格挑选的肥胖患者术后围手术期的情况比非肥胖患者的差。肥胖患者术后伤口感染的发生率比非肥胖患者的要高。一项研究表明,与非肥胖患者相比,肥胖患者住院时间延长、住院费用增加、呼吸衰竭发生率增加,但也有些研究结果与之相反。两项单中心研究表示肥胖与不良反应致死相关;但也有些研究结果与之不同。UNOS 数据库的一项多中心数据分析表明在病态性肥胖患者中,肝移植患者的 1 年、2 年、5 年生存率降低。在严重和病态性肥胖患者中,5 年生存率降低可由心血管事件造成。在另一项

基于国家糖尿病、消化道和肾脏疾病研究所的肝移植数据库中肝移植患者的肥胖评估中，经过腹水影响校正后的 BMI 并不会影响致死率、移植物存活以及医院和 ICU 的住院时长，以及治疗感染和排斥等其他结果。尽管考虑到严重肥胖可能会增加免疫抑制后的发病和致死的风险，与肝移植等待患者相比，接受肝移植的严重肥胖患者还可有一定的生存获益。尽管如此，这也不是说肥胖的肝移植等待患者可以进行肝移植。以上研究中的患者都经过严格筛选，有肥胖伴合并症或功能失调的患者可能并不适合进行肝移植。

一些肝移植中心对肝移植等待患者有明确的标准，若患者不能达到体重标准，他们会要求患者在肝移植前降低体重。终末期肝病患者因疲劳和虚弱，难以满足传统的热量限制和增加活动量的要求。部分案例报道一些患者会在肝移植手术前或手术中进行减肥手术。但没有研究评估，移植前体重降低是否能提高移植后的疗效。

## 肝移植前的营养管理

对患者提供营养支持的潜在益处包括免疫屏障增强、伤口愈合能力增加以及能量储备的替代。有猜想认为如果及时在早期提供营养支持，可以帮助维持移植前的生活质量，降低术前致死率，减少移植后恢复时间。肝移植等待患者在等待接受移植时，营养不良经常会加重，需要营养治疗干预。移植前营养治疗的目标是为了治疗营养相关的症状、预防进一步的耗竭，且可能补充失去的储备。术前营养需求的摘要详见表 37-4。

通过经口的饮食补充是首选的干预方式，可以试图补充能量储备。在一项对 51 例酒精性肝硬化患者进行口服补充营养的对照试验中，26 例患者获得的能量、蛋白质补充增加，结果住院时间缩短（尤其是继发感染的情况）。与有 25 例患者的对照组相比，实验组的营养参数有显著提升。

LeCornu 等人在他们的研究中为 42 例营养不良的肝移植等待患者提供经口的营养支持，与 40 例没有饮水补充的对照患者做比较。两组患者的热量摄入均增加，这可能由营养干预和辅助的影响造成。经口营养支持组的上臂围、上臂肌围和握力增加，但结果未发生改变，这很有可能是因为两组的整体营养摄入并未有不同。

在另一项研究中，有脑部疾病的肝移植术前营养

**表 37-4　肝移植等待患者的营养建议**

| 营养 | 建议 |
| --- | --- |
| 热量 | 维持干重 25～35 kcal/kg；对营养不良患者，干重 35～40 kcal/kg<br>　120%～150% BEE 预测值（通过 Harris-Benedict 评分计算）取决于营养状况和目前的代谢需求 |
| 蛋白质 | 在代偿性肝病中，干重 0.8～1.2 g/kg<br>在失代偿肝病或严重营养不良患者中，干重 1.5～2.0 g/kg<br>　对 BCAA 增强公式的使用尚有争议。这些公式并未被持续证明可以改善肝性脑病；但是，在部分研究中，这些公式可以帮助减少肌肉损失 |
| 脂质 | 25%～40% 的热量<br>当发生脂肪泻时，考虑 MCT |
| 碳水化合物 | 高复合碳水化合物；提供夜间饮食，以预防低血糖<br>　如果出现葡萄糖不耐受，应控制碳水化合物<br>　因肝糖原异生和糖原缺乏，可能出现低血糖；这常见于急性肝损伤；葡萄糖注射可能是必要的 |
| 钠 | 若出现腹水或水肿，需要 2 g/d |
| 补液 | 如果出现低钠血症，需要 1 000～1 500 ml/d |
| 维生素 | 监测维生素水平和缺乏指标；补充 RDI<br>　如果出现脂肪泻且脂质水平低，给予水溶性脂溶性维生素<br>　补充硫胺素，尤其是对于酒精性肝硬化患者 |
| 矿物质 | 监测矿物质水平不足的指征；补充 RDI<br>　因利尿剂管理或复食综合征，可能会造成血清镁、磷的水平降低；当肾功能不全时，血清钾和磷的水平可能增加；一些利尿剂可以保钾，另一些利尿剂可以排钾<br>　利尿剂使用可能会造成锌的摄入减少和缺乏；补充锌可能加重味觉障碍；因为锌和肝性脑病之间有相关性，所以常常会补充锌<br>　因为胆汁排泄有限，锰的排泄量可能会减少；锰毒性表现为神经毒性<br>　对有风险的人群，补钙 1 200 mg/d |

不良的患者被随机分组至富有 BCAA 补充的饮食组（$n=19$）、补充酪蛋白的饮食组（$n=21$），或没有补充的饮食组（$n=10$）。每组饮食补充的蛋白质剂量为每日 0.5 g/kg。有饮食补充的患者热量摄入明显比对照组高。接受 BCAA 补充的患者肝移植术前的住院时长和频率均减少。

如果患者不能通过饮食获得足够的营养，肠内管

饲饮食（tube feeding，TF）是最理想的选择，有两项研究比较了接受管饲饮食的肝病患者和接受经口饮食的肝病患者。31 名酒精性肝病患者被随机分配为两组，分别接受规律饮食或管饲饮食。与对照组相比，管饲组患者平均营养摄入量增加、肝性脑病评分改进、血清胆红素水平降低且安替比林半衰期降低。在一项类似的研究中，35 例肝硬化患者被随机分配为两组，分别接受低钠饮食或者管饲饮食。与对照组相比，管饲组热量摄入明显提高、CTP 评分改进，且致死率降低。

另一项研究比较了在 71 例酒精性肝炎和肝硬化患者中肠内营养和皮质类固醇的疗效；疗程为 28 日，患者随访时间为 1 年。一组患者通过饲管给予 2 000 kcal/d 的肠内营养。另一组患者每日建议饮食 2 000 kcal，同时补充口服泼尼松 40 mg/d。有 8 例患者因并发症或饲管重复自动移出而放弃了肠内营养的方式。在治疗期间两组的死亡率没有区别；但是肠内营养组的死亡出现得比皮质类固醇组早（肠内营养组平均 7 日，皮质类固醇组平均 23 日。$P = 0.025$）。在随访 1 年期间，皮质类固醇组的死亡率比肠内营养组高，主要是由感染增加造成。因为这些试验不包括肝移植患者，有必要通过对照试验在进行肝移植的终末期肝病患者中评估管饲治疗的疗效。

对于患有肝病的患者，饲管的选择也是一个需要解决的问题。大口径的鼻饲管并不是一个长期可行的选择。对于有腹水的患者，胃管是禁忌。因此，小口径的鼻肠管一般是最好的选择。

肠外营养（parenteral nutrition，PN）一般只用于没有肠道功能或者明显吸收不良的患者。与 TF 相比，PN 花费高、造成感染的发病率增加以及电解质紊乱。PN 还可以造成潜在的肝功能恶化。欧洲临床营养与代谢学会（European Society for Clinical Nutrition and Metabolism，ESPEN）关于肝硬化患者肠外营养的指南表明，肝硬化患者只有不能通过经口或者肠内营养获得足够的营养时，才应接受早期术后 PN。

ESPEN 同时提出其他建议，虽然这些建议评分为 C 级，但是对中度至严重营养不良的患者、无法进食的患者、无法接受足够肠内营养的患者，以及患肝性脑病的患者和无保护气道的患者也可以提供 PN。

通过补充富含支链氨基酸、缺乏芳香族氨基酸的营养配方（通过肠内或者肠外）可以改善营养状况，但是不诱发或者加重肝性脑病。一些研究支持这一理论，但有些研究不能得到同样的获益结果。这些配方的使用仍有争议。

## 肝移植术后短期营养管理

### 营养需求

移植后早期（一般是移植后 2~3 个月）的主要营养目标是提供充足的营养、促进康复并补充丢失的营养储备。移植术后的分解代谢状态由术前的营养不良、移植手术的应激、应用皮质类固醇、某些肾功能和（或）肝功能障碍以及败血症引起。蛋白质分解代谢在肝移植术后有明显的提高，因此需要 1.3~2.0 g/kg 干重的蛋白质摄入。手术应激和皮质类固醇的应用会造成氮损失的增加。肝移植术后 10 日内会有将近 3.6 kg 的骨骼肌重量损失。理论上，没有接受皮质类固醇进行免疫抑制治疗方案的患者会比接受传统高剂量皮质类固醇治疗方案的患者损失较少的氮。

血清氨基酸水平会在肝移植手术成功后恢复正常。然而，Tiete 等的研究表明在肝移植术后 6 个月甚至更长的时间里，支链氨基酸仍保持在较低水平。支链氨基酸水平的增加和儿茶酚胺循环的相关性使作者推测胰岛素的分泌增加和肾上腺素能提升会造成支链氨基酸的持续代谢。

与蛋白质分解代谢的急剧上升不同，代谢率并没有同等程度的提升。Delafosse 等人测量了 8 名肝移植患者术后前 2 日的静息能量消耗。平均静息能量消耗只比预估的基础能量（Harris Benedict 方程）消耗高 36%~38%。在另一项对 11 例肝移植术后患者的研究中，静息能量消耗只比预估的基础能量消耗高 7%，但是基础能量消耗是通过患者的实际体重计算而不是通过干重（可以增加基础能量消耗数值）。在 28 例肝移植患者中，术后第 1、3、5、14、28 日测得的静息能量消耗比预估的基础能量消耗的 120% 还要低。在 31 例肝移植患者中，移植后第 2、5、7、12 日的平均静息能量消耗是基础能量消耗的 127%。在最后一项研究中，14 例肝移植患者移植后第 10 日的静息能量消耗达到最高（2 149 kcal/kg ± 68 kcal/kg），比预估值高 42%（根据特定位点预测公式）。

术后建议用碳水化合物和脂质混合提供能量。移植术后高血糖的发生常常是皮质类固醇的应用、生理应激以及肝功能恢复的结果。关于肝移植患者最合适的脂肪酸数据还比较缺乏。

在移植术后早期电解质改变是常见的。钠通过尿、鼻饲以及腹腔引流等丢失。在肝移植患者中利尿

表 37-5 免疫抑制药物的营养副作用

| 免疫抑制药物 | 潜在的营养副作用 |
|---|---|
| 抗胸腺细胞球蛋白、抗淋巴细胞球蛋白 | 降低食欲 |
| 巴利昔单抗 | 未报道 |
| 皮质类固醇 | 高血糖 |
| | 钠潴留 |
| | 骨质疏松 |
| | 饮食亢进 |
| | 伤口愈合不良和感染风险增加 |
| | 高血压 |
| 环孢素 | 高血钾症 |
| | 低血镁症 |
| | 高血压 |
| | 高血糖 |
| | 高脂血症 |
| 西罗莫司 | 高脂血症 |
| | 胃肠道紊乱(便秘、腹泻、恶心/呕吐、消化不良) |
| 他克莫司 | 高血钾 |
| | 高血糖 |
| | 恶心、呕吐 |
| 吗替麦考酚酯、麦考酚酸 | 腹泻、恶心、呕吐 |

剂使用和复食综合征可能会继发血清钾、磷、镁含量的迅速降低。钙调磷酸酶抑制剂也可以加快镁的损失。与此相反,环孢素、他克莫司和肾功能不全可以造成高钾血症和其他的电解质紊乱。表 37-5 回顾了免疫抑制药物的额外营养副作用。最后,虽然未明确表明在肝移植患者中需要补充维生素、矿物质储备,但是一般都必须补充,尤其是在营养不良的患者中。

### 营养支持

肝移植患者术后的营养提供可以有三种方式——经口饮食、肠内管饲和肠外营养。一般术后第 1~3 日可以开始流质饮食,并逐渐过渡至正常饮食。当存在高血糖时,推荐控制碳水化合物的饮食。大部分肝移植后的患者一开始会有厌食、味觉改变和易饱感等症状。这些症状阻碍了患者的饮食能力,一般提示需要经口营养补充。

肠内管饲一般是肝移植术后提供营养的替代疗法。虽然在肝移植术后的前几日常见胃和结肠梗阻,但肠内营养可以通过术中植入的饲管成功进行。图 37-2 展示了肝移植术后引发管饲治疗的决策树。以低速率进行适度渗透压模式的液体输入,管饲可以在肝移植术后的几小时就开始进行。一旦患者开始进食,管饲可以转换至夜晚进行,从而增强患者食欲,并增加白天下地活动。一旦热量计算表明患者经口营养摄入充足,管饲液体输入就可以完全停止。

Wicks 等人的一项早期研究比较了在肝移植术后患者经鼻空肠管($n=14$)和肠外营养($n=10$)的区别。两组之间的肠道通透性、感染率、人体测量参数、达到 70% 经口营养摄入所需的天数(管饲组 4 日,肠外营养组 5 日)没有明显差异。

另一项早期回顾性综述评估了 108 例肝移植术后患者通过空肠管进食,结果表明患者能够进行此类管饲。然而,此类管子的并发症可能不适用于短期管饲(6 例患者发生机械性梗阻、6 例患者因为感染再次手术、2 例患者发生小肠梗阻、1 例患者要求手术移除饲管)。

一项前瞻性的随机研究调查了肝移植患者移植术后早期管饲疗效的结果。肝移植患者术后 12 小时内前瞻性地随机接受通过鼻饲管进行的肠内营养(术中放置)或者是静脉维持补液(对照组),直到可以进行经口饮食。管饲组也可以接受饮食($n=14$)。与对照组相比,管饲组 12 日累积的热量和蛋白质摄入更大。在移植术后第 4 日氮平衡更好,且握力恢复更快。对照组有 17.7% 患者发生病毒感染,而管饲组没有患者发生病毒感染($P=0.05$)。此外,也有趋势表明对照组其他感染的发生率也比管饲组高(细菌感染,29.4% 对 14.3%;所有感染,47.1% 对 21.4%;不明显)。这项研究结论认为,肝移植术后早期应尽早进行管饲治疗,从而提升患者疗效。

Ikegami 等人也进行了类似的饮食控制。对接受肝移植的患者置入鼻肠管,并在术后 12~24 小时进行管饲。作者在 346 例接受活体捐赠的成人肝移植受者中进行了细菌败血症的回顾分析。多因素分析表明术后 48 小时内缺乏肠内营养和大于 10 L 的失血量是细菌败血症的明显危险因素。患有细菌败血症的患者 2 年生存率仅有 45.7%,仅有局部感染患者 2 年生存率为 79.8%,未感染患者 2 年生存率为 88.7%。经过进一步分析,早期接受管饲治疗(48 小时以内)的患者仅有 5.9% 发生细菌败血症,而在 48 小时以后接受管饲治疗的患者有 21% 发生细菌败血症。此外,在失血超过 10 L 且未接受早期管饲治疗的患者有 8 倍以上的可能性发生移植物失功能($P<0.001$)。

Rayes 等人比较了在肝移植患者中不同管饲治疗配方组加上额外的益生菌治疗。第一组患者接受

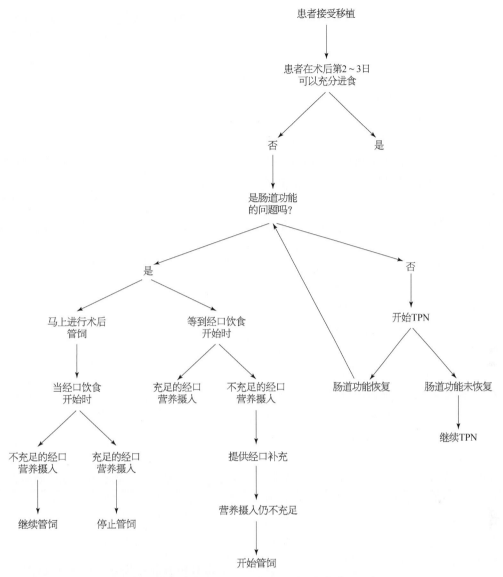

**图 37-2**　器官移植后患者的营养支持算法。TPN，完全肠外营养（引自 Hasse JM，Roberts S：Transplantation. In：Rombeau JL，Rolandelli RH，eds. *Clinical Nutrition*：*Parenteral Nutrition*. 3rd ed. Philadelphia：WB Saunders；2001；533. ）

小肠净化，并进行标准管饲配方，第二组患者接受了包含纤维和植物乳杆菌 299（Lactobacillus plantarum 299）的配方，第三组患者接受了包含纤维和加热杀死的植物乳杆菌 299 的配方。增加益生菌（植物乳杆菌 299）可以降低感染发生率。研究中，患者需接受 12 日的管饲治疗，这对于可以早期经口饮食，并且可以在一周内出院的患者是不太可能的。但该研究确实提出了一个有意义的概念，即移植后口服益生菌。

同一组研究人员也研究了管饲治疗、纤维以及合益素对肝移植效果的影响。33 例肝移植患者接受了术后经鼻肠管的管饲治疗和包括四种乳酸菌与四种纤维的合益素，对照组中，33 例患者接受了管饲治疗且只有纤维治疗。实验组和对照组之间，住院时间、

ICU 住院时间、手术操作时间、输血以及腹泻均无明显差异。但实验组的感染率为 3％，对照组感染率为 48％。

有两项研究评估了移植后患者的免疫调节配方。Plank 等人比较了 15 例接受围手术期免疫调节配方营养支持治疗和 17 例接受标准围手术期营养的历史对照结果。接受营养调节配方患者中有 33％ 发生感染并发症，对照组患者中有 71％ 发生感染并发症。但是在这项非随机的回顾性研究中，无明显的统计学差异（P = 0. 074）。

在后一项研究中，实验者通过空肠造口术给予管饲喂养，将给予包含水解乳清蛋白的配方和基本饮食的疗效做回顾性比较。管饲喂养在空肠造口术后第

一个 24 小时开始。40 例患者接受包含水解乳清蛋白的配方,36 例患者接受基本饮食。所有患者都接受了谷氨酰胺、膳食纤维、寡糖和含干酪乳杆菌代田株的益生菌饮料补充。实验组 15% 的患者发生菌血症,而对照组 47% 的患者发生了菌血症。两组的住院死亡率和拒绝率没有明显差异。

随着医院住院时间缩短,以及严重损伤患者中移植的频繁发生,家庭管饲变得越来越频繁。通过额外门诊随访监测管饲接入设备、胃肠道症状、实验室指标(特别是电解质),以及需要评估口服摄入营养能否耐受、是否需要继续管饲治疗。如果管饲治疗不是唯一的营养来源,且需求少于 3 个月,有时候很难获得管饲治疗的保险。

管饲治疗比肠外营养更占优势,但是当营养不良患者的肠道功能至少 5~7 日不能恢复时,提示需要进行肠外营养。一项研究评估了移植术后肠外营养的影响。28 例患者被分为 3 组:①没有营养治疗。②标准氨基酸溶液(每日 1.5 g/kg)的肠外营养(每日 35 kcal/kg)。③富含支链氨基酸溶液(每日 1.5 g/kg)的完全肠外营养(每日 35 kcal/kg)。肠外营养管理时间为 1 周。与无营养治疗组相比,肠外营养组的氮平衡改善,且在 ICU 的住院时间更短。富含支链氨基酸的疗法并没有显示出优于标准氨基酸组的特性。现在可以进行管饲治疗,且 ICU 和住院时间很短,所以这些数据很难应用。但当进行肠外营养时,一般需要含有多种能量的浓缩溶液。因此,应仔细监测和调整肠外营养患者的电解质水平(表 37-6)。

### 术后并发症及营养支持

潜在的术后并发症包括排斥、感染、肾功能不全、肠道并发症(肠梗阻、腹泻、溃疡)、腹腔出血、胆道并发症、血管并发症、胰腺炎和代谢相关并发症。这些并发症的发生或治疗也需要改变个体的营养治疗计划。

通过糖皮质激素治疗排斥会造成蛋白质的分解代谢提高和高血糖。通过抗胸腺细胞球蛋白治疗可能造成厌食、恶心、呕吐和腹泻。需要足够的营养来预防感染,通过抗生素治疗感染会造成食欲下降和肠胃不适。治疗肾功能不全需要限制钾、磷、钠以及液体的摄入。需要手术治疗和(或)肠道休息的并发症提示需要营养支持。胆汁排泄的改变可以影响脂质和脂溶性维生素的吸收。最后,代谢并发症可能需要改变营养基质或电解质。

移植术后患者需即刻监测体重、实验室指标、营

**表 37-6　抑制后肠外营养疗法的注意事项**

| | |
|---|---|
| 氨基酸 | 使用标准氨基酸溶液 |
| | 当需要限制入量时,可以使用 15% 的起始氨基酸浓度 |
| 葡萄糖 | 通过葡萄糖提供 50%～70% 的非蛋白质营养 |
| | 降低末梢葡萄糖浓度,或者当血清葡萄糖>150 mg/dl 时,提供胰岛素 |
| | 当需要限制入量时,可以使用 $D_{70}W$ 的起始浓度 |
| 脂质 | 通过脂质提供 50%～70% 的非蛋白质营养 |
| | 当患者感染时,需限制脂质摄入;当患者糖控制异常时,需额外脂质摄入 |
| 电解质 | 监测并根据需求进行补充 |
| | 钾、镁、磷可能会迅速耗竭 |
| 维生素 | 管理每日推荐的多种维生素补充剂量 |
| | 需要提供维生素,除非多种维生素补充已提供 |
| | 可以根据个体需要补充维生素 |
| 微量元素 | 管理每日推荐的微量元素补充剂量 |
| | 可以根据个体需要补充微量元素 |
| 药物 | 根据兼容性,或许可以管理 PN 中的药物(例如,$H_2$ 阻断剂) |

$D_{70}W$,水中 70% 的右旋葡萄糖;PN,肠外营养。

养摄入等营养指标。接受营养支持的患者,静息时能量消耗和氮平衡研究可能是有用的。

## 肝移植术后长期营养管理

肝移植通常可以矫正营养不良(图 37-3)。术后长期营养的目标是改善营养状况、避免长期的营养相关并发症。许多肝移植患者在移植后的前几个月会遭遇"营养过剩"的问题。常见的长期移植后营养问题包括体重过快增长、高血压、高血脂、糖尿病(diabetes mellitus,DM)和骨质疏松。这些合并症很多会增加心血管疾病和脂肪肝的风险,给患者的医疗状况和生活质量造成不良影响。

### 肥胖

肝移植患者在移植前可能会减肥,但是在移植后体重又会恢复。然而,移植后体重的增加常常不伴随总体质量的增加;反映了肌少症——脂肪组织的增加,肌肉质量低。此外,大多数体重增加趋向于腹部。在一项研究中对 143 例肝移植患者进行了术后中位随访时间为 4 年的随访,其中 88% 的患者有一定程度的腹部肥胖。

移植后肥胖的原因是多方面的。肝脏疾病发生

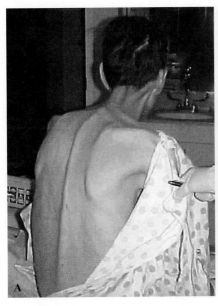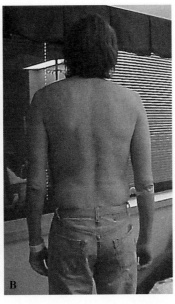

**图 37-3**　患者接受肝移植后营养不良矫正。A. 等待肝移植的一名男性患者；B. 同一患者肝移植术后一年

前的肥胖常预示着术后肥胖。一些患者在移植术后常常胃口很好，而且会认为"我想吃什么都可以"，这种心态可以与皮质类固醇造成的虚假饥饿感结合。经历移植前吸收障碍的患者不再分泌有价值的营养素。许多患者在病程中常因难以控制的疲劳和虚弱而被迫采用久坐的生活方式。移植后，患者增加他们的饮食摄入，但是继续之前久坐的生活方式。最后，一旦这些患者恢复，他们常常恢复旧的饮食习惯，这也可能造成一些他们肝脏疾病发生前的问题。其他可能影响移植后体重增加的因素包括肝脏疾病的类型、术后并发症以及性别。

接受基于环孢素免疫治疗方案的患者肥胖发生率一般会比接受基于他克莫司免疫治疗方案的患者高。在美国 FK506 试验中，肝移植 1 年后，他克莫司组的体质指数（25.5 kg/m²）比环孢素组（27.7 kg/m²）要低；环孢素组有 18.2% 的患者超过他们理想体重的 140%，而他克莫司组仅有 10.9% 的患者发生类似情况。人们可能会推论：皮质类固醇的总剂量会造成这种效果。当在 51 例患者中停止皮质类固醇治疗后，88% 的患者发生体重降低。平均降低的体重为 9.5 磅（4.3 kg）。在另一项对 26 例患者的小型研究中，当将患者的免疫抑制剂从环孢素换成他克莫司后，在 1 个月的时间内能减轻平均 3.3 kg 的体重。许多新型的免疫抑制剂疗法中，使用低剂量甚至是不使用皮质类固醇。理论上，体重过多增加的风险将会减少。此外，在免疫抑制疗法中使用西罗莫司似乎可以降低移植后体重增加的可能性。在 McKenna 和他的同事们的一项研究中，虽然两组的基线体重相似，

但与未接受西罗莫司的患者（n = 777）相比，接受西罗莫司的患者（n = 777）在移植术后 2～5 年的体重明显下降。

然而，美国整体肥胖率不断提高，这种趋势可能也体现在移植的患者中。传统的移植术后肥胖包括限制热量摄入和锻炼。至今没有前瞻性的研究评估过饮食干预对移植术后体重的影响。尽管运动能力（定义为最大耗氧量，VO₂ max）在肝移植后有一定的改善，但是仍需进一步研究证实。

其他用于体重管理的更积极治疗包括药物和手术干预。奥利司他在服用环孢素的患者中禁用，因为该药物可能会降低环孢素的吸收。其他降低体重的药物在最近已经投入使用，但是还未在肝移植患者中评估。对于病态肥胖的患者可预约减肥手术。病例报告表明，病态肥胖的肝移植接受者，肝移植术前、术后，甚至与肝移植同时进行的减肥手术，都会有体重降低。这个过程是一项极端措施，应该进行严谨地评估。

### 高脂血症

高脂血症在肝移植生存者中已有报道。其患病率取决于免疫抑制方案、对高脂血症的定义和移植后时间。促成移植后高脂血症的因素包括体重增加、皮质类固醇、环孢素、西罗莫司、肾功能不全和蛋白尿、糖尿病和胰岛素抵抗，以及抗高血压药物（噻嗪类和β受体阻滞剂）。糖皮质激素、环孢素、西罗莫司可能造成高脂血症的机制总结见表 37-7。研究表明将环孢素转换为他克莫司可以降低高脂血症。当高脂血症很难通过饮食调节，且免疫抑制方案不能改变（例

**表 37-7　免疫抑制药物对血清脂质水平的影响**

| | |
|---|---|
| 皮质类固醇对胆固醇的影响 | • 刺激肝脏脂蛋白生成<br>• 刺激脂肪细胞激素敏感性脂肪酶,造成甘油三酯储备释放,成为游离脂肪酸,进一步促进肝脏脂蛋白合成<br>• 造成胰岛素活性增强,可能增强脂蛋白酯酶活动性,干扰 LDL 胆固醇受体功能<br>• 肝脏分泌 VLDL 胆固醇增加,转化为 LDL 胆固醇 |
| 皮质类固醇对甘油三酯的影响 | • 提高外周游离脂肪酸的生成<br>• 增加肝脏脂蛋白合成 |
| 环孢素对胆固醇的影响 | • 环孢素 A 通过与脂蛋白结合在血液中运输,环孢素 A 的存在可能会造成 LDL 受体和配体相互作用异常<br>• 降低胆汁酸的生成,从而有可能降低游离胆固醇的排泄率<br>• 与 LDL 受体结合,增加 LDL 的循环水平 |
| 雷帕霉素对甘油三酯的影响 | • 改变胰岛素信号通路,降低脂蛋白酯酶,增加脂肪组织的脂肪;促进肝脏合成甘油三酯,分泌极低密度脂蛋白。 |

引自 Perez R. Managing nutrition problems in transplant patients. Nutr Clin Pract. 1993;8:28–32; Morrisett JD, Abdel-Fattah G, Hoogeveen R, et al. Effects of sirolimus on plasma lipids, lipoprotein levels, and fatty acid metabolism in renal transplant patients. J Lipid Res. 2002;43:1170–1180.
CyA,环孢素 A;LDL,低密度脂蛋白;VLDL,极低密度脂蛋白。

如,减少或停止皮质类固醇或西罗莫司)时,3 - 羟基-3 - 甲基戊二酰辅酶 A(3-hydroxy-3-methylglutaryl coenzyme A,HMG CoA)还原酶抑制剂可用于治疗高脂血症(表 37-8)。HMG CoA 还原酶抑制剂可以通过与细胞色素 P - 450 系统相互作用影响神经钙蛋白抑制剂水平。在肝移植接受患者中,依泽替米贝可以成功地降低总胆固醇和低密度脂蛋白胆固醇水平,但应密切监测肝功能。

### 高血压

钙调磷酸酶抑制剂可以引起钠潴留,通过动脉血管收缩,增加全身血管阻力。高血压在肝移植后患者中经常发生,在环孢素治疗组中发生比在他克莫司治疗组中多;在接受皮质类固醇治疗组中发生比在不接受皮质类固醇组中多。一项对 77 例因急性肝衰竭(没有长期肝脏疾病)进行肝移植的患者研究中,移植前 12% 患者需要治疗高血压,而移植后 71% 的患者需要治疗高血压,这表明移植后的因素,比如说免疫抑制药物对高血压发展有一定影响。尽管没有临床试验证实,限钠饮食可以控制移植后患者的高血压,但是仍建议移植术后钠摄入为 2 g/d。

### 糖尿病

关于术前存在的糖尿病对移植效果影响的数据有一定的冲突。一项小型的研究表明移植术前 DM 与移植术后感染、排斥或高血压等的发生率无关。另一项研究表明移植术前 DM 与移植术后心血管疾病、感染、肾脏、呼吸、神经、血液、肌肉骨骼并发症和恶性肿瘤等疾病发生率增加有关。几项研究表明,移植术前有 DM 的患者术后生存率会降低。但是,另一项研究并未发现术前发生 DM 会影响术后生存率。关于移植术后新发的糖尿病,一些研究表明移植术后发生糖尿病的患者致残率增加、致死率增加,最后,在一项对乙型肝炎患者的研究中,患者发生糖尿病并不影响患者术后生存率或者并发症,除非血糖未很好地控制。

因为 DM 的定义在各项报道中不同,移植术后 DM 的发生率很难确定。在 OPTN/UNOS 的数据库中,一项研究表明 2004—2008 年的 20 172 名肝移植接受患者有 26.4% 的移植术后新发糖尿病(new-onset diabetes mellitus after transplantation,NODAT)。可能预测 NODAT 的因素包括:年龄 50 岁及以上、非洲裔美国人的种族、BMI 为 25 kg/m² 或更高、诊断为丙型肝炎、肝硬化病史、捐赠者为 60 岁及以上、捐赠者患糖尿病、使用他克莫司和环孢素、出院后使用皮质类固醇激素。降低 NODAT 风险的因素包括活体移植和使用先导治疗。另一项单中心研究发现移植前丙型肝炎的存在和空腹血糖水平预测了 NODAT,而活体移植捐赠是 NODAT 发展的保护性因素。肥胖、高龄、家族 DM 病史、移植前血糖升高以及种族(西班牙裔、非洲裔、印第安人)是 NODAT 发展的较强风险因素。环孢素、他克莫司和皮质类固醇是潜在的致糖尿病药物。丙型肝炎病毒也和移植前后的 DM 发生率增加有关。

钙调磷酸酶抑制剂减少胰岛素分泌、增加胰岛素抵抗,并改变 B 细胞的功能。一些研究表明,他克莫司可能比环孢素更具有致糖尿病的功能。皮质类固醇也可以造成胰岛素抵抗。皮质类固醇对糖代谢的其他潜在影响包括减少胰岛素受体并降低亲和力、损伤肌肉的外周血糖摄入、葡萄糖或游离脂肪酸失活,以及内源性胰岛素生产抑制失效。接受皮质类固醇治疗的患者移植术后 DM 的患病率比未接受皮质类固醇治疗的患者要高。部分研究报道,在肝移植患者停止皮质类固醇治疗后,血糖和糖化血红蛋白的水平都降低。

**表 37-8　肝移植患者中降脂药的潜在副作用和药物的相互作用**

| 降脂药分类 | 举例 | 可能的副作用 | 注释 |
|---|---|---|---|
| 胆汁酸树脂 | 考来烯胺 | 可能会阻止脂溶性维生素的吸收；由于便秘和腹胀，依从性较差 | 可能会抑制环孢素和其他脂溶性药物的吸收；与药物相互作用；可能会增加甘油三酯的浓度 |
| 烟酸 | 烟酸，缓释剂 | 潮红、瘙痒、肝酶水平增加、尿酸浓度增高。糖耐量改变、消化性溃疡发作 | 与环孢素和泼尼松共同使用，可增加其不利影响 |
| 纤维酸衍生物 | 吉非贝齐 | 胆结石、肌炎（特别是在肾功能下降患者中）、恶心、胃肠不适 | 与 HMG CoA 还原酶抑制剂和免疫抑制药物共同使用，可增加肌炎的风险 |
| 抗氧化剂 | 普罗布考 | 腹胀、便秘、心电图 QT 间期延长、HDL 降低 | 可与环孢素相互作用，造成环孢素浓度的波动 |
| HMG CoA 还原酶抑制剂 | 他汀类药物 | 腹痛、胀气、氨基转移酶浓度增加、肌炎、睡眠障碍 | 可能会增加肝脏功能酶的水平；高剂量的 HMG CoA 还原酶抑制剂和环孢素烟酸衍生物会增加肌炎的危险性 |
| 依折麦布 | 依折麦布（Zetia） | 头痛；头晕；腹泻；喉痛；流鼻涕；打喷嚏；关节疼痛；肌炎和横纹肌溶解风险增加，尤其是当他汀类药物共用或存在其他危险因素如高龄、甲状腺功能减退、或肾功能不全 | 抑制饮食和胆汁中胆固醇吸收；不影响脂溶性维生素；可以和他汀类药物联合应用，但必须监测肝功能试验；几乎没有细胞色素 P450 介导的代谢；如果与其他药物合用，需要监测环孢素水平 |

引自 Kobashigawa JA, Kasiske BL. Hyperlipidemia in solid organ transplantation. *Transplantation*. 1997;63(3):331-338.
HDL，高密度脂蛋白；HMG CoA，3-羟基-3 甲基戊二酰辅酶 A。

### 代谢综合征

肥胖、高脂血症、高血压和糖尿病是代谢综合征和冠状动脉疾病的风险因素。也有研究担心术后患有代谢综合征的患者可能会发生脂肪肝。在一项对 252 例患者的研究中，代谢综合征在肝移植术前的发生率为 5.4%，在术后则为 51.9%。代谢综合征也与心血管疾病的发病累积率增高有关。其他的单中心研究也报道了肝移植患者的心血管风险增加。至少有两项研究表明，肝移植患者的心血管疾病风险比正常人群要高。但是另一项研究表明在移植术后第 5 年的心血管疾病风险与正常人群相似。来自 NIDDK 肝移植数据库的一项数据评估了移植术后晚期死亡的原因，其中包括心血管疾病、移植失败、恶性肿瘤和肾衰竭。生存率最低的患者一般年龄更大、有 DM 和肾功能不全，再次表明代谢症状如 DM、高血压和肾功能不全的管理可以帮助提高长期生存率。在一项对 1 000 例连续的肝移植患者的长期单中心研究中，除了肝脏疾病复发、恶性肿瘤，心血管疾病也是移植术一年后患者死亡的主要原因。

肝移植患者接受环孢素治疗或发生肾功能不全时可能发生心血管疾病，而同型半胱氨酸血症是其发生的另一项危险因素。一般补充叶酸易造成同型半胱氨酸血症。

### 骨质疏松

慢性肝病和肝移植与骨骼疾病相关；在肝移植前骨密度比较低，而在移植术后骨密度可能会更低。在术后前 6 个月骨质流失量最大，术后 6~12 个月，骨折发生率最高。椎骨和肋骨骨折是移植后最常见的骨折。

移植后骨质流失的危险因素包括肝脏疾病（尤其是胆汁淤积和过度饮酒）、免疫抑制药物、维生素 D 缺乏、性腺功能减退、钙吸收障碍或摄入不足、体力活动减少、营养不良、糖尿病、高龄、吸烟、绝经状态和预先存在的骨病。

对肝移植患者应密切监测骨质丢失并进行治疗。应考虑钙和维生素 D 摄入，女性雌激素水平降低、运动缺乏和吸烟等也应考虑。通过二磷酸盐治疗理论上可行，但是并非所有的研究都表明其有效。然而，最近一项 meta 分析的结论表明，二磷酸盐和维生素 D 类似物可以降低术后骨折的发生。

### 长期营养目标

长期的营养指导方针注重预防措施。应适量摄入脂肪，糖类和盐，且辅以运动。表 37-9 总结了移植后饮食目标。必须强调大多数移植患者需要持续的营养咨询，在生活中纳入健康的饮食习惯和定期的锻炼计划。患者依从性是多变的，而且因为患者是自主

表37-9　移植术后营养指南

| 营养成分 | 短期建议 | 长期建议 |
|---|---|---|
| 热量 | 120%～140%的 BEE 值（30～35 kcal/kg）或 REE 监测值 | 维持：根据运动水平 120%～130%的 BEE 值（20～30 kcal/kg） |
| 蛋白质 | 每日 1.3～2 g/kg | 每日 1 g/kg |
| 碳水化合物 | ≈50%的热量 如果葡萄糖水平升高需限制单糖摄入 | ≈50%的热量 限制单糖摄入，鼓励选择高纤维复合碳水化合物 |
| 脂质 | 30%的热量（当严重高血糖时可以更高） | <30%的热量 <10%的热量为饱和脂肪酸 |
| 钙 | 1 200 mg/d | 1 200～1 500 mg/d（根据需要考虑补充雌激素或者维生素 D） |
| 钠 | 2 g/d | 2 g/d |
| 镁、磷 | 鼓励富含镁和磷的食物摄入 根据需要补充 | 鼓励富含镁和磷的食物摄入 根据需要补充 |
| 钾 | 根据血清钾水平补充或限制摄入 | 根据血清钾水平补充或限制摄入 |
| 其他维生素和矿物质 | 多种维生素/矿物质：补充至 RDI 水平；当怀疑或确诊不足时，根据需要进行额外的补充 | 多种维生素/矿物质：补充至 RDI 水平；当怀疑或确诊不足时，根据需要进行额外的补充 |
| 其他 | 避免在移植患者中补充或替代性使用没有经过安全性和有效性验证的产品 | 避免在移植患者中补充或替代性使用没有经过安全性和有效性验证的产品 |

BEE，基础能量消耗；RDI，每日推荐摄入量；REE，静息能量消耗。

决定遵从或者无视规定的营养和运动指南，所以对于整个移植团队来说管理患者的依从性很困难。有肥胖病史的患者有极大的体重超重风险，但是这些长期并发症可以在所有的患者中发生，并影响他们生活的生理和心理质量。

## 展望

肝移植是医学中一个相对新的领域，移植营养的相关知识正处于起步阶段。在其他领域的很多营养应用在将来的某一天也可能在肝移植患者中应用。比如，精氨酸或 n-3 脂肪酸等营养是否会影响肝移植后的排斥或感染？柚类食物可能干扰药物代谢，有没有其他的食物也会产生负面效果？补充性的药物在移植中会起到怎样的作用？一些中草药已被证实对移植患者有害；基于这种情况，尽管目前对中草药的兴趣极大、产量极多，在确定其在肝移植患者中安全前，应禁用中草药产品。益生菌对肝移植患者有效么？已有报道表明，益生菌可以减少抗生素相关腹泻、复发性艰难梭菌感染和炎症性肠病的症状。至少有两项研究表明益生菌对肝移植患者有益，但是完全的安全剂量谱和益生菌的益处尚未确定。

## 总结

营养是移植过程中一个核心的问题。在移植之前的时期，营养不良较常见，营养目标是预防进一步耗竭。在移植后早期，存在分解代谢的状态，所以需要给予营养管理来补充储备。在移植后长期的营养管理是最困难的，因为患者会有慢性"营养过剩"的问题；因此，长期的营养管理指南强调预防或最小化这些问题的发生。

## 要点和注意事项

在肝移植的所有阶段都需要进行营养干预，以实现最合适的短期和长期效果，为实现最好的医学营养治疗，需遵循以下几点。

做
- 在患者治疗的各阶段征求注册营养师的建议。
- 在整个移植过程中连续评估和重新评估患者营养状态。
- 根据患者的营养状况、目前的营养摄入、药物和营养治疗的目标、目前的病情和用药，提供个体化的热量、蛋白质、脂质、碳水化合物、维生素、矿物质、流体和电解质等的摄入建议。
- 注意药物营养的相互作用。
- 早期进行营养干预（例如，术后管饲）。

- 实现严格控制血糖。
- 如果伴随代谢问题（如高血压、高脂血症、糖尿病），应考虑改变免疫抑制的治疗方案。
- 监测骨密度，在骨质疏松症的高危人群中考虑患者的预防性治疗。

**不做**

- 使用"所有人统一标准"的营养方案。
- 对移植前患者启用蛋白质限制。
- 只给予指标（如减肥），但不说明具体的操作步骤和预后。
- 当患者不能饮食时，对进行管饲治疗产生犹豫。
- 忽略了合并症（如糖尿病、肥胖、高脂血症和高血压）可以通过营养干预的一部分进行处理。

# 第 38 章

# 门静脉高压出血的处理

## Management of Portal Hypertension Hemorrhage

Jayme E. Locke, Andrew M. Cameron, Ronald W. Busuttil
李佳琪 曹杰·译 陆晔峰·校

门静脉高压是潜在肝实质疾病的最常见表现,并且随着不断加重的肝纤维化而恶化。它与许多并发症有关,比如在慢性肝脏疾病患者中导致静脉曲张及其出血的发生,并且常常预示着患者需要肝移植。50%的肝硬化患者有食管胃底静脉曲张,而其中大约1/3的患者会进一步发生曲张静脉出血。从食管胃底静脉曲张到曲张静脉出血的发展是与肝功能及患者死亡率呈线性相关的。虽然从 20 世纪以来在急性静脉曲张出血处理方面的发展已经使得总体死亡率有所降低,但急性静脉曲张出血的发病率和死亡率仍然居高不下。事实上由静脉曲张出血造成的死亡率在肝功能 A 到 C 级(据 Child-Turcotte-Pugh 评级标准)的肝硬化患者中分别为 5%~68%。这一相关性也强调了医生需要一整套系统的诊疗策略来救治那些伴有严重门静脉高压及静脉曲张出血的肝硬化患者。

## 处理策略

门静脉高压静脉曲张的出现并不一定会导致出血。超过 50%的静脉曲张患者并不发生出血,因此静脉曲张患者一般只是接受一些普通医疗处理。对肝脏毒素的避免以及 β 受体阻滞剂的使用是目前的主要治疗手段。β 受体阻滞剂可以通过收缩内脏血管来降低门静脉压力。内镜下治疗,比如注射硬化剂和结扎,已经证实与出血的减少有关但仍未表明能改善死亡率。然而,急性静脉曲张出血仍然需要一整套包括紧急复苏、最优医学处理及内镜下诊断治疗在内的临床路径(图 38-1)。

### 复苏与医学处理

严重的急性静脉曲张出血可能会导致失血性休克,因此复苏治疗应及时有效,包括气道保护、开放静脉通路以及晶体液与胶体产品的输注,以达到保持血

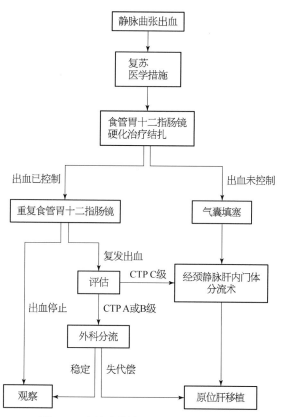

**图 38-1** 急性食管静脉曲张出血处理路径

流动力学稳定的目标。虽然对于急性出血患者而言，复苏治疗是最为重要的，但在可能的情况下应保持患者的中心静脉压不超过 10 mmHg，同时目标的血红蛋白浓度在 70～80 g/L。与此同时也应该开始奥曲肽和泮托拉唑的滴注。奥曲肽是一种合成的生长抑素类似物，并且可以通过抑制胰高血糖素和其他血管舒张肽来发挥收缩内脏血管的作用。泮托拉唑通过抑制壁细胞的 H‐K‐ATP 泵来抑制胃酸分泌。有趣的是，细菌感染与静脉曲张出血有关，同时也是止血失败、早期再出血以及死亡的独立危险因素。因此在发生急性出血时也应考虑静脉使用头孢曲松钠或口服诺氟沙星。

### 内镜下诊断与直接治疗

食管胃十二指肠内镜（esophagogastroduodenoscopy，EGD；上消化道内镜）是目前临床上用于静脉曲张出血诊断与初始治疗的首选手段。EGD 应当是紧急进行的，因为如果延误超过 15 小时则会导致死亡率的增加。通过内镜下注射硬化剂治疗以及曲张静脉结扎治疗，超过 90％ 的患者出血都可以被控制。EGD 下直接的硬化剂疗法可能导致食管溃疡，因此应该密切观察接受此治疗的患者并且在最初的静脉曲张出血发生后一周内重复进行 EGD。内镜下治疗失败在 CTP 评级 C 级的肝硬化患者中是最常见的。除了最佳的内镜下治疗外，对于进行性静脉曲张出血的治疗选择还包括放置三腔管（食管气囊填塞）、TIPS、外科手术分流及肝移植。手术分流禁用于 CTP 评级 C 级的肝硬化患者，而是否选择分流术取决于门静脉解剖和肝移植的可能性。肝移植很少作为急性静脉曲张出血发生时的首选治疗方式，一般只在那些病情足够稳定以耐受手术过程的患者中才会真正施行。最近，覆膜金属支架已经作为一种可替代食管气囊填塞的治疗选择，用于内镜下治疗失败的急性出血患者。

### 门体分流

门体分流通常分为选择性和非选择性两类。选择性分流，比如脾肾分流，在保留门静脉入肝血流的情况下实现了门‐奇静脉系统的选择性降压。这些分流术通常会受限于技术困难以及逐渐出现的胰腺侧支循环。非选择性分流，比如门‐腔静脉分流、肠系膜上静脉‐下腔静脉分流和 TIPS 是在不保留门静脉入肝血流的情况下降低门静脉压力，结果这些分流往往

会导致肝性脑病及肝功能恶化。许多研究比较了选择性与非选择性分流术，结果表明两者的存活率与复发出血率相似，但选择性分流术的术后肝性脑病发生率较低。无论是选择哪种方式，干预的最终目的都是为了降低门静脉压力，因为超过 20 mmHg 的肝静脉压力梯度与再出血率及死亡率密切相关。

### 经颈静脉肝内门体分流术

TIPS 是经由皮肤引导一根针从肝右或中静脉进入门静脉分支，之后将导丝通过门静脉主干，再用球囊将通道扩张，然后在进行门静脉造影后放入膨胀支架。主要的术后并发症包括分流吻合支狭窄（33％～66％）、肝性脑病（15％～30％）、技术失误（5％～10％）、门静脉或脾静脉栓塞（<5％）、肝功能恶化（<5％）以及慢性血液透析（<5％）。TIPS 已经成为在内镜治疗控制静脉曲张出血后针对门静脉高压的一线治疗手段。然而，研究证实外科手术分流对于那些 CTP 评级 A 或 B 级的肝硬化患者而言通常更加持久和有效，表明 TIPS 应当是作为那些等待肝移植手术的进展性肝病患者的首选治疗。TIPS 后的肝移植是安全有效的，因为 TIPS 不需要更长的手术时间，不会导致更多的出血和早期死亡。

### 外科手术分流

外科分流一般不会在急性静脉曲张出血的患者中进行，而会用于慢性或复发的静脉曲张出血或者作为 TIPS 失败后的补救措施。有选择性与非选择性的外科分流，包括肝肾分流（选择性）、门‐腔分流、肠系膜上静脉‐腔静脉分流、Rex 分流术。一般而言，肠系膜上静脉‐腔静脉分流术也称"H"桥式吻合术，会作为肝移植的外科分流搭桥方式。这些分流支相对容易构建，可以避免对肝门进行解剖，并且在肝移植时可以进行结扎。

### 总结

急性静脉曲张出血是门静脉高压的显著并发症，并且有着高发病率与死亡率。起始治疗应重点关注高效容量复苏、预防性抗生素使用以及内镜下直接治疗。内镜下治疗失败的患者可能需要暂时放置食管填塞气囊或者覆膜金属支架，必要时选择实施 TIPS 或者外科分流术。一旦急性出血止住，应当评估患者是否需要进行门体分流术以期保证肝静脉压不超过 10 mmHg。

## 要点和注意事项

- 20 世纪以来在急性静脉曲张出血处理方面的发展已经使得总体死亡率有所降低。
- 由急性静脉曲张出血引起的死亡率与潜在的肝功能障碍程度有关。
- 利用血制品进行复苏这一措施应当是及时进行的，以期保持血流动力学稳定和维持血红蛋白浓度在 7~8 ng/dl 的水平。
- 所有肝硬化并发急性静脉曲张出血患者均应预防性使用抗生素。
- 超过 20 mmHg 的肝静脉压力梯度与再出血率及死亡率密切相关。
- 非外科治疗策略，包括内镜下治疗和药物治疗，是急性静脉曲张的一线治疗手段。
- 覆膜金属支架可能替代食管球囊填塞用于内镜治疗失败后暂时控制出血。
- 选择性分流术只适用于代偿功能良好的肝硬化患者。
- 经颈静脉肝内门体分流术适用于那些近期需要进行肝移植的患者。

# 第 39 章

# 门脉性肺动脉高压及肝肺综合征

## Portopulmonary Hypertension and Hepatopulmonary Syndrome

Randolph H. Steadman • Michael A. E. Ramsay

朱建军 黄子仪•译 陆晔峰•校

肝病末期的患者中,有很大一部分人有肺部疾病,并且 $50\%\sim70\%$ 的患者有气促主诉。这种气促的鉴别诊断包括气道阻塞性疾病、感染、伴胸腔积液的液体潴留以及继发于腹水的肺功能下降。$\alpha_1$-胰蛋白酶不足及囊性纤维化等其他状况下,肺和肝也会同时受损。本章主要讨论肝脏疾病的肺部并发症。门脉性肺动脉高压(portopulmonary hypertension,POPH)及肝肺综合征是两种与门静脉高压及肝硬化相关的常见临床及病理生理异常,这两种综合征可能是肺血管内皮对门静脉高压(通常与肝病相关)消极影响的反常反应。它们的存在对患者的生存和肝移植手术候选资格都有重要影响。在全世界范围内,这两种综合征很可能存在诊断和治疗不足的情况。本章将讲述这两种综合征的不同表现、病理生理、特殊治疗和此类患者对肝移植手术的特殊反应。

## 肺血管内皮

肺血管内皮是一种动态器官,它是血管腔内血液和血管壁之间的界面。内皮完整性对许多生理过程来说至关重要,这包括血管的调节功能、抗血栓功能、血流层流、造血细胞和营养物质的选择性滤过以及周围平滑肌组织的规律性生长。完整的血管内皮能产

生 NO,NO 在调节血管紧张度和渗透性、抵抗炎症介质中起到重要作用,并且有很强的抗氧化能力。对门静脉高压的患者来说,炎症细胞因子的作用和高心输出量导致的压力使得肺血管内皮功能受损。内皮功能受损将引起一系列反应。比如,伴随动脉瘤和分流形成的血管扩张将导致肝肺综合征,伴随平滑肌增殖和微血栓的血管收缩将导致肺血管阻力(pulmonary vascular resistance,PVR)增加以及 POPH(图 39-1)。这两种病理改变可出现在同一患者身上,但通常以其中一种为主。

## 肝肺综合征

### 临床特点及患病率

肝与肺之间的联系最初被注意到是在 1884 年,当时 Flückiger 描述了一名同时有发绀、杵状指和肝硬化的女性患者的病例。1935 年,Snell 报告了 3 例肝硬化伴低氧血症的患者。肝肺综合征这一术语最初被使用是在 1977 年,当时 Kennedy 和 Knudson 准确地指出了肺内血管扩张造成了低氧血症。这些早期的报告均描述了低氧血症与肝硬化之间的联系。然而,HPS 的流行和预后直到最近才被探讨。肝移植显著的疗效引发了对移植在 HPS 中作用的浓烈

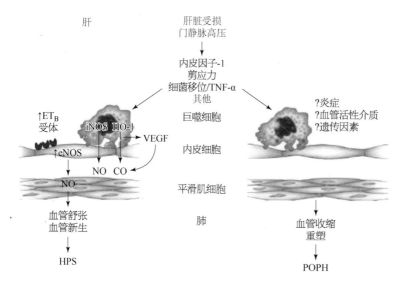

图 39-1　肝肺综合征（微血管舒张与新生）及门脉性肺动脉高压（阻力血管的收缩与重塑）的病理生理机制。CO，一氧化碳；eNOS，内皮型一氧化氮合酶；ET$_B$，内皮素 B；HO-1，血红素加氧酶-1；HPS，肝肺综合征；iNOS，诱导型一氧化氮合酶；NO，一氧化氮；POPH，门脉性肺动脉高压；TNF-α，肿瘤坏死因子-α；VEGF，血管内皮生长因子［引自 Kochar R，Nevah Rubin MI，Fallon MB. Pulmonary complications of cirrhosis. *Curr Gastroenterol Rep*. 2011；13（1）：34-39.］

兴趣。

　　HPS 指出现肝病三联征、肺内动脉扩张（intrapulmonary vascular dilatations，IPVDs）以及肺泡气-动脉（alveolar-arterial，A-a）氧浓度梯度增加。欧洲呼吸协会制定的 HPS 诊断标准与此类似，只是增加了对比增强超声心动图结果支持低氧血症（表 39-1）。早期的定义强调排除其他引起 A-a 氧浓度梯度增加的因素，而现在作者认为 HPS 可以合并其他引起低氧血症的病理状态。根据年龄对正常 A-a 氧浓度梯度标准校正（年龄大于 65 岁的患者小于 20 mmHg，相对年轻的成人则小于 15 mmHg）可以避免过度诊断 HPS。

　　因此，HPS 的标志是氧合障碍，伴或不伴呼吸困难。直立性低氧血症指站立位时肺 PaO$_2$ 下降 5% 或 4 mmHg 及以上，是 HPS 的特征性表现，因站立位时优先灌注肺的基底部导致。平卧呼吸指坐立位时加重的呼吸困难，也因相同的机制造成。直立性低氧血症在其他条件下也可发生，比如全肺切除术后、肺血栓栓塞及卵圆孔未闭。但当存在肝脏疾病时，直立性低氧血症高度提示 HPS。蜘蛛痣在 HPS 患者中很常见，但并不具有特异性，因为在无 HPS 的肝硬化患者中蜘蛛痣也可见。出现杵状指和发绀时，则更有存在 HPS 的可能（图 39-2）。

　　HPS 是最常见的肺血管异常，15%～20% 的 HPS 患者正在接受肝移植前评估。HPS 的患病率取决于定义该状态的预测临界值。在一项对 33 名由对比增强超声心动图诊断的 HPS 患者的研究中，PaO$_2$ 低于 70 mmHg 相比 A-a 氧浓度梯度高于 15 mmHg 有更高的预测价值（两者阳性预测值分别为 93% 和 34%）。虽然数据较少，但似乎儿科患者 HPS 患病率与成人相同。

　　HPS 患者的自然史随时间推移而进一步加重，每年 PaO$_2$ 下降 5 mmHg 左右。未进行肝移植仍好转的病例虽然很少，但仍有报道。2010 年开始，严重的低氧血症被认为是肝移植的禁忌证。

**表 39-1　肝肺综合征的诊断标准**

门静脉高压

动脉低血氧

　肺内血管扩张

　对比增强超声心动图阳性表现

引自 Rodriguez-Roisin R，Krowka M，Hervé P，Fallon M. Highlights of the ERS Task Force on pulmonary-hepatic vascular disorders (PHD). *J Hepatol*. 2005；42(6)：924-927.

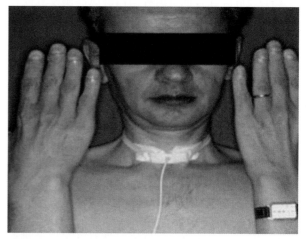

图 39-2　一名 38 岁重型肝肺综合征患者的临床特征［引自 Rodríguez-Roisin R，Krowka M. Hepatopulmonary syndrome — a liver-induced lung vascular disorder. *N Engl J Med*. 2008；358(22)：2378-2387.］

然而,越来越多的报道显示成功的肝移植后低氧血症可被逆转。HPS 患者低氧血症的逆转被认为和肝肾综合征的改善一样,是肝功能好转的表现。目前,肝移植是 HPS 的治疗方案之一。在美国,$PaO_2$ 低于 60 mmHg 的患者将优先获得器官分配。有趣的是,HPS 和 POPH 可同时发生在一名患者身上。

**病理生理**

肺内动脉氧含量可因肺泡通气-血流比失衡、肺内分流增加及弥散障碍而减少,并且这些机制在 HPS 中也存在。然而,机体对 100% 氧含量的反应并不理想:出现功能性分流,而非解剖性。弥散受限和通气-血流比失衡可能是主要因素。低肺一氧化碳弥散量(diffusion capacity of lung for carbon monoxide, DLCO)是一种常见的提示弥散障碍的状态。肺泡与扩张肺毛细血管血流中央的红细胞之间距离的增加是导致弥散障碍最主要的机制(图 39-3)。肝硬化患者的循环高动力状态(即高血流速)缩短了红细胞在肺泡中的暴露时间,进一步加重了弥散障碍。

HPS 的病理生理学特征是 IPVDs。正常肺毛细血管的直径为 $8\sim15~\mu m$,与它直径相似的红细胞以单行排列通过毛细血管。这种结构使氧气弥散所需距离减到最小,从而有利于氧气进入红细胞。HPS 时肺部毛细血管直径扩张至 $50\sim500~\mu m$,从而阻碍了氧合。肺部脉管系统周围有时可发现一个独立的大的分流,放射科医生可通过介入的方式处理这种分流。

NO 等血管扩张剂水平的升高导致了 IPVD。HPS 患者呼出气体中升高的 NO 水平在肝移植后 HPS 得到缓解的同时下降,也支持了这一机制。NO 生成抑制剂比如 n-硝基左旋精氨酸甲酯(N-nitro-L-

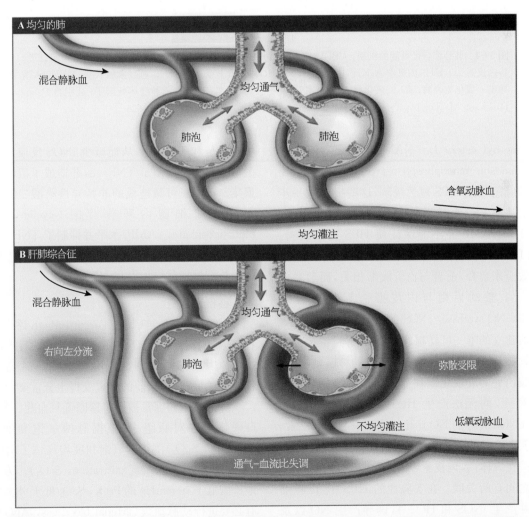

**图 39-3** 肝肺综合征低氧血症的机制。A. 健康患者肺部均匀的通气和弥散;B. HPS 患者肺部的通气和弥散。在 HPS 情况下,毛细血管扩张,血流不均匀。通气-血流比失调为主要原因,分流和弥散受限也是 HPS 患者低氧血症的原因[引自 Rodríguez-Roisin R, Krowka M. Hepatopulmonary syndrome — a liver-induced lung vascular disorder. *N Engl J Med*. 2008;358(22):2378-2387.]

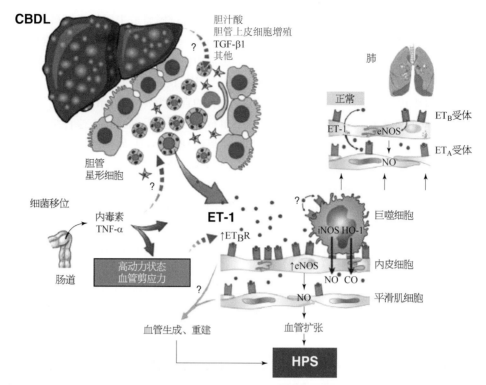

**图39-4** 肝肺综合征可能的机制。CBDL,胆总管结扎;CO,一氧化碳;eNOS,内皮型一氧化氮合酶;ET-1,内皮素-1;$ET_A$,内皮素A;$ET_B$,内皮素B;$ET_B$R,内皮素B受体;HO-1,血红素加氧酶-1;iNOS,诱导型一氧化氮合酶;NO,一氧化氮;TGF-β1,转化生长因子-β₁;TNF-α,肿瘤坏死因子-α[引自 Palma D, Fallon M. The hepatopulmonary syndrome. *J Hepatol*. 2006;45(4):617-625.]

arginine methyl ester,L-NAME)以及环鸟苷酸(cyclic guanosine monophosphate,cGMP)抑制剂亚甲基蓝的应用可使 HPS 短暂缓解,这些报道进一步支持了上述机制。然而,还可能存在其他的机制,因为吸入 L-NAME 并不能保证使 HPS 得到改善。HPS 和 POPH 的共存状态可用内皮素 A 和 B 受体的不同效应来解释,前者与血管收缩相关,而后者由内皮素-1 激动后则与内皮型一氧化氮合酶(endothelial NO synthase,eNOS)的上调相关(图39-4)。

目前建立的唯一可复制人 HPS 的实验模型是慢性胆总管结扎的小鼠。其他的啮齿类动物模型,如硫代乙酰胺诱导的肝硬化以及部分门静脉结扎造成的门静脉高压,均无法产生 HPS。胆管结扎造成的HPS 由 eNOS 介导的 NO 产生增多而引起。内皮素-1 似乎导致了 eNOS 的增加以及内皮-B 受体的过度表达。在人体内,内皮素-1 水平的升高与肺内血管扩张之间有所关联。在实验性的 HPS 中,巨噬细胞聚集并产生 iNOS 和 HO-1,诱导产生 NO 以及CO(HO-1 诱导产生)而加强了血管收缩。同时,血管内皮生长因子水平的升高刺激血管生成,这似乎也在实验性 HPS 中发挥了作用。诺氟沙星可同时抑制

细菌移位和 TNF-α,从而减少 iNOS 反应。这表明激活细菌移位刺激了 TNF-α,并造成了巨噬细胞的聚集。己酮可可碱造成的非特异性磷酸二酯酶受抑制提高了细胞内环腺苷酸(cyclic adenosine monophosphate,cAMP)水平并抑制了 TNF-α,从而阻止或衰减了 HPS。对人类来说,基因多态性导致的单核细胞迁移增加也与 HPS 相关。

### 移植前筛查

有趣的是,根据 Child-Turcotte-Pugh 评级判定的 HPS 严重程度并不能反应肝功能受损的程度。因为这个原因,以及呼吸困难是肝病末期的一个常见且非特异性的症状,移植前的筛查变得十分重要。

脉搏氧饱和度常被用于诊断低氧血症。然而,在肝硬化组和对照组中,根据脉搏氧饱和度(pulse oximetry,$SpO_2$)测得的氧饱和度均高估了动脉血氧饱和度(arterial oxygen saturation,$SaO_2$)。为了可靠地检测低于 70 mmHg 的 $PaO_2$,$SpO_2$ 低于 98% 的患者有必要进行动脉血气(arterial blood gas,ABG)分析。在 $SpO_2$ 低于 98% 的基础上获得的 ABG 水平对低氧血症($PaO_2$<70 mmHg)的敏感性为 100%,但特异性较低(大量的 ABG 分析会显示 $PaO_2$>70 mmHg)。一

项针对 200 例肝移植候选患者的研究显示,大约有 1/3 的患者因 $SpO_2$ 低于 97% 而行 ABG 分析,其结果保有高敏感性(96%)及中等的特异性(75%)。与应用呼吸困难调查问卷进行筛查对比,对 $SpO_2$ 低于 97% 的患者进行 ABG 分析的成本效益更高。虽然有 1/3 的肝硬化患者站立位时可能出现血氧饱和度下降,但仰卧位或站立位时,呼吸空气的条件下进行的 ABG 分析有助于筛查。在诊断年长的患者时需要对 A-a 氧浓度梯度进行年龄校正以避免误判。正常的 A-a 氧浓度梯度应小于 10 + 0.43(年龄 − 20)。在一项对 207 名 HPS 患者的研究中,66% 的患者符合 A-a 氧浓度梯度标准,而在年龄校正后,只有 35% 的患者达到了标准。

胸部 X 线片检查和肺功能测试是诊断心肺疾病时常用的检查,但它们对 HPS 的特异性较低因而并不适用于排除或诊断 HPS。对 HPS 患者来说,DLCO 减少是常见的现象。一项对 18 名 HPS 患者进行的研究发现,其中 15 名患者的 DLCO 预测值低于 80%。但是许多其他疾病都可以影响肺弥散功能,比如间质性肺病、血管栓塞性疾病以及重度贫血,因而上述发现并不具有特异性。

对比增强超声心动图 ( contrast-enhanced echocardiography, CEE)和利用 $^{99}$ 锝标记的大颗粒聚合白蛋白进行的肺灌注扫描是评估 IPVD 最常用的方法。CEE 过程中,受激动而含有微气泡的生理盐水通过静脉注射入体内。正常情况下,因为肺微循环的滤过作用,回声暗区仅在右心可见。左心出现的回声暗区表明心内或肺内存在分流。在心内分流存在的情况下,微气泡从出现在右心后 3 次心跳的时间内,出现在左心。与心内分流相反,肺内分流存在时,微气泡出现在左心的时间延迟(4~6 个心跳)(图 39-5)。对比增强经食管超声心动图比经胸壁超声心动图更敏感,但它需要麻醉,同时理论上食管静脉曲张的患者存在风险。

$^{99}$ 锝标记的大颗粒聚合白蛋白直径约为 20 $\mu m$,它会在肺毛细血管床被滤出。而在肺内血管扩张时,白蛋白聚合体可被滤过并进入血液循环。分流超过 6% 则证明存在心内或肺内分流。然而通常情况下,CEE 是用作筛查的测试。因为相比肺灌注扫描,CEE 更敏感,同时 CEE 可以区分心内和肺内分流。与仰卧位相比,站立位 CEE 能增加分流的数目和大小,从而可以在 ABG 分析出现明显变化前更早地发现 HPS。因为超声心动图被常规用于 POPH 的筛查,一些中心会选择同时进行 CEE 检查。放射性核

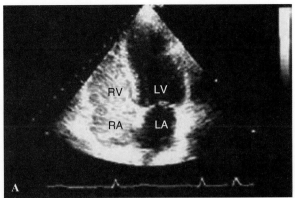

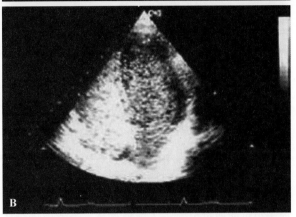

图 39-5　肝肺综合征的经胸壁超声心动图表现。右心的腔隙首先因微气泡而变得不透明(A),接着左心变得不透明(B)。LA,左心房;LV,左心室;RA,右心房;RV,右心室[引自 RodríguezRoisin R, Krowka M. Hepatopulmonary syndrome — a liver-induced lung vascular disorder. *N Engl J Med*. 2008;358 (22):2378 – 2387.]

素灌注扫描有助于量化分流的大小,从而有助于在同时存在 HPS 和其他肺部疾病时,区分 HPS 对低氧血症造成的影响。

高分辨电脑断层扫描和血管造影等其他诊断性检查可以提供肺内血管的形态信息,然而研究显示这些检查并不能有效地发现 IPVD。当怀疑存在动静脉畸形时,电脑断层扫描有助于诊断。低氧血症、肝脏疾病和 IPVD 的同时存在十分罕见,因而即使在其他可能加重低氧血症的情况(比如慢性肺部疾病)存在的条件下,仍然对 HPS 具有诊断意义。肝硬化是 HPS 最常见的肝脏疾病,当然,HPS 也可发生在 BCS、甲型病毒性肝炎、缺氧性肝炎等急性非肝硬化性肝病以及不伴肝硬化的慢性肝病。

CEE 和肺灌注扫描并不能很好地评估 HPS 的严重程度,然而呼吸室内空气条件下的 $PaO_2$ 有助于评估。根据欧洲呼吸协会工作组的标准,在静息、呼吸室内空气条件下,$PaO_2$ 小于 50 mmHg(呼吸纯氧时 <300 mmHg)即为特重度 HPS;$PaO_2$ 大于等于

50 mmHg 而小于 60 mmHg 即为重度 HPS。对 HPS 严重程度进行分级是预测生存率以及决定肝移植时机的重要工具。所有肝移植患者均应通过进行呼吸室内空气条件下站立位及仰卧位的动脉氧分压测定来筛选。

### 肝移植等手术的围手术期管理

肝移植手术适用于 HPS 患者。接受肝移植的患者拥有高于未接受移植手术者的生存率。美国肝病研究学会推荐所有的 HPS 患者接受肝移植的移植前评估，无论肝功能受损程度如何。

即使一些药物疗法已被用来增加 HPS 患者的氧含量，也没有哪一种疗法被证明是长期有效的。甲基蓝、大蒜、己酮可可碱、L–NAME、诺氟沙星及其他抗菌剂可达到混合的效果以及暂时的改善。一项单案例研究描述了美沙酮撤药后 HPS 完全缓解的案例，并假定鸦片类制剂介导的 NO 信号是影响因素。

术中管理专注于提供充足的氧气。考虑到 HPS 通常对供氧敏感，这个目标很容易实现。同时，防止栓子（特别是气泡）进入血液循环十分必要，因为这些栓子很可能通过分流进入血液循环。当考虑进行体外静脉旁路时，这一点尤其重要，因为空气栓塞是它公认的并发症。然而，包括肺动脉高压、栓塞性脑出血及术后去饱和所需的长时间机械通气在内的术后并发症已被描述。

有一些 HPS 患者在 TIPS 后低氧血症得到纠正的案例被报道，但一些案例并没有可靠的证据。然而，一篇关于 TIPS 术后血氧含量升高的报道中，该 HPS 患者的肺内分流依然存在。因此血氧得到改善的机制也许与心排量改变有关，而与肺内血管扩张无关。同时，在另一些案例中，功能性 TIPS 术后 HPS 反而进展。因为对 TIPS 反应的这些不确定性，它作为研究型试验或肝移植的桥梁仍有待考量。

虽然一项单中心针对一小部分 HPS 儿科患者的研究提示，针对可能导致肝衰竭的原因进行的治疗（如脾静脉血栓后脾切除、乙型肝炎抗病毒治疗）可能使 HPS 得到缓解，但儿科数据依然很少。

### 风险控制、术后护理及预后

基本的术后护理应包括保持患者干燥以保证最大的肺功能。这需要大量的利尿，如果存在明显的肾衰竭，则需要短期持续的静脉透析。

在一项对 61 名等待肝移植的 HPS 患者的研究中发现，这些患者的平均氧分压每年下降 5 mmHg ± 2 mmHg。对 $PaO_2$ 小于 60 mmHg 或活动后缺氧的患者来说，供氧是常用的治疗方法，这源于氧疗对其他肺部功能障碍的好处。实例研究表明，氧疗后患者的运动耐量和生活质量有所提高。睡眠中的低氧血症在 HPS 患者中很常见。一项研究发现，10 名 HPS 患者中的 7 名超过 10% 的睡眠时间的 $SaO_2$ 小于 90%。睡眠中低氧血症与 HPS 的严重程度直接相关（低氧血症由 A-a 氧浓度梯度判断，而非行走时缺氧程度）。

在一项对 111 名患者（其中 24% 的患者有 HPS）的研究中，HPS 的中位移植前生存时间比无 HPS 者短 11 个月。在校正可能的肝脏疾病严重程度的影响后，HPS 组的死亡率仍高于非 HPS 组。HPS 患者的死因通常是肝脏疾病和门静脉高压，而非呼吸衰竭导致的缺氧。

未接受肝移植的 HPS 患者 5 年死亡率是 77%，接受肝移植者的 5 年死亡率则是 24%。这表明肝移植为 HPS 患者提供了可靠的生存优势，也提示了肝移植是针对 HPS 的唯一有效治疗。虽然血氧含量恢复正常所需的时间不同（有些患者甚至可能需要超过一年的时间），但超过 85% 的患者气体交换功能得到改善。无创通气在 HPS 患者术后的中期管理中已成功应用。

然而，HPS 患者的肝移植术后死亡率高于非 HPS 患者。呼吸室内空气条件下 $PaO_2$ 低于 50 mmHg 以及大颗粒聚合白蛋白扫描显示分流指数高于 20% 对术后死亡率有重要的预测意义。另一项大型、单中心研究显示，67 名 HPS 患者的肝移植术后 5 年生存率达 76%，这与接受肝移植的非 HPS 患者 5 年生存率无显著差异。然而，比起低氧血症没那么严重的患者，$PaO_2$ 小于 50 mmHg 的 HPS 患者生存率更低（图 39-6）。

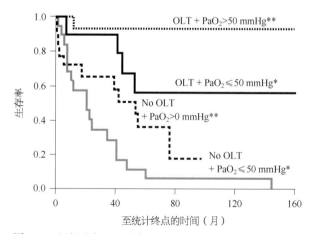

图 39-6 根据诊断肺肝综合征时测得的初始 $PaO_2$ 值分组的生存率。OLT，原位肝移植（＊$P=0.001$；＊＊$P=0.002$）。$PaO_2$ 在站立位测量得到［引自 Swanson K, Wiesner R, Krowka M. Natural history of hepatopulmonary syndrome: impact of liver transplantation. *Hepatology* 2005；41(5)：1122 - 1129.］

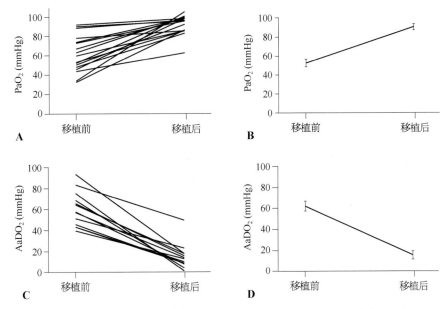

**图 39-7**　肝移植术后的气体交换改变。起点代表接受肝移植手术前的数值；终点代表术后最近一次测量的数值，通常在术后 4 个月到 2.6 年；误差棒代表均数标准差。A. 17 名患者手术前后的 $PaO_2$ 值；B. 12 名患者手术前后的平均 $PaO_2$ 值；C. 12 名患者手术前后的 A-a 氧浓度梯度值；D. 12 名患者手术前后的平均 A-a 氧浓度梯度值[引自 Gupta S, Castel H, Rao R, et al. Improved survival after liver transplantation in patients with hepatopulmonary syndrome. *Am J Transplant*. 2010；10(2)：354－363.]

一个拥有 10 个中心数据的多中心数据库显示，肝移植术后的住院患者死亡率是 16％（32 名患者中有 5 名死亡）。所有的死亡病例 $PaO_2$ 均低于 50 mmHg。20％的（40 名中的 8 名）HPS 未通过肝移植的术前评估，均不是由于肺部疾患。尽管统计学上存在差异，未通过移植前评估者和接受移植者的 $PaO_2$（分别为 47 mmHg 和 52 mmHg）不存在临床上有意义的差距。

近期的一组关于 21 名 HPS 患者（其中 11 名患者的 $PaO_2$ 小于 50 mmHg）的统计数据显示，即使是重度 HPS 患者（$PaO_2$ 小于 50 mmHg），也可以安全地接受肝移植手术且死亡率并无增加（图 39-7）。

但是，1/4 的患者需要吸氧 11～31 日，部分患者的住院时间超过 3 个月。这意味着长期的重症护理期间需要高度的敏锐度以及大量的投入。

等待接受肝移植患者的死亡率有所上升，这致使 UNOS 增加伴有严重低氧血症的 HPS 患者的优先级，给予他们 MELD 之外的评分。MELD 为 HPS 制定的额外评分项目是坐立位的 ABG 分析，$PaO_2$ 低于 60 mmHg 才能优先获得器官分配。这项额外的评分使得 HPS 患者有可能在 3 个月内得到移植机会。

一项研究分析了 255 名满足了额外评分标准的 HPS 患者，结果显示他们移植前后的生存率大约达到了非 HPS 患者的一半。这说明这项评分标准对 HPS 患者有所帮助。然而，这项分析并没有考虑到低氧血症的严重程度，也没有考虑到满足这项额外评分的 HPS 患者的肝移植后生存率与未满足者的生存率预测值相比有无提高。HPS 患者额外评分标准的地区差异表明诊断和政策实施的不一致，且这种不一致有可能在将来得到解决。

总而言之，HPS 由肺内血管扩张造成，它的诊断依据是肝脏疾病、低氧血症以及 CEE 检查的阳性表现。在未进行肝移植的情况下，病情将进展，死亡率将升高。肝移植是唯一确定有效的治疗。移植后，低氧血症的恢复所需时间长短不一。在发生严重低氧血症（$PaO_2$ 低于 50 mmHg）前进行肝移植可以改善预后，并且减少对术后辅助通气的需要。

## 门脉性肺动脉高压

### 概述

POPH 指门静脉高压的患者同时出现肺动脉高压。根据右心导管测得的血流动力学数据，肺动脉高压的标准包括：①平均肺动脉压力（mean pulmonary artery pressure，MPAP）大于 25 mmHg。②PVR 大于 240 dynes · s/cm⁵。③肺毛细血管楔压（pulmonary capillary wedge pressure，PAWP）小于 15 mmHg 或跨肺压大于 12 mmHg（表 39-2）。跨肺压和 PVR 是重要的参数，因为在容量超负荷、高心输出量或肝硬

**表 39-2 门脉性肺动脉高压的诊断标准**

门静脉高压
MPAP>25 mmHg
肺血管阻力>240 dynes·s/cm$^5$
跨肺压>12 mmHg

引自 Krowka M. Evolving dilemmas and management of portopulmonary hypertension. *Semin Liver Dis*. 2006;26(3):265-272.
肺血管阻力 = (MPAP − PAOP) × 80/CO;跨肺压 = MPAP − PAOP。CO,心输出量;MPAP,平均肺动脉压力;PAOP,肺动脉闭塞压。

化性心肌病时,PCWP 可能超过 15 mmHg。经胸壁超声心动图是一项有效的、非侵入性的筛查 POPH 的方法。若心动图检查结果为阳性,则有必要进行右心导管检查来确诊。POPH 对肝移植后死亡率的影响大小取决于右心导管测得的 POPH 的严重程度。中度(MPAP 在 35～50 mmHg)及重度(MPAP 大于 50 mmHg)的 POPH 患者围手术期死亡风险增加,可能的话,应在肝移植前接受治疗。本章回顾了 POPH 的临床表现、病理生理机制、治疗及危险因素。

### 临床特点及发病率

过去的 50 年来,肝病学家意识到肺高压与门静脉高压有所关联。不过 POPH 不如 HPS 常见。最初关于肺高压和肝硬化关联的报告均来源于尸检,其中一项报告显示全部 17 000 次尸检中肺高压占 0.13%,但肝硬化占 0.73%。1991 年,507 名因门静脉高压入院的患者中,POPH 的患病率是 2%;同一家医院最近的一次研究显示 POPH 患病率为 6%,不过这次的调查对象是正在接受肝移植前评估的重度肝功能不全患者。针对正在接受肝移植前评估的 POPH 患者的几项研究得到了不同的患病率,分别为 6%、9% 和 12%。在对大量放置了右心导管的难治性腹水患者进行研究后发现,POPH 的患病率更高,达到了 16%～20%。个中原因究竟是 POPH 患病率增高还是筛查手段敏感性增加不得而知。在不同的病理研究中,POPH 的定义也各不相同。一项研究发现 20% 的肝移植患者仅有肺动脉压力的升高,而仅 4% 同时有 PVR 的升高(>120 dynes·s/cm$^5$),且达到了 POPH 的诊断标准。PVR 正常者可有容量超负荷或因 MPAP 升高导致循环高动力的情况,不过这两者并无相同的预后判断价值。

POPH 患者最常见的症状包括乏力、劳力性呼吸困难、昏厥、胸痛及猝死。然而,60% 的 POPH 患者无明显临床症状。心肺体格检查可闻及全收缩期的

三尖瓣反流性(tricuspid regurgitation,TR)杂音,同时还可能伴有右室(right ventricular,RV)衰竭的体征。胸部 X 线检查可无异常表现,或者仅有心影增大、肺动脉段突出及肺血管分支显影。心电图检查可能显示 RV 肥大、电轴右偏、右束支阻滞及右心劳损。

所有年龄层的患者均可出现 POPH,即使是儿科患者。与成年 POPH 患者相似,儿科患者 POPH 临床表现轻微因而容易被忽视。就目前的报道来看,儿科患者的预后与成人患者相似。发生内脏异位伴多脾等先天畸形的患儿罹患先天性肝外门体分流的风险很高,而这可导致 POPH。显露的门静脉和肝静脉使经皮分流封闭术成为可能。

美国心脏病学会(American College of Cardiology)/美国心脏协会(American Heart Association)和欧洲心脏病学会(European Society of Cardiology)/欧洲呼吸协会(European Respiratory Society)近期的报告对肺动脉高压的分类达成了共识,且均将 POPH 列为其中的一个子类型。这两份报告均强调了进行诊断和治疗时不断演变的证据和观点的重要性。

虽然门静脉高压是诊断 POPH 的依据之一,但肝硬化不是。已有报道发现 POPH 存在于肝功能完好的门静脉血栓和特发性门静脉高压的患者中。

### 病理生理

最初认为 POPH 继发于肺内血栓栓塞,该血栓来源于门静脉血栓,通过门静脉侧支到达肺部。然而,后来的案例研究发现了门静脉高压相关性的非栓塞性肺高压。

在啮齿类动物模型中,增加的门静脉血流是门静脉高压的发病因素之一。与此类似,增加的肺内血流是否是导致 POPH 的因素得到的关注却仍不足。肺部血液循环有足够的能力重新充盈正常关闭的血管。由此一来,即使在心输出量很高的情况下,MPAP 也很少高于 30 mmHg。一项研究将接受了 TIPS 的肝硬化患者作为增加肺血流的模型,研究发现 17 名患者潜在的循环高动力状况恶化。心输出量的平均值由 8 L/min 上升至 12 L/min,同时 MPAP 由 15 mmHg 上升至 26 mmHg,PVR 由 140 dynes·s/cm$^5$ 升至 167 dynes·s/cm$^5$,PCWP 由 10 mmHg 升至 19 mmHg。但是,在接受 TIPS 后仅 9 小时后,这些患者的 MPAP 降至 19 mmHg。另一项研究也得到了类似的结论:TIPS 术后 1 个月,肺动脉压力略微高于基准值。正是因为 TIPS 可以引起肺动脉压力升高,所以 TIPS 不应该用于 POPH 患者。

### 内皮功能紊乱

目前认为肺高压的发病机制与过量的缩血管因子有关,比如内皮素-1及血管活性肠肽。有研究发现原发性肺高压的患者循环中内皮素-1水平升高。与可清除肺内内皮素-1的正常人不同,肺高压患者肺血管内皮细胞合成的内皮素-1水平升高。肝硬化患者因肝脏及其他脏器中合成的增加,循环中内皮素-1水平升高。白介素-6水平是平滑肌、成纤维细胞和内皮细胞强有力的激动剂,其水平在POPH患者中也有升高。其他可能的血管活性物质还包括血管活性肠肽、血清素、血栓素 $A_2$、白介素-1、胰高血糖素以及促胰液素。已有报道称抑制血栓素合成对POPH有益,该患者在未接受肝移植的情况下,运动耐量增加并生存了7年。前列环素合酶可使前列环素这种强力的扩血管因子合成增加,其含量在POPH患者肺内减少。同时,存在功能障碍的内皮素也导致了血管收缩,并且这种血管收缩无法依靠吸入NO或前列环素等血管扩张剂逆转。

此外,证据表明肺高压的发病机制与TGF-β受体家族有关。散发性原发性肺动脉高压患者的肺动脉内皮细胞中可发现TGF-$β_2$受体变异。普遍认为TGF-$β_2$在肝纤维化的形成中起到了关键的作用,并且可能在POPH的纤维化中起到了作用。

骨骼形态发生蛋白受体 II 基因突变在先天性及家族遗传性POPH发病中起到了作用,但对其他类型的POPH的作用还没有被发现。在最初的一项证明基因多样性是POPH的高危因素的试验中,对1 000名患者进行了编码雌激素及其他通路的单核苷酸多态性的调查,其中29名被证明与POPH有关。

### 病理改变

肺动脉高压引起的肺内血管病理生理改变与其他原因引起的肺内血管病理生理改变相似。一般认为POPH继发于原发的血管扩张,高流量状态转变为内皮或平滑肌细胞增殖状态,同时伴有丛源性动脉病、内膜纤维化以及原位血栓形成(图39-8)。这些变

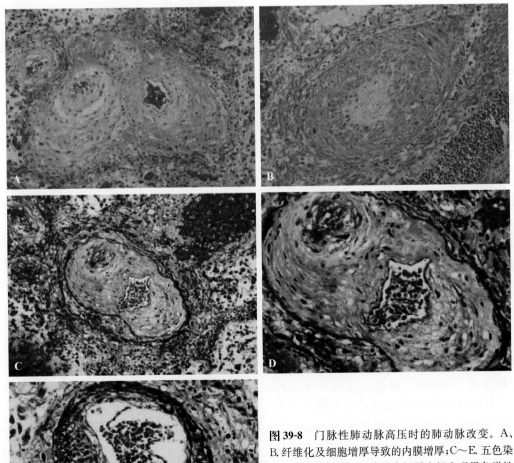

**图39-8** 门脉性肺动脉高压时的肺动脉改变。A、B. 纤维化及细胞增厚导致的内膜增厚;C~E. 五色染色下增厚的内膜与血管的中间层之间出现黑色弹性分界线。E 中可观察到不对称增厚的内膜[引自 Koch D, Caplan M, Reuben A. Pulmonary hypertension after liver transplantation: case presentation and review of the literature. *Liver Transpl*. 2009;15(4):407-412.]

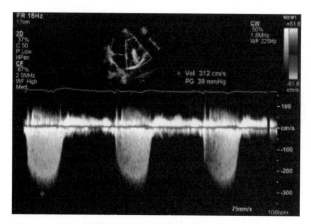

**图 39-9** 利用多普勒超声心动图测定的肺动脉压力。测试显示三尖瓣反流速率为 3.12 m/s。估计右房压力为 10 mmHg，将其带入伯努利方程可得肺动脉压力（pulmonary artery pressure，PAP）= 4×(3.12)² + 10 = 49 mmHg。

［引自 Bozbas S，Eyuboglu F. Evaluation of liver transplant candidates：a pulmonary perspective. *Ann Thorac Med*. 2011；6(3)：109 - 114.］

化均对 POPH 的可逆性产生影响，也因此导致一些学者提出质疑——在未使用具有抗增殖和抗血小板聚集药物的情况下单独使用血管扩张剂（例如钙通道阻滞剂）能否成功治疗所有 POPH 患者。

**移植前筛查，包括肺血流动力学及右心室功能评估**

POPH 缺乏特异性的症状，因此常在诊断时被忽略。在 18 项针对 43 名患者进行的研究中，65% 的 POPH 患者在进行肝移植的手术室中才首次被诊断为 POPH。胸部 X 线及心电图检查敏感性不足，因而不能用作 POPH 的筛查。

经胸壁的超声心动图是最常用的筛查方法。利用伯努利方程可以根据三尖瓣反流速度估算右室收缩压（RV systolic pressure，RVSP）（图 39-9）：

$$RVSP(mmHg) = 4 \times (TR\ m/s)^2 + 右房压力$$

右心房压力通常根据超声心动图评估所得的下腔静脉粗细和呼吸衰竭程度来估计。然而，并不是每一名患者都会有 TR 表现。曾有一项研究中发现 60% 的（165 名中有 102 名）患者超声心动图上没有或仅有强度不足的三尖瓣反流峰值速度信号，而在另一项系列研究中，22% 的患者检测不到 TR 速度信号。对无 TR 的患者来说，右室大小及功能评估十分重要。如果仍有疑虑，应进行右心导管插入术。更严重的 POPH 可表现为右室压力过载而造成隔膜弯曲远离（图 39-10）。

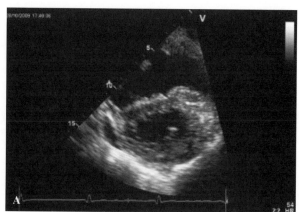

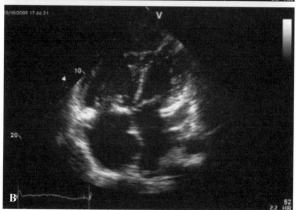

**图 39-10** 一名门脉性肺动脉高压患者的超声心动图影像。A. 左心室为 D 形（胸骨旁短轴视图）；B. 右心室扩张［引自 Giusca S，Jinga M，Jurcut C，Jurcut R，Serban M，Ginghina C. Portopulmonary hypertension：from diagnosis to treatment. *Eur J Int Med*. 2011；22(5)：441.］

充分地进行左右心室的解剖与功能评估至关重要。利用经食管超声心动图（transesophageal echocardiography，TEE）评估右室功能很难实现，因为右室不具有左室的对称结构，这使得根据横截面视图进行评估变得困难。典型的肝硬化患者处于循环高动力状态，且全身血管阻力低，超声心动图可表现为正常动力，这可能掩盖肝硬化引起的心肌病。右室任何程度的扩张都会为肝移植手术带来风险。右心功能不全或右心衰竭可能导致移植物的阻塞和无效。大部分肝硬化患者的 β 受体下调或者肝硬化性心肌病显著。因而应该利用超声心动图进一步检查患者是否存在收缩及舒张功能不全（特别是舒张功能不全）。其诊断特征包括舒张期早-晚充盈比（E/A 比）小于 1、减速时间延长超过 200 毫秒、等容舒张期延长超过 80 毫秒、左右心房扩张、异常收缩模式、壁运动减少、壁厚增加、静息射血分数小于 55%、左心室射血前期与射血期之比大于 0.44 秒（校正速率）。

一项报道提出了一种更准确的筛选试验，即利用

表 39-3　肺动脉高压及血流动力学

| 肺动脉高压的类型 | MPAP | PVR | CO | PCWP |
|---|---|---|---|---|
| 高流量/高动力循环 | ↑ | ↓ | ↑ | ↓ |
| 容量相关 | ↑ | ↑↑ | ↑ | ↓ |
| 血管收缩(PPH) | ↑ | ↑ | ↑ ↓ | ↓ |

引自 Krowka M. Hepatopulmonary syndrome versus portopulmonary hypertension: distinctions and dilemmas. *Hepatology*. 1997; 25 (5):1282.
CO,心输出量；MPAP,平均肺动脉压,(收缩压 − 舒张压)×1/3 + 舒张压；PCWP,肺毛细血管楔压；PPH,肺动脉高压；PVR,肺血管阻力,(MPAP − PCWP)÷CO。

三尖瓣反流速度峰值与 RV 流出道速度时间之比来测量 PVR 的增量。已有的研究证明该值是 PVR 大于 120 dynes・s/cm⁵ 时更准确的测试。在一项研究中,该测试的敏感性和阴性预测值达到了 100%。

许多机构认为 RV 收缩压大于 50 mmHg 是行右心导管插入术的指征,右心导管插入术对确诊 POPH 和评估其严重程度来说是必需的。RV 收缩压高于 50 mmHg 的患者中超过 1/4 在右心导管插入术中不会发现 POPH,这是由于 RV 压力升高可能因末期肝脏疾病常见的高动力状态引起。正常(或偏低)PVR 的情况下,升高的心输出量和肺压力是这种状态的特征。体液过多的患者也可能存在肺动脉压力升高,特别是在肝肾综合征和少尿的情况下。然而,这些患者的 PVR 也可能正常(或偏低),因此不满足 POPH 诊断标准(表 39-3)。

当出现门静脉高压、MPAP 高于 25 mmHg 及 PVR 升高(>120 dynes・s/cm⁵)时,可以做出 POPH 诊断。也有一些研究者以 PVR 高于 240 dynes・s/cm⁵ 为诊断标准。许多诊断标准中规定,PCWP 应正常。然而,体液过多可以与 POPH 状态并存。由于这个原因,引用跨肺压(MPAP − PCWP)作为衡量标准,血管内容积增加,患者的跨肺压正常而 POPH 患者跨肺压升高。

在一项针对 165 名正在接受肝移植前评估患者的前瞻性研究中,将二维 TEE 与右心导管插入术进行了比较。TEE 不产生假阴性结果,但阳性预测意义较小,这意味着其阳性结果需要通过右心导管插入术确认。有趣的是,有 3 名患者在初筛后、肝移植前发生了 POPH,时间范围为 2.5~5 个月,这表明长时间等待移植的患者可能需要进行重复的超声心动图筛查。

B 型利尿钠肽作为评估肝移植候选者 POPH(或右室功能衰竭)的标志物尚未被广泛认可。一项研究显示其水平与右心导管插入术测得的 MPAP 仅有弱相关性(r = 0.3)。

虽然难以区分 POPH 与原发性肺动脉高压,但同时还应考虑其他可导致肺动脉高压的疾病。这些疾病包括心脏瓣膜疾病、肺栓塞、胶原血管病、人类免疫缺陷病毒、血吸虫病、口服食欲抑制剂和有毒油摄入。

**药物治疗**

在过去 10 年中,特发性肺动脉高压(IPAH)的治疗已有许多进展。然而,这些疗法中许多尚未在 POPH 患者中得到足够的病例队列研究证据。临床试验倾向于招募患有特发性和结缔组织病相关肺动脉高压的患者而不是 POPH 患者。虽然根据世界卫生组织的分类,POPH 是肺动脉高压的亚型之一,但很少有证据表明各类型的肺动脉高压对治疗的反应有所不同。然而,治疗的一些副作用限制了它们在 POPH 患者中的使用。钙通道阻滞剂对治疗 IPAH 有一定而有限的有效性,但因为它们对门静脉高压的作用,应避免应用于 POPH 患者。其他疗法包括依前列醇和波生坦,其可以引起肝损伤(肝酶水平升高)。然而,它们经常被使用且没有明显的不良效果。波生坦的优点是可以口服。

另一个问题是如何定义治疗成功。对 IPAH 患者来说,6 分钟步行测试通常用于评估功能能力和监测功能改善。但这对 POPH 患者来说不太合适,其评估更需要改善的肺血流动力学的证据。MPAP 和 PVR 下降或仅 PVR 得到改善是否足以评估疗效仍不清楚。目前,欧洲呼吸学会工作组建议的目标值是 MPAP 小于 35 mmHg 以及 PVR 小于 400 dynes・s/cm⁵。证据表明,一部分 POPH 患者对治疗有反应,并且一旦达到了上述治疗目标,可以在不产生额外风险的情况下进行随后的肝移植。然而,与 HPS 不同,成功移植后 POPH 并不是逐步改善。因此,移植成功后仍应进行 POPH 的监测和治疗。与其他评价标准相比,右室功能对评价患者能否耐受肝移植更关键。如果右室已经适应 PVR 的增加,肥大但收缩良好并且不再扩张,这将有助于肝移植的成功。

与其他方法相比,连续静脉注射依前列醇(前列环素)一直被认为是首选的药物治疗方法,它可以通过舒张血管、抗血小板聚集、变力作用和重塑血管改善肺血流动力学状态。最近的病例报告强调了使用依前列醇等前列腺素类药物、波生坦等内皮素受体拮抗剂和西地那非等磷酸二酯酶抑制剂后肺血流动力学的改善。

在一项针对 19 例中度和重度 POPH 患者的单中心系列研究中，经依前列醇治疗的患者（生存时间中位数为 15 个月）与未经治疗的 POPH 患者生存时间相似。未接受依前列醇治疗组的患者中包括了非肝移植候选者的患者，因此两组可能没有可比性。值得注意的是，依前列醇组的 13 名患者中，有 5 名患者达到了血流动力学目标（MPAP<35 mmHg 和 PVR <240 dynes·s/cm$^5$），但只有 2 名患者接受了肝移植。3 例符合血流动力学标准的患者在等待肝移植时死亡。依前列醇对肝脏生化曲线没有明显影响。在另一项针对 30 例中度至重度 POPH 患者的队列研究中，14 例急性期（超过 1～2 小时）静脉注射依前列醇治疗的患者血流动力学得到显著改善，10 例接受了中位数为 5 个月治疗的患者表现出进一步改善，然而并无统计学意义。针对 POPH 患者进行的最大规模的队列研究是一个来自 10 个中心 66 名 POPH 患者的数据库。在这 66 名患者中，36 名患者接受了肝移植，其中 13 名患者在术后死亡（5 例死于手术室），13 名死亡患者中仅有 1 名在术前使用了依前列醇治疗（3 个月）。

依前列醇可能产生头痛、恶心、呕吐、腹泻、肌痛、颌痛和低血压等副作用，同时需要连续的静脉内应用（因为其半衰期为 2～3 分钟），因而需要寻找替代药物。目前，伊洛前列素、贝前列素和曲前列环素这三种依前列醇类似物已经接受了评估。曲前列素是一种稳定的前列腺素，其药理作用类似于依前列醇，但其半衰期为 4.5 小时。3 例对 POPH 患者施行静脉内曲前列素的报告显示其具有疗效。在患有 IPAH 的患者中，曲前列环素的皮下注射与注射部位的红斑或疼痛相关，并且可能与导管感染革兰阴性菌的高发相关。给药的复杂限制了其在有该药物使用经验的中心继续使用。伊洛前列素可以通过气雾剂装置给药，已有研究显示其有可改善 IPAH 患者功能的能力。在对 POPH 患者行急性或慢性给药的试验中，患者似乎可耐受伊洛前列素，并且伊洛前列素可有效治疗 POPH 而不改变门静脉血流动力学状态。然而，另一份报告显示的结果却不如人意。

假使内皮素-1 确实在 POPH 的发病机制中起到作用，那么内皮素受体阻断可能是一种有效的治疗方法。波生坦是一种非选择性受体阻断剂，在一项对 213 例 IPAH 患者进行的双盲、安慰剂对照试验中显示出改善机体功能状态的作用。不过，它也可产生包括肝酶水平升高、晕厥和潮红在内的副作用。在一项

对 31 名 POPH 患者进行的小型、非随机、观察性研究中，18 名接受波生坦治疗的患者相比 13 名接受伊洛前列素吸入性治疗的患者 1 年、2 年和 3 年存活率均较高。仅波生坦组患者的肺血流动力学得到了明显改善；然而，并不是所有的患者都进行了血流动力学检查。一名波生坦组患者发生肝酶水平升高，但减少剂量后恢复正常。

选择性内皮素-A 受体阻断剂西他生坦和安立生坦已在 IPAH 患者中进行了试验，使用这些药物后转氨酶的升高似乎比波生坦少，分别为 3%～5% 和 11%。

西地那非是另一种已经在治疗 POPH 中显示疗效的口服药物。该药物可选择性抑制肺血管内皮中的特异性 cGMP 磷酸二酯酶 5 型，从而增强局部 NO 的影响。在一项对 12 例中度和重度 POPH 患者进行的无对照研究中，单一应用西地那非（≤0 mg 每日 3 次，n=6）或与前列环素（n=6）联用在 3 个月时显示有效，但疗效无法持续 12 个月。在另一项针对 10 名接受西地那非治疗患者的研究中，3 名获得了移植资格。有趣的是，这些患者中没有一名对急性吸入血管扩张剂 NO 有反应。在另一项针对 9 名 POPH 患者的研究中，有 4 名患者获得了移植资格（MPAP<35 mmHg）。然而，一名最初对西地那非治疗有反应的患者在进行肝移植时发现 POPH 进展，并且手术中止。

吸入 NO 治疗 POPH 的疗效很不确定。在一项研究中，6 名 POPH 患者中有 5 名的 PAP 和 PVR 降低超过 10%。然而，另一项研究中的 10 名患者未从治疗中获益。目前，慢性吸入 NO 已被用于治疗原发性肺动脉高压以及逆转肝移植期间 MPAP 的急性升高。

因为不同的治疗以不同的过程为靶点，所以联合治疗被认为是增强对反应欠佳患者的疗效和限制毒性的好方法。虽然一些研究发现联合疗法的疗效并不确定，但仍有一些研究显示患者可从联合疗法中获益。

新兴的通过阻断血小板衍生生长因子受体实现的抗增殖治疗正在接受评估，该治疗有可能逆转血管重塑并降低 MPAP。

### 风险控制

一项研究对送至转诊中心的患者（其中 51% 的患者 Child-Turcotte-Pugh 评级为 A 级，38% 为 B 级，11% 为 C 级）进行了分析，其结果显示 POPH 与潜在

肝脏疾病或门静脉高压的严重度无关。女性患者及自身免疫性肝炎患者罹患 POPH 的风险增加，慢性丙型肝炎患者的风险降低。

计算机断层成像或磁共振成像测得直径大于 10 mm 的门体大分流与中重度 POPH 形成相关性较强，并且可能对药物治疗没有反应。目前对于是否应行经皮封闭大分流仍无定论。理论上门静脉压力可能随着分流封闭而增加，同时腹水恶化和静脉曲张出血的可能性也增加。不过，封闭分流可能通过以下两种机制为肺血流带来有利影响：一，减少肺部总血流量；二，将血液转移到肝脏，使血管活性介质在肝脏内代谢。

β 受体阻滞剂通常用于终末期肝病患者静脉曲张出血的一级和二级预防，但有证据显示 β 受体阻滞剂可能导致 POPH 患者运动耐力和肺血流动力学恶化，因此应当避免使用。钙通道阻滞剂推荐用于急性血管扩张刺激反应阳性的 IPAH 患者，但由于它会对门静脉高压产生不利的影响，因而不推荐用于 POPH 患者。

由于 TIPS 可能增加前负荷以及 MPAP，这将加重血流动力学负担并给右心室带来额外的压力，因而应避免在 POPH 患者身上进行。

对 19 例暂未接受药物治疗或肝移植的 POPH 患者的研究发现，其 5 年生存率为 14%。对 43 例接受药物治疗但不接受肝移植的 POPH 患者的研究发现，其 5 年生存率为 45%。对 12 例同时接受药物和肝移植治疗的 POPH 患者的研究发现，其 5 年存活率为 67%（如果在接受肝移植之前未接受药物治疗，则为 25%）。经总结，该研究的作者认为，所有 POPH 患者都应考虑行药物治疗。他们还指出死亡率与肝脏疾病的严重性不相关，该发现也得到了其他研究报告的支持。基于该结果，2006 年 MELD 的额外评分被提出，这使得同种异体移植物分配能更早进行。额外评分标准包括 MPAP 高于 35 mmHg、在接受了 12 周经美国食品药物监督管理局批准的肺动脉高压治疗前提下 MPAP 低于 35 mmHg、PVR 小于 400 dynes · s/cm⁵ 且右室功能完善。5 年后，大多数区域审查委员会都实施了这一标准。

在多中心早期和长期肺动脉高压管理（Registry to EValuate Early And Long-term Pulmonary Arterial Hypertension Management，REVEAL）研究中，将 POPH 患者与 IPAH 患者进行了比较。研究发现，尽管在诊断时 174 名 POPH 患者的肺血流动力学条件更好，诊断后 2 年的生存率却更低（为 67%，而 IPAH 组 85%），且诊断后 5 年的生存率也更低（为 40%，而 IPAH 组为 64%）。POPH 患者在入组时更可能未进行药物治疗，这也表明了该组接受治疗更晚。

仅存在轻度 POPH（MPAP＜35 mmHg）时肝移植可以成功进行，而中度或重度 POPH（MPAP≥35 mmHg）患者围手术期的风险很高。在一项研究中，30 例重度 POPH 患者中有 40% 死亡。即使进行了包括不对重度 POPH 患者行肝移植手术在内的积极的筛选工作，术中和术后死亡率仍然是一个问题。然而，前文也已提到，未经治疗的 POPH 预后不佳，其（78 例 POPH 患者）平均存活时间为 15 个月，中位生存时间为 6 个月。幸运的是，一旦中度或重度 POPH 患者接受的治疗达到治疗目标，肝移植就可能成功（图 39-11）。

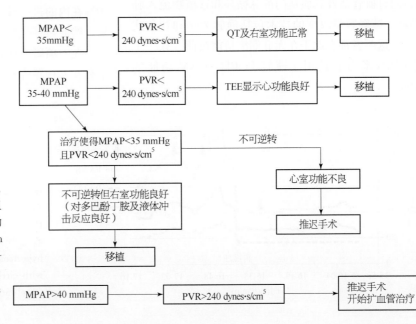

图 39-11　肺动脉高压的决策流程。MPAP，平均肺动脉压；PVR，肺血管阻力；QT，心输出量；TEE，经食管超声心动图（引自 Ramsay M. Liver transplantation and pulmonary hypertension：pathophysiology and management strategies. *Curr Opin Organ Transplant*. 2007；12：274-280.）

### 肝移植围手术期管理,包括门脉性肺动脉高压急性加重及右心室功能紊乱

高达65%的患者在进行肝移植手术的途中被诊断出POPH。急性血管扩张测试被用来鉴定POPH患者对治疗是否有反应,它可显示血管反应导致POPH的可逆性,并且与IPAH预后的改善相关。用于血管扩张测试的药物包括静脉应用依前列醇、静脉应用腺苷和吸入性NO。NO通常是首选,使用20~40 ppm的剂量进行5分钟试验。阳性反应的定义经历了多方讨论。对IPAH来说,阳性反应定义为MPAP降低至少10 mmHg、MPAP低于40 mmHg或更小、心输出量不变或增加。在一项使用不同阳性反应定义(MPAP和PVR下降>20%)的研究中,仅13%的患者(557名中有70名)有反应。其他研究报告了更高的反应率,最高达55%。

在一项针对19名POPH患者的试验中,相比吸入性NO,静脉应用依前列醇和口服异山梨醇可以更有效地减少MPAP和PVR。在血管扩张测试期间,1/3的患者MPAP减少至35 mmHg以下,并且符合肝移植手术准入标准。在IPAH患者中,大约10%的患者对急性血管扩张测试产生反应。NO的使用并没有一个统一的评价,一项针对单一患者进行的研究显示其应用可产生有利的效果,而另一项针对正在接受肝移植前评估的10名患者的研究显示其应用不产生有利效果。

POPH患者主要的风险是同种异体移植物植入后或术后早期的右心衰竭(图39-12)。对非适应性右心室来说,MPAP高于40 mmHg可导致心室衰竭。在再灌注期间,下腔静脉的开放引发显著的容量负荷,同时血管活性物质从门静脉循环和移植物流入肺循环。减轻容量改变的技术包括静脉旁路和背负式技术,这两者都有助于在无肝期维持前负荷。在一个案例中,米力农被用于减轻POPH对RV功能的影响。

气囊房间隔造口术是一种很少使用的降低MPAP的治疗方法。之所以提出该治疗方法,是因为研究发现卵圆孔未闭的IPAH患者相比房间隔完整的患者更有生存优势。这种方法可用作复发性晕厥和外周血氧饱和度良好(>95%)患者的姑息或过渡治疗手段,但不应用于急性右心衰竭患者的紧急治疗(其死亡率高达30%)。

目前,针对因重度MPAP升高且对治疗无反应而无法进行单纯肝移植的患者,可选择进行心肝肺联合移植(Combined Heart, Lung, and Liver Transplantation, CHLLT)及肝肺联合移植(Combined Lung and Liver Transplantation, CLLT)。2011年一项研究报道的10例POPH患者中,6例接受了CLLT,4例接受了CHLLT。一项针对接受CLLT的13例患者(其中5例为POPH患者)的研究中发现,其1年生存率为69%,3年生存率为62%,5年生存率为49%。该生存率优于单纯的肺移植,但劣于单纯的肝移植。同时,存在一些在CLLT术后死于右心衰竭的死亡病例。这证明了术前心脏功能评估的重要性,这会影响是否进行心脏移植的决策。联合器官移植应该用于那些预计不会在单纯的器官移植中存活的患者。

### 术后护理,包括长期药物治疗

术后早期应尽量控制患者输入的液体量,以防止右室功能障碍、容量超负荷以及移植物充血。如果肾功能不全明显,则应考虑应用连续静脉血透。

在一项针对15例患者进行的研究中,80%的患者在急性静脉注射依前列醇后,肺血流动力学改善20%以上。长期输注可能得到包括PVR降低近50%在内的进一步改善,这可能是肺血管重塑的结果。然而,长期治疗增加了潜在的肝脏疾病进展的风险。在一项研究中,10名长期应用依前列醇的患者中有6人在等待肝移植时死亡。

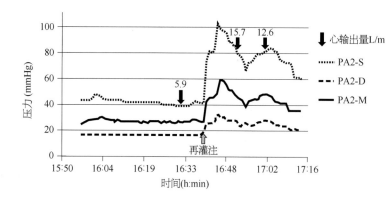

**图39-12** 肝脏同种异体移植后再灌注期间肺动脉压力急性升高。PA2-D,肺动脉舒张压;PA2-M,肺动脉压力平均值;PA2-S,肺动脉收缩压[引自 Ramsay M. Portopulmonary hypertension and right heart failure in patients with cirrhosis. *Curr Opin Anaesth*. 2010;23(2):145-150.]

在一项针对 38 名 POPH 患者的研究中,5 名 MPAP 高于 40 mmHg 的患者中有 4 名存活了一年以上。在 12 个月后的二次评估时,有一名患者的 MPAP 和 PVR 仍分别升高至 32 mmHg 和 390 dynes·s/cm$^5$。然而,各项研究报道的结果也各有不同,这包括术中死亡、术后即刻死亡、术后晚期死亡、肺血流动力学无改变、POPH 改善和肝移植术后新发的 POPH。

一项单中心系列研究统计了 86 例右室收缩压高于 40 mmHg 的患者,其中 30 例经右心导管插入术确诊了 POPH。20 例中至重度 POPH 患者中的 16 例为肝移植候选者,且接受了血管扩张剂治疗。该 16 例患者中的 12 例(75%)达到了 MPAP 目标值(<35 mmHg)。11 例患者接受了肝移植,其中 9 例患者在肝移植术后平均 9 个月时能够停止血管扩张治疗。

总之,POPH 是威胁生命的发展性疾病。由于其发作隐匿且缺乏症状,因而通常难以被识别。因此,筛查对 POPH 早期诊断和严重性评估来说十分必要。轻度 POPH 患者可安全地接受肝移植治疗。中度和重度 POPH 患者(MPAP>35 mmHg)应尽早开始药物治疗,具体治疗目标是将 MPAP 降至 35 mmHg 以下、PVR 降至 400 dynes·s/cm$^5$ 以下。未来,治疗和预后的改善需要多中心的协同合作。

## 要点和注意事项

### 肝肺综合征
- 肝病、肺内分流、不同程度的低氧血症表现。
- 应测量所有肝硬化患者呼吸空气条件下的动脉血气。
- 测定坐立位及仰卧位的血氧饱和度,HPS 患者平卧时血氧饱和度改善。
- 超声心动图检测发现回声介质(受激动的生理盐水)从右心至左心传递延迟(4~6 次心跳)。
- HPS 相关低氧血症越严重,肝移植风险越大,且术后所需重症护理时间越长。
- 肝移植后逆转 HPS 所需时间差异很大。

### 门脉性肺动脉高压
- 肝移植可能无法逆转 POPH。
- POPH 患者肝移植成功的关键在于右室功能。
- 术前及术中均应利用经食管超声心动图对右室功能进行仔细评估。
- 再灌注时 MPAP 的急性升高和右室功能障碍应及时治疗。
- MPAP(>35 mmHg)及肺内血管阻力(400 dynes·s/cm$^5$)升高时,应推迟肝移植并进行药物治疗。
- 移植后维持肺血管扩张剂治疗是有必要的。
- 重度 POPH 及右室功能不全的患者可能需要心肺联合移植。

第 5 篇
PART V

手 术

**OPERATION**

# 第 40 章

# 供体选择和管理

## Donor Selection and Management

Sherilyn Gordon Burroughs • Burnett "Beau" S. Kelly, Jr. • R. Mark Ghobrial

陈小松 • 译

据统计,美国每年约有 20 000 个潜在脑死亡供体本身没有进行适当鉴定;此外,确定捐献器官用于拯救他人生命的供体中 17%~25% 因管理不当而浪费。另外,等待进行肝移植(liver transplantation, LT)的患者迟迟找不到可以配型的供体器官,因为无法进行供肝移植(图 40-1),肝移植的所有潜在益处都成了一纸空谈。不言而喻,优化供体选择和管理已成为降低供受体不匹配比例的最首要任务。随着人们对脑死亡器官生理学理解的加深,再加之符合道德标准的人性化供体管理方案的采用,可移植器官的资源一定会有效增长,满足对可移植供肝不断增长的需求。

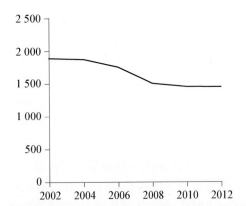

**图 40-1** 2002—2012 年美国每年因死亡从肝移植等待名单上移除的登记者数量(引自 UNOS 数据网站美国每年等待名单上死亡人数的检索结果。http://www.unos.org。检索日期:2012 年 12 月 15 日)

**表 40-1　判定脑死亡的现行规范**

| 生命停止 | | | 不可逆性 | |
|---|---|---|---|---|
| 大脑无功能和感受能力 | 无脑干功能（瞳孔、角膜、头眼反射、眼前庭反射、吞咽、呼吸反应消失）*<br>呼吸暂停试验无反应 | 确定足以导致脑功能丧失的昏迷原因 | 排除剩余脑功能恢复的可能性 | 观察足够时间后，整体脑功能仍持续停止 |

\* 死亡后脊髓反应仍会持续一段时间，但真正的去大脑或去大脑皮质状态或痉挛与死亡诊断不一致。

# 脑死亡

## 历史观点和定义

1970 年，堪萨斯州审议通过了第一部脑死亡法律，此前在美国无心跳供体器官捐献是器官捐献的主要模式（另一章会详细介绍）。鉴于一份关于成功实施脑死亡供肾肾移植的报告，1965 年 CIBA 基金会会议上首次提出了脑死亡捐献政策；随后在 1968 年，哈佛大学医学院提出了系统的脑死亡诊断标准与之相呼应；其核心标准——无自主呼吸、脑干无反射、大脑无反应性——结合不可逆、永久性丧失中枢神经系统功能的证据构成的诊断依据经过了多年临床和法律考验，直到现在基本上没有变动（表 40-1）。

脑死亡是脑水肿导致神经缺血最终死亡的临床表现，病因通常为：颅脑损伤、脑血管意外、CNS 肿瘤或 CNS 感染等。在做出脑死亡最终诊断之前必须除外体温过低、休克、药物中毒、代谢严重紊乱及神经肌肉阻滞剂应用。

鉴于围绕无用治疗、脑死亡精确时间及患者生命终点确认等概念剑拔弩张的争论，1981 年美国医学、生物医学和行为学科研伦理问题研究总统委员会（President's Commission for the Study of Ethical Problems in Medicine and Biomedical and Behavioral Research）给出了死亡诊断的指南：完全符合脑死亡标准的死亡与患者整体死亡意义相同。基于此，UDDA 应运而生。随着医生和医院都接受了该标准，对于那些不可能从不可逆性 CNS 损伤中恢复的患者来说，维持器官功能和营养支持也逐渐成为一个为社会所接受的治疗目标，临床医生能在确认患者死亡的同时合法地向潜在供体灌注含氧血。这是一项具有里程碑意义的荐举，用并不复杂的确认检测创造了一个时代，催生了从医学上、哲学上和法律上来说具有革新性的脑死亡概念，从根本上改变了持续心脏循环下死亡的定义，最终改变了器官捐献的面貌。

# 脑死亡确认测试

脑死亡临床诊断的确认方法可根据生物电脑活动或脑循环评估进行分类。

## 生物电活动测试

### 脑电图

实验模型中 EEG 记录显示在完全脑缺氧 8 分钟后就会出现不可逆性零电位差；但是，确认临床脑死亡要求必须至少持续记录 30 分钟，才能证明不可逆性生物电静息。

### 大脑诱发电位

外周受体因充分刺激诱导产生的大脑诱发电位，脑死亡后诱发电位检测不到。虽说脑电图和大脑诱发电位检查都属于无创性检测方式，并且在床旁就可完成，但大脑诱发电位不受镇静剂抑制 CNS 影响，而脑电活动则会受到镇静剂抑制 CNS 的影响；实际上在脑电图检测之前应先检测血清的镇静水平，预防出现不准确或过早的脑死亡诊断。

## 脑循环测试

### 多普勒超声检查

经颅多普勒超声检查可以显示是否存在脑底动脉血流；此外，随着脑灌注减弱，可以发现经颅多普勒超声血流特性波形图显示循环骤停前兆。据称经颅多普勒超声检查的准确率高达 95%。

### 放射性核素显像

使用$^{99m}$Tc-二乙烯三胺戊乙酸或$^{99m}$Tc-六甲基丙烯胺肟示踪剂通过核医学脑血流造影对脑灌注进行评估。若颅内无法吸收静脉注入的示踪物可确认脑灌注消失。部分医疗机构提供床旁放射性核素显像检测，据称准确率高于 98%。

### 血管造影

虽说四血管造影术不是床旁可以完成的检测方式，但却是迄今为止证明脑内无血流的最准确方式，并被作为黄金诊断标准。至少注入两支造影剂，中间间隔 20 分钟,只有显示颅内动脉无充盈,才能确认脑灌注消失。

## 生命伦理问题

虽然在过去 50 年,医学领域已经逐渐接受并且更深层地掌握了脑死亡的生理学特征和诊断标准,但伦理质疑和争议一直如影随形,焦点主要集中在非专业性领域。围绕脑死亡诊断的误解和伦理冲突表现在脑损伤患者治疗过程中两个重复出现的问题上:①如何区分持续性植物状态与脑死亡。②医生在为危重脑死亡患者提供心肺支持方面的能力越来越强。这两种情况看来有点自相矛盾,会导致悲伤的患者家属无所适从。虽然在美国 UDDA 为医生制定了关于达到脑死亡标准即可宣布患者死亡的指导规范,但独立的临终关怀和伦理的同事们会协助重症监护病房团队(维护潜在捐献者),向患者家属解释并帮助患者家属理解脑死亡诊断的含义。

## 器官供体鉴定和知情同意

如上所述,只有不到 1/3 的潜在捐献者能够成功实施器官捐献;大多数都因为鉴定流程不规范、供体管理不当或家属或验尸官拒绝捐赠器官等原因而丢失。但是,在许多欧洲国家,比如葡萄牙、挪威和比利时都实施推定同意(是指如果患者生前没有明确否认进行器官捐献,那么就默认为死后器官捐献)政策,但美国不赞同这种做法。为增加器官捐献,作者采取了如下措施:①通过了 1986 年《综合预算调整法案》,要求接受医疗保险和医疗补助的设施加入供体器官查询体系,与当地 OPO 联合对所有医院内死亡患者的器官获取可能性进行评估。②通过了强制性请求同意法律,要求医院请求去世患者家属考虑捐献患者器官。③建立由州政府牵头的机动车辆登记系统。④实施 OPO 发起的当地基层倡议活动。虽然做了大量工作,开展了各种各样的倡议活动,但仍收效甚微,从最近 10 年的统计数据来看,每年可用的逝世后供体数量相对供体数量最多的一年(2007 年;8 065 位捐赠人)增长率不到 10%。可见,不考虑患者死因对所有潜在供体进行评估势在必行。

## 脑死亡后器官捐献获取过程:国家应对政策

1980 年,本着公平高效地协调器官捐赠和使用的原则,国家成立了包括各地 OPO 的全国性器官获取网络。OPO 不仅是供体医院与移植中心之间的桥梁,还为促成器官捐献发挥重要作用,包括对家庭和医疗从业人员开展器官捐献和移植教育,帮助获取脑死亡诊断书和家属同意书,供体器官维护和管理,确认适当的器官受体,并协调不同获取手术团队的工作。经过专业培训的协调员必须到达产生捐献案例的医院,监控整个过程,协调多个参与团队之间的工作,确保获取所有潜在可用器官。

## 脑死亡的生理学反应

潜在器官捐献者脑死亡的病理变化及随后的全部神经功能消失会造成严重的血流动力学和新陈代谢紊乱,可能会浪费宝贵的器官。这一过程是由于促炎性细胞因子大量持久释放(自主神经风暴)形成的,并且会损害多个系统的功能(表 40-2)。

**表 40-2　脑死亡病理生理学——脑死亡供体常见并发症**

| 并发症 | 病因 |
| --- | --- |
| 低血压 | 用于降低 ICP 的渗透性药物造成血容量减少 |
| | DI |
| | 左心室功能障碍 |
| 心律失常 | 电解质紊乱 |
| | 低血压伴随心肌缺血 |
| | 低温 |
| | 收缩力效应 |
| | 颅内压增加 |
| 低钠血症 | 酒精中毒 |
| | 血糖过高 |
| | 肾功能不全 |
| | 心力衰竭 |
| | 肾上腺功能不全 |
| | 甲状腺功能减退 |
| 其他电解液紊乱——高钠、低镁、低钾、低钙、低磷酸盐 | DI |
| 血糖过高 | 注射含葡萄糖液体 |
| | 血浆儿茶酚胺分泌 |
| | 注射促进心肌收缩的药物 |
| 体温过低 | 注射大量晶体或血液产品 |
| | 丧失温度调节功能 |
| | 散热 |
| 凝血障碍 | 组织灌注不良,伴随溶解纤维蛋白物质分泌 |

引自 Jenkins DH, Reilly PM, Schwab CW. *Improving the approach to organ donation: a review. World J Surg.* 1999;23:644-649; Karcioglu O, Ayrik C, Erbil B. *The brain-dead patient or a flower in the vase? The emergency department approach to the preservation of the organ donor. Eur J Emerg Med.* 2003;10:52-57. ICP:颅内压;DI:尿崩症。

脑死亡的心血管反应通常随交感神经输出减弱而达峰,临床表现为血管舒张性休克和低血容量性休克(脑部功能无法维持有效的外周血管张力)、节律障碍、心肌收缩和变时性反应受损、灌注不足及不可避免的血流动力学不稳定等症状。由神经元坏死造成的纤溶因子释放可能会诱发严重的凝血障碍并伴随自发性出血,进而加剧低血容量性休克。因此,80%~85%的供体需进行有创血流动力监测和血管加压支持,以保持器官灌注。

此外,脑死亡还会诱导多种呼吸系统并发症,包括肺动脉高压并伴随毛细血管壁断裂,使富含蛋白质的液体泄漏流入肺间质进而导致的神经源性肺水肿、吸入性肺炎和呼吸机相关肺炎。

神经内分泌的变化通常是由脑垂体轴功能障碍引起的。因脑部损伤抗利尿激素缺陷导致的尿崩症会进一步恶化低外周血管阻力型血容量减少。伴随甲状腺和皮质醇通路损伤的脑垂体前叶调节异常可能会导致线粒体功能障碍、厌氧代谢及乳酸性酸中毒。虽然多名研究人员已证明静脉内甲状腺素、胰岛素和类固醇替代可能会稳定供体的生理特征,但以温度调节异常为特征的中枢病理生理性变化可能会导致不可逆性低体温症,并伴随酸中毒,会进一步加剧凝血障碍、心律失常和心搏停止。总体来讲,脑死亡供体从生理上来说非常脆弱,需要精心护理。如果考虑捐献器官,那么治疗的重点就从保护患者受损伤的脑部转移到保证所有器官的可用性上来;因此,虽然

实行了辅助供体治疗,但也应尽快进行器官获取,避免潜在供体浪费。

## 供受体配型

为供体器官选择与之匹配的受体是实现圆满结果的关键,尤其是捐献者情况不理想的时候。一经确认潜在供体,需根据患者的年龄、体型、血型及既往社会/医疗/手术史对供体进行评估,特别需要重点确认以往是否存在药物或饮酒历史、肝胆类疾病、传染病和恶性肿瘤。此外还要审核死亡原因、住院时间、肝功能检查结果、血流动力学及肺部功能。能达到所有或近乎所有"理想"参数的供体并不常见,比如年龄小于50岁,血流循环稳定且只需要少量甚至无须血管活性药物,以及无腹部外伤、系统性感染、恶性肿瘤或慢性疾病。鉴于此,最初的肝移植供体评估逐渐演变为分析什么样的供体器官适合特定的受体。这一过程需综合采用两种或三种方法,包括使用下文介绍的方法。

### 供体风险指数

供体风险指数(donor risk index,DRI,表40-3)有助于临床医生对供受体配型的成功率做出客观判断。其意义在于:考虑受体的病情严重程度(即新陈代谢需求)和基础疾病的同时,评估供体的特质和并存病及其可能会对特定受体产生的影响。使用这一工具可以确定不适合某一受体的供体却适合另一受体的可能性,因此降低了供肝找不到适当受体而浪费

**表40-3 2002年4月—2003年12月基于接受移植的受体特征的供体风险指数**

| 受体参数 | 与参照群体的差值 | P值 | 供体可信界限95% | |
|---|---|---|---|---|
| | | | 下限 | 上限 |
| **受体年龄(岁)** | | | | |
| 0~10 | 0.332 | <0.000 1 | 1.65 | 1.74 |
| 11~17 | −0.052 | 0.024 | 1.24 | 1.34 |
| 18~39 | −0.012 | 0.362 | 1.30 | 1.36 |
| 40~49 | **1.343** | 参考 | | |
| 50~59 | 0.033 | <0.000 1 | 1.36 | 1.40 |
| 60~69 | 0.041 | <0.000 1 | 1.36 | 1.41 |
| 70+ | 0.116 | <0.000 1 | 1.41 | 1.52 |
| **种族** | | | | |
| 黑种人 | −0.010 | 0.385 | 1.35 | 1.39 |
| 白种人 | **1.380** | 参考 | | |
| 其他 | 0.039 | 0.004 | 1.39 | 1.45 |
| **性别** | | | | |
| 男 | −0.041 | <0.000 1 | 1.35 | 1.38 |
| 女 | **1.408** | 参考 | | |

（续表）

| 受体参数 | 与参照群体的差值 | P值 | 供体可信界限95% | |
| --- | --- | --- | --- | --- |
| | | | 下限 | 上限 |
| **诊断结果** | | | | |
| AHN | −0.011 | 0.427 | 1.34 | 1.40 |
| 非胆汁淤积性 | **1.381** | 参考 | | |
| 胆汁淤积性 | −0.009 | 0.437 | 1.35 | 1.40 |
| 代谢病 | −0.023 | 0.224 | 1.32 | 1.40 |
| 恶性肿瘤 | 0.000 | 0.990 | 1.35 | 1.41 |
| 其他 | 0.023 | 0.047 | 1.38 | 1.43 |
| **丙型肝炎** | | | | |
| 阳性 | −0.027 | 0.001 | 1.35 | 1.38 |
| 阴性 | **1.391** | 参考 | | |
| **身体状况** | | | | |
| 不在医院 | **1.377** | 参考 | | |
| 丢失 | 0.008 | 0.894 | 1.26 | 1.54 |
| 在医院 | 0.018 | 0.069 | 1.38 | 1.42 |
| 在ICU内 | 0.008 | 0.536 | 1.36 | 1.41 |
| **危重程度** | | | | |
| Status 1 | −0.058 | 0.007 | 1.29 | 1.38 |
| MELD<10分 | **1.399** | 参考 | | |
| MELD 10～14分 | 0.044 | 0.026 | 1.40 | 1.49 |
| MELD 15～19分 | 0.008 | 0.657 | 1.37 | 1.45 |
| MELD 20～24分 | −0.020 | 0.256 | 1.34 | 1.41 |
| MELD 25～29分 | −0.031 | 0.090 | 1.33 | 1.40 |
| MELD 30～34分 | −0.026 | 0.180 | 1.33 | 1.41 |
| MELD≥35分 | −0.044 | 0.027 | 1.31 | 1.39 |

引自 Feng S, Goodrich NP, Bragg-Gresham JL, et al. Characteristics associated with liver graft failure: the concept of a donor risk index. *Am J Transplant*. 2006;6:783-790.

AHN，急性重型肝炎；ICU，重症监护治疗病房；MELD，终末期肝病模型。

的可能性。

### 器官检查

虽然同时采用了移植适合度替代性指标和DRI进行评估，但在没有对供肝进行检查之前就不算完成供体评估。在分析供肝质量时需参考实验室数据、药物滥用历史、供体身体质量指数及手术史等信息；但是，外科医生只需进行外观检查就能得出最终结论。

### 供体肝活组织检查

最近，摘取器官前经皮活组织检查或术中摘取活组织检查可帮助临床医生确定供肝的质量。最常见的适应证包括：排除可疑病变的恶性肿瘤可能性，评估脂肪变性的严重程度或病毒性肝炎条件下的纤维化等级。届时现场或受体所在医疗机构将有一名训练有素的病理学家负责在植入供肝之前对活检标本进行评估。

## 扩大标准供体

上文提到，DRI的概念迫使移植行业尝试对虽低于理想标准但却可以利用的供肝特征进行定量分析。这类供肝一般归为扩大标准供肝，并且需要根据下列已知会对受体移植结果产生影响的一项或多项标准进行评估：供体年龄、脂肪变性严重程度、外伤历史或带有外伤、病毒性或细菌性传染病及供体恶性肿瘤。

### 年龄较大的供体

在早期肝移植手术中，一般会拒绝年龄超过50岁的潜在供体。经证明，在肝移植中使用"年龄较大"的供肝会增加慢性血管病变和实质性脏器异常的发生率，比如脂肪变性。年龄较大的供体存在动脉血管粥样硬化的病理学基础，包括肝动脉钙化斑，这可能是造成肝动脉血栓等并发症的根源所在。此外，年龄较大的供体高血压和糖尿病的患病率较高。供体年龄较大、系统性疾病和中重度脂肪肝可能会对移植肝脏的早期存活率产生负面影响。近年来,高龄供体未确诊恶性肿瘤的发生率较高,比如肾细胞癌和前列腺癌。获取器官的外科医生需对供体特别是高龄供体的腹部器官进行精确的术中检测,从而避免将供体的恶性肿瘤意外转移到受体身上。

通过对这种做法谨慎地放宽限制,作者明白供体年龄不是决定供体肝脏质量的唯一影响因素,高龄也不再是器官捐赠的限制因素。关键是要看供体的生理年龄。关于肝脏捐献是否应设定年龄限制的争议因一份证明肝移植过程和结果不受供体年龄影响的报告而平息。通过最大限度降低其他供体风险特征,比如限制冷缺血时间不得少于 8 小时,结果显示年龄较大的供肝与 50 岁以下供体供肝的移植效果相同。

### 肝脏脂肪变性

肝脂肪浸润表现为大泡型脂肪变性(大脂肪空泡取代肝细胞核)或小泡型脂肪变性(肝脏细胞质中含有大量脂肪小空泡)。脂肪变性的定量评估根据含有细胞质脂肪的肝细胞比例得出。患有严重脂肪变性的肝脏(含大泡型脂肪的肝细胞＞60％)可能会导致移植物原发性无功能,因此不能使用。使用中度脂肪变性(30％～60％)供肝时需要考虑的因素更多,因为相对无脂变供肝,原发性无功能是主要考量。假如在关系到等待移植患者生命的紧急时刻,谨慎考虑使用这类供肝也是合理的,特别是在没有其他重大风险因素的情况下。现在医生就知道使用轻度脂肪变性供肝(＜30％)的结果至少不会比使用无脂肪变性供肝的结果更差。

### 肝创伤或其他损伤

局部良性的实质性病变肝脏可以使用,比如单纯的囊肿、血肿和简单创伤。肝门部结构或腔静脉带有缺血性实质性损伤的供体可能不适用于移植,除非这种损伤可以修复或切除,并且还保留了充足的未受损伤的软组织。

### 细菌或真菌感染

60％的捐献者会产生细菌或真菌感染或定植,主要会影响呼吸系统和泌尿道。此外,15％的捐献者存在肺炎,10％的供体血培养呈阳性。因捐献细菌和真菌传播造成受体死亡的案例也有大量报道;但是,只要对供受体进行充分的抗菌治疗,就可以避免感染传播。如果治疗合理,已感染的供体器官受体的并发症发生率及移植存活率与使用未感染的供肝受体一样,所以全程随访及 OPO 与器官获取团队在获取器官后

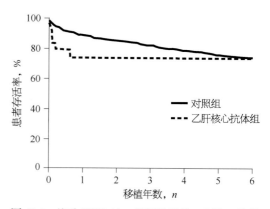

图 40-2　接受 HBVcAb + 供肝移植的乙肝核心抗体阳性(HBVcAb +)受体与接受 HBVcAb 阴性供肝移植的 HBVcAb + 受体肝移植后的存活率没有差别(引自 Joya-Vazquez PP, Dodson FS, Dvorchik I, et al. Impact of antihepatitis Bc-positive grafts on the outcome of liver transplantation for HBV-related cirrhosis. *Transplantation.* 2002;73:1598 - 1602.)

关于最终培养结果的沟通有着重要意义。

### 病毒感染

#### 乙型肝炎

乙型肝炎核心抗体阳性供肝可用于本身患有乙型肝炎后肝硬化的受体,不影响移植或患者存活率(图 40-2);但是,HBV 的复发概率可能会增加 2.5 倍。这种风险可以通过使用 HBIg 和抗病毒治疗来消除。对未感染过 HBV 的受体传播风险相当高,并且使用 HBIg 也没有效果,因此应该放弃使用。体内有 HBV(IgG HBcAb 阳性)抗体的受体(没有 HBV 肝硬化)也可以安全地接受 HBcAb 阳性供肝,前提是需做好预防措施。因此,HBcAb 阳性供肝的最理想用途是用于等待肝移植的 HBV 受体,并且他们已经决定移植后接受抗病毒治疗。

#### 丙型肝炎

血清检测数据显示,美国约 5％的潜在器官供体携带丙型肝炎病毒;通过聚合酶链反应发现这些供体中有一半 HCV RNA 呈阳性。中短期内,移植 HCV 抗体阳性供肝的 HCV 抗体阳性受体的发病率或因 HCV 复发导致的死亡率不会高于移植 HCV 抗体阴性供肝的受体。此外,上述两类接受肝移植的患者在供肝成活率或发病率、时间或 HCV 复发的严重程度上都没有差别(图 40-3)。

应先获得供肝组织学检查分析结果再决定移植,因为检验数据通常不太可靠;只有产生轻微或没有纤维化和最小炎症的器官才能进行移植。

#### 人类免疫缺陷病毒

目前,政府严禁使用感染 HIV 的供体器官。去

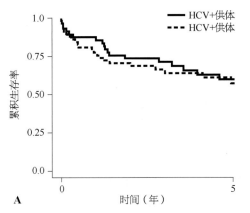
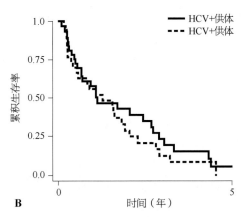

**图 40-3** A、B. 移植丙型肝炎抗体阳性供肝的丙型肝炎抗体阳性受体与移植丙型肝炎抗体阴性供肝的丙型肝炎抗体阳性受体之间 Kaplan-Meier 患者存活率曲线(A)或丙型肝炎无复发存活率曲线(B)对比(引自 Saab S，Ghobrial RM，Ibrahim AB，et al. Hepatitis C positive grafts may be used in orthotopic liver transplantation：a matched analysis. *Am J Transplant*. 2003；3：1167-1172.)

年,国会提出了两项法案提案,假如能通过,那么就会解除对这类器官的禁令—可以将其专门用于 HIV 阳性受体。据统计,假如法案通过,每年将会增加约 1 000 个移植器官。

### 恶性肿瘤

患有未治疗早期基底部或鳞状细胞恶性肿瘤、原位癌(比如子宫癌)和未出现颅外转移的原发性脑瘤的潜在供体可以使用。

在评估长期存在实体器官肿瘤的供体时,需综合考虑肿瘤生物学行为、诊断肿瘤阶段和等级、无瘤间歇期等因素。在考虑使用有肺部肿瘤和乳腺肿瘤既往史的供体器官时需多加谨慎,因为这可能会具有不可预期的转移诱导和后续复发。一般来讲,如果能安然度过 5 年的间歇期,就证明潜在供体可以使用;但是,对肺内孤立性肿块和淋巴结病进行细致评估非常重要。2002 年 UNOS 报告指出在 1 276 例移植了长期恶性肿瘤患者供肝的受体中有 488 例成功恢复,并且没有发生疾病传播,支持上述建议。

## 特别分析:扩大供体池

近 30 年来,为了缩小可用供肝数量与急需肝移植的患者数量之间的缺口,引进了多项创新技术。下文将对那些经过实践检验证明已经成功或有希望成功的技术进行讨论。

### 劈裂式肝移植

肝脏劈裂可以将一个供体肝脏变成两个具有功能的同种异体移植物。1984 年,Bismuth 和 Houssin 最初将它用于减体积肝移植,现在采用 SLT 技术可

**表 40-4  原位劈离供肝的选择标准**

血流动力学稳定、有心跳、多器官尸体供体
小到中度血管活性药物[例如,多巴胺<15 μg/(kg·min),肾上腺素 8 μg/(kg·min)]
住院时间<5 日
肝功能测试(凝血酶原时间除外)异常不超过正常值的 3 倍
血钠<160 mg/dl(1 mmol/L = 2. 299 mg/dl)
年龄 10~35 岁?

数据来源:Busuttil RW, Goss JA. Split liver transplantation. *Ann Surg*. 1999;229:313 - 321.

以完成两个目标:减少成人和儿童受体使用活体供肝的需求,同时提高捐献器官的使用效率;但是,要达到理想的结果,最重要的是要选择适当的供受体。1999 年,Busuttil 和 Goss 列出了 SLT 供体衡量标准(表 40-4),至今仍对当代肝移植有着深刻影响。通过坚持上述原则,SLT 与使用完整器官的临床效果基本相同。

### 多米诺肝移植

目前,肝移植受体的肝脏可以作为供肝再次利用,在极个别情况下,还可以作为活体供体(多米诺,也称作续惯性肝移植)。除了常规供体要求外,多米诺肝移植的条件还包括:①功能全面的供肝。②肝外基因缺陷。其中,家族性淀粉样多神经病就属于这种疾病,这是一种主要由肝脏产生并沉积在肾、胃肠道、心肌及神经组织中的甲状腺素运载蛋白基因缺陷造成的常染色体显性遗传疾病。肝移植是一种已得到广泛认可的治疗术式,同时这类患者的供肝可以移植到 55 岁以上的受体,因为淀粉样沉积的症状潜伏期

为 20 年左右。多米诺肝移植的另一个适应证是 MSUD。MSUD 是一种因支链酮酸脱氢酶基因缺陷导致的常染色体隐性遗传病。因未发现或未治疗导致的支链酮酸累积,存在诱导危及生命的脑水肿、髓鞘形成障碍及终生认知障碍的相关风险。支链酮酸脱氢酶是一种存在于肝(约 30%)、肾(约 2%)和骨骼肌(约 60%)中线粒体内膜上的多亚基酶复合物。基于这一组织分布,可以确定让 MSUD 患者受益的肝移植实际上就是支链酮酸脱氢酶替代疗法。反过来,一般的非 MSUD 患者保留了 70% 多的肝外支链氨基酸新陈代谢功能,因此将 MSUD 患者的移植肝移植(多米诺肝移植)到非 MSUD 受体体内,结果理想,并且没有报告饮食限制或支链氨基酸新陈代谢功能不足的症状。

### 肝细胞移植

#### 综述和适应证

肝细胞移植可以为急性肝衰竭和遗传代谢肝病患者提供合成以及肝细胞功能,是一种新型疗法,创伤性更低,同时也是实质器官肝移植的可替代疗法。表 40-5 列出了肝细胞移植的主要适应证。辅助性或"桥式"肝移植以降低急性肝衰竭的死亡率,是肝细胞移植的前提条件。基于肝功能强大代偿能力,据估计注入 10%～20% 的有效肝组织就足够逆转多种肝酶缺损的情况。在患者移植后的生命周期内,与肝移植相比,肝细胞移植受者免疫抑制及相关并发症有所降低,但是长期来看肝细胞功能有限,由于慢性排斥反应和残余肝细胞萎缩。大多数情况下,患者受益于反复的肝细胞移植,以持续保持最低水平的代谢功能。

#### 供体选择

参照实质器官移植,超过 60 岁并且大脂肪细胞程度高(>60%)、冷缺血时间过长(>10 小时)、肝内或肝外有恶性肿瘤、实验室生化测试肝细胞功能不良、传播性感染疾病或一般供体风险指数过高的供肝都不能达到理想的肝细胞移植结果。优质供体肝脏解剖性劈离或减体积的残余部分适合进行肝细胞移植,一般每克供肝组织会产生极高比例的可用肝细胞。

之前确立的相同供体管理原则、使用威斯康星大学器官保存液进行器官保存的标准实践及约 4 ℃ 的冷却标准三者相结合能优化潜在的有效肝细胞分离、低温保存和再灌注后肝细胞功能。分配供肝或供肝的某一部位用于临床肝细胞移植首先需要获得供体至亲亲属的知情同意并与肝细胞分离实验室签订协议。全肝或供肝的一部分就能为许多受体提供足够的肝细胞功能。

#### 肝细胞分离、收获和低温保存

标准器官保存和获取之后的肝细胞分离工作应基于拟订方案在无菌条件下开展。移植之前的肝细胞分离和准备步骤主要包括:

(1)正常体温(37 ℃)条件下通过完好无损的肝血管进行胶原酶消化分离。

(2)低速离心法倾析肝细胞。

(3)用冰冷的缓冲溶液对细胞进行洗净和净化。

(4)细胞计数,通过台盼蓝排出试验测定细胞活力(收获率 = 可用细胞/细胞总数),并计算集落形成率(细胞黏附和移植物活性的替代指标)。

(5)低温保存和细胞库(最长不超过 3 日,否则会造成细胞活性或集落形成率的严重损失)。

全肝每克肝组织可平均收获 $3 \times 10^6 \sim 20 \times 10^6$ 肝细胞,但上文提到的不良条件拉低了平均值。

#### 肝细胞移植流程

对于临床移植来说,肝细胞 ABO 血型相容,通过氨代谢证明集落形成率和细胞色素 P450 酶功能,并且收获率高于 50%。将肝细胞再悬浮到灌注溶液中(与新鲜冰冻血浆一致),然后通过肠系膜下静脉(IMV)、脾静脉或肠系膜上静脉(SMV)注入受体的门静脉系统。此外,还可经皮经肝进入门静脉系统或通过脾静脉亦可。将肝细胞混合液注射到肝、脾乃至腹膜中。受体单次接受约 5%(上限 $10^8$/kg 体重)的肝脏体积的肝细胞,最大限度地降低门静脉血栓形成

---

**表 40-5 经人体和动物实验证明具有潜在效益的肝细胞移植能力适应证**

急性肝衰竭
克里格勒-纳贾尔综合征
苯丙酮酸尿症
血友病
尿素循环的先天缺陷
Wilson 病
婴儿雷夫叙姆病
枫糖尿症
家族性高胆固醇血症
酪氨酸血症
高尿酸血症
进行性家族性肝内胆汁淤积
1 型高草酸尿症

引自 Jorns C, Ellis EC, Nowak G, et al. Hepatocyte transplantation for inherited metabolic diseases of the liver. *J Intern Med*. 2012;272(3):201 – 223 and Dhawan A, Puppi J, Hughes RD, et al. Human hepatocyte transplantation: current experience and future challenges. *Nature Rev Gastroenterol Hepatol* 2010;7:288 – 298.

和由于末梢门静脉血流减少导致继发性门静脉高压的风险。除非发生血栓性并发症,否则无须抗凝。重复移植是为了达到必需的移植细胞数量和新陈代谢功能。肝细胞输注后,门静脉压力短暂一过性降低,但随后恢复正常。接下来应进行肝静脉多普勒超声检查,确保门静脉血流通畅。磁共振成像和锝显像能显示脾或肝内可见的血管化肝细胞群体。与胰岛细胞移植不同,无法测量受体体内肝细胞功能的生化标记。

### 早期成果

截至目前,与肝移植丰富的经验相比,接受肝细胞移植的患者数量相对较小,因此也没有与之相媲美的长期随访结果。移植肝细胞功能在移植 9 个月后可能会突然恶化,需要接受肝移植或重复性肝细胞移植。虽然能暂时逆转急性或代谢肝细胞功能障碍的许多酶过程和后遗症,但截至目前肝细胞移植仍不是一种权威性的治疗方式。将来,基因修饰肝细胞或多能干细胞可能会成为多种肝病的治疗方法。

### 机械灌注

肝移植扩大标准供体的负面特性通常成倍增加,而不只是单纯的递增。比如,扩大标准供肝的缺血耐受性降低会在冷藏过程中危害器官可用性,并且还会与其他风险因素的负面影响相叠加。与供肾使用的机械灌注方法一样,器官机械灌注减轻肝缺血损伤;作用机制可能通过限定黏附分子和主要组织相容性复合体类分子上调,这两种分子都能介导缺血性移植物损伤。实验模型显示:与单纯冷灌注相比,采用含氧灌注机保存供体提高了肝实质细胞活力,同时减轻血管免疫原性。将来常温机械灌注的研究可能会提供更理想的供肝保存形式。初步研究证明,移植肾功能延迟恢复降低了 20%。

## 器官捐献的绝对禁忌

### 传染性疾病

虽然上文提到为肝移植受体扩大供肝池已经取得了一定的进步,但器官捐献仍有绝对禁忌证。主要考量是受体在深度免疫抑制状况下,任何可传播的治病因子都有导致受体死亡或严重衰竭性疾病的高度风险,包括供体真菌血症、分枝杆菌感染及播散性多位点耐药菌株的细菌感染。此外还包括不太常见但死亡率却非常高的朊病毒感染,比如克-雅脑病。

如上所述,使用 HIV 供体器官是严令禁止的,同时还禁止 HBV 阴性或 HCV 阴性受体使用来自 HBVcAb-阳性或 HCV 抗体阳性的供体器官。自 2002 年应用核酸检测技术以来,病毒测试越来越精确,这项测试大大降低了最新感染还处于窗口期但传统抗体测试结果仍显示阴性的供体。实际上,一直到 2009 年,据统计美国的供体 HIV 传播率为 0.000 02。但是,特异性也不确定。据估计,因核酸检测技术检测结果呈 HIV 假阳性导致每年器官捐赠减少 141 例。

### 恶性肿瘤

持续恶化的恶性血液肿瘤、颅外恶性肿瘤或出现颅外转移的脑部原发性肿瘤绝对禁止捐献器官。

因为器官捐献标准持续有选择性地放松,肝移植已成为更多肝病末期患者的治疗方案,有助于器官移植专业人员满足不断增长的可移植器官需求。

---

### 要点和注意事项

- 尽早确认并精细管理所有潜在供体能优化供肝功能——按照临床使用标准维护所有供肝。
- 采用肝移植扩大标准成功增加每年肝移植受者的数量。
- 带有外伤、病毒风险和肿瘤既往史的特定供肝的使用,部分供肝的使用及多米诺供肝的再使用都被证明是扩大现有肝移植供肝资源的有效方法。

- 因无法为潜在供体提供充分的医学支持至少浪费了 25% 的供体器官。
- 全面了解脑死亡判定和脑死亡生理特征方案对供肝的成功获取非常必要。
- 对供肝功能产生负面影响的供体特性包括高龄、局部缺血时间过长和脂肪变性。这些特性造成的损害是乘数级增加而不是累加。

# 第 41 章

# 扩大标准的供体

## Extended Criteria Donors

Ronald W. Busuttil • Joseph DiNorcia • Fady M. Kaldas

赵 杰·译

随着器官移植的长足发展,供肝的短缺越来越不能满足受体需求数量的增长,因此接受传统供肝标准之外的供体成为必须。这些供肝统称为扩大标准的供体。以往"理想"供体的标准为年纪小于 40 岁,创伤性死亡,DBD,血流动力学稳定,没有脂肪肝、慢性肝病及传染病。使用扩大标准的供体相对于理想供体会增加移植术后受体并发症的危险性,包括移植物功能受损(移植物功能延迟恢复及原发性移植物无功能)、供体器官来源的传播性疾病(感染、恶性肿瘤和其他疾病)。尽管 ECDs 质量并不理想,但这些供体可以明显改善肝移植患者的等待时间。全世界的移植中心使用 ECDs 与使用标准供体的预后无明显差异。尽管肝移植中 ECDs 无明确的定义,但文献相关的预后不良及疾病传播供体包括:老年、脂肪肝、血清病毒学阳性、DCD、感染病史、恶性肿瘤、代谢性疾病。本章主要讨论 ECDs 的因素如何影响供体质量以及使用这样供肝的预后。

## 老年

随着人类平均寿命的延长及可利用供体器官的减少,可接受年龄的潜在供体在增加。老年供体是供体池增长的最大扩展因素,这些供体的使用可以显著影响肝脏移植数量。部分研究文献显示使用老年供肝的预后与使用年轻供肝的预后无明显差异。这些研究结果显示 60 岁、70 岁甚至超过 80 岁老年供体

有着良好的预后结果。尽管没有绝对的年龄限制,部分人指出老年供体质量应该受到关注。

老年供体生理储备减弱并且伴有并存疾病,这些疾病影响器官的获取。术后恢复与器官获取水平、麻醉、住院期间生理功能改善及手术室条件有关。有动脉粥样硬化疾病、动脉瘤、心胸及腹部手术病史的供体需要与正常供体获取方式不同。老年供肝的特点为肝脏体积偏小、脂肪肝、囊性纤维化、动脉粥样硬化。冷灌注前后仔细检查供肝可以评估以上肝脏疾病,同时了解这些病变如何影响受体。另外,老年供体未确诊恶性肿瘤发生率较高,因此精确评估完整的术野区,确保阻止未知肿瘤的传播。

老年供体对冷缺血时间更敏感,增加了器官功能延迟恢复的时间,延长了胆汁淤积时间,这与缺血-再灌注损伤的严重后果相一致。因此最小化冷缺血时间对老年供体最为重要。另外,使用老年供肝的受体选择,应该能耐受器官功能延迟恢复。老年供肝丙型肝炎复发率较高,因此应该在丙型肝炎相关性肝病受体中使用。文献数据显示 60 岁以上老年供肝,丙型肝炎早期的复发增加了移植物失功能的发生率,降低了丙型肝炎阳性受体的生存率。

总之,如果没有额外的危险因素,使用老年供肝的肝移植有着良好的预后。单纯的高龄因素不能够排除在供体池之外,尤其对于较长时间等待供肝的受体。老年供肝不能同时伴有脂肪肝。除了其他供肝

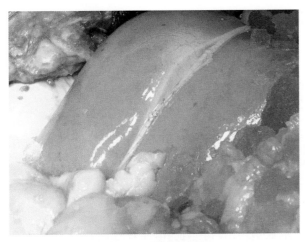

**图 41-1　供肝脂肪肝**

危险因素，受体因素、较短的冷缺血时间对确保老年供肝术后预后有着重要作用。

## 脂肪肝

脂肪肝是另一个影响供肝功能的重要因素。脂肪肝的存在严重损害了供肝功能的早期恢复和再生能力，因为脂肪肝受到的肝脏缺血再灌注损伤更严重。随着肥胖的普遍化，在移植手术中更经常遇到脂肪肝供肝的存在。发达国家脂肪肝在人群中发生率为 10%～30%。脂肪肝更普遍存在于有肥胖病史、糖尿病、嗜酒等供体中，有以上因素的供体在获取供肝时要迅速准确地评估脂肪肝程度。获取过程中检查有助于确定脂肪肝（图 41-1），肝脏病理检查是脂肪肝程度分级的金标准。

脂肪肝可以分为小泡型脂肪肝和大泡型脂肪肝。在小泡型脂肪肝中，众多脂肪小泡占据着肝细胞细胞质。在大泡型脂肪肝中，一个大的脂肪泡占据着大部分细胞质，使得肝细胞核移位。小泡型脂肪肝对供肝功能影响不大，大泡型脂肪肝严重影响着移植物功能。大泡型脂肪肝可分为轻度（<30%），中度（30%～60%）和重度（>60%）。大量数据显示大泡型脂肪肝程度与移植物无功能有着相关性。如果冷缺血时间较短，轻度大泡型脂肪肝对供肝功能影响轻微。轻度大泡型脂肪肝可以安全地使用于选择性受体中。中度大泡型脂肪肝结果差异性很大，使用该型供肝仍然有挑战性。据报道，使用中度大泡型脂肪肝移植物功能延迟恢复的发生率接近 35%，原发性移植物无功能发生率达到 15%。仔细的供体评估排除额外的危险因素，仔细选择耐受移植物功能延迟恢复的受体，

最小化冷缺血时间，是中度大泡型脂肪肝成功使用的关键因素。重度大泡型脂肪肝的原发性移植物无功能发生率很高，不能使用。任何程度的肝脏纤维化伴有脂肪肝，供肝都不能使用。

## 血清病毒阳性结果研究

供体血清病毒学阳性的供肝只能应用于受体感染相同病毒或者急需行肝移植的受体。使用血清病毒学阳性供肝，需要与受者在移植前坦白讨论并正式告知同意。部分文献研究显示，使用血清学阳性丙型肝炎、乙型肝炎和人嗜 T 淋巴细胞病毒 1/2（HTLV-1/2）供肝，有着良好的预后结果。

在美国和欧洲大约 5% 潜在捐献者 HCV 抗体阳性，这些捐献者中半数 HCV RNA 阳性。HCV 阳性供肝不伴有严重炎症反应或纤维化是 HCV 相关肝病受者的最好供肝。文献数据清晰显示使用 HCV 阳性供肝的丙型肝炎阳性患者与使用 HCV 阴性供肝受者相比，在丙型肝炎复发、移植物存活、患者生存率等方面无明显差异。同时研究显示，移植术后供受者 HCV 菌株存在动态的相互作用，并且没有发现持续的病毒数量再繁殖。供者 HCV 菌株占主导的肝移植受者相比受者 HCV 菌株主导型，有着更长的无病生存率。因为基因型是干扰素治疗反应的唯一预测因素，疾病严重性与干扰素治疗预后无关，因此基因型不是决定 HCV 阳性供肝移植术后重要的参考因素。总之，文献显示 HCV 阳性受体接受 HCV 阳性供肝是安全的，与接受 HCV 阴性供肝的长期预后结果无明显差异。供肝获取组应该结合供肝活检来评估炎症程度和纤维化，有以上状况供肝应该弃用。HCV 阴性受者或者未检测出 HCV 病毒载量的 HCV 阳性受者，需要在极端情况的病例中才能接受 HCV 阳性供肝。

通过肝移植传播 HBV 的风险性很高。然而，接受 HBsAg（-）/HBcAb（+）供肝在移植物和患者生存率方面无明显差异，因而可以用来扩大受体池。HBcAb（+）供肝，在美国占供体池的 3%～6%，在欧洲占到 8%～15%，在亚洲占到 50%～55%，HBcAb（+）供肝的使用随着 HBV 地区发病率不同而产生变化。HBsAg（-）/HBcAb（+）受体肝内 HBV DNA 的持续存在，是乙型肝炎病毒复燃的潜在因素，尤其在肝移植后使用免疫抑制剂的情况下。因此，在移植术后缺乏抗病毒治疗的预防下，HBsAg（-）/HBcAb（+）受体 HBV 的复发率达到 75%～80%，HBsAg（+）

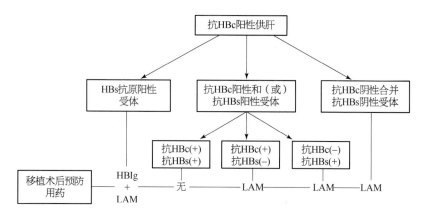

**图 41-2** 推荐使用的分配和处理抗 HBc 阳性供肝的逐步诊断法。该类供肝应首先分配给 HBsAg 阳性受者，其次给予抗 HBc 阳性和（或）抗 HBs 阳性受者，最后给 HBV 阴性（抗 HBc 和抗 HBs 同时阴性）受者。HBIg，乙型肝炎免疫球蛋白；LAM，拉米夫定；LT，肝移植［引自 Cholongitas E, Papatheodoridis GV, Burroughs AK. Liver grafts from anti-hepatitis B core positive donors: a systematic review. *J Hepatol*. 2010;52(2):272-279.］

或 HBcAb（+）受体为 15%～20%，HBsAb（+）/HBcAb（+）受体为 5%～10%。使用 HBcAb（+）供肝的受者体内 HBsAg Ab 及 HBcAg 的出现，减少了移植术后 HBV 的感染。HBcAb（+）供肝应该在 HBV 相关性肝病患者中优先使用。由于 HBV 抗体有效性，HBcAb（+）供肝也可以安全地用于 HBsAg（−）/HBcAb（−）受体，然而在紧急需要供肝的病例及 HBV 流行区需要慎用。移植术后终生需要使用抗 HBV 治疗并且需要终生检测（图 41-2）。受体一旦重新感染，需要抗 HBV 治疗及乙肝免疫球蛋白等多种治疗方案，直至 HBV DNA 阴性的血清学转化。

使用人嗜 T 淋巴细胞病毒 1/2（HTLV-1/2）供肝有传播到受者的风险，进而发展成为 T 细胞白血病或骨髓造血功能障碍（热带痉挛性下肢轻瘫）。大多数感染 HTLV-1 病毒宿主在免疫力正常的情况下不会发病，HTLV-2 与人类疾病无关。然而，肝移植受者免疫功能不全的状态下，有发展成为 HTLV 相关性疾病的风险。在美国，HTLV-1/2 感染的流行率为 0.05%～0.1%，因此，大多数供体不需要检测 HTLV-1/2 病毒。在加勒比海地区、南美洲、非洲和亚洲地区，该病毒的流行率高达 30%。全世界研究显示 HTLV-1/2 病毒的传播、感染和发展为疾病的数据变化很大。尽管肝移植后发展为 HTLV 相关疾病的危险性很小，HTLV 阳性供体可以给选择性受体使用，包括术前 HTLV 阳性患者。接受 HTLV 阳性供肝患者需要在移植术后接受严格检查。

## 疾病预防控制中心高危供者

通过移植意外传播 HIV、HCV、HBV 等疾病仍然是患者安全和公共健康关心的问题。CDC 确定了一定原则来控制供体感染 HIV、HCV、HBV 等逐渐增加的危险因素（表 41-1）。供者符合这些原则被称作 CDC 高危因素。尽管筛选以上病原体的技术在进步，通过移植传播传染病的风险还在持续。供体感染

**表 41-1　CDC 高危原则**

- 在 12 个月内与已知患有或怀疑患有 HIV、HCV、HBV 感染发生性关系
- 在 12 个月内发生男-男（MSM）性关系
- 在 12 个月内女性与有 MSM 史的男性发生性关系
- 在 12 个月内因需要钱或毒品而发生性关系的人
- 在 12 个月内与因需要钱或毒品而发生性关系的人发生性关系
- 在 12 个月内与非医疗原因通过静脉、肌肉、皮下注射毒品的人发生性关系
- 母亲感染 HIV、HCV、HBV 或为 HIV、HCV、HBV 感染高危人群所产的 18 个月的婴幼儿
- 在 12 个月内通过母乳喂养的婴幼儿母亲为 HIV、HCV、HBV 感染者或高危人群
- 在 12 个月内因非医疗原因通过静脉、肌肉、皮下注射毒品的人
- 在 12 个月内有过连续 72 小时监禁、拘留或少年监禁史的人

在 12 个月内新诊断为或因梅毒、淋病、衣原体感染、生殖器溃疡而接受治疗的人符合以下原则的供者为最近感染 HCV 高危因素：

- 在 12 个月内接受血液透析的人

无法检测出是因为多次输血稀释了血清滴度,还是发生在病毒感染的窗口期。当确定供体符合 CDC 高危因素供体,供体获取组织需要权衡等待移植患者的潜在致死性传播疾病风险和受者死亡风险。这样的风险无法定量,应该对特定供受体个体化分析。术前必须向受者明确揭示风险性并且获得受者自愿同意。移植术后,接受 CDC 高危因素的受体需要在适当的时间接受 HIV、HCV、HBV 的检查。

## 感染

供体中感染的存在是常见的,细菌和真菌感染或定植存在于高达 60% 的供体中。单独的供者感染不是随后移植物衰竭的危险因素,但需要在肝移植时进行全面的供体和受体评估与治疗。因为受体存在免疫抑制,因此感染的传播尤其受到关注。虽然总体来说发生风险非常低,但在文献中已有报道通过肝移植而导致细菌、真菌、病毒和寄生虫感染的传播。还有报道罕见的曲霉病、组织胞浆菌病、结核病和西尼罗河病毒的传播。因此,在某些感染流行的地区,需要增加对供体的筛查。

系统性细菌或真菌感染的供体以往是器官移植的禁忌;然而,大量研究已经证明,通过适当的抗生素治疗,该类移植物的患者存活率与来自没有感染的供体移植物的患者相当。移植后,接受存在细菌感染供体肝的同种异体移植受体应应受针对供体分离物的抗生素疗程。只要供体和受体都得到适当的治疗,来自具有细菌性脑膜炎供体的肝同种异体移植物也可安全使用。如果供体尽管已接受治疗,但在感染传播或感染未识别的物质后仍有菌血症,则不应使用该类移植物。未知原因的捐赠者死亡应引起关注,若不进一步调查以排除隐匿性感染则不应当使用该肝脏。

## 既往恶性肿瘤

应极其谨慎地使用来自具有明确恶性肿瘤病史供体的同种异体移植物。文献报告恶性肿瘤从供体传递到接受者从而导致预后不良。实体器官移植中最常传播的恶性肿瘤包括中枢神经系统肿瘤、黑色素瘤和肾细胞癌、肺癌和乳腺癌。当考虑使用具有恶性肿瘤供体的器官时,必须仔细权衡肿瘤传播的风险,以减少等待名单上受体的死亡风险。来自具有低度中枢神经系统肿瘤或经过治疗的低度恶性肿瘤(例如非黑色素瘤皮肤癌)的早期病史(>5 年)供体肝脏同种异体移植物可被考虑用于移植。高度恶性肿瘤和

转移性恶性肿瘤与传播风险呈正相关,不应用于器官移植。接受具有恶性肿瘤供体的同种异体移植物的受体应当对其免疫抑制进行调节,避免过度抑制免疫系统的肿瘤监测功能。在这些患者中使用 mTOR 抑制剂具有潜在的益处,因其具有抗增殖和免疫抑制的双重作用。

## 心脏死亡后器官捐献

过去称为非心脏跳动供体,DCD 供体可根据马斯特里赫特标准(表 41-2)分类。在马斯特里赫特第 1 类中,在医院外的一个地点宣布死亡,潜在供体被带到医院而未复苏。在马斯特里赫特第 2 类中,心跳骤停意外发生,复苏不成功。马斯特里赫特第 3 类是去除呼吸机支持后的预期心脏骤停,马斯特里赫特第 4 类是在脑死亡供体中未预料到的心搏骤停。改良的分类包括马斯特里赫特第 5 类,ICU 中未预料的心脏骤停患者。类别 1、2 和 5 被认为是不受控制的捐献,需要通过死后心肺复苏或带有外部氧合的心肺旁路来维持器官灌注和快速冷却。类别 3 和 4 被认为是受控制的捐献。尽管受控制的 DCD 同种异体移植的使用已稳步增加,但现在仅占肝移植的 5%。而在美国使用不受控制的 DCD 同种异体移植物十分罕见,大多数 DCD 病例是马斯特里赫特 3 类。因此在下面的讨论中 DCD 主要指马斯特里赫特 3 类。

DCD 是基于心肺标准而不是神经学死亡标准的完全不同的器官获取技术。不符合神经学标准死亡但没有希望恢复的患者可以成为器官捐献者。在家庭自主决定放弃生命支持后,器官采购组织可以与其讨论捐献并获得同意。与来自 DBD 供体的同种异体移植物(其经历正常的器官灌注,直到诱导的循环停滞和冷保存)相比,来自 DCD 供体的同种异体移植物经历的热缺血时间显著增加,其开始于生命支持的恢复,通过进行性缺氧、低灌注、心肺阻塞,并且在体温下没有器官灌注而结束观察,以确保没有自发复苏。因此,取器官和冷保存在暖缺血(即从最终拔管到冷

表 41-2　修改后马斯特里赫特分类的心脏死亡后器官捐献标准

| 第 1 类 | 抵达时死亡 |
| --- | --- |
| 第 2 类 | 不成功的复苏 |
| 第 3 类 | 预期心脏骤停 |
| 第 4 类 | 脑死亡捐献者的心跳骤停 |
| 第 5 类 | 重症监护治疗病房中的意外心脏骤停 |

保存开始)的可变周期之后开始。这种热缺血时间增加了移植后器官功能恢复延迟、原发性移植物功能不全和缺血性胆管病变导致的长期胆道并发症的风险。

早期报告提出，与 DBD 肝脏相比，DCD 肝脏具有更差的预后。然而，明智的供受体选择以及取肝技术的进步改善了 DCD 移植物的质量和患者存活率。原发移植物无功能的发生率目前小于 15%。尽管文献中的建议不尽相同，但基本都包括年龄小于 50 岁、无脂肪变性和热缺血时间少于 30 分钟。热缺血时间超过 30 分钟的胆道并发症发生率显著增加。最佳的受试者相关特征包括年龄小于 50 岁、体质指数小于 30 kg/m²、丙型肝炎病毒阴性以及较低的 MELD 评分。此外，应尽一切努力将 DCD 同种异体移植物的冷缺血时间限制在 8 小时以内。文献报道了 DCD 与 DBD 肝脏受者之间移植物治疗和患者存活率的巨大差异。然而，共识是如果谨慎考虑和优化供体与受体相关特征，那么用 DCD 同种异体移植物进行肝移植的预后与使用 DBD 移植物的结果类似。

## 供肝受损

供体的肝脏创伤不应作为移植的排除标准。它应该提示移植团队探讨死亡原因和住院期间排除如血流动力学不稳定、氧饱和度过低，或无法控制的出血，提示移植物损害的延长。血肿和撕裂必须根据具体情况进行评估以确定损伤程度。虽然表面或局部创伤性损伤通常不排除移植，但是肝门结构、肝静脉或腔静脉的损伤必须进行修复以减少对移植物的损害。具有缺血性实质的供体肝脏需要特别仔细检查以评估原因和损伤程度。局部缺血的移植物是可以修复的，而具有弥漫性缺血的移植物不能使用。在肝创伤的所有情况下，必须有足够未损伤的肝实质在再灌注后恢复和发挥功能。

## 肝脏移植物的再利用

移植后的肝脏移植物已经能够成功重复使用。当以往的肝移植受体脑死亡而移植物仍有功能并因此成为器官捐献者时，移植物重新使用的机会出现。肝同种异体移植物的再利用可以在时间上分为立即重复使用(在几小时或几日内)和晚期重复使用(在几个月或几年内)。当肝移植受体在肝移植期间或肝移植后不久遭受脑死亡时，可以立即重复使用。有文献报道过立即重复使用的例子。晚期重复使用很罕见，但有过在初始肝移植后 5 年和 13 年的报道。在两个

不同受体中重复移植单个肝移植物在技术上富有挑战，并且需要仔细地剖开吻合以确保足够的长度和移动性，并且在胆管需要足够的血液供应。胆总管吻合是确保二次移植胆道安全重建所必需的。

## 多米诺肝移植

多米诺肝移植包括选择具有遗传性代谢疾病的肝转移候选者，捐献其移植的肝脏用作其他患者中的同种异体移植物。多米诺肝移植供体与来自死亡或活体供体的第三方移植物进行移植，而多米诺肝移植受体接受多米诺供体移出的肝脏。多米诺肝移植的受体包括那些在等待名单上很长时间或其恶性肿瘤可能不符合移植标准的人。接受多米诺肝移植的理想患者年龄为 55~60 岁，预期寿命短于发展多米诺供体代谢疾病症状所需的时间。

多米诺肝移植已被用于多种代谢疾病，包括家族性淀粉样蛋白多神经病、枫糖尿症和纯合家族性胆固醇血症。患有原发性丙型肝炎和急性间歇性卟啉病的患者也进行了多米诺骨髓移植，但并不提倡，因为前者的早期肾衰竭和后者的神经毒性。这些遗传性代谢性疾病是由肝脏中的蛋白质异常或缺乏引起的，且能用肝移植治愈。尽管在供体中引起严重的系统性疾病，但是这些肝脏在结构和功能上是正常的，并且在受体中应该不会产生较多的症状。多米诺肝移植在技术上具有挑战性，因为难以重建多米诺肝移植物的静脉流出道。保留空间技术的出现可以使用过程中的间歇性赘生物或间插移植物。鉴于有发展新生代谢疾病的风险，多米诺肝移植的受体应该在移植后进行终身监测。

家族性淀粉样多发性神经病是多米诺肝移植最常见的适应证。它是由常染色体显性遗传突变引起的神经退行性疾病，其导致甲状腺素转运蛋白在心脏、肾脏以及外周和中枢神经系统中形成淀粉样蛋白原纤维。临床上，该疾病表现为心肌病、肾衰竭和外周及自身神经病变。95% 以上的甲状腺素转运蛋白在肝脏中产生，肝移植对该病是治愈性的。家族性淀粉样多发性神经病的多米诺肝移植的预后与死亡供体肝移植的预后相当。然而，代谢缺陷的转移是存在的，并且多米诺受体确实具有可检测水平的变性甲状腺素转运蛋白。最近文献报道了几种关于在多米诺受体中发生淀粉样多发性神经病的报道。虽然相对不常见，但是淀粉样疾病的进展是受体确实存在的风险，所以必须与每一名潜在的多米诺肝移植的患者讨论。

## 冷缺血时间延长

较长的冷缺血时间是导致功能延迟和同种异体移植物原发性无功能的独立危险因素。虽然确切机制未知，但冷缺血时间被认为通过促进缺血再灌注损伤而影响移植物功能。美国和欧洲的调查分别显示，肝脏移植受体的冷缺血时间超过 10 和 12 小时对受体生存率会产生影响。尽可能减少冷缺血时间对于每个同种异体移植物的成功是至关重要的，但是对于来自 ECD 的移植物尤其重要，特别是来自老年或脂肪肝供体的同种异体移植物更容易受到较长冷缺血时间的损伤。当冷缺血时间小于 8 小时时，此时同种异体移植物的恢复和功能最佳。这些数据强调最小化冷缺血时间对所有来自 ECDs 肝同种异体移植物的重要性。

## 征求同意

所有参与肝移植的患者均应自愿参与 ECD 分配。在评估和等待过程中，应告知患者扩大的捐赠标准。在知情同意过程中应该公开的肝移植方面见表 41-3。讨论应以同意的形式记录，反映患者对参与 ECD 分配的风险和益处的理解。这样，当 ECD 器官可用时，患者将理解其影响，并且能够与移植团队进行关于器官供给的知情讨论。患者在手术时，应再次签署使用 ECD 器官的同意书。除了审查肝移植的一般风险、益处和期望之外，讨论应重申 ECD 移植物特有的风险。这些风险可能包括胆道并发症、移植物衰竭或可能的传染发生率提高，而这取决于移植物本身。

### 表 41-3 在知情同意过程中应揭露的肝移植方面

- 已知的罕见移植风险包括传播 HIV、HBV、HCV 和其他传染病
- 由于器官缺乏，有时使用来自 ECD、DCD 和具有轻微的某些感染风险供体的器官
- 患者可能会拒绝 ECD 器官，但这样做可能会延误他们接受器官移植，甚至可能导致在等待名单上死亡
- 医生对供体本身特征导致的风险了解不够完整且仍然在发展
- 未来可能会出现新的风险（例如，在发现新的可传播感染时），但医生会尽力减少这些风险

引自 Halpern SD, Shaked A, Hasz RD, et al. Informing candidates for solid-organ transplantation about donor risk factors. *N Engl J Med*. 2008;358(26):2832 – 2837.
DCD, 心脏死亡后器官捐献；ECD, 扩展标准供体；HBV, 乙型肝炎病毒；HCV, 丙型肝炎病毒；HIV, 人类免疫缺陷病毒。

## 未来发展趋势

ECD 肝脏更可能发生早期的移植物功能障碍或原发性移植物无功能，因为它对保存相关的缺血再灌注损伤敏感性增加。机器灌注是一种有发展前景的工具，用于限制缺血性损伤，并在移植前优化肝脏同种异体移植物。最近在文献中已经出现了使用各种模型的低温和常温机器灌注的研究(图 41-3)。

低温机器灌注与肾移植中移植物质量和患者存活改善相关。临床肝移植中，低温机器灌注仍然是实验性的。来自 ECD 肝脏低温机器灌注的第一次临床试验的初步结果表明，它降低了保存损伤的发生率，并能够帮助被认为不适于移植的肝脏安全使用。常规机器灌注避免了冷缺血保存，也可能改善 ECD 肝脏的使用。正常热灌注相对静态冷冻保存和低温机器灌注的一个重要理论优势，是它为同种异体移植提供了全面的代谢支持。因此，在减少保存损伤的同时，正常体温机器灌注也可允许在移植前对移植物存活力进行体外评估，从而潜在地为选择 ECD 肝脏开辟新的途径。

另一个新的概念涉及在体内再灌注之前使用机器灌注通过温和的、氧合的离体回温来挽救冷储存的 ECD 肝脏。几个动物模型表明，再灌注前的热分级氧气可以改善缺血再灌注损伤并改善随后的器官恢复。未来，正常体温机器灌注可能有助于本不被采用的肝脏重新使用。例如，在实验模型中离体正常体温灌注严重的猪和大鼠脂肪肝，使用专门的灌注液可以促进肝脂肪变性的减少。离体修复 ECD 肝脏的影响

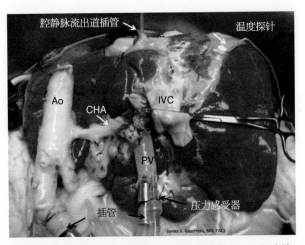

图 41-3 辅助装置：机器保存扩展标准供体。Ao, 主动脉；CHA, 肝总动脉；IVC, 下腔静脉；PV, 门静脉[引自 Guarrera JV. A Assist devices: machine preservation of extended criteria donor. Liver Transpl. 2012;18(suppl 2):S31 – S33. ]

是深远的。

总之,机器灌注有希望减少 ECDs 的保存损伤和帮助优化肝脏移植物。无论是低温还是常温,机器灌注可以改善 ECD 同种异体移植物的功能和质量,进一步扩大可用于移植的肝脏数量。

## 总结

来自 ECD 的肝同种异体移植物是扩大供体库并为选择的受体进行肝移植的可行手段。接受者必须自愿参与 ECD 同种异体移植分配,并在移植 ECD 肝脏之前给予知情同意。严密的供体和受体选择、匹配可以改善肝移植预后。缩短冷缺血时间极为重要。在未来,机器灌注和更新的技术可以帮助优化这些边缘移植物,以进一步增加适合移植的肝脏数量。

---

**要点和注意事项**

- 对所有潜在捐助者的确定和认真评估是增加捐助者库的第一步。
- 广泛接受来自扩展标准供体的肝移植使用。通过仔细的捐献者评估和经验性的供体-受体匹配,心脏死亡患者的移植物存活和脑死亡患者类似。
- 在取肝前熟练管理和优化扩展标准供体,并在取肝后尽量减少冷缺血时间,对于降低肝移植后移植物功能障碍或无功能的风险至关重要。
- 鉴于严重的器官短缺和较长的等待时间,所有肝脏应被视为可用,除非有不可用的证明。
- 当使用来自扩展标准供体的肝移植时,受体的完全知情同意是至关重要的。
- 早期使用机器灌注的研究显示有希望进一步增加可用的肝移植物数量。

# 第 42 章

# 心脏死亡后器官捐献
## Donation After Cardiac Death

David J. Reich

赵 杰•译

DCD,先前定义为心脏停止搏动器官捐献,已在过去几十年在美国成为最快速增长的移植器官来源,同时为器官捐献带来了完整的历史轮回。本章将回顾 DCD 肝移植的历史、伦理、操作指南、手术技术、临床结果及其挑战,并聚焦于可控的 DCD 亚组。肝移植巨大的供需不平衡导致无数终末期器官衰竭患者在接受移植前死亡。目前在 UNOS 和欧洲器官移植等待名单上患者的死亡率分别为 16％和 27％。因此,一种扩大供体人群的方法是使用活体供肝(一种高风险的方法)或供肝纳入标准,包括年纪更大、丙型肝炎阳性、乙型肝炎核心抗体阳性供肝、脂肪肝、受损肝脏和减体积(劈离)肝脏。在美国、欧洲和亚洲应用的 DCD 是另一种扩大供肝标准的方法,旨在提高死亡供体的人数并降低器官移植的严重短缺情况。美国 DCD 的死亡供体从 1996 年的 1％上升至 2011 年的 13％,2011 年进行死亡供体肝移植的 5％来自 DCD,死亡供体肾移植的这一数据为 16％,同时 DCD 还可提供胰腺和肺移植。

## 心脏死亡后器官捐献定义

心脏死亡后器官捐献的特点是不可逆的无反应、呼吸暂停和循环停止,而 DBD 是指不可逆的所有脑功能停止。在 DBD 中器官缺血是最少的,因为循环停止与保存液灌注和快速冷却同时发生。因此这种情况下器官获取没有循环功能障碍。DCD 比理想状态差一点,因为器官在循环功能障碍、循环停止与之后的灌注和冷却之间遭遇了缺血。此外,针对 DCD 器官康复的手术操作要求更高且更为匆忙。区分可控和不可控 DCD 是非常重要的(图 42-1)。

### 不可控的心脏死亡后器官捐献

不可控的 DCD 出现循环停止并且对心肺复苏无反应或在前往医院的途中被宣布死亡。不可控的 DCD 是计划之外的,因此器官在恢复前遭受长时间缺血。尽管肾脏能耐受短暂热缺血,但不可控 DCD 的肾脏外器官移植往往有更大的风险。

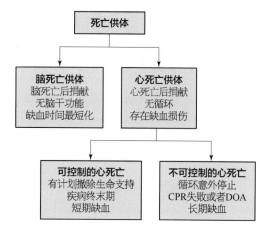

**图 42-1** 心脏死亡后可控性和不可控性捐献以及脑死亡后捐献。CPR,心肺复苏;DOA,到院前死亡

### 可控的心脏死亡后器官捐献

可控的 DCD 相较于不可控的 DCD 可提供明显更少缺血损伤的器官,并且通常移植术后功能恢复更好。可控的 DCD 在计划内撤去生命支持(通气和循环支持)之后发生了循环停止,更常出现在手术室中,有良好的供体外科团队支持。除了在少数情况下,潜在的可控 DCD 并不符合脑死亡标准,但供体往往已遭受毁灭性的脑损伤或其他疾病例如终末期肌肉骨骼疾病、肺部疾病或高位脊髓损伤并且经主治医生决定已无生存期望。患者的合法委托人要求撤除生命支持,无论器官捐献是否进行。此时,如果患者在医学上符合捐赠标准,那么委托人将会得到一份器官捐献同意书。可控的 DCD 可在心脏死亡前脑死亡标准并不符合时为预后无望的患者及家属提供捐赠机会。

### 马斯特里赫特分类

在 20 世纪早期,来自荷兰马斯特里赫特的研究者描述了 4 种 DCD 供体:①至医院途中死亡者。②未成功心肺复苏者。③等待心脏骤停者。④心脏骤停时脑死亡者。至医院途中死亡的 DCD 供体是指患者在宣布死亡后送至急诊。未成功心肺复苏的 DCD 供体是在经历所有抢救生命措施无效后确定的。等待心脏骤停的 DCD 供体是指有重度脑损伤但并不符合脑死亡标准者,并且随即安排撤除生命支持,最后,第 4 种分类包含那些确诊为脑死亡并且在器官捐献之前发生意外心跳骤停的 DCD 供体。除了第三类以外,其他的均是不可控的 DCD。

## 历史回顾

### 脑死亡认知的影响

在肾移植的最早期,器官捐献等于从心脏停止跳

动的患者身上移除肾脏。第一例人类肾、肝和心脏移植分别于 1958 年、1963 年和 1967 年使用不可控的 DCD 器官进行。经过 20 世纪 60 年代,死亡的定义需要心脏停止搏动。然而,第二次世界大战催生了现代重症监护,包括使用呼吸机和心肺复苏。这使得在危重患者中重新建立或保持心肺功能成为可能,从而引导 20 世纪 50 年代的神经生理专家研究不可逆的昏迷。随后,1968 年哈佛大学医学院多学科特设委员会发布了一项里程碑式的报告,包括脑死亡的定义(哈佛神经科对死亡的定义和标准)。在 1980 年,联邦统一法律委员会采纳了 UDDA。根据 UDDA,发生不可逆的循环和呼吸功能停止或不可逆的所有大脑活动停止,包括脑干的人定义为死亡。UDDA 已被美国和欧洲的主要医疗与法律专业机构所批准并且所有 50 个州均已制定脑死亡立法。

在 20 世纪 70 年代中期,从 DCD 供体获得器官已基本被放弃。来自 DBD 供体的器官是更理想的选择,因为它们可避免热缺血损伤并且不易发生移植物功能障碍。在接下来的 25 年中,几乎所有捐献均来自 DBD 或活体捐献。

### 可控的心脏死亡后肝移植——早期努力

DCD 器官移植于 1992 年在匹兹堡大学移植项目中重启。匹兹堡项目和威斯康星麦迪森项目在启动可控的 DCD 器官移植中起主导作用,并且均在 1995 年描述了可控 DCD 肾移植和肝移植的结果。尽管经验缺乏并且生存率要差于那些 DBD 肝移植,但这些先驱团队的报道鼓舞人心并且为进一步发展可控 DCD 肝移植提供了动力。在 2000 年 Reich 等人在平均随访 18 个月后报道了第一个成功的可控 DCD 肝移植队列,患者和移植物生存率为 100%,并且没有发生移植物无功能、肝动脉栓塞或缺血性胆管病。随后,其他更大规模的关于 DCD 经验的报道陆续发表。

这些可控的 DCD 早期经验是随着大众不愿延长重症患者的无效治疗和人工支持以及出现更多先进的医疗代理而同时发生的。在 1997 年美国国家科学研究院医学院首次发表了关于 DCD 的报道。IOM,受人类健康事务部的委托,认为 DCD 是解决器官短缺的一种符合道德的方法,并且根据 2000—2006 年的随访结果努力增加这类器官捐献。从 2003 年开始,人类健康事务部组织了器官捐献突破合作,批准增加 DCD 并使 DCD 肾移植和肝移植数量激增。DCD 已被 ASTS、危重医学协会、UNOS、联合委员会

和医疗保险及救助中心所批准。早期的预测认为 DCD 能在美国每年增加 1 000 例供体。DCD 供体数量从 1993 年的 42 例稳步上升至 2008 年的 846 例。

### 可控的心脏死亡后肝移植——挑战

在 2003 年，宾夕法尼亚大学的团队首先报道了 DCD 肝脏受体有更高的风险发生重大胆道并发症，并且提示 DCD 的胆道上皮特别容易发生缺血再灌注损伤。在这之后，随着越来越多缺血性胆管病、生存率低以及移植后高昂的价格被报道，人们对于 DCD 的热情下降了。缺血性胆管病表现为胆道狭窄和胆道铸型综合征，并且在移植后的最初几个月内发生（图 42-2）。它可通过胆道引流缓解或需要反复长期的内镜或皮下治疗。缺血性胆管病经常导致移植物功能丢失和再次移植或者死亡。随着监管人和纳税人越来越重视临床结果以及医疗成本，对于 DCD 肝移植的不安被放大了。DCD 肝移植的数量从 2005 年起处于停滞状态。关于 DCD 的进一步担心还包括来源于 DCD 可移植器官应用范围的减少，其中的一些 DCD 如果时间延长可能会进展至脑死亡。

## 心脏死亡后器官移植的现状

### 心脏死亡后肾、胰腺和肺移植

DCD 肾移植受体因移植肾功能恢复延迟（delayed graft function，DGF）而风险上升，并且 DCD 也增加了肾脏供体风险指数。然而，DCD 肾移植生存率结果与 DBD 肾脏相似。基于美国肾脏数据库系统和单中心研究结果的综述表明 DCD 肾脏受体发生

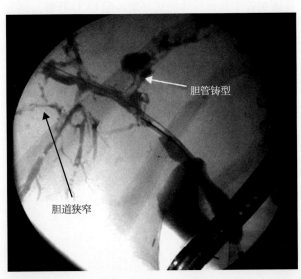

**图 42-2**　内镜逆行胆管造影显示心脏死亡后肝移植受体胆道缺血（胆管铸型及胆道狭窄）

DGF 的风险是标准肾移植受体的 2 倍，但 1 年、5 年和 10 年移植物生存率两者是相当的。患者生存率和移植物生存率在不可控和可控的 DCD 肾脏之间是相似的。

每年进行 DCD 胰腺移植相对而言很少。威斯康星大学的单中心经验和 SRTR 的结果表明患者生存率和胰腺生存率在 DCD 和 DBD 器官中是相似的。随后的 SRTR 数据回顾显示 DCD 来源的胰腺可能是导致移植物失败的风险因素，这可能是由于供体器官来源的增多而造成器官选择标准放宽。作者认为来源于血流动力学稳定、年轻和苗条的 DCD 供体在适当情况下可采用以扩大供体人群。

现在已有越来越多的 DCD 肺移植，并且一些团队最近已报道了他们的结果。DCD 和 DBD 肺移植之间的结果是相当的，包括相似的肺功能、闭塞性细支气管炎综合征的风险以及患者和移植物的生存率。一些 DCD 肺移植使用体外灌注以评估是否能进行移植术，并重新调整肺状态以增加其利用能力。

### 不可控的心脏死亡后肝移植和西班牙模型

相较于可控的 DCD 肝移植，不可控的 DCD 肝移植 1 年移植物生存率仅为 17％～70％。目前已采用各种死后措施以提高不可控 DCD 可移植器官的应用范围，包括心肺复苏、股静脉插管以进行低温或常温 ECMO 和低温保存液灌注以及在获取器官前通过腹腔插管进行核心冷却。一些指南采用一些非自愿措施，例如心肺复苏、股静脉插管以及 ECMO，这就导致存在伦理问题，即使在未获得捐赠同意书时取消获取器官。西班牙建立了基于非自愿措施的不可控的 DCD 器官获取项目。

### 可控的心脏死亡后肝移植结果的联合经验

许多单中心和登记处显示可控 DCD 肝移植结果要差于 DBD 肝移植，患者和移植物的 1 年生存率分别从 74％至 92％和 61％至 87％。Merion 等人通过回顾分析 SRTR 数据发现与 DBD 肝脏相比，DCD 肝脏调整后的移植物失败比值比为 1.85（图 42-3）。Merion 等人随后回顾分析了 2001—2009 年的 1 567 例 DCD 肝移植，受体移植后 3 年存活并且移植物有功能的比例为 64.9％，13.6％的患者需要再次移植，21.6％的患者死亡。缺血性胆管病发生在 9％～50％的 DCD 受体中。由于失败的 DCD 肝脏仍可存活一段时间，因此人们应深入思考 DCD 肝移植后中期移植物生存率，例如 1 年生存率，这不仅关乎移植物功能丧失导致死亡或再次移植，更重要的是移植物

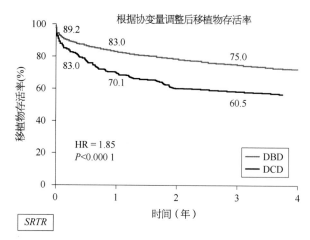

**图 42-3** 心脏死亡和脑死亡后移植物生存率(心脏死亡后供肝失功能的危险因素为 1.85)

受损的患者仍在等待再次移植。

值得注意的是,登记处和单中心经验包括了可控 DCD 肝移植后恢复良好的患者并且明确了预后不良的危险因素。一些始终采用标准 DCD 操作以及严格器官选择标准的单中心报道了与 DBD 肝移植相比更完美的结果。DCD 肝移植并没有导致原发肝脏无功能比例的上升(0~12%)或肝动脉血栓(0~9%)。

2011 年 Jacksonville 的梅奥诊所团队将 200 例 DCD 肝移植与 1 830 例 DBD 肝移植进行比较。DCD 组和 DBD 组在患者及移植物 1 年、3 年、5 年生存率方面没有明显差异。缺血性胆管病发生在 12% 的 DCD 患者中,其中一半需要再次肝移植。梅奥团队的完美结果与 Reich 等人在 2006 年更新的结果相似,患者及移植物术后 1 年生存率均为 90%, 2 年生存率为 85%,缺血性胆管病发生在 13% 的受体中并造成 10% 的患者移植物失败。

相反的,一份来自西北大学团队的报道显示他们的 DCD 肝移植受体相较于 DBD 肝移植受体发生缺血性胆管病的风险高 36%,由于这个原因,DCD 肝移植移植物失败的风险要高 2.1 倍,再次移植的风险要高 3.2 倍。造成这个团队的 DCD 结果差于其他中心结果的可能原因是其他中心采用了更持续的 DCD 方案以及更严格挑选标准。举例来说,西北大学的团队在系统性肝素化的时间(撤除前或后)、撤除的位置(在手术室内或外),以及 32 例 DCD 供体的来源(当地或其他区域)方面都不确定。此外,他们的队列平均年龄超过 40 岁(43 岁 ± 18 岁),并且如果 DCD 供体超过 40 岁,发生缺血性胆管病的风险要提高 9.3%。

## 改善可控的心脏死亡后肝移植结果

### 降低风险

2006 年 2 项关于 DCD 肝移植的 SRTR 风险关注了移植物失败的危险因素。Lee 等人发现低风险的 DCD 队列与 DBD 队列结果相似,低风险的标准为供体年龄小于 45 岁,冷缺血时间少于 10 小时,热缺血时间少于 15 分钟。Mateo 等人同样明确了造成 DCD 预后差的供体风险因素,并且发现了受体的风险因素(热缺血时间超过 30 分钟,冷缺血时间超过 10 小时),包括再次移植、移植后依赖生命支持以及血清肌酐水平超过 2.0 mg/dl。低风险的 DCD 移植物移植进入低风险受体预后较好,与 DBD 结果类似。一项由 Selck 等人在 2008 年进行的 SRTR 分析显示在术后第一个 180 日内移植物失败概率更高,并且 DCD 移植物通常来自另一个器官分配区域。

一些人明确建议使用来自 40~60 岁 DCD 供体的肝脏,因为它们特别能抵抗胆道缺血以及移植物功能丧失,但其他人认为选择供体能提供好的结果。其他一些中心认为与 DCD 肝移植预后较好相关的因素包括供体手术医生的经验、供体来自当地或外地器官分配以及个体化 DCD 方案的不同,例如使用抗凝药物或血管活性药物的时间、在手术室内或手术室外撤除生命支持、在宣布死亡和开始手术之间的等待时长。DCD 肝脏活检可排除使用小叶中心型坏死、脂肪变性以及其他组织学预后不良的肝脏。

DCD 肝移植后受体预后较好的因素也已明确。那些更年轻、血流动力学更稳定、手术操作更简便的受体相较于其他受体能更好地匹配 DCD 肝脏。这与尽可能缩短冷缺血时间以及将肝脏放置于血流动力学更稳定的环境从而避免额外的缺血相关。DCD 肝移植可能不适合那些危重且无法承担胆道并发症风险(住院探望、治疗以及经皮插管增多)的患者,例如那些居住远离肝移植中心或社会支持较差的患者。如果没有多种供体和受体的风险因素,那么 DCD 肝移植的风险将会改善。目前终末期肝病模型分配和分配制度造成了 DCD 肝脏区域分配不均,因为那些移植中心竞争力较弱的 OPOs 可以为受体选择理想的 DCD 肝脏,而那些竞争力更强的 OPOs 必须在这场生死竞速中接受 DCD 肝脏或者失去肝脏。医生还需要认识更多的危险因素以及各种危险因素的关系。

### 缺血时间

决定是否移植一个 DCD 器官时,需要特别评估

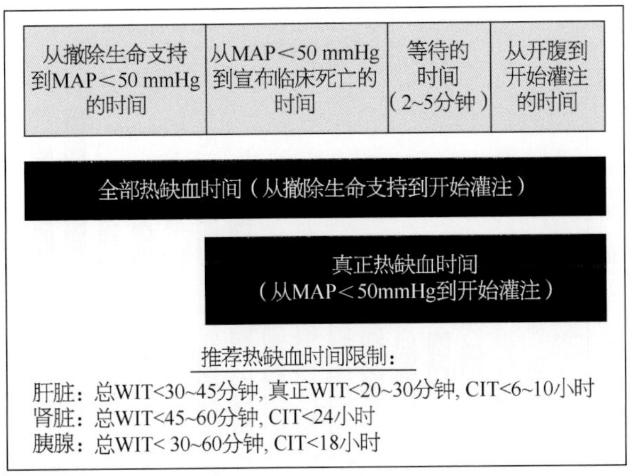

| 从撤除生命支持到MAP<50 mmHg的时间 | 从MAP<50 mmHg到宣布临床死亡的时间 | 等待的时间（2～5分钟） | 从开腹到开始灌注的时间 |
|---|---|---|---|

**全部热缺血时间（从撤除生命支持到开始灌注）**

**真正热缺血时间（从MAP<50mmHg到开始灌注）**

推荐热缺血时间限制：

肝脏：总WIT<30～45分钟，真正WIT<20～30分钟，CIT<6～10小时
肾脏：总WIT<45～60分钟，CIT<24小时
胰腺：总WIT<30～60分钟，CIT<18小时

图 42-4　心脏死亡来源肝移植推荐的缺血时间限制。作者认为低于 50 mmHg 平均动脉压标志着严重的低血压和真正热缺血时间

不同缺血时间间隔（图 42-4）。可控的 DCD 肝移植在真正热缺血时（明显低压或低氧与灌注开始之间的间隔时间，最长可达 20～30 分钟）风险可能会上升。总热缺血时间（停止机械通气与灌注开始之间的间隔）延长至 30～45 分钟。在梅奥诊所的经验中，阻断钳钳夹时间每增加 1 分钟可造成缺血性胆管病风险上升 16.1%。当冷缺血时间保持在 6 小时内，DCD 肝脏的风险是最低的，但冷缺血时间控制在 6～10 小时，风险也可降低。Mathura 等人在 2010 年的 SRTR 分析中发现冷缺血时间每增加 1 小时可造成移植物失败概率上升 6%，并且冷缺血时间在 6～10 小时与小于 6 小时相比可造成移植物失败概率上升 64%。

可控的 DCD 肾移植与 DGF 风险上升相关，如果热缺血时间超过 45～60 分钟或冷缺血时间超过 24 小时。可控的 DCD 胰腺移植由于受到病例数限制，通常认为热缺血时间少于 30～60 分钟并且冷缺血时间少于 18 小时。

### 胆道保护

以下方法可用于降低 DCD 肝移植后胆道并发症：快速原位胆道冲洗可降低胆汁导致的上皮损伤，在门静脉重建之前或同时进行动脉重建，在铸型胆道发生之前使用 T 管疏通胆管并且扩张胆道，以及移植后预防性使用游离胆汁酸（熊脱氧胆酸）。Fung 等人建议在抗凝药物之外额外使用溶栓药物以降低胆管周围微血栓以及 DCD 后的缺血性胆管病。Fung 等人将他们缺血性胆管病发生率低归因于在供体肝动脉内注射组织型纤溶酶原激活剂。他们也使用组氨酸-色氨酸-酮戊二酸保存液而非更黏稠、更细小的 UW 液，以进一步降低胆管周围微血栓。然而，

Stewart 等人对 UNOS 进行的一项 2009 年发表的分析显示，HTK 相较于 UW 保存液会导致移植物功能丧失风险上升，特别是 DCD 移植物。一些作者呼吁对 DCD 失败受体的器官分配政策进行修改以便加速再次移植。

## 心脏死亡后器官捐献的指南

DCD 操作指南和方法在各个 OPOs 和移植中心之间都不同。最好的 DCD 器官获取和移植实践指南包含各方面的努力，包括供体标准、同意书、撤除生命支持、手术技术、缺血时间、受体考虑以及胆道因素。2009 年，Reich 等人代表 ASTS 发表了可控 DCD 的建议。ASTS 的建议旨在提出由 DCD 器官获取和移植带来的独特挑战并促进改善结果。他们补充了先前由 UNOS、IOM、危重医学协会以及多器官全国会议报告的指南。

## 伦理法律问题和职业操守

### 基本原则

DCD 器官获取尊重捐赠人的意愿，为家庭带来一些安慰，并为受体带来益处。然而，随着 DCD 发展，相关伦理问题已刺激了医疗界的审视、讨论和争论。由 IOM 组织的最初的 DCD 研究是为了应对 1997 年一个广泛宣传、具有争议的名为"60 分钟"的 CBS 电视报道，其消极反对 DCD 倡议并导致公众对器官捐献持怀疑态度。一些有关 DCD 的道德法律问题包括以下几点：个体不因他们的器官被杀害或因移除他们的器官而被杀害（死亡供体条例），患者不能因为获取器官而被伤害，不允许安乐死，告知同意书以及尊重家庭意愿决不能违反，患者拒绝治疗的自主选择权必须坚持。必须确保在为患者提供最佳医疗和恢复移植器官之间不存在利益冲突。具体而言，一旦决定恢复器官功能，撤除生命支持和宣布死亡的依据必须撤回。因此患者医疗和器官供体团队必须完全分离。

尽管 DCD 获取器官通常时间紧迫，但供体手术团队必须对供体表现得礼貌和尊重。DCD 器官移植的风险和益处，包括发生胆道并发症的可能性（或肾移植中 DGF 并发症）应该在器官评估时与移植受体充分讨论。

### 有争议的伦理话题

某些 DCD 器官获取仍然存在伦理和法律的讨论。某些干预措施促进了捐献的成功而不是直接使

供体受益是被允许的，只要两厢情愿，不会加速供者死亡或者伤害供者，也不被当地获取规则所禁止。关于抗凝剂、血管舒张药物及临终前血管内插管的使用是有不同观点的。即使存在加速死亡的风险，药物治疗仍然允许为患者减轻痛苦；而患者的治疗组医生和器官获取组医生不能参与决定使用药物。有一个备受瞩目的关于对潜在 DCD 捐献者使用镇静和麻醉药物的法律诉讼案件，医生的行为受到规范。

另一个讨论的问题是是否把没有心电活动作为判定 DCD 捐献者死亡或把没有心音、脉搏、血压作为判定 DCD 捐献者死亡的必要条件，正如对不作为器官捐献的患者做出的判定一样。最终，供体捐献医院和医疗组的医生有责任宣布患者死亡。另一个重要的伦理问题是供体器官热缺血时间的持续，与等待捐献者不可逆的死亡之间存在伦理矛盾。文献目前尚无报道心跳停止 1 分钟后可自动复苏的案例。不同的获取组织从循环衰竭到启动获取手术有 2～10 分钟不同的等待时间。ASTS 推荐 2 分钟，危重病医学联合会推荐 2～5 分钟，IOM 推荐 5 分钟。

### 明确合适的心脏死亡后器官捐献供体

#### 脑死亡后器官捐献优于心脏死亡后器官捐献

DCD 来源的器官和使用 DCD 来源器官的移植手术，其结果都不如 DBD 来源的器官，因此使用 DCD 来源器官应该慎重。如果可以实现 DBD，那么 DCD 不能视为与 DBD 等同的可接受选择。当出现脑死亡或者脑死亡不可逆转，潜在捐献者的家庭或医院应该鼓励按照脑死亡的标准完成判定。脑死亡捐献者所在的重症医学科空床位的压力以及移植专家希望努力促成供体捐献的完成尽管令人觉得麻烦，但实现脑死亡程序判定是重要的。

#### 器官获取组织的努力

依据当地法律，即将死亡患者需要被强制推荐给器官获取组织，并被认定为潜在的 DCD 供体。如果 DBD 不可执行，DCD 是真正可以扩大供体池的器官来源。当发生灾难性的损伤，或者脑死亡还没有来临，或者因为循环不稳定和家属坚决拒绝等待死亡而拒绝脑死亡判定等情况发生时，需要请求撤除生命支持。强大的 OPO 能动性是实现 DCD 捐献的关键，某些 OPO 组织已经积累了非常成功的 DCD 获取经验。来自 Delaware Valley 的"捐献者计划"器官获取组织在 2011 年对 17％ 的死亡供者完成了器官移植捐献（69/399）（图 42-5）。已经有尝试发明一个系统来预

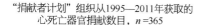

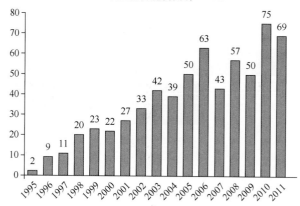

**图 42-5** 1995—2011 年"捐献者计划"获取组完成至少一例心脏死亡后器官捐献

测撤除生命支持后心脏死亡时间以帮助确定器官获取，但目前为止没有可信赖的模型。

### 心脏死亡后器官获取的术前方案和手术策略

#### 术前准备

表 42-1 总结了作者所在 OPO 获取组织 DCD 判定和其他程序。供体手术需要由熟悉 DCD 伦理和法律并且有快速获取供体技术经验的外科医生主持。在撤除生命支持前，DCD 获取医生、器官捐献协调员及手术室人员之间要有充分的交流，以达到流畅的配合和快速的复原。当撤除生命支持后协调员需要在手术室填写流程单，包括记录每分钟的血流动力学测定和停用呼吸机、心肺功能停止、等待、宣布死亡、开腹、器官灌注等时间（图 42-6）。在器官获取后，以上信息用来评估冷缺血损伤。

| **表 42-1** 由"捐献者计划"提供的作者及其他获取组织遵循的控制性心脏死亡捐献程序 |
| --- |
| **供体资格** |
| 医学上适合的捐献者 |
| 不适合于脑死亡标准 |
| 严重脑损伤或者终末期骨骼肌疾病、终末期肺病或者高位脊髓损伤 |
| 无法通过内科治疗使患者达到有意义的生存 |
| 在患者法定决定者要求下撤除生命支持 |
| 同意捐献 |
| **撤除生命支持** |
| 在手术室有充分的生命支持（在手术室外撤除支持是不理想的） |
| 由移植手术外科医生做好术前准备 |

（续表）

肝素（有些 OPO 组织忽视了肝素，有些 OPO 组织使用酚妥拉明）

给予患者治疗组提供舒适的护理

移植团队离开手术室

患者的治疗团队停止呼吸机辅助通气

患者的治疗团队宣布患者死亡（如果患者在 60 分钟后仍然存活，获取手术停止，患者转回病房）

5 分钟等待时间（美国移植外科协会推荐 2 分钟等待时间）

移植团队重新回到手术室实行快速获取

**手术技术**

改良匹兹堡"快速获取技术"（其他器官获取组织倾向于临终前插管技术）

快速开腹，远端动脉插管

保存液灌注并且冰敷降温

胸骨劈开，下腔静脉流出道建立，胸主动脉钳夹

肝脏和肾脏切取（带胰腺和不带胰腺）

门静脉后台灌注

OPO，器官获取组织。

## 超快速的手术技术

大多数获取 DCD 器官的外科医生都使用改良匹兹堡超快速获取技术。理想情况下，患者在手术室撤除生命支持。然而，宣布患者死亡后转运 DCD 供者进入手术室，会因为途中肝脏严重缺血使得肝脏弃用。为了减少手术和缺血时间，在撤除生命支持前潜在器官捐献者需要进入手术室准备。快速开腹和插管准备需要准备妥当（图 42-7）。插管装置需要预充灌注在位，器官灌注液在冰桶内暂存，防止升温。在准备期间，一定要确保捐献者没有死亡。

按照以上准备，手术人员需要进入手术室等待器官获取，避免撤除生命支持和宣布死亡的利益冲突。在医生离开后，捐献者家属应当给予机会陪伴患者，直到心肺功能停止。如果患者在当地规定的获取条款要求范围内没有死亡，则捐献停止，患者转回病房。作者所在中心发生上述情况时，患者经常在接下来的几小时后死亡。

捐献者计划

标题：心脏死亡供体捐献的手术室流程表

患者姓名 ＿＿＿＿＿＿＿＿＿＿＿＿＿＿　　器官共享联合网络编号 ＿＿＿＿＿＿＿＿＿＿

| 术中规范 |
| --- |

采血　　　　日期 ＿＿/＿＿/＿＿　　时间 ＿＿：＿＿（美国东部标准时间）
注射肝素　　日期 ＿＿/＿＿/＿＿　　时间 ＿＿：＿＿（美国东部标准时间）
进入手术室　日期 ＿＿/＿＿/＿＿　　时间 ＿＿：＿＿（美国东部标准时间）
撤除生命支持　日期 ＿＿/＿＿/＿＿　　时间 ＿＿：＿＿（美国东部标准时间）
宣告临床死亡　日期 ＿＿/＿＿/＿＿　　时间 ＿＿：＿＿（美国东部标准时间）
开腹　　　　日期 ＿＿/＿＿/＿＿　　时间 ＿＿：＿＿（美国东部标准时间）
阻断血流　　日期 ＿＿/＿＿/＿＿　　时间 ＿＿：＿＿（美国东部标准时间）

从撤除生命支持到宣告临床死亡的时间 ＿＿＿＿ 分钟
从宣告临床死亡到阻断血流的时间 ＿＿＿＿ 分钟
全部热缺血时间（从撤除生命支持到阻断血流的时间）＿＿＿＿ 分钟
器官灌注液体 ＿＿＿＿ 第1升液体灌注@ ＿＿：＿＿ 总灌注液体量 ＿＿＿＿ ml

家属在撤除生命支持现场 □是 □否　　撤除生命支持场所 □手术室 □重症监护室 □麻醉后监测治疗室 □其他地方＿＿＿
给予关怀和安慰 □是 □否　　患者是否拔除插管 □是 □否

开始时间 ＿＿：＿＿　　　　血流动力学检测

| | @开始 | 1分钟 | 2分钟 | 3分钟 | 4分钟 | 5分钟 | 6分钟 | 7分钟 | 8分钟 | 9分钟 | 10分钟 | 11分钟 | 12分钟 | 13分钟 | 14分钟 | 15分钟 | 16分钟 | 17分钟 | 18分钟 | 19分钟 |
| --- | --- | --- | --- | --- | --- | --- | --- | --- | --- | --- | --- | --- | --- | --- | --- | --- | --- | --- | --- | --- |
| 心率 | | | | | | | | | | | | | | | | | | | | |
| 血压 | | | | | | | | | | | | | | | | | | | | |
| 呼吸频率 | | | | | | | | | | | | | | | | | | | | |
| 血氧饱和度 | | | | | | | | | | | | | | | | | | | | |

| | 20分钟 | 21分钟 | 22分钟 | 23分钟 | 24分钟 | 25分钟 | 26分钟 | 27分钟 | 28分钟 | 29分钟 | 30分钟 | 31分钟 | 32分钟 | 33分钟 | 34分钟 | 35分钟 | 36分钟 | 37分钟 | 38分钟 | 39分钟 |
| --- | --- | --- | --- | --- | --- | --- | --- | --- | --- | --- | --- | --- | --- | --- | --- | --- | --- | --- | --- | --- |
| 心率 | | | | | | | | | | | | | | | | | | | | |
| 血压 | | | | | | | | | | | | | | | | | | | | |
| 呼吸频率 | | | | | | | | | | | | | | | | | | | | |
| 血氧饱和度 | | | | | | | | | | | | | | | | | | | | |

| | 40分钟 | 41分钟 | 42分钟 | 43分钟 | 44分钟 | 45分钟 | 46分钟 | 47分钟 | 48分钟 | 49分钟 | 50分钟 | 51分钟 | 52分钟 | 53分钟 | 54分钟 | 55分钟 | 56分钟 | 57分钟 | 58分钟 | 59分钟 |
| --- | --- | --- | --- | --- | --- | --- | --- | --- | --- | --- | --- | --- | --- | --- | --- | --- | --- | --- | --- | --- |
| 心率 | | | | | | | | | | | | | | | | | | | | |
| 血压 | | | | | | | | | | | | | | | | | | | | |
| 呼吸频率 | | | | | | | | | | | | | | | | | | | | |
| 血氧饱和度 | | | | | | | | | | | | | | | | | | | | |

**图 42-6** "捐献者计划"提供的心脏死亡后供体捐献手术室流程表

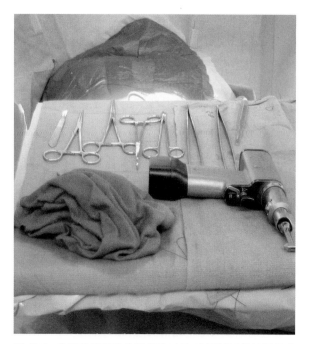

**图 42-7** 快速进腹及动脉插管的工具；为了尽可能缩短手术时间，潜在供体需要在撤除生命支持前完成术前准备（一把手术刀，两支 Kocher 钳子，一块纱布，Metzenbaum 剪刀，直角钳，一条湿的脐带胶布带，两把 Kelly 钳，一把胸骨锯，腹腔和胸腔牵引器，一套灌注管道及可以连接冰灌注液的管道）

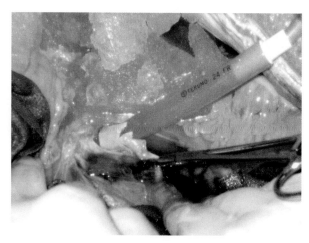

**图 42-8** 动脉远端夹闭管道从腹主动脉向头端插入并用脐带胶布带固定；立即灌注而不必等待夹闭远端动脉

注 1 L，夹闭腹主动脉，建立流出道，然后继续灌注 4 L。当使用 HTK 液时，使用量是 UW 液的两倍。

因为所有的内脏解剖是在冷灌注下进行，没有出血且无法触及动脉搏动，所以要仔细操作避免损伤重要结构。从右侧至左侧尽量靠近十二指肠分离肝十二指肠韧带，仔细操作保护肝动脉。首先，从打开的胆囊和胆总管冲洗冷灌注液，然后分离胆总管和胆道。快速完成胆道冲洗可以减少胆道上皮损伤及胆道缺血性损伤。在肠系膜上静脉和脾静脉汇合处分离门静脉，胃十二指肠动脉和胃右动脉不需要被仔细分出。

肝脏左侧由左三角韧带固定。部分肝左动脉或左副肝动脉起自胃左动脉。在胃小弯处分离小网膜囊和肝左动脉。脾动脉远离腹主动脉在中线的左侧，经常把脾动脉翻到右侧来暴露上系膜上动脉。

除非获取胰腺，胰头应该与肝脏一起获取以避免横断损伤变异的右副肝动脉，同时可以加快器官获取速度。提起胰头和十二指肠，暴露上系膜上动脉。避免在肠系膜上动脉右侧横断血管，防止损伤变异的右副肝动脉。在肠系膜上动脉和右肾动脉之间切断腹主动脉。

在膈肌上方分离肝上下腔静脉。左侧膈肌分离至孔，右侧膈肌分离至右肾上极。在右肾静脉上方横断肝下下腔静脉。取出肝脏，门静脉立即灌注 1 L 冷UW 液。在肝移植之前仔细检查修整 DCD 供肝，确保肝移植的安全。

因为在术中无法触及动脉搏动，在切取供肝时切除胰腺有损伤变异右副肝动脉的风险。术中仔细分离肝右动脉会显著增加手术时间。因此，DCD 供肝

在宣布患者死亡后，采取正中切口开腹。用 Kocher 钳提起脐两侧，快速进腹，不能损伤内脏。用湿纱布将小肠压向右侧，将乙状结肠压向左侧。尽管没有搏动，在脊柱左侧可以轻易触到腹主动脉分叉处。用剪刀清除后腹膜上的小血管，以备插管。不需要解剖肠系膜下动脉。使用直角钳穿过远端动脉套上脐带胶布带，用来保护套管。用 Kelly 钳夹闭远端动脉，然后插管向头侧从腹主动脉内插入，并用脐带胶布带固定。此时立刻开始灌注，不需要等待阻断腹主动脉近端或者建立下腔静脉流出道（图 42-8）。使用这种方法，开腹后 2~3 分钟就可以开始灌注。

主刀医生不必因检查暗紫色充血的肝脏分散注意力，因为这是 DCD 肝脏典型的表现。在灌注完成后再去评估肝脏质量，此时肝脏色泽看起来就正常了。继而快速分离肝周和镰状韧带。从胸骨角至下腹部用刀切开。用胸锯切开正中胸骨。最好在获取过程中钳夹胸主动脉而不是腹主动脉。从膈肌上方左侧胸腔可以很容易进入降胸主动脉。在膈肌上打开下腔静脉建立流出道。腹腔拉钩暴露上腹部。在胸骨切开的同时，腹腔立即敷冰降温。使用 5 L 冷UW 灌注液（含有 16 mg/L 地塞米松＋胰岛素 40 U/L）从腹主动脉灌注。为了达到良好的灌注，在开胸前灌

通常与胰头一起切除,避免损伤变异肝右动脉。作者常规在获取 DCD 供肝时不会获取全部胰腺,除非有好的体型、较短的热缺血时间和其他方面良好的条件。另一种方法是肝脏和胰腺整块切取。

肝脏切除后进行双侧肾切除。双侧肾脏可以整块灌注,或者分离送至受体中心。尽管供体获取是一项快速的流程,但仍需要仔细检查,排除不被发现的肿瘤及感染。

### 在有或无体外膜式氧合情况下的生前插管技术

临终前插管技术是由瑞典斯德哥尔摩及稍后的威斯康星州麦迪逊 Groth 团队提出,可以减少因快速获取导致内在灌注引起的损伤,减少热缺血时间,特别适合在手术室外撤除生命支持。这个技术要求股动静脉插管。在局部麻醉下行股动静脉置管。在宣布死亡后,立刻通过股动脉插管灌注冷保存液,开放股静脉,通过重力减轻静脉系统压力。然后正中胸骨切开合并正中开腹,内脏敷冰后整块或者部分切取器官。

密歇根大学联合使用临终前及死亡后插管,在死亡和器官获取之间,使用常温 ECMO 来恢复内脏器官含氧血流灌注。这样不但可以使获取过程从容不迫,也可以提高供体质量。为了防止灌注时心脑的灌注,使用气囊导尿管从对侧股动脉插入降主动脉并堵塞。

## 心脏死亡后肝移植研究

心脏死亡来源肝脏肝移植的研究主要集中在减少心脏死亡引起的缺血性损伤。在肾移植中,使用肾脏体外灌注机可以减少术后肾功能延迟恢复并改善预后。在肝移植中,目前规范使用的静态低温保存最终会被动态的机械灌注所取代。Guarrera 等人 2010 年首次报道了具有广阔前景的使用体外低温灌注机械来保存供肝的肝移植,这表明该种方法的安全性及改进的 DCD 供肝的保存方式引起研究者更广泛的兴趣,同时可以预测使用 DCD 供肝的预后。很多研究者在尝试评估低温保存和常温保存对 DCD 来源供肝缺血再灌注损伤的优劣性。Boehnert 等人 2012 年报道回顾分析心脏死亡后猪的肝脏移植,常温体外机械灌注减少胆道并发症。另外的实验研究方向为通过保护细胞储备和活性来提高 DCD 肝移植预后。这项研究在 DCD 早期阶段得到运用,目前没有广泛应用。其他 DCD 肝移植研究是关于危险性、收益性、可使用性和费用等问题,以及 DCD 肝移植失败后受体器官的再次分配问题。

## 总结

DCD 供体已经被美国多家专业社会团体和联邦政府所采纳,作为一种解决器官短缺的有效方法。理想状态下,脑死亡患者或者即将脑死亡患者的供体质量及移植术后预后普遍优于 DCD 来源供体及预后。通过遵循良好推荐的 DCD 评估原则、仔细选择 DCD 供体器官、有经验的 DCD 快速获取团队,DCD 肝移植术后缺血性胆道疾病发病率的上升危险因素可以得到有效降低。目前 DCD 肝移植的进一步研究领域包括移植术后器官失功能的危险因素确定以及通过器官功能保护降低 DCD 缺血性损伤。

---

### 要点和注意事项

- 与 DCD 来源肝移植患者家属一起讨论评估供肝质量,以便于当正式告知后,家属不会感到意外。
- 确保器官获取组织熟悉 DCD 获取准则。
- 合作单位备有 DCD 流程单记录每分钟血流动力学测量以及机械通气停止的时间、心肺动能停止时间、等待时间、宣布死亡时间、开腹时间、器官灌注时间。在器官获取后,仔细评估流程单信息是评估缺血损伤的关键。
- 减少手术/缺血时间。
  - 在撤除生命支持后,与手术室护士确定手术、术前准备。之后推出手术间但仍然穿着手术衣和戴手套。

- 在插管后立即动脉灌注,不必等待夹闭或建立流出道。
- 保持低量的供肝活检,以排除小叶中心坏死以及预测移植物功能不良。
- 使用 T 管来方便评估:①肝移植术后胆汁淤积。②监测缺血性胆道损伤。
- 谨慎辨别非控制性 DCD 和控制性 DCD,非控制性 DCD 引起更高的危险性。
- 熟悉 DCD 伦理-法律原则。
- 糟粕包括不充分的计划以及与器官协调员和手术室护士沟通不良。
- 利益冲突包括:患者预后、撤除支持、宣布死亡。

- 除非供体体型合适并且有较短的热缺血时间,在获取DCD供肝时应避免全胰腺切除。经典的获取方式是胰头与肝脏一同摘取,避免横断变异的肝右动脉,尽可能缩短获取时间。另外的获取方式是肝脏和胰腺整块移除。
- 避免过长缺血时间后的DCD肝移植。
  - 真正的热缺血时间(在显著的缺血损伤与开始灌注之间,例如平均动脉压在50 mmHg之下)最多不超过20~30分钟是安全的。
  - 全部热缺血时间(在撤除生命支持和开始灌注之间)最多不超过30~45分钟是安全的。
  - 保持冷缺血时间尽可能短。
- 避免DCD来源肝脏移植使用太多的额外扩大供体标准。
- 不要派遣经验不足的获取组织从事DCD器官获取或者使用不熟悉获取组织来源的肝脏。

# 第 43 章

# 供 体 手 术

## The Donor Operation

John F. Renz • Hasan Yersiz

张健慧　王　鑫·译

在没有手术损伤的情况下对尸体器官进行快速评估和恢复将一直是供体手术的首要任务;然而由于目前器官短缺的情况,对供体手术的要求有所提高,需要精湛的技术和丰富的经验来进行这些手术,从而能在现存的尸体供体库中获得最大的应用潜能。OPOs针对相对停滞的尸体捐赠,扩大潜在的捐助者标准年龄、合并症、高危行为、住院时间延长、已知先天性异常和部分脑死亡标准。在传统捐赠标准以外的捐赠者被称为扩展标准捐赠者,目前,他们是现存供体库最大的扩展潜能。此外,器官获取机构希望从每个现存的捐赠者身上通过取得所有可用的器官进行临床或实验研究潜能来获取最大的用处。这些对供体手术的技术评估、诊断和供体器官外的临床条件都有了更高的要求,也对先进的器官切取技术有所要求。这些技术必须能够广泛适用于广大患者群、多种捐赠设施,并且不需要专门的仪器或人员。

## 潜在受者的评价

捐赠过程开始于捐赠医疗行为之前对候选受者的完整评估。潜在的受者在医疗/手术史、生理条件和腹腔间隙大小方面进行评估。相关医疗/手术史包括血型、血清学检查结果(乙型肝炎、丙型肝炎、人类免疫缺陷病毒、EB病毒和巨细胞病毒)和可能影响血管流入/流出的腹腔手术。候选受者的生理条件通过相关脑病、凝血病、血流动力学稳定性、血管加压素需求和对额外器官的潜在需要进行评估。这个调查的

目的是为确定受者对供者器官的需求,并使得器官移植物能尽快运作,达到预期要求。作者通过这个项目来评价供体器官。潜在受者的腹腔则通过腹腔容量进行评估;特别是之前的腹腔内手术因为粘连导致总腹腔容量下降、腹腔内器官流动性降低,或腹壁瘢痕形成的可能性。

## 潜在供体的评估

器官获取团队必须对捐赠者家属和照顾他们的医务人员给予最高的关注。他们将他们的患者交给医生,家属们同意了一个无可避免会延长他们悲伤过程的手术。团队必须认识到这些牺牲和回报,对捐赠者表现出友好、谦恭、专业的行为。患者信息的保密必须做好,因为在器官获取过程中转运具有较高辨识度的器官获取设备至手术室或其他地方时容易向供体家属透露信息。因为他们疾病的性质,捐赠者通常都会使用医院许多设备,包括急诊、重症监护、放射科和手术。所以捐赠者的团队从进来到离开都被密切关注着。团队中的个体表现出的傲慢、高傲和不友好的行为对移植界造成不可估量的伤害,也贬低了捐赠者健康护理专业人员和捐赠者家人的努力。

初始的供体评估包括血流动力学稳定性、生命支持服务和血管通路。供者氧合、血流动力学稳定性、血管升压类药物需求、尿排出和实验室数据,尤其是血清电解质水平的情况被评估并优化。生命支持设备和个人关键护理运送到手术室也被保证。供者的

外科主刀医生也应该参与到转运至手术室过程中并进行看护，以防捐赠者发生心脏骤停，届时可以立刻抢救。最后，足够的血管通路不会影响供体手术，必要时可以由供者医生进行担保。作者倾向于在膈肌以上的血管通路放置中心静脉置管，以便在需要使用血管升压类药物或血流动力学不稳定情况下使用。股动脉导管是可接受的，但监测数据可能会被肾下主动脉阻断而丢失。

当供体准备好做手术，他的手术医生可以回顾他的医疗卡来确定过去医疗史、社会史的相关细节，还有脑死亡文件、血型和血清学检查结果。特别标注的病史有肝病、糖尿病、高血压或恶性肿瘤和之前的腹腔内手术。这其中是否有高危行为史？

医院的捐赠程序也会进行回顾，包括入院日期、外伤、手术过程、文件记录的传染病、血管加压素需求、死因、心脏骤停与心肺复苏时间。最后，包含所有必要的临床和实验室数据的复印件与移植物相符。复印件也需要包含病理学发现。

## 供者手术：成人肝脏的获取

### 术前准备

供体器官获取在社区医院并不是一个常规的手术。所以手术室人员在器官复原方面相关的经验并不多。在手术洗手前，供者的手术医生应该向手术室人员介绍器官获取团队，向护士和技术人员介绍关于团队人员的偏好，核实基本的设备和在场的人员并建立一个合作的氛围。对方医院对手术感兴趣的医护人员可以进行旁观。如果有另外的器官获取团队的参与，简要回顾医生的计划，估计主动脉瓣夹闭时间将有助于共同合作。

适应性和准确性对成功的器官恢复是十分必要的。简洁的手术时间可以降低成本，减少手术人员的压力并提高工作效率。这里介绍的技术是起始的提倡广泛暖剥离的肝移植获取技术和后来的提倡冷剥离的内脏联合切取术的"快速冲洗技术"之间的平衡。这里介绍的技术优点是主动脉夹闭时间短于1小时，总器官切取时间小于2.5小时，而且不需要专业设备和人员。

### 冷灌注准备

供者的体位是仰卧位，双手被夹着。手术准备和铺巾从环状软骨延伸到大腿中部来保证胸腔和腹腔的通道。用电刀做一个从剑突到耻骨的正中线切口进入腹腔。用扩大的带尖头的 Balfour 牵拉器（大于4 cm）对手术野进行暴露，通过全腹探查术来排除隐形肿瘤，评估创伤性器官损伤或危害，诊断脓毒症的潜在来源。双侧肋下切口可能在例如病态肥胖或胸腔延迟进入的情况下增加暴露，但作者没有发现在常规手术中做这些额外切口的必要性。

肝脏在颜色、质地、肝实质质量、缺血证据和大小方面被评估。早期缺血的迹象和容量过度负荷可以通过麻醉和适当医学治疗的相互作用进行纠正。通常，这些措施在主动脉夹闭前可以在肝脏外观上获得明显改善。这时候关键的决定是，根据累积的数据，这个器官能为潜在受者提供它之前所能提供的及时的代谢需求吗？如果是这样的话，为受者进行手术的团队可以为受者进行手术准备了。如果不是的话，器官获取组织的协调者则被通知将器官给其他的潜在受者。处理一个被供者的手术医生拒绝的器官可能需要其他受者的外科医生共同讨论来解决这方面的特殊问题。供者的外科医生应该可以随时参与到器官的处置中来。用文本或电子邮件发送的术中影像图片是无价的。

如果肝脏的初步评估显示是可以接受的，则在胸骨上切迹做一皮肤切口，并使用气锯或 Lebsche 刀进行正中胸骨切开术进入胸部。放置好 Finochietto 胸骨牵拉器，在膈肌通过正中线进入心包，并延伸至右心房上方。右胸通过胸膜顶被广泛打开，右侧心包壁被分离成膈神经水平来完成胸部的解剖（图 43-1）。

肝圆韧带在用缝线结扎后离断，分离镰状韧带到肝静脉-下腔静脉汇合处。为了对代/副肝左动脉进行仔细检查，左冠状动脉和三角韧带被放开，左外侧肝段抬高并收回中段来暴露肝胃韧带。这个解剖上的变异体横向从胃小弯处的胃左动脉穿过肝胃韧带到脐裂，发生在15%～23%捐赠者身上，这些结构在解剖时不能被损伤。如果这种变异存在，应在肝胃韧带内解剖代/副肝左动脉处，动脉均保留有大约5 mm的外膜。只有肝胃韧带半透明的一部分被分离。解剖范围从肝总动脉旁淋巴结一直到膈肌（图 43-2）。

就像 Cattel 和 Braasch 描述的那样，腹膜后解剖从右半结肠内侧和十二指肠开始。将右半结肠、十二指肠和剩余小肠翻到供体的左侧。腹膜后解剖从左肾静脉开始。左肾静脉标志着头端的限制，因为再向左肾静脉上方切开可能会不小心损伤肠系膜上动脉、左肾动脉、左肾和胰腺或者跟随肠的旋转导致肠系膜上动脉扭转。最后一步是游离腹膜后间隙，包括穿过网膜孔，将示指放在脐下方，将间质和神经组织暴露于肠系膜上动脉起点（图 43-3）。将左手示指放在

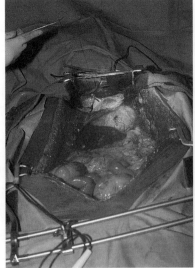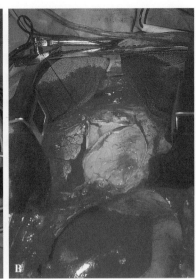

图 43-1　A. 供者的切口从胸骨上切迹延伸到耻骨联合。心脏、胸腔和腹腔通过放置好的延伸的 Balfour 和 Finochietto 拉钩进入；B. 右胸部的胸膜壁层和心包被广泛打开以便于放血到右胸进行接下来的冷灌注

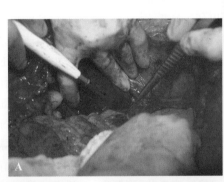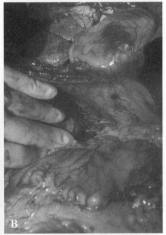

图 43-2　A. 从肝尾状叶开始切开肝胃韧带。从覆盖着共同的肝动脉的淋巴结到隔膜，通过电灼术对这个薄而透明的组织进行分离 (B)

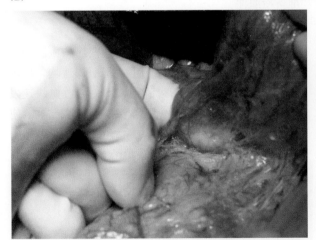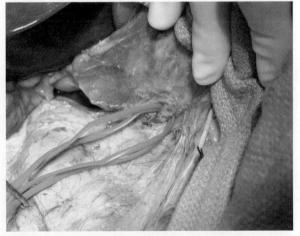

图 43-3　外科医生将示指放在胆囊下方，穿过网膜孔，识别神经和结缔组织使它们分离以便于腹膜后间隙完整暴露并识别出肠系膜上动脉来源

图 43-4　肠系膜上动脉的起源支在腹膜后间隙充分游离（封闭的血管循环）。腹主动脉、下腔静脉、肾动脉和肠系膜下静脉（缠绕缝合线）充分暴露

胆囊下方并伸向主动脉，很容易就能辨别这个位置。结缔组织和神经组织的分离使得整个腹膜后间隙充分暴露，包括肝下下腔静脉、双侧肾静脉、肠系膜上动

脉、腹主动脉和肠系膜下静脉（图 43-4）。肠系膜下静脉在屈氏韧带处被分离，靠近横结肠系膜处安装插管，开始预冷灌注（图 43-4）。插管应保持在肠系膜下

静脉中以防损伤和将来的脾静脉血栓形成。通过打开 Toldt 白线,暴露左肾,从腹膜后游离左半结肠。

供体的高钠血症可能是移植后移植物功能障碍研究的一个独立的预测指标。作者的方法是,当供者血清钠水平＜160 mEq/dl(1 mEq/dl = 10 mmol/L)时,使用 5％葡萄糖等渗盐水溶液,当供者血清钠水平≥160 mEq/dl 时,给予 5％葡萄糖水溶液。在手术过程中特别关注一下供者的复苏,以纠正高钠血症。

暴露肠系膜下动脉起点下方的腹主动脉进行插管。腹膜和淋巴组织覆盖的远端动脉在分岔处被分离,并被移动到肠系膜下动脉起始点的上方。解剖平面应略微偏向下腔静脉来避免意外损伤肠系膜下动脉起源。主动脉通过两根线缠绕来完成解剖:下方的线带在主动脉分叉水平被 Kelly 钳夹紧,而上方的线带就位于肠系膜下动脉起始点下方,用 Rummel 止血带扎紧。这里的解剖应该保持或低于肠系膜下动脉起始点以防止意外损伤肾动脉下极。如果需要的话,肠系膜下动脉可以用丝线结扎以便于暴露。

右半结肠和小肠放回腹腔,在十二指肠上方暴露肝门使得胆总管可见(图 43-5)。肝门部的解剖从外侧到内侧,其余靠近十二指肠。肝门后方仔细的触诊有助于解剖并且可以识别提早发出的肝右动脉或者代/副肝右动脉,这在 10％～17％的供者尸体中被发现。分离胆总管时,解剖平面没有延伸到肝门是很重要的。只停留在表面,在十二指肠附近冒着损伤胆总管的风险总比误入肝门,损伤门静脉或者代/副肝右动脉要好。胆总管远端在十二指肠边界用 2-0 丝线结扎,胆管在线结上方剪断(图 43-5)。胆囊被打开并用生理盐水冲洗直到从胆总管横断口流出的水是干净的。这一步骤十分重要,因为将胆汁从胆道中清除可以防止在冷冻保存中胆汁淤滞和胆汁诱导的胆道上皮自溶。

插管前最后的步骤是暴露胸主动脉。左侧段被抬高从而暴露肋膈角。用电刀在中线处右膈脚打开一个十字形切口,同时助理医生向侧边收回食管来暴露主动脉(图 43-6)。切口从前面和侧边进入胸腔,解剖主动脉前筋膜增加主动脉的移动性。用钝头直角钳来带线缠绕主动脉以辅助识别和便于准确夹闭主动脉。

这时,注射 30 000 单位肝素(300 单位/千克),最好通过中心线并且循环至少 3 分钟。腹主动脉插管从远端脐带分叉结扎开始。在分离和插管时,在动脉粥样硬化斑块存在下,必须特别注意轻柔地处理主动脉,因为它很容易被损伤,导致穿孔、切开或者可能失去供者的无法挽救的损害。主动脉损伤是灾难性的,有动脉粥样硬化时必须注意细节,轻柔地操作来避免这种事情的发生。手术助理用手指在头侧脐带上方堵住近端主动脉,同时用另一只手举起 Rummel 止血带。手术医生在远端脐带结扎的上方打开主动脉,插入 22F 增强的心脏导管。导管插入后,主刀医生的手握着主动脉以确保其位置并防止失血,助手则拉紧缠绕主动脉的 Rummel 止血带。主刀医生的手继续控制着导管,而助手则在导管和 Rummel 止血带周围套上脐带环来固定两者。导管尖头被放置在主动脉切口上大约 4 cm 的地方,通过主刀医生的指尖确认在肠系膜上动脉和肾动脉起始点的下方(图 43-7)。通知 OPO 协调员和其他获取团队腹腔内手术已完成,准备冷灌注。

### 器官冷灌注

成功的冷灌注需要几个步骤来使热缺血影响最小化,并且保证肝功能。目标是向肝脏快速均匀地输送保存液从而使得冷却过程随着均一的放血快速发生。这必须在没有静脉高压和堵塞的情况下完成,使

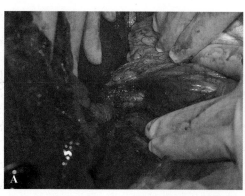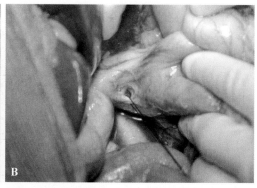

**图 43-5** 肝门的解剖。A. 胆总管沿着十二指肠上缘进行分离来保留其长度,避免血供的中断。B. 在近端分离以及胆汁从胆管引流之前,胆总管用丝线结扎

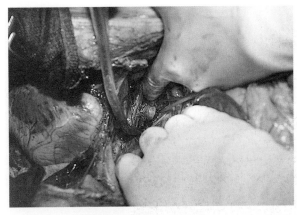

**图 43-6** 分离胸主动脉

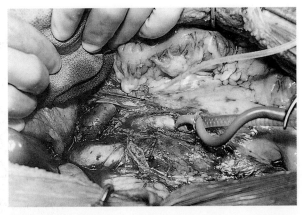

**图 43-7** 腹部手术的完成通过门静脉灌注插管(上方)和相应主动脉灌注(下方)

肝脏保持柔软。保存液主要是通过动脉供给输送的,因此让腹腔内容物回到它们原来的位置上是十分重要的,避免不慎发生扭转、痉挛或闭塞。这一点在变异动脉解剖时尤其相关,主动脉很容易在取出内脏过程中因为肠系膜根部的旋转而发生缠绕。

冷灌注由主动脉交叉夹闭引发。与参加手术的器官恢复团队协调手术过程,并且确认了充分的可用的抽吸、冰块和保存液后,主刀医生可授意助手轻轻抬起脐带胶带围绕的主动脉使得便于暴露。主刀医生的左手将肝左侧段抽回到右侧,环绕腹腔上动脉放置一个长的直的血管夹。主动脉夹闭时间在手术室通报,此时手术医生在腔静脉-心房交界处快速横断下腔静脉,从而将供者的血液放入含有吸引器的右侧胸腔。主动脉和肠系膜下静脉插管被开放开始冷灌注,同时把冰块倒入腹腔加快内脏快速冷却。在整个肝脏周围包括膈下间隙、肺门和肝左侧段下方轻柔地包冰是很重要的。这尤其重要,因为温暖的血液放入右胸可以通过隔膜传热到肝右叶。保存液在 4 ℃(39.2°F)条件下,在主动脉和肠系膜下静脉插管中无压力运输。肉眼观察灌注情况并进行验证,通过肝脏的柔软度和温度来评估冷灌注效果。在解剖时对动脉的损伤将对受影响的肝段灌注产生明显影响。

注射体积平均为 30～60 ml/kg,或者对成人来说,通过主动脉插管注入 2 000～3 000 ml,通过肠系膜下静脉插管注入 1 000 ml。在冷灌注期间,肝脏持续性进行评估,检测从下腔静脉流出的流出液,右隔膜可以感受肝右叶上方膈下间隙的冰块。肝脏可以偶尔"排泄"或者通过双手触诊,一只手在右胸腔,另一只手在前腹部进行重新定位。

**冷剥离**

在冷灌注完成以后,心包膜和隔膜分离,当主刀

医生向下对主动脉做从前到后的切口时,第一助手收回侧边的食管。心包膜进一步向后分离到下腔静脉。供者的主刀医生用示指和中指抓住隔膜,指示助手在肝右叶周围到肋膈角向后切开隔膜,将肝脏放到右胸。肝脏被冰块覆盖,池尖抽吸导管从右到左放置在肝门后面,向前到主动脉,提供一个干燥的视野(图43-8)。十二指肠被抽离肝脏,胃十二指肠动脉在十二指肠上缘水平被确定,向肝脏解剖直到确定肝总动脉。结扎胃十二指肠动脉之前从腹腔干向肝脏明确分离肝总动脉很关键(图 43-9)。在肝十二指肠起源上方对肝动脉的解剖应该被阻断来保证胆总管充足的血液供应,避免对肝动脉不必要损伤。朝肝总动脉方向解剖胃十二指肠动脉时,如果遇到了门静脉,这代表着一个起源于肠系膜上动脉替代的动脉系统,在大约 1% 的供者中可以遇到。肝总动脉近端解剖时遇到脾动脉(图 43-10),对其进行验证、结扎、分离,然后小心地向内收。胃十二指肠动脉和脾动脉应尽可能远离起始点进行结扎来保护血管完整性和长度,以防之后其中一根或两根需要血管吻合修整。继续解剖腹腔干直到腹主动脉(图 43-11)。纤维结缔组织、腹腔神经丛和围绕着主动脉的膈肌脚分到主动脉的左侧,解剖到主动脉夹水平,即主动脉分裂的地方。

整个肝总动脉的剥离应该在血管下外侧缘进行(大约 4 点钟方向),来避免对脾动脉起始点或者胃左动脉造成损伤。在剥离过程中不会碰到胃左动脉的起始点。如果代/副肝左动脉被确认,那么在横断脾动脉之后,把含有胃左动脉的小网膜从胃游离下来,从胃幽门部到食管。代/副肝左动脉可以起源于胃左动脉、腹腔干或直接来自主动脉,而起始点在剥离过程中不会很明显。因此在朝着主动脉对腹腔干进行剥离时保持下外侧的位置,沿着主动脉的左外侧缘有

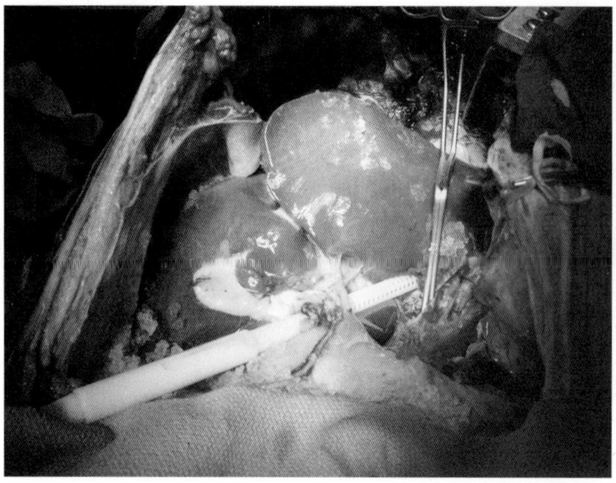

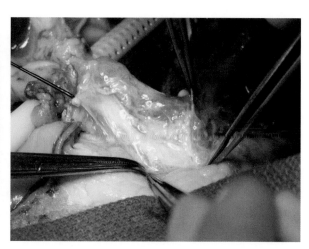

图43-8 隔膜被分离到右肋膈角,将肝脏上移到胸部暴露肺门。肝脏被冰覆盖着,池尖抽吸导管通过Winslow孔进行放置以便于进行肝门部的解剖

图43-9 动脉剥离。胃十二指肠动脉在十二指肠上缘被确认,在分离和结扎缝合之前,向后解剖从腹腔干确认肝总动脉

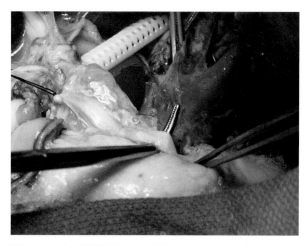

图43-10 脾动脉的识别。脾动脉在远端游离,从腹腔干分到起源。脾动脉的起源在剥离之前被清楚地识别以避免损伤腹腔干。脾动脉离其起始点尽可能远地分离来保存血管完整性,在后面血管重建修复时需要。结扎的胃十二指肠动脉是明显的

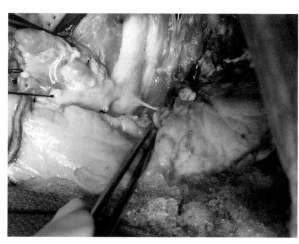

图43-11 完成动脉解剖。腹腔干在主动脉的起始点被清楚地暴露。远端的脾动脉和胃十二指肠动脉起始点被保留并结扎

助于保护每个结构上的变异。

门静脉位于胃十二指肠动脉起源的下方(图43-12)。如果没有获取胰腺,则解剖入胰头分离脾静脉和肠系膜上静脉的连接。对肠系膜上静脉进行缝线结扎,为了回收并进行长时间保存。脾静脉被横断是为了后面的插管开放。如果肠系膜下静脉联合形成三门静脉起源,那么它也会被结扎分离。预期的胰腺切取手术因为对冠状静脉起源远端的解剖限制了门静脉的剥离,为两个器官提供足够的静脉长度。根据解剖,门静脉在胆管结扎水平松动,小分叉也被找到并结扎。

大量包含胆总管的结缔组织和神经组织在门静脉的外侧。这里必须小心解剖,排除代/副肝右动脉,

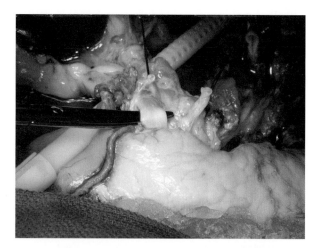

图43-12 胃十二指肠动脉下方识别门静脉

可起源于肠系膜上动脉或者从在门静脉旁边迂回着的腹腔干低处发出的肝右动脉。在这个水平的动脉损伤是一个很重要的并发症。小心剥离肺门的纤维组织和腹腔干与肠系膜上动脉之间的腹腔丛中密集的神经组织来暴露主动脉前表面。没有右侧副肝动脉的情况下，在腹腔干和肠系膜上动脉间将主动脉切开。肾动脉开口可以在主动脉管腔中找到。在直视下，主动脉切开向左侧倾斜延伸扩展，完全打开主动脉。主动脉的右腔壁可以在直视下被横断，余下部分为包含腹腔干的主动脉。如果有代/副肝右动脉，血管沿着肠系膜上动脉，肠系膜上动脉起源移到主动脉。从腹腔干低处发出的肝右动脉也变得十分明显。前动脉切开术在肠系膜上动脉起源远端进行，要小心找到肾动脉开口，因其十分接近肠系膜上动脉起源的头侧端。在直视和充分的关心下，主动脉斑块在腹腔干和肠系膜上干中产生，就像先前描述的那样。远离第一空肠支，在肠系膜上动脉远端横断来保证充足的血管长度，为后续动脉重建修补做准备。

肝下下腔静脉在肾静脉上方被横断。推荐识别出肾左及肾右静脉的起源，因为通常会犯的错误是侵犯肾右静脉口或者为了保存足够长腔静脉而对肝脏造成的伤害。足够长的下腔静脉长度通常不是技术上要考虑的，但任何对肾右静脉的侵犯或损伤会对血管重建造成显著影响。

肝脏被手术医生的非惯用手支撑着，把示指放进下腔静脉管腔，剩余手指保护肝门丛，残余隔膜和腹膜附件被分离来游离器官。在确认右侧肾上腺解剖平面时，助手向尾部收回以保护右肾。肝脏放进装有 1 L 4 ℃（39.2°F）保存液的无菌塑料包。在包装好并存放进装满冰块的冷却器之前，胆管用 20 ml 冷保存液进行冲洗。

接下来的肾脏获取中，髂动脉和髂静脉被切除，保存进冷保存液。这些血管在受者手术中可能会被用作血管导管。如果动脉粥样硬化疾病导致髂动脉不能被使用，那么可以使用其他中等大小的血管，例如颈动脉或肠系膜上动脉。没有用到的血管应该按血型被保存至受者所在医院，以防以后需要用到。

### 特殊情况

上面描述的内容适用于常规成年人肝脏的获取；然而医生必须考虑到经常有变异。随着供者标准的不断扩展，供者团队的评估和他们技术上适应于特定供者的能力变得越来越重要。经过腹腔探查术，可以发现腹膜炎或者未确诊的肿瘤；术中细菌培养并立即

进行革兰染色，用含有第一代头孢菌素的生理盐水冲洗，可以考虑适当治疗。供体医院应该被告知获得确切的细菌培养信息，受者应该使用广谱抗生素直到获得确定的细菌培养资料。

肿瘤的发现没有必要排除捐赠。虽然详细的讨论超出了本文的目的，但是在探查术中诊断出的腺癌、肉瘤和胃肠道基质肿瘤要排除捐赠，小细胞肾癌、早期前列腺癌和胆道肿瘤则需要进一步考虑。A 期和 B 期前列腺癌以及直径小于 2 cm 的肾细胞癌、有着较好的组织学检查结果（高分化）则需要知情同意。事实上，直径为 4~5 cm、有着较好组织学检查结果的肾细胞癌可用于患者选择，例如晚期肝癌或胆管癌，则需要适当知情同意。

胆道良性肿瘤很容易被误诊为恶性肿瘤，这并不排除捐赠。包括胆管错构瘤、胆道囊腺瘤、胆管腺瘤和局灶性脂肪改变的病理学现象。作者在供体器官获取时提倡冰冻快速病理诊断和在受体医院移植时行石蜡病理明确诊断，以免有不确定的诊断或者受体医院无法进行病理学评估。

血流动力学不稳定的供体和心脏停搏的供体需要特定的器官获取技术。每个病例的目标都是快速肝素管理，主动脉插管、夹闭和器官冷灌注减少热缺血。捐献者在器官移植过程中发生心脏骤停是一个常见的事件，最好的处理方法是 30 000 国际单位的肝素、心肺复苏术和 DCD 技术。

DCD 器官获取通过锐性分离进行。用刀切开皮肤，从剑突到耻骨，随着解剖继续进入腹膜腔。放置好 Balfour 牵拉器，用 Metzenbaum 剪刀进行 Braasch 操作法暴露肾下主动脉。腹主动脉迅速进行插管，开始低温保存。肝上下腔静脉在右心房下方横断，心包被打开，胸主动脉在左胸用十字钳夹闭。沿着左结肠打开 Toldt 白线，暴露左肾，冰块包绕着腹腔脏器。在屈氏韧带肠系膜内找到肠系膜下静脉，为门静脉灌注插管。所有进一步解剖在冷灌注完成后制冷。在 DCD 肝脏同种异体移植修复准备过程中，充分地轻轻地用冷保存液冲洗胆道是最重要的。

有开胸手术史的供体或者没有配备心胸手术的供体设施将意味着进入胸腔可能会受限。作者不推荐对之前进行过胸骨切开术的供者行早期的胸骨正中切口，因为一个不经意间的心脏损伤可能会导致供体的潜在损失。在这些情况下，供体的器官获取可以通过主动脉十字夹闭和冷灌注，完全在腹腔内进行。留置 28F 大小的胸管（或相似宽度，不可折叠的管子）于下腔静脉内，位置至髂静脉分叉上方进行放血。小

心分离下腔静脉,避免损伤血管或右输尿管。其他技术均没有改变。主动脉十字夹闭后,在冷灌注期间,隔膜可以被分裂,心包打开,腔静脉心房交界处分离以便于灌流液排出。通过下腔静脉插管放血在右肺获取的情况下可能也是有必要的。

未确诊的腹主动脉瘤或者严重动脉粥样硬化疾病也经常会遇到;尤其在扩展标准的供者中。在这样的情况下,作者倾向于沿着髂总动脉进行动脉插管(右髂总动脉更好),小心解剖,避开输尿管,尽可能在肾动脉水平,在动脉瘤或严重的动脉粥样硬化疾病上方对导管尖端进行精确定位。不应该对有严重疾病或难以评估的腹腔上动脉进行操作,避免有可能的解剖或中断;应该通过左膈肌中心肌腱或通过左侧开胸行主动脉夹闭来评估胸主动脉。另一种插管方法被推荐,即通过胸主动脉或主动脉弓远端到左锁骨下动脉起点;然而尝试胸部插管仍然有一些潜在的缺点,包括增加了技术难度,在存在严重腹腔上动脉粥样硬化疾病的情况下需完全横断主动脉,斑块栓子脱落流向腹腔干、肠系膜上动脉和肾动脉分支。对于存在动脉粥样硬化疾病的供体,作者更倾向从髂动脉或主动脉远端插管来使冷灌注最优化。

**肝脏同种异体移植的修复准备**

修复准备通常在受者医院,于受者肝切除术中进行,包括为了手术损伤、移植物准备、血管解剖的确认和可能的动脉重建进行详细检查。移植物应该一直浸没在冷保存液中,置于冰块包被的塑料运输包里,避免复温。在对着手术医生的肝前表面,肝裸区通过剪除膈肌进行游离,肝上腔静脉从附着的膈肌上游离下来。下腔静脉前平面被建立,残余包绕着下腔静脉的纤维隔膜被分离,然后横向"打开"(图 43-13)。识别膈静脉孔并结扎。移植物被复位来暴露整个下腔

静脉,下腔静脉从周围的腹膜后结缔组织沿着其整个走向进行分离。在继续横向解剖之前,通过扩展并切断下腔静脉壁后方中点进行分离,特别注意避免下腔静脉和肝尾状叶之间的解剖。起源于下腔静脉的膈静脉被识别并结扎。右侧剩余肾上腺与肝脏和结扎的肾上腺静脉分离(图 43-14)。如果移植的肝脏通过"背驮"方式进行移植,那么下腔静脉可以用 4 - 0 聚丙烯缝线缝合,并用 0 丝线加固。

门静脉分离从手术助手将门静脉抬高到 3 至 9 点方向开始,同时,主刀医生沿着血管后壁向着实质扩展并切开腹膜组织,暴露分叉点(图 43-15)。组织主要是疏松网孔和淋巴管,但也可能包含肝后动脉分支,这必须被识别并避开。如果遇到了,门静脉主干可以与其轻易地分离,动脉在移植过程中保持位于前部。解剖横向进行(肝门对面),在近端沿着小分支被识别并结扎的门静脉。在门静脉吻合过程中,门静脉左右支分岔可以辅助术者定位。对门静脉进行插管用于后续移植物冲洗和输注冷灌注液,来验证其完整性。

动脉解剖从腹腔干开始,向肝脏方向进行。助手用一只手握住主动脉袢,另一只手握住用丝线结扎的脾,同时主刀医生去除腹腔干疏松的外膜,暴露胃左动脉和膈神经分支。每个分支都必须保护好,沿着其起始点到终点,排除向肝脏方向提早发出血管的可能性。在肝外终止的分支被结扎。然后助手重新放置,牵引脾动脉和胃十二指肠动脉,暴露肝总动脉。在胃十二指肠动脉发出点上方对肝动脉的解剖应该被避开,因为这可能会损伤肝外胆管循环(图 43-16)。向腹腔中轻轻地注入冷的保存液来确定肝门中需要结扎的小分支,主动脉残端被整形成 Carrell 补丁以完成移植物准备。动脉变异和重建将在稍后讨论。

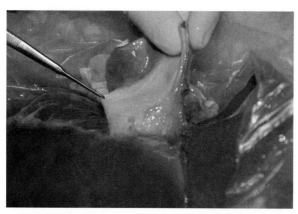

**图 43-13** 肝脏膈面朝向外科医生,残余膈肌被去除,暴露肝裸区,建立一个下腔静脉前方的平台,使得纤维隔膜附件从血管处"打开"

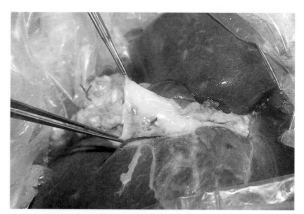

**图 43-14** 右侧肾上腺静脉结扎并分离下腔静脉

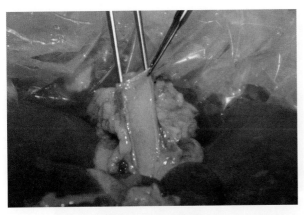

图 43-15　分离门静脉

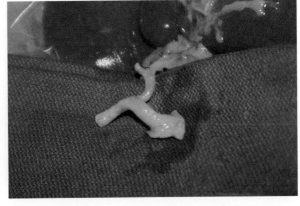

图 43-16　动脉解剖。正常动脉解剖用主动脉 Carrell 补丁展示。脾动脉和胃十二指肠动脉起源很明显

胆囊切除术可以选择在修肝台上进行。作者更倾向于在动脉再灌注之后进行胆囊切除术,这样可以避免损伤异常的或代肝右动脉分支。动脉再灌注后的胆囊切除术便于精确识别胆囊管-肝总管连接,完全去除胆囊管;但如果在背台冰冷的环境下手术会比较危险。

**动脉变异和重建**

动脉变异是很常见的,最有效的处理是在受体的背台解剖过程中。动脉变异需要小心解剖或者重建。好的血管仪器和不可吸收的单丝缝线都应该准备好。受伤的血管需要相似的重建,这将包含在本次讨论中。

需要小心解剖的动脉变异包括起源于胃左动脉的代/副肝左动脉和起源于肠系膜上动脉的完全取代的动脉系统。当找到副肝左动脉后,通过识别脾动脉

起源对腹腔干进行动脉解剖。找到并结扎脾动脉起源后,确认胃左动脉起源。助手握住胃左动脉起源,横断远端胃左动脉残端,在肝胃韧带内寻找副肝左动脉分支。小心分离副肝左动脉,有许多起源于胃左动脉分支的小分支,结扎缝合保护好胃。解剖到肝实质内 3 mm,以完全确定其为副肝左动脉。远离副肝左动脉的胃左动脉远端被横断并结扎,完成动脉准备。

动脉重建的目的是为了建立一个流入移植物的单一通道。作者比较喜欢的动脉流入道是腹腔干,其次是肠系膜上动脉远端,最后是脾动脉。最常见的需要重建的动脉变异是起源于肠系膜上动脉的代/副肝右动脉。在这个情况下,最近的肠系膜上动脉干用 6-0 聚丙烯缝线与腹腔干远端间断吻合(图 43-17),

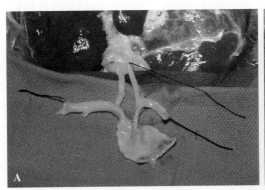

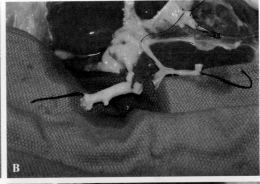

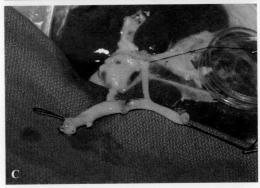

图 43-17　代/副肝右动脉。A. 腹腔干和肠系膜上动脉干在主动脉补丁获得,每个动脉分支(空肠、脾、胃左和胃十二指肠动脉)在结扎前获取,为血管重建保证血管完整性;B. 在横断血管,确认定位之前,腹腔干和肠系膜上动脉被标记;C. 用肠系膜上动脉远端做单一流入道,进行完整的血管重建

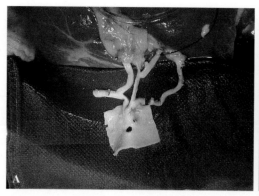
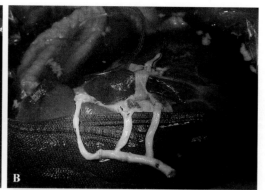
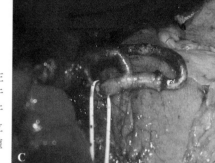

**图 43-18** 少见的动脉变异,起源于主动脉的副肝左动脉,从肠系膜上动脉发出副肝右动脉。A. 起源于主动脉的副肝左动脉与脾动脉起源吻合;B. 腹腔干和肠系膜上动脉干按照之前描述的进行吻合,以建立来自肠系膜上动脉远端的单一动脉流入道;C. 再灌注后动脉重建

肠系膜上动脉远端被用作动脉流入道。如果在肠系膜上动脉干和腹腔干之间存在较大的差异,那么代/副肝右动脉可以与脾动脉或胃十二指肠动脉起源(阻断的 7-0 聚丙烯缝线)和腹腔干进行吻合,被用作主动脉流入道。起源于主动脉的代/副肝左动脉也需要重建。对于这个变异,用 Carrell 补丁将代/副肝左动脉与主动脉分离,然后和脾动脉或胃十二指肠动脉起源吻合(图 43-18),这取决于血管直径。

在器官切取或背台解剖过程中的损伤包括在肝门内代肝左或右动脉的横断。这些损伤可以被基本修复,或者残端横断的血管可以与胃十二指肠或脾动脉起源吻合,这取决于血管直径和可用长度。动脉导管很少被用到。所有的血管吻合都是用阻断的 8-0

聚丙烯缝线和放大率为 4.5 甚至更高的手术望远镜进行的。

### 小儿肝脏切取

对小儿供体的操作和前面叙述的基本一致,有几个小修改。唯一的技术变化是在婴儿和新生儿供体中代/副肝左动脉的发生率。在这个情况下,主动脉可以通过膈肌或者左胸暴露,以避免牵拉损伤。在小儿供体中,肝素(500 单位/kg)和主动脉冲洗(50 ml/kg 器官保存液)也需要根据体重进行调整。最后,在小儿受体中,通常需要血管移植物重建;因此作者推荐,如果可行的话,获取髂动脉和颈总动脉、胸主动脉、大隐静脉或颈内静脉,最大限度利用血管移植物,并将未使用的进行保存已备不时之需。

---

### 要点和注意事项

- 在进行供体手术之前,一定应立即对受体进行评估。
- 减少供体外伤、处理和出血的情况。如果有意料之外的大出血,不要在出血来源不完全清楚、可接近的情况下试图修复;而是让助手保持直接压力,并迅速进行供体手术。大部分损伤不会影响器官使用,而且在冷灌注后会更加容易、更加完全地表现出来。

- 在有动脉粥样硬化疾病的供体身上避免外伤性主动脉损伤。这些损伤通常会影响器官使用,而且很快会导致供体丢失。
- 在配备专业材料和准备好专家援助的受体机构申明所有的血管异常、潜在的血管损伤和血管重建。
- 在心死亡器官获取中,速度是十分重要的。为了便于高效器官恢复,器官获取之前每个小组成员的任务和责任的准备是必需的。

# 第 44 章

# 肝 脏 的 保 存

## Principles of Liver Preservation

Henrik Petrowsky • Pierre-Alain Clavien

刘 源•译

肝脏的保存是肝移植中非常重要的一部分,因为肝脏保存的效果对术后的疗效影响巨大。特别是对于疆域比较广阔的国家,良好的保存技术可以使器官能够运输更远的距离。器官移植的发展很大程度上依赖于免疫抑制剂的发展,如环孢素等,但是有效的器官保存技术的出现也做出了很大的贡献。UW 液是目前使用最广泛的静态器官保存液,其由 Belzer 和 Southard 发明并于 1987 年开始使用。目前标准的肝脏保存要求就是静态低温保存。但是,过去几年其机械灌注开始冲击现有的保存标准,甚至可能在今后取代目前的静态保存技术。

## 器官保存损伤的原理

器官保存的损伤发生于器官保存的前、中、后三个阶段。在脑死亡供体中,肝脏损伤包括四个方面:保存前损伤、低温保存损伤、复温损伤和再灌注损伤(图 44-1A)。DCD 还有一个热缺血损伤的过程,即心脏停搏后和灌注液灌注前的一段时间(图 44-1B)。

### 保存前损伤

#### 原有肝脏疾病

保存前的损伤可能与原有的肝脏疾病、脑死亡或者脑死亡相关事件的损伤和器官获取时的损伤相关。最常见的原有肝脏疾病是脂肪变,通常与肥胖、饮酒或者用药相关。脂肪变可以加重肝细胞和肝窦细胞在冷保存期间的损伤,并减重再灌注时的损伤,从而加重了移植后移植物失功能或者功能异常的风险。实验显示脂肪变可以影响肝动脉和微血管的循环。大泡性脂肪变是移植物无功、功能异常和术后胆道并发症的危险因素。尽管轻度大泡性脂肪变(<30%)可以用来进行移植,但是中度大泡性脂肪变(30%～60%)和重度脂肪变(>60%)仍会给移植带来巨大的风险。此外,肥胖和糖尿病在美国过去 20 年的增加

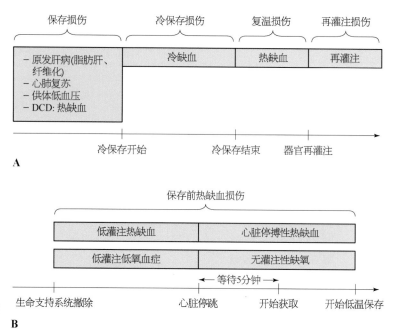

**图 44-1** A. 保存损伤;B. DCD 供体的器官损伤中热缺血也是保存前损伤的一部分

加剧了脂肪肝的供体数量。由于供体和受体之间巨大的数量差异,有效利用脂肪肝供体可以减少供体紧张的局面。原发肝病的检查是供体检查的基本内容。通过供体的病史、体格检查、药物毒性、肝功能、超声或者 CT 检查、肝脏活检等可以排除大部分已有的肝脏疾病。

### 心肺功能暂停或者低血压导致的损伤

另一个与获取前器官损伤相关的重要方面是脑死亡或者导致脑死亡事件引起的损伤。休克引发的脑死亡通常合并低血压或者低氧血症,从而引起肝脏热缺血损伤。很大部分的供体都存在休克、药物中毒、心血管事件或呼吸暂停导致的心肺暂停。在心肺复苏前经历过长时间心肺暂停的患者都存在热缺血再灌注(ischemia-reperfusion,IR)损伤,并导致供体器官受损甚至无法使用。此外,脑死亡患者在器官捐献前也会经历一些生命体征不理想的状态(如低血压)。

### 器官获取时的损伤

器官获取期间的低血压可以引起器官损伤。这种损伤主要来源于获取期间供体血流动力学不稳定,而非操作问题。供体肝脏活检提示,约 1/3 的供体肝脏存在获取前的损伤。研究发现获取前损伤程度和移植后肝脏功能异常程度有相关性。

### 捐献时的热缺血损伤

和脑死亡捐献者不同,DCD 捐献者在撤出生命保障系统后还有非常重要的一种获取前损伤(图 44-1B)。这是与心肺暂停后的热缺血损伤相关的。生命保障系统撤离后的热缺血损伤有两种。在拔管后的热缺血以低灌注和组织缺氧为主要特征,随后伴有心脏骤停的热缺血。研究发现移植物无功和供体拔管到心脏停搏的时间长短和拔管后的低血压、低氧血症的持续时间相关。如果热缺血时间超过 30 分钟,很多中心选择不进行 DBD 肝脏获取。

### 低温保存的损伤

尽管低温和缺血可以影响所有的细胞种类(肝细胞、胆道细胞、内皮细胞)从而引起损伤,但是内皮细胞是受低温影响最大的细胞,因此也是低温损伤的主要因素。有足够的证据显示低温保存时间越长,肝移植效果越差。

### 低温导致酶活性降低

静态低温保存是目前器官保存的标准方法。在静态低温保存中,肝脏核心的温度基本接近 0。由于在保存期间无氧气和营养物质的供应,因此低温保存的核心就是抑制器官的代谢过程。这个原则的原理是大部分酶活性($Q_{10}$)温度降低 10 ℃,活性减少 50%(图 44-2)。根据这一定理,又称作 van't Hoff 原理,4 ℃下器官的代谢能力相当于正常体温(37 ℃)下的 10%。

$$\text{van't Hoff 原理}: Q_{10} = (k_2/k_1)^{10/(T_2-T_1)}$$

然而,温度对酶活性的影响有所差异。有些能量依赖的复合酶正常 $Q_{10}$ 在 4～6,因此在低温情况下活性几乎完全抑制。例如,$Na^+$-$K^+$-ATPase 的活性在 5 ℃时几乎被完全抑制(0.35%),但是其他酶如乳酸

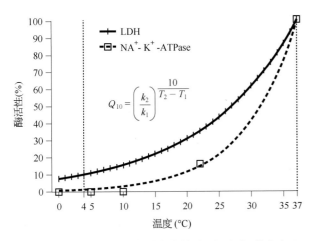

**图 44-2** 哺乳动物酶活性与温度的关系。$k_1$ 和 $k_2$ 代表在 $T_1$ 和 $T_2$ 温度下酶的反应速率。$Q_{10}$ 是 van't Hoff 常数，乳酸脱氢酶（LDH）的常数为 2。LDH 在不同温度下的活性如上图所示。在 37 ℃ 的活性设定为 100%。$Na^+$-$K^+$-ATPase 的活性来自参考文献 24

脱氢酶，作为厌氧条件下糖酵解的重要酶，5 ℃ 时活性仍有 10%（图 44-2）。这种酶活性的不同可以引起肝脏很多生化活动的变化，甚至对细胞产生损伤。

### 低温导致细胞肿胀

低温导致的细胞肿胀是细胞膜上 $Na^+$-$K^+$-ATPase 泵功能异常导致的，其功能是保证细胞内外渗透压的平衡。常温情况下，该泵在细胞内 3 个 $Na^+$ 泵出的同时收集 2 个 $K^+$，从而形成电势差（图 44-3）。这个过程是耗能的，因此需要 ATP 的存在。在低温保存期间，由于温度导致 $Na^+$-$K^+$-ATPase 活性几乎消失（图 44-2），因此没有足够的 ATP 产生。这种泵功能的丧失使得细胞内外 $Na^+$、$K^+$ 比例失调，导致 $Na^+$ 流入细胞内。同时细胞内的负电状态加剧了 $Na^+$ 内流。因此导致细胞内高渗状态，引起细胞水肿，甚至裂解。

### 缺血的病理生理

尽管低温可以抑制器官绝大部分代谢活动，但是有些代谢活动不受影响。在冷缺血状态下，肝细胞从富氧状态进入厌氧状态（Pasteur 效应），同时 ATP 合成减少。在这种情况下，唯一的 ATP 来源便是糖酵解。和厌氧相比，富氧状态 ATP 产生能力高 19 倍。通常，ATP 可以从磷酸化 ADP 或者 AMP 中循环产生，但是缺血状态下能量的需求使得 ADP 和 AMP 出现脱磷酸化，产生腺苷、肌酐和次黄嘌呤（图 44-4）。缺血也促进了黄嘌呤氢化酶转化为黄嘌呤氧化酶。该反应的一种产物是过氧化离子，属于活性氧类（reactive oxygen species，ROS）家族的一种。在低温

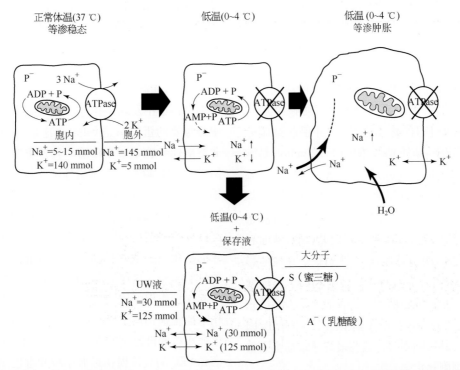

**图 44-3** 低温导致的细胞肿胀和预防。常温情况下 $Na^+$-$K^+$-ATPase 泵维持细胞内外渗透压平衡。在低温状态下，$Na^+$-$K^+$-ATPase 泵被低温和 ATP 耗竭完全抑制，在细胞内负电压的驱动下导致钠离子内流。细胞内的高渗环境导致细胞水肿。UW 液模拟了细胞内离子环境，因此防止钠离子内流和钾离子外流。此外，胞外的大分子（S、$A^-$）可以抵抗胞内的负电压。UW 液中的离子和大分子一起防止了低温诱导的细胞水肿

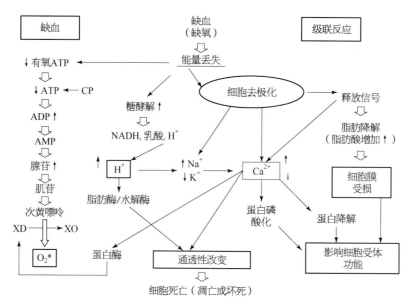

**图 44-4** 初始缺血后细胞内的代谢级联反应(引自 Taylor M. *Biology of cell survival in the cold: the basis for biopreservation of tissue and organs*. In: Baust JC, Baust JM. *Advances in Biopreservation*. Boca Raton, Fla: CRC/Taylor & Francis; 2007: 15-62.)

保存环境下由于氧气的减少,这种反应非常缓慢。但是,当器官再灌注时氧气突然充足,大量的 ROS 随机产生。由于 ROS 可以氧化任何有机物,因此其毒性非常高并导致细胞膜受损。

低温缺血的另一个损伤是细胞内酸中毒的出现以及细胞内 $Ca^{2+}$ 的积累。细胞内酸中毒主要是由于厌氧糖酵解产生了大量乳酸。细胞内阳离子的积累抑制了糖酵解的关键酶(磷酸果糖激酶),从而抑制了其余厌氧能量的产生,进一步导致 ATP 的减少。此外,磷脂蛋白脂酶的活化和溶酶体氢化酶的活化损伤细胞膜,进一步加重了细胞的通透性。细胞内 $Ca^{2+}$ 积累是很多缺血过程的标志性结果,并引起细胞死亡。在生理状态下,胞外 $Ca^{2+}$ 浓度(1~2 mmol)是胞内 $Ca^{2+}$ 浓度(0.000 1 mmol)的 $10^4$ 倍。这种浓度差是细胞膜上 $Ca^{2+}$ 转运酶和钠钙交换的结果,两者都需要能量支持。和 $Na^+$-$K^+$-ATPase 一样,在低温条件下这两种酶均因为 ATP 缺乏而丧失功能,从而导致大量 $Ca^{2+}$ 内流,引起细胞内 $Ca^{2+}$ 累积。其他的影响因素包括细胞内 $Ca^{2+}$ 库外流。细胞内 $Ca^{2+}$ 浓度增加引起 $Ca^{2+}$ 相关的磷脂酶和蛋白酶激活,从而损伤细胞膜和细胞结构。这些酶不需要 ATP 的存在,因此 ATP 缺失对其影响不大。这些最终导致细胞完整性受损,引起细胞死亡。

#### 肝窦内皮细胞的损伤

经典的冷缺血模型不能完全解释为什么有些器官可以耐受冷缺血以及 UW 为何对肝脏的保护作用强于其他器官。有研究认为,肝脏低温保存过程中肝窦内皮细胞(sinusoidal endothelial cell,SEC)的损害是肝脏损伤的关键。有实验发现 SEC 损伤是冷缺血损伤中最明显的部分,而热缺血主要损伤肝脏细胞。另一项研究发现,12 小时的冷缺血后 SEC 的凋亡率是肝细胞的 42 倍。因此,通常的低温和缺血过程主要对 SEC 细胞有损伤作用。线粒体功能异常、ATP 耗竭、ATP 相关细胞骨架受损是 SEC 在缺血损伤中的特点。冷缺血期间 ATP 耗竭使得细胞内 $Ca^{2+}$ 浓度增加,从而激活了蛋白酶(图 44-4)。这一现象首先在动物模型中发现,随后在人体移植物中被确认。其中最重要的蛋白酶是 calpain,这是一种 $Ca^{2+}$ 依赖的非溶酶体半胱氨酸蛋白酶。其他重要的蛋白酶包括 MMPs,可以降解所有细胞外基质并且在缺血再灌注损伤中(IR injury,IRI)有重要作用。MMP-2 和 MMP-9 在大鼠和人类移植物中都被发现,并且发现当保存液功能良好时,这两种酶的释放减少。$Ca^{2+}$ 诱导的钙蛋白酶激活可以引起肌动蛋白压力纤维的释放(图 44-5)。这使得 MMP 从 SEC 中释放出来,并降解起保护作用的内皮基质糖蛋白。内皮糖蛋白的损伤可能是损伤最主要的机制,引起 SEC 的暴露,增加了血小板和淋巴细胞在 SEC 表面的附着。SEC 的激活和 SEC 的直接损伤是血小板和淋巴细胞附着的先决条件,并最终导致微循环障碍和再灌注的炎症反应。

#### 复温的损伤

在受体病肝移除和移植物放入手术区域后,有大

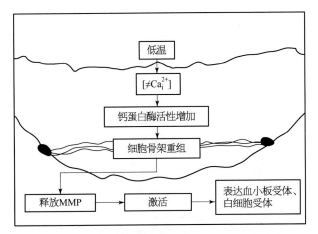

图 44-5 冷缺血时期肝窦内皮细胞(SEC)内钙蛋白酶激活和基质金属蛋白酶(MMP)的激活过程。低温介导了 SEC 表面的激活,可以与血小板和淋巴细胞进行结合(引自 Upadhya GA, Topp SA, Hotchkiss RS, et al. Effect of cold preservation on intracellular calcium concentration and calpain activity in rat sinusoidal endothelial cells. *Hepatology*. 2003;37:313-323. )

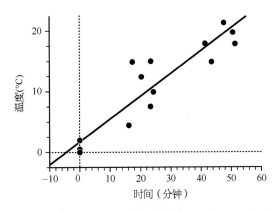

图 44-6 再灌注前复温时间和肝脏核心温度的关系(引自 Hertl M, Howard TK, Lowell JA, et al. Changes in liver core temperature during preservation and rewarming in human and porcine liver allografts. *Liver Transpl Surg*. 1996;2:111-117. )

概 30~60 分钟的时间用于血管的缝合。这段时间移植物逐渐复温但是还没有再灌注。这种在缺氧情况下组织温度的升高引起能量消耗的加重,进一步加重了 ATP 消耗。30、40 和 50 分钟后肝脏的核心温度从 0 升高到 12℃、17℃ 和 20℃(图 44-6)。上文讲过,热缺血对于肝细胞的损伤更大,因为其在 20℃ 开始对能量的需求增高。有研究显示,随着温度增高,蛋白酶的活性逐渐增加。同时,温度高于 20℃ 的损伤相对于低温时大了很多。对于外科医生,他们应该意识到随着复温过程的进行,肝脏的损伤会逐渐加重。长时间的复温缺血(>90 分钟)可能导致移植物无功。一项对标准外供体肝脏的研究发现热缺血时间是移植后患者生存率的独立影响因素。为了在再灌注前尽量去除保存液和血管活性物质,很多中心在进行血管缝合时持续低温灌注蛋白液。这一方法的好处是可以减少复温过程及其损伤。

上文讨论的供体器官的三种损伤(获取前损伤、低温损伤、复温损伤)将很大程度决定再灌注后器官的功能。尽管短时间的冷缺血和无原发肝病的情况下,30 分钟的复温损伤不会非常明显,但是如果器官长时间低温保存或者有原发肝病,复温损伤便会非常明显。这一结果也被一些研究机构支持。

### 再灌注损伤

#### 再灌注的级联反应

再灌注的级联损伤是对灌注前已有损伤的放大。也就是说,对于再灌注前没有损伤的器官,再灌注也不会引起任何损伤。再灌注损伤有两个阶段:①再灌注后瞬间的组织损伤。②免疫系统激活引起的损伤。再灌注后的瞬间组织损伤发生在再灌注后几秒到几分钟的时间。这阶段损伤主要是线粒体损伤和细胞死亡,以及血小板和淋巴细胞的附着,并最终导致微循环障碍和血管内血栓(无灌流现象)。早期的损伤事件引起免疫炎症反应,从而加重了组织损伤并引起细胞死亡。现在作者讨论再灌注过程前后的重要损伤。

#### 线粒体损伤和细胞死亡

再灌注之后,实质细胞在冷缺血和热缺血期间的损伤被再次富氧而加重。在再灌注早期阶段,能量的恢复(ATP)可能是决定细胞存活的最重要因素。但是,在冷缺血和早期再灌注期间线粒体的损伤解释了为什么细胞不能产生足够的 ATP。再次富氧后大量氧气的消耗使得线粒体产生大量 ROS 和活性氮离子(reactive nitrogen species, RNS),这些主要来源于线粒体电子传递链(electron transport chain, ETC)的过度电子外漏。ROS 和 RNS 对线粒体的损伤多种多样。他们可以引起线粒体蛋白,如 ETC 的不可逆性氧化、线粒体膜的过氧化和线粒体及细胞 DNA 的氧化。这些导致线粒体膜通透性改变、线粒体肿胀和膜破裂。同样的情况也发生在与 ROS/RNS 无关的线粒体损伤中。不管损伤机制如何,线粒体在再灌注早期受损导致 ATP 耗竭相关细胞死亡的发生。实验显示大鼠 IRI 在早期再灌注中的肿胀性坏死是细胞死亡的主要原因。其他也有认为凋亡是 SEC 死亡的主要机制之一。

#### 与血小板和淋巴细胞相关的内皮损伤

在早期再灌注过程中,SEC 表面的活化和之后血小板与淋巴细胞的附着是 SEC 损伤的主要原因。这导致了一种炎症环境,并引发了新的炎症反应。如上文所述,冷缺血导致 SEC 释放的 MMP 和其他蛋白酶被 ROS/RNS 激活。这些酶可以降解保护内皮细胞的基质。此外,再灌注期间产生的 ROS/RNS 糖蛋白原碎片化,从而影响糖基质。糖基质的损伤导致内皮细胞的过度暴露和激活,从而引起血小板和淋巴细胞的附着。另外,再灌注后血小板的附着也受血管性假血友病因子(von willebrand factor,vWF)和细胞黏附分子 p-selectin 的激活。这两种分子都储存在 SEC 的 Weibel-Palade 小体和血小板 a-granule 中,在再灌注时被迅速分泌释放。未被激活的血小板在附着到 vWF 上后也会被激活。用 p-selectin 敲除小鼠的实验证明了 p-selectin 在血小板-内皮细胞结合中的重要作用。

和血小板附着相似,在再灌注期间淋巴细胞也附着在 SEC 上并引起损伤。淋巴细胞和 SEC 的结合主要被 ICAM-I 和 P-selectin 分子介导。在非应激状态下,内皮细胞表面的 ICAM-I 分子表达量很低,但是在再灌注后 30~60 分钟表达量迅速升高。再灌注期间分泌的细胞因子也是诱导 ICAM-1 的主要因子。血小板和淋巴细胞在 SEC 上的附着导致了内皮细胞和组织的损伤。此外,他们还诱导了炎症环境的出现并引起微循环的紊乱。当淋巴细胞被激活后,他们开始向实质组织转移。

**损伤相关的分子机制**

保存和再灌注期间实质细胞和 SEC 细胞中线粒体的损伤导致了细胞死亡。早期再灌注中肿胀性坏死可能是细胞死亡的主要方式。肿胀细胞的细胞膜完整性被破坏导致细胞内的物质外渗(图 44-7)。这些物质暴露在免疫系统中从而引起无菌性的免疫反应。这些细胞内物质被称为损伤相关分子模式(damageassociated molecular patterns,DAMPs)或者叫警报素,包括高移动组-1-蛋白、热休克蛋白、组蛋白、DNA、ATP 和尿酸。另外,低温保存和再灌注以及 ROS/RNS 诱导的裂解蛋白和水解蛋白引起细胞外基质降解。其中,最主要被影响的蛋白质是 SEC 表面的糖基质。细胞外基质分子,如透明质酸、二聚糖和疏基类肝素的小片段分子也可以起到 DAMPs 的作用。不管是细胞内还是细胞外来源,DAMPs 被 PRRs 蛋白所识别,然后激活初始免疫反应。

**免疫系统导致的损伤**

实质肝细胞的 IRI 导致 DAMP 介导的免疫损伤引起进一步的组织受损(图 44-7)。这一机制包括两

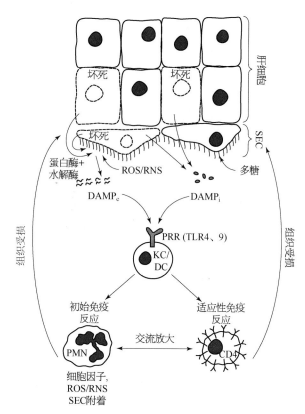

**图 44-7** 肝脏缺血再灌注(IR)中细胞死亡介导的无菌性免疫炎症反应。IR 介导的实质细胞坏死导致细胞内损伤相关分子(DAMP$_i$)的泄露。蛋白酶、水解酶和 ROS/RNS 导致的细胞外基质降解也诱导了胞外损伤相关分子(DAMP$_B$)的产生。DAMP$_i$ 和 DAMP$_B$ 均可以被库普弗细胞和树突细胞表面的 PRR 识别,从而导致初始免疫和适应性免疫的激活,进一步加重组织损伤

个不同但是互补的免疫系统反应:受体本身的初始免疫反应激活了随后的获得性免疫反应,引起移植物损伤。库普弗细胞、树突细胞和 DAMPs 介导的粒细胞是初始免疫反应的主要参与者。Toll 样受体(Toll-like receptors,TLRs)是感受组织损伤并引起初始免疫反应的主要受体。实验证实 TLR4 是肝脏 IRI 的早期介导者。在小鼠 IRI 模型中,通过 TLR4,而不是 TLR2 介导了肝内免疫反应和肝细胞的损伤。此外,在 TLR4 下游通路中,白介素诱导因子-3 是诱导免疫反应必需的分子。TLR9,一种可以识别自身和细菌 DNA 片段的内在受体,也被发现可以介导肝脏 IRI,并且该受体抑制功能具有一定的临床应用价值。PRR 的激活可以诱导细胞因子、生化因子和 ROS/RNS 的产生,不仅本身具有细胞毒性,而且刺激了初始免疫和适应性免疫反应。

肝脏 IRI 的适应性免疫反应主要通过 T 细胞介导。尽管 T 细胞激活的具体机制目前并不清楚,但是初始免疫的一些分子促进了适应性免疫的发展。

最近对 T 细胞和 CD4 敲除小鼠的研究发现,CD4 细胞在肝脏 IRI 过程中非常重要。T 细胞通过抗原介导的方式被激活。CD4 T 细胞可以通过 CD154 以无抗原的方式激活,而初始免疫激活的 CD40 可以诱导 CD154-CD40 的反应,进一步介导组织炎症和损伤。由于肝细胞 CD40 的激活可以引起细胞死亡,因此 CD40 可能进一步增加了 TNF-α 或者 ROS 诱导的 TLR4 相关的组织损伤。

### 活性氧离子和氮离子的参与

ROS/RNS 是来自氧气和氮气的活性基团。ROS/RNS 对于细胞的多种成分,如蛋白质、膜磷脂和 DNA 有很强的毒性,同时也是 IRI 的介导信号。ROS/RNS 可以通过非酶途径(ETC)或者酶途径(来自 NADPH 氧化酶、黄嘌呤氧化酶、髓过氧化酶)产生,并且在再灌注的不同时期有不同的来源。过氧化物可以自发或者被催化为过氧化氢($H_2O_2$)。在金属离子存在的情况下,$H_2O_2$ 催化为反应性更高的羟基离子 $OH^-$。RNS 在过氧化物催化下产生,而 $\cdot NO$ 产生过氧亚硝基阴离子($ONOO^-/ONOOH$),然后降解为 $OH\cdot$(图 44-8)。在再灌注最早期,ROS/RNS 主要来自线粒体。上文讲过,再灌注后大量氧气消耗导致 NADH 还原产物增加,线粒体 ETC 电子外渗和 ROS/RNS 的产生。线粒体来源的 ROS/RNS 对线粒体和细胞都有损伤。早期再灌注期间通过 DAMP 激活的库普弗细胞是最早产生 ROS 的免疫细胞。另外,活化的血小板和白细胞通过 vWF 快速附着在内皮细胞后也产生 ROS/RNS,并直接损伤内皮细胞的糖基质。在再灌注后期,多形核细胞迁移进入肝脏实质可能是 ROS/RNS 的主要来源。活化的 PMN 细胞再灌注早期结合在内皮细胞,在再灌注后期作为初始免疫反应的应答,均产生 ROS 和 RNS,从而引起了再灌注早期和后期的组织损伤。

## 保存的要点

### 低温

在缺氧条件下,低温是器官保存的重要方面。Calne 等人的研究发现,仅仅通过低温可以使肾脏保持 12~13 小时。这一原则的基础是温度每升高 10 ℃,酶的活性升高两倍(图 44-1),因此在低温状态下器官的代谢速率减慢。尽管在 0~4 ℃时代谢速率非常缓慢,但是实验发现在这种条件下肝脏仍需氧气进行代谢。

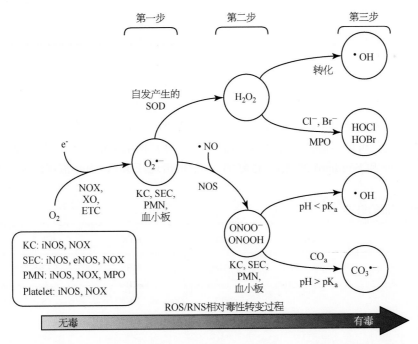

**图 44-8** 肝内 ROS 和 RNS 的产生。ROS 和 RNS 可以通过酶的氧化(NOX、XO)或者非酶途径(ETC)产生。ROS/RNS 产生的主要来源是内皮细胞(SEC)、库普弗细胞(KC)、多核细胞(PMN)和血小板。$O_2$ 被还原为 $O_2^{\cdot-}$,然后迅速被中性粒细胞相关髓过氧化酶(MPO)或者金属转运蛋白(trans)转变成 ROS(图的上半部分)或者 RNS(图的下半部分)。在 $\cdot NO$ 存在下,RNS 可以生成 RNS 过氧亚硝基阴离子,其在中性 pH 环境下以 ONOOH 和 $ONOO^-$ 的方式存在。在 pH 高于 6.8 时,$ONOO^-$ 数量增多并与二氧化碳反应生成 $CO_3^{\cdot-}$。如果 pH 下降,ONOOH 可以转化成 $\cdot OH$。eNOS,内皮一氧化氮合成酶;iNOS,诱导型巨噬细胞型一氧化氮合成酶;NADPH,烟酰胺腺嘌呤二核苷酸磷酸盐的简化形式;NOS,一氧化氮合成酶;SOD,超氧化物歧化酶(引自 van Golen RF, van Gulik TM, Heger M. Mechanistic overview of reactive species-induced degradation of the endothelial glycocalyx during hepatic ischemia/reperfusion injury. *Free Radic Biol Med*. 2012;52:1382-1402.)

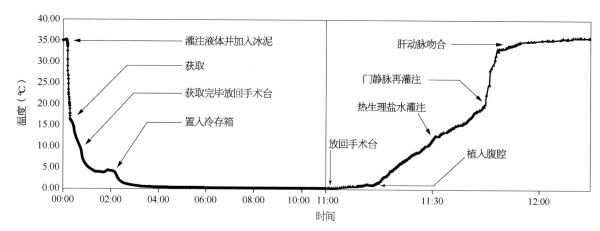

**图 44-9** 从器官获取到移植肝内温度变化（引自 Villa R，Fondevila C，Erill I，et al. Real-time direct measurement of human liver allograft temperature from recovery to transplantation. *Transplantation*. 81：483-486，2006. ）

在器官获取过程中，动静脉夹闭后通过灌入低温保存液使器官实现降温。同时在肝脏表面和腹腔内放入冰块可以使温度短时间从正常体温降到 16 ℃（图 44-9）。尽管大多数研究建议最佳的保存温度是 4 ℃，但是对低温保存的肝脏实时测量发现肝脏的核心温度通常在 0。有证据显示，在冰盒中储存后即使将肝脏去除进行操作，肝脏仍能在 1 小时的时间内保证在 4 ℃以下。从冰盒中取出肝脏进行修肝等操作可能持续 1~2 小时，这使得肝脏的温度升高到高于 4 ℃。试验显示，0 ℃保存的肝脏相对于 5 ℃保存的肝脏，其 IRI 和术后肝功能都更好。因此，在运输后的修肝过程中，保持低温仍非常重要。

### 保存液

器官保存液的快速发展解决了低温保存中的很多问题。保存液中的成分可以缓解低温保存对于器官的损伤。根据 Belzer 和 Southard 的研究，良好的

器官保存液应具有以下特征：防止低温诱导的细胞肿胀、防止电解质紊乱、防止细胞内酸中毒、减少 ROS 的产生和为细胞代谢提供能量及底物。

#### Collins 液

1969 年 Collins 发明了一种简单的肾脏低温保存液。这种保存液含有低钠高钾，可以防止电解质紊乱（表 44-1）。保存液中的高糖为细胞内外提供了渗透压平衡，并抑制低温引起的细胞水肿。Collins 用磷酸缓冲液防止厌氧糖酵解产生的酸中毒。随后，Collins 液被欧洲人改良成 Euro-Collins 液。Euro-Collins 液葡萄糖含量更高，因此渗透压更大（195 mmol/L 对 140 mmol/L）。另外，保存液中没有镁离子，因为镁离子和磷酸盐可以形成磷酸镁沉淀。这两种 Collins 液都可以低温保存肾脏 24~30 小时。Euro-Collins 液在全球被使用了很多年。但是，随着 UW 液和 HTK 液的出现，Euro-Collins 液逐渐从市场上消失。

**表 44-1　器官低温保存液的组成**

| 成分 | UW | Celsior | HTK | IGL-1 | Collins |
|---|---|---|---|---|---|
| Na⁺ (mmol/L) | 25~30 | 100 | 15 | 120 | 10 |
| K⁺ (mmol/L) | 125~130 | 15 | 10 | 30 | 115 |
| Mg²⁺ (mmol/L) | 5 | 13 | 4 | 5 | 30 |
| Ca²⁺ (mmol/L) | — | 0.25 | 0.015 | — | — |
| Cl(mmol/L) | — | 41.5 | 50 | 20 | 15 |
| 磷酸(mmol/L) | 25 | | | 25 | 47.5 |
| 硫酸盐(mmol/L) | 5 | — | — | 5 | 30 |
| 重碳酸盐(mmol/L) | — | — | — | — | 10 |
| 葡萄糖(mmol/L) | | | | | 140 |
| 组氨酸(mmol/L) | | 30 | 198 | | |
| 色氨酸(mmol/L) | | | 2 | | |

（续表）

| 成分 | UW | Celsior | HTK | IGL-1 | Collins |
|---|---|---|---|---|---|
| 谷氨酸盐（mmol/L） | — | 20 | — | — | — |
| α-酮戊二酸盐（mmol/L） | — | — | 1 | — | — |
| 乳糖（mmol/L） | 100 | 80 | — | 100 | — |
| 甘露醇（g/L） | — | 60 | 30 | — | — |
| 羟基淀粉（g/L） | 50 | — | — | — | — |
| 蜜三糖（mmol/L） | 30 | — | — | 30 | — |
| 腺苷（mmol/L） | 5 | — | — | 5 | — |
| 别嘌呤醇（mmol/L） | 1 | — | — | 1 | — |
| 谷胱甘肽（mmol/L） | 3 | 3 | — | 3 | — |
| 渗透压（mOsm/L） | 320 | 320 | 310 | 320 | 320 |
| pH | 7.4 | 7.3 | 7.2 | 7.4 | 7.0 |
| 黏度（cp）§ | 5.70 | 1.15 | 1.80 | 1.28 | N/A |

### UW 液

UW 液由威斯康星大学的外科医生 Folker Belzer（图 44-10）和研究员 James Southard 在 1980 年发明，并在 1987 年开始在美国的临床上使用。和 Euro-Collins 液相比，UW 液可以将肝脏保存超过 15 小时。这使得更大范围的器官分配成为可能，而肝移植也从急诊手术变成了半择期手术。除了环孢素的出现，器官保存液的发展，特别是 UW 液的出现也是肝移植进步的重要原因。尽管目前很多的替代保存液不断出现，但是 UW 液仍是目前腹腔脏器保存的标准。

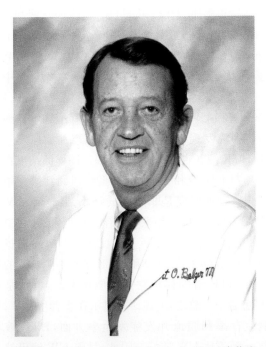

**图 44-10**　Folkert Belzer 和 James Southard 合作发明了 UW 液

尽管 Collins 液和 UW 液使用相同的缓冲体系（磷酸缓冲液）和相似的电解质成分（低钠高钾），但是 UW 液的成分和 Collins 液并不相同（表 44-1）。UW 液中，葡萄糖被蜜三糖和乳糖取代以维持渗透压。这两种分子的分子量都非常大，可以防止细胞低渗性水肿（表 44-2）。羟乙基淀粉也加入 UW 液中维持渗透压。但是，羟乙基淀粉的加入使得 UW 黏稠度增加（5.70 cp），是水的近 4 倍。总之，UW 液的主要目的还是维持电解质和渗透压的平衡。别嘌呤醇作为黄嘌呤氧化酶的抑制剂可以抑制 ROS 的生成。抗氧化物质谷胱甘肽的加入可以去除在再灌注期间生成的 ROS。UW 液也含有腺苷，作为再灌注期间 ATP 合成的底物。UW 液也不含钙离子，因为低温会引起细胞内的钙离子积累。

### 组氨酸-色氨酸-酮戊二酸盐液

组氨酸-色氨酸-酮戊二酸盐（histidine-tryptophan-keto-glutarate，HTK）液在 1970 年由 Göttinggen 大学的德国生理学家 Hans Jürgen Bretschneider 发明，最初作为心脏停搏的保存液。1980 年，HTK 液开始在临床上作为心脏移植的保存液使用。HTK 液含有和细胞内相同浓度的钠离子（15 mmol/L）和稍高的钾离子（10 mmol/L）（表 44-1）。这种离子浓度可以使心脏电活动降低，并使心脏暂停跳动。HTK 液使用组氨酸-HCl 作为维持 pH 的缓冲液。甘露醇用来保持渗透压防止细胞肿胀（表 44-2）。酮戊二酸盐和组氨酸可以作为细胞能量代谢的底物，而色氨酸是细胞膜保护剂。尽管 HTK 液最初作为心脏保存液使用，但在 20 世纪 90 年代开始欧洲开始用其作为肝脏保存液使用。2002 年美国 FDA 批准 HTK 液用于肝脏保存，并且目前在很多国家作为 DCD 肝脏的保存液。

**表 44-2　保存液各个成分的保护作用**

| 保护目的 | 功能 | 成分 |
|---|---|---|
| 防止细胞水肿 | 高渗性大分子 | 乳糖（UW、Celsior、IGL-1）<br>蜜三糖（UW、IGL-1）<br>甘露醇（Celsior、HTK）<br>葡萄糖（Collins） |
| 防止细胞水肿 | 离子 | 高钾低钠（UW、Collins） |
| 防止肠道水肿 | 胶体 | 羟基淀粉（UW） |
| 保持 pH | 缓冲期 | 磷酸（UW、Collins）<br>组氨酸-HCl（HTK、Celsior）<br>重碳酸盐（Collins） |
| 减少自由基氧化损伤 | 抗氧化物质 | 谷胱甘肽（UW、Celsior、IGL-1）<br>别嘌呤醇（UW、IGL-1）<br>甘露醇（HTK、IGL-1） |
| 维持细胞能量供应 | 能量代谢前体物质 | 腺苷（UW、IGL-1）<br>α-酮戊二酸盐（HTK）<br>组氨酸（HTK、Celsior）<br>谷氨酸（Celsior） |
| 保持细胞完整性 | 膜稳定剂 | 地塞米松（UW）<br>组氨酸（HTK，Celsior）<br>色氨酸（HTK） |

### Celsior 液

和 HTK 液相同，Celsior 液最初也是用于心脏移植的低温保存。尽管 Celsior 液的成分和 UW 液非常相近，但是 Celsior 液的离子浓度主要模仿细胞外正常浓度，而非细胞内浓度（表 44-1）。和 UW 液相似，Celsior 液通过大分子物质如乳糖和甘露醇维持渗透压，防止细胞肿胀。Celsior 液使用组氨酸作为缓冲液防止细胞酸中毒，同时组氨酸和谷氨酸作为细胞能量代谢底物。谷胱甘肽和甘露醇有抗氧化的保护作用。Celsior 液的黏稠度小于 UW 液，因此在器官冲洗时效果更好。Celsior 液在 1999 年也被 FDA 批准用于肝移植保存。

### 静态低温保存应该选择哪种保存液

第一个有效的肾脏保存液是 1970 年 Collins 和 Marshall 发明的。尽管 Collins 液和 Marshall 液可以将肾脏保存 24～36 小时，但对于肝脏其保存时间较短（4～8 小时）。1980 年出现的 UW 液迅速取代上述两种保存液，成为肝脏保存的主要方式。初期的临床研究发现，肝脏在低温状态下可以保存 15 小时。目前，UW 液仍是肝脏保存的金标准。

尽管 HTK 液和 Celsior 液最初应用在心脏移植中，但这两种保存液目前也经常应用在肝脏保存。UW 液有很多缺陷，如黏稠度过高、价格高昂，并且容易出现高钾导致的心脏骤停，而且在再灌注之前还需

要对肝脏进行再次冲洗。HTK 液和 Celsior 液黏稠度低，钾离子低，一次灌注迅速并且不需要再灌注前冲洗肝脏。这些优点使得一些中心开始考虑用 HTK 液和 Celsior 液代替 UW 液。最近一项 UNOS 分析发现，美国 HTK 液的使用率从 2004 年的 16.8% 升高到 2008 年的 26.9%。

尽管很多研究比较了 HTK 液、Celsior 液和 UW 液的功能，但是随机对照试验（randomized controlled trials，RCT）却非常少。目前只有四项 RCT 研究比较了 HTK 液、Celsior 液和 UW 液（表 44-3）。其中只有一项质量较高。所有的 RCT 都提示 HTK 液、Celsior 液和 UW 液的患者生存率与移植物生存率无差异。研究发现，使用 UW 液的胆道并发症发生率低于 HTK 液、Celsior 液（表 44-3）。同样的结果在最近一项对 UW 液和 HTK 液的系统回顾性研究中也有报道。这项研究是非随机试验，结果显示 UW 液和 HTK 液的移植物和患者生存率相近，但是胆道并发症的区别未提及。最近另一项使用 UNOS 数据库分析 UW 液（n = 12 613）和 HTK 液（n = 4 755）的研究发现 HTK 液的移植物失功能比例高，特别是在 DCD 患者中。总之，上述研究显示在患者生存率、移植物生存率和胆道并发症发生率方面，HTK 液和 Celsior 液不比 UW 液好。因此，目前 UW 液仍然是肝脏保存的金标准。

**表 44-3　保存液效果比价**

| 作者 | 病例数 | 研究时间 | 样本数量计算 | 冷缺血时间 | 研究节点 | 主要发现 |
|---|---|---|---|---|---|---|
| Erhard 等 | UW(30)<br>HTK(30) | 30 个月 | 无 | 663 分钟<br>579 分钟 | 未定义 | • 移植物和患者生存率相同 |
| Cavallari 等 | UW(90)<br>Celsior(83) | 1999 年 3 月至<br>2001 年 11 月 | 无 | 438 分钟<br>444 分钟 | 移植物无功 | • 无差别<br>• 移植物和患者生存率、胆道并发症无差别 |
| Meine 等 | UW(65)<br>HTK(37) | 2003 年 1 月至<br>2004 年 8 月 | 无 | 663 分钟<br>579 分钟 | 未定义 | • 移植物和患者生存率、胆道并发症无差别 |
| Garcia-Gil 等 | UW(51)<br>Celsior(51) | 2001 年 1 月至<br>2003 年 12 月 | 有 | 398 分钟<br>383 分钟 | 再灌注并发症 | • UW 液灌注后并发症多（5.9%对 21.6%）<br>• 患者生存率、胆道并发症无差别 |

# 新式肝脏保存策略

## 肝脏缺血的预处理

缺血预处理(ischemic preconditioning，IPC)指的是在短暂缺血后再灌注,然后在进行长期缺血的预处理可以起到保护作用。这种现象首先在肾脏和心脏保存中发现。IPC 起先在多种肝脏热缺血模型中进行研究。在 5～10 分钟的缺血过程后进行 10～15 分钟的再灌注,然后长期缺血,可以减少肝脏的损伤,提高生存率。患者 IPC 首先由 Clavien 在进行阻断肝切时发现。随后,IPC 在冷缺血中的作用被研究。试验中 IPC 也能保护冷缺血的肝脏。IPC 的分子机制非常复杂,包括氧化应激和酪氨酸激酶相关机制。其他的机制包括一氧化氮和腺苷的作用等。几项临床试验也研究了 IPC 对移植物损伤和患者预后的影响(表44-4)。这些研究中,IPC 的操作是不完全缺血 5～10

分钟,再灌注 5～30 分钟,最后进行血管夹闭。大多数进行 IPC(6/8)患者的 AST 水平降低。另外,IPC 可以抑制肝细胞肿胀和中性粒细胞的浸润、减少凋亡、抑制再灌注损伤等。但是,研究没有发现对患者的生存率或者移植物生存率有帮助。因此,目前的证据不足以使 IPC 作为临床的常规行为。两项最近的研究发现,IPC 可能为边缘供体实现更好的疗效。

## 药物处理

肝移植的肝脏可以在肝移植前后均进行药物处理。开放前的处理为预处理,再灌注期间的处理为后处理。尽管在动物实验模型中很多药物表现出了保护作用,但是只有很小的一部分进行了药物临床试验(表 106-1)。一项早期的临床试验发现给供体在夹闭前系统性注射前列腺素 $I_2$ 可以减少肝脏 IRI。作者认为肝窦灌注的改善是保护的原理。另外两项研究用免疫抑制剂减少 IRI。持续为供体进行甲泼尼龙输

**表 44-4　缺血前预处理的临床研究**

| 作者 | 数量<br>(非 IPC/IPC) | 随机研究与否 | IPC 步骤<br>(缺血/再灌注) | 发现 | IR 保护效果 |
|---|---|---|---|---|---|
| Azoulay 等 | 45/46 | 否 | 10/10 分钟 | 术后 AST 降低,早期移植物功能下降 | 有 |
| Koneru 等 | 28/34 | 是 | 5/5 分钟 | 无保护效果 | 无 |
| Jassem 等 | 14/9 | 否 | 10/30 分钟 | 术后 AST、中性粒细胞浸润下降,ICU 天数下降 | 有 |
| Cescon 等 | 24/23 | 是 | 10/15 分钟 | 术后 AST 和 NO 下降 | 有 |
| Amador 等 | 30/30 | 是 | 10/10 分钟 | 坏死、术后 AST 和再手术率下降 | 有 |
| Koneru 等 | 50/51 | 是 | 10/10 分钟 | 术后 AST 下降,灌注后 IL-10 升高,急性排斥率下降 | 无 |
| Jassem 等 | 16/19 | 是 | 10/30 分钟 | 术后 AST 和再灌注损伤相关因子下降 | 有 |
| Franchello 等 | 44/30 | 是 | 10/30 分钟 | 肝细胞肿胀下降,边缘供体术后 AST 下降,感染减少 | 有 |

注可以减少肝脏损伤,降低急性排斥发生率。供体无肝期和术后注射抗胸腺细胞球蛋白可以减轻 IRI 并改善移植物功能。其原理可能与抑制再灌注后的免疫反应有关。并且,抗胸腺细胞球蛋白可以有效抑制适应性免疫反应(图 44-7)。这些研究表明,本来用于防止排斥的免疫抑制剂也可以用来缓解 IRI。另一种减轻 IRI 的策略是抑制 P-selectin。在移植物获取的过程中可以进行药物输注以抑制 P-selectin。另一种策略是在手术期间吸入 NO。一项随机试验发现术中吸入 NO 可以提高移植物功能。这项研究中,患者对 NO 的耐受性非常好,无心肺功能异常出现。尽管作者认为该方法的疗效与患者本身内源性 NO 产生减少相关,但是具体的机制仍不清楚。

### 机械灌注

在肝脏保存期间进行机械灌注可以有效延长器官保存时间,并减少超标准供体器官的 IRI。目前低温有氧灌注(hypothermic oxygenated perfusion,HOP)和恒温有氧灌注(normothermic oxygenated perfusion,NOP)在猪模型中进行了详细的研究,并且部分临床试验也在开展。

#### 恒温有氧灌注

NOP 的优势是模拟器官正常的生理环境。这种方法使用血液作为灌注液,可以通过肝脏的氧气消耗量、胆汁生成量和尿素合成量实时监测肝脏功能。这项技术最重要的优势是器官可以获得更长的保存时间。一项使用猪肝进行 NOP 的研究发现,NOP 可以在体外维持肝脏活性到 72 小时。另一项实验中,NOP 使得缺血 60 分钟的猪肝脏恢复功能,而未进行 NOP 的肝脏出现移植物无功。最近的一项研究发现,相对于低温保存,NOP 保存猪肝脏可以减少肝脏损伤、保持肝脏功能、抑制细胞因子生产和炎症反应、

提高生存率。NOP 的另一项优势与脂肪肝相关。两项研究显示 NOP 可以改善脂肪肝的脂肪变和代谢能力。NOP 的临床研究也进行了一项。DCD 供体肝脏在获取前进行常温体外氧合处理,然后获取器官。40 个供体中,10 个最终成功捐献器官。其中,一个肝脏术后出现移植物无功,一个出现肝动脉栓塞。其余肝脏术后功能良好。虽然 NOP 优势很多,但是一旦器官进行了低温保存,其保护作用似乎也会消失。

#### 低温有氧灌注

NOP 的替代方法是低温灌注(hypothermic machine perfusion,HMP),氧气供应可有或者没有。低温有氧灌注的原理是降低线粒体呼吸和活性氧化产物的生成。和 NOP 相比,HMP 的灌注压力和流速更低,并且使用改良的 colloid 液。HMP 在长期(24~72 小时)、中期(3~7 小时)和短期(1~2 小时)保存器官的疗效在很多实验中都得到了证实。HMP 中短期使用氧气灌注在临床上非常有吸引力。在最新的一项猪肝脏研究中,移植前 1 小时的 HOP 可以改善 DCD 供肝质量,包括胆汁生成、ATP 合成、移植后坏死减少和生存率的提高。

HOP 最近在临床中也进行了实验。这项研究中 20 名患者接受了经过 3~7 小时 HOP 的肝脏。跟对照组相比,HOP 患者的移植物失功能率低(5% 对 25%),住院天数短(10.9 日对 15.3 日)。HMP 保存的肝脏炎症因子和 ICAM-1 含量均降低。另一项研究了 DCD 供肝经过有氧 HOP 处理后的情况。研究发现有氧 HOP 的肝脏更耐受 IRI 和 DCD 相关损伤。目前的实验室研究和临床研究的结果都提示机械灌注在未来增大供体库和改善超标准供体方面有很大的应用前景。

### 要点和注意事项

- 移植物损伤表现在再灌注时期,但实际是保存前、低温保存和复温过程等损伤的累积。
- 保存前损伤主要与肝脏原有疾病(脂肪肝)、心肺功能暂停和低血压相关。DCD 供体的保存前损伤还包括热缺血损伤。
- 低温保存损伤主要是低温对于微循环的影响。低温活化肝窦内皮细胞,使其与血小板和淋巴细胞结合。
- 再灌注期间的损伤可以激活免疫应答,从而放大

了组织损伤。
- 尽管 UW 液是目前器官保存的标准,但是 HTK 液和 Celsior 液的保存效果与 UW 液效果相似。
- 有证据表明机械灌注的效果可能好于静态低温保存。
- 移植物无功可能是多方面原因造成的。当供体肝脏是脂肪肝时,低温保存和复温时间等损伤应该减少。
- 冷缺血后的复温损伤要大于冷缺血前的复温损伤。

# 第 45 章

# 受体肝切除术和移植

## Recipient Hepatectomy and Grafting

Göran B. G. Klintmalm • Ronald W. Busuttil

陆天飞 • 译

---

### 章节纲要

| | |
|---|---|
| 经典手术方式 | 肝动脉 |
| 门静脉 | 胆管 |
| 背驮式手术方式 | 总结 |

---

在 20 世纪 60 年代的传统临床观念和手术标准中,切除一个病肝然后用一个完好无损的健康肝脏取而代之,是一个虽然听起来很有远见并且很合理,但是成功率很低的治疗方法。之所以慢慢发展成今天所知道得如此精细的肝移植术,完全得益于医学技术的进步和 Thomas E. Starzl 顽强的毅力下坚持不懈地做实验。在简单的血流动力学检测、过慢的生化周转和凝血检测图表、不成熟的血液替代疗法,甚至没有微创针的简陋手术器械下做肝移植是无法想象的。在过去 1½ 年,位于丹佛科罗拉多总医院(1979—1980)的 Starzl 肝移植计划,最快的一次手术用时 14½ 小时,只有超过 20 小时的手术才被认为是技术层面上不过关的。术前准备血型匹配和 15 个单位的红细胞需要打开腹腔,这时候血液银行也有机会进行交叉匹配和为后续的手术过程准备更多血液。

从开创性时代开始,已经取得了无数的改进,每一个改进都只是一小步,但是总体来看,今天的肝移植手术已经进化到几乎不像它祖先了。在所有使肝移植手术从实验室的纸上谈兵转为治疗过程的因素中,作者认为最功不可没的是麻醉学的进步,包括中央血流动力学检测和凝血因素的控制。作者认为,麻醉医生是手术的幕后英雄,他们值得更多的赞扬。第二,电刀、氩气刀和新的止血剂的引进不仅仅是出血区控制出血量的安全方式,更是一项精致的解剖技术。今天整个手术切割过程都是在边切开边凝血的模式下进行的,一般直接由主刀医生或助手用高频电刀在主刀医生的扁桃体钳上灼烧完成。而以前应用在受者肝切除术中所有血管缝合的贯穿缝合法,现在只保留在主要大血管和组织结构缝合中。第三,静脉-静脉分流术的临床使用为手术操作过程提供相对稳定的血流状态,这为临床观摩学习肝移植的学员提供了更好的环境。第四个进步是灵活选择应用经典的移植方式或是静脉保留移植(背驮式)。第五,现代机械牵引器让人更易获得开阔的手术视野,这使得手术的进行只需要两名助手就够了。在丹佛,住院医生和实习医生为了将手术视野暴露得更加清楚,通常每 2~4 小时轮换以非常用力地使用拉钩。然而,绝大部分成人患者为了能接触到肝上腔静脉都需要进行开胸手术,这种手术现在几乎没人做了。

今天进行的肝移植术主要有两种方法:传统的腔静脉间置法和把原有腔静脉留在后面的背驮法。静脉-静脉分流术对于任何一种手术方法都不是必需的。直到 1983 年,Starzl 和他的同事发明了静脉-静脉分流术,人们今天知道的“经典方法”才正式成型。这种分流术可以保持心血管稳定性和正常的血流动力学,使得腔静脉侧支闭塞不会发生;它不需要术中很多输血,减少再灌注综合征发生的可能,也减少了患者移植后水肿发生的可能。另外,它对那些需要服用血管升压类药物和(或)需要在移植过程中进行血液透析的 MELD 患者最有帮助。背驮式首要使用指征是一个携带着相对狭窄腔静脉的小供肝移植到大的受体,这时候供体的腔静脉狭窄是有临床意义的。背驮式的另外一个重要应用价值在于当腔静脉嵌入发炎的腹膜后腔,导致移植困难的时候。

对于一名技术娴熟的外科医生来说,进行背驮式手术的手术时间和失血量应该接近于进行静脉-静脉分流的传统方法的水平。在常规的使用传统方法移植的过程中，作者希望患者无肝状态处于40～50分钟，其中有25～30分钟为热缺血时间。值得注意的是，这一章的两位作者都经常使用经典肝移植手术方法。

## 经典手术方式

当患者被小心放置在手术台上，经过消毒、铺巾以后，主刀医生会在腹部沿双侧肋缘下做切口，并在正中线延伸（图45-1），这个切口被 Roy Calne 爵士命名为 Mercedes 切口。除了浅表皮肤切口，皮肤、皮下组织、肌肉层都用电刀打开。右侧切口横向延伸足够长，使术者可以从水平方向看到腔静脉。左侧切口较短，仅超过腹直肌外侧缘。如果患者脾大，应注意避免切口过长，因为脾是容易受伤的器官，脾损伤可能引起严重出血，导致需要进行不必要的脾切除。正中切口延伸到术者直接从垂直角度看到肝上下腔静脉，必要时可行完全或部分剑突切除术。有了这个切口，术中视野是很优秀的，在超过6 000例手术病例中，只有2名患者需要行正中开胸手术，将视野扩展到胸部。

机械牵引装置连同叶片放置在两侧肋缘下，将肋骨向外向前牵拉以扩大切口的视野（图45-2）。镰状韧带分离，所有沿韧带和正中线的组织与经络也一并剥离直到剑突。这样做是为了避免这些组织造成进一步出血和阻碍术者的视野。上正中线延伸的脂肪组织往往含有从脐静脉发出的大脉络，这些脉络应该被结扎后完整断离。如果找到正确的组织平面，这一系列操作是不会出血的。打开腹直肌鞘的时候，可以放置一条缝线在圆韧带上，较长的一端悬挂到牵引环，通过这种方法牵引可以使肝门更好地暴露。

镰状韧带分离到肝上腔静脉，然后通过灼烧将左三角韧带打开。侧支静脉通常存在于左外侧段的最顶端，因此需要结扎止血。随后，肝左外叶可以完全游离和翻起。肝胃韧带现在可以看到了，需要进行灼烧断离或贯穿缝合，取决于侧支血管的大小。显然，如果肝左动脉的侧支血管存在，则必须缝扎和断离它。

助手提起肝的前下缘或已结扎的圆韧带，使主刀医生可以对肝门一览无遗（图45-3）。随后术者在肝动脉的分叉处进行肝动脉的分离。在分离前作者发现，将肝总动脉和胃十二指肠动脉隔离开，然后放置一个非创伤性血管夹在肝总动脉上是个很有用的技巧。这个操作可以防止肝动脉夹层，如果单纯结扎肝动脉远端则可能发生夹层。这个操作几乎把肝动脉原始解剖结构完全破坏掉了。随后转向肝门的右边，分离胆总管。通常情况下不需要单独对胆囊管进行分离，如果有需要保留胆总管足够的长度，在胆囊管入口上进行分离时很容易把胆囊管一并分离出来。在95%存在副肝右动脉的患者中，动脉向后穿越到胆总管，故当其存在时需要对其断离。然后，作者完成了门静脉周围的解剖。在很多情况下，背胰静脉会流入门静脉的前端，需要对其进行结扎和断离。

如果由于前一次手术或是特发性细菌性腹膜炎，肝脏有粘连，可以用电灼烧把粘连处理掉。电刀的尖端一直在肝脏表面平行地操作，不会有超过1 mm的

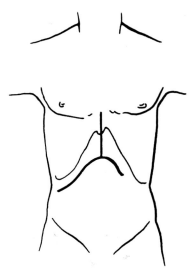

**图45-1** 做 Mercedes 切口开腹

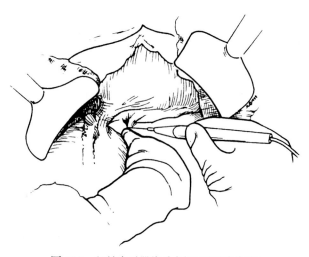

**图45-2** 机械牵引器将手术切口向两侧拉开

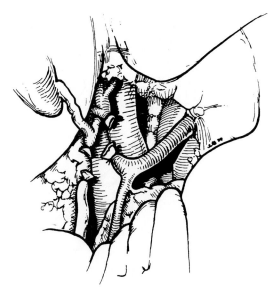

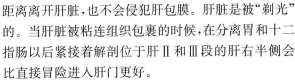

图 45-3　助手提起圆韧带,充分暴露肝门结构

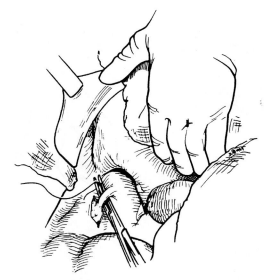

图 45-4　解剖右三角韧带

距离离开肝脏,也不会侵犯肝包膜。肝脏是被"剃光"的。当肝脏被粘连组织包裹的时候,在分离胃和十二指肠以后紧接着解剖位于肝Ⅱ和Ⅲ段的肝右半侧会比直接冒险进入肝门更好。

如无意外接下来作者进行右三角韧带解剖(图45-4)。整个过程用灼烧的方式完成,从下外侧方向开始仔细地剖离韧带,直到进入下腔静脉。如果碰到技术问题如大量脉络、瘢痕和炎症,这一环节将延缓直到患者被安置在总静脉转流。随着门静脉的横断,肝下下腔静脉的前方被暴露出来,放置一个血管夹使简单的周围动员能顺利进行。如果门静脉不全横断在一个点,下腔静脉的解剖就从下到上方向进行灼烧。右肾上腺静脉要被结扎和断离。这时候作者将肝右叶收回到肝窝,通过收起左外侧段和将尾状叶摆到右侧来暴露下腔静脉的左边。打开腹膜反折沿腔静脉进行灼烧。在大多数情况下,肝下下腔静脉组织可以用手指分离。分离过程中一旦碰到任何阻力,意味着肝后下腔静脉的侧支存在,这时候需要结扎和断离。通过这种双面结合的方法,肝后下腔静脉可以快速安全地从后腹膜分离出来。

接下来患者就要准备行静脉-静脉分流术,通过从股静脉插入一根套管。在腹股沟插入套管时应用Seldinger技术和对患者使用预制试剂盒(Medtronic,编号 No. 96530-015)。作者用 15F 的钢丝加固套管。强制进管是禁忌。钢丝的位置通过肝下下腔静脉触诊很容易定位出来。返回套管由麻醉团队用 12F 钢丝加固套管(Medtronic,编号 No. 96830-012)从右颈内静脉插入,同时使用小儿动脉试剂盒(Argon Medical,

编号 No. 401135B)。这根套管总是在患者进行腹部准备前就已经被插入。另一种选择是直接切断腋静脉(通常是左侧)和左隐股交界处,然后分别插入 20F和 18F 的套管。

一旦套管已进入并固定好,作者就继续进行门静脉最后的解剖工作。门静脉用左手固定住,用剪刀沿着静脉纵向推动以清理组织(图 45-5A)。然后门静脉在肝门处尽可能高地被夹住。三个莫伊尼汉(扁桃体)夹放置在门静脉的末端,助手端直地将它们举起来。一名外科医生用左手固定门静脉,用右手将 28～36F 的钢丝加固管(Edwards Lifesciences)引进门静脉,并且保持其位置,让第一助手用胶带固定(图 45-5B)。

另一种将套管放进门静脉的方法是结扎掉门静脉位于肝门的一侧,然后在门静脉周围放置胶带来控制门静脉从胰腺颈部出来的一端,在门静脉的远端做一横向切口,使插管进入门静脉(图 45-5C)。套管用胶带捆绑和固定,从而完成门静脉插管,门静脉的横切口也使门静脉作为一个整体被分离(图 45-5D)。

现在开始静脉-静脉分流(图 45-6A)。对于静脉-静脉分流术,整个插管过程需要 5～10 分钟。

在门静脉损伤的情况下,甚至出现更严重的情况,如密集的大脉络粘连在肝的周围,这时候肠系膜下静脉可用于作为旁路。对于肠系膜下静脉,20 号套管一般就足够了,而且只需要引进 2～3 cm。如果套管进入过深,顶端经常会进入门静脉导致后续门静脉很难被夹紧(图 45-6B)。

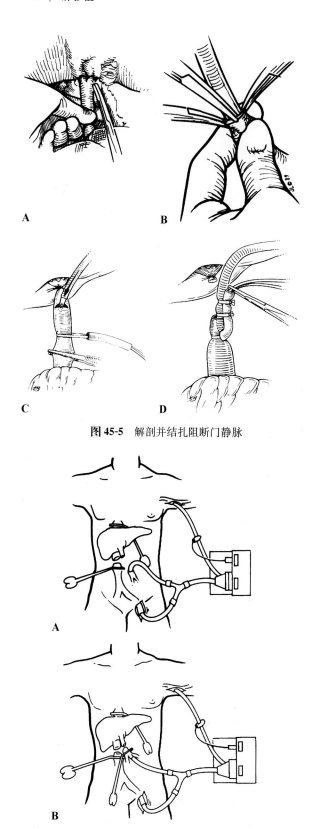

图45-5 解剖并结扎阻断门静脉

图45-6 静脉旁路转流

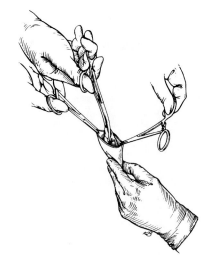

图45-7 门静脉血栓清除

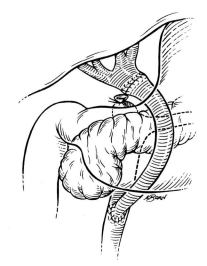

图45-8 置入门静脉导管

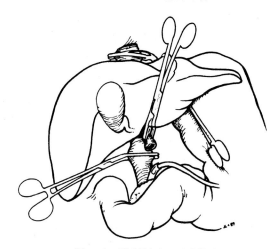

图45-9 阻断肝后上下腔静脉

如果患者患有门静脉血栓,在大多数情况下可以对其实施血栓切除术,使血栓在人工控制下一直落到肠系膜上静脉(superior mesenteric vein, SMV)(图45-7)。对于门静脉血栓形成的患者,不论全部或是部分血栓形成,都应特别小心,避免对门静脉造成进一步创伤。若进一步损伤不可避免,要使用门静脉导管,保证门静脉血流顺利进入肝脏(图45-8)。对于经过广泛门静脉修补或门静脉插管的患者,管理措施是

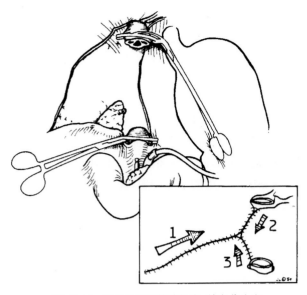

**图 45-10**　尽量保留肝静脉长度,并充分止血

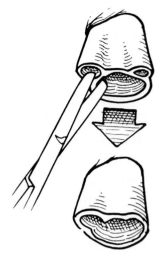

**图 45-12**　肝静脉整形成共同开口

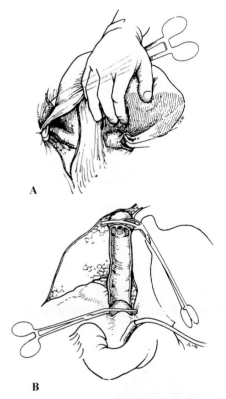

**图 45-11**　阻断肝后上下腔静脉,解剖肝右侧和肝后

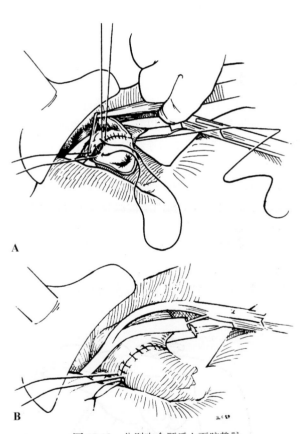

**图 45-13**　分别吻合肝后上下腔静脉

每小时给予低分子右旋糖酐 25 ml,持续 1～2 日,然后服用阿司匹林,每日 81 mg,持续 3 个月。

　　血管夹现在放在肝上下腔静脉和肝下下腔静脉的低位(图 45-9)。应小心水平放置这些夹子,并且使肝脏处于正常的解剖位置,避免血管扭转。肝上下腔静脉的静脉夹应放在膈肌反射的边缘,避免损失膈神经。

　　现在作者分离下腔静脉,同时小心地尽可能多地

保留肝右、中、左静脉,几乎切开肝实质来把这几条静脉拉起来(图 45-10)。然后尽可能靠近近端分离下腔静脉。把先前结扎的腔静脉后组织分离,再把肝脏移除。

　　为了在肝窝内止血,裸露的区域可以将其再腹膜化,如图 45-10 小插图所示。用 3-0 或 2-0 单丝丙纶缝线(Prolene;Ethicon, Somerville, NJ)将裸露区域沿箭头方向缝合,然后返回到开始点,如 1、2、3 所

示。在缝针经过整个伤口底部浅表处时应格外小心，从而控制出血。在许多病例中这个操作可以在肝脏移除前完成。

若患者解剖较为困难，可在进行肝右半边和肝后结构解剖前把下腔静脉在肝上方和下方夹住(图 45-11A)，这样解剖可以快速进行(图 45-11B)。在这种情况下，往往保留下腔静脉的背侧，这是为了消除需要对腔静脉后组织出血严密控制所做的权宜之计。

肝上腔静脉现在准备通过打开肝右、中、左静脉腔形成一个共同的 IVC 腔管(图 45-12)。所有的膈静脉口用 4-0 单丝丙纶缝线缝合，结打在肝上腔静脉口之外。现在肝脏被带到手术现场。通过放一个圈在肝窝内，肝脏可以被支持着，避免它下沉太深到伤口内。然而，除非是如今更频繁地遇到的超大移植，这个操作一般是不需要的。

在两个对侧放置角针(图 45-13A)，为了使后壁回缩，在中间需要放置一条缝线。肝上腔静脉的接合用 3-0 单丝丙纶缝线进行，小心谨慎地对接保证内膜完美地接合。背侧缝合用右边的缝线进行，只要在它外侧和前方各缝一下就可以了。中间的缝线被移除，前壁的闭合只要用简单的连续缝合就可以完成。

接合完成后，一个 1~1.5 cm 的"生长因子"会放进来。侧面一根缝线被安全地拉紧，以避免在灌注的时候由于血管扩张，生长因子被撑起而导致接合处分离(图 45-13B)。

在肝下下腔静脉完成对接时，对门静脉用生理盐水或林格溶液冲洗，并用 25 g/L 的白蛋白溶液从门静脉流过(图 45-14)。这个冲洗步骤是需要的，一方

面可以冲掉血管腔内的空气，避免空气栓塞，另一方面可以去除血管内钾浓度过高的保存液。当器官被冷冻下来保存时，加纳泵受到抑制，因此细胞内高浓度的钾离子会漏到细胞外。肝下下腔静脉的缝合方式跟肝上腔静脉一样，通常用 4-0 单丝丙纶缝线和一个 1.5 cm 的生长因子。

一定要注意避免接合后的腔静脉过长。过长的腔静脉是发生静脉折叠和扭转的主要原因。一旦发生，将会引起严重的术后问题，需要进行极其困难的血管重建。

## 门静脉

如果使用了静脉-静脉转流，那么现在可以夹住门静脉插管，只让全身静脉转流继续。插管从门静脉撤走，然后小心放置一个无创伤夹在门静脉近端(图 45-15)。供肝的门静脉要缩短到合适的长度。不能把受体的门静脉切短到 1 cm 以下，因为门静脉要保留一定长度以备再次移植之需。把一个剖腹手术垫放在右侧膈肌，防止门静脉接合时发生扭转。门静脉的缝合用 6-0 的单丝丙纶缝线，后壁行反转缝合并放置一个门静脉直径 3/4 大小的生长因子。如果需要调整供体或受体门静脉的大小，建议使用鱼嘴重建。有几种方法帮助肝脏在门静脉重建后再灌注：①通过门静脉灌注伴或不伴随腔静脉灌注。②紧接在门静脉再灌注后开放 IVC。③通过门静脉和肝动脉同时再灌注。到目前为止，没有任何随机试验表明以上方法中哪一种更优越。此外，一项在 UCLA 进行的随机试验表明在门静脉再灌注前通过腔静脉灌注并不会降低再灌注综合征的发病率或降低其发病的严重程度。但是，如果通过肝内下腔静脉灌注 250~400 ml

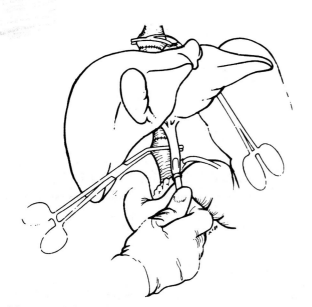

**图 45-14** 吻合腔静脉过程中，门静脉灌注蛋白水或生理盐水冲洗

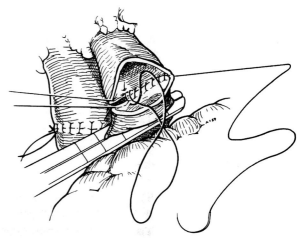

**图 45-15** 吻合门静脉

门静脉血,则需要确保含高浓度 K+ 的保存液被冲洗干净。作者一般偏好于一边注视着心电图一边缓慢松开门静脉夹,监控整个过程。作者一般在看到任何 T 波抬高被逆转后打开门静脉。直到这些抬高完全平复,门静脉就被完全打开了。通常在门静脉完全打开前,需要经历 3～4 次局部减压的过程。

在术者确保腔静脉、门静脉和它们的吻合处没有明确出血点以后,将插管从腹股沟处移除,停止全身静脉转流,使血液从转流系统回流到患者体内。如果出现很稀有的门静脉不能使用的情况,通常是因为过度使用血栓切除术,那么就需要使用门静脉导管(图 45-8)。在这种情况下,动脉重建和肝的再灌注会在缝入门静脉导管前进行。作为门静脉导管,用髂静脉作为供体是完美的选择。一般选择流入 SMV 并接入结肠系膜的基底部。在 SMV 被找到并进行侧闭合以后,静脉导管应该早已和供体门静脉吻合,并从胃的后面、胰腺的前方穿过,通过肠系膜的一个通道到达 SMV,这时候可用 6-0 单丝丙纶缝线将两者吻合。应该指出的是,当 SMV 侧闭合的夹子被松开的时候,一定要有血流从早已建立的静脉导管中通过。否则,吻合口会完全破裂,立即造成灾难。有时候,在肝区可找到较大的侧支静脉,不管是沿着胃小弯或作为流入肝脏的侧支,都可以用于取代肠系膜静脉与供体门静脉相吻合。

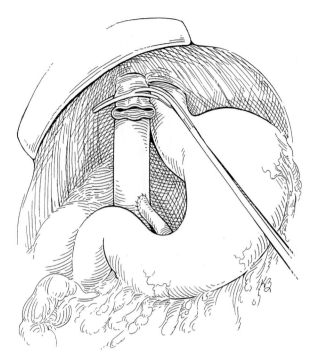

**图 45-16**　门静脉-腔静脉端侧吻合

## 背驮式手术方式

随着镰状、肝胃和左、右三角韧带被取下,肝门被解剖,肝动脉、胆总管和门静脉被分离。如有所需,作者转而进行静脉-静脉分流或实施端对端的门腔分流。门静脉逆时针方向轻轻旋转,有利于接近腔静脉。吻合口用 5-0 单丝缝线缝合(图 45-16)。随着肝下表面完全暴露,术者继续在肝和门静脉的平面解剖。作者使用钛夹闭合小的肝后静脉(图 45-17)。而对大于 3～4 mm 的静脉则用丝线缝合。一旦肝被移除,所有的夹子和丝线都被 3-0 或 4-0 的单丝缝线保护。肝右静脉则被夹住、分离和缝合。

肝左和肝中静脉被夹住和分离以便肝脏从伤口处被取出。当分离肝右、中、左静脉的时候,作者根据实际尽可能将它们在靠近肝脏处分离。夹住肝静脉最快捷的方法是用一个 Satinsky 夹将腔静脉侧阻断(图 45-18)。根据解剖结构,将肝静脉置于一个共同的腔道,并且将腔静脉的远端扩大 3～4 cm。这时候供体肝脏被送到手术台上。供体的腔静脉从近端被

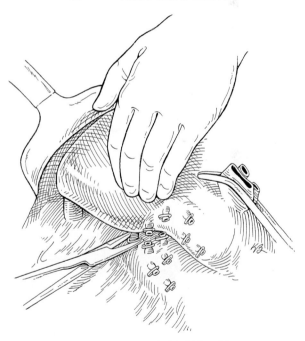

**图 45-17**　肝短静脉解剖并阻断

纵向切短 3～4 cm 来创造两个合适的孔。应小心注意确保供体腔静脉的前壁足够长,能连接受体的肝静脉。供体肝静脉在吻合处有任何拉伸倾向,很容易出现 Budd-Chiari 综合征,并且很难纠正。

大的吻合口用 3-0 或 4-0 单丝缝线缝合。这个操作很容易进行,只需要把肝右叶放入肝窝,然后把左叶提起来暴露两条腔静脉。在吻合口两端(头、尾)的缝线勾勒出缝合的路线方便完成缝合。随后作者从

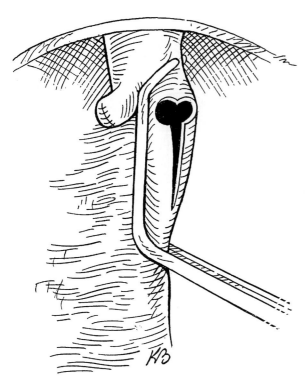

**图 45-18** Satinsky 钳侧向阻断腔静脉

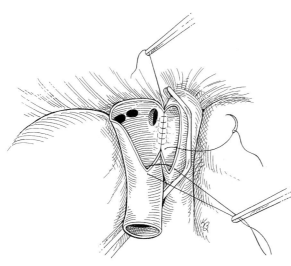

**图 45-19** 吻合肝脏流出道

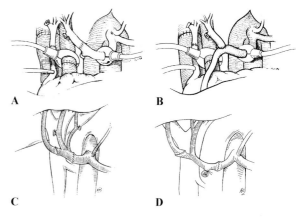

**图 45-20** 肝动脉常见吻合方式

内侧用连续缝合的方式缝合右边吻合口,缝合到左侧以后在外侧完成缝合(图 45-19)。

此后的门静脉重建用常规方式进行(见前文)。开始再灌注的时候作者通常打开门静脉并用空气冲洗,将高钾保存液从肝脏冲出来,并从供体门静脉的远端开口处排出。供体门静脉的远端被两条保留在上面的缝线控制,在冲洗完成后门静脉远端就会被夹住。

此时,受体的门静脉夹打开以建立正常的静脉回流。供体门静脉的远端用 4-0 单丝缝线行连续缝合。

## 肝动脉

成功的肝动脉重建是移植后功能正常的至关重要的条件,有一系列方法可以使用。原则上,用特定的供体和受体动脉进行重建可以在第一个吻合口间接达到完美的流入和流出。在常规情况下,供体主动脉或腹腔动脉的 Carrel 片段与受体肝总动脉端对端吻合,或是与胃十二指肠动脉和肝固有动脉的分岔处一个分支片段吻合(图 45-20A)。动脉的吻合用 6-0 或 7-0 的单丝丙纶缝线缝合,并放置一个直径为一半的生长因子,使吻合处完全膨胀无收缩。如果胃十二指肠动脉较大,一般发生于它提供大量血供或是腹腔动脉狭窄,那么就不能用它进行重建。这时候供体腹腔动脉会进行端到侧边的缝合(图 45-20B)。当进行端侧吻合,不放置生长因子。取而代之的是拐角处缝线留置,动脉不夹紧,连续的缝线打结要小心,使得吻合口不会被拉紧和收缩。若供体肝脏有肝右动脉的分支,这支动脉要被分离,从肠系膜上动脉(superior mesenteric artery,SMA)塑造一段 Carrel 片段,然后用 6-0 单丝丙纶缝线缝合到供体脾动脉残端(图 45-20C)。有时候作者会在再灌注后完成替代肝右动脉的重建,并且用 7-0 单丝丙纶缝线将替代的肝右动脉和供体的胃十二指肠动脉行端对端缝合(图 45-20D)。选择按这样的顺序操作的原因是为了避免在后台进行替代肝右动脉重建而引起旋转不良。

在一些患者中,尽管手术过程很顺利,流入还是不足,因为血管被弓状韧带的乳糜泻压缩了。这种并发症会出现明显的呼吸变化,并且可以用流量测量记录。在这种情况腹腔动脉必须在靠近主动脉的地方被切开并且切断弓状韧带。插图(图 45-20A、图 45-20B)

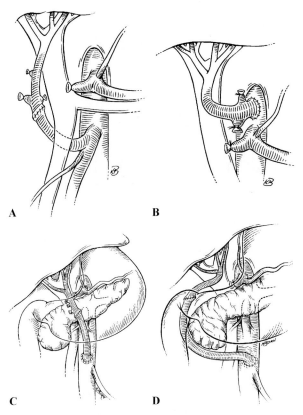

**图 45-21**　肝动脉其他吻合方式

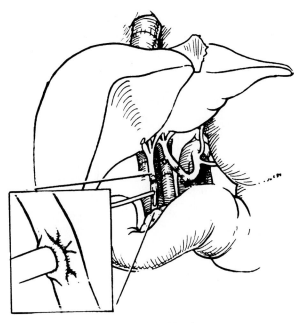

**图 45-22**　胆管吻合

也表明电动流量探针（Cliniflow Ⅱ；Carolina Medical Electronics，East Bend，NC）可通过测量流量保证手术结束时已实现充足的血运重建。

　　根据每名患者的实际情况，动脉重建有很大不同。在肝脏有副肝右动脉和肝固有动脉双血供的情况下，一般而言从肠系膜上动脉发出的副肝右动脉是占主导地位的。在这种情况下，供体的腹腔动脉与受体的副肝右动脉相吻合。通常将供体肝动脉从门静脉前方拉到右侧后吻合是最舒适的（图 45-21A）。当受体的肝动脉长度不足，供体的腹腔动脉可直接吻合到受体腹腔主动脉。这种方法一般在小儿肝移植中更常见（图 45-21B）。当没有合适的肝总动脉或右肝动脉可以与供体腹腔动脉吻合，供体就要使用髂动脉导管。这个操作是通过暴露肠系膜下动脉上方的肾下腹主动脉完成的。当肾下腹主动脉被侧闭以后，就用 5-0 单丝丙纶缝线将髂内动脉导管端对侧缝合。这根导管随后穿过横结肠系膜，在胃后方胰腺前方被拉到肝门，在肝门处用 6-0 单丝丙纶缝线与供体腹腔动脉行端对端吻合。

　　在动脉导管与腹主动脉缝合在一起，在它跟供体腹腔动脉连接以前，它是完全可移动的，这使得吻合过程更容易完成（图 45-21C）。如果胃或胰腺周围发现有广泛瘢痕，有时在第一次动员十二指肠后将胰腺外侧的动脉导管弯曲会更好。较短的导管如同主动脉的附件一般，但随着主动脉吻合完成，这根导管会被拉到一旁，然后绕过十二指肠后方拉向肝门，需要注意避免损伤胰腺（图 45-21D）。

### 胆管

　　胆囊切除后，胆总管被缩短到胆囊管的近端。通常会放置一个圈在肝的上方，将肝脏推向下方使供体和受体的管道更好地靠近（图 45-22）。避免胆管过长十分重要，因为过长的胆管是术后期胆道梗阻的一个重要原因。供体的胆囊管，如果允许保留胆总管的长度，一定要完全清空后进入胆总管，避免进一步的细胞坏死，进而使管道收缩，引起胆道梗阻和严重的长期后果。如果胆囊管进入胆总管前不清空，则必须要切除。切除后的吻合口用 6-0 可吸收缝合线行间断或连续缝合，材料使用聚对二氧环己酮（PDS；Ethicon，Somerville，NJ）或聚葡萄糖酸酯（Maxon；Covidien，Mansfield，MA）。在过去两年中 UCLA 组一直用连续缝合技术进行胆道吻合并取得成功结果。自 1997 年以来作者就没使用 T 管了。在第一年的时候作者经历过一些泄漏，但是目前胆道并发症的发生率只有作者用 T 管时的一半。放弃 T 管的一个很大优点是避免括约肌痉挛引起的胆道梗阻和 T 管拔除引起的泄漏。如果使用 T 管，T 管从胆管拔出时会带出一个荷包缝合，具体如图 45-22 所示。

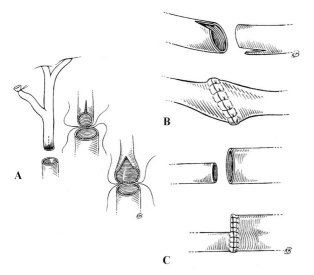

图45-23 供受体胆管不匹配吻合方式

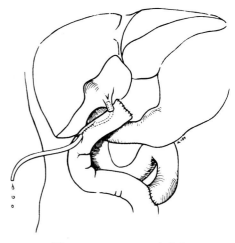

图45-24 Roux-en-Y式吻合

如果导管的大小有差异(图45-23A)或是供体和受体的胆道都是正常大小或偏小,作者建议侧切较小的一根胆管;如果大小相等,作者两端都切(图45-23B)。对于同等大小的正常或偏小的胆管侧切是为了补偿缝线造成的组织缺失,避免由此引起的胆道狭窄。如果其中一根胆管过大,通常是受体的,常见于胆囊切除术后,则较大胆管的一部分需要用6-0单丝丙纶缝线行间断或连续缝合;剩下胆管开口处要足够大以容纳供体的胆管,随后用6-0聚二恶烷酮缝线按常规方式行间断缝合(图45-23C)。

若患者接受的供体胆总管非常小,或是患者的胆道侧支静脉非常大,作者倾向于行胆肠吻合术。若患者的门静脉有血栓形成或患者有Budd-Chiari综合征,大量与胆管并行的静脉侧支循环可导致胆管失血过多,表现为胆总管胆道造影困难,因为侧支循环静脉能完全覆盖胆总管。利用吻合器,作者在距离屈氏韧带20~30cm的地方分离空肠,然后构造一个40cm长的去功能化的Roux-en-Y吻合(图45-24)。空肠造口用可吸收缝线(Vicryl;Ethicon,Somerville,NJ)和丝绸缝线缝两层,Roux-en-Y用缝合钉钉住,远端用丝绸缝线额外缝合一层。患有硬化性胆管炎的患者,Roux-en-Y被拉到结肠后,为了日后需要做结肠切除术做准备。只有当出血或胆漏可能的时候作者才做胆道引流。胆肠吻合术用5-0聚二恶烷酮缝线行间断缝合。作者注意到如果用6-0聚二恶烷酮缝线,有的患者会因为缝线的吸收导致伤

口裂开。饲管用无铬缝线固定在肠黏膜壁并穿过导管,防止在关腹前出来。

管子从肠腔出来以后,用Witzel技术通过缝合浆膜层建立一个大约5cm的窦道,防止任何渗漏。饲管随后从腹壁一个单独的切口出来,术后4~6周可拔除。作者还没遇到过任何胆肠吻合术拔除饲管后出现渗漏的病例。通过放置支架,作者可以在术后阶段更好地观察和控制胆管。一种替代外支架的方法是在内部放置一个可自由通过肠腔的小硅橡胶导管。

腹腔引流管以前是常规使用的,现在变成有选择性使用。Baylor团队发现在不放置引流管的情况下,液体平衡和血清白蛋白很少出现问题,伤口感染率也跟放置引流管无区别。术后腹水现在已没有以前常见。

## 总结

以上阐述的手术过程只为受体肝切除术和移植的植入提供最基础的指南。手术的秘诀,如所有的外科手术一样,是完全熟悉所有的解剖结构,避免解剖或进入不需要的层次和组织。在每一秒,每一个粗心的举动都可能给肝移植手术带来毁灭性影响。归根到底没什么是能替代经验和技术的。不能过分强调迅速地进行精确的非创伤性解剖。犹豫不决的、笨重的解剖技术总是会导致更多的出血和并发症出现。

# 第 46 章

# 肝移植手术的麻醉

## Anesthesia for Liver Transplantation

Michael Ramsay

赵延华 杨立群·译 俞卫锋·审校

对于很多种不同的肝病,肝移植是非常成功和有效的治疗措施。随着手术技术、麻醉管理、供体器官获取、保存、免疫抑制和围手术期护理的改善,很多医疗中心报道肝移植患者术后 1 年的存活率接近90%。存活率的提高使得更多的患者接受肝移植,并且扩大了移植术的适应证。随着肝移植的需求增加及受训人员的数量逐渐增加,移植中心的数量正在增加。这种发展的结果是参与肝移植管理的麻醉医生可能会缺乏经验。本章的目的是为麻醉医生提供全面的最新手册,以供参考。国际肝移植协会的网站(http://www.ilts.org)有文献、互动讨论和教学专著的数据库,读者也可参考这些资源。

美国麻醉医师协会(http://asahq.org)和美国器官共享联合网络(http://www.unos.org)提出了肝移植手术麻醉的具体要求。

负责肝移植麻醉的主任必须能够在麻醉科与肝移植患者治疗相关的其他学科之间建立良好的沟通渠道,包括围手术期会诊、参与肝移植受体的选择过程、参加并发症和死亡病例讨论、基于现有知识制定术中管理指南。肝移植麻醉主任必须是肝移植团队的指定成员,负责建立麻醉科在肝移植患者围手术期管理中的内部策略。这些策略是在机构需求、移植规模和质量保证的背景下建立的。肝移植麻醉主任需要在美国麻醉学委员会占有席位(或持有同等的国外证书)。没有加入该委员会者需要提出申请两年内获得批准后才可以担任肝移植麻醉主任。主任的临床职责应包括但不限于以下内容:等待肝移植患者的术前评估、参与肝移植受体的选择、术中和术后管理、加入选拔委员会、术前根据需要协助专科医生进行会诊、参与并发症和死亡病例讨论。

肝移植麻醉主任必须具有一项下述经历。

(1) 接受过重症医学、心脏麻醉或小儿麻醉的培训,包括至少 10 例肝移植患者的围手术期管理。

（2）过去 5 年内具有 20 例肝移植受体手术室或 ICU 的管理经验,不包括研究生(住院医师)期间的培训经验。

（3）最近 3 年内在移植相关的教育活动中,为获得研究生医学教育 1 类学分接受最低 8 小时经鉴定委员会认可的课程。

肝移植麻醉主任负责维护具有良好资历的麻醉医生团队,基本模式如下:肝移植麻醉医生接受过肝移植麻醉培训或参与过 12 例肝移植患者的麻醉管理或监督过至少 5 例肝移植患者的麻醉管理,并有主任签名。

## 边缘供肝者

缺乏合适的供肝者是现今限制进行更多肝移植的因素。这导致了目前越来越多地使用边缘供者的器官,而且现在也有很多移植肝脏用外科方法劈开供给两名受体患者。对麻醉医生和手术室团队的影响就是这类手术为急诊手术,需要将供体器官的冷缺血时间缩短至最短。由于时间紧迫,常需要半夜进行手术,而此时支援人员可能不能及时到位。为了满足器官的需求和解决器官供应短缺中的社会因素,活体器官捐献逐渐增加。为成年或儿童患者提供肝右叶或左叶的活体供者数目在扩大,因为同时需要两组麻醉师,操作流程可能变得复杂。因此术前需要做好充分的准备。

宽松标准或边缘供者的使用应该综合考虑,以评估使用这些不太理想的器官所带来的风险;第一个需要验证的是捐献者风险指数。捐献者的风险指数只包括严重影响肝移植不良预后的捐献者和移植参数。这些参数包括捐献者的年龄、种族、身高和死亡原因、劈离肝、心脏死亡后器官捐献、冷缺血时间。目前又增加了其他的标准:ICU 内使用呼吸机超过 7 日、体质指数超过 30 kg/m²、肝内脂肪超过 40%、血清钠水平＞165 mmol/L、血清谷丙转氨酶(SGPT)＞105 U/L、谷草转氨酶(SGOT)＞90 U/L、胆红素＞3 mg/dl。将放宽标准的供肝移植给高风险的受体,可能是极具挑战性的手术。

## 肝移植受体

需要移植手术的主要疾病是终末期慢性肝病、急性暴发性肝衰竭、早期恶性肝肿瘤和某些肝代谢疾病如 Wilson 病和 $\alpha_1$-抗胰蛋白酶缺陷。对后一种情况,供肝不仅替代病肝还能提供缺失的酶或蛋白。肝移

**表 46-1 根据 MELD 评分* 得出的 3 个月内死亡率**

| MELD 评分 | 9 或更低 | 10～19 | 20～29 | 30～39 | ≥40 |
|---|---|---|---|---|---|
| 住院患者 | 4% | 27% | 76% | 83% | 100% |
| 门诊患者 | 2% | 6% | 50% | | |

\* MELD 评分:$10 \times [0.957 \times \log_e(\text{肌酐}) + \log_e(\text{胆红素}) + 1.12 \times \log_e(\text{INR})]$。
MELD,终末期肝病模型。

植手术的禁忌证包括急性肝外感染和肝外恶性肿瘤。病毒性肝炎、酒精性肝病和肿瘤是肝移植的最常见原因,但是仍存在争议,因为原发疾病经常会复发,除非能接受辅助治疗。

MELD 评分系统和 PELD 评分系统的应用允许根据疾病紧急程度进行器官移植手术,目的是减少患者在等肝过程中的死亡率。MELD 评分依据的是三个实验室结果:血清胆红素、肌酐浓度以及 INR(表 46-1)。这些实验室数值可以预测 3 个月内的死亡率。这些重症患者通常合并有多器官衰竭、严重代谢和凝血紊乱,对麻醉医生是巨大的挑战。

治疗肝移植患者的团队理念是手术成功的重要因素。首先是供体的术前选择和患者的准备,然后是围手术期治疗的各个方面。外科医生、肝脏专家、肺脏专家、心脏病专家、肾病专家、重症监护医生和麻醉医生之间的良好沟通是建立理想治疗团队和获得手术成功的基础。

## 术前评估

肝移植受体的麻醉管理要将患有多器官系统功能障碍的极度衰弱患者考虑在内,以及在紧急状况下,可能会出现的生理学和药理学、严重凝血紊乱、脑病、心肌病、呼吸衰竭、大量腹水和胸膜渗出液、肾功能障碍和严重血电解质紊乱的变化。在获得供体肝脏后患者从家里直接入院,尽管数月前已经接受过评估,但是从最初评估到住院接受肝移植时,临床病情可能已经发生显著变化。病情急剧恶化的患者可能会提前接受肝移植手术,或者病情严重需要进入 ICU 等待供体器官。因而,在肝移植手术前通常较短的时间内有必要进行详细的术前评估。

在等待供体器官的数月内,可能会出现明显的门静脉性肺动脉高压(参见第 39 章)。患者因突发性肝衰竭入院并且收治 ICU。患者可能出现昏迷,需要透析治疗、机械通气和颅内压(intracranial pressure, ICP)监测。终末期肝病的病理生理学病变会影响所有重要脏器系统,因此在麻醉管理中不仅要考虑对肝

**表 46-2　肝脏问题的病因**

- 慢性病毒性肝炎：乙型肝炎和丙型肝炎
- 肝细胞癌
- 酒精
- 非酒精性脂肪性肝病
- 自身免疫：自身免疫性肝炎、原发性胆汁性肝硬化、原发性硬化性胆管炎
- 血色素沉着病
- 药物（氨甲蝶呤、胺碘酮、对乙酰氨基酚）
- 囊性纤维化、$\alpha_1$-抗胰蛋白酶缺乏症、Wilson 病
- 血管问题（门静脉高压伴或不伴有肝病）
- 病因不明
- 其他：结节病、淀粉样变性、血吸虫病

**表 46-3　Child-Turcotte-Pugh 评分**

| | 评分 | | |
|---|---|---|---|
| | 1 | 2 | 3 |
| 凝血酶原时间(PT)延长 | 1～4 | 5～6 | ＞6 |
| 肝性脑病 | 0 | 1～2 | 3～4 |
| 腹水 | 轻度 | 中度 | 重度 |
| 胆红素(mg/dl) | ＜2 | 2～3 | ＞3 |
| 白蛋白(g/dl) | ＞3.5 | 2.8～3.5 | ＜2.8 |
| 国际标准化比值 | ＜1.7 | 1.8～2.3 | ＞2.3 |

CTP 评分为 5～6 分的患者 3 个月死亡率为 4%，7～9 分的患者为 14%，10～15 分的患者为 51%。

脏的保护，还要考虑对所有这些器官的保护。有些情况下肝癌患者仍有良好的肝脏合成功能。

### 肝病的病理生理学

为了能给肝移植患者制订理想的麻醉方案，需要很好地理解终末期肝病的病理生理学（表 46-2）。肝脏的病理状况取决于肝移植患者的诊断和适应证。遗传因素会影响多个主要器官，淀粉样变性就是一个例子，也会有明显的心脏淀粉样变性。肝细胞会发生肿瘤，特别是在有慢性病毒性肝炎的情况下。有些情况下肝脏的合成功能可能保存完好，而在其他情况下会出现严重的肝功能障碍。

肝脏的代谢功能包括处理碳水化合物、脂肪、蛋白质和其他物质包括药物。大多数碳水化合物的最终途径是葡萄糖的转化，产生以三磷酸腺苷为形式的能量、二氧化碳和水。肝脏在蛋白质代谢中也起着关键的作用，包括氨基酸的脱氨基作用、尿素和血浆蛋白的形成。两个分子的氨与二氧化碳结合形成尿素，这可以很容易地从肝脏排出，并由肾脏排至体外。该过程的缺失将导致氨在体内蓄积和产生不良影响。由肝脏产生的血浆蛋白包括白蛋白和许多凝血因子。肝细胞也分泌胆汁盐、胆固醇和结合胆红素，这些物质排泄到肠腔，对于脂肪和脂溶性维生素 A、维生素 D、维生素 E 和维生素 K 的吸收是必不可少的。

### 肝硬化

肝硬化是一种严重的进展性的病理性疾病，最终会导致肝衰竭。它通常是慢性病毒性病变或慢性酒精性病变的结果，虽然现在由于病态肥胖的流行，非酒精性脂肪性肝病的发病率越来越高。先是肝细胞坏死，然后是纤维化和结节性再生。肝脏正常细胞和血管结构的扭曲阻碍门静脉血流，引起门静脉高压和

肝脏的合成与代谢功能受损，导致广泛的血管内皮功能障碍，引发多器官系统功能障碍。大多数患者将最终发展为黄疸和腹水。肝硬化一般有四类主要的临床并发症：门静脉高压导致静脉曲张出血，凝血功能障碍会加重出血；难治性液体潴留，表现为腹水和胸腔积液，而且合并有肝肾综合征；肝硬化性心肌病和肝性脑病。

肝功能障碍的严重程度可由两大分类系统来评定：CTP 系统，大多数不从事肝移植麻醉的医生都熟悉该系统；MELD 评分，用于指导肝脏器官的分配。CTP 评分依赖于腹水、肝性脑病、凝血酶原时间、血清白蛋白、总胆红素水平和 INR（表 46-3）。

CTP 评分为 5～6 分的患者 3 个月死亡率为 4%，7～9 分的患者为 14%，10～15 分的患者为 51%。

MELD 评分更精确，是根据血清肌酐、胆红素水平和 INR 进行计算（表 46-1）。这两个评分系统评估患者的死亡风险。

### 中枢神经系统

肝硬化和脑病的不同程度有关。它的特点是精神状态的变化和波动的神经系统体征——扑翼样震颤、腱反射亢进。慢性肝衰竭的患者中高达 84% 有轻度脑病。肝性脑病与肝细胞损伤的数量和门静脉血分流的程度有关。蓄积的毒素如氨、硫醇、短链脂肪酸、苯酚对大脑造成有害的影响。频谱脑电图（EEG）分析对于亚临床脑病的评估能提供可靠的量化信息。在手术过程中使用能显示多通道 EEG 的脑功能监测仪，能指导这类患者的麻醉管理，这些患者可能对麻醉药物的使用和脑血流动力学的改变非常敏感。EEG 的基本形式——清醒、镇静、外科麻醉状态、爆发抑制和等电位易于识别，有助于血流动力学和麻醉的管理（图 46-1）。

原始EEG:

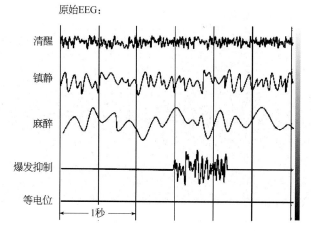

图 46-1　不同麻醉时期的脑电图（EEG）模式（引自 Kertai MD, Whitlock EL, Avidan MS. Brain monitoring with electroencephalography and the electroencephalogram-derived bispectral index during cardiac surgery. *Anesth Analg*. 2012; 114:533-546.）

肝性脑病的发病机制与脑内神经递质 γ-氨基丁酸（GABA）的增加有关。GABA 神经递质的作用可由苯二氮䓬类药物如地西泮增强，可能会出现肝性昏迷，因此对于有脑病的患者应避免使用这类药物。拮抗药物氟马西尼则可改善肝性脑病患者的精神状态。肝脏在蛋白质代谢中发挥关键作用：氨基酸的脱氨基作用、两分子的氨和二氧化碳结合形成尿素。然后通过肾脏将合成的尿素排出。肝衰竭时不能将氨基转化为尿素，会导致氨基在体内蓄积，引发肝性脑病。肝脏也负责合成血浆蛋白，免疫球蛋白除外。肝脏合成的蛋白质包括凝血因子和白蛋白，后者负责正常血浆胶体渗透压的维持和许多药物的转运。因此，血浆白蛋白水平的降低会引起水肿，而且很多药物的未结合部分增加。

突发肝衰竭的患者会出现重度昏迷、严重脑水肿和 ICP 明显升高。监测 ICP 能极大地方便昏迷伴随颅内压升高患者的麻醉管理。然而，由于这类患者存在出血的风险，神经外科医生会推迟监测装置的植入。在安放监测装置前，必须积极纠正凝血紊乱。可能所有患者都需要输入新鲜冰冻血浆，但是若不足，重组的活化凝血因子Ⅶ可暂时纠正肝衰竭患者的凝血紊乱，再安放颅内压监测装置。随着脑病的恶化，患者慢慢变得迟钝，提示需要及早采取干预措施以维持和确保气道通畅及氧合充分。通过直接测定颅内压可以很好地监测和控制脑水肿。术中血流动力学不稳定和移植新肝再灌注会增加风险。极小的血流动力学改变可能造成脑灌注压的极大变化。麻醉管理的目标是维持颅内压小于 20 mmHg、脑灌注压大于 50 mmHg，平均动脉压大于 60 mmHg。新肝再灌注时，酸性产物、炎症物质和扩血管细胞因子可能会大量进入循环，同时心输出量增加，导致颅内压急剧升高。此时在 ICP 监测的指导下，推注硫喷妥钠或异丙酚可能会对抗这种效应。

轻度的过度通气可能会通过低碳酸血症引起脑血管收缩；但是，这种方法是有争议的。此时最关键的是维持大脑灌注压，ICP 监测、动脉内血压和中心静脉压监测是很有用的管理手段。使用脑功能检测器显示大脑皮质的电活动，可能也有助于管理。早起进行连续静脉-静脉血液透析有助于预防容量超负荷和中心静脉压升高。保护大脑的其他措施还包括控制性低体温至 34 ℃、渗透性利尿、巴比妥酸类或丙泊酚镇静。

**心血管系统**

医生必须认真评估心血管系统状况。50 多年前人们就认识到心输出量过高而全身血管阻力过低是肝硬化的典型表现。这种状况使得对心室功能的评估难以准确地解释。在心室功能很差的情况下由于后负荷降低，心室功能也可以看上去表现正常。认识到这一点是非常重要的，因为肝硬化患者经常会合并有严重的心肌病。据报道，所有肝硬化患者均存在某种程度的心肌病。心肌病会影响收缩功能特别是在应激状态下，而且会影响舒张期的舒张功能。该类患者也会表现为对 β 肾上腺素受体激动剂的反应迟钝，因为长期使用 β 受体阻滞剂可能使该类受体功能减退（图 46-2）。嗜酒患者由于存在酒精性心肌病，心肌功能进一步恶化。对于心肌病的患者实施经颈静脉肝内门体分流术会导致心输出量突然增加，可能会引起心功能衰竭。同样，由于这是高心排性心肌病，在肝移植过程中肝脏再灌注通常会引起急性的心输出量增加，可能会导致心室包括右心室和左心室功能衰竭，从而引发移植肝的功能障碍。

肝硬化心肌病的特征是心输出量增加、对内源性刺激的反应减弱、心腔轻度扩大和复极化改变。由于外周血管阻力下降导致后负荷显著降低，超声心动图检查最初可能会认为心脏功能正常。但是进一步检查收缩和舒张功能会发现心功能异常。舒张期的特征是舒张早期/晚期的充盈比（E/A 比）<1、减速时间延长>200 ms、等容舒张时间延长>80 ms、左心室扩大、总的收缩力降低、室壁运动减弱、室壁厚度增加、静息射血分数低于 50%、左室射血时间延长>0.44 s（已进行心率校准）（图 46-3）。如果怀疑心肌病，

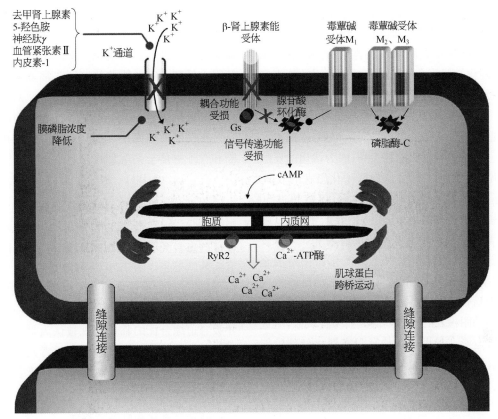

**图 46-2** 肝硬化患者的 β-受体下调。ATPase,三磷酸腺苷酶;cAMP,环磷酸腺苷;Gs, G 蛋白;RyR2,兰尼碱受体 Ca²⁺ 释放通道(引自 Zardi EM, Abbate A, Zardi DM, et al. Cirrhotic cardiomyopathy. *J Am Coll Cardiol*. 2010;56;539-549.)

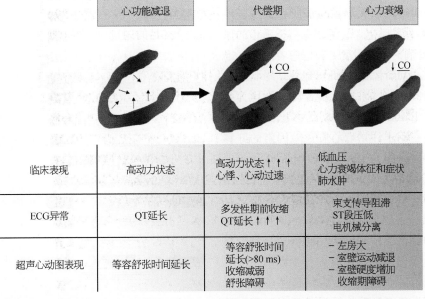

| 临床表现 | 高动力状态 | 高动力状态 ↑↑↑<br>心悸、心动过速 | 低血压<br>心力衰竭体征和症状<br>肺水肿 |
|---|---|---|---|
| ECG异常 | QT延长 | 多发性期前收缩<br>QT延长 ↑↑↑ | 束支传导阻滞<br>ST段压低<br>电机械分离 |
| 超声心动图表现 | 等容舒张时间延长 | 等容舒张时间<br>延长(>80 ms)<br>收缩减弱<br>舒张障碍 | − 左房大<br>− 室壁运动减退<br>− 室壁硬度增加<br>收缩期障碍 |

**图 46-3** 肝硬化性心肌病的进展过程。CO,心输出量;ECG,心电图(引自 Zardi EM, Abbate A, Zardi DM, et al. Cirrhotic cardiomyopathy. *J Am Coll Cardiol*. 2010;56;539-549.)

应采用多巴酚丁胺负荷超声心动图来判定心室功能。接受肝移植的所有患者,若发现心指数低和充盈压高,必须仔细检查是否有心肌病。但是,患者术前短期内心指数低的最常见原因是血容量不足。肝移植手术后,肝硬化心肌病会随着舒张功能障碍的消失和心脏对应激反应的正常化而改善。

由于多数移植中心放宽了肝移植的年龄上限,而且现在依据的是生理年龄而不是实际年龄,术前需要仔细检查患者是否有冠状动脉疾病,因为该病的发病率随年龄增长而增加。过去认为肝硬化患者的 CAD 发生率会降低。但是最近的数据显示,年龄超过 50 岁的肝移植候选人中高达 16% 的患者严重 CAD 的发病率显著增加。在接受肝移植的患者中,CAD 发生率高于普通人,而且根据报道会使死亡率增加至 50%、发病率增加至 81%。因此,对濒危的肝移植候选人应仔细筛查以确定是否存在 CAD 和多巴酚丁胺负荷超声心动图检查的阈值偏低。如果有缺血,应进行冠状动脉造影。如果冠状动脉阻塞性病变部位能够扩张并且放置金属裸支架,肝移植手术的风险是可接受的。

有时不能行血管成形术,必须做出决定是先进行冠状动脉搭桥术还是先进行肝移植手术,或两者同时进行。严重肝功能异常的患者进行心脏手术可能导致已有的凝血障碍加剧,并且可能引起肝血流减少从而导致暴发性肝衰竭。相反的,如果先进行肝移植手术,术中不可避免会有血流动力学的剧烈改变,可能会危及生命。这种治疗的两难抉择需要咨询心脏科医生、麻醉医生和外科医生。冠状动脉搭桥手术的风险-收益取决于肝病的严重程度。高危患者应行多巴酚丁胺负荷超声心动图检查,因此可以评估冠状动脉病变、心室功能和瓣膜功能,并且确定肺动脉压力是否正常或增加。Plotkin 等研究显示,多巴酚丁胺负荷超声心动图检查用于评估有心脏危险因素的肝移植患者,敏感性为 100%,特异性为 90%,阳性预测值为 100%,阴性预测值为 100%。这些数据支持使用多巴酚丁胺负荷超声心动图作为肝移植患者是否有 CAD 的筛查工具,这些患者根据美国心脏病学院和美国心脏协会的指南提示有冠状动脉病变。对于有冠脉缺血风险的患者行肝移植时围手术期给予 β 受体阻滞剂,其数据是令人信服的,应该适用于符合标准的肝移植受者。很多肝移植受者已经在服用 β 受体阻滞剂以治疗门静脉高压。由于既有肝硬化心肌病又给予 β 受体阻滞剂,会使得肝移植手术过程中对儿茶酚胺的反应迟钝。

心血管系统的监测应包括动脉压和中心静脉压监测。肺动脉导管的作用是有争议的,但是它能检测出既往未诊断的肺动脉高压和心肌病,并可以指导低血压时缩血管药的使用和补液。血容量不足、全身血管阻力低和心室功能差的鉴别非常关键。TEE 能综合评估容量状态以及左右心室功能。对于肺动脉高压的肝移植患者,TEE 能提供右心室功能的必要信息。在发生肺栓塞的罕见情况下,TEE 在早期的诊断和管理中是至关重要的。

### 肺系统

大量腹水压迫膈肌和大量两侧胸膜渗出液可能限制通气。据报道,晚期肝病进展为成人呼吸窘迫综合征的患者死亡率为 100%,除非进行肝移植手术。肝病的结果是内毒素进入循环,可能触发炎症级联反应,导致泛内皮损伤从而引发多器官功能障碍。肝硬化患者表现为弥散性双肺浸润和肺顺应性差。成人呼吸窘迫综合征的临床表现被认为是由脓毒症综合征引起的,不是活跃的脓毒症,后者是肝移植手术的禁忌证。原位肝移植手术后成人呼吸窘迫综合征能被成功治愈。

### 肺动脉高压和肝肺综合征

这部分内容在第 39 章有详细讨论。理解肺动脉高压临床意义的关键是明确其原因,是由于血管阻力增加、心力衰竭、容量负荷抑或是心输出量过高引起的(图 46-4)。然后根据方案加以管理。

### 肾功能

充足的尿量对于肝移植患者的术中管理很关键。

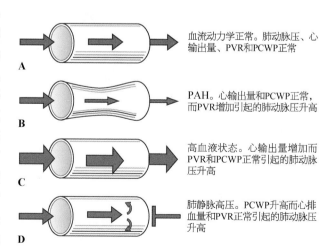

A 血流动力学正常。肺动脉压、心输出量、PVR 和 PCWP 正常

B PAH。心输出量和 PCWP 正常,而 PVR 增加引起的肺动脉压升高

C 高血液状态。心输出量增加而 PVR 和 PCWP 正常引起的肺动脉压升高

D 肺静脉高压。PCWP 升高而心排血量和 PVR 正常引起的肺动脉压升高

**图 46-4** 门脉高压性肺动脉高压的病理生理。PAH,肺动脉高压;PCWP,肺毛细血管楔压;PVR,肺血管阻力(引自 Safdar Z, Bartolome S, Sussman N. Portopulmonary hypertension: an update. *Liver Transpl.* 2012;18:881-891.)

如果发生容量过负荷,将导致移植的新肝充血和最终衰竭。尿量排出良好有利于正确管理为纠正凝血功能而带来的容量变化。满意的肾功能有助于维持电解质和酸碱平衡稳定。快速输注长时间保存的红细胞血制品和移植新肝的再灌注可能会使得血钾急剧升高。为了优化肾脏灌注和预防移植新肝充血,心输出量和容量状态的监测是很有必要的。TEE 能提供关于心腔大小的良好信息,而且能补充肺动脉导管所能提供的信息。

肝硬化患者由于肾前性氮质血症或内在的肾病,通常合并有肾功能障碍。肾前性氮质血症可能是由于长期使用利尿剂导致慢性血容量不足引起的,可通过扩容加以治疗。肝病也会伴有肾素-血管紧张素活性升高和抗利尿激素活性升高,导致水钠潴留并伴随有效血容量降低。水潴留多于钠潴留,导致低钠血症。也会有继发性醛固酮增多症,常见低钾血症和全身钾消耗。血清肌酐水平是 MELD 评分系统中的重要指标,决定了患者在器官等待队列中的位置;因此很多患者都会有肾功能受损。那些可逆性病变如肝肾综合征的患者在肝移植术后肾功能就会恢复,但是那些严重肾功能损害的患者可能需要在肝移植的同时进行肾移植手术。高达 78% 的肝移植患者术后出现急性肾功能障碍。围手术期急性肾损伤可能是肾

前性、肾性、肾后性或外源性因素造成的(表 46-4、图 46-5)。

### 肝肾综合征

进展性肝硬化患者的肾功能障碍也可表现为肝肾综合征,虽然没有肾实质损害,但是存在全身和内脏动脉扩张的情况下肾血管收缩引起的肾脏低灌注。肝肾综合征的诊断是以原发肾病、蛋白尿、血容量不足和肾灌注不足的出现为依据。其特征是尿沉渣正常、低尿钠(<10 mmol/L)、氮质血症和少尿。重要的是排除血容量不足(表 46-5)。

肝肾综合征可因肝移植而逆转,但也可能进展为不可逆的急性肾小管坏死,可以通过肝肾联合移植加以治疗。肾脏脉管系统交感张力增加,对于该综合征的发展具有重要作用。因此补充充足的容量对患者是非常重要的。

**表 46-4　围手术期急性肾损伤的原因**

| | |
|---|---|
| 肾前性 | 绝对或相对性肾脏低灌注,肝肾综合征 |
| 肾性 | 肾小球、肾小管、血管或间质损伤:缺血、低氧、缺血/再灌注损伤、炎症、低血压 |
| 肾后性 | 腹腔间隔室综合征、输尿管或膀胱梗阻 |
| 外源性 | 药物性:钙调磷酸酶抑制剂 |

**表 46-5　国际腹水俱乐部提出的肝肾综合征诊断标准**

| | |
|---|---|
| 1 | 肝硬化伴有腹水 |
| 2 | 血清肌酐>1.5 mg/dl |
| 3 | 白蛋白扩容 2 日后血清肌酐未改善 |
| 4 | 没有休克 |
| 5 | 最近未使用过肾毒性药物 |
| 6 | 没有蛋白尿每日>500 mg 的肾实质性肾脏病 |

引自 Salerno F, Gerbes A, Gines P, et al. Diagnosis, prevention and treatment of hepatorenal syndrome in cirrhosis. *Gut*. 2007;56;1310-1318.

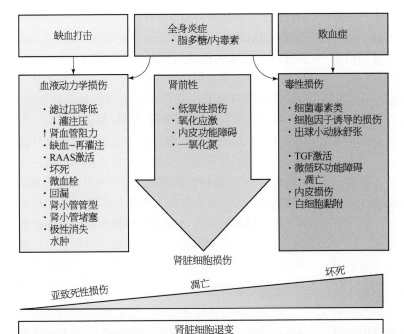

**图 46-5**　缺血后急性肾损伤的发病机制。RAAS,肾脏-血管紧张素-醛固酮系统;TGF,肾小管球间反馈(引自 Bellomo R, Kellum JA, Ronco C. Acute kidney injury. *Lancet*. 2012;380;756-766. )

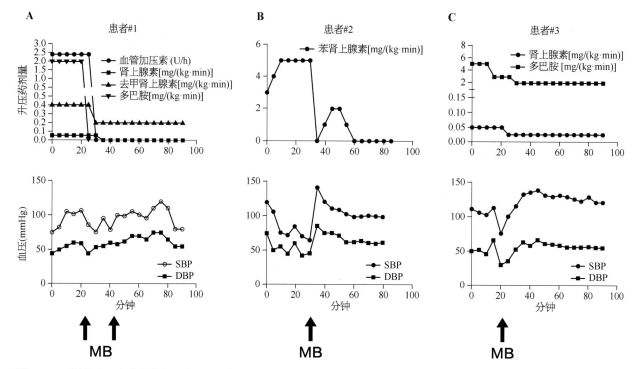

**图46-6** 亚甲蓝对血流动力学的影响。DBP，舒张压；MB，静脉注射亚甲蓝 100 mg；SBP，收缩压（引自 Cheng SS, Berman GW, Merritt GR, et al. The response to methylene blue in patients with severe hypotension during liver transplantation. *J Clin Anesth*. 2012；24：324-328. ）

终末期肝病患者内源性肌酐的合成减少，因此血肌酐水平不能反映肾功能异常的严重程度。由于长期使用利尿剂导致血浆容量降低，必须详细评估患者的肾前状况。可能需要积极补水来提供和维持有效的血容量和预防肾血流灌注不足。围手术期少尿最初应依照肾前性病因来治疗和给予补液。使用白蛋白扩容、输注肾脏剂量的多巴胺，同时给予甘露醇，也许可以改善肝肾综合征患者的尿排出。但是，在这种临床情况下泵注多巴胺并不具有肾保护作用。输注多巴胺-1 受体激动剂非诺多巴不仅能很好地保护肾脏，而且可以改善肠系膜和移植新肝的灌注。完全不同的途径是通过收缩内脏血管的作用来改善肝肾综合征，该途径正在被验证。加压素类似物特利加压素和鸟氨酸加压素正在进行临床试验。

如果患者对治疗没有反应，应该尽早考虑进行术中的连续静脉-静脉血液透析。手术室内易于进行而且可以极大地方便液体和电解质的管理。如果不能进行血液透析，所有的库存血液制品在输注前均应加以洗涤以减少钾负荷。在手术室内可以直接用血液回收系统进行洗涤。血液回收系统也可以进行血液透析，将患者的血液通过大口径的中心静脉导管引出体外，加以洗涤后回输给患者。通过这种方法，可以清除多余的容量和钾离子，患者的血液得以浓缩。

肝移植手术中进行连续静脉-静脉血液透析的指征包括无尿或严重少尿、高钾血症、低钠血症、严重代谢性酸中毒和腹腔间隔室综合征。肝移植后急性肾损伤对术后肾衰竭的发生率有显著性影响。即使是轻微的肾损伤，定义为血清肌酐水平升高超过 0.5 mg/dl，与患者和移植新肝的存活率有关。因此，在肝移植过程中采取维持肾灌注和保护肾脏的措施是必要的。术中是否需要静脉-静脉转流以减轻静脉系统的压力和维持无肝期的心输出量？对于是否使用静脉转流并没有发表的数据加以支持。大量失血和再灌注综合征的情况下，维持肾灌注是必要的而且可能非常具有挑战性。升压药物包括去甲肾上腺素、血管加压素和亚甲蓝已被证明可以改善肝移植期间的肾灌注和血压（图46-6）。如果患者使用 5-羟色胺再摄取抑制剂，再给予亚甲蓝可能会造成严重的 5-羟色胺中毒。

### 凝血功能紊乱

肝病患者可能存在明显的凝血紊乱，主要是因为合成功能受到抑制。通常同时存在脾大、营养缺乏和静脉曲张出血，导致血小板减少和贫血。肝脏不但负责合成多种凝血因子包括 Ⅰ、Ⅱ、Ⅴ、Ⅶ、Ⅷ、Ⅸ、Ⅹ、Ⅺ、Ⅻ 和Ⅻ，而且负责合成凝血抑制剂、纤溶蛋白和其他抑制剂。还负责清除所有激活的凝血和纤溶蛋白酶。

肝脏在凝血平衡中发挥重要的调节作用，防止凝血过度或不足并且调节纤溶。肝脏病变的情况下调节功能发生改变，会因低凝、纤溶过度或高凝状态出现凝血紊乱从而导致栓塞或弥散性血管内凝血（disseminated intravascular coagulation，DIC）。代谢和药物也会影响凝血机制。因输血和血液制品引起的柠檬酸盐中毒可导致离子钙水平显著降低。内源性和外源性肝素不能被清除，可能会导致凝血功能降低。正常体温对于凝血系统完整性的维持是非常必要的。表 46-6 列出了肝脏所合成的凝血因子。

凝血障碍的严重程度和肝病的发展有关，因此凝血酶原时间的延长可以反映肝功能状态。当病情更严重时，会出现异常纤维蛋白原血症并且纤溶系统被激活。病变的肝脏不能轻易地清除激活的蛋白质如组织型纤溶酶原激活物（tPA）（表 46-7）。这种纤溶亢进状态可以通过检测实验室指标包括纤维蛋白裂解产物和 D-二聚体增加以及优球蛋白溶解时间缩短来评价。血栓弹力图（thromboelastrography，TEG）和旋转式血栓弹力计（rotational thromboelastography，ROTEM）显示纤维蛋白溶解作用的典型梭形迹线。

因为结果重叠，通过实验室检测难以区分纤溶和

### 表 46-6　肝脏凝血因子的合成

| | |
| --- | --- |
| 促凝因子 | Ⅱ、Ⅶ、Ⅸ、Ⅹ、Ⅴ、Ⅷ、Ⅺ、纤维蛋白原 |
| 抗凝因子 | 抗凝血酶、蛋白 C、蛋白 S |
| 纤溶因子 | 纤溶酶原、纤溶酶原激活物抑制物 |
| 其他 | 血小板生成素、蛋白质 Z |

### 表 46-7　肝硬化时止血功能的改变

| 损害止血功能的改变 | 促进止血功能的改变 |
| --- | --- |
| 血小板计数低下 | Ⅷ因子和血管假性血友病因子的水平升高 |
| 血小板功能受损 | |
| Ⅱ、Ⅴ、Ⅶ、Ⅸ、Ⅹ、Ⅺ因子降低 | 蛋白 C、蛋白 S、蛋白 Z、抗凝血酶、α₂-巨球蛋白、肝素辅因子Ⅱ的水平降低 |
| 纤维蛋白原数量和质量异常 | |
| α₂-抗纤维蛋白溶酶和 TAFI 的水平降低 | 纤溶酶原水平降低 |
| 血浆 tPA 的水平升高，与 PAI-1 不平衡 | |

PAI-1，纤溶酶原激活物抑制物；TAFI，凝血酶激活的纤溶抑制物；tPA，组织型纤溶酶原激活物。

DIC。在肝移植管理中，TEG 和 ROTEM 是必不可少的监测工具，因为它们能直观地显示血块形成和变形的动态功能从而鉴别纤溶和 DIC。由于脾大和血小板生成素减少，叶酸缺乏和血小板过度消耗，通常会导致血小板减少症，特别是在出现 DIC 的情况下。

常规输入血液或血液制品的情况下，预防性给予抗纤溶治疗是经济的，但是如果有高凝或 DIC 的存在就会有血栓形成的风险。严重纤溶和 DIC 不易于鉴别，有病例报道存在大量凝血和血栓栓塞——静脉、动脉和心脏内，与肝移植手术期间抑酞酶的使用有关。应该通过实验室检测和术中血栓弹力测定包括 TEG 和 ROTEM 来监测凝血状态。这些方法能监测全血的凝血状态，早期反映纤溶的出现及其严重程度。在有监测的情况下，可以准确使用抗纤溶药物。

严重肝硬化患者可能凝血酶生成正常（图 46-7）。因此凝血不足的治疗应该基于充分了解信息并观察手术区域的情况。在没有明显出血的情况下，唯一需要采取的治疗措施是用氯化钙纠正钙离子的降低，如果检测到溶血则给予抗纤溶药物，用鱼精蛋白拮抗肝素的作用。维持体温对于有效的凝血也是必要的。如果手术出血没有问题的话，其他凝血因子减少引起的凝血酶原时间或部分凝血活酶时间延长、纤维蛋白原减少或血小板减少不需要治疗。随着移植新肝的功能恢复和脾高压的缓解，这些参数会逐渐得以纠正。若没有临床依据，在实验室数据基础上使用血液制品是不正确的。

### 代谢紊乱

酸碱稳态和电解质平衡的紊乱在肝移植患者很普遍。肝性脑病或脑水肿会导致意识改变从而引发呼吸性酸中毒，应该通过早期进行气管插管和机械通气加以预防，避免进一步的脑部肿胀并保护气道。肾

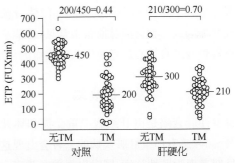

**图 46-7**　肝硬化患者凝血酶生成正常，测定时加入血栓调节蛋白（TM）。ETP，内源性凝血酶生成潜力

功能异常或低血压时可出现代谢性酸中毒,通常是由乳酸堆积所致。碳酸氢钠盐治疗需要因人而异,取决于当前的血流动力学、存在高钾血症以及血钠水平。肝移植术后移植新肝功能良好的话,会代谢乳酸和纠正酸中毒以及因碳酸氢盐治疗过度导致的代谢性碱中毒。

严重肝病的患者葡萄糖-胰岛素代谢变得紊乱,移植前病变严重的患者可能会发生低血糖。肝移植术中血糖水平趋于升高,因为库存血内的血糖和移植肝脏内的糖原分解能显著提高血糖水平。围手术期严格控制血糖水平可能会改善预后。

终末期肝病患者中低钠血症并不罕见。这可能是多因素的,如利尿治疗过度特别是给予螺内酯,同时肾脏无法排泄自由水。患者可以很好地耐受轻度低钠血症(血钠>125 mmol/L),但更低水平的血钠可能会引起脑水肿和脑桥中央髓鞘溶解,特别是在围手术期血钠快速升高的情况下。肝移植手术中高钾血症的管理是重要问题。肾功能不全、保钾利尿剂的使用和代谢酸中毒,会导致血钾水平升高。血液和血液制品特别是储存时间长的含有高浓度的钾离子,术中输注会加重高钾血症。移植新肝再灌注时可能出现大量的钾离子进入循环,严重时会发生心脏骤停。控制高血钾症的措施包括维持良好的利尿,合理使用氯化钙、碳酸氢钠,胰岛素/血糖治疗。如果这些措施不够,就应考虑连续性静脉-静脉血液透析。对于肾功能受损的患者,术前应该采取措施处理体液超负荷和高钾血症。

### 门静脉高压

肝硬化患者门静脉高压可能很严重,肝移植前通过门体分流手术或由介入放射科医生经颈内静脉放置肝内门体分流支架可以改善这种严重情况。经皮支架的放置可以在全身麻醉或监护麻醉下实施。在放射科进行手术时,足够的监测和及时获得实验室与血库服务是必不可少和必须提供的。门体分流术可能导致肝性脑病。食管静脉曲张很常见,可能会增加放置鼻胃管或经食管心脏超声探头时出血的风险。

## 暴发性肝衰竭

暴发性肝衰竭是由肝细胞严重受损和坏死引起的,3%～6%患有严重肝脏疾病的患者会出现这种情况。早期表现为肝性脑病,同时出现重度黄疸。实验室检查结果包括高胆红素血症、血清氨基转移酶浓度显著升高、低血糖、高氨血症和低蛋白血症。由于肝脏合成凝血因子的功能受损,会出现严重的凝血紊乱;凝血酶原时间延长是反映肝细胞功能障碍的敏感指标。肝脏糖原异生作用受抑导致无氧代谢和乳酸产生增加,造成严重的代谢性乳酸性酸中毒。曲张静脉出血进入胃肠道,由于肝脏不能将氨合成尿素,引起血氨增加,这会使得肝性脑病恶化。

因为许多暴发性肝衰竭患者能恢复,制定指南以选择需要进行原位肝移植的患者,便于在Ⅳ期昏迷出现前实施肝移植手术。进行原位肝移植手术的标准包括以下任意三项:小于 10 岁或大于 40 岁,非甲型、非乙型肝炎,氟烷性肝炎,无特异体质的药物反应,脑病发作前黄疸至少 7 日,凝血酶原时间超过 50 秒,血清胆红素浓度>300 mmol/L。动脉血酮体比例是暴发性肝衰竭预后的预测指标。

大多数患Ⅳ期脑病的患者都会有脑水肿,可以通过直接监测 ICP 更好地进行管理。围手术期直接监测 ICP 同时进行脑脊液引流,可能会降低与肝移植和脑水肿有关的发病率和死亡率。ICP 升高时,可能会出现系统性高血压和去大脑姿势。患者一旦发展到Ⅲ期(昏睡)或Ⅳ期(昏迷)脑病,因为存在误吸的危险,需要控制气道和机械通气。有必要抬高患者头部 25°,并且通过维持全身动脉血压、降低中心静脉压力和避免激动来保持脑灌注压力。ICP 监测的作用虽存在争论但仍是有用的,如果能够监测 ICP 就能准确测定脑灌注压,将其维持在 50 mmHg 以上。

对于濒临死亡还没有供体肝脏的患者来说,进行肝脏切除术可以减轻坏死肝脏毒性产物的影响。切除肝脏,进行门-腔分流以减轻门脉系统的压力。下腔静脉完好,肝静脉被结扎。患者情况可以改善,代谢性酸中毒减轻、对血管活性药物的需求减少、在肝脏切除后长达 72 小时内成功接受肝移植手术。一旦患者的肝脏被切除,血流动力学快速变得稳定,因为肝脏产生的血管活性毒素不再进入血液循环。

脑水肿是暴发性肝衰竭患者死亡的主要原因。除此之外,胃肠道大量出血、细菌感染、肾衰竭、循环衰竭、低血糖和严重酸中毒可能都是致命性的。为了维持正常血糖,可能需要输注 10% 的葡萄糖。严重的代谢性酸中毒是组织缺氧和乳酸性酸中毒的结果,往往不能被逆转,即使是输注碳酸氢盐溶液。血压用肾上腺素或去甲肾上腺素输注得以维持,但是可能损害组织灌注和加重乳酸性酸中毒。另外输注依前列醇扩张微循环血管,可能会减轻这种效应。加压素和特利加压素已被证明能降低静脉曲张出血引起的死亡率,但是可能会使严重肝性脑病患者出现脑充血。

暴发性肝衰竭表现为重度黄疸、脑病、脑水肿、凝血紊乱和多器官系统衰竭。如果治疗不能控制颅内压超过 25 mmHg 或脑灌注压小于 50 mmHg,脑水肿将不可逆转。围手术期的目标是维持脑循环、全身血流动力学、酸碱平衡和代谢/电解质稳态。在某些情况下,引入生物人工肝支持系统和使用异种移植物作为肝移植前的过渡,可以改善生存率。

## 麻醉管理

### 供体管理

由于对供体器官的需求不断增加,器官甚至是边缘器官的利用是非常必要的。供体的血流动力学普遍存在个体差异,麻醉医生在供体管理上起着非常重要的作用。事实证明,在供体生命尚存的情况下,利用所有的监测手段和实验室设备来强化对供体的管理是合理的,并能够提供最理想的器官。有创监测结合心输出量评估可以优化对供体的管理。单纯的血压正常并不能说明器官灌注充足。确保合理的血流动力学可以优化器官灌注,同时减少血管活性药物的使用。随着临床经验的增长,人们已经发现没有任何一种升压药可以长时间维持血流动力学稳定。晶体液是液体治疗的主要选择,除非当血细胞比容小于 21% 时,选择红细胞悬液。

### 受体管理

#### 药代动力学和药效动力学

血浆蛋白结合药物的作用中最重要的是白蛋白。慢性肝病的患者,随着低蛋白血症的进展,药物结合位点越来越少,游离型药物浓度增加,导致药物分布增加和作用位点浓度提高。这种效应或许可以通过提高药物的清除率来抵消。

在肝脏中,窦状隙为药物弥散到肝细胞提供了广泛的扩散面积。药物本身的清除率和摄取率取决于酶的数量和反应速率。门静脉-体循环分流形成期间,肝血流量可能会减少。随着有效肝血流量减少和微粒体活性降低,药物的代谢速率降低。对于固有清除率和摄取率高的药物(如异丙酚、利多卡因和芬太尼),其代谢速率和肝血流量是密切相关的;肝血流量对固有代谢率和摄取率低的药物(如地西泮和苯巴比妥)没有影响。

细胞色素 P450 酶复合体系统在药物代谢中起着重要作用,每种不同的 P450 蛋白由独特的基因编码,每一个基因均可以独立调控和选择性诱变。有些药物如苯巴比妥钠和酒精可以使 P450 酶复合体从诱导状态转变为高活性的功能状态,而其他药物(如硫喷妥钠、地西泮、泮库溴铵)则以非常快的速度被代谢。与慢性肝炎、原发性胆汁性肝硬化相比,急性病毒性肝炎、酒精性肝硬化和周围性肝硬化可导致 P450 水平下降 30%~50%,而前两种疾病一般对 P450 系统无影响。因此作者难以预测患者对麻醉药物的反应,术中进行脑功能监测也许有用。关于肝功能受损对药物分布的影响尚有争议。由于细胞色素 P450 酶复合体的诱导作用,药物清除率可能会增加;但是当肝血流量、肝细胞数量降低和肝代谢紊乱或者血浆酶如乙酰胆碱酯酶水平下降时,清除率可能会降低。门静脉系统的药物摄取率降低可以减少口服药物的首过消除,增加其生物利用度。

不同的疾病对药物代谢的影响不同,每一名患者个体表现出的代谢紊乱也有所差异。有的表现为拮抗作用,即趋向于自我抵消;有的则表现为协同作用。因此应该采用滴定法准确评估药物的作用。

肝硬化患者对吗啡的清除率是正常的,可能是因为吗啡有肝外糖脂化作用,在肝功能不全时发挥代谢功能。哌替啶的清除率明显下降,芬太尼和舒芬太尼的清除率和蛋白结合率均不受影响。

肝功能不全时,肌肉松弛药的药效变化不一。当血浆胆碱酯酶的浓度降低时,琥珀胆碱的作用时间延长。泮库溴铵的分布容积会增加 50%,导致血浆浓度降低;但是清除率也随之下降,从而引起消除半衰期延长 3~5 小时。维库溴铵和罗库溴铵依赖于肝脏排泄,因此肝脏疾病的患者其消除半衰期延长。这些药物可用作药效动力学指标来评估新移植器官的初始功能。终末期肝病患者仍可正常分解阿曲库铵;但是,N-甲基四氢罂粟碱是其主要代谢产物,是中枢神经系统兴奋剂,依赖于肝脏清除。

一般情况下,需要降低血管活性药物的给药剂量。肝硬化患者对于利多卡因、普鲁卡因胺、β-阻滞剂、钙离子通道阻滞剂和甲氧氯普胺的清除率都有所降低。

#### 监测

肝移植可引起大量体液转移、出血、血流动力学紊乱、凝血功能障碍、电解质和酸碱平衡失调以及难以维持体温。因此加强监测、采取可行的措施是必要的,从而起到止血、维持体温和血容量的作用。需要适当的辅助设备做"点对点"服务或用作"临时实验室",以便能获得即时的数据。快速分析酸碱度、电解质、葡萄糖、动脉血气、钙离子和镁离子浓度以及血细胞比容、凝血酶原时间、活化部分凝血酶时间、纤维蛋白原、血小板计数、凝血酶时间、纤维蛋白裂解产物和 D-二聚体。围手术期应用 TEG 或 ROTEM 能准确评估实时的凝血功能。

血流动力学监测包括多通道心电图、直接动脉血压、中心静脉压和肺动脉压以及心输出量测定和血流动力学。TEE 有助于评估心脏功能、容量状态，监测心腔内有无栓子。肝素不能加入监测导管的冲洗溶液中，因为这些小剂量的肝素不能被肝脏代谢并且会影响血液凝固。

通过呼气末二氧化碳分析、脉搏血氧饱和度监测、连续的动脉血气分析和肺顺应性评估来监测肺功能状态。质谱测定法检测呼气末氮气和二氧化碳含量有助于诊断有无空气栓塞和通气是否充足。

脑功能监测有助于评估麻醉深度和脑保护。肝移植患者对麻醉药的反应不一，并且对麻醉深度的变化更加敏感。移植肝脏的再灌注会产生暂时的等电位脑电活动。能显示原始脑电信号的脑功能监测仪最有助于指导麻醉管理。

TEG 和 ROTEM 用图形来反映血凝块的强度，可以评估凝血功能。将测量所得的参数描记成 TEG（图 46-8）。反应时间是指从开始到描记图幅度达到 2 mm 的一段时间。$K$ 值是指从反应时间结束到描记图幅度达 20 mm 所需的时间。$\alpha$ 角度是从反应开始点至描记图最大曲线弧度做切线与水平线形成的夹角。若描记图从最大幅度下降比正常快提示可能有纤维蛋白溶解。计算机屏幕上会显示描记图、计算参数以及正常值范围。

## 术中麻醉

必须建立足够的静脉通路，必要时用于快速大量补液。若通过下半身的静脉补液可能会导致液体流经手术区域时丢失或血液回流受阻，所以应选择上半身的大直径外周静脉和中心静脉进行置管。进行动脉置管以便连续监测动脉血压和血气分析。麻醉诱导后，经锁骨下置入三腔静脉导管，以便在术中或术后使用。如果考虑进行静脉-静脉转流，经皮下放置一根大口径的单腔导管或两根导管。一根 12F 的导管用于快速补液和静脉-静脉转流回路的回流端；另一根颈内静脉导管用作肺动脉导管置管鞘。尽管肺动脉导管尚未普及，但可能有助于肺动脉高压的诊断和血流动力学不稳的管理。所有的液体应该流经加温装置来协助保温。当大量出血时，有必要使用快速输液系统。

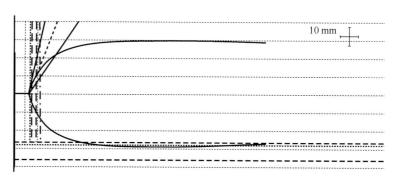

TGE 值

| 反应时间（min） | （4～8） | 5.8 |
|---|---|---|
| 凝血时间（min） | （1～4） | 2.2 |
| 凝固角（α） | （47～74） | 61.3 |
| 最大振幅（MA）（mm） | （55～73） | 56.5 |
| 预测的最大振幅（mm） | （6.0 K～13.2 K） | 0.0 |
| 血凝块强度（d/cs） | （0～15） | 6.5 K |
| 血凝块溶解百分比（EPL）（%） | （-3～3） | 0.0 |
| 凝块的形成速率（mm） | （0～8） | 56.2 |
| 凝血指数（CI） | N/A | -0.8 |
| 30 分钟血凝块溶解百分比（%） | N/A | 0.0 |

**图 46-8** 肝移植患者的血栓弹性图（TEG）

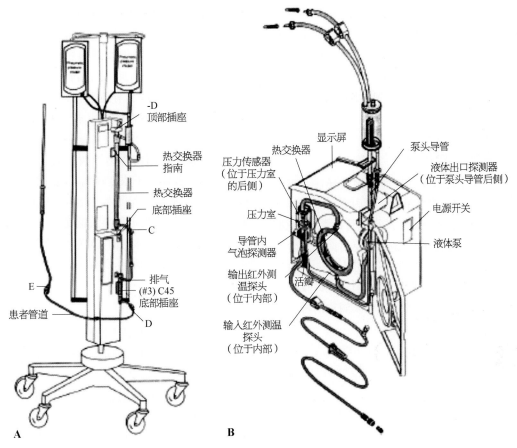

**图 46-9**　A. SIMS LEVEL 1 H1025；B. Belmont Model FMS 2000﹝引自 Comunale ME. A laboratory evaluation of the Level 1 Rapid Infuser (H1025) and the Belmont Instrument Fluid Management System (FMS 2000) for rapid transfusion. *Anesth Analg*. 2003;97:1064-1069.﹞

### 快速输液装置

当出血较快且严重时,需要快速输入大量的温血和血制品。可用的设备包括 Level 1 快速输注系统 Model H1025(SIMS Level 1,Inc.,Rockland,MA)和 Belmont 液体管理系统 Model FMS2000(Belmont Instrument Corp.,Billerica,MA)。最近一项关于 Level 1 和 Belmont 系统的比较发现:它们的加温性能相似,但是 Level 1 的流速更快,Belmont 系统的空气检测和排除效果更好(图 46-9)。使用这些装置时,可能会很快出现容量超负荷,所以必须密切监测心脏充盈压。随着储存时间延长,库存血的钾浓度逐渐增高,如果输注速度过快会导致血钾浓度达到危险的高水平,从而导致心搏骤停。

储存时间较长的库存血在使用前可能需要洗涤,在手术室内用红细胞回收装置可以轻松达到洗涤目的。在非常紧急的情况下,可将回收装置直接连接到快速输液装置的贮备瓶内,这样回收的血液能够直接回输到患者体内。血液回收系统可以降低对库存血的需求。在血液回输前可以洗涤红细胞的系统如血液回收装置是一个较好的选择。除不能明确危险性的恶性肿瘤患者外,血液回收装置可以安全地用于所有的患者。在正确使用血液回收装置的前提下,如果输入的每升盐水含有 20 000 单位肝素,患者不会有肝素化的危险,也不会有感染的风险。另外,将枸橼酸腺苷葡萄糖以 6 ml/min 的速度输入回收血液可起到抗凝作用。当患者由于肾衰竭而出现血氨、血乳酸盐和钾离子浓度升高时,也可使用血液回收机加以置换后再重新输入。

### 体内热平衡

在肝移植手术中有必要维持体内热平衡。散热主要发生于麻醉诱导之后、准备手术时肢体暴露、无肝期、再灌注期间以及低温保存器官在受体内恢复循环时。体温过低对所有器官系统都会造成影响,引起可逆性血小板功能障碍,进而加重或引发凝血功能障碍。再灌注期间心动过缓和心室异位节律本身并不常见,但是体温过低会减慢心脏传导并降低心室纤颤的阈值,这些影响在再灌注期尤其值得注意。将冷的移植器官放置于邻近心脏的膈肌下可引起冠状动脉痉挛。体温调节的常规方法包括：室内温度尽量温暖；用热被单包裹下肢和头部、使用液体加温装置和加温湿化器；在四肢放置空气压力加温装置。如果使用静脉-静脉转流术，在回路中放置加热器能够有效地维持体温，但是必须注意回路温度不可超过体温，避免回路内的血液启动凝血。

## 麻醉技术

大多数患者可使用改良快速顺序诱导法。吸氧去氮后，按 1.5 mg/kg 的剂量给予异丙酚。给予维库溴铵或罗库溴铵使肌肉松弛后进行气管插管，在此期间持续压迫环状软骨直至气道得到控制。吸入含异氟烷的空氧混合气体维持麻醉，追加芬太尼。异氟烷可以很好地维持肝脏的氧供需平衡，但这也许仅仅在理论上可行，人们还需要新的更加令人满意的挥发性麻醉药。

使用经肝脏代谢的肌肉松弛药如维库溴铵或罗库溴铵时，应该用神经刺激器监测神经肌肉的阻滞情况。

通气参数的设置要保证小潮气量和低吸气压力，呼气末正压至少达到 5 cmH_2O 以保证足够的肺泡通气量，尤其是肺泡下叶，同时降低来自肝血管床的空气栓塞的风险。特别注意患者的体位和受压部位。考虑到手术时间可能较长，要仔细检查患者每个受压部位的垫塞是否到位。垫塞物应当保证患者的上肢不受手术牵引器的损伤。

尽管垫塞工作很到位，但是肝移植术后患者和活体捐献者发生臂丛神经损伤的概率仍然较高。其中的原因是多方面的，包括环孢素诱发的神经病变、术中为了更好地暴露肝脏反复牵拉肋弓下缘、胸廓出口狭窄患者的胸廓上口受压。

放置鼻胃管时避免损伤，持续胃肠减压。放置肠内营养管，以便术后输入营养液。

## 原位肝移植的三个时期

肝移植手术的麻醉管理分为三个时期：无肝前期、无肝期和新肝期。无肝前期包括解剖和分离上腔静脉和下腔静脉，暴露肝门和肝门内的结构，静脉-静脉转流准备。无肝期从阻断肝脏开始，直到供体肝脏再灌注。新肝期从新肝再灌注开始，直到手术结束。

### 无肝前期

在无肝前期，特别是门静脉高压的患者，都会有显性失血和隐性失血。大量排出腹水时，需要预估到可能会发生容量转移并及时纠正。任何时间都会发生大出血，必须随时做好大量输血的准备。术前应交叉配血 3 个单位的浓缩红细胞和 3 个单位的新鲜冰冻血浆。如果大量出血，也应准备其他类型的血制品。在无肝前期，静脉分流前，只有伴有临床明显出血和异常 TEG 的凝血障碍应该尝试纠正。部分患者可以较好地耐受血小板数量低于 20 000/mm³，无须输注血小板。使用富含枸橼酸盐的血制品会导致血液中钙离子和镁离子浓度降低，需要密切关注这些电解质的变化，必要时给予替代治疗。除血容量不足和出血外，手术操作也可能导致低血压。解剖过程中压迫大血管会减少静脉血回流，关注术野有助于做出准确的判断。结扎肝动脉，再结扎门静脉后，就进入了无肝期。

### 无肝期

阻断下腔静脉的肝上段和肝下段，取下肝脏。在无肝期，准备将新肝的血管缝合到受体的循环血管上，给予大剂量的糖皮质激素。类固醇可以抑制巨噬细胞释放白介素-1，从而启动免疫抑制。

无肝期内是否进行静脉分流，相应的注意事项也各不相同。未进行静脉转流的患者，在阻断下腔静脉后静脉回心血量将会明显下降，除非存在以下两种情况：长期的门静脉高压形成了良好的侧支循环；采用"背驮式"技术时只需要部分阻断腔静脉。静脉血回流减少时，可通过扩容和使用血管加压药来改善。心输出量减少而且下腔静脉可导致肾脏灌注减少，少尿并不罕见。采用静脉-静脉转流可以在一定程度上减弱这些效应。

### 静脉-静脉转流

考虑到潜在的并发症如空气栓塞、血栓栓塞和增加手术时间，所以有些医疗中心并不常规使用静脉转流技术。但是很多移植中心在无肝期常规使用静脉转流技术，从而改善静脉回流、减少肠道充血、增加肾脏灌注和延迟代谢性酸中毒的发生。有严重门静脉高压的患者，手术中可以提前进行静脉转流，降低门静脉系统压力和减少出血。

经股静脉和门静脉置入导管。血液从导管中排出，流经离心机，再经颈内静脉流入体内。如果保持转流速度大于 1 000 ml/min，在不使用肝素或肝素管的情况下，也可以安全地完成该操作过程。如果引流导管没有紧密固定在相应的静脉内，可能会将空气吸入导管内，因此带有空气探测器的装置具有一定的优势。将静脉转流回路加热至体温水平可有效地维持体温。右心室舒张末期容积下降表明，在保证静脉回流方面，静脉转流术并没有起到与下腔静脉回流相似的效应。但是静脉转流术可以保证肾脏灌注。切除肝脏并仔细止血。氩气刀能够有效地帮助止血，但是在膈肌下方使用电刀可能会引起心律失常，甚至室性心动过速。腔静脉吻合完毕后，停止门静脉分流，开始吻合门静脉。此时静脉回流减少需要进行扩容治疗。门静脉吻合完成后，停止静脉-静脉转流，开放肝上和肝下的下腔静脉以及门静脉，新肝再灌注。然后停止静脉-静脉转流。

如果没有使用静脉转流术，将肝静脉接到下腔静脉上，吻合门静脉，然后进行新肝再灌注。

在吻合下腔静脉期间，用室温的生理盐水和白蛋白经门静脉冲洗肝脏。这一过程可以冲掉供体肝脏的保存液、代谢产物和空气。门静脉吻合完成后，松开下腔静脉的钳夹，密切监测血流动力学状态的同时缓慢松开门静脉钳夹。经门静脉再灌注移植肝脏表明新肝期开始。

### 新肝期

由于可能会发生再灌注综合征，所以新肝期的起始阶段是关键时期，再灌注综合征的特征是：低血压、心动过缓和心律失常；偶尔会出现休克和心室颤动。肺动脉压也有所升高，右心室功能障碍也发生过。可能是由冰冷的、酸性、高血钾溶液突然流入右心房所致。

不严重的再灌注综合征不需要治疗；较严重者可能需要使用血管加压药，有时需要进行复苏。低血钙可导致心脏功能障碍，因此再灌注前钙离子浓度要保持在正常范围。低血钾患者补充钙离子时要当心，因为可能会诱发心律不齐。门静脉钳夹要缓慢开放，这样可以将负荷效应降到最低并减小发生严重再灌注综合征的风险。开放门静脉时，密切监测肺动脉温度、心电图的 T 波波幅、肺动脉压和体循环血压，以此指导开放门静脉的速度。另外一种方法是，肝上的下腔静脉仍然保持钳夹而肝下的下腔静脉部分开放，可以使得经门静脉灌注肝脏最开始的那部分血液直接流入伤口内。然后开放肝上的下腔静脉，肝下的下腔静脉吻合完毕。这种非全身性再灌注技术可以显著降低再灌注综合征的发生率。

给予负荷剂量的肾上腺素可以有效地治疗再灌注综合征。在某些严重循环衰竭的情况下，大剂量去甲肾上腺素也有效。去甲肾上腺素可以更好地维持全身血管阻力和重要器官的灌注，特别是在需要心脏

按摩时。至今仍然不能很好地解释再灌注综合征及其治疗策略对供体肝脏的影响。但是在前述的几种情况下，随后检查移植肝脏的功能都是正常的。再灌注与心输出量增加、全身血管阻力减少、全身血压降低和肺动脉压增加有关。在新肝期的早期可能需要给予小剂量的缩血管药物。

一些肝脏在再灌注时出现边缘灌注不良的现象，考虑是自由基的形成所致。威斯康星大学器官保存液中加入别嘌呤醇是其有效的原因之一，因为别嘌呤醇可以通过抑制黄嘌呤脱氢酶转化为黄嘌呤氧化酶来抑制自由基的释放。再灌注时输入甘露醇，可以起到清除自由基的作用。也可考虑用其他的自由基清除剂，如过氧化物歧化酶和过氧化氢酶。有研究报道前列腺素 $E_1$ 能够提高再灌注后边缘灌注不良的肝脏存活率。前列腺素 $E_1$ 对血管内皮的作用既可以改善移植肝脏整体的灌注，也可以改善"无血流"区域的灌注。

肝脏再灌注后，麻醉医生必须注意不要造成容量超负荷。移植肝脏充血会严重损害其功能。

在第三阶段还需要做的外科操作包括肝动脉吻合和胆道吻合。肝动脉通过端端吻合重建。肝动脉的血流量是决定移植物存活率的关键因素。用电磁流量探测器可以测量肝动脉和门静脉的血流量。若肝动脉血流量不足（小于 400 ml/min），可以通过多种方法来改善，如在血管内直接注射盐酸罂粟碱。移植肝脏的肝动脉流量具有压力依赖性，所以此时应维持体循环压力。如果肝动脉流量仍然不足，可以考虑从供体取一段血管做肝动脉-腹主动脉架桥术，进而重建肝动脉。在这些情况下，麻醉医生必须提前评估部分或完全钳夹腹主动脉所带来的影响。

直接端端吻合或者通过 Roux-en-Y 胆肠吻合术来完成胆道吻合。在这个阶段，麻醉医生应该主要关注复温和纠正凝血功能。再灌注后可能会出现肝素化和纤维蛋白溶解，可分别用鱼精蛋白和氨基己酸或氨甲环酸来治疗。抗纤溶治疗应该在 TEG 结果的指导下进行，因为 TEG 是反映纤维蛋白溶解最灵敏的指标。此时可能还需要冷沉淀、新鲜冰冻血浆或血小板来纠正凝血功能紊乱。

移植器官功能良好的标志是：良好的肝动脉血流量、早期分泌胆汁、体温回升、凝血功能改善、酸中毒得到纠正、血钾下降和二氧化碳的生成增加。

### 液体管理

在肝移植的开始阶段，血容量不足是低心排量最

常见的原因。维持组织灌注尤其是肾脏灌注需要合理大量地补液。维持补液可以选用无乳酸平衡液,这种液体不会加重无肝功能或肝功能不全患者的乳酸酸中毒。通过血流动力学和尿量监测指导液体管理。在不使用利尿剂或没有肾衰竭的情况下,尿量 $0.5\sim$ $1\,ml/(kg\cdot h)$ 或更多表明液体负荷足够和心功能正常。若患者少尿,往往首选快速补液。

如果充分补液后依旧持续性少尿,也有监测充盈压或心脏容量的证据,表明需要通过药理学方法改善心脏功能(心排出量),可能对利尿剂如呋塞米或甘露醇有反应。伴有肾功能受损且需输血纠正凝血功能的肝移植受体患者,在术中持续进行血液透析有益于改善病情。对于这些患者,因为纠正凝血功能而需要给予的制剂,可能会导致液体超负荷以及高血钾。连续静脉-静脉血液透析能够预防并治疗这种情况。容量超负荷可导致移植肝脏淤血和功能障碍,必须避免这一状况。

## 术后监护

肝移植手术结束后,患者被转运到 ICU 进行术后监护治疗。如果患者术中平稳且移植器官功能良好,需常规监测生命体征、液体平衡、凝血和肝功能。维持机械通气直至患者从麻醉状态完全苏醒,然后才能拔出气管导管。很多患者在术毕或者入 ICU 早期都可以安全拔管。

移植器官原发性无功能主要是由于损伤或者急性排斥反应,表现为凝血功能未能恢复正常、肝酶水平显著增高继发肝性脑病。通过多普勒超声检查肝动脉,如果没有血流,必须进行急诊探查手术和重建肝动脉。及早干预能挽救移植肝脏,避免再次行肝移植。

术前有肝肾综合征的患者,肝移植手术成功后肾脏功能会得以改善。免疫抑制剂——钙调磷酸酶抑制剂尽管能提高移植肝脏的存活率,但是会增加肾功能障碍的概率。肝移植术后最常见的死亡原因是感染,因此,要积极预防细菌和真菌感染。

败血症和二次移植是成人呼吸窘迫综合征的主要危险因素。与感染和移植物衰竭有关,多器官系统衰竭是导致死亡的重要原因。

术后出血的原因包括外科出血或凝血功能障碍。早期干预是必要的,避免形成大的血凝块和导致进行性凝血功能障碍或成为病灶感染或引发纤溶蛋白溶解。

超过 50% 的移植患者在术后有高血压,需要接受治疗。因为存在一定程度的出血倾向,患者在术后早期发生脑血管意外的风险增加。

镇痛也是术后监护的重要组成部分,不能因为担心移植肝脏的功能可能并不健全而拒绝使用镇痛药物。但是药物剂量应该个体化直到能够准确评估肝脏功能恢复程度。患者自控镇痛是一种可以根据患者需求设置镇痛药物剂量的静脉镇痛技术。这种根据患者需求设置镇痛药物剂量的方法,能够按需给予有效而且安全的镇痛药物剂量,不管肝功能程度如何。

## 儿童肝移植

终末期肝病的患儿常表现出营养不良和生长发育缓慢。营养储备不足的儿童难以满足肝移植的要求,因此营养支持是肝移植术前准备必不可少的一部分。在美国,儿童肝移植约占肝移植总量的 10%。

适应证分为 5 类:慢性肝病——胆道闭锁、Alagille 综合征;代谢性疾病——$\alpha_1$-抗胰蛋白酶缺乏症、克里格勒-纳贾尔综合征;急性肝衰竭——自身免疫性、病毒性;恶性肿瘤——血管内皮细胞瘤;其他——BCS。根据 PELD 评分确定肝脏疾病的严重程度和在移植等待队伍中的位置,PELD 评分指标主要包括血清胆红素水平、凝血酶原时间、白蛋白水平、生长障碍以及年龄小于 1 岁。麻醉方法与成人相似,但是在许多较小的儿童中,肺动脉导管并不能够提供特别有价值的信息。最好通过静脉置管,测量中心静脉压以指导液体管理。

供体肝脏来自活体捐献者、减体积肝脏以及肝脏劈离,这些都是特殊的挑战。静脉转流术不用于儿童和婴儿,如果容量治疗充足,一般患儿能很好地耐受移植手术。背驮式技术能允许部分血液经腔静脉回流。温度控制也是必需的,可以通过液体加温设备和空气加温装置来实现。有时儿童患者的腹部无法缝合,这是由于捐献者的肝脏较大,这种情况很少见于成人患者。这种情况下,可以通过切除肝叶来缩小肝脏体积或者在腹壁上打洞以暂时关闭腹壁。

小儿肝移植术后最常见的并发症是肝动脉血栓形成,据报道其发生率为 5.7%~8.4%。

### 活体肝移植

在亚洲,活体捐献是受体器官的主要来源。供体的麻醉管理主要是减少供体的风险并且为受体提供理想的器官。可能会切取左侧或右侧肝叶。麻醉管理就是要维持供体器官的良好灌注,同时避免充血肿胀。维持中心静脉压低于 5 cmH$_2$O 能减少手术出血,但是需要平衡与维持良好血流动力学的关系。可以通过多模式麻醉或硬膜外麻醉方法来获得良好的术后镇痛。

### 要点和注意事项

- 面对的是患者,而不是实验数据。
- 认真评估右心室功能。
- 移植肝脏充血影响其功能。
- 维持正常体温。
- 严格控制血糖、血清钾和钙离子水平。
- 血栓弹力图是反映凝血系统的关键指标。
- 确保有足够的血管通路。
- 保持良好的排尿量。
- 警惕鉴别少数高凝患者。
- 纤溶诊断明确时才能给予抗纤维蛋白溶解药。

第 6 篇
PART VI

# 异体活体移植
## SPLIT AND LIVING DONOR TRANSPLANTATION

# 第 47 章

# 部分肝移植影像技术

## Imaging Techniques For Partial Grafting

Victor Sai • Steven S. Raman

钱黎俊•译

---

**章节纲要**

| | |
|---|---|
| **影像学检查方法** | 肝大泡性脂肪变性定量测定 |
| 多排螺旋 CT、CT 血管成像和 CT 胆道成像 | 肝脏血管系统解剖分析 |
| 磁共振成像 | 　肝动脉解剖 |
| 磁共振血管成像 | 　门静脉解剖 |
| 磁共振胰胆管成像 | 　肝静脉解剖 |
| **影像解读** | 胆道解剖评估 |
| 排除肝脏器质性疾病 | **一站式磁共振成像** |
| 供体肝体积分析 | |

---

部分肝移植的术前影像学评估非常重要，精准的影像学评估可以减少手术风险、改善患者的预后。影像学检查的主要目的是了解供体血管和胆道树的解剖、明确供体是否存在血管胆道解剖变异、估算供体各个肝段的体积，同时排除供肝器质性疾病。如果供体的肝体积过小、存在肝器质性疾病，或存在明显解剖变异（需要进行复杂的血管或胆道重建），则都应尽可能避免进行活体肝移植手术。

## 影像学检查方法

随着多排螺旋 CT（multidetector computed tomography，MDCT）软硬件的不断完善，CTA 已成为一种精确评估供肝的无创性手段，可系统准确地评估血管解剖、测量肝脏各段体积，同时排除肝脏肿瘤和脂肪肝。另外，随着 MRI 及 MRA 技术进步，其有望替代 CTA 作为精准术前解剖评估和排除肝脏器质性疾病的首选检查方法。另外，MRCP 可以清楚显示胆道解剖，相比 CT 更具优势。近年来，随着双能量 CT 胆管造影（CT cholangiography，CTC）的兴起，MDCT/CTA/CTC 也可以像 MRI/MRA/MRCP 那样作为一站式供体术前筛查的手段。

### 多排螺旋 CT、CT 血管成像和 CT 胆道成像

肝脏 CTA 对动脉系统的显示效果可媲美既往有创性的血管造影（指利用 DSA 进行的血管造影）。无论是 16 排、64 排、128 排还是更高级的 CT 机均可进行肝脏 CTA 成像。在 CT 扫描中通常需要采集平扫、注射对比剂后动脉期、门静脉期、静脉期等多个期相的图像。平扫可以使用 5 mm 层厚，而动脉期、门静脉期和静脉期增强图像则使用 1～2.5 mm 层厚采集，以进一步进行肝动脉、门静脉和肝静脉的三维重建。

CT 胆管造影需要静脉注射专门的胆道成像对比剂，如甲基葡胺碘肥胺、胆影萄胺（译者注：CT 胆管造影对比剂与 CT 血管成像对比剂是不同的两种药物，如果既要进行血管造影又要进行胆管影像需要先后注射两种药物），一般扫描在注射对比剂 15 分钟后才开始，将原始薄层图像重建即可获得胆管 3D 影像。

### 磁共振成像

MRI 对软组织分辨率卓越，既可以显示弥漫性肝实质异常，也可用来评估肝内局灶性病变。肝脏的 MRI 扫描一般需要使用 1.5T 或 3.0T 磁共振和体部相控线圈实现。扫描中一般总会至少采集屏气 $T_1$ 加权正反相位成像和 $T_2$ 加权成像序列，以排除不适合作为移植供体的弥漫性肝病（特别是脂肪肝）和局灶性肝病。

### 磁共振血管成像

MRA 需要静脉注射磁共振钆对比剂,并使用 3D 梯度回波序列进行多期扫描,扫描图像使用减影方法并经过后处理重建后可获得动脉、门静脉和肝静脉图像。由于 MR 扫描层厚相对 CT 较厚而且扫描时间较长,因此即便 MRA 可以对各套血管进行清晰成像但对于直径较小的血管 MR 显示效果可能会不太理想。但对于活体肝移植供体,有研究表明 MRA 和 CTA 的性能差异并不大。

### 磁共振胰胆管成像

MRCP 可以和 MR、MRA 一起一站式扫描,并且 MRCP 不需要使用对比剂。成像采用屏气重 $T_2$ 加权半傅立叶快速采集弛豫增强(rapid acquisition with relaxation enhancement,RARE)技术(译者注:不同 MR 厂家对这类功能相似的序列有不同的名称)行横断位或冠状位薄层(3~5 mm)连续采集,或采用冠状位厚度为 2 cm、5 cm、7 cm 和 10 cm 的二维厚层块以胆总管所在的纵轴为中心进行旋转投射容积扫描。近年来,也有人使用肝细胞特异性对比剂(如钆塞酸二钠,Gd-EOB-DTPA,商品名,普美显;钆贝葡胺,Gd-BOPTA,商品名,莫迪司)进行 MR 增强胆管成像,这种采集方式使用 3D 梯度回波序列。由于这种序列采集时间短,图像质量和患者依从性也较传统 MRCP 更好。

## 影像解读

### 排除肝脏器质性疾病

影像解读的首要任务是排除供体存在器质性疾病。MDCT 不但可以用于诊断不同类型良性(如囊肿、血管瘤、局灶性结节增生)、交界性(肝腺瘤)和恶性(肝细胞癌、胆管细胞癌或肝转移瘤)局灶性肝病,也可以用于检测明显的弥漫性肝病,如肝硬化、脂肪肝、含铁血黄素沉积症,以及血色素沉着病等。

### 供体肝体积分析

供体肝脏左右叶体积分析是为了确保右半肝移植物对受体足够充分,同时保证供体剩余的左半肝足够大而不至于影响其功能。供体的残留肝脏体积应超过其肝脏总体积的 35%。一些研究表明移植物-受体体重比应不小于 0.8,但近来也有研究对这一规则提出质疑,认为该论点缺乏依据。肝脏及各个肝段体积分析一般需要在 3D 图像后处理工作站上使用特殊的软件进行(图 47-1)。软件给出的测量结果往往十分可靠,和真实的体积测量结果误差不超过 10%。

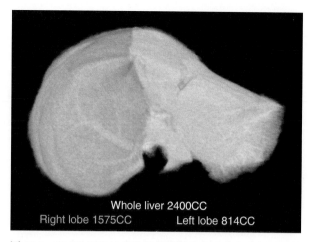

图 47-1 在 GE 工作站上进行的肝脏左右叶容积分析。图像显示了计算机生成的全肝体积和左右叶体积

### 肝大泡性脂肪变性定量测定

评估供体肝脏是否存在大泡性脂肪变性非常重要,因为严重脂肪变性(>60%)带来的后果是术后移植物的功能不全或功能丧失,这一概率高达 60%。中度脂肪变性(30%~60%)也会在术后导致肝细胞代谢功能受损,并继发移植物功能不全、功能丧失、缺血性损伤等并发症。虽然有研究表明,那些接受中度和轻度肝脂肪变性移植物的受体生存率没有组间统计学差异,但是仍然有很多证据提示中度或重度脂肪变性移植物会给受体带来巨大风险。肝脏穿刺活检是诊断并定量测定脂肪变性程度的金标准。CT 和 MR 对诊断严重肝大泡性脂肪变性(>60%)也有较高准确性,在一定程度上减少了对供体进行穿刺活检的必要。

在 CT 平扫图像中,可使用肝脾 CT 值的差,即肝脏 CT 值指数(liver attenuation index,LAI),来测定大泡性脂肪变性程度。具体测量方法是

$$LAI = 肝脏平均 CT 值 - 脾脏平均 CT 值$$

若 LAI>5 HU,则基本可以排除明显的脂肪变性,即脂肪变性程度<5%。若 LAI 介于 -10~5 HU,提示可能存在中到重度脂肪变性,即脂肪变性程度>30%,这种情况应作为移植禁忌证。图 47-2 显示了 CT LAI 与组织病理所见大泡性脂肪变性程度呈高度相关。如果 CT LAI 已经提示了存在显著脂肪变性,就没有必要再进行穿刺活检。而假如 LAI 在正常范围,仍需要进行穿刺活检来排除那些没有临床表现的弥漫性肝病,比如含铁血黄素沉积症。

MRI 对判断肝脏脂肪变性程度也十分可靠,有研究表明 MRI 与组织病理所见脂肪变性程度一致性

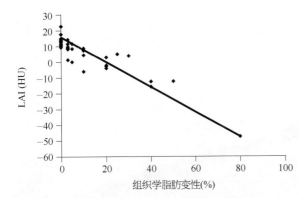

**图47-2** 散点图线性回归显示了肝脏 CT 值指数（LAI）和组织学大泡脂肪变性程度之间存在高度相关性

较 CT 更高，其敏感性、特异性在 70%～90%。最常用的评估脂肪肝的 MR 序列是 $T_1$ 加权正反相位序列，当存在脂肪变性时，肝脏 MR 信号在反相位图像上会较正相位模型衰减，该衰减的程度与脂肪变性程度有关。可以用下列公式来测定脂肪变性的严重程度：

$$FF = S_{ip} - S_{op}/2 * S_{ip}$$

其中 FF 为脂肪分数，$S_{ip}$ 是正相位图像中测得的肝脏信号值，$S_{op}$ 是反相位图像中（同一个感兴趣区域）测得的肝脏信号值。图 47-3 显示了一例重度脂肪变性的 MR 正反相位图像。

脂肪分数 FF 临界值设定尚没有定论，但在一项无脂肪变性人群的研究中，95% 的患者其 FF 值不超过 5.56%。FF 值若 < 1.5%，则基本可以很确切地预测供体肝脏没有明显的脂肪变性，即脂肪变性程度 < 5%。

很多因素会影响脂肪分数 FF 对脂肪定量的准确性，其中最主要的一个因素就是肝脏信号的 $T_2^*$ 衰减，$T_2^*$ 衰减对铁质沉积相当敏感，当存在明显铁质沉积时利用上述方法，脂肪含量往往会被低估。$T_2^*$ 校正技术可以消除因铁质沉积改变 $T_2^*$ 衰减带来的测量误差。其他会影响脂肪定量准确性的因素还包括 MR 软硬件设备、成像参数等。

有很多研究证实 MR 波谱成像可以非常准确地测定脂肪含量。最新的脂肪定量技术还包括质子密度脂肪分数（proton density fat fraction），这种技术得到的结果可以非常准确地反映真实脂肪变性程度。

### 肝脏血管系统解剖分析

#### 肝动脉解剖

肝动脉起始部和分支的解剖变异很常见，一项迄今为止最大规模活体供肝解剖变异的研究发现，在入组的 1 000 例受检者中有 24.3% 存在肝动脉变异。肝动脉根据 Michels 分型分为：

（1）1 型（约占 75.7%），正常型，即肝总动脉发出肝固有动脉，后者再分出肝左和肝右动脉（图 47-4）。

（2）2 型（约占 9.7%），为替代肝左动脉或副肝左动脉起自胃左动脉（图 47-5）。

（3）3 型（约占 10.6%），为替代肝右动脉或副肝右动脉起自肠系膜上动脉（图 47-6）。

（4）4 型（约占 2.3%），为 2 型和 3 型变异共存（图 47-7）。

（5）5 型（约占 1.5%），为肝总动脉起自肠系膜上动脉。

（6）6 型（约占 0.2%），为肝总动脉起自腹主动脉。

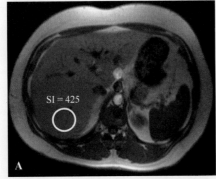
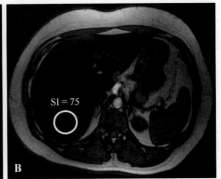

**图47-3** 一例 31 岁女性的肝脏正（A）反（B）相位 MR 梯度回波序列图像，反相位图像上肝脏的信号强度相对正相位图像明显衰减，提示存在弥漫脂肪变性。脂肪分数为（425 - 75）/425 * 2 = 36.8%，提示重度脂肪变性

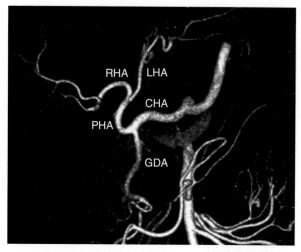

**图 47-4** 一例 52 岁正常男性供体的 3D 容积再现 CTA 图像，正常肝动脉解剖。CHA，肝总动脉；GDA，胃十二指肠动脉；LHA，肝左动脉；PHA，肝固有动脉；RHA，肝右动脉

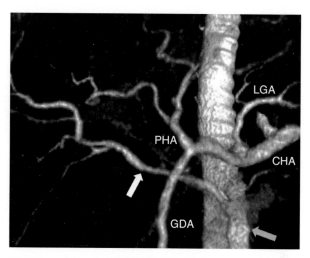

**图 47-6** 一例 30 岁正常男性供体的 3D 容积再现 CTA 图像，显示粗大的副肝右动脉（白箭）起自肠系膜上动脉（灰箭）。CHA，肝总动脉；GDA，胃十二指肠动脉；LGA，胃左动脉；PHA，肝固有动脉

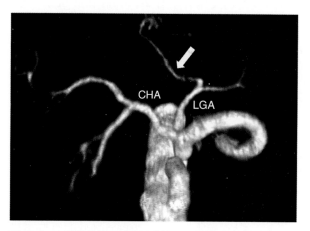

**图 47-5** 一例供体的 3D 容积再现 CTA 图像显示替代肝动脉起自胃左动脉。CHA，肝总动脉

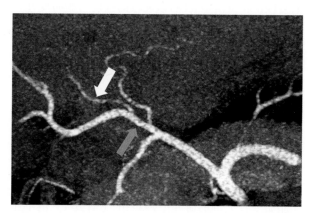

**图 47-7** 一例供体的 3D 容积再现 CTA 图像显示异位的第Ⅳ段肝动脉（白箭）起自肝右动脉（灰箭）

了解这些动脉变异对移植手术很重要。对受体来说，供血右肝移植物的动脉血流应当尽可能完全保留，以避免术后受体移植物缺血性肝损害；而对供体而言，应保证第Ⅳ段肝动脉的血流，第Ⅳ段血流是维持受体残留左肝再生的重要途径。假如第Ⅳ段肝动脉起自肝右动脉，手术时动脉离断位置应该选在肝右动脉分出第Ⅳ段肝动脉以后。CTA 结果与血管造影结果、术中所见非常吻合，足以满足评估需求，无须再进行传统 DSA 血管造影。

### 门静脉解剖

门静脉解剖变异较动脉变异相对少见，变异率约 15%～20%。主要变异包括：三叉状变异（于肝门部直接分为左支、右前支和右后支）（图 47-8）、门脉右前支起自门脉左支、门脉左支起自门脉右前支。这些变异需要术中对受体门静脉血管进行 2 次吻合，而正常情况下只需要 1 个吻合口。

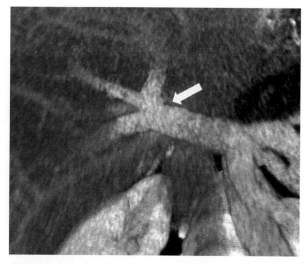

**图 47-8** 一例 44 岁正常供体的 3D CTA 图像显示门静脉三叉状变异（箭）

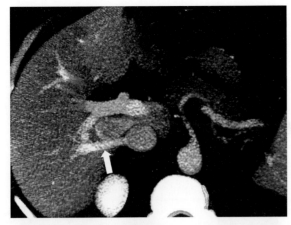

**图 47-9** 横断位 CT 肝静脉成像显示一根较粗大的肝下静脉将肝右叶后下部分的静脉血引流至下腔静脉

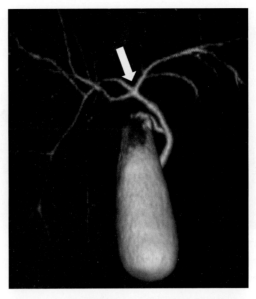

**图 47-11** 3D 容积再现 CT 胆管造影显示了胆道分叉处三叉状变异(箭),分别为右前、右后、左肝管

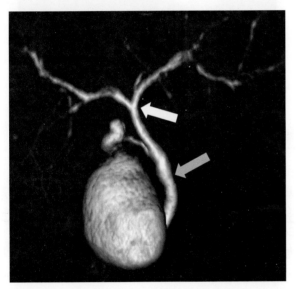

**图 47-10** 一名正常人的 3D 容积再现 CT 胆管造影显示了正常胆总管、左右肝管分叉(白箭)和肝内胆管解剖

### 肝静脉解剖

为了保证移植物术后静脉充分引流,准确了解肝中静脉解剖也十分重要。肝中静脉的分叉类型决定了移植物半肝的切割面。通常情况下由于肝中静脉并不跟随移植物移植到受体上,移植物门静脉血供总量高于静脉回流量,移植物便会遭受不同程度的肝淤血。研究表明使用 CT 肝段体积定量技术可以在术前准确预测肝淤血的范围和程度。

常见的肝静脉变异包括副肝右下静脉,以及变异的Ⅷ段静脉。副肝右下静脉直接将肝右叶后下部分血液引流至下腔静脉,这种变异的发生率高达 68%(图 47-9)。需要注意若副肝右下静脉直径超过 5 mm,术中应当予以保留以免引起移植物功能受损。粗大的第Ⅷ段静脉会引流肝前右叶很大一部分血流至肝中静脉。同样地,如果Ⅷ段静脉直径超过 5 mm,手术

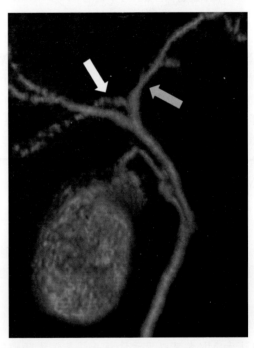

**图 47-12** 3D 容积再现 CT 胆道成像显示了异位的右后肝管(白箭)起自左肝管(灰箭)

中需要进行额外操作予以重建保留。当这两种情况出现时,必须进行额外静脉血管吻合,以避免相应引流区域回流不畅导致的肝淤血。

### 胆道解剖评估

术前进行胆道解剖变异评估可以大大降低胆漏的风险。Huang 等将肝右叶胆道变异分为 5 种类型。

(1)普通左右肝管分叉(占 62.6%)(图 47-10)。

(2)三叉状变异(19%)(图 47-11)。

(3)右后肝管起自左肝管(11%)(图 47-12)。

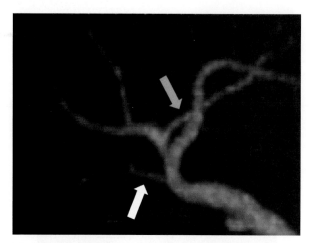

图47-13　一名正常供体的容积再现 CT 胆管造影显示了一处变异的胆管,引流肝脏右后下肝段胆汁,并低位开口于肝总管。此外,还有一根变异胆管引流左外叶胆汁到右肝管

（4）右后肝管低位开口于肝总管(5.8％)(图47-13)。

（5）右后肝管低位开口于胆囊管(1.6％)。

普通类型的胆道在进行移植时,只需于受体行胆总管端端吻合或胆管空肠吻合,而当存在胆管三叉状变异,或者存在变异右后肝管时,为了避免胆漏和移植物肝段萎缩,需要做两个独立的吻合口。因此在制订手术规划时准确了解胆道解剖很重要。长期以来,MRCP 一直被认为是最能准确反映胆道解剖的影像检查方法,而最近研究表明 CTC 对胆道的显示可以与 MRCP 相媲美,甚至优于 MRCP。

### 一站式磁共振成像

随着技术进步,MRI/MRA 已经可以作为肝移植术前检查的一站式方案,同时评估肝脏血管、胆道解

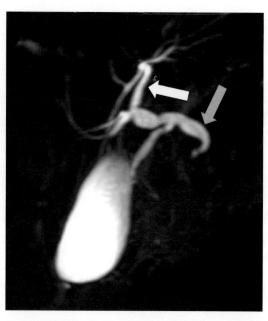

图47-14　该图显示了一例 19 岁男性的 3D 容积再现钆塞酸二钠(译者注:原文中商品名标注为 Eovist,该商品名为美国的商品名,在其他地方使用 Primovist,普美显)增强 MR 胆管成像图,图中清晰可见胆道树解剖。左(白箭)右肝管和胆总管(灰箭)都显示得很清楚

剖以及肝实质情况。由于供体通常都是正常年轻人,选择 MR 可以让他们免遭不必要的电离辐射(一次综合性供体 CT 评估所受到的电离辐射剂量为 15～20 mSv)。一站式 MRI/MRA 评估成像序列包括 $T_1$ 加权正反相位成像用以评估肝脏脂肪变性,$T_2$ 加权 MRCP 用以评估胆道解剖,增强前后 MRA 用以显示肝动脉、门静脉和肝静脉解剖,使用诸如钆塞酸二钠或钆贝葡胺等肝细胞特异性对比剂可以进一步提高胆道解剖的显示效果(图47-14)。

### 要点和注意事项

- CT 和 MR 都可以用于诊断并筛查供体肝脏脂肪变性,但有时候仍然需要依靠肝脏活检确定。
- 肝动脉解剖变异非常常见,CTA 和 MRA 都能用来评估变异情况,如果比较关注纠结于辐射剂量,可以选择 MRA。
- 识别胆道变异才能有效避免术后胆漏,MRCP 和 CT 胆管造影都可以用来对胆管进行成像,使用肝

细胞特异性对比剂(如钆塞酸二钠)可以进一步提高 MR 胆管造影的成像效果。
- 门静脉若存在解剖变异,移植物和受体要做两个门静脉吻合口。
- 右下肝静脉常引流部分静脉血流直接进入下腔静脉,如果该血管直径超过 5 mm,需要在手术时予以重建保留。

# 第 48 章

# 儿童活体肝移植

## Living Donor Transplantation in Children

Koichi Tanaka • Yukihiro Inomata

万 平•译

## 儿童活体肝移植的历史和意义

巴西的外科医生 Raia 等于 1988 年 12 月实施了全世界首例活体肝移植,但是接受手术的患者存活时间并不长。Strong 等学者则在 1990 年报道了首例成功实施的活体肝移植病例,该患者是一名日本男孩,接受了其母亲捐献的左外叶供肝。不幸的是,他在术后 1 年因为慢性排斥反应接受了二次移植,供肝来自尸体器官捐献,但是此后患者恢复情况很好并且目前已成为一名公职人员。1987 年,Nagasure 等学者为一名患有胆道闭锁的男孩实施了日本第一例活体肝移植。1989 年,Broelsch 等学者在芝加哥开启了美国首个活体肝移植项目并于 1990 年报道了 20 例患者累积的结果。这些结果激励了京都的 Ozawa 和松本的 Makuuchi 进一步在日本开展活体肝移植项目。

人类在活体肝移植的探索中最初的经验来自儿童患者。目前此项技术已逐渐发展为一项外科技术创新,可用于克服尺寸匹配的尸体供肝短缺问题。在开展活体肝移植之前,业内学者尝试对成人供肝进行体积削减后将其移植给儿童患者。由于使用此项技

术需丢弃较大体积的剩余移植物,同时并不能帮助成年患者,而成人患者在肝移植等待名单中占到了绝大部分,因此,此项技术逐渐被淘汰。随后,逐渐发展出将成人移植物劈离成两部分的外科技术创新,并且已经变得日益复杂。但是,即便随着这些新技术的发展,器官短缺的局面依然没有得到明显改善,因此产生了活体肝移植技术。选择儿童患者作为活体肝移植受者主要是基于两方面原因:父母最容易被选为潜在的供肝捐献者且父母捐肝不容易出现伦理问题,另外,手术切取左叶肝脏后为供者留下了较大的右叶肝脏,可以更好地保护供体的安全性。

来源于尸体的器官若满足条件,可用于行劈离式肝移植,可在不加剧成人等待受体供肝短缺的同时尽量缩短儿童受体等待名单。因此,Rogiers 的团队报道认为理论上而言,在较容易获得尸体器官的国家中这项技术应该作为儿童肝移植的首选。然而,劈离式供肝属于边缘性供肝,尽管劈离式肝移植项目已得到推广,但很多移植中心和外科医生仍不愿意开展该项目,所以劈离式肝移植的开展常受到限制。取而代之的是,Essen 和 Brussels 等的报道均显示活体肝移植的开展和临床应用可成功降低患者等待过程中的死

亡率。包括劈离式肝移植和活体肝移植的多模式肝移植技术今后应该被视为扩大整体供者库的一项手段,这不仅适用于儿童患者,也适用于所有其他的肝移植患者。至少在儿童患者中,活体肝移植已经有了较稳固的基础。在选定机构开展儿童活体肝移植需要一家成人医院的成人肝外科医生和一家儿童专科医院的儿童移植外科医生同时参与。这种联合参与模式是尊重双方专业化的一种手段。活体肝移植可以择期完成,这更适合于儿童肝脏恶性肿瘤的治疗,因为此类患者的治疗需要使用多模式手段完成术前的手术规划。随着最近的技术创新,活体肝移植的开展范围已经扩大到更小甚至患有先天性代谢疾病或暴发性肝衰竭的新生儿。

**表 48-1　日本活体肝移植供者关系**

| | 成人≥18 岁(%) | 儿童<18 岁(%) |
|---|---|---|
| 儿子 | 30.3 | 0 |
| 妻子 | 12.7 | 0 |
| 女儿 | 12.4 | 0 |
| 兄弟 | 10.5 | 0.4 |
| 丈夫 | 10.5 | 0 |
| 姐妹 | 7.8 | 0.2 |
| 母亲 | 5.5 | 52.4 |
| 父亲 | 5.2 | 42.8 |
| 祖父母 | 0 | 2.7 |
| 其他 | 5.1(3 875 例) | 1.5(2 224 例) |

引自 the registry of the Japanese Liver Transplantation Society, 1989—2010.

## 伦理问题和知情同意

即使捐赠给儿童患者,活肝供者仍存在死亡和并发症的发生风险。一般来说,活体肝移植的有效性应该由供者的手术安全与受者的生存希望之间的平衡来定义。这个平衡受尸体供肝可获得性的影响,所以它在不同国家之间应该是不同的。美国的活体肝移植年例数在 2001 年达到峰值并且超过 500 例,从那年以后便持续下降。这可能与 2002 年的一例成人活体肝移植供者的死亡有关。日本首例也是唯一一例活体肝移植供者死亡病例发生于 2002 年,且同样发生于成人活体肝移植中。日本的活体肝移植数量在 2005 年达到 566 例/年的峰值,并且也从此开始减少。但是,在儿童患者中的例数却相当稳定,约 140 例/年。至少对于急诊病例或儿童患者而言,活体肝移植的实施在今后仍然具有重要意义。在亚洲国家中,由于脑死亡概念还未很好地建立起来,所以在这个地区活体肝移植被广泛接受并已成为主要的肝移植技术。近年来,即使在韩国等亚洲国家尸体肝移植的数量也正在增加。日本创新性的器官捐献法案于 2010 年生效且尸体肝移植的数量也在不断增加。在不远的将来这可能会改变尸体肝移植和活体肝移植之间的平衡。在日本,供者与受者之间的关系受到日本移植学会政策的监管,要求供、受者之间应该为亲属关系(表 48-1)。强制性要求提供识别供者和供者关系的官方文件。在儿科活体肝移植中,供者通常是患者的父亲或母亲,这种情况使得供者和受者获得最好的匹配关系且不容易发生伦理冲突。对父母而言,能保住孩子的生命会使他们非常高兴。然而,在某些情况下,社会压力可能会迫使父母成为捐赠者。因此,在签署知情同意的过程中,应向患者家属详细解释活体肝移植的全部风险和益处之后,也始终应该提到可避免选择活体肝移植的其他可能的方法。在少数情况下,兄弟姐妹或 18 岁以下的父母可作为儿童活体肝移植供体的候选者。在这种情况下,不仅应当仔细评估其作为活体肝移植供者的情绪反应,还应该在活体肝移植实施的初始阶段仔细评估其对活体肝移植过程及供者风险的理解能力。祖父母也可包括在供者候选人当中,在这种情况下,仔细评估供者候选人的健康状况后,老年人作为供者的额外风险也应该包含在知情同意的讨论当中。对于初次活体肝移植失败后的再次活体肝移植手术,供体选择往往比初次手术时更困难。当供者为患者较远的亲戚如叔叔或姨妈时,还应该仔细确定其捐献意愿。一般来说,应在受者和其他家庭成员均缺席的情况下单独与供者候选人进行谈话。如果患者父母已离婚,则通常选择与子女同住的一方作为供者;但是,若无监护权的一方有捐献意愿,也可将其纳入供体候选人当中。

在知情同意的过程中,必须告知供者术后有发生死亡的可能性。一项日本的 3 565 例活体肝移植研究调查中,供肝者术后并发症的总体发生率为 8.4%,其中,右叶切除术后为 9.4%,左叶切除术后为 8.7%,左外叶切除术后为 3.5%。Lo 等在 2003 年报道的一篇亚洲活体肝移植的综述显示,左外叶切除术后供体并发症发生率为 9.3%,左半肝切除术后供者并发症发生率为 7.5%(表 48-2)。京都大学最近的一篇报道中,左叶肝移植供者的胆道并发症发生率显著低于右叶肝移植供者(表 48-3)。与成人活体肝移植不同的是,儿童活体肝移植供体捐献后的肝衰竭通常不太可能发生,但肺栓塞或严重感染发作等事件的发生

**表 48-2　亚洲中心的亲属活体肝移植术后并发症**

| 并发症 | 左外叶切除<br>（605 例） | 左半肝切除<br>（334 例） |
|---|---|---|
| 胆漏 | 33 | 8 |
| 高胆红素血症 | 2 | 0 |
| 小肠梗阻 | 5 | 1 |
| 胆管狭窄 | 1 | 0 |
| 肺栓塞 | 0 | 1 |
| 胰腺炎 | 1 | 0 |
| 出血性十二指肠溃疡 | 1 | 0 |
| 胃穿孔 | 0 | 1 |
| 伤口感染 | 9 | 10 |
| 胃排出口梗阻 | 4 | 3 |
| 肺炎 | 0 | 1 |
| 总体 | 56(9.3) | 25(7.5) |

引自 Lo CM. Complications and long-term outcome of living liver donors: a survey of 1508 in five Asian centers. *Transplantation.* 2003:S12 - S15.

仍然可能导致供体死亡。胆漏通常通过保守方法或简单腹腔引流来处理,但某些病例可能仍然需要再次行开腹手术。左半肝切除术后胃壁与肝脏切面粘连的发生率也明显高于右半肝切除。这种粘连可导致胃潴留的发生(图 48-1)。随着活体肝移植经验的积累,移植中心对术后多种并发症的处理显得更为得心应手,例如胸腔积液、消化道溃疡、一过性肢体麻木、声带麻痹、手术切口瘢痕等。所有供者在捐献前应该被事先告知所有可能的手术风险。

即使接受者是儿童,他们也有根据他们的年龄与能力选择治疗方案的权利。家庭成员、医生或协调员必须在手术前为患者详细解释治疗的方法。对青春期或青少年期的患者来说,活体肝移植有时令人难以接受。他们可能不能忍受他们的父母或亲戚为此所做出的牺牲。如果事先没有被充分告知,他们可能会为手术和他们未来的生活产生相当的焦虑情绪。但是,他们的焦虑情绪可以通过解释得到一定程度的减

**表 48-3　京都大学医院亲体肝移植供者术后并发症**

| | 右半肝组<br>（500 例） | 左半肝组<br>（762 例） | P 值 |
|---|---|---|---|
| **胆道并发症** | | | |
| 胆漏 | 53(10.6) | 36(4.7) | <0.05 |
| 胆道狭窄 | 8(1.6) | 2(0.3) | <0.05 |
| **其他腹腔并发症** | | | |
| 积液 | 46(9.2) | 7(0.9) | <0.05 |
| 伤口感染 | 26(5.2) | 36(4.7) | NS |
| 小肠梗阻 | 13(2.6) | 15(1.9) | NS |
| 腹腔内脓肿 | 8(1.6) | 2(0.3) | <0.05 |
| 药物性肝损伤 | 6(1.2) | 6(0.8) | NS |
| 大量腹水 | 5(1.0) | 1(0.1) | <0.05 |
| 高淀粉酶血症(>300 U/L) | 4(0.8) | 1(0.1) | <0.05 |
| 高胆红素血症 | 3(0.6) | — | |
| 胃炎/顽固性溃疡 | 2(0.4) | 8(1.1) | NS |
| 门静脉血栓 | 1(0.2) | — | |
| 肝衰竭 | 1(0.2) | — | |
| 其他 | 2(0.4) | 4(0.5) | NS |
| **腹腔外并发症** | | | |
| 胸腔积液 | 22(4.4) | — | |
| 肺栓塞(包括可疑病例) | 6(1.2) | 5(6.5) | NS |
| 不明原因发热 | 3(0.6) | 8(1.1) | NS |
| 其他 | 12(2.4) | 12(1.6) | NS |

轻。活体肝移植实施的动力在于所有家庭成员都可以享受并参与患者的快乐与健康的生活。

## 适应证

活体肝移植的适应证与尸体肝移植的适应证基本相同(图 48-2)。但是,在活体肝移植中,器官被捐献给指定的受者,而不与其他患者共享。因此,与尸体肝移植不同,其适应证不受器官分配问题的影响。尸体肝移植的禁忌证与活体肝移植并非完全相同。例如,恶性肿瘤如体积较大或侵袭性的肝母细胞瘤病例可被认为是低优先级或被排除在尸体肝移植的等

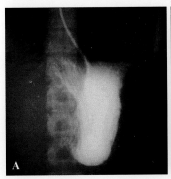
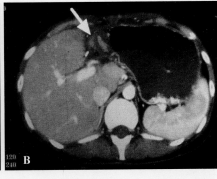

**图 48-1**　左外叶活体肝移植供肝切除术后胃壁与肝切面粘连。A. 由于流出道梗阻引起的胃潴留;B. CT 显示胃流出道部分由于粘连导致的发卡样表现(箭头所指处)

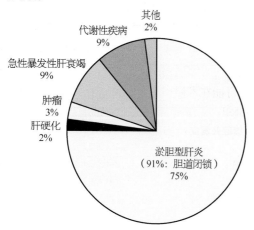

*N*=2 148

**图 48-2** 日本儿童活体肝移植的适应证(不包括再移植)。最常见的是胆汁淤积性疾病,主要是胆道闭锁(数据来源于日本肝脏移植学会注册系统,1989—2010)

待名单中。然而,在活体肝移植中不存在此类问题,但是必须在潜在供者、受者以及其他亲戚充分理解原发疾病复发风险和手术本身风险的条件下才能实施手术。活体肝移植的优点是全部的肝切除手术和移植可以在择期条件下完成。活体肝移植术前化学治疗以及移植后化学治疗也可作为进展性肝母细胞瘤的一种治疗策略。

## 供者评估

活体肝移植的供体评估非常有必要,因为这关系到供体和受体的安全(表 48-4)。选择合适的供体有两个基本的标准:①肝功能正常且肝脏大小及解剖正常。②供体无任何系统性疾病、无异常情况,且术后没有高危风险因素。在日本,每家移植中心都有其供体选择标准,且都经过医院的移植委员会审核通过(表 48-5)。在评估初期,对一些基本条件例如年龄、与受体的关系、ABO 血型相容性以及病史可以甄别。在取得完全同意后,就可以开始医疗检查了。如果有双供体可以选择,那么在有需求的情况下,可以进行传统的初期筛查。这些筛查包括血常规、出凝血、肝生化以及肾功能;丙型肝炎及乙型肝炎的血清学检测,梅毒、HIV;心电图;胸片;以及肝脏 B 超。检查完毕后,检查结果就作为选择最终供体的参考了。

供体的理想年龄应该在 20～60 岁,在没有年轻供体的情况下,60～70 岁的供体也可以考虑。对于年轻的供体,应充分辨识其对选择作为供体是否完全知情同意及理解,是否自愿捐献。对于年龄大于 60 岁的供体,除了常规检查外还需增加心肺功能及神经功能检查。对供体来说,术后肺栓塞是一个巨大的威

### 表 48-4 供体的检查

在彻底解释清楚风险和收益后,确认供体的捐献意愿
确认供肝捐赠者亲密的亲属/配偶的合作和支持意愿
病史
    目前没有重大的疾病或者药物治疗
    没有恶性肿瘤的病史(需确认"治愈"才可成为供体)
    没有可传染疾病的病史(需确认处于非传染状态可成为供体)
血液学检查
    全血细胞计数;生化检测,包括肝肾功能;凝血功能(凝血酶原时间,部分凝血活酶活化时间,纤维蛋白原和抗凝血酶Ⅲ水平,出血时间)
    甲型、乙型和丙型肝炎的血清学检测,性传播疾病,人类免疫缺陷病毒,人类 T 淋巴细胞病毒-1,巨细胞病毒和 Epstein-Barr 病毒
    肿瘤标志物(甲胎蛋白、癌胚抗原、CA19-9、CA12-5)
    ABO 血型,非特异性抗体
    HLA 分型
心电图
胸部平片和腹部平片
肺功能或动脉血气分析
对肝实质、脉管系统进行腹部超声检查,评估检查其他腹部器官
腹部计算机断层成像(评估肝实质,对血流和血管进行三维重建,以及估计移植物体积)
如果有依据地怀疑肝脂肪变,需进行肝活检

HLA,人类白细胞抗原。

### 表 48-5 影响选择活体供肝肝移植的供肝捐赠者的因素*

年龄:20～70 岁
    与供肝接受者的关系:父母、兄弟姐妹、后代、配偶、祖父母、叔叔和阿姨
    ABO 血型配型:兼容或相同(需排除不兼容血型)
    HLA 配型(需排除与供肝接受者有纯合单倍体 HLA 的供肝捐赠者):
    供肝捐赠者的身体健康
        任何系统性疾病的病史和现症获得
        评估现存疾病(咨询专家)(注意哮喘、糖尿病和高血压)
        肥胖(体质指数>30 kg/m²)
        分娩后时间(应大于 1 个月)
        血液化学检测(肝肾功能)、全血细胞计数、凝血功能
        心电图和超声心动图(UCG),胸部和腹部平片
        动脉血气分析和通气功能
        若大于 60 岁应进行神经系统评估(颅部 MRI)
        心理状态(若提示需要评估由精神科医生进行)
    疾病传染
        乙型肝炎、丙型肝炎、HIV、HTLV-1
    恶性肿瘤
        肿瘤标志物(癌胚抗原、甲胎蛋白、CA19-9、CA12-5)
        若年龄大于 40 岁,应进行上下胃肠道的内镜检查
        治疗任何既往恶性疾病后无残留肿瘤

（续表）

代谢性疾病：负荷试验、肝活检以评估靶酶活性

移植物质量和体积

　　多普勒超声和常规超声：脂肪肝、空间占位性病变（SOL）

　　三维计算机断层成像：脂肪肝、血管结构（静脉、动脉）

　　三维计算机断层胆管造影：胆管的分支

　　肝活检（如果通过超声、计算机断层成像或血生化怀疑脂肪变性或其他病理改变）

　　应排除肝脏脂肪浸润超过 30% 的供肝捐赠者，并进行饮食治疗

　　计算机断层成像体积

　　　　理想的移植肝体积应 >0.7%，<4% 供肝接受者的体重

　　　　供肝捐赠者捐赠后残余肝脏的重量应大于全肝重量的 30%

* 患者指标若超出以上任一标准值，应在个体基础上进行评估。
HIV，人类免疫缺陷病毒；HLA，人类白细胞抗原；HTLV-1，人淋巴细胞性病毒-1；MRI，磁共振成像。

胁。吸烟、服用避孕药，或严重肥胖应被考虑为这一并发症的风险因素。控制饮食以及纠正这些习惯是活体肝移植的一大利好。体质指数高于 30 kg/m² 的供体，需要进行一些干预，或更换供体。

　　ABO 血型配型需要相容或相同，但在年龄小于 2 岁的移植患儿群体中，在应用免疫抑制剂的情况下，ABO 配型不符也并不会影响整个移植手术的预后（后续详细说明）。初期检查完毕后，第二步检查主要是上消化道和下消化道的内镜检查、肿瘤标记物检测（AFP、CEA）、呼吸功能检测、超声心动图以及肝脏影像学检查。供体肝脏的影像学检查非常重要，因为这是对供受体外科手术过程的安全保障。基于这个目的，三维 CT 重建是一个最佳的选择，因为它的创伤性较小且能提供足够的信息。常规的导管造影术没有必要，因为对供体有一定的创伤性。MRI 能提供和 CT 类似的影像信息，且没有造影剂带来的风险，但是有时候不如 CT 清晰。成人肝移植尤其应注重评估移植物的大小，因为有时候移植物太小，对受体来说不够。当受体大供体小且需要右半肝才能满足受体生理需要的时候，应重点评估残余肝的体积。当前通用的残余肝的最低限制是全肝的 30%。肝段的体积可以应用商业模拟软件进行计算。在儿童肝移植中，通常选择左半肝或左外叶作为移植物。小肝综合征少见，但是在较小的婴儿案例中，大肝问题更加重要。除了移植物的体积之外，在 CT 技术基础上还应计算和比较移植物和受体腹腔直径的大小。

　　尽管可能出现造影剂的过敏，但是无论在成人还是儿童活体肝移植案例中，在术前对供体进行胆道

3D 成像检查评估还是非常重要的。

　　脂肪肝是作为供肝的一个常见禁忌证，脂肪浸润超过 25%～35% 是剔除标准。在活体肝移植领域中，应用中等程度的脂肪肝作为移植物也是可以考虑的，但可能在术后出现严重的缺血再灌注损伤。在作者所在中心，将肝脏的 CT 测量值和脾脏进行对比。如果比值小于 1，就意味着肝脏密度低于脾脏，脂肪浸润超过 30%。然而，对于脂肪浸润的精确诊断需要依靠术前的肝脏穿刺病理检查。对于非酒精性脂肪肝的诊断也需要依靠病理检查来明确。

### 疾病传染性和供者选择

　　在儿科 LDLT 中，代谢疾病和 Alagille 综合征等遗传性疾病作为指征并不罕见。如果父母被选为供肝捐赠者，潜在的供肝捐赠者可能具有可以遗传的基因或者疾病的亚临床表现。通过细针活检获得肝脏标本，并对其进行遗传分析、代谢负荷测试或靶向酶测量，可能帮助排除这类患者成为供肝捐赠者。在 Alagille 综合征病例中，在潜在的供肝捐赠者中应考虑并调查肝内胆管缺乏的病理诊断。然而，有 Alagille 综合征亚临床表现的成人可能只有胆道相关酶的轻微升高，但没有任何胆汁淤积的迹象。当怀疑潜在供肝捐赠者有亚临床型 Alagille 综合征时，应进行磁共振胰胆管造影或使用对比剂进行 CT 胆管显影检查。

　　供体检出携带传染病或恶性肿瘤，则明确不能实施活体肝移植手术。然而，如果患者家属中有患结核病或肝炎的患者，供肝捐赠候选者有潜在的或既往的亚临床感染可能性也高。在这种情况下，对供肝捐赠候选者必须进行仔细的检查。供肝捐赠者选择的禁忌证总结在表 48-6 中。

**表 48-6　供肝捐赠者的禁忌证**

传染性疾病
　乙型肝炎表面抗原、丙型肝炎病毒抗体、人类免疫缺陷病毒：阳性
　任何病原体的活动性感染
未治愈的恶性肿瘤
主要系统或器官疾病，不适合进行肝切除术
肝脏异常或功能障碍
　脂肪变性大于 30%
　肝脏血管解剖罕见畸变，可能造成供肝接受时发生危险
供肝接受者遗传性疾病的亚临床表型
　代谢性疾病
　Alagille 综合征
HLA 分型中单向错配

HLA，人类白细胞抗原。

### 活体肝移植 HLA 配型的意义

就像在死亡供肝捐赠者肝移植中一样,HLA 配型对 LDLT 病例中移植结果的影响一直存在争议。在儿科 LDLT 中,供肝捐赠者通常是患儿的父亲或母亲。也就是说,供肝接受者具有单倍体 HLA 分型。Sugawara 等人在 58 例儿童 LDLT 病例研究中,报道了零 HLA 的不匹配与急性排斥的低发生率相关。造成这种优势的部分原因可能与 LDLT 案例中更好的 HLA 配型相关。Kasahara 等人的一系列关于儿童 LDLT 的病例中关于 HLA 配型的研究表明,HLA 配型与排斥发生率之间的相关性较差。零不匹配组的耐激素性排斥发生率和 LDLT 5 年后他克莫司维持水平都较低,且因免疫抑制的撤除率更高,但上述证据尚无显著性差异。通过对 OPTN/UNOS 肝脏移植登记进行分析,HLA 配型与自身免疫性肝炎患者中移植器官的存活率相关,但是与肝硬化患者中的移植器官存活无关。在最近对成人肝移植的一项分析中,较差的 HLA 匹配可能会因为 HLA-A 基因组的特殊影响有更好的结果。因此,必须进行长期的随访和经验积累,来明确 HLA 配型在 LDLT 中的作用。

LDLT 前进行 HLA 配型的明确优点是可以预测移植物抗宿主病(graft-versus-host disease, GVHD)的可能性。肝移植术后,GVHD 一般是比较罕见的并发症。在从亲代到后代的 LDLT 中,供肝捐赠者可能会有纯合 HLA 分型,而供肝接受者可能会有 HLA 杂合分型。在这种情况下,涉及所谓的在三个基因组中供肝捐赠者导向的单向供肝接受者 HLA 配型,据报道在包括肝移植的器官移植中 GVHD 的发生率较高。在 LDLT 之前,应及早确认潜在的 HLA 纯合分型的供肝捐赠者和 HLA 杂合分型供肝接受者,在这样的案例中,最好采用替代的供肝捐赠者。

### 供肝体积匹配和解剖

在大多数的儿童 LDLT 中,移植的部分由以下几种可能组成:完整的左叶,包括肝中静脉(Ⅱ、Ⅲ、Ⅳ段);扩大左外叶包括部分Ⅳ段,但是不包括肝中静脉;左外叶(Ⅱ和Ⅲ段)和减体积左外叶(Ⅱ或Ⅲ段或两者都减少)。移植物的选择基于移植物相对于供肝接受者的体型。标准肝脏体积的相对大小也可以作为一项指标。作者使用移植物重量和供肝接受者体重的比值:移植物重量(g)/供肝接受者体重(g)× 100%。如果比值在 1%～3%,移植物的大小是充足的。一般左叶用于体重在 20～40 kg 的供肝接受者,左外叶或者扩大左外叶(包含部分Ⅳ段)用于体重更

小的供肝接受者。当移植物必须比左叶稍微大一点时,可以增加尾叶的左半部分。手术前需对移植物进行体积测量,以立方厘米为单位。通常情况下认为肝脏移植物的比重为 1。因此体重与重量的计算方式相同。例如,测算移植物的重量是 200 g,供肝接受者的体重是 10 kg,则比率为 2%。在进行常规 LDLT 时,最小的单位是左外叶移植物。如果移植物的重量与供肝接受者体重的比值大于 4%,则可能导致移植物灌注不良影响术后效果。一般来说,对于婴儿而言,母亲的肝脏可能比父亲的肝脏更适合,因为母亲的肝脏可能较小。当然,在向家属阐明了关于尺寸大小问题的相关风险后,最终还是需要由家庭做出决定。如果只有大的供肝捐赠者的肝脏可以使用,则必须行减体积手术。如本章后文所述,在这种情况下,可使用肝Ⅱ段或Ⅲ段或者两段的一部分进行单肝段移植来作为一种解决办法。关于大小匹配,应该在 CT 图像上将移植物的大小与供肝接受者的腹腔空间大小进行比较。如果移植物的前后径比供肝接受者腹膜腔的前后径大 2 cm 或者更多,则预期初期闭合会比较困难。在这种情况下,可以使用皮肤二期缝合,但是这些技术可能会比一期缝合要麻烦很多。

由于儿童 LDLT 中,肝左叶移植物比右叶更常用,因此,供肝肝左叶的解剖十分重要。在肝左外叶切除术中,可能在Ⅱ和Ⅲ肝静脉分别汇入下腔静脉。在肝左叶切除术中,肝左和肝中静脉也可能分别汇入下腔静脉。因此,在 LDLT 术之前,需要考虑到这些可能发生的情况,对静脉进行取舍。关于门静脉的解剖结构,P2 和 P3 可能分别从门静脉主干分出,与门静脉右支构成三条分叉(图 48-3)。门静脉的这种变化常与出现左侧胆囊变异有关。这时,如果可以的话,应选择更换供体。在评价供肝捐赠者动脉时,从左胃动脉分支出肝左动脉的变异很常见。分支出的肝左动脉在小网膜中,术中应注意尽可能保持血管足够长,因为较长的血管可以让重建血管更加容易(图 48-4)。当考虑进行肝左叶切除术时,应评估中肝动脉的大小和分布。对于胆管解剖的评估,3D 重建 CT 非常实用。术前通过此种成像进行评估,有利于在术中更好地理解胆道系统结构(图 48-5)。

## 手术技术

### 供者手术

#### 左外叶切除术和左半肝切除术

腹壁通过倒置 T 切口打开,左外叶切除术的水

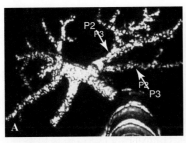
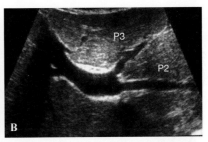

**图 48-3**　门静脉左侧段的变化。门静脉分支分段Ⅲ（P3）和分段Ⅱ（P2）。如果将该侧段作为移植物，移植物将会在入口残端处有两个孔。A. 计算机断层三维扫描；B. 超声检查

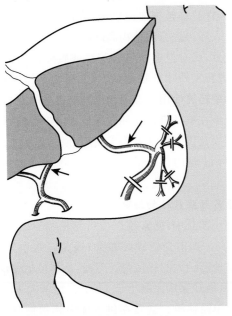

**图 48-4**　异位肝动脉（长箭头）供应左侧肝脏。如果左肝主动脉（小箭头）较小，则该异常动脉可能较大。在供肝接受者的重建中，如双线所示，该动脉应该通过横切保持较长的长度

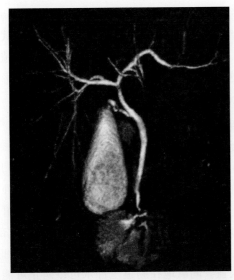

**图 48-5**　胆管滴注造影-计算机断层扫描的三维重建。可以在系统上旋转图像，并很容易识别分支

平段可以非常短。在瘦的供肝捐赠者中，可以使用正中切口。在横断镰状韧带后，应进行术中多普勒超声检查确认肝脏门静脉和肝静脉的解剖结构。在肝左静脉入口处横断 Arantius 管。自头侧逐渐将尾状叶从下腔静脉左侧解剖游离。解剖该区域后，便逐渐接近肝门。在肝左动脉从肝总动脉分支后的点附近解剖肝左动脉。如果肝中动脉供应左外叶，也应解剖游离肝中动脉。在左外叶切除术中不一定能识别左侧肝管的分叉部位。但是，左侧肝管通常恰好在左侧门静脉表面上，通常在肝中动脉和肝左动脉之间的部位标记左肝管（图 48-6）。在这里一般会使用小血管夹来标记术中胆管造影的横断部位。将 24 号静脉内导管直接插入胆总管进行胆管造影。在术中胆管造影时，用小的哈巴狗形夹夹紧胆总管十二指肠侧和胆囊颈部。在肝左叶切除术中，因为胆囊被切除，可通过胆囊管进行胆管造影。由于胆管分支可能在胶片出现重叠，因此操作者在进行 X 线造影时，应倾斜手术台，使 C 形臂的荧光透视图像旋转，可以更有助于精确识别胆管。术中可以明确识别左门静脉，在横断左侧胆管后左门静脉更加容易被显露。一些医疗中心更喜欢在横切肝实质后进行胆管切断，因为这样可以实现更清晰地分清胆管结构。在作者的医疗中心，进行肝实质离断时，一般不阻断肝蒂。Makuuchi 的团队仍建议在进行供肝切除术时，使用 Pringle 方法阻断肝门。在肝左外叶切除术中，沿镰状韧带右侧 0.5～1 cm 切开肝实质，在肝左叶切除术中，沿肝中静脉走行路线右侧 0.5～1 cm 切线切断。离断肝实质时，主刀医生使用超声乳化吸引刀（Cavitron ultrasonic aspirator，CUSA），第一助手使用 VIO 软凝固系统。在术中胆管造影时，应在标记部位使用锋利的剪刀切断胆管。供者侧的胆管残端用 6-0 可吸收线连续缝合封闭，移植物侧的胆管残端保持打开。移植物侧的胆管残端出血应通过缝合止血而不应采用电凝止血。在横切胆管后，可以很容易地显露左门

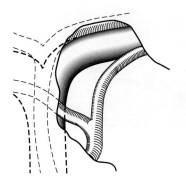

**图 48-6** 左侧肝段中左侧肝管的识别。在肝左动脉和肝中动脉之间,左侧门静脉的腹侧面,可识别左侧肝管壁。不需要从肝管分叉鉴别肝管

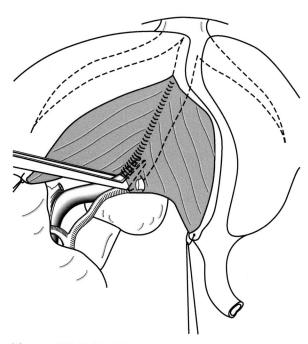

**图 48-7** 肝左外叶切除术中的肝实质切除。在横断左侧肝管后,充分显露左侧门静脉。如果沿左外叶和尾状叶之间的裂缝将弯曲的 DeBakey 钳插入,并向腹侧提拉,可形成薄壁组织的顶部,这样可以很清楚地识别切断线。术者左手握住镊子,右手操作 CUSA

静脉。充分游离门静脉左支后,可沿左外叶与尾状叶之间的裂缝将弯曲的 DeBakey 钳插入左外叶下。用镊子拉起该部位后,该线类似于谷峰,可以方便地识别切断线(图 48-7)。这是一种通过镊子进行的悬吊提拉方法。

一旦完成肝实质离断,在阻断前应首先静脉注射肝素钠(1 000 U/个体)。一般情况下,由于左门静脉主干较长,可以插入灌注导管,因此可以在肝左叶切除术中进行移植物原位灌注。首先,横断肝动脉。在分叉处夹住门静脉后,在横切门静脉之前将灌注导管

插入左侧门静脉。然后夹紧肝左静脉或肝左静脉和肝中静脉的共同主干。切开静脉,并立即开始移植器官的门静脉灌注。为了便于在供肝接受者中进行重建,需尽量使移植物静脉为单个开口。因此,横断 Arantius 管和左膈静脉有助于更深地夹住肝左静脉和肝中静脉的共同干。在确认从肝静脉残端排出的灌注液颜色变淡后,将移植器官从腹腔移除并转移到填满保存液的盆中。测量移植物的重量。冷保存时间应尽可能缩短,在脂肪肝供体手术中,在离断肝实质后应避免过早进行离断灌注,而应将移植物留在供者体内,保持移植物血流供应,等待受者手术完成准备好植入后再进行移植物离断灌注。

最近,已有报道通过腹腔镜或腹腔镜辅助(混合方式)进行左外叶肝脏切除术,并且在活体肝移植供体手术中拓展使用。考虑到供肝捐赠者的安全,医疗团队应该在准备进行这种先进技术前进行精心训练。

如果在供肝接受者手术期间,预期必须进行静脉整形,可以取用供肝捐赠者卵巢静脉或肠系膜下静脉。

### 单段肝脏移植物切取

在小婴儿中,通常难以保持移植物-受者体重比小于 4%。如果受者腹腔较大,通常腹水也较多,可以轻易地容纳大的移植物。然而,从移植物灌注的角度来看,最好保持比例小于 4%。当比例大于 4%,可以进行单段移植。通常在供者体内移植物血管切断前,在原位劈开左外叶肝实质。使用 II 段或 III 段肝脏移植物时切除其他部分肝组织。为了获得适用于小婴儿的更小的移植物,II 段移植物一般更合适。在作者的医疗中心,一名 2.6 kg 的患血色素沉着病的新生儿接受了 LDLT,而他父亲就是接受这种方式进行移植。Kasahara 对小婴儿应用了超减体积移植物手术。这类超减体积移植物为具有切面的立方形形状(图 48-8)。

### 受者手术

受者的手术包括全肝切除术和血管重建。在儿童 LDLT 最常见的适应证——胆道闭锁的患儿中,通常在移植前接受了 Kasai 手术或者其他多种手术治疗。在这种情况下,肠道通常严密地粘连在肝脏前边缘和下缘表面。许多其他组织也会粘连在此部位。通过电凝进行仔细地分离有助于缩短手术持续时间,减少失血。间歇地在肠道上冲水可以防止可能的肠灼伤。在 Kasai 术中重建的 Roux-en-Y 吻合应该尽可能保留长且完整。应尽可能地在远端横切肝动脉,

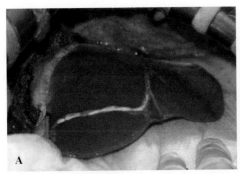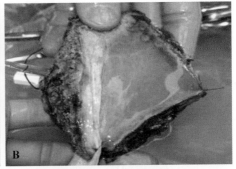

图 48-8　将母亲的减体积肝左外叶部分移植至她的 3.5 kg 重的 1 月大男孩。在这种情况下,左外叶为 200 g,但移植物的重量为 140 g。A. 在肝左侧段表面标记减体积部分;B. 减体积,移植物重量为 140 g

以便于选择适当直径的血管进行重建。通常,在小婴儿体内,肝动脉壁非常脆弱。为防止动脉内膜剥离,操作应该尽量轻柔。在离断肝动脉之后,可进行门静脉解剖,如果可能的话,直到肝脏切除术的最后阶段之前,应保持门静脉血流。然而,实际上,在肝切除术期间,患儿常常直到新肝开放血流之前都容易出现门静脉血流被阻断,甚至在没有预先形成侧支循环的非肝硬化疾病中也是如此。在 LDLT 术中,进行肝切除术的同时应保持 IVC 完好。在没有肝硬化的患者,如代谢疾病等中,在保留 IVC 的同时,即使不进行肝门血流阻断,也不难进行肝脏的解剖游离。这种技术可以尽可能减少门静脉被阻断的时间。在肝硬化,如胆道闭锁的情况下,在进行肝脏游离解剖之前进行肝门阻断可以使肝切除术更加容易进行。在这种情况下,因为存在较多的预先形成的侧支血管,在肝切除术早期切断门静脉,通常不会导致肠道严重淤血。一般来说,除了个别适应证,在儿童 LDLT 中没有必要进行静脉旁路或临时门体分流。在离断肝短静脉后,钝性解剖可以很容易地通过肝右静脉左边的无血管空间,环绕肝右静脉的根。切断肝右静脉,再切断肝中静脉和肝左静脉完成肝切除术。

### 血管吻合技术

血管吻合的两大基本原则是尽量大的吻合口、丰富的血流。在儿童 LDLT 中,首先吻合肝静脉,再吻合门静脉。门静脉吻合完成后,开放门静脉及肝静脉恢复移植肝血流灌注。随后用手术显微镜或者放大镜进行肝动脉吻合。在血管吻合结束后,进行多普勒超声检查各吻合口血流。

#### 肝静脉

在 LDLT 中,常常保留供肝接受者肝脏 IVC,供肝的肝静脉采用端-侧的方式与 IVC 吻合。一般来说,在左外叶和左半肝亲体移植中通常使用肝左静脉或肝左-中静脉的共同开口与受体下腔静脉进行端-侧吻合。当在供肝肝静脉有两个开口时,可以选择将两个开口整形为单个开口或者分别吻合两个静脉开口。单一肝静脉吻合相对简单、安全。如果确实需要分别进行两个肝静脉吻合,可以使用受体肝左-中静脉的残端和肝右静脉的残端。

当使用供肝肝左-中静脉共同主干开口用于吻合时,需根据移植物肝静脉开口的尺寸调整受体侧腔静脉吻合开口大小。通过切开受体肝左-中静脉右侧的下腔静脉壁,对开口进行放大调节(图 48-9)。这种吻合方式可以将移植物直接吻合在下腔静脉壁上,可以防止术后由于肝静脉过长而导致的扭转。Emond 等人推荐使用倒三角形开口创建足够大的肝静脉吻合口,将移植物良好地吻合到 IVC 壁上。但根据 Makuuchi 和 Sugawara 报道,在受者肝静脉残端修整后,进行端对端吻合术相对容易,并且也是一种安全

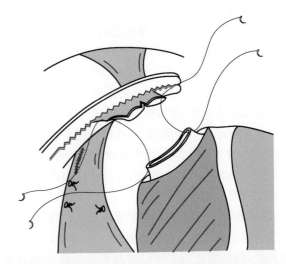

图 48-9　在肝静脉吻合过程中使用受体肝中静脉和肝左静脉的残端。切开肝中静脉的右侧边缘,将孔口扩大到与移植物肝静脉的尺寸一致。使用这种技术将供肝吻合至下腔静脉壁,有助于防止移植物旋转

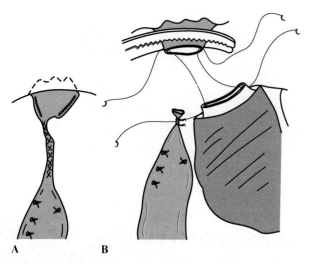

**图 48-10** 在肝后下腔静脉(IVC)发育不全的患者中肝静脉端对端吻合

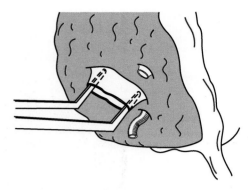

**图 48-11** 为了明确移植物侧门静脉的方向,在闭合血管时插入弯钳,然后在拉出一点的同时打开血管。这种技术即使在移植物门静脉很短的时候,也可用于确定移植物门静脉的水平方向。移植物门静脉的每一端都通过外翻缝合固定到受者门静脉对应的部分

可靠的方法。京都医疗中心的 Sakamoto 指出,在供肝肝静脉有多个开口的案例和移植物与受者的体重比值较小的案例中,肝静脉流出道狭窄的发生率较高。他们建议在肝静脉吻合时需外翻吻合前壁,预防流出道狭窄,但其有效性仍然存在争议。为了防止移植物扭转继发流出道梗阻,血管蒂应该短一些。在胆道闭锁的患者中,肝后下腔静脉可能会由于尾状叶的严重肥厚而完全闭塞。在脏器反位或多脾综合征患者中,肝后下腔静脉可能完全不存在。在这种情况下,可以完全阻断肝上下腔静脉甚至右心房壁,然后以端-端的方式将供肝静脉吻合至下腔静脉(图 48-10)。在这些情况下,由于受体有丰富的侧支血流,所以通常也不需要静脉转流。

**门静脉**

在儿童 LDLT 中,门静脉吻合是其成功的关键要素之一。在胆道闭锁的病例中,受者的门静脉通常会发生硬化且发育不良。在病肝切除术后,从门静脉残端开放后有血流,是移植前的最低要求。如果此时门静脉血流不理想,在移植前需进行门静脉血流的调整。包括解除腹壁肠黏附、结扎粗大侧支、阻断脾脏回流细小侧支等。当然,最重要的步骤是将门静脉主干的尺寸调整至合适大小、增大门静脉的血流,才能保证供肝充分的血液灌流。鉴于新兴成像技术的发展,肝脏血管系统(包括门静脉系统)的移植前评估已经变得越来越容易。在移植前检查中,如果门静脉血流离肝,则需要进行术中门静脉整形的概率相对更高。门静脉整形有很多种方式,可以使用其他来源的静脉移植物来进行整形。通常会使用一段血管补片来扩大门静脉远端至肠系膜上静脉和脾静脉的汇合

处之间这个狭窄段,或者使用外来血管进行直接替换。门静脉吻合的另一个要点是吻合血管的方向性。为此,作者通常使用弯镊插入移植物的门静脉以确定血管方向(图 48-11)。受者侧的方向通过放置血管夹来确定。将血管夹沿门静脉横轴方向来放置,如图 48-11 所示,移植物门静脉的两端与受者门静脉残端的左右边缘吻合。通常使用两点固定法进行吻合。如果血管口径差异较大,建议使用四点固定法吻合。当血管直径大于 10 mm 时,可使用 6-0 单丝缝线进行快速连续缝合。如果直径较小,建议使用部分或完全间断缝合。

如果移植肝开放血流后立即出现门静脉流量不足,应尽力通过手术或介入的方式来恢复门静脉血流。

**肝动脉**

术前可以通过三维 CT 和超声检查评估供者的肝动脉解剖。在 LDLT 期间,应尽快将供者侧的肝动脉解剖信息报告给受者侧。推荐使用显微外科技术来进行儿童活体肝移植术中肝动脉重建。该技术可以减少肝动脉栓塞(hepatic arterial thrombosis, HAT)的发生率。在儿童 LDLT 中,当供肝相对较大时,由于供肝会覆盖较大区域的术野,所以为肝动脉重建时显露较为困难。使用固定在头架上的可延展肝叶拉钩叶片来固定移植肝对确保手术部位充分暴露非常有用(图 48-12)。通常情况下,肝硬化的受者肝动脉直径较大,可与来自成人供者的动脉直径大小相匹配。但在非肝硬化病例中,供受体肝动脉直径大小差异通常较大。使动脉分支袢口以及动脉袢修整可以用来调整吻合口径的大小。由于血液湍流可

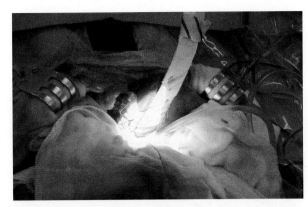

**图 48-12**　在一例儿童活体肝移植术中建立良好术野，进行肝动脉的显微外科重建。门静脉再灌注后，温和、安全地固定移植物是建立良好手术野的前提条件

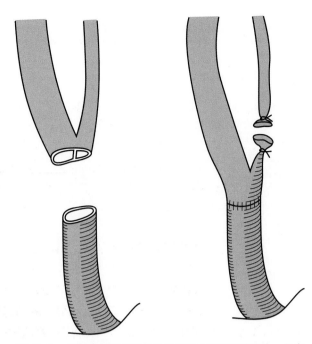

**图 48-13**　移植物侧残端远端分叉情况下进行动脉吻合。切断分支血管，首先将优势动脉与供肝接受者侧血管吻合。通常从优势动脉获得良好回流，表示不需要进行第二次吻合

能造成 HAT 发生率增高，应避免使用端侧吻合。如果移植物侧的动脉在接近吻合处分叉，也可能造成吻合后流速过快。这种情况下，应切断分支动脉，首先吻合优势动脉（图 48-13）。如果移植物侧存在两个或两个以上的动脉，则应优先吻合最主导的动脉。然后检查其他动脉回流。如果血流回流良好，搏动良好，则可以安全结扎其他多个动脉。如果血液回流不良，则需要进行额外吻合。当在供者手术期间预期有多个吻合时，应在受者病肝切除术期间预留至少两个动脉残端。缝合缝线为 8-0 或 9-0 不可吸收的单丝缝线，并尽可能减少吻合处的张力。如果吻合口处张力较高，可以将胃十二指肠动脉切断来延长受者的肝动脉残端。脾动脉或胃十二指肠动脉的残端，左、右胃动脉等，都可以用来替代正常或普通的肝动脉。在需要动脉架桥时，可以获取和使用一段自体肠系膜下动脉或桡动脉。尽管动脉架桥可能出现血栓形成、血管扭转或动脉瘤扩张，但在不得已情况下也是可以作为最后的选择。除非有导致 HAT 高发可能性的情况，例如非常细小的动脉或复杂的血管吻合术，一般不需要进行常规抗凝治疗。

### 胆管重建技术

在胆道闭锁的病例中，移植物的胆管可与原有或新做的 Roux-en-Y 肠袢相吻合。关于胆管重建，许多争议的问题，包括缝合材料、内部或外部打结、连续或间断缝合以及支架使用等仍然存在。在作者所在医疗中心，优先使用 6-0 可吸收缝线行 1 mm 间断缝合，外部打结，并使用 5F 外引流支架。虽然目前在对儿童和成人活体肝移植病例中于胆管重建时选用胆管端端吻合还是肝管-空肠吻合还存在很多争议，但对于代谢性疾病或暴发性肝衰竭的病例，受者的胆管是可以使用的，因此胆管端端吻合也是可行的。在婴儿受者中，受者侧的胆管非常薄弱，术中应小心保护受者胆管残端的血供，尽量不要解剖胆总管周围结缔组织。

## 受者术后并发症和治疗

### 早期并发症（术后 1 个月内）

儿童 LDLT 术后早期会出现一些特有的外科并发症，主要与大体积移植物、细小的血管重建有关，分解肠粘连也容易导致相关的胃肠道损伤，尤其是在 Kasai 手术失败的胆道闭锁患者中（表 48-7）。在 LDLT 术中原发性移植物无功能非常罕见。当移植物相对较大时，关闭腹腔后会导致移植肝受压，很有可能造成严重的移植物损伤。在这种情况下，应进行皮肤缝合形成人为腹壁疝闭合腹腔或使用人工材料补片。因补片或假体可能增加术后感染，因此并不强烈推荐。单纯皮肤可能更为安全。试验性关闭腹腔并通过多普勒超声测量模拟关腹后的移植肝血流量，有助于判断是否需要进行二期关腹。

在常规使用显微外科技术后，大宗报道的 LDLT 中 HAT 发生率为 2.4％（8/332）。在最新的报道中，最危险的动脉损伤是移植物侧或受者侧（或两者）的动脉内膜剥离。如果供受体侧发生内膜剥离，则必须向近端游离动脉，直至取得良好的动脉壁和动脉血流，来保证吻合的安全。在大宗报道的儿童 LDLT 中，

**表 48-7　儿童活体肝移植受者术后并发症**

**早期**
出血（腹腔内、肠腔内）
血管并发症
　　肝动脉血栓形成
　　肝静脉狭窄或扭转
　　门静脉狭窄
胃肠道并发症
　　肠穿孔
　　吻合口瘘
移植物灌注不良（"移植物尺寸较大"问题）
**晚期**
血管并发症
　　门静脉狭窄
　　肝静脉狭窄
胆道并发症
　　吻合口处胆管狭窄

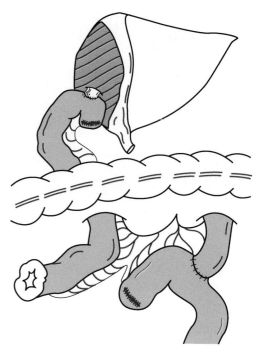

**图 48-14**　在肝空肠吻合口漏的情况下，转移 Roux-en-Y 肠袢。在漏出愈合后，可以关闭造口

HAT 的发生率为 7.1%。在难以找到第二移植物的日本，治疗 LDLT 中 HAT 的基本原则是通过再次吻合抢救原移植物。早期进行 HAT 检测是重建成功的关键。在术后起 7 日内，每日至少进行 3 次多普勒超声检查，随后的 7 日内，每日至少进行 2 次多普勒超声检查。CT 血管造影对发现 HAT 也是有效的。如果检测到血流信号，但是显示较差，可给予抗凝治疗，并全身应用尿激酶[60 000 U/（个体·6 h），连续静脉滴注]。也可以紧急实施血管造影并通过动脉导管灌注溶栓剂，如尿激酶。在手术后前 10 日内，即使影像检查或生化指标中并未提示有肝坏死的迹象，若动脉血流信号完全消失，也需要进行紧急再吻合术。不用经过血管造影治疗，节省血流再通时间。在修复过程中，应尽快剪开吻合口，停止血栓形成和进展。用细软导管（24 或 28 号）仔细冲洗后，移植物侧良好的动脉回流是再吻合术可能成功的良好指征。超过术后 10 日多普勒超声未检测到动脉信号，同时也没有明显肝坏死的迹象，则可以选择进行放射性干预。这种情况下，或者在再吻合术不成功的病例中，移植物一般也可以通过门静脉灌注存活，并在随后通过自发形成的侧支，再次建立血流循环。再次动脉化的路线是通过膈动脉或 Roux-en-Y 肠袢的肠系膜动脉。但即使出现了此类"自发恢复"的情况，术后几个月内也可能发生肝内或肝外胆道狭窄。

早期肝静脉阻塞（流出道梗阻）将引起移植物严重淤血。在儿童病例中，移植物的生长造成移植物位置变化也可能是原因之一。在移植物相对于受体较小时，将移植物妥善悬吊固定能够有效防止出现此类

情况。早期形成的门静脉血栓也可能导致致命的后果。必须手术取出血栓。应该通过较大的吻合口来保证良好的血流，从而避免出现这类并发症。在手术中，应离断之前形成的侧支分流，以确保门静脉血流良好。

LDLT 术后胆道并发症比全肝移植更常见。有些并发症并非儿童 LDLT 所特有。在术后早期，胆道狭窄并不多见。术后早期出现肝肠吻合处的胆漏可能造成腹膜炎和败血症而危及生命。当引流出大量肠液时，建议转移 Roux-en-Y 肠袢来防止富含淀粉酶的肠液流入腹腔（图 48-14）。肠穿孔也是另一个重要的致死原因，特别是在 Kasai 术失败的胆道闭锁案例中。保持空腹和腹腔引流通畅均不足以控制腹膜炎。必要时可能需要进行穿孔位置的临时外置术。

### 远期并发症

儿童 LDLT 术后的远期并发症包括肝静脉狭窄、门静脉狭窄和胆管狭窄等（表 48-7）。这些并非儿童 LDLT 特定的并发症，在死亡供肝捐献者肝移植中也相对常见。因肝脏生长增大造成肝静脉吻合处的扭转或压缩，可能在术后几个月或几年引起肝静脉狭窄。肝静脉狭窄的症状包括腹水、白蛋白水平降低和血小板计数减少。多普勒超声显示肝内血流减缓、肝静脉扩张，且在下腔静脉汇合处呈喷射性血流。在血管造影中，通过对吻合部位造影剂增强对比成像和

压力测定,可以明确诊断。导管可经过肝途径(顺行)或 IVC 途径(逆行)插入。使用球囊导管扩张效果非常良好。有些情况下,可能需要反复扩张血管,或者需要放置可扩张金属支架。由于这些患者可能因移植物淤血继发肝纤维化,需要再次肝移植,应谨慎选择支架放置的位置,保证需要再次移植手术时,支架的放置方式不会影响二次手术。

　　门静脉狭窄是儿童 LDLT 术后的远期并发症之一。门静脉血栓形成常与门静脉狭窄有关。尽管没有明确的证据,据报道,使用静脉导管进行门静脉重建术后门静脉狭窄的发生概率较高。主要症状包括肝功能障碍、门静脉高压-腹水和血小板减少。有报道称脂肪变性与门静脉狭窄相关。多普勒超声可通过检测管腔变狭窄、狭窄后扩张和喷射性血流流速受阻等诊断门静脉狭窄(图 48-15)。尽管通常选择在介入放射的情况下直接成像来进行诊断,但是通过三维 CT 也可用于诊断。若选择直接门静脉造影,可以选择经皮经肝路径或者通过剖腹手术进行术中门静脉造影。球囊扩张是治疗的首选方式。如果扩张球囊不成功,可尝试进行手术切除血栓加上血管重建,但这种方法并不容易,而且效果也并不理想。幸运时,有自发形成的侧支流入肝脏,有时也可以保证足够的灌注。即使肝脏中未检测到门静脉血流,但患者起初也可能没有任何症状。然而通常会随之出现门体分流或者门静脉高压的症状。这种情况下,将难以进行门静脉重建,从而建议再次移植。在这些患者的随访中,应注意观察肝肺综合征或肺动脉高压的情况。

　　间歇性肝功能障碍和胆管炎通常提示术后远期的胆管狭窄。由于手术时的胆管吻合主要是采用肝管-空肠吻合术,所以通过内镜逆行胰胆管造影术进行干预是不可能的。如果肝内胆管扩张到一定程度,可以进行超声引导下的经皮肝穿胆管引流术。在某些肝管空肠吻合术的病例中,使用纤维软镜下双气囊扩张也是非常有效的。通常情况下使用球囊扩张胆管。若在反复胆管扩张尝试后无效,则需要进行置入支架。长期随访后的调整并不是很难。如果保守治疗无效,最好进行再次吻合术,且不能等待太久;否则,若发生不可逆的肝硬化,则可能需要进行再次移植。

## 二次儿童活体肝移植

　　在初次进行 LDLT 的患者中,在 LDLT 失败后,患者及家属一般会在对是否进行再次 LDLT(re-LDLT)有所犹豫。因为供体的选择范围限于患儿亲属内,所以很难找到另一个合适的供肝捐赠者。当然,如果有脑死亡捐献供肝,则可以合理地将患者列为紧急手术病例。当没有预期的死亡捐献供肝可用时,讨论再次 LDLT 的可能会对患儿家庭造成很大的压力。但是,如果没有告知家属所有的选项,受者的病情可能会在家属认识到再次移植的必要性之前就进一步恶化。在初次进行 LDLT 的知情同意中,再次 LDLT 的可能性也应作为一般问题告知家属。如果受者是儿童,则第二供肝捐赠者的选择范围要比成人更多。父母、年龄小于 70 岁的祖父祖母、叔叔阿姨都可以作为供肝捐赠者候选。在日本,儿童 LDLT 后的再次移植在不断增加,虽然再次移植的效果比初次进行 LDLT 的效果要差,但是总体仍是令人满意的。在京都的一项报道中,600 例儿童患者中有 6.3% 的患者进行了再次 LDLT。再次 LDLT 手术最常见的指征是慢性排斥(表 48-8)。儿童 LDLT 术后原发疾病的复发较为罕见。但是在京都的报道中,尽管难以

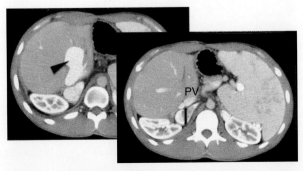

**图 48-15**　门静脉狭窄后扩张(三角箭头)和门静脉吻合口狭窄(箭头)。一名 25 岁的男性患者,在因胆道闭锁进行活体相关左肝肝移植 12 年后。患者脾脏相当大,说明脾功能亢进

**表 48-8　再次活体肝移植,京都大学医院,1990—2002**

在 547 例行 LDLT 的 18 岁以下患者中,造成 28 例再次 LDLT 的原因

| 原因 | 患者数 |
| --- | --- |
| 慢性排斥 | 10 |
| 慢性胆管炎 | 6 |
| 血管并发症 | 7 |
| 其他 | 5 |

初次 LDLT 到再次 LDLT 之间的间隔

| 间隔时间 | 患者数 |
| --- | --- |
| <1 周 | 1 |
| 8～31 日 | 2 |
| 1～12 个月 | 13 |
| >1 年 | 12 |

LDLT,活体肝移植。

区分是否为严重排斥导致的原因,因暴发性肝衰竭接受 LDLT 的患儿有较高的概率出现进一步的大片肝坏死,从而需要再次进行 LDLT。原发性硬化性胆管炎的患儿在 LDLT 术后复发率较高,移植物衰竭可能性也较高。据 Egawa 等人报道,在日本,小于 18 岁的 31 名患者复发率为 31%。当然,再次 LDLT 技术难度比初次进行 LDLT 技术难度要大。在京都,再次 LDLT 术后的总生存率小于 40%。如果受者情况较差,则应尽早再次肝移植,但是预后比长期术后肝移植的结果要差。

# 免疫抑制方案

## 免疫耐受

有研究报道,个别选择性病例在肝移植术后完全撤除免疫抑制已成为可能。在儿童 LDLT 术中,在出现并发症或者患者依从性差时,都有可能造成免疫抑制减少或停止。随着在这些偶发的案例中确认了完全撤除免疫抑制剂的可能性后,各种撤除方案得到了进一步的发展。在一项研究中,参与研究的 LDLT 术后儿童供肝接受者中,有 25% 的患儿可以完全断绝免疫抑制,中位时间大于 21.9 个月。京都大学的撤除方案如图 48-16 所示,该方案的适用标准见表 48-9。但是,在最近的报告中,已有较多报道显示,常

规随访生化指标正常的患者也会发生肝脏小叶纤维化。应通过活组织检查结果来对完全断绝免疫抑制的可能性做更细致的考虑。然而,也有报道表示,关于临床术后耐受性的建立已有不错的基础研究成果。

### ABO 血型不相容儿童活体肝移植

在有些国家,LDLT 是肝移植主要方法,ABO 血型匹配不相容移植难以避免。LDLT 术后的疗效取决于供肝接受者的年龄。2 岁以下患儿的生存率明显优于大于 2 岁的患者(图 48-17)。因此,在 2 岁以下的供肝接受者中,ABO 匹配不相容后的免疫抑制方案可与 ABO 匹配的方案相似。在成人患者,包括年龄较大的儿童患者中,已有很多关于 ABO 血型不相容肝移植管理的研究,其中大多数来自活体供肝捐赠者。该领域最新的研究进展主要是利妥昔单抗(抗 CD20 单克隆抗体)的应用。这种单克隆抗体可以抑制 B 细胞活性,从而抑制体液排斥。事实上,还有很多其他在成人 LDLT 中 ABO 血型不相容的方案,而且,迄今还未确定利妥昔单抗的理想剂量和应用时间。但是,在大多数中心,该药物一般会在 LDLT 术前 2～3 周前使用 1 次。成人患者的剂量一般为 375 mg/m² 体表面积。日本一家中心在儿童供肝接受者中更倾向于使用 200 mg/m² 体表面积。

再次强调一下,在年龄小于 2 岁的 ABO 血型不兼容的 LDLT 术供肝接受者中,不需要特殊的治疗方案。

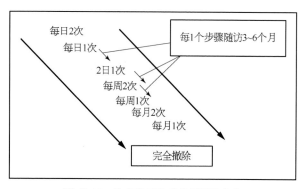

**图 48-16**　他克莫司免疫抑制撤除方案

**表 48-9　免疫抑制剂撤除方案的标准(京都大学)**

肝移植后两年以上
肝功能正常
上一年未发生移植排斥
遵医行为证据充足
当地随访医生完全合作

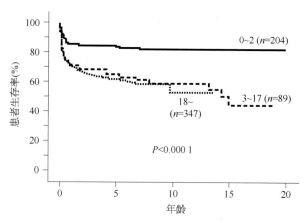

**图 48-17**　在 ABO 血型不兼容的 LDLT 中患者生存率-年龄的关系表。2 岁以下患儿的生存率明显优于大于 2 岁的患者(1989—2010 年日本肝脏协会中登记的数据)

## 要点和注意事项

### 应该做的事

- 在 LDLT 术前向供者详细说明手术风险,包括死亡率等,并获得知情同意。
- 在供者和受者手术中,精细解剖血管蒂和移植物本身。
- 在供肝切取手术中,保持平、直切线切开肝实质。
- 当从供者切取肝左叶时,应该在 Arantius 管和肝左静脉汇合处完全横断 Arantius 管。
- 在电刀分解肠粘连过程中,应通过冲洗冷却肠道。
- 在置入移植物前,应确认门静脉流量良好。
- 在任何血管重建中,强烈建议血管开口应尽量大,血流尽量丰富。
- 建议在门静脉较小的患者中采用间断缝合。
- 应使用显微外科技术进行肝动脉重建。
- 对于移植物有多血供的患者,即使不重建其他血管,重建主要动脉也可能是足够的。
- 如果有可能,在儿童活体肝移植中行胆管的端端吻合也是安全和有效的方法。

### 不应该做的事

- 在闭合腹部前和离开手术室之前,应通过多普勒超声检查血流量。
- 对于新生儿,可以应用超减体积移植物来进行 LDLT 术。
- 对于移植术后出院患者,应定期(2 个月 1 次)在门诊通过多普勒超声检查移植肝脏,早期发现血管和胆道吻合狭窄。
- 对于 LDLT 患者,尤其是 LDLT 术后患儿,必须进行终身随访。
- 在具有遗传性疾病,如代谢性疾病、Alagille 综合征或 Caroli 病的供肝接受者候选者中,忽视亚临床表现是很危险的行为。
- 在 HLA 配型中,应避免将纯合供肝捐赠者的供肝移植到杂合供肝接受者上。
- 必须防止对供肝接受者肠道的物理性损伤。
- 移植物重量若大于供肝接受者体重的 4%,可能导致移植物灌注不良及主要功能受损。
- 在有门静脉硬化或血栓的供肝接受者中置入移植物之前,应毫不犹豫进行门静脉修整。
- 动脉端侧吻合,可能导致肝动脉栓塞形成发生率较高。
- 在术后 10 日内发生肝动脉栓塞的患者中,如果等到氨基转移酶水平上升之后再进行干预,预后将较差。
- 若移植后发生胆肠吻合口破裂或肠穿孔,需要更积极地进行外科手术干预,而非单纯采用腹腔引流与禁食。
- 即使生化指标稳定,也应通过病理学结果指导免疫抑制剂的撤除。

# 第 49 章

# 活体肝移植：成人的评估和选择

## Living Donor Transplantation：Evaluation and Selection in Adults

James F. Trotter · Igal Kam

万 平·译

**章节纲要**

受体选择　　　　　　　　　　　　　供者选择

肝移植是终末期肝病患者的一项治疗选择。然而，许多患者因为尸体供肝短缺而无法接受肝移植。事实上，每年大约 2 000 名患者因死亡或者病情太重无法接受肝移植而被移除肝移植等待列表。为了增加供体器官来源，LDLT 以及诸如边缘性供肝捐献、心脏死亡后器官捐献等其他创新技术也均得到大力发展。在 20 世纪 80 年代后期首例活体肝移植得到实施，直到 20 世纪 90 年代后期，肝移植病例数相对停滞。随着右半肝活体肝移植的显著成功以及尸体供肝的逐渐短缺，美国活体肝移植病例数从 1998 年的 25 例增长至 2001 年的 400 例，在肝移植总数中占比约达 10%（图 49-1）。然而，在这之后，肝移植病例数又下降了 2/3，此后的 10 年直到 2011 年，在美国实施的成人至成人活体肝移植少于 200 例，仅占成人肝移植的 3.2%。造成病例数下降的原因较为复杂，与多种因素综合相关，包括尸体肝移植数量增加、高 MELD 评分患者优先政策实施以及对供肝捐献者健康安全的关注增加。尽管 LDLT 应用有限，这项技术仍然提供了一些无法替代的优势，比如可加快肝移

植的实施以及择期手术的特点，这可以在受者病情恶化（或死亡）之前进行及时的肝移植手术，从而提高肝移植手术的成功率。最佳的选择程序是符合供肝捐献者可以在极少或没有并发症的情况下，安全进行手术的同时保证受者最大可能性地获益。

## 受体选择

大多数中心采用分段方法来进行受者选择和评估（表 49-1）。第一步是考虑尸体肝移植的受者。这时每名患者的评估都是相同的。也就是说，潜在的受者必须完成一项全面的评估，以确定他或她是否适合肝移植。一旦纳入尸体肝移植等待列表，经挑选后的患者可以考虑进行活体肝移植。为了找到最适合活体肝移植的患者，必须考虑手术中可能的优势和风险。活体肝移植的首要优势在于可尽快手术和择期手术的特点。因此可在受者病情恶化到手术危险之前进行肝移植手术。所以，在预期进行尸体肝移植之前有明显死亡或者恶化风险的患者接受活体肝移植可最大限度获益。但是，医生也必须把快速移植的获益和手术死亡或并发症的固有风险进行衡量。因此，在选择最适合进行活体肝移植的受者时，需要对继续留在尸体肝移植等待列表中或进行活体肝移植两者的获益和风险做出平衡。对于有严重失代偿、MELD 评分高和预期等待时间较短患者而言，活体肝移植可能没有明显的获益。在这类患者中，尸体肝移植等待时间可能与活体肝移植相差不大，而这类患者甚至可能不能耐受活体肝移植略高的并发症发生率。但是，对于 MELD 评分低、有生命危险的肝病并发症如腹水、肝性脑病、静脉曲张出血和肝细胞癌的患者，可以考虑进行活体肝移植治疗。事实上，由国家卫生研究

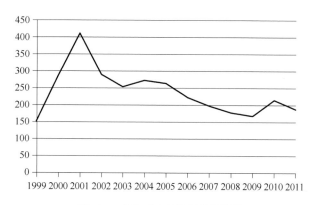

**图 49-1** 每年成人活体肝移植数量

表 49-1　受者和供者评估的各个阶段

**第一阶段**

**受者**

在医学上确切需紧急行肝移植且已进入尸体供肝等待名单

无明显禁忌证

**供者**

年龄 ≥18 岁和 ≤55 岁

与受者有相同或相容的血型

无明显的医疗或精神疾病，且既往无腹壁手术史

与受者有可证明的、有意义的长期关系

肝功能检测结果、血清电解质水平、全血细胞计数和血细胞分类计数正常；乙型肝炎表面抗原、乙型肝炎核心抗体和丙型肝炎抗体阴性

**第二阶段**

对供者进行完整的病史询问和体格检查

实验室检查：

◆ 血清铁蛋白，铁，转铁蛋白，血浆铜蓝蛋白

◆ $\alpha_1$-抗胰蛋白酶水平和表型

◆ 快速纤溶酶反应

◆ 巨细胞病毒抗体(IgG)、EB 病毒抗体(IgG)

◆ 抗核抗体

◆ 人类免疫缺陷病毒抗体

◆ 毒物/物质滥用筛查

◆ 尿液分析

◆ 血氧饱和度

胸片

心电图

供者的外科评估

麻醉前评估

肝脏、胆道系统和肝血管系统的计算机断层成像或磁共振成像

**第三阶段**

明确第二阶段未覆盖的其他检测或咨询评估：

◆ 内镜逆行胰胆管造影

◆ 肝血管造影

◆ 肝活检

◆ 超声心动图

◆ 应激超声心动图

院发起的成人至成人的活体肝移植(Adult-to-Adult Living Donor Liver Transplantation，A2ALL)研究小组的研究分析了活体肝移植潜在的生存获益。这项研究比较了活体肝移植患者和对照组患者的生存率，对照组定义为考虑活体肝移植但是没有合适供者而保留在尸体供肝等待列表上的患者。与对照组相比，进行活体肝移植的受者死亡率降低了 2/3，校正后死亡率的风险比为 0.35($P < 0.05$)。整个队列中 MELD 评分中位数仅为 15，表明 MELD 评分并非筛选可能从中获益的活体肝移植患者的有效指标。总而言之，在肝移植等待列表上的任何患者若有可能发展为危及生命的肝脏并发症，无论该患者 MELD 评分为多少，都可从医疗角度考虑成为活体肝移植受者。此外，任何 MELD 评分大于等于 18 分(与 10% 的 90 日致死率相关)的患者也可以考虑进行活体肝移植。

对于活体肝移植受者，仅基于生活质量的选择需要仔细地考虑。对于尸体肝移植受者，生活质量方面一般很少被考虑作为肝移植的指征。目前，尸体肝移植受者的肝移植优先级主要是基于患者生存率(在 MELD 评分中评估的生存率)，而生活质量几乎完全未考虑。但是，对于筛选后的患者，活体肝移植可有效治疗影响患者生活质量的症状，不依赖任何生存率获益。这些主要包括 MELD 评分仍然很低但存在复发性胆管炎、恶病质、有症状性的多囊肝等的患者。因为活体肝移植有手术相关的死亡风险，确定患者疾病症状是否足够严重到可以承受风险的最直接方法是询问患者："你是否愿意为了可能改善你目前的临床症状而承受死亡风险？"同时供者也应被告知这种情况下的移植指征。

一家积极的活体肝移植中心根据经验计算了肝移植患者列表中符合活体肝移植标准的患者比例。在尸体肝移植等待列表中，有 1/3 的患者疾病足够严重，可考虑进行活体肝移植(图 49-2)。但是，这些患者并不是都从外科角度考虑可以进行手术。在疾病足够严重，可考虑进行活体肝移植的这 1/3 的患者中，大约一半的患者从外科角度考虑可以进行手术。在选择合适的活体肝移植受者时，从外科角度考虑该过程包括很多独特的方面。具体来说，相比较尸体肝移植，活体肝移植受者承担稍高的并发症发生率和更小的移植物。一项 A2ALL 研究表明，与尸体肝移植相比，活体肝移植术后并发症发生率明显较高，包括二次移植或死亡(Clavien 4 级)的发生率(活体肝移植组 15.9%，尸体肝移植组 9.3%，$P = 0.23$)。此外，活体肝移植供受者术后住院率明显增加，主要与胆道相关并发症有关，其发病率为一般尸体肝移植的两倍。一般来说，可能危及手术成功的因素考虑为强烈的手术相对禁忌证，包括复杂的肠系膜静脉血栓形成、多器官合并症、同时有肾移植以及再移植风险等。活体肝移植受者可能很难耐受这些问题，因为与尸体肝移植相比，活体肝移植的移植体积通常更小，并发症发生率通常更高。

体型无论大小，也是在筛选活体肝移植受者时应考虑的一个重要因素。在肥胖率逐渐提升的美国，患者的体型是一个应特别考虑的因素。体重大于 100 kg

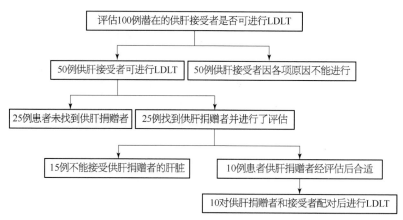

**图 49-2** 100 例潜在活体肝移植受者评估结果(引自 Trotter JF, Wachs M, Trouillot T, et al. Evaluation of 100 patients for living donor liver transplantation. *Liver Transpl*. 2000;6:290-295.)

的受者可能难以找到一个适合的供肝捐献者。肝脏的平均重量约为 1.5 kg,或个人平均体重(70 kg)的 2%。尽管对于供肝可接受的最小重量评估标准在各中心不同,通常估计可接受的移植物重量受者体重比(graft weight-to-body weight ratio, GWBWR)的下限为 0.8%,且右肝的平均重量约为 1 kg。因此,对于一名重 100 kg 的受者,一名重约 70 kg 的供者可给他提供 1 kg 的移植物(1% GWBWR),接近可接受标准的下限。对于大体型的受者(他们通常需要更大重量的移植物),很多潜在的供者因体型不够而不能提供足够大小的移植物。此外,体型大的供者可能因为太胖而不能考虑进行供肝切取手术。这些对于供者和受者体型的考虑也可能是美国活体肝移植不成比例的一个解释。三所全球最忙碌的活体肝移植中心(包括科罗拉多大学、Lahey 诊所和加利福尼亚-旧金山大学)都位于肥胖比例最低的几个州。体型较小的活体肝移植受者可能特别适合这项手术。女性患者等候列表致死率为 19%,比男性要高(P<0.001),这种不同也可被他们较短小的体型部分解释。可能的解释是对这些娇小的患者,她们不能找到一个足够小的尸体供肝。所以,体型小的患者一般会在移植前等待更长的时间,因此等候列表致死率更高。但是,对于体型小的成人活体肝移植受者,移植器官的尺寸就不是个问题了,所以他们特别适合这类手术。

最近的一项发展是将活体肝移植应用于有肝细胞癌的患者中,这类人群占 A2ALL 研究队列患者的 15%。这组患者似乎可能通过活体肝移植获益,因为他们明显需要快速移植,而且比其他的患者有着更好的生理状态。A2ALL 研究设立接受活体肝移植的肝细胞癌患者为实验组,考虑进行活体肝移植但是因没有合适的供者而保留在尸体肝移植等待列表中的肝细胞癌患者为对照组,并评估其结果。研究者们发现进行活体肝移植和尸体肝移植的肝细胞癌患者术后生存率没有明显差异。在加拿大和法国的另外两个研究小组也发现了相似的研究结果。对于活体肝移植的支持者,这些数据为继续申请活体肝移植提供了基础;活体肝移植受者的术后结果与尸体肝移植同样有效。事实上,对于筛选后的肝细胞癌患者,活体肝移植可能是他们最好的选择。体型小的患者(他们在获得合适尺寸的尸体器官捐献者上有固有的困难)若同时伴有高 MELD 评分(即对肝细胞癌而言需要等待较长时间),他们可能可以从活体肝移植更短的预期等待时间中获益。但是,对于该研究结论,也有一个更具批评性的分析:当决定进行活体肝移植时,与保留在等待列表中进行尸体肝移植相比,并没有生存率上的获益。造成这项消极研究结果的部分原因是,在基于 MELD 评分的供肝分配系统中,肝细胞癌受者有进行尸体肝移植更高的优先级别。对于在总体 MELD 评分较低中心的患者,肝细胞癌患者可以在 90 日以内进行移植,尸体肝移植常常可以在活体肝移植安排前就进行。另一个可能的解释是,活体肝移植患者可以通过"快速通道"进行肝移植,且据预测活体肝移植的等待时间比尸体肝移植更短。与活体肝移植相比,尸体肝移植较长的等待时间可能会造成有侵袭性的生物学特性肿瘤有足够的时间进展,从而使患者被移除移植等待列表。因此,可以预测在活体肝移植之后可能会有更高的肝细胞癌复发率,但目前还没有研究表明这种可能。这些研究的调查结果提示移植医生在决定为肝细胞癌患者进行活体肝移植手术之前应仔细考虑。

有几项研究报道在急性肝衰竭患者中成功进行活体肝移植。急性肝衰竭患者临床上病情不稳定，从发病到死亡的时间段里有极短的移植窗口时间（几小时到几日）。这种情况下，活体肝移植因在找到合适的供肝捐献者后可以在几小时内完成手术而有着潜在的重要优势。但是，活体肝移植也有着潜在的问题。最重要的是，供者接受评估的时间很短，且可能没有足够的时间去考虑和确定是否决定被选择作为捐赠者。当供者的家人患有快速进展的严重疾病时，他们必须马上做出决定。此外，移植团队也因要在极短的时间内进行全面、仔细的供者评估而承受着极大的压力。在急性肝衰竭患者中，因为在进行活体肝移植之前有这么多考虑，一些中心已经排除急性肝衰竭作为活体肝移植的指征。A2ALL 团队发表了他们在急性肝衰竭患者亚组中的一项研究结果，其中只有 1% 的患者考虑进行活体肝移植。在这个小型的队列中，供者和受者的结果与有慢性肝脏疾病的患者结果没有明显差异。从进入等待名单到肝移植的中位时间为 2.5 日。尽管在急性肝衰竭患者中几乎不进行活体肝移植，但是对筛选后的患者，活体肝移植可能是一项可以接受的选择。在暴发性肝衰竭患者中，活体肝移植的效用部分依赖于尸体器官的可得性。在美国，尸体器官较为紧缺，但通常可以用于第一阶段的患者，活体肝移植的总体影响可能较小。在 2010 年 7 月至 2012 年 6 月，仅有 5% 的活体肝移植在急性肝衰竭患者中进行。但是在几乎所有的肝移植都是通过活体供者提供的亚洲，活体肝移植可能是这些危重患者唯一可行的治疗方案。

## 供者选择

供者评估的主要目标是尽最大的可能保证供者可以安全进行手术。此外，潜在的供者可以知道手术的风险和获益，以便他或她可以在知情同意的情况下决定是否捐赠。为活体肝移植选择合适供者时，最主要考虑是供肝捐赠手术后死亡和并发症的风险，这对供者没有个人医疗上的获益。供者死亡数量较少，难以确定术后供者是否死亡以及死亡是否归因于手术，因此实际的死亡风险难以确定。但是，多数分析认为死亡风险在 1/500 左右。值得注意的是，有记录的围手术期早期供者死亡总数中，自杀和药物过量有 4 例，其他方式死亡的有 5 例。这种现象强调了供肝捐赠对心理的影响和捐赠前仔细进行心理评估的重要性。据估计，供者发生并发症的风险大约有 40%，其

中有 1%～2% 的可能性造成慢性疾病。因供肝捐赠手术有这样的固有风险，捐赠者的考虑可能与其他风险更小的活体器官捐赠手术（如肾脏）的考虑不同。因此，大多数中心只评估与受者有着明显的长期关系并能合理地承担手术风险的供者。也有一些比较罕见的人群，这类人与受者没有情感关系，但愿意进行供肝捐赠手术，被称为"撒玛利亚好人"或利他主义捐赠者。实际上，也有供肝捐赠者成功为活体肝移植进行供肝捐赠的报道。但是，大多数中心考虑到不可告人的动机（经济方面）、精神疾病或者不能理解手术风险等情况，不考虑将此类人群作为供肝捐赠者。

供者评估以分阶段的方式进行以在评估过程中及早取消不合适捐赠者的捐赠资格，从而使不必要和侵入性的检查最小化。在大多数中心，这个过程一开始都是由潜在的供者联系移植中心开始进行捐赠者评估。不同中心精确的供者评估方式有所不同。启动评估过程的一种方法是，潜在的供者联系中心，并提供基本信息，包括年龄、身高、体重、既往手术史、疾病史、用药史、婚姻或家庭情况、血型（如果知道的话）以及捐赠原因等。通过审查这些初步数据，一些条件较差的供者将会被取消资格。大多数中心要求供者的年龄必须在 18～55 岁，虽然也有年龄大于 55 岁的供者成功捐赠的案例。基于供肝捐赠者的疾病史和手术史，不同医疗中心的排除标准不同。重大的腹部手术史是捐赠者的禁忌证。一般认为有较小的腹部手术史（如阑尾切除术、卵巢囊肿切除术）的供者是合适的。任何可能危及供肝捐赠者的健康或者捐赠手术成功率的疾病史都将被排除在外。这些疾病包括糖尿病、重大心脏疾病史、近期非上皮来源的恶性肿瘤等。轻度和可控的高血压是相对禁忌证。体型因与肥胖相关，也是一个重要的考虑因素。供者的体重必须是受者的约 70%，以保证可以提供足够大的移植物（详见前文讨论）。但是，在供者候选人中，肥胖是常见的问题，而且大多数捐赠者合并有高血压、糖尿病等合并症，可能会增加供者的围手术期风险。此外，肥胖的供者更有可能提供富含脂质的移植器官，大多数中心认为这种器官不适合进行移植。对于供肝捐赠候选人，其体质指数并没有国际的标准，但是在 A2ALL 研究中，供者的平均 BMI 为 26 kg/m²，且只有 15% 的供肝捐赠者 BMI 大于 30 kg/m²。与尸体供肝肝移植（deceased donor liver transplantation, DDLT）相似，供者和受者最好有相同或相容的血型。一些潜在的活体肝移植受者并没有任何潜在的供者

可以进行评估。对于有受抚养子女的父母,尤其是母亲(或单亲母亲)的供者,在筛选时需要做出特别考虑。尽管这类人群可能可以成功捐赠,但是应特别考虑在捐赠者术后恢复阶段为孩子选择替代照顾者。为此,没有负担的供者可能更适合进行捐赠。在作者的经验中,大约一半的潜在活体肝移植受者可以匹配到一名可接受的供者进行进一步评估。而另一半供者不可进行进一步评估的主要原因包括家庭隔离、子女或兄弟姐妹未满足年龄标准以及有明显的医学疾病等。

一旦在供者群体中匹配到了最佳的潜在供者,大多数中心会继续进行分阶段检查。大多数情况下,评估会在移植中心进行,但是尤其对于一些住在离中心较远地方的供者,一些初始的检查(如血型、基本实验室检查)可以在捐赠者当地社区进行。表 49-1 给出了科罗拉多大学所用的分阶段表格。供者评估的初始阶段包括血清电解质水平测定、血细胞计数与分类计数、肝功能检测和肝炎血清学检测。丙型肝炎抗体或乙型肝炎表面抗原阳性的人不可以做供者。但是,乙型肝炎核心抗体阳性的供者可以在仔细评估后成功进行捐赠。

如果供肝捐赠者初始的血液学检测可以被接受,接下来就要进行更加深入的评价,包括完整的病史询问,生理、心理和外科学评估,全面的血清学检测,胸片,心电图和心脏、胆道系统及肝血管系统的磁共振成像。或者,许多中心依赖于高分辨率 CT 和 CT 血管造影。对于特定的捐赠者,可能需要其他的测试,包括心脏负荷试验或指定的专业咨询。

在评估供者时,需要特别考虑几个具体的方面。肝活检的作用因中心而异;也就是说,一些中心要求所有候选人进行活检,其他中心则不需要。在美国,最常见的对供者进行肝活检的原因是排除肝脂肪变,肝脂肪变更常见于体重较重的供者。Rinella 等人发现 BMI 大于 28 $kg/m^2$ 的潜在供者中,有 76% 的捐赠者有肝脏脂肪变性,而 BMI 小于 25 $kg/m^2$ 的潜在供者没有一例有肝脏脂肪变性。虽然肝活检检测肝脏脂肪变更敏感,但肝脏超声或横断面成像也可以检测肝脏脂肪变。即使有很少的数据支持,对于供者普遍可以接受的肝组织过度脂肪变的截断值也有 10%。事实上,也有在脂肪变率更大的供者中成功进行活体肝移植的报道。对于脂肪变大于 10% 的供肝捐赠候选者,有报道可通过强化饮食治疗成功减少肝脏脂肪变。值得注意的是,在接受脂肪变移植肝的供肝接受者体内,肝脏脂肪变会在 2 周内分解。

在评估供者时,解剖标准很重要。从外科角度来说,在供者和受者评估过程中,必须明确肝脏实质、胆管和血管的解剖异常,因其可能会造成供肝切除术复杂化或不能进行成功的供肝切除术。尽管许多正在接受评估的供者没有常规的胆道、静脉和动脉解剖结构检查,但其中大多数的解剖异常并不会影响一个经验丰富的外科团队成功进行供肝切除术。在一名具有解剖学异常的供者中是否决定进行肝切除术,主要基于外科医生的判断和经验。在所有的情形中,必须首要考虑供者的安全性。

在对潜在供者进行常规成像期间,可以发现的实质性异常包括肝囊肿、肝血管瘤和其他良性肝肿瘤。若供者有单发、小的(<1 cm)良性病变,一般可以成功地进行供肝切除术。但是,当病变体积增大、数量增加,供肝切除术的安全性和捐赠器官的质量可能会受损,这时候供者可能会被评估为不适合进行捐赠。右肝移植器官的大小可以通过腹部成像进行估计。如前文提及的,医生可以通过特定的公式估计右肝大小是否满足受者的需求。一般来说,需要大于 0.8% 的 GWBWR。然而在实践中,医生很少使用该公式来决定一名潜在的供者是否适合进行活体肝移植,因为关于受者的其他因素也同样重要。对于一名给定的受者,受者门静脉高压的程度和疾病的严重程度是决定右肝是否足够的重要因素。有严重门静脉高压或临床失代偿的受者会需要更大的移植物,与他们相比,一些疾病较轻的患者可能只需要一个小的右肝也可以得到很好的治疗。进行肝脏捐赠手术的外科医生应同时考虑残余(左)肝叶的大小。左肝叶比较小的供者在捐赠右肝之后剩余的肝叶质量可能会不足。但是供者在肝脏切除术后所需要残余肝脏质量的确切大小是未知的。据作者所知,目前没有数据为估计剩余肝脏质量所需的大小提供合理基础。但是,作者估计供者需要超过 0.4%(残余肝脏质量÷体重×100%)的重量以保证在右肝切除术后,可以有足够的肝组织发挥功能。因此,平均体重为 70 kg 的供者需要剩余肝叶有 280 g 或者更大。根据作者的经验,少数接受评估的潜在供者(大约 2%)左肝叶极小,不能安全进行右肝切除的捐赠手术。

尽管胆道系统异常很常见,但这类原因几乎从不会将供肝捐赠者排除在捐赠手术之外。然而,胆漏是供肝切除术后的一个常见并发症。在供肝捐赠者中预防术后胆道并发症时,最重要的问题是清楚地识别胆道解剖结构。通过磁共振胰胆管造影,或 CT 胆管造影进行术前成像非常有用;但是作者对所有的供肝捐赠者进行术中胆道造影,并且认为这是识别供者胆道解剖的最佳诊断模式,而术前内镜逆行胰胆管造影则几乎不需要进行。正确识别胆道解剖可防止肝门过度解剖和供者重要胆管的横断,从而造成供肝捐赠者并发症增加。此外,正如 Nakamura 等人报道的,术前仔细地识别胆道解剖可以识别供肝捐赠者常见的解剖学异常。在 120 例活体右肝捐赠者中,73 名患者(61%)有单一胆管开口和单一吻合口,其余39%的患者有两个或三个胆管开口。在受者中,存在两个胆管且进行了胆管整形后仅完成一个胆管吻合的患者胆道并发症发生的概率高于双吻合口或单一吻合口未进行胆道整形术的患者。在 A2ALL 队列中,有三个及以上胆管的供者发生胆道并发症的风险比受者明显更高[优势比(OR) = 2.72, P = 0.035]。

供者门静脉解剖异常较为少见,也很少因此原因将供者排除在捐赠标准之外。在 Nakamura 等人的报道中,120 例活体肝移植患者中只有 1 例供者因术前评估发现门静脉解剖异常而不能进行捐赠。在他们的病例中,92%的供者是经典的门静脉解剖类型,而剩余8%的供者可能会有 4 种变异类型中的一种。供者门静脉系统中常见的解剖异常包括门静脉分支三分叉、门静脉右支出现变异分支等,这两种情况都会造成在右肝移植时有两个门静脉开口。通过 CT 血管造影或者磁共振血管造影,可以很好地辨认肝静脉解剖。不同医疗中心进行肝静脉重建的方法不同。大多数有活体肝移植经验的外科医生会发现,移植物足够的静脉回流需要包含来自移植物右肝叶肝中静脉的第 V 和第 Ⅷ 段分支。在供肝切取术期间,对供者的移植肝脏一般会结扎小于 1 cm 的附属肝静脉,保留大的静脉。供者的肝右静脉与受者的肝右静脉吻合,受者的肝右静脉孔口沿着腔静脉的前表面向下延伸,与供者的移植肝肝右静脉口相匹配。在大多数病例中,只有一个肝右静脉。仅 1%~2%的病例中可能会存在两个肝右静脉,不过有 30%~40%的供者有明显的附属肝静脉(>5 mm)。肝右静脉直径小于1 cm 是肝中静脉重建的唯一指征。

肝动脉的变异其实并不罕见,但是很少因为这个原因拒绝供肝捐赠者。Nakamura 等人的报道中,87%的患者为常规解剖,13%的患者肝右动脉起源于肠系膜上动脉。在 Marcos 等人的报道中,95 例供者中 59%的供者为常规解剖。最常见的变异是右肝动脉被替换(14%)和"独特的异常解剖"(11%)。右肝动脉有多动脉供应或者有从肝左动脉到肝右动脉交义动脉的供者,可能不能进行捐赠。在作者所在团队的经验中,这类患者常常也有门静脉和胆道的伴随解剖变异,从而增加了手术的复杂性和受者的并发症风险。

其他还有可能需要考虑的一种情况是抗核抗体阳性但是无症状的供肝捐赠候选者。对于这类供者并没有严格的筛选标准,但是大多数中心都会考虑到这类供者可能会有以下一种或多种特点:①抗体滴度低。②供者或受者没有自身免疫病。③肝活检结果正常。对于有遗传性肝病(最常见的有 $\alpha_1$-抗胰蛋白酶缺乏症、血色素沉着病、Wilson 病和卟啉病)的供者,也应在相匹配的供肝捐赠候选者中筛选同样的疾病。这些遗传性疾病的携带者在几乎所有的病例中,都可以考虑进行捐赠。

除了医疗标准外,不需要过分强调一些心理社会方面。熟悉活体肝移植的社工要评估所有的潜在供者,但是只需要对少数患者进行精神病学检查。近年来,政府法规授权了肝脏捐赠拥护者或肝脏捐赠拥护团队参与。具体来说,移植中心必须确定有一个拥护活体肝脏捐赠的个体或团队,确保目前和以后的活体供肝捐赠者权利得到保护。肝脏捐赠拥护者或者拥护团队独立于移植团队活动,通过提出建议促进肝脏捐赠者获益,保证肝脏捐赠者对捐赠有知情同意且不会被强制要求捐赠。肝脏捐赠者必须有活体捐赠的相关知识,以及捐赠的压力,但是独立于移植团队的影响。经济方面的考虑也很重要。在作者所在团队的经验中,几乎所有的受者保障计划中都将包括供者所有的医疗评估费用,但是不包括供者的旅程费用、住宿费用和工资损失等。随着评估的进行,这些自付费用和医疗资源的使用也在稳步增长。因此,尽可能在早的时间取消不适合捐赠者的捐赠资格也非常重要。据估计,10 年前活体肝移植供肝捐赠者未被保险覆盖的平均自费费用有 3 660 美元。

供者完成评估后可以被接受的可能性约为40%。与接受捐献明显相关的供者特点包括年龄较小,BMI 较低,以及与受者有血亲或配偶关系(P < 0.05)。与接受捐赠明显相关的受者特点包括年龄较小、MELD 评分较低、从进入等待列表到第一次供者评估的时间较短。医学禁忌证(17%)和解剖学禁忌证(11%)是供者被拒绝最常见的两个原因。

## 要点和注意事项

- 在过去的 10 年中,西方活体肝移植的数量已经减少,目前占成人肝移植不到 5%。
- 在合适的受者中,决定是否进行活体肝移植取决于与继续在等待名单中等待尸体供肝相比活体肝移植是否可显著改善生产率。
- 对考虑进行活体肝移植的患者必须进行仔细地评估,确保他们的医疗合并症不会危及手术的成功进行。
- 因近期几项研究表明对于有肝细胞癌的患者进行活体肝移植没有明显生存获益,这类患者在进行活体肝移植之前必须仔细考虑。
- 在西方,约有 60% 的活体供者候选人在评估后发现并不适合进行捐赠。
- 活体供肝捐赠者并发症的发生率约为 40%,其中只有 1%~2% 会导致某种形式的慢性疾病。
- 据估计,活体供肝捐赠者的死亡率约为 0.17%,是活体肾脏捐赠者死亡率的 3 倍。

# 第 50 章

# 成人右半肝活体肝移植手术

## Adult Living Donor Right Hepatectomy and Recipient Operation

Chung-Mau Lo See-Ching Chan

张建军　庄少勇 * 译

活体肝移植的出现缓解了全球尸肝短缺的问题。1990 年布里斯班的 Strong 等人报道第一例小儿活体肝移植后,这项技术在多个领域被广泛应用并取得成功。其中成人右半肝活体肝移植技术有极重要的影响,不但克服了供受体大小匹配限制的问题,还规避了术后小肝综合征的可能。

据报道,第一例右半肝活体肝移植是在 9 岁小孩身上施行的,因供体肝左动脉存在解剖学异常。1996 年 9 月 9 日在中国香港完成了全球第一例成人右半肝活体肝移植。患者是一名暴发性肝衰竭的 Wilsons 病患者,体重 90 kg。供体是其哥哥,体重 74 kg。1997 年报道了 7 例在中国香港接受右半肝活体肝移植手术患者后,这项技术的运用前景引起了注意。事实上,在初始阶段,供体安全方面的伦理争议阻碍了这项手术的广泛应用。然而,对肝脏解剖理解的提升和手术技术的改进极大地提升了供受体的预后情况。目前受体的生存率明显提升且供体的风险也能逐渐被接受。这项技术被极大推广,并成为成人活体肝移植中心的主要工作。除了中国大陆,活体肝移植的数量占全亚洲肝移植数量的 90%,而右半肝活体肝移植占成人活体肝移植的 90%。

成人右半肝活体肝移植是其中一种最复杂且技术要求最高的手术,供体和受体中都有数个技术难点。本章主要介绍作者所在中心目前的技术标准,主要集中在几个手术技巧和窍门及其他涉及的重要变化。

## 术前评估

成人右半肝活体肝移植的术前评估并不仅仅是对供体右半肝和受体的一个简单评估。

### 受体评估

活体肝移植受体的术前评估与接受尸肝移植的受体评估一样。接受移植的适应证和禁忌证都是一样的。活体肝移植的受体也可以当成尸肝移植的受体。尽管如此,一些移植中心对活体肝移植患者采用更广泛的标准,尤其对肝癌的患者,因为活体肝移植的移植物是无偿捐献的且不经过严苛的器官分配系统。移植中心需要平衡供体与受体的利害关系并尽量避免让移植手术失败。受体对移植手术的接受能力和态度需经过外科医生及心理医生的详细评估。

对于右半肝活体肝移植来说,由于在血管重建方面的难度大大增加,故二次移植、BCS、门静脉血栓及延伸至肠系膜上静脉的血栓被认为是活体肝移植的禁忌。然而,对于有更好的技术和经验的外科医生来说,这些技术障碍是可以被克服的,因此并不能认为是完全的手术禁忌证。

在欧洲和美国,除非紧急情况下,否则活体肝移植并不是首选,然而在中国香港和亚洲其他国家,成人右半肝活体肝移植是主要的方式。作者第一次所报道的 7 名患者都是住在 ICU 里的危重患者。右半肝活体肝移植不仅缩短了等待肝源的时间,而且为这些危重患者赢得了宝贵的治疗机会。移植成功率和生存率均得到了提高。在亚洲,右半肝活体肝移植是极危重患者的主要适应证。

### 供体评估

应该进一步评估供体术后长期的心理和身体健康。18~60 岁的健康人群才被允许当供体。ABO 血型不相容已经不再被认为是活体肝移植的绝对禁忌。经过精心地规划及后续治疗,可以使原本两对不相容的 ABO 血型供受体手术效果变得与相容的血型移植相当。

捐献右半肝意味着切除供体 2/3 的肝脏,而不是保留 2/3 肝脏的左外叶切除。切除右半肝的死亡率为 0.5%,而切除左外叶的死亡率为 0.1%。由于通过 CT 评估显示左半肝体积通常太小而不能满足受体需求,故通常选用右半肝。之前研究显示如果移植物与标准肝体积的比例小于 40% 或者移植物重量与受体体重比例小于 0.8%,会使移植物的存活率降低。移植物的体积太小通常会表现为小肝综合征,出现凝血功能障碍、胆汁淤积、腹水、败血症、肝性脑病,最终出现肝衰竭。由于手术技术的改进,最小的移植物与标准肝体积的比例可以降到 35%~40%,或者更低的比例也不会出现移植物无功能的情况。尽管如此,对于门静脉高压更严重和供体较老的情况,移植物的体积可能要求更大。而对供体来说,剩余肝脏体积达到全肝 30% 或者更多是较安全的。供体的脂肪肝程度也应该考虑在内,如果肝活检显示脂肪变超过 20%,则右半肝活体肝移植危险性就增加了。

对于肝脏的解剖和血管走行需用三维增强 CT 重建或 MRI 进行详细评估。需要详细确认肝动脉和门静脉的解剖是否有变异。肝静脉的血流是最重要的,尤其是 IVb/V/VIII 段的右肝下静脉血流和管径(>5 mm)。在作者所在中心,全部右半肝包括肝中静脉都需要有足够的血流量。术前胆道成像则并非必须。

## 供体手术

### 供体右半肝切除

#### 显露

沿右肋下缘切开腹直肌延伸至前正中线。用两个牵开器将肋缘往侧向牵开暴露。肝脏周围的韧带均分别结扎和离断,离断镰状韧带。对探查出现的非预料变异情况可行腹腔内超声以进一步了解解剖情况,尤其对肝中静脉和肝左静脉汇合入下腔静脉处详细确认。从 CT 上可以看出 IVb 段的静脉汇入肝中静脉,也描述了肝动脉、门静脉、肝静脉的血流性质以指导整个手术过程。

#### 术中胆管造影

术中最好用 C 臂机行胆管造影。解剖出 Calot 三角,然后分离胆囊管和胆囊动脉。将气囊导管插入胆囊管后再切除胆囊。切开肝门板就能显现出右肝管与肝总管的汇合部。在右肝管的离断部用大金属夹夹住做标记以行术中胆管造影。将气囊导管充气,并在透视下行术中胆管造影。将 C 臂机的透视屏向右侧移动(呈右前斜位),使左右肝管呈前后放置的方向,并显示出右前与右后分支(图 50-1A)。在肝被膜

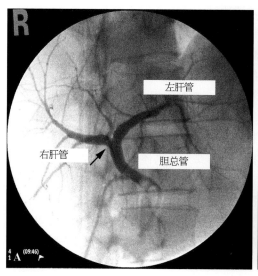

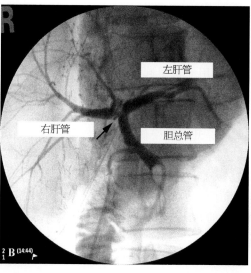

**图 50-1** 术中胆管造影时使用放射显影标志精确定位右肝管切断位置。A. 后前位术中胆管造影显示右肝管非常短(箭头所指)。B. 使用金属夹定位拟切断右肝管部位,再次造影明确

被标记右肝管的横断面。

### 主要血管的分离

继续从肝门部分离肝右动脉和右门静脉。肝右动脉应在肝总管右侧分离并保留Ⅳ段的分支。如果需要离断一些Ⅳ段的分支,则先暂时夹闭肝右动脉,术中采用多普勒彩超明确肝左动脉是否有较好的侧支血供。完全分离肝右动脉与肝门板,但是不能破坏肝右动脉与右肝管的关系以防右肝管血供不足。为了分离出足够长的门静脉右支,需结扎并离断一些尾状叶的分支。

分离右三角韧带和冠状韧带以游离右半肝。需要的时候可以间歇性地托起左旋右半肝,但应避免过度旋转和压迫右半肝以防肝缺血性损伤。右半肝可能与右肾上腺粘在一起,分离时可能出血,可以用氩气刀或者缝合止血。从肝后下腔静脉中线的右侧分离出肝短静脉,并离断下腔静脉韧带。直径大于 5 mm 的右后下肝静脉应予以保留,这个对于右半肝相对较小的移植手术尤其关键。下腔静脉韧带里有一些管道走行,故离断后应缝合起来。使用血管吊带圈套标记肝右静脉。将一条尼龙带穿过肝右静脉和肝中静脉的根部放置于尾状叶的后方,用于牵拉肝脏的横断面。使用无创血管夹临时阻断右肝的流入道,根据缺血线用电刀做标记。Ⅷ和Ⅳb 段之间的分界线通常较难确认,因此通常由肝外的肝右静脉和肝中静脉根部来辨认。切线应该指向肝中静脉的根部。切线位于肝的脏面胆囊窝左侧,并延伸到右肝管的离断处。

### 肝实质离断

肝实质的离断用 CUSA 刀,其刀头直径为 1.14 mm、频率 32 kHz、振幅为 60%～70%,并用生理盐水以每分钟 4～6 ml 的流速进行冲洗。以低到中等程度吸力进行抽吸保证术野清晰。CUSA 刀可以使 1 mm 以下的血管凝血。用 CUSA 刀切肝的时候,一些较大的血管和胆管可用电刀、钛夹、结扎或者缝合进行封闭。其他一些精准切肝法还包括钳夹法和水刀切肝。得益于强大的止血设备,即使未完全可视化细小胆管和血管,也能取得较满意的切肝止血结果。降低中心静脉压对术中减少出血是很有意义的,这和麻醉师关系很大。Pringle 法一般不建议使用。

肝实质切开 4～5 cm 后通常可见Ⅳa 段的静脉,分离追踪该静脉后在可见肝中静脉主干,肝中静脉对于肝脏切除是一个重要的标志(图 50-2)。离断肝实质到肝中静脉与肝左静脉的汇合处。Ⅳb 段汇入肝中静脉根部的分支应该保留以保证供体剩余肝脏血液的流出。

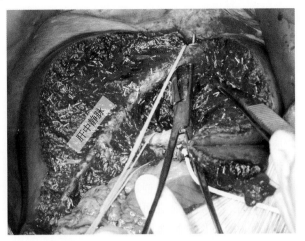

**图 50-2**　右半供肝切取时显露肝中静脉

在肝门部解剖右肝管时尽量少用 CUSA 刀。右肝管解剖太干净会影响其血供。切割线可以术中胆管造影的标志,用剪刀剪断右肝管,即可见切线平面(图 50-1B)。右肝管的残端用 6-0 的 polylene 连续缝合。继续离断肝实质背面的肝中静脉和尾状叶至暴露出肝后下腔静脉。提起之前置于肝右静脉和肝中静脉之间的尼龙带,使尾状叶能够更安全的离断。

### 肝中静脉归属的处理

对于右半肝的Ⅴ和Ⅷ段来说肝中静脉作为流出道的重要性是公认的。肝中静脉对于右半肝移植物的安全性和必要性已经得到验证。对于剩余的肝脏,需要保留Ⅳb 段的肝静脉,并且适合于个体右半肝捐献者。然而有的移植中心怕影响供体的安全而不愿意将肝中静脉一起包含在移植肝脏中。现在有提出一些不同的处理方法,包括肝中静脉是否纳入和切断路线、在移植物中选择性重建Ⅴ和Ⅷ段静脉分支、残肝剩余体积、静脉解剖。作者认为Ⅴ和Ⅷ段没有肝中静脉作为流出道的移植物不能作为首选。

### 移植物的分离

用阻断钳将肝右动脉夹闭后准备取出移植物。然后用剪刀剪断肝右动脉。将阻断钳钳夹于门静脉右支与门静脉主干的夹角处,然后剪断门静脉右支。肝中静脉、肝右静脉和可能存在的右肝下静脉先用血管夹(TA 30;Tyco Healthcare, Norwalk, CT)夹闭,然后用剪刀剪断。取出右肝移植物并立即放在铺有冰沙的操作台上。用 6-0 的 Prolene 前后连续缝合右门静脉残端。将稀释过的亚甲蓝通过囊性管注入进行胆道造影,观察左肝管、肝管的残端、肝脏横断面是否有漏。然后移除套管,将胆囊管的残端结扎。

剩余的左半肝仍在原来的解剖位置上,并重建镰状韧带。术中彩超了解血管的血流情况。将大网膜上提覆盖肝断面,不需要放置引流管,然后关腹。

### 肝移植物的处理

为了缩短肝脏冷缺血时间,直到受体差不多可以准备植入移植物时才能下肝。移植物一下来就在铺有冰沙的操作台上用 3 倍于移植物体积的冷 HTK 溶液从门静脉右支进行灌注。应该注意供肝的颜色及未完全灌注到位的肝脏部分。此时运用逆向灌注肝静脉可能有效。如果门静脉右支有两个开口应同时插管灌注。肝右动脉也可以通过微孔导管在重力的作用下用 HTK 进行灌注。右前部和后部的胆管开口也用冷 HTK 溶液进行灌注去除胆汁。然后称量移植物重量并移置另外一个装有冷 HTK 溶液的盆中。

### 肝静脉整形

如果血管重建能简化且静脉流出道能有最大量的血流量,那么就应进行肝中静脉血管整形。将肝右静脉和肝中静脉整合成一个三角形开口的血管吻合口。利用肝中静脉和肝右静脉之间肝实质的弹性以及两条静脉的弹性能够保持吻合口的血流一直是通畅的。三角形的静脉吻合口能够直接吻合在受体的下腔静脉。尽管肝中静脉和肝右静脉之间的距离经常超过 2 cm,但是仍然可以将他们整形成一个血管祥(图 50-3)。

### 门静脉整形

有 10%～35% 的移植物门静脉是异常的(图 50-4A),作者能够用自体静脉(大隐静脉)或者冷冻保存的静脉来处理这些异常情况。但是采用自体静脉会延长手术时间,增加供体的风险。然而长期使用冷冻保存的静脉也不是最佳选择。双重门静脉成形术是最佳选择。作者采用受体门静脉主干的一段(约 1 cm)吻合于移植物的门静脉(图 50-4B)。这样整形后门静

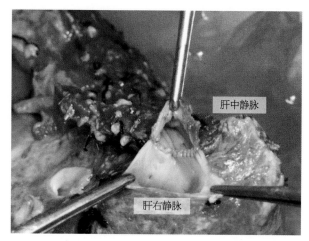

**图 50-3** 肝右静脉和肝中静脉整形为一个共同开口

脉口径和方向都匹配,故有利于受体门静脉的吻合。

## 受体手术

### 受体肝脏切除

由于供肝右半肝的很多血管和胆管都比较短,故活体受体肝脏的切除与尸肝移植受体肝脏切除有很多不同的地方。双侧肋下做一个奔驰型切口以充分暴露。对肝门部进行清扫,保留肝动脉、胆管、门静脉的结构以进行重建。对肝右、中、左动脉进行解剖和分离并保留一个合适的长度。在结扎和分离血管远端时,先用一个合适的血管夹夹闭血管近端。在肝门部以上解剖分离出左右肝管,并避免过度骨骼化以保证胆管的血供。以剪刀剪断肝总管,并用细线缝合其 3、9 点位的出血点。不应该用电刀对胆管进行止血。尽管应该保留足够长的胆管以进行供受体的胆管吻合,但如果保留过长的胆管,易发生缺血性狭窄。然后分离门静脉主干、左支、右支。门静脉主干用 Blalock 18 mm 的肺血管夹夹闭,门静脉左右支在肝门旁进行分离。

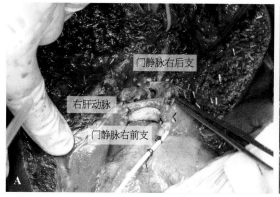
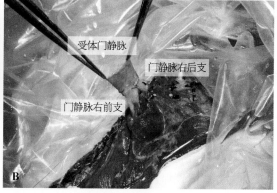

**图 50-4** 使用受体门静脉行双支门静脉整形。A. 右侧双支门静脉整形。B. 后台使用受体门静脉行双支门静脉整形

与尸肝的全肝移植不同的是,活体右半肝肝移植的受体需保留下腔静脉。因此有必要将尾状叶和所有肝短静脉从下腔静脉分离。这些操作在门静脉分离和肝脏往头端掀起后会更容易完成。肝右静脉和肝左、中静脉的共干用 Endo GIA 血管吻合器(ATW 35;Ethicon Endo-Surgery, Inc. , Cincinnati, OH)进行分离夹闭。

为了确保肝静脉吻合的良好,应该做好下腔静脉周围的血管离断和夹闭。在肝内下腔静脉完全开放时应确保其两边的数根腰静脉和膈静脉都离断和结扎。如果供肝的肝下静脉超过 5 mm,则下腔静脉应分离得更低些。腹膜后止血完,在肝下用 Rummel 止血带和尼龙带扎闭下腔静脉,而在肝上用 Ulrich Swiss 血管钳夹闭下腔静脉。重新打开肝右静脉残端,用肝素水冲洗肝内下腔静脉。横向切开下腔静脉的前壁并与肝右静脉的纵向开口吻合,形成一个三角形的静脉开口,在形状与尺寸上可以与供肝的肝静脉匹配并吻合。

### 供肝植入

#### 肝静脉吻合

移植物的植入从供肝肝静脉与受体下腔静脉吻合开始,用 5-0 的 polylene 吻合。从三角形的底部(肝右静脉的后壁)向两边连续的缝合至顶点(图 50-5)。顶点用一根线牵着,以利于两边缝合的对位。同样的方法用于供肝的上下牵拉能使吻合处更好的暴露和吻合。吻合完毕后留 3~4 mm 的生长因子,粗大的供肝右后下静脉(>5 mm)可以直接吻合在下腔静脉上。

#### 门静脉吻合

可以直接用低钾的 HTK 溶解灌注移植物,不需

要预冲洗。肝静脉吻合完成后,移植物的门静脉残端用哈巴狗夹夹闭并对好方向。在吻合门静脉前,可以开放下腔静脉,恢复全身血流。越早恢复下腔静脉血流,血流动力学稳定性越高。下腔静脉开放迟了,更容易出现低体温、出血等一系列并发症。而当门静脉吻合好后,移植物会逐渐复温。避免了再灌注过程中的低体温。门静脉吻合前如果发现门静脉过长,可修剪受体门静脉,用 6-0 polylene 连续缝合并预留生长因子,长度为门静脉直径的 2/3。

#### 肝动脉吻合

对于受体肝动脉重建的动脉选择应该基于其长度、口径、走向。肝癌患者经过肝动脉化疗栓塞后会破坏其肝动脉。可用胃十二指肠动脉替代,作为动脉流入道。京都团队用手术专用的高倍放大镜进行活体肝移植的肝动脉吻合,这项技术是世界上运用最多的。作者是由一个血管显微外科医生团队专门进行肝动脉吻合,在这 10 年期间肝动脉的并发症只有 2%。作者使用双针的 9-0 尼龙单丝缝线,并确保供受体的肝动脉足够长,以便于翻转肝动脉来缝合肝动脉后壁。

在肝动脉吻合完成且关腹后需行多普勒超声检查。肝静脉显示有三相波提示移植物肝静脉血流良好,低动脉阻力指数和良好的血流舒张指数提示动脉吻合良好。门静脉血流量的测量不仅与门静脉吻合的好坏有关,对术后避免和处理小肝综合征也是很重要的。

#### 小体积移植物的处理

右半肝活体肝移植的供肝对受体来说经常出现体积过小,从而发生小肝综合征。在作者的病例中,在右半肝活体肝移植中最多见于从女性捐献给男性的情况(表 50-1)。超过 80% 的右半肝供肝小于受体标准肝体积的 60%,接近 20% 低于 40%。为了避免小肝综合征的发生,对于供肝与受体标准肝体积比例小于 50% 的受体应该测量门静脉的血流量。门静脉血流量可以通过多普勒超声或者激光流量计测量,并可以通过肠系膜下静脉或者肠系膜上静脉插管进行测压。良好的门静脉重建能够使门静脉耐受超过 250 ml/(100 g·min) 的血流且门静脉压不升高。如果门静脉压超过 20 mmHg,可以结扎脾动脉以降低门静脉压。

对于诊断和处理小肝综合征来说,门静脉流速和压力的测定是很重要的,因为如果存在自发性门体分流,小体积的移植物可能会发生灌注不足的情况。如果门静脉血流动力学显示流速和压力过低,那么可以

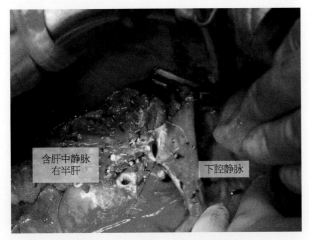

**图 50-5** 缝合肝静脉与下腔静脉后壁

**表 50-1 玛丽医院 452 例右半肝活体移植性别与移植物尺寸匹配资料**

| | |
|---|---|
| 供受体性别匹配 | |
| 男性-女性 | 54 |
| 女性-男性 | 219 |
| 同性别 | 179 |
| 受体体重（kg）* | 66（40～116） |
| 供体体重（kg）* | 56.5（37～108.5） |
| 移植物质量（g）* | 600（320～1 140） |
| 移植物质量与受体体重比（%）* | 0.91（0.49～2.60） |
| 移植物体积与受体标准肝体积比（%）* | 49.3（28.4～111） |
| 移植物体积与受体标准肝体积比值 | |
| <40% | 83 |
| 40%～60% | 298 |
| >60% | 71 |

* 数值使用中位数表示。

通过结扎分流血管来提升门静脉血流和压力，这对于移植物的再生是非常重要的。

作者目前的最小供肝与受体标准肝体积的临界比例是 35%。偶尔有供肝与受体标准肝体积的比例小于 35% 也是可以安全使用的，作者所在中心差不多有 5.8% 小于 35%。如果要进一步降低供肝与受体标准肝体积的比例，则更常用较小的左半肝移植物，能够降低供体风险且不危及受体的预后。

对于小体积的移植物，另外一个主要问题是移植物肝门结构和受体肝十二指肠韧带之间的间隙过大，可能导致肝动脉、门静脉、胆管之间的吻合无法做到无张力吻合。碰到这种情况，医生可以考虑采用静脉残端移位技术进行肝静脉吻合。静脉移位其实很简单。将肝右静脉的头端闭合，把开口往尾端延伸可使下腔静脉的三角形静脉切口往下腔静脉的下方移。这种方法能使移植物往下方移动 2～3 cm，使肝门部各管道可以行无张力吻合而不需要放支架。

### 胆道重建

右半肝活体肝移植的胆道重建可以采用胆管与胆管吻合或者肝空肠吻合。胆管与胆管进行吻合是最优的选择，除非受体的胆管是病变的胆管，比如硬化性胆管炎。胆管与胆管吻合能够缩短手术时间并避免了 Roux 吻合时切除肠段的肠内容物污染，且保留的 Oddis 括约肌可以防止胆汁逆流和上行性感染，也避免了腹内疝的风险。而胆管吻合口漏引起的腹腔感染也较少发生很严重的后果，可以通过内镜进行漏口的修补。

将移植物的右肝管和受体肝总管进行吻合。如果受体的肝总管留的过长，可能发生吻合口处的缺血性狭窄或者胆漏。吻合前胆管末端的出血点用细线缝合止血，不应用电刀止血。用 6-0 可吸收线吻合，后壁采用连续缝合而前壁用间断缝合。在缝合前壁时将一个短的细管置入吻合口以引导缝合，打结时拔出细管。如果在移植物的右肝管旁存在多个胆管开口，则应将临近的胆管开口做成一个袖口，一同在肝门板处与受体的肝总管行吻合。不建议行管腔成形术，因其术后狭窄的发生率较高。

右半肝活体肝移植后腹腔引流只是有选择性地放置，因有研究显示在肝硬化肝切除术后的患者腹腔引流与术后伤口感染有关。通常情况下，腹腔引流管放置在肝断面以观察是否有胆漏。对供体行肝切除时，细致的结扎和钳夹血管以及对胆管吻合的熟练，很大程度上避免了胆漏的发生。

### 术后护理和常见并发症

右半肝活体肝移植与尸肝肝移植受体的术后护理是不一样的。第一，右半肝活体肝移植的供肝体积较小，为了避免静脉充血应该注意静脉液体的输注，且他克莫司的初始剂量应该减少。第二，为了确保早期发现血管并发症，应该每日行经皮多普勒彩超了解血管的通畅和血流情况。

## 总结

右半肝活体肝移植术是一个较复杂且技术要求较高的手术。只有供受体手术时保证每一步的完美且手术医生应该有足够的经验才能确保受体术后较好的恢复。虽然本章中描述的右半肝活体肝移植术将肝中静脉纳入移植物的单一手术技巧，但是基于不同的患者、手术技术、手术医生的经验和不同单位，也存在许多不同的技术。然而至少应该证明活体肝移植的安全性、供体的自愿性、供体的术后并发症和受体术后长期生存率跟预期是相符的。鉴于活体肝移植供体选择受限制，对受体来说，移植物的体积几乎不能增加，故应该尽可能发挥移植物全部潜能。供肝的每一部分都是供体对受体有意义的捐赠，并使供肝能在受体体内发挥最大的功能，包括将肝中静脉吻合到肝右静脉。

## 要点和注意事项

- 右半肝活体肝移植术克服了供受体大小比例的限制,并成为多个中心成人活体肝移植的主要手术方式。
- 成人右半肝活体肝移植手术是比较复杂且技术要求较高的手术。
- 供体肝脏切除术:
  - 将肝中静脉纳入右半肝移植物中促进肝脏的血流和功能是较重要的。
  - 应该在肝总管右边分离出肝右动脉。
  - C 臂机行右前斜视位胆管造影,在右肝管的位置放一个不透光的标记物用于胆管造影。
  - 应用精准肝切除技术行肝实质切除,比如使用

CUSA,它可以让切面的血管和胆管充分暴露。使用强力止血设备行肝切除是不可取的。
  - 将肝中静脉作为肝切除中重要的标志。
- 受体手术:
  - 在操作台上行肝静脉成形术,将肝右静脉和肝中静脉做成一个三角形的袖口以利于与受体肝静脉吻合。
  - 用手术显微镜行肝动脉吻合。
  - 胆管与胆管的吻合对于胆道重建来说是最佳的选择。
  - 测量门静脉血流和压力在诊断和处理小肝综合征过程中是必需的。

# 第 51 章

# 成人活体肝移植左半肝切除术和受体手术
## Adult Living Donor Left Hepatectomy and Recipient Operation

Masatoshi Makuuchi · Keiji Sano · Yasuhiko Sugawara

武昊宇·译

---

**章节纲要**

---

1993 年,第一例使用左肝的成人活体供体肝移植手术成功进行。在此之前,活体肝移植仅在儿童患者中实施过。由于来自死亡捐献者的供肝十分短缺,成人活体供体肝移植的数量在全世界显著增加。由于可移植的肝脏较小,成人活供体肝移植的患者预后不理想,因而逐渐开始使用右肝移植代替,而这种手术方式首先被应用于一名 9 岁的儿童。1996 年首次完成成人受体使用含肝中静脉(middle hepatic vein,MHV)的右肝移植物手术。而不久之后,不含 MHV 的右肝移植开始成为世界范围内成人受体的首选。

然而据报道,供体手术中右肝切除术的并发症发生率显著高于左肝切除术。在 10 例早期供体死亡报告中,涉及右肝捐赠的有 5 例,其中 3 例来自美国;这降低了美国对于活体肝移植的巨大热情。尽管在日本,右肝切除术和左肝切除术之间并发症发生率的差异已经变小,但在过去 18 年的活体捐献移植经验中,已经出现 1 例右肝捐献导致 2 例严重后遗症,其中 1 例死亡的情况。

## 供体和移植物选择

在活体肝移植中,供者的安全至关重要。2008 年移植学会在伊斯坦布尔发布了一项声明,肯定了之前在阿姆斯特丹和温哥华所举办的移植大会上报告的观点——"在手术前、手术中和手术后,对供体的照护与受体同样重要""受体的良好预后永远不能掩盖对供者的伤害"。所有国家都需要"一个法律和专业框架来管理器官捐赠和移植活动,需要有透明公开的监管监督系统,确保捐献者和受益人的安全以及执行标准"。此外,该宣言阐述了知情同意程序的重要性。

供者评估中最重要的因素之一是确定供者候选人是否在医学和心理上适合捐赠。同样极为重要的是,确认供者候选人对其伴随程序的风险和利益的理解,保证供者候选人是在自主而不受外界影响的情况下做出的决定。

在确认供者候选人身体健康且决心成为供肝者之后,另一个复杂但也极其重要的程序就是为特定受

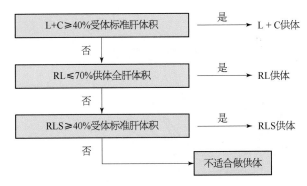

图51-1　移植类型选择算法。当移植体积超过受体标准肝脏体积(SLV)的40%时，使用左肝(L)、左肝加尾叶(L＋C)或右侧扇区(RLS)移植物。当RLS的体积大于L＋C时，应使用RLS移植物。RL，右肝；TLV，总肝体积(引自 Kokudo N, Sugawara Y, Imamura H, et al. Tailoring the type of donor hepatectomy for adult living donor liver transplantation. *Am J Transplant*. 2005;5:1694-1703.)

体选择适当的供者。医生必须努力寻求供受体之间的获益平衡，尽可能地最小化切取供者供肝但同时保证为受体提供足够的肝脏质量和最佳预后。如果仅仅是最小化地切取满足受者功能所需的供肝质量，这样的手术只能称为是适当的而不是最佳的。

肝段的体积数据通常通过手动描绘每个切面的CT图像获得，并通过对那些平面尺寸进行积分来计算肝脏体积。近来，这种技术已经逐渐被三维CT的重建所取代。

从移植物和残余肝体积的角度，作者的移植物选择标准如下(图51-1)：

(1) 一般移植物大小应当为或大于受体标准肝体积的40%，对低危险因素的受体应≥35%，对于具有代谢疾病的正常肝脏受体应≥30%。

(2) 切除比例应低于70%(带有MHV的移植物应小于65%)。

(3) 当非右肝移植物符合前两条标准，一般应该避免选择进行右肝移植物切取。

(4) 当预估需要的移植物体积大于含有尾状叶的左肝移植物体积时，以及当右侧部分移植物尺寸满足标准时，应当选择右侧部分移植物。

(5) 左肝带尾状叶是左肝移植物切取的标准术式。

使用左肝移植物替代右肝是更为安全的方案，一些中心对于合适的病例会选择左肝移植物进行移植。在1998年，开始实施含尾状叶的左肝移植物手术，以尽量增加左肝移植物的体积。在2000年成功通过重建尾状叶的主要回流静脉获得完全功能的尾状叶。

一般情况下，尾状叶的尺寸相对较小，并且所增加的移植物尺寸也十分有限，但医生还是要特别注意尾状叶的静脉回流状况。

## 解剖学

为了最好地确保捐赠者的安全，外科医生必须彻底了解常见的肝门解剖，以及特定捐赠者的解剖学特征。在存在多个候选物的情况下，精确识别解剖结构也将有助于选择最合适的供体。作者在这里仅对肝脏解剖变异的意义和它们如何手术影响左肝活体供体移植进行简要回顾。

### 门静脉解剖

肝外门静脉通常具有恒定的解剖结构，其分叉位于右侧，肝外的门静脉左支通常较长。门静脉左支的横向部分沿着小网膜的右端延伸到静脉韧带，而脐部分延伸到脐部裂隙中。因此，左侧更容易获得足够的肝外门静脉长度。绝大多数捐赠者(超过90%)具有标准解剖结构；然而，约10%的供体在门静脉解剖结构中具有三叉分支，其中门静脉右后支单独从主门静脉分支。右前支和左门静脉形成一个共干，然后再分别发出。此时，由于左门静脉的长度较短并且位于第Ⅳ肝段后面，供体操作在技术上特别苛刻。但是一般对于左侧供体来说，很少会由于肝内左门静脉变异而剔除供体。所谓的双门静脉并不是捐赠的禁忌，但需要在供体左肝切除术中进行适当的鉴别和分离，并且由于左门静脉的肝外部分更短，因此在受者手术中需要技术上更加复杂的重建。

### 肝动脉解剖

肝动脉解剖变异非常常见。1/4的患者左肝动脉起源于胃左动脉。在这种情况下，可以通过结扎和分离胃左动脉的胃分支和在胃左动脉根部进行动脉分离，从而获得更厚和更长的动脉分支(图51-2A)。由于肝右动脉变异，约7%的患者肝左动脉单独起自肝总动脉。在这种情况下，可以取整个肝左动脉干至肝动脉和胃十二指肠动脉分叉处，从而获得一个粗大的动脉袢(图51-2B)。超过半数的个体中，左肝Ⅳ段的动脉(通常称为肝中动脉)独立于其他肝左动脉分支。然而，在大多数情况下，吻合其中最粗的一个分支足以满足整个左肝移植物的血供。

### 胆道解剖

需要医生牢记的是，胆道解剖是常见的解剖变异因素。术中胆道造影对于显示胆道解剖结构的"路线图"和辨别肝管分叉的确切部位非常有价值。虽然

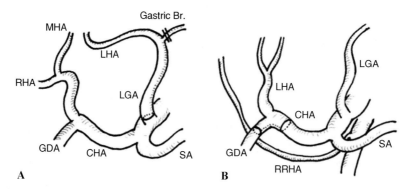

**图 51-2** 左肝活体肝移植捐赠者常见动脉解剖。A. 肝左动脉（LHA）由胃左动脉（LGA）引起，在这种情况下，可以通过连接和分离来自 LGA 的胃分支并在 LGA 根部解剖动脉来获得更厚和更长的动脉分支；B. 由于肝右动脉（RRHA）异位，只有来自肝总动脉（CHA）的 LHA 分支。在这种情况下，LHA 可以与共同肝动脉（CHA）和胃十二指肠动脉（GDA）的分叉一起去除，且可通过分支补片重建获得更宽的动脉口。Br，分支；MHA，肝中动脉；RHA，肝右动脉；SA，脾动脉

现今磁共振胆道成像能够提供高精度的胆管成像，但是术中胆道造影术仍然是黄金标准。几毫米的误差就可以改变移植物胆管开口的数量。更重要的是，离断方向错误几毫米即可能会对捐赠者造成终生的伤害。12% 的个体右后叶肝管可能变异汇入左肝管，这种变异非常常见，尤其是在左肝捐赠中尤为重要。尽管胆管的相应变异可能很常见，但它们很少需要任何特殊的外科手术修正。胆道结构的解剖变异与门静脉变异之间的相关性有助于在胆管造影之前预测胆管变异的存在。在具有三叉分支门静脉的患者中，患者中有 1/3 存在右后肝管汇入左肝管的情况。

### 肝静脉解剖

在肝静脉汇入腔静脉部位明确各肝静脉的解剖学关系十分重要。肝静脉根部之间的解剖关系对于确定正确的供肝切线和受体移植物流出道重建具有重要的意义。通常，肝右静脉（right hepatic vein，RHV）独立汇入下腔静脉，肝左静脉和 MHV 汇合成共干后再汇入下腔静脉。

在使用左肝移植物的成人活体肝移植手术中，对 MHV 的处理是一个技术难点。将含 MHV 的左肝移植物切除后，可以预见到供体残余肝将出现大片回流受阻区域，影响供者的残余肝功能。该淤血范围取决于供者 MHV 的类型，在 Couinaud 的一项研究中，发现在 24% 的病例中 MHV 是右肝的主要回流静脉。Lee 等人报道了使用不含 MHV 的右肝移植物移植后坏死的情况。5 例患者中有 2 例严重淤血，1 例在移植后 20 日因脓毒症死亡。同时，由于 MHV 还起到第Ⅵ肝段引流静脉的作用，如果左半肝没有 MHV 的主干，

移植物的功能也会受损。因此，作者提出了左肝移植的 MHV 重建标准。当确认右肝有粗大分支汇入肝中静脉时，获取左肝移植物应该不含 MHV 主干。第Ⅳ肝段的肝静脉淤血情况可以在移植物恢复灌注后通过多普勒超声检查来确定。如果Ⅳ段的门静脉血流是离肝血流，并且计算后未淤血区域的移植体积不足以满足受体的代谢需求，则应重建 MHV 分支。

尾状叶静脉回流是左肝移植术完全血运重建的另一个主题。通过术前的增强 CT 和术中超声检查（intraoperative ultrasonography，IOUS）发现，大约 2/3 的病例都会存在位于下腔静脉腹侧 60°位置的尾状叶静脉。

## 供体手术

### 术前准备和麻醉

所有的择期移植供体都应推荐在手术前进行自体输血的准备。

在手术前几日，应对供体给予卡那霉素和乳果糖用于肠道准备，并使用排泻药清空肠道，在手术当日的早晨给予灌肠。在诱导全身麻醉之前，放置硬膜外导管用于围手术期疼痛控制。在诱导一般气管内麻醉后，置入颈内静脉中心静脉导管以测量中心静脉压。在剖腹术之前，使用预防性抗生素，推荐第一代头孢菌素抗生素，并在手术期间每 6 小时使用 1 次。

静脉输液应该以 4.5～5 mL/（kg·h）的速率定量，以保持中心静脉压力处于较低的水平。

### 切口

在所有情况下选择倒 T 切口以获得最佳手术视

野。中线切口应该从乳房连线下方直至肚脐上方两个手指处。横向切口从直肌的左侧开始且朝向右第9肋间空间延伸并进入胸腔。在左侧肝切除术中不需要右侧胸廓切开术（译者注：无须如此切开）。另一种切口可以由梅赛德斯-奔驰切口改良而来的（具有额外的上腹中线切口），被称为雪佛兰形切口。将韧带和镰状韧带在靠近腹壁侧切开，留下的部分可以用于将移植物适当地固定到受体。解剖冠状韧带周围有利于暴露 LHV 和 MHV 共同主干的根部。

仔细检查和触诊肝脏并通过术中超声来最终确认是否可以实施供体切除征。如果发现肝脏存在术前未预见到的不符合要求的脂肪变，或肝脏存在未知的肿瘤时，应进行手术活检或穿刺活检以明确病理诊断。门静脉和肝静脉解剖也在 IOUS 下进行检查，特别是检查可能源自门静脉主干的尾状腺门静脉分支、MHV 的 3 个分支或引流尾状叶左侧的主要尾状叶静脉（spigelianlobe）。

### 肝门解剖

在肝左动脉周围注射 1% 的利多卡因（Xylocaine）以防止在解剖期间的动脉痉挛。首先切除胆囊，并且从胆囊管残端插入用于术中胆管造影术的导管。游离肝左动脉和肝中动脉直至与肝右动脉汇合处，解剖显露门静脉左支及其后方汇入的主要属支。必须保留尾状叶的门静脉分支，但应结扎和离断进后腹膜部分的分支。门静脉两个主干的分叉部位可以通过 IOUS 来确认。当存在变异的肝左动脉时，也应完全解剖出来并标记好以便随后用来与受者的动脉吻合。为了获得带有较长且口径较粗的移植物动脉，医生可以将胃左动脉的胃支结扎并离断。胆管周围的解剖应该十分小心，以避免由于破坏血供导致的术后胆管狭窄。

### 胆道离断

胆管切除，包括肝门板游离，可以在肝实质离断期间或者之后进行。可以使用荧光透视术进行胆道造影的观察，可以在术中以前后视和右前斜视角观察胆道解剖。右前斜视图有利于识别来自右侧部分或来自可能汇入左肝管尾状叶的胆管。在解剖左肝动脉和门静脉分支后，小心地从尾状叶上的结缔组织分离左肝管的根部，仔细鉴别并在荧光透视下确认，以免损伤右肝来源的胆管分支（图 51-3）。在结扎待离断一侧后，应重复透视以确定残留的胆管，保证安全边缘，以避免损伤供体的肝管汇合部。被离断的一侧应该加固缝合，且左胆管应被迅速离断。肝门板的剩

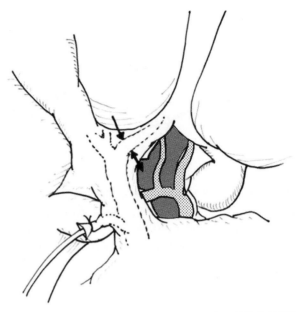

**图 51-3** 在胆管横断之前使用荧光透视法在左肝管的根部周围进行精细解剖。左肝管的箭头指示切割点。双箭头显示尾状叶前面的结缔组织的分界线

余部分在仅结扎残余侧之后也应切断。移植物侧肝门板的残端应当仔细检查，从尾状叶寻找胆道分支残端有无针孔样开口。再次进行胆管造影以确保供体的残留胆管不存在狭窄且没有胆漏。

### 游离

在肝门部解剖完成后，应仔细分离胃肝韧带，以免损伤源自胃左动脉的变异肝左动脉或副肝左动脉。左冠状韧带起自左叶膈面的头端边缘，与膈肌之间约有 1 cm 的间隙，此时在左叶下方垫入纱布防止在用电凝解剖韧带期间损伤食管和胃。结扎后分离左三角韧带。此外还应注意不要撕掉附着在脾脏上的网膜。

将左叶游离后，主要进行肝左静脉（left hepatic vein，LHV）和 MHV 共同根部的解剖。覆盖 IVC 前侧的隔膜韧带应小心地从 MHV 静脉根的右侧向左侧进行解剖（图 51-4），并向右侧解剖延伸几厘米，然后在尾状叶和肝下 IVC 之间进行解剖。使用长头 Kelly 钳尽可能小心地从肝下向肝上沿肝后下腔间隙插入。通过 IVC 前表面中线的无血管区将悬挂绳穿过。如果操作步骤较困难，可使用术中超声帮助辨别盲区的血管。静脉根左侧的解剖可以通过结扎和离断左膈静脉延长，然后沿 IVC 开始游离尾状叶的冠面。接下来，沿着尖头叶的尾部和外侧边缘切开腹膜。在肝左静脉韧带（Makuuchi's ligament）结扎并在底部分开后，将尾状叶从 IVC 的外侧游离到 IVC

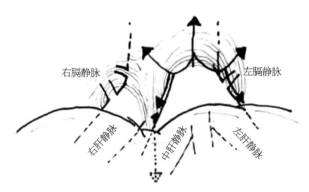

图51-4 围绕肝左静脉(LHV)和肝中静脉(MHV)共同根部的隔膜韧带的解剖。从左侧 MHV 根部的右侧小心地解剖覆盖腔静脉前侧的纤维组织。右侧解剖向下延伸几厘米,在尾状叶的尾部和肝下腔静脉之间解剖,然后进行 Belghiti 悬挂法。在静脉根部向左侧解剖完成后,通过结扎和游离左膈静脉(LIPV)向上扩展解剖。RHV,肝右静脉;RIPV,膈下右静脉

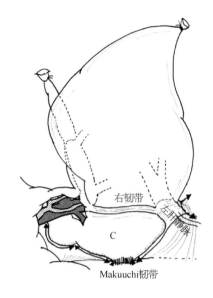

图51-5 从腔静脉开始游离尾状叶。结扎和分离左 Makuuchi 韧带(Lig.),并暴露肝左静脉(LHV)和肝中静脉的根部,与静脉窦一起绕线标记,而不结扎或分离静脉窦。C,尾状叶

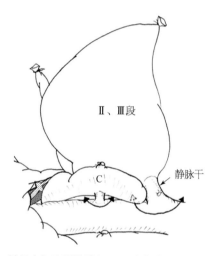

图51-6 尽量多切取肝静脉汇入下腔静脉处腔静脉管壁来获得 Carrel 袢以确保更宽的吻合空间。C,尾状叶;V,静脉

的内侧(图 51-5)。当尾状叶从 IVC 冠状面解剖结束后,LHV 和 MHV 的根部暴露并与静脉韧带相连。使用该种方法,不必结扎和分离形成小网膜的右边界并附着 LHV 根部的静脉韧带。最后,将引流尾状叶的尾状叶静脉暴露并用线穿过。若从 IVC 的左侧可以观察到悬挂用的线时,则游离完成。如果在肝脏横断后进行尾状叶的游离是困难的。

### 肝实质离断

通过选择性地夹闭左肝的动脉和门静脉分支,可以观察到左肝的分界,并通过电刀标记 Rex 线作为离断线。在间歇性 Pringle 动作(流入道阻断)下进行肝实质离断。流入道阻断法对于供者和活体肝切除术中的移植物是安全的。联合应用超声外科解剖器、钳夹法和电凝进行实质离断。保留在横断面上的小血管在两侧用细线结扎并离断。为了减少肝离断期间的出血,可以通过最小化潮气量、调整静脉补液速度和控制术中输液来保持中心静脉压(central venous pressure,CVP)处于低水平。为此,应该拉起韧带以抬高横断面,或者应该在 IVC 前面插入一根吊带。使用绕肝提拉技术。尾状叶下缘的薄肝实质可按常规方式分开。用弯血管钳插入肝实质和肝左动脉分支与门静脉分支之间(如果尚未切断胆管,则在肝实质和肝门板之间),沿血管后面离断尾状叶(或已经解剖的肝门板)。这一过程类似于 Couinaud 或 Takasaki 等报告的解剖性肝脏切除。

肝实质的离断需使用超声乳化吸引刀沿着 MHV 的右侧,但不暴露其主干,以防静脉血栓形成。结扎离断汇入肝中静脉的 V 段和Ⅷ段肝静脉的支流。

这种绕肝提拉技术能有效地牵引肝实质,不影响肝门部血管,并且尾状叶完全游离于 IVC。

在完成肝实质离断后,仔细止血,避免出现胆漏等现象。在肝断面可以使用纤维蛋白胶覆盖。

### 移植物取出

在切取移植物之前,用细的单丝线在移植物门静脉的左前侧缝合做标记。得到受体的手术团队的指令后,开始切取移植物。首先离断尾状叶静脉,为了更宽的尾状叶静脉吻合口,可以阻断并切取部分下腔静脉壁,类似于 Carrel 袢技术(图 51-6)。左门静脉根部需小心地阻断并分离,避免损伤供体侧。如果有从门静脉主干上直接分支的尾状叶门静脉,可以单独结

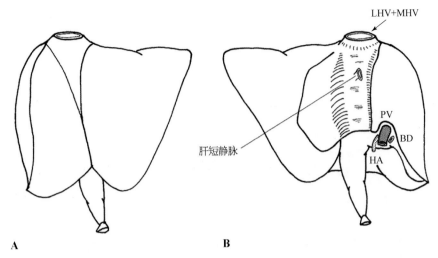

**图 51-7** 切除左肝脏的腹侧(A)和内脏(B)表面。BD,胆管;HA,肝动脉;LHV,肝左静脉; MHV,肝中静脉;PV,门静脉

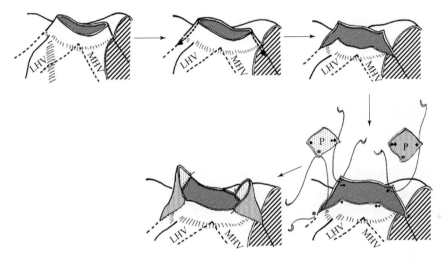

**图 51-8** 肝中静脉右侧(MHV)和肝左静脉左侧(LHV)纵向切割,并连接一个矩形静脉贴 片(p),用于静脉成形术

扎离断随后重建。接着,在肝左动脉根部双重结扎并离断肝左动脉。离断肝左动脉后,与尾状叶静脉相同,使用阻断钳夹闭 LHV 和 MHV 共干根部,完整切取移植物。

### 后台修整(图 51-7)

在取出移植物前,需要另一个手术团队准备修肝台用物,准备口径合适的套管、器械、灌注液和冰等。移植物取出后立即浸泡在冰的生理盐水溶液中并移至后台准备修整。将一口径合适的门静脉灌注管小心地插入门静脉的断端内,首先使用冷的生理盐水灌注。直到肝静脉流出的水清澈后改为使用保存液继续灌注。

为了防止肝静脉狭窄,扩大肝静脉开口非常重要。将 MHV 的右侧和 LHV 左侧剪开,把肝静脉袢扩大成呈矩形(图 51-8)。

当切取含尾状叶的左半肝移植物时,一般不将短肝静脉与受体直接吻合(图 51-9A)。肝短静脉和 LHV 及 MHV 的静脉成形术可以在后台修肝中进行。当肝短静脉、LHV 和 MHV 彼此比较靠近时,可以将肝中-左静脉共干的后壁与尾状叶肝静脉分支的顶端间断缝合在一起(图 51-9B)。如果有较长的静脉移植物时,可以将静脉移植物的一侧剖开并扩大,其将吻合到肝短静脉的开口上。另一端开孔扩大后缝合至 LHV 和 MHV 的袢上,避免移植物流出道狭窄(图 51-9C)。

静脉成形术后,将移植物称重,浸没在保存液中,并小心地带到受体手术室。

### 关腹

连续缝合肝静脉的残端。仔细止血并通过胆道造影管注射生理盐水来排除胆漏。放开气囊后取出

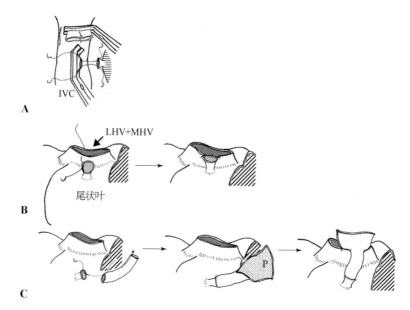

图 51-9 肝短静脉血管成形术。A. 肝短静脉可与受体的下腔静脉（IVC）吻合；B. 肝短静脉、肝左静脉（LHV）、肝中静脉（MHV）靠近，将肝左-中静脉的移植共干后壁与肝尾叶的静脉分支前壁缝合；C. 若移植静脉较长，将移植静脉导管的一端沿纵向切开以扩宽血管口，再将其与肝短静脉的血管口吻合。P，静脉补片

胆道造影管，结扎胆囊管残端。使用纤维蛋白胶覆盖断面。使用胃管预防由于左外叶移除后因胃替代空腔导致的胃排空延迟。再次行超声检查确定残留肝脏中的动脉、门静脉和静脉血流。同时使用动脉夹阻断血流验证变色的静脉回流障碍区域与术前预期相似。将一根封闭的吸引引流管放置在肝脏的断面旁边，另一根引流管放入 Winslow 孔内，以便更好地引流。最后，逐层缝合伤口完成手术。

### 术后管理

应在术后对供者进行密切地监护。应对其进行常规实验室评估，其中包括肝功能检查、肌酐水平和凝血酶原时间等。鼻胃管应保持原位，直到肠功能恢复。术前施用预防性抗生素，并在手术后持续 3 日。锻炼肺活量预防肺不张。下肢压迫装置应保持原位，直到患者可以走动。

## 受体手术

### 剖腹术（图 51-10）

受者与供体同时进入手术室。当受者存在患肝细胞癌的可能性时，特别是正在接受局部治疗的受体时，应在供者手术前，对受者进行全面的检查。采取中线切口，需确认腹腔内播散的可能性，对癌症晚期的患者需进行触诊，以确认是否有淋巴结转移瘤。此外，还必须用超声检查明确肿瘤是否侵犯血管。排除肝脏以外的疾病后，可继续行手术，扩大中线切口延

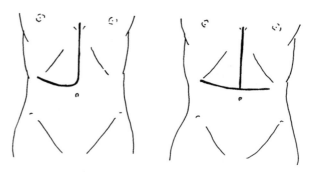

图 51-10 左肝移植受体开腹手术

伸至右上腹，到达第 9 肋间隙。此时，供者手术开始进行。

### 肝门解剖（图 51-11）和肝切除术

在部分肝移植（无须进行全肝移植的）案例中，进行受者肝切除时有一些需要注意的问题。主要的技术原则就是要保证所有肝门结构的长度和完整性，以备在植入时选用。肝左、右动脉应游离得尽可能长。当存在副肝动脉和替代肝动脉功能的动脉后，也应尽可能长地保留动脉干。左右门静脉也应尽可能地游离长。整个左门静脉（包括脐部）可以切除，切下来的部分可以用做静脉补片供流出道重建时（体外程序）使用，这需要尽可能向外围剥离左侧胆管。

左右肝管应尽可能地保存完好，保存整个肝门部纤维块以最大化地保留胆管的血供，以利于随后的胆管重建。必须保证下腔静脉的完整性，仔细离断肝短

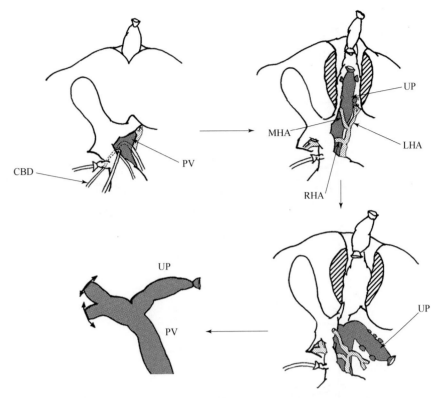

**图 51-11**　左肝移植受体开腹手术。应尽量保证所有肝门结构的长度和完整性。CBD,胆总管;LHA,肝左动脉;MHA,肝中动脉;PV,门静脉;RHA,肝右动脉;UP,门静脉矢状段

静脉,并尽可能地游离肝静脉血管蒂。

　　将肝脏与腹腔之间的所有韧带仔细分开。将下腔静脉从腹膜后腔的横膈膜上剥离至右肾上腺静脉口。对所有的肝短静脉进行标记、结扎和分离。离断所有膈静脉以便随后进行流出道重建。

**无肝期**

　　大部分情况下无须进行门体静脉分流术,但是,在一些情况中,例如急性肝衰竭的患者,如果术前没有接受过门静脉分流治疗(如脾肾门静脉分流),可以考虑实施门静脉分流术。最常使用的门静脉分流术是在门静脉右支与腔静脉之间的端侧吻合术。不过即使在这样的案例中,只要无肝期时间足够短,也能免去不做门静脉分流术,但需要调整受体手术过程中移植肝摘除及血流阻断的时间。

**流出道重建**

　　腔静脉回流是部分器官移植手术最重要的环节之一。由于流出道很容易因血管扭曲而阻塞,肝脏静脉吻合术中的对齐就很重要。一般而言,应将移植肝肝左静脉和肝中静脉的汇合处与受体的肝左静脉和肝中静脉进行端-端相接(图 51-12A)。如有必要,可将受体肝左静脉与肝中静脉的共同开口右扩并与肝右静脉的开口结合(图 51-12B)。如果肝右静脉较

短、肝右静脉通过根部的连续缝合被关闭,就可以按以下步骤使用静脉补片:肝左、中静脉接好后,阻断肝上和肝下下腔静脉。然后将肝中静脉切向已经关闭的肝右静脉,横向扩大腔静脉开口。接下来将移植补片与切开面缝合(图 51-12C)。

　　如果左移植肝里包含肝尾叶,就应该考虑做肝尾叶的静脉重建术,否则回流受阻的肝尾叶的再生就会受影响。如果用静脉移植物做了肝短静脉的静脉成形术(图 51-9C),在移植肝上新做出来的肝静脉单开口应与受体的肝静脉和下腔静脉吻合。

**门静脉重建**

　　进行左肝移植手术一般需要在移植肝的左门静脉和受体的门静脉左支(或门静脉干)之间进行端端重建。血管的对齐至关重要,且移植肝(血管)前壁和受体的门静脉左支用 6-0 缝线标记。从缝合的第一针起开始调整已经标记过的移植肝(血管)前壁和受体门静脉左支(图 51-13)。实施移植肝的门静脉缝合术时最好能留出一段稍长的冗余部分。如果过短,移植肝再生和旋转时就可能会发生严重问题。

　　有时可以观察到从肝尾叶门静脉左侧壁生出的单独尾状门静脉。此时建议做一个成形术保证移植肝尾叶功能完整。

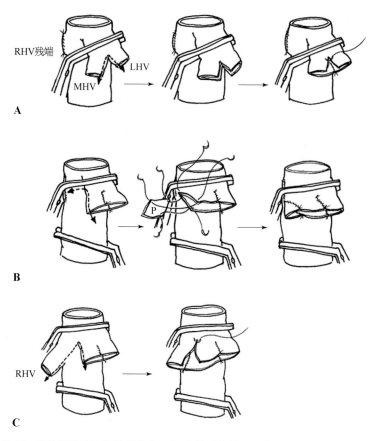

**图 51-12** 受体肝静脉的静脉成形术。A. 连接受体的肝左静脉(LHV)和肝中静脉(MHV);B. 可将受体肝左静脉与肝中静脉的共同开口右扩并与肝右静脉(RHV)的开口结合;C. 如果肝右静脉较短,肝右静脉通过根部的连续缝合被关闭,就可以按以下步骤使用静脉补片(P)

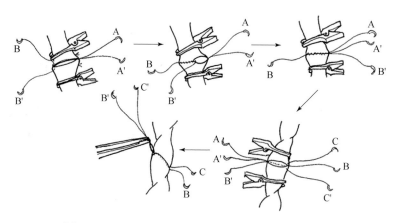

**图 51-13** 门静脉吻合术。箭头指示门静脉前壁中心位置

有门静脉血栓、静脉内切除或者肠系膜血管介入的受体需要进行血管移植物架桥,这与接受脑死亡捐献的全肝供体肝移植类似。但使用肠系膜血管进行架桥效果并不总是令人满意。

### 肝动脉重建

动脉重建的技术对于肝移植能否取得成功至关重要。供体的血管很细(直径 2~5 mm)且短。手术缝合通常是采用 8-0、9-0 及 10-0 尼龙缝线,在显微镜下进行,有时则是在手术放大镜下进行。

具体而言,用单微动脉夹夹紧受者动脉和移植动脉以暂时阻断血流(图 51-14)。第一针缝合位于可视范围内动脉最背面处,用单丝尼龙线进行。每一针都从动脉壁内侧向外侧进行。出针后牵引至背部打结。此后顺着前一缝合处的两侧向前缝合。如果移植动

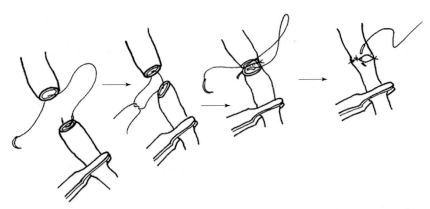

**图 51-14**　动脉吻合术。受体动脉和移植动脉用单微动脉夹暂时阻断血流。第一针缝合位于后壁中心。牵引至背部打结，以使内膜能够良好地对合。此后顺着前一缝合处的两侧向前缝合。前壁的缝合可以采用常规的单针显微缝合。箭头表示过程的先后

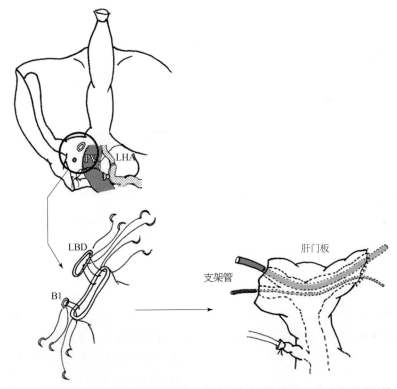

**图 51-15**　支架管从与肝门板相对的开口引入并被固定在肝门板上。吻合从后壁开始，缝针由外到内刺入移植肝的胆道，然后由内到外刺入肝门板孔口。线结总是位于胆道外面。B1，肝尾叶胆道；LBD，左肝管；LHA，肝左动脉；PV，门静脉

脉难以翻转，采取双针头尼龙线显微缝合（W10V43-9N，《京成医疗产业》，东京，日本）可解决。受体的肝左、中、右动脉都适合做重建。其他未被使用的动脉血管应该保存下来，以便在重新吻合时使用。

由于肝脏第Ⅳ段动脉供血范围差异很大，左侧移植肝上很可能有多个动脉残端，但并不是都需要做多个动脉重建来接通动脉。在进行受体手术前，要对肝脏内的动脉通道进行两次确认。第一次，在供体手术中对肝中动脉进行暂时夹紧后利用多普勒超声波检测法检查肝左动脉的通畅性；在摘取了移植肝并放入托盘后，从肝左动脉残端轻轻注入冷的生理盐水，确认肝中动脉是否有回流。如果能够观察到脉动流动（表明移植肝内的肝左、中动脉联通），或者在主动脉重建完成后在手术中利用多普勒超声检查确认有肝中动脉流，那就没有必要对剩余的残端进行重建。

**胆道重建（图 51-15）**

胆道重建被认为是死亡捐献供体全肝移植手术

最难的部分。对于部分肝移植来说,因为移植肝上的胆管更加细小且可能有多支开口(直径通常只有2~5 mm),因此,胆道重建的难度不言而喻。从技术上讲,胆管重建比标准肝移植中的胆总管端端吻合术要求更高。因此,部分肝移植中发生胆漏和胆管狭窄等并发症的概率更高。

在过去,部分肝移植中的移植肝胆管重建通过带支架或不带支架的肝管空肠 Roux-en-Y 吻合术完成。近来则更多地用受体自身的胆管进行,同样可以带支架或不带支架,称作胆管端端吻合术。为实施此种吻合术,应该把受体的整块肝门板及胆总管包含进来。胆管端端吻合术可能带来的好处包括:不用进行肠吻合,保证了胆道括约肌的功能,能够进行吻合口内镜检查。

位置接近且共有一个管壁的多个胆管应该被合并,这样就只用进行一次吻合术。在这种情况下,可先将这些相邻胆管的共享隔纵向分离,再用精细的可吸收缝合线连接,这样就可以为吻合术的实施制作一个单宽口。移植肝内所有的胆管都有必要标记清楚。细小的胆管可以直接缝合,而不必进行重建。

胆道系统的吻合应该无张力,手术完成后应该利用外部支架管通过胆管造影检查是否有胆漏或胆管狭窄。让支架管穿过吻合口的作用存在争议。

### 术后管理

活体肝移植受体的术后管理与死亡捐献供体肝移植类似。术后初期,需要做密切的侵入性心脏监测,以防止中心静脉压过高。部分肝移植所必需的他克莫司剂量较小,而且应该根据移植肝的大小进行调整。

如果移植过程中出现大出血及血压过低的情况,则可能出现术后肾衰竭,这点应当提前预知。术后每隔6~8小时测量1次患者的体重和血液进出平衡度,以保证患者整体体征稳定、防止发生急性肾衰竭。术后3~4日时开始进入多尿期,在此之前患者的体重增加幅度应该控制在10%以内。

---

## 要点和注意事项

### 供体程序

- 成功的左肝移植靠的是针对患者个体认真选择合适的供体,包括运用 CT 精确评估移植肝的大小。
- 显露肝左、中动脉和门静脉主干,保留肝尾叶的尾状门静脉分支。然后进行包括肝门板剥离的胆管横切。
- 肝门游离后,仔细分离胃肝韧带,以免损伤来自胃左动脉的变异肝左动脉和副肝左动脉。肝组织的离断则需在不暴露静脉主干的前提下沿肝中静脉右侧进行。

### 修整管理

- 肝中静脉的右侧和肝左静脉的头侧纵向切开,用矩形静脉补丁环绕住整个静脉残端或是肝静脉开口处。
- 如果有较长的静脉移植物,将移植静脉导管的一端沿纵向切开以扩宽血管口,再将其与肝短静脉的血管口接合。另一端应先纵向切开,再横向切开,与肝左、中静脉吻合。

### 受体程序

- 腔静脉回流是部分器官移植领域最重要的技术环节之一,不仅吻合术重要,移植肝的最终位置在流出道中也起着重要作用。通常,会将受体的肝左、中静脉或者肝左、中、右静脉打开并处理齐整,然后与经静脉成形术处理的移植肝吻合。
- 门静脉吻合术一般都比较简单,只需进行一次重建。对齐也很重要,并且要考虑未来移植肝的旋转(移植肝会再生)。
- 移植动脉又细又小,吻合术通常在手术显微镜下进行,左移植肝有时会有数个肝动脉。
- 胆管重建时,常用胆管端端吻合术,此外就是肝管空肠吻合术。

# 第 52 章

# 针对儿童及成人受体的劈离式肝移植

## Split Liver Transplantation for Pediatric and Adult Recipients

Hector Vilca-Melendez • Nigel D. Heaton

张 赫•译

儿童肝移植在过去的 25 年间推动了肝移植外科技术的快速发展。早期成功的肝移植手术主要依赖于供受体肝脏体积相符的全肝移植方式。这很大程度上限制了受体体重小于 10 kg 的儿童肝移植的开展,缺少合适的供体以及外科并发症如肝动脉血栓的高发生率是其主要的限制因素。然而,随着需要肝移植治疗的儿童患者数量的不断增加,移植等待时间和等待名单死亡率开始上升。在此背景下,为降低等待名单死亡率,并为年龄更小的儿童进行肝移植,基于肝脏分段解剖的减体积技术逐渐发展起来。此项技术革新显著扩大了供体的可选择范围,推动了儿童肝移植手术量的快速增长。移植肝减体积技术被证实是成功的,然而,由于剩余的右半肝被丢弃所造成的浪费,使得本可用于成人肝移植的年轻供体肝脏数量减少。为解决这一困局,"劈离"的概念应运而生,即一个肝脏一分为二分别移植于两个受体。目前,劈离技术因其良好的预后已经得到了广泛认可。

现就劈离式肝移植的沿革和现状做一综述,重点从供受体的选择、外科技术、术后并发症和临床预后等方面进行阐述。

## 左外叶/扩大右叶劈离式肝移植

### 背景

Couinaud 于 1957 年首次报道了肝脏分段解剖技术应用于肝脏劈离。另一项研究则阐明了改良肝切除手术应用于肝脏减体积的基本原理,从而获得适合于更小儿童受体的有功能移植物。最初肝脏多被削减为左外叶(Ⅱ 和 Ⅲ 段)或者左叶(Ⅰ～Ⅳ段或Ⅱ～Ⅳ段)后移植给危重患儿,并获得了较为满意的早期预后效果。由于这种减体积肝移植术后患者生存率与全肝移植相当,而且术后血管并发症发生风险更低,因此这一技术在终末期肝病患儿的治疗中得到了快速的推广和广泛的认可。此外,左外叶段肝移植肝静脉重建(背驮式技术)这一新技术的发展,大大提高了手术安全性,使得为更小年龄的儿童进行肝移植成为可能。

Pichlmayr 于 1988 年进行了首例肝脏劈离手术,两部分肝脏分别移植给一名儿童及一名成人患者。之后,Emond 等报道了 18 例接受劈离式肝移植的病例,受体及移植物存活率分别为 67% 和 50%。来自数个欧洲中心的数据显示,在劈离式肝移植开展的早期,其术后生存率与全肝移植相比是差强人意的(表

**表 52-1　早期劈离式肝移植的预后结果（多于 10 例劈离案例的中心数据）\***

| 作者 | 年份 | 例数 | 患者生存率（%） | 移植物存活率（%） |
|---|---|---|---|---|
| Emond 等 | 1990 | 18 | 67 | 50 |
| Broelsh 等 | 1990 | 30 | 60 | 42 |
| Langnas 等 | 1992 | 10 | 50 | 50 |
| Houssin 等 | 1993 | 16 | 75 | 69 |
| de Ville de Goyet 等 | 1995 | 98 | 68 | 62 |

\* 依据原始数据计算。

52-1）。移植物 1 年存活率为 40%～60%，患者 1 年生存率为 50%～75%。Houssin 等于 1993 年报道了 16 例依靠动脉造影和胆道造影进行肝脏解剖学重建评估技术而完成的离体劈离式肝移植，其中 12 例为急诊手术，4 例为择期手术，患者 1 年生存率及移植物 1 年存活率分别达到了 75% 和 69%。准确了解肝脏的解剖学变异，包括移植物的大小和重量、肝静脉和门静脉解剖、胆道和动脉解剖等对于劈离是否成功都是至关重要的。1993 年，一项有关劈离式肝移植的欧洲研讨会分析了 9 个临床中心在 1988—1993 年完成的 50 例肝脏劈离即 100 个移植物的临床数据后认为，为降低劈离式肝移植术后并发症和移植物失功能的发生率，还有很多临床技术问题需要解决，比如高风险受体的选择、肝右叶移植不良预后率高等。肝移植患者术后脱离重症监护后无法耐受手术并发症，其中 4% 的患者并发门静脉血栓，11.5% 并发肝动脉血栓，发生胆漏的患者达到 18%。接受劈离式右叶肝移植的患者进行二次移植的比例达到了 22%，远高于全肝移植患者 10% 的比例。胆道造影或动脉造影并没有降低胆道或动脉并发症的发生风险。在 100 个移植物中，最终有 41 个发生了失功能，长冷缺血时间和技术性缺陷被认为是早期并发症的重要危险因素。然而，来自欧洲肝移植注册机构的数据显示，如与患者肝病严重程度进行匹配后，劈离式肝移植受体 6 个月生存率与全肝移植受体相差无几。由于接受急诊肝移植的成人患者预后不佳，因此当时得出的结论是劈离式肝移植仅适用于经过筛选认为可以耐受早期并发症的患者。

随后，Kalayoglu 等报告了 6 例使用金属探针明确动脉及胆道解剖变异的体外肝脏劈离手术，在劈离过程中其将血管主干和胆总管保留于肝右叶，而使用间置静脉和动脉重建左叶血供。并且其认为若发现右叶移植物存在缺血并发症迹象，应切除Ⅳ段肝段。

尽管随访时间较短，但 5 名成人受体和 7 名儿童受体的生存率和移植物存活率分别达到了 91% 和 75%。

随着患者选择标准的优化和外科技术的进步，劈离式肝移植得到越来越广泛的应用。根据 Azoulay 等的报道，27 例劈离式肝移植的 1 年患者生存率和移植物存活率分别为 79% 和 78%。动脉和胆道并发症的发生率分别为 15% 和 22%，且均未直接导致移植物失功能。供体的选择被再次认为是关键影响因素，只有条件最理想的供体肝脏才会被考虑进行劈离，并且肝右叶必须移植给经过筛选的成人受体。在手术过程中，肝实质被从Ⅳ段中部劈离开来，以试图解决术后局部缺血和切面胆漏的问题。

1995 年，Rogiers 等阐述了基于活体供体左外侧段肝移植手术发展而来的在体肝脏劈离技术。其报道的病例中患者及移植物半年存活率为 92% 和 85%，且无一例胆道并发症发生。在 7 个病例中，6 例的Ⅳ段肝段得到保留，另外一例于移植术中进行了切除，另有一例发生了切面脓肿。与同时期进行的 19 例离体劈离相比，7 例在体劈离病例的术后谷草转氨酶峰值相对较低。Goss 等于 1997 年报道了 15 例在体劈离手术，共获得 28 个肝脏移植物，其患者生存率和移植物存活率分别达到 92% 和 86%，基于此阐述了在体劈离可获得更佳预后的观点。然而，Rela 等在 1998 年发表了离体劈离可以取得更好预后结果的报道，22 个供体肝脏经劈离后进行的 44 例肝移植物移植手术，其患者和移植物 1 年中位生存率分别达 90% 和 88%。同年 Mirza 等报道的 24 例离体劈离肝移植物的患者及移植物存活率为 78% 和 68%。Busuttil 和 Goss 于 1999 年回顾分析了 1990—1998 年来自 10 个移植中心的 349 例离体和在体劈离式肝移植手术以及 1992—1999 年其所在移植中心的 72 例在体劈离式肝移植病例，得出的结论是在体劈离式肝移植因其明显更优的预后效果，在技术上应作为首选。然而，若从单中心离体劈离术式获得的最佳预后（患者 90% 的生存率和移植物 88% 的存活率）来看，两者的预后结果其实不相上下。

进一步的革新结合了每种技术的优势，既能完成肝门部在体精细解剖，同时也能保证实质分离时有效的切面止血。依赖标准的灌注成像和结构重建，精细的解剖得以完成。这不仅保障了良好切面止血，同时通过探查胆管树，在分离肝门之前能够详细了解解剖结构。在体劈离具有以下几点优势：有助于详细辨别重要解剖结构、保留肝Ⅳ段动脉、便于多中心共享移植物以及移植前更充分安全的止血。但离体劈离也

表 52-2　近期左外叶/右叶劈离式肝移植的一年总体患者和移植物存活率

| 作者 | 年份 | 例数 | 患者生存率(%) | 移植物存活率(%) |
|---|---|---|---|---|
| Meneu-Diaz 等 | 2008 | 20 | 84 | 72 |
| Nesher 等 | 2011 | 55 | 80* | 66* |
| Vagefi 等 | 2011 | 106 | 88* | 84* |
| Saidi 等 | 2011 | 557 | 88* | 83* |
| Doyle 等 | 2013 | 53 | 96 | 96 |

*依据原始数据计算。

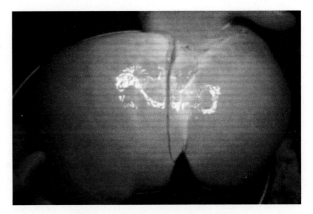

图 52-1　左外叶/右叶劈离式肝移植

有不需要额外医疗资源和外科技术经验，并且可在受体手术同时进行肝脏劈离等优点。目前，劈离式肝移植手术量较大的临床中心大多使用离体劈离技术。

无论成人还是儿童，劈离式肝移植与全肝移植的长期预后效果旗鼓相当（表 52-2）。尽管劈离式肝移植已经在众多移植中心日常化，同时也成功地缩短了儿童肝移植的等待时间，但是其仍没有得到广泛接受和认可，从国际上看，劈离式肝移植术式占比依然处于极低水平（美国获得的全部肝移植物中仅有 1.3% 为劈离式肝脏）。虽然进行劈离式肝移植的初衷是在保障成人移植数量的基础上为儿童患者提供更多的移植物，但是许多移植中心依然不愿意使用劈离肝脏。

### 供体的选择

在劈离式肝移植发展早期，预期具有良好肝功能的肝脏被公认为是质量较好的肝源。当时年龄超过 50 岁被定义为边缘性供肝者。年龄小于 40 岁的供体被认为适合通过劈离方式为儿童提供左外叶肝脏。在肝右叶移植中，GWBWR 小于 0.8% 的受体有发生小肝综合征的风险。虽然理想上供体年龄应小于 50 岁，但年龄更大的供体肝脏依然可以使用。脂肪变性小于 20% 的轻度脂肪肝在尽可能缩短冷缺血时间的情况下可以用作供肝。轻度肝功能异常（谷草转氨酶水平低于正常值三倍或高于三倍但有下降趋势）的供体，严密监测下超过 5 日肝功能持续好转，且血管加压药物明显有效，其肝脏可以谨慎使用。如果数个危险因素同时存在，那么肝脏不能进行劈离。由于边缘性供肝（如脂肪肝）的功能性体积减小，且存在更加明显的缺血再灌注损伤的可能，使用其进行劈离式肝移植会带来更高的且不可预测的移植肝衰竭风险。

DCD 进行劈离式肝移植对于小于 30 岁的年轻供者可能可以进行，但目前的病例报道极少，且预后

资料缺乏。短的热缺血和冷缺血时间被认为是预防早期肝功能障碍和缺血性胆道并发症的重要因素。为使劈离的两个移植物均能被成功使用，两个移植物同时移植以及慎重选择条件合适的受体（避免需要长时间的困难的解离）是十分必要的。

供肝若要进行劈离分别移植给成人和儿童，血管和胆道的解剖学变异不是绝对的禁忌证，但潜在的移植术后并发症需要高度重视。对供肝外科解剖充分详尽的了解，尤其是尾状叶的附属结构，是对于进行劈离式肝移植的基本准备。

### 受体的选择

劈离式肝移植最初的经验多是从高风险患者的移植中得到的，这些患者大多接受加强监护但预后极差。医生很快意识到如果要使劈离式肝移植的预后能够达到减体积或全肝移植的水平，必须在受体的选择上做进一步的改进。左外叶劈离对于急性或慢性肝病的所有儿童患者均适用，且具有极佳的短期和长期生存率。肝右叶劈离应用于成人需要评估受体的体量和复杂性，如有可能应选择病情稳定的患者作为受体。可能无法耐受胆道并发症的患者应避免进行劈离式肝移植。

### 外科技术

肝脏左外叶必定分配给儿童，而剩余的右叶视情况分配给另一名儿童或成人（图 52-1）。分配给儿童的肝脏体积是根据供体受体体重比 10：1 的比例进行计算的（例如，来自体重 70 kg 的供体左外叶肝脏适用于体重 7 kg 左右的儿童受体）。离体劈离和在体劈离的外科手术技术有所不同。

#### 离体劈离

离体劈离在供肝取回并使用保存液灌注后进行。供肝应该在移植中心事先准备好的工作台进行劈离，

且事先需评估肝脏居于重要意义的解剖结构。肝脏劈离需在 UW 液中进行并且全程保持 4 ℃ 低温。容器内一般需放置无菌的碎冰以保持所需的温度，可以只用温度计监测保存液的温度变化。时常更换融化的冰水有助于维持 4 ℃ 低温。

对以下结构进行系统性的评估。

（1）肝静脉：肝左静脉与肝中静脉需分别独立汇入下腔静脉。确定存在一支还是两支静脉，如果存在两支静脉则需要进行重建。

（2）肝动脉：检查肝动脉至左叶或右叶的分支。明确肝左动脉、肝右动脉和肝 IV 段动脉。

（3）门静脉：确定左右门静脉分叉位置。

（4）胆管系统：应避免对胆总管进行解剖。胆管于肝门板处分叉。胆管与肝动脉之间应尽可能少的进行解剖游离，以保护胆管的滋养动脉。

血管结构的分割取决于供肝的解剖结构和受体的条件。按常见解剖类型，于下腔静脉水平分离肝左静脉并横向离断（图 52-2A），随后横向缝合下腔静脉上的切口。游离门静脉至分叉处，而后结扎并离断去往尾状叶的分支。于其起点处离断门静脉左支（图 52-2B），横向吻合门静脉缺口。游离肝动脉至分叉处。如果肝左右动脉之间分配清晰，则在肝左动脉起始处进行离断（图 52-2C）。如存在多支动脉，动脉的

分配应保证血管重建的需要最小化。准确辨别排泄左外侧段和 I、IV 段肝脏胆汁的胆管进行离断是避免移植后胆道并发症的关键。离断左肝管并使用材质优良的 PDS 缝合线缝合肝门板（图 52-2D）。

血管和胆道被分配离断后，立即自镰状韧带的右侧 1 cm 处进行肝实质分离。使用止血钳轻柔地压碎肝实质以暴露血管结构，进行结扎或夹闭后进行离断。这一过程需细致地进行重复直至肝实质被完全离断。之后使用保存液从动脉和门静脉灌注左外侧段肝脏，以检查切面是否存在漏口。为了达到严密止血的目的，肝切面通常需要进一步的缝合。

左外叶移植物需重新包装保存直至进行移植，其所附带的管道结构包括肝左静脉、肝动脉（肝左动脉或肝总动脉）、门静脉（左支或主干）及左肝管。理想情况下，受体肝切除术应在移植物准备完成的同时结束，从而将冷缺血时间缩减到最短。

扩大的肝右叶移植物需要进一步修整。为避免门静脉在移植过程中发生扭曲，I 段肝段（尾状叶）需进行切除。通常情况下，医生需切除 IV 段肝段以避免肝段缺血从而降低切面渗血或胆漏的发生率。右叶移植物携带下腔静脉（肝左静脉横向缝合断口）、肝动脉（肝右动脉或肝总动脉）、门静脉（右支或主干）及胆总管（缝闭剩余左肝管）（图 52-3）。

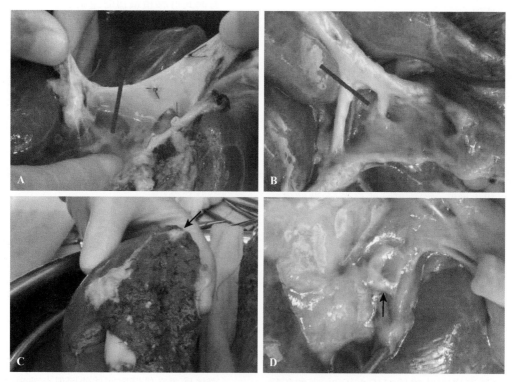

**图 52-2** 离体劈离式肝移植。主要解剖结构。A. 肝左静脉；B. 门静脉及分割线；C. 肝动脉及分割线（箭头）；D. 左肝管（箭头）

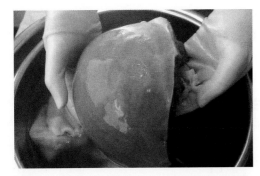

图 52-3　劈离式肝移植的右叶移植物（Ⅳ段已移除）

### 在体劈离

在多器官获取中，在体劈离可在保存液灌注前进行。在通过左外侧段保持完整血供的情况下进行肝实质分离。通常使用钳夹方法碎裂离断组织、空化超声外科手术抽吸器或其他在肝切除术中使用的技术进行肝实质的离断。两侧切面的血管必须严密结扎以避免出血过多导致供体血流动力学不稳。一旦肝实质被分离之后，需要立即评估Ⅳ段的血流灌注情况，如果灌注不佳可在工作台上将其切除。之后器官获取按正常程序进行，使用保存液灌注器官，按最便捷的方式分离肝脏血管和胆道，即可运送至不同的移植中心进行移植。

与离体劈离相比，在体劈离有以下几点优势。

（1）更严密的切面止血。

（2）肝实质分离后对Ⅳ段血供可进行更可靠的评估。

（3）移植物获取后无须再修整。

（4）便于与其他中心共享器官。

（5）一定程度上减少冷缺血和热缺血时间。

但同时也有劣势。

（1）器官获取时间延长。

（2）供体所在医院需要配备进行劈离的条件。

（3）器官获取团队需要具备更专业的知识和技术。

（4）导致供体生命体征不稳定影响其他器官获取的可能。

### 技术问题

胆道造影。对于左外叶/右叶劈离没有必要进行胆道造影。仔细探查胆管有助于了解胆道结构的解剖变化。如果左支直接去往脐裂隙的右侧，在 97％的情况下，将会产生单独一根左肝管以进行胆道重建。在 3％的案例中，将存在两支胆管，并且需要单独吻合（图 52-4）。在胆管分开后，外科医生应立即缝

一根宽松的 7/0 PDS 缝合线，以标记左外叶上的胆管，便于在肝脏植入和胆道重建（Roux-en-Y 肝空肠吻合）之前在切面上识别胆管。尾状叶的确定和肝门板的缝合，有助于减少因未能识别尾状叶小胆管所造成的胆漏可能性。

血管造影和血管结构的分配。在离体劈离中，没有必要进行血管造影来识别供体动脉的变异。同样，应小心精细地解剖肝门结构，以确定胃十二指肠动脉起始部位的解剖变异。肝左右动脉从肝总动脉的低位分叉非常有利于劈离，但是仍然有必要识别可能来自任一分支的Ⅳ段动脉起源。从胃左动脉或肠系膜上动脉分别识别左或右副肝动脉在解剖时是相当容易的，并且它们的变异将决定血管主干在两个移植物上的分配。在不存在动脉解剖变异（门静脉主干或肝总动脉）的情况下，主要血管结构的分配将取决于受体的特征条件和移植团队的经验。由于活体供肝移植的限制，导致接受左外侧段的受体需常规使用“短血管”。如果手术小组对于小血管的吻合没有充足的信心，那么整支肝总动脉应给予儿童受体。供体肠系膜上动脉可作为移植物，用于克服供受体动脉之间管径不符的问题，因此，通常同时进行获取。如果受体门静脉闭锁或有血栓形成，则门静脉主干可以分配到左外叶移植物。

Ⅳ段和肝断面的处理。在离体劈离过程中，医生很难预估Ⅳ段肝组织的存活能力。因此，为了避免肝断面坏死后出现的胆漏和脓肿，通常把Ⅳb段切除。以胆囊窝至肝门连线为界线切除Ⅳb段肝组织。移植物在植肝前通过动脉和静脉灌注 UW 液来检查血管有无漏口。检查时需选用大小合适的套管针来灌注，避免损伤动脉内膜。切面的漏口使用 5/0 或 4/0 Prolene 线缝闭。移植物植入并恢复血流灌注后可在肝断面喷洒纤维蛋白胶或其他止血用品帮助减少出血或小胆漏发生率。有时肝断面的出血控制非常困难。避免静脉流出道梗阻和不规则的肝断面可以减少断面出血的概率。麻醉医生在恢复灌注前及时纠正潜在的凝血障碍非常重要。在移植物恢复灌注后，可采用缝合、氩气刀以及各种止血材料来进一步帮助止血。

胆道重建。在左外叶移植时，使用胆肠 Roux-Y 吻合术重建胆道，胆支长度为 40～50 cm。在移植物修整植入前，需要仔细检查Ⅳ段的胆管开口，并将其缝闭。在个别病例，Ⅱ段和Ⅲ段的胆管分别独立开口，需要在 Roux 肠袢上分别做两个胆肠吻合口。在使用右叶移植物时，通常使用供受体的胆管行端端吻

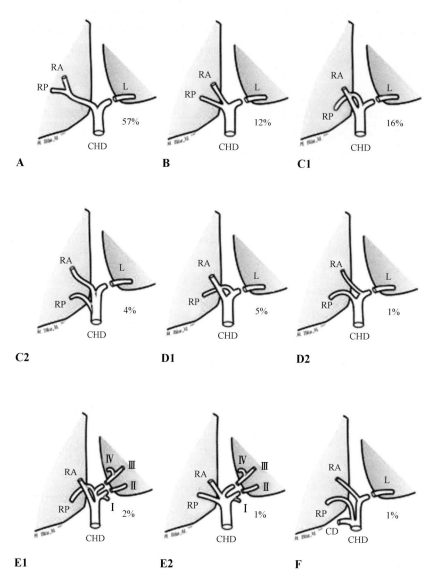

**图 52-4** 与肝脏劈离相关的常见的胆道解剖变异。CD,胆囊管;CHD,肝总管;L,左肝管;RA,右前叶胆管;RP,右后叶胆管;Ⅰ、Ⅱ、Ⅲ、Ⅳ,肝段[引自:Maguire D et al. Is cholangiography required for ex situ splitting of cadaveric livers? *Transpl Int*. 2004;17(1):46-48.]

合。供体的胆管尽量留短以保证胆道的动脉微血供。右叶移植物留置 T 管并未被广泛接受,但是在作者的经验中,留置 T 管有利于减少肝断面胆漏的发生率。

## 左叶/右叶劈离式肝移植

### 背景

到 20 世纪 90 年代末,对于儿童和成人的劈离式肝移植已经成为常规手术,移植协会开始考虑两名成人受体进行劈离式肝移植的可能性。这一可行性在 1989 年被证明,Bismuth 等使用一个供肝移植给两名急性肝衰竭成人患者,随后由 Paul Brousse 医院团队进行了 26 例成年患者分别接受左右叶劈离移植物的手术(使用肝中静脉分配到右叶移植物的离体分裂方式)。初期的移植失败率很高,主要由于移植物早期失功能、胆漏和功能性小肝综合征,特别是左叶移植物的发生率较高。

在体劈离被提议作为完全左/右叶劈离的优选方法,因为其可以使得对移植物的缺血损伤最小化。Sommacale 等人意识到为保证左叶移植物在成人受体体内发挥功能,肝中静脉必须分配至左叶移植物,并提出了标准在体劈离技术的改进方案。根据他们的经验,结扎Ⅴ段和Ⅷ段静脉不会导致右叶移植物的节段性流出道梗阻,并且其报告的两个受体恢复良好

（其中一个是 56 kg 的小体重成人）。然而，由于经验有限，这可能是解剖偶然性的结果。

Gundlach 等人认为肝中静脉分配到左叶移植物将导致右叶移植物的 V 段和 Ⅷ 段静脉回流障碍，并且描述了一种技术改进方法，即对腔静脉进行纵向横断来为两个移植物提供静脉补片。这种技术保证了直接汇入腔静脉的次级肝静脉的通畅；然而，它并没有解决 V 段和 Ⅷ 段静脉回流的问题。Broering 等人也采用这种技术并做了进一步的修改以改善右叶移植物的静脉回流。

来自右叶活体肝移植的经验表明，可达到与全肝移植物存活率相当的最小 GWBWR 为 0.8％ 或以上。在 2001 年，Humar 等人报告了 6 例成人受体的劈离式肝移植，移植物和患者的 9 个月存活率为 83％。他们将肝中静脉、肝左静脉以及腔静脉分配到左叶移植物，肝右静脉分配右叶移植物。他们仔细地进行了受体选择以保证 GWBWR 在最小界限之上（右叶的平均 GWBWR 为 0.86％，左叶的平均 GWBWR 为 0.88％）。一个平均水平体重的供体（体重 70 kg，肝脏 1 500 g）可以提供 800～900 g 的右叶移植物，其对于大多数成年受体是足够的。预期的左叶移植物重量应在 400～500 g，适合于体重为 60～65 kg 及以下的成人。然而，左叶的体积比右叶存在更大的变异性。其他作者也质疑最小 GWBWR 是否和活体肝移植一样适用，因为节段性尸体移植物还受到脑死亡、供体低温保护和缺血-再灌注损伤等额外损伤。

为了保证右叶更通畅的静脉回流，Humar 等人通过将腔静脉分配到右叶以改进外科技术。这不仅保证了次级肝静脉直接回流至腔静脉，也有利于通过静脉中置式移植物将 V 和 Ⅷ 段静脉再移植到供体腔静脉上。其他学者也支持这种静脉重建，这在右叶活体肝移植中非常重要。

Broering 等人随后报道了一种有关于静脉重建的重要技术改进，其将肝中静脉进行纵向劈离之后使用髂静脉重建开放的静脉。之后又得到了进一步改善，通过与 Ⅷ 段分支合流之后进行肝中静脉分离，留下最邻近的肝中静脉于左叶移植物，并为左叶和肝中静脉吻合提供更宽的共同开口。

然而，仍需持续关注两个成人受体的劈离式肝移植患者和移植物的远期存活率。Azoulay 等报道，接受左叶劈离式移植物的患者与接受全肝移植物的患者相比，其 2 年生存率显著降低（两者分别为 43％ 和 85％）。这些结果主要归因于移植前因素，包括移植物质量或重量因素（脂肪变性、GWBWR 等）和受体因素（MELD 评分和术前重症监护病史等）。当前长期预后结果仍然低于预期。Humar 等报道了 32 例接受劈离式肝移植成年患者的 3 年中位随访结局。其中，GWBWR 小于 0.8％ 的 11 名患者移植存活率为 73％。此外，进行了脾动脉结扎的 3 例患者均发生慢性胆汁淤积，其中 1 例进行了再次移植。Giacomoni 等进行了 16 例成人受体劈离式肝移植，右叶和左叶移植的患者和移植物存活率分别为 67％ 和 72％，平均随访时间为 38 个月。Broering 等报道了更好的预后结果，右叶移植物的患者和移植物存活率分别为 87％ 和 75％，左叶的为 89％ 和 79％；这些结果与全肝移植物的远期预后结果相当。左叶劈离移植物预后的改善可能与儿童（n=12）和成人受体（n=7）的选择相关（中位年龄 12 岁，中位体重 35 kg，中位 GWBWR 1.6％）。关于右叶/左叶劈离式肝移植对移植等待名单和总体预后的影响仍然缺乏相关的信息，主要原因是病例数量少且手术技术各异。

### 供体和受体的选择

通常而言，供体的选择标准与左外叶/右叶劈离是相同的。关键是能够预测移植物重量和潜在功能性（有功能的肝脏质量），因此供体肝脏必须具有优良的质量。此外，必须尽可能缩短冷缺血时间。只有年龄较轻（小于 50 岁）和血流动力学稳定的供体可考虑进行在体或离体劈离。在实践中，如果每个移植物的 GWBWR 大于 0.8％，则基本可以避免小肝综合征。为确保移植物的潜在功能充分得到发挥，移植物获取和植入技术严格规范要求。

理想情况下，应严格选择 GWBWR 适合的受体接受移植。一般来说，左叶分配给体重为 30～50 kg 的小体重成人或儿童。应避免可能导致冷缺血时间延长的任何因素（如受体准备手术较复杂或再次移植的患者）。

### 外科技术

主要包括两个成人受体的在体和离体肝脏劈离，关于最佳的技术方案仍然存在争论，这可能取决于制度和地理因素而不是外科因素。目前，更倾向于使用离体劈离，因为其便于肝静脉流出道的重建。

#### 在体劈离

采用正中切口打开尸体供体的胸部和腹部。仔细探查胸部和腹部后再检查肝脏。进行胆囊切除术和术中胆管造影术以明确胆道解剖结构。肝总动脉被游离到肝左右动脉分叉处并识别出 Ⅳ 段动脉。充分游离门静脉以确认解剖类型,并评估劈离的可行性。胆总管被分离之后需用盐水冲洗,再用金属探针进行探查。然后游离肝右叶,识别肝右静脉并用作随后肝实质分割的标志。一般来说,下腔静脉保留在右叶。术中超声评估可以帮助确定 V 和 Ⅷ 段肝静脉是否汇入肝中静脉。所有直径大于 5 mm 的静脉属支都需要进行识别和标记,以便于重建。一种替代方法是将下腔静脉完整保存直到完成冷保存,之后将其纵向分裂作为两个移植物的静脉补片。

肝实质的分离平面可以通过暂时夹闭肝右动脉和门静脉右支后观察肝脏表面颜色变化来确定。缺血预处理 10 分钟是一些单位使用的方法。首选应用于肝切除术的外科技术进行肝实质的分离,但许多术者也组合使用 CUSA 刀和氩离子凝固技术。如果需要的情况下,主要血管和胆管结构的分离可以延迟在工作台上完成,以加快解剖速度或复查受体解剖结构。

进行肝切除术前,应静脉给予供体至少 3 万单位的肝素。血管在左右移植物的分配取决于移植物和受体的解剖特征。胆总管通常保留在右叶,因此左叶的左肝管需要进行胆管重建。尾状叶一般保留在左叶,但更推荐将其切除以便于移植物的植入(同时避免门静脉的扭曲),并减少胆漏的发生率。记录每个移植物的重量,并分别储存在冰盒中,直到植入受体体内。

### 离体劈离

根据标准程序从尸体供体获取肝脏移植物,并运输到劈离移植中心。在工作台上将肝脏保持在 4 ℃ 的 UW 液中。探查肝静脉和胆管以确定劈离操作的可行性。解剖门静脉和肝动脉至分叉处,并根据移植物解剖特征和受体需要进行分配。Ⅳ 段动脉必须保留于肝左动脉上,优先作为独立主干以便于肝脏植入。胆总管保留于右叶,左肝管被分离后用 6/0 缝合线松散结扎进行标记。

在离体劈离中,基于肝中静脉劈离肝脏有不同技术方案。如果确定整个肝中静脉包含在左叶移植物中,则 V 和 Ⅷ 段静脉必须被识别并使用中置式血管移植物进行修整引流。这基本与用于右叶活体肝移植物技术相同。一般使用中置式髂静脉或髂动脉移植物进行静脉重建。

另一种替代方案是将肝中静脉沿中部剖开,同时将近侧的 2～3 cm 保留于左侧移植物。这需要使用供体髂静脉补片重建两侧肝中静脉。该技术的优点包括避免重建 V 和 Ⅷ 段静脉以及汇入肝中静脉的所有小静脉的有效回流(图 52-5)。

#### 技术问题

胆道造影。在两个成人受体的劈离式肝移植中,在体或修整时进行胆管造影术都有助于识别复杂的胆道解剖特征。主要目的是辨认汇入到左肝管的右后部胆管,并准确识别Ⅳ段胆管走行。胆道造影术必须通过用具有可塑性的金属探针仔细探查胆管树来完成。

下腔静脉的分配。虽然存在多种外科技术,但没有证据证明哪一种具有明显优势。将 IVC 保留于左叶移植物或右叶移植物的支持者也没有充足的证据支持他们的观点。活体肝移植的经验积累可以运用到劈离技术中加以改进,如将 IVC 纵向剖开或切除整个腔静脉然后植入腔静脉补片。关于 IVC 如何分配的决定仍然需要依靠移植团队使用活体或尸体肝段移植物的经验。

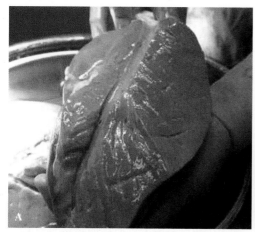
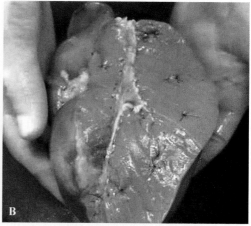

**图 52-5** 左叶/右叶劈离式肝移植。肝中静脉(右叶)。A. 肝中静脉的分割;B. 使用髂静脉重建肝中静脉

## 劈离式肝移植的预后

### 接受左外叶移植物的受体

肝脏劈离技术的引入对儿童肝移植的可行性有重大影响，在西方国家，大大减少了等待名单死亡率和活体捐赠的需求。没有报告显示劈离的左外叶与全肝或减体积肝移植的预后有显著差异。

在经验丰富的肝移植中心获得的最佳结果是在体或离体劈离技术的移植物存活率均高于 90%。一项来自 89 个美国肝移植团队的国家性调查显示，使用左外叶移植物的 270 例受体中，血管并发症的发生率为 13%（肝动脉和门静脉血栓的发生率相当），胆道并发症为 13%（69% 的胆漏发生在肝切面，8% 发生在胆管吻合口）。这些并发症的发生率与活体左外叶肝移植和儿童供体的全肝移植相似。

### 接受扩大右叶移植物的受体

一般来说，左外叶移植物具有比右叶移植物更好的预后结果。然而，在美国和欧洲的队列研究中，右叶（Ⅴ～Ⅷ段）或扩大的右叶（包括Ⅳ段）移植物的长期预后结果与全肝移植物类似。

接受扩大右叶移植的受体生存率在不同移植中心和不同术者之间存在显著差异，从 55% 至 88% 不等，且肝衰竭的风险相对增加（风险是全肝移植的 1.7 倍）。然而，报道的预后结果与边缘性全肝移植相当，因此在缩短移植等待时间上仍有意义。如果这些节段性移植物用于紧急肝移植或再次移植，预后结果将更差（死亡率高达 25%），所以此类移植物依然被认为是边缘移植物。

在受体被列入肝移植等待名单时应患者征求使用节段性肝移植物的意愿，并在肝移植术前再次确认同意。

北美的一项调查报告了 152 例节段性移植物（左外叶和扩大右叶）良好的预后结果，其中 54% 为离体劈离，46% 为在体劈离。血管并发症发生率较低（肝动脉和门静脉血栓形成并发症的发生率相当，均为 5%），胆道并发症的发生率为 11%（其中 82% 是切面或吻合口漏，18% 为胆道吻合口狭窄）。Yersiz 等人报道的结果与之相近，但是，也有胆道并发症发生率高达 34% 的其他报道。

在肝门解剖时损伤胆管的血供、未识别胆管的解剖学变异、分离切面的存在以及尾状叶多支胆管的存在都是导致胆汁并发症高发生率的因素。当进行右叶移植时推荐常规使用 T 管，可减少早期胆道并发症的发生率。

从 2007 年起，英国对年轻捐献者的肝脏强制进行劈离。来自 40 岁以下、体重大于 20 kg、ICU 停留时间少于 5 日的供体肝脏应由儿童移植中心优先进行劈离。这一举措明显增加了英国劈离式肝移植的手术量，减少了儿童肝移植肝源等待名单。然而，人们也开始关注小体重成人受体接受劈离式肝右叶移植的预后结果。在 Mallic 等人最近的一份报告中，将劈离式肝右叶移植（n = 17）与 DCD 移植（n = 32）的预后进行比较后发现，接受 DCD 移植的受体预后好于使用肝右叶移植的受体（3 年患者生存率分别为 93% 和 71%）。作者已经注意到移植中心的不同以及移植物是否外来导致了劈离式肝右叶移植物预后结果的差异性。对于这一预后结果，诸如报告所称的 18% 肝动脉血栓形成率、30% 早期移植物失功能率和 23% 再次移植率，供体和受体的选择标准以及手术决策和效率似乎是关键影响因素。

### 接受左右叶劈离移植物的成人受体

这种技术在应用早期的预后结果很差。Zamir 等报道了使用在体劈离获得的节段性移植物为 6 名成人受体进行移植，其 1 年生存率为 76%，其认为技术因素是造成移植物失功能和功能性小肝综合征的原因。Humar 等通过细致的供体和受体选择以及更精细的手术技术，使得移植物和患者的 1 年存活率提升到 83%。Broering 等人也获得了良好的长期预后结果，平均随访 27 个月的时间里，移植左叶的患者生存率为 89%，右叶为 87%。这与作者使用尸体全肝移植物获得的结果相似。

最近一项来自欧洲意大利的多中心经验（左叶/右叶劈离 23 个肝脏用于 43 例移植）显示，两个成人受体的劈裂是可行的，但是极具升降的学习曲线。使用在体劈离技术以减少冷缺血时间有利于与其他中心共享器官（65% 的移植物得到了共享）；患者和移植物的 1 年存活率分别为 72% 和 65%。然而，成人移植的数量却因此几乎翻了一番。现已证实，GWBWR 大于 0.8% 的节段性肝脏移植物比那些 GWBWR 小于 0.8% 的肝脏具有更好的移植物存活率（分别为 81% 和 73%），并且结扎脾动脉有利于提升边缘移植物的存活。

来自 80 个美国移植中心的数据显示，劈离式肝脏移植物用于两个成人受体时，并发症的总发生率为左叶 26%（4% 为血管并发症）和右叶 22%（9% 为血管并发症）。在德国，Broering 等人还报道了左叶移植物的早期和晚期胆道并发症发生率为 21%，右叶为 37%（主要是切面的胆漏）。在意大利，左右叶移植物的肝动脉血栓形成（7%）、胆道并发症（26%）、原发性无功能（4.6%）和小肝综合征（4.6%）的发病率没有差异。

## 发展前景

将肝脏分割成右叶和左外叶移植物分别移植给成人和儿童的劈离式肝移植已经成为世界上许多肝移植中心接受的一种安全而有效的选择。大多数病例在为数不多的几个中心中进行，这些中心往往手术量较大，并且成人和儿童肝移植项目开展活跃。对于劈离式肝移植的广泛理解和接受过程是缓慢且不同步的。将一个优质供体肝脏的左外叶分配给一名儿童，随后右叶移植给成人受体，这被认为是一种增加劈离数量的方法。在一些国家如英国，已经开始强制劈离合适的肝脏，这有助于增加移植物数量。关于哪些外科医生和中心应该进行肝脏劈离以及如何监测预后结果和定义技术缺陷等问题的辩论仍在继续。平衡儿童肝移植与不能接受节段性肝移植的成人受体的需求，仍然是分配系统中资源紧张的原因之一。随着技术的发展特别是如果保存技术得到改进，使用 DCD 移植物进行劈离将有可能成为现实。

其他需要解决的问题还包括，界定外科医生进行肝脏劈离所需的适当培训内容以及为维持专业技术每年所需的最佳手术例数。此外，肝脏劈离的最佳技术方案尚未定论。如何为两个成年受体安全地移植肝脏劈离移植物仍然是一项艰巨的技术挑战，虽然预后结果正在得到改善。进一步的挑战包括优化尸体供肝劈离方案、受体的选择和肝脏共享。器官保存技术的进步，使得缺血-再灌注损伤最小化，将有助于进一步改善预后结果，避免小肝综合征。通过选择肝脏质量和预期功能状态最佳的移植物，常温灌注可能在劈离式肝移植的未来发展中发挥重要作用。如果可以做到干预肝再生和控制门静脉流量（和压力），从而使得小体积移植物的预后结果得到改善，也将促进劈离式肝移植被更广泛地接受。最后，国家和国际劈离式肝移植预后登记系统的使用，将有助于提供有关外科技术、术后并发症、外科医生和移植中心专业经验等宝贵信息。

# 第 53 章

# 双成人受者间的劈离式肝移植
## Split Liver Transplantation for Two Adult Recipients

Mark L. Sturdevant • Abhinav Humar

夏 雷•译

　　现在,原位肝移植已成为治疗终末期肝病的黄金标准。但是,合适肝脏的持续紧缺以及等待名单的日益加长使得许多患者无法接受移植手术,而这已经导致大多数医疗中心出现极高的等待名单死亡率。使用活体供肝是增加肝脏移植物供应量的方法之一,但同时也会带来供者安全性方面的风险。将死亡供者的肝脏劈离后分别用于两名受者,则是扩展捐赠库的另一种方式。通过劈离式肝移植(split-liver transplantation,SLT),死亡供者的整个肝脏被分为两个具有功能性的移植物,然后移植给两名合适尺寸的受者。第一例 SLT 手术由 Pichlmayr 等人于1988 年实施。随后,多个医学中心发表了各自的SLT 系列研究成果。就技术层面而言,SLT 在很多方面与活体供肝移植相类似,而且有很多医学中心同时开展了这两个肝移植领域的研究工作,并互为补充。最近,活体供肝移植的病例数已大大超过 SLT,尤其在死亡供肝移植并不常见的地区,情况更是如此。这两种旨在扩展捐赠库的技术彼此之间并非完全孤立,事实上,同时实施活体供肝和死亡供肝 SLT手术的研究项目通常有更高的成功率。从根本上而言,有能力提供所有移植方案只会使潜在的受者获益,并尽可能降低等待名单死亡率。

　　迄今为止所实施的绝大多数 SLT 手术均是针对一名成人受者和一名儿童受者进行。通常,肝脏被分为一个较小部分和一个较大部分,较小部分由肝左外叶组成,可移植给儿童受者,而剩余较大部分的扩大右半肝则可移植给正常体型的成人受者。这种做法使儿童受者获益极多,不仅有效地扩展了捐赠库,还使等待时间和死亡率大大降低。在这一背景下,随着SLT 经验的增加,手术结果也有所改善。目前,许多单中心系列研究指出,劈离式和全器官的死亡供肝移植的手术效果相同。尽管将肝脏劈离分别用于成人和儿童受者的方式为儿童受者捐赠库的扩展带来了显著的影响,但对成人受体的捐赠库却无任何影响,因为这种劈离最终只能产生一个适用于成人受者的移植物。由于移植名单上大部分是成人,而大多数等待名单死亡的情况也发生在成人患者身上,因此,如果肝脏劈离所产生的两个移植物能够用于两名成人受者,SLT 对等待名单死亡率的影响才能发挥到最大。为了实现这一点,肝脏通常被劈离成解剖学意义上的左半肝和右半肝,然后分别移植给两名成人体型的受者。但目前,针对两名成人受者实施的肝脏劈离一般而言十分罕见。针对两名成人受者的 SLT 相对仍为罕见的原因有很多。由于越来越多的死亡供者存在可能使其肝脏不适合用于劈离的风险因素,适合用于劈离式肝移植的理想供者变得越来越少。同样地,根据当前的分配规则,由于位列等待名单前列的潜在受者可能因病情过重而无法耐受部分肝移植,因此也很难找到合适的受者。其他阻碍因素还包括手术的技术复杂程度和难题、涉及多个团队协调的物流问题以及目前为止已发表的研究结果。尽管如此,SLT 仍然可以在扩展成人受者捐赠库房发挥作用。为尽可能优化研究结果,需要着重关注的几个关键方面包括:认真挑选供者和受者,以一丝不苟的手术技术完成供者和受者手术,以及采用适当的分配方法以确保获得最高成功率。本章将涵盖这些方面内容,并阐述一些已发表的系列研究中涉及的患者结果。

## 选择标准

选择合适的供者和受者对于保证任何 SLT 能够获得良好疗效而言非常关键。供者通常而言必须情况理想,但选择能够耐受部分移植物的受者也同样重要。显而易见,人们希望能避免发生一个原本能成功移植给一名受者的死亡供肝被劈离成两个移植物移植给两名受者后却无法奏效的情况。

### 供者

供者从医学角度而言应处于理想状态以尽可能降低原发性无功能的风险,尤其对于接受较小的左半肝移植物的受者而言更是如此。应选择年龄较低、血流动力学稳定、肝功能检查结果接近正常、ICU 住院时间短(<5 日)、没有停搏时间或停搏时间极短的供者;如果是这样的供者,受者极少会出现原发性无功能的情况。适合进行肝脏劈离的供者年龄上限尚未明确,实施右半肝/左半肝劈离时的选择标准可能需要比实施扩大右半肝/肝左外叶劈离时的选择标准更为严格。一般情况下,年龄远远超过 45 岁年龄上限的供者肝脏可能不适合用于劈离式肝移植。肝功能检查结果应接近正常,或最多不超过正常指标上限的三倍。供者体型在决定是否适合采用右半肝/左半肝劈离的过程中具有重要作用,因为在这种情况下,移植物的尺寸是预判受者能否成功接受移植的关键指标。从某种程度上而言,供者的体型与肝脏的尺寸具有一定相关性,因为众所周知,肝脏约占人体总重的 2%。显然,这一点仅适用于特定体重,而肥胖供者(体质指数>30 kg/m²)通常不应加以考虑,因为可能存在脂肪肝风险。术中活检在排除任何明显的大泡性脂肪变性时非常有用,而脂肪超过 10% 的肝脏将不适合用于劈离式肝移植。男性供者通常而言可能更适合用于劈离式肝移植,因为他们的肝脏通常会更

大,但这一点并非总能加以准确预测。许多供者都曾经接受过腹部的 CT 扫描(尤其当死亡原因是外伤时),因此在目前的背景下,通常不难在捐赠前从这些扫描结果中大致了解肝脏尺寸,从而有助于做出合适的选择。

对于所有 SLT 受者而言,都应尽可能缩短冷缺血时间。这一点非常关键,因为冷缺血时间是少数几个可能受到移植团队影响的供者风险因素之一。理想情况下,冷缺血时间应低于 10 小时,并尽可能低于 8 小时。这就需要多个团队与手术室之间的妥善规划,以便使供者和受者的手术时间能够产生一定程度的重合,至少要使两名受者的手术时间有一定程度的重合。

### 受者

为 SLT 选择合适受者的重要考虑因素包括移植物尺寸要求、肝衰竭的原因和病症的严重程度。具有严重门静脉高压和 MELD 分数较高的重症患者通常并非接收部分移植物的理想候选人,尤其当供肝来自死亡供者时更是如此。患有肿瘤、新陈代谢疾病或是 MELD 分数低于 30 分的患者可作为此类劈离式移植术的合适候选人。受者患有丙型肝炎并不成为劈离式移植术的禁忌证。在选择合适受者时,GWBWR 至少应接近 0.8%。尽管并非在所有系列研究均能支持这一观点,但 GWBWR 比例低于 0.8% 的手术结果均不理想。还需谨记的是,这个建议所依据的数据大部分来自活体供者的研究文献。而来自死亡供者的部分移植物损伤程度很可能高于来自活体供者的部分移植物。死亡供者相较活体供者移植物的其他不利因素包括最初导致供者死亡的原因、获取死亡供者之前的管理期间可能发生的血流动力学不稳定以及器官摘除后的冷缺血时间。因此,0.8% 的推断值对于从死亡供者供肝的 SLT 而言可能并不完全合适。不过,作者的方法是尝试选择明确知道 GWBWR 将超过 0.8% 的受者。但由于很难提前预估部分移植物的尺寸,因此这个目标有时也难以实现。再次强调,可能会有供者的腹部 CT 扫描结果以供在获取前进行审查。这对于在获取前对两个移植物的结构和尺寸进行评估非常重要。关于哪个受者最为合适的最终决定,可在训练有素的外科医生对供肝进行仔细检查并预估移植物的尺寸后在获取手术的过程中做出。

受者选择过程中的另一个重要方面是将劈离情况充分地告知潜在受者,并在其知情情况下获得同

意。根据美国当前所用的器官分配制度,移植物最初是分配给主要受者。如果要对肝脏进行劈离,第二名受者将由实施劈离手术的医疗中心选择。这对于第二名受者十分有利,因为其可以避开额外的等待时间。但对于主要受者而言却并无显著优势:事实上,医生是在要求他们将"自己的"新肝脏分一部分给其他人。如果主要受者是要接受左半肝(因此很有可能是尺寸较小的一部分),问题还不算严重。因为来自体型较大供者的全肝移植物可能很难完全移植给这名受者。在这种情况下,肝脏劈离可能会提供更合适的移植物尺寸。如果主要受者是要接受右半肝,问题会更为严重,因为这类受者可以轻松地接纳整个移植物。根据作者的经验,通常受者会毫不犹豫地接受劈离式移植术方案,而且在有些情况下,部分受者还曾表示他们非常荣幸能有机会因为同意肝脏劈离而帮助到另一个人。不过,根据目前的分配规则,必须将劈离情况充分地告知潜在受者,并在其知情情况下获得同意。这就引出一个重要问题:是否应由主要受者来决定并以其同意为依据实施劈离。理想情况下,如果器官适合进行劈离,医疗中心和器官获取机构应提前做出决定,而两个部分移植物应分配给等待名单中较为靠前的两名最适合的受者,但不一定要最前列的受者。多年来,人们一直对这些要点争论不休,但遗憾的是,目前仍然没有就此达成良好共识。

## 手术技术

SLT 手术可分成两个部分:供者手术和受者手术(受者手术又分为右半肝受者手术和左半肝受者手术)。手术的两个部分对技术都有极高要求,而成功与否有赖于对供肝的严谨分割以及后续在两名受者体内的移植。当肝脏准备劈离用于两名成人受者时,通常会在中腔处切断,分成两个类似大小的移植物——较大的右半肝和较小的左半肝(解剖学角度)。切面应在肝中静脉的右侧,使其保留给左半肝(图 53-1)。Ⅳ 段肝脏构成左半肝的关键部分,因此肝中静脉应保留给左半肝,以保证没有淤血。没有肝中静脉可能会影响右半肝的 Ⅴ 段和 Ⅷ 段的回流。如果能够确定有效的引流血管,就可在后台利用取自死亡供者的血管轻松进行血管重建。在肝门分割方面(图 53-2),作者比较倾向于将整个肝门血管结构保留给左半肝。右侧的肝门结构通常比左侧更大,因此,将整个血管主干保留给左半肝可以降低移植的难度。但是胆管会保留给右半肝移植物,这样就有较大的机会通过一

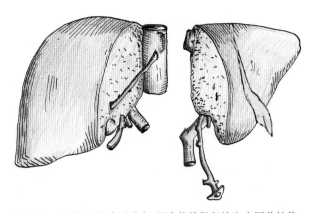

**图 53-1**　左半肝/右半肝劈离,肝中静脉保留给左半肝移植物,腔静脉保留给右半肝移植物,总动脉和门静脉保留给左半肝移植物,但胆管保留给右半肝移植物

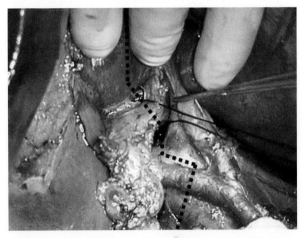

**图 53-2**　肝门切开并取下左肝门板和环绕左肝门板后的情况。已标出切线(黑色虚线)。胆总管保留给右半肝移植物,但主要肝动脉和门静脉保留给左半肝移植物

个胆管口在左半肝和右半肝移植物上进行重建。受者手术的一个关键技术点是确保为移植物提供充足的外周静脉流出道以防止淤血。将腔静脉保留给右半肝移植物可有助于通过保留所有肝下腔静脉来尽可能增加流出道。这样做还可有利于从右半肝回流至肝中静脉的任何 Ⅴ 段和 Ⅷ 段血管的后台重建。

**供者**

目前对于这种肝脏劈离方式尚无标准的手术方式,每个医疗中心都有自己的手术方式,彼此间存在些微差异。大多数这种方式会在肝脏的中腔部位进行分离,从而获得两个移植物,分别为解剖学意义上的右半肝(Ⅴ、Ⅵ、Ⅶ、Ⅷ 段)和左半肝(Ⅰ、Ⅱ、Ⅲ、Ⅳ 段)。肝中静脉、肝左静脉以及大部分肝动脉和肝门静脉保留给左半肝移植物。

供者手术开始时要先对肝脏进行仔细检查以评估其质量、大小和结构。术中胆管造影是获取这些信

息的一种简单检查方法,可提供胆道系统结构的有用信息。右半肝不做游离,所有将右半肝后部的回流至下腔静脉的肝短静脉会保留。左半肝(包括尾状叶)会脱离下方的 IVC 被全部移走。肝左静脉和肝中静脉的汇合处用脐带胶布带包起。方案为将 IVC 保留给右半肝移植物,而肝中静脉保留给左半肝移植物。将供者 IVC 保留给右半肝的话,所有负责右半肝回流的肝短静脉(无论大小)均会完整保留。而且,肝中静脉支流的主要支流可在后台的低温保养液中进行重建。这样做可以尽可能增加右半肝的流出道、尽量缩短热缺血时间并简化右半肝的移植。

然后对肝门进行仔细检查以评估肝动脉结构。对于肝门的分割,作者倾向于将整个主要血管结构完整保留给左半肝(即肝总动脉、腹腔动脉和门静脉主干,图 53-2)。然后右半肝仅保留右侧的血管结构:肝右动脉和右门静脉。右侧的肝门结构通常比左侧的血管结构大。因此,将血管主干完整保留给左半肝可以降低移植的难度。进入右半肝的血液供给(动脉和肝门)需要隔离。术中胆管造影可以提供有关胆道结构的重要信息,有助于为胆道切分提供指导。由于肝左管位于肝外的部分较长,胆总管会保留给右半肝移植物;胆管的切分点位于肝左管和肝总管的交汇处,这样就有较大机会通过一个胆管口在左半肝和右半肝移植物上进行重建。在靠近十二指肠的上方对胆总管进行分离并将胆道探头穿过最近的切面端,可帮助决定具体将胆道系统的切断位置放在两个半肝之间的哪一个。

最后一步就是肝实质本身的切断。切面应在肝中静脉的右侧,这样就能将这根静脉保留给左半肝(图 53-3)。切断可利用全频超声乳化吸引刀等设备原位进行,也可在肝脏取出后进行非原位切断。作者更倾向于原位劈离,因为这种做法与非原位手法相比有几个优势。首先,可减少总体冷缺血时间。在后台上进行劈离可能会增加 2~3 小时的冷缺血时间。而且,即便劈离在保养液的冰浴中进行,肝脏在后台上可能会有少许升温。即使仅升温几摄氏度,还是可能会对结果产生不利影响。原位劈离还有其他几项优势。例如,在对器官进行再灌注时可显著减少出血量。两个肝脏移植物可在肝实质切断后以及血管中断前立即在供者体内进行评估,以确保肝脏切缘处不会产生严重的局部缺血(图 53-4)。以往的 SLT 系列研究已表明,原位肝脏劈离比非原位肝脏劈离的效果更理想。出于上述原因,作者认为供肝的实际劈离应在原位完成。这种方法也存在缺点,包括肝实质切断

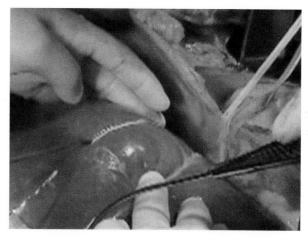

图 53-3 肝实质的切线就位于肝中静脉的右侧

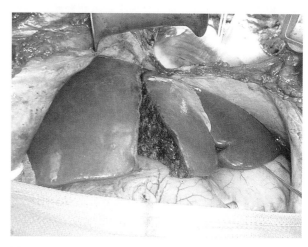

图 53-4 已完成的原位劈离,可方便检查两个半肝的情况以确保没有血行阻断区域,还可有助于尽可能缩短冷缺血时间

过程中获取时间的增加,以及在任何严重出血的情况下可能会造成供者出现血流动力学不稳定。这不仅会影响到肝脏本身,还会影响到将要在获取过程中取出的其他器官。切断完成后,照常用冷的保养液冲洗肝脏和其他腹部器官,并将肝脏取出。在后台上将之前隔离的右半肝血管进行分离,将两个移植物完全分开。现在,就可以开始重建已在肝实质切断过程中分离并负责将右半肝血液排入肝中静脉(Ⅴ 或 Ⅷ 段)的所有重要肝静脉支流。这个步骤可利用死亡供者的血管来完成,并可利用死亡供者的血管(例如髂静脉)使切面血管与保留的供者 IVC 加以汇合(图 53-5)。

上述做法是作者的首选方案,不过,作者还将对其他几种替代方案进行说明。其中两种较为重要的方法为腔静脉分离法和肝中静脉分离法。在腔静脉分离法中,左半肝不会从 IVC 上移走,相反,腔静脉将在后台上从中间平分,使左右半肝各自保留一部分以作为补片。这种方法的优点是可以保留左半肝

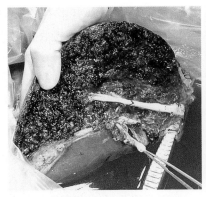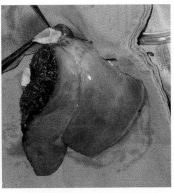

图 53-5　根据血管结构做出的最终决定,劈离在后台完成。右半肝的肝中静脉主要属支可利用供者的血管进行重建

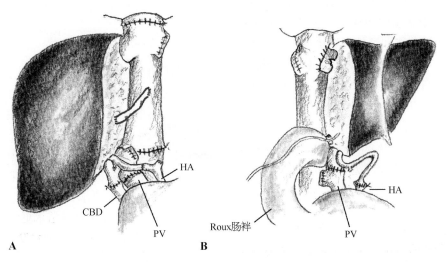

**A**　　　　　　　　　　　　　　　**B**

图 53-6　右半肝(A)和左半肝(B)随后可分别移植给两名受者。左半肝采用背驮式移植术。右半肝可采用腔静脉置换术或背驮式移植术。CBD,胆总管;HA,肝动脉;PV,门静脉

的所有流出道,包括肝短静脉。肝中静脉分离法需要对肝实质进行非原位切断,并将肝中静脉沿径向进行切分。这样做可以随后用血管补片在左右半肝上对肝中静脉进行重建,从而将肝中静脉同时保留给两个半肝,并尽可能增加两个移植物的流出道。

### 受者(图 53-6)

#### 右半肝移植

死亡供者 SLT 中,右半肝的移植方法类似于活体供者右半肝移植方法。受者的病变肝脏被取出,IVC 既可以保留也可以去除。如果将 IVC 保留给右半肝移植物,可通过腔静脉置换术、背驮式移植术或边对边的腔静脉成形术等方法进行流出道的重建。确保右半肝移植物有充足的流出道非常关键。供者的右门静脉会缝合至受者的右门静脉或门静脉主干(取决于尺寸的匹配度)。供者的肝右动脉会缝合至受者的肝右动脉。然后通过端端吻合术或 Roux-en-Y 肝管空肠吻合术进行胆道重建。

#### 左半肝移植

左半肝采用标准的背驮式移植术进行移植,并保留受者的 IVC。供者肝静脉可与大小吻合的受者肝左静脉和肝中静脉缝合。剩余的血管连接则以标准手术流程完成。

## 结果

20 世纪 90 年代中期前进行的初期成人/儿童 SLT 系列研究中,受者和移植物的存活率只有 50%,结果并不理想。但是,到了 20 世纪 90 年代中期,欧洲肝脏劈离登记中心(European Split Liver Registry)的报告表明,劈离式肝移植的 6 个月患者和移植物存活率已经与全肝移植术相类似。北美洲的单中心系列研究以及对登记中心数据的分析也同样表明了成人/儿童受者的 SLT 结果正在逐渐改善。针对两名成人实施 SLT 的结果数据明显地弱于成人/儿童受者的 SLT,而且大多数是小型单中心系列研究或是文

献资料中的案例报告,用于强调此类手术的罕见性。登记中心也未报告针对两名成人受者实施的 SLT。ASTS 于 2000 年 4 月至 2001 年 5 月开展了一项调查,对 SRTR 年报中指出曾在过去一年内实施至少一例 SLT 手术的 89 个手术团队发出调查邀请,并从其中 83 个团队处得到回复。在参与调查的团队中,有 36 个团队报告了 207 例左外叶、152 例右肝三段以及仅仅 15 例左半肝和 13 例右半肝移植的相关数据。因此,ASTS 的左半肝和右半肝移植数据无法得到有实际意义的分析结果。但是,所报告的左半肝移植并发症的总体发生率为 26%,右半肝为 22%,且大多数用于病情危急的受者。其中,胆道并发症最为常见,左半肝移植的血管并发症为 4%,而右半肝为 9%。左半肝的原发性无功能和移植失败比例分别为 7% 和 9%,右半肝分别为 9% 和 14%。左半肝移植的受者死亡率为 7%,右半肝则为 8%。

尽管各个研究的规模相对较小,不过欧洲、北美洲和亚洲的单中心报告均提供了更多有关此类手术结果的有意义的数据。Azoulay 等人报告了他们所实施的右半肝和左半肝劈离式肝移植的手术结果,还将结果与全肝移植术的结果进行了比较。全肝移植、右半肝和左半肝劈离式移植的 1 年患者生存率分别为 88%、74% 和 88%,2 年患者生存率分别为 85%、74% 和 43%。移植物脂肪变性和受者在移植前的住院状态会对患者存活产生负面影响。脂肪变性和 GWBWR 低于 1% 会对移植物存活产生负面影响。有 3 例劈离式肝移植的左半肝移植出现原发性无功能。动脉并发症(6%)和胆道并发症(22%)比例与针对一名成人和一名儿童实施的传统劈离式移植的公开数据接近。与全肝移植相比,针对两名成人的 SLT 增加了受者数量,从逻辑上而言可在 104 名理想死亡供者中的 16 名(15%)实施。Humar 等人报告了他们在明尼苏达大学进行的对 6 名死亡供者进行原位肝脏劈离并移植给 12 名成人受者的经验。患者和移植物存活率均为 80%,而受者的动脉并发症和胆道并发症发生率分别为 16% 和 25%。对劈离式肝移植数据的分析提出了一个与时间相关的学习曲线,并且适用于手术劈离手法、移植和受者选择。

并非所有单中心报告均提供了积极的结果,其中一些报告了较高的并发症发生率和移植失败率。意大利的一个医疗中心最近报告了利用 9 个完整右半肝移植物(Ⅴ~Ⅷ段)和 7 个完整左半肝移植物(Ⅰ~Ⅳ段)对 16 名成人患者进行 SLT 的经验。劈离手术均是对充分灌注的肝脏原位进行。8 名(50%)患者出现术后并发症:其中 5 名为右半肝受者,另外 3 名为左半肝受者。无人接收再移植。在进行中位数为 55.82 个月(0.4~91.2 个月)的跟进后,5 名(31%)患者死亡,而患者和移植物的 1 年、3 年和 5 年总体存活率为 69%,因而使作者提出疑问:针对两名成人受者的 SLT 是否应该实施?但是,来自同一个地区的其他单中心报告却得到了更为积极的结果。Cescon 等人报告了 22 名接受 SLT 的成人患者,且结果良好。患者和移植物总体存活率分别为 90% 和 86%。其中,右半肝受者的患者存活率为 84%,左半肝受者为 100%。移植物存活率则分别为 84% 和 89%。

## 并发症

SLT 的术后并发症通常与所有类型移植术的术后并发症相类似,但具体类型并发症的发生率可能有所不同。此外,还有一些可能会引起并发症的情况只在部分肝移植中发生,而通常不出现在全肝移植中。例如,左半肝和右半肝上都会有的肝脏切面,这就可能为出血或胆漏等并发症增加额外来源。总体而言,由于对手术的技术要求极高,而且是部分移植物,SLT 的手术并发症比全肝移植术更常见,但根据已发表的报告,与活体供者移植术的并发症发生率相类似。

### 血管并发症

全肝移植术后的血管并发症发生率为 5%~10%,而 SLT 受者的血管并发症发生率可能至少为这个数字的两倍。血栓是最常见的早期症状;狭窄、剥离和假性动脉瘤形成则较少见。可能涉及任何血管吻合(肝动脉、门静脉和肝静脉),但肝动脉最常见。据报告,肝动脉血栓的发生率为 5%~10%,高于全肝移植术的报告发生率,这可能是因为 SLT 的血管口径更小,且有时需要进行复杂的动脉重建。门静脉血栓(相比肝动脉)的发生率较低,但同样也高于全肝受者的发生率。肝静脉并发症(血栓和狭窄)较为罕见,但同样在部分肝移植中具有更高发生率。左半肝移植物的受者发生这些问题的风险可能更高,因为肝活动度较大,如果未能正确对齐,可能会在吻合处发生扭曲,阻塞血液流动。通常会表现为大量腹水和移植物功能丧失。多普勒超声检查通常能够显示出这一点,还可以显示出其他早期血管问题,因此应保证进行某些形式的常规监测以助于做出早期诊断。

### 胆道并发症

胆道系统并发症依然是 SLT 术后最常见的并发

症类型。发生率为 20%～40%，相应死亡率低于5%。胆道并发症表现为胆漏或胆道阻塞。并发症出现的时间通常能够决定其类型和临床结果。胆漏通常发生在术后早期，往往需要手术修复；而胆道阻塞通常发生在后期，往往可以通过放射性或内镜技术来治疗。

大多数胆漏发生在移植术后的最初 30 日内，并可能来自吻合口或肝脏切面。吻合口周围区域的血液供给最为脆弱，因为无论是供者胆总管（common bile duct，CBD）还是受者的部分 CBD 都是由终动脉供血。供者或受者 CBD 周围区域的过度剥离或烧灼可能会进一步破坏血液供给，引发缺血并发症。胆道并发症的另一个重要起因是肝动脉血栓，因为供者 CBD 的血液供给来自肝动脉。无论是哪种胆道并发症，都应该对肝动脉进行仔细评估以证实其通畅性。胆漏的其他起因包括缝合水平欠佳、针脚数过多和吻合处紧张。在部分肝移植中，肝脏的切面是发生胆漏的常见位置。谨慎仔细的肝实质切断可有助于降低这种并发症的发生率。原位进行肝脏切断也可有助于尽量降低切面胆漏的风险。胆道阻塞通常继发于狭窄后，且通常发生在术后后期。这种并发症最常见于吻合口，可能与局部缺血有关。非吻合口胆道狭窄通常预后较差，这与肝动脉血栓或冷缺血时间较长有关。通常不采取手术治疗，而是采用经皮介入或内镜介入治疗。如果这些初期方案均告失败，则需实施外科修补术。

### 小肝综合征

小肝综合征（small-for-size syndrome，SFSS）已成为部分肝移植所独有的一种值得关注的重要问题。SFSS 以及因为使用尺寸较小的移植物而引起的肝损伤最初是由 Emond 等人报告。尽管对于 SFSS 的定义尚未达成统一共识，但通常可以根据移植后亚急性期持续高胆红素血症和大量腹水且无任何其他原因而做出诊断。据报告，发生率接近 10%，但由于业内对这种病症的定义尚未达成共识，因此确切的发生率尚不明确。已发现该并发症与多种风险因素有关，其中包括移植物尺寸、移植类型、门静脉高压程度以及脾脏大小。在这些风险因素中，门静脉高压和门静脉灌注的程度可能最为重要。一般认为，该病症的病理生理特征与继发于肝门剪应力的肝细胞和脉管系统损伤有关。门静脉高压会导致肝动脉的血液流入因为动脉缓冲效应而受阻，最终导致肝坏死和肝细胞重生受阻。

**表 53-1　避免或治疗小肝综合征的机制与可行方法**

| | 小肝综合征机制 | 策略 |
|---|---|---|
| 预防策略 | 并非最理想的移植物质量 | 更年轻的供者、非脂肪肝、缩短缺血时间 |
| | 移植物体积不足 | 足够的移植物体积（理想情况下 GWBWR 应≥0.8%） |
| | 外周静脉排血量受损 | 宽静脉吻合、肝段引流血管重建 |
| 治疗策略 | 门静脉血流或压力增加 | 门体分流术、脾切除术、脾动脉结扎术、药物治疗（例如奥曲肽） |

GWBWR，移植物重量受者体重比。

在不进行任何干预的情况下，SFSS 可能在移植后早期造成较高死亡率，而且有许多患者死于与移植物功能不良有关的并发症，例如感染和多器官衰竭。随着人们对小肝综合征概念的了解日益加深，用于预防 SFSS 以及挽救小肝移植物的策略正在逐步制定中（表 53-1）。

## 尚未解决的问题

### 劈离式移植术的伦理问题

由于肝脏切面的存在、需要吻合的血管更小且胆道重建更为复杂，SLT（相对于全肝移植术）受者出现手术并发症的比例更高。因此，受者选择流程的一个重要方面就是将情况充分告知可能接受劈离手术的人员，并获得知情同意。目前，谁来决定是否应该对肝脏进行劈离？关于受者在决定肝脏劈离时应该发挥多少作用的问题尚无明确答案。

### 分配

目前，如何最合理地分配肝脏劈离完全没有定论，并且根据每个国家、每个地区情况而各有不同。是否应该将来自理想供者的肝脏优先分配给劈离式肝移植使用？如果是，这会对排在等待名单最前列但可能因病情过重而无法承受部分肝移植术的最严重患者有何影响？并非所有医疗中心均具备实施劈离的技术水平或人员，那么，理想肝脏是否应优先分配给拥有这种技术水平和人员的医疗中心？

### 劈离的可行性

作者需要更多的数据才能更好地定义供者和受者选择标准，这对于手术成功与否十分关键。成人 SLT 对捐赠库所能带来的影响很难预估。在美国，大约 25% 的死亡供者在 15～35 岁。这些肝脏中,即使只有一半能用于劈离,肝移植的数量可能会增加 10%,或接近 500 例。而更好的保存技术可以使更多肝脏经修复后用于劈离。在不久的将来,这种技术很可能成为每一个主要肝移植中心的保留技术,从而为他们的等待名单候选人提供尽可能多的优势。

## 总结

在选择了合适供者和受者的前提下,针对两名成人受者的 SLT 是可以成功实施的。供者应处于"理想"状况(即年轻、体型较大、血流动力学稳定、肝功能检查结果正常)。在术中对供者的肝动脉和胆管结构进行仔细评估非常重要,可有助于决定劈离的技术可行性。劈离本身可通过原位或非原位方式进行,但前者可帮助尽可能减少移植物局部缺血。受者的病情不应过重;应特别关注受者体型,尤其是左半肝移植物的受者。进一步的经验将帮助更好地定义这种手术的限制条件并改善结果。目前,这种手术提出了一种在有限数量的情况下帮助扩展捐赠库的方法,但仍有进步空间。

### 要点和注意事项

- 劈离式肝移植的成功要点在于选择合适的供者和受者。
- 劈离手术可通过原位或非原位方式进行;原位手术可缩短冷缺血时间、有助于胆道和血管结构的辨别并减少移植再灌注的出血。
- 冷缺血时间可对结果产生显著影响,应尽可能缩短冷缺血时间,尤其是左半肝移植物的受者。
- 通常劈离的右半肝出现的流出道问题更多,而左半肝则是尺寸问题更多。
- 应尤其关注技术细节以确保这一技术难度极高的手术获得成功。

# 第 54 章

# 活体肝移植手术的胆道和血管重建

## Biliary and Vascular Reconstruction in Living Donor Transplantation

Yasuhiko Sugawara

戴 盈・译 罗 毅・校

活体肝移植中移植物的胆管和血管通常不完整且短小薄弱。因此与全肝移植相比,活体肝移植的胆管和血管重建有着更高的技术要求。

肝静脉通常较为复杂(例如,肝中静脉复杂分支、右肝移植物时伴有右后下肝静脉、左肝移植物时肝左静脉较短等情况),因此需要通过整形技术尽量将所有静脉合并为共同开口。在手术时要特别注意吻合后不能出现流出道梗阻。门静脉断端开口也可能较为复杂(门静脉左支尾状叶分支,或门静脉右支的右前右后分支)。供体肝动脉的直径通常只有 3 mm 或者更小,因此为了吻合安全,通常需要在显微镜下进行吻合。胆管口也常有多个,并且都很短小。在有多个断端开口并且各断端开口的位置相隔较远的情况下,是无法进行端端吻合的。

## 流出道的重建

### 受体下腔静脉

通常情况下,需使肝静脉断端开口尽量宽大,以便于进行流出道的重建(除了稍后将要阐述的双下腔静脉情况)。阻断下腔静脉后,将肝左静脉和肝中静脉开口合并用于吻合左肝移植物,或者将三支肝静脉开口完全打开(图 54-1)。当三支肝静脉开口完全敞开时,可以通过缝合部分开口缩短吻合口口径(使用左侧移植物时可以缝合部分右侧开口,反之亦然)。为了提供一个安全良好的术野,肝上腔静脉的阻断钳阻断时需要尽量靠近头端。当进行供者手术时,分离并结扎双侧的膈静脉可以更加方便地阻断肝上腔静脉(图 54-2)。

### 右肝移植物

需要将受体肝右静脉吻合口最大化地向左侧延伸,保证提供最佳的移植物血液流出道。此外还必须认识到移植物生长时会引起右半肝从右向左旋转(图 54-3)。

### 肝中静脉属支

当使用不含肝中静脉的移植物时,必须考虑肝中静脉属支的回流。若不进行血管重建,这些属支将会闭塞,恢复灌注后将不能很好地发挥功能,影响肝再生,导致小肝综合征。

在考虑是否重建肝中静脉属支时,必须在术前计算主要属支的引流区域体积,以此来拟定手术方案。若未淤血区域(如肝右静脉引流的区域)能有效满足受者代谢需求(通常为受者标准肝体积的 35% ～ 40%),就没有必要重建肝中静脉的属支,反之亦然(图 54-4)。

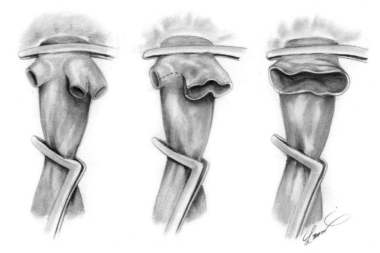

**图 54-1** 对于流出道重建,可利用腔静脉前壁和三支肝静脉形成一个大静脉开口

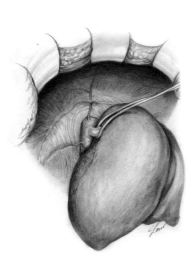

**图 54-2** 结扎并离断汇入下腔静脉的膈静脉,为肝上腔静脉的阻断留取更大空间

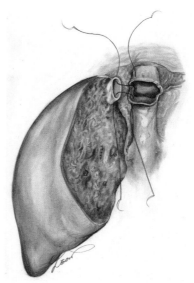

**图 54-3** 将右肝移植物的肝静脉后壁两端与受者静脉的后壁两端进行缝合。这是肝静脉重建的第一步,对于决定流出道的"轴向"十分重要

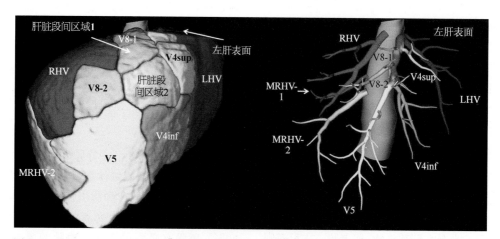

**图 54-4** 肝静脉引流区域分析(左)和静脉解剖(右)。已计算每块区域的体积。inf,下;LHV,肝左静脉;MRHV,肝中静脉;RHV,肝右静脉;sup,上

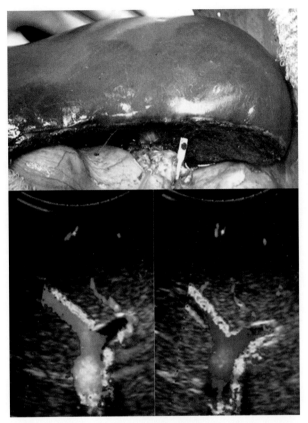

**图 54-5**　手术中离断肝实质后暂时阻断肝右动脉,可见淤血区域(上图)。夹闭肝右动脉后,肝右前部分表面转为暗红色。同时行术中多普勒超声(左下图)。如果门静脉的远端分支血流为离肝血流(右下图),该区域回流受阻

肝中静脉主要属支的引流区域可在供体手术过程中和受体手术再灌注后得到确认。在供体手术中,在离断肝实质和肝中静脉属支后,在离断入肝血管之前,需要再一次确认回流受阻区域。有两种方法可以

用来确定回流受阻区域(图 54-5)。一是用多普勒超声检测门静脉远端属支的血流方向。如果此区域的静脉回流受阻,则血流方向会为离肝血流。二是暂时性地夹闭肝右动脉,由于没有入肝血流,相应区域的肝实质将会呈现暗红色。在受体手术中,门静脉重建完成刚恢复时相应的回流受阻区域表面呈现暗红色。回流受阻区域与非受阻区域之间这种颜色的不同会在肝动脉重建恢复血液灌注后消失。肝中静脉属支引流区域的确定非常重要,因为肝右静脉和肝中静脉之间可能存在交通支(存在于 20%～30% 的健康供者中),这些交通支通常无法在术前得到确认。如果的确存在交通支,则没有必要进行肝中静脉属支的重建。

肝中静脉属支通常需要在二级分支的级别进行重建,所以需要使用血管移植物进行修整。可使用自体血管移植物(受者的颈静脉或髂静脉)、冷冻保存的静脉或动脉移植物(图 54-6)和人工合成的移植物(聚四氟乙烯)。

当术前评估提示肝右下静脉的引流区域较大时,应考虑进行重建手术。肝右下静脉与受者下腔静脉的直接吻合有时具有一定的技术难度。这是由于判断最佳吻合位置和方向非常困难而且需要一定的时间,这将会增加移植物热缺血的时间。在这种情况下,如果能获得下腔静脉移植物,就能够在移植物修整时提前进行肝右下静脉与下腔静脉移植物的整形,然后再进行受体吻合,这被称为双下腔静脉法。如果无法获得下腔静脉移植物,但有较细的血管移植物如股静脉,也可进行相似的血管重建(图 54-7)。必须注意的是,在这种情况下,没有必要过度离断下腔静脉周围的肝静脉分支,包括膈静脉。

LHV + MHV

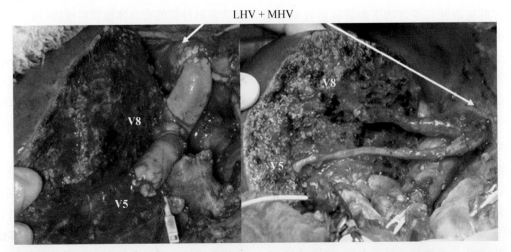

**图 54-6**　可用静脉移植物[冷冻保存的同种移植物(左)或自体移植物(右)]来重建肝中静脉属支。LHV + MHV,受者肝左静脉和肝中静脉开口;V5,肝中静脉的 Ⅴ 段分支血管口;V8,肝中静脉的 Ⅷ 段分支血管口

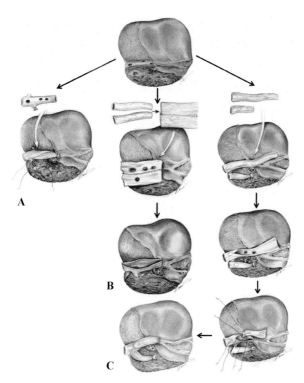

**图 54-7** A. 当右肝移植物存在多支肝短静脉时,可使用冷冻保存的下腔静脉来重建流出道。将移植物血管与受者腔静脉进行端端吻合;B. 若无下腔静脉移植物,可使用股静脉修整;在此项技术中,将股静脉折叠并置于移植物的下腔静脉槽中;C. 另一种技术,将较细的静脉移植物分别重建后拼接为一个共同开口代替下腔静脉移植物

### 左肝移植物

移植物肝左静脉和肝中静脉开口处的屋檐状血管袢使得受体手术中的血管重建变得简单。当使用带尾状叶的左肝移植物时,则需要对尾状叶的静脉进行重建,使尾状叶和左肝一起得到相应地再生。

可以将肝短静脉与受者的下腔静脉直接吻合。当肝短静脉、肝左静脉和肝中静脉开口位置距离很近,可进行简单的静脉成形术。另一种方法是用静脉移植来完成静脉整形。将移植肝的肝左静脉、肝中静脉和肝短静脉用静脉管道或静脉片整形成一个宽大的袖套状开口。

### 关腹前

保证静脉回流是部分肝移植最重要的技术之一。它不仅仅是单纯的血管吻合,移植物的位置摆放对血液的回流也至关重要。需要将移植物置于恰当的位置,并且要注意移植物在关腹后的最终位置。尤其是左肝移植物,为防止移植物旋转至右侧,将镰状韧带与腹壁的中线固定在一起是非常重要的。

## 门静脉的重建

### 吻合前的注意事项

在移除病肝后,需将门静脉暂时性地开放来确定门静脉的流量。如果无法确定门静脉流量(也称作入肝血流)是否充足,则需将门静脉的分流侧支静脉完全结扎,其中包括脾肾分流血管或胃左静脉。这个操作也可以在门脉重建完成后实施。在这种情况下,应尽快重建恢复肝动脉血流,以缩短热缺血时间。

当完成所有的肝静脉接合之后,为防止肝静脉血液回流入肝,可以夹闭所有肝静脉。随后可以撤除下腔静脉的阻断钳,先恢复下腔静脉的血流。移植肝的门静脉残端通常很短,大部分时候由于过于短小而无法使用血管夹。暂时性地夹闭所有肝静脉可以在移植物侧门静脉开口敞开的情况下进行吻合。

### 右肝移植物

在右肝移植物中,单支开口的移植物门静脉可以与受体门静脉右支或主干进行直接吻合。受体的门静脉右支与主干相比,在口径和位置上与移植物门静脉更加匹配。由于右肝移植物门静脉通常较短,所以在移植后由于肝再生后扭曲过长和梗阻的情况非常少见。门静脉吻合手术时需要严格对齐,将移植肝门静脉的前壁和受体的门静脉前壁用 6-0 聚丙烯线(Prolene)进行标记。使用 6-0 聚丙烯线进行连续缝合并留生长因子。

在较为少见的情况下,右肝移植物的门静脉开口可能出现右前和右后两个分支双开口,可通过血管整形成为单个门静脉开口。当前后支距离过远,无法进行血管整形时,就需要使用血管移植物进行修整。可作为移植静脉的有自体血管移植物(例如受者的门静脉右前、右后静脉分支)或冷冻保存静脉(例如分支后的髂静脉)(图 54-8),但是从远期的通畅程度来看,自体血管移植物要优于冷冻保存静脉。不推荐将受者门静脉的右前、右后分支直接与供体的双支门静脉进行吻合,这样无法做到完美的对齐。而且,保留受体门静脉的右前、右后分支,有时也非常困难。

### 左肝移植物

左肝移植物门静脉开口大部分情况下都是单支,通常与受者门静脉左支或主干进行端端吻合。为了做到吻合时对齐,用 6-0 聚丙烯线来标记移植物门静脉的前壁和受者门静脉左支。调整好移植物门静脉前壁和受者门静脉左支的方位后再开始缝合。

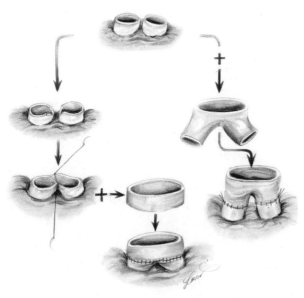

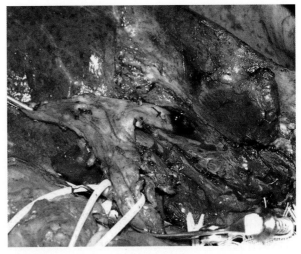

**图 54-10**　尽可能地游离受者的肝门结构，以便进行无张力重建并给吻合位置创造更多的选择

**图 54-8**　有时右肝移植物门静脉的右前分支和右后分支是分开的。在这种情况下，可以进行自体血管拼接或冷冻保存的同种静脉移植物整形，使其成为共同开口

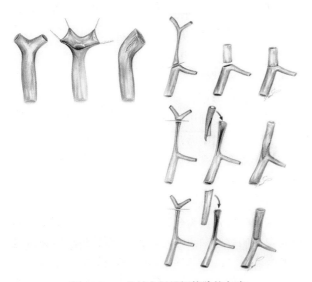

**图 54-9**　一些扩大闭锁门静脉的方法

有些患者尤其是胆道闭锁的患者，他们的门静脉有时会出现闭锁的情况，因而不能直接吻合。在这种情况下，静脉整形技术在确保门静脉充足的血流上具有非常重要的作用。可使用静脉移植物或血管"补片"来解决门静脉闭锁的问题（图 54-9）。

在带尾状叶的左肝移植物上有时可见一条从门静脉左支左侧壁分出的尾状叶门静脉。建议保留这支门静脉从而确保移植物整体的再生和尾状叶的功能完好。

### 术前伴有门静脉血栓的病例

术前门静脉血栓是个重要的议题。根据 Yerdel 分级，1～3 级的门静脉血栓需要静脉切除或使用肠系膜血管移植物架桥，类似于全肝移植。然而所移植肠系膜血管的通畅程度却总无法令人满意。

Yerdel 4 级（全门静脉和全肠系膜上静脉血栓）的患者需要行门腔静脉转位术，在这个手术中，下腔静脉肝脏部分被打开，与门静脉进行端侧吻合。移植物无法接受肠道静脉回流的血，过多的来源于下腔静脉血流可能形成较大的剪切应力损伤移植物，使患者处于高死亡风险中。这些患者不适于做部分肝移植。但有严重脾肾分流的患者例外，可用静脉移植物进行左肾静脉与门静脉的架桥吻合。

## 肝动脉重建

### 受体的动脉

受者的肝左动脉、肝中动脉、肝右动脉都适用于重建。在此之中，需通过动脉的血管条件、口径以及吻合时的张力来选择最适合的动脉。移植物动脉口径的周长与所使用的受者动脉口径周长差应该小于 50％，这个口径差可以在吻合时进行修正。

受体除了肝固有动脉的分支，其余部位的动脉一般不适用于重建，仅适用于用作调整手术时的吻合条件。靠近肝固有动脉主干的肝动脉分支通常比移植物的动脉残端粗，不适用于吻合。尽可能地游离肝固有动脉主干，以便进行无张力血管重建（图 54-10）。应避免通过切断肝总动脉或胃十二指肠动脉来游离肝动脉分支进行吻合。

类似于肝细胞癌治疗时反复的经肝动脉化疗栓塞术等原因会导致肝固有动脉栓塞，此时可使用脾动脉、胃左动脉、胃十二指肠动脉或胃网膜右动脉来吻合动脉。在这种情况下可能需要动脉移植物架桥。肝总动脉附近栓塞的病例则更具有挑战性。

### 吻合方式

动脉重建技术对肝移植手术的成功有着至关重要的作用。通常移植物的动脉比较短小（直径为2～5 mm）。动脉吻合通常需要在手术显微镜或手术放大镜下使用3/4弧度针的9-0尼龙缝合线间断缝合（缝线直径0.03～0.039 mm）。对于较粗的血管，可用8-0缝合线（缝线直径0.04～0.049 mm）。对于较细的血管，可用10-0缝合线。

具体而言，先分别将受者和移植物的动脉用单齿显微血管夹夹闭，暂时阻断血流。使用单丝缝合线在动脉可视角度最困难的位置起针开始缝合。每一针都从动脉壁内侧缝至外侧，以免缝合时可能引起的动脉内膜与外膜分层。后壁缝合时向后部收紧打结。随后，逐步依次向两端缝合至前壁。如果难以将血管翻转，则可用带双针的微型尼龙缝线（W10V43-9N，Keisei Medical Industrial，东京，日本）进行缝合。

### 右肝移植物

右肝移植物的动脉重建方式主要是移植物肝右动脉和受者肝固有动脉分支之间的单支重建。有时候右肝移植物可能会有两个动脉残端。标准方法是将它们与肝固有动脉的分支直接吻合（如肝左动脉和肝中动脉）。同时，应避免所谓的"非解剖吻合"，即使用肝固有动脉分支以外的动脉来进行吻合，防止造成远期通畅度较差。

### 左肝移植物

因为肝Ⅳ段动脉的高度变异性，左肝移植物更容易出现多个动脉残端。如果确定动脉之间存在交通，可以不用总是进行多个动脉重建。在受者手术前会进行两次确认是否存在动脉交汇。首先，在供者手术中，暂时夹闭肝中动脉后，用多普勒超声检测肝左动脉的血流通畅程度，然后在将移植物取下并放置于修肝台上后，从肝左动脉残端缓慢注入冷的生理盐水，观察在肝中动脉残端是否有生理盐水流出。其次，在重建了优势动脉后，如果在其他的动脉残端能见到随动脉搏动返出的血流（提示在肝内存在肝左动脉和肝中动脉的交通）或者术中多普勒超声能够确认肝左动脉血流良好，则余下的残端可以不需要再做重建。

## 胆管重建

### Roux-en-Y肝肠吻合术和胆管端端吻合术

胆管重建是部分肝移植的阿喀琉斯之踵，技术相对较薄弱。部分肝移植物通常有多个细小胆管开口（直径常为2～5 mm）。这些胆管的重建在技术上比从脑死亡捐献者来源的整肝移植时的胆总管端端吻合有更高的要求。因此，在部分肝移植物中，胆道并发症包括胆漏和狭窄的发生率较高。

部分肝移植中的胆管重建通常采用Roux-en-Y肝肠吻合，根据术中情况可以选择是否留置胆道内支架。这是因为大部分需要进行活体肝移植的患者是胆道闭锁的儿童，他们并没有自体的胆管。近来，用受者自己的胆管进行胆管重建（有或没有胆管内支架）越来越普及，这被称为胆管端端吻合术。端端吻合的优势包括不用进行肠道吻合，保留了Oddi括约肌的功能，术后可以用内镜进入吻合部位检查。在行Roux-en-Y肝肠吻合术的病例中，胆漏更多地可能与患者门静脉或肝动脉血栓形成有关。所以胆管重建的首选是端端吻合术。

### 多胆管开口移植物的处理

开口位置较近、有共用管壁的胆道可以修整合并成为一个共同开口，从而只需进行一次吻合。在这些病例中，可以垂直切开相邻胆管的共用管壁，然后用可吸收细线将其修整连接成为一个较大的开口用于吻合。胆管整形中，必须详细识别所有的胆管开口，切勿遗漏。非常细小的胆管道可以缝合关闭，无须重建。胆道吻合时应无张力，并应在胆道吻合完毕后通过胆道外引流管进行胆管造影检查是否存在胆漏或狭窄。是否在胆管吻合口处放置支架管至今仍有争议。

右肝移植物若有2～3个分开的胆管仍然可以用胆管端端吻合术。为此，受者的肝门部解剖时应注意整块保留胆管周围组织（图54-10），并为吻合提供多个胆管开口。

## 总结

近来，考虑到供者的安全，西方国家的成人活体肝移植数量一直在减少。然而，由于西方国家的死亡捐献者供肝资源不足，对于终末期肝病患者来说，这仍是一项不可缺少的供肝来源途径。

虽然可能存在无法区分供血主要动脉的问题，但从移植物的流入道和流出道来说，左肝移植物仍是最佳的选择。然而左肝移植物有时由于体积过小，无法满足晚期肝硬化合并低MELD评分（如<15分）患者的代谢要求。与之相反，右肝移植物有着足够大的体积，但在肝中静脉的处理上较复杂，当未进行属支重建时，血流回流不畅的区域肝组织并不都具有功能。

## 要点和注意事项

- 部分肝移植中流出道重建是最重要的技术之一。移植物的最终位置对血流状态起着重要的作用，因为流出道很容易由于移植物的旋转而阻塞。
- 在右肝移植物的移植中，受者的肝中静脉和肝右静脉或三支静脉都可以敞开以便与移植物静脉相吻合。
- 当预计肝右前叶的淤血区域很大时，应考虑进行肝中静脉属支（V5 和 V8）的重建。
- 在左肝移植物肝移植中，可以敞开受者的肝中静脉和肝左静脉开口或将三支静脉开口均敞开，与移植物的静脉相吻合。
- 当使用含尾状叶的左肝移植物时，应考虑尾状叶的静脉回流。
- 在胆管重建中，首选端端吻合。其他选择有肝肠吻合术。
- 在端端吻合时，应整体保留受者胆管周围的肝门组织。通过此方法，即使移植物上有多个相距较远的胆管，也可以进行吻合。

# 第 55 章

# 小 肝 综 合 征

## Small-for-Size Syndrome

Yuji Soejima • Ken Shirabe • Tomoharu Yoshizumi • Hideaki Uchiyama
Toru Ikegami • Akinobu Taketomi • Yoshihiko Maehara
封明轩•译

目前劈离式肝移植和活体肝移植已成为成人终末期肝病的标准治疗之一。在早期的成人活体肝移植中,尽管左肝仅占全肝的 30%～50%,却是唯一的选择(图 55-1)。因此,相对较小的供肝(和全肝相比)所导致的后果被认为是最需要解决的问题。也因此,如右肝(包含或不包含肝中静脉)等更大的移植物开始被尝试使用,并已经在全球盛行。因此,肝左叶(left lobe,LL)活体肝移植已经被成人移植所弃用。然而肝右叶(right lobe,RL)所导致的供体死亡时有发生,因此其法律的延续性存在疑问。在这一背景下,恢复原先左肝活体肝移植得到了更多的注意。不过,小体积移植物(small-for-size graft SFSG)的准确

理解对于左肝活体肝移植的发展至关重要。本章作者基于目前在活体肝移植后发生小肝综合征的经验对其目前临床和基础研究的概况做一介绍。

## 定义

小肝综合征指一种由于部分供肝过小无法满足受体所需代谢需要的临床综合征。然而,SFSS 经常难以和其他如急性排斥、流出道梗阻或感染等并发症相鉴别。

SFSG 的概念首先在 1987 年被发表。Emond 等人最早在他们 1996 年发表的里程碑式的论文中描述了由于活体肝移植后因 SFSG 而导致的临床表现。随后,SFSS 在 20 世纪 90 年代开始被使用,那时,尸体来源的劈离式肝移植和成人活体肝移植已经十分常见。Ben-Haim 等首先报道了成人活体肝移植中 SFSS 的结果。随着成人活体肝移植的增加,SFSS 被广泛认为是肝移植中特有的一个领域,尤其在成人活体肝移植。然而,SFSS 的定义仍然没有共识,且 SFSS 也缺乏精确的描述,包括发生率、预后、风险因素等。因此,急需通过客观前瞻性的参数分析来定义 SFSS。

目前,仅有 2 篇文章试图通过设定阈值来定义 SFSS。Soejim 等最初定义 SFSS 为术后 7 日出现胆汁淤积(总胆红素>5 mg/dl,之后修改为>10 mg/dl),无法纠正的腹水(术后 14 日每日腹水>1 L,或术后

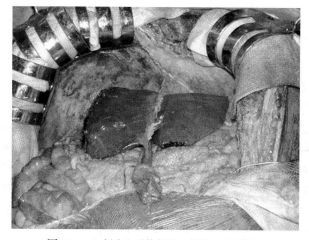

**图 55-1** 一例成人受体使用小体积左半肝供体

28 日＞500 ml），且无其他特别的原因。

Dahm 等提出将 SFSS 分成 2 类：小体积功能异常和小体积无功能。小体积功能异常指术后第一周排除其他原因的小体积移植物（GRWR＜0.8%），肝功能异常指连续 3 日内出现以下 3 种情况中的 2 种：胆红素＞100 μmol/L、NR＞2、3～4 级肝性脑病。小体积无功能指术后 1 周小体积移植物（GRWR＜0.8%）功能衰竭。

Ikegami 等提出了一种新的称为原发性移植物无功能的现象，其特定于活体肝移植，且很可能由SFSG 引起。

然而，这些标准都没有在后续的研究中得到前瞻性的验证和严格的评估。

## 临床表现

目前对于 SFSS 的临床表现已经取得了一定的共识。Emond 等人首次提出，SFSS 的特征性表现为功能性胆汁淤积时间延长、顽固性腹水和凝血酶原时间延长及脑病的恢复延迟。值得注意的是，大多数发生 SFSS 的病例与原位肝移植后原发性肝功能丧失是完全不同的情况。依据成人原位肝移植的经验，难治性腹水（每日＞1 L）和高胆红素血症是 SFSS 最常见和典型的表现。图 55-2 描述了 SFSS 患者的典型临床病程。氨基转移酶水平通常不会逐渐上升，但胆红素水平和日腹水输出在移植后 3～7 日开始增加并持续 1～2 个月。值得注意的是，血清氨水平和凝血酶原时间的变化相对较小。3 或 4 级肝性脑病在SFSS 患者很少发生，如出现则应该被判断为移植物衰竭的迹象。其他临床表现包括脓毒症、胃肠道出血、肠运动减少和由于大量腹水引起的肾前性肾衰竭等，大多在移植术后一周内发生（表 55-1）。这些表现之间密切相关且可能是持续性门静脉高压的结果。据报道，SFSS 患者的预后劣于没有 SFSS 的患者；然而，最近关于门静脉血流调控的研究表明，是否存在 SFSS 对患者预后没有显著影响。无论如何，重要的是要理解，如果进行适当的保守治疗，相当多的 SFSS肝移植患者可以随移植物的再生而恢复。

**表 55-1 小肝综合征的主要临床表现**

高胆红素血症（功能性胆汁淤积症）
顽固性腹水
麻痹性肠梗阻
脑病延迟恢复（罕见）
INR 延长
脓毒症
肾前性肾衰竭
肺部并发症
消化道出血

INR，国际标准化比值

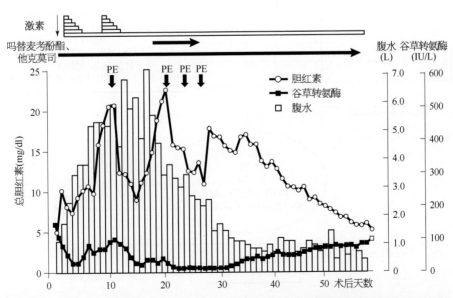

**图 55-2** 小肝综合征临床病程。该受体为 37 岁女性，术前诊断为原发性硬化性胆管炎。供肝来自其 47 岁姐姐，左半肝加尾状叶供肝质量 320 g（移植物体积与标准肝体积比为 31.6%，移植物质量与受体体重比 0.77%）。PE，血浆置换

**表 55-2　小肝综合征的病因**

| 供体（移植物）相关因素 |
| --- |
| 　移植物体积不足 |
| 　老年供体（>50 年） |
| 　脂肪肝 |
| 受者相关因素 |
| 　一般情况较差（MELD>30 分） |
| 　门静脉流量和压力过大 |
| 　流出道梗阻 |

MELD，终末期肝病模型

## 病理生理学

SFSS 的机制仍然未知，但可能是多因素的，包括供体（移植物）相关和受体相关因素两部分（表 55-2）。

肝切除的经验表明，最小残余肝体积应为全肝的 25%～30%。然而，与在正常门静脉压力下的移植物相比，门静脉高压下较小的供肝可能暴露于过高的门静脉灌注和门静脉压力（portal venous pressure，PVP）。实验数据表明，高灌注状态对肝脏有害，而门静脉减压有利于小肝移植患者的恢复。此外，肠衍生的内毒素和底物，包括脂肪酸等再次灌注至肝脏后，可进一步使移植物受损。门静脉高灌注、肝静脉充血和肝动脉灌注不足，以及肝脏质量不足（移植物过小），都被认为是 SFSS 的发生机制（图 55-3）。表 55-2 列出了 SFSS 的可能原因。

由于缺乏"单纯 SFSS"病例的经验，SFSS 明确的病理特征仍然未确定。不过还是有一些研究系统性地探索了 SFSS 发生的病理生理学改变。Emond 等人研究了进行"小肝移植"时发生的病理变化。他们发现在移植后第 7 日肝脏呈现弥漫性缺血样改变，伴有中央小叶气球样变，随后的活检标本显示进展为胆汁淤积。Demetris 等人全面分析了来自 5 名 SFSS 患者的活检标本，总结出 SFSS 的病理特征包括：①严重门静脉高灌注引起门静脉和门静脉窦内皮剥脱与局灶性出血，通过结缔组织进入肝实质（图 55-4A）。②肝动脉血流不足和血管痉挛，这在严重的情况下导致功能性去动脉化，缺血性胆管炎和肝实质性梗死。他们也指出 SFSS 患者可能存在的晚期后遗症，包括小门静脉支血栓形成以及有时导致的管腔闭塞或再通、肝脏再生性增生结节，以及胆道狭窄。作者的经验表明，中央小叶肝细胞气球和胆汁淤积（图 55-4B）是 SFSS 最突出的特征。此外，胆道周围反应也十分常见，而坏死、脂肪变性和门静脉渗透则较少出现。

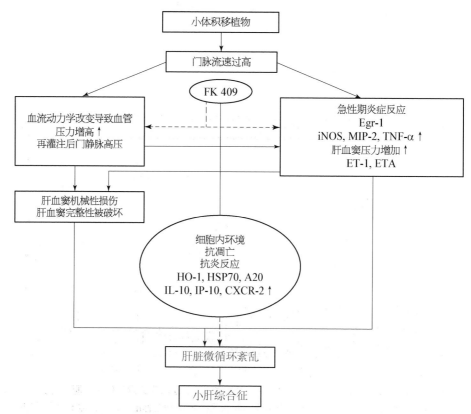

**图 55-3**　小肝综合征的可能机制。CXCR-2，CXC 趋化因子受体-2；Egr-1，早期移植物反应因子-1；ET-1，内皮素-1；ETA，内皮素-1 受体 A；HO-1，血氧酶-1；HSP-70，热休克蛋白-70；IL-10，白介素-10；iNOS，诱导性 NO 合成酶；IP-10，γ 干扰素诱导蛋白-10；MIP-2，巨噬细胞炎症蛋白-2；TNF-α，肿瘤坏死因子-α

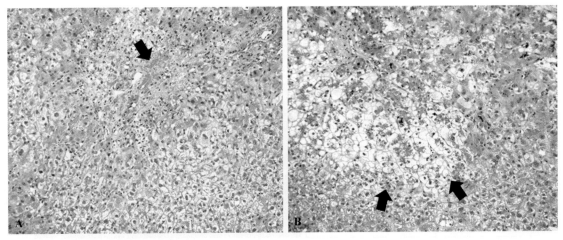

**图 55-4**　小肝综合征典型的组织病理表现。A.门静脉旁出血(箭头);B.肝小叶中央干细胞气球样变和胆汁淤积

## 实验研究

作者对于 SFSS 的认知大都源于临床研究。然而,最近发表的动物研究为 SFSS 的发病机制提供了有价值的线索。肝移植后早期短暂的门静脉高压,随后发生的收缩血管基因的表达上调以及严重的炎症反应被认为是 SFSG 患者发生衰竭的主要原因。

Ku 等人首先建议在犬部分肝移植 SFSG 模型中使用门静脉分流,因为门静脉高压是引起移植物衰竭的危险因素,而这一过程往往由缺血再灌注后的微血管损伤引起。

Liang 等人使用大鼠部分肝移植模型研究了 SFSG 中的移植物内基因表达模式的变化。他们发现 SFSG 损伤与早期移植物反应(early graft response,Egr)-1 的早期过表达有关;也与内皮素-1 的上调和一氧化氮合酶的过表达相关。此外,热休克蛋白如血红素加氧酶-1(heme oxygenase-1,HO-1) 和 A20 的下调进一步加剧了细胞内稳态的紊乱。

Man 等人使用载体 DNA 微阵列在大鼠肝移植模型中比较了 SFSG(受体肝脏重量<30%)和全部移植物(对照组)再灌注后 1、3 和 24 小时时肝脏内 1 081 种基因表达谱变化。结果移植物内内皮素-1 和内皮素-1 受体 A 的 mRNA 表达在再灌注后的前 24 小时内表达上调并伴随着 HO-1 的下调。在再灌注后的前 24 小时内,移植物和血浆内炎症细胞因子(IL-6、IL-15、肿瘤坏死因子-α)的 mRNA 水平表达也升高。总之,再灌注后的短时间门静脉高压、随后的内皮素-1 过表达和血浆一氧化氮水平降低,以及 HO-1 和热休克蛋白-70 的表达下调导致了 SFSG 损伤。

此外,Cheng 等研究了肝星状细胞活化在脂肪肝 SFSS 损伤中的重要性。研究使用了肝硬化大鼠接受脂肪肝的小肝移植物的原位肝移植模型。肝星状细胞活化主要存在于移植后的前 2 周,并且其活化与进行性肝窦损伤和内皮细胞 Wnt4 信号通路的上调显著相关。

## 预防小肝综合征的措施

### 移植物选择

一般来说,SFSG 被定义为移植物体积与标准肝脏体积(graft volume to standard liver volume,GV/SLV)比例小于 40% 或 GRWR 小于 0.8%。医生可以直观地认为移植物本身的大小是 SFSS 的最重要因素。一项研究证明,使用 SFSG 的活体肝移植患者预后明显较使用更大移植物的患者差。因此,成年患者中使用肝右叶较之于左叶更为常见,而这会引起供体的发病率和死亡率升高。事实上,在使用肝左叶进行活体肝移植的 SFSS 发生概率比使用肝右叶更常见。然而,根据发表的数据,移植物大小本身不是引起 SFSS 或更差临床结局的唯一决定因素。事实上,在作者的一项研究中发生 SFSS 的患者平均 GRWR 为 0.74%,与未发生 SFSS 的患者相当(0.78%;P 不显著)。此外,SFSS 不一定导致移植物丢失。在作者的队列中,357 例活体肝移植受者中只有 3 名患者因 SFSS 而直接导致移植物丢失。最近的一项研究表明,肝左叶活体肝移植的结果与肝右叶活体肝移植的临床结局相似,尽管在 LL 活体肝移植中 SFSS 发生的频率更高(19.5% 对 7.1%)。因此,考虑到供体安全,尽管使用 RL 移植仍然是全世界成人活体肝移植的主流,世界上许多中心,尤其在日本,已经开始重新

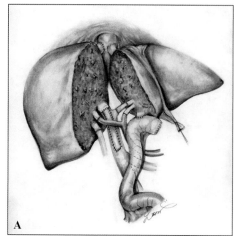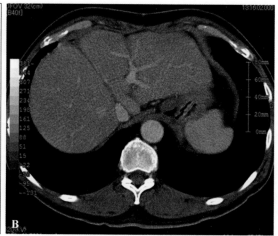

图 55-5　A. 双供肝(使用右肝和左肝)的活体肝移植示意图;B. 移植术后 6 个月计算机断层成像结果

将 LL 移植作为成人活体肝移植的首选。

　　供体年龄与 SFSS 发生相关。Ikegami 等将活体肝移植供体分为以下几类:O/LL(左叶,供体年龄>50 岁,$n = 20$)、Y/LL(左叶,供体年龄≤50 岁,$n = 140$)、O/RL(右叶,供体年龄>50 岁,$n = 12$)和 Y/RL(右叶,供体年龄≤50 岁,$n = 61$)。与 Y/LL 组相比,O/LL 组的 SFSS 发生率显著更高(60.0%对 16.3%,$P<0.01$),而 O/RL 组与 Y/RL 组 SFSS 发病率相近。Kiuchi 等人发现,在供体年龄(>50 岁)较大时,GRWR<0.8%的受体较移植物更大的受体预后更差,而年轻供体(<50 年)时两者预后相似。这些数据表明,来自老年供体(年龄>50 岁)的边缘性小移植物不应用于活体肝移植。

　　虽然缺乏人类研究的直接证据,但移植物脂肪变性的程度可能与 SFSS 相关。目前人们一般认为,超过 30%的移植脂肪变性是活体肝移植的禁忌证,特别是对于边缘 SFSG。对于脂肪变性在 10%～50%的活体肝移植供体,由热量限制、运动和苯扎贝特构成的短期强化饮食计划有较好的效果。

　　使用来自两个独立供体的双供肝移植(图 55-5)和保留受体部分肝脏的辅助肝移植是用以克服 SFSG 的极端策略。这两种术式都有一定效果,但存在一些伦理问题,比如要将两个健康供体置于手术的危险之中,以及有传染性疾病或恶性肿瘤等问题。

### 门静脉血流调控

　　许多实验证实,较小供肝受到过高的门静脉血流和灌注压的损伤是 SFSS 发生的重要因素之一。然而目前还没有来自人体的可靠证据支持过量的门静脉血流(portal venous flow, PVF)与 SFSS 相关,但普遍认为门静脉血流调节对 SFSG 有益。因此一些门静脉血流调节的方法,如肠系膜-腔静脉分流(图 55-6A)、门静脉腔静脉半分流(hemiportocaval shunt,

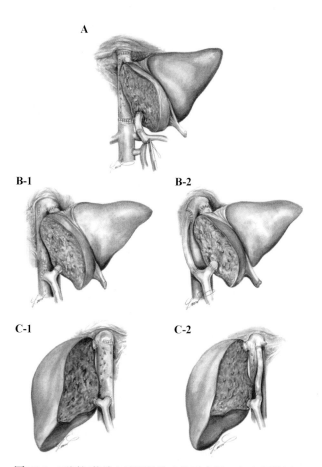

图 55-6　不同门静脉血流调控技术的示意图。A. 左肝使用肠系膜-腔静脉分流;B. 门静脉-腔静脉半分流术(HPCS),分别分左肝使用门静脉右支(B-1)、使用静脉架桥血管如大隐静脉(B-2);C. 右肝的 HPCS,分别为使用门静脉左支(C-1)、使用架桥静脉(C-2)

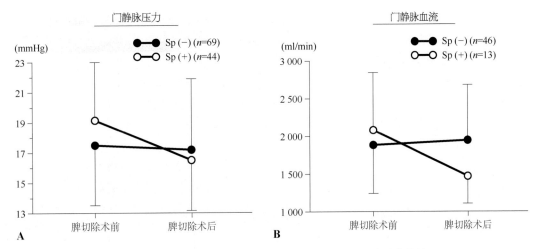

**图55-7**　脾脏切除和脾动脉结扎对于门静脉血流和压力改变效果

HPCS;图 55-6B、图 55-6C）、脾动脉结扎（splenic artery ligation，SAL）、脾切除和术前的脾动脉栓塞（splenic artery embolization，SAE）被认为可用于避免 SFSS 和 SFSG。

Boillot 等报道了一例通过门体分流,将所有肠系膜静脉血流分流入体循环的 SFSG 成功病例。Troisi 等使用 HPCS 减少 PVF 从而改善了接受 GRWR 小于 0.8％的 LL 移植患者的存活。Takada 等报道了使用端-侧门腔分流方式成功完成两例 GRWR 分别为 0.55％ 和 0.70％的右肝移植。Yamada 等对 GRWR 为 0.6％～0.8％的 LL 移植患者选择性地使用 HPCS 技术取得了 100％的存活率。Botha 等报道了 LL 移植物患者（GRWR 中位数 0.67％）接受 HPCS 的良好结果:患者和移植物的 1 年存活率分别为 87％和 81％。上述实验表明,通过门腔门静脉血流调控可以预防小体积 LL 移植物发生 SFSS,同时提供足够的肝脏体积。然而,从移植物到体循环的门静脉“窃血”现象需要引起医生的注意。作者仅在两名患者中使用了 HPCS,其中一例的 GV/SLV 比例仅为 24％,在术后 4 日作者由于门静脉窃流而关闭了分流。相反的,Yamada 等报道,在术后 6 个月 55％的分流仍然存在,而在术后 1 年仅存在 20％。此外,Oura 等在使用 HPCS 的患者中观察到晚期移植物萎缩和功能障碍的现象,这迫使他们在活体肝移植后 11 个月关闭了分流。这一经验表明,HPCS 可以在 LDLT 早期克服 SFSS,并在 LDLT 后期引起移植物萎缩和移植物功能障碍。由此关闭 HPCS 的最佳时间仍然需要探索。

大多数接受肝移植的患者存在严重的脾功能亢进。因此,脾切除术是降低门静脉血流和压力最有效的方式。如图 55-7 所示,在脾切除术后,门静脉压降

低 5 mmHg,而门静脉血流降低 500 ml/min。在作者目前的实践中,使用血管密封系统（LigaSureAtlas）和血管吻合装置进行标准化无血脾切除术是用于预防 SFSS 的优选模式。在最近的 50 例 LL 移植病例中,35 例患者（70％）进行了脾切除术,而 7 例（14％）在活体肝移植之前已经进行了脾切除术。作者在这 50 例中观察到仅 3 例（6％）SFSS:3 名患者中有 2 名从并发症中恢复,而另一名患者需要再次移植。因此,作者认为移植同期行脾切除有助于减少门静脉血流,以及对血小板数早期恢复,从而改善总体结果。

门静脉压力也是移植物存活的重要因素。Ito 等发现,SFSG 受体（GRWR<0.8％）门静脉压力较接受更大供肝患者更高。研究显示术后一周内,PVP 高于 20 mmHg 的患者预后更差（6 个月后生存率为 84.5％对 38.5％; P<0.01）。此外,Ogura 等人证实,PVP 小于 15 mmHg 的患者（n = 43, 66.3％）2 年生存率比 PVP 大于 15 mmHg 的患者（n = 86, 93.0％）更高。因此他们建议对 PVP 大于 15 mmHg 的患者进行脾切除术,而脾切除术后 PVP 大于 15 mmHg 的患者进行门腔分流术。

一些报告称 SAL 对 SFSS 有益。已知 SAL 可降低 PVP 5 mmHg,且平均能减低门静脉流量 52％。然而,这种效果的一致性较差。而且肝移植后血小板计数升高的作用不如脾切除术明显。因此,这一对 SFSG 的预防性措施的使用较为有限,作者目前首选脾切除术。

另一些学者报道了 SAE 作为移植后 SFSS 补救措施的实用性。Kasahara 等人认为使用 SAE 进行术前门静脉减压可以有效减少手术中的失血量、缩短手术时间。因此,SAE 有助于改善患者预后,且不造成与手术本身相关的严重并发症,如败血症和门静脉血

栓形成等。这些学者认为 SAE 对减少 PVP 的影响与 SAL 相当。此外，SAE 组术后肝动脉血流明显升高，提示血液从脾脏向肝动脉分流或发生了肝动脉缓冲液反应。

总的来说，虽然外科医生已经可以使用各种方法进行门静脉血流调节，但是术中监测 PVP 和 PVF 水平对于整体上避免 SFSS 至关重要。

### 患者身体状态

受试者状态的评估可以用 MELD 评分和 CTP 评级进行判断。Ben-Haim 等人指出，CTP 评级 C 级患者使用小移植物进行移植，其预后往往不佳，而 A 和 B 级患者尚可。作者最近的研究中发现，在 MELD 评分超过 30 分的患者中，LL 移植物的一年存活率劣于 RL 移植物。

### 流出道调节

保证移植物的最大流出量是 LDLT 中最重要的手术步骤。在使用 RL 的 LDLT 中，对肝前叶肝段的充分引流至关重要，特别是对于 SFSG 的患者。因此，要尽量重建所有的静脉，包括 V5、V8 和右后下静脉。带肝中静脉的 RL 移植物（延长的 RL 移植物）保证了肝中静脉的最大引流，因而是供体肝脏体积足够情况下一种较好的选择。

## 治疗

SFSS 没有特效治疗方法，其基本治疗策略是对症支持治疗和观察性治疗，直到移植物再生。患者的大量腹水通常持续 1～2 个月，此后逐渐减少，因此，

需要及时补充晶体和白蛋白，以防肾衰竭。不伴有凝血功能障碍的高胆红素血症通常在 1 个月内缓解。在严重的情况下，规律血浆置换或降胆红素治疗可能有利于减少移植物的代谢负担。强烈推荐对患者进行早期肠内营养（早于术后 1～2 日），这样可以减少脓毒症的发生率。胸腔积液应得到积极的引流（通常在右侧），并注意出血风险。

移植物衰竭的迹象包括早期肾衰竭、进行性高胆红素血症（超过 20 mg/dl）、凝血功能恶化、严重肝性脑病和脓毒症发展。对于出现这些症状的患者应及时再次移植。败血症较为常见，会导致严重的循环衰竭并引起移植物丧失功能和肾衰竭。

目前没有对 SFSS 有效的预防或治疗措施。作者报道由前列腺素 E、甲磺酸奈法莫司汀和类固醇组成的门静脉内输注治疗可能对患者有益。然而，由于存在引起肝梗死的风险，此种方式后来被放弃。

实验证明，FK409 是一种有效的一氧化氮释放剂，已被证明可以通过减少门静脉高压及下调 Egr-1 途径来改善 SFSG 损伤。然而，这种药物尚未进入临床应用。

## 总结

对 SFSS 的病理生理、自然病程和预防更好的认识十分重要，最终有助于解决部分肝移植特别是在 LDLT 患者中出现的 SFSS。通过前瞻性的全球研究或基于统一标准收集的同质化数据可能有助于更深入了解这一综合征。

### 要点和注意事项

- 关于小肝综合征的定义并未达成共识。
- 临床上，SFSS 是指一组临床表现，包括肝功能延迟恢复性的胆汁淤积、难以纠正的腹水、凝血酶原时间延迟恢复以及肝性脑病。
- 其他表现包括胃肠道出血、肠蠕动减少、肾前性肾衰竭、败血症，这些常常发生在术后 1 周左右。
- SFSS 的发生率在使用左半肝的成人活体肝移植中为 20%，而在右半肝中为 7%。
- SFSS 通常是可逆的，稳定的功能性胆汁淤积、未发生肝性脑病的腹水以及恶化的凝血功能会在数月内随着肝脏再生而缓解。
- 恶化的凝血功能以及肝性脑病是供肝衰竭的信号。出现这些表现的患者应尽快安排再次移植。

- SFSS 的病因很可能是多因素的，相对过多的门静脉血流进入供肝血管床是 SFSS 的主要原因。
- SFSS 的病理特征为门静脉及门静脉周围血管窦内皮细胞剥离、局部出血流入门静脉周围结缔组织、肝动脉血流变差合并血管痉挛。
- 来自高龄供体（50 岁以上）的肝脏不适宜用于 SFSG。
- 门静脉血流调节的方法包括脾切除、门静脉腔静脉半分流，能有效减少门静脉血流、减低门静脉压力，从而预防 SFSS 的发生。
- HPCS 在自然情况下应该在 1 年内关闭。HPCS 的长期效果尚未明确，但很可能导致移植肝萎缩，引起移植肝衰竭。

- SFSG 应该尽可能最大限度保留流出道。
- 移植术中监测门静脉压力和门静脉血流能有效地从整体上预防 SFSS。供肝再灌注后的门静脉压力应维持在 20 mmHg 以下,最好低于 15 mmHg,以获得最好的效果。
- 目前,SFSS 尚无特效的内科治疗和预防方法。
- 对症治疗包括针对难治性腹水的体液支持治疗、

预防感染性并发症,以及预防急性排斥反应,这些治疗应该维持至移植肝再生之后。
- 血浆置换或胆红素吸收治疗可能有助于减少胆红素负荷。
- 发生 SFSS 进行再次的脾切除、脾动脉结扎以及脾动脉栓塞可能有一定获益。

# 第 56 章

# 微创活体肝切除术

## Minimally Invasive Living Donor Hepatectomy

Talia B. Baker • Juan Carlos Caicedo

沙 朦•译

尽管美国每年有超过 6 000 人接受了肝移植,但等候名单上有超过 16 000 名患者。肝脏移植物供需之间日益增长的不平衡是肝移植最大的挑战之一。尽管人们尽了最大努力来增加死亡供体器官数量,但每年等候名单上仍有超过 2 000 人死亡。因此,对肝移植团队来说急需解决的是发现并改善增加潜在肝移植物的方法来满足日益增长的需要。

LDLT 是一种不同于死亡供肝的肝移植选择。面对器官短缺,活体肝移植可无限制地从潜在健康供体中获得额外的器官。活体供肝可提供质量良好的移植物,与全肝移植和劈离式肝移植相比,短期移植物功能和长期生存率相似甚至更好,特别是在儿童患者中。但是目前美国仅有 4% 的受体接受活体供肝。

肾移植和肝移植一样受困于器官短缺的问题。为了降低供体肾脏切除术的并发症和创伤,移植团队开发了微创的方法,包括单纯腹腔镜肾切除术、手辅式腹腔镜肾切除术和机器人辅助下肾切除术。腹腔镜活体肾切除术已成为肾移植术的标准手段。这项技术上的革命显著增加了捐赠的吸引力和活体供肾者的数量。

活体供肝者也势必要进行这样的方法。微创技术,例如腹腔镜手术、手辅式腹腔镜手术和机器人手术在过去 20 年已获得了极大进展。这些微创技术相比传统开放式手术有许多优点,例如术后快速恢复、更少的肺部并发症以及理想的皮肤美观结果。腹腔镜手术已在越来越多的手术中使用以达到降低术后疼痛、减少恢复时间、降低并发症的目的。特别是最近腹腔镜下肝切除术相比标准开放式手术已显示出降低并发症的优势。因此,通过使活体肝移植更安全、更有吸引力以增加供肝数量的新方法应该提倡。

考虑到供肝手术的重要性和复杂性,传统方法采用开放式手术。例如,进行右半肝切除术公认的方法是双侧肋缘下切口和中线切口(奔驰切口)。之后为减少切口长度而改进的方法是右侧肋缘下切口和中线切口(J 型切口),但没有左侧肋缘下切口。这种巨大手术的瘢痕使一些活体供肝者担心自身美观而不愿接受手术。开放式手术易导致严重的伤口并发症、手术疼痛、手术时间长、术后恢复时间长以及延长住院天数,并且它影响了活体供肝者的生活质量。尽管开放式右半肝切除术被广泛接受,并且以相对安全的手术操作为特点,但是其并发症率高达 40%。

为了解决与开放式肝切除术相关的各种风险因素,移植团队因此致力于发展微创方法来使活体供肝者疾病负担降至最低并增加手术的吸引力。微创方法与开放式手术相比,在以下几个方面可使患者受益:第一,它能降低长期和短期并发症;第二,它能改善手术的皮肤美观程度。肝脏手术通常需要肋缘下切口和中线切口。肋缘下切口对大多数肝切除术来说是必需的,无论是肝叶切除或肝段切除,特别是肝右叶。肋缘下切口的短期并发症包括对麻醉药物使用增加、肺不张以及其他肺部并发症,所有这些都会导致住院时间延长。长期后遗症包括切断腹壁下血管神经上支导致的前腹壁下方麻木和感觉异常,从而导致腹直肌薄弱和切口疝,以及对皮肤美观的担忧,包括感知的缺陷。

限制活体肝移植更广泛应用的始终是供体风险。

因此任何能使活体肝切除术风险最小化的努力都是值得考虑的。一些改善开放式肝切除术使创伤更小的方法包括腹腔镜下左外叶切除术、手助式腹腔镜下右半肝切除术、手助式腹腔镜联合中线切口"混合法"右半肝切除术、手助式腹腔镜联合横切口或肋缘下切口右半肝切除术、单孔腹腔镜辅助下联合右侧肋缘下切口右半肝切除术、上中线切口右半肝切除术、上中线微小切口有或无腹腔镜辅助下右半肝切除术，以及机器人辅助下右半肝切除术。

　　在这章作者将描述多种微创肝切除术的优点和缺点（表 56-1）。每种方法必须考虑其潜在疗效、可行性和提供安全的能力，从而为潜在供体提供吸引力和安全性。

## 腹腔镜下肝左外叶切除术

　　活体移植的腹腔镜技术主要是用于切除肝左外叶移植到婴幼儿体内。许多报道已经显示了腹腔镜肝叶切除术的可行性，但这一技术还未在活体移植中应用。一个法国团队首先进行了相关腹腔镜手术，移植物通过耻骨弓上 Pfannenstiel 切口取出。供体手术进行 6～7 小时，缺血时间为 4～10 分钟。失血量为 150～450 ml，并且没有进行输血。肝脏进行了成功移植，并且供体在术后 5～7 日就出院了。Cherqui 医生的团队最早报道了这种活体腹腔镜下肝左外叶切除术的可行性。他们认为这种手术需要在更大的病例中验证安全性和可行性，现在它已经成为拥有先进腹腔镜技术中心的标准手术操作了。

　　手术在患者仰卧位双腿分开全身麻醉下进行。手术使用了 5 个套管（图 56-1、图 56-2）。肝左外叶通过分离镰状韧带和左三角韧带游离出来，同时血管结构被解剖和暴露出来。肝脏的切除使用超声刀（超声切除；爱惜康，萨默维尔，新泽西）（Satelec，Meriignac Cedex，法国）在不阻断血管的情况下进行。出血采用双极电凝和钳夹来控制。耻骨上做 10 cm 的切口来置入 15 mm 套管以放置大标本袋取出肝脏。

　　腹腔镜进行肝左外叶切除术的优势在于无须进行上中线切口以及术后快速恢复至正常功能。不幸的是，只有非常擅长先进腹腔镜技术的外科医生才能安全进行这项手术，从而限制了其应用。

## 腹腔镜辅助下供体右半肝切除术

　　由于对腹腔镜肝脏手术可应用于肝脏供体手术不断充满兴趣，并且希望开发一种方式能更广泛应用

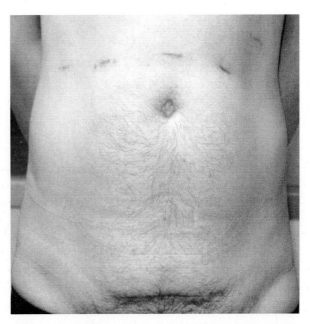

图 56-1　腹腔镜下肝左外叶切除术通道放置的图解。图中测量的为腹腔镜通道的直径（引自 Cherqui D, Soubrane O, Husson E, et al. Laparoscopic living donor hepatectomy for liver transplantation in children. Lancet. 2002;359:9304.）

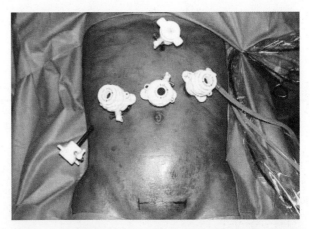

图 56-2　腹腔镜下肝左外叶切除术。腹腔镜下肝左外叶切除术 5 个通道的放置位置（引自 Soubrane O, Cherqui D, Scatton O, et al. Laparoscopic left lateral sectionectomy in living donors: safety and reproducibility of the technique in a single center. Ann Surg 2006;244:5.）

于所有供体手术，作者首先于 2006 年在西北大学进行了腹腔镜辅助下右半肝供肝切除术（laparoscopically assisted donor right hepatectomy，LADRH）。在作者首例报道和其他报道中，作者所在团队和其他团队都展示了腹腔镜辅助下肝切除术治疗肝脏肿瘤的安全性和有效性，其出血更少，手术时间更短，住院天数更短，它也可应用于肝脏供体手术。

　　手术方法通常采用"混合法"，即腹腔镜辅助下进行肝脏切除。手术方法将微创和开放式技术结合起

**表 56-1 微创活体肝切除术的描述比较**

| 方法 | 供肝获取的解剖部位 | 例数 | 手术时间 | 通道 | 取肝位置（大小） | 热缺血时间 | 估计失血量 | 红细胞 | 住院时长（日） | 并发症 | 作者 | 年份 |
|---|---|---|---|---|---|---|---|---|---|---|---|---|
| 腹腔镜 | 左外叶 | 2 | 6~7小时 | 5 | Pfannenstiel(10 cm) | 4~10分钟 | 150~450 ml | 0 | 6~7 | 无 | Cherqui | 2002 |
| | 左外叶 | 16 | 4~6.5小时 | 5 | Pfannenstiel(10 cm) | 6~10分钟 | 20~60 ml | 0 | 7.5(5~16) | 19%,1例中转开腹,2/2左门静脉损伤,1例胆瘘 | Soubrane | 2006 |
| | 肝右叶 | 2 | 12.8和15小时 | 5 | 右侧横切口(9 cm) | | | 0 | 10和14 | | Suh | 2009 |
| 单通道腹腔镜辅助 | 肝右叶 | 40 | 4.6小时±72分钟 | 单一(4通道)(5 cm) | 右侧肋下切口(15 cm) | 未报道 | 450 ml±316 ml | 0.26±0.81 | 11.8±4.5 | 2例中转开腹,1例右膈损伤 | Choi | 2012 |
| 腹腔镜辅助 | 肝右叶 | 4 | 3.9小时 | 2 | 剑突下正中切口(5 cm) | 1.5分钟 | 150 ml | 0 | 3(2~4) | 无 | Koffron | 2006 |
| | 肝右叶和肝左叶 | 13 | 6小时±32分钟 | 4 | 上中线切口(8 cm)+右侧肋下切口(4 cm) | 3分钟 | 302 ml±191 ml | 0 | 11±2.7 | 无 | Kurosaki | 2006 |
| | 肝右叶 | 7 | 5.1~9.6小时 | 5 | 右侧横切口 | | | 0 | 8~17 | | Suh | 2009 |
| | 肝右叶 | 33 | 4.4小时(3.6~5.2小时) | 2 | 剑突下正中切口(5 cm) | 未报道 | 417 ml(200~634 ml) | 0 | 4.3 | 2例中转开腹,2例胆汁瘤(2例再手术) | Baker | 2009 |
| 上中线开腹 | 肝右叶 | 19 | 6.5小时(5.3~7.6小时) | 3 | 上正中切口(10 cm) | 未报道 | 350 ml(176~524 ml) | 未报道 | 6.3(5~7.6) | 25% | Nagai | 2012 |
| | 肝右叶 | 20 | 6.4小时±41分钟 | 未报道 | 右侧肋下切口(15 cm) | 未报道 | 870 ml±653 ml | 1.25±2.05 | 12.1±2.81 | 2例中转开腹,1例右膈移植和包膜下血肿 | Choi | 2012 |
| | 肝右叶 | 23 | 3.9小时±29分钟 | 0 | 13.5 cm(12~17 cm) | 0 | 185 ml±59 ml | 0 | 10±2.9 | 1例胆瘘,2例出血 | Kim | 2009 |
| | 肝中叶或扩大右半肝 | 141 | 4小时14分钟±47分钟 | 0 | 12~18 cm | 未报道 | 352 ml±144 ml | 未报道 | 10.3±3.1 | 4例因出血再次手术 | Lee | 2011 |
| 微创开腹 | 肝右叶 | 9 | 5.9小时(5.1~6.8小时) | 0 | 上中线切口(10 cm) | 未报道 | 177 ml(88~266 ml) | 未报道 | 6(4.5~7.5) | 25% | Nagai | 2012 |
| 机器人 | 肝右叶 | 1 | 8小时 | 5 | 中线脐上切口(7 cm) | 未报道 | 350 ml | 0 | 5 | 门静脉狭窄 | Guiliamotti | 2012 |

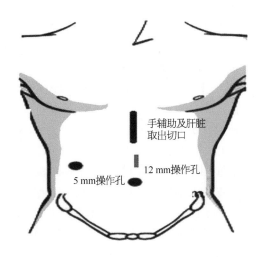

图 56-3　混合法。腹腔镜辅助下肝右叶切除术通道放置位置

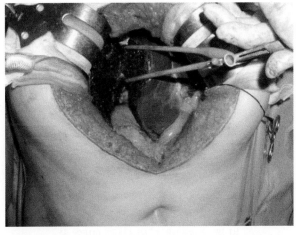

图 56-4　通过开放式微创开腹切口在"悬吊法"的帮助下进行肝脏切除

来。混合法放弃了大多数肝切除术中的标准肋缘下切口而采用微创手术的方法。切口与那些手辅式腹腔镜手术相同。这种手术方法由具有微创开腹技术的外科医生来进行，它不需要腹腔镜技术和设备来解剖肝门或切断肝实质，因此可以使外科医生依赖于平时更为熟悉和安全的开放式手术技术。

### 腹腔镜辅助下供体右半肝切除术的技巧

因为这项技术由作者在西北大学率先建立，因此作者将特别描述这种手术的操作技术。供体放置于仰卧位，双臂置于两侧，连接有大型静脉置管、右侧桡动脉置管和 Foley 导管，整个手术在全身麻醉下进行。作者使用 Hassan 技术在脐中或脐上中线处放置 12 mm 通道来建立气腹。作者使用 30°、10 mm 腹腔镜进行腹腔探查。一旦看见肝脏视野并且没有发现供体手术明显禁忌证后，再放置右锁骨中线 5 mm 通道并建立剑突下 5 cm 切口以帮助肝右叶游离的手辅式操作，以及使用 GelPort 通道设备取出肝脏移植物（Applied Medical，Rancho Santa Margarita，加利福尼亚）（图 56-3）。这种方法可以是站在患者左边的主刀医生在进行移植物操作的同时也可进行右锁骨中线通道的解剖操作。使用 LigaSure（Valleylab，Boulder，Colorado）可分离出圆韧带、镰状韧带、冠状韧带和右三角韧带。肝裸区全部暴露出来，肝右叶抬高，暴露出肝后上腔静脉。作者使用 LigaSure 分离出后静脉韧带和肝短静脉，使下腔静脉和肝右叶分离，从而暴露出肝右静脉汇入下腔静脉处。此时手控通道和所有其他腹腔镜设备都撤走，延长上中线切口来放入摄像通道，放置肝移植牵引器，同时保证没有因过度牵引臂丛神经而造成神经损伤，这主要是通过仔细观察

右侧桡动脉波形来确保没有持续牵引抑制。在直视下，肝右静脉用一根脐带来包绕，采用悬吊的方式。接下来进行胆囊切除术，胆囊管插管以进行胆道造影。一旦胆道造影确认解剖结构合适，随即游离肝右管（right hepatic duct，RHD），并在荧光胆道造影的指引下，锐性切除 RHD，注意在供体肝管的汇合处留下适当长度的肝右管残端，汇合处采用 7-0 单股不可吸收线进行缝合。接下来肝右动脉和右门静脉分支在直视下完全解剖游离出来，并注意不要过度牵拉血管。需要注意的是在这过程中不需要进行任何血流阻断。紧接着使用脐带转换法，将脐带转移至右肝动脉/右门静脉汇合处的上方以保护这些血管在肝切除过程中不受损伤。作者用悬吊的脐带将解剖底部拉至中线切口并沿着 Cantlie 线分离肝脏实质（图 56-4）。肝脏实质的分离通过联合使用 Helix Hydro-Jet（Erbe USA Inc Surgical Systems，Marietta，Georgia）和 LigaSure 设备进行前上方向至后下方向切除获得。来自 5 段和 8 段的肝中静脉分支根据外科医生判断进行结扎或再植（通常大于 5 mm）。一旦半肝完全切除或受体手术团队已准备完善，随即结扎肝右动脉，结扎部位远离其通过胆总管后方出，并进行锐性分离，允许移植物一侧出血。接下来立即使用 30 mm TA 血管夹闭器（US Surgical，Norwalk，Connecticut）进行右门静脉夹闭。肝右叶随即向外侧回缩，夹闭肝右静脉并使用腹腔镜血管夹（US Surgical）在下腔静脉处分离。右门静脉在移植物一侧使用剪刀进行锐性离断。肝右叶通过右门静脉处移植物回血而减压，作者通过夹住胆囊窝将肝右叶拉出并通过上中线切口取出肝右叶。肝右动脉残端使用 7-0 不可吸收单股线进行

缝合,右门静脉和肝右静脉残端检查止血。接下来进行完整的胆道造影来确认残余胆道系统的完整性并确认没有明显胆痿。作者重建镰状韧带将左半肝悬吊于前腹壁。封闭引流管置于原先放置在右锁骨中线的5 mm 通道处以引流残余的肝脏切面渗液并用 3-0 不可吸收线进行缝合。最后正中切口逐层缝合关闭。

在背后的另一张手术台上将肝右静脉/右门静脉处的血管缝扎线进行修剪,并且肝右叶使用 Custodial HTK solution(Odyssey Pharmaceuticals, East Hanover, New Jersey)进行灌注,在 90 秒内将血液排出。

## 机器人辅助下供体肝切除术

已经有越来越多的人在复杂肝胆手术中使用机器人。这项技术的合理延伸是应用于活体肝切除术。第 1 例机器人辅助供体肝右叶切除术最近报道于芝加哥的伊利诺伊大学。Giulianotti 医生的团队在机器人手术方面有丰富的经验,并已运用达芬奇系统进行了肝胆外科手术。他们展示了这项技术是可行的,但主要的局限性在于对设备相关技术的经验不足,这限制了美国大多数移植中心对它的应用。他们强调

只有经验丰富的外科团队才能进行这项手术操作。

作者使用四个通道作为机器人和腹腔镜操作以及脐下正中 7 cm 开腹切口作为手辅(图 56-5)。机器人超声电刀用作肝实质的切除并且在操作过程中无须阻断血流。肝右叶通过脐下正中开腹切口取出。手术时长为 8 小时,失血量为 350 ml。供体无须输血,术后均为常规治疗,并且在术后第 5 日即出院。术后 6 个月,供体出现了门静脉主干一小段狭窄,作者通过经皮插入路扩张了这一狭窄。这一技术一些潜在的优势还包括稳定的扩大手术视野、三维成像以及增强的仪器清晰度,这些均为胆道血管的游离提供了便利并增强了肝切除过程中血管出血缝扎止血的能力。劣势在于机器人手术的花费以及进行这项操作所需的额外时间和资源。此外,这项技术的应用仅限于那些熟练运用机器人的外科医生。

### 上中线(微创开腹法)(图 56-6)

针对腹腔镜和腹腔镜辅助下活体肝切除术越来越多,许多团队也报道了在合适的患者中进行非腹腔镜辅助的微创开腹法。针对患者体质指数较低(≤25 kg/m²)并且腹腔前后壁距离较小的患者,某些外科医生描述

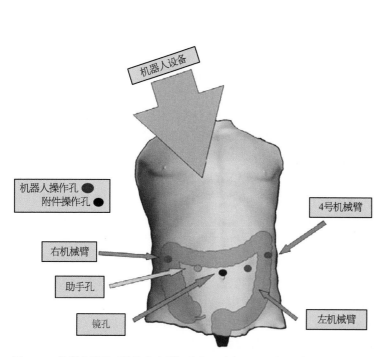

**图 56-5** 机器人辅助下供体右半肝切除术。手术通过 5 个通道和脐上正中手辅切口来进行(From Giulianotti PC, Tzvetanov I, Jeon H, et al. Robot-assisted right lobe donor hepatectomy. Transpl Int. 2012;25:1.)

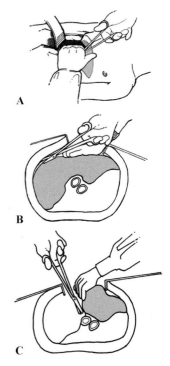

**图 56-6** 微创开腹供体肝右叶切除术。A. 肝右叶通过剪刀游离;B. 肝右叶完全游离,下腔静脉直接暴露于切口下;C. 用手正中牵拉肝脏并用剪刀或电刀游离(引自 Giulianotti PC, Tzvetanov I, Jeon H, et al. Robot-assisted right lobe donor hepatectomy. Transpl Int. 2012;25:1.)

了通过上中线切口可从腹膜后完全游离肝右叶并到达腔静脉右侧。他们接下来使用之前在腹腔镜辅助法中描述过的悬吊法完成了肝叶解剖和切除。这一方法明显的优势在于花费较少并且无须腹腔镜技术,但这种方法局限性在于仅限于特定体型的供体。

## 概述和总结

由 Ratner 等人介绍的腹腔镜下微创肾切除方法已成为供体肾切除的首选方法,并且被美国大多数肾移植中心所采用。疼痛与创伤的减少使潜在肾脏供体接纳度增加。作者认为如果这种技术被人们接受并且效果良好,同时能保证供体安全这一原则的话,微创供肝获取也能取得这些优势。

供体肝切除的微创方法包括纯腹腔镜、腹腔镜辅助(混合法)、微创开腹和机器人辅助方法。所有这些方法均可避免痛苦的肋缘下切口,获得快速恢复以及基于微创伤口的长期发病率。当然所有这些方法均需要供体进一步的评估。

对于左外叶切除术,改良局限性上中线切口下微创开腹术或纯腹腔镜手术都是合理的。纯腹腔镜手术需要优秀的腹腔镜操作技术,从而限制了其应用。此外,最终为了取出肝脏仍然需要切口(尽管在耻骨上位置),这带来了最终获益是否为一个欠安全手术的疑问。

肝右叶可通过之前描述的一些微创方法来获取。机器人辅助需要优秀的专业和外科技术,并且价格更高昂。手术的时长似乎也限制了大多数外科医生的使用。微创开腹法充满吸引力在于其切口较小、无额外费用并且需要腹腔镜相关操作。适用这种方法的供体人群非常局限。

在作者的经验中,作者认为混合法进行供体肝右叶切除术具有明显优势并且是微创方法中的理想选择。首先,它仅需微创的上中线切口,突出了微创手术发展的目的。此外,腹腔镜移动相对有限的特点使得大多数外科医生可在最小的学习曲线后进行这一操作。大部分肝门的解剖和肝实质的切割经正中切口通过悬吊法在直视下操作。这项技术的应用也符合供体安全性提高这一外科创新的宗旨。

---

**要点和注意事项**

- 活体捐献可增加等待肝移植患者的供肝人群。
- 腹腔镜方法进行活体肝切除可获得以下益处。
  - 增加了对潜在供体的吸引力。
  - 增加了手术的安全性。
  - 降低了传统切除术的发病率。
  - 潜在降低了费用。
  - 改善了供体的生存质量。
- 混合法使得大多数外科医生可进行活体肝切手术。
  - 包含微创腹腔镜——尽管外科医生仍然需要精

通腹腔镜手术。
  - 手术中技术性挑战难题通过熟悉的开放式、上中线切口解决。
  - 因安全考虑转为开放式手术(曲棍球切口),更安全并且更快。
- 其他各种术式也具有类似的潜在优势。
- 纯腹腔镜下左外叶切除术。
- 机器人辅助下肝右/左叶切除术。
- 低体质指数患者上中线切口方法(无腹腔镜辅助)。

# 第 57 章

# 双肝叶移植

## Dual Grafts for Transplantation

Sung-Gyu Lee • Deok-Bog Moon • Chul-Soo Ahn

沙　朦·译

尸体肝脏移植物的短缺促进了各种活体肝移植形式的创新性手术方法,特别是在成人患者中,活体肝移植术的结果满意度与全肝 DDLT 相当。对于成人活体肝移植术来说,当肝移植物仅限于肝左叶时,移植物大小不足成为这项技术推广应用的障碍。为了扩大推广成人活体肝移植,在越来越多的病例中已使用肝右叶移植物,但供体的风险也随着供体肝切除的程度而上升。据报道供体肝右叶切除的手术死亡率估计高达 0.5%～1%。而对于受体来说,成人活体肝移植术后影响结果成功的最重要因素是肝移植物的大小。同时受体肝右叶切除手术后肝脏安全剩余体积应大于供体总肝体积(total liver volume,TLV)的 30%～35%,而移植物的安全体积应大于受体标准肝脏体积的 40%～50%。Leelaudomlipi 等人报道 25% 供体捐献的肝右叶体积大于总肝体积的70%,换句话说,肝右叶捐献后剩余肝脏体积不足总肝体积的 30%。尽管供体足够大的肝右叶可保证受体足够体积的肝移植物,但剩余的肝左叶太小以至于无法保证供体的安全。毫无疑问进行活体肝移植时供体的安全性必须放在首位考虑,对供体不可避免的危险在活体肝移植中是不允许的。术前肝脏体积成像显示供体肝右叶和肝左叶体积比例不合适(肝右叶>70% 的总肝体积)时,供体不应捐献肝右叶给大体积的受体。

作为替代,双肝左叶或左外叶(left lateral segmet,LLS)移植可作为避免小体积移植物的一种选择,小体积移植物常因仅肝左叶移植和大型肝右叶切除而造成。将两名供体的肝脏同时放入一名受体中的伦理问题是值得商榷的。但是,因为供体死亡率与切除大小之间的关系已明确,对两名供体行肝左叶切除的风险之和远远低于一个不恰当的右半肝切除。通过将两个未到体积标准的肝左叶累加来缓解小体积移植物的问题,双左叶肝移植以保护供体的安全是现实可行的。尽管使用双肝进行活体肝移植在技术上是一项复杂而又精细的操作,但双肝移植可解决小体积移植物的相关问题。它同样也可帮助扩大活体肝移植甚至是劈离式尸体供肝肝移植的供体人群,后者可通过使用两名死亡患者的两个肝右叶和一个双肝左叶劈离式肝移植给三名受体。此外,如果一名大体积受体需要比一名小体积供体的肝右叶更大的肝脏移植物,此时当来源于两名供体之一的肝右叶获取是安全的话,可以将分别来自两名受体的一个肝右叶和一个肝左叶移植入那名大体积受体体内以避免小体积移植物问题。这章将通过回顾 300 例双肝移植来介绍双肝移植的技术特点(两个肝左叶或一个肝左叶、一个肝右叶)。

## 双左叶肝移植

并不是所有的供体都能捐献他们的肝右叶,因为只有当估计剩余肝脏超过供体总肝体积的 30% 时捐赠才是安全的。在亚洲的医疗中心,肝右叶捐献供体最小接受的剩余肝脏体积因不同个体的年龄和脂肪变性程度而决定(图 57-1)。如果剩余肝左叶在肝中

≤35岁并且没有脂肪变性:
　30%的剩余肝脏体积,可接受
≤35岁并且≤15%脂肪变性:
　30%~35%的剩余肝脏体积,可接受
≤35岁并且脂肪变性在15%~30%:
　≥35%的剩余肝脏体积,可接受
35~55岁并且≤15%脂肪变性:
　>35%的剩余肝脏体积,可接受

**图57-1**　当剩余肝脏在无肝静脉流出道梗阻情况下可正常工作时,肝右叶供体最小可接受的剩余肝脏体积应该因人而异

静脉保护下无充血性损伤并且正常工作,供体年龄小于 35 岁并且术前肝活检显示没有脂肪变性,那么剩余肝脏体积为原有的 30% 是可以接受的。但是,如果供体年龄上升,脂肪变性程度上升,并且肝脏Ⅳ段由于扩大肝右叶切除(肝中静脉包含在肝右叶移植物中)而出现充血性损伤,那么供体剩余肝脏体积的最低限度应该提高。

### 指征

进行双肝左叶移植的选择标准需要同时满足两个条件。第一,供体肝脏肝右叶和肝左叶之间体积的不平衡(肝右叶大于总肝体积的 70%)存在,并且肝右叶切除威胁了供体的安全(图 57-2)。第二,供体的肝左叶体积太小以至于无法满足受体的代谢需要。在这些情况下,使用两个肝左叶进行双叶活体肝移植可为受体提供足够的移植物体积,并且可为供体留下足够安全的剩余肝脏体积(图 57-3)。除了移植物大小不符合受体和不可接受的肝右叶–肝左叶体积不匹配之外,严重的肝左叶脂肪变性可在非紧急双肝叶活体肝移植时成功移植在 MELD 评分低(<20 分)的患者身上。

### 手术步骤

这项新的手术操作在放置肝左叶于异位右侧时需要一些技术改动。将移植肝在矢状位异位旋转 180°会导致肝门结构在相反的位置。此时胆管位于门静脉和肝动脉后方。如果在胆管吻合前进行门静

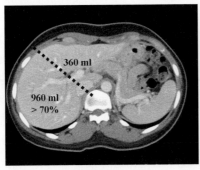
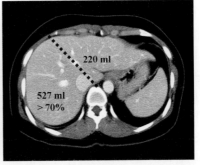

潜在供体1　　　　　　　　　　　潜在供体2

**图57-2**　术前计算机体积成像显示两个潜在供体有较大肝右叶(>总肝体积的 70%)和较小肝左叶(<总肝体积的 30%)

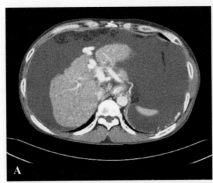
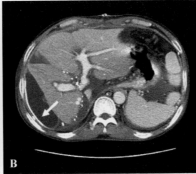
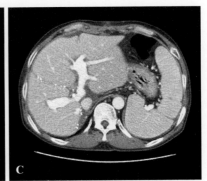

**图57-3**　双肝叶移植两个肝左叶移植物的再生。A. 术前 CT 显示受体大量腹水和萎缩的硬化肝脏;B. 移植术后 7 日 CT 扫描显示两个正常工作的肝左叶移植物,没有小体积移植物综合征表现;右侧的肝左叶移植物没有完全再生并需要组织扩张器从后方进行支撑以缓解肝门吻合处的张力(白色箭头);C. 移植术后 3 周 CT 扫描显示两个再生的肝左叶移植物看起来像三角形样的正常肝脏

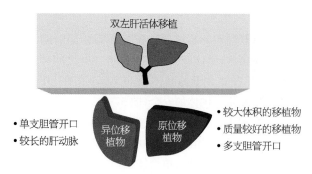

**图 57-4** 哪个移植物放置在原位左侧

• 单支胆管开口
• 较长的肝动脉

异位移植物 原位移植物

• 较大体积的移植物
• 质量较好的移植物
• 多支胆管开口

脉吻合,那么异位移植肝的胆道重建在如此狭小和隐蔽的空间很难或不可能进行。因此首要的技术修改是在腹侧门静脉吻合前进行胆管端端吻合重建。因此只带有一个胆管开口的移植肝是异位右侧移植的首选,这样可以简单快速进行端端吻合并减少移植物缺血时间。除此以外,相较于原位左侧移植物来说异位右侧移植物需要更长的肝动脉来保证吻合处无张力,因为受体肝右动脉通常来自后位。对于原位左侧移植物来说,首选体积更大、质量更好的移植物,因为它放置在正常位置而发生血管并发症的可能性更低。此外,原位左侧移植物的胆管开口数目没有严格限制,因为在肝动脉(hepatic artery,HA)吻合后进行的胆肠吻合通常不需要快速进行(图 57-4)。

与受体切除肝脏的肝右叶相比,肝左叶的厚度太薄了。因此第二项技术上改动是将充满盐溶液(200～450 ml)的组织膨胀器放置于移植物下方。这能缓解异位移植肝肝门部吻合口的张力,因为肝左叶移植物太小了,无法填满受体全肝切除后右上腹的空间。组织膨胀器在术后第 5 日开始逐渐减压,并在 2 周后当

右位移植肝充分再生后肝门部张力缓解时移除。

在受体手术过程中,门静脉和肝动脉的左右分支应尽可能向周围游离,从而获得双侧血管吻合足够的长度。胆管以类似的方式游离至肝门部并不影响胆总管后方的肝右动脉。受体腔静脉的近端应从其腹膜后连接处游离,因为受体肝静脉重建和放入移植物均需要在钳夹肝上、下腔静脉后进行。当受体血流动力学在腔静脉钳夹尝试中不稳定时需进行静脉旁路(Bio-Pump,Bio-Medicus,Inc)。当预计肝期超过 2 小时,这也有助于为胆肠吻合降低肠道水肿。

哪个移植肝放置在异位根据胆管开口数目、肝动脉长度和数目、脂肪变性程度和每个移植肝预测体积大小决定(图 57-4)。移植肝的获取和受体肝切除术一般是同时进行的。在放置移植肝之前,应进行受体肝静脉成形术使流出道变宽至直径 35～40 mm,以避免移植肝再生时发生偶然性流出道梗阻。在手术台后的操作台上对移植肝肝静脉进行血管成形扩张,如果肝静脉直径小于 35～40 mm。在移植肝静脉的一侧或双侧切开后使用矩形静脉补片进行血管成形术(图 57-5)。作者在受体肝右静脉下角纵行切开以扩大和延长静脉。而肝左静脉和肝中静脉则通过分离两者之间的间隔转变为一个单一的开口。作者再通过在肝总静脉右角做额外的横切口以扩大和延长肝总静脉,并在周围包绕静脉补片,从而使肝静脉吻合处稍长以避免吻合口后壁撕裂。根据移植肝与受体之间肝静脉大小进行血管成形术是一项基本操作,这样外科医生容易在肝静脉吻合时完成移植术并且避免术后流出道并发症。自体一分为二的大隐静脉是作者所在科室首选的增强和填补材料,因为它比其他血管移植物有更厚和更强的血管壁。

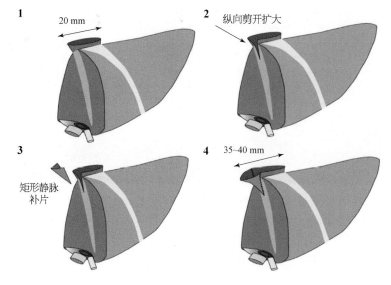

1  20 mm

2  纵向剪开扩大

3  矩形静脉补片

4  35～40 mm

**图 57-5** 背后操作台上肝左叶移植物的肝静脉扩大成形术

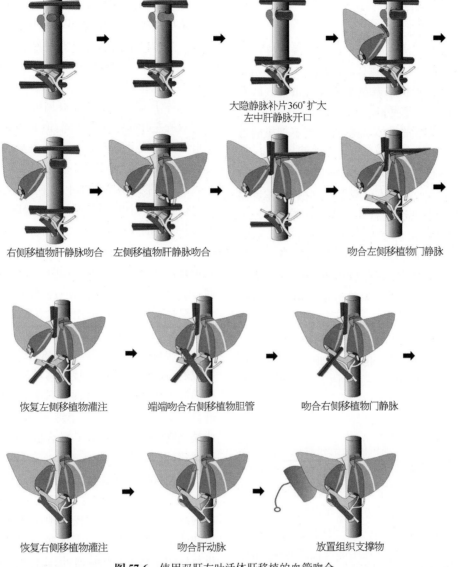

大隐静脉补片360°扩大
左中肝静脉开口

右侧移植物肝静脉吻合　左侧移植物肝静脉吻合　　　　　　　吻合左侧移植物门静脉

恢复左侧移植物灌注　　端端吻合右侧移植物胆管　　吻合右侧移植物门静脉

恢复右侧移植物灌注　　　　吻合肝动脉　　　　　放置组织支撑物

**图 57-6**　使用双肝左叶活体肝移植的血管吻合

　　使用双肝左叶的移植操作如下描述。第一，180°旋转的肝左叶异位放置在右上腹，并进行肝静脉与受体肝右静脉的吻合。第二，原位移植的肝左叶肝静脉与受体肝左静脉和肝中静脉共同开口进行吻合。第三，原位移植肝的门静脉与受体门静脉左支进行吻合。第四，原位左侧移植物更早进行再灌注以避免肠道充血并减少移植物缺血时间。在原位移植肝再灌注之前，受体门静脉右支用血管钳进行夹闭，以避免腔静脉血管钳释放后腔静脉血液反流至异位右侧移植肝。夹闭受体门静脉右支后，释放腔静脉和门静脉主干的血管钳。第五，在门静脉吻合前进行右侧（异位）移植肝胆管与受体胆管的端端吻合，因为右侧移植肝的肝门结构是相反的。第六，右侧异位移植肝的

门静脉与受体门静脉右支进行吻合，并在释放受体肝右静脉和门静脉右支血管钳之后恢复灌注。第七，进行肝动脉吻合并最后进行左侧移植（原位）肝的胆肠吻合。一个额外的操作是将充满盐水的组织扩张器放置于右侧移植（异位）肝下方以减轻肝门部不合适的张力（图 57-6）。

## 肝右叶和肝左叶双肝叶移植

　　双肝左叶移植术是避免小体积移植物并且当供体肝右叶和肝左叶体积不匹配时一种很好的方法。但是，作者经常遇到体型较大的受体需要比双肝左叶或单一肝右叶更大的肝脏体积。当某一名供体可在不威胁安全的情况下捐献肝右叶时，使用肝右叶和肝

左叶移植物进行双肝叶移植术可作为避免大体型受体小体积移植物的方法。

### 指征

当大体型受体无法从供体肝右叶获得足够体积的移植肝,而恰好有另一名供体时,从 2001 年开始采用肝右叶和肝左叶移植来避免小体积移植物。肝右叶供体的准入标准和那些肝右叶活体肝移植的相同。对于肝左叶或左外叶的供体来说,即使是不理想的供体,例如年龄大于 50 岁或中至重度的脂肪性肝炎,在 MELD 评分中较低并经过严格筛选的患者依旧是可行的。在进行肝右叶和肝左叶双肝叶移植前,作者需要额外对受体术前情况进行重新评估,例如 MELD 评分、存在的长期门静脉高压、来自单一肝右叶或双肝左叶的预测移植肝体积。如果受体 MELD 评分低并且没有门静脉高压,移植肝最小所需体积可降至 GWBWR 的 0.7% 或移植肝体积与受体标准肝体积比值的 35%。

当由于肝左叶体积不合适并且供体门静脉分支为Ⅲ型变异而获得右后叶移植肝时,如果移植肝总和能符合受体代谢需要,那么为了供体安全可进行肝右后叶和肝左叶/左外叶活体肝移植。

### 手术步骤

在供体手术中,考虑到供体安全和避免受体小体积移植物,进行带或不带肝中静脉的肝右叶或右后叶移植物获取作为右位移植肝,并进行肝左叶或左外叶获取作为左位移植肝。在后方的操作台上,两个移植肝采用肝静脉成形术以形成一个大的流出道开口。肝右叶或右后叶的肝右静脉在尾部进行修剪,并用矩形静脉补片进行血管扩大成形术,而肝右叶的肝中静脉分支则采用血管嫁接方式进行重建,例如自体大隐静脉、门静脉、扩张的脐静脉、冰冻保存的髂血管或人工聚四氟乙烯血管。肝右叶的肝中静脉主干通过使用较大的嫁接血管来延长以单独重建,或使用缝合血管做吻合来使其变为与肝右静脉共同开口。肝左叶的肝左静脉与肝中静脉血管成形术和双肝左叶移植术中的方法相同。

受体手术中肝门部和肝周解剖游离的程度和方法与双肝左叶移植术中相同,但如果肝右叶或右后叶的肝右静脉较大的话(≥5 mm),肝后腔静脉的游离应延伸至肝下方以做重建。全肝切除后,在夹闭肝上腔静脉和肝下腔静脉的基础上为了连接左右两侧的移植肝进行肝右静脉和肝左静脉、肝中静脉的血管成形术以形成一个大的开口,方法与之前双肝左叶移植相同。

肝右叶和肝左叶移植物均原位置入受体中,因此移植操作并不复杂。第一,肝右叶移植物放置在右上腹,进行肝静脉的重建。肝右静脉分支的嫁接血管吻合至受体肝左静脉与肝中静脉下方的下腔静脉前壁。第二,肝左叶移植物放置在受体原位,其肝静脉和门静脉依次进行重建。第三,受体右门静脉吻合至肝右叶或右后叶的门静脉。接着移除肝上腔静脉和肝下腔静脉的血管钳,两个移植肝同时再灌注。第四,在肝动脉吻合完成后,使用单纯 Roux-en-Y 肝肠吻合术或端端吻合与 Roux-en-Y 联合肝肠吻合术来进行胆道重建(图 57-7)。

根据移植肝缺血时间的长短,各中心之间重建的顺序可能不同,但完成这些复杂操作最重要的是在良好的手术视野下正确并安全地进行吻合以避免流入道和流出道并发症。因为这些重建操作是在冰浴中进行以防止移植肝热缺血,因此移植肝缺血时间延长(最长 90 分钟)并不会导致移植物无功能。

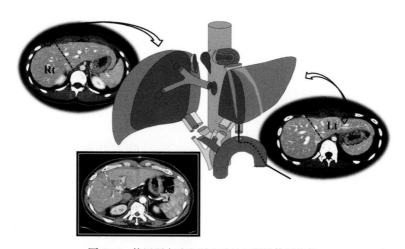

**图 57-7** 使用肝右叶和肝左叶的双肝活体肝移植

## 双肝移植目前的结果和问题

供体安全性和小体积移植物是成人活体肝移植的关键问题。使用肝右叶进行活体肝移植可降低小体积移植物问题，但超过 25% 的潜在供体由于考虑到供体肝右叶和肝左叶体积不匹配、年龄和脂肪性肝炎等问题造成安全风险而无法捐献他们的肝右叶。当有两名供体愿意捐献他们的部分肝脏并且符合最小所需 GWBWR 时，双肝左叶活体肝移植是一种扩大成人活体肝移植应用的有效方法。在作者所在中心 2 227 例活体肝移植受体中，从 2000 年 3 月至 2011 年 2 月共有 300 例成人活体肝移植进行了双肝移植(图 57-8)。双肝左叶活体肝移植中移植肝重量与体重比值的平均值(中位值为 0.98%，范围为 0.59%～1.39%)接近肝右叶成人活体肝移植术(中位值为 1.01%，范围为 0.63%～2.27%)。此外，从供体风险角度看，双肝左叶移植的供体风险之和小于肝右叶移植供体。在 2 525 例供体中没有死亡病例。重大并发症仅发生于 2 例供体，在 300 例双肝活体肝移植中的 598 例活体肝切除术后。一例供体因肝左外叶捐赠后剩余肝脏断面出现持续性胆瘘进行了二次肝切手术，另一例供体在肝脏断面进行了皮下胆瘘引流。即使是肝右叶活体肝移植，小体积移植物通常发生在大体积受体中，如果供体体型远远小于受体。使用来自两个活体供体的肝左叶和肝右叶进行双肝移植可避免小体积移植肝，这在作者进行的双肝活体肝移植中占 25%(300 例中 74 例)。

双肝活体肝移植最常见的手术指征是 239 例乙型肝炎病毒相关肝硬化(80%)和 44 例慢加急性肝衰竭。暴发性肝衰竭是双肝活体肝移植第二常见的原因，针对 1 和 2A 级患者的紧急肝移植占到作者进行的双肝活体肝移植的 21%(300 例中 62 例)。受体绝大部分是男性，50～60 岁是最常见的年龄段(图 57-9)。平均手术时间为 17 小时(范围为 13～26 小时)，但这并没有对术后感染率和患者预后造成不良影响。所有手术操作中最困难的部分是门静脉血栓或狭窄患者的门静脉重建。

活检确认的急性排斥反应发生率与那些单肝活体肝移植的发生率相当(17%)，并且 3/4 的急性排斥反应同时发生于两个肝脏。

双肝叶移植受体最常见的并发症是胆道狭窄(28%)和右侧异位肝左叶移植物的肝静脉流出道梗阻(15%)。肝静脉梗阻很少发生在原位移植肝中，无论是左侧还是右侧肝右叶移植肝。这可能与异位肝左叶移植物的肝静脉吻合持续受压相关。双肝叶活体肝移植术的两个移植肝并不发生竞争性生长，而是一同再生。单侧移植肝很少萎缩，这主要是由于不恰当的吻合技术造成门静脉供血不均或由于移植肝再生压迫造成肝静脉流出道梗阻所致。但是，这并不影响患者的肝功能或生存率。

## 总结

由于缺乏死亡患者器官捐献，成人活体肝移植是治疗终末期肝病患者的优先选择，但供体安全性和小体积移植物在成人活体肝移植中仍然是重要的问题。双肝叶活体肝移植是克服这些问题的解决方法，尽管

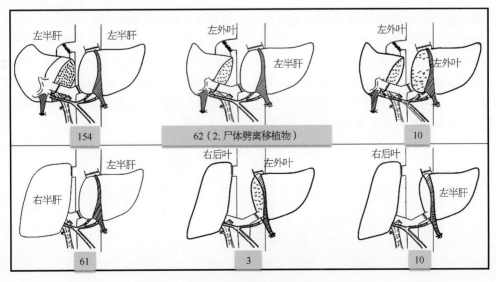

**图 57-8**　300 例使用双肝移植物的活体肝移植术

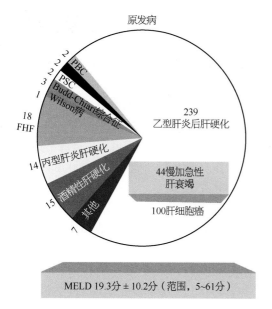
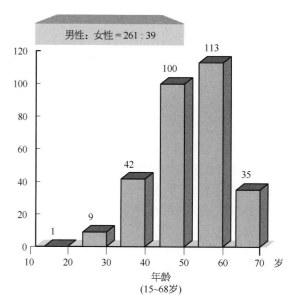

**图 57-9** 2000 年 3 月 21 日至 2011 年 2 月 9 日 303 例接受双肝活体肝移植的患者人口学资料。PBC,原发性胆汁性肝硬化;PSC,原发性硬化性胆管炎;FHF,暴发性肝衰竭

其操作步骤更加复杂和精细。这种方法不仅可以使供体安全性最大化,特别是双肝左叶活体肝移植,而且可缓解与受体代谢需求相关的小体积移植物问题,当单肝活体肝移植术由于移植肝体积不够或供体风险增加无法保证良好预后时。此外,双肝活体肝移植是增加供肝人群的有效方法,它可使捐赠肝脏更加可行,即使单一移植肝的体积和质量不理想。

**鸣谢**

衷心感谢 Jung Man Namgoong 博士和 Bo-Hyun Jung 博士对这一章图片的准备和校对做出的贡献。

---

## 要点和注意事项

- 尸体移植肝的短缺促进了创新性手术方法在不同形式活体肝移植中的发展,特别是成人患者。
- 对成人活体肝移植来说,当移植肝局限于肝左叶(LL)时,移植物体积不足是推广这项技术的主要障碍。
- 为了推广成人活体肝移植,在越来越多的病例中已使用肝右叶(RL)移植物,但随着供体肝切除范围扩大,供体的风险也逐渐上升。
- 当考虑进行活体肝移植时,供体的安全性应放在首位关注。
- 根据术前计算机成像体积计算表现为肝右叶至肝

- 左叶体积不合适(肝右叶大于总肝体积的 70%)的供体不应被允许捐献肝右叶给大体型受体因为这会对供体带来不可避免的风险。
- 作为另一种选择,双肝左叶或肝左外叶移植可避免右半肝切除对供体带来危险时选择单独肝左叶移植带来的小体积移植物问题。
- 如果大体型受体需要比小体型供体肝右叶更大体积的移植肝,而从两个供体之一获得肝右叶又是安全的情况下,来自两个独立供体的肝右叶和肝左叶双肝移植可用于大体型受体以避免小体积移植物问题。

# 第 58 章

# 活体肝移植预后：西方观点

## Outcomes Of Living Donor Transplantation：The Western Perspective

Paige M. Porrett • Kim M. Olthoff
胡晓珺•译

现如今，终末期肝病患者行肝移植治疗已经毫无争议。由于尸体供肝数量减少，故将这项科技推广惠及所有病患，这仍是一个非常具有挑战性的问题。尸体供肝量与患者需求量之间的差距愈加显著，这迫使移植界不得不扩大活体肝移植的适用范围。

1989 年 Raia 等在巴西完成了世界首例儿童活体肝移植手术。在此次初步试验成功后，其他中心相继扩大了其他肝段移植及受体人群的范围（表 58-1）。早期由于移植物大小差异及等待肝移植的儿童死亡率较高，活体肝移植在儿童领域发展较为领先。但是随着肝段切除术及活体肝移植的不断发展，成人肝右叶移植最终也试验成功。如今，成人肝右叶活体移植已在全世界范围开展。

活体肝移植已在全世界广泛应用，尤其是在亚洲国家。这主要是由于许多亚洲国家缺乏基础医疗设施，同时受文化限制，尸体供肝捐献者较少。相比亚洲国家，西方国家的尸体供肝捐献量较多，因此过去 10 年中，欧洲及美国的活体肝移植仅占总体肝移植的 2%～9%（OPTN 数据，1998—2011 年），与亚洲国家活体肝移植的发展类似，西方也是首先发展儿童活体肝移植。在 21 世纪初，活体肝移植在欧洲以及美国迅速发展，其中具有代表性的是活体肝移植数量在德国占到了所有肝移植数的 11%，2001 年在美国占到了 9.3%（根据 OPTN 数据）。但由于肝脏分配政策的改变，以及出于对供体安全的考虑，尤其是右肝叶供体，自此之后美国（图 58-1）及欧洲活体肝移植数量逐年下降。

## 西方活体肝移植受体预后

### 儿童受体预后

现代数据表明：西方中心的儿童活体肝移植术后移植物及患者预后良好。患者及移植物术后 1 年存活率分别高达 90% 和 85%，后续预后仍保持相对较高的水平（表 58-2）。这些患者术后预后和全肝移植的患者及东方国家的患者数据（日本患者 5 年生存率

**表 58-1　活体肝移植历史里程碑**

| 研究组 | 年份 | 移植物类型 | 受体人群 |
|---|---|---|---|
| Strong 等 | 1989 | 左叶 | 儿童 |
| Yamaoka 等 | 1994 | 右叶 | 儿童 |
| Hachikura 等 | 1993 | 左叶 | 成人 |
| Lo 等 | 1997 | 右叶 | 成人 |
| Wachs 等 | 1998 | 右叶 | 成人 |

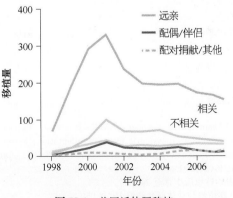

图 58-1　美国活体肝移植

**表 58-2　西方国家儿童活体肝移植预后**

| 中心 | 早期预后(1 年) | | 晚期预后(3、4、5 年) | | 移植物类型 |
|---|---|---|---|---|---|
| | PS(%) | GS(%) | PS(%) | GS(%) | |
| Madrid | 96 | 85 | 96(5 年) | 85(5 年) | LLS:85% |
| Toronto | 100 | 100 | NR | NR | LLS:77% |
| New York | 91 | 91 | NR | NR | LLS:91% |
| UNOS | NR | NR | 82(3 年) | 77(3 年) | NS |
| SRTR | 90%* | 85%* | NR | NR | NS |
| SPLIT | 90 | 85 | 89(4 年) | 78(4 年) | NS |

\* 年龄<2 岁。
GS,移植物生存率;LLS,左外侧肝叶;NR,尚未报道;NS,未提及;PS,患者生存率;SPLIT,小儿肝移植研究;SRTR,移植受者科学注册表;UNOS,器官共享联合网络。

为 84%,韩国患者 5 年生存率为 86%)相近。且与以前数据对比,表明术后预后具有一致性。由于肝源的获取途径有限,因此肝移植等待列表上的患者多因等待时间过长造成死亡率相当高,活体肝移植为这些患者带来了巨大的希望,所以一般儿童患者会使用活体供肝,尤其是年龄最小的患者。总而言之,在美国16% 的 1 岁以下患儿选择活体肝移植(OPTN 数据,2009—2011 年)。

接受活体肝移植的儿童患者及移植物生存结局良好,但是相较于全尸肝移植,其并发症的发生率更高。小儿肝移植多中心最新报告表明:活体肝移植的患者并发症发生率高于全尸肝移植。如表 58-3 所示,活体肝移植患者胆道及血管的并发症发生率更高,且在移植后早期(30 日)和晚期(24 个月)这两个时间点更为明显。尽管这些并发症可能导致移植物的丢失[相对危险度(RR),1.32;$P<0.05$],尸肝移

**表 58-3　SPLIT 研究\* 儿童受体并发症**

| 并发症 | 全肝移植 (n = 672) | 活体肝移植 (n = 197) |
|---|---|---|
| 胆道并发症(%)[†] | 17.3 | 40.1 |
| 胆漏[†] | 5.8 | 21.8 |
| 肝内胆管狭窄[†] | 3.6 | 10.2 |
| 吻合口狭窄[†] | 7.7 | 21.3 |
| 血管并发症(%)[†] | 16.5 | 24.4 |
| 肝动脉栓塞 | 8.6 | 6.1 |
| 门静脉栓塞[†] | 5.2 | 13.7 |

修改自 Diamond IR, Fecteau A, Millis JM, et al. Impact of graft type on outcome in pediatric liver transplantation: a report from Studies of Pediatric Liver Transplantation (SPLIT). *Ann Surg.* 2007;246(2):301.
\* 患者均移植后生存至 24 个月。
[†] 全肝移植组与活体肝移植组 $P<0.05$。
SPLIT,小儿活体肝移植研究。

植或者活体肝移植的儿童患者总体 4 年生存率相近(RR,1.36;$P=0.08$)。

总体来看,如今的数据表明儿童患者行活体肝移植受益主要由于移植物体积较小。尽管手术过程较为复杂,导致比尸体肝移植术后并发症更多,但单中心和登记中心数据均表明活体肝移植患者及移植物的生存率处于最高水平。活体肝移植对年纪较小的儿童患者群体最受益,其预后优于或至少相近于全肝移植。鉴于这些结果,活体肝移植在儿童患者身上已经通过了时间的考验,近 20 多年来在西方一直很受欢迎,且在未来仍会是美国及欧洲儿童患者治疗方案的重要组成部分。

### 成人受体预后

#### 北美洲
总体预后。尽管近年来美国对活体肝移植的限制较为严格,但成人患者仍受益较大。有些患者无法通过基于 MELD 的供肝分配系统得到肝源,如MELD 评分较低就无法得到肝源。活体肝移植的优点在于避免了供体因脑死亡出现生理紊乱,缩短了冷缺血的时间,并且能够在患者病情进一步恶化之前进行肝移植。但与此同时,活体肝移植的手术技术要求更高,并且手术判断需仔细。

经过近十年对手术的细化,逐渐表明手术疗效主要与以下四点有关:①选择合适的受体。②选择合适的供体。③供受体双方肝脏均具有功能。④保证充足的血流灌注。活体肝移植理想受体主要包括MELD 评分小于 25 分且在平均及平均年龄以下的患者,之前无右上季肋区手术史,无明显门静脉高压的疾病。这些虽是最完美的手术条件,但许多并不符合这些条件的患者也进行了活体肝移植。

尽管最初曾有人担忧活体肝移植在一些特定患

者群体中肝脏再生效果不佳，但通过大量经验数据表明该情况发生的可能性并不大。丙型肝炎患者活体肝移植和尸体肝移植预后相近，丙型肝炎的复发率差别也并不显著。尽管现在活体肝移植尚无明确反指征，但一般优先考虑重症胆汁淤积和肝细胞癌的患者作为活体肝移植的候选者。虽然肝细胞癌患者中活体肝移植术后较尸体肝移植的复发率稍高一些，但由于一般优先考虑 MELD 评分分配肝源，肝癌患者 MELD 的评分较低，以及考虑到肿瘤病情进展，他们一般会选作活体肝移植的受体，所以活体肝移植对肝癌患者比对非肝癌患者受益更大，另外，一些肝细胞癌患者可搭上活体肝移植的"直通车"，从而防止癌症进一步进展恶化。

此外，除了疾病病因之外，另一个决定受体活体肝移植术后预后的潜在因素是肝病的严重程度。由于一系列文章表明高 MELD 评分和状态 1 受者中活体肝移植预后不佳，它已经不再是 MELD 评分高的受体的首选。北美洲一些特定大型中心已经成功为高 MELD 评分患者实施活体肝移植，短期及长期预后较好。多伦多数据及亚洲研究结果表明：移植物大小越来越受限，已经无法满足一些患者的生理需求，仅 MELD 评分不能可靠地确定患者是否耐受手术，而应是受多因素影响。

许多中心认为，活体肝移植术后预后情况主要受移植物的大小和门静脉高压的严重程度影响。为了保证移植物足够，1998—2001 年，美国 90％成人活体肝移植使用肝右叶移植，2004—2007 年 95％活体肝移植使用肝右叶。由于右半叶切除范围较大，出于对供体安全的考虑，近几年来，越来越多人选择肝左叶移植（图 58-2）。试验及临床研究数据均表明：门脉高灌注可能会损伤小体积的移植物，一些西方中心对

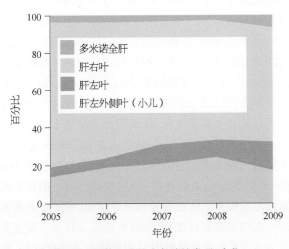

**图 58-2**　活体肝移植中各移植类型（小儿）

**表 58-4**　活体肝移植移植物与受体生存率（美国）

| 研究组 | 受体数量 | 受体生存率 | 移植物生存率 |
|---|---|---|---|
| UNOS | 764 | 79％（2 年） | 64％（2 年） |
| UNOS | 731 | 87％（1 年） | 79％（1 年） |
| A2ALL | 385 | 89％（1 年） | 81％（1 年） |
| SRTR* | 1 664 | 80％（5 年） | 75％（5 年） |

\* 具有最新移植经验的移植中心（＞15 例活体肝移植经验）。
A2ALL，成人间活体肝移植研究组；LDLT，活体肝移植；SRTR，移植受者科学注册表；UNOS，器官共享联合网络。

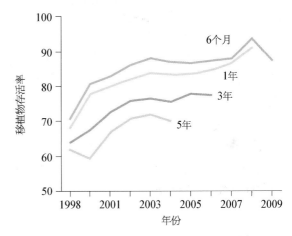

**图 58-3**　成人活体肝移植受体移植物衰竭率

于使用肝左叶以及右叶体积较小的受体会采取门腔静脉分流或脾动脉结扎以减少受者门脉血流量。

尽管在活体肝移植推行初期曾有过曲折，但现如今患者及移植物存活率都非常高。如表 58-4 及图 58-3 所示，美国活体移植术后的患者及移植物的 5 年存活率分别高达 80％和 70％。此外，活体肝移植术后急性排斥反应的发生率及严重程度与尸肝移植相比无明显差异，排斥导致的移植物损毁的发生率也相近。这些成果表明较之尸体肝移植，活体肝移植更具有优势，再加上其广泛的患者适用性，应促进全美采用活体肝移植。

尽管早先美国供肝肝移植术后结果主要是单中心研究且需患者自愿报告，但现在，通过 A2ALL 队列研究可得到详细的 LDLT 术后的结果。这个协会提供了美国 9 个经验丰富的移植中心在 10 年期间（1998—2008 年）成人 LDLT 的供体和受体术后双方详细的结果。A2ALL 中回顾性及前瞻性数据都为 LDLT 在美国的应用性及安全性提供了明确证据。更值得注意的是，A2ALL 清晰地阐述了在现今器官缺乏的大环境下活体肝移植能带来更大的生存效益。

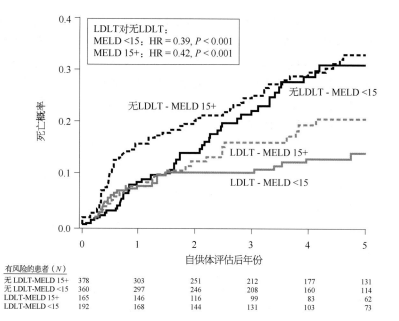

图58-4 潜在供体评估后肝移植候选人死亡率（无肝癌）。HR，危险比例；LDLT，活体肝移植；MELD，终末期肝病模型(引自 Berg CL, Merion RM, Shearon TH, et al. Liver transplant recipient survival benefit with living donation in the Model for Endstage Liver Disease allocation era. *Hepatology*. 2011;54;1317. )

A2ALL 不仅为 MELD 评分较低的患者(MELD<15分)提高了生存效益,同时也表明了长时间等待肝移植所带来的负面影响。尤其是接受活体肝移植患者相比于那些等待供肝移植的患者,他们因为能够快速进行肝移植且避免了等待时间过长,其死亡率显著降低(图58-4)。

**受体并发症。**尽管有数据表明在部分选定的成人患者中活体肝移植术总体上具有安全性及有效性,但 SRTR 及 A2ALL 队列研究表明:由于活体肝移植手术的复杂性,其对于患者有负面作用。相比于供肝移植,活体肝移植早期移植物丢失率更高(移植物两年生存率,LDLT：DDLT = 64%：73%);再次移植率更高(LDLT：DDLT = 12%：6.6%);胆道并发症发生率更高(LDLT：DDLT = 42%：24%)(表58-5)。但是,随着移植中心经验的不断累积,术后预后大为改善,但早期分析并未将其考虑入内。在许多进行过超过 20 次活体肝移植的中心,由于经验不断累积,手术并发症发生率大幅下降,甚至与尸体肝移植相近。最近的数据也表明改善后的术后预后相等于甚至优于尸体肝移植,并随着经验累积手术并发症的发生率也下降。此外,活体肝移植减少了等待肝移植时间这一优点不可忽视,且及早进行肝移植的受益相比手术并发症风险更大。最近的 OPTN 数据明确表明:LDLT 和 DDLT 患者 5 年生存率(大约 70%)相近,且近年来 DDLT 和 LDLT 患者早期移植物衰竭率都显著下降[2000 年,15%（LDLT）对 8%（DDLT）;2008 年,5%（LDLT)对 8%（DDLT）]。

不可置疑,LDLT 患者较 DDLT 患者出现胆道并

**表 58-5　LDLT 与 DDLT 受体并发症发生率对比**

| 并发症 | LDLT(%) | DDLT(%) |
|---|---|---|
| 再移植 | 12.0 | 6.5 |
| 并发症引起的再移植或死亡 | 15.9 | 9.3 |
| 胆漏 | 27.0 | 10.0 |
| 胆道细菌感染 | 8.0 | 3.0 |
| 血管性并发症 | 6.5 | 2.3 |
| 肝动脉/门静脉栓塞 | 2.9 | 0 |

DDLT,尸体肝移植;LDLT,活体肝移植。

发症的风险更高,主要是由于胆道血供血管较为纤细;供体与受体之间胆道大小不吻合;术中胆道需要吻合处较多。大样本中心及 A2ALL 数据均报道称右肝移植术后胆道并发症的发生率在 25%～35%,这与亚洲中心及肝左叶移植术后胆道并发症相近。胆漏较胆管狭窄发生率更高,且更早出现,以及与胆管狭窄发展有关。尽管胆道并发症最佳治疗方案还尚存在争议,但可以确定的是内镜或手术后的并发症发生率较高,增加了活体肝移植术后胆道并发症处理的复杂度,具有一定挑战性,因此所有中心都考虑改进手术方法以减少其发生率。改进门静脉平面分离方式以避免胆道骨架化,从而降低其发生率。

活体肝移植有一个独特的并发症:SFSS,它会显著增加选择患者的难度和受体发病率与死亡率。尽管 SFSS 的定义尚存在争议,但该综合征一般指非技术或免疫因素导致的移植物功能障碍,导致患者在术后一周内出现胆汁淤积、高凝状态以及腹水。现主要认为 SFSS 是由于移植的肝实质体积不足引起的,据

北美中心报道，50％ SFSS 的患者需要接受再次肝移植或是引起死亡。多个单中心也发文称 3％～19％的活体肝移植患者受 SFSS 影响，但由于该综合征定义尚不统一明确，且移植时一般避免采用小体积肝脏，故其发生率相对较低，总之，SFSS 实际发生率尚不明确。对于肝左叶移植，小体积肝右叶移植或门静脉压力高的患者，可以采取经验性的介入治疗，如脾动脉栓塞和门静脉分流。由于之前提到的混杂因素，活体肝移植前瞻性队列研究也无法提供受体 SFSS 的发生率或预后的具体数据。

尽管该疾病定义不清且流行病学尚不明确，SFSS 仍引起许多研究人员注意，他们尝试通过计算得出受体肝实质的需求，从而避免因移植体积不够导致的移植物功能障碍，其中最常用的是移植物-受体重量比（graft-to-recipient weight ratio, GRWR）和标准肝脏体积（standard liver volume, SLV）百分比。有趣的是，虽然这些预测方法是否有效仍然存在很大的争议，但供体和受体在决定是否行活体肝移植前往往依赖这些计算的结果。虽然 Kiuchi 等人的研究证明了如 GRWR 小于 0.8％，受体移植物存活率较差；但其他研究者发现无论是 GRWR 或是 SLV 百分比都无法可靠地预测 SFSS 的发生或其结局，因为这些计算结果并未将其他与 SFSS 相关的病理机制纳入考虑，如同种异体移植物门静脉高灌注的程度，肝病严重程度以及受体的代谢需求。但是，在出现更有效的预测方法之前，美国移植中心常使用 GRWR 和 SLV 百分比来确定供体是否适合受体，以及移植物类型是否合适。但许多北美中心仍担心肝实质体积不足，这也解释了他们一般不愿尝试常规使用肝左叶移植，并与亚洲中心形成了巨大的反差，亚洲中心采用左叶或小体积肝右叶同种异体移植物（即 GRWR＜0.8％；SLV 百分比＜40％）的比例正不断上升。

尽管肝实质不足可能会影响 SFSS 发展，但也有数据表明肝脏高灌注状态或血管充血也与 SFSS 有关。通过改善移植物血液流入量可以减少门静脉高灌注的程度，如脾动脉结扎、脾切除术和门肠系膜静脉分流术，许多东、西方中心均采用这些方法预防小体积移植物受体发生 SFSS，或是移植术后治疗 SFSS。保证移植物静脉流出充足也是预防 SFSS 至关重要的一点，肝静脉重建或后腔静脉成形术可以避免移植肝叶的流出道充血。尽管改变移植物流入道或流出道可以预防或治疗 SFSS，甚至更广泛地应用肝左叶同种异体移植，但当下缺乏使之标准化或进一

步发展的客观条件。多个单中心报道通过测压、超声检查、跨音速血流仪来测量肝动脉和门静脉流入量，这些技术的广泛使用是否能确定受者可以通过改善血管从而受益仍需多中心的验证。该肝脏血流动力学的离散测量研究目前正在由 A2ALL 协会进行。

### 欧洲

在过去的 15 年间，活体肝移植在欧洲的发展在许多方面也恰恰反映了在北美洲的发展。1998 年，欧洲第一例活体肝移植在德国埃森完成，随后 20 世纪 90 年代活体肝移植被推广到众多欧洲中心。截止到 2001 年，共 118 所欧洲移植中心有 46 所注册进行活体肝移植。但是，活体肝移植在欧洲各国发展不同步，比如英国较少进行活体肝移植，主要是针对那些无法进行尸体肝移植的外国患者；而德国对活体肝移植接受度较大，并在 2000 年及 2001 年达到活体肝移植手术量的高峰，活体肝移植约占总体肝移植数的 11％。但是，近几年德国对活体肝移植的热情逐渐减退，一方面是因为美国及欧洲陆续出现捐助者死亡的报道，并引起了公众的注意，另一方面德国也采用了 MELD 评分法来分配肝源。在 2006—2009 年，德国成人活体肝移植量约占总体肝移植量的 3％。

同北美洲一样，欧洲各中心普遍行肝右叶成人活体肝移植术，主要是考虑到肝实质大小能够满足受体的代谢需求。根据欧洲肝移植登记中心数据表明：1991—2001 年，359 名行活体肝移植的患者中有 93％接受肝右叶移植。同样在欧洲，对于 MELD 评分大于 25 分的患者不推荐活体肝移植，有数据表明活体肝移植患者大多 MELD 评分在 15～23 分，且多数病因为胆汁淤积性肝病或是肝细胞癌。所以欧洲无论是移植物类型、移植指征还是肝病的严重程度评估，患者的选择方式和美国、加拿大非常相似。

欧洲成人活体肝移植患者及其移植物的预后见表 58-6。参考多个单中心及多中心发表的研究结果表明：患者和移植物 1 年生存率均约为 80％，3 年生存率约 70％。欧洲肝移植登记中心统计自 1988 年 1 月至 2010 年 12 月，共 4 196 名行活体肝移植患者中，1 年生存率为 80％，3 年生存率为 73％，5 年生存率为 69％，但这些数据并未区分儿童和成人（http://www.eltr.org）。然而，有充分的证据表明，欧洲活体肝移植的生存预后与美国相似，预计经验丰富移植中心可在类似患者群体中行手术。同样，这些报告也表明胆道病变是最主要的并发症，并累及 15％～45％的 LDLT 受体。尽管对患者发生 SFSS 的担忧仍存在，但只有少数几例报道。

表58-6 活体肝移植移植物与受体生存率(欧洲)

| 研究组 | 受体数量 | 受体生存率 | 移植物生存率 |
|---|---|---|---|
| Broelsch 等 (11 个中心) | 123 | 86% | 83% |
| ELTR | 359 | 66%(3 年) | 66%(3 年) |
| UK | 16 | 75% | 75% |
| Settmacher 等(25 个中心) | 408 | 82%(1 年) | NR |
| Germany | 84 | 81%(1 年) | NR |

ELTR,欧洲肝移植注册数据库;NR,尚未报道;UK,英国。

## 西方活体肝移植供体预后

许多西方中心不愿积极扩大活体肝移植供者项目,这主要可以归因为供体数量的减少以及担心供体的安全。尽管供体并发症发生率近年来有所下降,但其总体发生率还是较高,甚至在经验最丰富的中心也曾出现过严重的并发症,包括死亡。尽管这些并发症在健康人群中很微小,但是对于一个本不需要手术、无私的供体而言,发生任何并发症都应引起重视。因为供体的安全是最优先考虑的,必须采取各种措施尽量减少并发症的发生率,且应注意因手术范围较大,术后出现并发症的风险不可忽视。规定在行活体肝移植前应向潜在的供体提供咨询,说明肝切除术可能存在的并发症,但直到最近才有一些登记系统数据提供真实风险的评估。

由于 2010 年全球已有 20 例活体肝移植供体死亡,另一例处于长期植物人状态。其中 14 例是直接由于捐献死亡,但其他并不是完全由手术引起。大多数死亡组(n＝9)发生在肝右叶捐助者,但因为缺乏强制性全球报告,数据收集不完整。死亡原因主要是脓毒症、心肌梗死、脑出血及肺栓塞。有数据表明,美国和欧洲肝脏捐献供体死亡率 0.2%,该结果是基于4 598 名行肝切除供体中已知 7 例死亡计算得出。尽管这些编译的数据表明:肝右叶切除较肝左叶切除死亡率更高,但回顾该研究的西方中心并未一致报道这一发现。UNOS/OPTN 强制要求上报供体死亡病例,这将作为可靠的数据来源。

许多移植中心及 A2ALL 队列研究均发表了西方中心供体死亡率的数据。这些研究中包括捐助肝左叶或肝右叶的供体,总体并发症发生率为 21%。但是,仅纳入肝右叶供体研究表明捐助肝右叶供体并发症发生率更高,为 38%～47%。A2ALL 队列研究最新发文报道表明:无论是轻微还是危及生命的并发

症,其总体发生率为 40%。西方中心的数据广泛表明肝右叶供体发病率更高,这主要是由于手术范围更大。

迄今为止报道的供体并发症呈多样性,且严重程度不一,如胸腔积液,甚至是自杀。肝叶切除术后实验室指标异常往往可以很快恢复(如氨基转移酶和胆红素轻微升高),虽然 20% 的供体捐助后 2～3 年血小板水平较低,但其临床意义尚不明确。出现肝衰竭并需要补救性肝移植的病例非常少见,但是一旦发生往往是致命的;全球仅有 5 例相关病例报道,其中 4例是肝右叶移植。A2ALL 研究表明大约 50% 的供体并发症较轻微,根据 Clavien 系统可定义为 1 级(表58-7)。尽管 Clavien 3～4 级的并发症非常少见(1.1%),但这些并发症往往会引起供体的死亡或是终身残疾。在所有报道的并发症中,最常见的并发症为感染、胸腔积液、胆漏、切口疝(表 58-8)。Clavien3 级并发症

表58-7 外科术后负面预后,Clavien 分级

| Clavien 级别 | 并发症 |
|---|---|
| 1 级 | 术后恢复过程中较常规出现偏差 |
| 2 级 | 潜在威胁生命的情况:ICU>5 日或住院>4 周;无永久性残疾 |
| 3 级 | 部分永久性残疾或恶性疾病进一步发展 |
| 4 级 | 再移植或死亡 |

ICU,重症监护治疗病房。

表58-8 A2ALL 队列研究中供体并发症(n＝740)

| 并发症 | 发生率 (%) | Clavien 分级(%) | | | |
|---|---|---|---|---|---|
| | | 1 | 2 | 3 | 4 |
| 胆漏 | 8.1 | 3.3 | 4.7 | | |
| 胆管狭窄 | 0.6 | 0.1 | 0.5 | | |
| 切口疝 | 6.6 | 1.3 | 5.0 | 0.1 | |
| 未计划的重探查 | 2.7 | 0.1 | 2.6 | 0.1 | |
| 肠梗阻 | 1.6 | 0.4 | 1.1 | | |
| DVT | 0.8 | 0 | 0.8 | | |
| 肺栓塞 | 0.9 | 0 | 0.7 | | |
| 肝衰竭 | 0 | | | | |
| HAT/PVT | 0.5 | 0.2 | 0.2 | | |
| 感染 | 13.2 | 3.3 | 9.7 | | 0.1 |
| 心理问题 | 5.6 | 3.1 | 2.3 | | 0.3 |

引自 Abecassis MM, Fisher RA, Olthoff KM, et al. Complications of living donor hepatic lobectomy — a comprehensive report. *Am J Transplant*. 2012;12;1208.
A2ALL,成人间活体肝移植研究组;DVT,深静脉血栓;HAT,肝动脉栓塞;PVT,门静脉栓塞。

**表 58-9　供体并发症（单中心研究）（北美洲与欧洲）**

| 研究 | 患者数量 | 并发症 | | | | | |
|---|---|---|---|---|---|---|---|
| | | 死亡（%） | 胆道并发症（%） | 感染（%） | 肺栓塞/深静脉血栓（%） | 疝（%） | 肝功能不全（%） |
| 意大利 | 75（肝右叶） | 0 | 9.3 | 26.0 | 1.3 | 0 | 4.0 |
| 匹兹堡 | 121（肝右叶） | 0 | 6.0 | 5.0 | 2.0 | 3.0 | 0.8 |
| 多伦多 | 202（肝右叶） | 0 | 3.5 | 4.5 | 2.0 | 4.0 | 0 |
| 德国 | 87（肝右/左叶） | 0 | 4.6 | 8.0 | 0 | 4.6 | 0 |
| 法国 | 91（肝右叶） | 0 | 14.0 | 14.0 | 0 | 0 | 2.2 |

包括 1 例腹腔内脓肿、1 例肠梗阻、3 例伤口并发症（2 例切口疝、1 例切口裂开）。A2ALL 回顾性队列研究有 3 例死亡，早期的 1 例是由于手术导致的感染，另外 2 例是由于心理问题。大多数并发症发生在术后前 3 个月内，心理问题和疝一般在捐助后 2～3 年逐渐出现。总体而言，A2ALL 研究报道的并发症发生率和严重程度反映了美国及欧洲其他单中心的情况（表 58-9）。

## 总结

在过去的几十年中，美国、加拿大以及欧洲的活体肝移植已成功使成千上万的患者获得移植机会，并且受体预后良好。其中儿童患者受益最大，因为一方面适合儿童的尸肝大小非常少见，另一方面，儿童活体肝移植的预后与尸体肝移植相近。不幸的是，西方成人活体肝移植现在受到很多限制。继 2000—2001 年手术量高峰期后，活体肝移植手术量逐渐减少，现在除了一些特定中心，LDLT 在西方移植中心手术量中只占 3%～5%。限制 LDLT 手术的推广主要是出于对受体和供体双方安全考虑。尽管 UNOS 数据表明活体肝移植和尸体肝移植的患者生存率相近，但活体肝移植患者较尸体肝移植患者胆道及血管并发症的发生率明显更高，导致这部分人群移植物的存活率下降。另外，西方对活体肝移植的热情由于供体安全问题下降了许多。尽管在美国、加拿大和欧洲，严重并发症如供体死亡或需再移植发生率并不高，但供体并发症发生率是离散的且可测量的。该原因也解释了在供体和受体的预后都良好，且手术技巧也已进步的背景下，西方中心仍把活体肝移植视作一些特定患者的一种备选方案。然而，考虑到等待供肝的时间过长造成的负面影响，且最近 A2ALL 研究数据表明：活体肝移植的生存率优于供肝移植，因此出现了应在西方中心推广活体肝移植的呼声，同时应继续研究降低供体发生风险的方法。尽管供肝分配政策进一步细化，但由于长期等待仍造成了死亡率增加，因此，希望在未来的几十年间，西方中心活体肝移植手术量能够有所增加。

### 要点和注意事项

- 在北美洲和欧洲中心，活体肝移植约占总体肝移植量的 3%。
- 尽管活体供肝移植受体与移植物存活率良好，但自 2001 年以来 LDLT 在西方中心占比逐渐下降。
- 由于合适的移植物大小以及与受体相匹配是活体肝移植的重要因素，所以在西方中心 LDLT 中肝右叶移植占总体的 95%。但是，许多亚洲移植中心发表的数据正挑战成人右叶移植的必要性。
- 活体肝移植受体相比于尸体肝移植受体胆道并发症发生率更高；东部中心和西部中心两者胆道并发症的发生率相近。
- 活体肝移植供体并发症的发生率为 15%～30%，但各中心少有报道出现严重并发症（如肝功能不全导致再移植或死亡），其发生率非常低（0.2%～0.5%）。尽管在移植界普遍认为肝右叶移植供体发生严重并发症（Clavien 4 级）较肝左叶移植供体高，但几乎没有数据支持此观点。

第 59 章

# 活体肝移植的预后：从东方国家角度

Outcomes of Living Donor Transplantation：The Eastern Perspective

See Ching Chan • Sheung Tat Fan

黄虹婷•译

**章节纲要**

| | |
|---|---|
| **历史背景** | 肝细胞癌 |
| **供体预后** | 小体积供肝与小肝综合征 |
| **受体预后** | 乙型肝炎 |
| 紧急情况下行肝移植 | **总结** |

## 历史背景

1989 年，世界上首例成功的活体肝移植在巴西和澳大利亚被实行。在亚洲，由于尸肝资源相对短缺，活体肝移植占据了主要地位。早期有关活体肝移植的实践多是由父母捐献肝左叶给自己的孩子。目前，脑死亡已被许多亚洲国家（地区）的法律所接受，包括中国台湾（1987）、日本（1997），以及韩国（2000）。同时，在 1995 年，脑死亡供体器官捐献的详细指南也在中国香港被制定，其参考了英国 *Medical Royal Colleges* 使用的标准。但是，基于众多社会文化因素，死亡供体器官移植的比例在亚洲依然很低。在日本，由于脑死亡的概念难以为人们所接受，其国内鲜有死亡供体器官移植的案例。

继儿童活体肝移植项目成功开展以来，信州大学使用左半肝进行了首例成人活体肝移植。京都大学为一名 9 岁患儿行右半肝移植，由于该供体 Ⅱ、Ⅲ 肝段的动脉严重变异，手术操作有一定难度。1996 年，香港大学附属玛丽医院为诊治一名患有 Wilson 病且病情急剧恶化的患者（90 kg），使用了该患者同胞哥哥（74 kg）的右半肝（包括肝中静脉）行活体肝移植。在中国台湾，陈肇隆完成了亚洲第一台尸体供肝移植，其所在医疗中心位于中国台湾高雄，该中心在肝移植领域成果显赫。韩国的峨山医疗中心是世界上行活体肝移植数目最多的医疗中心，其手术预后也良好。

## 供体预后

保证供体的健康与安全是活体肝移植的基本原则之一。当受体体型较供体而言偏大时，常需要供体捐献自己的右半肝。由于左半肝的活体肝移植预后不佳，各移植中心常在必要的时候行右半肝移植。随着活体肝移植术的不断发展，由原先只针对儿童到后来也针对成人，由左半肝移植发展到右半肝移植，人们对于供体生命安全的重视程度也不断上升。目前，左半肝供体术后肝功能恢复情况的改善已十分明确。对 12 000 例以上的活体供体预后进行分析可知，捐献右半肝与左半肝的供体术后死亡率分别为 0.5% 和 0.1%。

当右半肝移植首次被提出的时候，有许多人不提倡将 MHV 包含在右半肝移植物中。然而，这么做会导致移植肝的右前叶充血，最终造成移植物失功能甚至受体死亡。京都大学附属的移植中心在移植物中保留 MHV 的同时也为供体保留了完整的 Ⅳb 段肝静脉，用于引流 Ⅳ 段的血液。该移植中心还通过静脉移植物对 MHV 进行了延长，使其更易于同下腔静脉相吻合。此外，有不少独创性的技术能够利用静脉移植物和尸源性下腔静脉进行 Ⅴ 段和 Ⅷ 段之间的肝静脉重建。在中国台湾，陈肇隆在右半肝体积小于受体标准肝脏体积的 50% 时选择性地保留 MHV。京都大学在右半肝为肝中静脉主导型或移植物受体体重比小于 1% 的情况下会选择保留 MHV。经规定，供体行器官捐献后剩余的左半肝体积必须要超过全肝体积的 35％,除非供体年纪较轻且肝功能非常良好。

1996 年,香港的移植团队在一部分右半肝移植物中保留 MHV,同时在不考虑Ⅳ段肝静脉解剖变异的前提下保留供体的Ⅳb 段肝静脉。结果显示,右半肝移植物中 MHV 保留与否,这两种情况下供体手术预后差别不大。MHV 与肝右静脉事先整合为单支静脉后再与下腔静脉吻合。这种简化技术与术中最低限度失血能保证手术结果的可重复性以及技术可推广性。

有关活体肝移植术后供体发病率与死亡率的汇报并非强制要求。然而在亚洲,五家移植中心联合开展了一项多中心调查研究项目,该项目一共包含了 1 508 名肝移植术后供体,其结果在 10 年前已公布并显示:行右半肝切除的供体术后并发症发生率(28％)要高于左外叶切除(9.3％)以及左半肝切除(7.5％)的供体。那时没有供体死亡的相关记录。近来,日本肝移植协会调查了直到 2006 年 12 月之前的 38 家移植中心的活体供体手术预后情况。该调查总共包含 3 565 名活体供体,1 人术后死亡(0.03％),299 人发生术后并发症(8.4％)。

近来,Ringe 和 Strong 发表了一篇世界范围的综述,报道了 33 名活体肝移植术后死亡供体的情况。在亚洲,记载详细的供体死亡案例主要分布在中国香港、京都以及新加坡。其中,在中国香港,一名 54 岁女性活体供体在术后 10 周死于十二指肠溃疡慢性穿孔至下腔静脉。在京都,一名女性活体供体捐献她的右半肝(包括 MHV)给她青春期的女儿,然而,她的肝脏具有未诊断出的非酒精性脂肪肝,而其剩余的肝脏仅占其肝总体积的 28％。在新加坡,一名 39 岁的男性活体供体死于术后第二日突发的急性心梗,然而其已在术前通过了踏车试验,心功能并无异常。另外,有两例印度的供体术后死亡案例已经当地医学杂志以及报刊报道。

自麻醉药物开始发挥效应,外科医生用手术刀划开供体皮肤的那一刻起,活体供体就从一名健康的普通人变成了患者。在供体的剩余肝脏再生至足以维持其正常生理状态以前,其体内生理状态较为紊乱。尽管一般来说肝功能在几周之内就能恢复,但在术后早期阶段,供体仍处于肝功能不全的状态,表现为肝酶升高、白细胞降低、血小板降低、脾大以及生活质量(主要是在健康方面)的恶化。绝大多数人都希望供体状态能够恢复至接近正常水平。因此,早期识别具有术后长期预后不良倾向的供体是十分重要的,其中就包含老年人供体。

## 受体预后

### 紧急情况下行肝移植

暴发性肝衰竭、亚急性肝衰竭以及慢加急性肝衰竭被视为肝移植的高度紧急适应证。在亚洲,急性肝衰竭病情发展迅速而人们无法立刻获得死亡供体肝的情况下,人们通过活体肝移植来抢救此类患者。1994 年,Tanaka 等人首次报道为一名暴发型肝衰竭的儿童患者实行了活体肝移植。在成人方面,Makuuchi 首次为一名患有原发性胆汁性肝硬化伴肝性脑病Ⅲ期的患者行活体左半肝移植。此外,最初几例活体右半肝移植手术都是在十分紧急的情况下实行的。在亚洲,此类手术的术后生存情况较为良好,而在一些西方国家的移植中心,其预后却没有那么理想。因此,西方国家的移植中心往往不把 LDLT 作为急性肝衰竭患者的常规推荐治疗,而是使用体积更大的移植肝(甚至大于一般供体的右半肝)进行手术。

在韩国峨山医疗中心,有 99 名急性肝衰竭患者位于肝移植候选者名单上。其中只有 4(4％)名患者实行了 DDLT,而有 40 名患者实行了 LDLT。结果显示,LDLT 的术后 1 年生存率高达 85％。由此可见,LDLT 为这些患者提供了及时的一线治疗。同时,对潜在供体行逐步有效的体检有利于保证 LDLT 的即时疗效。

对此类患者进行肝移植手术时,为移植肝保留 MHV 或者说保留足够的静脉回流通道对维持移植肝功能而言是十分重要的。一项研究调查了 186 名来自中国香港的肝移植受体,其中包括患有暴发型肝衰竭、慢性乙型肝炎急性加重和肝硬化急性恶化的患者。上述几类患者在经历过 LDLT 之后的 5 年生存率均超过 90％。对于此类患者而言,移植肝的功能与体积是决定其术后生存率的重要因素。因此,移植肝 MHV 的保留是手术成功的关键。

### 肝细胞癌

HBV 在亚洲许多国家均有流行传播,包括中国、韩国和印度。由于 HBV 是一类肿瘤相关病毒,其感染同 HCC 的发生进展有一定关联。因此,在 HBV 流行的地区,其 HCC 发病率也较高。基于 HCC 往往继发于肝硬化晚期,肝切除术治疗的效果不佳。因此,对于一些小且无法经手术切除的肝细胞癌,人们可以通过肝移植来治疗。针对 HCC 的肝移植治疗有经典的米兰标准,该标准是建立在大量可靠的长期随访证据之上的。有研究发现,当肿瘤直径略大于米兰标准所规定的最大值时,若仍对患者行肝移植治疗,其术后 HCC 复发率也没有明显增加。

满足米兰标准与 UCSF 标准的 HCC 经活体肝移植手术治疗后的 5 年生存率分别为 72％和 65％。中国台湾的陈肇隆选取了一些符合米兰标准的 HCC 患者并对其行活体肝移植治疗,术后 5 年生存率高达 90％。其中有 8 名患者在术前进行了动脉化疗栓塞与无水乙醇注射以达到米兰标准,该部分患者无术后 HCC 复发。同样的,7 名 HCC 复发且符合米兰标准的患者在活体肝移植后也没有出现 HCC 再次复发。扩大后的 UCSF 标准已在 2006 年年中开始为人们所应用,主要是为了纳入更多的 HCC 患者来行肝移植治疗。

此外,东京大学采用了 5-5 原则,即对于肝内肿瘤少于 5 个且最大直径不超过 5 cm 的 HCC 患者可行肝移植治疗,其术后生存且无复发患者的比例为 94％。在峨山医疗中心,当 HCC 患者肝内肿瘤数目不超过 6 个,最大直径不超过 5 cm,且不伴有血管侵袭时行肝移植治疗的术后 5 年生存率为 81.6％。京都大学在血浆维生素 K 缺乏诱导蛋白 Ⅱ（protein induced by vitamin K antagonist Ⅱ, PIVKA-Ⅱ）低于 400 mAU/ml 的前提下,将肝内肿瘤数目的上限扩至 10 个,其移植术后 5 年生存率为 86.7％。日本九州大学为肝内肿瘤直径不超过 5 cm 且血浆 PIVKA-Ⅱ不超过 300 mAU/ml 的 HCC 患者行肝移植治疗,术后 5 年生存率为 82.7％。一项包含日本 49 家移植中心,653 名肝移植受体的研究结果显示,当 HCC 患者的血清甲胎蛋白不超过 200 ng/ml, PIVKA-Ⅱ不超过 100 mAU/ml 时,即便不符合米兰标准,其术后生存且不患疾病的比例达到 84.3％。

一项包含意向性治疗的研究表明,肝移植在治疗那些较小并且可切除的肝细胞癌时有一定优势。而在亚洲,由于当时死亡供体肝移植尚未被人们所认可,该类患者主要是通过肝切除术进行治疗。有研究表明,人们能够通过肝切除术使一部分原本不符合米兰标准的 HCC 患者达到该标准的要求,再进一步行肝移植治疗。另外针对复发的肝细胞癌,若其侵袭程度不高且符合米兰标准,也可行移植治疗。峨山医疗中心表明,该类肿瘤经肝移植治疗其预后同原发肿瘤初次肝移植相当。若复发肿瘤体积偏大,数目偏多或已弥漫至肝外,则为肝移植手术禁忌证。因此,峨山医疗中心认为,对于肿瘤灶数目≥3 个的肝细胞癌,只有当其符合移植手术标准（即肿瘤数目≤6 个,肿瘤最大直径≤5 cm）时,才能考虑为其行首次肝移植。

**表 59-1　亚洲各中心肝细胞癌患者行肝移植治疗标准**

| 中心 | 肿瘤大小 (cm) | 肿瘤数目 (个) | PIVKA-Ⅱ (mAU/ml) | 总生存率 |
|---|---|---|---|---|
| 香港大学 | ≤6.5 | 1 | 未检测 | 3 年 87％ |
| | ≤4.5 | ≤3 | | 5 年 66％ |
| 长庚医院 | ≤6.5 | 1 | 未检测 | 3 年 96％ |
| | ≤4.5 | ≤3 | | 5 年 90％ |
| 峨山医疗中心 | ≤5 | ≤6 | 未检测 | 3 年 88％ |
| | | | | 5 年 82％ |
| 东京大学 | ≤5 | ≤5 | 未检测 | 3 年 82％ |
| | | | | 5 年 75％ |
| 京都大学 | ≤5 | ≤10 | ≤400 | 5 年 87％ |
| 九州大学 | ≤5 | 未使用 | ≤300 | 3 年 86％ |
| | | | | 5 年 83％ |

PIVKA-Ⅱ,维生素 K 缺乏诱导蛋白Ⅱ。

与之相反,Sala 等人为部分患有 HCC 并伴有肝切除术后复发高危因素的患者行预防性肝移植,结果证明其术后生存情况良好。在 HCC 的所有手术治疗中,肝移植是最根本彻底的,其主要针对具有肝内播散倾向或肝内多发病灶的肝细胞癌,且必须要保证恶性肿瘤仅局限于肝脏内部。

基于 HCC 患者活体肝移植标准被放宽而其术后生存率偏低,人们不禁怀疑是否应该接受这种疗法。目前,由于活体供体愿意献身捐献肝脏,HCC 患者同移植等候名单中的其他人之间不存在竞争关系,所以人们还是愿意接受这种疗法。但从另一方面来看,受体术后生存率过低也预示着活体供体白白捐献了器官却没有起到效果。有研究显示,相较于移植团队的医生而言,患者及其家属对于高风险与不良预后的承受能力要更强。LDLT 能够加快 HCC 的治疗时间,即便在经过一段时间后可能会有侵袭性更高且进展更快的肿瘤复发。使用甲胎蛋白与 PIVKA-Ⅱ两个实验室指标对肝细胞癌进行生物学分期有助于早期识别 LDLT 后预后不良的患者。目前更为常用的方法是通过 PET 技术来监测肿瘤对氟($^{18}$F)代脱氧葡萄糖($^{18}$F-FDG)的摄入量。有研究者发现,对于 FDG 阴性但稍微超出峨山标准的肿瘤,其术后复发的概率低于 30％。峨山医疗中心在稍稍扩大其现有标准后,发现患者的术后 5 年生存率依然良好（表 59-1）。

### 小体积供肝与小肝综合征

自活体肝移植开展以来,有部分左半肝移植物被应用于成人活体肝移植。这段经历给人们带来了不少教训,由于小体积供肝应用于成人常会导致移植器官衰竭与供体死亡。而幸存者往往患有小肝综合征,其病情进展将诱导一系列疾病发生并延长住院时间。为了避免上述情况的发生，在中国香港人们首选右半肝（包括 MHV）为成人行肝移植手术。

小肝综合征发生进展的先决条件在于移植肝无法满足受体的正常代谢需求。移植肝体积≥50％的标准肝脏体积时往往能满足受体的正常代谢需求，而小于 SLV 的 40％则被认为是小体积供肝，小于 SLV 的 35％已成为影响医院死亡率的独立因素。移植肝体积小于 SLV 常会诱发严重的移植物损伤，这主要是由于门静脉处于高灌注状态且肝窦受损，部分血液流出道的梗阻会加重损伤恶化。如今，随着人们对移植物体积的关注上升，配合门脉血流量的调控以及流出道梗阻的疏通，小体积供肝的损伤已逐渐减少。

在移植肝静脉回流通畅的情况下，其术后顺应性良好且能有效缓解受体先前存在的门静脉高压症状，后者主要体现为门静脉的高血流灌注。为了防止小体积供肝的损伤，理想的情况是移植术后门静脉压力梯度不超过 15 mmHg。为了保证供体的生命安全，许多移植中心仍会选择左半肝移植（尽管部分左移植肝明显小于 35％SLV）配合门腔静脉分流术对受体进行治疗。若术后发生门静脉低灌注，应及时终止门腔静脉分流。与之相反，若术后发生门静脉高灌注，则应通过脾动脉栓塞、脾动脉结扎以及脾切除术等方法来减少门静脉的血液回流。

有研究认为门腔静脉分流术可能并非是必要的。该研究包含了 19 名接受小体积左半肝供肝的活体肝移植受体，结果显示在没有行门腔静脉分流术的前提下，这些患者的术后 1 年生存率为 100％。随着临床经验的累积，小体积供肝已不再是移植界的难题。京都大学在经历了从左半肝移植到右半肝移植的转变后，近几年却更为频繁地使用左半肝进行活体肝移植。人们在摘取左半肝移植物的时候可以一同将左尾状叶取下，这么做能够在一定程度上增大移植肝的体积。在东京大学，人们会对摘取下来的肝尾状叶静脉及其门脉分支进行重建，以保证尾状叶的存活与功能。

两供一受的概念由峨山医疗中心首先提出，是一种全新的移植肝构建方法。该方法在两名潜在供体的左半肝体积都偏小时使用。东京大学在供体右后叶肝体积足够并且左半肝体积过小的情况下，使用供体肝脏的右后叶进行移植手术。

### 乙型肝炎

在中国台湾、韩国以及中国南部（包括香港），有很大一部分肝移植受体都是乙型肝炎病毒携带者。肝移植患者在免疫抑制的情况下容易发生乙型肝炎的复发与恶化。正因如此，此类患者的术后移植物生存率往往偏低。有研究表明，每月通过肠外途径补充 10 000 单位的 HBIg 后，HBsAg 阳性率从 76％降至 19％。然而，这种方法昂贵且不易实行。临床上联合使用拉米夫定与 HBIg 对于控制乙型肝炎也有一定效果。在这种情况下，HBIg 的用量可以适当减少。

自 2002 年以来，香港大学对于乙型肝炎患者移植术后的控制不再使用 HBIg，而是使用拉米夫定单药治疗。随后该方面研究取得了突破性的进展，人们发现肝炎病毒 YMDD 突变株能够被阿德福韦所抑制。这种不包含 HBIg 的治疗成功可部分归因于过继免疫，即供体体内的免疫活性细胞进入受体体内后产生部分 HBIg 起到了抵抗病毒的作用。

恩替卡韦是一种更加有效的抗病毒药物，其作为一种环戊基鸟苷酸类似物，能够建立更强的基因屏障来防止乙型肝炎病毒发生突变，从而提高了口服单药的预防效果。在使用了恩替卡韦以后，有 91％的乙型肝炎患者在移植术后 2 年随访期内保持 HBsAg 阴性，98.8％的患者血清内乙型肝炎病毒 DNA 低于检测水平。与之相反，患有丙型肝炎的肝移植受体在西方国家更为常见，但针对此类患者的控制与治疗仍有许多问题存在。东京大学通过早期实行干扰素与利巴韦林的联合治疗能使丙型肝炎患者的移植术后 5 年生存率达到 79％。

### 总结

在东方国家，乙型肝炎是一种地方流行性传染病。由乙型肝炎进展导致的肝衰竭与肝细胞癌使得人们对移植肝的需求增加。由此看来，相较于劈离式肝移植与序贯式肝移植而言，LDLT 的应用价值要更高。然而，医生不能单纯因为肝源的短缺而决定行 LDLT。后者的优势只能通过两点来证明：可预测的高受体生存率与可接受的低供体风险率。由于移植物是供体给予受体的珍贵礼物，术后低生存率因术前充分告知和积极供受体配对而被接受这一点，人们始终抱有争议。

在西方国家，成人 LDLT 相较于 DDLT 而言更有生存优势，主要是因为此类手术是由经验丰富的移植中心来完成的。而在东方国家，LDLT 常常是唯一可行的救命治疗。LDLT 作为一种治疗选择，常常先将手术机会给予最先预约的患者。虽然要求每家移植中心(或每个地区)对其负责的移植手术进行登记是比较困难的,但每家肝移植机构都有义务定期对数据进行采集、分析以及公布。这么做主要是为同业互查与实践管理提供相应的平台。

---

### 要点和注意事项

- 在肝源较为短缺的情况下,LDLT 是除 DDLT 以外可供选择的治疗方法。患者是否应行 LDLT 不能单纯通过其对于移植肝的需求来决定,而是通过低供体风险率与高受体生存率来决定,因为供体所受到的风险是不可避免的。
- 活体供体器官捐献能够安全实行的关键在于:供体一般健康状况良好,肝功能良好,移植手术由设备完善且有丰富的 LDLT 手术经验的移植中心来完成。为了保证手术质量与进步,持续性的数据审查与科学研究是必不可少的。

- 在亚洲,HCC 的发生较为常见。通过 PIVKA-Ⅱ 水平或 PET 对 HCC 进行分期,从而早期识别恶性程度较高但缺乏相应临床表现的 HCC。据部分亚洲移植中心的临床研究可得,适当放宽肝移植纳入标准,即将更多的 HCC 患者纳入肝移植候选人名单,不会导致此类患者长期生存率降低。
- 随着临床经验的积累,配合移植肝流入道的重建以及流出道的疏通,小肝综合征的发生率已逐渐减少。人们对于移植物体积的需求下降使得左半肝移植的应用率增加以及供体的风险减小。

# 第 60 章

# 活体肝移植中的伦理问题
## Ethics in Living Donor Transplantation

Lainie Friedman Ross • Milda R. Saunders • David C. Cronin II

邱必军　黄虹婷•译

---

**章节纲要**

| | |
|---|---|
| **活体供体器官使用历史** | 受体风险 |
| 活体肾移植 | 受体受益 |
| 活体供体在肝移植中的使用 | 权衡供受体风险受益 |
| 　儿童活体肝移植供体 | 知情同意 |
| 　成人活体肝移植供体 | 移植医生的经验和能力以及学术氛围 |
| **活体肝移植的伦理准则** | **特殊的伦理问题** |
| 患者选择 | 紧急情况下的供体评估 |
| 　受体选择 | 在肝细胞癌患者中使用活体供体 |
| 　供体选择 | 活体供体间的配对交换 |
| 　供受体关系 | 双供体移植 |
| 供受体风险受益评估 | **成人活体肝移植的研究与创新** |
| 供体风险 | 创新手术的管理 |
| 供体受益 | **总结** |

---

肝移植已成为许多种类终末期肝病的标准治疗。在 20 世纪 60 年代,外科医生 Thomas Starzl 完成了世界上首例尸体供体的肝移植,但是直到 1983 年免疫抑制剂环孢素出现之前,DDLT 都未能完成从试验到临床应用的转化。在接下来的 30 年,肝移植的成功使得其适应证不断扩展,许多原先由于年龄、社会地位以及病因(包括酗酒)等因素被排除在外的患者都逐渐被纳入肝移植候选者中,直到今天,有超过 15 700 人位于肝移植名单上。基于尸体供体供肝数目有限,人们采取了不少措施来扩大供肝的来源,其中包括劈离式肝移植的应用[该术式为儿童活体肝移植(pediatric living donor liver transplantation, PLDLT)的发展奠定了基础]以及从心脏死亡的供体身上获取肝脏。尽管有了这些技术,肝源依然供不应求。在美国,每年大约有 1 500 名患者在等候肝源的时间段内死亡(表 60-1)。

最初几例经成人供肝的儿童活体肝移植于 1988年和 1989 年在巴西实行,但这几例患儿都在术后早期死亡。在澳大利亚,Strong 等人成功实行第一例儿童活体肝移植,将一名母亲的左外叶肝移植给了她的

**表 60-1　美国肝移植概况**

| 年份 | 尸体供体供肝数目 | 活体供体供肝数目 | 肝移植候选者死亡人数 |
|---|---|---|---|
| 2000 | 4 595 | 405 | 1 795 |
| 2001 | 4 671 | 524 | 2 055 |
| 2002 | 4 969 | 363 | 1 910 |
| 2003 | 5 351 | 322 | 1 858 |
| 2004 | 5 848 | 323 | 1 891 |
| 2005 | 6 121 | 323 | 1 892 |
| 2006 | 6 363 | 288 | 1 773 |
| 2007 | 6 228 | 266 | 1 611 |
| 2008 | 6 070 | 249 | 1 520 |
| 2009 | 6 101 | 219 | 1 479 |
| 2010 | 6 009 | 282 | 1 470 |
| 2011 | 6 095 | 247 | 1 544 |
| 2012 | 6 010 | 246 | 1 504 |

数据引自 OPTN:http://optn. transplant. hrsa. gov

儿子。此后,美国和日本陆续有关于儿童活体肝移植成功案例的报道。其后 10 年内也出现了关于成人间活体肝移植手术案例的报道,特别是在尸体供体资源

相对缺乏的亚洲。

即便活体肝移植在不断扩大,但是尸体供体与活体供体供肝的总和仍旧无法满足美国人民的需求,并且供求之间的差距在不断扩大。2002 年的时候,出现了两个重要的转折点:第一,活体供体死亡的案例被报道,引起活体供体供肝的数目骤减。第二,器官分配政策的改变,即 MELD 和与之对应的 PELD。结果,在过去的 10 年里,尽管活体供体的数目在减少,尸体供体数目几乎维持稳定(表 60-1),肝移植受体的死亡数目由 2001 年的峰值 2 055 例降至近 5 年的每年 1 400～1 500 例。本章旨在从国内与国际视角来探讨活体肝移植中存在的伦理问题。

## 活体供体器官使用历史

### 活体肾移植

人们对于实体器官移植的尝试是从肾移植开始的。1951 年,最初几例肾移植都以失败告终。有趣的是,在早期阶段,尽管大多数移植肾都来源于尸体供体,但也有一小部分是来自活体供体的。虽然手术技术在不断改进,但是人们对免疫排斥反应的认识还停留在早期阶段。而单纯依靠手术技术并不能阻止免疫排斥反应的进程,最终导致移植物的失功能。1954 年,外科医生 Joseph 与其同事将一名青年志愿者的肾移植给了他的孪生同胞,巧妙地避开了免疫排斥的问题。

在 20 世纪 60 年代早期,长期透析已可作为肾移植的替代治疗。但是随着 70 年代末期免疫抑制方案的发展,肾移植已成为大部分终末期肾病的首选治疗方法。又因移植肾的供需差距越来越大,活体肾移植逐渐为人们所接受。虽然活体肾移植最早的开展是限于一级亲属,而后是配偶,但在过去 10 年内,有情感联系的朋友甚至是陌生人也逐渐被接受。有调查显示,社会公众对于这一类非生物学上相关供体的接受程度要早于并且大于医学界。随着移植受体等待名单的扩大以及等待时间延长,医学界也开始尝试着使用一些老年和亚健康人群的供肾。随访数据显示的结果好坏参半,虽然活体肾移植受体的围手术期死亡与并发症发生风险较低。但近来有数据说明,器官捐献对于供体(特别是小部分年轻供体)而言会有远期后遗症发生的可能。

自 1954 年首次使用健康志愿者进行移植以来,医学界通过折中方法来权衡供受体的利益,包括手术、医疗团队,以及社会方面的利益。其中主要的伦理问题始终在于是否可以只为了提供器官给他人而利用健康活体供体。Moore 提出了简洁的观点:"伤害一个人去帮助另一个人,这从伦理道德角度上来讲是正确的吗?"总的来说,虽然出现了一些引人注意的反对的声音,但到目前为止公众与医疗界对此持肯定态度,主要体现在他们愿意应用活体供体捐献的器官。

### 活体供体在肝移植中的使用

#### 儿童活体肝移植供体

终末期肾病同终末期肝病相比,前者有血液透析和肾移植两种治疗方法可供选择,而后者除了肝移植以外没有其他可供选择的有效治疗方法。在 20 世纪 80 年代,这种情况对于儿童来说尤其严重。儿童终末期肝病最常见的病因为胆道闭锁,且大多数患有该病的儿童在 2 岁以内都需要进行肝移植手术治疗。因为很少有婴儿或儿童死于头部创伤或脑死亡,而这种情况可能会成为儿童供体的来源,因此儿童肝移植患者的数目和可用的儿童供体数目之间差距很大。在 20 世纪 80 年代的主要移植中心,这种情况也导致了 20%～30% 的婴儿和儿童在等待肝源时出现死亡。在世界上许多地区,尤其是亚洲,在脑死亡供体器官移植较为受限的情况下,多数胆道闭锁患儿都会死亡。

直到 20 世纪 80 年代中期,新兴的手术技术如减体积肝移植、劈离式肝移植降低了肝移植等候名单上婴儿与儿童的死亡率但并未消除这种死亡率。尽管这些创新方法能让儿童受益,但也存在争议:第一,减体积肝移植可能会"掠夺"原本可用于成人受体的移植肝,从而导致成人患者的等候期死亡率上升。第二,相较于全肝移植,劈离式肝移植成人受体的移植物生存率偏低。

但是,死亡供体供肝劈离技术的发展(被称为劈离式肝移植)也促使了活体部分肝移植的出现。虽然巴西在 20 世纪 80 年代末期有过几例失败案例,但在 1989 年澳大利亚有成功案例被报道。此后该类手术并未被人们广泛应用,直到芝加哥大学发表了一篇论文,该论文同时探讨了关于 LDLT 的临床需求以及其伦理审查的问题,其中后者主要是通过一项前瞻性的协议研究,该研究通过了机构审查委员会(institutional review board, IRB)对 20 例儿童活体肝移植进行的伦理审查并获得了书面知情同意。关于最初这 20 对供受体优良预后的结果在 1991 年被发表,此项研究结果成为儿童 LDLT 今后扩展至美国、欧洲以及亚洲各大肝脏外科项目的基础。目前尚缺乏标准用于界定最佳移植物的切除范围,以及维持供体健康恢复的剩余肝体积大小。

自第一例儿童肝移植手术实施以来,此类手术的程序历经了多次大的修正。在芝加哥协议的案例中,就术后并发症的发生率而言,最初的三例婴儿和儿童与先前的手术方式相比可以受益于左外叶肝移植,这也导致了左半肝作为移植物的手术方式被摒弃。进一步的修正措施包括避免使用血管导管和显微动脉吻合技术。儿童活体肝移植术后 1 年生存率超过80%。此外,儿童患者接受活体移植物的术后生存率要明显高于尸体供体的全体积、减体积、或劈离式移植物。虽然至少有 2 名供体因捐献肝左外叶后死亡,但该术式因其供体术后并发症和远期后遗症的发生率使其仍能为临床与伦理所接受,并成为部分选择性受体获取移植器官的途径。近来,经成人供肝的儿童活体肝移植已成为许多发达国家的一项标准治疗,包括美国、日本、韩国、德国、比利时以及法国。

总的来说,儿童活体肝移植在其发展成熟过程中解决了两大问题:第一,它通过安全可预测的手术方式达到了拯救生命的目的。第二,它在进入外科界之前通过了临床与伦理方面的严密审查。

### 成人活体肝移植供体

相较于儿童活体肝移植在进入移植界前要通过一系列被报道的协议来证明其有效性与安全性,成人活体肝移植(adult-to-adult living donor liver transplantation,ALDLT)在缺少类似研究的情况下已为人们所广泛应用。首例成功的 ALDLT 于 1993 年在日本实行,使用的是供体的左半肝。随着人们逐渐认识到移植物体积和移植物受体体重比的重要性,右半肝活体肝移植也开始进入人们的视野。京都团队完成了首例成功的活体右半肝移植(由于这名 9 岁受体的左半肝供血动脉存在解剖畸形),但通常来说,右半肝移植适用于对供肝体积需求更大的成人。1997年,Lo 等人报道了自 1996 年 5 月到 11 月实行的前 7例紧急 ALDLT 手术,使用的是扩大的右半肝移植物(包括Ⅳ~Ⅷ肝段以及肝中静脉)。其中有两名供体发生术后并发症并需行二次手术(一名为切口疝,另一名为胆管狭窄),另有一名受体在移植后 16 日死亡。美国首例成功的成人活体右半肝移植由Colorado 团队于 1998 年实施。在此之后,三大洲有许多移植中心都开始实施 ALDLT。虽然部分移植中心最初使用的是左半肝移植物,但由于其体积偏小且解剖位置不佳,术后移植物功能衰竭的概率较大。

因此,大部分移植中心都开始使用右半肝移植物及扩大的右半肝移植物。

活体肝移植的早期进展主要在亚洲,那里死亡供体的数目极少。然而该项技术并没有很快被国际社会所接受,主要是因为这些项目缺少发病率与死亡率的相关报道,从而使其完整性与透明性受到质疑。2000 年 12 月,NIH 与美国肝病协会共同主办了一次长达 2 日的名为"活体肝移植"的研讨会,主要讨论了LDLT 在科学、医学,以及非医学方面的问题。他们根据 10 项大型研究制作了一张表格用于列举 LDLT相关的并发症,其中胆管狭窄是最严重的并发症,它在供体中的发生率为 3%~8%。其余并发症发生于2% 甚至更少的供体中,如术后肝功能不全的表现较轻微,胆红素水平与前凝血酶时间在 3~5 日内就能恢复至正常。同样的,该会议还根据 11 项大型研究结果报道了受体并发症的发生率。其中有 46% 的受体发生术后出血,15%~30% 出现胆管并发症,3%~10% 有肝动脉血栓,5% 有肝静脉流出道梗阻,还有5% 出现了肝内出血。然而,目前人们对于何时应行LDLT 并没有统一意见。按照 NIH 的说法,一些移植团队认为该手术应仅限于危重患者,而另外一些团队则更偏向于临床情况稳定的患者。事实上,有项目将活体肝移植视为一种途径用于帮助那些由于禁忌证(如巨大的肝细胞癌)原因而不能获得尸体供肝的患者。在活体肝移植中,哪些患者适合作为受体?供体需要进行哪些检查?哪种手术技术比较合适?针对以上这些问题,人们都还没有得出统一的结论,这也使 Cronin 等人不禁怀疑 LDLT 的发展是否过于快速以及膨胀化。

在 Mike Hurwitz 公布死亡后的几周,2002 年 2月 NIH 进行了总结报告,Mike Hurwitz 是一名记者,捐献肝脏给了他的兄弟 Adam,而后者是一名医生。此次报告提到了过去曾有两名活体供体死亡,而现在公认的活体供体死亡例数又新增 2 例。Hurwitz 的死亡引发了美国移植界以及公众的自我反省。活体肝移植的数目从 2001 年的 524 例下降到了 2002 年的 363 例,到了 2012 年,美国只有 246 名患者行活体肝移植(其中有 52 名儿童患者)。虽然目前还没有设立活体肝移植供体登记注册处,有研究者尝试统计全球供体死亡总数。有相关研究表明,直到 2005 年 3月供体死亡人数为 14 人,1989—2006 年死亡人数为19 人,截止到 2012 年 10 月死亡人数为 23 人。

此次会议主要提出人们需要对 LDLT 进行一项前瞻性研究,目的是为了明确同尸体供肝肝移植相比,活体肝移植相对来说具有哪些风险与获益,以及供体手术的短期和长期并发症。2003 年,国家糖尿病、消化和肾脏疾病协会建立了一项多中心临床研究,即 A2ALL,其中包含了美国 9 家高容量的移植中心与一家数据整合中心,后者主要负责建立临床数据库。目前,A2ALL 公布了有关受体死亡率、受体预后、HCC 患者行尸体供体与活体肝移植手术的预后对比分析、供体评估以及供体死亡率,以上所有信息将在后文提及。此项研究主要是为了提供说明 LDLT 安全性与有效性的关键信息,但全国所有供受体的登记信息都需要被收集。

虽然在亚洲,LDLT 中有很大一部分是 ALDLT,但在美国,行 ALDLT 的移植中心数目在逐渐减少。2011 年,只有 25%(110 个里面有 27 个)的成人移植中心行 LDLT,这同几年前相比明显减少。除了少数移植中心有较多手术例数以外,很多移植中心每年活体肝移植的手术例数都极少。该类手术对供受体均有风险,会在后文提及。

## 活体肝移植的伦理准则

为了使资源紧缺的尸体供体来源的实体器官能够满足不断扩大的患者需求,人们建立了相关的临床与伦理标准指南。尸体供体来源的实体器官分配有着正式而清晰的指南,而活体移植物属于供体的私人财产,它的分配相对而言比较特殊且不那么严格。

因为尸肝对供体来说没有风险,所以在尸肝来源充足的情况下,再进行活体肝移植是不符合伦理的。肝移植同肾移植相比,后者有其他可供选择的疗法(尽管不甚理想),而前者却是终末期肝病唯一有效的治疗方法。

对活体移植进行伦理判定,必须要考虑到供受体双方的风险与获益。活体肾移植已被证实有较高的效益风险比,其供体捐献器官后的死亡率与发病率较低,虽有数据指出活体肾移植可能会有目前尚未被发现的远期风险。有研究表明,绝大多数供体对于器官捐献持积极态度。受体的获益是显而易见的,基于其获得了同尸肝体积相当的活体肝源,而后者的质量普遍较高,甚至要好于最理想的尸肝。

儿童活体肝移植有着同活体肾移植相似的高效益风险比。大部分父母捐献自己的左外叶肝脏,该手术的死亡风险略高于活体肾脏捐献,但总的来说仍低于 1%。同样的,供体在术后患上严重疾病(如需要进行肝移植)的可能性也很低。肝左叶与肝左外叶捐

献后术后发病率风险之和小于 30%,且绝大多数并发症都为 Clavien 1 级。活体肝脏捐献的优势主要在于冷缺血时间较短,供受体手术时间安排较为灵活,且儿童移植手术的预后较好。对婴儿而言,活体供肝移植术与尸肝移植术的预后相当。在儿童尸肝资源缺乏的情况下,PLDLT 是一项救命性的疗法。根据 OPTN 所提供的数据显示:始终有 5 岁以下儿童在等候肝源期间死亡,虽然自 MELD 评分与 PELD 评分系统引入以来,儿童死亡数已有所下降(从 2002 年的 67 人下降到 2012 年的 20 人)。人们可以通过尸肝劈离的方法来克服器官资源短缺的难题,但这也会带来一定的伦理问题,因为目前尚不能确定成人受体获得右侧尸肝移植物的预后是否同获得全体积尸肝移植物的预后相当。

与之相反,ALDLT 供受体效益风险比的情况又有所不同。总体来说,同肾移植相比,肝移植活体供体具有更高的死亡风险,特别是在美国占主导地位的右半肝捐献供体。右半肝供体术后短期的发病率与病变程度都远高于左半肝供体和肝左外叶供体。此外,有数据指出少数供体患有心理疾病,这可能受家庭关系影响。从长远来看,大部分肝脏都会再生,所以供体的长期发病率较低。同样,受体也会有一定风险,因为右半肝移植相比于全尸肝移植而言技术上更具挑战性,而且可能会需要重塑胆道以及肝静脉。

早期活体肝移植的成果较为模棱两可,因为人们无从得知相较于标准的全尸体供肝肝移植而言,活体肝移植受体能否得到额外的,甚至是相等的获益。而在 30 年后的今天,活体肝移植的成果已渐渐浮现,但情况仍较复杂,受体的获益将受到一系列因素的影响,其中包括受体在手术期间的健康状况、移植的病因、手术的术式(肝右叶、扩大的肝右叶、肝左叶)、移植物的质量、肝衰竭的原因、移植物的体积,以及整个移植团队的实力与经验,还有移植机构在所在领域的影响力。同样地,受体从尸肝移植中的获益也与肝衰竭病因、尸肝类型(脑死亡供体还是心死亡供体),以及全肝或劈离肝等因素有关。

由于活体肾移植与 PLDLT 都有较高的效益风险比,它们得到了相关伦理与医疗判定机构的支持,而 ALDLT 的情况却不尽然。以下几项因素可作为 ALDLT 伦理评判的参考:①患者选择。②供受体的效益风险比。③知情同意。④移植团队的实力与经验。

## 患者选择

### 受体选择

并非所有终末期肝病患者都适合行(或者说能获益于)肝脏移植手术。为了合理分配稀缺的肝源，UNOS 制定了尸体供体肝脏移植的适应证与禁忌证。此外，在美国 UNOS 于 2002 年引入 MELD 评分作为等待肝移植治疗的慢性肝脏疾病成人患者器官分配的依据。MELD 评分通过一种临床算法对患者进行排序，主要包含那些病情严重到能够从肝移植中获益，而又不太可能因为病情过重而在移植术后死亡的患者，这样可以降低等待肝源期间患者的死亡率。同具有正式分配流程和规则的尸肝分配不同，活体肝源分配多由外科医生来决定合适的供体，而该过程往往不受监督。尽管这种自主决定性从本质上来讲没有错误，但其也将导致一部分致供受体双方处于高风险低获益的不良决策发生。

有的时候，人们可以优先考虑活体供肝。基于目前系统根据地区来分配尸肝，患者在不同地区与移植中心等候肝源的时间会有很大差异。当由于血型、地域、患者本身疾病的急迫性(如小肝癌和一些预测等候时间过长的疾病)等因素导致等候时间相对过长时，宜行活体肝移植。此外，在特定情况下，活体供肝能够及时拯救性命(如目前仍有争议的为急性肝衰竭患者行活体肝移植)。

总的说来，LDLT 供体的选择必须使其效益达到最大化。移植物受体体重比应足以避免小肝综合征的发生。LDLT 不宜作为预计生存期较短(1 年)患者的抢救治疗。

### 供体选择

供体的生命安全无疑是最重要的。应建立严格的供体选择标准以使供体风险最小化。只有一般健康状况良好且不存在任何肝脏异常(包括非酒精性脂肪肝和脂肪性肝炎)的人才能作为潜在供体。完整的供体肝脏评估应包括肝脏的大小、解剖结构以及健康状况。临床医生必须通过有效的方法为受体保留足够的肝脏。如果留下的最大的肝脏大小无法保证受体要求，那么手术将无法实施。2005 年在加拿大温哥华的一次国际性会议汇集了移植内科医生、外科医生以及综合医疗保健人员，会议强调了对活体供体的关注(包括活体肝脏、胰腺、小肠供体)。虽然目前人们对完整病史、体格检查、体重/身高测量(计算BMI)、实验室检查、心理测评、影像学检查的要求是一致的，但肝活检仍有争议，因其有一定的创伤性。就目前来说，在美国，选择性肝脏活检仍旧是最常用

的检测手段，有人提出算法要求超过 3/4 的患者应避免行肝脏活检。如果怀疑有肝脏病变，那么必须行活检确诊以保证器官捐献的安全性并尽可能地将手术终止率降至最低。

### 供受体关系

儿童肝移植的供体多为受体的一级或二级亲属。事实上，供体大多为患儿父母。而在 ALDLT 中，虽然也有很多是一级亲属作为供体(如儿女)，但供受体关系的范围较宽，包括血缘关系、情感关系，甚至相互之间是陌生人。这种陌生人供体(也可称为非指向性供体)的接受使用在肾移植领域已有详述。2002 年，Matas 等人考虑将活体移植肾分配给移植等候名单上的一个陌生受体。这篇文章提到这种捐献方式所带来的伦理问题以及该研究中最初 22 名参与者的预后。自那以后，非指向性肾脏捐献开始被大多数美国移植中心所接受。而非指向性肝脏捐献也被部分项目所接受，特别是用于 PLDLT。在大众传媒的影响下，由陌生人指向性地捐献活体供肝的案例也有发生，但该捐献方式仍未被普遍认可。在国际范围内有几项研究显示，医务人员对由朋友或陌生人活体捐肝的认同度较低，而更倾向于让亲属来承担捐肝的风险。有一部分人提出移植团队在做活体捐献的决策时不应被供受体之间的关系所影响，而另一部分则认为亲属应当被允许承担更大的风险。作者相信，随着右半肝捐献所带来的术后死亡率与发病率不断上升，人们对由非情感相关捐献者来承担风险的接受程度将有所下降。如果有项目选择非指向性肝脏捐献，那么它必须考虑将所用移植物限定为左外叶肝脏，这样做可以减少供体的术后死亡率与发病率。由于供体发生术后并发症甚至死亡的风险越来越大，临床医生必须承担一定责任且避免让非情感相关捐献者与健康志愿者暴露于这种风险(右半肝捐献)之下。

## 供受体风险受益评估

### 供体风险

历史上有关供体术后并发症的评估差异很大。在温哥华与 NIH 共识会议期间，针对活体供体术后并发症的定义、分类以及报道的问题，人们尚未达成一致共识。Clavien 等人建立了术中不利因素报告系统，并应用于原位肝移植。NIH 会议之后，人们也尝试着将 Clavien 分类系统应用于 LDLT 中。A2ALL所应用的 Clavien 系统同时包含了供受体的术后不利因素。

在首次 A2ALL 回顾性队列研究中，有 405 名供

体同意接受器官捐献手术,其中实施了 393 例器官捐献手术,12 例手术取消。大部分供体(245,62%)没有发生术后并发症,82(21%)人术后出现一种并发症,66 人(17%)出现不少于两种的并发症。对术后并发症严重程度进行分级,有 106 人出现 1 级并发症(较轻微),103 人出现 2 级并发症(潜在危及生命),3 级并发症(危及生命)8 人,4 级并发症(致死)3 人。常见并发症包括术后 7 日以后的胆漏、细菌感染、切口疝,以及病因不明的再剖腹探查。51 名供体需要重新住院,其中有 14 名甚至需要 2～5 次重新住院。研究者得出结论:活体肝脏捐献同供体术后严重并发症的发生有着密切联系。2012 年,A2ALL 队列研究进行了数据更新,纳入了所收集的前瞻性数据,这些数据提示情况并没有发生改变:在 740 名活体供体中(707 人捐献肝右叶),有 39% 的供体于术后一年之内患有至少一种并发症。其中患有 Clavien 3 级和 4 级并发症的概率分别为 2.8% 和 1.1%。

随着 Clavien 分级的应用推广,人们达成了广泛共识,即美国活体供体术后并发症的发病率大约为 40%,国际上供体术后 Clavien 3 或 4 级并发症的发生率从 0.3% 到 1.8% 不等,具体数值与地区以及具体移植中心相关。同成人-小儿活体肝移植手术不同,这些并发症的严重程度将导致二次手术、供体行肝移植手术、感染、胆道并发症以及伤口并发症。尽管供体的剩余肝脏和移植肝都具有一定再生功能,但其无法完全恢复到移植以前的体积。因此,肝脏的再生能力以及供体术后的长期健康状况目前仍未知。

不论医生在供体选择方面有多么谨慎,相较于活体肾移植与活体肝左外叶移植而言,活体肝右叶、扩大肝右叶或全左叶移植所带来的围手术期风险始终是更大的。器官捐献所带来的风险与多种因素相关,其中包括移植肝的量、供体剩余肝脏的量、是否存在血管变异以及胆管变异,以及一些虽然少见但仍存在的因肝切除手术导致的长期健康影响。

除此之外,供体也会存在器官捐献与康复相关的非医疗风险。基于供肝期间的交通费用与日常工资损失,供体需要耗费一定的时间和金钱来弥补这些损失。为了完成评估,供体往往需要外出多次前往医疗中心,这就需要供体不断休班请假。另外,捐献器官后的恢复期为 8～12 周,在这段时间内供体也将面临工资减少的问题。而育儿费、家政费等额外支出也包含在总开销内。有一项研究统计,供体的实际现金支出为 3 660 美元。由于术后并发症、受体预后,以及器官捐献早期的关注度减弱等原因,供体也可能会面

临心情低落的状态。在 A2ALL 研究之前有一项调查结果未被收录于相关文献,即大约有 4.1% 的供体会出现一种甚至更多地精神并发症,其中包括三种严重并发症(自杀、自杀未遂和药物过量使用)。然而有许多研究显示,供体在器官捐献后的健康相关或精神生活质量同一般人群相等甚至高于后者。

### 供体受益

从目前活体器官移植的实施情况来看,供体获益主要局限于心理获益。除了能获得由帮助他人所带来的幸福感以外,大多数供体能从朋友或家人的健康情况改善中获益。

### 受体风险

同 DDLT 相比,ALDLT 在移植方面有着不同的风险。首先,右半肝移植相较于尸体供体全肝移植而言,其所提供的肝实质量较少。虽然移植物发生原发性无功能的情况在 DDLT 中较为常见,但在 LDLT 中也会出现。其次,小体积供肝更容易出现高灌注综合征所致的移植物功能不全或失功能。最后,相较于尸肝移植和成人-小儿活体肝移植而言,活体肝移植的成功实施与维护对各项技术的要求会更高。

有一个问题,即运用全尸肝的 DDLT 与部分活体肝移植相比,哪种方法更佳?虽然这个问题对于尚未实施 DDLT 的亚洲而言并不重要,但在美国却是个关键的问题。与之相关的一些数据较难查明,但近来有研究表示这两种方法的效果是类似的。尽管 LDLT 有一系列的优势(包括缩短等候时间、优化供体健康状况、缩短冷缺血时间等),然而这些优势所带来的结果将和移植物体积偏小(小肝综合征)和移植物发生功能丢失的高风险所抵消。A2ALL 的队列研究比较了在 1998—2003 年于 A2ALL 所包含的 9 家移植中心内接受活体肝移植评估的 DDLT 与 LDLT 患者的相关医疗记录。研究发现,有 82.8% 的 LDLT 受体与 78.2% 的 DDLT 受体术后至少发生一种并发症($P=0.17$)。在 DDLT 中受体发生术后并发症种数的中位数为 2,而在 LDLT 中为 3。此外,LDLT 后受体并发症的发生率较高($P<0.05$),其中包括胆瘘(31.8% 对 10.2%)、计划外的再探查(26.2% 对 17.1%)、肝动脉栓塞(6.5% 对 2.3%),以及门静脉血栓形成(2.9% 对 0)。同样的,LDLT 术后因并发症导致的再次移植甚至死亡的概率也要高于 DDLT(15.9% 对 9.3%,$P=0.023$)。

### 受体受益

活体肝移植对受体而言最大的获益是手术等候时间的缩短。事实上,有部分 LDLT 受体过早地接受

了肝移植,这主要是由等候肝移植手术的患者人数增长过快所导致的。然而,目前并无足够的数据结果能够用于区分移植手术的适用人群与无效人群,这种由器官供求差异的增长来确定患者是否应行移植手术的方法是有缺陷的。由表 60-1 可知,尽管可用的肝源数目有所减少,但移植等候名单中患者死亡的人数也在减少,这一点能够支持作者的观点。同儿童肝移植近乎完全缺乏大小与之相符的合适供体的情况不同,在美国,成人肝移植中供体的选择是多样的。目前,人们主要是通过疾病的严重程度对尸肝进行分配,病情越重,优先级越高。MELD 评分虽然被证实能够准确地预测患者移植术前的死亡率,但其无法预测 LDLT 受体术后的死亡率。MELD 评分能够帮助人们确定肝移植疗效优于继续等候肝源的时间段。主要难点在于,当患者的 MELD 评分已足够高,行保守治疗较立刻移植手术(非急诊手术)而言风险更大的时候不一定能找到合适的尸肝。虽然随着 MELD 系统的引入,肝移植等候名单上患者的死亡率已有所下降,但每年仍有将近 1 500 人在等候肝源期间死亡。正是由于尸肝供给的不确定性,使得活体供体的应用得到推广。

在一些情况下,成人患者能够从成人活体肝移植中获益。如过长的等候时间将导致部分患者机体严重失代偿或被排除于移植名单之外,而在适宜时间段内行活体肝移植可避免这种情况的发生。此外,虽然 HCC 患者在评估上有额外的加分,但针对部分因肿瘤太大而被排除于肝移植等待名单之外的患者,有人提议为其实施活体肝移植。

### 权衡供受体风险受益

肝移植在实施过程中,自然会带来受体治疗相关的受益与风险。然而,在成人活体肝移植中,风险与受益是相互依存并共同存在于供受体之间的。供体的手术将会为其带来一定的供体风险。此外,受体受益风险比很大程度上取决于受体移植时的临床状态、他或她的肝脏特征以及供体肝段的质量和体积。成人活体肝移植需要权衡供体风险与受体受益。Cronin 等人提出这种需要即双向平衡受体与供体之间潜在的获益和风险,该平衡概念不同于其在研究中的原始用法。Miller 建议还要维持该需要和受体与供体之间潜在获益和风险相平衡,即三方平衡。然而,以上两个平衡观点都没有提及移植医生作为利益相关者,其道德责任决定了活体供肝的获取,且无论其他人如何平衡其需求、风险和获益三者之间的关系,这一点仍然成立。

供体术后并发症和死亡的风险相对恒定且仅与受体需要的供肝大小相关。受体的潜在受益与其在接受肝移植时的临床状态及其肝脏原发疾病相关而情况各异。如果供体风险相对恒定,则从伦理的角度出发,受体的潜在受益是否足以使医生能同意或拒绝潜在的供体接受该移植风险。在某些情况下,进行活体供体移植在伦理上并非合理。例如,将肝脏从一个知情热心的活体供体身上移植到一个正在垂死挣扎且仅能存活几小时的受体身上是不道德的。类似地,即使供体和受体愿意接受肝移植,不论手术进行与否,为了肿瘤晚期转移或生存预后时间极短的受体而使供体暴露于风险中也是不道德的。

总之,目前人们对成人活体肝移植的过程中供体风险的特征已有较好的理解和认知。对于成人受体,即使供体器官体积较大,还是会为供体带来较高的术后并发症和死亡率。既往关于供体死亡的案例在文献中很少被提及。人们仍不确定这种大部分肝切除术是否会给供体带来远期的影响。随着移植等候名单上死亡人数的减少,进一步降低供体手术的风险将会使肝移植手术更能为公众所接受。此外,人们还需了解针对每一种类型的肝移植手术哪些患者将得到最大的受益。肝移植手术要求各相关人员共同努力,更加全面地了解受体供体情况,需要权衡受体受益和供体受体所承担的风险以决定是否通过伦理审核来实施成人活体肝移植手术。

### 知情同意

患者的偏好对器官移植等临床问题的伦理分析至关重要。通常医生将会根据不同的临床适应证,为患者建议不同的治疗方案。患者有权自主决策,可以选择接受或拒绝该治疗方案,该权利即患者自主权,其赋予患者决策权并告知患者该治疗方案或其他方案会带来的受益与风险。通常患者的决定将会受其各自的道德品质、法律意识、宗教传统和文化水平的影响。医生与患者之间的沟通与协商是医患关系的基础。

自主权是知情同意过程的基础。除了少数例外(例如肝昏迷患者和年幼的儿童),患有终末期肝病的患者应被赋予知情同意进行肝移植手术的权利。重要的是,不仅要告知患者手术和术后可能遇到的种种问题、肝移植存在的风险和受益与可能存在的替代治疗,以及术后的生活状态,还要告知其术后需要进行密切的随访和接受终身免疫抑制治疗。在活体肝移植的实践中,活体肝脏捐献的风险大于其他活体移植,应告知受体面临的风险和受益以及供体的风险。受体也应被告知有权利拒绝接受活体肝脏捐献手术。拒绝器官捐献理念对于供体来说很重要。不同于成人-儿童的活体肝移植手术,成人-成人的活体肝移植手术可能会有不同的心理动机。因此,潜在的成人受体可能会有要对供体术后并发症负责任的心理负担太大而不愿意接受肝移植手术治疗。

潜在的活体肝移植供体也享有知情同意权,该权利与受体的知情同意需要分开进行。第一,医生不能为供体做出进行肝移植手术的建议,使他或她为了拯救别人而将自己的生命置于危险之中。第二,如以上所述,成人活体肝移植是一种风险较高的手术,因此需要供体充分的知情同意。尤其需要强调的是医生必须要告知供体手术后可能会出现的医疗、经济和心理上潜在的已知和未知的短期及长期风险。因此,医生有义务弄清楚活体肝移植手术的必要性和受体的特殊情况。第三,正如 Fellner 和 Marshall 在早期进行活体肾移植时便发现,在进行医学鉴定或告知其行为的风险和获益之前,许多供体便已做出捐赠决定。活体肝移植供体同样存在这样的现象。然而,移植团队的医生必须告知供体手术风险,让其考虑自愿捐献所承担的风险。至少,他们必须确保供体能够对捐赠后存在的潜在后果有明确的了解。第四,移植团队必须告诉潜在的供体关于他们是否能进行捐赠的决定不仅基于他们的同意,而且基于该捐赠给供体带来的风险和对受体带来的救治是否可被接受。当然,供体自主权不足以保证其捐赠行为一定会进行。相反,如果捐献使供体处于手术并发症或死亡的高风险之中,医生有义务不接受其捐赠行为。

管理和咨询机构不仅要对受体是否享有知情同意权进行评价,还要对该权利被赋予的过程进行评价。由不参与受体评估的肝病学家等人组成的多学科专家组应对潜在的供体进行鉴定。即使在人员不足以分别为受体和供体建立独立的专家鉴定组的情况下,也可以由不参与受体评估的医疗保健专业人员为供体提供捐赠建议,并基于可能出现的医疗或心理问题否决供体的捐赠行为。

虽然活体供肾手术的风险较低且更普遍被接受,但并不是所有供体都可以基于其自愿捐赠而被接受。接受活体供体不仅取决于供体本身的同意,还取决于移植手术成功的可能性以及受体将会从该移植手术中存活下来的获益。

当患者是儿童时,父母除了作为潜在供体本身做出是否手术的决定,同时还需代替儿童对其是否接受

肝移植手术做出决定。同样,父母有权知晓该移植手术对儿童和捐赠者可能带来的益处和风险。父母必须与进行移植手术的医生讨论尸体肝移植和成人活体肝移植的利弊以及是否愿意接受一名活体供体。虽然活体供体捐赠其左外叶的风险低于左半肝或右半肝,但风险仍不容小觑。同样,如果捐献使供受体处于手术并发症或死亡的高风险之中,医生有义务不接受其捐赠行为。

### 移植医生的经验和能力以及学术氛围

Francis Moore 将进行移植医生的能力形容为磁场强度并将力争手术创新的动机形容为学术氛围。Moore 将磁场强度定义为团队在整个移植手术中所表现出的能力,包括手术/术前评估和术后护理等。

右半肝切取术后存在一定的死亡风险并带来相应的术后并发症。只有确保医生对供体围手术期的管理能力,该风险才能被最小化。对许多没有开展肝脏外科手术和管理此类患者经验的机构来说,肝移植手术的开展和推广始终是难题。然而,一些机构无视其过低的手术成功率而依旧开展手术,这将危害到供体与受体的生命安全。因此,要合理制定相关政策监督医疗团队和机构,以提高其手术能力和质量,同时降低供体的风险。

虽然这些政策可能规定了成人活体肝移植安全实施所必需的最低要求,但也要考虑到"磁场强度"和"学术氛围",同样还需考虑该团队的"行为道德规范"。此外,还须评估手术是否必要和适当,是否有合适并且配型成功的供体可供选择,以及患者与移植医生、医院和其他参与活体供体移植的各方之间不存在利益冲突。虽然难以对手术质量进行量化和规范,但是手术本身需要满足受体与供体的主要需求,而非医生或医院的学术或者金钱需求。

在作者看来,成人活体肝移植手术对于供体来说复杂危险,它应该作为尸体肝移植手术的替代方案,只有在有迫切需要的时候,才能使供体置于承受手术并发症和死亡的高风险中,并且它只能在具有相当专业知识的大医疗中心进行。

## 特殊的伦理问题

### 紧急情况下的供体评估

虽然在美国所有肝移植手术中患者因 ALF 而行肝移植手术的占比少于 5%,但在亚洲这种情况相对常见。美国 ALF 患者在等待尸体供体的名单上处于第 1 级(最高优先权),且有权参与区域内的器官共

享,从而减少了对成人活体肝移植手术的需要。虽然危重患者接受部分肝脏进行肝移植手术效果并非最理想(如所有活体供体移植的移植物一样),其术后 1 年生存率介于 65%～94%,等待一个完整的尸体供肝对他们来说可能是更好的选择,但也有一些研究表明,成人活体肝移植和尸体肝移植手术对 ALF 患者来说,其效果是相似的。对供体的评估,特别是活体供体,一般控制在数小时至数日而不是数日至数周之内完成,这也将影响到医疗和心理评估的完整性。伴随着紧迫的需求,潜在供体将没有足够的时间来权衡手术带来的风险并做出其决定。不止一项研究表明,简短的评估时间会增加供体的心理压力。此外,因为这些供者正面临着亲人即将死亡的情况,他们可能觉察不到有拒绝捐赠的权利。

### 在肝细胞癌患者中使用活体供体

成人活体肝移植手术对治疗肝细胞癌的疗效仍受争议。以前传统的切除术和肝移植是仅有的治疗选择,现今已出现了射频微波消融术、动脉化疗栓塞术、化学治疗和分子靶向治疗等多种方法。多年以来,人们提出了多种分类机制(米兰标准、加利福尼亚州旧金山大学标准、匹兹堡标准、修正后的肿瘤淋巴结转移标准)。争议始终存在,包括切除术和肝移植手术疗效的比较以及移植前降级治疗的作用,另外一个争议是 LDLT 在肝细胞癌治疗中的作用。一些如 A2ALL 的研究表明肝细胞癌患者进行成人活体肝移植治疗后肿瘤复发的比例要高于尸体肝移植。然而,A2ALL 研究发现两种治疗方式在死亡率或死亡或肿瘤复发的综合预后上没有差异。此外,最近一项 meta 分析并未发现 LDLT 治疗肝细胞癌患者后有更高的复发率,其认为 LDLT 能够快速解决问题以防止肿瘤进一步进展。但是,即便有研究表明米兰标准可能过于严格,该 meta 分析不支持对那些超过米兰标准的患者个体实施 LDLT 治疗。为了使肝细胞癌患者在不增加肿瘤复发的情况下从肝移植手术中获益,正在开展制定超出米兰标准范围的新标准工作。

虽然相对于 ADDLT 来说,ALDLT 可以为大肝癌患者和一些经其他治疗方案疗效甚微的患者提供治疗机会,但这些患者术后肿瘤疾病复发的风险更高。该现象可能和一些复发概率更高的晚期疾病以及侵袭程度更高的肿瘤生物学特征有关,这也是疾病在原发部位快速进展的原因。人们需要做的进一步工作就是要确定好哪些临床标记物(例如甲胎蛋白、肿瘤分期)和临床情况(例如选择局部过渡治疗、区域

内的平均等待时间),以便将风险效益比从 ALDLT 转向 ADDLT。

然而,在出现急性移植物功能衰竭时,对超出米兰标准的肝细胞癌患者采用 ALDLT 将引发争论,因为最初分配并不合理的患者可能被列为等待尸体肝移植手术受体名单中的 1 级人选。考虑到行移植手术的决策是在 UNOS 政策以外做出的,但对患者行再次肝移植却是在 UNOS 管理范围内,其允许大肝癌患者通过"走后门"被列入等待肝移植手术的名单中,这对于没有接受 LDLT 选择的其他大肝癌患者来说是不公平的。人们认为只有那些有资格行活体肝移植的人才能行再次活体肝移植,这样做才算是公平的。

### 活体供体间的配对交换

在对成年终末期器官疾病患者进行初始筛选期间,ABO 血型不相容是供体被排斥的最常见原因。1996 年,有芝加哥团队发表了一项伦理分析,关于两名供体的肾脏配型均不符合其原受体,但却与彼此的受体相符。早在 1986 年,Rapaport 已提出该想法,韩国在此之前已有过几次实践,自芝加哥发表该分析以来,交换和结合(指许多不相容的组合在其他非定向的利他主义的供体帮助下实现了配合)开始普及。

在 ABO 血型相容(但不相同)与 ABO 血型不相容的情况下,成人活体肝移植手术都能够进行,但其移植物存活率较低。2010 年,来自韩国的 Hwang 等人报道了他们在 2003 年 7 月至 2009 年 7 月对成人活体肝脏移植供体交换的结果。在此期间,他们进行了 16 次供体交换。其中,有 14 次涉及 ABO 血型不相容的亲人供体-受体对和 2 次非定向的且与受体无关的相容供体,他们经过重新配对达成移植目的。其中 12 组的移植手术是在自发性选择性基础上进行的,4 组的移植手术是在紧急情况下进行的。活体肝移植供体交换更为复杂,因为一些供体可能捐赠肝左叶,而其他供体可能捐献肝右叶,其移植交换的风险取决于供体和受体的移植物大小。Hwang 等人报道,16 名供体术后都顺利恢复,16 名受体中有 15 名存活,1 名于术后 54 日死亡。此外,Hwang 等人也描述了 ABO 血型不相容条件下的 LDLT 在过去一年内的发展情况,基于一项日本的调查数据显示 ABO 血型不相容 LDLT 手术的移植术后存活率有一定提高,而日本接受从陌生人处获得活体供肝的人较少。在此项研究的最初 9 个月内共进行了 7 次 ABO 不相容的 LDLT 手术,所有供体和受体都完全康复。

针对同样的问题,Hwang 等人发布了韩国的数据,Chan 等人也报道了在中国香港进行的一例活体供肝配对交换案例。同时,Chan 等人也阐述了一些伦理问题,包括当一名受体在两台受体手术均已开始时而供体手术尚未开始时被确认不能继续手术时,应如何应对。在其案例中,一名受体有严重的腹腔粘连。他们总结道,受体 1 的手术结果不应该影响受体 2 的结果,交换捐赠者应该捐赠,即使另一名捐赠者的手术将被中止。他们在进行这个互换之前讨论了知情同意的重要性,与 exchange(交换)相比,他们更喜欢 interchange(互换)这个词,因为它有商业内涵。

Segev 和 Montgomery 的评论补充了 Hwang 和 Chan 等人论文中的观点,其表明,肾脏配对交换中已探讨过的众多问题可应用于肝脏的配对交换,尽管一些问题因为供体大小、受体风险、供体可用性和血型分布而需要进行修正,结果的不同取决于 ABO 血型相同或不全同的状态。因为 ABO 血型相容的肝移植相较于 ABO 相同的肝移植而言效果欠佳,且很难找到合适的交换配对。Segev 和 Montgomery 强调对于告知配对双方可能存在不一致临床预后的必要性,即计划内的受体可能具有较差的预后,而配对受体可能具有较好的预后,反之亦然。

### 双供体移植

鉴于较高的术后并发症的发生率和缺乏可用的尸体肝脏供体移植物,一些亚洲国家已经不再使用肝右叶来实施成人活体肝移植手术。相比而言,左肝和左外叶肝移植所致的供体并发症要少得多。另一种避免肝右叶移植风险增加的方法是使用两个活体供体,这两个供体向受体捐赠左外侧叶肝脏,从而获得足够体积的移植物,并将供体风险降至最低。这是由 Lee 等人首次提出和实施的。如今世界各地都有关于此类手术的病例报告。然而,大多数手术都使用单个左叶活体供体,将风险从供体转移到受体。在美国,建议哪些受体去寻找活体供体,而哪些受体等待尸体供肝也是一项重要的任务。

其中主要的伦理问题是一名受体让两名供体暴露于风险之中。虽然供体因捐赠其左叶引起的术后并发症和死亡率的风险要显著低于来自捐赠肝右叶的风险,但该风险仍然不容小觑。虽然作者认为测算两名供体和一名受体的风险和收益可能是有益的,但也是为了试验的需要,具体应根据 IRB 批准的研究协议来进行。研究供体如何接受这一要求是很重要的,因为可能有一些家庭成员比其他人更渴望作为活

体供体,而这项新技术将需要两个自愿供体。

## 成人活体肝移植的研究与创新

### 创新手术的管理

在外科手术领域,存在最低的监管标准和监督委员会。和制药企业不同,对于外科手术而言绝对没有像食品药品监督管理局这样的机构来管理。因此,外科手术创新的伦理实施过程取决于创新人员的伦理标准以及同事和同行们的局部监督。外科手术中的大多数创新操作来自一种迫切的临床需求,即当前的治疗选择不能满足患者的需要,需要实施一种能够让患者个体从中获益的手术。创新技术进一步应用于其他患者的过程通常可以优化其本身。一旦创新在技术上得以标准化,其适应证得以明确,且该技术可以明显改善预后,则其通常可被采用并被广泛传播。如果创新不成功,则其通常被遗弃。自手术创新 200余年来,该模式发挥了良好的作用。广大社会受益于勇敢的患者以及为了外科实践发展开拓进取的外科医生。手术创新和技术进步引发了微创手术技术(腹腔镜胆囊切除术、肾切除术和肠道手术)发展的浪潮,改善了众多疾病(肾移植、冠状动脉搭桥术)的生存率,降低了并发症的发生和死亡率(阑尾切除术),并为更多患者群体提供了更多的手术方式的选择。

尤其在肝移植领域,手术创新提高了肝移植手术的安全性,提高了受体的生存率且降低了并发症的发生率,并成为更多患者群体的治疗手段。手术创新也可通过使用减体积肝移植、劈离式肝移植和放宽(边缘)标准的供体器官来帮助解决器官短缺的问题。但是,必须承认的是这些创新在某一患者群体中得以发展、研究和优化,这部分患者群体可以从这些成功的创新中受益。在活体供体外科手术领域,供体不一定能从参与手术的创新试验中获得实质性利益。因此,手术团体、机构和外科医生有责任以高于一般情况的责任和义务来进行试验研究。在整个过程中必须保护供体权利。还应该告知创新技术、与标准技术流程的偏差以及预期的结果。必须承认真实以及潜在的利益冲突。至少应通过 IRB 批准和书面的知情同意书后,再进行供体创新的研究计划。

报告并发症和死亡的责任对于任何新型创新手术都是必要的。试验对象和活体供体的安全性具有最高优先保障权。分享从自我牺牲和其他人员并发症中获取的信息,并将其用于预防后续可能的遭遇和损失。不报告供体死亡事件、防止该领域了解这些不

幸事件是不合理的。透明度对于允许委员会评判此类研究何时或是否应得以持续或终止非常重要,并取决于风险和效益风险比。

## 总结

最初的儿童活体肝移植手术实践是在非常困难的情况下进行的。很多需要接受肝移植手术治疗的婴儿无法获得体积合适的移植物,直到今天该问题仍然存在。即使在引入 PELD 评分系统以后,等待肝移植名单上的婴儿死亡率也为每 1 000 个人中有 600～800 人,这是所有其他年龄组死亡率的 3～4 倍。芝加哥协议作为外科手术创新发展的伦理基础模型。该协议的成功使得成人-儿童活体肝移植手术在世界范围内得到广泛应用,使得患有肝脏疾病的婴儿在临床和伦理层面上可接受这样的治疗选择。

尽管成人活体肝移植正快速发展和广泛传播,但仍有一些基本问题有待解决。虽然在公布了活体肝移植供体死亡案例以及 MELD 评分系统作为肝源分配的标准后降低了肝移植等待名单上患者的死亡率,活体肝移植供体的数量和美国实施成人活体肝移植医疗机构的数量有所减少,但是很多医生和移植机构仍然实施成人活体肝移植手术,这主要是因为:①从临床角度来说,它有助于减少终末期肝病给患者和家庭所带来的并发症和死亡率。②从技术角度来说,它有助于外科医生掌握复杂的手术技术,并有机会开发创新的拯救生命模式。③它有助于为实施手术的机构带来物质上的回报。为了能够确定地回答 Moore 的问题,“为了使另一个人(受体)受益,对健康的个体(供体)进行手术是否符合伦理要求?”人们必须确保供体的安全至上,收集短期和远期的预后数据(通过发展中国家的注册登记系统),以证明供体和受体在治疗中的风险是可控的。只有到那时,人们才能完全履行移植过程中的伦理和职业责任。

---

### 要点和注意事项

- 尸肝移植是移植的首选方式,因为它不会对供体造成风险。
- 尽管活体肝脏捐赠将带来供体发病和死亡的风险,移植协会和公众仍支持这种捐赠,特别是在亲人之间的活体移植。但这种接受依赖于建立能够从最大限度上确保供体安全和自愿的知情同意系统与程序。
- 在许多发达国家,成人-儿童活体肝移植已成为一种标准治疗方案。
- 在某些情况下,可优先寻求活体供体进行移植(例如小肝癌患者和预测移植等待时间被延长的患者)。
- 供体和受体注册管理机构需要充分了解活体肝移植的风险和受益。
- 在 IRB 批准的框架之外,在传统手术适应证以外或试验情况下来实施成人活体肝移植的合理性较难判定。
- 足够的“领域影响力”和恰当的“机构学术氛围”对于成功实施成人活体肝移植至关重要。

第 7 篇
PART Ⅶ

# 少见的手术问题
## UNUSUAL OPERATIVE PROBLEMS

# 第 61 章

# 动脉重建：难点

## Arterial Reconstruction：Pitfalls

Ronald W. Busuttil. John P. Duffy

封明轩 • 译

### 章节纲要

| | |
|---|---|
| 一般问题 | 最终评估 |
| 术前准备 | 假性动脉瘤 |
| 术中路径 | 并发症的早期发现 |
| 供体因素 | |

　　肝动脉重建是原位肝移植中主要的技术难点之一，患者获得成功肝移植依赖于移植肝获得充足的、持续性动脉血供。移植肝内的胆道系统几乎全依赖肝动脉血流，而且在病肝游离切除过程中所有的侧支都被切断，因此肝动脉的重建（包括流入、吻合、流出）至关重要。肝动脉相关并发症是重要的受体并发症和移植物失功能的原因，并会导致受体死亡。因此移植肝的功能恢复和活力十分依赖于成功有效的肝动脉重建（图 61-1）。

　　最常见的肝动脉并发症是肝动脉栓塞（图 61-2），在成人患者中发生率 5％，儿童肝移植中为 7％。HAT 和胆道并发症（图 61-3、图 61-4）、受体及移植肝生存期缩短、需要二次移植等不良因素密切相关。其他的动脉并发症包括动脉狭窄和成角，其中主要的原因在于吻合技术问题或是肝动脉周围缺乏支撑组织。肝动脉假性动脉瘤或破裂也有发生风险，常常和感染相关，往往极难通过外科或介入的方法处理，死亡率很高。

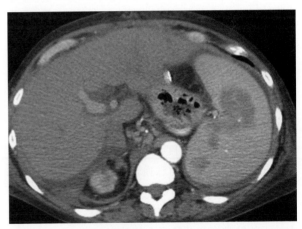

**图 61-2**　计算机断层血管成像显示供肝肝门部位门静脉旁未见增强的肝动脉分支显影，证实了肝动脉栓塞

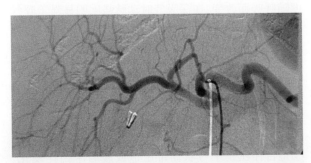

**图 61-1**　尸肝原位肝移植中成功的动脉重建：通过置于受体腹腔干的导管进行血管造影显示动脉吻合口通畅光滑，供体动脉无成角

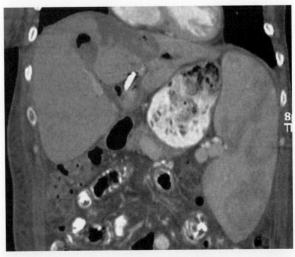

**图 61-3**　肝动脉栓塞并发胆道坏死和肝脓肿。肝移植后腹部计算机断层成像提示移植肝内低密度的梗死/脓肿灶。其中一处脓肿可见气液平，左肝管内可见经皮肝穿刺导管

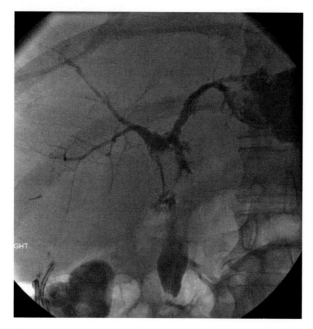

**图 61-4** 一例肝动脉栓塞患者接受经皮肝穿刺胆管造影后显示肝左叶脓肿形成,供肝胆道缺血样改变,供肝胆总管内充满大量坏死组织,吻合口缺血性狭窄。该患者成功接受了二次肝移植

肝动脉并发症的预防需要做到:①了解动脉并发症的风险因素。②发现受体和供体两方与动脉问题密切相关的危险因素。③优化受体端的动脉血流。④重建动脉时避免过度的动脉游离、旋转、成角、过长。⑤尽快重建恢复动脉血流促进移植肝恢复。本章内容将详述移植外科医生如何能够有效地规划动脉重建,并意识到动脉重建的潜在困难,以期优化手术技术的精准度和动脉吻合的效率。

## 一般问题

尽管一些观点强调了内科因素在动脉并发症中的作用,但大多数外科医生仍然将动脉并发症视为主要由外科技术引起的。保持肝动脉的通畅且有足够的血流要求做到:①受体端动脉血流满意。②正确的吻合方向,确保供受体动脉内膜完美对合。③供肝相对健康保证较低的肝内动脉阻力。达到以上要求需要充分的术前准备,包括对影像学检查的评估(超声、CT、MRI)、供受体的匹配度评估、谨慎细致的手术操作,以及减少冷缺血时间以减少缺血再灌注损伤。在所有肝移植中,外科医生都必须做好应对各种困难的准备,诸如动脉变异或受体端动脉血流差等情况;总之,在开始病肝游离和切除时充分评估术前影像学检查资料能减少术中的意外情况,加速动脉重建从而改善动脉和移植物的治疗效果。

## 术前准备

实际上,动脉重建评估从术前检查阶段就已经开始。对受体的初步评估有助于发现和动脉重建相关的因素,比如:①其他部位是否发生过动脉阻塞性疾病。②是否有动脉操作病史,如 TACE。③是否有血栓性疾病史提示遗传性的血栓形成倾向。④既往肝移植史。⑤重大的大动脉手术史(开放或介入性的)。术前细读受体的血管增强影像检查具有十分关键的作用。如果该工作完成的充分,外科医生能在术前发现潜在的问题,从而制订合理手术方案避免并发症。在评估潜在受体时,血管增强 CT 或 MRI 是必不可少的检查,检查结果能直接影响乃至决定潜在受体是否合适进入等待名单。尽管一些潜在受体因为肝脏病变而伴有明显的肾功能不全,但几乎所有的患者都能耐受增强对照的影像学检查,并不会发生不可逆的肾损伤或硬皮病。术前影像学检查的目的包括:①显示动脉解剖。②评估受体流入血管是否足够。③评估最佳的流入血管和其他结构的关系(静脉曲张、门静脉及其属支)。④评估肾动脉平面以下腹主动脉质量以备必要时行腹主动脉-肝动脉架桥吻合。

移植术前回顾患者的影像学检查能获得大量信息,如病肝的大小、受体体型以及是否有腹水等。这些因素有助于了解供受体匹配情况以及移植术中动脉的游离解剖操作。比如,发现门静脉后方发自肠系膜上动脉的肝固有动脉,在病肝切除时能免去对门静脉左侧做不必要的游离,并能更快地寻及动脉并减少出血。术前影像学还能显示是否存在正中弓状韧带压迫腹腔干的情况(图 61-5)。正中弓状韧带综合征(median arcuate ligament syndrome,MALS)会压迫到动脉血供从而易发 HAT。在 CT 和 MRI 中,MALS 最容易在矢状断面被发现,腹腔干压迫征象十分明显。在术中,MALS 表现为肝动脉搏动和血流强度随呼吸而改变:在深吸气时动脉强度明显强于呼气时。发现这些潜在的危险能提示外科医生解剖游离中央弓状韧带的必要性,或寻找更好的受体端吻合动脉,抑或是直接选择腹主动脉-肝动脉架桥吻合(图 61-5)。在完成术前影像学评估后,手术者应该能了解:①受体动脉的解剖特征。②用于供体吻合的最佳受体流入动脉(肝总动脉、右副肝动脉或腹主动脉)。③是否存在正中弓状韧带压迫或腹腔干粥样硬化。④腹主动脉-肝动脉架桥的潜在吻合点以及肾动脉平面以下腹主动脉的质量。有些患者的腹主动脉高度

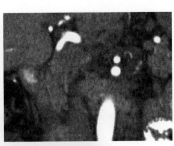
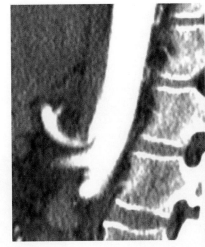
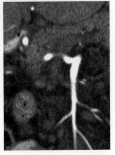

**图 61-5**　中央弓状韧带综合征的计算机断层血管成像矢状面表现，可见腹腔干动脉从腹主动脉发出后受到软组织的严重压迫。该患者的肠系膜上动脉和腹腔干之间有粗大的侧支循环血管，因此在受压腹腔干开口周围提供动脉血流。该患者接受肝移植时，动脉吻合口位于粗大侧支动脉和肝总动脉汇合部的远端。该重建策略无须松解中央弓状韧带或吻合至主动脉

钙化，或有既往动脉瘤修补术史，甚至是腹主动脉支架置入史，这些患者行腹主动脉-肝动脉架桥十分危险。如果遇到这样的病例，需要明确腹腔干以上腹主动脉作为流入道是否可行，否则就不适合接受原位肝移植。理想情况下，肝脏动脉和腹主动脉应该首先在移植术前评估进行，并在手术开始前再次回顾一次。

## 术中路径

在术中，肝动脉的重建工作从肝脏切除阶段就已经开始。切除病肝时对肝动脉的处理要做到动作轻柔，以保证血管内的血流强度以及管壁的健康和完整性。这样能减少动脉损伤如动脉夹层、内膜外膜分离，降低发生动脉破裂或假性动脉瘤以及动脉架桥的风险。在 UCLA，使用狗牙血管夹早期阻断肝总动脉（图 61-6、图 61-7）并游离结扎胃十二指肠动脉有助于减少逆行性动脉夹层、肝动脉血栓以及动脉架桥的风险。一般在没有解剖变异时，在 UCLA 的动脉解剖步骤是：①解剖肝总动脉近端近胃十二指肠动脉部位。②用狗牙血管夹夹闭肝总动脉。③结扎及分离肝动脉远端分支。④游离肝动脉周围以及动脉分叉处的神经淋巴组织。⑤分离胃十二指肠动脉并双重结扎。完成以上步骤后，保留肝总动脉，防止逆行性动脉夹层，并充分游离以备吻合。如果受体的动脉变异，肝总动脉发自肠系膜上动脉或肝动脉血供由胃十二指肠动脉供应，该方法就需要相应调整。

有些患者的肝动脉存在变异，肝右动脉发自肠系膜上动脉或右后支分叉位置较低行走于门静脉后方入肝（图 61-8）。在这些情况下作者也会对门静脉左

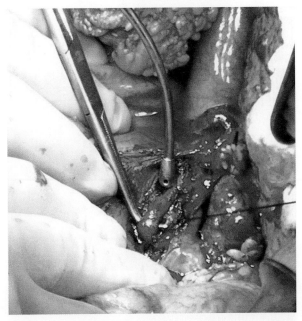

**图 61-6**　在受体肝脏切除过程中及早控制肝总动脉。该术中照片显示了分离肝门最开始的步骤：暴露并使用直角钳游离肝总动脉

侧的肝固有动脉和胆管后方的肝右动脉使用早期阻断技术。在门静脉开放后，比较两侧的动脉血流，选择更强的动脉用于吻合。更好的准备工作并小心处理动脉能为动脉吻合提供更多的选择，并尽量避免行动脉架桥。

一旦供肝门静脉开放以及止血完成后，应该尽快开放动脉以恢复胆道的供氧。动脉吻合技术包括：①确保供受体动脉的方向正确。②避免钳夹或损伤动脉内膜。③防止动脉壁内外膜分离。④直接对齐动脉内膜。⑤避免动脉过长、弯折。作者倾向于使

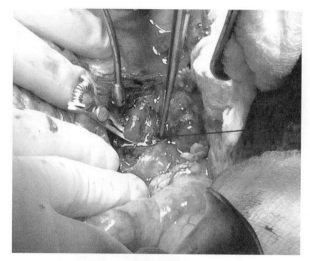

**图 61-7** 在分离结扎肝左右动脉前,使用无损伤狗牙血管钳阻断肝总动脉。该技术保护动脉免于逆行分离动脉,能减少腹主动脉架桥的概率

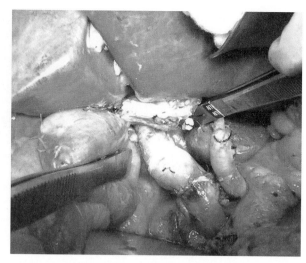

**图 61-9** 肝移植完成后肝门区表现。肝动脉充盈良好,吻合口处无外形改变。重建后的门静脉和 Roux-en-Y 肝肠吻合也显示于图中

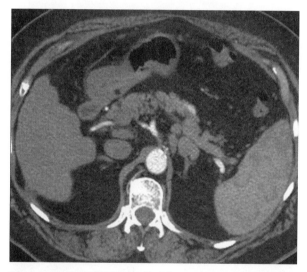

**图 61-8** 术前计算机断层血管成像显示粗大的右副肝动脉和细小的发自腹腔干的肝总动脉。术中发现右副肝动脉血流更强,因此选用该血管于动脉吻合

更细的动脉(<5 mm)或存在直径的不匹配。一些中心报告显微动脉重建能获得十分理想的效果,不过该技术在成人肝移植术中不太必要,更适用于儿童肝移植和活体肝移植的动脉重建。成角动脉重建技术能用于纠正直径不匹配的问题。作者倾向于将供受体动脉放置对拢,开口和动脉壁呈90°角。先吻合前壁,再吻合后壁。前壁吻合完成后可通过沿动脉长轴旋转或由头侧向背侧翻转两种方法显露后壁。前一种方法需要游离足够长的活动度好的肝总动脉,后一种方法则需要一段足够长的供体动脉。

动脉吻合完成后,需要评估动脉的搏动和充盈情况。供体段动脉应该充盈并能触及持续性的搏动。动脉应该能"立直",在前壁能感受到来自动脉自身的搏动(图 61-9~图 61-11)。无法触及搏动或有"空虚感"则表示血流不佳。供体动脉侧充盈状况弱于受体侧提示动脉吻合不良。动脉搏动强度随着呼吸改变是 MALS 的特征性表现。动脉吻合后可以通过多普勒超声评估肝内肝外动脉的血流情况。如果动脉吻合很通畅,但总体血流量较差,作者通常会采用以下处理:①进一步探查受体动脉至腹腔干水平,松解周围的神经淋巴组织(有时候这样就能改善动脉血流)。②游离脾动脉,控制脾动脉血流,使用血管阻断带或血管夹阻断脾动脉,观察肝动脉搏动是否有增强。③进一步松解动脉至腹腔干腹主动脉,切断正中弓状韧带。绝大多数情况下,以上操作能改善动脉血流和搏动,避免行腹主动脉-肝动脉架桥吻合。然而,这些操作会比较困难和费时,因此在通过松解动脉改善血流的同时应评估困难,必要时应果断行腹主动脉-肝

用受体的肝总动脉,除非血流不佳或血管完整性不佳。一般分离动脉至紧邻胃十二指肠动脉分叉处,得到一个健康的圆形管口用于重建。肝总动脉一般较为健康,且直径能和供肝的腹腔干动脉相匹配。另一种选择可以使用肝总动脉和胃十二指肠动脉的分叉修剪为"分叉-袢"的喇叭口。该技术能获得更大的吻合口,但也会导致动脉壁较薄易损伤或分层。为了获得正确的血管方向,可以将脾动脉分支置于腹腔干前方。

动脉吻合可以在放大镜下使用 7-0 或 8-0 的单股缝线以间断或连续的方式进行。间断缝合法更适合

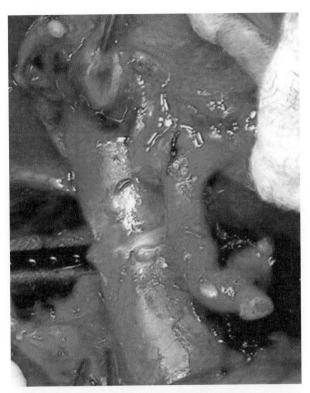

**图 61-10**　术中照片显示位于门静脉旁充盈灌注良好的肝动脉。胆道有胆汁产生，提示良好的移植肝早期功能

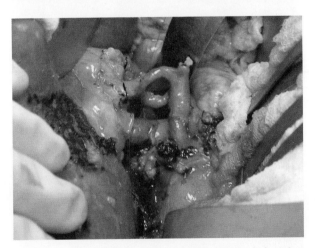

**图 61-11**　受体 Ⅴ 型解剖变异的肝动脉重建效果：术中照片显示受体吻合动脉为来源于肠系膜上动脉的肝总动脉，可见动脉行走于门静脉后方

动脉架桥。

　　当受体侧动脉血流较差，则需要腹主动脉-肝动脉架桥，该重建方式已经被证实能获得十分理想的近期和远期效果，尽管存在易发血栓的风险。进行动脉架桥时，受体的小肠被推往患者的右侧，在下腹部（横结肠下）暴露屈氏韧带。游离屈氏韧带后继续游离空肠起始段，将其推向后腹膜右前侧。作者所在中心采用 Thompson 拉钩，可以很好地在后腹膜暴露出腹主

动脉。腹主动脉搏动很容易在此被触及。使用电刀仔细暴露从左肾静脉至肠系膜下动脉水平的腹主动脉段。骨骼化 180° 的腹主动脉，双重结扎并切断后腹膜的小分支。血管桥包括供体（或来自第三方）的髂总动脉，并结扎髂内动脉和其他小分支。选择合适的腹主动脉-髂动脉吻合点，使用 Cooley 桶状血管钳夹闭部分的腹主动脉。使用 11 号刀片切开腹主动脉，使用 4.8 mm 的动脉打孔器获得理想的开口供吻合。然后使用 5-0 单股缝线缝合血管。髂动脉桥的放置方向为将已结扎的髂内动脉置于血管桥的后部。作者更喜欢采用的方法为第一针从髂血管桥外膜入内膜出，再从腹主动脉的内膜入外膜出。需要特别注意缝合到所有的血管层，因为腹主动脉很容易发生分层，尤其是存在血管病变或钙化血管壁时。在腹主动脉的入针边距要大，而针距要小，确保缝合牢固。当缝合时，术者常常需要越过缝合处进针以确保打结后的止血效果，这些技巧能确保髂血管最大化的外翻并减少动脉分层或内膜瓣形成。在松开阻断钳之前使用肝素化生理盐水冲洗髂动脉桥，这样有助于发现吻合口及动脉架桥上可能的出血点，并及时修补。之后，在动脉桥远端使用无损伤血管钳夹闭血管，并缓慢松开腹主动脉的阻断钳，每次松开 1～2 格。过快松开阻断钳会产生反射性低血压，带来严重后果。仔细检查吻合口，并使用止血纱布止血。将髂血管钳移至近端紧贴腹主动脉-髂动脉吻合处，使用肝素化生理盐水冲洗动脉桥。然后将血管桥从横结肠系膜后、胰腺前方、胃和幽门后方穿过。完成该操作后，于横结肠系膜的头侧阻断血管桥，明确血管方向后将其和供体的腹腔干进行吻合。由于动脉桥从下腹腔行进至肝门部，务必要保证血管的自转方向。腹主动脉-肝动脉血管桥吻合常常能提供强劲的动脉血流。然而，一些研究提示这些非解剖行的动脉重建会增加肝动脉血栓（动脉桥）的发生率。作者常规给予这些患者预防性的阿司匹林治疗，并且下调提示动脉异常的实验室检查指标的异常阈值，提高预警性。

## 供体因素

　　在准备动脉重建时，永远要考虑供体因素，器官获取团队在获取供体前应该注意任何关于动脉的问题和复杂性。由于目前器官短缺，患者迫切需要接受移植拯救生命，要力争最大限度地利用可能的供体。大部分情况下供体动脉系统的质量并不是决定某器官是否能被接受用于移植的关键因素。然而，要尤其

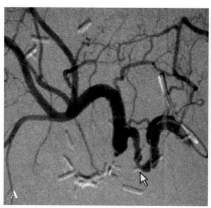 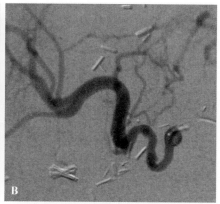

**图 61-12** A.肝动脉造影提示距肝动脉吻合口远端3 cm处狭窄(箭头);B.球囊扩张成形后狭窄解决

警惕腹腔干动脉存在严重钙化斑块且波及肝总动脉的供体。特别是肝动脉粗大脆弱,伴有胰腺周围粗大迂曲的胃十二指肠侧支循环时动脉损伤的表现,这些供体不应该使用。一些研究发现大龄供体是肝动脉栓塞和移植术丢失的独立风险因子。但是只要动脉完整性和质量允许,单纯动脉解剖变异并不是拒用器官的理由。异位肝右动脉应该在后台重建;吻合的选择包括腹腔干和肠系膜上动脉吻合、肝右动脉和脾动脉吻合或肝右动脉和胃十二指肠动脉吻合。很可能需要血管架桥(受体解剖变异或再次移植)的受体不可接受没有合适髂血管的供体供肝。这种情况强调了供体获取队伍全面了解关于受体重要信息的重要性。

## 最终评估

移植手术结束时,术者应该仔细察看重建动脉的方向和放松位置,观察是否有旋转或成角(图 61-12A)。因为当牵拉解除,新肝会稍稍向尾侧下滑,动脉会相对过长或发生严重的成角从而影响入肝血流。被骨骼化的动脉缺乏外周组织的支撑,因此很容易成角。通常可以将动脉放至合适的位置保持合适的弧度,不过有时候可以将网膜组织作为"枕头"垫在动脉后方防止动脉成角。术后发现的动脉成角或狭窄可以通过血管内球囊扩张术获得极佳的结果(图 61-12B)。

## 假性动脉瘤

肝动脉假性动脉是一种少见的并发症,常常和霉菌性病变有关。它常常伴随腹腔内感染,如胆漏或肠穿孔。假性动脉瘤的信号为腹腔内或胃肠腔内间断

性出血(图 61-13、图 61-14)。传统的治疗方式包括紧急剖腹探查、切除原吻合、血管组织培养、动脉再次重

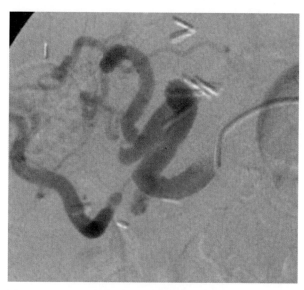

**图 61-13** 肝脏二次移植后3个月发生胆漏和腹腔内脓肿,该患者表现为呕血和黑便。肝动脉造影提示肝动脉吻合口处造影剂外渗

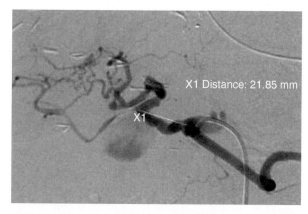

**图 61-14** 图 61-13 中患者的另一张照片提示肝动脉吻合处巨大假性动脉瘤形成,压迫相邻的肝右动脉分支

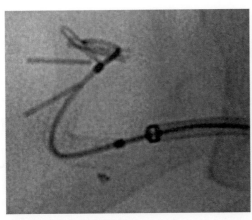
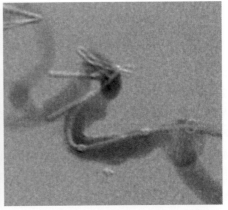

**图 61-15**　在插入金属包被支架后复查图 61-13、图 61-14 所示患者动脉造影,假性动脉瘤被成功封堵

建加长期抗生素或抗真菌治疗。不过血管造影技术和血管内覆膜支架的发展已经使其成为快速止血的辅助治疗方式,有时甚至成为这一严重并发症的根治性治疗方案(图 61-15)。血管内肝动脉栓塞也可使用,但这很少作为根治性治疗,会导致肝内坏死和胆管缺血性并发症(脓肿和狭窄)。然而,该并发症治疗后的移植物生存仍很差,6 个月后移植物丢失率达到65%。预防假性动脉瘤要做到:①在整个移植术中仔细地、无损伤地操作动脉。②动脉吻合时要确保全层缝合。③积极治疗移植术后腹腔内感染或胆漏,可进行腹腔冲洗或胆管再吻合以纠正胆漏。

## 并发症的早期发现

在移植物发生不可逆损伤前早期发现问题是治疗动脉并发症的关键。大多数术者会在术后早期(6～12 小时)进行多普勒超声评估肝脏血管。该检查能发现动脉或静脉的异常,尤其是血流消失。移植后早期比较常见动脉"高阻力"波形,表现为舒张期无血流(图 61-16)。这一波形往往在术后 5～7 日变为正常波形(图 16-17)。一些中心使用植入性可回收超声探头,但这些设备使用并不广泛。所有受体都应该在移植后早期接受超声检查,因为严重的移植物损伤发生要早于氨基转移酶异常。发现或怀疑动脉栓塞是紧急的外科情况,需要立刻明确诊断并采取治疗。外科探查、切开取栓、术中溶栓和动脉重建是最常用的方法,但移植物获救率很低,仅 10%～40%,且常常由于移植肝发生不可逆损伤而需要再次移植。来自 UCLA 的一项大样本分析提示,肝动脉栓塞缩短了移植物生存期,但并未显著降低患者生存期。这一结果提示合理有效的再次入组移植等待名单,进行有效可靠的再次移植可以拯救生命。最近介入技术和

血管内溶栓技术在肝动脉血栓的早期诊断和治疗方面的发展十分鼓舞人心,有报道显示可能拯救移植物丢失。血管内技术在肝动脉血栓治疗中的地位有待该领域的进一步发展。

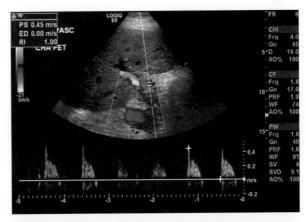

**图 61-16**　肝移植后早期几日常见多普勒超声提示"高阻"动脉波形

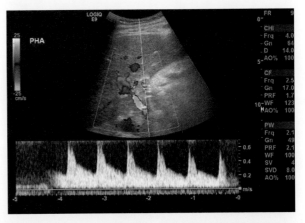

**图 61-17**　到术后第五日,图 61-16 中患者的"高阻"波形消失,多普勒超声提示正常的连续性动脉血流

## 要点和注意事项

- 肝动脉重建的规划在受体的移植前评估时就已经开始。需要仔细评估的内容包括腹部增强CT,观察受体动脉的解剖并发现可能的问题(正中弓状韧带综合征、腹主动脉重度钙化、脾动脉过粗)。

- 大多数动脉栓塞都和内膜瓣形成、血管壁脆弱引起的内外膜分离有关,所以动脉重建的每一步都应该避免以上情况的发生。

- 肝总动脉早期阻断(在切除病肝期间)能减少肝动脉内外膜分离的风险,降低腹主动脉-肝动脉架桥率。

- 及时发现动脉并发症会比较困难,因为只有大约1/3的肝动脉栓塞患者会出现氨基转移酶升高或移植物功能异常。常规的超声检查或可植入性超声探头有助于早期发现肝动脉血流减弱。

- 肝动脉栓塞的治疗包括:①紧急再通肝动脉(手术切开取栓或微创导管溶栓)。②尽早入组等待名单准备再次肝移植。③肝内胆汁瘤经皮穿刺引流。④通过内引流或外引流导管改善胆道引流。

- 当自体原有肝动脉不适合动脉重建,可考虑腹主动脉-肝动脉架桥。然而,尽管移植架桥血管较粗且血流大,但移植物仍会栓塞,因此,应考虑长期使用抗血小板药物。

# 第 62 章

# 门静脉血栓形成和其他静脉异常

## Portal Vein Thrombosis and Other Venous Anomalies

Gabriel T. Schnickel, Ronald W. Busuttil

封明轩 · 译

门静脉血栓形成（portal vein thrombosis，PVT）指由于门静脉腔内血栓形成导致门静脉部分或完全阻塞。该病理过程在 1868 年由 Balfour 和 Stewart 在一例表现为巨脾、腹水及静脉曲张的患者中首先描述。在那以后，尽管报道的发生率不尽相同，但 PVT 被认为是一种少见的临床情况。PVT 的分类方式多样，包括急性或慢性、肝外或肝内、阻塞性或非阻塞性。尽管对 PVT 的了解认识、治疗手段方面有了一定的进步，但 PVT 仍然是临床难题，尤其对于肝移植人群更是如此。

## 发生率

PVT 在普通人群中发生率较低，病因多种多样。一项基于人口的研究分析了 23 000 例以上人群的尸检结果，发现 PVT 的发生率高于预期，发生率达 1.1%。该研究还发现这类 PVT 发生者中有 28% 合并肝硬化，其中 1/3 有原发性肝脏恶性肿瘤。总人群的肝硬化发生率为 5%，其中 6% 在尸检时发现 PVT。最有趣的发现是 PVT 人群中有 63% 合并恶性肿瘤，提示肝脏肿瘤在 PVT 发生中的重要作用。

一般认为，移植等待者的 PVT 发生率和肝硬化人群相近。根据 SRTR，移植等待名单中 PVT 的发生率为 2.1%。低于先前的预期和其他数据。然而，在已移植患者中，PVT 发生率翻了一倍，达到 4%。这提示术前通过影像学可能漏诊了一部分 PVT，抑或是受体在等待过程中新发了 PVT。另外，相对更低的 PVT 率还可能和移植前评估排除了部分 PVT

患者，或肝移植时部分 PVT 未得到记录有关。

在讨论 PVT 发生率时，PVT 的定义必须引起注意。早期的 PVT 定义可能为肝内门静脉分支内发生的部分阻塞，或是门静脉完全阻塞并扩展到脾静脉和 SMV 汇合处。Yerdel 等将 PVT 分成四级，第一级为门静脉阻塞 <50%，至第四级为门静脉主干和 SMV 完全栓塞。Starzl 的 PVT 分级为第一级肝内门静脉分支部分栓塞，至第四级门静脉主干完全或几乎完全栓塞，但 SMV 通畅。这些分类系统似乎仅有很小的差异，但很可能就是各研究报道的 PVT 发生率明显不一的原因。

当和临床诊疗相关时，PVT 显得特别重要。PVT 原先被认为是肝移植的禁忌证，出现 PVT 的患者会被移出等待名单。随着处理经验的增长，早期已经获得了一些成功病例。Lerut 等在 1987 年报道了最大样本，在 393 例连续原位肝移植中，门静脉异常率为 16.3%，其中 7% 为 PVT。他们在 1992 年报道的肝移植数据中，PVT 率为 13.8%。然而，只有 9% 的 PVT 对手术产生了影响，改变了手术进程。随着经验的增长，更多的合并 PVT 患者被列入等待名单并接受了肝移植，但只有一部分 PVT 具有外科意义。

全世界不同地区的肝移植等待时间有很大的差异，一些移植中心的平均等待时间长达 1 年以上，而其他的中心在 6 个月内就能进行移植。这对于 PVT 的发生率以及等待患者中 PVT 的发生率差异有十分重要的意义。Francoz 等发现在平均为 1 年的等待时间中，新发 PVT 率为 7.4%，还要加上进入等待名单时 8.4% 的 PVT 率。这些患者大多通过常规影像学检查发现 PVT，不过其中有超过一半的患者是在移植时的检查中发现 PVT，而先前被认为门静脉通畅。该研究发现新发 PVT 的发生和等待移植时间有独立的相关性。

PVT 的发生率因为其定义及其发现时间而有明显差异，受到肝脏病变严重性和疾病时间长度的影响。下一个问题在于 PVT 发生背后的原因。

## 病理生理学

尽管 Rudolf Virchow 阐明了肺栓塞的发生机制，他的名字却在血栓形成中更为闻名：Virchow 三联征，指的是高凝状态、血流动力学改变以及血管内膜损伤。这些因素同样在 PVT 的发生中发挥重要作用。门静脉血流的改变以及正常凝血功能的异常改变是 PVT 形成的关键。

肝脏合成凝血因子、抑制因子和纤溶蛋白。所有这些因子自然存在于体内和凝因子达到平衡，从而防止过多的血栓形成，肝病患者血液中蛋白 C、蛋白 S 以及抗凝血酶水平降低。实际上，MELD 评分更高患者的蛋白 C 和抗凝血酶水平显著低于 MELD 评分更低患者。这种结果是有道理的，因为 MELD 评分和 PVT 的发生率存在相关性。而因遗传缺陷导致的蛋白 C 和蛋白 S，以及其他如 V 因子 Leiden 因子缺陷也和 PVT 发生明显相关，进一步证实了促凝和抗凝系统之间平衡的重要性。

肝硬化导致肝脏合成功能减弱，并导致促凝和抗凝因子同等程度降低。这一平衡很容易被打破，肝硬化患者手术中常常更容易出血，或发生住院期间的感染。但这一平衡很容易被推向另一个极端，导致血栓形成。作为 MELD 评分一部分的 INR 并不一定准确预测肝硬化患者出血或血栓形成的风险。INR 用于测定肝功能正常人群中维生素 K 抑制剂的效果，而用于肝硬化患者并不可靠。一些研究显示，严重肝病患者相对于对照组有更高的静脉栓塞发生率，包括深静脉血栓和肺栓塞。

肝硬化患者的门静脉血流存在异常，MELD 评分升高和血流紊乱相关。肝硬化患者的门静脉血流减缓，其中一部分原因为内脏血管扩张，而肝脏硬化产生的肝脏结构重组、肝血管阻力升高进一步减缓门静脉血流。门静脉流速减低和 PVT 的产生独立相关。这也进一步阐明了 MELD 评分和 PVT 发生率的相关性。

## 诊断

明确是否存在 PVT 对于肝移植评估、术前治疗以及手术规划至关重要。历来，PVT 的诊断金标准为门静脉造影或肠系膜血管造影，但这种方法是有创的，需要经皮血管穿刺注射造影剂。超声成像或多普勒超声已经成为 PVT 诊断的选择之一，敏感性和特异性在 60%～100%。随着分辨率的提高，多普勒现象可以发现门静脉管腔内是否存在固体类物体，是否存在侧支血管或海绵样变性。该检查相对更容易操作，不需要造影剂或放射成像，且对于肾功能不全患者更加安全。CT 和 MRI 在评估 PVT 范围方面有优势，而这点对于术前评估十分重要。增强 CT 还能诊断肝脏恶性肿瘤形成的 PVT。门静脉癌栓被认为是肝移植的禁忌证，其诊断有赖于增强 CT 或 MRI。晚期肝硬化患者常常存在肾功能不全或肾衰竭，这限制了增强 CT 或 MRI 的使用。

在非肝硬化患者中，急性 PVT 的自然再通率高达 80%。然而肝硬化患者却并非如此，因为前述的门静脉异常除非接受肝移植才能得以解决。目前，AASLD 推荐在非肝硬化患者中使用抗凝药物。但由于临床数据有限，且抗凝药物有增加出血风险的可能，肝硬化患者的 PVT 治疗尚无指南推荐。为了预测抗凝治疗是否合适，首先应该判断血栓形成的时间。影像学检查表现为海绵样变或小条索样的门静脉血栓符合慢性 PVT，此时抗凝治疗无效。在开始抗凝治疗前，评估出血风险至关重要，需要进行内镜评估食管、胃及十二指肠静脉曲张情况，可能的话应套扎可能出血的曲张静脉减少出血风险。既往有静脉曲张出血史是 PVT 发生的风险因素之一。

肝脏负责合成凝血因子，晚期肝脏疾病常常伴有 PT 和 INR 的异常。在新发 PVT 的肝硬化患者中进行频繁 INR 评估的意义尚不清楚。这使口服抗凝治疗的监测更加复杂。另外，用于指导器官分配的 MELD 评分系统使用 INR 评估肝脏疾病的严重性，使用维生素 K 拮抗剂也会升高 MELD 评分。然而，尽管使用抗凝治疗有以上各种问题，但有研究提示肝移植等待名单中的 PVT 患者接受抗凝治疗有效。通过维生素 K 拮抗剂使 PVT 患者的 INR 维持在 2.0～3.0 能获得 42% 的门静脉再通率，而未接受治疗的患者无一获得再通。另外，低分子量肝素（low-molecular-weight heparin，LMWH）也能有效治疗肝硬化患者的 PVT。LMWH 治疗有几大优势：首先，

LMWH 不会改变 INR,因此不影响 MELD 评分;其次,使用剂量可根据体重决定,不需要长期监测。尽管现有的数据提示 LMWH 能获得 50%～75% 的再通率且出血风险极小,但所需时间较长,达到 6 个月以上。另外,尽管半衰期较短,但缺乏拮抗药物,如果获得供肝,短时间很难拮抗其效果从而增加了一定的术中出血风险。肝硬化患者常伴有肾功能异常,而 LMWH 主要由肾代谢,这会延迟 LMWH 半衰期而改变 LMWH 的效果,增加药物剂量调整的难度。所有这些不利因素会增加出血风险。

## 手术策略

早期一项单中心 32 例包括 PVT 在内的肝移植临床数据报道了 3 例术中死亡,都是和门静脉并发症相关,因此 PVT 被认为是肝移植的禁忌证。合并 PVT 肝移植最早的成功经验由 Shaw 等人在 1985 年报道,他们为 6 例门静脉异常的患者进行了肝移植,其中 2 例为合并 PVT 的成人,4 例为门静脉细小质硬的儿童。使用的技术包括解剖游离门静脉至脾静脉和肠系膜静脉水平,使用血管架桥。他们的努力在生存率和门静脉血流方面获得了理想的结果。正因为此,移植医生越来越多地尝试为门静脉异常的患者进行肝移植。

准备手术时,掌握血管的解剖极其重要。发现 PVT 并明确其范围不仅有助于手术技术的选择,还能在手术开始前就产生重要影响。如果术前影像学检查提示广泛的 PVT 需要切开取栓,术者需要和移植团队讨论大出血和手术时间延长相关的问题。另外,对门静脉异常的掌握还有助于选择合适的供体,并在器官获取时获得足够长的门静脉或预留供架桥的血管。这一点在供体还需要获得胰腺、小肠的情况下十分重要,因为此时血管会变得很宝贵。术前发现门静脉海绵样变或门静脉血栓十分广泛也能提前排除门静脉切开取栓的必要,以节省宝贵的手术时间。然而,如前述,PVT 也会经常在手术中才被发现,因此术者需要随时准备面对各种突发的意外。

术中评估门静脉的工作在解剖肝门时就已经开始,此时常常会见到粗大的侧支血管。一旦发现血栓形成,必须仔细沿着门静脉解剖至胰头后方门静脉近端脾静脉和 SMV 汇合处,以确定血栓的范围。栓塞的静脉触之坚硬固定,但汇合处的血管大多质软通畅。大多情况下静脉切开取栓都能获得成功。首先通过缝合或血管钳控制栓塞门静脉的远端血流。如

果血栓是急性形成且质软,置入 Fogarty 导管就可以剥脱血栓,具体方法为小心地将导管由远端插入近端,充气气囊后拉出清除血栓。此时需要十分小心不要撕裂胰头后方的门静脉壁,因为该部位极难修补。如果血栓是慢性且较为固定,可能需要使用血管钳等器械钝性分离血栓,比较像血管内膜剥脱术(图 62-1)。仔细将门静脉外翻显露更多的近端部分直至血栓根部并清除之。在血栓范围较大时,需要使用多把血管钳循序夹住血栓以获得持续的牵引张力。还可采用另一种方法,使用血管钳夹住血栓,轻柔用力牵拉并在适度的对抗张力下向门静脉内旋转血栓使其和门静脉剥离,继而取出血栓。同样,此处也需要保护门静脉后壁,因此处十分薄弱。一旦血栓被取出,需要立刻评估血流情况。门静脉血流不足将导致移植肝失功能和门静脉再次栓塞。如果血流的确不足,需要使用 Fogarty 导管疏通脾静脉和 SMV。如果需要使用门静脉分流,此时可以安全地在门静脉置入导管并将血流引入体循环。如果静脉很细很脆弱,患者应该通过体循环分流维持,因为此种情况下患者很可能已有广泛的侧支血管形成,否则可能通过肠系膜下静脉获得较足够的血流。如果选择了保留腔静脉的移植术式,可以将切口取栓后的门静脉进行暂时性的门-腔分流以维持稳定。

对于血栓延伸至 SMV 汇合处以下、静脉切开取栓不可行的患者,就需要进行静脉架桥。通过一根移植血管连接门静脉至 SMV 近端。于横结肠系膜下方小肠系膜的根部暴露 SMV,接着采用端侧吻合的方式完成近端的吻合。将移植血管桥经由横结肠系

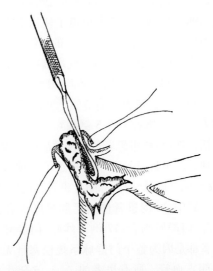

**图 62-1**　大部分的门静脉血栓能通过管腔内取栓术解决

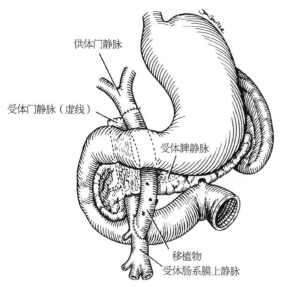

供体门静脉

受体门静脉（虚线）

受体脾静脉

移植物

受体肠系膜上静脉

**图 62-2** 门静脉血流可以通过在肠系膜上静脉和供体门静脉之间置入架桥血管而建立

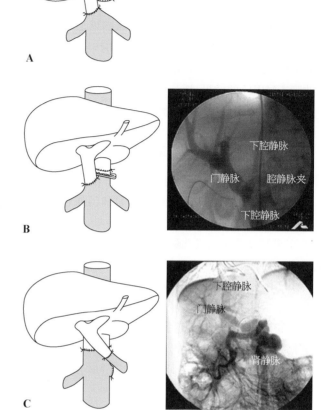

A

B

下腔静脉

门静脉　　　腔静脉夹

下腔静脉

C

下腔静脉

门静脉

肾静脉

**图 62-3** 门静脉血流可以通过门静脉-腔静脉的端端或端侧吻合而获得。IVC，下腔静脉

膜，从胰腺前方引至远端吻合位置，此时不需要过度游离胰腺以避免相关风险（图 62-2），注意移植血管不应该被用于分流导管。

有些情况下整个门静脉系统都发生栓塞无法找到可供移植血管架桥的 SMV，可以选择其他流入血管。冠状静脉可以通过直接或血管架桥的方式和门静脉吻合。或者某支粗大的侧支血管也能获得足够的血流。这种情况下需要十分注意的是侧支血管都极为脆弱，无法耐受缝合，容易撕裂。

内脏来源的入肝血流一直以来都被认为是肝移植成功的关键。早期动物实验清楚地证实了这一点，Starzl 报道当没有内脏来源入肝血流，死亡率为100%。1998 年 Tzakis 等人报道了使用下腔静脉作为入肝血流的结果，来自 4 个中心的 9 例患者接受了半转流手术。门静脉通过端侧或端端吻合的方式与肝下下腔静脉吻合，因此所有的腔静脉血流被引入了门静脉（图 62-3）。考虑到病情的严重程度，短期的结果鼓舞人心，9 例患者中有 5 例在 6～11 个月随访时仍然存活。然而，该组患者的长期预后以及现有的数据都仍缺乏。最近，Bhangui 等报道了一项包括腔静脉-门静脉或肾静脉-门静脉吻合患者在内的 12 年随访结果。其中 20 例患者使用了腔静脉入肝血流（3 例腔静脉-门静脉吻合，17 例肾静脉-门静脉吻合）。这些患者都是因为整个门静脉系统栓塞且无法找到合适的侧支血管。所有患者的 1、3、5 年生存率为83%、75% 和 60%，3 例腔静脉-门静脉患者中的 2 例在 2 年和 10 年的末次随访时仍然存活。

## 结局

1982 年早期关于 PVT 患者接受肝移植的报道结果均不甚理想，导致 PVT 患者常常被拒绝进入肝移植等待名单。但 3 年后，匹兹堡中心相同的手术团队报到了 2 例通过血管架桥获得成功的移植案例。这些经验使 PVT 患者接受肝移植的比例逐渐升高，进一步积累了经验、改善了预后。之后他们再次报道了 6% 的 PVT 移植率（22/393）。那时，他们倡导避免使用门静脉转流，而应充分游离门静脉，使用足够长的供体门静脉或静脉架桥吻合门静脉，血管架桥可选用供体的髂血管、肺动脉或下腔静脉。该组患者的术后门静脉血栓形成率为 2.2%。

来自 UCLA 的移植团队在 1991 年首次报道了他们关于 PVT 患者的移植经验，其中 PVT 的比例为4%。他们强烈提倡门静脉切开取栓，44 例患者中有23 例获得成功。切开取栓失败后进行了门静脉转流,并未发生血块流入体循环的情况。但这会导致 PVT 患者更高的原发性移植物无功能率(35% 对 8%)和 3 个月死亡率(35% 对 12%)。

随着经验的积累,PVT 患者肝移植的效果能进一步提高。在 UCLA 团队初次发表结果的 5 年后,他们再次发布了一项关于 1 423 例肝移植患者的报告,其中 PVT 患者的移植率为 4.9%。血管内血栓切除术的使用率进一步增加,成功率达到 87%,仅有 9% 的患者需要血管架桥。1 年精确生存率从早期 35 例 PVT 患者的 66% 升高至之后 35 例的 82%。相对其他患者,PVT 患者的输血率和二次移植率更高,1 年生存率更低(74% 对 84%)。然而,他们的结果显示该中心后期 PVT 患者的 1 年生存率并无显著劣势(82% 对 84%)。这再次证明更多的手术经验能改善预后。

巴塞罗那移植中心报道了 42 例 PVT 患者的 5 年以上随访结果(PVT 占所有移植受者的 12.5%)。PVT 按照 Yerdal 分级分为 1~4 级。PVT 组的手术时间更长,输血率更高,住院时间更长,但 3 年生存率并无显著差异(75% 对 77%)。然而,PVT 组的术后 PVT 再发率显著升高(15% 对 2.4%)。这些结果包括了所有 4 级的 PVT,但就 3~4 级 PVT 患者而言,手术经验较为有限,结果也更差一些。

更近的一项来自西班牙的研究报道了 7.8% 的 PVT 移植率。该研究的重要性在于对比了门静脉部分栓塞和完全栓塞。所有 PVT 患者中 41% 为完全栓塞。当这两组 PVT 患者被分别和无 PVT 的对照组进行比较时,仅完全 PVT 患者的生存率显著低于对照组(1 年生存率 55% 对 83%),而部分栓塞者并无差异(82% 1 年生存率)。这些结果强调了 PVT 范围和程度的重要性。

人们可以通过 SRTR 数据库来全面分析现代移植领域中 PVT 的发生率和临床结局。移植等待患者中的 PVT 发生率为 2.1%,而在移植时发现的 PVT 率为 4%。PVT 的发生和更高的术后死亡率相关,但仅限于第一年内(风险比 1.5)。当使用统计学模型时,预测 PVT 患者能否从移植中获益的阈值为 MELD 评分 11~13 分。更低 MELD 评分的 PVT 患者从肝移植中的获益反而更小,术后死亡率的风险是总体移植等待者的 4 倍。这项研究的结果完全依赖于各移植中心上传数据的准确性,也并无栓塞范围的描述。所报道的 PVT 发生率低于所有现在已发表的数据。

## 术后门静脉血栓形成

原位肝移植术后的 PVT 发生率在 2%~7%,会导致严重的后果。术后 PVT 的危险因素包括:术前 PVT、使用静脉架桥、既往有分流手术史以及门静脉较细。PVT 会导致门静脉高压相关静脉曲张出血、腹水、血小板减少和急性移植肝衰竭。目前报道的最大样本数据来自 UCLA,在 4 200 多例移植患者中分析了血管并发症率。PVT 总体发生率为 2%,但劈离肝移植(5.4%)、活体肝移植(8.7%)以及儿童肝移植(5.7%)的发生率更高。大多数情况下 PVT 表现为氨基转移酶升高,但 24% 表现为腹水增加,12% 表现为胃肠道出血。大部分 PVT 发生于移植后早期(65%),多发展为移植肝衰竭(75%)。其治疗包括抗凝治疗、外科手术、二次移植、介入导管治疗以及门静脉体循环分流术。外科治疗效果较差,挽救成功率为 36%,抗凝治疗为 48%。总之术后 PVT 会导致更差的患者预后和移植物预后。

## 门体分流

长期以来,有中央门体分流的患者被认为手术风险更大。存在中央门体分流的患者 PVT 发生率更高。门体分流还会导致门静脉的硬化,有时甚至消失。这些异常常能在术前影像学评估时被发现。在手术切除病肝过程中,如果通畅,门体分流可以不予处理,从而维持较低的门静脉压力。病肝切除完成后,应该阻断门体分流,但必须注意应该尽可能长地保留血管,此时如果需要行分流,可以从门静脉置入导管。对于离开肝门较远的分流,如肠系膜-腔静脉分流或脾肾分流,一般不会在术中产生问题,但如果引起门静脉盗血应该予以处理以改善门静脉血流。外科分流已经很大程度被经皮穿刺门静脉减压取代。

TIPS 革新了难治性门静脉高压的治疗。原先的外科分流潮流已经明显转向 TIPS,尤其是作为肝移植等待患者的过渡性治疗。TIPS 对于等待肝移植者尤其有效,它不会像外科分流一样破坏肝外血管或解剖结构。一项病例对照研究发现 TIPS 并不会明显影响肝移植手术进程;在手术时间、输血需求和短期生存率方面均无影响。最近的一项研究报道,818 例患者中有 61 例在移植前接受了 TIPS,结果在 1、3、5 年生存率方面两组无明显差异。TIPS 组使用静脉分流的比例更高,尽管发生率并不高(31% 对 18%)。两组的移植后血管并发症率相同,各有 1 例发生术后 PVT。

从技术角度看,TIPS 的常见问题在于支架的移动,近端向门静脉或 SMV、远端向肝静脉或肝上腔静脉乃至右心房。这种情况会增加手术的复杂性,并需要一些创造性的解决方法。当向门静脉近端移动时,特别要注意保护超过支架的门静脉,以免取出支架时损伤血管。对于无法取出的包埋式支架,有术者直接在支架上吻合血管,或如前述一样进行 SMV 血管架桥。由于门静脉血流已经被 TIPS 改变,患者可能无法耐受门静脉阻断,这种情况也见于广泛侧支建立且无分流的患者。此时使用静脉分流较为合理。

门静脉高压以及侧支血管建立的确切机制仍有待阐明。这些包括脾肾分流在内的侧支循环会产生自发的具有虹吸效果的分流,将内脏血流汇入体循环。这会导致移植肝再灌注后门静脉系统血流不足,导致移植物功能异常。脾肾分流见于 14%～21% 的肝硬化患者,因此是常见的异常。应该在术前的影像学评估中被确定。如果门静脉血流很弱且结扎侧支并未获得明显改善,结扎左侧脾肾分流能减少脾肾盗血而增加门静脉血流。该操作比较容易完成,因为腔静脉已经被充分游离。可以继续向尾侧游离腔静脉显露左肾静脉,并暂时阻断血流(图 62-4)。如果门静脉血流有增加,则结扎肾静脉。肾功能不会受损,门静脉血流得到改善。目前这方面的经验仅限于文献的个案报道。

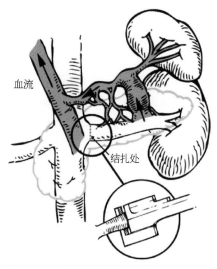

**图 62-4** 自发性脾肾分流如造成明显的门静脉血流减少,能通过结扎左侧肾静脉解决

## 总结

PVT 和静脉异常增加了肝脏移植的复杂程度,如果缺乏仔细全面的术前评估和术中处理,会影响肝移植的长期和短期效果。这些复杂因素的认识有赖于术前的影像学评估。正确的手术规划十分重要。对 PVT 本质的正确认识有益于移植前治疗、减少术中的紧急意外并降低并发症率。可以使用的策略和技术有多种,对这些技术的理解能改进手术进而改善结局。

---

## 要点和注意事项

- 对于大多数 PVT 患者,门静脉切开取栓能获得理想的门静脉血流,但也不排除有时需要进行静脉分流。
- 门静脉血栓形成和肝移植手术的死亡率与并发症率升高相关。如果发现得早,PVT 可能能在移植前得到有效治疗而再通。
- PVT 比以往想象的要常见,可以通过 CT 或超声检查发现。
- 由于 PVT 会增加移植手术的复杂性,提前通过 CT 检查进行手术规划十分重要,而且有助于发现

- 可供选择的其他流入血管。
- 如果血管架桥难以避免,移植团队之间的交流能保证获得足够长的供体门静脉和血管。还应该就合适的供受体手术时间进行讨论,因为解剖游离寻找合适的流入血管需要额外的时间。同样的,警示麻醉医生可能出现的大出血和更长的手术时间也很重要。
- 术者理解所有可能的重建方式和可选的流入血管至关重要,因为在受体手术中随时可能遭遇到 PVT 和静脉异常,而及时建立血流十分重要。

# 第 63 章

# 肝肾联合移植

## Combined Liver-Kidney Transplantation

Richard Ruiz • Göran B. G. Klintmalm

何 康 • 译

| 章节纲要 | |
| --- | --- |
| 开展情况 | 肝肾综合征 |
| 免疫学问题 | 供体选择 |
| 配型 | 外科技术 |
| 免疫抑制方案 | 预后 |
| 手术适应证 | 肝移植后肾移植 |
| 多囊肝伴多囊肾病 | 总结 |
| 原发性高草酸尿症 | |

不可逆转的肾衰竭被认为是肝移植的绝对禁忌证。Margreiter 等人在 30 年前首次实施肝肾联合移植（combined liver and kidney transplantation，CLKT），受体是一名 32 岁的乙肝肝硬化男性患者。有趣的是，该受体在 6 年前曾行肾移植且一直存活到现在。全球许多移植中心的数据显示肝肾联合移植均能取得长期有效的存活。本章将详细介绍肝肾联合移植的免疫学问题、手术适应证和长期预后，以及讨论肝移植后肾移植（kidney after liver transplantation，KALT）的临床问题。

## 开展情况

随着 MELD 的引入，提高了肾功能不全（即血清肌酐水平）在其中的权重，过去 10 年 CLKT 的例数有明显增长（图 63-1）。其中 2001—2006 年 CLKT 的例数增加了两倍。但是早期 CLKT 的患者存活率不理想，因此 2007 年的会议共识决定建立 CLKT 的患者选择标准。根据文献提供的数据，2008 年的 CLKT 完成量有下降的趋势。但是很快在随后的几年内 CLKT 例数再次逐渐上升，至 2013 年已达到所有肝移植例数的 7.1%。

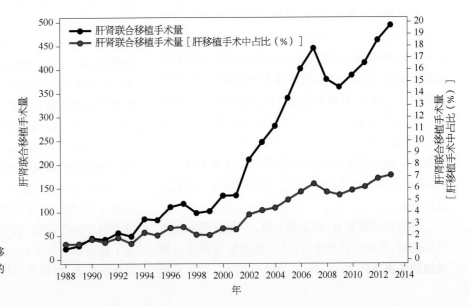

**图 63-1** 2008—2013 年肝肾联合移植手术量与其在肝移植手术中的占比

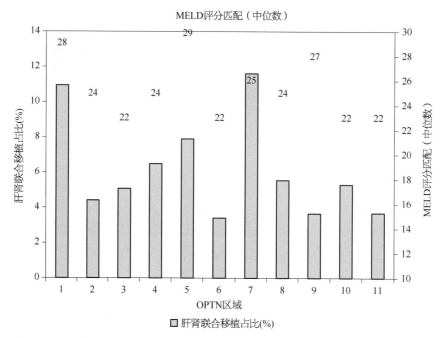

图 63-2　美国各地区肝肾联合移植百分比和终末期肝病模型(MELD)评分情况。OPTN，器官获取和移植网络(引自 Nadim MK，Davis CL，Sung R，et al. Simultaneous liver-kidney transplantation：a survey of US transplant centers. *Am J Transplant*. 2012；12：3119.)

目前，共有 837 例患者等待 CLKT，占所有等待肝移植患者的 5.3%。肾衰竭的患者由于 MELD 评分较高，因此其中有较高比例的患者可以得到 CLKT 的机会。CLKT 例数的增加不仅仅是得益于 MELD 评分系统，而且由于各地区移植中心对于 CLKT 手术适应证的判断差异，导致某些中心开展 CLKT 的比重偏高(图 63-2)。

## 免疫学问题

### 配型

在移植术前配型方面，即便 T 或者 B 淋巴细胞交叉试验(XM)阳性，仍然可以成功实施肝移植。移植肝能耐受超急性排斥反应的机制目前尚不明确，可能的原因包括肝内充足的库普弗细胞能中和 HLA 抗原抗体复合物、肝再生能力以及肝脏双血供促进循环抗体的吸收等。然而，有些中心的结果则不尽相同，数据显示 XM 阳性的患者肝移植术后更易发生胆道并发症和慢性排斥反应，且移植物存活率下降。当然，这些报道并未阻止移植医生为 XM 阳性的患者实施肝移植。

对于肾移植患者，供受体 ABO 不相容将导致术后迅速的、不可逆转的排斥反应，因此血型相容是肾移植的先决条件之一。到 20 世纪 60 年代，学者发现

移植受体的循环中存在抗供体 HLA 的抗体。因此 XM 常用于检测受体是否存在对潜在供体的细胞毒性抗体。Patel 和 Terasaki 的一项纳入 225 例肾移植患者的研究显示，30 例 XM 阳性的患者中有 24 例失败，而 195 例 XM 阴性的患者中仅 8 例失败($P<$ 0.001)。

至于 CLKT 的免疫学问题，既往研究认为移植肝能为肾脏提供免疫保护，因此无须根据 XM 的结果决定移植的可行性。CLKT 患者术后移植肾发生急性排斥反应的概率明显下降，这一结果也支撑了以上观点。但是近期的研究结果改变了这一观点，由 SRTR 开展的一项 1995—2008 年的回顾性研究显示，CLKT 患者的预先致敏(即 T 淋巴细胞 XM 阳性或者 PRA>10%)和移植肾、患者存活率存在负性相关。贝勒大学医学院的一项研究显示，CLKT 患者无论是存在预成型或者新生的 II 类供体特异性抗体，均会导致患者、移植肝和移植肾的存活率下降。因此，对于致敏状态下的 CLKT，既往认为的移植肝对移植肾的免疫保护观点可能不正确。

贝勒大学医学院对所有肝移植患者均进行 XM 检测，一旦发现 XM 阳性，将在移植术后给予该患者进行诱导治疗，然后再行标准免疫抑制治疗。目前，为了探索移植肝是否、何时以及如何逆转 XM 阳性所带来的危害，贝勒大学医学院将在肝移植前、肝肾移

植间、肾移植后三个时间点分别行 XM 检测,以求进一步阐明其中的机制。

### 免疫抑制方案

虽然 CLKT 的目标是移植后肝肾功能的立即恢复,但是肾功能有时延迟恢复。因此如何保存移植肾的功能给术后免疫抑制方案的调整提出了挑战。移植肾功能延迟恢复将导致严重的后果,如透析治疗、延长 ICU 时间和增加感染并发症的发生。CLKT 患者术后因移植肾衰竭需要透析将导致患者预后变差。

因此一些中心为了保证移植肾功能的正常恢复,他们采用和肾移植术后同样的免疫抑制方案,即建议使用诱导治疗。在贝勒大学医学院,CLKT 患者采用和肝移植术后同样的免疫抑制方案。但如果发现移植肾功能延迟恢复的征象,建议切换成肾移植术后的免疫抑制方案。抗胸腺细胞球蛋白诱导治疗后可以延迟钙调磷酸酶抑制药的使用。术后类固醇激素应逐步减少使用剂量直至每日 5 mg 长期维持口服。

## 手术适应证

总体来说,CLKT 的手术适应证通常包括两个方面:肝硬化失代偿和终末期肾病。来自美国两个最大移植中心的数据显示,CLKT 最常见的肝脏疾病是并行病毒性肝炎(30%),而肾脏疾病是慢性肾小球肾炎和糖尿病肾病。不同于单纯肾移植的适应证,即肌酐清除率需要低于 20 ml/min,CLKT 的肾移植指征需要适当放宽。另外,如若判断肝移植术后 1 年内患者肾小球滤过率最高达 40% 的丢失率,这种情况建议预先考虑行 CLKT。

当然也存在某些特殊情况,比如既无肝硬化也无肾衰竭的患者需要行 CLKT。这种情况最常见于多囊肝伴多囊肾和 I 型原发性高草酸尿症(PH1)。

### 多囊肝伴多囊肾病

成人多囊肾病(polycystic kidney disease, PKD)是影响肾脏最常见的遗传病,为常染色体遗传病,发病率为 1 : 1 000。该疾病是由 16 号染色体上 PKD1 和 PKD2 的基因突变所致。不过即便诊断明确,PKD 患者通常能维持 50 年左右的正常肾功能。虽然这些患者能存活至 70 或者 80 岁,可一旦发生以上基因突变,几乎没人能逃脱这个外显率接近 100% 的疾病。PKD 的另外一个临床变形是颅内动脉瘤,发生率高达 15%。一旦动脉瘤破裂,死亡或者并发症发生率为 35%～55%。PKD 患者如果伴有颅内动脉瘤或者蛛网膜下腔出血的家族史,他们的颅内动脉瘤发生概

率将明显升高(高达 5 倍的破裂风险),强烈建议该类患者及时进行筛查。

PKD 患者常伴有其他器官的囊肿病变,比如肝脏。当肝脏发现存在囊肿而且伴有临床症状,患者即可被诊断为多囊肝伴多囊肾病。腹痛是最多见的初始症状,可以采取囊肿穿刺引流、开窗引流、肝脏部分切除和肝脏移植。不同于肝硬化的患者,多囊肝不伴有门静脉高压。因此,这部分患者需要做肝移植的原因常为囊肿占位所致的肝脏流出道梗阻、严重的营养不良和低下的生存质量。

多囊肝病(polycystic liver disease, PLD)有 10%～20% 的患者为单纯性的多囊肝,同样也是一种遗传病,突变基因位点为 19 号染色体(PRKCSH)或者 6 号染色体(SEC63)。

因为多囊肝病患者的 MELD 评分通常不高,使得这部分患者无法在移植等待名单中排名靠前,因此大部分地区审查委员会授予该类患者额外的评分标准,包括肝脏体积和营养支持,以满足他们移植的需求。贝勒大学医学院曾收治 14 名多囊肝病患者,其中 5 例行 CLKT,他们的 1 年患者和移植物生存率均为 80%。

### 原发性高草酸尿症

高草酸尿症是用于描述由于饮食摄入增加或者吸收不良等原因所致的肾脏排泄草酸增多的疾病总称,而原发性高草酸尿症是属于其中一种的遗传病,主要影响儿童和青少年。但无论是何种原因,高草酸尿症患者因尿液中草酸含量增加、尿路中草酸钙的堆积,最终导致肾脏的损害。另外,草酸盐可以在身体其他部分蓄积(比如骨骼、关节),导致草酸盐贮积症。透析治疗虽然可以代替肾脏功能,但仍无法代谢多余的草酸。

PH1 是一种常染色体隐性遗传病。肝脏中有一种酶叫丙氨酸-乙醛酸盐氨基转移酶(AGT),它能将乙醛酸转化成甘氨酸。PH1 患者由于缺乏这种肝酶,乙醛酸将转化为草酸盐,与钙离子结合后形成草酸钙,从而导致以上所述的后遗症。因此单纯的肾移植不能解决 PH1 的问题,需要肝移植同时解决 AGT 的缺乏和草酸盐的过多生成。

另外两种亚型分别是 PH2 和 PH3,是由其他基因突变所致,是高草酸尿症的罕见形式。PH2 的起病时间晚且病程进展缓慢,仅需行单纯的肾移植即可。目前暂未发现 PH3 患者进展至终末期肾病的病例报道。

由于供体器官的短缺,对于 PH1 患者的移植手术,可以采取肾移植联合辅助性原位肝移植。Onaca 等人首次报道用左外叶进行辅助肝移植,不仅提供了足够的 AGT 进行乙醛酸的转化,而且清除掉体内蓄积的草酸盐。其中具体的机制目前尚未阐明,但是该方法通过"一肝两用"的方式在一定程度上缓解了供体短缺的现状。同样,使用同一活体捐献的肝肾序贯移植治疗 PH1 的成人或者儿童患者也取得了不错的效果。

各中心对使用 CLKT 治疗 PH1 的经验较少。欧洲移植数据显示,共计 127 例 PH1 患者接受了肝移植,其中有 99 例为 CLKT。虽然患者预后数据并未按照移植种类分别统计,但是 127 例患者总的 1、5 年患者和移植肝生存率分别达到 86％和 80％、80％和 72％。13 例移植肾最终失去功能,7 例患者因病情复发导致草酸盐肾病。

如同 PLD,针对 PH1 地区审查委员也会授予该类患者额外的评分标准,即肝穿刺病理证实的 AGT 缺乏,以满足他们移植的需求。

### 肝肾综合征

肝肾综合征是否需要行 CLKT 目前存在较大争议。简单来说,HRS 是肝硬化导致的肾脏损伤,具体机制主要为门静脉高压引起血管调节因子变化,从而导致内脏血管扩张、动脉有效血容量减少,代偿性地引起肾血管收缩,引起肾功能不全,具体表现为血清肌酐水平的迅速升高,最终无尿和需要透析治疗。

HRS 的概念最初是在 1994 年国际腹水联盟会议上提出,并在 2007 年的会议上得以补充修正(表 63-1)。最初的临床数据显示 HRS 的患者通过单纯的肝移植可以逆转病情,而且能获得和没有 HRS 的

**表 63-1　2007 年国际肝肾综合征腹水诊断标准联盟**

肝硬化伴腹水

血清肌酐＞1.5 mg/dl

撤除利尿剂和补充白蛋白维持至少 2 日后,血清肌酐水平无明显改善,即＜1.5 mg/dl;其中白蛋白补充剂量为每日 1 g/kg 直至每日 100 g

没有休克的症状

目前或近期未使用过肾毒性药物

无肾实质病变,即蛋白尿每日＞500 mg,镜下血尿(每高倍镜下红细胞＞50 个),和(或)肾脏异常超声表现

引自 Salerno F, Gerbes A, Gines P, et al. Diagnosis, prevention and treatment of hepatorenal syndrome in cirrhosis. *Gut*. 2007;56; 1310.

患者同样的生存率。然而,随着移植等待名单上患者数目的增多和等待时间的延长,HRS 患者通过透析可以一定程度上延长等待时间,但是肾功能不全的不一定能逆转。越来越多的数据显示,移植前合并急性肾衰竭的患者移植后的并发症发生率和死亡率明显增加,因此很多中心渐渐将这部分患者纳入 CLKT 的治疗范畴中,以期改善患者预后。

加州大学洛杉矶分校(UCLA)和贝勒大学医学院的数据显示,单纯行肝移植的 HRS 患者一年生存率分别为 66％和 74％。有趣的是,对于肝移植前 1 个月内需要透析治疗的患者中,7％(UCLA)和 6％(贝勒)的存活患者发生了不可逆的肾衰竭。Davis 等人分析 SRTR 的数据结果显示,肝移植术前需要透析治疗的患者中不到 2％需要在术后 1 年内行肾移植治疗。简而言之,大部分 HRS 患者肝移植术后肾功能均可恢复正常,因此作者不得不提出疑问:HRS 患者行 CLKT 是否合理? 是否浪费了一个供肾的机会?

当然,另外一类特殊人群需要关注,那就是移植等待名单上的老年人。这类老年人若患有 HRS,潜在合并症可能会混淆肾脏损伤的原因和程度。不是所有中心均能通过菊粉清除率或碘酞酸盐测试确定 GFR,从而明确肾功能损伤程度。估计的 GFR 的计算公式有多种,其中 MDRD 六变量计算公式要优于其他方法,能较准确地估计肝移植和 CLKT 前后的 GFR。

其他判定肾脏损伤的方法如肾活检,可以在移植手术中实施。肝硬化患者行经皮或者经颈静脉肾穿刺需要格外谨慎。当然,如果选择在移植术中进行肾活检,需要做好该肾脏不能使用的准备。第 32 章作者详细讨论等待肝移植患者的肾功能评估。

对于长期透析治疗的 HRS 患者,CLKT 不失为一个合适的治疗方法。对于透析时间超过 8 周的 HRS 患者,Ruiz 等人发现 CLKT 在这类患者术后生存率和医疗资源使用方面均拥有优势。长期透析的 HRS 患者意味着长期的终末期肾病,和单纯的肾移植等待受体一样,透析可以在移植前使患者病情稳定。

对于伴有不同程度肾功能不全的肝移植等待受体,大量的共识会议需不断讨论急慢性肾功能不全的定义和 CLKT 的手术指征问题。表 63-2 罗列了最新的 UNOS 肾、肝、小肠移植委员会的推荐意见。但是各移植中心是否会正式采纳这一建议仍需拭目以待。

表 63-2　UNOS 肾脏、肝脏和小肠移植委员会建议的肝肾联合移植适应证标准

　a. 符合 CMS2728 文件规定的需要透析的慢性肾病

　b. 对于无须透析的慢性肾病(通过 MDRD-6 或者碘酞酸盐检测法计算的肾小球滤过率<30 ml/min),要求 24 小时蛋白尿>3 g 或者尿蛋白/肌酐比值>3

　c. 持续性的急性肾损伤,需要至少 6 周以上的透析治疗(连续 6 周,每周至少两次透析)

　d. 对于无须透析的持续性急性损伤,要求通过 MDRD-6 或者直接测量方法检测的连续 6 周内肾小球滤过率<25 ml/min

　e. 持续性急性肾损伤患者若依次出现以上 c 和 d 的情况,即连续 3 周肾小球滤过率<25 ml/min 随后需要透析 3 周

　f. 代谢性疾病

CMS,美国老年保健医疗和补助制度中心;GFR,肾小球滤过率;MDRD-6,肾脏病饮食改良,含 6 个变量的方程;UNOS,器官共享联合网络。
引自 Nadim MK, Kellum JA, Davenport A, et al. Hepatorenal syndrome: the 8th International Consensus Conference of the Acute Dialysis Quality Initiative (ADQI) Group. *Crit Care*. 2012; 16: R23.

## 供体选择

肝移植术后受体的恢复很大程度上可以通过肾功能来衡量。对于生存率更低的 CLKT 患者来说,该方法同样奏效。如若移植肾功能延迟恢复,将导致术后透析的可能、感染并发症的增加和恢复时间的延长。因此,挑选具有良好肾功能的供体显得至关重要。

一般来说,相比单纯肝移植的供体,CLKT 的供体需要更加年轻。通过血清肌酐水平、尿量和尿液分析判断该供体应该具备良好的肾功能。如果供体存在高危合并症(高血压、糖尿病、肾结石)或者既往实验室检查有异常的情况,应该谨慎挑选这类供体且在获取时行肾活检。如果肾活检未发现动脉硬化、肾小球病变(10%~15%及以下的肾小球硬化),或者间质纤维化,该供肾可以使用。如果肾活检发现不同程度的急性肾小管坏死,一般情况下移植后肾功能均能恢复。然而,密集的急性肾小管坏死伴有镜下的肾小球内纤维蛋白血栓,提示供体重度 DIC,可能会造成更大移植肾功能恢复的风险。

## 外科技术

CLKT 包括两个器官的移植,首先是肝移植,然后是肾移植。肝脏一般采用经典原位肝移植,当然也可以选择背驮式肝移植。如果条件允许,术者也可在术中行门体分流和血液透析。使用连续的静脉-静脉血液透析有助于调整水电解质平衡,尤其是通过调整血流动力学参数帮助移植物恢复灌注。

移植肾可以通过右侧或者左侧的吉布森切口放置于后腹膜间隙,当然也可以放置于腹腔内。如果术中血流动力学不稳定或者肝移植手术耗时过长,随后的肾移植手术可以延期实施。当然,介于供肾保存时间的限制,可以通过体外机械灌注的方法减少移植肾功能延迟恢复的风险。移植肾功能早起恢复将有助于改善 CLKT 患者的预后。

## 预后

随着全球范围内越来越多的 CLKT 患者,很多的相关预后研究层出不穷。欧洲多个移植中心研究(其中最少中心为 20 例)显示患者 1 年生存率范围是 74%~97%。Becker 等人的研究显示肝硬化和非肝硬化患者行 CLKT 后 1 年患者生存率分别为 58%和 80%。美国三个最大数据中心的研究结果显示患者 1 年生存率为 76%~82%,5 年生存率为 63%和 70%。总而言之,CLKT 患者的预后随着时间推移逐步在改善(表 63-3)。

表 63-3　来自 UNOS 提供的不同时期肝肾联合移植的患者、肝脏和肾脏生存率

| 移植时间 | 移植数量 | 患者 1 年生存率 | 患者 5 年生存率 | 肝脏 1 年生存率 | 肝脏 5 年生存率 | 肾脏 1 年生存率 | 肾脏 5 年生存率 |
|---|---|---|---|---|---|---|---|
| 1991—1995 | 285.00 | 73.37 | 60.63 | 69.06 | 57.07 | 69.32 | 56.32 |
| 1996—2000 | 512.00 | 78.16 | 65.31 | 74.08 | 60.79 | 71.51 | 56.75 |
| 2001—2005 | 1 172.00 | 82.18 | 68.05 | 78.81 | 64.64 | 78.68 | 63.69 |
| 2006—2008 | 1 188.00 | 84.48 | 69.66 | 83.02 | 68.13 | 81.89 | 66.10 |
| 总计 | 3 157.00 | 81.63 | 67.56 | 78.74 | 64.65 | 77.89 | 62.81 |

数据引自 2014 年 3 月 28 日 OPTN 数据库。

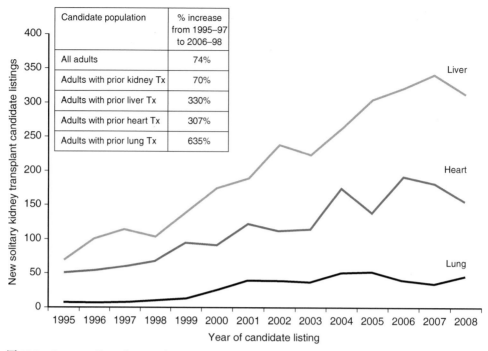

**图 63-3** Increase（by volume and percentage）in wait-listed kidney transplant candidates with prior solid organ transplants. *Tx*, Transplant.（From Srinivas TR, Stephany BR, Budev M, et al. An emerging population: kidney transplant candidates who are placed on the waiting list after liver, heart, and lung transplantation. *Clin J Am Soc Nephrol*. 2010;5:1881.）

CLKT 早期死亡的因素包括感染和败血症。总的来说，肝、肾移植物长期生存率和患者生存率的差别在 5% 之内。如果使用边缘性供者（extended criteria donor，ECD）肾脏进行 CLKT 将降低移植肾和患者生存率，并且患者术后需要肾脏替代治疗。

最近 UCLA 和贝勒大学医学院的研究结果显示，对于既往有过肝移植手术史的患者若行 CLKT，6/16（38%）和 7/11（64%）在术后 6 个月内死亡。因此，肝移植术后行 CLKT 或者 CLKT 作为补救干预的措施，均和术后死亡率升高相关，移植医生应该谨慎做出以上决定。

## 肝移植后肾移植

肝移植术后如果继发肾衰竭，患者应该行肾脏替代治疗。十几年前 OJo 和 Gonwa 等人的著名研究成果就阐述了实体器官移植术后继发肾衰竭的数据，主要原因是长期使用 CNI 药物对肾脏的损伤和潜在疾病的进展。因此，实体器官移植术后需要等待肾移植的患者数目在逐年上升（图 63-3）。另外，贝勒大学医学院的研究结果显示，肝移植术后 5 年以上患者死亡原因有将近 40% 归结为肾衰竭（原发性占 9%，继发性占 30%）。

KALT 是肝移植术后继发慢性肾病的最佳解决方案。如同 CLKT 一样，自从开始使用 MELD 评分系统，KALT 的开展例数也在逐年增加。不同于 CLKT，KALT 等待受体基本为终末期肾病（比如正在透析），拥有稳定且正常的移植肝功能，且无明显其他脏器功能障碍。KALT 的优点包括手术并发症发生率低、供肾机会相对更多、长期生存率和肝移植术后无肾衰竭的患者相当。

虽然自 1997 年以来，共计开展 3 000 例 KALT，但是令人惊讶的是鲜有相关文献报道。根据 UNOS 的数据显示，KALT 的患者生存率优于 CLKT（$P = 0.06$）。一项单中心研究报道显示，17 例肝移植术后丙型肝炎患者，行 KALT 后患者、移植肝 1 年和 3 年生存率分别均为 81% 和 71%，而移植肾生存率分别为 88% 和 61%。

对于肝移植术后短期内发生持续且不可恢复的肾功能不全，也可以考虑行 KALT。不同于可以长期透析的移植等待受体，这部分等待受体要面临移植术后长期且复杂的问题。因此移植中心必须直面以下问题：①患者行 KALT 的最佳时机和免疫抑制方案。②患者肾功能不可逆转是否明确？③患者在等待尸体供肾的过程中是否会死亡？Ruiz 等人认为肝移植术后如果发生肾功能不全，建议观察最短时间为 60

日(肾功能恢复的可能性较低)。目前尚无相关政策可以让这部分等待受体享有优先权利。但是,患者可以选择活体捐献或者配对捐献,从而缩短等待 KALT 的时间。

贝勒大学医学院最近有关 KALT 的研究结果初步显示,60 多名 KALT 的患者 1 年、3 年和 5 年生存率分别为 94%、81% 和 71%,两次移植间的中位时间为 7.8 年。有趣的是,使用边缘供肾和标准供肾的受体在移植肾生存率方面无统计学差异,提示边缘供肾在其中的重要意义。最后,5 例肝移植术后 1 年内接受了补救性的 KALT 患者中,有 4 例存活时间超

过 5 年。

## 总结

CLKT 作为一项不再罕见或者新鲜的治疗方式,拯救了许多罹患肝脏、肾脏疾病患者,有其非常明显的和一些尚需探讨的适应证。最近的数据表明 CLKT 的例数还在逐年上涨。严格把握供受体的选择标准、术中不良事件的预判、良好的术后管理(包括保护肾脏的免疫抑制方案)等将是 CLKT 成功的关键。

---

### 要点和注意事项

- 肝肾联合移植术中采用连续的静脉-静脉血液透析有助于调整水电解质平衡。
- MELD 的引入使得每年肝肾联合移植的数量有了显著地增长,建议合理正确地使用供肾资源。
- 不能忽视供者肾脏功能的评估,移植肾功能延迟恢复将影响肝肾联合移植受者的术后恢复。
- 对于肝移植术后短期内发生持续且不可恢复的肾

功能不全,也可以考虑行肝移植术后肾移植手术,也是肝肾联合移植手术的另一种形式。
- 肝移植术后的补救性肝肾联合移植因其预后较差,临床不推荐施行。
- 对于肝肾综合征或者急性肾损伤的患者,如需要行肝肾联合移植,建议移植前行至少 6 周的透析治疗。

# 第 64 章

# 再 次 移 植

## Retransplantation

Heidi Yeh · Parsia Vagefi · James F. Markmann · Ronald W. Busuttil

徐东伟 · 译

最近 30 年由于肝移植术后生存率的显著改善，肝移植已经成为成人和儿童终末期肝病或肝恶性肿瘤患者的标准治疗方案。目前，超过 50% 的移植物存活率达到 10 年以上。但是在没有人工肝支持的情况下，例如肾衰竭患者可以透析治疗，再次移植仍然是移植物衰竭患者的唯一选择。由于技术的进步显著增加了原发移植物的存活率，目前再次肝移植占所有肝移植物的比例不到 6%，与 20 世纪 80 年代占所有肝移植的 30% 相比显著减少（图 64-1）。事实上，器官保存、外科技术、免疫抑制和抗病毒治疗的进步可能都有助于再次移植的概率降低。

二次甚至三次移植对于外科技术、财政支出和伦理都有着显著挑战。从技术角度来看，移植肝切除术由于术后广泛密集粘连可能充满危险。二次肝移植

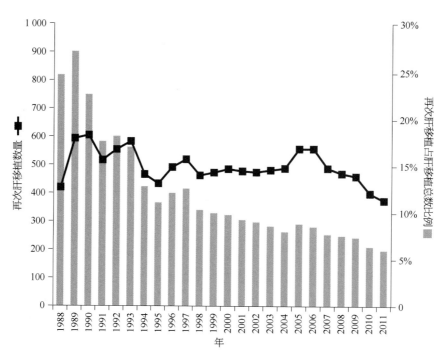

**图 64-1**　美国 1988—2011 年每年再次肝移植的数量以及再次肝移植占肝移植总数的比例（基于 2012 年 7 月 1 日 OPTN 网络公布的数据）

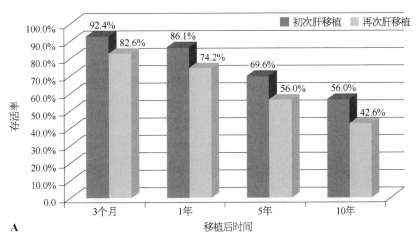

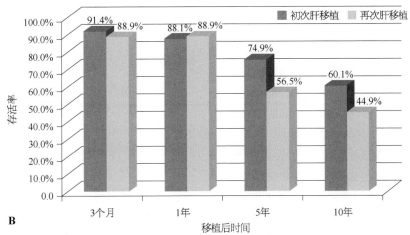

**图 64-2** A. 死亡捐献者供肝初次肝移植和再次肝移植 3 个月、1 年、5 年、10 年存活率比较;B. 活体肝移植供肝初次肝移植和再次肝移植 3 个月、1 年、5 年、10 年存活率比较(数据引自 2010 年 OPTN/SRTR 网络年鉴报告,可在 http://srtr. transplant. hrsa. gov/annual_reports/2010/flash/03_liver/index. html 查询)

术在解剖学上更加复杂,并且需要鉴别合适的流入道进行充分的术前准备,甚至可能使用血管架桥。此外,再次移植患者由于比在相同的 MELD 评分受体中具有更严重的病症,增加了已经是漫长的再移植手术的困难。

随着医疗保健支出的不断增加,对成本效益的审查越来越严格,研究指出,对于接受再次移植的患者,住院费用明显增高,住院时间更长。由于疾病严重程度和手术复杂性,这种情况并不意外。不幸的是,增加的资源支出并不会给再移植患者带来更好的移植效果。事实上,尽管有更严格的患者选择过程,他们的受体和移植物存活率比原发移植受体更低(图 64-2)。

甚至比财政资源更有限的是可用于移植的供体器官数量。在 2011 年等待名单中的 11 796 名肝移植登记患者中,6 056 名患者接受了死亡捐献供体肝移植,247 名患者接受了活体供肝移植,2 939 名患者由

于供肝的缺乏死于肝移植术前等待过程中。由于捐献者肝脏的供应和需要移植来救命的患者之间存在障碍,用于排序器官分配候选者的系统需要不断发展以努力提高公平性和分配效率。当前的系统主要基于疾病的严重程度对患者进行排序。然而,为了避免在有限资源环境下的无效移植,现在更加强调移植的益处,更多地关注移植患者的预后。在这种情况下,开发预后模型变得势在必行,这将有助于合适的再移植候选者的选择和那些候选者的临床管理。

## 适应证

### 早期再次移植

早期移植物失功能(在原发移植后 7～30 日内)需要再次移植的最常见原因是肝动脉栓塞和原发性移植物无功能(primary nonfunction, PNF)。根据 UNOS 政策,即在移植术后的前 7 日内向符合规定肝衰竭标

**表 64-1　OPTN 关于在等待名单中的原发性移植物无功能和肝动脉栓塞的患者给予状态 1A 的政策**

(ii) 移植术后的前 7 日内原发性移植物无功能定义:符合以下(a)或(b)

　(a) AST≥3 000 IU/L,以及满足以下一个或全部条件

　　• INR≥2.5

　　• 酸中毒,动脉血 pH≤7.30 或者静脉血 pH≤7.25 或者乳酸≥4 mmol/L

　(b) 无肝性候选者

(iii) 移植术后的前 7 日内肝动脉栓塞定义:出现上述 ii(a)和 ii(b)显示的严重肝损伤;肝移植后 14 日出现 HAT 的患者不符合上述标准,则等待名单上 MELD 评分为 40 分

HAT,肝动脉栓塞;OPTN,器官获取和移植网络;PNF,原发性移植物无功能。

准(表 64-1)的患者给予状态 1A,从而将上述患者置于需要死亡捐献供体的等候名单顶部,说明两者都可能是严重事件。再次移植的需求度可能因移植机构而不同,并且可能与每个移植机构接受"边缘"肝脏的程度以及移植受体在移植时的病情有关。

据报道高达 30% 的患者因为 PNF 行再次肝移植。原因通常是多因素的,包括捐献者和受体因素。重要的供体因素包括供体同种异体移植中的脂肪变性程度、冷缺血时间增加(>12 小时)、减体积肝移植和供体年龄增加(>50 岁)。重要的受体危险因素包括不断恶化的健康状况、肾功能不全和再移植。此外,延长的热缺血时间已证明是 PNF 的重要围手术期独立风险因素。当边缘供肝最初用于危重患者时,上述这些因素的组合具有潜在的加和效应,可能导致预后更加不良。尽管移植后的预后不良,但这些患者仍然有较好的机会接受边缘供肝,而不是等待标准供肝。然而,由于移植物功能衰竭和患者死亡率的升高,目前不建议在高危患者中使用边缘移植物;边缘供肝现在主要用于相对健康的受体,这些受体位于等待移植名单的后面,例如肿瘤生长超过可移植标准或非危重患者,其 MELD 评分可能低估了他们的死亡风险。

在任一情况下使用边缘肝脏来减少供体器官的弃用率以及增加功能器官库的方法都会增加 PNF 的概率。由于失败的"边缘"移植物可能将在没有植入尝试的情况下被丢弃,将 PNF 患者置于移植等待列表的顶部可能增加可用于移植的肝脏总数,虽然这可能导致更高的再移植率和每名受者财务支出增加。

早期 HAT 的发生率在 0~20%,约 50% 的患者导致再次移植。一般来说,在全肝移植的受者观察到

3%~5% 的比例。儿童的 HAT 率几乎是成人的三倍,部分是因为使用活体供体和尸体供肝的劈离式移植,因为在部分肝移植的成人受体中也观察到更高的 HAT 比例。劈离和活体肝移植也与独立于 HAT 发生导致的移植物衰竭风险增加的危险因素有关,使部分移植物的儿童肝脏受体需要再移植的风险显著增加。小血管也会导致儿童 HAT 的风险增加,早期报告表明 HAT 发病率随着动脉吻合向近端移动,即使用更粗的流入血管(肝动脉 24%、腹腔干 11%、主动脉 6%)而减少。事实上,用于动脉重建的显微外科技术的改进降低了儿童中 HAT 的发生率。此外,如果早期检测到 HAT,导管介导的溶栓治疗、手术血栓切除术后的即时血管重建可以成功地治疗 HAT,避免再次移植。但是,一些中心仍然报告 HAT 占再移植总数的近 1/3。

### 晚期再次移植

复发性疾病和慢性排斥是晚期再移植的主要适应证。绝大多数用于复发性疾病的再次肝移植是丙型肝炎阳性患者,对应于继发性 HCV 的终末期肝病已成为最常见适应证的趋势。尽管 HCV 疾病在移植后几乎普遍复发,但是仅有 10%~20% 的患者发生了再移植或死亡(由于移植物衰竭)。其中许多可能不是 HCV 活动的直接结果。后者包括与 HCV 治疗相关的急性或慢性排斥的病例,以及与 HCV 完全无关的技术问题。HCV 蛋白酶抑制剂,例如特拉匹韦可以改善对原发性 HCV 的治疗效果,并且也用于移植后的复发性 HCV,因此是可用药物,它对于减少 HCV 相关移植和再移植的数量提供一定的希望。此外,更新的药剂,包括抗 HCV 单克隆抗体,目前正在移植后的患者中进行临床试验,也可用于减少 HCV 相关的再次肝移植。

HBV 目前已成为再移植的罕见指征。仅仅 15 年前,HBV 感染导致的复发性疾病由于预后不良成为肝移植的禁忌证。虽然它仍然是常见的感染,全世界有超过 3.6 亿人患有慢性乙型肝炎,但乙型肝炎免疫球蛋白和核苷类似物拉米夫定、替诺福韦和恩替卡韦的出现彻底改变了慢性 HBV 疾病的进程。美国疾病控制和预防中心估计,美国约有 100 万人感染 HBV,但 HBV 肝硬化仅占原发移植的 6%(每年少于 400 例),而且现在几乎从未见过需要再移植的 HBV 复发。此外,自 2004 年以来,由于目前的预防治疗提供了良好的疾病控制,HBcAb 阳性肝脏占 HBV 阴性患者肝移植手术的 4.8%。

ALD 是导致移植的肝衰竭的第二常见原因,但是很少针对复发性 ALD 进行再次转移。再次犯罪率研究表明 ALD 受体移植后再次使用酒精的概率类似于那些非 ALD 受体,虽然那些 ALD 可能会消耗更多的酒精。即使酒精性肝病复发发生,移植物受损也只有轻微到中度损伤,据统计,伴有复发性酒精中毒的仅有 4% 的移植物失功能。此外,关于再次酒精成瘾将导致对注射药物使用的依从性差以及早期移植物损失的担心被证明是没有根据的。事实上,ALD 移植后的预后是所有成人原发性肝移植中最好的。

AIH 占所有肝脏移植物的 5%~6%,在 15%~40% 的受治疗者中复发。一项研究报告,尽管有 20% 复发的疾病,0 例患者需要重新植入,虽然平均随访只有 2 年。更令人信服的是同一中心的报告显示,移植术后复发的患者和那些没有复发的患者 1 年和 5 年移植物与受体生存率之间没有统计学差异。其他中心报告 1/3 慢性 AIH 的患者移植术后有复发,复发的患者中 50% 的患者需要重新移植。需要再次移植的患者复发的风险为 78%,但该系列患者中只有 3 例。这种变异性可能与不同的移植后免疫抑制方案有关,一些甚至表明复发性疾病与移植时疾病的不完全控制有关。虽然有报道称在完全类固醇戒断的情况下存在无复发生存,但是大多数中心维持 AIH 受体与其他肝移植受者相比更高的免疫抑制程度,并继续维持类固醇,以尽量减少复发的风险和重新移植的需要。

最后,当动脉血液供应的破坏不足以引起肝细胞衰竭,但导致对缺血性损伤更敏感的胆管狭窄和胆管病变时,HAT 也可以是晚期再移植的指征。目前用于管理缺血性胆管病的内镜和经皮胆道干预的进步可以推迟或完全避免重新移植的需要。然而,仍然存在部分患者由于继发性胆汁性肝硬化或经历反复发作的威胁生命的胆汁脓毒症,即使内镜或经皮内镜干预治疗,仍然发展到需要再移植。

## 技术考虑

再次肝移植患者病肝切除术的手术难度有着显著地变化,主要取决于原发移植物和再次移植物之间的时间间隔。供者和受者手术团队之间的精确配合时间不仅对于最小化冷缺血时间是重要的,而且对于允许足够的时间用于广泛病肝切除术阶段是必要的。对初次移植手术过程进行全面审查,同时使用高质量的横断面成像,注意血管和胆管重建的部位和类型,将有助于进行切除。在所有病例中,腹部切口通过先前的双侧肋下切口打开,并且机械牵开器与叶片一起放置在肋骨边缘下以横向地和向头部拉动肋骨。早期再移植通常不如初次移植那么费力,因为粘连还没有损害处理过的解剖结构,特别是在类固醇的治疗后,并且门静脉压力通常仍然低于原发移植。然而,在晚期再移植的设置中,致密粘连和门静脉高压联合产生了一种甚至可以对最有经验的外科医生来说都有的外科难度。应避免钝性解剖,明智地使用电灼并且沿组织平面的锐利清扫可以减少失血和重要结构的损伤。

首先,分开肝脏与前腹壁和隔膜的粘连,然后识别出肝上腔静脉。如果在出血的情况下进行快速肝切除术,则应当在准备植入的移植物存在下进行全腔静脉暴露/解剖,或者使用静脉旁路开始手术。肝门的解剖必须精细地进行,因为正常组织平面的消失使得很难识别血管结构。由瘢痕围绕的肝动脉或门静脉的损伤可导致大量出血或损害新植入物的血管重建。在一些复杂的情况下,在近肝门处开始解剖有助于近端控制和随后的血管重建。如果发生了太多的瘢痕形成或侧支血管形成,可能需要在完成肝切除术之前将患者置于静脉旁路。静脉旁路情况下允许夹紧下腔静脉,这样没有血流动力学不稳定性,更好的容量管理和静脉曲张减压。静脉旁路开始于全身循环,通过隐静脉或股静脉插管促进血液流出以及腋窝或颈内静脉用于血液反流。然后门静脉可以插管并且其流动通过"Y"形连接器添加到同一回路。如果门静脉由于瘢痕或血栓形成不能用于静脉旁路,可以通过肠系膜下静脉实现门静脉减压。在继续完成肝切除术之前,应考虑适当的门静脉和动脉流入道的重建,可以考虑血管移植架桥,以尽量减少热缺血时间。

当移除旧移植物准备进行新肝植入时,保留受者体内先前的肝上腔静脉吻合以允许足够的长度用于新的肝上流出道是十分重要的。如果长度不足,或者需要对未经解剖的 IVC 进行紧急控制,则可以快速打开瓣膜上方的隔膜,并且将夹子置于心内膜 IVC 上。肝右、中、左静脉开放到一个共同的流出道,并放置角缝。用 Prolene 缝合线进行血管吻合,注意确保内膜的完整。新的缝合线应该包括至少一部分原始的腔静脉袖口,以防止吻合口的出血(图 64-3)。肝下腔静脉也应解剖至接近肝脏,留下旧的吻合口完好无损;通常不需要使用先前移植物的肝下腔静脉用于新的吻合,但是有时需要额外的长度。肝下腔静脉吻合术也用 Prolene 缝合线进行缝合。

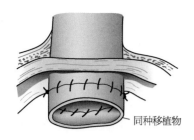

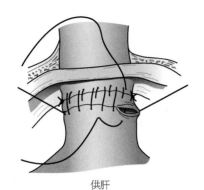

同种移植物

供肝

**图 64-3** 肝后上腔静脉再次肝移植的吻合

背驮式肝移植技术对于初次肝移植使用双腔静脉吻合法的患者可以方便再次移植,因为肝脏和肝脏静脉之间的平面可以提供完整区域用于解剖。随着肝动静脉保存的腔静脉,一个大的 Satinsky 夹被放置在肝静脉的起源处。切除旧肝,将先前移植物的肝右、肝中和肝左静脉的孔连接到一个大孔中,并且以端对端方式对新移植物的肝上腔静脉进行吻合。在背驮式技术中,新移植物的腹膜下腔静脉被结扎、钉住或穿过。

在腔静脉吻合期间,通过门静脉中的导管,用冰冷的生理盐水或含有 25 g/L 白蛋白的乳酸林格液冲洗供体肝脏。这种冲洗具有多种用途,包括去除任何残留的空气,以防止潜在的空气栓塞,在缝合期间保持移植物冷,并从保存溶液清除过高浓度的血管内膜移植物。然后在去除门静脉旁路导管(如果存在)之后以标准方式进行门静脉吻合。再次地,如果需要,留出前一移植物门静脉的短段以提供额外的长度在吻合上可能是有帮助的。腔静脉和门静脉的最终长度和位置是至关重要的。过长的长度可能导致这些薄壁、低压容器的折叠或扭结,并阻碍流出或渗透;太短的长度压迫吻合并且易于出血,甚至破坏静脉壁。

与静脉不同,移植肝动脉从未重复使用。有几个报道称之前的移植物肝动脉坏死,导致动脉血栓形成或破裂。因为再次移植的最常见适应证之一是 HAT,可能需要上支或肾下主动脉作为动脉流入的

来源。虽然供体腹腔干和相关的主动脉产生供肝肝动脉,通常有足够的长度到达腹主动脉,但它不太可能足够长到达肾下大动脉。因此,在再次移植的情况下,用于血管移植物的供体髂骨血管的采集是特别重要的。在供体获取过程中应注意避免髂动脉的过度拉伸,这可能导致内膜撕裂,使移植物易发生血栓形成。来自肾下大动脉的髂骨导管通常通过后腹板穿过横向中肠管,沿着肝门的内侧面到达。由于有关于通过导管后面潜在空间空肠突出的报告,一些学者建议在导管上闭合主动脉前腹膜,然后在移动的十二指肠后面通过以保持移植物在整个过程中在腹膜后。

在进行胆道重建之前,应仔细评估受体胆管的存活能力。先前移植物的胆管不应当在新的吻合中重复使用。当受体胆管的质量有问题时,尽管一些患者主张进行胆总管十二指肠切开术,但推荐使用 Roux-en-Y 胆总管空肠造口术。如果管道太短,并且吻合不能在没有张力的情况下构建,则 Roux-en-Y 胆总管缝合是必须进行的。如果在之前的移植中使用 Roux-en-Y 环,其盲端,包括第一次吻合部位,应该被切除并闭合,并且应该沿着环的另一个点进行新的胆总管肠吻合。

## 再次移植的预后

最新的 SRTR 分析显示再次移植后的 1 年患者存活率在 71%～77%,显著低于原发移植后 90% 的 1 年存活率。单中心更长随访的研究显示,他们第二次移植后的患者 5 年生存率为 47%～62%,在 3 次肝移植后为 36%。少数接受过四个移植物的 1 年存活率为 31%。与原发移植相比,再移植后的结果在过去 10 年中有类似的差异(图 64-4)。文献中报道的最佳再次移植结果来自德国的单中心研究,报告 70% 的患者在肝再移植后 1 年存活,67% 在 5 年后存活。为了确定最有可能从再次移植中获益的候选者,许多研究已经分析影响再次肝移植术后预后的因素。

## 再次移植的时间

患者和移植物存活的最有效预测因素之一是再次移植的时间。患者在初次移植后不到 8 日或者超过 30 日再次肝移植的预后,比那些初次移植后 8～30 日的患者好。UCLA 肝移植中心研究报道,第一次移植后超过 30 日重新移植组患者的 1 年生存率为 64%,第一次移植后小于 8 日后再次移植患者的 1 年生存率为 58%,第一次移植后 8～30 日再次移植的

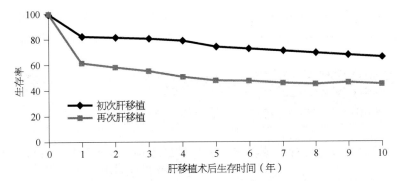

**图 64-4** 初次肝移植和再次肝移植患者术后生存率比较(引自 Markmann JF, Markowitz JS, Yersiz H, et al. Long-term survival after retransplantation of the liver. Ann Surg. 1997;226:408-420.)

患者 1 年生存率为 42%。尽管在初次移植后 30 日后重新移植的患者为慢性移植物衰竭患者,8~30 日中有患者是急性移植物失败,但其再移植的时间已被延迟。尽管如果没有活的或已死的供体肝脏可用于再移植,则几乎没有可能做到再次肝移植,但是早期识别他们的需要仍然是重要的,特别是那些需要第二移植物用于 PNF 或 HAT 的人。

其他研究以更一般的术语比如紧急或选择性再移植来区分再次肝移植时间。在这些研究中,选择性组,通常对应于在初次移植后许多个月再次移植的选择性组,具有与初级移植组的生存曲线相似的生存曲线。而紧急再次移植组,可能对应于那些需要在手术后的前 30 日内重新移植、生存率较差的患者。此外,他们的主要移植失败更可能继发于 PNF,这些患者更可能招致更高的住院费用和更长的住院时间。虽然在紧急组中进行的操作可能从技术方面更容易操作,在再次移植之前的较差临床状况最终导致受体更高的死亡风险。

## 受体因素

在 UCLA 一项对单中心患者进行多变量分析以确定预测再次移植后患者存活不良的独立危险因素的研究中,术前机械呼吸机要求,年龄大于 18 岁、术前血清肌酐水平大于 1.6 mg/dl、术前血清总胆红素水平高于 13 mg/dl 均可独立预测不良结局。最近,西奈山医学中心还研究了再次移植患者的死亡率预测因素,发现年龄大于 50 岁,术前肌酐水平大于 2 mg/dl 的受试者和术中血液制品的使用对需要在原发移植后 6 个月以上的晚期再移植患者的生存有显著影响。最近的研究还发现,高 MELD 评分、呼吸机依赖、肾功能不全和 ICU 状态都是再次移植后预后不良的危险因素。

大多数研究表明,HCV 血清阳性与移植物衰竭和患者死亡的风险增加相关,并且随着再移植时的 MELD 评分增加,这种作用被放大。在 MELD 评分高于 30 分时,HCV 阳性患者的 1 年生存率低于 HCV 阴性的再移植患者,并且 5 年生存率降低 25%。

## 供体因素

高龄捐献者(45~55 岁)和 DCD 供体与患者生存率呈负相关。捐献者冷缺血时间长于 12 小时也是预测不良预后的独立危险因素。有趣的是,匹兹堡大学发现女性捐献者增加了 1.7 倍的死亡率。

## 数字模型

移植前供体器官的严重短缺和相应的等待期增加已经促使许多人不仅调查术前因素来预测不良结果,而且制订了可以适当预测再次移植后存活情况的数学模型。通过分析 UCLA 数据,创建了基于 5 个非侵入性和容易获得的临床参数的数学模型。复杂的 Cox 回归方程简化为所谓的 UCLA 风险分类系统。该系统基于 5 分评分系统将患者分为 5 类。对于以下每个参数作为单个点:年龄大于 18 岁、器官冷缺血时间长于 12 小时、术前机械通气需求、总胆红素水平大于 13 mg/dl、肌酸酐水平大于 1.6 mg/dl。当使用 UCLA 患者数据库时,在可能的 5 分中得分 4 或 5 分的患者具有约 27% 的 1 年存活率。得分 4 或 5 分的患者存活率显著低于风险等级为 3 或更低的患者中观察到的 67% 的 1 年生存率(图 64-5)。当应用于其他三个数据库(UCLA、贝勒大学医学中心和 UNOS 登记处)时,这种风险分类系统充分区分了高风险/低生存率患者。通过使用这种类型的模型作为选择过程的一部分,再次转移后的生存率以及器官

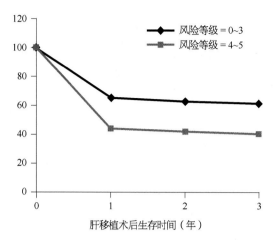

**图 64-5** 通过危险因素评分的生存率比较（引自 Markmann JF, Gornbein J, Markowitz JS, et al. A simple model to estimate survival after retransplantation of the liver. Transplantation. 1999;67:422-430.）

利用的效率在理论上应该得到改善。

## 死亡原因

脓毒症和多器官功能衰竭的发生是再次移植患者在再次移植术后的前 4 周内死亡的主要原因。在再次移植的患者中，UCLA 系列研究中显示脓毒症导致的死亡发生率比接受第一次移植的患者明显更高（60.7％对 29％）。在主要死亡原因为败血症的那些患者中，50％患有真菌感染。脓毒症的总发病率可能反映了再移植患者中免疫抑制的较高累积剂量，而真菌感染的增多是由于需要治疗而等待的再次移植患者合并出现的连续细菌感染。免疫抑制的最小化可能对已经失败的移植物具有很小的有害作用，但是可以改善这些患者的败血症率。更有效的抗生素预防策略也可能改善再次进行肝移植患者的预后。

再次移植患者的死亡原因较少包括技术问题，如动脉和门静脉血栓形成、脑损伤和脑内血栓形成、复发性胆管癌、术中死亡和持续性肝衰竭。

## 总结

再移植仍然是肝移植失败患者的唯一选择。肝移植失败的最常见原因是 PNF、HAT、复发性疾病和慢性排斥。儿童再移植的主要指征是 HAT。再次移植后的 1 年存活率约为 75％。供体的缺乏和再次移植的成本效益是仍需要讨论的问题。为此，正在开发基于关键预测因素的数学模型。希望这样的模型将识别等待再移植的患者亚群，这部分患者具有更接近接受他们的第一移植物的存活率和移植效果。

数学建模已经确定了影响再移植结果的几个重要受体和供者因素。最重要的受体因素是呼吸机依赖、肾功能障碍、受体年龄和术前胆红素水平。在供体方面，年龄和冷缺血时间是关键。小于 1 周或长于 30 日的移植之间的间隔与在间隔时间段中经历再移植相比具有更好的生存率。

几种技术考虑是再次肝移植所特有的。血管移植物应在供体肝脏常规获取，然后在血管重建期间自由使用。根据患者的病史、临床状态和特殊的解剖问题，应对接受者肝切除术进行修改，以包括细致的解剖和其他预防措施。最后，在决定胆道吻合的类型之前，应仔细评估受体胆管存活的可能性。

尽管存在伦理和经济方面的考虑，但是移植手术是移植失败患者的唯一选择。是否重新移植应该进行酌情决定，进行全面的多学科评估，并且应该只由熟练的外科医生操作。应避免在很小概率移植成功的患者亚组中进行重新移植。已经开发了各种模型来识别影响受者存活的因素，并且因此可用于在肝移植后鉴定具有不良预后的高风险患者，该信息可有助于选择用于再移植的合适候选人。

---

### 要点和注意事项

- 肝移植患者肝衰竭的唯一治疗选择是再次移植。
- 再次移植占美国所有肝移植的比例约为 6％。
- 再次移植患者的存活率显著低于首次肝移植患者。
- 肝移植物失败和再次肝移植的最常见原因是原发性无功能、肝动脉血栓形成和慢性排斥。
- 与成年人相比，儿童患者具有更高的再移植率。主要包括儿童减体积肝移植和肝动脉血栓形成这两个具体因素，它们是这种患者人群中再移植的

较高发生率的诱因。
- 除病毒性疾病外，原发性肝脏疾病的复发只占接受再次移植患者的很小一部分，小于 4％。
- 随着乙型肝炎免疫球蛋白和有效的抗病毒剂例如拉米夫定的出现，乙型肝炎的复发已经显著减少，并且这些患者占需要再移植患者的很小百分比。
- 移植后丙型肝炎的复发几乎是普遍的，可能导致移植物失败，需要重新移植，约占最初接受了丙型

肝炎移植的 20%。
- 虽然再移植受体的预后比第一次受体差,但一些研究表明这些结果可以可靠地预测甚至建模。结果标准包括再次移植的时间;术前器官系统衰竭,如呼吸机依赖性和肾衰竭;术前胆红素水平;供体

冷缺血时间和受体年龄。
- 败血症和多器官衰竭的发展是再次移植患者死亡的主要原因。在脓毒症是死亡主要原因的再移植患者中,真菌感染的发生率接近 50%。

# 第 65 章

# 移植术前术后肝坏死的临床处理

## Clinical Management of Necrotic Liver Before and After Transplantation

Nicholas Onaca • Göran B. G. Klintmalm

童 颖•译

　　肝坏死有着极高的发病率及死亡率,因此其在肝移植手术前后都是一种需要密切关注的严重情况。虽然肝移植是大面积肝坏死最有效的治疗方法,但需要相当的内外科技能来把握指征、顺序及时机,才能达到良好的疗效。

　　肝梗死会导致肝酶水平激增。当累及大量肝组织时会出现发热、白细胞升高、血压波动、休克等类感染症状。病程可能是逐步发展的,也可能在起病初期表现平稳而后突然恶化。肝衰竭会引起肝性脑病、乳酸酸中毒,这会导致休克及肾衰竭进一步加剧。此时紧急行肝移植可逆转这些状况。感染症状是由于坏死肝组织释放大量细胞因子进入循环系统所导致的。在这种情况下,急诊肝切除术可以暂时改善休克,从而为等待供肝赢得有限的时间。影像学表现为 CT可呈低密度区或肝脏缩小,超声显示肝实质回声增粗。肝梗死可以表现为局限性的。肝梗死会导致某一肝段、肝叶萎缩或累及区域的液化,同时伴有胆汁瘤或脓肿形成。局限性肝坏死应当手术切除、引流或保守治疗。

## 急诊肝切除术

### 适应证

　　急诊全肝切除术适用于暴发性肝衰竭导致急性重型肝炎的情况或者急诊肝移植等待患者发生的肝坏死。发生肝衰竭或血流动力学不稳定的中毒综合征,以及大量肝坏死导致难治性重症代谢性酸中毒的这类患者考虑行急诊肝切除术。在这种情况下,病肝切除可使机体酸中毒、循环系统状态及其他多脏器衰竭的情况暂时改善,为肝移植争取可能性。如能积极管理好输液量、凝血因子、血管加压素、持续静脉血液透析及其他环节,在病情再次恶化之前最长可维持48~72 小时的无肝期,之后,将引起循环衰竭、脑疝、多脏器衰竭,最终导致死亡。持续静脉血液透析能有效控制颅内压 2~3 日,之后颅内压将急剧上升导致死亡。急诊肝切除的时机应具体病例具体分析。由于只能暂时改善病情,因此其最适用于已有供肝以及合理时间内可行再次肝移植的情况。有时不得不尝试急诊肝切除术来争取寻找供肝的最后一点时间。

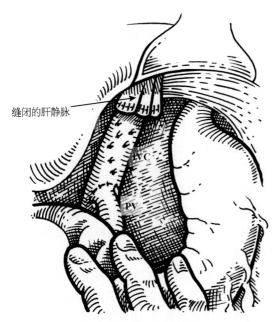

**图 65-1** 全肝切除术后门腔静脉分流术。IVC，下腔静脉；PV，门静脉

缝闭的肝静脉

### 外科技术

术式类似于肝移植的第一部分，即保留腔静脉的肝切除术。由于无肝期患者消耗性凝血功能障碍的情况极难处理，因此术中应尽可能避免出血。肝门部的游离包括紧贴肝实质结扎肝固有动脉分支、胆道的结扎及分离、肝门部门静脉分支的解剖及结扎。随后结扎肝右叶及尾状叶发出的肝短静脉，向上直至肝静脉根部，将肝脏与下腔静脉游离。离断肝静脉后缝闭残端，移除病肝。门腔静脉分流术用于门静脉系统的分流及减压：将门静脉残端与下腔静脉前壁吻合（图65-1）。每次止血后都应覆盖腹部切口。患者是否留在手术室取决于供肝获取时间，如果预期等待时间较长可转入 ICU。

## 原发性移植物无功能

原发性移植物无功能特点为肝移植术后即刻发生的出入肝血流通畅的肝衰竭。肝移植术后 PNF 发生率可达 5.8%。一旦发生，除非再次移植，否则将导致死亡。移植肝功能延迟恢复与原发性移植肝功能不良密切相关，约有 15% 的发生率，若未出现其他严重并发症，可自行恢复。PNF 发生的危险因素包括供体因素：如供体年龄（小于 1 岁或高龄）、肝大泡性脂肪变、血流动力学不稳定、供体心脏死亡后的热缺血、脑死亡供体心跳停止、器官灌注不良以及阻断后低温；器官保存因素，包括长时间冷缺血、不适当的保存液或保存温度；受体因素，包括门静脉血栓或栓

塞所致血流不佳，肝动脉血流不畅，或两者皆有，术中长时间温缺血，再次肝移植或者移植物再灌注后心脏停搏。不是所有 PNF 的病因都能明确。

PNF 典型的表现为移植后无神志反应及昏迷、低体温、血流动力学不稳定、凝血功能障碍、低血糖和乳酸性酸中毒。凝血因子替代治疗并不能逆转 PNF 引起的凝血功能障碍。继发于肝衰竭之后的肾衰竭则会使病情更为复杂。多普勒超声显示肝血流通畅。由于肝实质逐渐硬化，动脉阻力指数（定义为收缩期峰值流速减去舒张末期流速后除以收缩期峰值流速）通常首先升高，随后由于完全坏死的肝实质内阻力降低以及血管张力降低，动脉阻力指数将下降，提示预后不佳。若超声结果提示可疑，应紧急行剖腹探查术。发生 PNF 的肝脏时常呈粉色、轻度肿胀。由于早期缺血改变较为轻微，早期肝组织活检可能低估肝坏死的程度。因此不应基于活检结果延误患者再次移植的决定。由于凝血功能障碍使得通常的经皮穿刺活检不安全，因此如不考虑手术可行经颈静脉肝活检术。

### 治疗

PNF 通常不会自行恢复，需要紧急再次移植。若首次移植后出现 PNF，行再次移植患者生存情况良好，但在二次或三次移植后出现 PNF，再次移植预后不佳。尝试用于加速性排斥反应、供受体之间 ABO 血型不符以及暴发性肝衰竭的血浆置换也曾成功用于 PNF 的移植肝功能恢复。然而这种方法仍有争议。由于供肝短缺，区分 PNF 和可逆性的移植物功能延迟恢复尤为重要。

## 血栓

### 概述

肝缺血及肝坏死常与血栓密切相关。表现为氨基转移酶升高以及移植肝失功能。虽然肝脏具有双重血供，但无论肝动脉或是门静脉血栓都会对移植肝造成严重影响。

## 肝动脉栓塞

### 表现

HAT 在移植后早期及晚期都有可能发生。对于 HAT 早期还是晚期的时间界定仍有一定争议。一项系统性回顾研究显示早期 HAT 平均发生率为 3.9%～5%。移植后早期 HAT 表现为肝酶水平突然升高。类似于原发性移植物无功能伴有大量肝坏死、代谢性

酸中毒以及昏迷的情况。HAT 的危险因素包括供体因素，如常见于小儿供体的小血管、劈离式移植物或活体供体、冷缺血时间过长、DCD、供体年龄、供体高凝状态，或复杂血管重建；受体因素，如未发现的腹腔动脉狭窄、正中弓状韧带综合征、先前治疗对肝动脉的影响如肝癌经肝动脉化疗栓塞、动脉搭桥，或者肝动脉口径较小、家族性淀粉样变、急性间歇性血卟啉病、早期急性排斥反应，或再次移植。外科技术不当会造成缝合或层次问题，伴有过长和（或）血管扭转。非侵袭性术中检查发现的低动脉流量提示更高的术后早期 HAT 风险。在最初的试验中发现雷帕霉素与早期 HAT 有一定关联，但之后的数据不能支持这一结论。晚期 HAT 可出现于排斥反应或巨细胞病毒感染之后。烟草与晚期 HAT 相关。晚期 HAT 可出现各种表现，从影像学检查发现但患者无明显症状，到类似早期 HAT 的全面肝衰竭都有可能发生。大部分病例表现为肝酶水平升高。早期血清胆红素水平可不升高。部分患者表现出 HAT 并发症，如伴有胆汁淤积的胆道狭窄，伴或不伴胆管炎和败血症。晚期 HAT 开始的确切时间往往难以判断或根本无从判断。

### 诊断

早期 HAT 可通过多普勒超声进行诊断。肝酶水平升高的情况下如看不到肝动脉需要急诊手术，而不必更多的影像学检查。严重狭窄的血管是可以识别的。在这种情况下，阻力指数（resistive index，RI）的评估很重要。RI 的计算方法为收缩期峰值（peak systolic，PS）与舒张末期（end-diastolic，ED）血流速度差值除以收缩期峰值流速[RI =（PS - ED）/PS]。移植后早期肝动脉 RI 正常值为 0.7～0.9。RI 较低及血流速度较高的情况与肝动脉狭窄相关。超声图形仅作为筛选手段。如果有条件，超声造影有助于对不确定的患者进行诊断。如果对诊断有疑问，如无法观测到肝动脉或怀疑肝动脉狭窄而生化指标良好的情况，肝动脉造影可用以确诊。肝活检常显示肝小叶中心性坏死，但不是必要检查，栓子会瞬间堵塞肝动脉，导致肝坏死及暴发性移植物衰竭。之后栓子溶解动脉再通，间断超声检查可清晰显示低 RI 值肝动脉。

有些团队提出可通过微透析或植入式多普勒探头来进行术后侵入式肝内移植物生化指标监测。

HAT 会使通过手术或介入进行血管重建的尝试变得复杂化。

晚期 HAT 中，最初影像学显示 HAT 并发症如肝内胆汁瘤或片状坏死。多普勒超声结果类似早期 HAT。血管造影可作为确诊检查。此外，尤其对于无症状的晚期 HAT 可行磁共振血管成像检查。

### 治疗

早期 HAT 需行急诊手术，如果有可能应行急诊血管重建术以避免移植肝丢失。由于血管口径因素，成人多行血管重建术，而小儿常行再次移植。受体病情稳定且肝坏死为局限性的情况下，24～48 小时内行血管重建术可挽救移植物。首先应切除血栓。随后评估近端动脉血流；若血流充足，仔细对合动脉修正吻合口通常效果良好。若对动脉血流有疑问或患者情况不稳定用升压药的情况下，将移植肝动脉架桥到腹主动脉或右髂动脉可提供更可靠的血流。最佳选择是使用同一器官供者的血管作为移植物（髂动脉），或从另一供者处获得，如果无法获取可使用人工合成血管。作者术后通常使用 24～48 小时低分子量右旋糖酐，之后使用阿司匹林。血管重建后继发血栓常导致移植物丢失。此外，未能或延误血管重建可引起缺血性胆管病，导致胆管狭窄、胆汁瘤或脓肿形成以及继发移植物衰竭。

HAT 介入治疗的成功率为 54.5%～68%。

若移植肝已经出现明显坏死，血管重建术无法避免移植物丢失。在这种情况下，唯一可行的措施是进行再次移植。伴有广泛肝坏疽及休克的患者，可行保留下腔静脉同时行门腔静脉分流术的急诊移植肝切除术，使病情获得短时间的稳定。在持续输入血液替代品及升压药的情况下，密切监护的患者无肝期可维持长达 48～72 小时。偶尔会发生致命性的气性坏疽，这种情况下有时会行挽救性肝移植。

有时 HAT 可局限于肝动脉分支。这会导致相应肝叶或肝叶部分坏死。最终造成部分肝萎缩，伴或不伴有对侧肝代偿增大或巨大胆汁瘤形成。一旦感染可能需要行引流或部分肝切除术。

如果发病后能早期诊断，晚期 HAT 可先行动脉内溶栓。由于移植后早期血管吻合口尚未完全愈合，并不适合溶栓治疗。肝动脉狭窄可通过经皮介入进行治疗，置入或不置入血管内支架，之后通过阿司匹林和（或）氯吡格雷进行抗凝治疗。外科方法包括动脉架桥的肝动脉修复术。晚期 HAT 可形成侧支循环，因而对移植物无负面影响。无症状 HAT 中有 20% 的病例会发展为移植物衰竭。然而，如果已出现伴有胆汁瘤或胆道狭窄的缺血性损害，血管重建并不能改善移植肝预后，即使进行干预，缺血性损害最终仍会发展为移植物衰竭。这种情况下的治疗方式为胆道引流，有条件的患者可行再次移植。无论是否再次移植，败血症是晚期 HAT 的常见死因。

## 门静脉血栓

PVT 是移植后相对罕见的并发症（2%～7% 的发生率）。大部分出现于移植后早期，但有 1/3 出现于移植后晚期。PVT 是由于吻合口狭窄、血管内皮损伤、对合不良、旋转及扭结造成的技术性并发症。有脾切除术史或移植术中行脾切除术的患者，以及移植前因肝硬化并发 PVT 的患者出现门静脉低血流量时会导致 PVT。在后者情况中，移植时可能忽略 PVT，或门脉血栓切除不完全，或部分栓子脱落栓塞移植肝。因慢性门静脉血栓而静脉架桥或行腔静脉分流造成的静脉低血流量同样可导致 PVT。

晚期 PVT 可与高凝状态、口服避孕药或腹腔内脓毒症相关。PVT 可导致脑病或食管/胃出血。累及肠系膜上静脉时会出现腹痛、腹泻及腹水。然而，PVT 常表现为易被忽略的非特异性症状。

### 诊断

肝酶水平通常会升高，但也不是必然的。多普勒超声提示门静脉低血流量或无血流。肝动脉血管造影门脉期或磁共振静脉成像可用于确诊。不建议采用肝活检。如果行活检，将显示中央区凝固性坏死。

### 治疗

早期急性 PVT 通常需要手术干预。手术目的是移除血栓，明确可能导致 PVT 低血流状态的原因并纠正它。包括从门静脉近端或从肠系膜上静脉移除残余血栓，并结扎大的侧支血管以及肠系膜下静脉以增加入肝血流。在完成这些操作后可通过无创的多普勒超声或电磁检测来评估门静脉血流，目标流量为 1.5 L/min 或更高。如果可以耐受，应使用肝素及维生素 K 拮抗剂进行抗凝。

晚期急性 PVT 可通过全身抗凝或溶栓治疗。行 TIPS 后抗凝治疗，或者不行分流术的经肝溶栓治疗的经验有限。溶栓及外科治疗对晚期无症状 PVT 无效。

PVT 可导致急性移植物衰竭或迁延病程，引起移植物硬化。两种情况都可考虑行再次移植；然而，再次肝移植时实现良好的门静脉血流是个挑战。

## 肝静脉血栓

肝静脉血栓（hepatic vein thrombosis, HVT）是肝移植后罕见并发症。术后早期发生的 HVT 是由于技术因素导致，更常发生于背驮式肝移植时受体腔静脉开口狭小，或部分移植物肝移植的肝静脉成角，或小体积全肝移植肝扭转。当没有明确导致 HVT 的技术原因时应考虑高凝状态。其表现类似 BCS 或无法与其他原因鉴别的移植物功能障碍。

### 诊断

通常采用多普勒超声进行诊断，经颈静脉通路行肝静脉造影以确诊。

### 治疗

治疗策略取决于 HVT 的程度。若肝脏可疑扭转或位置不良，及时探查调整肝脏位置并将肝脏与膈肌固定可缓解问题，避免了移植物损伤。机体可以良好耐受一条肝静脉出现血栓的情况，同时需要抗凝。广泛血栓会导致移植物衰竭，且需要再次移植。晚期发生的 HVT 可通过经皮血栓去除、置入或不置入支架的肝静脉扩张以及抗凝进行治疗。复发性狭窄需要行置入支架的静脉成形术。

## 下腔静脉血栓

下腔静脉血栓是肝移植术后的一种罕见并发症。其可能与技术问题、严重压迫、腹腔间隔室综合征（abdominal compartment syndrome, ACS）、高凝状态及 BCS 相关。它可出现于背驮式肝移植供体段 IVC。IVC 血栓可表现为移植物功能障碍及 BCS、肾功能障碍以及双腿水肿。可通过多普勒超声进行诊断，肝静脉造影以确诊。

### 治疗

伴有移植肝功能障碍的 IVC 血栓需要紧急干预。行外科血栓切除术或经皮溶栓术取决于移植术后时间，接着是抗凝治疗。潜在的腔静脉狭窄应及时处理。可尝试通过球囊扩张治疗腔静脉狭窄，但往往会导致再次狭窄。对于无法行外科治疗或再次移植的患者可于狭窄部位置入支架。修整腔静脉吻合口技术上非常困难且风险很高；这类病例可选择的方案为再次移植。背驮式肝移植中发生移植肝 IVC 血栓时，可采用血栓切除术和腔静脉侧侧吻合处理。

## 腹腔间隔室综合征导致的肝梗死

ACS 最早描述于创伤患者，可出现于肝移植术后早期，导致肝坏死。ACS 的危险因素包括供肝和受体大小不匹配、门静脉阻断后肠缺血时间过长、并发肠道水肿、术后腹腔内出血或这些因素共同作用。关腹过紧会使肝脏前后受压,导致肝静脉及 IVC 受压引起肝脏水肿,使得受压情况进一步加重。随着肝脏流出阻力增加、门静脉压力升高、血流减少及肠道水肿,导致腹腔内压力进一步增加。ACS 会引起静脉回心血量减少和休克。如不及时处置会导致肝坏死及肝衰竭。

### 治疗

ACS 是外科急症。尽管腹腔压力可通过测压法获得,但疑似 ACS 可行急诊剖腹探查并缓解腹内压。评估移植物损伤程度需行多点穿刺活检。关腹时应使用合成材料(如补片)。如果没有张力,可以选择敞开腹部肌层,同时不使用补片缝皮。大部分病例需行再次手术和延期关腹。广泛的肝坏死需行再次移植,应及时列入等待移植名单。

## 肝门血管受外压导致的肝梗死

罕见情况下外在压迫可能导致肝组织坏死。这可发生于急剧进展的巨大肝门血肿。患者通常伴有低血压,这会加剧肝脏灌注不足。首先累及门静脉系统,这是由于门静脉系统压力较低。此时可表现为肝酶水平升高。行超声检查可排除本身的血管问题,显示门静脉或动脉血流减少情况以及血肿。

治疗方式包括急诊手术探查清除血肿、止血,以及术中评估门静脉及肝动脉通畅情况。双侧肝叶活检可评估损伤程度。如果可及时缓解,移植肝缺血性改变是可逆的,极少需要行再次移植。另外,血肿可经皮穿刺排出。然而经皮穿刺无法处理活动性出血点,并且存在肝门血管损伤的风险。

## 栓塞并发症导致的肝坏死

动脉或静脉栓塞引起部分或完全血流堵塞,可导致肝坏死。术后即发生的栓塞来源可能会被忽视,门静脉系统可能存在残留血栓,尤其是肠系膜上静脉,或者行肝动脉-主动脉吻合的主动脉粥样硬化患者可能存在来源于主动脉的胆固醇栓。移植术后晚期,腹腔感染可通过肝动脉栓子发展为全身性的感染,或通过门静脉系统造成败血症。大多数栓子造成局限性肝梗死,不会对肝功能造成影响。如果发生感染,会导致败血症或感染性休克以及脓肿形成。再次发生栓塞可导致广泛肝梗死。

### 诊断

影像学(超声或 CT 扫描)显示有梗死的移植物功能障碍,提示造成栓塞的相应临床情况-需要处理血栓的近期移植或者有明显斑块或感染的动脉吻合。不同血管区域多发肝梗死应高度怀疑栓塞。

### 治疗

大部分栓塞并发症需要治疗败血症、复苏以及静脉注射抗生素,如果有需要应引流脓肿。严重栓塞可导致移植肝衰竭,若患者情况合适且无活动性肝外感染则需行再次移植。

---

**要点和注意事项**

- 早期干预可以挽救移植肝;与其花时间确诊不如尽早再次手术。
- 肝坏死的程度决定了移植肝是恢复还是丢失的可能性。
- 需要及时评估能否挽救坏死的移植物以决定是否有必要行再次移植。
- 再次移植窗口期非常短暂,尽早列入再次移植等待名单非常关键。
- 急诊肝切除术可以为危重患者等待移植争取窗口期。

# 第 66 章

# 肠和联合脏器移植

## Intestinal and Multivisceral Transplantation

Lokesh Bathla • Alan Langnas
耿　玮•译

　　近 30 年来,肠移植和联合器官移植有了显著发展。对病理生理学机制更好的了解、外科技术的提高、术后管理的进步、有效的免疫抑制(immunosuppression, IS),以及几十年经验的累积,使这些患者的治疗更加规范。这些改进的效果反映在这些患者的整体结果上,与许多标准肠内营养(肠外营养)系列研究的结果类似或更好。广义上,不可逆的胃肠道衰竭、无法维持肠外营养,或有肠外营养的严重并发症是小肠移植或肝脏小肠胰腺联合移植的适应证。

　　在这一章中,作者全面介绍小肠移植和联合脏器移植,包括手术适应证、患者的选择、手术技术、围手术期管理以及术后的挑战、排斥反应、长期并发症和转归。

## 发展史

　　Lillehei 和 Starzl 是这个领域的开创者,在 20 世纪中期他们尝试用犬进行小肠移植。Lillehei 等人在1959 年报道了他们对小肠缺血的生理学研究和初始工作并成功进行了小肠的体外保存。Starzl 等人报道了同时移植多个内脏器官技术上的可行性,包括肝脏、脾脏、胰腺、大网膜和整个消化道。在这些早期的尝试以后,由于缺乏很好的免疫抑制剂支持,这个领域的研究停滞了 25 年。随着 CNIs 的研究,20 世纪80 年代在肠道移植领域方面又有了新的发展。在 20世纪 80 年代的移植,尽管免疫抑制有所进步,但急性排斥反应和感染性并发症仍是免疫抑制的两个重大挑战。1989 年 Starzl 等首先报道了 2 例小儿多器官联合移植并发短肠综合征与肝衰竭的案例,其中一名患者在围手术期早期死亡。另一名患者存活 193 日,最终死于 PTLD。

　　1990 年 Grant 等报道了第一例长期生存的小肠移植病例。在同一时期内一种新的免疫抑制药物他

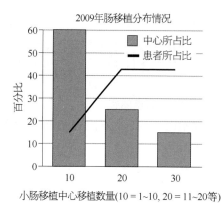
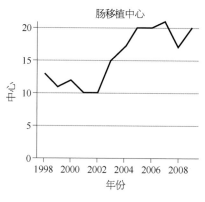

**图 66-1** 2009 年肠移植分布情况；1998—2008 年肠移植中心变化趋势［经器官获取和移植网络（OPTN）移植受者科学注册表（SRTR）授权引用。Rockville，MD：Department of Health and Human Services，Health Resources and Services Administration，Healthcare Systems Bureau，Division of Transplantation；2011：75-88.］

克莫司的研制成功显著改善移植预后，使肠道移植得到更加广阔的发展。匹兹堡和奥马哈移植中心开展多项研究帮助拓展这个新领域。最初由 Grant 等教授提出的肝小肠联合移植术由于严重的手术并发症和居高不下的死亡率受到广泛质疑。在最早的联合脏器移植手术中，采用胰十二指肠切除术移除患者胰十二指肠。肝脏和小肠由门静脉相连接并由肠系膜上动脉和腹腔干供血。另外，采用 Roux-en-Y 术行胆肠重建。手术的困难不单单来自同种异体移植物的获取，尤其是在儿童捐赠者中，容易发生门静脉扭转和胆道并发症。在"奥马哈技术"中由 Sudan 等对这一手术方式进行改进，保留胰腺或胰腺边缘组织，从而避免了切开和胆道重建。这不仅降低了手术难度，也显著降低了胆胰疾病并发症的发病率。这一手术的另一个优势是避免继发性门静脉血栓形成从而预防门静脉扭转。

尽管面临外科技术、围手术期管理、排斥和淋巴组织障碍等的挑战，但在近几十年全球多个移植中心中 ISBTx 和 LSBPTx 数量仍稳定增长。与 1998 年 13 个小肠移植中心相比，2009 年底移植中心数量增加到 20 个。在这 20 个移植中心中，2009 年近 2/3 的中心完成了 1 到 10 例不等的小肠移植，另有三个中心完成了 21～30 例的移植（图 66-1）。

## 肠衰竭

肠衰竭分为暂时性和永久性，是指无法维持水电解质以及微量元素的平衡。从解剖和功能上都有所定义。功能上是指肠道对蛋白质、电解质和微量元素的吸收无法满足人体的最低需要。

解剖上，肠衰竭是指肠道的缩短导致残余的肠道无法维持蛋白质、水和微量元素的平衡，又被称为短肠综合征。这种情况在成人肠衰竭中占 1/3，儿童中近乎一半。

### 小儿肠衰竭的原因

小儿肠衰竭的最常见原因是坏死性小肠结肠炎、肠闭锁、腹裂和肠扭转（表 66-1）。这些情况的共同特性都是小肠长度减少从而导致肠衰竭。婴儿肠衰竭的其他原因包括胃肠道神经肌肉疾病如先天性巨结肠或先天影响肠道上皮细胞功能的疾病。值得注意的是，先天性肠病越来越多地被确认为小儿肠衰竭的一个重要原因。这些婴儿通常表现为从 2 岁起发生的顽固性腹泻。需要肠移植的先天性肠病包括肠道微绒毛萎缩和簇绒肠病。造成短肠综合征的其他原因包括创伤、恶性肿瘤、手术及炎症性肠道疾病。

**表 66-1　儿童和成人常见肠功能衰竭的原因**

| |
| --- |
| **婴儿** |
| 坏死性小肠结肠炎 |
| 肠闭锁 |
| 腹裂 |
| 肠扭转 |
| **儿童** |
| 癌症 |
| 术后并发症 |
| 创伤 |
| 运动障碍 |
| **成人** |
| 医源性并发症 |
| • 术后并发症 |
| • 创伤 |

（续表）

缺血
- 动脉栓塞
- 静脉血栓形成
- 非闭塞性肠系膜缺血

浸润
- 硬纤维瘤
- 癌瘤
- 淀粉样变性
- 恶性肿瘤

梗阻
- 粘连
- 内疝
- 放射性肠炎

功能性问题
- 假性梗阻
- 炎症性肠病
- 细菌过度生长

### 成人肠衰竭的原因

由于大量正常肠道切除或先天性病变肠切除术导致成人肠衰竭发病率较高。成人短肠综合征的最常见原因是腹部手术所引起的并发症。其他原因包括肠系膜血管血栓形成造成肠道缺血、高凝状态、恶性肿瘤、放射、创伤和炎症性肠病等。

### 运动障碍

胃肠动力障碍构成了多种疾病的发病基础。当病变限于肠道时，它被归结为主要原因，当胃肠道受累继发于全身性疾病时它可被看作是继发性因素。而对于更为严重的胃肠道运动障碍，如慢性假性肠梗阻（chronic intestinal pseudo-obstruction，CIP）和先天性巨结肠（Hirschsprung 病），肠移植可能是长期治愈的唯一手段。

CIP 是一种少见的反复发作非机械性肠梗阻综合征。这些患者中大多有线粒体肌病相关的表型特征、泌尿系统异常和先天性肠旋转不良等。CIP 也可能由成人急性结肠扩张综合征引起。成人 CIP 大多继发于全身性疾病如硬皮病、系统性硬化症，或淀粉样变性等。

先天性巨结肠虽然最初被认为病变在末端结肠，但它可以影响胃肠道其他区域的运动功能，包括小肠、食管和十二指肠。依赖肠外营养、有反复发作的脓毒症、有肠衰竭相关的肝脏疾病而无法行中心静脉通路的胃肠动力障碍患者是小肠移植的适应证。

### 肠衰竭与肝脏疾病的关系

肝功能检验结果超过正常范围 1.5 倍以上，持续时间超过两周被称为 IFALD，也称为肠外营养-胆汁淤积综合征。接受 4～12 周肠外营养的患者中近50％的儿童和 30％成人会出现 IFALD。IFALD 早期的组织学改变以胆管增生和汇管区炎症纤维化为特征，与胆道闭锁、新生儿肝炎或肝外胆管梗阻的组织学表现相似。随着病情进展，儿童患者可快速进展为终末期肝病。成人患者中看到的主要病变为肝脏脂肪变性，逐渐发展为脂肪性肝炎、汇管区炎症和纤维化。

IFALD 由多种病因引起。研究指出肠外营养所引起或促进的具体因素包括植物甾醇类（表现为大豆为基础的脂类浓度），它可以使肝细胞膜表面的胆红素转运陷入瘫痪。其他的危险因素包括早产、短肠综合征、中心静脉导管感染史、坏死性小肠结肠炎、锰中毒、肠内刺激缺乏等。肝脏功能的不健全在儿童人群疾病的快速发生发展中扮演了重要角色。

早期发现和积极的多学科团队协作是治疗IFALD 的关键。对患者的干预措施包括利用食物对胆肠进行刺激、应用利胆药、治疗细菌的过度增生以及排除肠道淤积的潜在原因。其他干预措施包括积极治疗脓毒症，采取外科治疗改善胃肠道吸收功能，如肠成形术、小肠延长术［连续性横切口肠成形术（STEP）］和胃肠道的重建。肠外营养的改进包括周期性肠外营养，限制肠外营养中葡萄糖低于 75％，最大限度地减少锰和铝的毒性，儿童脂质摄入量小于每日 3.5 g，成人摄入量小于每日 1 g/kg。采用 Omega-3 鱼油脂肪乳代替大豆油脂被证实可以改善胆汁淤积，尤其是在儿童中。尽管目前没有数据可显示两者有显著性差异，但在 IFALD 治疗或预防中以脂肪酸为基础的脂质乳剂可以提供更多的选择。

继发于 IFALD 的终末期肝病患者需要进一步评估年龄、剩余肠管的长度、基础疾病、肠道功能恢复的可能性，以及相关的合并症，从而决定是否行肝移植或联合脏器移植。一般小于 2 岁患者的肝衰竭被认为是接受肠外营养所引起，有肠道自主功能的可被认为具有肝移植的条件。

## 适应证

从实际的角度来看，在没有肠外营养支持的情况下无法维持理想体重或不能去除肠外营养是不可逆性肠衰竭的指标。肠衰竭而需要肠外营养支持的由于潜在原因死亡率达到 20％～25％。婴儿对于IFALD 风险最高，死亡率接近 50％。

**表 66-2　肠移植的初始标准**

小儿大范围肠切除术
成人小肠长度为 100 cm(不含回盲瓣)
小儿严重的肠道病变
微绒毛包涵体病或肠上皮发育不良
两种或两种以上的真菌感染或危及生命的脓毒症
持续高胆红素血症(>6 mg/dl)
四支中心静脉中两个有血栓形成
长时间预后或诊断的不确定性
患者或患者家属的要求

**表 66-3　肝、小肠、胰腺联合移植的标准**

肠衰竭合并肝硬化
肝硬化合并弥漫性门静脉血栓
生长缓慢的肝或肠系膜肿瘤
小肠再次移植

所有被诊断为肠道衰竭患者均应在疾病早期转诊到专业的肠道康复治疗中心进行评估,确定移植候选资格。有研究证实肠移植等待名单患者的死亡率高于其他实体器官移植,在家里等待移植的患者比住院等待者生存率高出约 15％。肠衰竭患者符合移植的标准见表 66-2。表 66-3 上是更宽泛的小肠移植标准,理论上及时评估和确定移植是提高生存率的关键。很多在进行移植评估的患者可以通过其他方法如 STEP 术、小肠缩窄延长术、小肠瘘口关闭术等恢复肠道自主功能。

广义说来,肠移植适用于不能再依靠肠外营养维持的、已经发展为 IFALD 的、腹部内脏器官病理改变复杂而其他治疗无效的,或具有危及生命的肠外营养并发症的不可逆性肠衰竭患者。基于匹兹堡研究中心发表的文献,肠移植可获得与肠外营养相似或更优的生存率,肠移植应作为所有肠外营养依赖者的治疗选择。

ISBTx 和 LSBPTx 禁忌证本质上与其他实体器官移植类似。患有严重的神经系统疾病、危及生命或无法治愈的全身性疾病、严重的先天性或获得性免疫缺陷病、无法治愈的恶性肿瘤和多系统自身免疫病的患者都不适宜行移植。此外,无法保证中心静脉可以维持移植后 6 个月的也是手术禁忌证之一。

## 移植前评估

移植前评估是一个多学科协作的过程,其主要目的是评估待移植患者是否耐受移植手术,对术后并发症和护理进行提前预期和规划。从广义上说,这一评估目的是解决以下 5 个问题,包括综合评价移植前患者的临床情况、排除无移植适应证或有手术禁忌者、稳定和提高患者的营养状况和耐受水平,并确保患者和家人知道手术可能的预后,以及手术后长期护理所面临的问题。

对于 ISBTx 或 LSBPTx 等待者的初步评价包括完整地彻底了解患者的既往史和手术史,综合评价患者的营养状况,包括人体测量和营养评价指数及详细的身体检查。血液学、生化和血清学试验结果(巨细胞病毒,EB 病毒,甲、乙、丙型肝炎病毒,单纯疱疹病毒,人类免疫缺陷病毒,水痘带状疱疹病毒,麻疹,风疹病毒,弓形虫病)作为基础初始参考指标。当发现待移植患者这些检测指标出现异常,应积极予以治疗纠正。有些额外的评估包括上消化道内镜检查和肝脏活检可能也是必要的,有助于评估肝脏功能是否健全,因为这有可能改变移植手术计划,评估肝移植的必要性。

胃肠道的功能和解剖评估方法包括影像学检查、内镜和组织学评估。对全胃肠道初步评价最简单和最翔实的检查是借助于钡餐或口服泛影葡胺完成。其他影像学检查包括超声和 CT,以评估患者疾病的严重程度。既往有血管病史的患者,如曾发生过肠系膜血管血栓形成,应行彻底的检查以排除潜在的凝血功能障碍。深静脉的超声检查有助于确定是否有深静脉血栓形成并再次确定中心静脉的可用性。少数情况下,特别是对于既往有深静脉血栓病史的患者常规中心静脉系统造影是必需的。

患者仍需要接受其他测试以评估是否能耐受手术。根据患者的年龄和患有的合并症,这些患者需要接受胸部 X 线、肺功能、心电图、超声心动图、多巴酚丁胺负荷超声心动图、乳房 X 线摄影术、结肠镜检查、心理评估等检查。肾小球滤过率的检测用于评估肾储备功能,排除慢性肾功能需要优先肾移植的患者。最后也最重要的是,护士协调员、社会工作者和财务顾问在整个评估过程中起着至关重要的作用。他们触及患者的方方面面,在情感支持、协调护理、解决财务以及面临未来所需处理问题等方面发挥重要作用。

## 小肠移植类型

接受移植的肠衰竭患者是一个高度多样化的群体,需要对他们进行同种异体移植的个体化评估从而判断何种移植为最优。这主要由他们的实质性和空

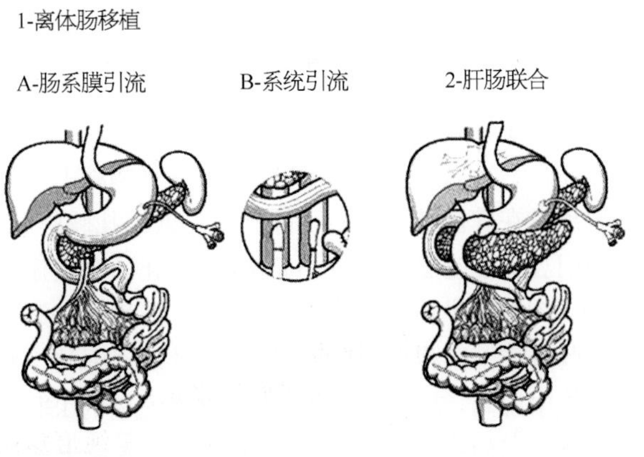

1-离体肠移植

A-肠系膜引流　　B-系统引流　　2-肝肠联合

**图 66-2**　肠移植类型(引自 Gondolesi G，Fauda M. Technical refinements in small bowel transplantation. *Curr Opin Organ Trans*. 2008;13;259-265.)

腔脏器的解剖和功能状态决定。这些患者手术方式的选择是 ISBTx、肝移植，或没有前肠备用的 LSBTx(图 66-2)。

### 离体小肠移植

ISBTx 适合于依靠肠外营养的肝衰竭患者或处于某个潜在可逆阶段的肝衰竭患者。有时对肝损伤程度进行准确评估是困难且充满挑战的。一般通过门静脉高压或肝活检的纤维化程度进行判断。有一点需要谨记的是极少数患者门静脉高压可能是由短肠综合征继发的肠系膜缺血所造成。肠系膜静脉血栓和脾静脉血栓的程度也决定着移植方式。例如，一个广泛门静脉血栓形成的患者适合 LSBTx，而患有脾静脉血栓的患者在行 LSBTx 的同时应行脾切除术。

### 单独肝移植

在一些肠衰竭患者中，尽管有足够的残余肠道和肠功能恢复的能力，但因为存在肝衰竭，IFALD 仍不断进展。肝衰竭阻碍肠道适应的过程，继而影响营养物质和电解质的吸收。肝移植通过去除腹水、肠水肿、胃肠道出血等不利因素，从而改善肠道功能恢复的条件。在这些患者中肝移植不应作为行 ISBTx 的桥梁；相反，对于潜在出现 IFALD 的患者应该更加慎重选择。总体而言，保证肝移植和 IFALD 后肠功能的恢复应包括供给超过最大肠道能量需求的 50%，保留从屈氏韧带起始至少 25 cm 正常小肠及年龄小于 2 岁。

### 肝、小肠、胰腺移植

如上文所述，因桥接纤维化和肝功能紊乱造成肝衰竭，同时伴或不伴有门静脉高压的短肠综合征患者是 LSBPTx 最佳适应证。中等程度的桥接纤维化与不可逆疾病相关性并不肯定，行 LSBPTx 或 ISBTx 往往由各移植中心自行决定。绝大部分 LSBPTx 移植包括移植肝脏、胰头十二指肠联合小肠，一些移植中心还包括胃和结肠。然而，这仍未形成一个广泛接受的标准术式。作者的 LSBPTx 术移植并不包括胃和结肠。尽管联合结肠移植可以降低食物通过的速度、提高营养的吸收率，但同时有人认为这样做会增加脓毒症的发生率，以及由末端回肠细菌入血的概率。另外，Kato 等没有发现联合回盲瓣移植的副作用。

### 麻醉风险

手术医生应该对 ISBTx 和 LSBPTx 手术过程中麻醉的重要性有清醒的认识。手术医生应该在患者血流动力学、凝血功能、电解质和血流状态方面与麻醉医生保持交流。当患者术中发生大出血、处于复苏阶段、经历低温，或是有其他问题，手术医生与麻醉医生对这些情况缺少沟通可能会对手术结果造成不可预知的影响。一名有经验的麻醉医生与外科医生在术前进行详尽的沟通是手术成功的基础。需要行 LSBPTx 手术的大多数患者血管通路受限。进行静脉通路映射和术中超声检查等手术操作，可以获得中心静脉通路而无须采用放射介入的方法。除了选用常规的手术麻醉设备以外，心输出量的血流动力学监测仪和混合静脉血氧饱和浓度检测也常规使用。通过两动脉监测线监测中心静脉压是在作者所在中心的标准做法。同时，术中经食管超声心动图可以对心脏前负荷及心室壁压力进行动态检测。对于成人，作者常规监测肺动脉压力和毛细血管楔压。手术中发生大出血是常见现象。输血和快速输液应可减少失血和及时复苏。由于腹部切口较大，大量液体流失及液体流入第三空间，手术过程中必须常规监测患者的体温。使用气管插管、加热毛毯和流体加热器来维护一个正常的核心体温。

移植器官再灌注阶段可能会有低血压、低血钙、高钾血症、代谢性酸中毒和体温过低等表现。在这个过程中应该进行积极的补液及使用血管活性药物。此外，考虑到移植器官钾的流出，在再灌注前血清钾水平应控制得当。

## 手术技术

本部分介绍小肠移植中的外科技术。为了简单起见，这一部分主要介绍 LSBPTx 手术。ISBTx 手术技巧穿插进行介绍。

### 受体器官切除(organectomy)

手术切口的选择要依据患者的体型、年龄和既往手术史。个体化制订手术切口是必需的,同时应注意新切口不应该让步于腹壁血供。

进腹后,进行肠粘连松解术游离残余小肠。如果存在吻合口,一并切除。ISBTx手术中残余小肠的游离一般从屈氏韧带开始,按序将小肠系膜从后腹膜游离起来。这也涉及离断受体的结肠,通常会保存左侧结肠。使用丝线双重结扎游离后的小肠系膜。移植小肠吻合在空肠的近端。

经典LSBPTx手术中第一步为游离受体肝脏,离断肝周韧带并解剖肝门。根据预先计划的腔静脉重建方式(双腔或背驮式),进行完全或部分的腔静脉游离。对于不保留前肠的自体移植,需要更为广泛的游离。第一步操作是从胃部中间进行横断。胃周的肝胃韧带也要被离断。如果采用全胃切除术,应保留胃食管交界处较低的食管支以保持其血液供应。从里向外游离脾脏、胰腺和小肠。随后,从右侧通过十二指肠的Koch切口暴露肠系膜上动脉,同时完全游离肠系膜根部。从根部结扎肝总动脉和脾动脉。术中需注意保护胃左动脉,因为这是残胃近端血液的主要供应来源。下一步,左半结肠或横结肠被离断,保留左侧结肠和肠系膜下血管。在此之后,残余的无功能小肠将被游离和移除,ISBTx的手术方式与之前描述类似。一旦胃在胃食管连接处横断,将以与结扎肠系膜上动脉类似的方式对腹腔干进行结扎。完成上述操作后,受体的前肠和中肠仅与肝脏相连。此时,用阻断钳或闭合器离断肝门。将空肠和回肠从腹腔取出,肝脏仍保留在原位。

接受保留前肠的LSBPTx手术患者,胃、胰腺、脾、十二指肠的回流静脉要保留。无须钳夹分离肝门结构,采用门静脉和腔静脉的端侧吻合以保证保留下来的前肠血液回流。

这是一个很好的时间段来止血和进行复苏。在这个阶段对膈脚进行分离确保主动脉对移植器官的血供。使用主动脉穿孔术对主动脉进行修饰。选用5-0或6-0聚丙烯缝线将供体4~6 cm主动脉段(导管)与受体主动脉进行吻合。吻合完成后,哈巴狗夹闭导管而将主动脉阻断钳放开。受体将先行接受肝上下腔静脉闭塞试验,并对血流动力学的稳定性进行检测用以评估患者耐受闭塞的持续时间。保证血流动力学的稳定性后,肝上下腔静脉被离断,同时肝后下腔静脉也被切除。在无肝期可选用体外静脉转流技术,但是作者很少使用。

## 后台准备和植入

### 异体小肠移植

在后台上,通过仔细结扎细小分支将胰腺上门静脉游离。在脾静脉与肠系膜静脉交汇处结扎脾静脉。使用闭合器在空肠近端将小肠离断,结扎肠系膜血管小分支。处理供体的肠系膜上静脉时注意保留第一个空肠分支。同样地,将肠系膜上动脉从周围神经和淋巴管中游离,结扎胰十二指肠分支。完整的ISBTx移植物有门静脉和肠系膜上动脉作为血液流出和流入道。

完成移植器官的修整后,血管流入和流出道同时完善。移植器官血供通常从腹主动脉发出,从下腔静脉回流;也可以通过门静脉或肠系膜上静脉回流。这些吻合可以使用5-0或6-0聚丙烯缝线。首先进行动脉吻合,流出道的选择取决于受体门静脉的尺寸和通畅程度。短肠综合征患者通常没有良好的肠系膜上静脉流出道。在这些患者中,通常选择腔静脉流出道。两者吻合完成后,打开血管阻断钳,对移植器官进行再灌注。要保证吻合口部位以及周围神经组织严密止血。患者可能会由于内脏血流重新分配,以及移植器官血液充盈及存在第三间隙而造成继发性低血压表现。为保证此阶段血流动力学的稳定性应积极进行液体复苏。当血流动力学稳定、彻底止血后,下一步则是恢复胃肠道的连续性。采用侧侧吻合将受体空肠近端和移植小肠进行吻合。作者所有的胃肠吻合均采用双层手缝技术。下消化道吻合方式取决于潜在的胃肠道疾病和残余胃肠道的功能。残余结肠的患者,采用侧侧吻合术,并进行近端回肠造口术。无残余大肠的患者,如对于无神经节细胞症的患者,进行末端回肠造口术。在极少数情况下可能会由于既往手术造成腹壁上无法行造瘘,对于这些患者作者仅重建胃肠道连续性而不造口。

### 异体肝、小肠和胰腺联合移植

LSBPTx异体联合移植物的后台修整是相对简单的。这些移植物与降主动脉整体获取。在后台休整时,细丝线结扎主动脉的肋间和腰部分支(图66-3)。主动脉的远端即刻与肠系膜上动脉的远端口进行吻合,其间注意不要损伤肠系膜上动脉内膜(图66-4)。脾静脉和脾动脉在远离胰尾处结扎,然后去除脾脏。肝上和肝下下腔静脉的修整方式和常规肝移植相似。无论是保留或不保留前肠的LSBPTx,胰腺都将被连带一同移植,因为去除胰腺不仅技术上困难,

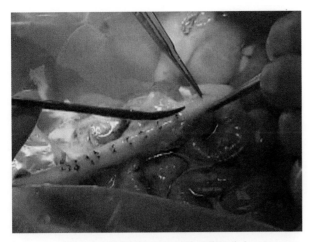

图 66-3　结扎肋间及主动脉导管的分支

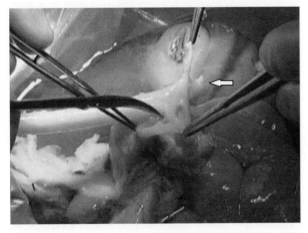

图 66-4　腹腔干和肠系膜上动脉神经淋巴的组织分离。箭头所指处需缝合,注意不要损伤肠系膜上动脉管腔

而且会增加门静脉和胰腺血栓并发症发生的风险。

使用 5-0 或 6-0 聚丙烯缝合线(见前文)将供体下行胸主动脉的 4～6 cm 部分吻合到受体的主动脉。阻断钳夹闭胸主动脉,打开主动脉阻断钳恢复肾脏和下身血流。然后将移植器官置入受体体内进行移植。肝上和肝内腔静脉吻合与肝移植相同。使用 6-0 聚丙烯线吻合供体和受体的胸主动脉。吻合后,撤除阻断钳。通常先开放肝上下腔静脉,然后开放肝内下腔静脉,最后开放主动脉血流。同时进行确切止血及积极的液体复苏。此时应注意严密止血,改善凝血功能,维持正常体温及电解质平衡。恢复胃肠道连续性后行胆囊切除术。胃与移植空肠之间采用 Roux-en-Y 术进行胃肠吻合。最后是否行造瘘术取决于远端残留肠道的功能状态,以及结肠的可用长度(见前文)。

### 腹壁缝合

ISBTx 或 LSBPTx 中关闭腹壁具有相当的挑战性和复杂性。在大多数情况下,仅连续缝合关闭腹壁筋膜,皮肤不予以缝合。当关闭主要腹壁筋膜有困难时,应该避免在有张力的情况下闭合腹壁,因为这样做通常不成功,并且使器官处于腹腔高压的危险中,同时造成气道管理的困难。在这种复杂的情况下,应该考虑仅缝合皮肤或使用假体或生物膜。采用生物膜临时关闭腹腔时,患者移植后每隔几日在手术室进行分期关腹。通常可在水肿消退后进行延期关腹。作者不提倡在术后早期使用真空辅助闭合装置,因为在许多情况下有可能造成肠道瘘管。切口肉芽化后,可以考虑使用这种装置来帮助加快治疗过程,方便切口护理。在极少数情况下,特别是有显著组织缺损的时候,腹壁移植可能是唯一的处理办法。腹壁移植将在下文做简要介绍。

### 腹壁移植

因为许多 ISBTx 或 LSBPTx 的受体由于多种治疗措施或继发于肠道皮肤瘘和伤口并发症已经失去腹壁,移植时可能无法关闭腹壁。此外,已经丧失整个中肠的腹膜缺损的患者不仅仅要使用较小的捐赠器官,还需要重建主腹壁来闭合腹部。尽管已有多种腹壁重建技术,如使用组织结构分离技术、旋转皮瓣,以及合成或者生物膜,但由于部分患者没有足够的组织或这些干预措施无效,这些患者就无法关闭腹腔。在这些特殊情况下,腹壁移植可能是恢复腹壁完整性的唯一选择。

在获取供体的同时,进行血管化的腹壁复合物获取。这个复合物由供体前腹壁和腹直肌、部分斜肌组成。移植器官动脉的流入和静脉流出均来自上腹下部的髂血管。腹壁复合移植的血供和回流是和受体的髂血管吻合的。血液循环重建后,腹壁被移植到受体上。

### 活体供肠移植

活体供肠移植(living donor intestinal transplantation,LDIT),包括单独小肠移植或者联合肝脏的活体移植,对于 ISBTx 或者 LSBPTx 的适应证患者都是安全有效的治疗方法。由于患有肠衰竭伴肝衰竭的患儿在所有的器官移植等待名单中死亡率最高,这些患者可以从活体小肠移植联合肝移植中受益。此外,除去减少等待时间,这种方法其他优点还包括供体的可选择性、人类白细胞抗原(HLA)匹配性,并且可以缩短器官冷缺血时间。Gangemi 等报道了 5 例相关移植病例,术后 12、24 个月的存活率为 100%。他们肝脏或小肠移植存活率分别为 100% 和 80%。

肠移植的供体手术包括获取 150～200 cm 的回

肠,并且供体留下至少 15 cm 的末端回肠以及回盲瓣。移植器官由肠系膜肠动脉末端分支供血。肝移植通常选取供体肝左外叶。Gruessner 和 Sharp 描述了有关这个手术更深层次的技术。

LDIT 的适应证有限,因为 ISBTx 移植器官更易获得。LDIT 主要适应证包括 ISBTx 适应证患者中完全丧失中心静脉通路和高度敏感的个人,可以在 ISBTx 之前从脱敏试验中受益。

## 术后护理

ISBTx 和 LSBPTx 的术后护理后是由一个多学科有经验的护理团队进行。术后第一个 24~48 小时重点关注的是改善受体生理状态和密切监测移植器官的灌注和功能。根据器官系统细分术后早期管理。

### 心血管系统

血流动力学不稳定在术后早期为常见表现。术后 24~48 小时内有大量的液体流动,主要是由于血液再灌注和第三间隙液体丢失。这种情况由于手术操作和凝血机制变化而造成的出血变得更为复杂。移植器官灌注的目标是维持足够的血细胞比容、氧合和灌注压。血细胞比容要维持在 27%~30%,患者氧饱和度高于 95%,并维持正常的灌注压。由于患者在术后 24 小时内不能维持足够的血容量,所以常需要补充大量液体。除了保证大量液体复苏外,可能还需要使用血管活性药物维持血压。术后 48~72 小时内,这些患者可能由于液体过多、肾功能不全、使用高剂量类固醇和 CNIs 等因素诱发高血压。这种高血压往往是自限性的,并不需要使用降压药。

### 呼吸系统

许多患儿由于早产,通常患有一些潜在的肺部疾病如支气管肺发育不良、哮喘、慢性肺疾病或脓毒症相关的急性呼吸窘迫综合征。但是,大多数患儿在术后 24~48 小时内可以成功拔除气管插管。少数情况下患者可能由于某些原因需要长时间插管。在特殊情况下,复杂移植术后短时间内多次分期关闭腹腔的手术需要延长插管时间。除此之外,液体超负荷、肺水肿和肺内分流等,尤其是在患者肺部有基础疾病的情况下,可能会造成延迟拔管或拔管失败。呼吸道病毒感染如呼吸道合胞病毒和腺病毒可造成这些长期插管患者急性肺功能不全。对于儿童移植后的患者,不能过分依赖医护的经验。要依据他们的年龄、肺部基础疾病、并发的肺部感染来判断呼吸支持的时间,有可能持续数日甚至数周。

### 泌尿系统和电解质平衡

术后早期一定程度肾功能不全非常常见,通常由多种因素引起。这些因素包括术前肾功能不全、下腔静脉阻断、围手术期低血压、腹腔间隔室综合征和使用肾毒性药物等,包括 CNI 类药物。移植肠道后的围手术期还有显著的液体和电解质损失,特别是 $Na^+$、$HCO_3^-$、$Ca^{2+}$ 和 $Mg^{2+}$。除了确保充分灌注外,应调整液体平衡以保证尿量达到每小时至少 0.5 mg/kg。由于术后大量液体积聚在第三间隙,有时有必要使用白蛋白输液和袢利尿剂来增加尿量。术后容易发生电解质紊乱,作者建议应至少每 6 小时进行 1 次化验,当出现电解质变化时及时进行调整。根据作者的经验,5%~10% 的患者至少在短期内可能需要透析治疗,直到肾功能恢复。

## 手术并发症

Grant 等人最初采用的手术方式由于容易造成扭转,有较高的胆道并发症发生率,包括胆漏和胆道狭窄、肠吻合口漏和门静脉静脉血栓形成等。随后 Sudan 等人改进手术技术,不再对肝门结构进行解剖,胆道和胰腺并发症的发生率大幅度降低。

手术并发症包括肠穿孔、机械阻塞、吻合口漏、腹内脓肿、造口相关并发症和血管并发症。偶有发生乳糜漏、腹水的报道,治疗上需要保持引流通畅。这些并发症对于免疫抑制状态患者而言是引起发病甚至死亡的主要原因。依据作者的经验,腹部成像,特别是增强 CT 检查对于这些患者非常有意义。对于这些患者病情诊断阈值应该降低,因为这些患者中并发症临床体征和症状可能不明显或不可靠。

为了避免排斥反应的发生,需要反复对患者进行内镜引导下穿刺检查,这也造成了特有的相关并发症。这些并发症包括出血、肠梗阻(继发于内部血肿)、穿孔和造瘘口破裂。对这些并发症要有清醒的认识,从而做到早期诊断并及时解决这些问题。

## 感染性并发症

ISBTx 和 LSBPTx 的患者在术后不应该有发热表现,作者认为体温 38.5 ℃(101.3 ℉)是术后体温的上限。体温升高主要是术后早期肺不张和缺乏活动所引起。对于体温轻度升高的患者,早期下床活动、积极的肺部护理和使用肺部锻炼装置是有益处的。同时对于体温持续升高的患者应设置一个监测阈值以排除潜在的感染源。感染并发症的主要来源包括

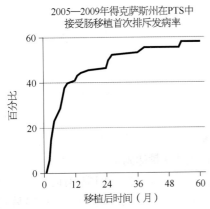

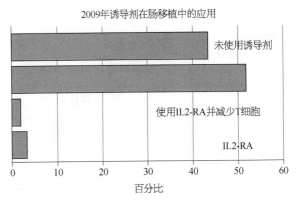

图66-5　在2005—2009年肠移植受者的急性排斥反应发病率[经器官获取和移植网络（OPTN）移植受者科学注册表（SRTR）授权引用。Rockville, MD: Department of Health and Human Services, Health Resources and Services Administration, Healthcare Systems Bureau, Division of Transplantation; 2011:75-88.]

图66-6　诱导剂在肠移植中的应用，2009[经器官获取和移植网络（OPTN）移植受者科学注册表（SRTR）授权引用。Rockville, MD: Department of Health and Human Services, Health Resources and Services Administration, Healthcare Systems Bureau, Division of Transplantation; 2011:75-88.]

在手术后缝线感染、吻合口瘘、肠穿孔、腹腔积液等。对于血培养阳性的患者应积极使用抗生素抗感染并排除感染源。因为大剂量激素和麻醉药的使用，和患者无法沟通，患者术后早期由脓毒症引起的腹膜炎体征可能不是非常明显，对于这种情况应放宽诊断指征，尤其是对于儿童患者。

## 免疫抑制

近40%的患者在移植术后1年内都将面临急性排斥反应发生的风险（图66-5）。肠移植后，急性排斥反应不但难以预防和治疗，并且可以引起移植器官功能的丧失，它的发病率仅次于肠黏膜屏障破损后引起的脓毒血症。最早认为发生急性排斥反应的原因是肠道的高度免疫性，用于抗排斥反应的免疫抑制剂的量应多于其他实质性脏器。经过不断深入认识，对于免疫抑制剂的使用则认为应该在预防排斥和避免过度抑制中达到平衡，减少感染并发症的发生、减轻肾毒性、避免发生肾功能损害和PTLD。

接受ISBTx和LSBPTx的患者需要接受单克隆或多克隆抗体药物的"诱导免疫治疗"。在最近发布的移植受体（SRTR）研究报告中指出，2009年肠移植术后使用T细胞增殖抑制剂的患者在所有肠移植术中占51.7%，43.3%没有接受免疫诱导治疗（图66-6）。目前临床上最常用的两种免疫诱导剂是白细胞介素-2受体抑制剂巴利昔单抗和抗胸腺细胞免疫球蛋白（ATG）。在最近一份由匹兹堡大学研究小组发布的报告中，兔ATG或阿仑单抗用于受体初始淋巴细胞消耗，随后使用他克莫司单药维持免疫抑制（maintenance IS, MIS）。在这项研究中，他们发现有50%的急性排斥风险，在治疗的前3个月中有1/3的患者会发生中度至重度激素耐药的排斥反应。在206例接受ISBTx和LSBPTx的患者中，136名受试者尝试了免疫抑制维持治疗的戒断疗法，57%的患者取得了成功。在随后的随访调查中，患者的1年生存率为91%，5年生存率为75%，移植器官1年存活率为86%，5年为61%。

在作者所在移植中心，作者在获取器官时使用ATG对供体进行预处理。对于受体，作者分别在手术当日和术后第4日巴利昔单抗给药20 mg。在作者所在中心，也有部分患者接受ATG的治疗。综合考虑受体的年龄、性别、移植反应性抗体与移植类型等因素，选择巴利昔单抗或ATG作为免疫诱导剂。根据这项研究，作者发现患者1年发病率（38%）和急性排斥反应发生的中位数较对照组都有所下降（82%）。对于免疫抑制维持治疗的患者，作者使用他克莫司联合激素，在前几个月逐渐减量。作者的目标是在移植后的前3个月将他克莫司12小时血浓度维持在至少15 ng/L的水平。有时对于有慢性肾病的患者作者也会使用有肾脏保护作用的吗替麦考酚酯类药物。作者使用西罗莫司仅限于难治性排斥反应或难以耐受CNI类药物的患者。作者以前报道过15例肠移植患儿接受西罗莫司治疗，有肌酐升高和高血压表现。在这些患者中，他克莫司药物浓度可以降低50%，有11例患者肾功能得到改善。

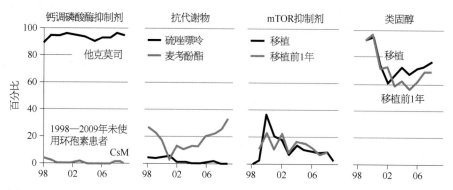

图 66-7 移植患者过去 10 年中各种免疫抑制剂的使用变化趋势。CSM，环孢素微乳液；mTOR，雷帕霉素靶蛋白[经器官获取和移植网络（OPTN）移植受者科学注册表（SRTR）授权引用。Rockville, MD: Department of Health and Human Services, Health Resources and Services Administration, Healthcare Systems Bureau, Division of Transplantation; 2011:75-88. ]

匹兹堡和迈阿密研究组也报道了治疗中使用人源化单克隆抗体 CD52，阿仑单抗。在迈阿密研究中，采用了 4 组研究剂量：术前、完成移植后、术后 3 日和 7 日。他们发现发病率和急性排斥反应均有所下降，同时也能避免 MIS 后激素的使用，降低他克莫司的用量。他们的目标是将 12 小时他克莫司血药浓度控制在 10 ng/L。低于 4 岁的患儿使用阿仑单抗与移植术后高并发症发生率相关。

他克莫司仍是治疗 MIS 的金标准药物。在过去的 10 年中 MIS 治疗上其他变化包括增加使用吗替麦考酚酯并减少西罗莫司的使用量。根据最近的 SRTR 统计结果，在 2009 年，吗替麦考酚酯的使用增加到近 33%，而雷帕霉素的使用从 2000 年 36.6% 降低到 2009 年的 2.2%（图 66-7）。在 2008 年术后 1 年随访中近 2/3 的患者使用激素维持治疗。

## 营养

肠移植患者的营养管理是复杂的，尤其是在移植术后早期。这些患者需要恢复肠道的自主功能，这需要花费一些时间对肠内营养制剂的数量和类型进行调整。没有指南提示如何停止肠外营养和采用肠内固体食物。肠道恢复自主功能受多种因素的影响，包括由于高渗引起的腹泻、术后肠梗阻、肠功能亢进、脂肪吸收不良、由于感染和排斥反应造成的移植器官淋巴回流中断等。术后早期这些患者需要依靠肠外营养以满足液体、电解质和能量的需求。当发生肠梗阻时，缓慢注入低脂肠内营养，有较好的耐受。在无并发症发生的情况下，患者通常需要 3～4 周恢复肠道自主功能。

不同移植中心所选择的肠内营养方式不同，包括胃造瘘术、空肠营养管、十二指肠鼻饲管、手术放置空肠造口管等。在可耐受的情况下，允许患者食用一定量的固体食物。摄入高糖食物、乳制品、果汁等应加以限制，因为在术后早期这些食物往往可以引起倾倒综合征和恶性高渗性腹泻。肠移植术后早期患者造口的丢失量可能会很大，如果量超过每日 35 ml/kg，则每 4～6 小时肠内营养应更换为 0.45% 盐水或生理盐水。随着肠道逐渐适应，更换频率应逐渐降低到每 8 个小时再到每 12 小时。最终的目标是肠造口丢失量应控制在每日 35～50 ml/kg。如果随着饮食改善，造口输出增加，肠内营养的速率则需要降低直至肠道恢复功能、输出降到正常值以下。在造瘘口排出量突然增加时应排除包括排斥或感染等在内的原因。造瘘口持续有大量排泄物时，在排除急性排斥反应和感染的情况下，应经验性使用抗消化道动力药品，包括洛哌丁胺（易蒙停）和生长抑素类似物。如果在用药以后情况仍不能改善，应考虑尽早撤除回肠造口并使用结肠分流吸收。与此同时，对于丧失吞咽功能的患者，应由专业的营养治疗师进行评估治疗，恢复摄入营养必须的功能。

## 急性和慢性排斥反应

急性排斥反应是导致肠移植术后器官功能丧失和患者死亡的主要原因。急性排斥反应的表现形式多种多样，可以表现为无任何临床症状，也可以表现为由于严重的黏膜脱落造成胃肠道出血。最常见的

表 66-4　小肠移植急性排斥反应组织学分级标准

| 级别 | 主要组织学表现 |
| --- | --- |
| 未定 ACR | 微小局部炎症浸润,微小隐窝上皮损伤,增加隐窝上皮损伤,增加隐窝上皮细胞凋亡(通常为 6 凋亡小体/10 隐窝),未达到最小形变,无黏膜溃疡,变化不足以诊断轻度急性排斥反应 |
| 轻度 ACR | 增生淋巴细胞轻度炎症浸润,轻度隐窝上皮损伤,增加隐窝上皮损伤>6(通常为>6 凋亡小体/10 隐窝,轻度形变,无黏膜溃疡) |
| 中度 ACR | 广泛的固有层炎症细胞浸润,扩散的隐窝上皮损伤,增加隐窝细胞局灶性融合的细胞凋亡,更突出的形变;可能轻度至中度动脉内膜炎;无黏膜溃疡 |
| 重度 ACR | 典型的黏膜溃疡;可观察到的严重的动脉内膜炎或透壁性动脉炎 |

引自 Wu T, Abu-Elmagd K, Bond G, et al. A schema for histologic grading of small intestine allograft acute rejection. *Transplantation*. 2003;75:1241-1248.

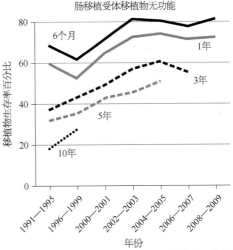

图 66-8　小肠移植的 10 年生存率[经器官获取和移植网络 (OPTN)移植受者科学注册表(SRTR)授权引用。 Rockville, MD: Department of Health and Human Services, Health Resources and Services Administration, Healthcare Systems Bureau, Division of Transplantation; 2011:75-88.]

表现是造瘘口大量物质渗出,体重无明显增加,不能很好地生长。在这些患者中应采用强制办法,以确诊和早期治疗急性排斥反应。急性排斥反应可以通过多内镜引导下对环状吻合口进行穿刺获取病理。通过组织学特征对急性排斥反应的程度进行评价,包括上皮细胞凋亡、损伤、细胞炎症、绒毛变形、水肿与血管阻塞。根据这些结果综合分析,排斥反应可分为不确定、轻度、中度,或重度(表 66-4)。内镜下发现的急性排斥反应所引起的黏膜脱落偶尔也用剥脱性排斥描述,组织学上将其纳入严重排斥的范畴。在作者所在移植中心,作者严格按照指南要求对移植后患者进行定期穿刺以尽早发现排斥反应并积极治疗。从 2004 年 1 月到 2011 年 9 月,有 235 名患者接受了近 2 100 次肠活检。作者根据活组织切片检查发现的不确定、轻度、中度、重度排斥反应分别为 5.5%、4.6%、1.7%和 1.6%。

轻度急性排斥反应患者的治疗最初是前 3 日每日静脉注射甲泼尼龙(20 mg/kg)并将免疫抑制维持剂量增加 25%。激素治疗结束后再进行重复活检。患者在激素疗程结束时仍有排斥反应或最初表现为重度排斥反应的则需要使用 ATG(每日 1~1.5 mg/kg)进行治疗,每日总量最大可达到 6~10 mg/kg。一旦有急性排斥反应的证据,患者除了可以提高免疫抑制维持剂量外,还可加用吗替麦考酚酯类药物治疗。但是,吗替麦考酚酯类药物有相应的副作用,包括腹泻进一步恶化以及在肠黏膜活检标本中出现肠内细胞

凋亡小体,这可能会造成早期排斥反应的误诊。部分患者在 ATG 治疗后仍有排斥反应的表现,对于这些患者可加用英夫利昔单抗进行治疗,疗程为 4 周。对于 ATG 治疗不敏感仍有症状的患者最终结果会导致移植器官丧失功能。

总之,急性排斥反应仍然是肠移植患者面临的一个难题,在移植后的第一年内至少 40%的患者经历急性排斥反应。随着对急性排斥反应诊疗方法的改善,1 年移植器官存活率从 1991—1995 年的 59.5%升高到 2008—2009 年 72.2%(图 66-8)。早期诊断和积极治疗对于急性排斥反应的预后有很大帮助。

慢性排斥反应(chronic rejection,CR)通常表现比较隐匿,主要表现为排泄物增多、腹痛、体重减轻,或肠梗阻。慢性排斥反应是造成移植器官失去功能的最主要原因。慢性排斥反应的组织学标志是肠系膜血管阻塞性病变和肠壁深层的病变。内镜下表现为溃疡、腺瘤样改变、黏膜纤维化及肉芽肿。由于肠黏膜广泛纤维化,肠蠕动减弱导致肠壁增厚。肠道黏膜活检对于诊断慢性排斥反应没有太大帮助,因为只有全部活检才能有特征性发现。ISBTx 的患者发生过早期、复发,或严重急性排斥反应的,是发生慢性排斥反应的高危人群,应予以密切关注随访,积极治疗早期急性排斥反应,防止慢性排斥反应发生。慢性排斥反应偶尔局限在移植器官远端,可以通过节段性小肠切除术解决。一旦确诊多器官慢性排斥反应,患者应该重新评估接受肠外营养或 ISBTx 或 LSBPTx

治疗。

## 移植后淋巴细胞增生症

PTLD是移植人群中淋巴增生异常,在恶性肿瘤发病中仅次于皮肤癌。实际上,在儿童移植患者中,PTLD是最常见的恶性肿瘤,近乎占所有肿瘤的一半,通常与EBV感染有关。根据世界卫生组织标准,PTLD可分为4种类型,包括早期病变、多态性、单形性和霍奇金淋巴瘤型PTLD。移植患者PTLD在大多数情况下是与EBV感染相关。PTLD在儿童中大致发病率为10%~19%,取决于移植物的类型。根据SRTR提供的数据,从2005—2009年,ISBTx和LSBPTx患者PTLD的累积发病率移植后6个月是9%,1年是4.5%,2年为5.9%,3年为7.9%,4年为7.9%,5年为7.9%(图66-9)。受体在移植时EBV血清阴性被认为是PTLD最危险的因素。相较于其他实质器官移植受体,ISBTx和LSBPTx也被认为是PTLD的高危因素。其他PTLD易患因素包括移植的年龄、免疫抑制严重程度、免疫抑制的累积度和供体移植组织的淋巴数量。大多数PTLD发生在移植后的第一个24个月内,因为这是免疫抑制最强烈的时期。

PTLD的临床表现多样,最常见的为良性表现,如发热、疲劳、体重减轻。胃肠道受累可表现为腹泻、呕吐、肠套叠、出血,或穿孔。很少情况下,它可能引起暴发性的多器官功能衰竭。PTLD的常规检查包括血常规、血液生化、淋巴结活检、EBV病毒载量。

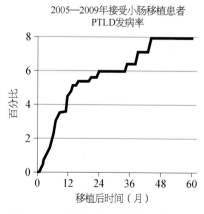

2005—2009年接受小肠移植患者
PTLD发病率

**图66-9** 2005—2009年肠移植患者移植后淋巴组织增生性疾病(PTLD)发病率[经器官获取和移植网络(OPTN)移植受者科学注册表(SRTR)授权引用。Rockville, MD: Department of Health and Human Services, Health Resources and Services Administration, Healthcare Systems Bureau, Division of Transplantation; 2011:75-88.]

如果PTLD组织学和血清学阳性,患者需要接受进一步的影像学评估,采用超声或CT进行检查。

随着对PTLD病因和发病机制更深入地了解,治疗方式也不断发展。如今,PTLD的治疗焦点是初级预防。这些干预措施包括避免过度免疫抑制,预防性使用抗病毒、抗巨细胞病毒免疫球蛋白。二级预防的策略包括前12个月每月检测的EBV DNA载量,然后每3个月检测。EBV DNA增加对于PTLD的早期诊断有帮助。

PTLD治疗上非常困难,因为降低免疫抑制则会增加急性排斥的风险,这之间的平衡很难把握。对于PTLD的一线治疗方案是降低免疫抑制维持剂量。有报道指出单一降低免疫抑制维持剂量有效率为20%~80%。这个差异是与免疫抑制的敏感性和PTLD的严重程度相关。移植器官应定期行内镜活检排除急性排斥反应。对于降低免疫抑制剂维持剂量无反应的和发展为急性排斥者的通常预后较差。

CD20抗体(利妥昔单抗)也被用于治疗难治性的PTLD。尽管50%的患者会得到缓解,但将近25%的患者会复发。细胞毒性药物作为二线药物用于治疗难治性PTLD。最佳的治疗方案是抑制有细胞毒性的B细胞增殖同时不影响T细胞介导的抗EB病毒的功能,并达到最小毒副作用。化学治疗很有吸引力,因为它不仅可以缓解PTLD,也可以阻止排斥反应进一步发展。接近60%的患者可以达到完全缓解,移植器官无功能发生率小于5%。不幸的是,化学治疗与重要器官的损伤和感染死亡有关,有近35%的患者死于化学治疗的毒性作用。在最近的一项利妥昔单抗联合小剂量环磷酰胺和泼尼松龙治疗55例小儿患者的二期临床试验中,CD20阳性的PTLD患者完全缓解率达到69%。本组患者的中位随访时间是4.8年,2年无病生存率为71%,总生存率为83%。

总之,PTLD是ISBTx和LSBPTx要面临的一个重要问题。尽管预防性抗病毒治疗的有效性仍未证实,但EBV DNA浓度监测是移植后早期的监测指标。当怀疑诊断PTLD时,应获取组织学进行证实。治疗应首先采用最保守的治疗方法。如果无效,应采取利妥昔单抗治疗。当都无效时,化学治疗应作为最后的治疗措施。

## 移植物抗宿主病

GVHD是一种罕见的并发症,从移植的实体器官中而来的 T 淋巴细胞对受者组织和细胞进行攻击,并由于宿主的免疫缺陷不能被消除。这种免疫反应的特点是发热、皮疹、黏膜溃疡和肝功能紊乱。ISBTx 和 LSBPTx 患者的发生率最高,发生率接近 5%。尽管 GVHD 并不常见,但死亡率很高(高达 85%),最常见的死亡原因是暴发性的脓毒症或消化道出血。

移植后前 3 个月发生的 GVHD 称为急性 GVHD,而移植后发生发展持续 3 个月以上的 GVHD 称为慢性移植物抗宿主病。移植物抗宿主病的诊断通常通过受体的皮肤、肝脏、胃、或结肠活检进行确定。根据组织学结果,移植物抗宿主病又可细分为 Ⅰ~Ⅳ 级。急性 GVHD Ⅰ 级的临床意义不大,不影响移植物的存活,不需要治疗。另外,Ⅱ~Ⅳ 级 GVHD 有相关的明显症状,需要积极的治疗。Wu 等报道 241 例 ISBTx 和 LSBPTx 患者中 GVHD 发生率为 9.1%,而死亡率高达 70% 以上。这些患者中有 55% 死于败血症。应根据严重程度确定本病的治疗方式,从保守观察到大剂量的激素治疗增加免疫抑制剂用量。对于药物联合治疗进行了多项研究,包括吗替麦考酚酯类、ATG、西罗莫司、英夫利昔单抗、依那西普、地尼白介素、喷司他丁、阿仑单抗等。这些药物仅被作为最初使用高剂量激素治疗患者的二线用药。尽管可以尝试不同的药物治疗,但通常由于感染性并发症的发生,ISBTx 和 LSBPTx 后发生 GVHD 的患者预后极差,死亡率高。

## 结果

在最近 25 年里,肠移植从实验性研究不断发展,逐渐成为治疗不可逆性肠功能衰竭和肠内营养严重并发症的选择。随着移植概念的普及和成功的临床经验及结果,过去 10 年中肠移植的患者数目已经增加了 2 倍。其中,近一半的患者肠移植年龄小于 5 岁。尽管对于中位时间小于 18 岁的移植患者,移植等待时间已从 2000 年 5.8 个月减少至 2009 年 2.6 个月,但平均等待时间仍然很长,有近 60% 的患者等待了一年多。1998—2009 年,18 岁以上的肠移植患者所占比例从 29.7% 增加到 47.5%。然而,每年小肠移植的完成率基本稳定:1998 年每 100 名等待小肠移植患者中完成 78 例,而 2009 年,每 100 名等待者中完成 81 例。在同一时间,等待名单中患者的死亡率仍是一个问题,2009 年有近 12% 的患者在等待移植时死亡。

接近 40% 的移植患者是 ISBTx,在过去 10 年中数量并未发生太大变化。其余 60% 的患者为肠移植联合其他器官移植,大多数情况下是联合肝脏移植。早期移植失败率从 1998 年 20% 下降至 2009 年 8.3%。最新报告的 1、3、5、10 年移植物存活率分别为 71.3%、60.3%、45.3% 和 27%(图 66-8)。改善生存预后因素包括诱导治疗、移植患者在家等待、肠外营养及相关并发症管理的改进、受者年龄和移植中心的经验(有 10 年以上移植经验的中心)。

尽管通过各种类型的肠移植累积经验,但仍然缺乏长期移植结果的数据,肠功能恢复的成功率,ISBTx 和 LSBPTx 为患者和家庭带来的并发症、发病率、死亡率。肠移植术后并发症仍然常见,肠移植患者比任何其他实体器官移植有更高的再住院率。这个最常见的原因是感染(通常是病毒)、脱水、胃肠道并发症和排斥反应。

Lacaille 等人报道 31 例小儿肠移植术后长期随访结果,中位随访时间为 7 年,发现移植后 2 年 45% 的患者需要肠内营养支持。这主要发生在童年早期口咽功能未发育的患者。在他们的研究队列中,所有患者有较高的能量摄入。他们的研究队列中脂肪和能量吸收率分别为 84%~89%。他们推测,脂肪吸收不良可能是由于功能性淋巴管循环欠佳。然而,大多数患者在移植后生长速度正常,仅在严重营养不良的患者中移植后生长速度较快。

肠移植难以被接受的一个重要因素是受者及其家属的生活质量受到影响。过去 10 年中没有发表研究相关问题的文献。在最早的 Sudan 等人的研究中,肠移植受者移植前后的生活质量相比有适度的改善。这些受体患者父母的生活质量仅略差于正常学龄儿童的父母。加利福尼亚大学未发表的数据指出与肝移植相比,身体健康、社会健康和学校功能相比较差。除此之外,波罗尼亚大学研究指出相对于普通人,肠移植患者的心理评分较低,多有焦虑。匹兹堡大学最近的一项对 227 名生存超过 5 年的器官移植术后患者进行评估,评估他们的长期生存、移植器官功能和术后生活质量。他们认为移植的定性治疗效果反映在几个领域,包括认知、情绪和心理社会功能。他们还发现除了涉及免疫抑制维持治疗的新健康问题外,还存在抑郁症发病率增加和经济问题突出,以及影响原发性疾病。

总之,肠移植可以让大多数患者恢复肠道功能,但是同时要负担肾衰竭、感染、恶变和丧失器官功能的风险。

## 未来发展

自人类第一次肠移植成功以来,该领域已经经历了几次变革。随着对免疫学认识的提高,各种控制免疫抑制水平的经验累积,外科手术技术的改进,对术后护理的改善,以及从临床实践中吸取的所有经验教训,人们现在能够实现 1 年移植器官存活率达到 77%～80%。人们继续努力实现避免急性排斥反应及防止过度免疫抑制造成并发症发生的平衡。虽然没有重大进展,目前在大多数中心采取的措施是避免过度免疫抑制带来的副作用,确保移植器官的长期生存。现在仍在探索对于急性排斥反应的血清或组织标记,这将有助于人们在亚临床阶段确定急性排斥反应。即使没有发生过急性排斥反应的患者,由于不明原因,慢性排斥反应的发生率高达 15%。与此同时,和接受 ISBTx 的患者相比,接受 LSBPTx 的患者预后更好,这可能与肝脏的免疫功能相关。作者预计在未来对于有适应证的患者增加 LSBPTx 手术,其中包括小儿患者、高反应性抗体,以及由于 AR 和 CR 接受 ISBTx 失败的患者。

在未来,对于肠衰竭患者最重要的调节是肠道功能的恢复。在过去的 10 年中,肠道移植的绝对适应证已被细化,并限制在少数情况下(见前文)。肠康复的研究进展已经表明,肠衰竭的患者可以无须移植治疗。积极的外科康复,包括恢复胃肠道连续性、STEP、肠成形术等,可通过最大限度减少液体流失,最大化增加小肠吸收面积,减少由于肠衰竭患者细菌增生来恢复小肠功能。除此之外,通过多学科的方法对肠内营养进行优化,改善肠内营养、补充微量营养素、进行药物疗法,以减少肠内液体损失和减慢通过速度使肠移植获得成功。在未来的几年里,肠移植将作为肠康复一种补充疗法,为的是给少数患有危及生命的肠内营养并发症与肠衰竭患者提供治疗选择。

在现代循证医学时代,肠移植领域仍缺乏长期试验的随访数据。为了更好地了解肠移植对生存和社会心理的长期影响结果,需要更多的后续研究。此外,需要进一步研究小肠的免疫学、功能适应、移植后组织学改变,如何预防和改善移植后并发症包括慢性排斥反应、GVHD、PTLD 等。

最后,组织工程领域的发展仍处于早期阶段。一些研究者通过实验表明组织工程小肠(tissue-engineered small intestine, TESI)在实际中是可行的。TESI 的研究仍处于初期阶段,并可在未来作为一个重要的临床选择。

### 要点和注意事项

- 早期评价肠移植中心的关键是手术成功和长期生存的改善。
- 积极的多学科肠康复诊治是治疗肠衰竭成功的关键。
- 肠移植实质上是治疗肠衰竭的患者和肠外营养严重并发症的患者。
- 肠移植应该根据患者的年龄、肝病的严重程度、基础原发性疾病和移植史个体化治疗。
- 注意术中出血量、液体损失、精细的止血和精良的手术技术是手术成功必不可少的因素。
- 由于关闭腹壁可能非常具有挑战性,切口和造口部位都应仔细计划。
- 积极免疫抑制治疗,尤其在术后早期,是非常重要的。
- 在术后早期应进行常规活检,排除亚临床排斥反应。
- 及早、积极地治疗排斥反应。
- 对于发热、高造瘘口排出、低造瘘口排出进行规范化治疗。
- 术后需花费数周恢复肠功能;必须坚持肠内营养。
- 对于家庭,经验胜过一切;确保足够的社会支持。
- 与患者保持交流对于达到更好的预后非常重要。

# 第 67 章

# 移植：反位和多脾综合征

## Transplantation：Situs Inversus and Polysplenia Syndrome

Douglas G. Farmer • Ronald W. Busuttil

耿 玮•译

**章节纲要**

| 背景 | 技术方面 |
| --- | --- |
| 胚胎学 | 总结 |
| 反位的经验 | |

尽管肝移植特别是在儿童肝移植领域取得了突破性的进展，但解剖变异增加了手术的复杂性。其中器官反位（situs inversus，SI）可以与腹腔解剖异常密切相关。长期以来，SI 由于高危风险被列为移植手术的禁忌证。如今，随着外科技术的进步和手术经验的积累，SI 的肝病患者也成功完成了肝移植。这一章将详述 SI 生物解剖学基础、肝移植经验、术前评估及手术方法等。

## 背景

SI 的特征是以中线的内脏器官镜面反转，Aristotle 报告了第一个病例，人群中的发生率低于 0.1%，而原因未知。大多数专家认为胚胎在子宫内发育时的正常分化过程和方向被打断是造成这一结果的原因。然而，这一证据并不充分。另外，动物研究表明 SI 可能是由先天性/基因原因引起，而在家族遗传研究中，SI 是常染色体显性遗传或 X 连锁隐性遗传模式。有可能这两种机制都参与了 SI 的发生，其发生的机制仍需要进一步深入研究。

先天性畸形与 SI 的联系是普遍的。异常反位造成了一系列综合征，包括多脾综合征、无脾或 Ivemark 综合征，以及 Kartagener 综合征。这些患者中先天性心脏病发病率高达 60%。回顾性研究表明血管变异，如下腔静脉中断（interrupted inferior vena cava，INT-IVC）和十二指肠前门静脉（preduodunal portal vein，PDPV）在这些患者中发生率分别高达到 20% 和 42%。肝动脉变异的发生率也更高，胆道闭锁也较为常见（图 67-1），但与异常位置的关系还需进

一步考证。不过，胆道闭锁无论有无反位的患者都是肝移植的最普遍的适应证。

## 胚胎学

内脏正位（situs solitus，SS）是拥有一个正常的

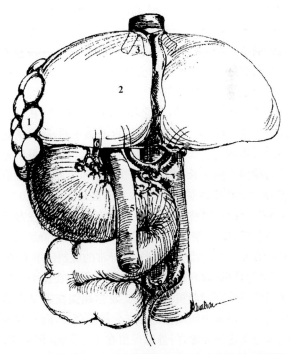

**图 67-1** 胆道闭锁和反位常见解剖异常包括多脾或无脾（1），横置肝脏（2），下腔静脉中断（3），内脏、肠旋转不良（4），前门门静脉（5），异常的肝动脉汇入（6）（Maggard MA，Goss JA，Swenson KL，et al. Liver transplantation in polysplenia syndrome：use of a living-related donor. *Transplantation*. 1999；68：1206-1209. © 1999，The Williams & Wilkins Company，Baltimore.）

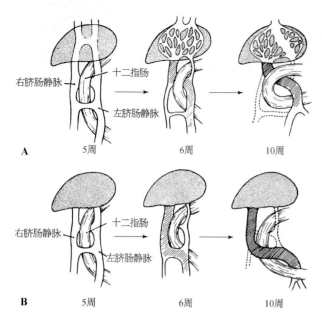

**图 67-2** 十二指肠前门静脉发展机制。A. 相对于右（RT）、左（L），以及卵黄静脉交通支，十二指正常（十二指肠后）的发展；B. 卵黄静脉交通支差异性萎缩造成十二指肠定位。详情见本文内容（引自 Bower RJ, Ternberg JL. Preduodenal portal vein. *J Pediatr Surg*. 1972;7:579-584）

内脏和血管方向，内脏异位则是内脏和血管的镜面反位，本章所要阐述的是 SI 和血管变异的密切关系。多脾综合征（polysplenia syndrome, PSS）是异位脾形成的病症，和心脏异常、PDPV、INT-IVC 及 BA 息息相关。在这一章中所指的变异解剖是指在非 SS 状态发生的变异。有关详细信息，请参阅更详细的综述。

在胚胎发育早期，分化和旋转至关重要，在这里先进行简要回顾。在胃肠道发育的第 4 周，肠道的远端经历不同的生长速率和顺时针旋转。同时，肝脏开始向横膈方向生长，静脉系统快速增殖。到第 9 周肝脏是一个大致对称的器官，大约占胚胎重量的 10%。成人肝叶的不对称是由于胚胎发育时肝静脉发育不对称造成的。肝脏位置的发育异常被认为与静脉发育异常有关。然而，肝脏解剖发育异常的机制仍不清楚。

门静脉的发育在第 5～7 个胚胎周。在这个阶段十二指肠分别与卵黄静脉右支及左相关交通支有密切关系。通常中间或背侧分支会持续存在，而头部和尾部分支逐渐萎缩，门静脉保留在十二指肠（即正常）位置。交通支的萎缩变异可能与十二指肠的定位有关（图 67-2）。

IVC 是通过原始静脉系统的差异性萎缩和融合这一复杂过程产生的，包括右卵黄、肾下和胸膜上静脉的融合。INT-IVC 可能是由腹腔内奇静脉或半奇静脉的异常萎缩引起。

很明显，许多异常转位的发生可能源于胚胎发育的 4～10 周。理论上在这一时期内任何对旋转和器官程序化发展的干扰都可能会导致血管和内脏的解剖变异。这些是由于基因遗传还是子宫内环境改变造成仍存在争议。无论如何，缺陷和变异都带来外科技术上的挑战。

## 反位的经验

尽管原位肝移植技术得到很好的发展，但腹腔脏器的变异可引起各种技术环节需要做大幅度的改变，从而很大程度上增加手术的复杂性。这种情况在第一例异位患者中得到了证实。Lily 和 Starzl 等报道了三例器官异位患者的肝移植，其中解剖变异包括 INT-IVC、PDPV、肝动脉变异、多脾及肠旋扭转等。当遇到重大技术问题时，没有患者幸存超过 11 日。研究者认为当发现患者存在血管变异时应排除行 LT 治疗，从而有当时将异常转位作为手术禁忌。

自从这份初步报告发表以来，随着原位肝移植技术改进和更多经验累积导致对这一结论再度提出了疑问。表 67-1 总结了对于 SI、PSS 肝移植的经验。其中按地域进行划分，每一例都是涉及相同类型的患者。从作者最后一次回顾至今，在全球共进行了 90 例这样的手术。大多数病例报告来自北美洲和欧洲（图 67-3）。平均年龄为 8.9 岁 ±14.5 岁。女性患者居多（图 67-4），大多数为胆道闭锁患者。常见的异常包括 SI（52%）、异常十二指肠前门静脉（56%）、肝动脉变异（48%）和肝下下腔静脉变异（61%）。其中 26% 进行了活体肝移植。最常见的并发症有原发性肝脏失功能（6%）、肝动脉血栓形成（10%）、门静脉血栓形成（3%）、胆漏和胆道狭窄（10%）。12% 的患者需要再次移植，74 名患者仍然存活。

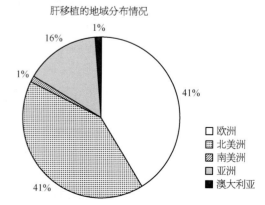

**图 67-3** 90 例器官异位合并或不合并多脾综合征行肝移植的地域分布情况，包括欧洲、北美洲、南美洲、亚洲和澳大利亚

**表 67-1　器官异位、多脾综合征和肝移植的经验**

| 参考文献 | 年限 | 年龄 | 性别 | 诊断 | 旋转方向 | 多脾综合征 | 供体类别 | 移植物类别 | 肝动脉解剖 |
|---|---|---|---|---|---|---|---|---|---|
| 欧洲 | | | | | | | | | |
| 22 | 1991 | 1 | 未知 | 未知 | 正位 | 是 | 尸体 | 部分 | 正常 |
| 22 | 1991 | 6 | 未知 | 未知 | 正位 | 是 | 尸体 | 部分 | 正常 |
| 22 | 1991 | 3 | 未知 | 未知 | 反位 | 是 | 尸体 | 部分 | 正常 |
| 22 | 1991 | 3 | 未知 | 未知 | 正位 | 是 | 尸体 | 全肝 | 正常 |
| 22 | 1991 | 2 | 未知 | 未知 | 正位 | 是 | 尸体 | 全肝 | 异常 |
| 22 | 1991 | 0.67 | 男 | 急性肝衰竭 | 正位 | 是 | 未知 | 未知 | 异常 |
| 22 | 1991 | 0.83 | 未知 | 未知 | 正位 | 是 | 尸体 | 全肝 | 正常 |
| 22 | 1991 | 0.83 | 女 | 未知 | 正位 | 是 | 尸体 | 全肝 | 异常 |
| 22 | 1991 | 2 | 未知 | 未知 | 正位 | 是 | 尸体 | 全肝 | 正常 |
| 22 | 1991 | 2 | 女 | 未知 | 正位 | 是 | 尸体 | 全肝 | 异常 |
| 22 | 1991 | 2 | 未知 | 未知 | 正位 | 是 | 尸体 | 部分 | 正常 |
| 22 | 1991 | 0.6 | 未知 | 胆道闭锁 | 反位 | 是 | 尸体 | 全肝 | 正常 |
| 23 | 1989 | 5 | 女 | 胆道闭锁 | 正位 | 是 | 尸体 | 全肝 | 正常 |
| 23 | 1989 | 3 | 女 | 胆道闭锁 | 正位 | 是 | 尸体 | 全肝 | 异常 |
| 52 | 1995 | 9.2 | 未知 | 胆道闭锁 | 反位 | 是 | 尸体 | 全肝 | 异常 |
| 52 | 1995 | 11 | 未知 | 胆道闭锁 | 反位 | 是 | 尸体 | 全肝 | 异常 |
| 52 | 1995 | 0.6 | 未知 | 胆道闭锁 | 反位 | 是 | 尸体 | 全肝 | 正常 |
| 52 | 1995 | 2.6 | 未知 | 胆道闭锁 | 反位 | 是 | 尸体 | 左外叶 | 异常 |
| 52 | 1995 | 2.5 | 未知 | 胆道闭锁 | 反位 | 是 | 尸体 | 全肝 | 正常 |
| 52 | 1995 | 0.9 | 未知 | 胆道闭锁 | 反位 | 是 | 尸体 | 左外叶 | 异常 |
| 52 | 1995 | 11.9 | 未知 | 胆道闭锁 | 反位 | 是 | 尸体 | 全肝 | 异常 |
| 52 | 1995 | 35 | 未知 | 隐源性肝硬化 | 反位 | 否 | 尸体 | 全肝 | 异常 |
| 49 | 1998 | 3 | 女 | 胆道闭锁 | 正位 | 是 | 尸体 | 全肝 | 未知 |
| 49 | 1998 | 6 | 男 | 胆道闭锁 | 反位 | 是 | 尸体 | 全肝 | 异常 |
| 74 | 2006 | 48 | 男 | 酒精性肝病 | 反位 | 否 | 尸体 | 全肝 | 异常 |
| 68 | 2008 | 0.75 | 女 | 胆道闭锁 | 正位 | 是 | 尸体 | 全肝 | 异常 |
| 75 | 1995 | 未知 | 女 | 胆道闭锁 | 正位 | 是 | 活体 | 左外叶 | 异常 |
| 75 | 1995 | 未知 | 男 | 胆道闭锁 | 正位 | 是 | 活体 | 左外叶 | 异常 |
| 75 | 1995 | 未知 | 女 | 胆道闭锁 | 正位 | 是 | 活体 | 全肝 | 正常 |
| 62 | 2006 | 41 | 男 | 酒精性肝病 | 反位 | 否 | 尸体 | 全肝 | 异常 |
| 71 | 2000 | 1.1 | 女 | 胆道闭锁 | 正位 | 是 | 尸体 | 部分 | 异常 |
| 55 | 2011 | 10.75 | 男 | 胆道闭锁 | 正位 | 是 | 活体 | 左外叶 | 正常 |
| 55 | 2011 | 1.3 | 男 | 胆道闭锁 | 正位 | 是 | 活体 | 左外叶 | 异常 |
| 55 | 2011 | 1 | 女 | 胆道闭锁 | 正位 | 是 | 活体 | 左外叶 | 正常 |
| 55 | 2011 | 1.3 | 女 | 胆道闭锁 | 正位 | 是 | 活体 | 左外叶 | 正常 |
| 55 | 2011 | 0.666 | 男 | 胆道闭锁 | 正位 | 是 | 活体 | 左外叶 | 异常 |
| 55 | 2011 | 0.75 | 男 | 胆道闭锁 | 反位 | 是 | 尸体 | 全肝 | 正常 |
| 北美洲 | | | | | | | | | |
| 48 | 1998 | 3 | 女 | 胆道闭锁 | 反位 | 否 | 尸体 | 全肝 | 异常 |
| 48 | 1998 | 3 | 女 | 胆道闭锁 | 正位 | 是 | 活体 | 左外叶 | 未知 |
| 45 | 1992 | 17 | 女 | 先天性肝纤维化 | 反位 | 否 | 尸体 | 全肝 | 正常 |
| 46 | 1993 | 45 | 女 | 酒精性肝病 | 反位 | 否 | 尸体 | 全肝 | 异常 |
| 34;53 | 1988;1995 | 5.4 | 女 | 胆道闭锁 | 反位 | 是 | 尸体 | 全肝 | 正常 |
| 53 | 1995 | 2.1 | 女 | 胆道闭锁 | 反位 | 是 | 尸体 | 全肝 | 正常 |
| 53 | 1995 | 1.8 | 女 | 胆道闭锁 | 反位 | 是 | 尸体 | 全肝 | 异常 |
| 53 | 1995 | 0.7 | 女 | 胆道闭锁 | 反位 | 是 | 尸体 | 全肝 | 异常 |
| 53 | 1995 | 4.6 | 女 | 胆道闭锁 | 反位 | 是 | 尸体 | 全肝 | 异常 |
| 53 | 1995 | 1.1 | 女 | 胆道闭锁 | 反位 | 否 | 尸体 | 全肝 | 异常 |

| 参考文献 | 年限 | 年龄 | 性别 | 诊断 | 旋转方向 | 多脾综合征 | 供体类别 | 移植物类别 | 肝动脉解剖 |
|---|---|---|---|---|---|---|---|---|---|
| 26 | 1999 | 1 | 女 | 胆道闭锁 | 反位 | 是 | 活体 | 左外叶 | 异常 |
| 未发表 |  | 37.5 | 男 | HCV | 未知 | 未知 | 未知 | 未知 | 正常 |
| 未发表 |  | 0.5 | 男 | 胆道闭锁 | 未知 | 未知 | 未知 | 未知 | 异常 |
| 未发表 |  | 0.4 | 女 | 胆道闭锁 | 未知 | 未知 | 未知 | 未知 | 异常 |
| 未发表 |  | 4.7 | 男 | 胆道闭锁 | 正位 | 是 | 尸体 | 左外叶 | 异常 |
| 未发表 |  | 9 | 男 | 胆道闭锁 | 正位 | 是 | 尸体 | 全肝 | 异常 |

| 门静脉解剖 | 下腔静脉解剖 | 手术并发症 | 结局 | 城市 | 国家 | 中心 |
|---|---|---|---|---|---|---|
| 十二指肠前静脉 | 肝内 | 急性排斥反应、再次移植、肝动脉血栓 | D，0.5 个月 | 布鲁塞尔 | 比利时 | 鲁汶大学 |
| 正常 | 肝内 | 无 | A，25 个月 | 布鲁塞尔 | 比利时 | 鲁汶大学 |
| 十二指肠前静脉 | 肝内 | 慢性排斥反应、再次移植 | D，2 个月 | 布鲁塞尔 | 比利时 | 鲁汶大学 |
| 十二指肠前静脉 | 肝内 | 无 | A，16 个月 | 布鲁塞尔 | 比利时 | 鲁汶大学 |
| 发育不良 | 肝内 | 肝动脉血栓、胆道狭窄 | A，16 个月 | 布鲁塞尔 | 比利时 | 鲁汶大学 |
| 十二指肠前静脉 | 右侧 | 出血 | D，0 个月 | 布鲁塞尔 | 比利时 | 鲁汶大学 |
| 十二指肠前静脉 | 肝内 | 肝动脉血栓、再次移植 | A，12 个月 | 布鲁塞尔 | 比利时 | 鲁汶大学 |
| 十二指肠前静脉 | 肝内 | 原发性无功能、再次移植、急性排斥反应、肝动脉血栓、再次移植 | D，4 个月 | 布鲁塞尔 | 比利时 | 鲁汶大学 |
| 十二指肠前静脉 | 肝内 | 无 | A，10 个月 | 布鲁塞尔 | 比利时 | 鲁汶大学 |
| 发育不良 | 肝内 | 无 | D，2 个月 | 布鲁塞尔 | 比利时 | 鲁汶大学 |
| 十二指肠前静脉 | 肝内 | 无 | A，6 个月 | 布鲁塞尔 | 比利时 | 鲁汶大学 |
| 正常 | 左侧 | 无 | A，5 个月 | 布鲁塞尔 | 比利时 | 鲁汶大学 |
| 十二指肠前静脉 | 肝内 | 肝动脉血栓、再次移植 | D，0.25 个月 | 剑桥 | 英国 | 剑桥大学 |
| 正常 | 肝内 | 急性排斥反应 | D，1 个月 | 剑桥 | 英国 | 剑桥大学 |
| 十二指肠前静脉 | 肝内 | 胆道狭窄 | A，60 个月 | 剑桥 | 英国 | 阿登布鲁克医院 |
| 发育不良 | 左侧 | 肝动脉血栓、再次移植 | A，44 个月 | 剑桥 | 英国 | 阿登布鲁克医院 |
| 十二指肠前静脉 | 左侧 | 无 | A，42 个月 | 剑桥 | 英国 | 阿登布鲁克医院 |
| 十二指肠前静脉 | 肝内 | 无 | A，26 个月 | 剑桥 | 英国 | 阿登布鲁克医院 |
| 十二指肠前静脉 | 肝内 | 无 | A，22 个月 | 剑桥 | 英国 | 阿登布鲁克医院 |
| 十二指肠前静脉 | 肝内 | 原发性无功能、再次移植 | A，13 个月 | 剑桥 | 英国 | 阿登布鲁克医院 |
| 正常 | 肝内 | 无 | A，14 个月 | 剑桥 | 英国 | 阿登布鲁克医院 |
| 正常 | 右侧 | 胆漏 | A，7 个月 | 剑桥 | 英国 | 阿登布鲁克医院 |
| 缺如 | 肝内 | 原发性无功能 | D，0.07 个月 | 哥庭根 | 德国 | 乔治-奥古斯特大学 |
| 正常 | 肝内 | 无 | A，42 个月 | 哥庭根 | 德国 | 乔治-奥古斯特大学 |
| 正常 | 左侧 | 无 | A，24 个月 | 海德堡 | 德国 | 海德堡大学 |
| 十二指肠前静脉 | 肝内 | 门静脉血栓 | A，3 个月 | 伊斯坦布尔 | 土耳其 | 纪念医院 |
| 十二指肠前静脉 | 肝内 | 无 | A，12 个月 | 马德里 | 西班牙 | Infantil La Paz 医院 |
| 十二指肠前静脉 | 肝内 | 感染、再次移植 | A，11 个月 | 马德里 | 西班牙 | Infantil La Paz 医院 |
| 正常 | 右侧 | 无 | A，84 个月 | 马德里 | 西班牙 | Infantil La Paz 医院 |
| 正常 | 左侧 | 无 | A，17 个月 | 伦敦 | 英国 | 国王学院医院 |
| 缺如 | 右侧 | 无 | A，20 个月 | 伦敦 | 英国 | 国王学院医院 |
| 正常 | 右侧 | 无 | A，123 个月 | 华沙 | 波兰 | 儿童纪念医院 |
| 正常 | 右侧 | 门静脉血栓、胆漏 | A，113 NO | 华沙 | 波兰 | 儿童纪念医院 |
| 正常 | 肝内 | 门静脉血栓、胆漏 | A，96 个月 | 华沙 | 波兰 | 儿童纪念医院 |
| 十二指肠前静脉 | 右侧 | 无 | A，114 个月 | 华沙 | 波兰 | 儿童纪念医院 |
| 正常 | 肝内 | 无 | A，27 个月 | 华沙 | 波兰 | 儿童纪念医院 |
| 正常 | 肝内 | 无 | A，14 个月 | 华沙 | 波兰 | 儿童纪念医院 |

（续表）

| 门静脉解剖 | 下腔静脉解剖 | 手术并发症 | 结局 | 城市 | 国家 | 中心 |
|---|---|---|---|---|---|---|
| 十二指肠前静脉 | 左侧 | 无 | A，48 个月 | 巴尔的摩 | 美国 | 约翰霍普金斯医学院 |
| 十二指肠前静脉 | 肝内 | 肝动脉血栓 | A，18 个月 | 巴尔的摩 | 美国 | 约翰霍普金斯医学院 |
| 正常 | 右侧 | 无 | A，6 个月 | 哥伦布 | 美国 | 俄亥俄州立大学 |
| 正常 | 左侧 | 无 | A，18 个月 | 达拉斯 | 美国 | 贝勒大学 |
| 正常 | 右侧 | 无 | A，>100 个月 | 洛杉矶 | 美国 | 加州大学洛杉矶分校 |
| 十二指肠前静脉 | 肝内 | 无 | A，57 个月 | 洛杉矶 | 美国 | 加州大学洛杉矶分校 |
| 十二指肠前静脉 | 肝内 | 胆漏 | A，>100 个月 | 洛杉矶 | 美国 | 加州大学洛杉矶分校 |
| 十二指肠前静脉 | 肝内 | 无 | A，>100 个月 | 洛杉矶 | 美国 | 加州大学洛杉矶分校 |
| 十二指肠前静脉 | 肝内 | 无 | A，>100 个月 | 洛杉矶 | 美国 | 加州大学洛杉矶分校 |
| 十二指肠前静脉 | 肝内 | 无 | D，1.4 个月 | 洛杉矶 | 美国 | 加州大学洛杉矶分校 |
| 十二指肠前静脉 | 肝内 | 无 | A，8 个月 | 洛杉矶 | 美国 | 加州大学洛杉矶分校 |
| 正常 | 左侧 | 无 | A，50 个月 | 洛杉矶 | 美国 | 加州大学洛杉矶分校 |
| 十二指肠前静脉 | 肝内 | 无 | D，3.1 个月 | 洛杉矶 | 美国 | 加州大学洛杉矶分校 |
| 十二指肠前静脉 | 肝内 | 原发性无功能 | A，49 个月 | 洛杉矶 | 美国 | 加州大学洛杉矶分校 |
| 十二指肠前静脉 | 右侧 | 无 | A，54 个月 | 洛杉矶 | 美国 | 加州大学洛杉矶分校 |
| | | 剖腹探查、出血 | A，36 个月 | 洛杉矶 | 美国 | 加州大学洛杉矶分校 |

| 参考文献 | 年限 | 年龄 | 性别 | 诊断 | 旋转方向 | 多脾综合征 | 供体类别 | 移植物类别 | 肝动脉解剖 |
|---|---|---|---|---|---|---|---|---|---|
| 51 | 1993 | 1.9 | 男 | 胆道闭锁 | 反位 | 是 | 尸体 | 全肝 | 正常 |
| 51 | 1993 | 7 | 女 | 胆道闭锁 | 反位 | 是 | 尸体 | 全肝 | 正常 |
| 33 | 1988 | 4.8 | 女 | 胆道闭锁 | 反位 | 是 | 尸体 | 全肝 | 正常 |
| 73 | 1998 | 2.8 | 女 | 胆道闭锁 | 正位 | 否 | 尸体 | 全肝 | 异常 |
| 73 | 1998 | 4.6 | 女 | 胆道闭锁 | 反位 | 是 | 尸体 | 全肝 | 正常 |
| 73 | 1998 | 2.2 | 女 | 未知 | 正位 | 否 | 尸体 | 全肝 | 正常 |
| 73 | 1998 | 3.2 | 女 | 胆道闭锁 | 正位 | 是 | 尸体 | 全肝 | 异常 |
| 73 | 1998 | 0.5 | 女 | 胆道闭锁 | 反位 | 未知 | 尸体 | 全肝 | 异常 |
| 73 | 1998 | 8.1 | 男 | 胆道闭锁 | 正位 | 是 | 尸体 | 全肝 | 异常 |
| 73 | 1998 | 9 | 男 | 胆道闭锁 | 正位 | 是 | 尸体 | 全肝 | 异常 |
| 73 | 1998 | 0.5 | 女 | 胆道闭锁 | 正位 | 是 | 尸体 | 全肝 | 异常 |
| 73 | 1998 | 0.7 | 男 | 胆道闭锁 | 反位 | 是 | 尸体 | 部分 | 正常 |
| 73 | 1998 | 12 | 男 | 胆道闭锁 | 正位 | 是 | 尸体 | 全肝 | 异常 |
| 73 | 1998 | 0.9 | 女 | 胆道闭锁 | 正位 | 是 | 尸体 | 部分 | 异常 |
| 24 | 1974 | 3.25 | 女 | 胆道闭锁 | 正位 | 是 | 尸体 | 全肝 | 异常 |
| 24 | 1974 | 2.25 | 女 | 胆道闭锁 | 正位 | 是 | 尸体 | 全肝 | 异常 |
| 24 | 1974 | 1.33 | 女 | 胆道闭锁 | 正位 | 是 | 尸体 | 全肝 | 异常 |
| 35 | 1990 | 3.7 | 女 | 胆道闭锁 | 反位 | 是 | 尸体 | 全肝 | 未知 |
| 35 | 1990 | 7.5 | 女 | 胆道闭锁 | 反位 | 是 | 尸体 | 全肝 | 正常 |
| 57 | 2009 | 53 | 女 | PBC | 反位 | 是 | 尸体 | 全肝 | 正常 |
| 66 | 2005 | 62 | 男 | PSC | 反位 | 否 | 活体 | 肝右叶 | 正常 |
| 南美洲 | | | | | | | | | |
| 63 | 2006 | 41 | 男 | 隐源性肝硬化 | 反位 | 否 | 尸体 | 全肝 | 正常 |
| 亚洲 | | | | | | | | | |
| 59；61 | 2008；2007 | 45 | 男 | 继发性胆汁性肝硬化 | 反位 | 否 | 尸体 | 全肝 | 正常 |
| 60 | 2008 | 19 | 女 | 丙型肝炎 | 反位 | 否 | 活体 | 肝左叶 | 正常 |
| 64；65 | 2005 | 5 | 男 | 胆道闭锁 | 反位 | 是 | 活体 | 肝左外叶 | 异常 |
| 64；65 | 2005 | 2 | 女 | 胆道闭锁 | 反位 | 是 | 活体 | 肝左外叶 | 异常 |
| 64 | 2005 | 1.5 | 女 | 胆道闭锁 | 反位 | 否 | 活体 | 肝左外叶 | 正常 |
| 64 | 2005 | 0.75 | 女 | 胆道闭锁 | 反位 | 否 | 活体 | 未知 | 正常 |
| 72 | 2002 | 1.2 | 男 | 胆道闭锁 | 正位 | 是 | 活体 | 肝左外叶 | 异常 |

（续表）

| 参考文献 | 年限 | 年龄 | 性别 | 诊断 | 旋转方向 | 多脾综合征 | 供体类别 | 移植物类别 | 肝动脉解剖 |
|---|---|---|---|---|---|---|---|---|---|
| 58 | 2008 | 7 | 男 | 胆道闭锁 | 反位 | 否 | 活体 | 肝左外叶 | 正常 |
| 47 | 2001 | 2.9 | 男 | 胆道闭锁 | 反位 | 否 | 活体 | 肝左外叶 | 正常 |
| 69 | 2007 | 24 | 女 | 胆道闭锁 | 正位 | 是 | 活体 | 肝左叶 | 异常 |
| 69 | 2007 | 19 | 男 | 胆道闭锁 | 正位 | 是 | 活体 | 肝右叶 | 异常 |
| 56 | 2009 | 1.3 | 女 | 代谢性肝硬化 | 反位 | 是 | 活体 | 肝左外叶 | 正常 |
| 67 | 2004 | 0.3 | 男 | 胆道闭锁 | 反位 | 是 | 活体 | 肝左外叶 | 正常 |
| 54 | 2010 | 54 | 女 | 乙型肝炎 | 反位 | 否 | 活体 | 肝右后叶 | 正常 |
| 澳大利亚 | | | | | | | | | |
| 50 | 1995 | 1.5 | 男 | 胆道闭锁 | 反位 | 是 | 尸体 | 部分肝左外叶 | 异常 |

| 门静脉解剖 | 下腔静脉解剖 | 手术并发症 | 结局 | 城市 | 国家 | 中心 |
|---|---|---|---|---|---|---|
| 十二指肠前静脉 | 肝内 | 无 | A, 45个月 | 新奥尔良 | 美国 | 克斯纳诊所 |
| 十二指肠前静脉 | 右侧 | 无 | A, 30个月 | 新奥尔良 | 美国 | 克斯纳诊所 |
| 十二指肠前静脉 | 左侧 | 无 | A, 7个月 | 奥马哈 | 美国 | 内布拉斯加州州立大学 |
| 正常 | 肝内 | 无 | A, 123个月 | 奥马哈 | 美国 | 内布拉斯加州州立大学 |
| 十二指肠前静脉 | 左侧 | 无 | D, 66个月 | 奥马哈 | 美国 | 内布拉斯加州州立大学 |
| 十二指肠前静脉 | 肝内 | 胆漏 | A, 110个月 | 奥马哈 | 美国 | 内布拉斯加州州立大学 |
| 十二指肠前静脉 | 肝内 | 再次移植急性排斥反应 | A, 93个月 | 奥马哈 | 美国 | 内布拉斯加州州立大学 |
| 十二指肠前静脉 | 肝内 | 肝动脉血栓 | A, 78个月 | 奥马哈 | 美国 | 内布拉斯加州州立大学 |
| 十二指肠前静脉 | 肝内 | 无 | A, 70个月 | 奥马哈 | 美国 | 内布拉斯加州州立大学 |
| 十二指肠前静脉 | 肝内 | 肝动脉血栓 | A, 67个月 | 奥马哈 | 美国 | 内布拉斯加州州立大学 |
| 十二指肠前静脉 | 右侧 | 再次移植急性排斥反应 | A, 46个月 | 奥马哈 | 美国 | 内布拉斯加州州立大学 |
| 正常 | 左侧 | 未知 | D, 0.06个月 | 奥马哈 | 美国 | 内布拉斯加州州立大学 |
| 十二指肠前静脉 | 肝内 | 无 | A, 34个月 | 奥马哈 | 美国 | 内布拉斯加州州立大学 |
| 十二指肠前静脉 | 肝内 | 无 | A, 22个月 | 奥马哈 | 美国 | 内布拉斯加州州立大学 |
| 十二指肠前静脉 | 肝内 | 原发性无功能 | D, 0.3个月 | 匹兹堡 | 美国 | 匹兹堡大学 |
| 十二指肠前静脉 | 肝内 | 肝静脉流出道受阻 | D, 0.2个月 | 匹兹堡 | 美国 | 匹兹堡大学 |
| 十二指肠前静脉 | 肝内 | 肝动脉血栓 | D, 0.05个月 | 匹兹堡 | 美国 | 匹兹堡大学 |
| 十二指肠前静脉 | 左侧 | 感染;慢性排斥反应 | D, 9.5个月 | 匹兹堡 | 美国 | 匹兹堡大学 |
| 正常 | 左侧 | 无 | A, 10个月 | 匹兹堡 | 美国 | 匹兹堡大学 |
| 正常 | 左侧 | 无 | A, 36个月 | 波特兰 | 美国 | 俄勒冈保健科学大学 |
| 正常 | 左侧 | 胆道狭窄 | A, 4个月 | 罗切斯特 | 美国 | 梅奥诊所 |
| 正常 | 左侧 | 无 | A, 21个月 | 麦德林 | 哥伦比亚 | 安蒂奥基亚大学 |
| 正常 | 左侧 | 无 | A, 24个月 | 北京 | 中国 | 北京医院 |
| 正常 | 左侧 | 无 | A, 12个月 | 福冈 | 日本 | 九州大学 |
| 十二指肠前静脉 | 肝内 | 门静脉狭窄 | A, 130个月 | 京都 | 日本 | 帝都大学 |
| 十二指肠前静脉 | 左侧 | 门静脉狭窄 | A, 47个月 | 京都 | 日本 | 帝都大学 |
| 正常 | 肝内 | 无 | A, 47个月 | 京都 | 日本 | 帝都大学 |
| 正常 | 左侧 | 无 | A, 6个月 | 京都 | 日本 | 帝都大学 |
| 十二指肠前静脉 | 肝内 | 无 | A, 12个月 | 大阪 | 日本 | 大阪大学 |
| 正常 | 肝内 | 无 | A, 6个月 | 栃木 | 日本 | 栃木医科大学 |
| 正常 | 左侧 | 无 | A, 20个月 | 东京 | 日本 | 东京大学 |
| 正常 | 肝内 | 胆漏 | A, 6个月 | 东京 | 日本 | 东京大学 |
| 十二指肠前静脉 | 肝内 | 无 | A, 13个月 | 东京 | 日本 | 东京大学 |
| 缺如 | 肝内 | 无 | A, 9个月 | 东京 | 日本 | 国立儿童健康中心 |
| 正常 | 肝内 | 无 | A, 4个月 | 首尔 | 韩国 | 成均馆大学 |
| 正常 | 左侧 | 肝静脉流出道受阻 | A, 8个月 | 水原 | 韩国 | 亚洲大学 |
| 正常 | 左侧 | 慢性排斥反应;再次移植 | A, 20个月 | 乌龙戈巴 | 澳大利亚 | 亚历山德拉公主医院 |

性别

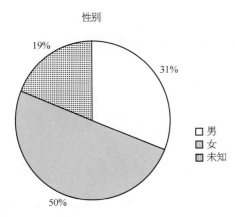

19%

31%

50%

□ 男
□ 女
□ 未知

**图 67-4**　90 例器官异位合并或不合并多脾综合征行肝移植的性别比例。19%的患者文献中未提及性别

## 技术方面

对于异位脏器患者肝移植中最重要的技术要点之一是保持灵活性。一个标准的手术技术可能并不存在，但其每个环节的技术特点可以应用到每一台手术中去。在本章将介绍这类患者肝移植的术前评估、术中操作与术后管理。

脏器异位患者的评估基本应与一般患者相似。患者必须有肝移植的绝对适应证。由于这些异位患者心肺功能异常的高发生率，应考虑对所有肝移植候选人进行心肺储备功能评估。标准的影像学评估包括胸部正侧位片和肝脏超声检查。大多数情况下，这些检查就足够了。但是，如果肝血管解剖不清晰，应该进行增强 CT 或者增强 MRI 的检查甚至进行肝脏血管造影。有了这些评估，手术计划将更加精准。

于潜在捐赠者严格筛选当为重中之重。器官大小匹配是移植成功的关键。一般来说，当整个器官被移植时，一个体型较小的捐赠者可选择的受体比较灵活。具体而言，肝右叶的大小和厚度是很重要的，因为 SI 受体移植肝的右叶将会被放置在胃右侧或脊柱右侧。供体受体体重比小于 1 为最佳，此种情况下推荐行全肝移植。在标准的取肝技术基础上，还需更注意供体侧血管的保留。在进行受体手术时，供体器官与受体尺寸匹配和血管吻合会大大降低手术的难度。

而部分肝段移植也就是活体或劈离式肝移植也是对于 SI 患者的主要肝移植术式。对于 SI 受体，选用肝段移植不仅可以缩短等待时间，还保证了移植物的质量，而且更容易在腹腔放置器官。因为没有肝右叶，前面提到的尺寸问题无须考虑。SI 选用部分肝段移植的成功案例已有报道，外科重建技术如图 67-5。

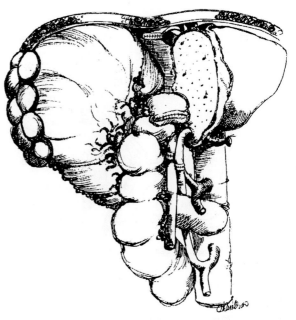

**图 67-5**　异位器官移植受体移植物左外侧段的定位与解剖关系。①多脾；②右侧伴随肠旋转不佳的胃；③动脉汇入了肠系膜上动脉；④静脉汇入门静脉；⑤门静脉、肝静脉流出道经由肝右静脉缝合后汇入；⑥胆肠 Roux-en-Y 吻合术（引自 Maggard MA，Goss JA，Swenson KL，et al. Liver transplantation in polysplenia syndrome：use of a living-related donor. *Transplantation*. 1999；68：1206-1209. ©199，The Williams & Wilkins Company，Baltimore. ）

对于器官移植，最先需要考虑的是移植物在受体中的位置以及放置途径。SI 供体供给 SI 受体的情况是极其罕见的，至今仅报道过一例。其他情况下，如何将 SS 供体器官放置在 SI 受体腹腔内是手术面临的最大障碍。相关的解剖因素包括受体本身的肝左叶和肝中叶，左侧下腔静脉、发育不全或闭锁的门静脉，肝上下腔静脉位置的变动，脾脏的大小和位置。一般情况下，肝上下腔静脉及门静脉的位置将决定供体在腹腔内的摆放。而这是由右心房的位置决定，因此需要强调左位心和右位心的重要性。对于右位心和左侧下腔静脉的受体，供体肝脏的右叶将占据中线位置，而这个空间被脊柱和胃所限制。至今，这种情况还没有得到圆满的解决；然而，在大多数情况下，移植肝脏被放置在常规的解剖学位置，使肝右叶置于受体的右上腹（图 67-6）。第二种最常见的技术是使用尸体或活体部分肝段进行移植。如上所述，已有几个移植小组成功地使用了一个较小尺寸的移植物，将供体肝脏的左叶放置于受体腹腔左侧。

其他替代的移植手术方式很少有报道。两个移植中心报告将 SS 供体肝脏进行 90°旋转放置在 SI 受体内，使移植肝脏左叶位于受体腹腔左下象限。在这

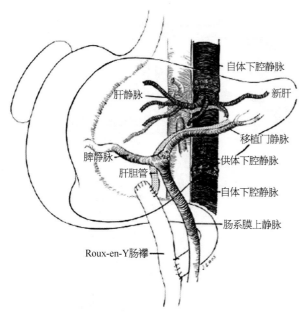

**图 67-6** 异位器官中正常供体器官的中线位置。注意供体器官右侧覆盖患者左侧的脾和胃，供体肝上下腔静脉（IVC）被缝合到膈下腔静脉；肝下下腔静脉吻合也采取这种方法，背驼式不进行结扎（引自 Mattei P, Wise B, Schwarz K, et al. Orthotopic liver transplantation in patients with biliary atresia and situs inversus. *Pediatr Surg Int*. 1998；14：104-110.）

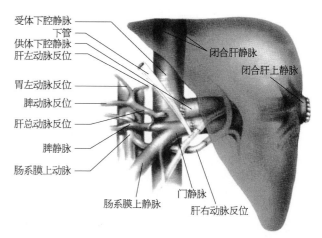

**图 67-7** 正位肝脏供体和内脏反位患者定位的另一种选择。在这个实例中天然肝已被切除，供肝解剖右叶位于受体腹部的左上象限。肝上下腔静脉和肝下下腔静脉缝合，现在缝合到受体左上腔静脉。门静脉是从受体肠系膜循环汇入，肝动脉从主动脉汇入（引自 Klintmalm GB, Bell MS, Husberg BS, et al. Liver transplant in complete situs inversus: a case report. *Surgery*. 1993；114：102-10.）

种情况下，对于脾脏缺如的患者，放置在左上象限空间可以更大。在供体肝下下腔静脉与受体下腔静脉血管之间建立流出道（图 67-7）。Toto 等采用辅助肝移植技术将移植肝脏放置在患者右侧腹部（图 67-8）。另外，Rayhill 等建议将 SS 供肝逆转从而方便植入（图 67-9）。虽然这些技术在个别患者中取得了成功，并提供了更多移植器官的植入方式，但对于大多数异位患者仍应选用常规方式。

肝上下腔静脉吻合一般通过受体肝静脉创建一个共同的通道。对于任何一例肝移植，保证尺寸匹配和流出道通畅是非常重要的。在少数情况下，可直接进行腔静脉的吻合。尽管没有异位患者腔静脉与右心房直接吻合术的报道，但理论上这种技术是可行的。

肝下下腔静脉重建方式依据内脏异位的情况可以有所不同，但这并不是移植的主要障碍。因为在大多数情况下，肝下下腔静脉是缺失的，当采用整体移植时，供体肝下下腔静脉必须缝合（图 67-3）。这个技术无论是对于 SS 还是 SI 受体均没有对肝移植产生影响的报告。Raynor 等和 Falchetti 等报道了当受体存在完整的肝后下腔静脉时，切除供体下腔静脉是一种选择。

门静脉重建首要考虑内脏异位的移植患者门静脉的位置和大小。十二指肠前门静脉普通外科经验表明，意识到这点对于避免术后并发症是极其重要的。只要门静脉管径足够和流量达到标准，直接行门静脉吻合是可行的，并没有显著的技术并发症。患者的死亡原因通常是由于门静脉移位后门静脉高压引起的出血、凝血功能障碍和复杂的 PDPV。

内脏器官异位的患者往往门静脉发育不良或缺如，Falchetti 等报告了 7 例这样的患者。成功的肝移植要保证足够的门静脉血流进入肝脏。对于门静脉发育不全的患者，手术成功的关键是解剖门静脉近端直到静脉获得足够的直径。对于流入血流经常选用门脾静脉连接。如果血流不充分，也可结扎脾或肠系膜静脉。迫不得已的情况下，也可以解剖肾周下腔静脉提供门静脉血流。

门静脉血栓的形成会增加肝移植手术的难度。文献中报道过一例 SI 合并门静脉血栓的胆道闭锁患者。报道中将辅助肝移植手术作为解决这一技术问题的方法（图 67-5）。然而在理论上，门静脉血栓形成不应作为异位内脏患者肝移植的禁忌，它可以采用 SS 患者门静脉血栓类似的方式进行处理。

异位内脏患者移植肝脏动脉血供的处理和正常患者一样。足够的动脉血供是极其重要的。利用分支补片技术，直接进行肝动脉吻合，有助于减少原位肝移植术后动脉并发症。异位内脏患者肝动脉血栓形成的发生率为 10%，而大多数这些患者动脉解剖

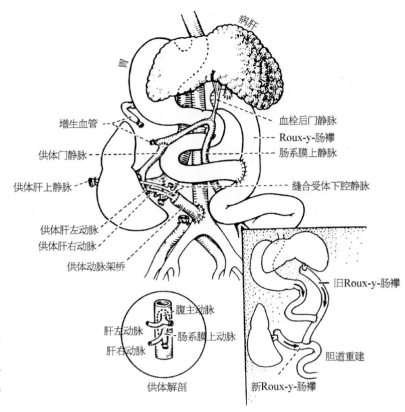

**图 67-8** 对于内脏反位患者辅助肝移植技术的应用。由于门静脉血栓以及其他相关的血管异常与内脏反位选用肝移植辅助技术。肝硬化的肝脏如图,肠系膜循环的减压是通过肠系膜上静脉的静脉导管实现。采用胆肠 Roux-en-Y 胆道重建(引自 Todo S, Hall R, Tzakis A, Starzl TE. Liver transplantation in patients with situs inversus. *Clin Transplant*. 1990;4:5-8.)

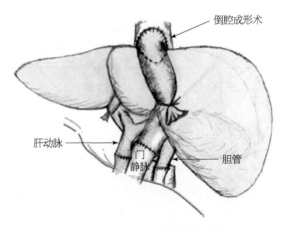

**图 67-9** 肝移植中很少采用正常供体的器官整体对异位器官患者进行移植。在这种情况下肝脏被翻转 180°,使尾状叶和下腔静脉翻转到最前。肝门朝向受体的右下腹,与受体的 SI 血管并排排列

异常。异常动脉解剖与血流量减少有很大关系,根据研究强烈推荐对肝动脉进行直接吻合。

内脏异位患者的胆道重建技术与正常患者基本一致。胆道重建的方式与受体的胆总管条件有关。对于胆道闭锁患者很少采用胆总管端端吻合术对胆道进行重建。文献综述表明胆肠吻合术广泛应用于大多数移植患者(图 67-3)。胆道并发症已被报告,然而这些并发症(胆漏和胆道狭窄)并不仅见于这些患者。

这些患者移植后的术后管理与其他患者并没有什么特别的不同。医疗团队必须意识到这些患者解剖上的独特性。术后的影像学检查和活检是非常重要的。

## 总结

SI 仍然是研究的重点课题。尽管对正常胚胎发育已有所研究,但异位内脏器官发生的原因仍不清楚。SI 和多种心脏及非心脏先天畸形有关,包括胆道闭锁。

Lily 和 Starzl 的开创性工作表明肝移植用于治疗 SI 肝病患者的可能性。受制于当时的技术并未获得成功。截至目前,已有 90 例内脏异位和 PSS 患者接受了肝移植手术,成功率高达 85%。从发表的结果来看,异位内脏器官移植技术充满挑战,移植过程中应遵循下列原则。

(1) 标准的术前评估是非常重要的,确定患者是否符合移植条件。

(2) 应选择体型较小的供体以保证移植的成功率,而在没有较小供体可用的情况下,应选用部分肝段移植。在需要的时候血管及人工血管应合理使用。

(3) 肝上下腔静脉的位置决定移植肝脏的位置。

（4）肝下下腔静脉的缝合常常是必要的并且不损害功能。

（5）提前意识到相关动脉和门静脉的变异是手术成功的关键。

---

**要点和注意事项**

- 由于未知原因引起的内脏器官异位往往与胆道闭锁相关。
- 全世界有 80 名内脏器官异位患者接受了肝移植手术。
- 大量的术前检查并不是必要的，但需要进行标准的术前评估。
  - 使用大小匹配的肝脏非常重要。
- 虽然肝上下腔静脉决定移植肝脏的位置，但大多数情况下可以将移植肝脏放置于原位。
  - 对于最佳放置位置可大量选用血管导管。

# 第 68 章

# 辅助性肝移植
## Auxiliary Transplantation

Ruben Ciria • Nigel D. Heaton
戴 盈•译 罗 毅•校

1955 年,Welch 报道了首例在犬身上完成的辅助性肝移植(auxiliary liver transplantation,ALT)。辅助的移植肝,被异位放置在右侧椎旁沟,门静脉直接与髂静脉吻合。异位 ALT 的想法很吸引人,它不需要将受体病肝切除,避免了无肝期,提高移植期间的血流动力学稳定性。1964 年,首例人 ALT 实施,当时为了避免全肝移植带来的障碍,选择了异位辅助肝移植。早期大部分的辅助性肝移植案例都是在患有慢性肝病的患者身上进行的。仅有少数案例获得了成功,大部分患者在术后早期死于移植物衰竭、出血或败血症。在一篇早期的综述中,Blankensteijn 等人报道,在 1964—1980 年进行的 47 例异位辅助性肝移植案例中,仅有 2 人获得了长期的生存。1986 年后,ALT 的手术预后得到了改善,但也仅有少数中心报道了极少的案例。ALT 的技术难度远比原位肝移植(肝移植)高,具有更高的并发症发生率和较低的器官早期功能满意度。少数得到长期生存的患者未摘除的病肝还可能由肝硬化进展至肝癌,这些因素使得人们逐渐放弃了将 ALT 用于治疗慢性肝病的患者。

人们逐渐将 ALT 用于治疗急性肝衰竭的患者,现今已经成为一个成熟的适应证。其他较少见的 ALT 手术指征包括无肝硬化的基于肝脏的先天代谢性疾病儿童、肾移植高度敏感患者,或者作为小体积移植物的潜在支持。这些不同的手术指征,在患者和移植物选择、手术技巧、长期的处理上有着重要的差别。ALT 可为异位辅助和原位辅助[原位辅助性部分肝移植(auxiliary partial orthotopic liver transplantation,APOLT)],供肝可以是部分肝或完整的全肝,受体的原肝可以部分或完全保留。对 ALF 患者实施 ALT 的目的与全肝移植相同,主要为让患者得到足够体积的移植物,使得器官功能足以保证患者的生存,其次是获得充分的时间让自体肝恢复、避免长期服用免疫抑制剂的远期并发症。

## 急性肝衰竭的辅助性肝移植

### 背景

即使在发生了严重的急性肝衰竭之后,肝脏仍然具有完全再生的能力。对于很多急性肝衰竭的患者来说,由于没有足够的时间让肝脏有效再生,在不及时接受肝移植治疗的情况下,死亡无法避免。原位肝移植已经被证明是挽救终末期急性肝衰竭患者肝脏功能最有效的方法,研究报道显示患者的一年生存率超过70%。大部分接受移植的急性肝衰竭患者都是年轻患者,因此在移植后存在较高的由于长期服用免疫抑制剂导致出现远期并发症的风险,包括肾病和肾衰竭、高血压、恶性肿瘤以及移植物功能衰竭。在全肝置换术中,由于自体肝的切除,使原肝无法再生,这使得在20世纪90年代初期辅助性肝移植重新兴起。

未引入肝移植之前,急性肝衰竭的死亡率高达80%~95%。1997—2004年,美国肝移植治疗急性肝衰竭患者的1年和5年生存率分别为82%和70%,移植物1年和5年存活率为76%和61%。同期欧洲肝移植数据显示,患者和移植物的1年存活率相对较低,分别为74%和66%。而患者和移植物的5年存活率与美国大致相近,分别为69%和60%。近年来,预后已经有所提高(2004—2009年患者的1年、3年和5年生存率分别为79%、75%和72%)。为急性肝衰竭患者实施辅助性肝移植手术,是为了在其原肝恢复阶段为患者提供足够的肝脏来支持患者的生存,并使患者的预后与全肝移植相仿。van Hoek等将欧洲许多中心的ALT个案作为欧洲经验进行了统一报道,明确40岁以下的患者,尤其是儿童,最有可能在辅助性肝移植后肝脏充分再生,并在撤除免疫抑制剂后继续存活。另外,超急性肝衰竭患者的肝脏似乎比亚急性肝衰竭患者更容易再生,原位辅助预后优于异位辅助移植。

辅助性移植使用的移植物包括全肝、右肝、左肝或左外叶。移植物的选择取决于供者肝脏的质量、供者和受者的肝脏大小差异、肝衰竭的严重程度(以及"肝毒性综合征"的程度)和原肝恢复的可能性。选择适合接受辅助性肝移植的受者仍然非常具有挑战性。

### 适应证选择

目前肝移植治疗急性肝衰竭患者的适应证定义为,若不接受移植预期死亡率为85%~90%的急性肝衰竭患者。这些患者通常由于很快出现多器官衰竭、脑水肿或败血症而死亡,能够接受肝移植治疗的时间窗非常短,有供肝也可能无法进行移植。ALF的患者根据其临床过程可分为两类:超急性肝衰竭和亚急性肝衰竭。超急性肝衰竭(如对乙酰氨基酚毒性引起的)发病迅速并伴有中枢神经症状和进行性加重的肝衰竭。常伴有中毒性肝病综合征,导致血流动力学不稳定、脑水肿、严重的凝血功能障碍以及肾衰竭。但如果患者能够存活,肝脏能够迅速进行再生并恢复

正常结构。相反地,亚急性肝衰竭进展缓慢,同时伴有严重的黄疸、重度凝血功能障碍,肾脏功能可能保持正常。中枢神经系统病变发生较晚,通常继发于败血症。即使这些患者在移植时已有再生结节,但此类肝脏的再生通常较缓慢,并由于具有纤维化的高风险,其再生的肝脏可能不具有有效功能。这两类患者,尤其是在儿童,均已经有了成功的辅助性肝移植经验。

当考虑实施辅助性肝移植时,使用一个足够大小的高质量供肝来尽早获得良好的移植物功能非常重要。边缘供肝难以发挥较好的移植物功能,应当避免使用部分移植物。如果必须考虑边缘性肝,则应使用整肝移植物。

### 技术考虑

ALT在技术上比全肝移植要求更高,而且在移植期间要密切关注受者的情况。血流动力学不稳定或颅压增高的患者可能无法耐受辅助性肝移植手术,而更适合行全肝移植。超急性肝衰竭的患者由于肝细胞大量坏死可能导致肝中毒性综合征,可行病肝切除和门腔静脉分流暂时改善中毒症状。因此在此类患者中,需要切除大部分的病肝来减少这种严重的全身性损伤。如果有大量的坏死肝留在原位,患者可能在移植后仍然会持续存在脑水肿和血流动力学不稳定,在病例报道中有几例中枢神经系统损伤的发生。以作者的经验,在成年受者中,扩大右半肝切除可以很好地减少相关损害,并可以提供更大的空间来使用右肝移植物,更大的移植物能够更早地为患者提供更好的肝脏功能。

质量不好或体积较小的移植物移植术后成功率较低,因此不应该使用。根据活体肝移植的经验,移植物重量与受者体重之比大于0.8%的患者术后预后更好。使用质量差或体积小的移植物可能导致"小肝综合征",通常会出现胆汁淤积、腹水和由于持续存在的门静脉高压导致的胃肠道出血,通常在肝移植后4~6周内因败血症而死亡。

亚急性肝衰竭的患者在进行移植时通常可以见到部分有肝再生的表现。判断此类患者是否适合接受ALT手术更加困难,因为并不是所有患者的自体肝都能够再生。预测原肝有再生可能的因素包括年龄<40岁、无明显纤维化,移植术中肝活检显示有存活肝细胞。儿童患者无论肝衰竭的原因如何,肝脏均能再生。亚急性肝衰竭的患者较少出现肝中毒性综合征,可保留更大体积的自体肝帮助再生。另外,他

们的病情相对更加稳定、更能耐受更长时间的手术，左肝或右肝的 APOLT 都可以考虑。虽然使用右肝移植物能够使患者更快地恢复，但是移植物体积越大，原肝再生就越慢甚至延迟。

### 儿童急性肝衰竭的辅助性肝移植

儿童急性肝衰竭是相对常见的肝移植指征，各年龄段分别占患者总数的 6.92%（0～2 岁）、17.93%（3～10 岁），以及 18.67%（11～18 岁）（表 68-1）。最关键的问题在于如何获得合适大小的供肝来作为辅助性移植物。Farmer 等人报道了最大型的单中心肝移植治疗儿童急性肝衰竭病例（122 名受者的 159 例肝移植）；然而，在这些肝移植中并没有采用辅助性肝移植。1990—2009 年，作者所在中心记录的 128 例儿童急性肝衰竭肝移植中，有 20 例为 APOLT。患者的 1 年、5 年和 10 年生存率为 85%。3 例患者 APOLT 术后死亡，平均死亡时间为术后 9 日。没有出现胆道和血管的并发症。最重要的是在 17 例存活者中，14 例患者（82%）的原肝成功得到了再生，而且大部分患者完全撤除了免疫抑制剂。为急性肝衰竭的儿童匹配到大小合适的供肝比较困难，由于肝移植物大小的差异，右肝移植物原位辅助移植术极少。但成人肝左外叶通常是较为合适的辅助移植物。作者所在中心所有的幼儿 APOLT 手术以及其他中心的报道均是采用成人肝左外叶移植物。

### 全球急性肝衰竭患者辅助性肝移植预后

表 68-2 列出了辅助性肝移植的预后。后续的个

#### 表 68-1 辅助性肝移植治疗儿童急性肝衰竭指南

| 情形 | 问题 | 答案 |
|---|---|---|
| 肝移植前 | 是否病情过重 | 高颅压或有脑水肿的临床表现<br>严重的循环不稳定<br>不耐受肝切除 |
| 指征 | APOLT 的最佳指征是什么 | 受者年龄<40 岁<br>超急性或急性肝衰竭<br>肝活检显示无纤维化 |
| 供肝选择 | APOLT 的最合适供肝是哪种 | 捐献者年龄<40 岁<br>良好的肝功能<br>活体肝移植是选择之一<br>冷缺血时间<12 小时<br>大小合适（注：肝左外叶是一般最佳移植物选择） |
| 技术 | 最重要的技术问题是什么 | 原位 APOLT<br>移植物大小匹配并确保移植物灌注良好<br>使用劈离供肝进行辅助移植时注意保留主要的移植物血管<br>术中测量移植物门静脉压<br>动脉可以吻合至主动脉或肝动脉祥<br>短 Roux 祥进行胆道重建 |
| 围手术期支持 | 术后并发症 | 早期移植物功能不全——检查流入和流出道<br>发现急性排斥反应需要肝活检<br>出血可能性大（排除小肝综合征）<br>肝动脉栓塞可能需要切除移植肝<br>急性乙型肝炎患者需使用拉米夫定和乙型肝炎免疫球蛋白预防性治疗 |
| 移植后 | 移植后随访 | 标准的免疫抑制方案<br>术后 7 日、1 个月、3 个月、6 个月和 12 个月进行自体肝和移植肝肝活检<br>术后 3 个月、6 个月和 12 个月进行 CT 和 HIDA 检查<br>一旦肝活检、CT 和 HIDA 确认原肝再生，可缓慢减量和撤除免疫抑制剂<br>手术切除辅助肝仅使用在出现肝坏死后（通常是因为过快地撤退免疫抑制） |

APOLT，原位辅助性部分肝移植；CT，计算机断层成像；HIDA，肝亚氨基二乙酸扫描。

**表68-2 有根据的成人与儿童急性肝衰竭患者接受辅助性肝移植的结果**

| 作者 | 年份 | 例数 | 成人/儿童 | 年龄 | 病因 | 移植物 | 捐献者 | 手术时间 | 冷缺血时间 | 患者存活率 | 平均随访时间 | 免疫抑制撤除 |
|---|---|---|---|---|---|---|---|---|---|---|---|---|
| Faraj 等 | 2009 | 20 | 儿童 | 12岁(1~16岁) | 16例非甲、非乙型肝炎 2例服用对乙酰氨基酚 1例AIH 1例蘑菇中毒 | 3例LL 8例LLS 8例RL 1例全肝 | 18例DBD 1例DCD 1例LDLT | 7小时(5.5~9.7) | 10小时(8~15.7) | 85% 17例 | 113个月 | 14(82%存活者) |
| Lodge 等 | 2008 | 13 | 成人 | 34岁(18~48岁) | 服用对乙酰氨基酚 | 全肝 | — | — | 499分钟(300~820分钟) | 69% 9例 | 68个月 | 8例(89%存活者) |
| Kato 等 | 2006 | 6 | 儿童 | 2岁(8个月~8岁) | 4例非甲、非乙型肝炎 1例甲型肝炎 1例AIH | 5例LLS 1例LL | — | 591分钟(559~654分钟) | 470分钟(394~568分钟) | 100% 5例 | 12个月 | 1例 5例减量 |
| Kasahara 等 | 2005 | 6 | 兼有 | 28岁(1.8~53岁) | 5例非甲、非乙型肝炎 1例乙型肝炎 | 2例LLS 3例LL 1例RL | LDLT | — | — | 0 | 4.5月 | N/A |
| Kasahara 等 | 2005 | 6 | 兼有代谢性 | 12岁(3~52岁) | 2例尿素循环障碍 3例瓜氨酸血症 1例C-N-II | 3例LLS 3例LL | LDLT | — | — | 83% 5例 | 5年 | N/A |
| Kasahara 等 | 2005 | 13 | 成人 SFS Grafts | 30岁(16~50岁) | 2例肝豆状核变性 2例BA 3例PBC 2例PSC 2例肝硬化 1例BCS 1例AIH | 11例LL 2例RL | LDLT | — | — | 69.2% 9例 | 5年 | N/A |
| Durand 等 | 2002 | 6 | 成人 | 25岁(20~34岁) | HBV | 2例LL 4例RL | DBD | — | 7小时50分钟(5.5~11小时) | 5/6 | 58个月 | 4/5(80%) |
| Jaeck 等 | 2002 | 15 | 兼有 | 30岁(0.5~65) | 3例HBV 3例HAV 4例药物性 5例其他 | — | — | — | — | 66.7%(10/15) | — | 8/10出现肝脏再生 6/8停止免疫抑制 |

（续表）

| 作者 | 年份 | 例数 | 成人/儿童 | 年龄 | 病因 | 移植物 | 捐献者 | 手术时间 | 冷缺血时间 | 患者存活率 | 平均随访时间 | 免疫抑制撤除 |
|---|---|---|---|---|---|---|---|---|---|---|---|---|
| Azoulay 等 | 2001 | 12 | 兼有 | 26.7 岁（10.4~43 岁） | 2 例 HBV<br>1 例 HAV<br>1 例药物性<br>7 例未知<br>1 例其他 | 4 例 LL<br>1 例 LLS<br>7 例 RL | 11 DBD<br>1 LDLT | 738±195 分钟 | 560 分钟±176 分钟 | 66% | 1 年 | 2/12（17%） |
| Inomata 等 | 1999 | 15 | 成人 SFS Grafts | 23 岁（13~48 岁） | 2 例 FHF<br>3 例慢性肝病急性发作<br>2 例肝豆状核变性<br>4 例 BA<br>3 例 PBC<br>1 例 PSC | 13 例 LL<br>2 例 LLS | LDLT | — | — | 9/15 | 1 年 | — |
| van Hoek 等 | 1999 | 47 ELTR | 兼有 | 28 岁（3~64 岁） | 2 例服用摇头丸<br>5 例服用对乙酰氨基酚<br>1 例 NSAID<br>1 例服用三氟溴氯乙烷<br>5 例其他<br>5 例 HAV<br>11 例 HBV<br>1 例 HCV<br>1 例非甲、非乙、非丙型肝炎<br>2 例 AIH<br>1 例缺血<br>1 例 HELLP<br>1 例 PNF<br>10 例病因不明 | 4 例全肝<br>18 例 orth LL<br>7 例 orth LLS<br>4 例 orth RL<br>4 例 orth ERL<br>3 例 HALT 全肝<br>2 例 HALT LLS<br>3 例 HALT LL<br>2 例 HALT RL<br>4 例 HALT ERL | DBD | — | — | APOLT—71%<br>左—68%<br>右—86%<br>HALT—33% | 1 年 | 15 例移植物移除 14/15<br>25 例移植物不移除 8/25 |
| Erhard 等 | 1998 | 4 | 成人 | 22.5 岁（18~49 岁） | 1 例 HAV<br>1 例 HBV<br>1 例服用迷幻药<br>1 例非甲、非乙、非丙型肝炎 | 异位辅助性肝移植+门静脉动脉化<br>3 例全肝<br>1 例右半肝 | DBD | — | — | 50% | — | 2 例 |

（续表）

| 作者 | 年份 | 例数 | 成人/儿童 | 年龄 | 病因 | 移植物 | 捐献者 | 手术时间 | 冷缺血时间 | 患者存活率 | 平均随访时间 | 免疫抑制撤除 |
|---|---|---|---|---|---|---|---|---|---|---|---|---|
| Sudan 等 | 1997 | 7 | 儿童 | 9岁（6~18岁） | 2例 HAV<br>1例水痘<br>4例非甲、非乙、非丙型肝炎 | 3例 LLS<br>2例 LL<br>2例全肝 | DBD | — | — | 57% | 3年 | 3例免疫抑制撤退<br>4例移植物移除 |
| Pereira 等 | 1997 | 7 | 成人 | 28岁（14~35岁） | 3例服用对乙酰氨基酚<br>2例非甲、非乙型肝炎<br>1例 AIH<br>1例迷幻药 | 2例 LL<br>5例 ERL | DBD | 8.5小时（7.3~10小时） | 12小时（6~14小时） | 3/7 | 1年 | 2例 |
| Bismuth 等 | 1996 | 5 | 兼有 | 17岁（13~68岁） | 1例 HBV<br>1例 HAV<br>1例药物性<br>1例 Reye 综合征<br>1例未知 | 1例 LLS<br>2例 LL<br>2例 RL | 4 DBD<br>1 LDLT | 12小时（6~16小时） | 8.5小时（1.5~13小时） | 3/5 | — | 2例 |
| Chenard-Neu 等 | 1996 | 30 | 兼有 | 29.6岁（3~65岁） | 4例 HAV<br>7例 HBV<br>5例服用对乙酰氨基酚<br>2例服用迷幻药<br>2例 NSAID<br>1例服用多药<br>1例服用三氟溴氯乙烷<br>2例 AIH<br>1例先兆子痫<br>5例未知 | APOLT<br>4例全肝<br>16例 LL<br>4例 RL<br>APHLT<br>1例全肝<br>5例部分肝 | — | — | — | 19/30（63%） | 18个月 | 13/19（68%） |
| Boudjema 等 | 1995 | 8 | 兼有 | 18岁（4~65岁） | 3例 HAV<br>1例 HBV<br>2例药物性<br>1例 AIH<br>1例其他 | 2例 LL<br>4例 LLS<br>2例 RL | DBD | 7.5小时（5~10小时） | 7.5小时（6~8.5小时） | 6/8 | 1~17个月 | 4/6 |

（续表）

| 作者 | 年份 | 例数 | 成人/儿童 | 年龄 | 病因 | 移植物 | 捐献者 | 手术时间 | 冷缺血时间 | 患者存活率 | 平均随访时间 | 免疫抑制撤除 |
|---|---|---|---|---|---|---|---|---|---|---|---|---|
| Oldhafer 等 | 1994 | 4 | 兼有 | 26 岁<br>（5～34 岁） | 1 例服用对乙酰氨基酚<br>1 例 HELLP<br>2 例未知 | 2 例 LL<br>2 例 LL | DBD | | | 4/4 | 11 个月 | 3/4 |

AIH, 自身免疫性肝炎；APOLT, 辅助性部分原位肝移植；BA, 胆道闭锁；DCD, 心脏死亡后器官捐献者；DBD, 脑死亡后器官捐献者；ELTR, 欧洲肝移植登记；FHF, 暴发性肝衰竭；HALT, 异位辅助性肝移植；HAV, 甲型肝炎病毒；HBV, 乙型肝炎病毒；HCV, 丙型肝炎病毒；HELLP, HELLP 综合征（溶血, 肝酶升高, 血小板减少）；LL, 肝左叶；LDLT, 活体肝移植；LLS, 肝左外叶；NSAID, 非甾体类抗炎药；orth, 原位；PBC, 原发性胆汁性肝硬化；PNF, 原发性肝功能不全；PSC, 原发性硬化性胆管炎；PV, 门静脉；RL, 肝右叶；SFS, 小体积肝。

别案例报道或一系列大型研究的结果显示成人和儿童辅助性肝移植的预后与全肝移植预后相当。撤除免疫抑制剂的患者大约占到了存活患者的80％。大多数成年患者采用原位辅助性肝移植，而非异位辅助性肝移植，将右半肝或左半肝切除后植入大小相当的移植物。对于儿童来说则术式非常多样化，但左半肝切除后左外叶移植物辅助性肝移植仍是最常用的术式，有效解决了肝脏大小差异的问题。所有研究都报道了非常高的免疫抑制剂撤除率，通常在ALT术后的几周之内开始逐渐撤除。辅助性肝移植的手术时间和冷缺血时间比经典肝移植要长，需要再次强调的是，辅助性肝移植在手术过程中需要有更高的技术要求。

## 代谢性肝病的辅助性肝移植

### 背景

肝移植已经成功地被用于治疗先天性代谢缺陷引起的肝脏结构和功能损害。肝脏的置换不仅纠正了代谢缺陷，而且治愈了该病引起的肝硬化和门静脉高压。一些基于肝脏的代谢疾病虽然不会导致肝硬化，但可能引起严重的甚至危及生命的肝外并发症。对于此类代谢性疾病，肝移植可替代缺陷的酶或受体位点，相关报道称此类疾病患儿肝移植后的5年和10年生存率分别为78％和68％。APOLT已经被用于治疗基于肝脏基因或蛋白缺失导致的非硬化性代谢病。基本原理是在保留部分原肝的条件下提供额外的肝组织来纠正代谢紊乱。如果出现移植肝衰竭，由于还有部分自体的肝脏作为安全保障，可以放心地移除移植肝。另外，代谢性疾病的基因治疗在将来可能成为现实，现阶段为此类患者实施辅助性肝移植可以避免患者终身的免疫抑制治疗。APOLT的禁忌证包括由肝代谢异常产生的蛋白或酶能够破坏其他靶器官的代谢病，例如家族性淀粉样多发神经病和Ⅰ型原发性高草酸尿症。这种情况需要移除全肝，否则剩余的部分肝脏仍会继续产生异常蛋白，促进疾病进展。有些时候这种情况也可能运用APOLT治疗，会在后文讲述。

### 尿素循环障碍

尿素循环障碍是最常见的肝先天性代谢缺陷性疾病之一，在存活新生儿中的发病率为($1 : 46\,000$)～($1 : 30\,000$)。作为体内含氮废物代谢最终途径的一部分，此通路的障碍直接导致了体内氨、谷氨酸和丙氨酸的堆积。引起的症状从轻微的认知缺陷到深度

昏迷轻重不等，严重病例可表现为致死性的新生儿高氨血症，或者生长至成年而无临床症状。Morioka等人回顾了51例文献中有报道过的病例，5年生存率超过了90％，而且大部分患者生活质量都挺高。一例捐献者因患有未诊断的OTC，导致受者因高氨血症而死亡。OTC的临床表现可为无症状，男性纯合子可以表现严重的临床症状。女性OTC患者的疾病活动性取决于X染色体失活的程度。基于这些发现，人们应避免从该基因的杂合子家庭成员中进行活体辅助性或全肝移植。

### 克里格勒-纳贾尔综合征

APOLT已经被成功地用于替代Ⅰ型克里格勒-纳贾尔综合征（Crigler-Najiar syndrome type 1，CNS1）中缺陷的酶。CNS1是一种由于肝细胞内葡萄糖醛酸转移酶活性完全缺失而导致的以高非结合胆红素血症为特征的疾病。高胆红素血症用苯巴比妥治疗无效，患者只能靠每日光疗来将血清胆红素水平维持在$200～400\ \mu mol/L$。若未能控制血清胆红素水平，将会导致核黄疸和神经损伤。因此，原位肝移植被成功地用于治疗CNS1。但是肝移植术后仍有很高的并发症发生率和死亡率，所以由于肝内单一的酶缺陷而置换掉结构完好的肝脏应该仅被认定为一种急救措施。实验研究显示只需1％～2％的正常肝细胞就足以完成胆红素的结合，在ALT中最小使用占全肝体积12％的移植物就可与全肝移植一样，在24小时内显著地降低血清胆红素。所以有人提出APOLT可以作为CNS1患者的一种治疗选择。在这样的前提下，APOLT治疗该病获得了成功。通过这项技术，患者只需切除并替换相应体积的部分肝脏，通常是左外叶，就可以很好地完成胆红素代谢。芝加哥报道了首例APOLT治疗CNS1案例，一名13岁的女性患儿接受了亲属的活体肝左外叶移植。术后移植物由于肝动脉血栓而发生衰竭，之后她又重新接受了一次死亡捐献者的肝左外叶移植。术后4个月出现急性排斥转换使用他克莫司后好转，术后1年由于血清胆红素水平维持在$70\ \mu mol/L$。随后接受了全肝移植治疗。第二例病例报道使用了劈离式供肝。但不幸的是，由于移植物与自体肝门静脉血流调节不佳，门脉血流优先流入原肝，移植物灌注不足导致移植物功能不全，最终导致了辅助性移植的失败，只能进行一次紧急的全肝移植。

采用ALT治疗CNS1经验最丰富的是作者所在中心。作者为6名患者实施了7例APOLT手术，移

植时患者的中位年龄为 10.5 岁。所有患者都从出生后的第一周开始接受每日光疗，直到血清胆红素水平降到 300 $\mu mol/L$ 以下。在这 7 例 APOLT 移植中，有 6 例是采用了肝左外叶移植物，1 例采用肝右叶。术后免疫抑制主要为环孢素、硫唑嘌呤和泼尼松龙。除了第一个病例，其余儿童在治疗过程中均没有出现并发症。在第一例患者中，术后第一日的多普勒超声示移植物门静脉无血流信号，但肝动脉和肝静脉内血流信号良好。术后第三日的多普勒超声显示移植物门静脉血流信号良好。然而，该患儿出现了耐激素的急性排斥，但是由于仅血清胆红素水平较高而其他肝功能测试结果正常，延误了对于急性排斥的诊断。术后 2 个月由于出现传染性单核细胞增多症发热而减少免疫抑制剂。他在之后的 12 个月内情况尚可，血清胆红素水平在 120~160 $\mu mol/L$ 波动，后期上升至 250 $\mu mol/L$，同时进行间歇性光疗。术后两年半该患者重新接受了一次肝左外叶的 APOLT 术。术后早期恢复无异常；但术后 6 个月因诊断为弥漫淋巴瘤侵及中枢神经系统而入院，于 2 周后死亡。其余 5 人均存活，血清胆红素水平低于 30 $\mu mol/L$，平均随访 32 个月（23~60 个月），其间均无须光疗。

### 丙酸血症

丙酸血症（propionic acidemia PA）是一种常染色体隐性遗传病，由丙酰辅酶 A 羧化酶缺乏引起。丙酰辅酶 A 羧化酶将丙酰辅酶 A 转化成甲基丙二酰辅酶 A 和琥珀酰-CoA，琥珀酰-CoA 进入三羧酸循环并参与能量代谢。这条通路的缺陷导致有毒代谢产物的产生，例如丙酸和甲基丙二酸。根据酶缺乏的严重程度，患者出生后 16 小时至几周内可出现胃纳差、呕吐、嗜睡甚至昏迷。生化检查显示由于蛋白质摄入或并发感染可引起酮症和高乳酸血症的代谢性酸中毒，同时伴有高氨血症。机体内酸性代谢产物和高水平的氨会导致基底神经节的选择性损害。在疾病早期避免必需氨基酸的摄入对这些儿童来说是至关重要的。然而，在儿童成长过程中即使进行了治疗，发病率和死亡率仍在上升。肝移植只是部分地纠正了酶的缺陷，但可有效防止系统性代谢失代偿并提高患者的生活质量。PA 是一种线粒体代谢病，与 CNS1 不同。作者最近报道了一例接受 APOLT 术的 PA 患者随访 10 年的案例。患者进行了扩大右半肝移植，从而保证了最大的肝脏质量来纠正 PA。在无须饮食控制的基础上临床和生化特征都接近正常，移植肝也存活良好。该儿童健康成长，神经和精神运动方面都得到了正常的发育。

### 技术考虑

APOLT 的基本原理是提供足够体积的肝段来纠正代谢异常。它的优点在于如果移植肝发生衰竭，可将其移除，由原肝继续发挥功能，避免了肝功能的失代偿。随着时间的延长，有些辅助移植物会发生萎缩。可能原因包括门静脉供血不足、肝静脉回流障碍和肝营养物质缺乏。在急性肝衰竭患者进行 ALT 过程中无须缩窄门静脉，因为自体肝本身存在门静脉血流阻力高的因素，因此血流会优先流入移植肝。随着自体肝的再生，门静脉阻力降低，自体肝血流将逐渐恢复。随着免疫抑制的撤除和排斥反应，移植物的血流阻力转而升高，血流优先流入原肝，促进了原肝的再生和移植肝的萎缩。与 APOLT 治疗急性肝衰竭患者不同，非硬化性肝代谢性疾病的患者在进行辅助肝移植时需要缩窄原肝的门静脉，以保证足够的门静脉血流流入移植肝，防止移植肝的萎缩。非硬化性肝代谢性疾病患者的自体肝门脉血流阻力低于移植肝，因此如果没有自体肝门静脉缩窄环，血液将优先流入自体肝，导致移植物缺血。这种现象在犬的实验中得到了广泛的证实。出现急性排斥时更加减少了移植物的血流并加重了缺血损伤。Kyoto 小组描述了通过断离自体肝门静脉转流来维持移植物的血流。防止移植的远期萎缩。作者通过缩窄自体肝的门静脉来保证移植物远期有足够的血流，最高可缩窄至 70%。

## 其他辅助性肝移植的适应证

### 等待肾移植的高敏患者

许多移植受体同时也在肾移植受体等待名单中，由于长期的透析治疗，体内人白细胞抗原抗体数值很高。许多脱敏方法已被用于使此类患者成功的接受肾移植，例如高剂量的静脉内注射免疫球蛋白、抗 CD20 抗体、去 T 细胞治疗、去浆细胞治疗、血浆置换和补体阻断。Olausson 等人报道了三例同时接受 APOLT 和肾移植（移植物来源于同一捐献者）的病例，可以防止肾脏出现超急性排斥反应，均在短期内取得了较好的效果。随后他们又为 7 名患者进行了该手术，并将其原理称为"海绵理论"（肝脏吸收了受者体内存在的抗移植物人白细胞抗原抗体）。Ingelsten 等人报道了 10 例同时进行 APOLT 和肾移植的病例，在这些病例中，许多不同机制的联合作用，抑制了机体对供体肾脏的免疫反应。这些机制的起

**表 68-3　小儿辅助性肝移植治疗先天性门静脉缺失**

| 作者 | 年份 | 年龄 | 性别 | 供体 | 手术方式 | 手术指征 | 其他解剖异常 | 预后 |
|---|---|---|---|---|---|---|---|---|
| Soejima 等 | 2006 | 2 | 男 | 活体肝移植 | 左外叶 | 高氨血症,高半乳糖血症,精神发育迟滞 | 苍白球部高密度信号 | 肝功能,血氨浓度,半乳糖水平均正常 |
| Emre 等 | 2007 | 9 | 女 | 原位劈离式肝移植 | 左外叶 | 20%右向左分流伴肝肺综合征 | 肝脏剖面不清晰,甲胎蛋白浓度正常,肝功能正常以及无明显脾功能亢进,血细胞计数正常 | 无呼吸困难以及其他呼吸系统症状,手术2个月后,在室内空气下,仰卧位以及直立位氧饱和浓度达99% |
| Matsuura 等 | 2010 | 18 | 女 | 活体肝移植 | 含肝中静脉的扩大左外叶 | 由于持续的高氨血症导致中度肝性脑病和疲劳 | 苍白球部高密度信号,无心血管异常或者肺动脉高压 | 肝功能以及血氨浓度恢复正常,肝移植术后3个月苍白球部高密度影消失 |

始是对预先存在的抗供体抗体的吸收,随后是吲哚胺2,3-双加氧酶活化和肝特异性细胞及 FoxP3 + T 细胞的调节。这种免疫优势也曾被 Yin 等人在合并APOLT 的小肠移植模型中报道,这种方法延迟并降低了急性排斥反应的分数。这种治疗方式仍需继续探索。目前暂无其他治疗方式的对照研究报道。

### 血液疾病

ALT 被用于治疗无肝硬化但由于肝合成功能障碍引起的伴随肝外症状的血液疾病。肝合成Ⅷ因子不足可导致血友病。在血友病的犬模型中进行APOLT 手术,可将凝血因子Ⅷ的活性增加至30%,并且可维持至少6周无出血症状。移植大约全肝的1/3 就可"治愈"血友病,提示 ALT 可用于治疗 A 型血友病。曾经报道过一例使用异位辅助肝移植联合双侧肾移植治疗1名C蛋白缺陷症合并双侧肾静脉血栓导致晚期肾衰竭的8岁患儿。由于凝血功能控制不佳导致了两次颅内出血和上消化道出血。移植后的一年她不再需要透析并且C蛋白活性正常。但未提供远期结果。

### 解剖畸形

曾经报道过3例采用 APOLT 治疗先天性门静脉缺如患儿的病例。Abernethy 最先在1793年描述过此病。据报道这3名患儿最终都获得了良好的疗效(表68-3)。有完全性门静脉流入道缺如的患者(Abernethy Ⅰ型畸形)可能出现肝脏肿瘤,包括肝细胞癌。因此推测 ALT 可防止原肝发生癌变,但可信

度不高,将此作为手术指征也仅是探索性的。2型畸形患者在进行肝移植或结扎静脉导管后预后良好。

### 使用辅助性移植预防小肝综合征

有时 ALT 也被运用于防止小肝综合征,首例于1996年报道。基本原理为在移植术后早期可由留在原位的部分自体肝来支持移植肝。移植肝生长后,可将原肝摘除或栓塞。京都的 Tanaka 教授带领的小组具有最多的经验,然而早期并发症的发生率较高,因此患者的生存率较低。肝右叶活体移植物很大程度地解决了小肝综合征的问题。然而,如果患者是由于非硬化性的肝脏代谢疾病需要接受移植,则可作为手术的一种选择方案。

## 辅助性肝移植的手术技巧

### 移植物的选择

从移植物来说,选择标准应与减体积或劈离式肝移植相同,较全肝移植的标准严苛。在认真的筛选和较短的冷缺血时间条件下,已经有成功使用 DCD 供体实施的 APOLT 手术案例。对于异位和原位辅助肝移植仍有许多争论,然而近年来原位辅助肝移植技术受到了更多的青睐。要完成一次成功的 ALT,需要解决很多问题。如果移植物空间过小可引起移植肝的流入和流出血管受压。切除部分自体肝可为肝段移植物创造足够的空间,以防止这种问题的出现。原位移植降低了移植物静脉流出道的压力,避免了跨移植物压力差过大。肝血窦和肝静脉的压力梯度大

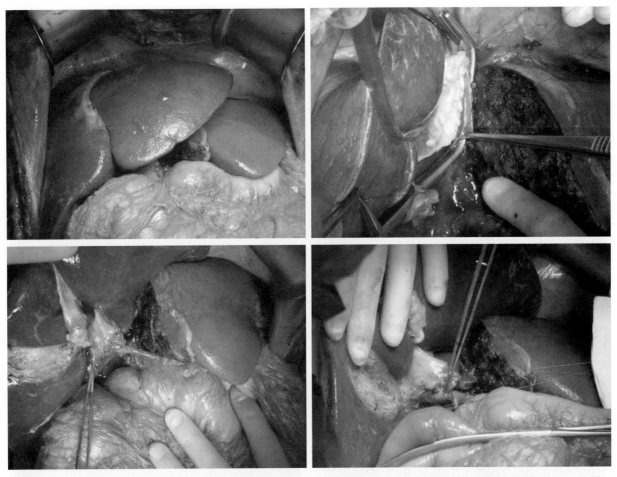

**图 68-1**　全肝辅助性肝移植。如果移植物较小，则可在受者的右半肝或扩大的右半肝切除后将其放置于原肝位置上（左上图）。在这种情况下，腔静脉可进行端侧或侧侧吻合（右上图）。门静脉端端吻合和动脉重建，后者使用了主动脉动脉导管（左下图）。Roux-en-Y 肝管空肠吻合术进行胆管重建（右下图）

约为 2 mmHg。在直立位置，下腔静脉的压力自右心房向下每厘米增加 0.77 mmHg。所以当患者处于直立体位时，原肝下方异位肝移植物的静脉回流将会面对更高的静脉压力。

切除右半肝后在该位置植入体积较小的全肝辅助肝移植是可行的（图 68-1）。然而，最常用的还是右叶、左叶或左外叶的 APOLT。一旦决定了 APOLT 术式和移植物的种类，就可以在后台开始进行移植物减体积或劈离。如果是进行劈离式供肝辅助性肝移植，则应将主要的血管保留在辅助移植物侧，以保证手术重建能够有充分的选择余地。

### 肝左外叶原位辅助性肝移植

为行肝左外叶 APOLT，受者需切除左半肝（图 68-2）。切除尾状叶后更好地显露肝后下腔静脉，以便于肝上腔静脉的解剖。结扎并离断受者肝左动脉和左肝胆管，要将肝门的解剖操作局限于肝门的左侧，充分显露门静脉左支。充分游离门静脉左支用于

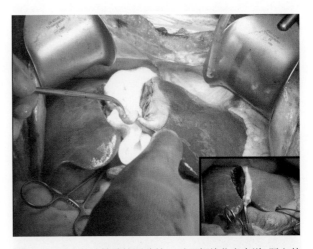

**图 68-2**　肝左外叶辅助性肝移植。对于年幼儿童来说，肝左外叶是辅助性肝移植最佳的移植物。左半肝完全切除后，将左外叶供肝放置于原位。作者常规操作是将肝的切线定在镰状韧带右缘 1～2 cm 处，从而更大可能地保留单支胆管（插入图）。再灌注后，要注意自体肝和移植肝的止血并避免切缘胆管瘘

之后的吻合。在肝左外叶 APOLT 中,作者将肝左静脉口与受者肝左静脉在腔静脉的起始部进行端端吻合。供者的门静脉与受者门静脉左支行端端吻合或与门静脉主干行端侧吻合。动脉血运重建可通过与受者左肝动脉残端吻合或使用供体的髂动脉架桥至肾上腺或者肾动脉。供肝左肝管进行 Roux-en-Y 肝空肠吻合术。有时在条件许可的情况下可直接与受体左肝管端端吻合。

肝左外叶原位辅助性肝移植最常用于治疗无肝硬化的肝代谢性疾病,因为对于儿童来说它体积足够大,可提供足够的酶或基因产物。在此类病例中,需要缩窄自体肝的门静脉以防止移植物因血流不足而发生萎缩。使用不可吸收线结扎自体肝的门静脉右支,将血管缩窄至大约 70%,调节门静脉压力,直至门静脉压力比左门静脉分支稍低(低 1~2 mmHg)。

在缩窄前后分别在门静脉主干和门静脉左支测量门静脉压力(图 68-3)。

### 右肝辅助性部分原位肝移植

受者进行扩大右半肝切除;肝门解剖局限于右侧;胆管周围组织尽量保留。在胆总管右侧将右肝动脉结扎,显露门静脉右支。用门静脉右支进行门腔分流,从而保持血流动力学的稳定性,避免肠道淤血并减少切断肝脏造成的失血(图 68-4)。在下腔静脉右侧完整切除右半肝,充分显露肝右静脉和足够的腔静脉袢用于吻合。运用背驮式技术将供体的肝上腔静脉与受体扩大的肝右静脉-腔静脉口吻合。供肝的门静脉与受者门静脉右支残端进行端端吻合或与门静脉主干端侧吻合。动脉血运重建可用受者肝右动脉残端或使用供体的髂动脉架桥至肾上腺或者肾动脉。胆管引流可以使用结肠后的 Roux-en-Y 肝空肠吻合术。这是治疗急性肝衰竭最常用的方法。在治疗急性肝衰竭时,术中不需调节入肝的门静脉压力。

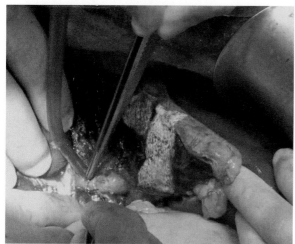

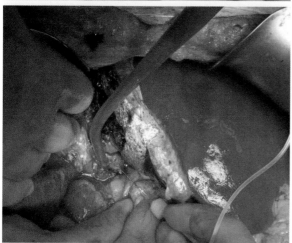

**图 68-3** 门静脉缩窄。在代谢性疾病病例中,缩窄自体肝的门静脉来保证移植肝足够的门静脉血流防止移植物萎缩。使用不可吸收的线环绕自体肝门静脉右支结扎缩窄(上图)直至门静脉压略低于门静脉左支压力(低 1~2 mmHg)。作者在缩窄前后进行门静脉主干和门静脉左支压力的测量(下图)

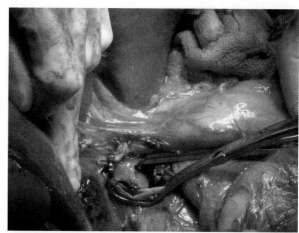

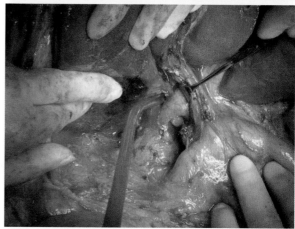

**图 68-4** 部分暂时性右侧门腔分流。当为急性肝衰竭患者进行右半肝辅助性肝移植时,暂时的部分门腔分流(下图)可帮助维持血流动力学稳定并在原肝部分切除时减少出血

## 移植术后管理

### 移植术后并发症

与原位全肝移植相比,辅助性肝移植发生原发性移植物无功能和血管并发症的风险较高,尤其是肝静脉和门静脉的阻塞。手术的技术要求更高,由于技术问题引起并发症的概率更高,尤其是前几个病例。然而,作者认为许多以前观察到的移植物功能障碍是由于一些低级的静脉流出道并发症导致的小肝综合征引起的。一小部分患者会存在持续性的胆汁淤积和门静脉高压。由于急性肝衰竭、两个肝切面的暴露以及腹腔积液和胆汁瘘的原因,这些患者也有易发生感染的倾向,为引流腹腔积液或由于出血而进行二次手术的概率更高。由于可能出现围手术期的肾衰竭和持续性的术后透析治疗,这些患者更容易出现继发性出血。使用肝素和其他抗凝剂时应认真考虑这些风险。

原发病的复发可能是 APOLT 术后的一种潜在并发症。经验表明在肝移植后,随着机体保护性抗体的产生,急性乙型肝炎患者体内的乙肝表面抗原被清除。值得注意的是,所有乙肝肝硬化失代偿伴或不伴丁型肝炎的患者在 APOLT 术后 1～3 周内都出现了乙型肝炎或丁型肝炎的复发,而在急性乙型肝炎患者中,病毒清除后并不会发展为慢性乙型肝炎。作者研究的两例病例证实了其他病例的报道。这些患者需在移植后进行拉米夫定和乙型肝炎免疫球蛋白相结合的预防治疗,治疗时间最长 1 年。虽然有一例未接受预防性治疗的患者最后也获得了病毒的完全清除,但仍需使用这些措施来减少可能出现的乙型肝炎复发。

一个重要并发症是某些血清病毒学阴性的患者在移植术前或术后可以合并出现再生障碍性贫血,在急性肝衰竭儿童中发生率可以高达 1/3。曾有报道一例血清病毒阴性并伴有重度再生障碍性贫血的 3 岁男孩成功行异位辅助性肝移植手术。在作者所在中心报道的 12 例 ALF 儿童中,有 10 例长期存活者,其中 1 例出现了再生障碍性贫血,需要骨髓移植。

### 随访和免疫抑制

术后肝功能的恢复与全肝移植可能有所区别。凝血功能障碍可能纠正得更慢,尤其是当移植物体积较小的时候。因为受损的自体肝仍然存在,所以血清转氨酶可能无法回落至正常。急性排斥反应的诊断比全肝移植困难,因为较少出现具有标志性的血清氨基转移酶升高(取决于移植物的相对大小)。作者的第一例患者出现急性排斥反应,但作者延误了诊断,这是因为除了血清胆红素水平的中度升高外并未发现肝功能异常。作者以为这仅仅是因为门静脉血流欠佳所致。最后的诊断是通过肝活检完成的。作者的经验提示,未结合胆红素轻度升高的病例就需进行移植肝活检来排除急性排斥反应。

术后早期在 CT 或磁共振引导下进行自体肝和移植肝活检,为有效评估肝脏恢复状态提供了有价值的基线对照。作者发现 HIDA 显像在评估两肝功能和自体肝恢复方面具有一定价值。对肝脏再生精确的评估只能通过一系列的 CT 体积计算(图 68-5～图 68-7)、HIDA 显像(图 68-8～图 68-10)、自体肝和移植肝活检来进行。目前作者在移植后 3 个月、6 个月和 12 个月进行这些检测,术后 6 个月或肝活检发现良好的肝脏再生迹象时开始减少免疫抑制。逐渐减少免疫抑制剂可以控制性的使移植肝出现低级别的排斥反应并刺激自体肝再生。

一个成功的 APOLT 术被定义为患者长期存活、免疫抑制的完全撤退、原肝功能恢复正常。大部分长期生存的患者可完全撤除免疫抑制剂。然而,这需要逐步进行,否则则可能会由于突然发生重度急性排斥反应而引起移植肝血栓形成,在原肝充分再生前出现衰竭。免疫抑制减量的时机取决于自体肝再生的速度,这与肝衰竭的病因以及移植物体积和功能有关。即使是大面积肝细胞坏死后肝脏依然可以完全再生。

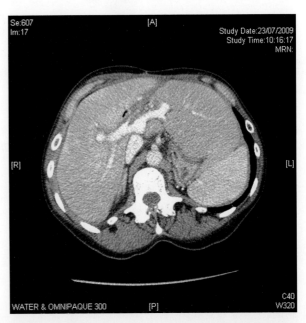

**图 68-5**　计算机断层成像(CT)显示部分右肝原位辅助性肝移植伴左侧自体肝再生

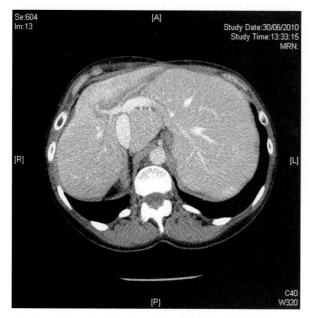

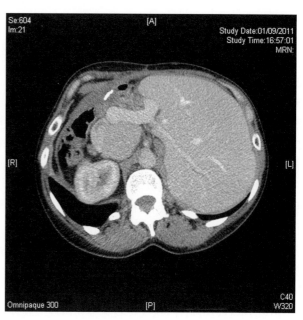

**图 68-6** CT 显示同一患者右肝原位辅助性肝移植图像,移植肝逐渐萎缩伴左侧自体肝再生

**图 68-7** CT 显示同一患者右肝原位辅助性肝移植图像,移植肝完全萎缩,左侧自体肝再生

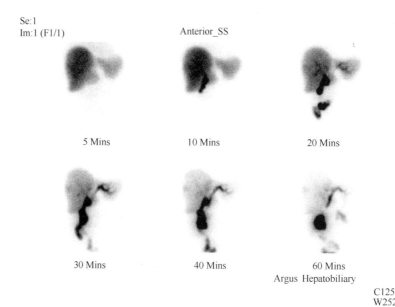

**图 68-8** 肝亚氨基二乙酸扫描显示右侧部分肝辅助原位肝移植后所有功能局限于右叶移植肝。原左半肝未发挥重要功能

超急性肝衰竭患者的肝脏再生更加迅速。然而,此组患者中移植肝(右叶)的体积越大,越容易抑制原肝的再生。早期免疫抑制减量可能促进原肝再生。通过观察顺序成像可见,在亚急性肝衰竭的患者当中,肝再生速度较慢。因此,免疫抑制的减量和撤除将会更晚。部分病例在 APOLT 术后 4 年才撤除了免疫抑制剂。

突然的免疫抑制撤除可能引发肝动脉血栓形成,尤其是大体积移植肝。控制性的免疫抑制撤除通常会引起移植物萎缩,很少需要切除移植物("移植物消失综合征")。然而,如果免疫抑制撤除引起血管血栓形成导致移植肝坏死或脓肿形成,进行手术切除可加快恢复。作者收集的欧洲病例显示 65% 接受过成功 ALT 手术并存活超过一年的患者都不需要免疫抑制。作者最近的报道显示在儿童中情况也类似(65% 的存活者在平均移植术后 23 个月时免疫抑制完全撤除)。

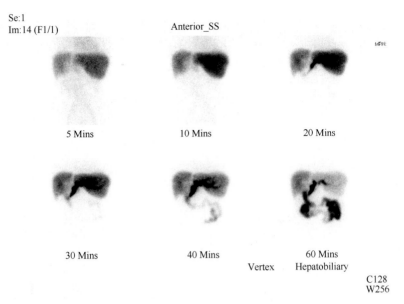

**图 68-9**　同一患者肝亚氨基二乙酸扫描显示右肝原位辅助性移植肝和原左半肝各自发挥部分功能

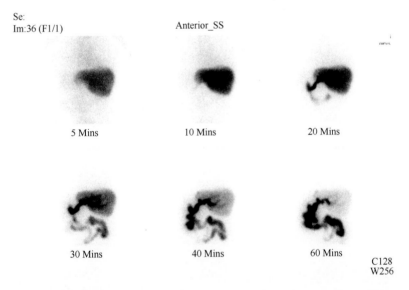

**图 68-10**　同一患者肝亚氨基二乙酸扫描显示右肝原位辅助性移植肝完全萎缩，原肝单独发挥功能

## 总结

　　ALF 是肝移植的一项手术指征。由于大部分患者都很年轻，术后长期服用免疫抑制剂出现并发症的风险较高。ALT 是另一种有效的治疗方式，两者的术后生存率相当，但它为至少 2/3 的存活者提供了术后自体肝再生并可以完全撤除免疫抑制剂的机会。当有合适的供体时，这将是此类治疗患者最好的一个选择。

　　APOLT 也被用于治疗其他疾病，包括治疗非硬化性的肝脏先天性代谢性疾病和高排斥风险的肾移植患者。到目前为止，在这些疾病上的应用仍然处于试验阶段，适应证并未确立。

第 8 篇
PART Ⅷ

# 术后护理
## POSTOPERATIVE CARE

# 第 69 章

# 成年人术后的重症监护管理

## Postoperative Intensive Care Management in Adults

Greg J. McKenna • Göran B. G. Klintmalm

韩龙志·译　钱永兵·校

| | |
|---|---|
| 血糖管理 | 癫痫 |
| 肾上腺功能抑制 | 脑血管并发症 |
| 抗体——胸腺免疫球蛋白 | 移植后脑病 |
| 细胞因子释放综合征 | 脑桥中央髓鞘溶解症 |
| 血小板减少 | **总结** |
| **神经问题的 ICU 管理** | |
| 钙调磷酸酶抑制剂的神经毒性 | |

在肝移植的领域中,重症监护治疗病房(ICU)是最能感受到技术的进步和手术的真实感的地方。在终末期肝病模型(MELD)评分系统的广泛应用下,日益增长的 MELD 分数和等待肝源所需的时间,患者在接受移植前的情况越来越差,往往并发肾功能不全或营养不良甚至处于垂死状态。为了解决日益膨胀的供肝需求,我们不得不扩大供者的数量,选择更老年、肥胖,甚至边缘性供体,因而患者在移植后往往更加需要 ICU 照护。尽管如此,随着 ICU 技术的进步和科技的发展,结合循证医学的证据,我们能更好地处理这些日益增加的 ICU 患者。简单地说,移植的时代变了,现在的移植 ICU 再也不是前辈们的移植 ICU 了。

在肝移植重症监护这个领域里,我们通过循证医学大大地减少移植的成本并改善预后。ICU 床位是一个常见的制约因素,甚至在那些有专科 ICU 床位的单位里亦是如此。在如今紧张的财政支持下,充分利用 ICU 资源对肝移植项目来说能够节约大量成本。

## 血容量和血流动力学的 ICU 管理

### 血容量和血流动力学的监测

一旦肝移植患者进入 ICU,临床医生必须首先评估患者的血流动力学情况并维持其稳定。患者的血流动力学由容量水平、心功能及外周血管阻力(systemic vascular resistance,SVR)等三个因素决定。ICU 需要运用各种监测技术对这些指标进行准确及时的评估。

#### 心电图

心电图(ECG)监测主要有两个目的:①识别心律失常(如房颤、房扑)并使得医生能够提供及时有效的治疗。②评估主要电解质有无失衡。肝移植患者易发生电解质紊乱,尤其是合并肾功能不全的患者,心电图能帮助识别临床上严重的电解质紊乱。

#### 血压

有创血压(BP)是肝移植过程中必需的监测项目,术后早期的患者可能因为失血或升压药而引起急剧的血压变化。另外,其能更便捷地提供血液样本进行分析动脉血气、监测连续的血红蛋白水平及评估凝血功能。

#### 容量水平

在肝移植患者的整个围手术期和术后早期,血容量都是一个不断变化的动态指标。血容量可能同时受到一些不良因素的影响,如失血或者肾功能不全引起的容量过负荷。对于肝移植术后的患者来说,准确评估容量水平是十分重要的。但是,评估血管内血容量水平的最佳方式仍旧存在争议。

Swan-Ganz 肺动脉漂浮导管。监测血流动力学最常用的工具是 Swan-Ganz 肺动脉漂浮导管,测量肺动脉楔压,通过肺动脉楔压反映心脏的容量。关于 Swan-Ganz 导管的运用仍然存在争议,因为有证据表明充盈压并不总是能准确地反映心脏前负荷。甚至有人认为由这些压力所得出的数据对于血流动力学的管理(提高肝脏血流灌注以及选择合适的治疗方法)并没有指导性意义。有些移植单位使用改进的肺动脉导管,该导管安装了一个反应灵敏的热敏电阻,并可以通过实时测量右心室的射血分数以及心搏指数来计算右心室舒张末期容积。该设备的缺点是价格昂贵,并可能无法精确计算(常由导管位置和心律不齐 R 波改变时引起)。

脉搏染料光密度法。评估血容量的另一个方法是脉搏染料光密度法(pulse dye densitometry,PDD)。该技术安全、无创地应用吲哚菁绿(ICG)来测量全身血流动力学参数。该方法无需采血,仅通过分析外周动脉血中 ICG 浓度的变化测量心排血量(CO)。脉搏染料光密度法得出的结果与热稀释法(肺动脉导管)测量的结果相似。由于 ICG 主要通过肝脏清除,限制了肝功能不全患者的测量次数。

经食管超声心动图。经食管超声心动图(transesophageal echocardiography,TEE)可被用来直接测量心功能以及评估血容量。TEE 能快速地显示左心室功能以及左心室舒张末期面积指数。TEE

能通过测量心室的直径来计算左心室充盈容量,并能在血管内容量变化的时候计算出心搏量的变化。TEE 能鉴别由不同原因造成的低血压,例如血容量过低、心肌收缩舒张功能不全、心脏压塞(比如心包积液)等,或这三者共同导致的低血压。TEE 有很多优势,比如它在紧急情况下比肺动脉导管更容易放置。尽管如此,TEE 仍然有缺陷和并发症,例如食管静脉曲张出血和因放置探针导致的食管撕裂。

### 肝移植受者术后的血容量和血流动力学管理

移植术中诸多因素共同影响受者的血流动力学,对于容量水平的良好把握无论对患者还是对移植物都至关重要。无论血容量过高还是过低都对移植物有害,所以临床医生必须根据实际情况制订合适的治疗方案。

#### 血容量过低

血容量过低可由下列原因导致:术中复苏不充分、因凝血功能障碍导致的术后出血、第三间隙积液和水肿。前负荷的减少可导致低心排血量和移植物的灌注不足,进而对移植物造成损害以及保存损伤。对于血容量过低的治疗常用以下方案,血制品有益于移植术后早期患者的液体复苏,因为它可以停留在血管内并通过胶体渗透压防止移植物水肿甚至缓解已经存在的水肿。尽管传统上认为对于非移植的患者应尽量少输血,因为其会增加死亡率。但是相比研究中样本,移植患者代表了不同的人群。在移植的过程中,移植物的血管通透性不可避免地受到缺血再灌注(ischemia-reperfusion, IR)的损伤,相比晶体和胶体,使用血制品时受损的移植物对于液体和蛋白质的转移较不敏感。此外,比起那些非移植的 ICU 患者,移植患者已经接受免疫抑制治疗,所以相对输血导致的免疫抑制对他们影响较小。对于移植术后早期的患者,首选血制品,既利用了其高渗透压的优点,又无明显害处。

关于其他的补液疗法,生理盐水对于 ICU 患者更易获得而且性价比更高。然而这些晶体会迅速地分布到血管外,造成第三间隙积液以及水肿并导致移植物中的血窦淤滞;同时,也会因肠壁水肿导致腹腔内压力过高。扩容时,也常用 25% 的白蛋白;然而,规模最大的一项针对非移植 ICU 患者的前瞻性双盲研究表明,白蛋白提高血容量的效果不如晶体。很有可能因为 60% 的白蛋白会分布到血管外。更大规模的多中心实验显示,选择白蛋白进行液体复苏会增加 ICU 患者肾衰竭和死亡的风险。最后,例如羟乙基淀粉和喷他淀粉会增加急性肾损伤和死亡的风险,用于体液复苏时应慎重考虑。

#### 血容量过高

当体液复苏过度或受者出现肾功能不全时易发生血容量过高,特别是移植物的血管屏障通透性在移植过程中已经受到缺血再灌注损伤时,血容量过高更易导致第三间隙积液、毛细血管渗漏综合征以及移植物淤血,合并严重的保存损伤、脂肪变性以及来自高龄捐赠者的供肝对肝窦淤血特别敏感。因此,降低中心静脉压(central venous pressure, CVP)十分重要,因为这样能在体循环和门静脉循环之间创造一个合适的压力梯度,并促进血流灌注。高血容量的患者必须通过静脉给予利尿剂来进行积极的管理。包括襻利尿剂,如呋塞米(40～100 mg/h)、布美他尼(1～2 mg/h)。当使用利尿剂后尿量依旧不足或出现肾衰竭时应当首选连续性肾脏替代治疗(continuous renal replacement therapy, CRRT)。

#### 血流动力学

对于移植术后患者容量水平的成功管理,深刻理解肝硬化患者移植后血流动力学的改变至关重要。肝硬化的患者因为肝脏紊乱的新陈代谢,产生了一些降低全身血管阻力的血管舒张物质,如一氧化氮和内皮大麻素样化合物(endothelial cannaboids),从而进一步导致内脏循环高动力性并伴有心排血量过高。在移植术后,这种全身性的血管扩张和代偿性的循环高动力将会一直持续到移植物功能恢复并代谢完所有过量的血管舒张因子。移植术后早期的血管扩张增加了对于前负荷的需求,其治疗包括能收缩血管并增加全身血管阻力的药物,如去甲肾上腺素(1～20 μg/min)、血管升压素(0.04 U/min)或者去氧肾上腺素(10～180 μg/min)。

ICU 内患者的体液管理的另一个策略是目标导向治疗(goal-directed therapy, GDT)。目标导向治疗是通过液体、正性肌力药物来调控血流动力学变化,并使患者的血流动力学转为正常甚至超常的状态。GDT 是一系列的监护,包括 ICU 血容量检测(如肺动脉导管、经食管超声心动图)、输血以及正性肌力药物来增加氧供。通常我们通过患者的心排血量和全身血管阻力(或其他相似的指标)来指导具体的体液复苏以及正性肌力方案。在一个典型的 GDT 方案中,通常通过快速静脉补液来提高患者的每搏输出量,然后根据指标进行再评估,如果未到达目标将重复快速输液。在许多案例中,当各项指标达到目标值后往往出现超常值(如血红蛋白水平)。在有关 GDT 治疗方案的随机试验中表明,优化氧输送能减少并发症且缩短平均住院时间。在脓毒症时早期应用GDT疗效显著,但当已经出现器官衰竭时疗效甚微。

内脏血管床(肝脏的血流供应)与全身血管之间的特性往往不同,相互关联较差,对于移植肝来说,考虑到这点区别十分重要。尽管普通人能在承受25%~30%的血液流失的情况下不改变全身血压以及心率,但内脏灌注仅仅能承受10%~15%的血管内容量损失。机体在承受血流动力学打击时,主要依靠肾素-血管紧张素系统来维持全身血压,该系统能选择性地收缩肠系膜小动脉,以内脏灌注不足为代价维持血压。为了保证移植肝的灌注,应首先维持全身血管的正常血容量,输注浓缩红细胞(packed red blood cells,PRBC)并强化利尿,以维持血管内正常血容量的同时避免第三间隙积液和移植物水肿。

在应用目标导向治疗原则以及良好理解内脏血管反应特性的前提下,以下方案对于管理移植肝后早期患者的血容量十分实用。使用肺动脉导管、中心静脉导管和动脉导管所得到的数据,包括心排血量、心排血指数、中心静脉压和血压。通过这些指标可以计算出全身血管阻力,而全身血管阻力对于移植术后早期患者血流动力学的目标导向治疗非常有指导意义。正常的全身血管阻力范围在800~1 200 dynes-sec/m²,而在循环高动力的肝硬化患者中,由于心排血量的代偿,全身血管阻力一般下降到400~700 dynes-sec/m²(图69-1)。对于全身血管阻力低于400 dynes-sec/m²且伴有低血压的患者,应当使用血管加压药维持血压,例如去甲肾上腺素(1~20 μg/min)或血管升压素

(0.04 U/min)。在应用血管加压药的同时应当将中心静脉压控制在最低,以避免高血容量引起移植物淤血。对于全身血管阻力高于1 200 dynes-sec/m²的患者,前负荷减少引起心排血量降低,从而表现为低血压,这些患者往往需要体液复苏。在输注血制品的同时利尿或应用连续性肾脏替代治疗来去除多余的液体,考虑到提高前负荷的同时会增加内脏灌注,在体液复苏的同时应当尽量减少因第三间隙液体积聚导致的肝窦水肿以及移植物淤血。临床医生开始治疗后,应当依据各项指标重新评估患者的全身血管阻力并制订下一步的治疗方案。对患者的体液复苏应当持续到全身血管阻力低于1 200 dynes-sec/m²。如果患者的全身血管阻力高于1 200 dynes-sec/m²并在接受了体液复苏后仍不下降,应考虑到心功能不全的可能性,并通过超声心电图检查来鉴别诊断。如有心功能不全,应开始使用强心药治疗,静脉泵注多巴酚丁胺2.5~10 μg/(kg·min),静脉泵注米力农0.25~1.0 μg/(kg·min),静脉泵注肾上腺素0~10 μg/(kg·min)。

通过监测混合静脉血氧饱和度(mixed venous oxygen saturation,SvO₂),肺动脉导管也能指导体液复苏。肺动脉导管同时评估组织灌注和心排血量。混合静脉血氧饱和度是指体循环回到右心的血液中氧含量。通过肺动脉导管尖端所采取的血液,并在血液进入肺毛细血管结合氧之前测量其氧含量。正常的混合静脉血氧饱和度在60%~80%,混合静脉血氧饱和度降低说明由于心排血量的不足,外周组织吸收了更高百分比的氧,表明患者需要进一步的体液复苏。

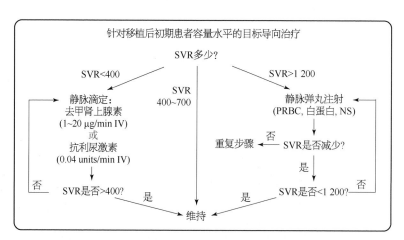

**图69-1** 该流程图告诉了我们如何运用Swan-Ganz肺动脉导管所得到的数据来指导患者术后的血流动力学管理和容量管理。然而事实情况可能更为复杂,因为肝硬化的患者往往伴有血管扩张、围手术期出血和手术第三间隙积液。这使得临床医生难以确定患者丧失了多少体液。IV,静脉注射;NS,生理盐水;PRBC,浓缩红细胞;SVR,全身血管阻力

## 要点和注意事项

- 血容量的精确测量十分重要。对于何种方式测得的血容量最精确仍有争论。常用的方法有 Swan-Ganz 导管、脉搏染料光密度法和经食管超声心动图。
- 输注浓缩红细胞是一个很好的体液复苏方案，因为浓缩红细胞会停留在血管内并限制移植物水肿。应尽量避免输注胶体，如羟乙基淀粉和喷他淀粉。
- 内脏血管与全身血管的特性不同，并且不总是相互对应。在肾素-血管紧张素作用下的全身血流重新分配，一个普通人能在损失 25%～30% 的血液下维持全身血压，但是内脏血管仅仅能承受 10%～25% 的血容量损失。

## 肝移植的 ICU 管理

### 肝移植术后早期肝功能评估

肝移植患者进入 ICU 后，临床医生就应综合其临床表现、实验室指标和放射学检查评估移植肝的功能。以下临床表现代表肝功能良好：体温正常，尿量正常，较好的心理状态和精神状态，呼吸平稳，如果有留置引流管，引流液从血性/淡血性性转变为腹水。

#### 肝酶检测

天冬氨酸转氨酶（aspartate aminotransferase，AST）和丙氨酸转氨酶（alanine aminotransferase，ALT）被错误地称为"肝功能测试"，然而它们不检测肝功能，而是反映了肝细胞的死亡。肝酶不能反映肝功能，但是肝酶对于识别潜在的移植肝问题依旧很实用。对于移植术后的患者，转氨酶水平将会在 2 日内上升并到达峰值。很多因素（移植物不匹配、脂肪变性、缺血时间过久）都会显著地抬高 AST 和 ALT 的

水平。如果它们迅速下降则不需要担心；然而如果肝酶在 2 日后仍未下降，则需要进一步的观察。胆管系统中的 γ-谷氨酰转移酶和碱性磷酸酶水平一般大约在术后第 4 日开始上升并且在下降前通常上升至正常值的 5 倍。

#### 肝功能检查

肝脏具有合成、排泄、代谢的功能。任何一项功能都能通过特定的实验室检查来评估。

**合成。** 移植物的合成功能可以通过凝血酶原时间（prothrombin time，PT）或者国际标准化比值（international normalized ratio，INR）来评估。上述实验主要检测外源途径的凝血物质含量和肝脏合成凝血因子的能力。白蛋白水平也能被用来评估肝脏的合成功能；然而，其价值受到限制，实际上白蛋白可看作是一个阴性的合成标志物，因为白蛋白水平同时也受到患者的营养状况、容量负荷过高的影响。

**排泄。** 肝脏的排泄和清除功能可以通过胆红素水平来衡量。把胆红素水平进一步分为直接胆红素和间接胆红素可以提供更多的信息。

**代谢。** 因为肝脏可以通过糖原分解和糖异生来维持血糖水平，其代谢功能可以通过血糖水平来评估，如果血糖很低并且经治疗无改善可能提示肝脏无功能。肝脏的代谢功能也能通过乳酸水平来衡量，因为乳酸在肝脏中可以通过 Cori 循环转化为丙酮酸。乳酸过高表明肝功能低下；然而血清乳酸受到乳酸代谢和乳酸生成的共同作用影响，所以乳酸过高也可以是由于外周组织低氧生成过多乳酸导致。如果是因为低氧导致乳酸过多，则需要其他治疗方案，如提高心排血量。

#### 放射学检查

影像学检查对于评估移植物功能不可或缺（图 69-2）。多普勒超声（Duplex ultrasonography，DUS）

术后第1日移植肝的多普勒超声检查

| 右肝动脉 | 肝中静脉 | 门静脉主干 |
|---|---|---|

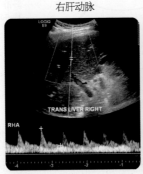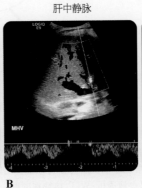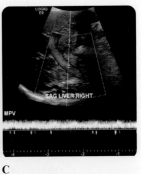

A　　　　B　　　　C

**图 69-2** 多普勒超声检查（DUS）能检测移植物流入道和流出道的血流动力学。A. 用阻力指数（RI）对肝动脉流入道进行评估。RI 应该在 0.6～0.9。B. 肝静脉流出道血流三相波的评估，应与肝动脉的血流方向相反。C. 门静脉流入道评估，寻找是否有代表狭窄的血流速度变化

能评估肝动脉和门静脉血流以及肝静脉流出道情况。超声性价比高、无创且可以床边检查,其唯一的缺陷就是其依赖操作者的技术以及受到患者体型的限制,所以超声最好被视为一种筛选工具而不是诊断学手段。

肝动脉。阻力指数(resistive index,RI)评估了肝动脉收缩波的冲程与舒张末流速之比。移植术后患者正常的阻力指数应在 0.6~0.9。超声也可以评估加速时间(舒张末至第一个收缩峰之间的时间),正常的加速时间应小于 0.08 秒。即使血流通过肝门时没有异常,应同时评估左肝动脉和右肝动脉分支。RI 低于 0.6 或者加速时间大于 0.08 秒提示肝动脉灌注不足(例如肝动脉狭窄、盗血综合征、弓状韧带综合征)或者肝动脉血栓。RI 低于 0.4 或者探测不到肝动脉的回声信号提示有肝动脉血栓。RI 过低应通过血管造影或者手术探查来进一步诊断。RI 在移植术后早期常见大于 0.9,这往往是由于缺血再灌注损伤造成的移植物水肿进而导致肝动脉阻力增加。随着水肿消散,RI 往往在几天内恢复正常。

门静脉。门静脉可以通过彩色多普勒超声扫描来评估。彩色多普勒超声扫描可以显示随着呼吸变化的入肝单相血流。门静脉并发症往往表现为缺少彩色多普勒信号。门静脉血液流速应当大于 25 cm/s,如果多普勒超声显示门静脉血流不足常常提示门静脉并发症。对于成年人来说,门静脉管腔的直径应当大于 25 mm,并且没有任何位置的狭窄造成的局部血流加速。

肝静脉。肝静脉的多普勒超声速度波形应该表现为一个静脉流速大于 10 cm/s 的三相波(较大的心脏收缩正向波和心脏舒张正向波,以及一个由于心动周期中右心房收缩的逆向压力变化所引起的负向波)。当出现三项波缺失,仅能看见单相波时,可能提示存在肝静脉并发症,如狭窄。当出现较宽的波形、肝脏流出血流速度小于 10 cm/s 并且能看到肝静脉扩张,可能提示流出道存在障碍。

### 肝移植术后的肝功能管理

当临床医生对刚入 ICU 的移植术后患者进行肝功能管理时,必须注意以下几点:①移植前合并症;②供体质量;③手术过程;④移植物流入道血流动力学;⑤移植流出道血流动力学。大多数的移植并发症是由上述几点造成的,所以在 ICU 内需要事先监测、筛查上述几点(图 69-3)。

#### 移植前合并症

肺动脉高压(pulmonary hypertension,PH)、移植前血透、高凝状态以及心血管疾病都是会对移植术后的患者产生不良预后的先前因素,事先了解这些合并症能使临床医生对即将发生的并发症做好准备,并

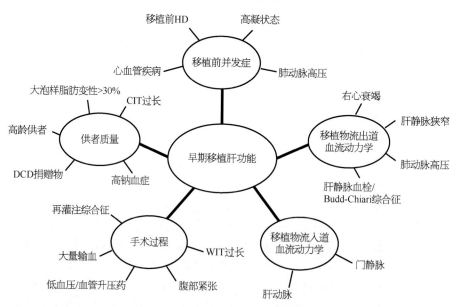

图 69-3 早期移植肝的功能受到以下五个因素的影响:移植前并发症、供者质量、术中过程、移植物流入道血流动力学和移植物流出道血流动力学。一旦患者在移植后来到 ICU,应该考虑到上述五个因素以尽早识别会影响移植物功能的潜在危险。CIT,冷缺血时间;DCD,心脏死亡器官捐献;HD,血液透析;WIT,热缺血时间

指导检查和治疗。

肺动脉高压。移植前必须筛查并管理肺动脉高压。如果移植前存在肺动脉高压，则术前需要测量肺动脉压力。如果肺动脉压力高于 35 mmHg 并且在治疗后仍不缓解，手术不能进行。因为有 36% 的患者会由于肺动脉高压继发的右心衰竭和移植物衰竭在术中或术后早期死亡。对于肺动脉高压的受者的术后 ICU 管理包括静脉给予前列环素如依前列醇（flolan），在注射前列环素的同时应该注重监护，因为其会导致全身性低血压。对于移植术后患者的 ICU 管理同时也需要积极的体液管理，使用襻利尿剂或连续性肾脏替代治疗迅速降低中心静脉压至所需水平（<5 mmHg）。

移植前血透。移植前血透（hemodialysis，HD）是原发性移植肝无功能（primary nonfunction，PNF）的预测因素。应当积极地在 ICU 内使用术中及术后连续性肾脏替代治疗来降低血管内容量、降低右心压力、增加肝静脉压力梯度，以达到增加肝脏灌注的最终目的。

高凝状态。受者血液呈高凝状态很少见。但是这种情况发生时，应当在 ICU 内给予适当的预防措施以保证移植物中不会形成血栓。对于那些肝细胞癌 MELD 分级提高的患者必须加强监护，由于恶性肿瘤的影响，正常的 INR 值和血小板数量就能使这些患者的血液呈高凝状态。对于血液呈高凝状态的患者的治疗，应注射肝素以预防移植物血栓的形成。在术后应当滴定抗凝药物预防术后出血。

心血管疾病。在移植前应当筛查冠状动脉疾病、充血性心力衰竭以及心瓣膜病。受者如在移植术前有上述疾病，再加上手术带来的应激和缺血，可能导致术后心排血量降低进而减少移植物的血流灌注。

### 供体质量

供体质量极大程度地影响了移植物功能。在如今肝源稀缺的时代，被迫使用边缘性供者已经成为日常。尽管供者风险指数能根据供体的质量预测总体生存率。但其对于预测 ICU 内移植术后早期的患者生存率价值不大，因为一些强烈影响移植术后肝功能的指标没有被计算在内，如冷缺血时间和大泡性脂肪变性。

冷缺血时间过长。研究表明冷缺血时间（cold ischemic time，CIT）超过 12 小时有 8% 的可能性会导致保存损伤和原发性移植肝无功能。供体的冷缺血时间过长会增加保存损伤的发生，尤其是对于肝窦内皮细胞和细胞外基质，肝窦内皮细胞和细胞外基质对于冷缺血十分敏感（肝细胞对于热缺血更敏感）。在经历冷缺血打击后，再灌注的损伤会造成微循环受阻，从而对肝细胞造成损伤并最终导致原发性移植肝无功能和低功能。另外，缺血再灌注损伤能激活肝细胞凋亡并最终导致肝坏死。很多针对缺血再灌注损伤的动物实验性治疗研究表明，但是并未得到阳性结论。对于某些冷缺血时间过长的患者，前列腺素 E$_1$［0.5 μg/（kg·h）］可能可以减少缺血再灌注损伤。尽管在针对大量肝移植患者的随机对照试验中，前列腺素对减少缺血再灌注损伤并没有显著的帮助。一些研究显示 N-乙酰半胱氨酸疗法（使用负荷剂量 140 mg/kg 后序贯正常剂量 70 mg/kg，共服 17 次）也能减少缺血再灌注损伤，同时能提高肝脏功能并减少原发性移植肝无功能的发生率，但有其他研究表明该疗法并无作用。虽然疗效尚不明，N-乙酰半胱氨酸疗法是一个安全的疗法，并且可选择对于冷缺血时间过长的患者使用。

超过 30% 的大泡性脂肪变。大泡性脂肪变会降低肝脏对于缺血再灌注损伤的承受能力。超过 30% 的大泡性脂肪变会增加肝功能受损、排异和原发性移植肝无功能的风险。脂肪肝的肝脏微循环受损、肝窦缩小，这些都会限制移植物的灌注并可能增加缺血再灌注损伤。脂肪肝在再灌注后三磷酸腺苷（adenosine triphosphate，ATP）合成减少，而 ATP 消耗过多会导致蛋白质分解，从而造成再灌注后肝脏大块坏死。脂肪肝的灌注不足可能会导致不良的结果，脂肪肝会导致转氨酶峰值更高并且需要更长的时间恢复。对于接受了脂肪肝的受者的 ICU 治疗（包括输注襻利尿剂或者采用连续性肾脏替代治疗）来维持中心静脉压低于 5 mmHg，预防移植物淤血并提高肝静脉压力梯度可以增加肝脏灌注。

高龄捐赠者。随着对于供体的需求增加，供者的年龄在过去的 25 年里一直在上升。如果供者的年龄超过 60 岁，受者术后发生原发性移植肝无功能的风险增加，并且可能因为胆汁淤积造成更大程度的功能延迟。针对接受了高龄供者供肝的患者的 ICU 管理包括输注襻利尿剂或者采用连续性肾脏替代治疗来维持中心静脉压低于 5 mmHg，这样可以预防移植物淤血并提高肝静脉压力梯度来增加血流灌注。

心脏死亡器官捐献的供体。心脏死亡器官捐献（donation after cardiac death，DCD）的供肝会发生额外的热缺血过程（相比较典型的因为储存造成的冷缺血和因为移植过程中血液灌注造成的热缺血）。因为在获得供肝的过程中，供肝会承受更多的热缺血。肝细胞对于热缺血十分敏感（与肝窦内皮细胞对冷缺血更敏感不同），所以来自心脏死亡后的捐赠者的供体发生原发性肝移植无功能的风险更高。来自心脏死亡后的捐赠者的供体同时也可能因为取肝时抗凝不充分而有更高风险的移植物血栓。

高钠血症。长久以来捐赠者的血钠高于 160 mmol/L，一直与原发性肝移植无功能联系在一起，但是越来越多的近期数据显示两者可能毫无联系。

### 手术过程

通过手术过程能很好地预测移植肝的整体功能。需要大量输血的大失血、再灌注综合征、热缺血时间过长、需要升压药的低血压以及在关腹时发生腹部紧张，这些都是手术过程中发生并且会影响移植物功能的事件。

大量输血。需要大量输血的大失血已经被证实是原发性肝移植无功能强的预测因子。移植术后的 ICU 管理包括使用新鲜冰冻血浆、血小板、冷沉淀来纠正大量输血后凝血功能障碍。同时需要治疗电解质紊乱，尤其是低钙血症。

再灌注综合征。术中再灌注综合征一直被认为与原发性肝移植无功能联系紧密。亚甲蓝能够抑制一氧化氮合成酶并且是一个自由基清除剂，其能限制缺血再灌注对肝功能造成的损伤。对于亚甲蓝是否有益仍然存在矛盾；然而，一些报道和随机试验证明了对于再灌注综合征的患者，输注亚甲蓝能够提高整体的血流动力学和肝功能。对于术中发生再灌注综合征的患者，如果在术中未输注亚甲蓝，应该在 ICU 内静脉注射亚甲蓝 2 mg/kg 以治疗。

热缺血时间过长。热缺血时间（warm ischemia time，WIT）过长会导致缺血再灌注损伤并且可能会增加术后肝功能低下、原发性肝移植无功能和远期胆管狭窄的发生率。对于热缺血时间过长的患者的治疗包括输注 N-乙酰半胱氨酸（使用负荷剂量 15 分钟内静脉注射 150 mg/kg，然后 16 小时内静脉滴注 100 mg/kg）。研究表明 N-乙酰半胱氨酸能抑制缺血再灌注损伤，提高肝功能并减少原发性移植肝无功能的发生率。尽管有些研究显示 N-乙酰半胱氨酸并没有益处，但 N-乙酰半胱氨酸疗法仍旧是一项安全并且性价比高的治疗方案。因此，尽管没有确切的证据，N-乙酰半胱氨酸仍然可以被用于热缺血时间过长的患者中。仅仅是热缺血时间过长就可能影响移植物功能并应被视为术中并发症。

低血压/血管升压药的使用。移植时对升压药反应低下的低血压可能导致术后早期肝功能低下和原发性移植肝无功能。静脉滴注亚甲蓝 2 mg/kg 有时能改善耐儿茶酚胺性低血压。

腹腔压力增高。对于那些在关腹时出现腹部膨隆的患者，必须考虑到间隔室综合征的可能性，其因受损的肝脏灌注导致肝坏死和移植物衰竭。对于这种情况，最好的办法是保持患者的腹部打开，必要时进行临时的皮肤缝合，并在腹腔水肿减轻时，无论使用补片与否，进行二期缝合。进行积极的液体治疗来增加胶体渗透压，能显著地减少腹壁和肠道水肿并降低腹内压力，同时静脉滴注襻利尿剂（40～100 mg/h）或者采用连续性肾脏替代治疗并输注浓缩红细胞。

### 移植物流入道血流动力学

移植肝有两条主要的流入途径——肝动脉和门静脉。在管理术后早期移植肝功能时必须将其考虑在内。

肝动脉。肝动脉血栓和狭窄可以表现为转氨酶水平显著抬高（例如，AST>5 000 IU/L）。超声能通过阻力指数来评估动脉流入情况并能筛查肝动脉血栓和狭窄。术后 RI 应当在 0.6～0.9，如果 RI 低于 0.5 应当进一步进行肝动脉血管造影检查或手术探查。临床医生应当重视任何的肝动脉问题，因为仅仅几小时的缺血就能对胆道系统造成永久的伤害。有肝动脉血栓的患者可能需要再移植并应当列在紧急名单上。

门静脉。门静脉出现问题时往往表现为转氨酶大量升高。在门静脉出现血栓时常有严重的腹水、胃出血以及静脉曲张破裂出血。超声是筛查门静脉问题的最佳选择。门静脉问题可能快速地恶化并且需要早期发现。

### 移植物流出道血流动力学

移植物流出道血流动力学可能是最不被关心的指标但却也是一项重要的肝功能指标。移植肝的血流通过肝静脉流出，良好的肝功能依赖于维持门静脉至腔静脉之间的灌注压梯度差。任何限制流出道的因素会影响移植物的灌注。

右心衰竭。右心衰竭可能由容量负荷过度或者右心室功能不全导致。对于容量负荷过重的患者，静脉滴注襻利尿剂或者使用连续性肾脏替代治疗来积极利尿可以快速降低血容量，降低血容量可以提高肝静脉压力梯度并增加移植物血流灌注。对于右心室功能不全的患者，提高右心室前负荷能增加心排血量，但同时也会增加移植物淤血的程度，所以需要维持两者的平衡。去氧肾上腺素（苯肾上腺素）一类的升压药可以提高移植物的血流灌注，但是同时也会增加血管阻力并加重右心功能不全。强心药如多巴酚丁胺和米力农可以增强右心室的功能但可能会引起全身性低血压并减少移植物血流灌注。一氧化氮(通过呼吸机吸入,0~40 ppm)可以通过降低肺血管的阻力来减少右心室的后负荷。然而一氧化氮对于治疗右心功能不全的作用仍然存疑。

肺动脉高压。一旦患者在移植后进入 ICU,就应该开始积极地管理肺动脉高压。尽早、积极地管理肺动脉高压极其重要,因为肺动脉高压会导致极高的死亡率和移植物衰竭(由于中心静脉压增加导致移植物的灌注压梯度减小)。管理肺动脉高压必须首先保持血氧饱和度高于 90% 以避免血氧不足(血氧不足会引起肺血管收缩并进一步加重肺动脉高压)。接下来应纠正所有会加重肺动脉高压的影响因素,包括酸中毒、心律失常以及贫血。积极的静脉滴注襻利尿剂或采用连续性肾脏替代治疗来降低血容量使其达到最低水平。除了积极利尿之外应同时输注浓缩红细胞以避免心排血量减少;如果可以,应该以中心静脉压低于 5 mmHg 为目标。在中心静脉压下降期间可以临时使用升压药来增加器官的血流灌注。使用肺血管舒张药,如静脉滴注依前列醇或口服西地那非来降低肺动脉压,是提高移植术后肺动脉高压患者生存率的关键。

肝静脉狭窄/腔静脉狭窄。肝静脉和腔静脉吻合口狭窄可能是由于吻合术所导致的技术上的并发症。也可能是由于移植物的旋转引起了腔静脉的扭转,继而引起的腔静脉狭窄。静脉狭窄会导致移植物淤血和肿胀,以及随后的移植物功能不全、腹水以及肾衰竭。对于静脉狭窄的治疗需要尽早回到手术室(operating room,OR)重新手术,或请放射介入科来植入支架。

肝静脉血栓/布加综合征。因为布加综合征(Budd-Chiari syndrome,BCS)而移植的患者移植术后再发的风险很高,尤其是当血小板计数恢复时。有报道称有 18% 的患者会因为移植物衰竭而死亡。针对这种患者的 ICU 管理时预先给予祛聚治疗,一般用葡聚糖 40(静脉滴注 10 ml/h),因为有报道称对这种患者使用肝素会导致严重的出血并发症。对于 BCS 患者离开 ICU 之后的管理包括:对有骨髓及外骨髓增殖紊乱的患者使用羟基脲或阿司匹林进行抗血小板治疗,对没有骨髓及骨髓外增殖紊乱和移植未能纠正的血液呈高凝状态的患者使用华法林进行抗凝治疗。

---

**要点和注意事项**

- 对于刚进入 ICU 的患者,一个成功的移植物管理需要对以下几点有良好的理解:①移植前合并症;②供体质量;③手术过程;④移植物流入道血流动力学;⑤移植物流出道血流动力学。当上述几点没有被及时诊断及处理,将会出现移植物功能不全和衰竭。

- 肝酶水平(天冬氨酸转氨酶、丙氨酸转氨酶)不是肝功能的标志物,而是代表了肝细胞的死亡。尽管它们可能被看作移植的并发症,它们也有可能因为生理原因而升高,如大小不匹配和脂肪变性增多。肝功能可以通过国际标准化比值(合成功能)、胆红素水平(排泄功能)和乳酸(代谢功能)来评估。

- 移植后如果不积极地管理肺动脉高压,可能会导致右心房压力增加、移植物淤血以及快速移植物衰竭。管理肺动脉高压需要将中心静脉压维持在低水平,同时应避免会引起肺血管收缩的因素,如低氧血症和酸中毒。

---

## 呼吸系统和呼吸机的 ICU 管理

### 移植术后早期的呼吸机管理

在移植期间,医生在手术室中的目标是建立一个正常或接近正常的生理水平直到手术结束。一旦受者来到 ICU,临床医生必须评估血流动力学和血氧饱和度以达到早期拔管的目的。长久以来,人们认为给予患者镇静药物和气道正压通气能改善术后恢复。因此,肝移植患者往往在术后通气长达 48 小时。然而,经验告诉我们通气时间过长可能会导致感染,如呼吸机相关肺炎(ventilator associated pneumonia,VAP)、气道损伤和肌肉功能失调。另外,呼吸机导致的胸廓内压增加会减少静脉回流至门静脉和肝静脉的血液并加重移植物的静脉淤血。

在手术室中使用短效麻醉剂和肌松药能加速患者意识的恢复,从而有利于早期拔管。一些研究者表明有 70%~80% 的患者能在手术室中完成快速术后拔管而不是在进入 ICU 后。即使不能做到手术室中拔管,仍有证据显示早期 ICU 拔管(术后<3 小时)能使患者尽早离开 ICU,这对患者有益。在 Mandel 等人发表的一系列研究中,173 个肝移植患者中有 41 个在移植后立即拔管,只有 2 个患者需要重新插管。他们拔管的原则是患者有良好的移植物功能、术中输

**表 69-1 拔管指征**

| 临床表现 | 清醒、肌张力良好 |
|---|---|
| 呼吸频率 | <30 次/分 |
| 潮气量 | >5 ml/kg |
| 动脉血氧分压 | >70 mmHg |
| 吸入氧浓度 | <0.4 |
| 每分通气量 | >10 L/min |
| 最大吸气力 | >-25 cmH$_2$O |
| 频率/潮气量 | <100 次/(L·min) |

血少于 10 个单位的浓缩红细胞、肺泡动脉氧分压差小于 150 mmHg。采用上述原则早期拔管对于患者的生存率没有负面影响,但是这些患者在 ICU 内停留的时间显著减少并因此节约了费用。同样,其他研究显示有 80% 的患者能在移植术后 3 小时内成功的早期拔管。

肝移植患者的术后呼吸机撤离,应当遵守常用的 ICU 准则(表 69-1)。成功的呼吸机撤离指征包括:①呼吸频率低于 20 次/分。②潮气量大于 5 ml/kg。③动脉血氧分压(pressure of oxygen, PO$_2$)大于 70 mmHg。④每分通气量少于 10 L/min。⑤吸入氧浓度(fractional inspired oxygen concentration, FiO$_2$)低于 0.4。⑥最大吸气力大于 -25 cmH$_2$O。⑦呼吸频率/潮气量比率小于 100 次/(L·min)。⑧良好的咳嗽反射和呕吐反射。⑨肌张力的恢复。

### 长期的呼吸机管理

在很多情况下,早期拔管可能失败或不可行。这些情况包括呼吸系统以外的问题造成,例如术前性脑病、血流动力学不稳定、严重的肥胖、虚弱以及早期移植肝无功能。呼吸系统的问题包括支气管分泌物增加、肺炎、容量负荷过重、胸腔积液、大量输血、急性肺损伤以及成人呼吸窘迫综合征(adult respiratory distress syndrome, ARDS)。如果患者在移植后因呼吸衰竭需要延长机械通气,临床医生在制订呼吸机策略时应同时考虑其到肺和移植肝的影响,应该以提高氧合的同时避免减少移植肝的流出血量为目标。当患者有需要显著延长通气时间的呼吸系统疾病或已经插管超过 2 周,应该施行气管切开术。

#### 成人呼吸窘迫综合征

导致肝移植患者发生 ARDS 的原因包括:再灌注综合征、脓毒血症、大量失血和输血相关的急性肺损伤。对于 ARDS 的患者,低潮气量(6 ml/kg)、高呼吸频率和呼气末正压通气(positive end-expiratory pressure, PEEP)能通过减少肺受到剪切力损伤和减少肺不张达到提高生存率的目的。对于较高的呼气末正压是否会影响肝脏血流流出量仍然存有争议。早期的研究显示,给予 ICU 患者较高的呼气末正压(>10 cmH$_2$O)会减少内脏血流灌注和肝脏血流流出量。而与之相对应的是,一项在猪模型上的实验显示,肝脏血流流出量的减少与增加的呼气末正压有关。一项近期研究显示,当呼气末正压达到 15 cmH$_2$O 时并不影响移植肝的肝静脉血流的流出量或门静脉的血流。在严重的 ARDS 并伴有顽固的血氧不足的肝移植患者,一氧化氮有良好的疗效。另外,采取俯卧位和高频震荡通气也能增加氧合。最近,体外膜肺氧合(extracorporeal membrane oxygenation, ECMO)被用于治疗伴有顽固 ARDS 的肝移植患者,有两项研究描述了用 ECMO 成功地管理了 10 个伴有 ARDS 的肝移植患者。

#### 肝肺综合征

肝硬化患者中出现的显著的毛细血管舒张和血管分流会导致机体缺氧,被称为肝肺综合征。肝肺综合征可以持续到移植后。1%~2% 的肝硬化患者合并肝肺综合征,患者往往表现为站立时缺氧、呼吸困难,当给氧或者采取仰卧位时症状缓解,通过空气对比超声心动图(气泡研究)或者锝颗粒白蛋白肺灌注扫描(可以显示肺内分流)诊断,右心血管造影能够显示扩大的肺血管。通气与血流之间的不协调常常在移植术后几日内缓解。对肝肺综合征患者的 ICU 管理包括降低患者的血管内容量,可以使用积极地利尿剂或者采用连续性肾脏替代治疗来保持中心静脉压低于 5 mmHg。

#### 肺动脉高压

对于伴有肺动脉高压的患者的早期管理,在纠正酸中毒、心律失常和贫血等影响因素时,应需要避免血氧分压不足并维持氧饱和度高于 90%,同时应当静脉滴注襻利尿剂或采用 CRRT 来降低血管内容量以维持中心静脉压在 0~5 mmHg 的范围内,因为体液负荷过重会引起器官功能减退从而导致患者死亡。机械通气限制移植物的静脉回流,同时因肺泡过度扩张来增加肺血管阻力。呼吸机策略包括使用较低的潮气量(6 ml/kg)、较低的气道平台压力以及降低呼气末正压来预防肺泡过度扩张。术后早期和通气时间较长的肺动脉高压患者,关键在于早期使用肺血管舒张药。依前列醇(静脉给药)是一个有效的肺血管舒张药并被证实能降低死亡率。依前列醇应按照 2 ng/(kg·min)给药[如需加量,每次加 2 ng/(kg·min)]直到血压显著降低或心率升高。口服血管舒张药,如磷酸二酯酶Ⅴ型抑制剂西地那非(通过鼻饲管口服,12.5～25 mg,每日 2 次),也可以用于肺动脉高压。第三个选择是口服非选择性内皮素受体拮抗剂波生坦。多项试验表明,联合应用这些血管舒张药来治疗肺动脉高压十分有效。最后,治疗肺动脉高压的前提是已经替换了硬化的肝脏(肺动脉高压的病因已经去除),这样随着肝脏功能的恢复,肺血管收缩会慢慢地恢复正常。肺血管扩张治疗应该持续到患者进入 ICU 及离开 ICU 后,因为血管收缩的恢复非常缓慢。

### 肺水肿

肺水肿在移植术后早期很常见,常与液体复苏有关。受者的第三间隙液体转移导致的肺水肿也是患者在移植术后 1 周内重返 ICU 的常见原因,治疗肺水肿的关键是运用积极的利尿方案来降低前负荷,如静脉滴注襻利尿剂或者对有肾功能不全的患者使用 CRRT(超滤 150～400 ml/h)。采用上述方案可以减少血管内容量、减轻肺水肿并且提高肺顺应性;治疗过程中如有血清肌酐的升高,在终止治疗后即可下降。治疗肺水肿的呼吸机策略是使用低潮气量(6 ml/kg),其避免肺泡扩张,降低气道平台压力,预防急性肺损伤。呼吸频率设为 12～20 次/分,呼气末正压对于预防肺泡塌陷和增加肺顺应性十分重要。呼气末正压应当保持在 8～10 cmH₂O,气道平台压力应低于 30 cmH₂O。

### 呼吸机相关性肺炎

呼吸机相关性肺炎(ventilator-associated pneumonia, VAP)是指插管 48 小时后的医院获得性肺炎。呼吸机相关性肺炎是肝移植后导致患者进入 ICU 的常见原因,并且在机械通气时间延长的患者中有 28% 可发生呼吸机相关性肺炎。治疗呼吸机相关性肺炎的最佳战略是采用针对个人的临床指南和基于设备的技术(表 69-2)。关于指南,床头应抬高 30°～45°,每日唤醒并评估是否可以拔管,应当避免对呼吸机通路进行任何不必要的操作。口腔护理使用抗菌剂如氯己定(洗必泰)来保持咽部的清洁,声门下分泌物应清除干净。基于设备的技术包括带有高容量/低容量超薄气囊的镀银气管插管,该设备可以将气管密封性提升至最大。在对于肝移植患者的呼吸机相关性肺炎的治疗方案中,常常包括减少免疫抑制剂的使用。

### 长期的呼吸机通气撤离策略

对于那些通气时间较长的患者,最佳的呼吸机撤离方案已经在一个随机、前瞻性的研究中得到证实。

**表 69-2　呼吸机相关性肺炎的治疗策略**

| | |
|---|---|
| 临床指南 | 床头抬高 30°～45° |
| | 每日唤醒 |
| | 每日评估是否可拔管 |
| | 避免对呼吸机通路进行操作 |
| 去定植 | 用氯己定来保持咽部的清洁 |
| | 清除声门下分泌物 |
| 基于设备的战略 | 镀银气管内套管 |
| | 高容量/低容量超薄气囊 |

该试验在 546 个患者身上对比了多种不同的呼吸机撤离方案,研究显示每日 1 次的自主呼吸试验优于间歇强制通气和压力支持通气,并与多次自主呼吸实验结果相似。

与传统的由医生决定的方案不同,最有效的呼吸机撤离方案是由床边护士和呼吸治疗师实施的协议指导方案(protocol-directed approach)。因为这种方案能减少使用呼吸机的时间、ICU 停留的时间和并发症的发生率,可能是因为医生仅仅是间断查看患者,然而床边护士可以长时间地待在患者身边。三项随机对照试验对比了协议指导下的护士和(或)呼吸治疗师管理的方案和传统的以医生为基础的方案在呼吸机撤离上的优缺点:规模最大的针对 357 个患者的研究和第二大的针对 300 个患者的研究表明,使用协议指导方案在撤离时间、呼吸机持续时间、并发症以及 ICU 护理的成本上均有减少。规模第三大的针对 385 个患者的试验则显示,使用协议指导方案管理的患者呼吸机相关性肺炎的发生率显著降低。

充分的镇静对于机械通气十分重要,早期有效的呼吸机撤离依赖积极的镇静措施。一项针对 128 个患者的随机试验表明,每日唤醒("镇定假期")能显著地降低机械通气的持续时间和 ICU 停留时间。使用每日唤醒联合自主呼吸试验,能减少通气时间和 ICU 住院和医院住院时间,并提高 1 年生存率。

### 要点和注意事项

- 对于较高的 PEEP 是否影响肝脏血流流出量仍旧存疑。早期研究延时较高的 PEEP 减少了内脏血流灌注和肝血流灌注;然而,更多的近期研究显示 PEEP 高达 15 cmH₂O 对移植物肝静脉血流流出量和门静脉血流并无影响。
- 对于 VAP 的最佳策略是预防性地使用临床实践指南和基于设备的技术。实践指南包括提高床头至30°~45°、每日唤醒、每日评估是否可以拔管、避免更改呼吸机通路、口咽部的清洁和声门下分泌物的清除。基于设备的技术包括带有可以封闭气管的超薄袖口的镀银气管插管。

- 与传统的由医生决定的方案不同,最有效率的呼吸机撤离方案是由床边护士和呼吸治疗师制订的协议指导方案。因为该方案能减少使用呼吸机的时间、停留在 ICU 的时间和并发症的发病率。

## 心血管系统和血压的 ICU 管理

随着肝移植申请者的年龄越来越大、身体越来越虚弱,心血管合并症也比以前越来越多。预防移植术后心血管并发症的关键是在移植前对患者的心血管系统进行精确的评估。在评价心肌供氧时可用多巴酚丁胺负荷超声心电图检查来筛查隐匿的冠状动脉疾病,检查结果阴性预示着发生冠状动脉疾病有关的不利心血管事件的可能性较少。患者如果在接受任何非创伤性检查后有任何不正常结果或者拥有冠状动脉疾病的可能性较高,都需要进行冠状动脉造影来进一步检查。

### 心功能不全

肝硬化患者在移植术前经常伴有心排血量过高、心室肥大以及由于肝硬化造成的心室收缩或舒张反应下降。这是由于循环中有心脏抑制功能的炎症介质增多导致的。在某些患者中,这些心脏抑制因子会导致心室功能不全。心室功能不全不是移植的绝对禁忌证,因为这样的移植前心力衰竭可以在移植后恢复。在这种情况下,血流动力学负担最大的时候是手术前后,尤其是在移植物血流再灌注之后,因为其与心脏前负荷的增加有关。这种心室功能不全往往在患者抵达 ICU 前就已经有所好转。

### 低血压

在肝移植受者中低血压很常见,尤其是在移植后的几小时内,处理低血压的关键是找出造成低血压的原因。肝硬化的患者往往伴有心排血量较高和全身血管阻力较低的问题,当心排血量无法代偿较低的全身血管阻力时,低血压就会出现。识别代偿失衡的原因并且立刻开始针对性治疗十分必要。为了做到这点,临床医生必须通过肺动脉导管或经食管超声心动图来监测血容量和心功能。

#### 全身血管阻力降低

一般而言,全身血管阻力较低是由于肝硬化患者

在移植前就存在的血管舒张持续到术后导致,同时也可由脓毒血症造成。管理低血压需要升压药(例如去甲肾上腺素或血管升压素)来增加全身血管阻力。对于那些血管舒张(肝硬化造成)持续到术后所导致的低血压患者,这些血管收缩剂的疗效往往不显著。但是必须考虑到这些升压素对于移植物肝动脉和肠道的血流灌注影响,以及继发的乳酸生成。

#### 心排血量减少

低血压可以由患者复苏不足或是出血导致。对于低血压的管理是用容量替代来增加心搏量并识别任何来源的出血。对于接受了足够体液复苏的患者,如果仍存在低血压,可能与缺血或心肌病导致的心功能不全相关。对于心功能不全的治疗包括使用强心药,如肾上腺素、多巴胺或多巴酚丁胺。这些强心药能通过增加心肌收缩力和心率来提高心排血量。治疗的同时还需要查找潜在的造成心功能不全的原因(如缺血、心肌病、心律失常)。

#### 其他

在移植术后早期,应该排除其他罕见的造成低血压的病因,包括深静脉穿刺导致的张力性气胸、肺栓塞,以及罕见的心脏压塞。

如果低血压超过术后早期,管理的原则相同——解决心排血量和全身血管阻力之间失衡的问题;然而造成低血压的原因可能不同,其也影响了管理策略;全身血管阻力降低更多由于脓毒血症所导致。因此,对于低血压的治疗同时包括识别脓毒血症的来源以及使用抗生素或者手术清除感染灶。心排血量的降低反映了心力衰竭,心力衰竭主要由心脏问题导致(如冠状动脉疾病、心肌梗死、充血性心力衰竭),也可以由肾功能不全所导致的容量负荷过重造成。对于心力衰竭的管理需要用药物治疗或主动脉内球囊反搏来优化心功能,也可以使用利尿剂或血液透析来减少容量负荷。另外,当没有确切的证据并且在使用了上述方案后疗效不佳,还要考虑到其他造成移植后低血压的原因,停用类固醇造成的肾上腺皮质功能不全或皮质激素不足相关的疾病在移植 ICU 内也很常见。对于这种疾病可以通过肾上腺皮质综合征刺激试验来诊断,可用氢化可的松(静脉注射 100 mg,每日 3 次)。严重的甲状腺功能减退也可以表现为难治的心功能不全并导致低血压,可以用静脉注射左甲状腺素(静脉注射 25 $\mu g/d$)来改善减退的甲状腺功能。

### 高血压

在移植术后早期高血压很常见,尤其对于那些不

存在肝硬化相关全身血管舒张的患者(如肝细胞癌 MELD 分级升级的患者)和那些移植物功能良好的患者,常与终止镇静镇痛治疗有关,其他常见的原因有钙调磷酸酶抑制剂(calcineurin inhibitor, CNI)、容量负荷过重以及肾功能不全。对于那些在移植术后早期有凝血障碍和血小板减少的患者,显著的高血压可能增加脑出血的风险(在肝移植刚刚起步的年代非常常见),应该积极主动治疗。众所周知,颅内出血会在收缩压(systolic BP, SBP)高于 160 mmHg 时出现。当心脏收缩压高于 140 mmHg 或舒张压(diastolic BP, DBP)高于 90 mmHg 时应该开始治疗,治疗时应针对高血压的病因和性质(收缩压还是舒张压)给予不同的治疗。如果高血压是由于疼痛造成,应给予充分的镇痛。如果高血压是由于容量负荷过重导致,应利尿治疗,包括静脉输注襻利尿剂。对于心脏收缩压高于 140 mmHg 的患者,应根据心率选择不同的治疗方案:对于心率高于 70 次/分的患者应该使用 β 受体阻滞剂如美托洛尔,对于心率低于 70 次/分的患者应该使用血管舒张药如肼屈嗪或可乐定。对于心脏舒张压高于 90 mmHg 的患者,应该使用钙通道阻滞剂治疗如硝苯地平。对于那些血管收缩压高于 180 mmHg 的患者,应首先给予静脉注射尼卡地平或拉贝洛尔,以达到快速恢复血压的目的,之后可以开始滴定口服降压药物的剂量。

### 心律失常

在肝移植患者中心律失常很常见,这往往是由于以下原因所导致:大量的液体再分布造成心房变形、输血造成显著的电解质变化(尤其是钾、钙和镁)以及使用正性肌力药物。对于不稳定的快速心律失常可以使用心脏电复律来治疗。而对于稳定的快速心律失常(表 69-3),如房颤、室上性心动过速(supraventricular tachycardia, SVT),往往采用三个步骤来治疗:①心率控制;②转律(conversion);③去除病因。对于心率的控制可以通过静脉给予美托洛尔(5 mg,静脉间歇给药)或者静脉输注艾司洛尔。前者性价比更高,而后者只有 9 分钟的半衰期所以对于那些心率较不稳定的患者可以轻易地滴定浓度。对于移植肝有功能的患者,最好使用下列方案实现转化:静脉给予胺碘酮(先给予 150 mg 负荷剂量,然后 1 mg/min 6 小时,最后 0.5 mg/min 18 小时)。尽管口服胺碘酮是否有肝脏毒性仍存在争议,但是只有极少的案例报道静脉给予胺碘酮可能有肝脏毒性,而仅有一项报道显示静脉给予胺碘酮对于肝移植患者拥

| 表 69-3 | 房颤的管理 |
|---|---|
| 心率控制 | 美托洛尔 5 mg 静脉注射,每 5 分钟×3 次<br>静脉注射艾司洛尔 |
| 转律 | 先静脉注射胺碘酮 150 mg,然后 1 mg/min<br>维持 6 小时,接着 0.5 mg/min 维持 18 小时 |
| 去除病因 | 胰岛素(静脉注射 10 单位胰岛素和 50%<br>的葡萄糖溶液 25 g) |
| | β 受体激动剂(雾化吸入沙丁胺醇 10 mg) |

有潜在的肝脏毒性(考虑到胺碘酮在脂肪中的显著分布,其半衰期长达 56 日。静脉给予胺碘酮在短期内很安全;然而,对于移植物功能较差的患者应当避免静脉给予胺碘酮,如果需要应该控制在很短的时间内。对于移植物功能较差的患者应当避免长期口服胺碘酮)。在心率控制完成之后可以开始转律药物治疗,治疗时应着重于治疗那些刺激因素:对于任何的血容量过多都应促进利尿,停止使用强心药、纠正电解质平衡并治疗可能的脓毒血症。

### 要点和注意事项

- 肝硬化的患者通常有较高的心排血量和较低的全身血管阻力,当心排血量无法代偿降低的全身血管阻力时就会出现低血压。
- 当心脏收缩压高于 140 mmHg 时需要主动的治疗。因为移植术后早期出现的凝血功能障碍和血小板减少会增加颅内出血的风险。
- 对于稳定的快速心律失常的治疗包括三个步骤:①心率控制;②转律;③去除病因。

## 电解质和血糖的 ICU 管理

### 钠

正常人的血钠(Na$^+$)水平通常在 132~145 mmol/L。由于移植前的利尿治疗,肝硬化的患者血钠水平往往较低。另外,肝移植时大量的体液复苏也能显著地改变血钠水平。术中实时监测电解质水平技术的提高以及临床医生对于生理学的理解使得手术中能更好地管理血钠水平,同时也使术后管理更加容易。

#### 低钠血症

低钠血症在肝硬化患者中很常见,严重的低钠血症是等候名单死亡率和移植结果较差的强烈预测因素。尽管自从引入了选择性血管升压素受体拮抗剂托伐普坦后,移植前伴有严重的低钠血症患者的数量

不断减少,对于严重的低钠血症患者的移植后管理依旧很重要。因为多项研究显示伴有低钠血症的患者,其 ICU 死亡率显著提升。低钠血症可以表现为精神状态的改变,如定向障碍、癫痫、昏迷,同时也可以表现为肌肉痉挛和无力。对于不同分型的低钠血症的治疗方案不同。低钠血症可以分为高容量性、等容量性和低容量性。典型的移植术后患者常有慢性低容量性低钠血症。这往往是由于移植前使用利尿剂管理腹水造成的。对于血钠水平低于 125 mmol/L 的移植患者,起初应当静脉滴注生理盐水(0.9%)来严格维持患者的血钠水平在 125~130 mmol/L。治疗时前 24 小时的目标应该是纠正 6~8 mmol/L,后 24 小时的目标应为纠正 12~14 mmol/L。一旦血清钠达到 130 mmol/L 就可以开始静脉滴注浓度减半的盐水(0.45%)。对于慢性低钠血症,缓慢地纠正血钠水平十分重要,因为这样可以避免造成不可逆的脑桥中央髓鞘溶解症。与移植术后早期患者不同,对于已经度过术后早期的患者,如果伴有无症状的慢性低钠血症,其治疗往往限制水的摄入。

### 高钠血症

移植后患者出现高钠血症很少见,由于钠摄取过多或者水分丢失过多导致。但是在 ICU 内,高钠血症往往是由于过多的利尿治疗所导致的血容量浓缩造成。在非移植患者中,血钠高于 150 mmol/L 与 ICU 死亡率相关。高钠血症可以表现为肌肉无力和痉挛,同时也可以造成精神状态的改变。对于伴有肝脏疾病的患者,高钠血症甚至可以导致大脑髓鞘脱失。对于高钠血症的治疗应该视其发病程度而定。如果是急性高钠血症(<48 小时),那么应该用浓度减半的盐水(0.45%)来快速纠正血钠水平(每小时 2~3 mmol/L,每日 12 mmol/L)。如果是慢性高钠血症(>48 小时),纠正过快可能导致脑水肿甚至死亡。因此对于慢性高钠血症应缓慢的纠正(每小时 0.5 mmol/L,最多每日不能超过 8~10 mmol/L)。对于已经度过移植术后初期的患者,治疗慢性高钠血症可以通过口服或者静脉输注 5% 葡萄糖溶液。

### 钾

对于移植患者,血钾($K^+$)水平(正常在 3.5~5.0 mmol/L)常常与潜在的肾功能有关,但也存在着许多其他的移植相关原因。对于刚刚经历移植的患者,利用襻利尿剂治疗容量负荷过重和腹水可以导致显著的低钾血症;其次,在肝硬化患者中常见的醛固酮增多症可以持续到移植术后,也可导致低钾血症。

乳果糖治疗所导致的严重腹泻也可以导致严重的慢性低钾血症。相反的,高钾血症在 ICU 内很常见,在肾功能不全患者中的发生率更高。术中和术后大量的输血会导致高钾血症并需要入住至 ICU 内。钙调磷酸酶抑制剂他克莫司也可以导致高钾血症,当患者在 ICU 内血清钾水平慢性升高,可能由他克莫司引起。

### 低钾血症

低钾血症常常是通过常规实验室检查所诊断出的,但是低钾血症可以有临床表现,例如心律失常,包括室性期前收缩、交界性心动过速和室性心动过速。低钾血症同时也可以表现为神经肌肉症状,如无力、痉挛、便秘以及肠梗阻。低钾血症的心电图可以表现为 T 波消失。对于低钾血症的治疗可以根据不同情况选择口服或者通过静脉补钾。口服或者鼻饲(10~40 mmol)氯化钾是最具性价比、最快捷的提高血清钾浓度的方法,因为氯化钾能被快速吸收并拥有较高的生物利用度。如果存在心律失常或神经肌肉症状推荐使用静脉补钾方案。使用外周静脉导管静脉滴注氯化钾,速度应控制在 15~20 mmol/h。使用中心静脉导管静脉滴注氯化钾,速度应控制在 20~40 mmol/h。滴注过程必须小心监护,以避免造成快速发展的心脏疾病;然而,对于已知的拥有严重的低钾血症的患者,如果出现心搏停止可以快速地在 2~3 分钟内给予 20 mmol 氯化钾。当需要大量补充钾离子时,频繁地检测血清钾浓度十分重要,尤其是对于那些伴有肾功能不全的患者。如果低钾血症在补充了钾离子后仍不缓解,那么应该同时检查血清镁浓度,或者静脉给予 2 g 硫酸镁,因为低镁血症会使得机体对于纠正低钾效果不佳。

### 高钾血症

高钾血症在移植后 ICU 患者中很常见。对高钾血症的治疗依赖其生理特征和临床表现。高钾血症可以导致心律失常,包括心室颤动和心肌抑制。心电图的变化包括 T 波高尖和 QRS 波增宽。尽管心电图的改变与血清钾离子的浓度成比例相关,但是严重的高钾血症仍然可以在心电图上表现为正常。心电图的改变对于严重高钾血症的急诊治疗并不是必需的,因为严重的高钾血症可能在心电图上首先表现为心室颤动。治疗方案(表 69-4)包括对于潜在病因的治疗,纠正代谢酸中毒、处理肾功能不全或者停止钾的摄入等。对于严重的高钾血症的治疗包括以下三点:①用葡萄糖酸钙来拮抗血钾过高对于心肌的影响(注射 10% 的葡萄糖酸钙 10 ml,10 分钟)。②用胰岛素

**表 69-4　高钾血症的管理**

| | |
|---|---|
| 纠正病因 | 纠正酸中毒<br>处理肾功能不全<br>停止钾的摄入 |
| 拮抗高血钾对于心肌的影响 | 10%的葡萄糖酸钙 10 ml，静脉推注 10 分钟 |
| 将细胞外钾转移到细胞内 | 泵注 10 个单位的短效胰岛素和 50%葡萄糖溶液 25 g |
| 排除体内多余的钾离子 | 静脉推注袢利尿剂 40～80 mg<br>碱化尿液（静脉推注碳酸氢钠 50 mmol）<br>阳离子交换树脂（口服聚苯乙烯磺胺钠 30 g） |
| 血液透析 | 对于危重及难治性患者 |

使细胞外钾转移到细胞内（泵注 10 个单位的短效胰岛素和 50%葡萄糖溶液 25 g），这样可以在 2 小时内降低 1 mmol/L 的血清钾浓度。或者使用 β 受体激动剂，如雾化吸入沙丁胺醇。这样可以在 2 小时内进一步降低 1 mmol/L 的血清钾浓度。长久以来，人们认为碳酸氢盐可以将细胞外钾转移至细胞内，但是最近的研究显示其仅仅有轻微的效果，如果有效的话可以使用。③可以使用袢利尿剂或者通过碳酸氢钠来碱化尿液以去除体内多余的钾离子。如果上述方式均无效，应当首选血液透析，透析能在 3 小时内纠正 2 mmol/L 的血清钾浓度。尽管阳离子交换树脂例如聚苯乙烯钠可以结合钾离子一起排泄，但是其起效缓慢（6 小时以上才起效）并且有报道称会有 1.8% 的患者发生结肠坏死。起效慢再加上结肠坏死的风险使得离子交换树脂成为较差的治疗方案。

### 钙、镁和磷

血液中镁（$Mg^{2+}$）、钙（$Ca^{2+}$）、磷（$PO_4^{3-}$）的浓度通过很多途径受到肝移植的影响，因此医生需要在 ICU 内谨慎地评估患者的情况。血制品中用来抗凝的枸橼酸盐会螯合血液中的钙离子和镁离子，所以在术中或术后接受过大量输血的患者都具有上述电解质异常的倾向。在移植后最初的几日，由于细胞在分裂过程中和新陈代谢增加时需要利用这些电解质，劈离式肝脏移植和活体肝脏移植的受者中都能见到血清磷和血清镁离子的快速降低。最后，肾衰竭造成了钙离子和磷的再吸收障碍，影响了其血清浓度。

#### 低镁血症

低镁血症（镁离子的正常范围在 0.55～0.75 mmol/L）常常与移植受者相关，因为它使患者更易发生癫痫并会增加钙调磷酸酶抑制剂（CNI）相关的癫痫风险（钙调磷酸酶抑制剂会降低癫痫阈值）。另外，低镁血症是造成心律失常常见的原因，如室性心动过速、室上性心动过速和心房颤动。所有伴有上述心律失常的移植后患者都应该考虑到是由低镁血症所引起。对于低镁血症的治疗包括静脉输注硫酸镁（$MgSO_4$，2～4 g 静脉给药）。对于伴有肾衰竭的患者，输注硫酸镁时应当谨慎，以避免造成高镁血症。

#### 低钙血症

低钙血症（钙离子的正常范围在 1.1～1.4 mmol/L）最好通过离子钙的水平来衡量而不是通过日常的血清水平，因为受者在移植术后初期，其极不稳定的白蛋白水平和 pH 水平会影响血清钙水平的计算结果。低钙血症可以由以下原因导致：肾功能不全患者的再吸收障碍、营养不良的患者以及缺乏维生素 D 的患者的吸收障碍、类固醇激素导致的患者肠道摄取障碍。低钙血症会导致升压素依赖的患者出现心律不齐和心排血量降低，同时它也能损害凝血功能并导致喉痉挛，从而增加拔管的难度。对于低钙血症的治疗是通过中心静脉给予 10%的葡萄糖酸钙（含 9 g 钙元素）或 10%氯化钙（含 27 g 钙元素）。尽管葡萄糖酸钙的价格比氯化钙更贵，但当药物从静脉导管中溢出时，葡萄糖酸钙造成组织坏死的可能性更小。

#### 低磷血症

低磷血症（磷的正常范围在 0.87～1.52 mmol/L）在劈离式肝移植和活体肝移植的患者中更常见。这是由于肝叶再生的过程中需要消耗磷酸盐以生成 ATP。另外，严重营养不良的患者在开始管饲的初期易发生再喂养综合征，这也是由于生成 ATP 时需要消耗磷酸盐导致的。低磷血症会导致肌肉功能紊乱和肌无力，尤其是会造成呼吸肌无力导致拔管时间延长。同时低磷血症也会导致精神状态的改变（从易怒到混乱、谵妄均可表现）。低磷血症同时也会抑制白细胞功能，从而增加感染的风险。对于轻度和重度的低磷血症的治疗包括静脉输注磷酸钾（15 mmol/100 ml）或磷酸钠（15 mmol/100 ml）。

### 血糖

具有里程碑意义的随机对照试验研究了对于重症患者的强化血糖控制研究表明，将血糖维持在 80～110 mg/dl，能降低 32% 的院内死亡率并能减少患者 ICU 内时间。而对于感染性休克的患者，其结果更具里程碑意义。高血糖会损害中性粒细胞的吞噬活性，抑制有益于健康的胶原蛋白的形成，增加感染风险。该研究的理论是，通过加强控制血糖能避免上述对于中性粒细胞的有害影响。然而前景并不光明,因为随后的随机试验不能证明控制血糖有任何益处,甚至在一个试验中(NICE-SUGAR Trial),加强控制血糖会导致生存率更低,因此,ICU内血糖的管理目标争论不休。

关于移植受者,还有其他问题需要考虑。尽管没有随机对照试验,仍有一些规模较小的回顾性试验显示加强控制血糖能降低患者的感染率。尽管尚未有人做过有关肝移植患者高血糖与排异反应的研究。但是有几项研究显示,在肾移植的患者中,围手术期和手术后出现的高血糖与增加的排异反应相关。高血糖会增加抗原的表达和刺激并增加缺血和缺血再灌注的损伤。也有研究显示高血糖能增加黏着分子的表达并刺激树突状细胞。这些因素可能解释了潜在的高血糖导致排异现象的可能性。

由于类固醇激素的效果,在高血糖的问题上肝移植受者与普通的ICU患者不同。在很多移植中心的ICU中,高剂量的类固醇激素(静脉注射甲泼尼龙250～1 000 mg)都是移植后早期免疫抑制方案的一部分。这些高剂量的类固醇激素不可避免地会导致严重的术后高血糖,这也使得对于血糖的控制成为重要的内容。考虑到许多随机对照试验中所提到的风险,对于血糖控制最安全的策略是预防高血糖。静脉输注短效胰岛素并且在血糖水平稳定前每2小时进行1次血糖检查,将血糖水平控制在低于150 mg/dl。

肝功能较差的患者,其肝脏糖异生功能受损使得肝脏调节血糖水平能力丧失,因此可能出现低血糖。低血糖预示着生存率较低,且患者必须通过静脉输注10%的葡萄糖溶液予以治疗。治疗时应保持血糖水平高于70 mg/dl,同时应预防神经方面的问题。对于伴有原发性移植肝无功能的患者,应该通过输注葡萄糖溶液维持其血糖水平直到患者可以接受再次移植。

---

### 要点和注意事项

- 对于慢性低钠血症的患者,缓慢地纠正血钠水平十分重要,因为这样可以避免造成不可逆的脑桥中央髓鞘溶解症。对于移植后血钠水平低于125 mg的患者,最初应当严格维持其血钠水平在125～130 mmol/L。前24小时纠正6～8 mmol/L,后24小时纠正12～14 mmol/L。

- 葡萄糖酸钙比起氯化钙含有的钙元素更少并且价格更贵,但是如果药物从静脉导管中溢出时,葡萄糖酸钙造成组织坏死的可能性更小。

---

- 低磷血症在劈离式肝移植和活体肝移植的患者中更常见,并且其会导致肌肉功能紊乱和肌无力,尤其是会造成呼吸肌无力而延长拔管时间。

## 肾脏问题的ICU管理

急性肾衰竭(移植前或移植后)会对移植物和患者的生存造成巨大的冲击,因为对于那些围手术期发生肾衰竭的患者,死亡率增加至40%。再加上受者越来越高的MELD评分(血清肌酐被包含在该评分内),这意味着越来越多的患者可能在移植时发生严重的肾功能不全。由于其对于生存率的打击,围手术期伴有肾功能不全的患者在移植术后早期应当受到专科化的管理。应当紧密地监测、识别任何潜在并发症的发生。

### 移植后肾功能的评估

对于刚刚进入ICU的移植后早期患者的肾功能,最佳的管理方案需要在整个ICU期间重复不断考虑以及评估以下几点:①移植前病史;②供肝相关问题;③术中事件;④移植后事件;⑤免疫抑制剂。这些因素是识别患者潜在肾功能不全以及制订相对应移植后方案的关键(图69-4)。

#### 移植前病史

移植前血清肌酐的水平是移植后肾功能不全与患者生存与否的强烈预测因子。对于那些肾功能不全时间长达12周以上的患者,其经历的肾功能下降更为显著。仔细地评估移植前病史对于识别患者潜在的移植后功能不全十分重要。

慢性肾脏病。在移植前伴有潜在慢性肾脏病的患者,移植后肾功能将进一步恶化。如果使用了基于钙调磷酸酶抑制剂的免疫抑制剂,其肾功能将更变得更差。在移植后出现显著的蛋白尿是肾功能恶化的危险因子。

糖尿病。越来越多的患者由于非酒精性脂肪肝而移植。由于糖尿病是非酒精性脂肪肝的主要病因,越来越多的受者在移植前就伴有潜在的糖尿病。这意味着越来越多的患者在移植前就伴有糖尿病所造成的潜在肾脏疾病,这些患者可能直到移植后在ICU内使用了肾脏毒性药物(如钙调磷酸酶抑制剂)才表现出肾功能不全。

肝肾综合征。大约18%的移植前患者在1年内可能发展为肝肾综合征,大约39%的患者可能在5年内最终发展为肝肾综合征。识别肾功能不全是由肝

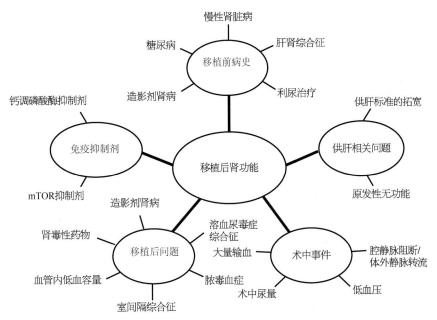

影响移植术后肾功能的因素

**图69-4**　移植后肾功能收到以下五个因素的影响：移植前病史、供肝相关问题、术中事件、移植后问题和免疫抑制剂。为了正确地识别任何潜在的问题并选择合适的治疗方案，必须考虑到上述因素

肾综合征导致还是一些更加慢性的病因所导致可能十分困难。但是识别十分重要，因为肝肾综合征所导致的急性肾衰竭的患者大约有 2/3 会在移植后恢复。

利尿治疗。伴有难治性腹水的患者可能在移植前就已接受积极的利尿治疗，并可能因此伴有无法逆转的肾前性肾功能不全。

造影剂肾病。移植前患者在进行放射学检查时静脉注射造影剂很常用，包括通过腹部 CT 来评估肝细胞癌，通过肝动脉导管来进行肝动脉化疗栓塞治疗以及通过血管造影进行心功能检查等。对移植前患者使用静脉造影剂可能导致长期的肾损害，且可能不易被发现，因为临床医生往往关注其他可逆的肾功能不全，如肝肾综合征和利尿剂的过度使用。

**供肝相关问题**

供肝的参数以及移植后的整体功能会影响受者术后容量水平和酸碱平衡管理，其对于移植物的管理策略能极大程度地影响患者移植后的肾脏功能。

供肝标准的拓宽。老年供者或伴有中度大泡性脂肪变的移植物，更易受到保存损伤且需要维持较低的中心静脉压，常用输注襻利尿剂来降低静脉血容量，其导致的低血容量会提高血清肌酐的水平。因为移植物的功能对于患者的生存至关重要，术后早期有必要以牺牲肾功能为代价来提高移植物的预后。

发性无功能。原发性移植肝无功能首先出现的临床表现是尿量减少，进一步发展为急性肾小管坏死和急性肾衰竭。对于这些患者，早期运用连续性肾脏替代治疗（CRRT）十分必要。连续性肾脏替代治疗有助于急性肾衰竭患者的容量管理，同时也有助于对抗严重的代谢性酸中毒（由肝脏无法将乳酸转化为丙酮酸所导致）。

**术中事件**

围手术期发生的事件对移植后肾功能的影响很大，即使对于那些移植前肾功能正常的患者也是如此。大多数移植后发生肾功能不全的患者是在移植后进入 ICU 的 2 日内出现的。这提示我们，肾功能不全的发生与术中事件高度相关。关注术中事件有助于在移植后早期制订减轻肾功能不全（如诱导免疫抑制）和容量管理（如插入透析导管和连续性肾脏替代治疗）的方案。

低血压。术中低血压高度预示着术后会发生肾功能不全或急性肾小管坏死，而以下提到的术中事件更具预示性。在诱导麻醉时由于血管舒张导致动脉血压过低预示着肾功能不全，这是由于再灌注综合征所导致的低血压造成。术中使用肾上腺素与肾功能不全高度相关，尽管这可能仅仅是低血压本身对肾功能的打击。

大量输液。大量失血超过 5 000 ml 以及输注超过 15 个单位的浓缩红细胞均与肝移植患者移植后肾功能衰竭或急性肾小管坏死有关。多因素回归分析显示,除外低血压造成的影响,仅仅大量失血和大量输液亦能对肾功能造成损害。

术中尿量。术中尿量低于 60 ml/h 是移植后肾功能不全的术中强预测因子。尿量是一个较易测量的参数,它能大致反映潜在的肾脏疾病、容量水平以及器官灌注。通过尿量可以实时评估患者的情况并能使得医生在 ICU 内可以及时的利尿治疗或连续性肾脏替代治疗。

静脉阻断和体外静脉转流。移植过程中肝切除的方式会对患者在 ICU 内的肾功能造成打击。在获取供肝的过程中阻断腔静脉血流是否会导致患者术后肾功能不全仍旧存疑。一些研究表明,体外静脉转流能保护受者肾功能。但也有研究认为体外静脉转流对肾功能并没有影响。其他研究表明,无肝期体外静脉转流能预防肾功能不全,但是对术后的长期预后可能没有益处。

### 移植后问题

移植后发生的事件或临床医生在移植后使用的药物可能引起肾功能不全,甚至对于移植前肾功能正常的患者亦是如此。临床医生需要时刻警惕患者发生肾功能损害的潜在可能性,因为很多情况下临床医生会忽略肾损伤并延误治疗。

低血容量。低血容量是导致患者移植后在 ICU 内发生肾功能不全最常见的原因,由出血或液体复苏不足所导致。管理边缘供肝时,计划下的低血容量也导致低血容量。如果肌酐升高是由肾前性原因所导致,可以通过液体复苏使肌酐恢复正常。治疗在血容量管理章节已述。

间隔室综合征。正常的腹内压在 0~5 mmHg 的范围内,而当腹内压超过 25 mmHg 时会发生间隔室综合征。容量复苏所导致的体液再分布以及肝切除时阻断门静脉会造成患者肠道和腹部水肿,因此约有 30% 的肝移植受者的腹内压会超过 25 mmHg。移植后腹水和出血会进一步增加腹内压。另外,许多患者接受的供肝比原有的更大,这也会进一步增加腹内压。过高的腹内压会压迫腔静脉,从而减少心脏前负荷并降低心排血量;同时也会压迫肾脏和肾静脉,造成肾前性肾衰竭并导致尿量减少。对于间隔室综合征的治疗需要尽早发现问题。尽管静脉输液能缓解心脏前负荷过低的问题,但是同时也会加重水肿和肾功能的恶化。如果怀疑间隔室综合征是导致肾功能不全的病因,患者需要紧急剖腹探查以清除任何血肿并放置补片以扩大腹腔容积。患者一旦进入 ICU 就

应该立刻开始连续性肾脏替代治疗以减少肠道和腹壁的水肿,这样有助于尽早关腹和去除补片。

脓毒血症。脓毒血症会通过下述机制导致急性肾损伤。首先,在脓毒血症的影响下,尽管全身血管舒张,而肾血管却会收缩从而导致肾脏灌注不足。第二,机体对于脓毒血症的氧化应激反应会损伤肾脏。第三,由于第三间隙积液,血管内血容量将会减少。第四,革兰阴性菌感染所产生的内毒素能直接损伤肾脏,甚至在没有低血压的情况下这些因素就能导致肾损伤。如果脓毒血症进展为中毒性休克,其并发的低血压会加重肾脏损害,并使肾脏更易受到其他因素(如药物)的损伤。对于脓毒血症导致的肾功能不全的治疗包括使用适当的抗生素/抗病毒药物/抗真菌药物来对感染进行合适的管理,如果必要也可以开始连续性肾脏替代治疗。

肾毒性药物。肝移植患者的某些药物会导致或加重患者术前就已存在的肾功能不全。非甾体抗炎药(nonsteroidal antiinflammatory,NSAID)会影响肾脏血流动力学,因此在 ICU 内应避免使用。对于移植患者,同时使用钙调磷酸酶抑制剂和非甾体抗炎药会加重非甾体抗炎药对于肾脏血流动力学的干扰。一些抗生素,如庆大霉素、万古霉素、两性霉素也具有肾毒性。使用这些抗生素时应该根据患者的肾功能调节其剂量。有研究显示胶体溶液如羟乙基淀粉(pentaspan,hespan)会导致急性肾损伤。所以,对于 ICU 内的移植患者要使用羟乙基淀粉进行急性容量复苏时应当慎重考虑。

造影剂相关性肾病。移植后 ICU 患者在接受放射学检查时,常常静脉注射碘化剂作为造影剂。包括腹部、胸部 CT 扫描和评估肝动脉时运用血管造影。造影剂具有肾毒性,尽管低渗造影剂的肾毒性可能较小。造影剂导致的肾病定义为在静脉注射造影剂后的 12~48 小时内血清肌酐超过 0.5 mg/dl 或高于基础值 25%。慢性肾脏疾病和糖尿病这些基础疾病,以及使用肾毒性药物例如钙调磷酸酶抑制剂,会使患者在静脉注射造影剂后更易发生肾功能损伤。因此,应当尽量减少造影剂的使用,尽量选择超声检查和平扫 CT。如果必须进行血管造影检查,应尽量避免注射碘化剂,可以首选二氧化碳作为造影剂来鉴定患者的血管是否处于病理状态。如果必须注射静脉造影剂,可以用 N-乙酰半胱氨酸对患者进行预处理(检查前和检查后每日 2 次,600 mg 1 次),同时碱化静脉输液(每 1 000 ml 5% 葡萄糖溶液注射三针 50 mmol 的碳酸氢钠)。

溶血尿毒症综合征。尽管溶血尿毒症综合征 (hemolytic uremic syndrome，HUS)在普通人身上很少见，它在移植后初期的 ICU 患者身上相对较常见。因为钙调磷酸酶抑制剂会导致溶血尿毒症综合征。溶血尿毒症综合征在发病初期往往难以发现，因为其是一个三联征——贫血、血小板减少、血清肌酐升高。而这三种表现几乎在所有移植后患者身上都能看到。对于那些无法解释的血清肌酐升高，临床医生应该警惕患者伴有溶血尿毒症综合征的可能性。尽管对于溶血尿毒症综合征的诊断往往依赖在外周血涂片中发现裂红细胞，但是大多数移植后初期的患者都会因为术中输血而能在外周血涂片中找到裂红细胞。溶血尿毒症综合征也可以通过乳酸脱氢酶(lactate dehydrogenase，LDH)的升高(当其他转氨酶水平正常时)和结合珠蛋白的水平低于 1 mg/dl 来诊断。对于溶血尿毒症综合征的治疗首先应该终止使用引起溶血尿毒症综合征的药物，如钙调磷酸酶抑制剂。同时应该进行血浆置换。治疗应该维持到结合珠蛋白和乳酸脱氢酶恢复正常水平。依库珠单抗是一种最近被批准使用的重组单克隆抗体，该抗体能直接结合补体蛋白 C5。在疾病早期，依库珠单抗是能替代血浆置换的一线治疗方案。目前只有一项针对钙调磷酸酶抑制剂相关的溶血尿毒症综合征的患者使用依库珠单抗的案例报道。

**免疫抑制剂**

许多的免疫抑制剂都具有肾毒性，在 ICU 内应该尽量使用保肾的免疫抑制剂。随着 MELD 评分越来越高，患者的肾功能也越来越差。对于移植后初期的 ICU 患者，选择合适的免疫抑制剂变得越来越重要，这决定了 ICU 期间和远期的肾功能。

钙调磷酸酶抑制剂。他克莫司和环孢素在急性期具有可逆转的肾毒性，因为其会导致不同动脉的血管收缩。他克莫司和环孢素同时也会在远期造成不可逆转的肾毒性，因为其会导致间质纤维化，透明层增厚，肾小球硬化。在 ICU 内主要担心的是急性期的肾毒性，对其治疗策略是使用时避免由钙调磷酸酶抑制剂引起的肾脏损害。具体方案如下。

1. 使用抗胸腺细胞免疫球蛋白抗体诱导治疗[兔(rATG)，球蛋白 1.5 mg/(kg·d)，静脉给药 7 日]或者阿仑单抗(每次 30 mg，静脉给药)。诱导后再使用钙调磷酸酶抑制剂。

2. 静脉应用吗替麦考酚酯(骁悉，静脉给予 1 000 mg，1 日 2 次，随后转换为口服)，在诱导 5 日后使用钙调磷酸酶抑制剂。

3. 将钙调磷酸酶抑制剂转换为哺乳动物西罗莫司靶蛋白(mTOR)抑制剂，例如西罗莫司(每日 2 mg 口服)或依维莫司(1 mg 口服，每日 2 次)。

4. 减少钙调磷酸酶抑制剂的剂量，同时提高其他抑制剂的剂量，如抗增殖剂吗替麦考酚酯(骁悉或麦考酚酯)

mTOR 抑制剂。尽管像西罗莫司或依维莫司这样的 mTOR 抑制剂，会加剧先前存在慢性肾脏疾病的肝移植患者的蛋白尿，然而这些都是远期的问题，所以在 ICU 内可以使用 mTOR 抑制剂替代钙调磷酸酶抑制剂来管理肾功能不全(美国食品和药物管理局曾警告，用 mTOR 抑制剂替代钙调磷酸酶抑制剂后患者预后可能更差)。早期用 mTOR 抑制剂替代钙调磷酸酶抑制剂治疗(例如，在 1 个月内)时，必须考虑到排异的风险会增加。早期替代的同时应该联用其他免疫抑制剂，如抗增殖剂吗替麦考酚酯和类固醇激素。

抗体诱导。用抗体诱导治疗，例如 rATG、阿仑单抗和巴利昔单，有助于肾功能不全的患者脱离钙调磷酸酶抑制剂的使用。关于抗体治疗是否会影响丙型肝炎患者的预后仍旧存在争论。所以在开始诱导治疗前必须考虑这点，尤其是用阿仑单抗诱导治疗时。对于肾功能不全伴有容量负荷过重的患者，rATG 和阿仑单抗所引起的细胞因子释放会导致严重的肺水肿。对其的治疗是预防性地给予患者对乙酰氨基酚、苯海拉明和类固醇激素，以上药物能缓解抗体引起的细胞因子释放综合征。

**移植后肾功能的管理**

对于伴有肾功能不全的肝移植患者的 ICU 管理原则(表 69-5)如下：①提高前负荷或使用升压药物以提高心排血量，这样可以达到增加肾血流灌注的目的。②间歇或连续静脉输注襻利尿剂以开始利尿治疗。③避免使用肾毒性药物和静脉造影。④使用免疫抑制剂时应避免钙调磷酸酶抑制剂，可以用抗体诱导治疗或将钙调磷酸酶抑制剂转换为 mTOR 抑制

**表 69-5　对于伴有肾功能不全的肝移植患者的治疗**

1. 提高前负荷或使用升压药物以提高心排血量
2. 间歇或连续静脉输注襻利尿剂以开始利尿治疗
3. 避免使用肾毒性药物和静脉造影剂
4. 使用免疫抑制剂时应避免钙调磷酸酶抑制剂(可转换为抗体诱导治疗或 mTOR 抑制剂)
5. 透析治疗

**表 69-6　肾功能不全患者的免疫抑制战略**

| 抗体诱导治疗 | rATG 1.5 mg/(kg·d)，共 7 日，静脉注射 |
| --- | --- |
| | 阿仑单抗，每次 20 mg，静脉注射 |
| 减少 CNI 剂量 | 他克莫司 1 mg，每日 2 次，口服（滴定至 3～5 ng/ml） |
| | 环孢素 75 mg，每日 2 次，口服（滴定至 75～100 ng/ml） |
| | 吗替麦考酚酯 1 500 mg，每日 2 次，口服 |
| 避免 CNI | 西罗莫司 2 mg，每日 1 次，口服（不使用负荷剂量） |
| | 吗替麦考酚酯 1 500 mg，每日 1 次，口服 |

CNI，钙调磷酸酶抑制剂；rATG，抗兔胸腺细胞免疫球蛋白。

剂。⑤透析治疗。

保持肾脏的血流灌注需要合适的心脏前负荷，而对于移植后初期的患者，最有效的扩张血容量的方案是输血。应当避免使用胶体液进行体液复苏（如羟乙基淀粉），因为其会导致急性肾损伤。尽管使用晶体液进行体液复苏更经济实惠且晶体液在 ICU 内更易获得，但是对于已经受到缺血再灌注损伤的移植物，输注晶体液会分布至第三间隙并最终造成移植物水肿。所以对于移植后初期的患者，使用晶体液进行体液复苏并无益处。

将具有肾毒性的免疫抑制剂调整为保肾的方案是 ICU 医生常用的方法（表 69-6）。应当避免使用钙调磷酸酶抑制剂，或者至少应该尽量减少剂量。可以使用 rATG［1.5 mg/(kg·d)，静脉给药 7 日］或者阿仑单抗（每次 30 mg，静脉给药）来推迟开始使用钙调磷酸酶抑制剂的时间。对于那些先前伴有肾功能不全的患者可以将钙调磷酸酶抑制剂转化为 mTOR 抑制剂（每日口服西罗莫司 2 mg，不使用负荷剂量）联合吗替麦考酚酯（每日口服吗替麦考酚酯 2 次，每次 1～1.5 g；或每日口服麦考酚钠 2 次，每次 720～1 080 mg）和类固醇。

之前提到的其他药物例如氨基糖苷类、两性霉素 B、更昔洛韦和非甾体抗炎药也具有潜在的肾毒性。如果要使用上述药物，应该考虑到保护患者的肾功能而选择最小剂量。静脉输注襻利尿剂，尤其是连续输注能有效地刺激肾功能。开始利尿治疗后，血尿素氮和肌酐的比值会有显著的增加；然而这不是药物肾毒性的标志，而是利尿剂对于肾脏可逆的肾前性打击所导致。

对于静脉输注襻利尿剂没有疗效的患者应该立即开始血液透析；紧急血液透析的主要指征是容量负荷过重、尿毒症、高钾血症、酸中毒和难治性高血压。紧急血液透析常用双腔导管来建立血管通路，血管通路具体的位置应视临床情况而定。对于有凝血功能障碍的患者（例如术后初期移植物功能不全），股静脉通路是相对安全的选择。在凝血功能得到改善后，应该将导管置于颈内静脉或锁骨下静脉，可以降低感染的风险。选择连续性肾脏替代治疗还是间断性血液透析应该视患者的血流动力学稳定性和术后时间而定。对于移植术后初期和血流动力学较不稳定的患者，连续性肾脏替代治疗优于间断性血液透析。间断性血液透析适用于长期、血压稳定的 ICU 患者，且患者能够承受大量的体液交换。间断性血液透析同时也适用于需要快速调整情况的患者，例如严重的高钾血症伴有心功能改变或严重的尿毒症伴有尿毒症性脑病。

应当根据血液透析的具体模式改变给药方案。相比间断性血液透析，当使用连续性肾脏替代治疗时，连续性的透析认为药物分子大小和渗透膜不那么重要。当患者需要大容量的连续性肾脏替代治疗时，应该基于使肌酐清除率在 25～50 ml/min 的原则控制给药剂量。而当使用间断性血液透析时，认为肌酐清除率低于 10 ml/min。

## 要点和注意事项

- 围手术期事件，如低血压和大量输液，对移植后肾功能打击很大，甚至对那些移植前肾功能正常的患者也是如此。大多数的术后肾功能不全出现在术后 2 日内，这提示肾功能不全与术中事件高度相关。

- 尽管溶血性尿毒症综合征在正常人身上很少见，而在移植后初期的 ICU 患者身上相对较常见。钙调磷酸酶抑制剂可以导致溶血性尿毒症综合征，溶血性尿毒症综合征在发病初期往往难以发现，因为其是一个三联征——贫血、血小板减少、血清肌酐升高。而这三个症状在几乎所有的移植术后初期的患者都有类似临床表现。对于那些无法解释的血清肌酐升高，临床医生应该警惕患者合并溶血性尿毒症综合征的可能性。

- 将具有肾毒性的免疫抑制剂调整为保肾的方案是 ICU 医生常用的策略。对于那些在移植后出现肾脏衰竭的患者，应该避免使用钙调磷酸酶抑制剂，或者至少合用抗体诱导减少钙调磷酸酶抑制剂的剂量。

**表 69-7　ICU 相关的免疫抑制剂副作用**

| 种类 | 副作用 |
| --- | --- |
| 钙调磷酸酶抑制剂 | 肾毒性 |
| | 神经毒性 |
| | 溶血尿毒症综合征 |
| mTOR 抑制剂 | 伤口愈合不良 |
| | 肺炎 |
| | 中性粒细胞减少 |
| | 营养不良 |
| | 肝动脉血栓(存在争议) |
| 抗增殖剂 | 腹泻 |
| | 贫血 |
| 类固醇激素 | 胃炎 |
| | 高血糖 |
| | 肾上腺抑制 |
| 抗体诱导治疗 | 细胞因子释放综合征 |
| | 血小板减少 |

### 营养问题的 ICU 管理

营养管理十分关键,但是在 ICU 内医生往往会忽略营养管理的重要性。随着患者的 MELD 评分越来越高,患者往往更加虚弱、疲惫并且往往伴有蛋白质耗尽的营养不良。移植术后,患者的代谢以蛋白质分解为主,所以积极补充营养是患者成功恢复的关键。研究显示,肝移植患者术后早期开始肠内营养能限制感染的发生率。为了早期实现肠内营养,麻醉医生和手术医生应当在关腹前放置鼻十二指肠营养管。ICU 内早期开始肠内营养的具体内容在第 37 章已述。

## 免疫抑制的并发症和副作用的 ICU 管理

免疫抑制的药理和原理在第 92 章已述。对于移植术后初期患者的 ICU 管理,与免疫抑制原理有关的副作用已经列出(表 69-7)。

### 钙调磷酸酶抑制剂

他克莫司和环孢素对于 ICU 内移植术后初期患者的管理均有大量的副作用。

#### 肾毒性

仅仅治疗剂量的钙调磷酸酶抑制剂就具有肾毒性并能导致肾功能不全。对于移植术后初期伴有肾功能不全的患者,应该延迟使用钙调磷酸酶抑制剂有助于肾功能的恢复。对于那些已经出现肾衰竭或正在使用连续性肾脏替代治疗的患者,更应该避免使用钙调磷酸酶抑制剂。可以用抗体诱导如 rATG 或阿仑单抗替代。

#### 神经毒性

钙调磷酸酶抑制剂,尤其是他克莫司,具有神经毒性,其仅在患者清醒的时候能够评估。最常见的症状是头痛,尤其是在药物剂量超过治疗剂量时。ICU 相关的严重副作用有精神状态改变、发音困难、抽搐和昏迷等。对于神经毒性的治疗是将他克莫司换为环孢素或 mTOR 抑制剂。对于那些暴发性肝衰竭伴有脑水肿的患者和移植术中出现四度脑昏迷的患者,应当警惕药物的神经毒性。因为这些患者的血脑屏障受到损伤后,对于钙调磷酸酶抑制剂的神经毒性副作用尤其敏感。由于神经毒性仅能通过患者的精神状态评估,因此应当避免使用钙调磷酸酶抑制剂。应当早期将其替换为 mTOR 抑制剂并联用 rATG 或阿仑单抗,直到患者的精神状态恢复并且可以评估神经毒性症状。

#### 溶血性尿毒症综合征

治疗剂量的钙调磷酸酶抑制剂就能导致溶血性尿毒症综合征,表现为贫血、血小板减少、肌酐升高。因为大多数的肝移植患者在移植后的几日内也有上述三种症状,所以密切随访十分重要。溶血性尿毒症综合征也可以通过 LDH 水平升高、结合珠蛋白水平降低、外周血涂片中发现裂红细胞来诊断。对于溶血性尿毒症综合征的治疗是立即终止钙调磷酸酶抑制剂的使用并将其替换为 mTOR 抑制剂,血浆置换应该维持至 LDH 和结合珠蛋白的水平恢复正常。或者用能直接结合补体蛋白 C5 的依库珠单抗。

### mTOR 抑制剂

mTOR 抑制剂如西罗莫司和依维莫司,能阻断 mTOR 信号转导通路——一个可以通过协调氧气、能量、促有丝分裂因子、激素和细胞营养水平从而调整细胞的生长、分裂和营养的复合通路。mTOR 抑制剂不会抑制钙调磷酸酶,因此其副作用和钙调磷酸酶抑制剂不同。

#### 伤口愈合不良

除了管理细胞周期之外,mTOR 抑制剂还可以通过多种方式影响纤维合成并最终影响伤口愈合。包括减少Ⅰ型胶原蛋白 mRNA 合成、抑制成纤维细胞增殖,并能限制成纤维细胞相互连接。当联用抗增殖药物如吗替麦考酚酯时,mTOR 抑制剂对于伤口愈合的影响会加重。对于移植术后初期的患者,伤口愈合不良会导致切口裂开和胆肠吻合口漏。对于那些做了胆肠吻合的患者,应当谨慎地延缓 mTOR 抑制剂的使用,以助于伤口愈合。

### 肺炎

使用 mTOR 抑制剂后的一项罕见但是重要的并发症是肺炎。肺炎在胸部 X 线检查上可以表现为弥漫的毛玻璃样渗出,最终会导致低氧和呼吸衰竭,需要机械通气。尽管常常会开始使用抗生素,但是支气管镜肺泡灌洗液细菌培养一般均为阴性。尽管肺炎是可以逆转的,停止使用 mTOR 抑制剂是更好的治疗方案,但是如果没有及时处理,可能会致命。相比过去,现在使用 mTOR 抑制剂剂量较少,所以肺炎并不常见。

### 中性粒细胞减少

由于其对于细胞增殖的影响,mTOR 抑制剂会导致中性粒细胞减少。在大多数情况下这种中性粒细胞过低没有临床表现,且使用 mTOR 抑制剂并不会增加细菌感染率。对于严重的中性粒细胞减少,应该停止其他会导致中性粒细胞减少的药物,包括 $H_2$ 受体阻滞剂(如法莫替丁)、抗增殖药物(如吗替麦考酚酯),并使用抗生素和粒细胞集落刺激因子非格司亭(皮下注射 360 μg)。

### 营养不良

尽管 mTOR 抑制剂主要扰乱免疫系统,但是它最先影响的是细胞稳态和营养的控制。外周组织的 mTOR 激活往往与高能量和高营养联系在一起,而当 mTOR 受到营养素或生长相关的激素刺激时,会导致蛋白质的翻译和细胞生长。抑制 mTOR 受体导致营养缺失、细胞生长受到限制。mTOR 抑制剂会影响小肠吸收营养素的能力,并通过减少小肠绒毛表面面积来限制脂肪酸的吸收。严重的营养不良受者或需要大量营养的 ICU 术后患者应该从最开始就避免使用 mTOR 抑制剂。

### 肝动脉血栓

2003 年 FDA 的记录警告我们,肝移植患者使用西罗莫司会增加肝动脉血栓(hepatic artery thrombosis,HAT)形成的风险。最初是两个注册试验描述了肝动脉血栓的增加,但是对这两个试验的设计仍然存在争议。但是自 2003 年起,更多的试验都没有能够表明使用西罗莫司会减少或不影响肝动脉血栓的发生率。自从 2003 起的 20 项报道都巩固了 FDA 的警告。

### 抗增殖剂

抗增殖剂是一种具有抑制细胞周期作用的免疫抑制剂,抗增殖剂包括吗替麦考酚酯(骁悉和麦考酚钠)和硫唑嘌呤(依木兰)。

### 腹泻

腹泻是 ICU 患者的常见表现,通常是由艰难梭菌(Clostridium difficile)感染、高渗性管饲以及胃肠动力药如甲氧氯普胺(胃复安)引起。腹泻也是吗替麦考酚酯常见的副作用之一,且吗替麦考酚酯会加剧其他病因所导致的腹泻。对于腹泻的管理包括对于其他病因的治疗以及运用胃肠动力抑制药,如洛哌丁胺和地芬诺酯。如果出现了腹泻,应该减少吗替麦考酚酯剂量或增长每次服药之间的间隔。将吗替麦考酚酯(骁悉)转换为霉酚酸(麦考酚钠)也有益处。如果腹泻没有缓解,应当停用吗替麦考酚酯。

### 贫血

抗增殖剂能通过干扰骨髓细胞的细胞周期导致贫血,这可能会影响到长期停留在 ICU 内移植患者。对于贫血的治疗包括静脉给予铁离子和阿法达贝泊汀。一些严重的贫血可能需要输血治疗,如果输血后仍然存在贫血应该停用抗增殖剂。

## 类固醇激素

### 胃炎

尽管使用类固醇激素可能会导致胃炎和胃溃疡,但其相关性很小。消化性溃疡仅仅与大剂量使用类固醇激素有关。对于大部分受者来说,大剂量的使用类固醇激素是早期诱导治疗的一部分,因此应该从一开始就运用质子泵抑制剂例如奥美拉唑来预防类固醇相关的胃炎和溃疡。

### 血糖管理

类固醇激素会导致血糖升高,迫使医生使用胰岛素来严格控制血糖。比起普通的 ICU 患者,由于类固醇激素诱导治疗,移植术后初期的患者会出现难以控制的血糖升高,需要胰岛素输注。

### 肾上腺功能抑制

一般来说,移植后初期的患者很少出现肾上腺抑制,因为医生往往很快就会减少类固醇激素的使用剂量;然而,那些在移植前就已经接受类固醇激素治疗的患者,比如那些患有自身免疫性肝炎的患者,有出现肾上腺抑制的风险。长期运用类固醇激素会抑制肾上腺的反应,导致难治性低血压,尤其是对于那些感染性休克的患者。对于肾上腺抑制的诊断可以通过皮质醇刺激试验,对其的治疗可以使用氢化可的松(静脉给药 100 mg,每日 3 次),逐渐减量。

## 抗体——胸腺免疫球蛋白

rATG 是从兔中提取的多克隆抗胸腺细胞免疫球蛋白,其包含多种不同特异性的抗体,可以分别结合免疫反应抗原、黏附分子和 T 细胞的锚分子。静脉输注 rATG 应该超过 6 小时以避免免疫反应过于剧烈。

#### 细胞因子释放综合征

rATG 会诱导细胞因子反应,并会因此导致发热、低血压和肺水肿。对于细胞因子释放综合征的预防是预先给予盐酸苯海拉明(苯海拉明 25 mg 静脉给药)、对乙酰氨基酚(泰诺 650 mg 口服或通过胃管)和氢化可的松(200 mg 静脉给药)。

#### 血小板减少

rATG 会导致血小板减少。对于血小板低于 50 000/μl 的患者,rATG 的剂量应该减半(0.75 mg/kg,静脉给药,每日)。对于那些血小板低于 25 000/μl 的患者,应该输注血小板,或者停用 rATG。

---

**要点和注意事项**

- 钙调磷酸酶抑制剂(CNI)的神经毒性与那些暴发性肝衰竭和术前四度肝性脑病有关。因为这些患者的血脑屏障受到损伤,因此对于钙调磷酸酶抑制剂的神经毒性副作用尤其敏感。由于神经毒性仅能通过患者的精神状态评估,因此在精神状态恢复前都避免使用钙调磷酸酶抑制剂。
- 以前,人们往往担心 mTOR 抑制剂对哺乳类动物可能造成肝动脉血栓或肺炎这样的副作用,但在监测药物浓度后,现在这种情况很少见。
- rATG 会诱导细胞因子反应,表现为发热、低血压、肺水肿,甚至呼吸衰竭。对于细胞因子释放综合征的预防是预先给予盐酸苯海拉明、对乙酰氨基酚和氢化可的松。

---

## 神经问题的 ICU 管理

有 15%～27% 的肝移植受者合并神经并发症。这些并发症与 ICU 息息相关,因为其会导致插管和机械通气时间延长、造成患者在 ICU 内停留的时间延长,并影响患者的预后。因此,一旦移植后初期的患者来到 ICU,就应该不断地评估患者的精神状态和神经学表现,以早期发现这些并发症。

一些神经并发症与移植后的 ICU 患者高度相关:钙调磷酸酶抑制剂神经中毒、癫痫、脑血管意外、肝性脑病和脑桥中央髓鞘溶解症。

#### 钙调磷酸酶抑制剂的神经毒性

他克莫司和环孢素均与多种神经中毒症状相关,

**表 69-8　钙调磷酸酶抑制剂神经中毒的症状和迹象**

| 程度 | 头痛 |
|---|---|
| 轻度/中度 | 手足震颤 |
| | 混乱 |
| | 感觉异常 |
| 重度 | 可逆性后部脑病综合征 |
| | 发音困难/失语 |
| | 癫痫 |
| | 皮质失明 |
| | 昏迷 |

包括头痛、手足震颤、混乱、意识改变、发音困难、癫痫和昏迷(表 69-8)。钙调磷酸酶抑制剂所具有神经毒性对于 ICU 内的移植术后早期患者危险最大,因为刚刚完成移植术的患者所需要的钙调磷酸酶抑制剂剂量最大。而近期做过移植手术的患者,其血脑屏障可能受损,使得钙调磷酸酶抑制剂直接进入大脑。

那些较良性的钙调磷酸酶抑制剂神经中毒症状,如头痛和手足震颤,与 ICU 的关系可能不大,但是钙调磷酸酶抑制剂引起的意识改变、发音困难和昏迷往往会引起临床医生的重视并预示着患者可能伴有可逆性后部脑病综合征(posterior reversible encephalopathy syndrome,PRES)。可逆性后部脑病综合征与可逆性血管源性脑水肿相关,其在磁共振上常常表现为大脑白质在 $T_2$ 期信号改变。

治疗可逆性后部脑病综合征的关键是早期识别并避免钙调磷酸酶抑制剂,可以将其替换为 rATG[1.5 mg/(kg·d),静脉给药 7 日]或者阿仑单抗(20 mg,静脉给药)。对于那些在移植前伴有暴发性肝衰竭或三度到四度肝性脑病的患者,应该从一开始就避免使用钙调磷酸酶抑制剂,因为这些患者的血脑屏障更有可能受损并因此更易发生可逆性后部脑病综合征,且对于这些患者无法监测他们的神志水平以及是否钙调磷酸酶抑制剂中毒。对于这些患者,应该使用抗体诱导疗法并维持到患者清醒,可以进行神经学评估并保证没有神经中毒为止。如果需要,可以长期交替使用钙调磷酸酶抑制剂和 mTOR 抑制剂作为免疫抑制方案。

#### 癫痫

肝移植后术后发生癫痫常常与钙调磷酸酶抑制剂的神经毒性联系在一起,但其往往是有多种病因联合导致的。有 1%～8% 的肝移植患者术后会发生癫痫,且其往往发生在移植术后早期、患者停留在 ICU

内的时期。移植术后癫痫种类多变,包括全身性强直阵挛性发作和复杂部分性癫痫持续状态。除了钙调磷酸酶抑制剂的作用外,癫痫还与脑血管事件、中枢神经系统感染和高血糖有关,且可以因为电解质失衡而加剧——尤其是 $Mg^{2+}$、$Ca^{2+}$ 和 $PO_4^{3-}$,电解质失衡能降低癫痫发作的阈值并使得患者更易受到钙调磷酸酶抑制剂神经毒性的影响。

对于移植患者癫痫发作的治疗与普通患者相同,如果癫痫没有自发停止并且持续时间超过 5 分钟,则应该考虑为不断发展的癫痫持续状态并且需要紧急治疗。首先应该静脉注射劳拉西泮(1 分钟内注射 1～2 mg,最多 8 mg),接下来应该静脉注射抗癫痫药,如左乙拉西坦(负荷剂量 1～3 g,60 分钟以上)。左乙拉西坦是肝移植患者癫痫发作时的首选药物,因为其对于各种癫痫均有疗效、副作用较小、不需要肝脏代谢、药物相互作用少。其他抗癫痫药(如苯妥英钠、丙戊酸钠、卡马西平)通过肝脏代谢并通过诱导细胞色素 P450 系统从而减少大多数免疫抑制剂的半衰期,而左乙拉西坦能避免其他抗癫痫药所导致的副作用。

一旦癫痫得到控制,应该立即寻找导致癫痫发作的病因,尤其是那些急性反复性癫痫和癫痫持续状态的患者。寻找病因时应该考虑到 $Mg^{2+}$、$Ca^{2+}$、$PO_4^{3-}$、$Na^+$、$K^+$ 和血糖水平的异常,同时也应该考虑到患者在围手术期脑血管事件的可能性,并应在癫痫将要发作前做 MRI 和脑电图(electroencephalography,EEG)检查。如果所有的检查结果均为正常且患者状况稳定,可以考虑先观察患者一段时间。另外,如果存在复发性癫痫,或在 MRI 和脑电图中看到任何癫痫引起的不正常情况,应该开始口服抗癫痫药,例如左乙拉西坦(口服 500～1 000 mg,每日 2 次)并持续 3 个月。

为了明确钙调磷酸酶抑制剂在癫痫发作中的作用,应该降低钙调磷酸酶抑制剂的药物剂量或者停止使用。可以将其替换为抗体诱导疗法,如 rATG[1.5 mg/(kg·d),静脉给药 7 日]。也可以选择使用 mTOR 抑制剂西罗莫司(每日口服 2 mg)合并抗增殖剂吗替麦考酚酯(骁悉 1 000 mg,每日口服 2 次;麦考酚酸 720 mg,每日口服 2 次)。应该考虑到早期在 ICU 内将钙调磷酸酶抑制剂转换为 mTOR 抑制剂会增加排异的风险。

### 脑血管并发症

在肝移植患者中有 2％～6％ 会出现脑血管并发症,包括缺血性/栓塞性脑卒中和颅内出血。当出现这些并发症时,死亡率会提升至 57％～100％。缺血性/栓塞性脑卒中在肝移植患者中较少见,导致肝移植患者缺血性/栓塞性脑卒中的危险因素与正常人相同(高血压、高血脂)。有人认为持续到移植术后初期的凝血功能障碍和血小板减少是缺血性/栓塞性脑卒中的保护因素。

相反,移植后患者颅内出血的发病率比常人更高。移植术后初期的凝血功能障碍和血小板减少,升压药、类固醇激素和肾衰竭导致的高血压,是移植后初期 ICU 患者发生颅内出血的危险因素。但是针对脑血管并发症的小样本研究显示他们之间并没有联系。一些报道显示,移植术中大量失血和低血压与随后的脑出血有关,并由此提出假设,移植术中的缺血性损伤会导致移植术后凝血功能障碍的患者术后出血。

颅内出血表现为失语、偏瘫、癫痫和意识不清。因此任何突然出现的意识丧失都应该引起临床医生的警觉。术后不能唤醒和拔管的患者应该做平扫 CT 检查以排除颅内出血。对于颅内出血最佳的治疗在于预防——纠正任何严重的血小板减少并预防高血压(收缩压大于 160 mmHg),尤其是那些术中大量腹腔内出血的患者。大量报道均显示颅内出血后,开颅手术疗效甚微,所以对于颅内出血重在预防。

### 移植后脑病

脑病是移植后 ICU 患者常见的并发症,有报道显示其发生率有 12％。任何在术后不能唤醒的患者都应该先排除脑血管并发症、癫痫和钙调磷酸酶抑制剂神经中毒后再考虑其他引起脑病的病因。

肝性脑病是肝硬化患者常见的并发症,但是在移植后肝性脑病往往有所改善。移植物无功能可能首先表现为术后不能唤醒,甚至是移植物功能延迟恢复,也会导致肝性脑病,需要肝脏代谢的药物(麻醉药、苯二氮䓬类药物)的药物代谢延迟。

尿毒症性脑病与肾衰竭有关,其症状可以表现为轻度混乱至重度昏迷。其病因并不明确,可能与神经递质失衡、毒素、大脑屏障受损有关,尿毒症性脑病是血液透析的指征之一,在血液透析之后,其临床症状应该有所改善。

### 脑桥中央髓鞘溶解症

脑桥中央髓鞘溶解症(central pontine myelinolysis,CPM)是一种脑桥脱髓鞘疾病,其与纠正低钠血症过快或术中大量体液再分布有关,这是肝移植患者最严重的神经并发症,但是其发生率低于 1％。运用选择性血管加压素受体拮抗剂托伐普坦,减少了移植前伴有严重低钠血症的患者,积极的术中监测血钠水平并给予管理也降低了术后脑桥中央髓鞘溶解症的发生率。

脑桥中央髓鞘溶解症有症状包括麻痹、复视、吞咽困难、发音困难和意识改变。早期影像学检查对于诊断脑桥中央髓鞘溶解症意义不大,但是脑部延迟 MRI 最后能显示脑桥在 $T_2$ 相呈高信号。对于脑桥中央髓鞘溶解症没有治疗方案,所以重在预防:移植后必须在 ICU 内护理患者并纠正低钠血症。对于移植后血钠低于 125 mmol/L 的患者,应该使用生理盐水(0.9%),前 24 小时纠正 6～8 mmol/L,后 24 小时纠正 12～14 mmol/L。一旦血钠达到 130 mmol/L,就可以使用浓度减半的生理盐水(0.45%)。

## 总结

移植后 ICU 管理水平的不断提高使得肝移植患者的预后得到了大幅提升。随着 MELD 评分不断增加、需要移植的患者比以往更虚弱并且合并更多疾病,ICU 管理技术对于肝移植的成功变得越来越重要。在移植的领域内,ICU 同时集合了科技和循证医学,并因此为患者不断改善预后、节约成本提供了希望。

---

**要点和注意事项**

- 钙调磷酸酶抑制剂所具有神经毒性对于 ICU 内的移植术后早期患者危险最大,因为刚刚完成移植术的患者所需要的钙调磷酸酶抑制剂剂量最大。而近期做过移植手术的患者,其血脑屏障可能仍然受损,使得钙调磷酸酶抑制剂直接进入大脑。
- 左乙拉西坦是肝移植患者癫痫发作时的首选药物,因为其对于各种癫痫均有疗效、副作用较小、不需要肝脏代谢、药物相互作用少。
- 尿毒症性脑病是血液透析的指征之一,在血液透析之后,其临床症状应该有所改善。

# 第 70 章

# 儿童术后监护

## Postoperative Intensive Care Management in Children

Rick Harrison
单禹华 • 译

肝移植术后转运 ICU 途中以及术后 48 小时监护对手术成功至关重要。许多危及生命的情况都很可能在这段时间内出现,对这些问题需要提前预计,并尽量预防。这段时间死亡率极高,一项研究表明超过 1/3 的术后死亡发生在术后 7 日之内,另一项研究发现,75% 的死亡在 ICU 内发生于术后早期。患者临床显著变化必须被及时发现并妥善处理。以上需要多学科团队明确分工和及时沟通。术后早期管理是由移植外科医生、重症监护医师、肝病专科医师和经过特殊培训的儿科重症监护护士共同合作完成。

患者从手术室到 ICU 的转移过程中,是术后一段不稳定的时间,充分的准备和高效的沟通是确保患者情况不会恶化的关键。在患者到达前,床位必须要准备好,所有的设备都要准备就绪。这就要求手术室和护理部沟通好到达时间、动静脉置管的位置、正在滴注的药品,以及患者的任何特殊情况。这样,方便病房准备患者可能需要的一切设备。输液泵应该贴有标注输注药品名称的标贴,持续滴注的药要根据年龄和需要量以恰当的比例配比。合适的机械通气要在患儿到达前根据通气需求设定就绪,患儿到达后再详细调整。

当患者在外科医生和麻醉医生的陪护下返回 ICU 时,交接必须要详细,交接需要两个分工明确的护士接收患者。在连接监护仪和上补液之前需要评估通气状态和血流动力学是否稳定,因为可能的变故就发生在转运的途中。在确认患者情况稳定,所有监护都改为 ICU 监护仪,补液也更换为 ICU 补液,ICU

的医生和护士会收到一份详细报告,报告应规范且清晰地显示患者信息。

必需的信息包括个人信息如年龄、体重和移植的病因;手术的一些细节如移植物是否 ABO 血型相容,有无减体积,以及血管和胆管的吻合类型;术中输液需要编号登记,包括血制品的用量;记录失血量,通过需要补充的量估算比直接观察失血量要准确;记录术中尿量,并描绘趋势。详细记录术中给药,最新和持续地给药需要重点标注,因为这对 ICU 的最初评定可能会有影响。重症监护医生和呼吸机治疗师需要了解最新的通气需求及血气结果。需要时刻跟进术中实验室指标的最新结果,并及时做出相应调整。最后,外科引流的性质也需要记录。另外,任何特殊的术中问题或者外科医生或麻醉师对患者的特殊考虑都要与术后监护室医生进行讨论沟通。术后的医嘱要在患者到达 ICU 时或之前就开具出来。提前准备的医嘱方便了交接的过程,确保不遗漏必需的医嘱,并省却了再次核对的麻烦。药品剂量的计算要包括在医嘱单上,尽可能减少基于患者生理情况对标准计量进行调整时而产生错误。

## 神经系统监护

神经系统的问题是术后早期死亡的重要原因,术后最初几日死亡主要由颅脑水肿和脑疝引起。研究表明,尸检发现所有的术后死亡都与神经病理性改变相关,这说明神经学改变同样存在于非神经原因死亡的患者身上。术后的初次评估需要同时了解术前患者的神志情况以及是否存在任何影响患者神经系统的药物。术中给予的药物由麻醉师记录汇报,然而很难预测在患者生理状态变化时,这些药物的持续作用有多长。如果患者没有自主活动,那么是否使用过肌松剂要用神经刺激器评估。对于四种既定刺激的反应如果都存在,那么说明受体的封闭率不足 75%,肌松药并没有显著影响临床的评估。麻醉药物的药代动力学特性在移植患者身上也发生了变化,药物作用的时间更长。然而,术前没有明显头颅病理变化的患者应该在转入 ICU 几小时内苏醒。

神经系统的评估包括意识、脑神经功能、运动功能、感觉和反射等。脑神经检查结果提示异常姿势,或明显的不对称都提示需要急诊行头颅 CT 平扫排除颅内出血。若在 CT 平扫上发现颅内压升高征象时要引起注意,如脑沟、脑回变浅,侧脑室变窄等。颅压进一步升高,脑沟、脑回完全消失,视交叉、四叠体和脚间池结构也消失。最后,颅内压升高的极端情况下脑实质周围间隙会完全消失。

如果 CT 证实存在神经系统出血,必须神经外科会诊和纠正凝血功能障碍。如果查体或 CT 提示颅内压不断升高,就要考虑颅内压监测。颅内压增高的临床表现包括:精神状态恶化,肌张力升高,腱反射增强,过度通气,瞳孔散大,对光反射迟钝。颅内压进一步升高,患者的姿势首先表现为去皮质强直,然后去大脑强直,随后由于动眼神经受压,瞳孔固定散大。目前,有许多种监测颅内压的方法,Blei 等人进行了一项肝移植等待患者颅内压监测并发症的调查(262 人)。硬膜外监测相较于硬膜下和实质内监测并发症最少,感染率低于 1% 出血发生率只有 3%。脑实质内监测出血并发症发生率高达 13%,感染率高达 4%;硬膜下监测出血发生率高达 18%,5% 死于颅内出血。另一项近期研究提示硬膜下颅内压监测在 161 例患者中,只有 1 例死于颅内出血。最近,随着实质内监测前使用重组活化Ⅶ因子大大减少了颅内出血的发生。处理颅内高压的同时要确保脑部足够的灌注压,其不同于血压和颅内压。

灌注压绝对值因人而异,当颅内压波峰最小化时灌注压是临界值,当灌注压低于此临界值时颅内压会升高。达到这一目标需要维持高于年龄所需的动脉压,也就是很多术后患者自稳的状态。保证足够的血容量,决不允许发生低血容量,其会对脑灌注压产生负面影响,因此低血容量患者无需限制补液。对颅内压升高的患者使用过度通气是具有争议性的,虽然一

开始会降低颅内压,但是效果很短暂而且可能会引起脑缺血并引起更严重的脑损伤和水肿。很多中心都放弃了过度通气治疗,并将二氧化碳分压维持在 35~40 mmHg。甘露醇对于治疗颅内压或许是有效的,有助于降低血液张力,减轻脑水肿。必须注意的是,移植术后患者开始往往处于高渗状态,甘露醇不应用于渗透压大于 315 mOsm/kg 的患者。另一种选择是高渗盐水升高血钠水平,这一方法正被越来越多地运用于治疗颅内压升高。一项近期的针对成人急性肝衰竭患者和三~四度肝性脑病患者的随机对照研究显示,对于使用高渗盐水将血钠维持在 145~155 mmol/L,颅内压明显下降。中低温即低于 32 ℃(89.6℉)已被运用到其他治疗无效的急性肝衰竭和颅内高压的治疗中,部分研究证明其有效。

对于未使用肌松剂、镇痛剂和镇静剂的患者来说,需要等到清醒才可以撤机,术中麻醉药的作用可能延续较长时间。当患者醒来时,需要运用阿片类麻醉剂镇痛,间断给予硫酸吗啡,剂量因人而异,需要滴定治疗。如果患者出现低血压,可以选择使用芬太尼,原位肝移植受体比肝切除术患者需要的麻药剂量要少。虽然苯二氮䓬类常用于 PICU 的镇静,对于术后的患者使用必须慎重,因为肝性脑病患者会生成有苯二氮䓬活性的物质,使用苯二氮䓬类拮抗剂氟马西尼被证实可快速使肝性脑病好转。因此,苯二氮䓬类要避免应用于肝性脑病的患者。右美托咪定是选择性 $\alpha_2$ 受体激动剂,可产生强效的镇静效果和部分镇痛效果。该药的优点是不影响呼吸,有利于尽早撤机。

约 8% 的患儿会在肝移植术后发生癫痫。低血糖是术后早期发生抽搐的不常见原因,因为患者术后通常是高血糖的,一旦发生抽搐,需要立刻检查血糖水平,纠正低血糖。电解质异常,如血镁,也需要监测并及时纠正。低镁血症是引起抽搐的重要原因。抽搐通常和他克莫司和环孢素浓度较高有关,因此血药水平需要监测并及时减少用药剂量。任何原因不明的抽搐以及局部抽搐都必须要进行 CT 扫描评估中枢神经系统是否有出血。非颅脑病变引起的抽搐可以先用劳拉西泮治疗。对于这些患者的最佳抗惊厥维持剂量尚不明确。

左乙拉西坦具有不需要在肝衰竭患者中调节剂量的优点,与常用的免疫抑制剂在代谢上也不会相互影响。在 CT 上没有看到器质性病变也没有后续抽搐发作的患者,抗惊厥治疗在抽搐后 2 周可停止。器质性病变则需要更长时间的治疗。

## 呼吸系统监护

几乎所有肝移植患者回到 ICU 时都带有气管插管，并维持正压通气。偶尔平时健康状况很好的年长的儿童可以在手术室内拔管，但这种操作并非常规。所有插管的患儿除了常规呼吸监测和警报系统外，都要持续监测呼末 $CO_2$、经皮氧饱和度、间断监测动脉血气。

没有证据支持对于儿童有某种最优的通气模式。如果插管周围有漏气，这对于没有气囊的插管来说很常见，压力控制模式往往更能保证潮气量的稳定。辅助通气控制模式和同步间歇指令通气都可以采用。必须监测肺顺应性，其易受腹胀影响。

通气频率的选择要提供足够的每分通气量，直观的反应是 $CO_2$ 分压，最初的呼吸频率设定是患者的生理呼吸频率。腹胀患者功能残气量会增加，呼气末正压通气一开始可以设 4 $cmH_2O$。如果氧合不能保证的话，可逐步上调 PEEP 直到吸氧浓度小于 60%。$FiO_2$ 设定起始设定目标为经皮氧饱和（$SpO_2$）大于 95%，这样可以减轻撤除吸氧带来的不适。

对一个相对稳定的移植后患儿，通常术后 12 小时内可以实现拔管。很多因素可以影响患者拔管（表 70-1）。持续的瘫痪或呼吸抑制可能继发于颅内病变或镇静剂过量。一般并不需要镇静镇痛药物的拮抗剂，这些制剂会随着代谢而稀释。液体过量会导致肺水肿和右侧为主的胸腔渗出而延迟拔管。胸腔积液通常是经由受损的膈肌渗出的腹水，加强利尿对于肺水肿和胸腔积液都有疗效。不建议放置胸腔引流管，因为术后通常有胸壁血管的扩张和凝血功能的异常。

### 表 70-1　机械通气时间延长的原因

**顺应性减低**
神经肌肉阻滞
镇静过度
膈肌麻痹
营养不良
代谢紊乱
**阻力增高**
顺应性下降
胸膜渗出
肺不张
$CO_2$ 产量增高
感染
小气道

代谢性碱中毒在术后早期比较常见，并会导致代偿性的呼吸性酸中毒。虽然高 $CO_2$ 分压本身不是撤机的反指征，但是低通气往往导致或加重肺不张，导致更高的氧需求，使脱机困难。因此，碱剩余超过 + 7 需要用乙酰唑胺治疗。偶尔，严重的代谢性碱中毒需要用浓度为 0.2N 的盐酸从 0.5 ml/（kg·h）逐渐根据血浆碳酸氢根浓度调整剂量。其他代谢异常如低磷血症、低镁血症、低钙血症和低钾血症可能会导致呼吸机麻痹而脱机困难。

通常，小婴儿撤机常遇到困难，这些患者常合并不同程度的由腹水、肠道水肿或大移植物引起的腹胀。以上因素导致肺的顺应性减低，使压力控制模式下潮气量变化很大。吸气压需要不断调整，在腹胀好转后才能成功拔管。在一项对儿童肝移植数据库中小于 90 日年龄进行肝移植的患儿进行的分析中，平均通气时间在 16 日以上。

一个其他方面表现良好但无法撤机的患者或许存在呼吸生理异常或者感染。有慢性腹水和腹胀的婴儿，胸廓扁平，膈肌活动减少易发生肺不张。积极的胸部物理疗法可能有助于复张塌陷的肺部，然而如果患者仍无法撤机需要气管镜检查。膈神经损伤或膈肌损伤引起的膈肌麻痹会延迟小婴儿的拔管。自主呼吸做功时膈肌的活动可通过超声或荧光成像来观察膈肌的反常活动，极少情况下需要通过膈肌折叠术来纠正膈肌反常活动从而成功实现拔管。另一个拔管困难的原因是插管直径过细导致呼吸阻力过大，呼吸做功增加；更换大号的插管或者提高呼吸机参数。一个重度营养不良的婴儿可能没有足够的体力脱机，所以辅助通气一段时间，随后逐步地撤除机械通气是很有必要的。在营养状态纠正之前不断尝试拔管只会使患者精疲力竭，消耗宝贵的热量，推迟拔管的成功；上述患儿通常采取逐渐延长"脱机"的时间方式，但是并没有文献支持该方法优于逐步降低通气参数的撤机方式。同时必须提供足够的营养支持，但不能过剩，充足的非糖类热源可以避免过多的呼吸商引起过高的 $CO_2$ 负荷。如果以上因素纠正后，患儿仍需要持续机械辅助通气，那提示患儿可能存在肺部感染。动脉肺泡氧分压梯度持续升高，发热，胸片上看到弥漫性间质渗出，痰涂片革兰染色未见细菌而见到炎症细胞提示病毒性肺炎，病毒培养和抗原检测需取用下呼吸道标本。处理措施包括支持治疗，免疫抑制剂减至最低，以及继续观察病情发展。产生症状的腺病毒肺炎在这类患儿中死亡率很高。

儿童患者关于拔管时机的指南并不存在，浅快指数对于成人患者撤机有用，但是无法指导儿童患者的拔管。最大吸气负压超过 45 cmH$_2$O，潮气量大于 15 ml/kg 是成功拔管的预测指标。Randolph 等人比较了容量控制和压力控制模式对于撤机的影响，未发现差别。值得注意的是，该论文用于评价拔管可行性的标准，包括最大 FiO$_2$ 为 0.50，最大 PEEP 为 5 cmH$_2$O 时，患者 SpO$_2$ 维持 95％以上，根据气管插管尺寸调整条件最低的压力控制模式。如果患者能耐受 2 小时，SpO$_2$、潮气量、呼吸频率基本正常，考虑拔管。在一篇最近的综述中，Newth 等报道持续 2 小时自主通气模式下正压小于 5 cmH$_2$O 或 T 管模式可作为拔除气管插管的指征。

## 心血管系统监护

　　所有患者都要进行心电监护以及有创及无创的血压监测，记录中心静脉压，持续休克患者需要放置肺动脉导管，常由感染引起，但并不常见，不常规使用儿茶酚胺类药物。在术后初期为了保证足够的移植物灌注压，最低收缩压要保持在 90～100 mmHg；液体支持和偶尔使用正性肌力药被用来维持灌注压。除非患者经积极的液体复苏仍然血管持续异常舒张，否则不推荐使用缩血管药物。这些患者毫无例外都是脓毒症患者，治疗与其他脓毒症无异。术后患者一般并不会有高血压，但往往是高血管张力的；超过 70％的患者需要干预高血压。造成高血压的因素是多方面的，包括液体过量、环孢素、他克莫司、激素、肾素水平升高。适当镇痛、利尿对大多数患者来说已经足够。无临床明显出血及严重凝血功能障碍的情况下轻度高血压可以被接受。除了小婴儿在术后最初时段内，否则收缩压超过 140 mmHg 或舒张压超过 90 mmHg 时需要治疗。如果需要药物干预，可使用低剂量尼非地平。对于不稳定的患者来说，尼卡地平静脉滴注可以改善血压的控制。警惕增加药物剂量后出现低血压，造成肝动脉栓塞。

## 水、电解质平衡

　　通常，患者回到 ICU 时往往是液体过量的，可能低容量、正常容量或高容量，术后补液方案取决于患者到达 ICU 时的血管内容量情况。监测包括心律、中心静脉压、血压、每小时尿量，灌注情况根据毛细血管充盈时间评估。补液总量，包括用药，限制在需要量的 60％～80％。如果液体明显积聚于第三间隙，输注液体量需要增加。由于大多数患者总钠过量并

**表 70-2　术后电解质异常及纠正方法**

| 电解质异常 | 措施 |
| --- | --- |
| 低钠血症 | 限液 |
| 低钾血症 | 0.5 mmol/kg 输注 2 小时以上 |
| 低钙血症 | CaCl$_2$ 20 mg/kg 输注 1 小时以上 |
| 低镁血症 | MgSO$_4$ 50 mg/kg 每 6 小时，共 3 次 |
| 低磷血症 | Na$_3$PO$_4$ 0.33 mmol/kg 输注 6 小时以上 |

处于高血糖状态，5％葡萄糖加上 0.25 N 生理盐水可以提供少量糖和钠。从腹腔引流液中丢失的体液必须核算在内，并进行补充。液体管理每 3～4 小时就要重新评估 1 次，提示血管内容量的指征有血流动力学监测指标，包括中心静脉压和血压以及尿量和末梢循环灌注。尿量要通过导尿管每小时计量，不能少于 1～2 ml/(kg·h)。如果尿量低于该值，要重新评估容量是否足够是否被纠正。如果血压、血容量、灌注都令人满意，但尿量仍然不足，可以使用利尿剂改善情况。呋塞米剂量为 1～2 mg/kg 首剂，0.2～0.4 mg/(kg·h)维持。

　　持续补液可以增加尿量，而不会因为大量快速补液引起容量的急剧扩张。如果尿量没有增加，限制补液，电解质浓度尤其是钾离子浓度要密切监测。

　　如果存在肾功能不全，要尽早进行透析，防止出现致命的水、电解质紊乱。持续的静脉-静脉血液过滤或不含血液透析被证实可有效防止容量过剩和血透常见的渗透压大幅度变化。

　　电解质紊乱在术后早期很常见（表 70-2）。许多患者都有总钠过量，所以需要限制钠摄入。如果有低钠血症，往往是水摄入过多引起的，最好的处理措施是限水而非补钠。低钾血症也很常见，可以先用含钾溶液静脉输注治疗 0.5 mmol/kg 静脉滴注大于 2 小时。如果肾功能良好，开始静脉补钾；如果使用了利尿剂，钾的浓度可适当增加。低钙血症在术后很常见，这与大量输血后钙与枸橼酸结合有关。离子钙水平比总钙水平更值得注意，因为两者之间没有显著关联，而游离钙是有生理活性的形式，补充钙可以用 20 mg/kg 氯化钙直到肝功能好转。低磷血症也很常见，如果很严重的话，可能会延迟撤机。患者在营养不良甲状旁腺激素高的情况下往往出现低磷血症，紧接着由于激素使用加剧磷的丢失。低磷血症可以用磷酸钠以 0.33 mmol/kg 剂量补充，给药时间大于 6 小时。虽然术后镁的含量一般是正常的，由于存在

钙调磷酸酶抑制剂,他克莫司或环孢素,往往会出现低镁血症,如果镁含量没有及时恢复,就会出现抽搐。血浆镁含量应该每日测量,出现低镁血症,应每 6 小时补充静脉内硫酸镁 50 mg/kg 维持 18～24 小时。另外,如果需要中和胃酸,可以使用含镁的抗酸制剂。

## 消化系统监护

移植术后患者有罹患继发于压力和激素后的胃或十二指肠溃疡的风险。H₂ 受体抑制剂如法莫替丁,质子泵抑制剂如奥美拉唑适用于所有患者。胃 pH 每隔一段时间就要检测 1 次,如果 pH 低于 4 就要重新调整用药剂量。如果有明显的胃肠道出血,尤其是无凝血功能异常时,要进行上消化道内镜检查,明确食管、胃、十二指肠等黏膜无明显出血点,最常见的出血来自空肠 Roux-en-Y 襻。如果有明显出血,但没有在内镜下找到上、下消化道出血的证据,那么就需要手术探查。⁹⁹ᵐTc 标记的红细胞扫描或许能定位出血来源,但扫描所需的时间对于急性出血是个问题,手术探查可能是更常规的做法。

许多有肝功能不全的患者都有术前营养不良,很多在术后无法耐受肠内营养。对能量消耗和营养平衡的评估提示在术后头 2 日患者处于高代谢状态、高分解状态,每日负氮平衡约 22 g。为了尽早开始营养支持,术后第 1 日就可以开始静脉外营养。葡萄糖从 10%～15% 的浓度开始以每日 5% 递增,氨基酸浓度要参考年龄段的每日需求(表 70-3)。如果肝功能正常,可以使用标准氨基酸。移植物功能有问题的话可以使用支链氨基酸。很多患者术后 24 小时内血糖水平相对正常,不需要额外输注胰岛素。脂肪乳剂按照 1 g/(kg·d)起,逐渐增加到可耐受水平,即甘油三酯水平控制在 200 mg/dl 以下,脂肪供能比低于 60%。胃肠功能恢复后要尽快开始场内和营养。

## 肝脏管理

术后最常见的肝脏并发症是血管栓塞、胆瘘、原

**表 70-3　蛋白质需求**

| 年龄 | 蛋白质 |
| --- | --- |
| 出生至 6 月龄 | 2～2.5 g/kg |
| 7～12 月龄 | 2.0 g/kg |
| 1～12 岁 | 1.5～2.0 g/kg |
| 成人 | 1.0～1.5 g/kg |

发性失功能。这些并发症都可能危及生命,导致再次移植,在所有情况持续没有好转的患者中都要考虑有以上并发症的可能性。

从 1995 年起针对 1 092 例首次劈离式儿童肝移植的随访显示:术后 30 日内移植物功能衰竭的原因有:血管并发症(43%)、原发性移植物失功能(26%)。相似的,再次移植的指征有:血管并发症(35%)和原发性移植物失功能(19%～21%)。

原发性移植物失功能是儿童术后早期移植物失功能的重要原因,可能需要急诊肝移植。肝功能通过术后评定转氨酶和胆红素水平以及凝血试验尤其是凝血时间。术后的实验室检查表明肝脏的储备功能,是失血和手术室内凝血因子补充的综合结果而不是移植物的肝功能。术后 12 小时实验室结果更能体现术后的肝功能。凝血时间对于肝功能是个敏感的监测指标,因为Ⅶ因子的半衰期只有 4～6 小时,没有足够的肝内合成,血浆Ⅶ因子水平会很快下降。临床上神经系统功能是反映肝功能的良好指标,长时间的脑病和昏迷状态提示肝脏代谢功能减退。如果肝功能没有显著好转:转氨酶不降,INR 不缩短,持续肝性脑病,那就要考虑急诊肝移植。

血管栓塞,无论是动脉还是静脉都是儿童术后早期移植物失功能的主要原因。肝动脉栓塞的发生率随着时间的推移显著降低。在一项大规模研究中发生率从 12% 减少到 4%,另一项运用显微外科的活体肝移植研究中发生率仅为 1.7%。一项大型单中心研究回顾了 20 多年间,850 名儿童肝移植病例总的肝动脉栓塞率在 7.9%。肝动脉栓塞的主要表现有三:暴发性肝衰竭、胆瘘,或后期较轻症状或无症状患者的间歇性发热。最初 48 小时内肝动脉栓塞表现为典型的暴发性肝坏死,转氨酶水平急剧上升至上千,PT 时间延长,出现肝性脑病。

肝动脉栓塞的诊断标准为超声上肝动脉多普勒信号的消失,其在儿童患者中具有 100% 的敏感性,但在其他研究中存在假阴性结果。假阴性结果被认为是由于存在肝动脉的侧支,由于术后侧支不会即刻出现,所以二维超声在肝动脉根部看到动脉信号的可能性趋近于零。肝动脉栓塞在术后早期是急症,血管造影下,经动脉内输注组织纤溶酶原激活剂可以溶解血栓,恢复肝动脉血流,避免再次移植。其他研究者倡导急诊手术切除栓子,检查吻合口,必要时重新吻合。在一项 69 例患者的单中心研究中,5 年生存率为 29%。

肝动脉栓塞的危险因素包括肝动脉的直径、动脉

表 70-4　肝动脉栓塞危险因素

| 肝动脉管径 |
| 动脉重建方式 |
| 吻合方式 |
| 是否使用新鲜冰冻血浆 |
| 是否使用抗凝剂 |
| 血细胞比容＞44％ |

表 70-5　儿科术后感染的微生物种类

| 细菌 | 百分比 |
| --- | --- |
| 肠球菌 | 17％ |
| 大肠埃希菌 | 14％ |
| 凝固酶阴性葡萄球菌 | 14％ |
| 其他好氧的革兰阴性细菌 | 13％ |
| 铜绿假单胞菌 | 11％ |
| 金黄色葡萄球菌 | 10％ |
| 肠杆菌属 | 10％ |
| 厌氧菌 | 6％ |
| 其他 | 5％ |

重建方式以及术中吻合的次数(表 70-4)。在某中心,游离第一肝门后早期阻断肝固有动脉可减少成人和儿童肝动脉栓塞发生率,减少到 1.1％。非手术危险因素包括使用新鲜冰冻血浆,不使用抗凝药物。在成人中,术后血细胞比容超过 44％ 是发生肝动脉栓塞的独立危险因素。为了减少动脉栓塞的发生,术后在没有出血的情况下,只要 INR 低于 2.5 就无需纠正凝血异常。INR 小于 1.5 而没有出血时使用 0.5 ml/(kg·h)低分子右旋糖酐和肝素抗凝。除非存在严重低氧需要提高携氧能力,否则血细胞比容要控制在 30％ 以下。即使如此,肝动脉栓塞仍然是术后早期移植物失功能和再次移植的主要原因。

　　移植手术 5 日以后,胆道梗阻和胆漏的发生是术后早期情况恶化的另一个原因。SPLIT 注册数据提示胆道并发症的发生率高达 14％。通常患者表现为发热,右上腹疼痛及肌紧张,腹腔引流出现胆汁样液体。实验室检查可见白细胞增多,胆红素水平升高,碱性磷酸酶水平上升,腹腔引流管内胆红素水平上升比血浆内更明显。超声检查可见梗阻近端有胆汁积聚,胆管造影或肝胆灌注扫描显示肝下造影剂或核素泄漏,延迟显像可用于区分腔内积液和腹腔漏。当出现胆漏时必须评估肝动脉情况,因为肝动脉栓塞是胆道树坏死和胆漏的常见原因。

　　虽然排异是移植物失功能的主要原因,但是在术后最初阶段往往并不构成威胁。在其他器官移植中可见的超急性排异在肝移植中很少出现。术后免疫抑制方案将在其他章节讨论。

## 凝血与抗凝

　　术后出血是死亡的主要原因,尤其是在肝功能恢复缓慢的情况下。需要手术干预的明显腹腔内出血在减体积肝移植中更常见。

　　从术后即刻开始,每 2～4 小时测 1 次血细胞比容。血细胞比容要维持在 20％～30％ 来保证携氧能力,同时减低肝动脉栓塞的风险。腹腔引流管要每

小时计量,如果出现血性腹引要及时复测血细胞比容。血小板计数在最初的几日内一般都较低,但是除非计数小于 20 000/mm³ 或有出血,否则不应输注血小板。手术探查要尽早进行,无需等待凝血功能正常化。常规的抗凝方案在之前关于肝动脉栓塞的章节中讨论。

## 感染性疾病

　　感染是术后死亡的重要原因,在 SPLIT 组织统计中是死亡的首位原因,占总死亡率的 28％～40％。在移植后最初 30 日内发生至少 1 种细菌或真菌感染的概率是 38％。

　　在术后第 1 周内,细菌是最常见的病原体,最常见部位是腹腔和血源性感染。大部分此类感染继发于术中和术后的腹腔内并发症。44％ 的术后感染发生在术后 2 周内,78％ 的感染是细菌,19％ 是真菌,3％ 是病毒。最常见的术后细菌性病原列在表 70-5 中。大部分真菌感染的病原是白假丝酵母菌,常原发于腹腔和泌尿道。为了减少术后感染并发症,移植手术围手术期会使用大量抗生素,虽然氨苄西林-舒巴坦和哌拉西林-他唑巴坦是合理的用药选择,然而最优的预防性抗生素和使用时长依然是未知的。

　　术后早期的发热强烈提示感染,如果还存在白细胞增高,在合理获得培养标本后应开始经验性广谱抗生素治疗。培养包括:痰、血、尿、腹腔引流液。真菌感染是术后早期感染的重要原因,培养以白假丝酵母菌最为多见。大部分患者有多部位感染;超过 30％ 的患者有 3 处以上感染。播散性的病变是常见的表现,腹膜炎、肺炎、真菌血症也是常见的感染类型。真菌感染的危险因素包括抗生素治疗、血管并发症、大量输血、腹腔内并发症、二次插管、激素使用、再次移植。虽然 Roux-en-Y 胆肠吻合是成年患者发生真菌

感染的危险因素,儿童患者的真菌感染率却并不比成人患者高。术后预防性使用氟康唑减少了表面和深部的真菌感染的发生率,虽然总体死亡率没有降低,但降低了真菌感染的死亡率。由于在尸检中明确证实真菌感染的病例很多都没有感染迹象,所以有必要在感染迹象出现前就预防性抗真菌治疗。当术后发生脏器或其他腹腔内并发症时,就要预防性使用抗真菌药物,因为该类患者有很大概率发生深部真菌感染。

虽然,病毒感染在术后1周内少见,但是在之后确是很常见的病原;巨细胞病毒(CMV)是最常见的致病病毒,发生率高达85%。巨细胞病毒感染是引起死亡的重要原因。一项儿科研究显示2/3的术后死亡与严重的巨细胞病毒感染有关。巨细胞病毒感染率差异很大,取决于受体和供体各自的血清学状态。感染风险最高的是血清学阴性的受体接受血清学阳性的供肝,感染风险最低的是受体和供体血清学皆为阴性;血清学阳性的受体风险中等。抗病毒品种繁多,包括阿昔洛韦、更昔洛韦、静脉注射丙种球蛋白以及以上混合使用。虽然对于降低巨细胞病毒感染风险对减轻病症有效,但没有哪种制剂明显优于其他制剂,考虑到效果无明显优势,且费用较高,不推荐静脉注射丙种球蛋白防治巨细胞病毒感染。血清学阴性的受体接受阴性供肝,所用血制品也必须全为阴性,这样就不需要预防治疗。其他所有患者都需要使用阿昔洛韦和(或)更昔洛韦。

## 心理问题

终末期肝病患儿承受着相应的心理压力。他们必须对术后醒来将要面对的ICU环境有所准备,这在患儿列入移植等待名单后就应尽快着手准备,在术前则要再次强化。术后,床边有熟悉的玩具或家人的陪伴有助于孩子得到安抚。患儿在ICU中治疗时,要让家长时时跟进患儿的信息。家长对于术后ICU治疗感到有压力时对于接受治疗信息往往有困难。但是双亲要求至少知道移植物是否工作,以及各种置管的原因,尤其是呼吸插管。患者提问没有限制,并且应得到医务及辅助人员通俗易懂的解释。

## 结论

肝移植术后最初阶段对治疗的成功至关重要,需要多学科介入并在各方面互相有效沟通。在足够的重视和准备下,很多潜在问题都是可以避免的,新发问题也可以及早发现,及早治疗。手术技术、麻醉管理以及术后护理方面的不断进步改善了肝移植的预后;根据SPLIT报道的数据,1年生存率和4年生存率分别为91%和86%。肝移植术后即刻起充满着变数,希望这是婴幼儿患者康复的起点。

---

**要点和注意事项**

- 术后延迟苏醒提示移植物失功能。
- 避免使用苯二氮䓬类。
- 不需要严格镇静。
- 只要没有呼吸困难,即使呼吸急促也可以拔管。
- 低镁血症常见可导致抽搐。
- 只要出血少不必纠正凝血功能异常。
- 观察腹腔引流液注意是否有胆漏。

# 第 71 章

# 成人监护病房后时期的管理

## Postoperative Management Beyond the Intensive Care Unit:Adults

Richard Ruiz • James Trotter • Göran B. G. Klintmalm

李佳琪 曹 杰 • 译

正如第 69 章所讨论过的,在肝移植术后可能会立刻发生各种各样潜在的严重的内外科并发症。一旦患者已经转出重症监护治疗病房(ICU),则关注的重心将更多转移到恢复健康,此时我们仍应警惕移植物功能、肾功能和其他的器官系统。此外,与免疫抑制治疗及长期卧床密切相关的感染性并发症也可能在此期间发生,这可能导致患者再次转入 ICU。

本章关注肝移植受体在术后的短期与长期管理问题,也将解决患者住院及出院期间遇到的共同的困难与并发症问题。

## 住院期间

### 监测移植物功能

在移植后,移植物功能可通过临床评估和实验室结果来评估。对于临床评估而言,一个功能良好的移植物将能够代谢血氨和其他会导致机体状态变化的神经毒素,因此也能够逆转移植前出现的门体分流性肝性脑病。在移植后并不会常规测定血氨水平,而是会每日评估患者的精神状态。那些有四度肝性脑病的患者(比如患有急性重型肝炎的患者)可能需要更多的时间来恢复完整的神经系统功能,因为脑水肿需要一定的时间来恢复。

恢复神经系统功能后,患者很快就可以不再依赖气管插管和呼吸机辅助通气,但是伴有门静脉高压相关性肺动脉高压以及肝肺综合征的患者可能需要更长时间的机械辅助通气,直到液体平衡与氧合功能分别得到改善。伴有肝肺综合征的患者脱离氧疗可能需要数周到数月的时间。在之前的第 39 章中我们已经较为深入地讨论过门静脉高压相关性肺动脉高压和肝肺综合征了。

在并发有肝肾综合征或急性肾衰竭的患者中,若移植肝脏功能良好则其肾功能也会得到改善。当门静脉高压得到逆转后,肾小球的出球小动脉不再收缩,从而使得肾脏血流灌注以及肾小球滤过率得到改善。然而,腹水或显著的外周水肿不会立即得到改善,这些可能需要数日到数周的时间得到改善。其他因门静脉高压导致的威胁如食管胃底静脉曲张出血也能得到解除。

在实验室评估方面,移植物功能可通过常规肝功能检查来监测。标准化凝血酶原时间可最好地测定肝脏合成功能。转氨酶水平,包括谷草转氨酶(AST)和谷丙转氨酶(ALT),应该在移植后 24～48 小时后达到峰值,之后不断下降,以上转氨酶水平变化曲线是保存损伤(preservation injury)的一大特征,即移植

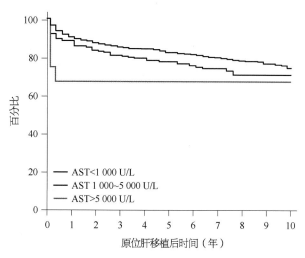

**图 71-1** AST 峰值判定肝移植后不同程度的保存损伤与患者生存率

物在冷热局部缺血阶段留下的损伤（详见第 44 章）。保存损伤的程度影响着移植术后的进程并且与移植物和患者生存率的下降密切相关（图 71-1）。突然发生的急剧的 AST 和 ALT 水平升高则提示肝实质损伤并且应立即利用多普勒超声对血管通畅度进行初始评估。

移植肝脏的分泌功能是通过总胆红素、碱性磷酸酶（AP）、γ-谷氨酰转移酶（GGT）水平来评估的。一般情况下这些胆小管相关的酶在移植后最初几日（1～5 日）可"正常"，在之后的第 7～14 日会升高直达峰值。这一变化曲线被认为是继发于缺血再灌注损伤所致胆管上皮细胞损伤脱落继而修复这一过程。AP 和 GGT 水平的升高同时伴有 AST 和 ALT 的再度升高可能意味着移植排斥的发生，通过肝脏活检可以看到典型的胆管上皮损伤以及门管区混合细胞浸润。因此，若这些胆管相关酶未升高，则暗示着发生移植排斥的可能性不大。总胆红素水平的进行性升高同时伴有 AST、ALT、AP 及 GGT 的升高意味着胆管系统并发症的发生，比如胆管阻塞或胆漏。

另一个肝功能的非直接指标是血小板计数。由于脾脏隔离，肝硬化常常伴随有血小板减少。随着门静脉高压的逆转，血小板不再淤积于脾脏，从而导致循环中有功能的血小板的增多。然而，在术后的第 1 周，血小板在手术中的消耗会延缓血小板计数的升高，偶尔可能会发生短暂的血小板计数回升，并通过阿司匹林和（或）羟基脲来降低血液黏稠度和血栓形成的风险，预防肝动脉并发症。

## 流程表

大多数移植中心所谓的"挂图"最先是由美国科罗拉多大学丹佛分校的 Thomas Starzl 创立的。挂图，或称为流程图或流程表，是一个记录患者的移植相关的信息，包括供者及术中和术后数据的模板。监测的信息部分包括实验室检查结果、微生物培养、活检以及放射学检查等（图 71-2）。药物，包括免疫抑制剂及其用量，也会每日进行记录。

虽然当下的电子健康记录软件已逐渐发展到能够按时间顺序再现检查结果和具体数据，但该表能使任何复查的医生快速熟悉患者的临床情况从而制订出治疗策略。一些移植中心正在进一步采用电子流程图，其一大优势就是能进行远程查看。然而，考虑到信息技术电源故障的风险，能被牢靠保存的有形纸质记录目前仍然是无法替代的。

一旦患者出院后，流程图便会跟着患者转入相应诊所，根据每次的就诊不断更新。而从诊所出院后，门诊进行的实验室检查结果及患者临床变化也会被记录在流程图上。在移植肝脏的存活期内，患者可能会记录出多份流程图。从历史性的角度来看，若分别回顾一个移植受者自 15 年、20 年、25 年至今的流程图，我们便能看到这些年发生的，包括从免疫抑制剂量及患者生活方式到移植后住院时间明显缩短的转变。

## 免疫抑制维持治疗

在进行移植的同时便要开始进行排异反应抑制，其中可能包括免疫抑制诱导剂的使用。移植之后，用药剂量水平应当密切监测并且应当根据患者进行个体化用药：较为年轻健壮的受者可能需要更为强劲的免疫抑制手段，而相对年迈虚弱的受者则需要减弱免疫抑制强度。确切的治疗方式及不良反应将在第 91 章进行详细深入的讨论。

如今的常规标准免疫抑制剂为一种钙调磷酸酶抑制剂（CNI）。针对刚完成移植术的受者，我们应每日监测他克莫司和环孢素的血药浓度并分别逐渐调整至 8～12 ng/ml 和 150～200 ng/ml。当发生一些常见的不良反应比如肾功能不全和神经毒性时，应及时进行药物剂量调整。我们期望在移植后 6～8 周将钙调磷酸酶抑制剂降到较低水平。虽然移植术后立即发生的精神状态改变可能与钙调磷酸酶抑制剂或甾体类药物的使用有关，但其最常见的原因仍归结于睡眠剥夺。

西罗莫司在我们中心已经越来越多地得到应用，

| 患者：_____ | 移植物：_____ | 受者诊断：_____ | | | | | 供者血型：_____ | /年龄_____ |
|---|---|---|---|---|---|---|---|---|

移植日期：_____　　图表号：_____　　血型：_____　　　　　　　　　　交叉配血＋／－_____　　人类白细胞抗原：_____

移植程序：□ 肝移植 □ 肝肾移植 □ 肾移植 □ 胰肾移植 □ 先肾后胰 □ 胸岛移植　　人类白细胞抗体 / 群体反应性抗体_____　　缺血时间：_____　　供体病毒：巨细胞病毒＋／－ /不详

移植　　出生日期：_____　术前碘肤钠检查：_____　　肝脏大小：全肝 / 左叶 / 左外叶 / 活体肝移植

第一阶段_____　／终末期肝病模型 / 儿童_____　　过敏：_____

位置：□ 重症监护室 □ 医院 □ 家庭　　终末期肝病模型_____　　泵置器_____　□ 泵时间_____

**图 71-2** 流程图

检查

会诊医师

GI:
CARD:
PAIN:
ANEST:
INTER. RAD:

PULM:
NEURO:
ID:
HEM/ONC:
PSYCH:

受体病毒检查结果

| | |
|---|---|
| CMV | +/-/ND |
| EBV | +/-/ND |
| EBV PCR | +/-/ND |
| HCV PCR | +/-/ND |
| HBsAg | +/-/ND |

| | |
|---|---|
| HBsAb | +/-/ND |
| HBcAb/IGM | +/-/ND |
| HBeAg | +/-/ND |
| HBeAb | +/-/ND |
| HB DNA: | |

**LABS**

肝病学指标

血液学指标：PLAT HCT HOB WBC

差值：ST SEQ L M E B

生化指标：NA K CL CO2 GLU BUN CR TP ALB TBIL TID AP AST ALT GGT PT INR P CA MG TC TC HDL LDL AMY LIPASE

体液培养：URINE BLD

其他

**图71-2 流程图（续）**

该药可作为伴有恶性肿瘤的移植受者的起始治疗以及有肾功能不全或不能耐受钙调磷酸酶抑制剂的患者的替代治疗方案。西罗莫司的起始给药剂量为 2 mg/d，由于其半衰期较长为 2.5 日，故每日检测血药浓度是不实际的。最初应每周监测血药浓度（在住院期间）直到达到 6～8 ng/ml 的靶浓度，之后应每月门诊监测血药浓度。但是在门诊期间，可能发生白细胞减少、贫血和高脂血症等。当发生口腔溃疡、非典型性肺炎引起的气促以及伤口愈合不佳则可能需要更换西罗莫司。

吗替麦考酚酯（MMF）作为一种免疫抑制剂的补充，临床上以骁悉或其活性形式米芙（肠溶麦考酚酸，MPA）服用。在我们中心其血药浓度并不会得到监测。药代动力学研究表明，静脉使用 MPA 的生物利用度是口服的 2 倍。因此我们已经在跟踪静脉使用吗替麦考酚酯作为初始免疫抑制治疗而钙调磷酸酶抑制剂作为延迟诱导治疗的方案。吗替麦考酚酯的所有副作用中最常见的就是胃肠道反应，包括腹肌痉挛、消化不良、腹泻和纳差，必要时患者进行适当的腹部检查，但通常都是阴性结果，通过药物分割、减量甚或完全撤药通常可以缓解这些症状。许多移植中心则更倾向于用 MPA 因为其胃肠道耐受性更好。而对于那些吗替麦考酚酯或 MPA 均不能耐受的患者，（硝基）咪唑硫嘌呤可能会有较好的效果。

目前，在全世界范围内的移植中心均已弃用糖皮质激素作为免疫抑制的维持治疗方案。当下我们所有的患者均会在 2 周内逐渐撤离激素，除了那些患有自身免疫性疾病的患者（如原发性硬化性胆管炎、原发性胆汁性肝硬化、自身免疫性肝炎），对于这些患者应终生维持 5 mg/d 的泼尼松龙来使疾病复发的概率降到最小。激素目前仍是移植物排异反应治疗中的一线药物。糖皮质激素的长期副作用已经非常明确并且在之后的第 97 章将进行详细的总结。

### 预防感染

移植的一大问题就是感染。这在肝移植受者中尤其明显，肝移植 1 年内死亡率最大的原因便是脓毒血症或其他感染相关的病因。首先，肝硬化患者的免疫力低下，而进行性的肾衰竭、营养不良、之前便已存在的疾患以及长期的住院均可能增加他们感染的风险。作为网状内皮组织的一部分，病变的肝脏不再具有抵抗感染的能力。因此感染的典型体征（发热、心动过速、白细胞增多）可能在肝移植的患者中不明显，但应当妥善处理。

由于免疫抑制治疗，移植后感染的风险将持续存在。总体而言，所有肝移植受者中高达 75% 都经历过感染，其中细菌是最常见的病原体。有趣的是，自上一个 10 年内革兰阴性菌已取代革兰阳性菌成为肝移植后早期血源性感染更为普遍的病原体，这也导致了越来越多的多重耐药革兰阴性菌的产生以及对其有限的治疗选择。也正因为这些原因，当高度怀疑发生感染时，目前会采取更为强有效的措施。第 78 章会具体讲解肝移植中感染的处理。

成功的感染管理应该是从预防开始的。根据抗菌谱，我们会给移植术后 48 小时内的低危患者头孢呋辛，即一种第二代头孢菌素，来覆盖广谱革兰阳性菌及大部分阴兰阴性菌。而对于那些术后感染的高危患者（比如有气管插管、正在进行肾脏替代治疗、新近感染恢复期、MELD 评分较高），使用更广谱的抗生素（美罗培南和万古霉素）直至病情稳定。

预防性抗真菌已经被证实可以减少移植后的真菌感染率。我们选择的预防药物是低剂量的两性霉素 B，它是一种杀真菌剂，可持续静脉给药 10 日或一直用到出院为止。但是，对于那些高危受者（住在 ICU，最近 1 个月内进行过抗感染治疗），则应使用两性霉素 B 脂质体（安必素）。其他移植中心也会用氟康唑这种真菌抑制剂来预防。由于药物竞争作用的存在，在使用钙调磷酸酶抑制剂的情况下停用氟康唑时应特别留意。

病毒感染，尤其是巨细胞病毒（CMV）感染也是导致死亡的一大原因。移植领域的一大进展便是 1992 年证实了更昔洛韦在巨细胞病毒感染预防中发挥的作用。虽然自那以后巨细胞病毒的感染明显减少，巨细胞病毒仍是移植后机会性感染的最主要原因。除此之外，巨细胞病毒还会通过调节免疫系统导致其他并发症比如移植物损伤、二重感染、急性排异反应、慢性排异反应以及移植后淋巴组织增生性疾病的发生。

抗病毒治疗也是肝移植受者术后管理的重要部分，然而目前还没有普遍推广的预防巨细胞病毒的措施。一些移植中心会采取一些预防措施让所有患者均接受一定时间的预防性用药。其他中心则会采用早期治疗手段，即在巨细胞病毒感染刚发生时，无论是临床疑诊还是病毒血症发生时便开始治疗。而另一种手段则是针对高危受者的选择性预防（比如接受了巨细胞病毒阳性供者的移植肝的巨细胞病毒阴性受者）。无论是何种手段，值得一提的是血站献血者的巨细胞病毒状态通常都是未知的。用于预防的抗病毒试剂包括阿昔洛韦、伐昔洛韦、更昔洛韦和缬更昔洛韦。在我们中心，所有的受者都会接受静脉使用更昔洛韦（必要时根据肾功能调整剂量）10 日或者若出院的话则可能更短的时间。出院后，除了有自身免疫性疾病（自身免疫性肝炎、原发性硬化性胆管炎、原发性胆汁性肝硬化）的患者需要接受缬更昔洛韦治疗 6 个月外，其他受者均需要接受 6 周的缬更昔洛韦来预防感染。

针对卡氏肺囊虫肺炎（旧称肺囊虫性肺炎），目前其预防也是普遍开展，并且在移植术后应立即进行。在对患者坚持采用预防措施的情况下，目前卡氏肺囊虫肺炎的病例已经很少见到了。在不采取治疗措施的情况下，卡氏肺囊虫肺炎感染的死亡率很高，而即使是采取了合理的治疗措施，其死亡率仍达到 30%。在移植术后通常使用 1 年的复方磺胺甲噁唑（复方新诺明片）。而对于那些不能耐受复方磺胺甲噁唑的患者，也可使用氨苯砜或每月吸入喷他嘧啶。

移植后受者发生的发热应该得到有效治疗。发热、白细胞升高、病灶症状或者临床疑诊时均应使用广谱抗生素进行治疗，直到检查证实了确切的感染结果。最后，及时由熟悉移植患者情况的感染科医生会诊也是十分有价值的。

### 胃肠道并发症

在成功进行肝移植术后，食管胃底曲张静脉的压力会降低，因此不应该存在由此所致的消化道出血。在移植术后发生上或下消化道出血的患者应该进行一些常规检查（比如内镜检查）。消化道出血可能是因为一些更常见的原因，比如应激性溃疡和痔，但是也可能是因为一些不常见的原因，比如 Dieulafoy 病或 Mallory-Weiss 综合征。

一个与肝移植有关的胃肠道出血的原因是胆道出血，它是由于胆管与动脉丛之间存在异常的交通支引起的，通常是医源性的。一些介入操作比如经肝胆管造影和肝活检都可能导致瘘管的形成。肝内动脉的假性动脉瘤侵袭到胆管也可能导致上消化道出血。当怀疑有胆道出血时，应立即对患者进行肝血管造影检查，并且用金属线圈或吸收性明胶海绵（gelfoam）来防止进一步出血。胆道出血导致的胆管树内的血凝块可能造成胆道梗阻，对此可以采取内镜下或手术治疗。

消化不良（胃灼热）也是移植术后的常见主诉，常规应开始使用质子泵抑制剂来预防溃疡形成，其使用剂量和频率需要不断进行调整以期达到理想的疗效。

其他发生在移植术后的常见消化道不适包括恶心、吞咽困难和腹泻。这些症状的病因有很多，但是首先应排除使用药物的原因。常见可引起这些不适的药物是吗替麦考酚酯（前已述及）。

造成腹泻且并不少见的一个原因是艰难梭菌感染引起的结肠炎。患者通常会有大量水样便并且可能伴有白细胞升高。在最近的一项利用全国数据库对住院患者进行的分析中发现，艰难梭菌在肝移植受者中的流行率高于非肝脏移植的受者（2.7% vs 0.9%，$P<0.001$），并且艰难梭菌感染也是导致肝移植患者死亡的一个独立危险因素。其他已知的艰难梭菌感染高危因素还包括广谱抗生素的使用、由于长期使用乳果糖或利福昔明导致的肠道菌群改变以及老年人。艰难梭菌使用甲硝唑（灭滴灵）或万古霉素来治疗。而当发生了艰难梭菌感染暴发时，所有医务工作者的手卫生以及感染控制措施都应得到进一步重视。

另一个与移植相关的导致腹泻的原因是移植物抗宿主病，其通常还会伴有一些其他明显的症状比如发热和皮疹。为了让受者的骨髓能够排斥供者的骨髓，我们会停止使用主要的免疫抑制治疗手段，而这通常也会使患者的预后较差，就这一问题将在之后的第 90 章进一步讨论。最后，由巨细胞病毒感染性结肠炎引起的腹泻也并不少见，通过病毒血症的确诊以及结肠镜活检证实。应采取静脉使用抗病毒药物治疗，直到症状缓解以及 PCR 检查结果阴性。之后应口服抗病毒药物（比如缬更昔洛韦）进行为期 2 周的维持治疗。

### 营养支持

肝脏的另一重要功能是合成蛋白质。肝硬化时，肝脏试图保持这一功能，从而导致了体内储存蛋白质的分解，临床上会看到暂时的肩部和腰部肌肉消耗。因此，中到重度的蛋白质营养不良是移植前需要解决的一个重要并发症，并且正如前面提及的，在免疫力低下的肝硬化患者中感染性并发症会增加。因此对于这些患者，移植前的目标便是优化其营养状况并且减少营养相关并发症的发生率。在之前的第 37 章我们对营养有更详细深入的讨论。

健康肝脏的其他功能还包括合成胆固醇和以糖原的形式储存葡萄糖。在进展性肝脏疾病甚或暴发性肝衰竭的患者中肝脏的这些功能都会下降，实验室检查中也会出现低血糖和低胆固醇血症的表现。

移植后的营养管理也是肝移植受者护理中的关键措施。正由于之前讨论过的那些风险，我们中心的所有受者都会在移植术后 24 小时内放置十二指肠饲养管进行肠内营养。每位患者也会有一位认证的营养师负责并且决定其何时可以停止肠内营养。一旦发生严重的蛋白质营养不良，那么即使患者能耐受经口进食也要继续对其进行肠内营养。肠道营养也可能由于较高的渗透压负荷成为导致腹泻的一大常见原因。但是针对这一令人困扰的主诉也有多种治疗方案可供选择。益生菌日益成为治疗腹泻的流行而有效的选择。外周营养，除非在无法进行肠道营养的极端情况下，一般是避免使用的。

对于围手术期或移植术后需要进行长期气管内插管的患者，应当进行吞咽评估。借此便可发现患者是否存在误吸的症状和体征，并且在患者被允许进行经口摄食后便可给予其调整合适的饮食。吞咽困难是长期气管内插管造成的一个常见后果，可以通过言语治疗来改善。

还有一部分患者需要其他措施来优化营养。甲地孕酮（美可治）是针对那些长期纳差患者刺激其食欲的一线药物，对于有血栓形成风险以及糖尿病患者应当谨慎使用，因其可能导致胰岛素需要量增加。卓那比诺（marinol）提取自大麻并且已经成功被用作刺激食欲的药物，但具有成瘾性并且有许多中枢神经系统副作用。最后，氧雄龙（oxandrin）是一类在进行 III 期临床试验的合成性甾体类药物，可用于那些肌肉消耗难以恢复的患者。在用药同时患者应保证充足营养以及较好的肾功能，而高钙血症的患者禁用此药。

## 肝脏活检

当移植后出现新发肝功能异常升高时，应对患者进行多普勒超声检查，若检查结果正常，则应进行肝脏活检。我们中心更倾向于使用床旁经皮肝脏活检术。表 71-1 列出了经皮肝活检的一些禁忌证。其他

**表 71-1 床旁肝活检的绝对禁忌证和相对禁忌证**

| 绝对禁忌证 | 相对禁忌证 |
| --- | --- |
| 患者不合作 | 病理性肥胖 |
| 凝血功能异常（血小板＜30；INR＞1.8） | 有过肝活检失败先例 |
| 无法识别肝脏活检的合适部位 | 使用抗凝药物（如硫酸氢氯吡格雷、华法林） |
| 明显腹水 | 肝外胆道梗阻 |
| 明显的右侧肝血管瘤或肝紫癜病 | |

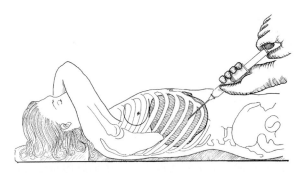

**图 71-3** 经皮肝活检技术（引自 Molmenti EP, Klintmalm GB: *Atlas of Liver Transplantation*. Philadelphia, PA: Elsevier; 2002:143.）

的活检方法还包括经超声引导下活检、CT 引导下活检或者经颈静脉肝脏活检。

虽然床旁活检也不能避免并发症的发生，但其相对容易操作。患者平卧、右手举过头顶，检查者通过叩诊确定肝界（图 71-3）。

常见的解剖位置取腋中线水平的中、下 1/3 肝区之间的区域，也可以利用床旁超声来证实取活检的合适位置。在给予充分的局部麻醉后，活检针应从肋间隙进针（通常从第五和第七肋间进针）并且应紧贴肋上缘以避免损伤肋间神经血管束。活检针应指向背部、对侧肩部进针（避开肝脏中央部位或肝门区），然后在患者呼气末屏住呼吸时取得活检标本（若在患者呼吸时取活检则易导致肝脏的撕破）。取完活检后，患者应取右侧卧位并且每 15 分钟应监测 1 次生命体征。

通过对新鲜标本的大体检查便能反映出移植肝脏的许多情况。若进针肝脏柔软而取出棕褐色的活检标本，则提示肝脏移植物是健康的。若活检标本为黄色则提示肝脏脂肪变性，而若取出的标本为碎片状则提示进展性肝纤维化或肝硬化的发生。

总体而言，由床旁肝活检引起的并发症很少见。大部分并发症出现在活检术后 2 小时内，96％都发生在活检术后 24 小时内。其中最为常见的非致命性并发症是疼痛，发生率高达 84％。疼痛部位通常位于活检部位或右肩处（牵涉痛），需要对其进行更长时间的止痛处理。疼痛通常为自限性，但可能需要就诊以排除其他引起疼痛的原因。

更需要注意的并发症发生于胸膜腔。若活检针进针过高而高于第五肋间隙，便可能穿过胸膜腔并且损伤膈肌血管导致出血。若患者出现呼吸困难则需要立即进行胸部影像学检查来及时明确气胸或胸腔积液，这两者均可能进一步导致更为严重的血胸发

生。此时住院患者还应连续进行血红蛋白监测,如果之后的检查(胸部 X 线检查、血红蛋白水平)提示血胸发生,则应对患者进行胸腔闭式引流。患者还可能需要输血来进行液体复苏,若血胸引流不完全则可能导致呼吸功能不佳并且需要进一步手术干预(如胸腔镜手术)。

腹腔内出血少见,但其是活检术后的致命性并发症。它可能是由于肝活检术中发生的肝内重要动静脉束的撕裂伤或贯穿伤引起的。穿刺中活检针进针方向远离肝脏中央部位可有助于避免这一并发症。患者可能表现为严重的右侧疼痛、低血压、心动过速或大汗,此时应将患者收入院、进行液体复苏并且进行腹部增强 CT 检查。若表现出明显的肝实质内出血或腹腔内出血并伴有动脉扩张,则应进一步行介入下血管造影检查以进行选择性肝动脉成像以及栓塞病变动脉;手术探查则是最后的选择。迟发性出血可能发生在肝活检术后 1 周。

其他少见的并发症还包括粘连性穿孔、因操作失误造成的肾脏活检、胆汁胸膜瘘、感染(活检部位和全身性感染)以及神经痛。而患者的死亡通常与出血有关,但多个研究都表明其发生率不及 0.2%。

# 门诊随访

## 康复治疗

大多数肝移植受者在能够不依赖或仅少量依赖他人的情况下实现生活自理便可允许其出院。那些移植前便已住院的受者则需要延长住院时间,或者由于既往的肌肉丢失及营养状况较差也需要延长住院,出院后还应继续进行有效的康复治疗。通过物理疗法进行的初步评估是我们肝移植术后常规的一部分。对于那些非常需要术后康复治疗的患者,会有物理治疗师每日继续对患者进行治疗。当患者准备出院时,理疗师会根据需要推荐一些住院康复治疗或门诊物理治疗的方案。

若患者在门诊就诊,则物理治疗也可在门诊继续进行。这包括规划就诊间期在家里进行的治疗以及在康复中心进行的门诊治疗。而对于那些需要更多治疗的患者,也可建议其转至康复中心住院治疗。一些移植中心的周围便有康复机构,这样移植团队便能继续对患者进行随访。

除了物理康复的需要以外,那些在移植期间遭受到明显精神心理应激的患者还需要相关的干预。当患者即将出院时,患者可能因为即将失去在医院得到的照顾而表现出明显的焦虑。对于患者家属而言,对于患者今后要服用的多种药物、经济上的担忧以及重返社会后的社会适应问题都会对其造成焦虑。需要的话,抑郁情绪也可以通过心理评估以及药物治疗来缓解。而在这些情况下,移植团队向社会工作者进行相关咨询也是很有价值的。

肝移植受者从表现出晚期肝病的征象、移植评估、等待移植到最终移植后恢复可能需要花很多年时间。移植的总目标是使患者恢复以往的活力,重返移植前所能进行的活动,对很多人而言还希望能有再返回工作岗位的机会。移植后肝功能以及生活质量的改善可以通过许多量表来评估,其中一些用到的量表会在之后的第 101 章详细介绍。除了主观数据外,一些客观信息也要被记录在我们中心的移植研究数据库中。在我们中心,患者移植后 1、2、5 年生活质量改善情况以及重新应聘工作的数据会用于一个大的前瞻性研究。

## 门诊就诊

在患者出院时,移植专科护士会向患者及其家属讲解相关的教育课程。该课程包括药物情况说明、创伤护理指导、活动限制规范以及熟悉与感染相关的症状。为了减少免疫抑制治疗引起的感染风险或长期并发症,我们会给移植受者提供一份大致指南(表 71-2)。

出院后,相关护理则会在门诊进行。我们通常会进行为期 12 周的完全随访,这段时间是大多数并发症会发生的阶段(比如:排异反应、外科原因再入院、感染)。肝移植受者会从移植术那日起的 8 周内每周进行 2 次评估,然后最后的 1 个月每周进行 1 次评

**表 71-2　给移植后受者的警示与建议**

避免人群密集、通风不良的场所
避免接触有感染,甚至只是普通感冒的人
在洗牙术和侵入性操作前遵从相关抗生素预防建议
用抗菌肥皂频繁洗手
用防晒霜(防晒指数 30 + )和防护衣来保护你的皮肤
熟悉感染和排异反应的症状
进行安全的性生活来避免性传播疾病
计划妊娠前咨询移植团队
使用含驱蚊胺或派卡瑞丁的驱虫剂
遵从预防性随访指南
　男性:结肠镜筛查,前列腺检查
　女性:结肠镜筛查,每月乳房自检,每年妇产科检查、乳腺钼靶检查

估。除此之外,受者及其家属还会学习多种营养相关课程。

门诊就诊的评估项目和入院类似。会有外科医生、移植协调员参与,需要的时候还会有营养师以及糖尿病护理教育师参加。我们会解决患者的不适主诉并且评估患者的创伤。除了监测免疫抑制药物的血药浓度外,也会完成常规的实验室检查。但是一些患者可能需要受到更密切关注,所以会安排更多的实验室检查项目以及随访。而那些恢复较快的患者则可以更早出院,同时随访间期也可适当延长。

大多数医学问题,无论是影像学检查、肝活检、有待发现的感染源还是患者需要的咨询,都可以在门诊得到解决。患者再入院的情况通常是由于患者无法健康生活、脱水、有发生败血症的危险或是严重的急性移植物功能不全需要立即监测的情况。除了评估移植肝脏的功能外,鉴于患者长期预后上有肾功能不良风险升高的可能,关注肾功能情况也很重要。我们中心会在移植后 8 周通过碘拉酸试验完成肾小球滤过率(GFR)的测定。若检查结果提示为进展性慢性肾病(GFR<40 ml/min),则在患者出院前需要调整免疫抑制治疗方案(即减少或停用钙调磷酸酶抑制剂)。

移植受者结束门诊就诊时需要与后续负责其移植后护理的医生进行协调。患者的第 1 次随访必须是在上次出院后 10 日内完成,之后的 1 个月则每周都要完成一次实验室检查,再之后的第 2 个月则每 2 周完成 1 次,然后是每个月 1 次。外科医生完成的小结也会发送给随访医生。最后一次临床随访也应认真对待以关注患者用药方案是否需要调整及加强患者的依从性。

### 每年定期随访

除了每月在门诊进行的实验室检查外,患者也应在移植术后第 1 年被安排返院随访。无论患者住得多远,我们会联系所有能够回到我们移植中心的患者。让他们有机会和他们的医疗团队人员(包括肝病学家、外科医生、护士协调员或医院医务人员)一起评估自己的病情。

每年的定期随访使得外科医生能够在门诊对受者及其移植物功能进行评估,评估内容包括询问病史、体格检查、全套实验室检查(包括病毒血清学分析)、肝脏多普勒超声检查、GFR 测定以及肝脏活检。这些检查结果将在患者出院前进行回顾,任何异常结果(比如多普勒超声发现低回声病变、GFR 明显降低

或考虑脂肪肝)都可分别通过完善进一步检查、调整免疫抑制治疗方案或饮食建议和教育进行解决。因恶性肿瘤(即肝细胞癌)进行移植的患者还将在移植后第 1 年和第 2 年进行胸部 CT 平扫以及腹部 MRI 检查来评估疾病复发的可能。

我们中心的随访流程包括第 1、2、5 年进行随访以及之后每 5 年进行 1 次随访。由于丙型肝炎而进行肝移植的患者以前还会被要求每年进行随访评估并且记录疾病复发的程度。对于在移植术后成功行抗病毒治疗、病毒反应尚可并且肝功能稳定的患者,在每年随访 1 次进行 5 年后可将随访间期调整为 5 年。在这里值得一提的是,成功的移植关键之一便是患者随访的连续性。通过这些每年随访积累的信息,我们中心建立了规模可观的研究数据库,利用数据库进行了多项研究、撰写了数篇论文,也建立了一些诊疗流程。

## 长期疾病管理

一旦肝移植受者出院回家并且其移植肝功能正常,我们仍应继续保持警惕,因为一些长期的治疗副作用(大多是由于免疫抑制剂使用所致)可能在移植后发生或持续。表 71-3 大致列出了肝移植后出现的一些常见的临床问题。

### 高血压

环孢素和他克莫司都有导致全身性动脉高压的副作用,尤以环孢素更为常见。肝移植受者也可能由于类固醇激素的盐皮质作用、基因易感性以及肥胖而出现高血压。随着肝移植受者中肥胖的发生率增加,随之而来的不良反应包括高血压、糖尿病和肾功能不全也变得越来越常见。

处理肝移植后高血压的方式多种多样。对于那些血压高于 160/100 mmHg 的患者我们都会采用十分积极的方式进行处理,而对于那些需要长期治疗

**表 71-3　肝移植后常见的临床问题**

高血压
肾功能不全
糖耐量受损/糖尿病
头痛
腹泻
体质虚弱
营养不良

的患者,我们的目标是保持其血压低于 140/90 mmHg。首要的治疗手段是通过抽血取样保证他克莫司或环孢素的血药浓度合适。在免疫抑制剂浓度合适的情况下出现的收缩期或舒张期高血压需要药物治疗,我们更倾向于使用那些不会影响环孢素或他克莫司代谢以及细胞色素酶 P450 途径的药物。当需要加用药物时,多选用选择性 β 受体阻滞剂,比如阿替洛尔。

### 糖耐量受损

肝移植后血糖水平升高是一大常见问题。在移植后早期阶段的大剂量类固醇激素使用,加上为防治排异反应使用的类固醇激素,可能会使移植受者更易发生糖耐量受损以及胰岛素抵抗。钙调磷酸酶抑制剂也可能通过损害胰岛素的分泌以及引起肝脏胰岛素抵抗而导致糖尿病的发生。而丙肝也是肝移植后新发糖尿病的一个可能的危险因素。无论诱因是什么,肝移植后的高血糖通常都是需要治疗的。初始的血糖控制可以通过实时调整方案来实现。部分患者,尤其是那些在移植前便患有糖尿病的患者,则需要在移植后立即进行静脉持续输注胰岛素,之后再逐渐调整为使用短效或长效胰岛素制剂。相反,一些患者服用口服降糖药便可能有很好的疗效。成功治疗的关键是根据每一位患者的需要进行个体化治疗。

### 肾功能不全

一旦肝移植受者开始进行环孢素或他克莫司治疗,GFR 的明显下降值得我们关注。通过测定碘拉酸清除率得到 GFR,一般会在肝移植后数周到数月达到最低水平。这一数值会在移植后的第 1 年末达到稳定水平,约为移植前水平的 2/3,GFR 降低通常会导致两大代谢性问题即高钾血症和高尿酸血症。

对于肾功能不全的治疗干预首先是要发现潜在的钙调磷酸酶抑制剂肾毒性。而对患者的评估也应该包括评估血容量、心泵功能状态(足够的心排血量)以及是否使用了其他肾毒性药物。对于那些已经确定肾功能不全是由于环孢素或他克莫司的毒性导致的患者,虽然其血药浓度可能仍处于有效治疗浓度范围内,也应将其药物剂量谨慎降低至较低的治疗浓度范围内。也可以选择停止使用钙调磷酸酶抑制剂类药物。在我们移植中心,GFR 低至 40 ml/min 以下通常是换用西罗莫司的指征。在考虑使用西罗莫司治疗前,我们会进行尿蛋白的监测,因为该药可能会导致尿蛋白的出现。

在过去的几十年,肝移植取得了显著的成功,不断延长的患者及移植物存活时间就是很好的鉴证。

随着患者存活时间的延长,诸多因素对肾功能的长期影响也不断得到认识。严重的肾功能不全并不少见,高达 28% 的移植受者都会发展为终末期肾病。基于 MELD 的肝移植也增加了移植后肾衰竭的发生率。通常这些患者都会经历移植前肾脏病和移植后钙调磷酸酶抑制剂毒性的双重困扰,在钙调磷酸酶抑制剂剂量最小化或不使用钙调磷酸酶抑制剂的基础上来选择合适的免疫抑制剂是目前肝移植后保护肾功能的主要手段。

### 头痛

轻微或严重的头痛可能是发生在成年肝移植受者中的常见症状。不过,这些主诉通常都是含糊不清且无特异性。解决头痛问题需要医生巧妙平衡对疾病的敏感和怀疑。一些可能会造成头痛的已明确的重要原因需要在此处特别指出。钙调磷酸酶抑制剂类药物的神经毒性通常会表现为头痛并且其具有偏头痛样的特征。严重的神经毒性表现(意识模糊、昏迷、幻觉、癫痫)与高剂量的他克莫司之间有明显的相关性。轻微的神经毒性(包括头痛)甚至在他克莫司处于治疗剂量范围内时也会发生。对于新发的或持续的长期头痛患者,我们的首要措施便是降低钙调磷酸酶抑制剂的剂量。但有时候是很困难的,尤其是在需要高剂量他克莫司的手术后早期阶段。若症状持续,则需要进行头颅 CT 平扫;当结果为阴性时,则需要进行脑脊液检测(以辨别脑膜炎)以及神经科会诊。在用药方面,可以考虑使用对乙酰氨基酚或联合使用对乙酰氨基酚和羟考酮(氢考酮)。通常情况下,舒马普坦或类似制剂也是必不可少的。

头痛也可能是高血压的表现,并且可能预示着脑血管事件的发生,但这并不常见。在免疫抑制的患者中通常会考虑脑膜炎的情况并且应将其作为头痛鉴别诊断的一部分,虽然脑膜炎多见于有不明原因发热的患者中,这些患者容易发生机会性感染,尤其是隐球菌、疱疹病毒以及奴卡菌的感染(第 78 章)。临床上难以解决的持续性头痛是比较少见的。

### 妊娠

虽然不建议在肝移植后妊娠,但现在已经有越来越多的患者成功完成妊娠分娩。因此,肝移植受者很显然可以成功妊娠并且生育正常的小孩,虽然其妊娠合并症的发生率会有轻微升高。通常在移植后至少 1 年是不建议患者妊娠的,这一妊娠时间的后延可以降低妊娠过程中发生移植后预期外的并发症的可能性。当然,从妊娠开始到结束,患者均属于高危妊娠,因此需要对这类妊娠有丰富经验的产科团队进行管理。

在成功的妊娠案例中已经用过的免疫抑制剂包括环孢素、他克莫司、硫唑嘌呤和类固醇激素。而对于较新的试剂比如西罗莫司和吗替麦考酚酯则无法完全保证其安全性。吗替麦考酚酯由于其致畸性则不适用于妊娠阶段。美国国家移植妊娠登记处随访了实体器官移植受者的妊娠情况,不同的钙调磷酸酶抑制剂类药物之间不存在特异性的移植物或新生儿结果差异。基于硫唑嘌呤和环孢素治疗者的大数据分析显示,虽然新生儿在早熟程度上有差异,其畸形发生率及特点均无增加。但这在使用吗替麦考酚酯的患者中则不成立,后者与一些出生缺陷有关。澳大利亚和新西兰透析和移植登记处的数据显示移植后妊娠通常可以得到满意的结果,但是移植后妊娠的胎龄、出生体重以及围生期存活率均明显低于未移植妊娠。

母乳喂养通常是不推荐的,因为婴儿可能会暴露于免疫抑制剂及其代谢产物。目前,还没有关于这类母乳喂养婴儿或其暴露于免疫抑制剂的长期影响的数据。

### 免疫接种

许多肝移植受者都在移植前完成了所有的常规免疫接种。通常情况下,进行移植后疫苗接种是受限的但也有其合理性。作为常规,减毒活疫苗是禁止使用的。由这些预防措施引起的疾病发生的风险都是理论性的并且还未曾得到证实。减毒活疫苗包括天花病毒疫苗、黄热病毒疫苗、麻疹病毒疫苗、腮腺炎病毒疫苗、风疹病毒疫苗和口服脊髓灰质炎病毒。允许使用的疫苗包括流感病毒疫苗、肺炎球菌疫苗、乙肝疫苗和白喉-破伤风增强疫苗(并非白喉-破伤风初始接种疫苗)。

每年进行流感疫苗的接种的价值有赖于全科随访医生的评估以及患者的考虑。虽然肝移植受者可能不会归入乙肝病毒暴露高危组,但我们还是推荐那些等待移植时未进行相关接种的患者在肝移植后进行接种。当然我们更推荐在移植前进行免疫接种,因为在患者未进行免疫抑制治疗前其对于疫苗的反应更好。

### 预防性使用抗生素

一旦肝移植受者存活超过 3 个月,他(她)便可能去完成先前因终末期肝病而被延误的诊疗过程,包括口腔科就诊、关节手术、背部手术等。此时移植中心通常会被问及抗体预防以及免疫抑制剂使用的情况。口腔科的预防会遵从美国心脏协会制定的关于瓣膜疾病患者使用抗生素的指南。

外科的预防应当是有针对手术操作的指向性。抗生素的使用也应当是持续整个围手术期的。引流管的使用、开放性创伤以及使用合成材料可能需要更大剂量抗生素的使用。对已有治疗反应不佳的患者则应当拓宽其使用抗生素的覆盖面直到感染得到控制。

---

**要点和注意事项**

- 免疫抑制治疗的副作用(如高血压、高血糖、高血脂)需要得到更进一步的认识来为肝移植术后患者制订合适的治疗方案。
- 移植后早期对移植物功能的仔细评估需要进行合适的检测。
- 对于移植后受者的临床登记最好通过使用流程图实现。
- 合适的患者体位与技术有助于避免床旁肝脏活检术相关的并发症。

- 早期进行营养管理对于移植受者的恢复是至关重要的。
- 移植术后精神状态改变的最常见原因是睡眠剥夺。
- 详尽准确的门诊管理可以预防长期并发症的发生。
- 肝移植后成功妊娠分娩的案例越来越多。但是,建议围生期在高危妊娠产科的管理下进行保驾护航。

# 第 72 章

# 儿童肝移植患者术后管理

## Postoperative Care of Pediatric transplant recipients

Mercedes Martinez • Steven Lobritto • Jean C. Emond

单禹华 • 译

---

**章节纲要**

| | |
|---|---|
| **影响术后管理的术前因素** | 血流动力学因素 |
| 营养 | 受体体型 |
| 暴发性肝衰竭 | **术后管理** |
| 多脏器衰竭 | ICU 交接班 |
| 代谢障碍 | 术后流程 |
| 恶性肿瘤 | 监测移植物功能和外科并发症 |
| 手术史 | 免疫抑制 |
| 门静脉高压 | 术后发热与感染 |
| 感染 | 肝移植术后腹水 |
| 移植物衰竭史 | 肝移植术后营养支持 |
| **影响术后管理的术中因素** | 术后常规流程 |
| 移植物类型 | |

---

肝移植是对罹患终末期肝病、急性肝衰竭、某些原发性肝肿瘤以及一些先天性遗传疾病的儿童的标准治疗方法。患者移植后生存率随着外科技术和麻醉技术的提高已经有了显著的进步。如今只要尽早到移植中心就诊，这些儿童的营养和临床状况在肝移植前可以达到最优；他们因此可以耐受手术，术后并发症的风险降低，住院日数减少。如果是代谢性疾病和肝肿瘤，需要明确诊断疾病，治疗的目标是避免对其他器官造成不可逆损害。肝肿瘤的治疗计划涉及对疾病的反复评估，确定肝移植的指征、时间，以及对局部治疗或化疗带来的副作用的处理。与合并肝硬化的肝细胞癌的成人肝移植患者不同，许多儿童患者的原发性肝癌是非肝硬化性的，并接受过系统性化疗。术前护理对于潜在受体的健康至关重要，包括对于肝衰竭并发症（如门静脉高压，水、电解质紊乱，营养不良）和感染的处理。器官的可及性依旧是一个影响移植等待名单上儿童生存率的负面决定因素。只要多学科团队间沟通良好，使用活体和劈离的供肝能使儿童肝移植患者获得最好的预后。

## 影响术后管理的术前因素

### 营养

蛋白质-热量营养不良在终末期肝病中很常见，对临床结果有负面影响。影响患者营养状况的因素包括慢性消耗而需要摄入高热量、食欲缺乏、内分泌失调、吸收差。早期诊断对于及时的治疗非常重要，能预防营养不良相关的并发症如生长停滞、骨折。不幸的是，体重对于有腹水和脏器肿大的患儿来说不是评价营养状况的理想指标。生长曲线对于长期营养状况的评估是个好指标，但是对于即时处理的意义不大。值得注意的是腹围和皮褶厚度在腹水和外周水肿时是不准确的。精确评估需要全面的评估和良好的临床判断。

纠正营养不良很困难，尤其是婴儿的胆汁淤积性肝病。门静脉高压、器官肿大、腹水可以导致喂养不耐受。喂养肝病患儿是很困难的，需要定时的营养干预，包括经口的高热量补充、肠内置管营养或肠外营养。这些干预措施的目的是补充常量营养素、微量元素和维生素，这些对于患者的临床预后至关重要。大部分患者能从中链脂肪酸丰富的热量配方中获益。骨骼健康对于生长中的儿童来说很重要。因此，矿物质、维生素的缺乏要及时诊断，积极治疗。情况复杂的患儿最好由专业的多学科团队共同治疗。

### 暴发性肝衰竭

该疾病以突发严重的肝损伤为特征的多器官功能不全为表现，可发生于未被认识到有肝脏疾病的患者。不同的损害会有不同的对症治疗。代谢和免疫功能的缺失会进展为肝性脑病、致命的脑水肿、凝血功能障碍，往往发生多脏器功能衰竭。术前与术后对液体、电解质、血流动力学和脑灌注的评估必须准确。为了达到最好的治疗效果有必要进行颅内压监测，但是无创的检测手法如反复的经颅骨多普勒超声监测颈动脉血流对于明确颅高压诊断亦很有帮助。然而颅内高压的风险不会随着成功的肝移植迅速消失，而是会持续到术后 2～3 日。这些患者往往有严重的凝血功能障碍，术中出血概率特别高。全身炎症反应对颅内压升高有重要影响，因此预防性使用抗生素可以改善预后。人供肝已成功运用于消除肝衰竭儿童患者内生和代谢累积的毒素，其有助于稳定患者的状态，为肝再生或肝移植争取时间。然而在小型随机试验中，其对于提高生存率没有帮助，也无法成为治疗的标杆。

### 多脏器衰竭

肝衰竭常会引起独特的一系列脏器功能障碍，急诊肝移植常常是唯一有效能治疗严重多脏器功能衰竭伴不可预见并发症的方法。器官衰竭的系统越多，预后越差；使用升压药、机械通气或肾脏替代治疗都是不良预后的标志。对于稳定的患者，多脏器支持是可行的，能为肝脏再生和恢复争取时间，为减少和预防并发症帮助患者完成等待器官移植的过渡。虽然有争议，还不普及，但是如果没有达到预期生存的机会，患者应该被取消移植资格。这一伦理学界限比较模糊，有人提出成人 5 年生存率应达到 50% 以上，儿童由于移植成功后存活时间更长，指征可相应放宽。

### 代谢障碍

罹患先天性代谢问题的患者往往缺乏特定底物代谢酶，这些缺陷可导致各种生化代谢紊乱和临床表现。因此，这些患者肝移植术前需要特殊的药物和饮食治疗。一些疾病需要在出生后急行新生儿肝移植。由于外科技术要求高，新生儿本身生理不成熟，这对术后护理要求更加高。一些代谢病患者还出现其他

脏器病变，如脑、心、肾；这些病变常常影响术后对药物的承受性。代谢病患者可以接受辅助性部分原位肝移植（APOLT），其在于提供了能产生酶的供肝同时让患者有机会修复自己的肝脏，在移植肝失功能时发挥作用。另外，如果对于疾患的基因治疗出现，那么移除供肝可以完全停止免疫抑制治疗。

### 恶性肿瘤

原发性肝癌在儿童属于很少见的肿瘤。肝母细胞瘤仍然是最常见的儿童原发性恶性肿瘤。使用新辅助化疗、根治切除，以及肝移植（适用于局部浸润性或复发患者）积极治疗这些患者能获得良好预后。局限于肝脏的原发性肝细胞癌可以利用化疗、局部治疗、手术（包括切除或移植）可以取得良好效果。

### 手术史

大部分儿童肝移植患者之前有腹腔手术史。用来改善胆道闭锁的肝管空吻合的葛西术是最常见的手术。这将导致肝移植手术中失血增多，并被迫切除部分肠管。这些术中并发症都会妨碍患者恢复，降低生存率和移植物存活率。

### 门静脉高压

门静脉高压是终末期肝病不可避免的后果，由腹水和食管胃底静脉曲张引起的死亡，这些与肝硬化相关的失代偿性并发症是儿童终末期肝病致死的主要原因。胆道闭锁患儿因食管静脉出血或因此需要肝移植的比例在 6 岁龄为 50%，根据血浆胆红素水平的不同患者预后不同。处理这些并发症首先是通过内科和内镜治疗胃肠道出血和腹水。如果内科方法无法控制门静脉高压，那么可行门脉系统分流，如经颈静脉肝内门脉系统分流或远端脾肾静脉分流。其他罕见的门静脉高压并发症有肝肺综合征、肝肾综合征、门脉相关性肺动脉高压。这些肝外表现很罕见，但一旦出现会大大增加死亡率。

### 感染

急慢性肝衰竭的患者由于体液和细胞介导的免疫缺陷容易感染。菌血症是病情加重需要器官支持的独立危险因素。由于感染常常没有症状，有潜在致命可能，在致病菌种类和药敏试验明确之前不应停止治疗。这些病情严重的患者容易感染耐药菌，如继发于抗生素治疗的多耐药（MDR）假单胞菌属、不动杆菌属、大肠埃希菌属、耐万古霉素的葡萄球菌属以及耐甲氧西林的金黄色葡萄球菌都会延长住院时间、机械通气时间和肾脏替代治疗时间，最终发展为多器官衰竭。

### 移植物衰竭史

需要行二次肝移植的患者发生围手术期并发症的概率大大增加,包括失血量增加,不可避免的肠损伤,伤口愈合不良,严重的急性细胞排斥。这些患者用药后的肾功能能发生严重改变,这可能会影响术后的管理。这些患者的治疗结果与再次移植时肝功能不全的程度、营养状态、胆管和血管的损伤可能有关。预防排异的用药必须比第一次移植时更强。对感染如巨细胞病毒感染和移植后淋巴组织增生性疾病要格外警惕。

## 影响术后管理的术中因素

### 移植物类型

超过30%的儿童肝移植受体都是小于1岁,但只有9%的供体处于该年龄段。缺乏大小匹配的供体是显而易见的,为了在受体发生失代偿之前进行移植,运用创新性手术技术可以从活体供体获得部分或减体积供肝。值得注意的是,使用部分供肝比使用整肝死亡率高,胆道并发症仍然是活体肝移植的致命伤(LRLT),不过娴熟的技术和丰富的经验可以获得相当的甚至更好的结果。LRLT有助于更好的术前准备,尤其是营养状态。APOLT包括切除部分原有肝脏置入部分供肝,这一过程可以支持患者等待自体肝脏的恢复。因此,该技术可以用于治疗暴发性肝衰竭和代谢疾病的患者。在我们的经验中,APOLT中肝功能的恢复较慢,对于肝酶水平异常的原因较难解释。对自体肝和移植肝脏活检对于明确实验室检查异常的原因有帮助,其他供体类型还有心脏死亡的供肝。运用机械保存液可以改善尸体供肝的质量,让一些本不能使用的供肝变为可用。

### 血流动力学因素

术后受体的血流动力学有很多监测方法,包括常规生命体征、肺动脉导管、中心静脉压监测、尿量、皮肤灌注和酸碱平衡。肺动脉导管很少用于儿童,术后高血压常见,常常由容量急剧变化、药物或不适引起。术前肝硬化的生理变化很难与脓毒症区别;特征是全身血管张力低,脉压大,相对低血压、高心排血量。无症状的心动过缓在术后早期常见,一般不需处理。可能原因包括:血管内容量过多、术前血管舒张、迷走兴奋、术中损伤、药物、静脉导管位置以及机械通气。

### 受体体型

很小体型的儿童发生术后并发症的风险极高,需要更精良的手术来获得好的手术结果。年幼的受体需要更多的输血,原因尚不明确。由于很难找到尺寸匹配的供体,小体型患儿等待的时间往往更长,这让他们的临床情况在等待过程中更趋恶化更需要使用非完整供肝(如:左外叶,非解剖性减体积左外叶),因此血管和胆道并发症的发生率会更高。由于腹腔内空间很小,而供肝往往又相对大,常常会运用腹壁补片和切口延迟关闭来避免腹腔间隔室综合征,从而影响通气、移植物灌注、肾功能不全。在不牺牲肝脏实质的情况下,可以把移植物缩减到可以关腹的体积。许多调整的策略倾向于再次手术。一些中心在患儿达到1岁,体重大于8kg之前不予器官移植。

## 术后管理

### ICU交接班

在所有医疗团队成员间进行ICU交接班是非常重要的。要了解术中发生了什么,以及术中液体、用药、血制品的使用情况。从手术和麻醉团队获得第一手的信息对于了解整个临床情况、快速制订患者处理方案很有用。

### 术后流程

移植团队要有标准的术后流程以及基于体重的用药来最小化用药误差。典型的流程列在表72-1中。

---

**表72-1　术后流程**

静脉补液——根据体重计算维持量1.5～2倍的乳酸林格液

用质子泵抑制剂抑酸

抗生素——肠杆菌属、葡萄球菌属、肠球菌属

预防巨细胞病毒感染——更昔洛韦7日,伐更昔洛韦或高剂量阿昔洛韦后续治疗

预防真菌感染——高危患者口服制霉菌素或氟康唑

预防血管血栓——阿司匹林和肝素

　用药时间长短取决于风险大小

免疫抑制剂

　激素

　代谢抑制剂(硫唑嘌呤或吗替麦考酚酯)

　钙调磷酸酶抑制剂(环孢素或他克莫司)

　IL-2受体单克隆抗体(达利珠单抗或巴利昔单抗)

　抗淋巴细胞球蛋白(抗胸腺细胞球蛋白或莫罗单抗/CD3)

麻醉类镇痛剂(芬太尼或吗啡)和诱导剂(短效抗焦虑药)

实验室监测指标

机械通气撤机指标

多巴胺和或利尿剂取决于液体容量状态

1. 静脉输液可以提供必要的血管内容量来保证移植物和重要脏器的灌注。一般来说缓冲液，如乳酸林格液以基于体重的计算量的 1.5～2 倍量给予，以达到器官最佳灌注为目标调整补液，需要密切监测指标包括静脉压、心率、血压、尿量。酸碱平衡和血浆电解质水平被用于调整维持补液量。需要特殊注意的是，高钾血症和代谢性酸中毒是移植物血管早期功能不全或失功能的早期征象。合并中枢性水肿的患者，补液要兼顾整个的血管内容量和避免颅内压升高。利尿剂，如呋塞米和小剂量的多巴胺，常用于腔静脉夹闭后刺激肾功能恢复。肝硬化患者一般低钠，补液往往要持续到肝移植术后几周。这些患者常需要在过渡期间使用利尿剂。

2. 静脉或消化道给予质子泵抑制剂抑酸可以减少胃溃疡和消化道出血的风险。如果免疫抑制使用吗替麦考酚酯（MMF），质子泵抑制剂要维持使用以防出现药源性肠道损伤。

3. 标准的术前抗生素应覆盖革兰阳性菌以及革兰阴性菌，尤其是葡萄球菌属和肠球菌属。术前有感染的患者，以及切口延迟愈合的患者，还有术中肠损伤或持续泄漏的患者要长时间使用抗生素。这些患者有可能会发生耐药菌感染。预防性使用抗生素很难预防耐药菌的出现，比如多重耐药肠杆菌和克雷白菌、耐甲氧西林金黄色葡萄球菌和耐万古霉素的肠球菌。预防性抗生素还须预防机会感染，肝移植术后，所有患者接受 7 日的抗巨细胞病毒药物配合静脉丙种球蛋白，继以伐更昔洛韦或大剂量阿昔洛韦维持 3～6 个月。特别容易感染巨细胞病毒的受体包括受体巨细胞病毒阴性，供体有巨细胞病毒暴露史。巨细胞病毒感染的高峰是术后 6 周，卡氏肺囊虫病可以通过术后第 1 年每周 3 次给予复方新诺明来预防，真菌的预防可以通过在使用激素期间口服制霉菌素预防。术前长期使用抗生素、暴发性肝衰竭、胆漏或明确深部真菌感染的患者要长期使用氟康唑，并注意钙调磷酸酶抑制剂类药物的使用。

4. 虽然没有严格的研究证明，术后第 1 周常规要使用阿司匹林预防血栓。这一措施不是所有中心广泛采纳的措施，其他如肝素、右旋糖酐及环前列腺素同样也不是公认的措施。

5. 免疫抑制剂可以预防急性细胞排异。大部分中心会使用激素、抗代谢药物（硫唑嘌呤或吗替麦考酚酯）以及钙调磷酸酶抑制剂（环孢素或他克莫司）。一些中心会使用无激素方案并加用白介素-2 受体单抗：巴利昔单抗或抗淋巴细胞免疫球蛋白联合传统药物。对于肾功能不全的患者，钙调磷酸酶抑制剂可以延迟使用，先使用球蛋白诱导的免疫抑制剂直到肾功能可以恢复到使用传统药物。西罗莫司也被用于保护肾脏功能，但是不能在术后马上使用，它与肝动脉栓塞有关并且会抑制伤口愈合。由于内在的神经毒性，我中心在患者神志恢复前不使用任何钙调磷酸酶抑制剂，神经毒性表现为灰质和白质的脱髓鞘，可能由于同时存在低镁血症而发生抽搐。

6. 虽然有时患者能在手术室内实现拔管，但是大部分患者手术当日都维持机械通气。没有固有肺部疾病且移植物功能良好的停用镇静剂后通常术后第 1 日可以拔管。移植物功能延迟恢复的患者可以持续机械通气支持直到移植物功能恢复，精神状态改善。患者术前存在肺部疾病、术前镇静或术前长时间通气耐受后可以拔管。影响拔管的因素包括气管内插管位置不佳、肺不张、暂时性膈肌麻痹、右侧反应性胸水、补液过量、镇静过量等。患者特别容易受胃部胀气的影响，胃肠减压对于正压机械辅助通气来说是必需的。

7. 麻醉类镇痛（芬太尼和吗啡）和镇静（短效抗焦虑剂）对于肝移植患儿术后是必需的。大部分镇静剂是非持续性的，以便尽早拔管。一般在术后头 3～4 日使用阿片类镇痛剂，之后使用非阿片类镇痛剂。应该避免长期使用阿片类镇痛剂，其会延迟胃肠道功能的恢复导致通气下降。

8. 实验室指标被用于评估移植物功能、代谢平衡、机械通气的效果。术后第 2 日开始监测免疫抑制剂血药水平。

### 监测移植物功能和外科并发症

移植物功能最早的预测指标是再灌注后的外观和弹性，术中一般要观察胆汁。在转运到 ICU 后，要监测移植物相关功能。血流动力学稳定、有足够的尿量、酸碱平衡、神志恢复都是移植物功能良好的标志。对于颅内压升高的患者，神经状况要等肝功能好转后才能恢复。对于昏迷的患者颅内压监测非常重要。凝血功能异常在术后 24～48 小时内很常见，不用输注血浆，凝血会有逐步改善。不推荐在没有出血的情况下常规纠正凝血障碍，不过对于以慢性胆汁淤积作为肝移植指征的患者维生素 K 的补充是必要的。血浆胆红素水平不适合用来评估移植物功能。因为术中容量的大幅度变化有稀释作用，而且可能即使恢复良好术后也会升高。意料之外的胆红素水平升高可能提示移植物栓塞、胆漏、脓毒症、药物中毒、溶血、术

**表 72-2　术后实验室指标异常的鉴别诊断**

转氨酶指标升高
再灌注损伤
感染
血管栓塞
压力性坏死
药物反应
烫伤
排异
升高的胆酶和胆红素水平
再灌注损伤
胆漏
药物反应
感染
移植物栓塞
胆道梗阻
排异

中出血或小肝综合征伴再灌注损伤。

原发性失功能近年来少见。外科团队在再灌注时可以发现色泽及质地差。血流动力学不稳定、少尿、酸中毒、持续性凝血异常、神经状态不恢复是移植物失功能的标志。对于有进展性脂肪变的,年龄较大的,以及缺血时间长的供肝失功能的概率大,这样的供肝在儿童中很少用。

儿童肝移植术后转氨酶水平上升是很常见的(表72-2),可能的原因有再灌注损伤、感染、血管栓塞、感染、热灼伤。损伤或缺血肝脏释放转氨酶,所以实验室检查可以看到上升的肝酶水平(一些患者可能出现严重酸中毒和高钾血症),这需要急行肝脏影像学检查。腹部超声和血管多普勒超声检查对于评估肝血管状态有重要意义,很多研究推荐使用定期的甚至持续的多普勒 B 超监测。如果超声得不到确切结果,可行有创性检查,如肝血管造影和手术探查。术后早期血管栓塞是可能引起移植物丢失或严重坏死的急症。理想治疗是早期血管造影配合溶栓和支架,但如果不可行,那就要考虑开腹手术。影像学引导的治疗可以进行精确的肝动脉再通,因为大部分早期栓塞是由血管内漂浮物而不是吻合口问题引起的。不幸的是,即使血管再通,移植物功能得到恢复,仍会发生局部或弥散性胆管损害,最后仍需要换肝。如果血管堵塞没有及时疏通,就需要再次移植。近年来对于动脉栓塞的病例一般都行挽救性移植。

急性细胞排异发生在术后早期是不常见的,术后7～10 日是发生的高峰。不正常的胆酶、碱性磷酸酶、γ-谷氨酰转肽酶、胆红素升高是术后常见的情况

(表72-2)。这些评估可能提示再灌注损伤、胆漏、药物反应、感染、移植物栓塞、胆道阻塞或排异。有慢性术前胆汁淤积的患者,术后由于容量稀释,血浆胆红素会急剧下降。这些指标在术后早期由于组织胆红素动员和容量稀释作用消失会再次升高。影像学对于评估胆酶升高作用有限,常需要肝活检来确定持续胆酶异常的原因。

最常见的胆道并发症是胆漏和吻合口或肝内胆管狭窄。然而,在 20%～40% 的肝移植患者中合并结石和壶腹功能不良。临床怀疑和放射学诊断对于怀疑有胆漏的患者的早期诊断和治疗是很重要的,必要时对于内镜治疗无效的患者进行手术探查。

**免疫抑制**

有些中心使用诱导治疗可以减少激素的用量,但是会增加感染和移植术后淋巴组织增生性疾病(PTLD)的风险。经典方案混合使用 3 种药物抑制 T 细胞激活和增殖:钙调磷酸酶抑制剂(他克莫司或环孢素)、增殖抑制剂(吗替麦考酚酯或硫唑嘌呤)和糖皮质激素(泼尼松和泼尼松龙)。在我们中心,术后4～6 个月撤除激素。吗替麦考酚酯 8 个月时减半,1岁时停药,接下来使用钙调磷酸酶抑制剂单药治疗。大部分患者使用他克莫司治疗,这是一个治疗窗狭窄、药代动力学个体间变异极大的免疫抑制剂。术后最初几周,大部分患者术后需要增加药物剂量来维持目标浓度,这或许和移植物功能恢复改变了药物代谢有关。根据谷浓度调整剂量,一般随着术后时间延长,调整幅度越来越小。促进免疫耐受的方案可以减少或停止免疫抑制剂的使用,然而这一治疗目前仍在研究阶段。

**术后发热与感染**

术后发热很常见,根据术后时间长短各有不同,没有特异性。早期发热常由肺不张引起,可通过胸部物理治疗、呼吸流量计、早期下床活动来改善。要仔细检查排除细菌感染,尤其是深静脉导管和引流管较多的患者(表72-3)。血、痰、尿培养可以分离得到潜在的感染源,仔细检查伤口可以排除蜂窝织炎和积液感染。仔细评估引流腹水的体积和性状排查腹膜炎、胆漏和肠穿孔。评估四肢末梢可以排查深静脉置管患者及长期卧床患者潜在的栓塞。查看肝化验结果来排除细胞排异、胆道异常和肝淤血。超声检查后不能鉴别肝功能异常的原因时可能需要肝脏活检。皮疹需要检查,要回顾用药史排查药物引起的发热。发热伴腹泻的患者需要行粪便检查,包括排查巨细胞病

**表 72-3　肝移植术后感染情况**

**早期感染（最初 4 周）**
通常包括尿、血、伤口和腹腔
通常与供体感染、院内感染和外科并发症有关
常见病原
　革兰阴性肠道细菌
　葡萄球菌属
　肠球菌属
　假丝酵母属
　艰难梭菌属
**中期感染（4 周至 6 个月）**
强烈免疫抑制期
通常涉及血、肠、肺、移植物
最有可能：机会性感染，复发或残余感染
常见微生物
　疱疹病毒：巨细胞病毒、单纯疱疹病毒
　EB 病毒
　乙肝、丙肝病毒
　腺病毒
　呼吸道合胞病毒
　轮状病毒
　李斯特菌属
　卡氏肺囊虫病
　弓形虫病
**远期感染（术后 6 个月）**
　低水平免疫抑制期
　任何感染如果存在按常规处理，可能与免疫抑制有关（如移植术后淋巴组织增生性疾病）

毒感染和艰难梭菌感染。对于高风险尤其是粪便血性的患者可使用甲硝唑经验性治疗。有皮肤延迟愈合或 Gore-TEX 补片的患者要持续使用抗生素促进伤口愈合。通常移植后感染包括葡萄球菌属、肠球菌属、假丝酵母属、轮状病毒、巨细胞病毒和呼吸道合胞病毒。关注供体的培养结果是值得借鉴的经验。革兰阴性杆菌感染，尤其是多重耐药菌，是肝移植术后死亡的主要原因。减少多重耐药的革兰阴性杆菌的感染机会，就要限制预防性抗生素的滥用。

### 肝移植术后腹水

肝移植术后腹水很常见，尤其是非经典原位移植或者供体器官尺寸不匹配的患儿。大量的球形负压引流是供受尺寸不匹配的直接表现。肝硬化后肾脏的生理倾向水钠潴留会持续到肝移植后几周，让患者产生腹水。移植物尺寸过小，患者会由于高灌注发生相对性的肝淤血并出现腹水。血管尺寸不匹配也可能引起术后腹水。乳糜样腹水与肠梗阻或穿孔引起的淋巴管堵塞相关。胆汁性腹水要排除胆漏、积液和

肠破裂。术后腹水的处理根据原因各有不同，常规治疗是限制液体摄入、利尿以及用少盐的白蛋白制剂减少蛋白质丢失。乳糜性腹水可以通过甘油三酯实验检测（与血浆水平对比），低脂饮食可以起到改善作用。肝流出道堵塞较为罕见，尤其是在一些非全肝移植物上，肝血管造影及测压可以提示持续的漏出性腹水。

### 肝移植术后营养支持

营养支持对于术后阶段非常重要。虽然肝移植成功后不再需要特别的配方，但是持续的营养支持对于移植后的影响是确切的。激素能增进胃口，术前的高代谢状态移植在术后也会得到改善，这样能促进热量的储备。事实上，在生长一段时间后，患者应避免摄入过剩的热量，肝移植术后肥胖并不罕见。营养支持团队的饮食咨询对于过渡阶段的护理非常关键。

### 术后常规流程

对于没有并发症的肝移植患者，常规上 ICU 看护 24～72 小时，机械通气维持 12～36 小时。拔管后患者撤除镇静麻醉药物，静脉补液 24 小时减少到维持量。可以进一步缩短这一传统时间表，在手术室内或术后短期内即可拔管，这对儿科 ICU 的员工的敬业程度要求很高，因为默认的流程是更加保守的。肠内给药术后如耐受即刻开始。经口喂养开始在拔管后 6～12 小时（在有肠吻合的情况下 3 日左右）并逐渐过渡到日常饮食。除了抗生素、激素和更昔洛韦，大部分用药通过肠内给药。通过尽早开始物理治疗、喂养和肺部护理来促进起床活动能避免一些并发症，这段时间患者仍待在隔离病房内。须对受体和他们的家属进行用药指导，告知剂量用法和副作用。患者出院后要门诊随访直到肝功能稳定，血药浓度达到目标值，患者能进行完全的肠内营养。只有患者感到舒适有足够活动度时才可以出院，无并发症的住院中位时间是 7～10 日。实验室检查要每周复查，如果有指征可以更频繁。不可吸收缝线或皮钉在术后 3 周拆除。门诊要密切随访生长发育。根据医疗中心的指南调整用药，大部分患者术后 1 年使用钙调磷酸酶单药。大部分中心开展终身免疫抑制方案，但对于术后组织特征和肝功能稳定的个体来说，可以尝试操作性耐受来改变。排查发热和肝功能异常的原因前面已经提过了。患者单药治疗 6 个月后才可以接种疫苗。所有的医疗都需要移植团、患者、家属和初诊内科医生合作完成。晚期并发症如胆管狭窄、血管堵塞和 LMPD 每次随访都要评估，并进行定期实验室和影像学检查。

## 要点和注意事项

- 肝移植术前综合状态对受体的预后和恢复结果有重大影响。
- 围手术期代谢性酸中毒提示预后不良，须引起重视。
- 精细的液体和电解质管理对于患者和移植物存活率很有影响。要有足够的补液保证器官的灌注，但要避免不必要的液体过量。
- 注意并提前了解药物相互作用。
- 术后早期药代动力学变化明显，包括免疫抑制剂的清除率。要有在术后早期频繁调整用药的意识，避免剂量过高或过低。

- 在儿科患者中术后检查要更频繁，尤其是要尽早，可以挽救移植物和患儿的生命。
- 精细的抗生素方案可以预防感染避免多重耐药菌的产生。
- 最佳的镇痛可确保早期患者理想制动。对乙酰氨基酚可安全运用于肝移植术后患者。
- 囊括内外科专家综合技能的医疗团队能确保患者的最佳预后，及时准确的沟通至关重要。

# 第 73 章

# 儿童患者如何安全过渡到成年

## Transition of Pediatric Patients To Adulthood

Emily M. Fredericks • Jacob L. Bilhartz

单禹华 • 译

### 章节纲要

过渡与转移
过渡阶段的生长发育
依从性和自我管理在过渡中的作用
评估过渡和转移时机

过渡方案和干预措施
未来研究和临床方向
结论

---

青春期晚期和成年早期是一段公认的高危时期。事实上,18～24 岁的年轻人的整体死亡率是青春期早期的 2 倍以上,在这段时间内会涌现大量健康行为问题。患有慢性疾病的少年和青年人在这一生长发育时期尤其脆弱,更容易因对病情估计错误或不足而导致严重后果。这段时期患儿健康状态脆弱,日常生活独立性差,也正是他们逐渐转换至成人医疗机构接受医疗服务的时间。儿童肝移植患者中,在青春期到青年这段时间里,服药依从性最差,移植物丢失的风险最高。在 2007—2009 年,美国全国范围内 1 790 位儿童患者接受肝移植,3 年生存率达 90% 左右,并且还在上升,长大成人并因此需要接受成人医疗机构治疗的人数会不断增加。因此,更好地了解如何从以儿童为中心的医疗服务模式过渡到以成人为中心的医疗模式并找到达到良好治疗结局的策略是至关重要的。

尽管认识到过渡过程的重要性已有 20 年,但至今仍然无预测成功过渡的明确指标,也无公认的最佳评估方法和过渡的准备措施。指南强调患者需要逐步学习自我照料的能力和动力,以及以家庭为中心协作医疗的重要性,也有新的数据考虑到了患者和父母对过渡过程的看法。目前还需要进一步的工作来定义何为"成功"的过渡过程,用以指导改进方法。不管是成年前还是成年后,评估患者和父母对过渡、养生法则和自我管理技能的认知可能有助于确定对高危人群的辨识和干预。

这一章旨在全面介绍过渡的各方面知识,为未来针对儿童肝移植受体过渡到成人医疗模式前后管理的临床和研究方向提供建议。

### 过渡与转移

从以儿童为中心到以成人为中心的医疗保健的过渡过程是这些患有慢性疾病和残疾的儿童生长发育的一部分。在过渡的讨论中,"过渡"和"转移"往往混淆,"过渡"是指一系列复杂的信念、技能和过程,帮助以儿童为中心到以成人为中心的医疗的转变。过渡是一个多方面的、积极的过程,在理想的情况下,解决了青少年从以儿童为中心到以成人为中心的医疗保健服务的转变过程中医疗、心理和教育或职业需求。转移则指服务提供者或地点的变化,或两者兼有。

过渡过程包括护理责任从家长转移到患者,也包括转移到成人医疗机构。做好过渡的准备就是一个青少年拥有在父母和护理人员协助下开始并完成这一过程的能力。到目前为止还没有一个公认的"成功"的过渡或转移的定义。研究主要集中在医疗在成人医疗机构第一次门诊预约中的参与和稳定性,这被视为积极过渡的标志物。事实上,一个重要的过渡过程的结果是真正转移到一个新的医疗保健机构和(或)一群新的医疗服务提供者。然而,医疗服务的转移只是一个结果,并没有标志着过渡过程的结束,而是应继续到成人诊所继续诊治,让他们能不断学习直到掌握自己的健康管理。

### 过渡阶段的生长发育

青春期和走向成年的过程是独特的发展时期,其特征是生物、心理和社会角色的变化。青少年发育时期的特点是认知、情感、身体发育、独立、教育、职业与自我认同的变化。青春期是建立积极或有风险的终身健康相关行为的关键时期，其特征包括：同家庭联系减弱，建立独立自主性；疏离父母，与同龄人结伴；抽象思维尚未完全建立，且对当前行为的长期后果缺乏认知；往往难以胜任慢性疾病的行为自我管理。青年是18～25岁的时期，作为一个单独的独特生命周期概念，包括身份认同的探索、不稳定、自我聚焦、融入感、可能性。在这一时期的发育，包括为行动后果负责的能力，做出独立的决定，并完成财政独立。在成人过渡方案的规划和实施时必须考虑这些群体的发育程度。

在实践中，年龄是最常见的用于决定一个人从儿童过渡到成人医疗机构的医疗保健的标准。不幸的是，接受肝移植的儿童在成年后，多种原因都会导致较晚的自治能力和低依从性。这一风险提示儿童护理人员，在转移到以成人为中心的医疗保健前帮助青少年获得自我管理技能。自我管理技能是评估从儿童到成人医疗机构转移的关键。一个共享的管理模式将自我管理的责任从父母逐步转移给青少年时的不断完善的措施。通过一个合适的方式重新分配健康管理任务，青少年有机会获得在成人保健系统中需要的独立性所必需的知识、技能和经验。

基于共享管理模式，在早期过渡阶段（10～12岁），家长是医疗保健责任的管理者，鼓励孩子参与自我管理的任务。青少年应该能够在父母的监督下提高自理能力，同时增加他对移植情况和药物治疗的认识。家长提供管理工具，以促进孩子获取的自我管理技能，观察青少年的表现，并保持照顾、决策和监控。

在中间过渡阶段（年龄13～15岁），青少年成为日常医疗保健任务的主要管理者，并作为卫生保健责任监督者。青少年开始发展战略，完成自我管理的任务和掌握对治疗要求和并发症的预防的知识。在这一时期，家长负责协商分配的卫生保健任务的责任，介绍有关性、药物或酒精的使用、职业或教育目标、保险问题的知识。

在最后阶段（16岁及以后），青少年是主要的管理者，家长的角色则变为"顾问"。在这段时间里，青少年要掌握移植的情况，掌握移植对整个健康和性的含义，拥有获取护理和治疗的独立性。青少年要能独立与护理人员沟通，说明医疗保险的覆盖情况，投入教育与工作并将之与治疗整合。在最后阶段，青少年从儿童转移到成人医疗机构的时机已成熟。作为顾问，家长为青少年提供支持，解决问题，给予鼓励，提供指导，鼓励追求职业和教育目标。

在最后阶段，青年患者的移植治疗从儿童转移到成人医疗机构的护理。值得重视的是，这一阶段针对的是获得独立健康管理技能相关的可变因素（图73-1）。

## 依从性和自我管理在过渡中的作用

考虑到过渡过程，需要注意到可能的困难和挑战，包括患者相关因素、父母和护理人员因素、医疗团队因素和系统因素。实际遇到的困难，如患者或家长拒绝转移，对儿童或者成人护理人员缺乏信任，转移的经济问题。青少年心理社会功能不健全和依从性差，通常被认为转移到成人医疗机构后移植物丢失增加的因素，死亡率升高。但是少数数据（移植受体协会 SRTR 和器官保障和移植网络 OPTN 来源）提示

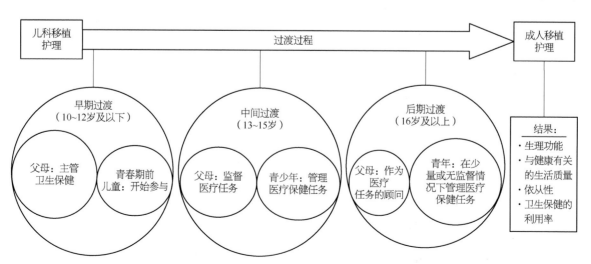

**图 73-1** 过渡发展模型〔引自 Fredericks EM, Dore-Stites D, Well A, et al. Assessment of transition readiness skills and adherence in pediatric liver transplant recipients. *Pediatr Transplant*. 2010;14(8):944－953.〕

并不增加移植物的丢失,而是青少年早期即已开始的移植物丢失持续到了成年期。以上增加与很多其他困难相关,包括依从性差。实际上,青少年肝移植受体不依从发生率很高,达 17％～53％,比成人受体高 4 倍左右。

移植后治疗护理依从性差与严重的临床后果密切相关,包括移植物排斥、术后死亡,其他并发症如心理压力、家庭失职、较差的生活质量。依从性差可能影响儿童患者长期的健康转归和生活质量,尤其是在过渡期间持续存在的话。例如,一项涉及 14 位过渡患者的回顾性研究显示,过渡后免疫抑制剂的依从性显著变差,相比其他儿童或成人,新进过渡研究的依从性明显差。

青年患者的不依从性是很普遍的问题,因为这些患者把医疗护理转交给了新的护理人员,所以这就要求护理人员对过渡患者制订促进依从性的计划。依从性也需要详细的定义而不是一个简单的概念,遵医嘱服药是最常见的依从性检验指标,按时随访按医嘱检查也被用来描述总体依从性。

在最近的一项研究中,我中心进行了一项针对新进过渡儿童的回顾性研究,用基于临床评估的医疗知识,自我管理技能和两者与预后关系的测评系统决定过渡时机。依从性通过使用多种方法测定免疫抑制剂标准差,血药浓度占预期浓度的比例,以及门诊随访出勤率来评价。总的来说,大约 30％的受体至少在一个项目上依从性差。低依从性与年龄增长和自理要求提高,包括药物管理相关,可能大龄青少年在拥有自我管理能力之前就被要求独立。对青年肝移植受体的回顾性研究显示,在较大的年龄转移(＞20岁)良好的社会心理调整可以增加依从性。

有研究提示,在青春期后期,家长监督松懈,会出现导致依从性下降的漏洞。所以青年发展阶段是一个关键的改善依从性和自我管理技能的时机,可以增加良好预后的概率。另外,低依从性的高比率说明了仅用年龄作为评判过渡时机的方式的风险,即使年龄是最明显的决定性要素。

研究显示,过渡后药物依从性、自我管理和预后关系密切,说明提高依从性和自我管理技能是过渡的重要因素。医学知识和依从性行为可以通过干预优化,在所有过渡项目中都需要涉及。

除了医疗依从性,自我管理技能对过渡的成功也很重要。不幸的是,青年患者依从性比较差,自我管理能力也比较欠缺。所以青春后期的过渡工作很有必要针对独立健康管理技能相关因素进行控制,包括服药的依从性。

## 评估过渡和转移时机

美国移植协会儿科委员会推荐过渡前,儿童患者必须具备独立管理自身健康的能力。建议包括:①书面健康护理计划;②培养决策能力和自我管理能力;③关注职业教育规划;④保障保险覆盖;⑤护理转交给可靠的成人专家;⑥家庭参与过渡。过渡计划包括增进沟通能力、决策能力、主见意识、自我护理、自我维护、疾病自我管理能让患者转移前更好达成过渡目标。

青少年患者转移前需要达到过渡的目标,要能清楚描述移植原因,了解移植对自身健康的全面影响,充分表现出对自我独立健康管理的责任感和能力。

关于过渡过程,包含与健康相关的成长信息对于转移至关重要(表 73-1)。一项关于肾、肝、心脏移植患者过渡的定性研究显示参与者询问了关于器官移植的步骤、随访、用药、风险行为后果,包括饮酒的问题。同时,受体和他们的家长对学习转移相关自我管理技能很有兴趣。事实上,关于诊断和移植的原因等基本问题是非常重要的,包含健康信息寻求途径、疾病复发、排斥、感染、移植对健康的意义等,也包括性和生殖行为。认知行为角度来看自我管理(表 73-2),

**表 73-1　健康相关知识摘要**

器官衰竭和需要移植的首要病因

治疗方案,包含移植相关和辅助药物名称、剂量、适应证、副作用等

熟悉医疗依从性差的危险

检验和治疗的目标

熟悉相关医疗术语

药物和饮酒与移植和相关药物的影响

移植药物对性和生殖的影响

移植对教育和职业的影响

定期锻炼、营养充足、口腔护理和防晒霜的重要性

同意保密、知识、权利

**表 73-2　认知行为技能**

组织技能

识别症状和急救就诊的能力

健康信息获取

独立获得医疗诊治

解决问题和决断能力

自我压力调节能力

与医务人员沟通的能力

在转移前,患者需要能够描述用药情况,独立复述处方,知道求医方式和时机,能与医护良好沟通。

理想情况下,过渡相关技能评估通过标准临床护理中经过充分验证的方法实现。虽然,目前没有"金标准",但是越来越多的证据支持对自我管理和过渡时机的评估。另外,美国移植协会儿科委员会过渡实践工作社出版了向公众开放的网络版资源(http://www.a-s-t.org/content/ast-pcop-web-resources-transition-adult-care)。要求临床工作者们积极将自我管理、健康知识、依从性、社会心理支持与标准临床治疗结合,使青年患者取得更好的长期预后。

## 过渡方案和干预措施

过渡取决于患者在仍由儿童医护团队照料时是否掌握了自我管理能力,因为成人医疗机构的患者需要有自我管理能力,包括与治疗团队独立讨论治疗方案、预约随访时间、遵医嘱服药治疗的能力。因此,干预要针对获得独立健康管理能力相关的可控因素。

如果青少年受体很容易依从性差,并易导致移植物丢失,那么提高依从性的措施就是过渡计划的重要一环。虽然没有已证实的干预措施,但是提高自我管理的干预措施对提高其他慢性病患儿依从性非常有效。自我管理的要素包括在社会支持的条件下加强健康教育、交流技能、决策和解决问题、自我照顾的能力。自我管理能力对提高过渡成功必需的依从性和独立性非常重要。

其他儿科疾病的过渡,比如风湿病、囊性纤维化、炎性肠病等,可以为实体器官移植过渡提供指导。例如,青少年特发性关节炎过渡过程中在灵活的工作框架内,关注健康相关信息和行为技能,包括决策、自我照料、自我管理等。风湿病的过渡中优点包括生活质量提高、健康相关知识、护理满意度、职业胜任能力。现存过渡项目强调运用根据年龄和成长程度制订的时间表。时间表是个体化的,强调在转移之前注意达成知识和自我管理能力方面的目标。

研究表明,过渡需要在转移前开始。为了取得良好的长期预后,过渡后必须有尽责的成人护理团队提供护理。根据其他儿童疾病的研究结果,儿童和成人团队的合作非常重要,有规划的合作在转移过程中并不会恶化预后。

美国移植协会儿科委员会推荐儿童和过渡协调师合作完成过渡。根据国家政策,一个好的协调师是过渡的重要部分。最常见的协调师是护士,然而有

| 表73-3 过渡计划方案-协调过渡师的作用 |
|---|
| 个体化制订过渡计划方案 |
| 制订合适的过渡计划、目标任务和转移标志 |
| 监测每次转移进程并设立下一次随访目标 |
| 通过教育培训为父母准备和支持转移计划的实施 |
| 鼓励未来教育和职业规划 |
| 转移前提供医疗保险推荐和指导 |
| 与医护人员合作更新的最新医疗记录 |
| 转移前加强成人和儿童医护人员之间的沟通 |
| 加强父母、家庭和成人移植中心之间的交流,如临床相关的信息 |

引自 Modified from Fredericks EM. Nonadherence and the transition to adulthood. *Liver Transpl.* 2009;15(11):S63 - S69.

资质的临床协调师(CCTC)在过渡过程中应该是领导者的角色。CCTC可以辅助患者学习自我管理的技能,方便达成过渡后的沟通,提前告知过渡中的困难(表73-3)。CCTC也可以辅助形成书面的医疗过渡计划,制订自我管理技能学习时间表。过渡协调师也可以帮助家长教育青少年用合适的方法增强健康管理的责任心。

一个协调师不仅可以帮助家庭完成过渡,还可以使成人团队交接患儿内外科病史和用药史更准确、方便、及时。虽然成功的过渡视患儿自理程度而定,但是对于还在儿童中心接受治疗的患儿,成人移植医疗的介入对成功过渡是必要的。

## 未来研究和临床方向

推荐的过渡评估和干预措施可以帮助医护人员对移植患儿和其他慢性病患儿提供过渡阶段护理框架。然而,本章的建议主要来自专家意见,数据支持较少。因此需要进一步的研究来寻找确定这些过渡过程决定性的影响因素。最初的研究把医疗稳定性和定时参加第一次成人门诊作为成功过渡的标志。然而,转移前可预测过渡患者能否成功照料自己的因素缺乏数据支持。评估儿童患者过渡时机需要制订计划。

需要注意的是,过渡是评估就诊地点变更前后的过程(如转移)。过渡的结果变量包括转移(如护理人员或地点的变更)。然而没有证据表明转移能促进长期的健康行为和预后,过渡在转移到成人医疗机构后也还要继续下去。未来的研究应该关注医疗稳定性和门诊出勤率以外的东西。下一步研究着重串联儿童和成人移植,验证过渡的评估和系统性评价过渡来确定医疗过渡对患者满意度、生活质量、社会心理功

能、教育或职业转归和医疗护理使用率方面的影响。

## 结论

在成人医疗过程中,患者被要求展现出自我管理的能力,包括与治疗团队探讨治疗、安排门诊、遵医嘱吃药检查的能力。成功的过渡需要在儿科时期就培养掌握自我管理能力。干预措施要针对独立健康管理相关的可控因素。

依从性差提高了并发症、排斥、死亡的风险,增加医疗资源使用率。青年肝移植受体与儿童或成人患者相比容易发生依从性差的情况,因此依从性应是过渡的重点。前瞻性研究证实找到成功过渡和良好长期预后的预测因素很有必要,过渡准备是一个持续的过程,应该和促进自我管理技能和依从性的干预措施配合。临床移植协调师作为过渡协调师协助教育、沟通,与患者、家庭、儿科移植团队和成人团队的合作至关重要。当我们的注意转移到促进亚成年个体健康过渡上,很有必要明确定义成功的结局,系统评价过渡计划、长期生活质量和儿科患者转移到成人医疗机构后的医疗结果。

---

### 要点和注意事项

- 过渡是一个持续的过程,应纳入常规评估和干预措施,促进在儿科患者转移准备过程中的自我管理技能。
- 过渡过程是双重的,因为它包括医疗任务的责任从父母转交到患者,也包括转换成人医疗机构的护理模式。这种健康管理责任的交接应该循序渐进,确保青少年获得成功过渡必需的独立性知识、技能和经验。
- 年龄不应该单独作为从儿童转移到成人卫生保健医疗的决定要素,因为这会增加并发症风险。转移到成人护理的时间应该个性化,基于自我管理技能的习得和掌握。理想情况下,在转移之前,小儿移植接受者应该展示足够的健康知识和自我管理能力。
- 坚持免疫抑制剂药物使用是在过渡过程中的一个关键因素,因为药物依从性差与不良长期健康状况与风险增加相关,包括移植物丢失和排斥。因此,促进药物依从性应该是一个过渡计划的重要组成部分。
- 过渡程序应该指定医疗保健过渡协调师领导协调过渡过程,提供及时的患者和家庭教育、沟通,加强患者、家庭、小儿移植团队和成人移植团队之间的协作。
- 研究者和临床医生应该继续关注定义和预测与制定和实施成功过渡的相关因素,确保青少年、青年和他们的父母得到所需的资源,支持独立的自我管理和自我保健的转移。

# 第 74 章

# 成人患者肾衰竭
## Renal Failure In Adults

Phuong-Thu T • Pham • Chong Parke • Reza Allamezadeh • Phuong-Chi T. Pham • Gabriel M. Danovitch

李大伟•译 李大伟 钱永兵•校

　　目前,原位肝移植(OLT)是治疗慢性晚期肝硬化或暴发性肝功能衰竭最可靠的治疗方式,无论是否伴随肝硬化,它都是原发性肝脏可切除恶性肿瘤的治疗方案。过去 10 年,仅美国每年就实施 6 000 多例这类移植手术。肝移植的需求仍在稳步增长,但供体器官的可用数量没有太大变化。因此,在等待移植手术的过程中,等候名单上的患者的死亡或发生各类并发症的比例也在逐渐增加。基于此,移植前评估阶段应对患者的心、肺和肝功能进行谨慎、连续的评估。本章将阐述肾功能不全及晚期肝病继发性电解质异常和酸碱平衡紊乱的系统性评估方法、肝肾综合征(HRS)的发病机制和治疗方法、肝肾联合移植适应证等几方面内容。无论是从目前还是从长远来看,因不同原因引起的急性肾损伤(AKI)和慢性肾病(CKD)都是并且仍将是造成患者发病和死亡的主要原因。此外,本章还将阐述术中和围手术期造成术后急性肾损伤的潜在因素、移植后急性或慢性肾损伤的长期影响及急性或慢性肾损伤对最终移植物和患者存活率的影响。

## 等待肝移植手术的终末期肝病患者肾功能评估

就目前的医疗水平而言,终末期肝病(ESLD)患者肾功能不全的早期诊断仍有很大难度。试验证明,无论是根据血清肌酐(SCr)水平得出的肾功能评估结果还是根据肌酐公式(比如 Cockcroft-Gault 公式)计算得出的肾小球滤过率(GFR)估算值都会不同程度地高于这一患者群体的实际 GFR。肌肉质量下降、蛋白质摄入不足、严重高胆红素血症、肝脏生物合成功能下降都会导致 SCr 低于正常水平,其中肌酸是一种能促使骨骼肌代谢产生肌酐的底物。此外,低血压患者液体复苏可能会导致体液过载起到稀释作用,从而使 SCr 浓度正常化。跟由其他原因引起的慢性肾病患者一样,相比肝功能正常的患者,伴随肾功能不全症状的肝硬化患者肾小管肌酐清除率和滤过率都相对较高。因此,在肾功能损害的条件下 SCr 水平会低于正常值,并且使用基于肌酐公式的肾功能评估结果会高估实际 GFR 值。虽然建议采用肾病膳食改良实验(MDRD)方程计算肝移植受体的 GFR,这一计算方法相比现行的其他 GFR 估算公式(比如 Cockcroft-Gault 公式或 Nankivell 方程)精确度更高,但试验证明,MDRD 方程计算得出的 GFR 估测值低于由碘酞酸盐清除率黄金标准得出的值。最近,研究人员指出,由于胱抑素 C 不受肌肉质量影响,因此它对肝硬化患者来说应该是更有效的肾功能标志物。但是,试验显示,胱抑素 C 会随着年龄、种族、性别、炎症、败血症、类固醇及甲状腺疾病发生变化,并且许多医疗中心并没有配置胱抑素 C。评估肾脏菊粉清除率和以$^{125}$碘-碘酞酸盐或$^{51}$铬-乙二胺四乙酸为代表的放射性同位素清除率的传统试验研究,无论是成本还是复杂度都要更高,但不可否认它们仍是评估肝病患者肾功能的金标准。

另一个挑战是诊断肾功能不全的病因。除了肝病合并肾病的患者外,差不多所有终末期肝病患者都暴露于药物治疗和各种影像学检测下,因此也增加了急性肾损伤恶化的风险。终末期肝病患者一般都会受到多重肾脏损害,其中包括侵入式诊断方法、多项使用肾毒性荧光和肾毒性药物的影像扫描检查、可能引发尿路感染和阻塞的尿路手术操作及可能导致液体缺失和继发肾前性急性肾损伤的治疗方法,它们会不同程度地对肾脏造成损害。目前关于肝肾综合征的资料非常详实,但它仍在不断发展,这也常常会使终末期肝病患者急性肾损伤的鉴别诊断变得更复杂。虽说会面临许多挑战,但确定急性肾损伤的病因势在必行,因为它是短期管理、预后确定和长期存活及评估肝肾联合移植(CKLT)不可或缺的一环。

## 原位肝移植术前出现急性肾损伤的原因

### 与终末期肝病无关的急性肾损伤

对于无肝病的终末期肝病患者来说,急性肾损伤的原因可分为肾前性、肾性和肾后性急性肾损伤。初步评估应包括完整病史和全面病历检查,主要侧重于查看近期是否使用肾毒性药物、造影剂影像扫描检查、过量使用利尿剂或大量引流腹水及消化液丢失。体检侧重于检查容量状态;丢失液体的来源,包括不显性液体丢失;是否存在尿路梗阻;以及 Foley 尿管通畅性。实验室检查应包括尿常规分析、尿电解质监测、尿嗜酸性白细胞计数、血清电解质检查及肾脏超声检查(图 74-1)。虽说一般通过临床诊断或影像扫描检查或两者结合就能对肾前性和肾后性急性肾损伤进行诊断,但肾性损伤却很难通过临床方法诊断出来。假如肾脏诊断不明确或者基于临床或试验数据无法确定肾脏损伤的不可逆程度,建议采用肾穿刺活检法诊断。对于存在严重凝血障碍的患者,经皮穿刺活检不安全,可以考虑采用经颈静脉法和开腹肾活检。

#### 肾前性急性肾损伤

终末期肝病患者肾前性急性肾损伤通常是由多重因素引起的,比如实际容量丢失、药物性肾小球前性肾功能不全或有效动脉血量减少及持续性低血压。实际容量损失的临床表现包括静脉曲张出血、因大量腹水造成的饱腹感导致食物或液体摄入减少、过量使用利尿剂及由乳果糖导致的腹泻。导致出现急性肾小球前性肾功能不全的常用药物包括显影剂、非甾体抗炎药(NSAIDs)和选择性环氧合酶-2(COX-2)抑制剂、血管紧张素转化酶抑制剂及血管紧张素受体阻滞剂。严重败血症或严重肝肾综合征患者可能会出现有效动脉血量减少和动脉血压降低的症状。肝肾综合征的发病机制及其治疗方案将在下文进行阐述。

#### 急性肾损伤的内在原因

急性肾损伤的内在原因可根据损伤原发位置进行分类,比如肾小管、间质、肾小球和微血管。虽说到

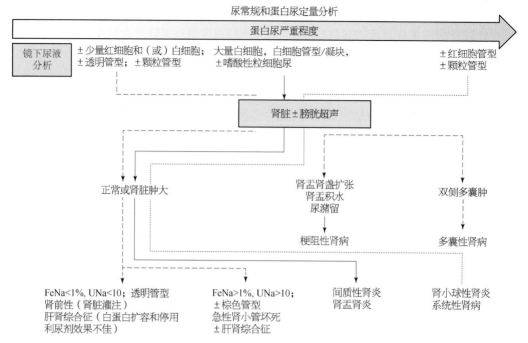

**图 74-1** 肝病患者肾损伤基本评估(改自 PhamPT，Pham PC，Wilkinson AH. The kidney in liver transplantation. *Clin Liver Dis.* 4:567-590,2000.)

目前为止，关于终末期肝病患者各种类型急性肾损伤发生率的具体数据仍然比较少，但微血管造成的急性肾损伤也不常见。器官共享联合网络(UNOS)器官获取和移植网络(OPTN)数据库数据显示，无论是采用终末期肝病模型(MELD)评分之后还是之前，急性肾小管坏死(ATN)是实施肝肾联合移植治疗的肾性急性肾损伤的最常见原因(引入 MELD 分数之前和之后 9 年的肝肾联合移植手术所占比例分别为 2.10% 和 3.4%)，其次是恶性高血压(引入 MELD 分数之前和之后所占比例分别为 0.95% 和 0.69%)和药物性间质性肾炎(引入 MELD 分数之前和之后所占比例分别为 0.38% 和 0.72%)。

导致急性肾小管坏死的急性损伤通常由缺血或中毒引起。前者比较常见，是由肾前性急性肾损伤导致的，而后者则是因使用两性霉素 B 或氨基糖苷类抗生素等肾毒性药物诱发的。Hampel 等人基于一项多因素回归分析指出，对于住院治疗的肝硬化患者，氨基糖苷类抗生素治疗是造成肾功能不全的主要风险因素，且不受肝病或腹膜炎严重程度的影响。但是，危重患者，比如感染性休克患者一般都会出现急性肾小管坏死，这是由缺血性损伤和肾毒性药物两方面原因联合导致的。

急性间质性肾炎造成的急性肾损伤通常是由药物变态反应引起的。引起不良反应的药物包括磺胺类药物、苯甲异噁唑青霉素、萘夫西林(乙氧萘青霉

素)、环丙沙星、左氧氟沙星、头孢菌素、非甾体抗炎药及氢氯噻嗪、呋塞米、氨苯蝶啶、依他尼酸等利尿药物。

目前，对于终末期肝病患者，肾小球性肾炎(GN)诱发急性肾损伤或慢性肾病的概率还不明确。在一项以 55 例经颈静脉肾活组织检查结果显示 SCr 超过 130 $\mu$mol/L 或蛋白尿大于 0.5 g/d 的肝硬化和凝血功能障碍患者为受试群体的研究中，41 例产生肾小球病变(74.5%)，7 例产生间质性肾炎(12.7%)，2 例发生终末期肾衰竭(3.6%)，5 例肾穿刺活检结果显示正常(9.1%)。在一项由 28 例肝病合并肾功能紊乱的患者为试验群体的小型研究中，对患者成功实施经颈静脉肾活组织检查(部分同时进行了肝组织活检，部分没有)，发现 15 例患者出现肾小球病理改变(53.6%)，6 例出现肾小管病变(21.4%)，2 例出现终末期肾衰竭(7.1%)，1 例无明显变化(3.6%)，4 例肾穿刺活检显示正常(14.3%)。其中在发生肾小球病变的患者中，5 例为膜性增生性肾小球肾炎，3 例为肾硬化，另外糖尿病性肾病、IgA 型肾病、微小病变肾病各占 2 例，1 例为早期肾小球硬化症。

检索 1993 年 2 月 26 日至 2011 年 2 月 27 日接受移植手术的患者提交的肾小球诊断报告发现，肝肾联合移植受体的目标病症数量按递减顺序依次为 2 型糖尿病肾病、未确诊慢性肾小球肾炎、膜性肾小球肾病、1 型糖尿病、IgA 型肾病、未确诊慢性肾小球硬化

**表 74-1　1993 年 2 月 26 日到 2011 年 2 月 27 日实施移植手术的患者肾小球诊断报告**

| 肾脏初步诊断 | 移植手术数量(例) | 占移植手术的比例(%) |
|---|---|---|
| 2 型糖尿病 | 481 | 12.13 |
| 未确诊慢性肾小球肾炎 | 151 | 3.83 |
| 膜性肾小球肾病 | 118 | 2.97 |
| 1 型糖尿病 | 105 | 2.49 |
| IgA 肾病 | 80 | 2.2 |
| 未确诊慢性肾小球硬化症 | 57 | 1.43 |
| 局灶性节段性肾小球硬化症 | 46 | 1.16 |
| 淀粉样变性 | 17 | 0.43 |
| 结节病 | 16 | 0.40 |
| 系统性红斑狼疮 | 10 | 0.26 |
| 感染后性肾小球肾炎 | 10 | 0.26 |
| 1 型膜增生性肾小球肾炎 | 8 | 0.20 |
| 2 型膜增生性肾小球肾炎 | 3 | 0.08 |
| 眼-耳-肾综合征 | 3 | 0.08 |
| 急进性肾小球肾炎 | 2 | 0.06 |
| 肺出血肾炎综合征 | 1 | 0.03 |

症、局灶性节段性肾小球硬化症、淀粉样变性、结节病、系统性红斑狼疮、感染后性肾小球肾炎、1 型膜增生性肾小球肾炎、2 型膜增生性肾小球肾炎、眼-耳-肾综合征、急进性肾小球肾炎及肺出血肾炎综合征(表 74-1)。

### 肾后性急性肾损伤

目前关于终末期肝病患者肾后性急性肾损伤还没有形成统一的看法。虽然发生率较低,但终末期肝病患者至少跟一般人群一样会存在产生功能性或解剖性梗阻性肾病恶化的风险。前者一般是由神经源性膀胱功能障碍或抗胆碱能药物引起的,而后者则是由血凝块、肾结石、前列腺增生甚至肾乳头坏死等症状的复杂性尿路感染引起的。目前,经尿道膀胱导尿术和肾超声检查方便易行,可用于诊断伴随急性肾损伤。及时诊治和管理梗阻性肾病对预后有着非常重要的影响,这是因为肾功能恢复的概率会随着阻塞时间的延长而降低。

### 与终末期肝病相关的急性或慢性肾损伤

急性或慢性肾损伤是肝病的全身表现,或者说它会不断恶化并影响肝脏功能的并发症。此外,特定类型的肝病通过免疫学或未知途径引起不同类型的肾小球病变。同时影响肝脏和肾脏系统或病变范畴非常广,包括感染、中毒、胶原血管病、一般性血管功能障碍、成人多囊性肾病、先天性疾病、肿瘤或新陈代谢

**表 74-2　原位肝移植和肝肾联合移植患者普遍会存在的可能影响肝肾功能的已知疾病或情况**

| 慢性肝硬化 | 相关肾病 |
|---|---|
| **器质性肝病** | |
| 乙型肝炎 | 膜性肾小球肾炎、膜增生性肾小球肾炎、结节性多动脉炎 |
| 丙型肝炎 | 膜性肾小球肾炎、膜增生性肾小球肾炎、原纤维肾小球肾炎、触须样免疫性肾小球病、IgA 肾病、感染后肾小球肾炎 |
| 酒精性肝硬化 | IgA 肾病、肝硬化、免疫复合物肾小球肾炎、肾小管性酸中毒 |
| 自身免疫性肝炎 | |
| **原发性胆汁淤积性肝病** | |
| 原发性胆汁性肝硬化 | 膜性肾小球肾炎、抗中性粒细胞胞质抗体阳性血管炎、肾小管性酸中毒 |
| 隐源性肝硬化 | IgA 肾病、肝硬化 |
| **血管疾病** | |
| Budd Chiari 综合征 | 转移性肾细胞癌 |
| **急性暴发性肝功能衰竭** | |
| 病毒性肝炎(乙肝、丙肝病毒) | |
| 药物性疾病(对乙酰氨基酚、氟烷) | |
| 代谢性肝病(Reye 综合征) | |
| **先天性遗传代谢缺陷病** | |
| 肝糖原累积症 1 型 | 局灶肾小球硬化症 |
| α 抗胰蛋白酶缺乏性肝病 | 膜增生性肾小球肾炎、抗肾小球基底膜病 |
| 威尔逊症 | |
| **其他疾病** | |
| 多囊肝 | 多囊性肾病 |
| 1 型原发高草酸尿症 | 肾间质纤维化 |

紊乱。其他可能影响肝肾的病变包括血色素沉着病、溃疡性结肠炎及妊娠中毒血症。表 74-2 列出了目前已知的同时影响肝肾两个脏器的病症或条件,这也是原位肝移植患者和肝肾联合移植患者普遍存在的病症。关于肝病诱发的肾小球和肾间质性肾病,具体可参见 Davis 等人的文章。

### 终末期肝病继发急性肾损伤

#### 肝肾综合征

国际腹水委员会(The International Club of Ascites, ICA)将肝肾综合征定义为慢性肝病、终末期肝功能衰竭及门静脉压力过高患者产生的以肾功能受损、循环和内源性血管活性系统异常为特征的临床症状。

**表74-3　国际腹水委员会公布的肝肾综合征诊断标准**

- 肝硬化腹水
- SCr＞1.5 mg/dl
- SCr 无改善＞停用利尿剂并注射白蛋白扩容 2 日（建议给药剂量：每千克体重 1 g，每日不超过 100 g）
- 未出现休克
- 目前或最近未使用肾毒性药物
- 无器质性肾病，无蛋白尿＞500 mg/d、镜下血尿＞50 RBC/HPF 和（或）肾超声检查无异常

**表74-4　肝肾综合征类型**

| Ⅰ型 | Ⅱ型 |
| --- | --- |
| • 2 周内初始 SCr 翻倍或增加，达到＞2.5 mg/dl，或 CrCl 降低一半，达到＜20 ml/min<br>• 可能是自发产生，但通常跟下列诱发因素有着密切关联：严重的细菌感染、消化道出血、大手术或慢加急肝功能衰竭 | • GFR 以中等速度稳定下降，不会产生急进性肾损伤<br>• 显性临床特征：严重腹水，对利尿剂反应较差或没有反应 |

CrCl，肌酐清除率；GFR，肾小球滤过率；SCr，血清肌酐。

肾脏内肾血管显著收缩出现会导致 GFR 偏低。此外，肾外循环会出现可能降低体循环血管阻力和动脉扩张引起的低血压。ICA 最新公布的肝肾综合征诊断标准为：①肝硬化腹水；②SCr 水平高于 1.5 mg/dl；③至少在利尿剂停用并使用白蛋白扩容［建议剂量 1 g/（kg·d），最多不超过 100 g/d］2 日后 SCr 水平没有改善；④未出现休克；⑤现在或最近未使用肾毒性药物；⑥检查结果显示无蛋白尿＞500 mg/d、镜下血尿＞50 RBC/HPF，表明无器质性肝病和（或）肾超声检查无异常（表 74-3）。我们已经介绍了两种类型的肝肾综合征。其中Ⅰ型肝肾综合征的特点是急进性肾功能降低，不到 2 周初始 SCr 水平翻倍，高于 2.5 mg/dl 或最初 24 小时肌酐清除率骤降 50%，不足 20 ml/min。Ⅱ型肝肾综合征不会出现急进性恶化（表 74-4）。

早期公布的试验数据显示，肝硬化患者在 1 年、2 年和 5 年后出现肝肾综合征的概率分别为 18%、32% 和 40%。在一项以 240 例慢性肝病和腹水患者为试验群体的横截面研究中，依据 ICA 标准，47.4% 的入组患者的肝肾综合征加重。造成以上结果的危险因素包括自发性细菌性腹膜炎（SBP）或败血症等细菌感染疾病、急性酒精性肝炎或无白蛋白扩容前提下大量放腹水。

**发病机制。** 肝肾综合征是一种由显著肾动脉收缩引起的功能性肾功能不全。如前所述，肝肾综合征的主要潜在异常是内脏血管床和外周动脉系统的动脉扩张。肾素-血管紧张素-醛固酮系统和交感神经系统代偿性激活会导致严重的血管收缩，进而造成肾、肝、脑等器官灌注不足。此外，心脏代偿不足可能会降低肾灌注，进而抵消了降低的外周血管阻力。晚期肝病患者会伴发心脏前负荷减少、心肌协调收缩舒张功能受损及左心室功能受损，但不受潜在心脏状况的影响。晚期肝病患者脑血管收缩可能会导致肝性脑病。

**液体管理。** 对于急性肾损伤原因不明的肝病患者，ICA 建议在适当条件下停用利尿剂，同时试验性地按照 1 g/（kg·d）、每日不超过 100 g 的建议用药剂量注射白蛋白扩容。假如 2 日内肾功能未出现改善就证明是肝肾综合征或其他肾性肾病。对于肾功能稳定并且没有持续性液体流失的患者，可按照每日限钠 88 mmol 的常规用药建议。对于不能口服或对口服药物产生耐药性的患者，可采用静脉盐水输注，但每日生理盐水的输注量限制在 0.6～0.75 L，或者减半浓度生理盐水 1.2～1.5 L，相当于每日摄入钠 92～116 mmol。对于低钠血症患者来说，生理盐水比减半浓度生理盐水更适合。

对于液体丢失过多的患者来说，为了避免出现血管内容量缺失，可为患者注射相应剂量的减半浓度生理盐水或生理盐水。选择减半浓度生理盐水还是生理盐水最终取决于缺失的液体类型及当前的血清钠浓度。伴随并发性低钠血症出现的全血丢失或不同类型液体丢失都需注射生理盐水，而低渗性不显性液体丢失只能注射减半浓度生理盐水。研究结果表明，即使在 MELD 评分调整后低钠血症仍是造成死亡率增加的主要原因，因此对于肝功能稳定的低钠血症患者应遵循游离水限量原则。我们认为，血清钠水平低于 136 mmol/L 的患者每日输注的游离水应限制在 10～20 ml/kg，并且不要拖延到出现神经学症状时才处理。液体限制应根据患者的体内容量状态和低钠血症的严重程度用滴定法监测，伴随严重低白蛋白血症（＜2 g/dl）或贫血的低钠血症患者，应在生理盐水之外使用白蛋白和血制品，相比单独使用生理盐水更能有效改善血管内渗透压。对于无持续性低渗液体流失的原有低钠血症患者尽量避免输注大量低渗盐水（比如每日输注的减半浓度生理盐水超过 1.5 L）。对肝病患者来说钠和水的限制很有必要，但也需要对因过度限制引起的容量丢失和血流动力学不稳定等

表 74-5　肝肾综合征：预测性和诱发因素

**预测因素**
- 低血钠症<133 mmol/L
- MELD 评分高
- 低血压（平均动脉压<85 mmHg）
- 神经激素水平提高
- 血浆肾素活性
- 醛固酮
- 去甲肾上腺素水平
- 心排血量低于 6.0 L/min
- 肾血管阻力指数提高

**诱发因素**
- 感染（细菌感染，尤以自发性细菌性腹膜炎为主）
- 未输注白蛋白的前提下腹腔穿刺大量引流腹水
- 急性酒精性肝炎
- 消化道出血

**建议预防措施**
- 自发性细菌性腹膜炎后及时输注白蛋白
- 使用喹诺酮预防自发性细菌性腹膜炎
- 急性消化道出血短期预防
- 存在自发性细菌性腹膜炎病史的患者长期预防
- 腹腔穿刺放腹水超过 5 L 时输注白蛋白
- 输注己酮可可碱
- 根据临床指征使用质子泵抑制剂或低剂量 β 受体阻滞剂，或两者兼用

体征和症状进行密切监测。

预后。肝肾综合征的预后非常差，对于 2 周内肾功能减退 50％ 甚至更高的患者（Ⅰ型肝肾综合征），手术后 3 个月内的死亡率近乎 100％。现有数据显示，对于肌酐清除率以中等速度稳定降低的Ⅱ型肝肾综合征患者，未实施肝移植手术的患者的中位存活时间只有 6 个月。

预测性和诱发因素。表 74-5 列出了肝肾综合征的预测性因素和诱发因素，包括低于 133 mmol/L 的低钠血症、MELD 评分高、明显的低血压（即动脉血压<85 mmHg）、神经激素水平提高、心排血量低于 6.0 L/min 及肾血管阻力指数升高。但是，触发Ⅰ型肝肾综合征恶化的一个最普遍原因是细菌感染，以自发性细菌性腹膜炎（SBP）为主。

**管理**

预防性治疗。对于自发性细菌性腹膜炎和急性酒精性肝炎患者，应适当采用预防肝肾综合征恶化的措施。对于自发性细菌性腹膜炎，根据诊断结果按 1.5 g/kg 的标准输注白蛋白；后者则需在抗菌治疗 48 小时后按照 1 g/kg 的标准输注白蛋白，防止出现循环障碍和并发性肝肾综合征（分别为 10％ 和

33％），并提高存活率（分别为 10％ 和 29％）。白蛋白能够最大限度地限制全身性动脉血压下降和细菌感染继发的血管收缩系统激活。需要注意的是，目前还没有相关数据能证明羟乙基淀粉具有同样作用。

一项 Cochrane 系统评价研究提出己酮可可碱能降低全因死亡率和肝肾综合征导致的死亡率，其是一种用于酒精性肝炎引起的肿瘤坏死因子合成的抑制剂。但是，相关数据仍比较匮乏。虽然我们到目前为止还无法明白确切的保护机制，但我们认为己酮可可碱能够降低由肿瘤坏死因子诱导的肝脏损伤，增加肝脏血流量。

药物治疗。肝肾综合征的药理治疗理论上包括 4 种有效的干预方式，即门静脉高压减压、肾血管舒张、内脏床血管收缩及系统性血管收缩。虽然可以通过经颈静脉肝内门体静脉分流术（TIPS）实现门静脉高压减压，但这毕竟是一种侵入式治疗术式，因此只适用于肝功能保护相对较好的患者。

沙拉新（血管紧张素拮抗剂）、多巴胺和米索前列醇（前列腺素 E 类合成物）等肾内血管收缩药物的效果有的不尽如人意，有的带有副作用，还有的两者兼而有之。虽然研究结果显示注射内皮素 A 拮抗药能改善肾功能，但最终也要取决于用药剂量，这方面的数据严重缺乏，未提到是否有益于存活率。

下面这两个治疗方案适用于大多数肝肾综合征患者，即注射内脏血管收缩剂和系统性血管收缩剂。

内脏血管收缩剂：使用内脏血管收缩剂依据的基本原理是先降低内脏器官血流，然后有效降低门静脉血流和血压。在肝肾综合征管理过程中需要评估的内脏血管收缩剂包括具有少量抗利尿剂属性的血管加压素合成类似物及胰腺激素生长抑制素合成类似物，前者包括苯赖加压素、鸟氨加压素和特利加压素，后者包括奥曲肽。

合成加压素类似物：研究结果证明，鸟氨加压素能对肾功能起到微弱的改善作用，是否添加多巴胺关系不大，除非长期不间断地输注药物。但是，由于这类药物产生并发症的概率很高，比如肠道和舌梗死及心律不齐，目前禁止使用。

1998 年，Hadengue 等人以 10 例患者为受试群体开展了试验，试验过程中，为 10 例入组患者低剂量注射特利加压素，每次 1 mg、每 12 小时注射 1 次，48 小时后发现患者的肾功能和多尿都出现了改善，这也是首次成功证明加压素对肾脏的改善功能。随后又开展多项研究，尝试不同的给药方案，比如改变给药剂量，改变特利加压素的输注间隔，添加白蛋白，最终

都同样得出了令人满意的试验结果。一项综合了 21 项研究成果（$n = 501$ 例患者）的汇总分析结果显示，在血管收缩剂治疗过程中，肝肾综合征患者的平均动脉血压增加，这关系到不同剂量的受试药物对肾功能的改善程度。此外，与肾功能改善相关的血浆肾素活性降低，大多数研究都会对特利加压素是否具有血管收缩的功能进行研究。当然还有一些不太常用的血管收缩剂，比如鸟氨加压素、米多君、奥曲肽和去甲肾上腺素。

虽然实验证明特利加压素能够有效逆转肝肾综合征，但它对移植后存活率没有影响。在一项以 112 例肝肾综合征患者为受试群体的多中心双盲试验研究中，将患者按照 1∶1 随机分组，一组输注特利加压素 + 白蛋白，另一组输注安慰剂 + 白蛋白，结果显示，特利加压素组和安慰剂组出现肝肾综合征逆转的比例分别为 34％ 和 13％（$P = 0.008$）。但是，两个试验组的整体存活率和非移植存活率无显著差别（$P = 0.84$）。在一项以 46 例肝肾综合征患者为受试群体的单中心研究中，将入组患者随机分组，分别注射特利加压素 + 白蛋白和单独注射白蛋白，特利加压素 + 白蛋白试验组和白蛋白试验组出现肝肾综合征逆转的比例分别为 44％ 和 8.7％（$P = 0.017$）。但是，两个试验组的 3 个月存活率无差别（$P = 0.017$）。

目前，特利加压素是唯一可用于临床用途的加压剂合成类似物。治疗初期 SCr 基线水平较低是预测注射特利加压素后反应最稳定的因素，而只有平均动脉血压持续上升才有可能实现肝肾综合征逆转。此外，研究人员还指出低龄或 13 岁以下儿童 Child-Turcotte-Pugh 分级系统是特利加压素后良性反应的重要预测因素。尽管特利加压素对肝肾综合征逆转起着有效作用，并且副作用极小，但目前它仅在欧洲使用，在美国因存活率支撑数据不足而禁止使用。

胰腺激素生长抑制素合成类似物：奥曲肽。奥曲肽只有借助胰高血糖素及其他血管舒张肽类药物的抑制作用才能实现收缩内脏血管的功能。但截止到目前，还没有相关数据表明奥曲肽作为独立药剂使用时具备收缩血管的功能。一般来讲，在奥曲肽与 $\alpha_1$-受体激动剂和系统性血管收缩剂米多君搭配使用时，无论是否添加白蛋白，都会对肾功能有改善作用。目前，美国肝病研究学会建议在治疗 I 型肝肾综合征过程中注射白蛋白注射液，并联合奥曲肽和米多君等血管活性药物。

其他治疗方案：已公布的其他有效治疗方案还有 N-乙酰半胱氨酸和去甲肾上腺素。N-乙酰半胱氨酸是一种自由基清除剂，可用于改善髓质灌注。去甲肾上腺素是一种以 α 受体活性的儿茶酚胺，理论上它具有阻止系统性血管阻力下降进而阻止造成肝肾综合征的功能，研究人员将它纳入肝肾综合征管理中并进行了测试。但是，目前关于这两类药物效果的数据仍然比较少，因此正常来讲不建议使用 N-乙酰半胱氨酸和去甲肾上腺素。

经颈静脉肝内门体静脉分流术（TIPS）。20 多年来，TIPS 一直被用于治疗门静脉高压症并发症，即通过将门静脉血流分流到肝静脉的方法降低门静脉的静脉血压。研究证明，后者与神经体液因子、尿钠排泄和肾功能的积极变化有关。少数试验结果显示，对于肝硬化并发肝肾综合征的患者来说，TIPS 不仅能促使肾功能持续性改善，而且还能提高存活率。

基于一项以评估 TIPS 对 I 型肝肾综合征患者肾功能和血管收缩作用为目的的小型单中心前瞻性研究中，Guevera 等人证明了 TIPS 不仅能改善肾功能，而且还能改善肾血流动力学，降低肾素-血管紧张素和交感神经系统活性。该项研究以 7 例肝硬化并发 I 型肝肾综合征的患者为受试群体。试验结果显示，成功实施 TIPS 后入组患者的门静脉血压梯度都明显降低（TIPS 实施前和实施后数据对比，$P < 0.001$）。实施 TIPS 后 30 日，血尿素氮（BUN）和 SCr 水平有明显下降，GFR 提高 2～3 倍，基线 BUN 和 SCr 水平分别为（$109 \pm 7$）mg/dl 和（$5.0 \pm 0.8$）mg/dl，而实施 TIPS 30 日后分别为（$56 \pm 11$）mg/dl 和（$1.8 \pm 0.4$）mg/dl；$P < 0.05$；基线 GFR 和实施 TIPS 30 日后的 GFR 分别为（$9 \pm 4$）ml/min 和（$27 \pm 7$）ml/min，$P = 0.04$）。平均存活时间为（$4.7 \pm 2$）个月（即 0.3～17 个月）。实施 TIPS 后肝性脑病的发病率与非肝肾综合征实施 TIPS 后的发病率相似。这项研究结果显示，采用 TIPS 治疗方案治疗肝硬化并发 I 型肝肾综合征患者时，不仅能改善肾功能，而且还能降低肾素-血管紧张素和交感神经系统活性。此外，研究人员也承认无法就 TIPS 在 I 型肝肾综合征管理中的有效性和安全性给出肯定的结论，毕竟这只是一项以少数患者群体为研究对象开展的试验研究，并且缺乏对照组。

在一项 31 例不适合实施移植手术但接受了 TIPS 治疗的肝硬化并发肝肾综合征患者为受试群体的试验研究（I 型肝肾综合征，$n = 17$；II 型肝肾综合征，$n = 14$）中，Brensing 等人再次证明了这一治疗术式对肾功能有着积极影响。数据显示，实施 TIPS 治疗后 4 周（实施 TIPS 之后与基准进行对比；$P <$

0.001),SCr 水平、肌酐清除率和血清尿素水平都有了明显改善。在 7 例需要透析的患者中,4 例中断透析,另有 2 例分别在实施 TIPS 7 个月和 24 个月后,最初不适合实施移植手术的身体状况得到了改善,并实施了移植手术。相反,因晚期肝功能衰竭未接受 TIPS 治疗的患者(未接受 TIPS 治疗组,$n = 10$)中,除了 1 例患者外其他全部出现肾功能进步性恶化。接受 TIPS 治疗($n = 14$)后,Ⅰ型肝肾综合征患者 3 个月,6 个月和 12 个月的存活率分别为 64%、50% 和20%,相比肾功能不全基线($P < .01$)相同但未能接受 TIPS 治疗的患者($n = 7$),这一结果要理想得多。基于这项试验结果,研究人员提出,TIPS 是一个对特定肝肾综合征患者群体具有持续性疗效的理想治疗术式,甚至可以避免实施肝移植手术。

序贯血管收缩剂治疗联合经颈静脉肝内门体静脉分流术。在一项以评估 TIPS 对适应血管收缩剂疗法的肝硬化并发顽固性腹水患者的疗效为目的的试验研究中,Wong 等人证明对于适当患者在米多君、白蛋白和奥曲肽三联治疗方法之后实施 TIPS 可以使血浆肾素和醛固酮正常化,进一步改善肾功能和尿钠排泄。该项试验以 14 例肝硬化并发Ⅰ型肝肾综合征患者为受试群体。10 例患者(71%)对血管收缩治疗有反应,表现为连续 3 日 SCr 降到不足 1.53 mg/dl。为了进一步改善肾功能,为 5 例肝性脑病风险较低的患者实施 TIPS。TIPS 手术后 12 个月随访数据显示,GFR(与 TIPS 手术前相比;$P < 0.01$)和肾血流动力学(与 TIPS 手术前相比;$P < 0.05$)出现明显改善,尿钠排泄功能增强,同时血浆肾素和醛固酮水平正常化。5 例接受 TIPS 手术的患者中,其中 4 例未接受肝移植手术,存活时间为 6～30 个月,仅出现少量腹水;另外 1 例接受肝移植手术的患者存活了 13 个月。相反,5 例接受血管收缩剂治疗而未接受 TIPS 手术的入组患者,3 例死亡,2 例需要接受肝移植。

小型试验研究的结果显示,TIPS 对肝肾综合征患者的肾功能和短期存活有积极意义,但还应注意预后因素不理想的患者本就不适合接受 TIPS 手术。因此,目前我们并不建议通过 TIPS 治疗肝肾综合征,还需要进一步临床研究。此外,我们还需对此开展大型随机对照试验。

肾功能对于肾衰竭患者来说,血液透析(HD)或连续性肾脏替代治疗(CRRT)可作为肝移植的过渡治疗方法。选择血液透析还是连续性肾脏替代治疗通常要取决于患者的临床症状,对于严重肝病和显著性高血压患者,间歇性血液透析可能会导致血流动力

学状态恶化。此外,对于颅内压增高、血流动力学不稳定和血清渗透压快速变化的暴发性肝功能衰竭患者来说,间歇性血液透析可能会加重脑组织缺氧和脑水肿,进而出现并发性颅内压增高。要保持心脏血管和神经系统稳定性,最好通过连续性肾脏替代治疗(最好是通过连续性静脉血液透析)缓慢持续地调整这个患者的液体容量和溶质。虽说腹膜透析可能跟连续性肾脏替代治疗一样在血流动力学方面有一定优势,但毛细血管血流量的减少又会降低低血压患者的有效溶质清除率。要进一步清除因肝功能衰竭产生的蛋白结合毒素,就要引入肾脏替代疗法,即分子吸附再循环系统(MARS)。MARS 在传统透析装置基础上加装了一个白蛋白回路,前者负责清除因肝功能衰竭产生的白蛋白结合毒素,后者则负责清除因肾衰竭聚集的水溶性溶质。

在一项以 MARS 治疗模式相比标准治疗方法对Ⅰ型肝肾综合征($n = 13$)高危患者(胆红素浓度≥15 mg/dl)30 日存活率的单中心前瞻性随机对照试验,Mitzner 等人指出,相比传统治疗方式(即限钠、用白蛋白扩充容量、按需低剂量多巴胺及谨慎使用利尿剂)和血液透析滤过法($n = 5$),MARS 治疗术式($n = 8$)显著降低了 SCr 和胆红素水平($P < 0.01$),而且还延长了 MARS 治疗后患者存活时间($P < 0.05$)。

在另一项小型随机对照试验中,Heeman 等人再次印证了 MARS 治疗方法对肾功能和患者存活时间都有着积极影响。但该项试验没有将肝肾综合征(Ⅰ型或Ⅱ型)患者纳入其中,将 23 例胆红素水平高于 20 mg/dl 的患者随机分组,一组在传统治疗方法的基础上实施 MARS(试验组,$n = 12$),另一组仅使用传统治疗方法(对照组,$n = 11$)。经过 1 周治疗后,试验组患者的血浆胆汁酸和胆红素(白蛋白结合分子标志物)水平分别平均下降 43% 和 29%,但在对照组则没有显著变化($P < 0.05$)。试验组患者的肾功能和肝性脑病出现好转,而对照组患者则显著恶化。不良事件极少,两组无差别。

与 Mitzner 等人和 Heeman 等人的试验结果相反,Wong 等人未能证明 MARS 具备改善肝硬化并发顽固性腹水和Ⅰ型肝肾综合征患者系统血流动力学和肾功能的疗效,同时这类患者群体对血管收缩剂治疗也没有反应,但是 MARS 治疗术式明显降低了一氧化氮浓度。结果显示,SCr 水平出现暂时性降低,这可能跟 MARS 直接清除 SCr 有关,因此不能作为实际肾功能改善的依据。

目前,对于血管收缩剂治疗无反应的肝硬化、顽

固性腹水并发 I 型肝肾综合征患者，不推荐实施 MARS。目前 MARS 术式的有效性、安全性和可行性还需进一步研究确定。

图 74-2 总结了肝肾综合征管理的建议治疗方案。

## 原位肝移植过程中终末期肝病患者的电解质异常和术中血流动力学变化

电解质异常和酸碱平衡紊乱通常会导致终末期肝病恶化。在手术治疗过程中，实施过原位肝移植手术的患者会出现特有的血流动力学及电解质异常和酸碱平衡紊乱。基于分析的目的，原位肝移植通常可分为 3 个阶段：第一阶段也就是无肝前期阶段，从麻醉开始到患者病变肝脏血流阻断为止（无肝前期）；第二阶段也就是无肝期，从无肝时间开始到以患者循环血对供肝进行再灌注为止；第三阶段，即无肝后期或再灌注阶段，自再灌注开始一直持续到手术结束。下文我们将介绍原位肝移植过程中 ESLD 患者出现的电解质异常和酸碱平衡紊乱及术中血流动力学变化。

### 液体和电解质异常

#### 低钠血症

鉴于不同原因造成的肾脏游离水清除率降低，加之注射药用低渗溶液，等待实施肝移植手术的患者通常都会伴随出现低钠血症。主要原因包括抗利尿激素（ADH）分泌物非渗透性上调、前列腺素代谢变化、严重肾脏血管收缩、近端小管钠和水重吸收、维持足够游离水排泄的饮食溶质不足及因无法代偿损失盐分造成的负平衡。通过持续大量摄入游离水维持低钠血症的状态。无症状性低钠血症（血清钠浓度 < 136 mmol/L）一般包括游离水限制和膳食摄入充足溶质，以便将肾小管内基于渗透性的液体流量维持在理想的水平。理论上来讲，ADH 受体拮抗药——托伐普坦应该对因过量 ADH 引起的晚期肝病和低钠血症有较好的治疗效果。但是，对于肝硬化患者来说，服用托伐普坦的一个主要不良反应就是消化道出血并发症。如果伴随抑郁及抽搐等神经性并发症的症状性低钠血症，建议滴注高渗生理盐水，这样可以在 2～3 小时内快速使血清钠浓度增加 1～2 mmol/（L·h）（比如 2～3 小时内总计增加 2～6 mmol/L），或者直到危及生命的神经性并发症缓解。

在成功实施肝移植手术后几小时内血清钠浓度就会增加，大概与注射含钠量高的血液制品、调节抗利尿激素异常分泌综合征（SIADH）分泌功能并改善肝功能有关。许多研究指出，原位肝移植患者低钠血症的快速自动校正与渗透性脱髓鞘综合征（或脑桥中央髓鞘溶解症）恶化有关。但是，除此之外我们也应注意其他因素，包括酗酒史、营养失调、缺氧和肝性脑病，因为原位肝移植患者的钠校正率与神经性并发症并不完全吻合，可见它们可能也起到了一定的影响作用。

#### 钾代谢异常

肝移植前，由于大量使用缓泻药和利尿剂、消化道液体损失、低镁血症、饮食摄入不良或者以上各项兼而有之，通常情况下大多数患者都会出现轻度到中度的低钾血症。在肝移植过程的不同阶段，钾浓度也会不断变化，主要原因在于使用大量血制品和晶体液、酸碱平衡状态、肾功能、内源性胰岛素分泌及血流动力学和热力学稳定性的变化。通常，肝移植手术的最初两个阶段（第一阶段和第二阶段），钾浓度会保持比较稳定的状态。但是，假如在无肝阶段末期允许供肝富钾灌注液进入循环系统，那么钾浓度就会出现暂时性增加。供肝灌注液之所以钾浓度较高是因为供肝保存阶段肝细胞钠钾泵的低温（4 ℃）抑制作用导致细胞外钾排泄。但是，这类钾浓度增加会在 10～15 分钟后逆转，大概是因为再灌注和复温后钾向细胞回流造成的。另一方面，假如去除供肝灌注液，又会造成钾大量损失，进而导致钾浓度显著下降。无肝期或再灌注阶段末期出现低钾血症还有一个原因，那就是碳酸氢盐生成量增加，代谢性酸中毒改善，进而加快了细胞间钾移动。钾流失的其他原因还有大量扩容诱导的多尿造成不可避免的钾流失，以及鼻胃管、胆汁和腹水引流等。梅奥诊所（Mayo Clinic）公布的一系列数据显示，58% 的患者都需要通过补钾将钾浓度维持在正常水平。

虽然低钾血症是一种常见症状，但肝功能衰竭情况下也有可能发生高钾血症，特别是输血量较大的患者风险更高。如果并发严重的高钾血症和少尿或无尿，需透析治疗。移植后早期因为使用大剂量钙调磷酸酶抑制剂（CNI），因此常会出现轻度高钾血症。通常，这是由轻度高氯血性酸中毒引起的，跟 IV 型肾小管性酸中毒的临床表现相似。此外，还有一些原因也不容小觑，包括因严重电解质异常（即低磷血症）导致的横纹肌溶解症、肠道或其他组织坏死及阻塞性肾病。

#### 钙代谢异常

通常，ESLD 患者体内的总钙和离子钙浓度会因

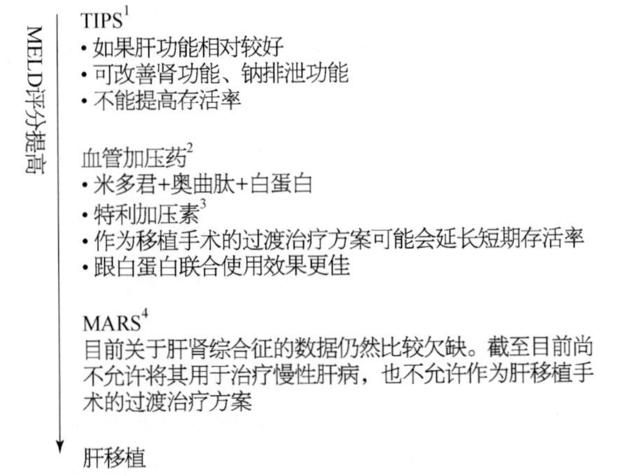

MELD评分提高

TIPS[1]
• 如果肝功能相对较好
• 可改善肾功能、钠排泄功能
• 不能提高存活率

血管加压药[2]
• 米多君+奥曲肽+白蛋白
• 特利加压素[3]
• 作为移植手术的过渡治疗方案可能会延长短期存活率
• 跟白蛋白联合使用效果更佳

MARS[4]
目前关于肝肾综合征的数据仍然比较欠缺。截至目前尚不允许将其用于治疗慢性肝病，也不允许作为肝移植手术的过渡治疗方案

肝移植

**图 74-2**　从治疗学角度阐述肝肾综合征（可能因不同的医疗中心而有所差异）。MARS，分子吸附再循环系统；MELD，终末期肝病模型；TIPS，经颈静脉肝内门体静脉分流术。1. 禁忌证：超过 65～70 岁，肺动脉高压，已存在心功能障碍，未经治疗的胆道梗阻、多囊性肾病、肾性肾病引起的肾损伤、肝脏恶性肿瘤、肝性脑病和 Child-Turcotte-Pugh 评分超过 12。2. 美国肝病研究学会目前建议治疗 Ⅰ 型肝肾综合征应注射白蛋白，并辅之以血管活性药物（比如奥曲肽和米多君）。3. 目前仅在欧洲应用，在美国因关于这种治疗模式提高存活率的支撑数据不足而被禁止使用。4. 目前不建议用于血管收缩剂无效的肝硬化和顽固性腹水并发 Ⅰ 型肝肾综合征患者

营养不良、吸收不良、维生素 D 不足、甲状腺功能低下引起的甲状旁腺功能减退或利尿剂诱发的肾脏钙损失而降低。虽然低钙血症在 ESLD 患者中更常见，但也有一部分患者会出现高钙血症。我们已经提到，晚期肝病患者的高钙血症是由轻度和中度肾衰竭引起的，并且不受甲状旁腺功能亢进和维生素过多影响。此外，肝细胞癌患者都会伴随由肿瘤细胞生成甲状旁腺相关多肽继发的高钙血症。根据我们的经验，这类高钙血症一般都会具有耐药性，包括普卡霉素、降血钙素和依替膦酸二钠。若要实施肝移植手术，那么实施肝切除手术切除肿瘤是最有效的治疗术式。

肝移植的 3 个阶段会进一步干扰钙代谢，因此在此过程中需要严格监控和管理。在无肝前期阶段，使用大量含枸橼酸盐的血液制品替代因门静脉高压、凝血障碍和血小板减少导致的大量失血，而离子钙与血液制品中的枸橼酸盐快速螯合，导致离子钙浓度显著下降。虽然理论上来说每 1.0 mmol 枸橼酸盐能与 0.6 mmol 钙螯合，但是鉴于可能会出现校正过度并导致严重高钙血症恶化的情况，因此不建议根据估算值替代补偿全部钙缺失量。相反，建议使用相符的离子钙电极进行常规术中监控，同时根据离子钙正常浓度范围注射钙代偿药物。

虽然使用了钙补充剂，无肝期离子钙浓度仍会最低降至 0.6 mmol/L，但枸橼酸盐相比术前浓度仍增加了 100 倍。其他可能会导致离子钙浓度低于正常值的原因包括：静脉转流及在无肝阶段末期或再灌注阶段供肝灌注液释放到受体循环系统的稀释效应。但是，许多医疗中心不允许将供肝灌注液释放到受体，纠正酸碱和电解质的紊乱。

在无肝阶段末期，供肝功能建立后开始将枸橼酸盐经代谢作用转化为碳酸氢盐，并释放出钙离子。代谢性酸中毒和低钙血症也会逐渐得到有效校正。假如在移植初期阶段钙补充剂使用过量，并且注射大量含枸橼酸盐的血液制品，那么有可能加剧代谢性碱中毒和高钾血症。当肾功能恢复到一定程度后，这类异常反应会在 36～48 小时内通过扩容和利尿得到纠正。此外，透析时应使用低碳酸氢盐和低钙透析液。现有研究数据显示，肾衰竭和继发性甲状旁腺功能亢进并发高钙血症患者面临的转移性钙化的风险也会增加。

### 低镁血症

低镁血症在肝病患者中也比较普遍，主要是由营养不良、胃肠道丢失和长期使用利尿剂引起的。在原位肝移植过程中，离肝和无肝阶段离子镁浓度会显著下降，这与输注富含枸橼酸盐的血液制品后体内枸橼酸盐浓度增加有关。供肝再灌注后 2 小时内血清枸橼酸盐浓度逐渐恢复到基线值，进而可以改善低镁血症。镁是一种维持心血管平衡和神经系统稳定性的重要辅因子，因此体内镁离子浓度发生急剧变化一定可以及时发现且及时治疗。但是，需注意在无肝期应避免在供肝再灌注后通过枸橼酸盐清除减少而过度校正低镁血症时的镁浓度。术后阶段使用钙调磷酸酶抑制剂（CNI）和利尿剂可能会再次加剧低镁血症。

### 低磷血症

终末期肝病患者体内磷浓度一般正常或偏低。通常，当细胞内磷摄入量随着合成代谢反应急剧增加时，营养不良的患者会普遍出现低磷血症，再喂养或容量再扩充后尤为明显。造成低磷血症的其他原因有：慢性消化道和肾脏血液流失或严重的急性呼吸性碱中毒。

成功实施肝移植手术后，扩容和利尿会加剧低磷血症。围手术期内低钙血症诱发的甲状旁腺激素分泌量增加或肝肾综合征继发性急性肾损伤可能会进一步增加肾脏磷酸丢失，同时改善肾功能。药物治疗包括过去注射的抗酸剂和钙调磷酸酶抑制剂，

它们可能也是促使肾脏磷酸流失的因素。虽然轻度低磷血症可通过口服磷酸盐来补充,但严重缺磷的情况(<1 mg/dl)则需要静脉补充。

### 酸碱平衡紊乱

#### 终末期肝病患者酸碱平衡紊乱

终末期肝病患者一般会表现为混合型酸碱平衡紊乱,包括呼吸性碱中毒、代谢性碱中毒和(或)代谢性酸中毒。表74-6列出了导致终末期肝病患者酸碱平衡紊乱的各方面原因。

呼吸性碱中毒。呼吸性碱中毒是肝病患者最常见的酸碱平衡紊乱症状。无论是否伴随腹水,20%~50%的晚期肝病患者都会出现呼吸性碱中毒,大多由于疼痛、焦虑、发热、大量腹水引起低氧血症、贫血、肝肺综合征、胸腔积液或细菌性脓毒症等增加通气所致。此外,还有因晚期肝病患者体内黄体酮、雌二醇或两者联合聚集引起的中枢神经性换气过度导致的呼吸性碱中毒。虽然呼吸性碱中毒并不是一个公认的概念,但是在晚期肝病情况下,随着肝脏清除能力下降,造成黄体酮和雌二醇水平增高而加强对中枢神经系统的刺激。

呼吸性酸中毒。呼吸性酸中毒相对没有那么普遍,通常是因过量使用镇静剂或麻醉剂引起的,同时还会伴随低磷血症、低镁血症、低钾血症或高钾血症等严重电解质异常导致的呼吸驱动减弱或者呼吸肌疲劳所致。低钙血症也是造成呼吸性酸中毒的一方面原因。需要注意的是,慢性阻塞性肺疾病患者注射髓襻利尿剂后诱发严重的高碳酸血症,原因在于髓襻利尿剂后的代谢性碱中毒引发的代偿性呼吸性酸中毒。

代谢性碱中毒。实验结果显示,约15%肝功能相对稳定的患者可出现代谢性碱中毒,主要是由于药物干预引起的,比如髓襻利尿剂和胃肠减压。

代谢性酸中毒。晚期肝病患者可能会出现高阴离子间隙代谢性酸中毒和阴离子间隙正常型代谢性酸中毒。高阴离子间隙代谢性酸中毒可能是由B型或A型乳酸性酸中毒造成的,前者是因肝功能衰竭诱发的症状,后者则是由败血病或由消化液或血液丢失导致的严重低血压引发的症状。关于造成高阴离子间隙代谢性酸中毒的其他原因,还应考虑已知酒精中毒患者摄入甲醇、三聚乙醛或乙二醇,或者存在多种合并症的营养不良患者长期使用高剂量对乙酰氨基酚等因素。非阴离子间隙代谢性酸中毒可能是因药物性(比如乳果糖)腹泻、肠外高营养或肾小管酸化

功能减退导致的。后者可能是因功能性或肾性肾小管损伤引起的。功能性肾小管酸化障碍是因保钾利尿剂或因远球小管钠转运不足(比如肝肾综合征中肾脏血管严重收缩)无法为肾小管质子分泌($H^+$)作用提供理想电化学梯度所需的钠导致的。肾性肾小管障碍则是因肾小管间质病变或因肾病引起的肾小管损伤导致的。最后,代谢性酸中毒只是单纯地反映伴发性肾损伤的程度。

#### 术中和术后阶段酸碱平衡紊乱

在肝移植过程中,酸中毒加剧的病例比比皆是,一般都是因为输注大量含枸橼酸盐的血液制品导致的,并且还会加剧A型和B型乳酸性酸中毒,个别情况下注射酸性供肝灌注液也会导致酸中毒。因此,在手术过程中,为了将pH维持在正常范围内,通常使用碳酸氢钠纠正。

在完成肝移植手术并恢复各项肝功能后,包括将枸橼酸盐转化为碳酸氢盐和乳酸代谢功能——术前代谢性酸中毒也可以得到纠正,个别情况下可能会因过度纠正导致代谢性碱中毒。术后导致代谢性碱中毒加剧的其他原因包括持续性胃肠减压、连续性使用利尿剂和术后醛固酮增多症。因此,术中应尽量避免出现过度碱化。当然,术后护理也非常重要,需通过机械通气避免出现呼吸性碱中毒及因此引起的并发性混合型碱血症。如果出现显著碱血症或者pH高于7.45,应允许相应的二氧化碳潴留,通常情况下严重碱血症的耐受性不好。对于需要实施透析的患者,应尽量降低透析液中碳酸氢盐的含量。假如pH持续高于7.5并伴随出现血流动力学不稳定的症状,需注射150 mmol/L盐酸,将pH降至7.5以下。但是,这里应该注意这只是从理论上来讲,虽尚未得到证实,但注射盐酸可能会增加部分供肝受体的肺动脉压,加剧潜在肺动脉高压,因此会对供肝功能产生负面影响。

### 原位肝移植过程中造成终末期肝病患者急性肾损伤加重的术中危险因素

无肝阶段(第二阶段)门静脉和下腔静脉阻断会中断下肢和内脏床的静脉回流,进而导致心排血量和血压降低,全身血管阻力增加,同时重要器官再灌注减少。后者可能会导致肾脏灌注不足,还可能会导致缺血性肾脏损伤。虽然目前试验已证明,在无肝阶段静脉转流(VVB)可以改善或重建正常的血流动力学生理条件,但目前并不是所有试验都能证明VVB具有降低围手术期或术后早期阶段急性肾损伤的作用。

在一项以 87 例原位肝移植的回顾性研究中,Shaw 等人指出,采用 VVB 的患者手术后 3 日内 SCr 水平下降,术后透析需求降低。相反,在一项以 77 例原位肝移植患者为受试群体的前瞻性对照试验中,对患者进行随机分组,一组实施 VVB 治疗(Ⅰ组),另一组不实施 VVB 治疗(Ⅱ组),在围手术期不同阶段(麻醉诱导、肝切除、无肝期、胆道吻合及术后 24 小时)分别检测肝功能不全的程度,试验结果显示在整个试验过程中,除无肝期外,两组患者没有明显差异;在无肝期,Ⅱ组患者的肾功能损伤更明显(未实施 VVB)。但是,两组术后第 7 日两组患者的肾功能和术后第 1 周血液透析/血液滤过需求相似。术后早期阶段,两组患者都出现肾功能退化,一小部分患者出现持续性肾功能损伤。一项多因素分析指出,麻醉诱导阶段平均动脉压偏低是造成术后早期严重急性肾损伤的独立风险因素[术后 24 小时菊粉清除率<10 ml/(min·1.73 m²)]。一项旨在评估肝后腔静脉切除联合 VVB(RCV + VVB 组;$n = 104$)、背驮式原位肝移植联合 VVB(PB + VVB 组;$n = 148$)及背驮式原位肝移植不联合 VVB(PB 组;$n = 174$)3 种不同术式临床效果的回顾性研究,Sakai 等人指出 PB 组急性肾损伤的发生率较低($P = 0.000\ 1$),并且患者和供肝的存活率更高。

虽然目前这一领域仍缺乏大型前瞻性临床试验数据的支撑,但我们认为在原位肝移植过程中,围手术期和术后早期加重急性肾损伤的术中风险因素跟未移植情况下的风险因素相似。其中包括麻醉诱导的有效血量减少、原有心血管疾病或严重心肌病、血流动力学不稳定或低血压持续时间长、血管容量严重不足、使用会对肾内血流动力学产生负面作用的药物、年龄较大、原有慢性肾病和糖尿病等。从这个角度来讲,无肝期延长造成的血流动力学不稳定和肝切除手术中大出血可能会使原位肝移植受体术后出现急性肾损伤。极少数试验数据显示,实施 VVB 可能会对下腔静脉阻断试验中血流动力学不稳定的患者比较有利。但是,近年来,大多数医疗中心都提倡采用背驮式原位肝移植不联合 VVB 的治疗方案。

## 移植后肾功能的影响因素

接受原位肝移植手术的患者中,17%～95%会产生术后急性肾损伤,发生差距如此之大的原因是目前急性肾损伤的确定标准不一。但是,术后急性肾损伤的一般原因包括肾脏缺血或肾毒性药物继发性急性肾小管坏死、原有肝肾综合征和药物导致的间质性肾炎。前者可能包括长期低血压、败血病或败血性休克、持续性肾前性急性肾损伤及肾毒性药物注射。目前,针对移植后因使用环孢素或他克莫司造成的急性肾损伤或肾功能衰退已有详实的论述,下文将对此进行详细阐述。此外,研究人员还从不同角度证明了术前肾功能不全、移植肾功能延迟恢复或原发性供肝无功能及血清胆红素水平提高会使原位肝移植受体更易于产生术后急性肾损伤。术中风险因素已在上文讨论。

实验表明,原位肝移植受体的慢性肾病发生率为 4%～80% 或以上,发病差异很大的主要原因是慢性肾衰竭的确定标准和随访的间隔时间不一。原位肝移植后存活时间较长的患者出现进行性慢性肾病或终末期肾病(ESRD)恶化的危险因素包括钙调磷酸酶抑制剂肾毒性、原位肝移植术前肝肾综合征、原有肾功能不全及糖尿病。术后急性肾损伤、移植前和(或)移植后透析需求、丙型肝炎感染和年龄跟慢性肾病恶化的风险提高有关。

Fisher 等人开展的一项试验显示,存活时间为 1 年和 1 年以上的患者中 4% 出现严重慢性肾衰竭。近一半患者发展成终末期肾病。几乎所有接受肾穿刺活检的患者组织学检查都显示环孢素毒性。具体的病理学变化包括血管闭塞、肾小管萎缩、间质性瘢痕和肾小球硬化等。

一项以 1985 年 6 月至 1999 年末 834 例接受肝移植的患者为受试群体的回顾性研究显示,10.3% 的患者严重慢性肾功能不全,其中 50% 以上都有终末期肾病(严重肾功能不全的界定标准是:SCr>2.5 mg/dl;或需要进行透析或移植的终末期肾病)。10 年随访数据显示,严重肾功能不足的总发生率升至 14.4%,其中 50% 的患者有终末期肾病(7.9%)。终末期肾病患者肾脏诊断的推定原因为钙调磷酸酶抑制剂毒性(73.3%)、未恢复的肝肾综合征(6.66%)、局灶性节段性肾小球硬化(6.66%)、潜在肾病恶化(11.1%)及急性肾小管坏死/两性霉素毒性(2.22%)。对于接受原位移植手术后已经存活了 13 年的患者,18.1% 严重肾功能不全。无论是自体肾(原位肝移植受体)还是供体肾(肝肾联合移植),终末期肾病发病率都会随着移植后时间的推移而不断增加。

### 环孢素和他克莫司肾毒性

虽然化学结构不同,但环孢素和他克莫司是两种具有同样作用机制和相同临床和病理改变的肾毒性的免疫抑制剂。环孢素和他克莫司临床和组织学表现呈现多样化，主要包括多发性肾脏血流量和 GFR 的功能性衰退及非多发性血栓性微血管病。肾移植时，若患者伴随抗体介导急性排斥反应诱发的血栓性微血管病，应予以排除。试验显示，环孢素和低剂量他克莫司会导致剂量相关的急性可逆转性入球小动脉血管收缩和"肾小球前性"肾功能不全。对于肝移植来讲，环孢素诱导后 GFR 会立即降低，若同时静脉注射钙调磷酸酶抑制剂，这一反应会更强烈。通常，环孢素的毒性会在减少剂量后 24～48 小时内消退，而他克莫司的毒性可能会持续较长时间才能消退。这两种药物即使剂量再低也会产生肾毒性，从某种程度上来说它们本身就带有毒性。长期使用钙调磷酸酶抑制剂会导致慢性肾间质纤维化和不可逆性慢性肾病，这与基于剂量的急性 GFR 降低恰好相反。数据显示，钙调磷酸酶抑制剂诱导的间质纤维化过程涉及基于血管紧张素的纤维化分子表达上调，比如转化生长因子-β、内皮素-1 和骨桥蛋白；而基质降解受到抑制——后者借助的是基质金属蛋白酶活性的抑制作用。此外，长期的肾微循环持续收缩也是造成纤维化的一个原因。

比较环孢素与他克莫司对器官移植受体的长期肾毒性的临床研究，结果不一致甚至相互矛盾。Fisher 等人早期发表的试验报告阐述了在同一研究阶段，使用环孢素或他克莫司的原位肝移植患者严重慢性肾病的发病率相似。第 4 年两组患者的肌酐水平也类似。Platz 等人发现使用环孢素和他克莫司的患者晚期慢性肾损伤发生率相似，印证了 Fisher 等人的观点。

多项试验数据显示，他克莫司比环孢素的肾功能保护性更好，这与 Fisher 等人和 Platz 等人得出的结论恰好相反。在一项以确定原位肝移植患者出院时使用基于环孢素和他克莫司的免疫抑制剂后对长期肾功能的影响为目的的回顾性研究中，Pham 等人指出，根据 5 年随访数据，回顾期内无伴发糖尿病原位肝移植患者使用他克莫司的肾功能比使用环孢素的患者要好（$P < 0.01$）。再用相同方法对伴随糖尿病的原位肝移植患者进行分析，呈现相同趋势，但并未达到统计显著性（从 UNOS/OPTN 数据库检索 1994 年 4 月 1 日至 1997 年 12 月 31 日的数据）。一项由移植受者科学注册系统开展的已超过 32 000 名原位肝移植患者为受试群体的基于人群的大型队列研究表明，使用环孢素的患者出现钙调磷酸酶抑制剂导致的慢性肾病（界定标准为 GFR<29 ml/min 或者终末

期肾病加重）的风险要高于使用他克莫司的患者（相对风险，1.25；$P < 0.001$）。不同的是，其他实体器官移植的患者之间没有这种差异。部分（不是全部）试验结果显示，对于原位肝移植后长期存活的受体来说，服药 2 小时后（C2）微乳化环孢素 A（CSA-ME）药物浓度监测可以在不增加排斥风险的前提下保护肾功能。目前直接比较 C2 浓度监测与他克莫司对原位肝移植患者肾功能影响的研究案例仍相对匮乏。在一项对比原位肝移植患者 C2 CSA-ME 药物浓度监测（$n = 250$）与他克莫司治疗（$n = 245$）有效性和耐受性的多中心随机非盲前瞻性研究（LIS2T 研究）中，12 个月随访（两个治疗组 SCr = 1.19 mg/dl）数据表明 C2 CSA-ME 浓度监测和他克莫司治疗的有效性及对肾功能的影响相似。实施 C2 CSA-ME 药物浓度监测后，原位肝移植患者的肾功能可以得到短期和长期改善，但用药剂量标准尚未确定。

调整免疫抑制方案避免术后急性肾损伤或慢性肾病的方法会产生不同的结果。虽然到目前为止针对预防或最大限度地降低环孢素或他克莫司肾毒性这个问题尚未建立起清晰完善的方案，但许多医疗中心提倡实施无钙调磷酸酶减量治疗方案，并且可以根据不同肾功能的状态进行调整。随着单克隆抗体抗 IL-2 受体拮抗剂（巴利昔单抗和赛尼哌）、吗替麦考酚酯（MMF）及哺乳动物类西罗莫司靶蛋白（mTOR）抑制剂西罗莫司和依维莫司等药物的出现，研究人员开发了多种既能避免钙调磷酸酶抑制剂治疗引起的肾毒性副作用又能提供充分免疫抑制的免疫抑制方案。

在一项以 11 例确定存在急性肾损伤（界定标准为 SCr 在基线基础上增加的比例大于 25%）的成年移植受体（7 例心脏移植、2 例肝移植、2 例心脏-肾脏联合移植）为受试群体的小型系列试验，对患者使用巴利昔单抗或达利珠单抗（赛尼哌）的同时限量使用环孢素。结果显示，肾功能改善，未增加急性排斥风险。该研究小组还证明，对于存活时间较长（>1 年）的伴随肾功能不全（与移植后第 1 个月相比肌酸酐清除率降低比例超过 25%，$n = 19$）的原位肝移植受体，先将环孢素用药剂量逐渐降到很低的水平（1 日给药 2 次，每次 25 mg），然后使用吗替麦考酚酯，肾功能出现明显改善。1 年随访数据显示，SCr 从（141 ± 24）$\mu mol/L$ 降到（105 ± 22）$\mu mol/L$（$P = 0.002$），GFR 从（40 ± 13）ml/min 增加到（64 ± 18）ml/min（$P = 0.002$）。但是，29% 的受试患者出现急性排斥，表明这一治疗策略可能会存在急性排斥的风险。

## 表74-6 终末期肝病患者的酸碱平衡紊乱*

| 酸碱平衡紊乱 | 病原学 |
| --- | --- |
| **呼吸性碱中毒** | 低氧血症 |
| | 高氨血症 |
| | 血浆黄体酮浓度增加 |
| | 低钠血症 |
| | 细胞内酸中毒 |
| | 物理性刺激(焦虑、疼痛、高热) |
| **代谢性碱中毒** | 氯敏感型 |
| | • 利尿剂 |
| | • 消化道液体损失(呕吐、消化道出血) |
| | • 口服量减少或注射液体不足 |
| | 氯抵抗型 |
| | • 低白蛋白血症 |
| | • 低钾血症 |
| **代谢性酸中毒** | 阴离子间隙增加 |
| | • 乳酸性酸中毒 |
| | • 伴发肾衰竭 |
| | • 败血症 |
| | 正常阴离子间隙 |
| | • 肾小管酸中毒 |
| | • 保钾利尿剂 |
| | • 自身免疫性肝病 |
| | • 酒精诱导慢性肝病 |
| | • 腹泻 |
| | • 乳果糖 |
| | • 抗生素 |
| | • 静脉高营养 |
| **呼吸性酸中毒** | 呼吸肌疲劳 |
| | • 大量腹水 |
| | • 胸腔积液 |
| | 严重的电解质异常 |
| | • 低磷血症 |
| | • 低镁血症 |
| | • 低钾血症 |
| | • 低钙血症 |
| | 呼吸驱动抑制 |
| | • 镇静剂 |
| | • 麻醉剂 |
| | • 严重肝性脑病 |

\* 以发生率高低排序(改自 Pham PT, Pham PC, Wilkinson AH: The Kidney in liver transplantation. Clin Liver Dis. 2000;4:567 - 590.)

Neau-Cransac 等人对穿刺活检确定存在钙调磷酸酶抑制剂慢性肾毒性的原位肝移植受体进行了研究,在停用环孢素或他克莫司并使用吗替麦考酚酯或硫唑嘌呤的情况下,并未发现肾功能明显改善,与 Cantarovich 等人公布的试验结果恰好相反。另一方面,供肝排斥反应的发生率也没有增加。

### 钙调磷酸酶抑制剂减量或停用治疗方案中西罗莫司或依维莫司对肾功能的保护作用

西罗莫司是一种 mTOR 抑制剂,并且会产生与钙调磷酸酶抑制剂不同的副作用。研究发现在不使用钙调磷酸酶抑制剂的基础治疗方案中,西罗莫司不会产生肾毒性。以评估西罗莫司转换治疗对肾功能的影响或钙调磷酸酶抑制剂减量治疗方案中西罗莫司的作用为目的的研究得出的结果比较复杂。

一项以 16 例存活时间较长(>3 年)并且并发不同程度慢性肾损伤(从轻度到重度,肌酐清除率从>70 ml/min 到 20~40 ml/min)的原位肝移植患者为受试群体的早期回顾性研究中,将环孢素或他克莫司转换为基于西罗莫司的免疫抑制剂,6 个月随访数据显示,肾功能的改善程度呈个体差异,未出现排斥反应。在一项以 48 例原位肝移植中位时间 19.4 个月后因多种并发症将钙调磷酸酶抑制剂转换西罗莫司治疗的患者为受试群体的单中心研究中,结果显示,转换治疗前严重肾功能不足(GFR 为 20~40 ml/min)患者的平均 GFR 从 33 ml/min 提高到 48 ml/min($P = 0.022$),转换治疗前中度肾功能不足(GFR 为 40~70 ml/min)患者的平均 GFR 从 56 ml/min 提高到 74 ml/min($P = 0.0001$)。西罗莫司转换治疗对转换前 GFR 高于 70 ml/min 的患者肾功能没有改善。17% 的患者因不良反应停用西罗莫司,转换前蛋白尿高于 30 g/L 和西罗莫司最低浓度高于 9.5 μg/L(7.7 μg/L)是停药的($P < 0.05$)主要因素。17% 的患者接受西罗莫司转换治疗后出现急性排斥反应,研究人员认为可能是因为西罗莫司最低浓度较低导致的。可见,钙调磷酸酶抑制剂转换为西罗莫司是安全的,并且可以显著改善肾功能。一项综合了 32 项研究数据(10 项随机对照试验,$n = 625$;22 项观察试验,$n = 758$)的 meta 分析同样也表明,钙调磷酸酶抑制剂减量(在基于吗替麦考酚酯、西罗莫司和依维莫司的治疗方案中)可以保护甚至改善存在肾功能损伤的原位肝移植受体的肾功能,但与常规钙调磷酸酶抑制剂治疗方法一样都会出现短期急性排斥反应,存活率也相似(在纳入试验之前肾功能损害参数为 GFR<60 ml/min、SCr>1.5 mg/dl 或肌酐清除率<70 ml/min)。但是,这项研究也不是没有局限性。所有试验都未按照双盲法设计,使用了不同的钙调磷酸酶抑制剂减量或停用方案,只有 30% 的随机对照试验开展了意向处理分析,并且大多数研究的随访时间为 12 个月或更短。

基于一项以 607 例原位肝移植后情况稳定的受体(接受原位肝移植手术后 6~144 个月)为受试对象

的大型前瞻性开放性试验,Abdelmalek 等人未能证明西罗莫司转换治疗方法对肾功能保护的积极作用,与上文恰好相反。试验过程中,随机将患者按照 2∶1 的比例分组,一组直接从钙调磷酸酶抑制剂转换成西罗莫司(n=393),另一组持续使用钙调磷酸酶抑制剂 6 年(n=214)。12 个月随访发现,两组基线调整后根据 Cockcroft-Gault 公式得出的平均肾小球滤过率没有明显变化。需要注意的是,第 52 周随访(P<0.001)时发现,西罗莫司转换与经穿刺活检确诊的急性排斥反应的风险较高(P=0.02)有关,同时因不良反应产生的停用率也较高。

跟西罗莫司一样,依维莫司也是与钙调磷酸酶抑制剂有着不同副作用的 mTOR 抑制剂。目前以评估钙调磷酸酶抑制剂-西罗莫司转换治疗方案对肾功能积极作用为目的的研究仍相对比较匮乏。在一项以 94 例通过钙调磷酸酶抑制剂-西罗莫司转换治疗各种并发症(使用钙调磷酸酶抑制剂引起的肾损伤或糖尿病、移植前肿瘤或移植后新发肿瘤或肿瘤复发)的患者为研究群体的单中心研究中,在使用依维莫司前肾损害程度忽略不计的前提下,依维莫司转换治疗后 12 个月内 GFR 平均值未出现明显差别。肝移植与开始使用依维莫司的平均间隔时间为(5±5)年。转换治疗方案会并发更多副作用,包括高脂血症(P<0.001)和蛋白尿(P<0.05),另有 16% 的患者停药。因此,为了更全面地掌握依维莫司对癌症患者肾功能和存活率的影响,应延长随访时间。

### 钙调磷酸酶抑制剂减量或停用治疗方案中 mTOR 抑制剂对肾功能的保护作用

虽然钙调磷酸酶抑制剂减量或停用方案联合吗替麦考酚酯或 mTOR 抑制剂治疗会改善或减缓慢性肾损伤的恶化,但在 SCr 高于 3.0~3.5 mg/dl(未公布分析结果)时,特别是在治疗性干预过程中产生大量蛋白尿或者经穿刺活检确诊出现显著慢性组织学变化时,免疫抑制治疗的效果有限。在一项以 59 例因供肾功能恶化和钙调磷酸酶抑制剂毒性组织学症状接受过西罗莫司转换治疗的肾移植患者的研究中,在长达 5 年的随访期内,相比基线蛋白尿小于 800 mg/d 的患者,基线蛋白尿大于 800 mg/d 的患者与供肾失功能的相应风险达到 3.98(P<0.001)相关。但针对肝移植受体的类似研究相对较少。但是,要将 mTOR 抑制剂转换治疗方法用于基线蛋白尿显著更高的原位肝移植或肝肾联合移植受体,还需要谨慎衡量。

### 药物相互作用

#### 环孢素联合西罗莫司治疗

两项三期临床试验(全球和美国西罗莫司研究团队)数据显示,环孢素联合西罗莫司会伴随出现环孢素诱导的肾毒性。目前已有大量证据表明环孢素与西罗莫司的药物动力学作用会进一步提高环孢素肾毒性。在采用联合治疗时,特别是当 SCr 水平因不知名原因增加时,应降低环孢素给药剂量。

#### 他克莫司联合西罗莫司治疗

目前关于他克莫司和西罗莫司的药物动力学作用的研究还未达到那么严谨的程度。在同时给予他克莫司和西罗莫司时,当西罗莫司给药剂量高于 2 mg/d 时,可以降低他克莫司风险。但同时也有数据显示,肾移植受体使用西罗莫司联合他克莫司后出现急性肾损伤。

#### 他克莫司联合依维莫司治疗

跟西罗莫司一样,有数据显示依维莫司能显著降低他克莫司危险性。在原位肾移植受体中评估依维莫司对他克莫司药物动力学影响的随机前瞻性研究中,Pascual 等人指出,依维莫司达到特定给药剂量后可以显著降低他克莫司的口服生物利用度。试验过程中,随机分组,一组依维莫司和他克莫司联合治疗,依维莫司的给药剂量为 3.0 mg/d;另一组,依维莫司和他克莫司联合治疗,依维莫司的给药剂量为 1.5 mg/d,结果显示,前者比后者需搭配更高剂量的他克莫司才能达到血药浓度的目标范围。但是,并不是所有试验结果都跟依维莫司对他克莫司的口服生物利用度有显著影响这一结论相吻合。在一项以 8 例状态稳定的肾移植受体的小型单中心研究中,Kovarik 等人提出,在基于他克莫司的免疫抑制方案基础上增加依维莫司对这两种药物的药物动力学都没有影响或只有极小的影响。

因此,鉴于药物相互作用,在钙调磷酸酶抑制剂与 mTOR 抑制剂(西罗莫司或依维莫司)联合治疗方案中,需密切监测钙调磷酸酶抑制剂的药物浓度,避免出现钙调磷酸酶抑制剂剂量不足或剂量过度的状况。

## 急性或慢性肾损伤对原位肝移植患者和供肝预后的影响

以分析急性或慢性肾损伤对患者和供肝预后的研究结果各异,甚至相互矛盾。本节我们将回顾关于原位肝移植过程中急性或慢性肾损伤对患者和供肝存活时间的临床影响的相关文献。以现有文献资料为鉴,我们将阐述我们关于急性或慢性肾损伤对原位肝移植患者存活率潜在影响的看法。

Cuervas-Mons 等人开展的早期试验研究指出,79%的案例可根据术前 SCr 水平低于或高于 1.72 mg/dl 准确预测存活率或死亡率。同样,Rimola 等人随后证明了术前肾功能不全跟术后患者存活时间有着密切关系。该试验纳入 102 例患者,其中 26 例(25%)实施原位肝移植时出现肾损伤。对于肾衰竭的原因,其中 21 例为肝肾综合征,3 例急性肾小管坏死,2 例未分类。原位肝移植后,68 例患者(67%)出现肾功能不全。25 例患者在观察阶段死亡(值域,4~167日)。其中 13 例(52%)死亡的主要原因是肾衰竭。多变量风险因素分析确定严重术后感染、移植物衰竭及术前肾功能是死亡率的独立预测因素。

Gonwa 等人试验发现,对于无并发性肝肾综合征但伴随不同程度移植前肾功能不全的患者来说,移植后 5 年供肝与患者存活率之间没有差别,跟 Cuervas-Mons 等人和 Rimola 等人公布的试验结果相反。该研究团队开展的一项大型回顾性研究指出,对于急性肾损伤加重的患者来说,相比术前实施肾脏替代治疗,术后实施肾脏替代治疗会导致 1 年存活率显著降低(分别为 41% 和 73.6%, $P = 0.03$)。进一步分析指出,出现急性肾损伤并且需要术后连续静脉-静脉血液透析的患者死亡率最高。原位肝移植术前和术后都要实施血液透析的患者、原位肝移植术前和术后都需要实施连续静脉-静脉血液透析的患者及只需要术后实施连续静脉-静脉血液透析的患者,术后90 日死亡率分别为 25%、27.7% 和 50%($P$ 值无差异)。术后需要实施肾脏替代治疗的急性肾损伤恶化患者普遍会出现败血症、原发性移植肝无功能和肝动脉血栓。

Fraley 等人前期已证明原位肝移植术前和术后急性肾损伤与死亡率增加相关。假如根据原位肝移植术前和术后的病情对急性肾损伤实施血液透析、实施肾脏替代治疗和无需透析进行分级和分组,其中需要实施连续性肾脏替代治疗的术后急性肾损伤患者群体的死亡率最高(主要以连续静脉-静脉血液透析的形式),这跟 Gonwa 等人的研究结果相吻合(原位肝移植术前急性肾损伤患者的死亡率;无需透析、血液透析及肾脏替代治疗的死亡率分别为:0、10% 和44%)。研究人员还进一步指出了各类共存疾病,最值得注意的是败血症、脑病、呼吸衰竭和弥散性血管内凝血,这些也是导致预后不理想的最主要原因。

Gainza 等人提出了需要实施肾脏替代治疗的术后急性肾损伤与死亡率增加之间的关系。他们为 251 名入组患者实施了 259 例连续性肝移植手术,其中 4 例为肝肾联合移植,需要实施肾脏替代治疗的患者死亡率分别为 52.1% 和 6.77%($P < 0.00001$)。较高的 Child-Turcotte-Pugh 分级和前期肾功能不足是术后急性肾损伤加重的主要风险因素。其他风险因素包括使用钙调磷酸酶抑制剂、败血症、肝功能不全及肾毒性抗生素。

Chen 等人提出,移植时根据 RIFFLE 标准对肾损伤的严重程度进行划分可能会增加死亡率。一项以 334 例原位肝移植受体为受试群体的试验中,原位肝移植后第 1 周内出现急性肾损伤加重和急性肾衰竭的比例分别为 20.4% 和 18.0%。相比急性肾损伤,急性肾衰竭造成的术后 30 日供肝衰竭和死亡率更高。多变量分析确定红细胞输注量增加($P < 0.05$)、血管升压药($P = 0.018$)和原位肝移植前白蛋白浓度低于 3.5 mg/dl 是导致原位肝移植后急性肾损伤或急性肾衰竭的风险因素。

因此,虽然目前关于肾功能不全对患者和供肝存活率影响的文献数据没有形成统一的观点,但经确认败血病引起的急性肾损伤和需要进行肾脏替代治疗的急性肾损伤通常预示着预后不良,特别是术后阶段需要进行肾脏替代治疗(通常实施对象是因主要并发症败血症引起的血流动力学不稳定)的患者。

## 肝肾联合移植

1984 年,一位因慢性排斥反应和乙型肝炎继发性终末期肝病致使供肾衰竭的患者接受了肝肾联合移植,这也是人类首次成功实施肝肾联合移植手术。目前为止,仅美国(截止到 2014 年 9 月的 UNOS/OPTN 数据库)就实施了超过 5 800 例肝肾联合移植手术。这一术式最初的实施对象是肝肾同时发生终末期衰竭并且以长期血液透析维持生命的患者。但是,后来医院将原位肝移植后联合实施预防性肾移植作为严重慢性肾病的治疗方案,预计移植后因环孢素或他克莫司的使用会进一步恶化肾功能。

### 适应证

过去 20 年,每年完成的肝肾联合移植数量一直都在稳步增加。对于等待进行原位肝移植且同时并发终末期肾衰竭的患者来说,肝肾联合移植是一项成熟有效的治疗术式,基本上适合所有符合条件的患者。但是截至目前,关于确定等待原位肝移植和供肾的患者在并发慢性肾病或长期肝肾综合征或急性肾小管坏死的情况下是否有必要进行肾移植的问题仍未能建立起明确的准则。对于前者来说,要准确评估肾功能不全的程度可能比较困难,同时对于后者来说预测肾功能恢复程度也同样具有挑战性。相反,在同时涉及肝肾的病变中,比如多囊肾和多囊肝及 1 型原发高草酸尿症,两个脏器同时发生终末期衰竭,因此没有必要实施肝肾联合移植。供体器官需求与供应之间的差距不断拉大,因此应合理实施肝肾联合移植。本节将对 UNOS/OPTN 数据库内肝肾联合移植受体的初步肾脏诊断数据、美国肝肾联合移植名单共识性标准进行综述,同时还将阐述我们对如何确定最适合实施器官联合移植手术的看法。

### 根据初步肾脏诊断数据实施肝肾联合移植:UNOS/OPTN 的数据

据统计,自 2002 年 2 月将 MELD 分数纳入原位肝移植资源分配的确定标准后,2002 年 2 月 27 日至 2003 年 6 月 30 日实施的肝肾联合移植手术数量比之前 16 个月增加了近 80%(2000 年 11 月 1 日至 2002 年 2 月 26 日)。最新数据显示,在引入 MELD 分数($n=2\,914$;2002 年 2 月 27 日至 2011 年 2 月 27 日)之后 9 年比引入 MELD 分数之前 9 年($n=1\,049$;1993 年 2 月 26 日至 2002 年 2 月 26 日)的肝肾联合移植手术数量飙升了 278%。从统计学角度来说,引

入 MELD 分数后针对初步肾脏诊断为 1 型和 2 型糖尿病、高血压性肾病和急性肾小管坏死实施的肝肾联合移植手术绝对数和比例相比引入 MELD 分数之前(引入 MELD 分数之前和之后对比,$P<0.05$)(表 74-7)显著增加。相反,从统计学数据来看,针对肾脏诊断为再移植/供体器官衰竭及多囊性肾病实施的肝肾联合手术绝对数量和比例都显著下降。相比引入 MELD 分数之前($n=150$ 和 59),引入 MELD 分数之后的大多数肝肾联合移植手术都是针对钙调磷酸酶抑制剂肾毒性实施的,但在两个阶段内肝肾联合移植手术所占的比例相似(即引入 MELD 分数之前和之后对比,$P$ 值无差别)。

我们认为由于基于 MELD 分数的原位肝移植资源分配系统优先考虑肾功能不全的患者,因此急性肾小管坏死患者接受联合器官移植的概率也提高了。但是,与未引入 MELD 分数之前相比,引入 MELD 分数之后针对初步肾脏诊断为再移植/供体器官衰竭实施的肝肾联合移植手术绝对数量和比例都有所下降。关于下降的原因还不能确定是不是由于针对供肝衰竭患者分配器官的标准更严格了。

需要注意的是,引入 MELD 之后 42% 的患者($n=1\,228$)没有公布肾脏诊断数据,引入 MELD 之前($n=281$)这一比例为 26.78%(即引入 MELD 分数之前和之后对比,$P<0.05$)。从统计学角度来看,关于

**表 74-7  引入 MELD 之前和之后根据初步肾脏诊断数据实施肝肾联合移植的数量***

| 肾脏初步诊断 | 引入 MELD 分数之前的移植数量 n | % | 引入 MELD 分数后的移植数量 n | % | P 值(引入 MELD 之前与之后比例对比) |
|---|---|---|---|---|---|
| 2 型糖尿病 | 69 | 6.58 | 412 | 14.13 | <0.05 |
| 高血压性肾病 | 32 | 3.05 | 222 | 7.62 | <0.05 |
| 再移植/供体器官失功能 | 153 | 14.59 | 84 | 2.88 | <0.05 |
| 多囊肾 | 156 | 14.87 | 68 | 2.33 | <0.05 |
| 慢性肾小球肾炎,未确诊 | 56 | 5.34 | 96 | 3.29 | <0.05 |
| 急性肾小管坏死 | 22 | 2.1 | 101 | 3.46 | <0.05 |
| 1 型糖尿病 | 18 | 1.72 | 87 | 2.65 | <0.05 |
| 草酸盐肾病 | 49 | 4.67 | 55 | 1.89 | <0.05 |
| 其他类型糖尿病/非胰岛素依赖型糖尿病 | 3 | 0.29 | 23 | 0.79 | <0.05 |
| 慢性肾盂肾炎/反流性肾病 | 6 | 0.57 | 2 | 0.14 | <0.05 |
| 髓质囊性肾病 | 0 | 0 | 4 | 0.20 | <0.05 |
| 未公布肾脏诊断数据 | 281 | 26.79 | 1 228 | 42.14 | <0.05 |

*上表未包含的初步肾脏诊断(引入 MELD 分数之前和之后根据肾脏初步诊断数据实施的肝肾联合移植手术比例,$P=NS$):钙调磷酸酶抑制剂毒性、膜性肾小球肾炎、IgA 肾病、未确诊的慢性肾小球硬化症、局灶节段性肾小球硬化、镇痛剂肾病、恶性高血压、药物相关间质性肾炎(抗生素、化学疗法)、肾结石/尿石病/阻塞性肾病病变、淀粉样变性、结节病、感染后新月体性肾炎、系统性红斑狼疮、溶血性尿毒症综合征、Ⅰ型和Ⅱ型膜增生性肾小球肾炎、肾细胞癌、肾动脉血栓、风湿性失调症(硬皮病、类风湿关节炎、痛风)、镰状细胞性贫血、进行性系统性硬化病、先天性梗阻性肾病、Alport 综合征、无症状肾癌/淋巴癌、急进性肾小球肾炎、发育不良/发育障碍/发育不全/肾发育不全、Goodpasture 综合征、放射性肾炎及胱胺酸症。

为什么引入 MELD 后未公布的肾脏诊断数据较引入 MELD 之前会增长那么多，目前尚不知道原因，但引起了外界的关注，人们怀疑是否将供肾不合理地分配给伴随可逆性急性肾损伤的患者。

2008 年召开的美国多学科共识会议对肝肾联合移植患者的排列标准进行了回顾。建议存在下列症状的患者可自动审批列入肝肾联合移植名单：①伴随肝硬化和门静脉压过高或肝静脉压力梯度高于 10 mmHg 的终末期肾病患者；②肝功能衰竭和慢性肾病，GFR 为 30 ml/min 或者更低；③急性肾损伤或肝肾综合征，同时肌酐浓度高于 2.0 mg/dl（含）及透析 8 周或更长时间；④肝衰竭和慢性肾病及穿刺活检结果显示 30% 以上肾小球硬化或 30% 纤维化。所有申请都应进行评估，以便合理地分配医疗资源。

### 肝肾联合移植患者特别注意事项

#### 高龄

基于 UNOS/OPTN 数据库的分析显示，高龄（大于 65 岁）、未实施透析的受体及移植前（老年和青壮年的原位肝移植受体的风险度分别为 4.4 和 1.7；老年和青壮年的肝肾联合移植受体的风险度分别为 3.38 和 1.18）需要做透析的患者死亡率增加（危险度为 1.36）。因此移植医生在选择为年龄较大、依赖透析的原位肝移植患者实施肝肾联合手术时需谨慎考虑。

#### 移植造成的肾功能损害

移植造成的肾功能损害可以分为急性肾损伤、原有慢性肾病加重及急性肾损伤合并慢性肾病。

急性肾损伤。目前针对伴有长期急性肾损伤、等待实施原位肝移植的患者实施肝肾联合移植手术还没有统一的指导准则，原因在于急性肾损伤的原因和急性肾损伤的可逆转性程度，或者没有明显的临床指征。下一节我们将阐述肾功能无法恢复的潜在风险因素及我们对急性肾损伤患者肝肾联合移植适应证的观点。

以原位肝移植后肾功能无法恢复或进行性慢性肾病的潜在预测因素为对象的试验研究结果各异，甚至相互矛盾。但是，与未移植情况一样，潜在风险因素都包括移植前的合并症，比如糖尿病、高血压、冠状动脉性心脏病和高龄。移植前肾脏长期缺血或受毒性刺激（比如血流动力学不稳定、细菌性感染和肾毒性药物频繁使用）及长期急性肾小管坏死导致的肾脏再灌注严重减少都会导致不可逆性损伤和进行性慢性肾病。从根本上来讲，移植前肾功能不全的持续时间一定会对术后肾功能无法恢复有影响。

虽然已经阐述了肝功能不全或原发性供肝无功能与原位移植后急性肾损伤之间的关联，但是急性肾损伤的确切原因可能是多方面的，并且难以确定。但是，原发性移植肝无功能会导致肝肾综合征无法恢复，同时长期术后透析可能会导致不可逆性肾损伤。但是，需要注意的是，2008 年肝肾联合移植委员会不提倡对首次移植后（比如因为原发性无功能）又立即实施再移植手术的患者实施肝肾联合移植，该委员会的成员是全美 25 家规模最大的移植中心的专家。如果第 1 次移植时肾脏受到损伤，实施再移植手术时同样也会导致急性肾损伤。移植后超过 6 个月，应该跟评估其他等待移植的患者一样，移植后患者也应接受相应评估。

以再移植对患者和移植物存活率的影响为对象的试验研究得出的结果差异很大，甚至相互矛盾。一项单中心研究指出，接受第 2 次肝肾联合移植或在肝肾联合移植过程中实施肝脏再移植的患者术后 3 个月存活率为 30%。因此，研究人员建议因合并肾衰竭需要肝再移植的患者不可实施肝肾联合移植。此外，之前也有研究人员提出再移植对患者和供肝效果的负面影响。虽然截至目前还没有明确的指导准则，但对于预计供体器官 5 年存活概率不到 50% 的患者来说尽量避免实施再移植手术。此外，应定期对移植等待名单上的患者进行再评估。

急性肾损伤情况下肝肾联合移植的适应证：我们的经验。美国专家共识建议对于伴随急性肾损伤并需要进行肾脏替代治疗的原位肝移植患者，实施肝肾联合移植需最短透析 8 周。但是，不同的治疗方案针对肝肾联合移植设定了不同的透析时间限制，一般从 4～12 周不等。我们认为，对于伴有糖尿病、长期未得到有效控制的高血压和高龄等合并症的患者应尽早考虑肝肾联合移植。通过肾脏多普勒超声检查或肾脏灌注扫描对肾脏皮质血流进行评估，这也能为临床评估提供有效的帮助。肾脏皮质血流显著减少或缺失就说明血流动力学不稳，并且若长期损害肾脏，产生不可逆性损伤的可能性非常高，同时这也证明了实施肝肾联合移植的想法是合理的。虽然肾脏超声因敏感性和明确性不足而不能用于常规临床用途，但它能为是否出现永久性肾脏实质性损伤提供证据，同时也能证明在适当的情况下可考虑实施肝肾联合移植，比如长期急性肾损伤和上文所说的标准超声检查结果。

对于乙型肝炎或丙型肝炎患者或者伴有系统性

红斑狼疮、血管炎或 Goodpasture 综合征等可能影响肾脏的多系统疾病患者来说，恰当的血清学鉴定是非常重要的非侵入性诊断工具，特别是在因凝血障碍无法实施肾穿刺活检的情况下更重要，检查项目包括血清冷凝球蛋白血症、抗核抗体、双链 DNA、补体、抗中性粒细胞抗核抗体（cANCA 和 pANCA）、抗肾小球基底膜抗体和尿液电镜检查。伴有疾病活动的患者不适合实施肝肾联合移植。

原有慢性肾病。2008 美国专家共识建议 GFR 值低于 30 ml/min 的原位肝移植患者和达到美国国家肾脏基金会（即持续时间超过 90 日）慢性肾病划分标准的患者可实施肝肾联合移植。对于基线肌酐浓度 2.0 mg/dl 或高于 2.0 mg/dl（或者基线 GFR 为 30～40 ml/min）的原位肝移植患者来说，实施肝肾联合移植评估标准尤为严格。但是，恰当的风险分级可以帮助临床医生预测患者潜在慢性肾病的恶化程度及在肝移植时预测实施联合器官移植的必要性。我们认为，存在下列合并症的原位肝移植患者可实施肝肾联合移植，包括糖尿病视网膜病变、微量白蛋白尿或显性蛋白尿、蛋白尿因不确定原因超过 2 g/d（含）、长期未得到有效控制的高血压或者伴随左心室肥厚或高血压性视网膜病变等终末器官损伤症状的高血压史、已知心血管疾病、急性肾损伤合并药物损伤、败血症或血流动力学不稳造成的急性肾小管坏死、排除泌尿道原因造成的持续性镜下血尿、结构性肾病（比如反流性肾病、梗阻性肾病或复发性肾盂肾炎或感染性肾结石、显著肥大性或症状性多囊肾有必要采用肾切除术）或家族性慢性肾病 5 期。其他风险因素包括血脂异常和高龄。肾脏检查结果显示低回声表明慢性肾病已进入晚期，可以考虑进行肝肾联合移植。但是还应注意，糖尿病性肾病早期阶段可能会出现肾脏肿大，进入晚期后肾脏会再恢复到正常大小。对于出现明显肌肉萎缩的原位肝移植患者来说，需通过同位素 GFR 检查来更准确地确认慢性肝病的阶段。

对于已经实施肾穿刺活检的患者来说，检查结果显示间质性纤维化比例大于 30%、肾小球硬化高于 40% 并伴随中度到严重动脉硬化的患者可以进行肝肾联合移植手术。

慢性肾病并发急性肾损伤。要确定最适合实施联合器官移植的患者，应在肝移植后尽早对晚期慢性肾病的恶化风险进行谨慎评估。虽然到目前为止仍然没有相关指导准则，但可以通过对急性肾损伤条件下肾功能恢复的危险因素、慢性肾病阶段、微量白蛋白尿或显性蛋白尿等预后指标、合并症临床表现、潜

在慢性肾病病因等进行评估及改善肾预后。可能导致进行性肾损伤的因素就预示着肾脏预后不理想，比如糖尿病和长期急性肾损伤，并且需要实施肝肾联合移植，特别是晚期慢性肾病 3 期患者，通俗来说就是 GFR 高于 30～40 ml/min 的患者。用于评估肾脏大小和回声强度的肾脏超声检查是一种重要的辅助性预测工具。

因此，在因潜在凝血障碍导致出血风险增加而无法实施肾穿刺活检的条件下，可通过将急性肾损伤和（或）慢性肾病患者进行适当的风险分级，这对预测区分患者肾脏预后是否良好而进行肝肾联合移植来说非常重要。

## 不同疾病适应证

### 多囊肾和多囊肝

肝囊肿是成年人多囊性肾病常见的肾外症状，可能会导致显著肝大。虽然目前试验研究已证明可通过经皮囊肿穿刺和硬化疗法、囊肿去顶术、广泛性开窗术和广泛性开窗术联合肝切除术消除个别病例的临床症状，但同时也有研究指出，这些治疗方法也都存在显著的并发症和死亡率，同时复发率会很高，特别对严重多囊性肾病患者来说更是如此。对于多囊性肾病引起终末期肾病的患者来说，若同时伴随腹部癌性疼痛或扩张、早饱、呼吸困难或活动受限（或者同时出现几个症状）等因显著肝大导致的衰弱性症状，建议可以将肝肾联合移植作为可行的治疗方案。肝移植的其他适应证包括患者合并未治愈的并发症，比如门静脉高压和营养不良等。在杜蒙特加州大学肝移植中心，根据每日活动的严格限制、肝囊肿严重程度和模式、肝肾功能不全程度及其他手术无法处理或治疗的肝囊肿表征筛选等待实施肝肾联合移植的患者。只有合理地对排队患者进行筛选，才能实现良好的长期移植效果，同时将病发率和死亡率降到最低。

### 1 型原发性高草酸尿症

跟多发性肝囊肿类似，1 型原发性高草酸尿症患者的肝移植适应证从本质上来讲并不是终末期肝病。1 型原发性高草酸尿症患者因肝脏特异性过氧化物酶体酶——丙氨酸乙醛酸转氨酶缺失导致从乙醛酸到甘氨酸的转氨基作用减少，同时草酸盐和乙醇酸增加。由于草酸盐依然要通过肾排泄排出，单独肾移植会导致草酸盐在供肝内快速沉积，并形成肾结石、肾钙质沉着和移植物肝衰竭。肝移植可以校正潜在的基于肝脏的代谢紊乱，此外肝肾联合移植对原发性高草酸尿症患者的有效性已经被证实。下一节我们将

回顾总结原发性高草酸尿症患者肝肾联合移植预后的相关文献。

欧洲经验。欧洲早期经验对原发性高草酸尿症并发肾衰竭患者更倾向于采用肝肾联合移植，而非单独的肾移植。移植时透析时间不到 2 年的患者比透析时间更长的系统性草酸过多症患者存活率更高。在一项针对 20 年来 1 型原发性高草酸尿症患者肝肾联合移植经验（1984—2004 年）的后续分析中，欧洲 1 型原发性高草酸尿症移植登记数据库数据显示，相比单独肾移植手术，肝肾联合移植手术后 1 型原发性高草酸尿症患者预后良好。研究指出，透析持续时间和晚期系统性草酸过多症会对预后产生负面影响。在研究过程中，他们为 117 名患者实施了 127 例移植手术（大多数都进行了肝肾联合移植，其中 84 例肝肾联合移植和 15 例原位肝移植），其 1 年、5 年和 10 年的患者存活率分别为 86%、80% 和 69%，移植物存活率分别为 80%、72% 和 60%。13 例移植肾衰竭，其中 7 例因草酸盐沉积而衰竭（透析平均时间 5.7 年）。肝肾联合移植前，31 名患者共接受了 42 例单独肾移植手术（其中 6 例为活体供肾）。大多数供体器官在移植后 12 个月内衰竭，这些患者中单独移植肾存活时间超过 4 年的并不常见，但 1 名接受活体供肾移植的受体存活了 12 年，并且功能良好。

美国经验。跟欧洲移植注册系统公布的结果恰好相反，北美三大机构——美国肾脏数据系统、UNOS 和北美儿童肾移植联合协会的早期报告指出，单独肾移植与肝肾联合移植或未移植的结果相差不大，甚至要更好。总的来看，62 例单独肾移植受体的存活率为 76%，肝肾联合移植（$n = 42$）和未移植（$n = 34$）的存活率分别为 69% 和 44%，该论文未提供关于肝肾联合移植受体中供肾存活率的相关数据。因此，数据分析过程中假设患者存活率等于供肾存活率。基于这一假设，依据供肾寿命表预测的存活率曲线，肝肾联合移植（6 年存活率为 56%）和单独肾移植（6 年存活率为 51%，10 年存活率为 35%，$P < 0.91$）无显著差别。

国际原发性高草酸尿症登记系统开展的一项以 1976—2004 年接受了 84 次移植手术的 58 例患者为目标对象的最新分析表明，原发性高草酸尿症患者移植效果随着时间推移出现一定改善，同时近年移植领域的肝肾联合移植成功率较高。随着时间推移，越来越多地实施肝肾联合移植和专项管理策略的完善，使得移植效果越来越好。在 58 例首次实施肾移植的患者中（32 例单独肾移植，26 例肝肾综合移植），1 年、3

年和 5 年的供肾存活率分别为 82%、68% 和 49%。26 例首次肾移植后出现移植肾衰竭，其中 10 例是草酸过多症，6 例是慢性移植肾病，5 例是排斥反应，5 例为其他原因。将原发性高草酸尿症诊断延迟到移植后更加剧了移植肾衰竭的可能（$P = 0.07$）。相比单独肾移植，肝肾联合移植后移植肾预后更佳，移植肾 3 年存活率分别为 95% 和 56%（$P = 0.011$）。2000—2009 年 29 例首次实施移植手术的患者（其中 24 例为肝肾联合移植）中，3 年功能正常比例为 84%，而早些年为 55%（$P = 0.05$）。经过 6.8 年随访，46 例患者存活，其中 43 例供肾功能正常。在这 58 例入组患者中，56 例被诊断为 1 型原发性高草酸尿症，1 例 2 型原发性高草酸尿症，另有 1 例的高草酸尿症类型未知。需要注意的是，19% 的患者到移植后才进行诊断，这导致了移植后早期阶段移植肾失功能（1 年移植肾存活率为 62%，移植前进行诊断的患者存活率则为 86%）。

1 型原发性高草酸尿症单独肾移植与肝肾联合移植的理论基础是：研究证明，磷酸吡哆醛对 AGT 类转氨酶来说是非常重要的辅因子，同时吡哆醇的药理剂量会使部分 1 型原发性高草酸尿症患者的高草酸盐尿显著下降，特别是伴有功能性 AGT 残余活性的患者，效果更明显。从这个角度来说，为吡哆醇反应型患者实施单独肾移植也不是不合理（吡哆醇反应性的标准是尿草酸排泄量超过基线 30% 以上）。围手术期的预防措施包括采用吡哆醇治疗方法降低草酸盐生成和排泄、大量摄取液体及注射可提高尿液中草酸钙溶解度的药物（将在下文阐述）。

在出现配型合适的活体供肾时预先进行独立肾移植手术（GFR 为 20～30 ml/min），控制进行性系统性草酸盐沉着症发展，并避免供肾草酸盐沉积的高复发率。如果患者既不能通过高通量血透也不能用腹膜透析控制内源性草酸盐生成速度，表明已经达到终末期肾病的诊断标准。

单独肾移植或肝肾联合移植受体移植后管理的目标是提高尿液中草酸钙溶解度。虽然原位肝移植可以在正常细胞和亚细胞位点提供缺失的 AGT 酶，但肝肾联合移植后几个月甚至几年内血浆草酸盐浓度和血浆草酸钙饱和度及尿液中草酸盐浓度还会不断增高。国际原发性高草酸尿症登记系统的试验显示，接受肾移植手术或肝肾联合移植手术的患者的血浆草酸盐浓度迅速下降。但是，大多数患者的高草酸尿症在移植后最长持续了 3 年。目前的主流治疗方案是通过大量摄入液体（每天 $> 2.5$ L/m²）将尿液草酸盐浓度控制到低于 0.5～0.8 nmol/L,同时注射具有降低或抑制肾结石形成的药物(正磷酸盐、枸橼酸钾或钠和镁),此外,避免食用草酸盐含量高的食物(菠菜、大黄和茶叶)。其他预防措施主要包括通过围手术期紧急透析降低草酸量。

## 肝肾综合征患者肝移植手术后治疗效果

肝肾综合征的功能性质最早是由 Koppel 等人在 1969 年提出来的,他们注意到假如 1 位肝功能正常的患者移植了肝肾综合征患者的供肾,可以逆转肾功能不全。后来 Iwatsuki 等人证实了这一看法,另外他们还提出原位肝移植后治愈肝肾综合征。针对由肝肾综合征导致的急性肾损伤,目前已确定原位肝移植后可能得到恢复或改善。因此,终末期肝病及肝肾综合征患者应考虑实施肝移植而不是肝肾联合移植。

### 肝移植后肝肾综合征患者的肾功能效果

成功开展肝移植手术后,肝肾综合征患者的肝功能必然会随着时间推移不断改善,但也有许多研究显示,长期随访数据表明肝肾综合征患者的肾功能仍略低于无肝肾综合征的患者。极少数单中心研究显示,伴随酒精性肝病的原位肝移植受体的肝肾综合征无法消除。

在一项以 834 例接受原位肝移植并且移植后存活 6 个月的受体的回顾性研究中,Gonwa 等人指出,肝肾综合征者,特别是移植后前 3 个月需要进行透析的患者出现慢性肾病(界定标准为持续 SCR 浓度>2.5 mg/dl)和终末期肾病的风险最大。在这些肝肾综合征患者中,根据 13 年随访数据,7.9％慢性肾病恶化,11.4％终末期肾病恶化,而无肝肾综合征的患者这两个比例分别为 4.4％和 4.4％(P=0.04)。

在一项以评估实施过小肠、肝脏、心脏和心肺移植的非肾移植患者慢性肾病发病率为目的的回顾性研究中,5 年慢性肾病的发病风险[界定标准为 GFR<29 ml/(min・1.73 m²)或终末期肾病]也各不相同,最低的是心肺移植受体,为 6.9％;最高的则为小肠移植受体,为 21.3％。因此,与无肝肾综合征的受体相比,伴随肝肾综合征的原位肝移植受体慢性肾病/终末期肾病的发病率较高。但需要注意的是,移植后 13 年发生慢性肾病或终末期肾病的概率分别为 7.9％和 11.4％,相比其他非肾脏类实体器官移植的受体,慢性肾病风险更低或者相差不大。因此,这里要再次强调肝肾综合征继发性急性肾损伤患者应该接受单独肝移植手术。

需要注意的是,基于一项近期单中心回顾性研究,Nadim 等人指出,实际上来说相比肝肾综合征,急性肾损伤的病因对原位肝移植术后患者和供肾预后的影响更大。在原位肝移植时按照急性肾损伤的严重程度对患者进行分级,即危险、损伤、衰竭、丧失和终末期肾病(RIFLE)。根据急性肾损伤的原因对 RIFLE 衰竭级患者再细分,即肝肾综合征或急性肾小管坏死。急性肾小管坏死患者原位肝移植后 1 年和 5 年患者存活率和肾功能都显著低于肝肾综合征患者。从统计数据来看,急性肾小管坏死组 4 期或 5 期慢性肾病的 5 年发病率要高于肝肾综合征组(分别为 56％和 16％,P<0.001)。多因素分析结果显示,原位肝移植时出现急性肾小管坏死是唯一导致原位肝移植后 1 年死亡率提高的变量(P<0.001)。

### 移植前使用血管收缩剂治疗肝肾综合征及移植后效果

目前移植前使用血管收缩剂疗法治疗肝肾综合征对肝移植效果的影响还没有定论。基于一项以 9 例在原位肝移植前接受了抗利尿激素类似物治疗的肝肾综合征患者和 27 例无肝肾综合征患者(对照组)为受试群体的小型病例对照研究,Restuccia 等人指出,两组移植后效果相似。肝肾综合征治疗组患者与控制组患者的 3 年存活率分别为 100％和 83％(P=0.15)。两组患者在原位肝移植后(肝肾综合征治疗组为 22％,控制组为 30％)肾功能损害发生率、严重感染、急性排斥反应、重症监护治疗病房日数、住院日数和输血等方面没有明显差异。根据试验结果,研究人员指出,应在原位肝移植手术前治疗肝肾综合征。但是,基于一项以 43 例肝肾综合征患者为受试群体的单中心研究,Rice 等人指出接受奥曲肽、米多君和白蛋白三联疗法(实验组,n=27)的肝肾综合征患者的肾功能与未接受治疗的肝肾综合征患者(对照组,n=16)相比没有差别。病例组和对照组术后 1 个月(分别为 56.9 和 52.6 ml/min,P=0.61)和 1 年(P=0.13)的平均 GFR 相差不大。在 27 例病例中,11 例在原位肝移植前对三联疗法有效果。相比无效果患者,原位肝移植后 1 个月(分别为 52.7 和 56.6 ml/min;P=0.96)和 1 年(P=0.48)的 GFR 没有差别。实验组中 7.7％的患者需要在原位肝移植手术后长期接受血液透析,对照组中为 12.5％(P=0.61)。试验结果还表明,特利加压素和白蛋白二联疗法对移植后存活率没有影响。移植前使用血管收缩剂治疗方法治疗肝肾综合征是否对单独肝移植后的肾功能产生有益影响仍需进一步考证。

### 肝肾综合征患者肝移植后的存活率

早期一项单中心试验表明,相比无肝肾综合征的患者,伴随肝肾综合征的原位肝移植受体 1 年和 2 年存活率没有差别。无肝肾综合征患者的 1 年和 2 年存活率分别为 87.2% 和 82.1%,而肝肾综合征患者的存活率为 76.6%（$P$ 值无差别）。两组的围手术期死亡率(90 日)无显著差异。最近,Park 等人同样证明了肝肾综合征患者单独肝移植后($n = 8$)跟无肝肾综合征患者($n = 63$)的 1 年存活率相差不大,分别为 95% 和 86%($P = 0.37$)。试验结果显示,两组患者的肾小球滤过率估计值(eGFR)无显著差别,只是肝肾综合征组患者在原位肝移植当日和之后 1 个月的 eGFR 值显著低于无肝肾综合征组[分别为($108.3 \pm 40.5$) ml/min 与 ($31.4 \pm 14.1$) ml/min,($85.4 \pm 15.0$)ml/min 与($57.3 \pm 12.1$)ml/min($P = 0.000$ 和 $P = 0.014$)]。

Ruiz 等人指出接受原位肝移植手术的肝肾综合征患者的 1 年、3 年和 5 年存活率都要低于无肝肾综合征患者($P = 0.0001$),这一结果与 Park 等人的试验结果恰好相反。更重要的是,移植后持续性肾功能不全是导致 1 年死亡率的主要原因。因此,建议针对部分移植后需要透析 60 日以上的肝肾综合征患者可以考虑在肝移植后实施肾移植。

## 总结

早期识别并确定终末期肝病患者肾功能不全的病因非常困难,原因在于各种因素的相互影响,并且需要进行大量鉴别诊断。但是,临床医生可以通过一个系统性方法确定急性肾损伤的一般性和可逆转性病因。将伴随功能性急性肾损伤或肝肾综合征的患者与患有不可逆性晚期疾病的患者区别开来对预后和治疗都有着重要意义。前者适合采用单独肝移植,后者则最好采用肝肾联合移植方案。肾穿刺活检可以解决诊断差异性难题。对于带有凝血功能障碍的患者,建议采用相对比较安全的经颈静脉肾穿刺活组织检查。

虽然辅助医疗措施取得了长足进步,免疫抑制疗法也有了一定发展,但是原位肝移植后肾脏并发症管理对医生来讲仍是一个难题。调整具有肾毒性的免疫抑制方案,原是为了避免出现术后急性肾损伤或阻止已确诊慢性肾病进一步恶化或者两者兼而顾之,但结果却呈现多样化。IL-2 受体阻滞剂、吗替麦考酚酯及西罗莫司和依维莫司等 mTOR 抑制剂的出现使移植医生可以制订不同的免疫抑制策略,在保证充分免疫抑制的同时有效避免钙调磷酸酶抑制剂的肾毒性。但是,调整免疫抑制方案避免肾毒性应体现个体化。无肾毒性免疫抑制策略仍是目前需要集中攻坚的课题。

关于肾功能不全对患者和供体器官效果影响的数据并不完全吻合。但是,我们在文献综述中阐述了败血症引发的急性肾损伤和需要进行连续性肾脏替代治疗的急性肾损伤是预测预后不良的最一般性症状。虽然肝肾综合征患者慢性肾病/终末期肾病的发病率比无肝肾综合征的患者高,但这里需要注意的是,对于大多数肝肾综合征患者来说,肾功能得到恢复就足以说明肝移植优于肝肾联合移植。但是,鉴于出现不可逆性肾损伤的可能性较高,对于需要长期透析的肝肾综合征患者,应实施肝肾联合移植。

过去 10 年,基于 MELD 评分优先考虑肾功能不全肝病患者的医疗资源分配方式推动了肝肾联合移植手术数量的稳步增长。从统计学角度来讲,MELD 后时代为未公布肾脏诊断报告的患者实施的肝肾联合移植数量相比 MELD 前时代出现显著增长,这个问题引发了外界对是否将肾脏不合理地分配给伴随可逆转性急性肾损伤的患者的担忧。随着供体器官供需差距的不断扩大,需要更合理地实施肝肾联合移植。对于伴随术后肾功能不全并且需实施肾脏替代治疗 60 日以上的原位肝移植受体,建议在肝移植后实施肾移植。

### 要点和注意事项

- 对于终末期肝病患者(ESLD)来说,基于血清肌酐水平的肾功能评估会显著高估实际肾小球滤过率。
- 跟无肝病患者一样,终末期肝病患者急性肾损伤的原因可分为肾前性、肾性和肾后性急性肾损伤。
- 在诊断肝肾综合征(HRS)之前应采用系统性方法确定急性肾损伤或潜在慢性肾病的可能病因。
- 重要的是将功能性急性肾损伤或肝肾综合征患者与不可逆性晚期慢性肾病患者区别开来。前者可采用单独肝移植治疗,而后者最好实施肝肾联合移植。

- 建议在肾病诊断不明确或根据临床和实验室数据无法确定肾损伤不可逆程度的情况下采用肾穿刺活检法。
- 等待原位肝移植患者的肝肾综合征管理仅限于预防性措施和辅助性治疗。治疗肝硬化并发症时通常会导致肝肾综合征恶化或忽然恶化，因此应对类似治疗方法进行严密监测。
- 血管活性剂（奥曲肽联合米多君，联合或不联合白蛋白）治疗可以作为肝肾综合征患者实施原位肝移植前的过渡治疗方案。目前，对于伴随肝硬化、顽固性腹水并且对血管收缩治疗无反应的Ⅰ型肝肾综合征患者，不建议使用经颈静脉肝内门体静脉分流术或分子吸附再循环系统。
- 通过调整具有肾毒性的免疫抑制方案避免术后急性肾损伤或慢性肝病（或两者兼而有之），但需根据不同患者进行个性化调整。
- 谨慎筛选实施肝肾联合移植的患者可以避免原位肝移植术后增加肾脏相关的并发症。

# 第 75 章

# 移植肝功能衰竭

## Graft Failure

Henrik Petrowsky ● Ronald W. Busuttil

蒋虹玥●译　钱永兵●校

　　移植肝功能衰竭,对于受体来说可谓是非常严重甚至危及生命的一种情况。分辨清楚急性和慢性移植肝功能衰竭非常关键,通常来说,急性移植肝功能衰竭发生在移植术后早期,并多与供肝质量相关,而与手术操作等其他技术性问题相关性较小,而慢性移植肝功能衰竭主要由反复发作的肝病、胆道并发症或慢性排斥反应所致。

　　讨论移植肝功能衰竭非常有必要。肝移植,供肝数目远不能满足巨大的患者群体的需要,实际操作中一些条件并不十分满意的肝,也称作"边缘供体",也会被用作移植肝,为移植肝功能衰竭埋下了一个潜在的可能因素。另外,在美国,普遍的肥胖和糖尿病也让脂肪肝在供肝中的比例越来越高。而随着医疗技术的进步,外科医生不断挑战那些病情危重的肝移植术,而假使把最好的供肝放到这样一个条件很差的环境中而且灌注也并不理想,也存在移植肝功能衰竭的风险。本章主要内容将围绕移植术后早期发生的急性移植肝功能衰竭展开,可以指导临床医生及早发现这一危象并选用合适的治疗手段以有效干预。而慢性移植肝功能衰竭不是本章的重点,第 64 章、第 79

章和第 80 章会详细讨论关于再次肝移植、反复发作的肝病和慢性排斥反应对慢性移植肝功能衰竭的相关影响。

## 定义

　　虽然原发性无功能(PNF)是一项排除性的诊断,即无明显诱因下发生的早期移植肝功能衰竭,但是这一定义仍需修正,因为已有研究发现原发性无功能的发生与许多危险因素是有关的,如年龄、冷缺血时间等。另一方面,因任何可以明确的技术性问题如肝动脉或门静脉血栓所致的移植肝功能衰竭也不纳入原发性无功能范畴。因受体心脏衰竭所致的移植肝衰竭也不列入原发性无功能。

　　原发性无功能的最佳定义为,在移植术后早期,移植肝再灌注后无明显有诱因下出现需要再次肝移植的情况或患者死亡的移植肝衰竭。美国加州大学洛杉矶分校(UCLA)使用原发性无功能这一定义是限于移植术后 7 日之内的移植肝功能衰竭(表 75-1)。一开始肝功能正常或功能稍差,而 7 日后发生移植肝功能衰竭的情况称为迟发原发性无功能。当然,这两

**表 75-1　移植术后早期移植肝功能的描述**

| 移植肝功能 | 简写 | 定义及临床表现 |
|---|---|---|
| 初期功能正常 | NIF | 移植肝功能正常或完全恢复 |
| 初期功能不良或早期移植肝功能障碍 | IPF 或 EGD | 移植肝功能初期受损,表现为血清转氨酶峰值高和持续的高胆红素血症。定义详见表 75-2 |
| 原发性无功能 | PNF | 移植术后第 1 周死亡或再次肝移植 |
| 迟发原发性无功能 | dPNF | 术后 8～30 日由早期移植肝正常或功能不良进展为无功能,导致死亡或再次肝移植的情况出现 |
| 小肝功能障碍 | SFSD | 供肝质量/受体体重比值＜0.8％的情况下,出现 IPF 或 EGD 前述表现 |
| 小肝无功能 | SFSNF | 供肝质量/受体体重比值＜0.8％的情况下,出现 PNF 前述表现 |

**表 75-2　初期功能不良或早期移植肝功能障碍的定义**

| 作者,年份 | 所用术语 | 标准定义 |
|---|---|---|
| Ploeg 等人,1994 | 初期移植肝功能不良 | • 术后 2～7 日,AST＞2 000 U/L<br>• 术后 2～7 日,凝血酶原时间＞16 秒 |
| Ardite 等人,1999 | 重度初期移植肝功能障碍 | • 术后 3 日内,ALT 或 AST＞2 500 U/L |
| Nanashima 等人,2002 | 初期移植肝功能不良 | • 术后 3 日内,ALT 或 AST＞1 500 U/L |
| Silberhumer 等人,2007 | 初期移植肝功能不良 | • AST＞2 500 U/L<br>• 凝血因子支持＞2 日 |
| Olthoff 等人,2010 | 早期移植肝功能障碍 | 符合下述一或多项标准:<br>• 术后 7 日内,胆红素≥10 mg/dl<br>• 术后 7 日内,INR≥1.6<br>• 术后 7 日内,ALT 或 AST＞2 000 U/L |

者即原发性无功能和迟发原发性无功能均要求出现需要再次肝移植或死亡的情况。

其他一切不至于需要二次肝移植或死亡的早期移植肝功能障碍的情况均归入初期功能不良(IPF)或早期移植肝功能障碍(EGD)。在表 75-2 中,有几项人们提出的关于 IPF/EGD 的定义,均包含有谷草转氨酶(AST)/谷丙转氨酶(ALT)水平升高。虽然大部分 PNF 或 IPF/EGD 的患者都有这些指标的异常,但是对于一些移植肝功能正常的患者这些异常指标也有可能出现。

目前的器官共享联合网络(UNOS)的器官分配政策明确指出原发性无功能必须限定在移植术后 7 日或以内。根据器官获取和移植网络(OPTN)政策 3.6,原发性无功能有着明确的包含 AST、INR、酸中毒等临床相关指标的定义,见表 75-3。当患者在 7 日内出现了原发性无功能,该患者有着与急性肝衰竭患者同等的优先级。患者 7 日以后出现达到原发性无功能指标的临床表现,无法再列入加急的状态,而是走终末期肝病模型(MELD)评分进行二次肝移植。

**表 75-3　UNOS 关于原发性无功能的标准,依据 OPTN 政策 3.6**

移植肝 7 日内出现
* AST≥3 000 U/L 以及下述一或两项:
  * INR≥2.5
  * 酸中毒,定义为动脉血 pH≤7.30 或静脉血 pH≤7.25 和(或)乳酸≥4 mmol/L

注:AST,谷草转氨酶;INR,国际标准化比值;OPTN,器官获取和移植网络;UNOS,器官共享联合网络。

## 发病率

在最近报道的一篇研究中,在 UCLA 连续进行的 5 347 例肝移植中,原发性无功能的发病率整体为 8.4％,其中成人 7.8％,儿童 11.1％。同一系列病例中,原发性无功能在成人中的发病率在引入了终末期肝病模型(MELD)分配系统后显著减少,由之前的 9.1％降至之后的 6.0％。

分析移植受者科学注册系统(Scientific Registry of Transplant Recipients,SRTR)的数据库,提示整个国家在引入终末期肝病模型(MELD)后的原发性无功能发生率为 5.8％。另一个来自 UCLA 的研究显示成人原发性无功能为最常见进行再次移植的指征，发病率为 28％。术后早期的初期功能不良可以进展为原发性无功能或迟发原发性无功能或在大多数情况下完全缓解并转为移植肝功能正常。依据定义初期功能不良的发生率是高于原发性无功能的（表 75-2）。

在两项最近发表且相互独立的研究中，两者使用了较为相似的初期功能不良定义，观察到的初期功能不良发病率为分别为 21％和 23％。大多数移植中心，包括我们，持续报道原发性无功能发病率在 2％～10％以及初期功能不良发病率在 16％～27％。虽然原发性无功能即使在最理想的条件下也还是会发生，但是对于供体要求的放宽和对于原发性无功能等类似定义范围的扩大都可能是更高发病率的原因。另外，原发性无功能的发病率被大大低估也是有道理的，早期的因败血症、神经损伤、多脏器功能衰竭或其他器官的原因死亡的病例，很有可能是来自移植肝无功能的间接影响。

## 诊断

对于早期的移植肝功能障碍，大部分临床医生会综合临床表现、实验室指标和按需的组织学诊断来明确初期功能不良和原发性无功能的诊断。通常原发性无功能的诊断可以很早明确，大多在术后 3 日内，出现死亡或者需要再次移植后，即可诊断。原发性无功能的发生可以很早被发现，早到移植物灌注开放后即有可能被发现。在移植术中原发性无功能的一些征兆就可能会出现，如：①血流动力学不稳，需要增大血管升压药；②碱剩余加重；③低体温；④严重的凝血功能障碍。最严重的情况是，移植肝丧失功能导致了持续的酸中毒和血流动力学不稳定，唯一的补救措施就是将患者的移植肝拿掉，使其进入无肝期，并将其置于二次肝移植队列中的最优先级。然而，发生整个移植肝无功能的情况是非常罕见的，并且还有很多更加微妙的临床表现都可以反映移植肝功能不良的程度。酸中毒恢复正常和肾功能的改良都是移植肝功能好转的迹象。若无这些表现可能即意味着出现初期功能不良或原发性无功能。

胆汁的分泌在移植术中其本身是一个非常优良的判断预后的指标。胆汁流量已被多个研究报道作为是术后移植肝功能的最有效的预测指标。细胞分泌胆汁进入胆小管代表了主动转运过程消耗三磷酸腺苷的发生，因此在将肝植入体内后生成胆汁即代表了移植肝合成三磷酸腺苷功能的恢复。据医生经验来说，胆汁的颜色可能也有同等的重要性，金黄色是最理想的，如果胆汁变成暗黄色则可能提示胆汁分泌功能受损和移植肝功能不良。

实验室指标也在原发性无功能的诊断中发挥了重要作用。血清转氨酶水平在几万或持续升高可能提示严重的脏器损伤和不可逆的趋势。据报道，出现血清 AST 峰值大于 5 000 U/L 发生原发性无功能的概率为 41％，与之相对血清 AST 峰值在 2 000～5 000 U/L 的原发性无功能发生率仅有 10％。另一项研究发现早期的 AST 水平高于 2 000 U/L 或 AST 下降缓慢都可以提示原发性无功能预兆。将术后 7 日内 AST≥3 000 U/L 作为诊断原发性无功能的必需指标，在 UNOS 对于原发性无功能的定义中即可见 AST 的重要性（表 75-3）。升高的 ALT 水平和凝血酶原时间也有着相似的预测意义。持续的乳酸性酸中毒、低血糖、高血钾、加重的高胆红素血症和严重的低凝血酶原血症都是显著的移植肝功能差的表现。这些实验室数据的重要性主要在于其趋势的变化，而不是根据某一个绝对值判断。

其他的一些临床上可以反映早期移植物功能不良的指标包括患者的心理状态、尿量、肺部情况。多脏器功能衰竭是一个移植肝无功能最终注定要导致的结局。与预后相关联最近的不是某个特定脏器的衰竭，而是受累器官系统的绝对数目。

约翰霍普金斯提出的五项详细指标以评估初期功能不良，被广为认可，它们是：①升高的血清转氨酶水平；②合成功能差，在连续输注新鲜冰冻血浆的情况下并发持续 INR 升高；③胆汁合成量少；④代谢物清除功能受损，出现高血氨；⑤多普勒超声下血管吻合通畅。另一个诊断移植肝清除功能受损的标准是在移植术后第 1 周出现了中毒性他克莫司药物浓度。一些研究者推荐使用动态代谢测试来评估初期移植肝功能。一项来自法国的研究认为术后早期 5 日内吲哚菁绿清除率的评估可以较好地预测术后并发症，包括原发性无功能，而另一项研究支持在移植后早期使用 LiMAx 试验来评估肝脏功能。常规患者情况较差，但是在术后第 3 日大多会好转，功能会改善，而原发性无功能患者的病情多呈现持续恶化。

出现了移植物功能不良后，排除血管或其他技术性的异常是非常必需的。在此必须重点强调，初期肝功能不良和原发性无功能都是要排除肝动脉、门静脉或肝静脉血流异常以及其他问题，比如腹腔间隔室综

**表 75-4　原发性无功能和初期肝功能不良的危险因素**

供体
- 高龄
- 大泡型脂肪变性>30%
- 血钠最高水平>155 mmol/L
- 使用大量血管升压药
- 因脑血管意外致死
- ICU 停留时间过长
- 从脑死亡到器官获取时间间隔过长

肝脏获取
- 冷缺血时间>12 小时
- 心脏死亡器官捐献

受体
- 再移植
- 病情危重需要生命支持治疗
- 大量应用血管升压药物
- 肾衰竭

合征和右心衰竭。虽然血管的问题可以通过一些无创的检查（比如计算机体层摄影、血管造影和多普勒超声）实现，但是手术探查通常是最迅捷的手段，既可以排除一系列的血管或机械因素，又可以获得对供肝直接的评估和进行安全的组织活检。

## 病因学

近年来许多研究都在试图分析大量的供体和受体的变量来决定是何原因导致了移植肝功能衰竭。表 75-4 汇总了各项涉及的可能的关于原发性无功能和（或）初期肝功能不良的病因。了解并尽可能避免这些危险因素应该是预防初期肝功能不良和原发性无功能的最佳策略。在移植肝功能的详细发病机制可能有重合。

为便于讨论，移植过程中影响移植肝功能的各种因素被列为 3 类：供体、获取肝和受体。最重要的和移植肝功能相关的一些问题就是供体年龄、供体脂肪肝情况、活体肝移植术条件下的小肝综合征（SFSS）以及缺血和再灌注情况下的细胞分子水平的问题。最后一个非常重要，将单独在第 105 章进行讨论，因此本章不做赘述。

### 供体相关因素

多项研究已经发现了许多重要的因素各自独立地影响着移植肝功能不良，包括原发性无功能和初期功能不良。最重要的影响因素包括有供体年龄、脂肪肝情况和冷缺血持续时间。在活体肝移植（LDLT）中，切下来的半肝中的有效肝体积对于小肝综合征

（SFSS）的发生是一个重要的预测指标。虽然别的一些因素也有一定的影响，但是本节将围绕前述的几大因素进行讨论。

#### 供体年龄

供体年龄这一因素有多项研究已经表明其与患者移植预后有相关性。虽然有几项研究显示使用年龄大一点的供体的肝更加安全，然而已有足够的证据证明供体年龄较高是早期移植肝功能不良包括原发性无功能在内的一项危险因素。这个认识非常重要，因为现在有一个趋势是使用更多年老患者作为供体捐献的器官，以使供体资源池更大。近期一个大的基于移植受者科学注册系统（Scientific Registry of Transplant Recipients，SRTR）数据库的研究提示，供体年龄逐渐增大是一个增高发生原发性无功能风险的因素。在这项研究中，就供肝发生原发性无功能而言，供体年龄超过 60 岁的相对危险度是小于 40 岁的 1.57 倍。这一发现得到了另一项研究的支持，该研究提出供体年龄高（>50 岁）是早期再移植的危险因素。另一项近期的研究佐证了早期移植肝功能不良发生中年龄大于 45 岁是一个独立的危险因素（图 75-1）。在该研究中供体年龄大在诸多危险因素中相对危险度最高。该研究与之前的一些研究也是相一致的。

供体年龄是建立风险评分的一项必备指标，如供体风险指数（donor risk index，DRI）、肝移植术后生存

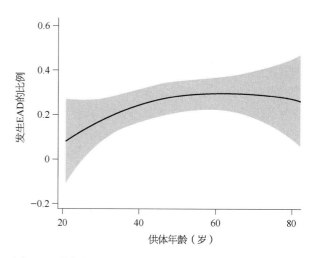

**图 75-1**　供体年龄与发生早期移植肝功能不良的相关性。图中实线采用分数多项式回归方法统计得出，95%的置信区间见灰色区域。EAD，早期移植物功能不良（引自 Olthoff KM，Kulik L，Sam-stein B 等人的多变量分析，参考文献：Olthoff KM，Kulik L，Sam-stein B，et al. Validation of a current definition of early allograft dys-function in liver transplant recipients and analysis of risk factors. Liver Transpl. 2010；16：943-949. ）

结局（survival outcomes following liver transplantation，SOFT）和风险平衡（balance of risk，BAR）评分。虽然这些风险评分都聚焦于生存方面，而非初期功能不良或原发性无功能的发病率，但这两类移植肝功能不良都与术后早期的死亡风险增高相关。

### 肝脂肪变性

肝脂肪变性或脂肪肝可以被分为微囊泡（Mis）或巨囊泡脂肪变性（MaS）。新近的关于巨囊泡脂肪变性又进一步分为小脂滴（small-droplet，sd-MaS）和大脂滴（large-droplet，ld-MaS）两类。大脂滴巨囊泡脂肪变性（ld-MaS）的定义为单个脂肪囊泡占据超过半个细胞大小的范围并将胞核挤到胞质边缘，与之相对，小脂滴巨囊泡脂肪变性（sd-MaS）的定义是单个脂肪液泡大小未达半个细胞大小，且胞核无偏移。巨囊泡脂肪变性（MaS）与酗酒、糖尿病、高脂血症、肥胖、代谢综合征和使用某些药物有关。近 2 个 10 年来美国糖尿病和肥胖发病率升高导致了供肝出现巨囊泡脂肪变性的数目增加。微囊泡变性的特征是许多微小脂滴的出现。这类脂肪变性较为罕见，通常与线粒体损伤等病理改变有关，如 Reye 综合征、急性病毒或药物损伤、长期全肠外营养、败血症和一些基因异常。值得注意的是，小脂滴巨囊泡脂肪变性在一些外科论著中时常会被误认为微囊泡变性。

人群中肝脂肪变性的发生率据报道从 6%～24% 不等。在近期的发病率研究中美国城市人口中 1/3 为肝脂肪变性。种族间发病率也有差异，分别为：拉丁美裔 45%、白种人 33% 和黑种人 24%。拉丁美裔相对较高的发病率与其种族较高的肥胖和糖尿病发病率有关。在过去尸肝供肝脂肪肝的发生率为 13%～26%，这一数据在现在有所升高。

对于肝移植术来说，肝脂肪浸润和原发性无功能的相关性早已被临床广泛接受。20 世纪 90 年代的一项研究探究了供肝组织活检对原发性无功能发生的预测价值，结果是巨囊泡脂肪变性的肝有更高的原发性无功能发生率。一项大规模多变量的分析危险因素的研究指出肝脂肪变性是初期功能不良和原发性无功能的独立影响因素。另一项报告指出脂肪变性达 30% 或以上的供肝发生原发性无功能的概率为 13%，而与之相对，非脂肪肝的原发性无功能发生率仅有 2.5%。另有报道，随着脂肪变性程度的增加，原发性无功能的发生率也会增加。

虽然有多项研究报道选择脂肪肝用于合适的受体预后也是可以接受的，并且脂肪变性在原位肝移植术后也是可逆的，但是据 UNOS 一项大型研究巨囊泡脂肪变性大于 30% 已明确是移植物衰竭的一项危险因素。虽然该研究和其他一些研究并没有区分小脂滴和大脂滴巨囊泡脂肪变性，大脂滴巨囊泡脂肪变性应该是最主要的该纳入危险因素评估的情况。要安全使用巨囊泡脂肪变性的供肝，合适的供体-受体匹配是至关重要的。根据多家移植中心的操作来说，通常会将有脂肪变性的器官给低终末期肝病模型（MELD）评分的患者或肝细胞肝癌的患者。这一做法的理论是有高 MELD 评分的危重患者并不一定能耐受初期功能不良或者本身就有发生原发性无功能的高危因素。来自美国和欧洲国家的一项大规模的肝移植数据库的联合研究发现将巨囊泡脂肪变性或脂肪浸润超过 30% 的供肝给低危受体是安全的，但如果给高危受体就会出现不理想的预后。考虑到多种供体因素，肝脂肪变性这一单一因素并不会决定肝移植的结局。除非在非常严重的大脂滴巨囊泡脂肪变性的病例中，许多脂肪肝是可以成功移植给受体的，前提是有足够的精细处理，包括供体变量控制、受体选择和缺血时间控制等。

脂肪变性供体对发生原发性无功能的易感性增加的具体机制尚不是完全清楚。这一领域研究的重要意义在于供体缺乏不断加剧和肥胖、糖尿病发病率不断走高。目前对于研究脂肪变性供体对初期功能不良和原发性无功能发生的机制研究已从观察组织学改变发展到细胞分子机制层面研究缺血再灌注损伤。不断地有实验和临床证据证明脂肪变性会加剧缺血再灌注损伤。

### 小肝综合征

在开展活体肝移植之前，移植医生就认识到如果供肝对于特定受体来说不足够大，那么也有可能会发生移植物失功能或衰竭。随着成人-成人活体肝移植的重要性不断增加，供体-受体体重的相对值的重要性也逐步显露。Emond 等人探索了成人-成人活体肝移植，他们发现供肝大小与供肝在受体体内的功能显著相关。该团队率先使用"小肝综合征（small-for-size syndrome，SFSS）"来描述当移植物体积小于受体预期接受的供肝体积的一半时发生的肝衰竭这一情况。

移植物体积小于正常肝体积的 40% 或移植物-受体质量比（graft weight-to-body weight ratio，GWBWR）小于 0.8% 即达到小肝的定义标准。移植物达到上述定义并在移植术后 1 周内出现肝功能衰竭的表现，如黄疸、凝血功能障碍、肝性脑病和腹水，即被称作小肝综合征（SFSS）。如初期功能不良和原发性无功能,在出现移植物-受体质量比小于0.8%的时候,小肝综合征也可以分为小肝功能障碍和小肝无功能(表75-1)。小肝功能障碍的定义是术后1周内出现肝功能障碍,表现为连续3日符合以下两点:总胆红素>100 $\mu mol/L$(>5.8 mg/dl)、INR>2和肝性脑病三~四度。小肝无功能的定义依据原发性无功能,即术后第1周内移植肝功能衰竭导致受体需要再次移植或出现死亡。

小肝综合征据活体肝移植文献报道其发病率为2.9%~12.5%。虽然小肝综合征也可见于完整的肝移植,但是这一综合征主要是采用部分移植物的一个问题,即活体肝移植或从尸肝劈离部分肝作为供肝。当出现初期功能不良和原发性无功能的时候,小肝综合征的并发是很难预测的,而诸多小肝也可以有不错的预后。小肝综合征可以表现为与初期功能不良和原发性无功能相当的临床表现和严重程度。受体和供体两者皆有与小肝综合征发生相关的因素,这些因素共同决定了小肝综合征的发生,不只是移植物的解剖体积而是移植物的有效功能体积更具相关性。有效功能体积可能受到与初期功能不良和原发性无功能相似的一些指标影响如年龄、脂肪变性等。

早期,Emond等推测小肝综合征发生的机制包括门静脉高灌注和小体积供肝能量代谢负荷过大。其他一些研究者及现在的普遍观点认为小肝综合征的发生与门静脉压力过高超过了肝窦耐受范围,出现门静脉高灌注和肝窦受损有关。对于出现小肝综合征的部分供肝,组织学的研究提示有门静脉和门静脉周围窦内皮损伤以及在门静脉系统结缔组织出现局灶性出血和肝动脉血流较差及血管痉挛的征象。有实验表明,上述这些病理改变导致了肝细胞难以再生,这便是小肝综合征发生的最主要的原因。有临床证据表明活体肝移植门静脉血流量超过260 ml/(min·100 g)与显著的高胆红素血症和预后不良呈相关性。小肝代表着更高的脾血流门静脉回流的压力。根据欧姆定律,在流量一定的条件下压力阶差与血管阻力呈正相关:

$$R = \Delta P/Q$$

此公式中 $R$ 代表血管阻力,$\Delta P$ 代表压力阶差,$Q$ 代表流量。

依据这一定律,小肝将要面对相对更高的压力阶差。在一项活体肝移植(LDLT)的研究中表明门静脉压力升高对预后有负面影响。在这个研究中,门静脉压力术后3日内大于20 mmHg或者更高与小肝综合征的发生和较差的生存预后相关。

对于小肝来说,流入道压力增高在流出道受阻的情况下还会加剧。显然,在流出道受阻的情况下,门静脉高灌注会导致更高的肝窦压力和更高的小肝综合征发生风险。有实验采用一个复合模型包含门静脉高灌注和流出道梗阻,结果提示附加的流出道梗阻导致了充血、汇管小叶中心坏死和肝细胞增生减少。

虽然在肝部分移植中供肝的大小可能是最重要的需要考虑的因素,但是还有一些其他的与供体、受体相关的因素也需要纳入考量,包括受体的疾病、供体年龄、肝脏脂肪变性程度和缺血的时间。一项研究成人-成人活体肝移植的研究表明,对于病情相对更重的患者用小肝对早期移植物存活不佳。在这项研究中小肝综合征整体发生率为12.5%,但对于Child-Pugh分级B和C的患者并非如此,这一组人群的小肝综合征发病率为80%。

### 其他供体相关因素

低血压是一个已被认识的比较全面的一个影响肝功能衰竭的因素。人们直觉地认为持续的低血压或心脏停搏对于尸肝来说可能会增大其发生肝功能障碍的风险。使用多种或大剂量的血管升压药物已经被证实是早期移植物功能不良的一个危险因素。血管升压药物可以引起脾血管收缩,可能会加重"摘除损伤",一个通常因器官失功能诱发的损伤。然而,缺氧、低血压和心脏停搏恰恰是可以被肝耐受的,而这类供体的肝也可以有不错的功能。

已有多项研究表明来自脑死亡患者的供肝,有心脏停搏史和无心脏停搏史的供肝表现相仿。对于受体采用有和无心脏停搏史供体的肝来说,无论是原发性无功能的发生率还是以ALT峰值、血浆总胆红素水平和凝血酶原时间为标志的初期移植物功能来说,均无显著差异。人们猜想,有心脏停搏史并复苏成功这一过程可以诱导缺血保护机制,在移植物行移植术中发挥保护作用。虽然使用大剂量和多种血管升压药已被证实是初期功能不良和原发性无功能的危险因素,一项大规模移植受者科学注册系统(Scientific Registry of Transplant Recipients,SRTR)数据库的研究表明,多变量分析中复苏前使用多巴酚丁胺或心脏正性肌力药并不是原发性无功能发生的一个预测因素。因此心脏停搏或大量血管升压药的使用不能否定一个供肝用于移植的可能。

一系列研究表明供体高钠血症会影响移植物功能。糖尿病和液体控制失当是这类情况的最常见原因。具体机制尚未明确,但是人们推测这可能是因为高钠血症引起的细胞内渗透压升高,加上由于再灌注引起的细胞水肿,共同导致了移植物功能障碍。Totsuka 等人研究了获取移植物时纠正的供体血钠水平和供体血钠水平峰值。他们发现在未纠正的高钠血症(>155 mmol/L)和初期功能不良与原发性无功能之间有显著的相关性。在未被纠正的高钠血症组中发生原发性无功能的概率为 18.5%,对照组正常血钠水平发生率为 3.4%。在移植物摘取前若能将血钠水平纠正,便不会增加出现原发性无功能发生的风险。我们在 UCLA 的经验是在获取移植物时纠正供体高钠血症(>160 mmol/L),采用经过肠系膜下静脉插管注射 5%葡萄糖溶液作为供体准备(详见第 43 章)。然而,最近一项研究调查发现尸肝供体严重的高钠血症与早期移植物之间的预后没有显著关联。在这一研究中,术后 7 日内或 30 日内发生移植物衰竭的概率在供体血浆水平低于 160 mmol/L、160~169 mmol/L 和 170 mmol/L 或更高组之间没有显著差异。虽然各组研究报道有所不同,但没有足够的证据表明供体有高钠血症的肝不能用于肝移植。

### 肝获取相关因素

供肝保存过程的数个不同环节有可能会同时影响脏器的功能。这些环节被大致分为两类:一类是发生在缺血或缺氧期,开始于供肝原位灌注时;另一类是缺血再灌注损伤,发生在供肝在受体内实现血流重建时。

#### 冷缺血时间

威斯康星大学(University of Wisconsin,UW)保存液的出现实现了移植器官保存时间的有效延长,是一项器官获取的革命性发明。不止如此,UW 液还可以显著降低原发性无功能的发生率。然而冷缺血时间仍然非常重要,因为低温保存可以减慢但并不能停止细胞代谢过程。20 多年前已有研究表明延长冷缺血时间会带来更高的初期功能不良和原发性无功能发生率。最近荟萃 26 项研究分析提示了一个与此相似的发现,即冷缺血时间的延长会增高原发性无功能的发生率。原发性无功能是导致术后 1 周内再次移植的最常见原因。一项大型的器官共享联合网络(UNOS)的数据分析较短的冷缺血时间(<6 小时)与术后 1 周内再移植无明显的关联,而冷缺血时间的延长(>16 小时)则会显著增加再移植的风险(图 75-1)。在供体年龄相仿的条件下,冷缺血时间也列入了多项原位肝移植(OLT)风险评估系统,如供体风险指数(donor risk index,DRI)、肝移植术后生存结局

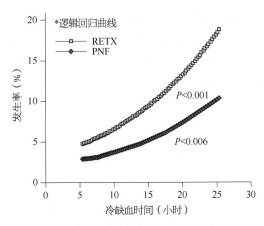

**图 75-2**　用多因素回归曲线模型估算所得的再移植(RETX)和原发性无功能(PNF)的发生率与冷缺血时间的关系(引自 Furukawa H,Todo S,Imventarza O,et al. Effect of cold ischemia time on the early outcome of human hepatic allografts preserved with UW solution. *Transplantation*. 1991;51:1000-1004.)

(survival outcomes following liver transplantation,SOFT)和风险平衡(balance of risk,BAR)评分。显然,供肝对于冷缺血时间的耐受与其本身的质量有很大的关系。虽然对于一个完美的供肝来说耐受超过 12 小时的冷缺血时间是没问题的,但是供肝标准的扩大化要求医生尽可能缩短冷缺血时间。

#### 保存液

1987 年引入 UW 保存液后,其他一些有效保存液逐渐也被人们发明出来用以保存腹腔的捐献器官,包括组氨酸-色氨酸-酮戊二酸盐液(HTK 液)、Celsior 液、Institut Georges Lopez-1 液等。近期一个系统回顾和 meta 分析评估了多种不同的保存液对肝供体的影响即发生早期移植物功能障碍的影响,包括原发性无功能。评估了 5 个随机对照试验(RCT)的 meta 分析提示 UW 液和 Celsior 液在原发性无功能发生率的影响上是相仿的。更进一步来说,此文作者提出没有"来自随机对照试验的充足的证据说明使用 UW 液与 HTK 液或 Celsior 液与 HTK 液之间有任何明显差异"。总而言之,目前尚未有证据说明某一保存液在对早期移植物功能影响方面有显著的优越性。

#### 心脏死亡器官捐献

来自心脏死亡器官捐献(donation after cardiac death,DCD)的肝表现出比脑死亡供肝更高的发生原发性无功能和初期功能不良的风险。一项来自器官共享联合网络(UNOS)的数据分析显示,DCD 受体(n=144)与接受来自脑死亡供体(n=26 856)的受体

相比来说，有更高的原发性无功能发生率（11.8%比6.4%）和再移植率（13.9%比8.3%）。一项大型器官共享联合网络（UNOS）的关于早期再移植的研究（$n = 49\ 288$）也有类似的发现，在这一研究中，心脏死亡器官捐献是原位肝移植（OLT）术后7日再移植的一项独立风险因素，大多由原发性无功能引起（图75-3）。这一发现并不令人意外，因为心脏死亡器官捐献器官必须面临心脏停搏引起的一段热缺血时间。对于心脏死亡器官捐献供肝来说，发生胆道并发症的问题比经历原发性无功能要更加严重（12%比2.5%）。当供肝使用寿命减短的问题加剧之后，供肝来源库会越来越重要，但显然这些心脏死亡器官捐献器官应该被视为有发生原发性无功能的风险，并且需要器官获取团队和受体团队采取合适的措施来将各种复杂的风险因素最小化。

### 受体相关因素

许多受体相关因素都有可能对原发性无功能或初期功能不良的发生风险有直接的影响。现在人们广泛认可的一个主要因素是受体所罹患疾病的严重程度。一个边缘供肝对于一个病情相对稳定的患者或者一个有短期疾病如暴发性肝功能衰竭的患者来说是可以维持正常功能的。然而，同样的供肝可能在慢性消耗性疾病以及病情很重的患者身上就可能表现得比较差。

基于移植受者科学注册系统（SRTR）数据库的一项研究报道了受体疾病严重程度与发生原发性无功能的风险之间的关系。在这项研究中，与受体疾病严重程度相关的一些指标是主要的影响原发性无功能发生的因素（图75-4）。多因素分析发现分配系统第一顺位、生命支持、血浆胆红素水平和肾功能都是原发性无功能的独立预测因素。在20年前已有Ploeg等人就肾功能不全对原发性无功能发生率的影响进行了报道。在另一项研究中，移植前生命支持治疗的手段是术后1周内早期再移植的一个独立预测因子，发生原发性无功能患者中有43%会进行术后1周内的再移植（图75-3）。更具体一些，一项验证关于早期移植物功能不良或原发性无功能的实验表明，终末期肝病模型（MELD）评分（以10个单位递增）是一项影响术后1周内原发性无功能发生的独立风险因素。在UCLA进行的一项主要针对病情极重的受体这一特殊人群的研究发现，在受体病情严重程度和移植物初始功能之间存在显著的相关性。该研究旨在寻找MELD评分40或更高的成年受体患者移植术后无效事件发生的预测因素，其核心发现是发生移植术后无功能的患者与术后功能正常的患者相比，有着更高的感染性休克和心脏及其他并发症的发生率，这与其更高的初期功能不良和原发性无功能的发生率有相关性（图75-5）。就尸肝移植和活体肝移植共同

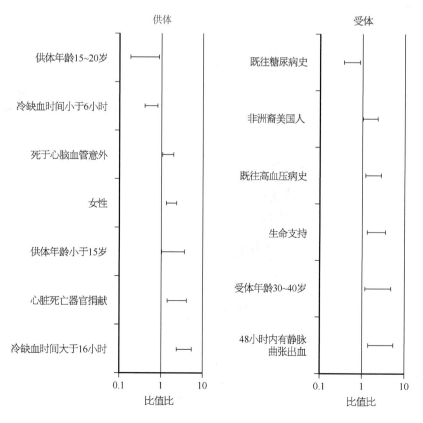

**图75-3** 美国成人肝移植术后1周内再移植相关的供体和受体危险因素。术后1周内的再移植占所有再移植的19%，在术后1周内原发性无功能的患者中有43%行再移植术。坐标为对数范围内的奇率。误差条示意奇率的置信区间。CVA，脑血管意外（引自 Rana A, Petrowsky H, Kaplan B, et al. Early liver retransplantation in adults. *Transpl Int*. 2014;27:141-151.）

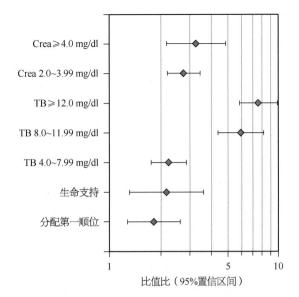

**图 75-4** 肝移植术后发生原发性无功能的受体相关危险因素。此图描绘了对原发性无功能的不同独立预测指标其各自比值比 OR 和 95% 的置信区间。总胆红素水平 0~3.99 mg/dl 和血清肌酐水平（Cr）0~1.99 mg/dl 为多变量分析中的参考范围。P 值在分配第一顺位中为 0.001，生命支持为 0.003，其他各项总胆红素和血清肌酐水平为 0.000 1〔引自 Johnson SR, Alexopoulos S, Curry M, et al. Primary nonfunction (PNF) in the MELD Era: an SRTR database analysis. *Am J Transplant*. 2007;7:1003-1009.〕

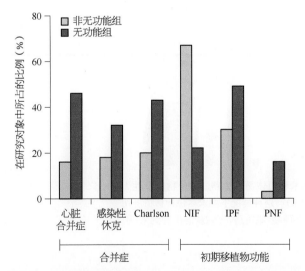

**图 75-5** 终末期肝病模型（MELD）评分 40 分及以上的患者（*n* = 169）中移植术后无功能组（*n* = 37）和非无功能组（*n* = 132）的移植前并发症与初期移植物功能的关系。与非无功能组相比，无功能组的患者有更高的心脏合并症（*P*＜0.000 1）感染性休克（*P* = 0.061）和总体并发症（Charlson 评分，*P* = 0.033）的发生率，以及更高的初期功能不良（IPF）和原发性无功能（PNF）的发生率，而初期功能正常（NIF）的概率较低（*P*＜0.000 1）。总体并发症（Charlson）是代表了患者在年龄矫正后的 Charlson 合并症指数大于或等于 6 分。初期移植物功能的数据分为 NIF、IPF 和 PNF 三组〔引自 Petrowsky H, Rana A, Kaldas FM, et al. Liver transplantation in highest acuity recipients: identifying factors to avoid futility. *Ann Surg*. 2014;259:1186-1194.）

的观察来说，小肝在病情严重的患者身上表现出相似的较差的结果。总体来说，上述研究的结果意在强调受体相关因素，特别是受体病情的严重程度，对初期移植物功能的影响。

血流动力学不稳定的受体也表现出有更高的原发性无功能和初期功能不良的发生率。大部分需要使用大量血管升压药物的患者不进行肝移植，主要原因是担心相关的术中死亡或术后移植物衰竭。另外有时候，特别是暴发性肝功能衰竭或原发性无功能的患者，行移植术然后移植肝会马上被置入一个比较严峻的环境中。已有研究表明 MELD 第一顺位是发生原发性无功能的独立危险因素（图 75-4）。如若不能迅速终止血管升压药物使用将会有加重移植肝损伤的风险，而且可能会导致原发性无功能或初期功能不良，对于不完美的供肝来说尤甚。

排异反应并不太能导致肝移植术后早期的移植物功能障碍。肾移植中定义的经典的超急性排异反应，是已有抗体导致的微血管栓塞，而肝一直被认为是对抗体介导的排异反应有其独特的豁免。虽然其他一些免疫介导的因素可能会导致早期的移植物排异反应，但是在移植肝中出现真正的超急性排异反应是不大可能的。另外，急性细胞性排异反应的时间范围显然是超出了原发性无功能定义的区间的。然而，近期有研究发现在小肝综合征与交叉配型阳性的活体供肝的受体之间可能存在排异反应与移植物功能障碍的某种关联。

## 治疗

### 防治

预防原发性无功能的发生很大程度上取决于受体手术医生避免使用有风险的供体。严重的脂肪肝（大脂滴巨囊泡脂肪变性＞60%）通常会排除在可用范围之内，有其他"高风险"的供体器官通常要在受体手术团队的精细考量下进行取舍。细致的供体管理，可以某种程度上减少危险因素。取肝团队和 ICU 团队在液体管理和糖尿病控制方面的培训等也可以使高钠血症的发生尽可能减少。当然，受体手术团队要竭尽全力减少增加人为的风险，比如对一个边缘供肝延长缺血时间。血流动力学不稳定或是濒死的患者可能难以熬过手术所带来的挑战，而一个有更多生理储备的患者可能能够更好地度过供肝恢复功能的一段时间。

除了规避这些已知的风险和危险因素，特别是多重因素以外,从定义上来预防那些不明原因的原发性无功能是非常困难的。一旦行肝移植术后,发生了原发性无功能,除了再移植这一手段外,别的可供选择余地实在有限,在这样一个紧急关头,其他的干预措施只能说主观地被分为预防性或治疗性的了。一旦考虑原发性无功能的发生,治疗和干预就迫在眉睫。如若不能及时发现和治疗,患者可能会迅速死于多器官衰竭、脑水肿和脑疝。

### 移植肝切除术

原发性无功能作为危及生命的肝移植术后并发症,一旦发生则需要采取紧急再移植进行干预。原发性无功能临床表现较为多变,主要还是以严重的血流动力学或呼吸功能不稳定为主,以及最终表现为多器官衰竭。在情况严重的原发性无功能患者身上,行全移植肝切除加临时性门腔静脉分流可能是非常必要的(图75-6)。这项操作最先被 Ringe 等人在1988年

首次描述。此种情况的病理生理特点是坏死的衰竭的肝释放了大量的细胞因子和介质。虽然如上所述,将致病介质释放的源头即衰竭的肝切除,是一项对机体剧烈的打击,但是通常还是能使患者在心肺功能濒临崩溃的边缘维持一段时间的稳定。这也意味着,如果一个供肝不能在有限的时间里到来,患者将无法继续存活。目前最大规模的报道原发性无功能发生后移植肝切除的数据来自德国 Hanover 团队(表75-5)。在这一系列报道中,20个无肝患者中16人在7~72小时后接受了移植,7人存活至出院,整体生存率为35%。新近一段时间报道的一些案例结果更为理想,在这些案例中无肝患者成功接受再移植并且6个月生存率达80%。分析所有已报道的案例发现,原发性无功能发生后,行再移植操作前的无肝期的中位时间为18小时,观察到的最长无肝期为67小时和72小时(表75-5)。虽然将患者置于无肝状态代表着非

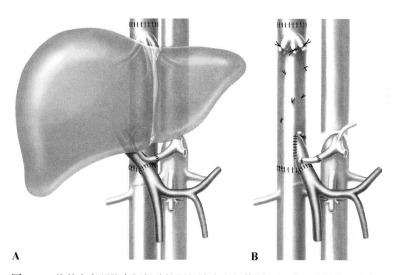

**A**　　　　　　　　　　　**B**

**图75-6** 挽救中毒肝综合征行移植肝切除术和门体循环短路。移植物原发性无功能会导致危及生命的血流动力学不稳定(A)。这种情况下要求尽快行移植肝切除术,保留第二肝门肝后腔静脉,搭建门体循环端-侧短路,等到新的供肝到来(B)(此图引自苏黎世大学医院绘图部门)

**表75-5　移植肝切除后无肝状态病例研究荟萃**

| 作者,年份 | 患者(n) | 原发性无功能(n) | 中位无肝时间(范围)(小时) | 死亡于再移植前(n) | 最长无肝存活时间(小时) | 紧急再移植(n) | 6个月生存率(n) | 生存时间范围(月) |
|---|---|---|---|---|---|---|---|---|
| So 等人,1993 | 2 | 1 | 37.0(26~48) | 0 | 48.0 | 2 | 2(100%) | 8~12 |
| Oldhafer 等人,1999 | 20 | 20 | 14.9(4.8~72.5) | 4 | 72.5 | 16 | 7(35%) | 0~102 |
| Bustamante 等人,2000 | 5 | 5 | 18.0(16.0~24.0) | 0 | 24.0 | 5 | 3(60%) | 0~48 |
| Detry 等人,2007 | 3 | 3 | 21.2(17.6~24.0) | 0 | 24.0 | 3 | 2(67%) | 0~36 |
| Montalti 等人,2010 | 2 | 1 | 14.9(14.7~15.2) | 0 | 15.2 | 2 | 2(100%) | 46~53 |
| Arora 等人,2010 | 1 | 1 | 67 | 0 | 67.0 | 1 | 1(100%) | 11 |
| 总计 | 33 | 31 | 18.0(4.8~72.5) | 4 | 72.5 | 29 | 17(53%) | 0~102 |

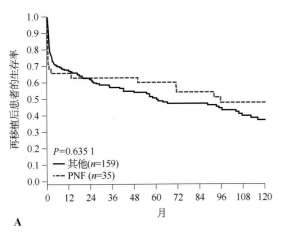
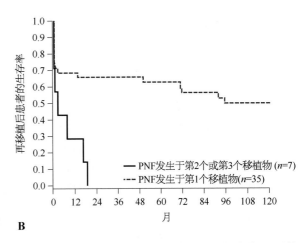

**图 75-7**　原发性无功能后的再移植研究。A. 首次移植，因原发性无功能行再移植的患者的生存情况（$n=35$，虚线）和因其他原因行再移植的患者的生存情况（$n=159$，实线）。B. 原发性无功能发生后，进行一次再移植的患者的生存情况（$n=35$，虚线）与进行了 2 次或 3 次再移植患者的生存情况（$n=7$，实线）（引自 Uemura T，Randall HB，Sanchez EQ，et al. Liver retransplantation for primary nonfunction：analysis of a 20-year single-center experience. *Liver Transpl*. 2007；13：227-233.）

常严峻的情况且仅仅是对于原发性无功能来说临时性的办法，但是这个选择显然必须作为移植科手术医生的备选考虑。

### 再次肝移植

原发性无功能最明确的治疗手段仍是再次肝移植。近期一项器官共享联合网络（UNOS）的大型数据分析报道了原发性无功能作为再移植的原因占到术后 0～7 日内再移植成人患者的 43%，占术后 8～30 日内再移植患者的 26%。同样的在儿童患者中也是。原发性无功能占到了术后 30 日内儿童受体行再移植的指征中的 44%。再移植本身就是器官衰竭的一个危险因素，原因多种多样，从受体状态不稳定到供体质量低等，但是如果可以在多器官功能衰竭之前实施再移植，那么预后应该较好。如果再移植术必须要进行，那么应尽可能尽快实施，因为延迟超过术后 7 日会增加诸多危险，如术中并发症、败血症和多器官衰竭等，发生率均有所增加。受体因原发性无功能行第 1 次再移植比因为其他病因行再移植相对来说有比较好的生存期望（图 75-7，A）。而因为原发性无功能的第 2 次或第 3 次再移植就与较差的预后有很大关联，在院死亡率达 57%（图 75-7，B）。在发现可以预防或扭转原发性无功能的方法之前，再移植术仍是原发性无功能患者长期生存的福祉所在，并且也将持续作为原发性无功能的主要治疗措施。

### 原发性无功能的针对性治疗

#### N-乙酰半胱氨酸

N-乙酰半胱氨酸（NAC）是谷胱甘肽的前体，它可以补充肝内源性抗氧化剂谷胱甘肽的储备。既往

NAC 的临床主要应用是，对抗对乙酰氨基酚的过量使用所致的代谢性肝细胞损伤。NAC 还具有改善因不同原因所致的暴发性肝功能衰竭患者的血流动力学和氧输送情况。在实验模型中，NAC 表现出了对缺血再灌注损伤的保护性效果。

NAC 作为肝移植术后一个附加的治疗，对其研究显示了不同的结果。近期发表的一个系统回顾，统计了 NAC 在临床肝移植术中使用相关的 6 个随机对照试验。然而，所涉及的患者数较少，且这些随机对照试验的质量也并不高。这几个临床试验中的大部分（6 个中的 5 个）报道了以生化指标作为终点的主要预后，而仅有 3 个临床试验提供了供肝成活的情况。虽然 NAC 的使用在部分随机对照试验的结果中显示可以使肝移植术后血浆转氨酶水平下降，但是仍没有充足的证据说明 NAC 对肝移植有益。近期 NAC 不再被用作肝移植术后常规治疗。后续可以开展一些高质量的临床随机对照试验以详细评估 NAC 在肝移植中的价值。

#### 前列腺素

已有报道中至少有两种前列腺素对治疗原发性无功能有效。前列腺素 $E_1$ 和前列环素可能是通过扩张血管、稳定溶酶体膜、抑制血小板集聚和提高脾血流来改善移植术后的肝功能。就人和动物的实验结果来看，已有报道称前列腺素治疗可以改善肝血流。现有的几项研究表明其在改善原发性无功能发生率和移植术的预后中有一定作用。到目前为止，有 6 篇关于比较肝移植患者应用前列腺素和对照组（安慰剂）的随机对照试验报道。近期一个相关的 Cochrane 的 meta 分析发现在预防原发性无功能的发生上前列

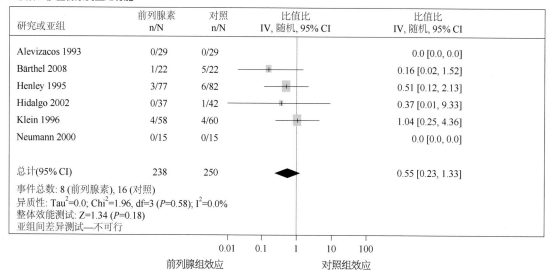

回顾：成人肝移植患者应用前列腺素
对比：前列腺素和对照
预后：移植物原发性无功能

| 研究或亚组 | 前列腺素<br>n/N | 对照<br>n/N | 比值比<br>IV, 随机, 95% CI | 比值比<br>IV, 随机, 95% CI |
|---|---|---|---|---|
| Alevizacos 1993 | 0/29 | 0/29 | | 0.0 [0.0, 0.0] |
| Bärthel 2008 | 1/22 | 5/22 | | 0.16 [0.02, 1.52] |
| Henley 1995 | 3/77 | 6/82 | | 0.51 [0.12, 2.13] |
| Hidalgo 2002 | 0/37 | 1/42 | | 0.37 [0.01, 9.33] |
| Klein 1996 | 4/58 | 4/60 | | 1.04 [0.25, 4.36] |
| Neumann 2000 | 0/15 | 0/15 | | 0.0 [0.0, 0.0] |
| 总计(95% CI) | 238 | 250 | | 0.55 [0.23, 1.33] |

事件总数: 8 (前列腺素), 16 (对照)
异质性: $Tau^2$=0.0; $Chi^2$=1.96, df=3 (P=0.58); $I^2$=0.0%
整体效能测试: Z=1.34 (P=0.18)
亚组间差异测试—不可行

前列腺组效应　　　　　　对照组效应

**图 75-8**　成人肝移植前列腺素使用研究。6 项随机试验的 meta 分析，绘成 Forrest 图对比了前列腺素和安慰剂对原发性无功能预后的不同结局影响。CI，置信区间(引自 Cavalcanti AB, De Vasconcelos CP, Perroni de Oliveira M, et al. Prostaglandins for adult liver transplanted patients. *Cochrane Database Syst Rev.* 2011;CD006006. )

腺素更优，虽然数据不够有力但表现出了倾向于前列腺素的趋势(图 75-8)，另外在两组中需要再移植的患者的数据是没有差异的。还有两项大型的双盲随机对照试验表明在实验组移植患者术后透析表现为有所减少。前述 Cochorane 的 meta 分析的结果也与之相近，即移植术后患者发生因急性肝功能衰竭后需要肾脏替代疗法的风险，在实验组使用前列腺素 $E_1$ 后明显下降。在 Henley 等人进行的随机对照试验中还发现了前列腺素 $E_1$ 可能还有其他的免疫、血流动力学、血液流变学方面的作用，是性价比较高且可以缩短住院日数的一项治疗。虽然许多移植中心，包括我们在 UCLA 的移植中心，使用前列腺素来改善边缘供体的预后，但是目前尚无充足的研究来支持按照何种规范给药以预防原发性无功能或再移植的发生。另一方面，已有研究肯定了移植术后应用前列腺素的肾脏保护作用。

### 血浆置换

采用血浆置换可以用以改善初期功能不良和原发性无功能患者的肝功能。血循环中的毒素或已经形成的抗体可以通过这种方法得以清除。Skerrett 等人观察了一组在原位肝移植术后发生原发性功能不良的患者，共 18 位患者，但结果是血浆置换操作并没有在受体存活方面有显著的影响。研究者还发现，在血浆置换后，血浆肿瘤坏死因子和白介素-6 的水平有显著下降，这一点有可能是很有意义的，因为这

些细胞因子和其他细胞因子可能共同组成了移植物功能不良的病因。还有一些研究人员观察了血浆置换用于治疗原发性无功能的价值。他们每日对患者进行新鲜冰冻血浆置换，治疗的次数取决于患者的恢复情况，但多介于 2～5 个疗程之间。在这一组 5 个患者中，都表现出了与治疗相关的一段时间内的功能改善。5 人中 1 人因肺栓塞死亡，总体存活率为 80%。遗憾的是，因为没有对照组，所以上述研究只能是经验之谈，血浆置换是否真的有价值，仍不甚明确。

### 缺血再灌注阻滞剂

移植物同时有多种供体和受体相关的原发性无功能和初期功能不良危险因素叠加在一起时，比如冷缺血时间严重、供体高龄、移植物脂肪变性和受体病情危重等，会有可能受到缺血再灌注损伤更大的打击。已有一些药物干预措施试用于实验性和临床肝移植以试图改善缺血再灌注损伤。这些措施包括免疫抑制剂、细胞凋亡抑制剂、白细胞黏附阻滞剂和下调内源性一氧化氮生成。更多关于这一缺血再灌注损伤问题的细节讨论可以详见本书第 105 章。

### 人工肝

已有的一些报道就使用多种人工肝装置以治疗移植术后的原发性无功能进行了评估。就这些文章来说，原发性无功能定义为移植物失功能致患者需要再移植的情况。这些文章提及的肝支持装置包括：非生物性分子吸附循环系统(MARS)和生物性猪肝细

胞系统。

　　MARS 系统已用于一小部分的案例中。有研究表明,据登记的 MARS 案例来看,9 例原发性无功能中采用 MARS 治疗后有 4 例移植肝出现了好转。人们还报道了 MARS 在暴发性肝功能衰竭或原发性无功能患者中有降低神经系统障碍和改善脑血流的作用。同一组患者后续的一份报道描述了 18 位受体采用体外解毒装置治疗原发性无功能。在这组研究中,MARS 治疗表现出非常有利的结果,患者对于正性肌力升压药物依赖逐渐下降,血流动力学趋稳,肾功能好转。

　　Demetriou 等人报道了至今人工肝治疗最大规模的随机试验,在这一组研究中,171 位暴发性肝功能衰竭或原发性无功能的患者随机分为接受治疗组或观察组,进行了为期 3 年的研究。原发性无功能亚组有 24 位患者,这是目前文献报道肝支持系统治疗原发性无功能患者最大的一组研究。遗憾的是,就这一亚组的分析研究者并没有详述。整体来说,研究表明肝支持系统在治疗暴发性肝功能衰竭方面可以改善生存预后,就原发性无功能亚组患者的分析还有待深入。

　　这些研究和其他一些小的案例 meta 分析并未提供确凿有力的证据支持临床对原发性无功能或初期功能不良患者常规使用人工肝技术。虽然这些装置和技术可以某种程度上帮助患者"过渡",但是仍无证据称使用这些技术会加快或减慢移植术后肝功能的恢复。不过,对于出现脑水肿或严重肝性脑病的患者来说,人工肝是一个有效的治疗选择。

### 预防和治疗小肝综合征

　　目前,有 3 种可供预防小肝综合征发生的办法。首先,尽量避免使用小肝,供肝质量/受体体重比值<0.8%的肝要尽可能避免,更要注意有其他风险因素并存的情况。第二种方法,对于小肝来说,门静脉血流高灌注要尽早发现,发现后要及时调控门静脉血流。一些作者建议在门静脉血流大于 250 ml/(min·100 g)或门静脉压力大于 15 mmHg 时使用门静脉血流调控操作。门静脉血流调控可以通过以下两种技术实现:①间接减少门静脉血流,通过脾动脉栓塞或脾切除实现;②直接调控门静脉血流,通过制造门体循环短路,包括半门腔静脉、肠系膜-腔静脉和脾肾静脉分流等。这些方法据报道可以有效减少甚至预防在供肝质量/受体体重小于 0.8%时的小肝综合征的发生。第三种办法是,如果一定要使用小肝,尽量用于可以相对来说更好的代偿的患者身上。最后,一些实验数据表明使用己酮可可碱(pentoxifylline),可以改善小肝模型小鼠肝移植的预后,己酮可可碱是一类肿瘤坏死因子(TNF-α)的抑制剂,可以通过激活白介素-6 的通路来促进肝细胞再生。虽然这一概念尚未在临床中部分肝移植术中得到检验,但一项关于肝大部切除术后己酮可可碱对小量残余肝再生的作用的临床试验证实了其积极的意义。

## 总结

　　在供体资源不断紧缺和器官分配政策出现变化的当下,许多移植中心不得不扩大供体选择标准以及在一些病情危重的患者身上进行肝移植术,这就使得移植术后早期精细评估供肝功能变得尤为重要。虽然涉及危及生命的并发症时,显然再移植是必需的,但是在没有那么严重的移植物功能不良出现时,其定义、治疗甚至仅仅是命名,都还尚未达成一致共识。

　　显然对于导致移植术后早期肝功能衰竭的原因还需要进一步深入的探究。同时在此呼吁移植医生们就移植物功能不良、原发性无功能和初期功能不良的定义达成统一的标准,因为这些定义与器官分配政策密切相关,而且统一标准还有助于不同临床中心研究的对比。这些定义应当在某种程度上包括并反映出经验丰富的移植医生的判断,因为床旁评估肝功能始终会是肝移植中重要的组成部分之一。

---

**要点和注意事项**

**移植物早期功能评估**

- 体温恢复正常。
- 代谢性酸中毒缓解。
- 血管张力恢复正常,且不再依赖血管升压药。
- 分泌胆汁。
- 凝血功能正常。

- 精神状态恢复正常。

**移植物功能不良评估**

- 尽快排除肝动脉或门静脉栓塞(多普勒超声检查、血管造影、早期手术探查)。
- 排除肝静脉流出道受阻和腹腔间隔室综合征。
- 考虑早期再次手术探查排除血管和机械性原因。

**原发性无功能和初期功能不良的处理**

- 通过选择合适的供体和受体以及尽可能减少冷缺血时间来预防其发生。
- 在出血严重的可能危及生命的血流动力学不稳定或呼吸功能衰竭的情况下,考虑移植肝切除和门体静脉短路术。
- 原发性无功能和严重的初期功能不良及早考虑再移植。
- 排除机械性因素。
- 使用大小合适的供体以避免小肝综合征。

# 第 76 章

# 胆管相关问题

## Technical Problems：Biliary

Peter Neuhaus • Andreas Pascher

周 韬•译 钱永兵•校

自从原位肝移植术(orthotopic liver transplantation, OLT)施行以来,术后胆道相关并发症是一个常见问题。由于脑死亡捐献(donation after brain death, DBD)的捐献数量有限,替代技术及方法如活体肝移植术(living donor liver transplantation, LDLT)及劈离式肝移植术正逐渐发展,两者都面临胆道并发症(biliary complications, BCs)的全新挑战。此外,基于紧急程度的分配规则及心脏死亡捐献(donation after cardiac death, DCD)的器官捐献数量的逐渐增长都对胆道并发症的流行病学产生了一定影响。

值得注意的是,使用心脏死亡捐献供体与缺血型胆道病变(ischemic-type biliary lesions, ITBLs)发生率显著升高密切相关。尽管外科技术、免疫抑制、器官保存、围手术期管理有了显著提高,胆道并发症仍是移植后发病率及死亡率的重要原因,同时潜在影响了移植肝及患者的生存率。胆道并发症往往需要长期反复治疗,包括经皮穿刺、内镜、外科治疗,甚至再次移植。

最常见的胆道并发症是胆漏(biliary leaks, BLs)及胆管狭窄(BSs)。然而,肝移植术后可能出现大量不同潜在胆道并发症(表76-1)。其发病率由于移植肝类型、供体类型(脑死亡捐献或心脏死亡捐献或活体供体)及胆管端-端吻合类型有所不同。根据原位肝移植术后发病时间,胆道并发症可分为早期及晚期并发症。大约2/3的胆道并发症是发生于原位肝移植术后3个月内的早期并发症,也是发病率和死亡率高的一个重要原因。

因此早期诊断和充分治疗是减少胆道相关并发症的发病率和死亡率的关键,也可确保移植后移植物和患者的生存。

胆道并发症的诊断及处理自肝移植早期阶段以来,已有了根本上的改变。治疗方式改为了以非手术治疗为主,基于内镜的治疗策略,通过外科治疗原本无法治愈的病变。

| 表76-1　常见胆道并发症 |
| --- |
| 胆漏 |
| 　吻合口漏 |
| 　　胆管吻合 |
| 　　胆肠吻合 |
| 　非吻合口漏 |
| 　　T 管相关 |
| 　　胆管坏死 |
| 　　胆囊管漏 |
| 　　减体积移植肝切面胆漏 |
| 胆汁积聚/胆道脓肿 |
| 胆管阻塞 |
| 　肝外胆管阻塞 |
| 　吻合口狭窄 |
| 　非吻合口狭窄 |
| 　肝内胆管狭窄 |
| 　乳头部功能障碍 |
| 胆管炎 |
| 胆泥、胆石及胆道铸型 |
| 黏液囊肿 |
| 胆肠吻合口相关胆道并发症 |
| 　吻合口漏 |
| 　肠穿孔 |
| 　消化道出血 |
| 　胆管炎 |
| 　盲襻综合征 |
| 　钙调磷酸酶抑制剂吸收不良 |
| 经皮穿刺活检相关胆道并发症 |
| 　胆管门静脉瘘或胆管肝静脉瘘 |
| 　胆管肝动脉瘘 |

## 流行病学

早期文献中报道胆道并发症发病率高达 50%。过去几十年间记载的发病率已不断下降,目前报道的发病率为 5%~25%。

最近一项由 Akamatsu 等人进行的一项系统回顾研究,包括了 61 项前瞻性及回顾性研究,包含了 14 359 例肝移植。胆道狭窄总体发病率为 13%,其中 12% 为尸体肝移植(deceased donor liver transplantation, DDLT)患者,19% 为活体肝移植受体。胆漏总体发病率为 8.2%,7.8% 在尸体肝移植组,9.5% 发生于活体肝移植受体。

66% 的胆道并发症发生于原位肝移植术后 3 个月以内,但胆管狭窄发生于移植后数年。如表 76-1 所示,有大量的潜在并发症,其中胆管狭窄以及吻合口漏是最常见的并发症。胆管狭窄可发生于吻合口(anastomosis, AS)或非吻合口(nonanastomotic,

NAS)。大部分胆管狭窄(80%)发生于吻合口,尸体肝移植术后患者发病率为 9%~12%。研究表明,吻合口狭窄发生率随时间增加,原位肝移植术后 1 年、5 年及 10 年发病率分别为 6.6%、10.6% 及 12.3%。最近发表的胆漏发病率从 5%~10% 不等,其中包括吻合口漏及 T 管相关漏。胆道充盈缺损(胆泥及胆石)出现于大约 5% 的病例中。有些国家由于移植器官逐渐匮乏,逐渐采用心脏死亡捐献者作为肝移植器官来源,而这会导致胆道并发症流行病学发生显著改变。心脏死亡捐献者可在控制(Maastricht 类别 3~4)下执行,或在非控制下进行(类别 1~2)。越来越多的研究证据表明心脏死亡捐献与血管并发症显著增高以及胆道并发症密切相关,尤其是非吻合口狭窄,甚至可导致生存率下降。一项单中心研究分析了接受心脏死亡供体术后 3 年胆管狭窄发病率高达 37%,而接受脑死亡供体发病率为 12%(P<0.000 1)。其他一些研究证实,与接受脑死亡供体的尸体肝移植相比,非吻合口狭窄发病率更高,同时生存率更低,这一情况在非控制型心脏死亡捐献中更为严重。然而,西班牙的两个团队采用了常温体外膜肺氧合的方式显著提高了非控制型心脏死亡捐献肝移植的预后。

胆道重建的两种最常见形式是胆总管端-端吻合术以及胆总管空肠吻合术(choledochojejunostomy, CJ),通常采用胆管空肠 Roux-en-Y 吻合术。由于胆道重建的最佳方式未达成共识,不同移植中心间存在巨大差异。除了外科医生的个人偏好,术式的选择仍有多种影响因素,例如潜在的肝脏疾病、供受体之间胆管大小、之前移植术史或者其他胆道手术史。超过 3/4 的成人尸体肝移植术及仅 1/10 的儿童病例采用胆总管端-端吻合术。首选胆总管端-端吻合术是由于它技术上更易操作且包括了血供良好的受体胆总管。该术式可以保留 Oddi 括约肌,而 Oddi 括约肌是防止肠道内容物反流入胆管的天然屏障,因此理论上可以降低反流性胆管炎的发生率。可以采用端-端吻合或者侧-侧吻合,置入或不置入 T 管。目前的数据显示,有大约 18% 的端-端重建选择了 T 管置入。而最近的研究发现置入 T 管后胆管狭窄的发病率为 10%,而不置入 T 管的发病率为 13%,置入 T 管后胆漏的发病率为 5%,而不置入 T 管的发病率为 6%。

大部分移植中心胆道重建的首选术式为胆总管端-端吻合术。然而最近一项前瞻性随机试验发现胆总管端-端吻合与侧-侧吻合对胆道并发症的影响并无显著差异。一些移植中心常规置入 T 管,因为它从一定程度上可以帮助胆道吻合口的愈合,并且可以在术后早期对胆道质量及胆管造影进行评估。此外，它可以降低吻合口狭窄的发生率。胆道支架已用于部分患者，但据报道其与严重并发症的高发生率相关，包括阻塞、移位及糜烂出血。有些团队主张胆总管端-端吻合术中不置入 T 管是为了避免术后拔出 T 管时造成胆漏。目前倾向于不使用 T 管，其依据是两项数据基本相同的系统回顾研究及 meta 分析。两项研究都发现使用 T 管后胆管狭窄发生率显著升高，而胆漏或其他胆道并发症的发生率无显著差异。然而，部分单中心前瞻性试验数据支持应用 T 管。Weiss 等人进行的一项比较侧-侧胆总管吻合术中是否使用 T 管的前瞻性随机试验表明，使用 T 管可以显著改善胆道阻塞的发病率（$P<0.0005$）。试验中移除 T 管后未出现相关并发症。Lopez-Andujar 等人同样对一些严重并发症进行了前瞻性研究。研究表明使用 T 管后吻合口狭窄的发病率显著降低，而胆管狭窄总体来看发病率相似。然而置入 T 管组严重并发症较少：67% 的 T 管组并发症为 Clavien 分级的 1 级或 2 级，而未置入 T 管组中 95% 的并发症为 3a 级或 3b 级（$P<0.0001$）。总而言之，后者的数据挑战了当前尸体肝移植中放弃 T 管置入的观念。

胆管空肠吻合术通常适用于有肝外胆道病变的患者（原发性硬化性胆管炎、胆管癌、胆道闭锁）；胆道手术史；供受体胆管之间大小差距；减体积肝移植，劈离式肝移植以及活体肝移植（图 76-1）；再次移植；或者供体远端胆管血供不佳。胆管空肠吻合术是最常见的应用于儿童肝移植患者的吻合方式，由于这类患者胆道体积较小或缺如。Roux-en-Y 胆肠吻合所特有的问题和潜在并发症包括手术时间延长、狭窄或胆肠吻合口漏、肠缺血、Roux 支扭转、肠穿孔、胆汁与肠内容物混合延迟、影响环孢素吸收及肠道细菌反流导致胆管炎。此外，由于有时需要行经皮肝穿胆管造影术（percutaneous transhepatic cholangio-graphy，PTC），而胆肠吻合术限制了使用内镜对胆道系统进行评估。由于磁共振胆管造影术（magnetic resonance cholangiography，MRC）已成为一项敏感的、非侵入性诊断方式，胆肠吻合术相关诊断问题可能会有所减少。在过去的几十年间，由于劈离式肝移植及减体积肝移植的开展，胆道并发症的流行病学及范围也发生了改变。研究显示减体积肝移植胆道并发症发生率高达 24%，然而，约有 50% 的并发症与肝断面胆漏相关。最初进行婴儿及儿童非原位劈离式肝移植时，胆道并发症平均发病率为 24%～27%。在此期间，非原位劈离式肝移植并发症发生率显著下降。据报道原位劈离式肝移植胆道相关并发症发生率更低，为 0～15%，反映了原位劈离过程中解剖定位良好。研究显示儿童受体胆道并发症发病率为 8.7%～15%。随着成人活体肝移植的发展，已有进一步发展。据报道早期阶段胆漏及胆管狭窄发病率高达 30%，可能由于初期对于右肝管解剖平面定位困难以及多管口重建复杂（图 76-1、图 76-2）。小儿活体肝移植也有类似情况。

美国最近的一项关于活体成人供体肝移植的调查显示，胆道并发症总体发病率约为 22%。尽管经验的日益增长可能会改善并发症的发病率，但 Akamatsu 等人最近的研究表明并发症发病率甚至更高，活体肝移植术后胆管狭窄发病率为 19%，而胆漏发病率为 9%。

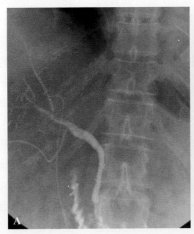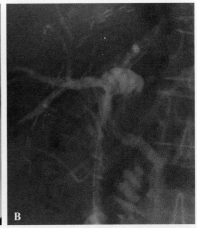

**图 76-1**　复杂胆道重建联合使用端-端吻合以及胆肠吻合，适用于接受活体供体右肝叶的患者。A. 右叶移植肝两个管口与受体胆总管端-端重建。图为术后第 5 日常规胆道吻合。B. 第二步，通过（胆肠吻合口内经肠内引流支架单独引流管口）注入造影剂。背景中仍可见用于 T 管的剩余造影剂

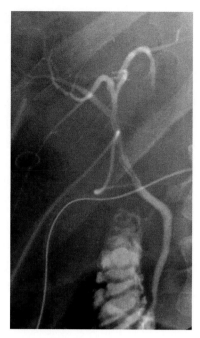

**图76-2** 死亡供体全体积肝移植术后通过 T 管注入放射对比剂显示常规胆道吻合情况

## 病理生理及危险因素

胆道并发症的发生与多种因素相关。一些研究比较了终末期肝病模型(model for end-stage liver disease，MELD)前后尸体肝移植术后胆道并发症危险因素。端-端吻合(OR，2.22)、之前发生胆漏(OR，2.24)、供体年龄(OR，1.01)及 MELD 后期肝移植(OR，2.30)通过多元回归分析确定与吻合口狭窄发病率上升相关。后者似乎与更多心脏死亡捐献者移植肝相关。该研究中唯一与胆漏相关的显著决定因素是 T 管的应用(OR，3.38)。

Welling 等人进行的一项研究中排除了心脏死亡移植肝以及非吻合口狭窄的病例后发现，经胆囊管内置管(OR，0.30)及通过组氨酸-色氨酸-酮戊二酸盐(histidine-tryptophan-ketoglutarate，HTK)溶液储存器官(OR，0.40)是胆管狭窄的保护因素。然而，胆漏史是唯一与吻合口狭窄相关的独立危险因素(OR，3.63)。

尽管胆管损伤与技术无关的确切机制有时仍然难以捉摸，损伤被认为是由以下因素导致，包括缺血和免疫损伤，由于长时间缺血造成的保存损伤和感染。最近的一项系统回顾研究发现使用 HTK 和威斯康星大学(University of Wisconsin，UW)对胆道并发症的发生并无显著差异。UW 与 Celsior 液间也是相同结果。

Busquets 等人报道了再灌注后活检对预测胆道并发症的作用。他们将中性粒细胞浸润程度与器官保存损伤导致的胆道并发症联系了起来。另外确定了其他几项相关因素，包括 ABO 血型不相容、巨细胞病毒(cytomegalovirus，CMV)感染、年龄、慢性胆管减少性排异，以及移植前诊断为原发性硬化性胆管炎的患者。针对巨细胞感染的作用已进行详细讨论。巨细胞病毒抗原血症的受体其胆道并发症发病率更高。有趣的是 75% 的患者为先前患有或伴有巨细胞病毒抗原血症，而有 2 例患者为术后发现胆管细胞巨细胞病毒阳性。超过 25% 的移植肝脂肪变性也与胆道并发症相关。

胆管及血管内皮都易受到体液和细胞免疫机制的破坏作用。两种机制都会直接作用或者引起血供受损，造成胆管细胞死亡及狭窄，最终导致缺血性胆管炎。

移植后出现急性肝动脉血栓及狭窄的患者有患缺血性吻合口狭窄及非吻合口狭窄的风险，除非立刻重建血流或者有充足的侧支血流出现。然而，大多数胆道并发症与动脉并发症的发生无关。此外，与吻合口无关的肝动脉低血流量现象可能出现于已有脾动脉盗血综合征或腹腔动脉狭窄的病例。两种现象都应在潜在受体的评估过程中进行检测。脾动脉盗血综合征可与通过介入放射学方法减少经过脾动脉的血流从而改善门静脉高灌注以进行充分治疗。吸气时弓状韧带压迫动脉干造成腹腔干间断狭窄；连续狭窄可能为先天的或与动脉硬化相关。后一种情况建议行动脉搭桥，间断狭窄可通过切断弓状韧带来避免。进一步的技术问题可能与胆道微血供相关。值得一提的是，器官获取过程中过度游离胆管周围组织会损害供体胆道血供，并且在控制供体及受体胆道出血时使用电凝可能是重要因素。此外，胆管吻合口过度紧张，吻合前胆道切缘活动性出血也被确认为胆道并发症的危险因素。

几项研究都对缺血型胆道病变(ITBL)现象进行了研究。Heidenhain 等人确定了供体年龄($P = 0.028$)及冷缺血时间($P = 0.002$)均为缺血型胆道病变发展的独立危险因素。UW 溶液相比于 HTK 溶液会使缺血型胆道病变比例更高($P = 0.036$)。这一结论同样适用于外地获取的器官与本地获取的器官的相比较($P < 0.001$)。Moench 等人首先报道了肝动脉灌注压显著降低了 ITBL 的风险($P = 0.001$)。唯一重要的受体相关影响因素为终末期肝病前期 Child-Turcotte-Pugh 评分为 C。免疫因素对 ITBL 无显著

影响。

相比之下，Iacob 等人发现受体特异性趋化因子受体的多样性与肝移植术后胆管狭窄的发生相关，细胞因子谱的改变可能有助于增强纤维组织的重构以及胆道形成。一项单变量分析显示，供体及受体高龄，部分肝移植，AST 高峰水平，以及 CCR5Δ32 失功能性突变均与 ITBL 相关，而急性肝功能衰竭行肝移植，ABO 血型不相容肝移植，存在供体特异性抗人白细胞抗原（HLA）二级抗体，以及趋化因子受体（CX3CR1）-249 II 等位基因与解剖性狭窄相关。在多变量分析中，CCR5Δ32 是 ITBL 的一项独立危险因素，而急性肝衰竭行肝移植、ABO 血型不相容的肝移植以及 CX3CR1-249 II 等位基因是 AS 的可能因素。胆管狭窄患者的血清 γ 干扰素、IL-6 及 IL-10 水平显著升高。作者提倡进行抗 HLA 抗体筛查，可以有助于早期识别可通过密切监测以及调整免疫抑制方案获益的高危患者。值得一提的是，其他研究并未发现 CCR5Δ32 突变与 ITBL 发展之间的联系。

## 临床表现

胆道并发症患者可能表现为各种主诉，如右上腹痛、厌食、腹胀、呃逆、麻痹性肠梗阻以及右肩疼痛可能与胆道病变相关，但不是特异性的或可能无明显表现。疼痛是一种主要临床症状，但由于肝移植患者肝脏去神经化，可能完全没有疼痛症状。发热可能伴随胆漏或胆管炎，但通常提示可能发生各种感染。黄疸、陶土样便、T 管无胆汁引流、胆汁性腹水，或因胸腔积液或右侧横膈抬高导致的呼吸系统主诉等通常为晚期的症状和体征。所有的这些情况都需要进行全面检查。然而，胆道并发症患者可能由于皮质醇类药物的使用掩盖了腹部体征，导致一段时间内没有临床症状。胆漏也应被认为是在无症状的患者不明原因的血清胆红素水平升高，环孢素水平波动，胆汁性腹水或影像学提示腹腔内积液。

## 诊断检查

### 血清生化标志物

移植后胆道并发症的首要线索为无临床症状的肝酶水平上升。γ-谷氨酰转移酶水平是评估肝移植术后早期（前 30 日）胆道并发症最有效的指标。总胆红素水平升高是移植术后 30～90 日内最为敏感的指标。早期天冬氨酸转氨酶升高的程度可作为缺血再灌注损伤的标志，它也是与移植肝和患者生存相关的

独立因素，但其不与胆道并发症、慢性排异反应和长期移植肝质量相关。

### 移植肝活检

在许多情况下，肝活检术应在胆管造影术前进行，以排除排异和缺血等导致其他肝酶水平升高的因素。然而，尽管肝外梗阻造成的肝外胆汁淤积有不同的组织学描述，肝活检可能因混淆汇管区炎症以及排异反应而导致漏诊肝外梗阻，因此混淆了首要诊断且导致误诊为排异反应。Campbell 等人发现胆管炎是唯一与确诊胆管狭窄显著相关的活检组织学表现。

### 影像学

随后进行的诊断学检查已进行多次回顾性研究，试图实现最准确的诊断策略。不同的成像手段可以完善肝移植术后随访诊断。移植术后监测的第一步是超声检查和多普勒检查。如果超声检查显示肝实质异常，接下来的检查应采用计算机断层扫描（CT），若存在使用碘化造影剂的禁忌证应采用磁共振成像（MRI）。若超声检查中发现胆道异常，患者可以行 MRI 和磁共振胰胆管造影（MRCP）。

### 腹部超声

经腹超声（transabdominal ultrasonography, TAUS）作为一种对移植患者并发症非侵入性的评估方式，通常在第一步使用。然而，有一个共同的理念是经腹超声不是早期检测胆道并发症的可靠方式，因为它缺乏足够的敏感性来检测到微小但临床上非常重要的阻塞，一般为胆管的病变，如胆漏。Zemel 等人发现 41 名胆管造影成像确诊异常的患者中仅有 22 人（54%）可以观察到异常超声。相比之下，Hussaini 等人报道，当调整为以内镜进行评估患者并发症比例为 12.8% 时，总体敏感性为 77%，特异性为 67%，阳性和阴性预测值分别为 26% 和 95%。由于临床经验的不同导致了经腹超声结果的可变性，诊断应当更为谨慎，临床可疑的情况下，即使超声没有胆管扩张表现也应行进一步检查。此外，进行经腹超声同时使用多普勒超声来评估肝动脉开放情况对排除肝动脉狭窄至关重要。如果多普勒信号显示肝血管阻塞，肝动脉造影术可能会有所提示，但胆道缺血的证据是基于血管造影术中提示的其他数据，与超声结果无关。

### 胆管造影术

可以通过经 T 管胆管造影术（PTC）及内镜逆行胆管造影术（ERC）对胆道并发症进行更明确的评估，也可以作为一种治疗方式。条件允许的情况下，通过

PTC 或 ERC 是识别移植术后早期的胆道并发症最有效和最准确的方法,也是诊断的"金标准"。在夹闭 T 管前以及 T 管移除前 6 周至 3 个月应常规行胆管造影术。通过这种方式可以发现胆漏、T 管移位、肝内胆道树稀疏、吻合口水肿或早期狭窄、十二指肠乳头功能障碍。通常 T 管夹闭后 1～2 日会出现短暂的肝酶水平升高。

如果没有原位 T 管,MRCP 是最佳的无创性成像检查,因为它避免了侵入性 PTC 或 ERC 可能造成的并发症,且可以评估胆道树。超声检查检测胆道并发症时敏感性较低(54%)。

然而,在没有 T 管时,直接检查胆道系统的方式只有侵入性途径,如使用 PTC 和 ERC,但存在发生并发症的可能,PTC 并发症的发生率为 3.4%,而 ERC 则为 7%。对于行胆肠吻合的患者,PTC 通常需要微创治疗干预。

肝移植术后肝酶水平异常的无症状患者常规行 ERC 检查无明显作用。相反,这类患者的肝活检结果显示异常,因此可作为首选的侵入式检查方式。成功行 ERC 术后发现未固定 CC 的患者胆道并发症的敏感性、特异性、阳性和阴性预测值分别为 80%、98%、89% 和 97%,预测整体胆道并发症率分别为 53%、98%、89% 和 89%。虽然 ERC 在发现早期胆道并发症方面有着高特异性和适当的敏感性,但当 ERC 常规用于预测胆道并发症整体风险时其敏感性较低。

### 计算机断层扫描

计算机断层扫描(CT)是检测和评估腹腔积液,如腹腔胆汁瘤,也是检测移植肝血供情况的首选检查方式。三维螺旋 CT 通过显示血管和胆管解剖来评估活体捐献者。它可以提供有价值的信息,特别是对于超声诊断结果不明确或者难以实施超声的患者。然而,它在筛查胆道梗阻或泄漏中的价值仍需要影像学评估。CT 在发现和介入治疗腹腔内积液中有其重要地位。因为与 MRC 相比,CT 需要患者更少的配合,CT 在移植后早期阶段以及早期评估重症监护患者中起到了重要作用。

### 磁共振胆管造影术/胆管造影术

磁共振胆管造影术(MRCP)已被建议作为对患者进行胆管和胰腺疾病、肝移植后胆道并发症筛查的可靠无创性检查方法。它是基于薄层和厚板重 $T_2$ 加权图像的组合。特定组合的对比剂可在不造成明显易感性的情况下,在 $T_1$ 及 $T_2$ 加权图像中提供阴性胃肠道对比。MRCP 图像尤其适用于胆管扩张的成像。

MRCP 成功用于描绘小儿活体肝移植的胆管解剖学和形态学,从而指导了胆道并发症的放射介入或手术治疗。多项研究表明,MRC 可能是一项针对肝移植患者术后随访的有效非侵入诊断方式。近期已证明 MRC 也能有效诊断胆漏。然而,正式的与其他成像方式相比较的研究结果尚未发表。由于行胆肠吻合的患者无法通过 ERC 来探测胆管,对于这些患者,MRC 显得更有吸引力。

Boraschi 等人对 113 例疑似发生胆道并发症临床病史的肝移植患者进行了前瞻性研究,比较 MRC 与 ERC 的差异。总体来看 MRC 发现各种并发症,包括狭窄、胆汁瘤伴有胆汁泄漏、黄疸,以及壶腹狭窄的精确度为 93%,敏感性和特异性都超过 90%,阳性预测值为 86%。因此,作者得出结论,当无法行 ERC 及 PTC 检查而患者有可疑胆道病变时,MRC 是一项能有效评估胆道系统情况的影像学检查。此外,一项对伴行血管、肝实质、肝外并发症的综合评估使用了动态曲线三维磁共振成像。然而,3 个主要限制包括:MRC 往往会高估吻合口处发生胆管狭窄的风险,MRC 通常无法将吻合口周围的局限性腹水与胆汁瘤相区分,以及它对非吻合口狭窄长度测量的精确度有限,尤其是涉及肝内分支和左右肝管处。此外,近端胆管扩张可能在吻合口缺乏显著狭窄。假阳性和假阴性结果可能由外科术中的钛夹造成,因为磁敏感性伪影使胆道成像模糊。此外,有证据表明,MRCP 检查较为精确,但可能会低估肝内狭窄的数量和长度。

Valls 等人报道检测胆道并发症时,敏感性为 95.3%,阳性预测值为 97.6%,总体诊断精度为 95.2%。总之,MRCP 能够为 96.8% 的患者提供特异性诊断。根据 Bridges 等人的研究,吻合口的可视化的改进可通过锰福地吡三钠增强影像来实现。

据报道,使用钆增强剂的 MRI 显示增厚且使 64% 病例的受损胆道壁的成像增强。

## 特殊胆道并发症

原位肝移植术后胆道并发症是导致移植肝失功能及患者死亡的重要急、慢性损伤因素。适当的移植前移植肝处理和精确的手术技术对避免移植后胆道并发症有着重要意义。许多情况下,并发症的及时发现和处理能确保完整和明确的治疗。

根据匹兹堡大学对肝移植的丰富经验,大约 1/3

的胆道并发症在术后 1 个月内确诊,而 80% 的并发症在 6 个月内确诊。移植术后胆道并发症多种多样,但最常见的是胆漏和狭窄。胆漏多发生于移植后早期(术后 1 个月内)。狭窄的形成取决于侵犯的程度,通常需要几个月甚至几年的进展。据报道,移植术后第 1 年胆道并发症的年发病率不到 4%。

### 胆漏

胆漏是原位肝移植术后常见并发症,可能涉及 1%~25% 的肝移植。根据发生时间分为早期和晚期胆漏。"早期"字面上有各种定义,一般定义为原位肝移植术后 1~3 个月。因此,报道的并发症发生率也可能相差很大。然而,移植术后头几个月胆道并发症发生率最高。移植术后第 1 年胆道并发症发生率降到很低的水平,但偶尔会出现几年后发生胆道问题的情况。早期并发症主要包括胆漏和吻合口狭窄。早期胆漏往往由局部缺血或技术事故(如缝合技术欠佳)造成。据报道术后早期胆漏发病率与胆道重建的类型无关。

大多数胆漏发生于吻合口、胆囊管残端或者可能存在的 T 管位置。早期的胆漏通常反映缺血和技术问题。晚期胆漏多发生于移除 T 管之后。胆漏的临床表现各不相同,常在腹部影像学检查中偶然发现积液。

#### 早期胆漏

胆漏可能来源于吻合口(图 76-3),或者是供体或受体胆囊管残端;减体积移植肝切面,劈离式移植肝,活体肝移植;或使用 T 管时 T 管退出位置。端端吻合后,与 T 管移除无关的胆漏通常发生于原位肝移植术后最初 30 日内。胆漏最常见因素的是技术原因。造成吻合口胆漏的主要原因是胆管末端缺血性坏死(最常见于供体段),或吻合技术不佳。非吻合口以及 T 管不相关胆漏通常由于乏血供导致。因此肝动脉血栓形成或其他动脉灌注不良的可能性必须排除在外。切面胆漏的发生可能由于缝合不佳或切除平面偏移造成,导致引流不尽如人意。任何来源的胆漏后果都可能很严重;然而,吻合口胆漏最为危险。吻合胆漏可以通过 T 管胆管造影成像以及保持 T 管通畅以引流胆汁来进行保守治疗。1~2 周内重复胆管造影最终可证实胆管愈合情况。ERC 和 PTC 是在某些情况中可能成功,然而大多需要外科参与。

胆肠吻合后胆漏的发生不太频繁,常发生于原位肝移植术后早期。肠襻的参与可能导致腹腔脓肿形成和脓毒症的风险增加。局限性脓毒症及术后感染

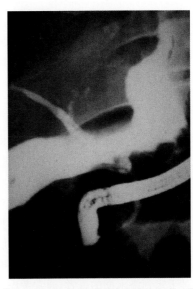

**图 76-3**　发生于死者全体积肝移植术后的吻合口漏。内镜逆行胆管造影术显示广泛吻合口漏导致肝下区域不透光

控制不佳可导致胆漏频发。肝功能不全可通过肝胆管闪烁扫描术、MRC,特定患者可行 PTC 来进行诊断,其中大多数最终需要外科修复胆肠吻合口。

其他非吻合口处胆漏(如 T 管周围或切面来源)不太可能危及移植肝或患者安全。原位肝移植术后大部分早期胆漏与选择性或意外 T 管移除相关,且发生于 T 管插入位置。胆漏可能在高达 33% 的 T 管移除后发生,取决于选用的诊断标准。据报道,晚期胆管漏的发生率为 7%,即使延长 T 管放置时间,平均发生时间仍为移植术后 118 日。早期 T 管插入处泄漏可能反映了下游段阻塞或十二指肠乳头功能障碍。通常与 T 管松开、PTC 引流管(PTCD)的防置或内镜下括约肌切开术或支架置入相关。我们中心进行的研究表明,随着贯通结肠系膜及腹腔外 T 管引流位置窦道的形成,发病率可能降低。胆管进行性扩张或移植肝缺血时间与 T 管移除后胆漏的发展未发现明显关联。尚未证实比常规时间 6 周至 3 个月更早移除 T 管会对患者造成影响。T 管相关胆漏的频繁发生已促使许多移植中心放弃了常规放置 T 管。其他多个中心提出了改进 T 管移除的技术,在荧光镜的指导下进行 T 管引流。最近的前瞻性随机试验通过证明其极低的并发症发病率,确立了在 T 管的地位且倾向于常规使用 T 管。

胆漏是活体肝移植术的主要并发症,也是胆管狭窄发展的重要因素。它们通常发生于部分肝移植的切面,或外科胆道吻合口破裂。在 LDLT 中,胆漏以及供体年龄 50 岁以上易导致狭窄的发生。因此当胆

管直径应小于 4 mm 时,应行多胆管吻合。

一种罕见但严重的术后早期并发症是弥漫性胆管坏死继发急性动脉血栓形成或在供体和受体之间血型不相容。通常表现为大量的胆汁渗漏、败血症、胆汁淤积以及相关并发症如胸腔积液等。

### 晚期胆漏

晚期胆漏为罕见并发症。有时由于频发或持续性早期并发症导致,或可能由于 T 管移除延迟,经肝穿刺吻合支架,或胆道支架迁移及穿孔。也有报道发生胆漏继发晚期肝动脉血栓形成,且与供体年龄显著相关。当肝动脉血栓形成也是部分诱因时,慢性胆道问题尤其难以治疗。尽管复发性胆管炎和胆汁淤积继发胆道树缺血性损伤,移植肝合成功能可能仍良好。因此对于未到终末期的患者,通常考虑采取临时

治疗,直到有必要通过再次移植进行最终治疗。

### 胆汁积聚/胆道脓肿

任何胆汁泄漏均会导致胆汁溢出进入肝实质或腹腔内,导致胆汁瘤的形成(图 76-4)。最严重的情况是严重胆管坏死及后续胆管破裂。未被发现的或无明显临床表现的胆汁瘤可能引起一系列严重和潜在并发症。胆汁瘤能由上行性病原体重复感染造成,可导致腹腔内脓肿和败血症。一种最令人担心的次要并发症是巨大的胆汁瘤,通常会侵蚀肝动脉导致出血。需行紧急手术或放射学介入治疗;然而,常常来不及抢救患者。其他罕见但严重的并发症可能是胆胸瘘、胆肺瘘及胸腔积脓。腹胸瘘的典型位置是由冠状韧带前插入膈膜,受体的病肝已接受外科分离手术。

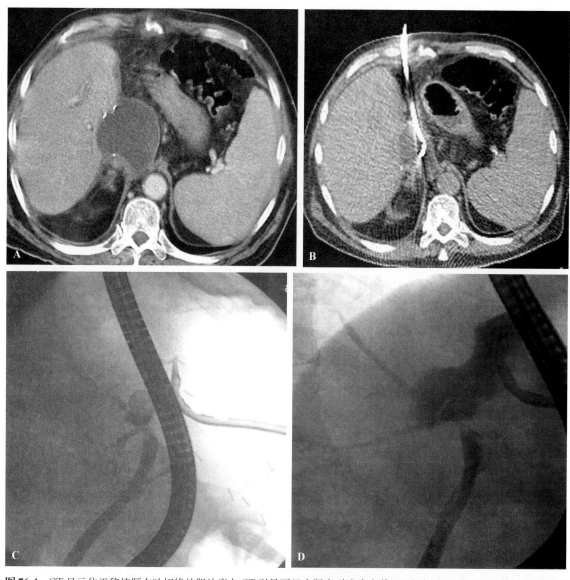

**图 76-4** CT 显示位于移植肝右叶切缘的胆汁瘤在 CT 引导下经皮肝穿引流术之前(A)和之后(B)的 CT 成像。内镜逆行胆管造影术(ERC)在放置经皮肝穿引流后使用,以确定胆漏位置。结果显示为端-端吻合术后受体胆总管的两个独立开口的吻合口漏(C),ERC 清楚地显示了对比剂是通过经皮肝穿处进行引流(D)

### 胆管狭窄

胆管狭窄是延迟性胆道并发症最常见的原因,通常晚于胆漏的发生。然而,胆管狭窄也会发生在术后早期阶段,主要是由于外科技术失误造成的吻合口狭窄,而晚期出现的狭窄通常是由于乏血供和纤维愈合造成。胆管狭窄涉及 3%～14% 的原位肝移植术,且占到全部胆道并发症的 40%。胆管狭窄可以出现于任何类型的胆道重建。至少两项大型系列研究报道了狭窄更多见于 Roux-en-Y 胆管空肠重建。未来晚期吻合口狭窄的发生率可能上升,由于在劈离式肝移植以及活体肝移植中常需要行 2 个或 2 个以上细口径胆管吻合,使得胆道重建变得更为复杂。

狭窄形成通常最早由于 γ-谷氨酰转移酶、碱性磷酸酶和总胆红素的水平升高而被发现。然而,狭窄常常未被发现,直到发生肝功能障碍或明显感染。对于曾出现胆道梗阻和胆管炎病史的移植后患者通常需要考虑到发生胆管狭窄的可能。遗憾的是,肝内或肝外胆道树扩张的影像学是非特异性的,常见于缺乏生化异常或胆管造影证实的胆道梗阻。

胆管狭窄可分为吻合口狭窄或非吻合口狭窄。后者又可再分为肝门或肝内,反映不同的病因以及治疗的措施,也可分成大血管性、微血管性和免疫原性的病因。

而吻合口狭窄往往较短且局限于吻合口位置,其发生率为 4%～9%,非吻合口狭窄通常发生于多种位置,长度更长,发生率在 5%～15%。其平均出现的时间为原位肝移植术后 3.3～5.9 个月。吻合口狭窄通常会晚于非吻合口狭窄的发生。据报道,缺血性非吻合口狭窄通常发生于原位肝移植术后 1 年内,而免疫性非吻合口狭窄发生于 1 年后。吻合口很少导致移植肝损失,而非吻合口狭窄是慢性移植肝损失众所周知的危险因素。

#### 吻合口狭窄

吻合口狭窄可能是由瘢痕形成、局部缺血、技术失误或术后胆漏造成的。早期吻合口狭窄(图 76-5)主要是由于技术失误。胆管过长可能在关腹处形成扭结,从而产生一处病灶导致狭窄形成。端端吻合口短期缩窄通常发生于移植后的第 1 个 4～8 周,由水肿或炎症引起。延迟性吻合口狭窄可能由于外科技术、局部组织缺血、纤维化愈合的综合作用。它们往往被分隔为共同胆管的短段,通常当移除 T 管后才变得明显。3 项关于 T 管作用的前瞻性试验并不支持未使用 T 管的患者狭窄形成的风险更高这一假设。据报道相比于端端吻合口,吻合口狭窄更多见于

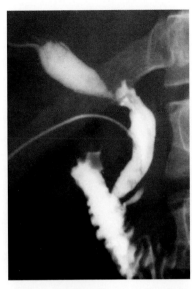

**图 76-5**　原位 T 管处早期吻合口狭窄,用以拍摄这张图片。T 管近端末段弯曲向远端狭窄,因此未实现其功能。内镜逆行胆管造影术以及球囊扩张放置内部支架内部在之后进行

胆肠吻合口。由于胆肠直接连接,胆管炎可能为更常见的症状和体征。

#### 非吻合口狭窄

非吻合口狭窄常发生于肝门部,但可能弥漫发生于肝内。这些狭窄往往表现复杂,且发生于多个位置,可能与胆道铸型以及胆石的形成相关。肝动脉狭窄和血栓形成是公认的肝移植术后并发症以及胆管狭窄发展的高危因素。大约有 50% 表现为非吻合口狭窄的患者存在肝动脉血栓。因此,评估肝动脉血供是非吻合口狭窄鉴别诊断必不可少的一部分。大量解剖学研究表明十二指肠上段胆管的血供主要来源于胰十二指肠上后动脉。起源于这段胆管的胆管分支在供体及受体手术过程中已被切断。其余供应供体胆管的血供主要来自肝动脉分支,以及走行于肝门尾端的分支,因此非常脆弱,容易发生缺血性损伤。Akamatsu 等人和几项单中心研究发现,非吻合口胆道树病变进展发生于 2%～20% 的患者,位于吻合处近端,解剖上血供正常。类比各种缺血性胆道损伤的胆道改变,它们被统称为缺血型胆道并发症或病变(ITBLs)。它们又可被细分为肝内病变(图 76-6)、肝内和肝外缺血型胆道病变(图 76-7,A)或肝外病变(图 76-7,B)。

出现这些病变表明,微循环障碍可能在病情发展过程中发挥了一定作用,但其确切发病机制仍需进一步研究。研究表明冷缺血时间延长的患者此类病变的发病率升高或发生移植肝再动脉化延迟。因此,缺

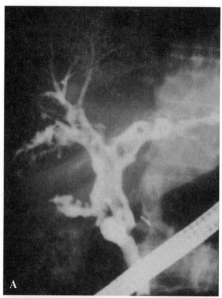

图76-6 磁共振胆管造影术显示两个非吻合口的孤立的肝内狭窄,局限性肝内缺血型胆道病变的一个例子

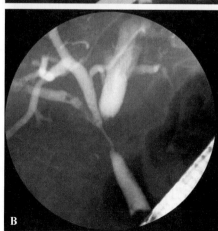

图76-7 A. 多发肝内和肝外非吻合口狭窄［缺血型胆道病变(ITBL)］。胆道系统充满碎片和次要破坏。只有少部分肝,主要在第Ⅶ肝段以及第Ⅷ肝段,其仍有常规胆管解剖。B. 常见肝管和分岔的狭窄(ITBL)

血再灌注损伤可能是一个发病因素。冷缺血损伤可能是造成胆管上皮或胆道微血管系统损伤的直接因素。此外,肝动脉血栓形成也是证据确凿的非吻合口狭窄的病因,肝动脉狭窄同样被公认为是 NAS 的病因之一,尤其是并发冷缺血时间延长的情况。然而,肝动脉病变不是必然发生的。缺血性机制也可以解释与热缺血时间相关的 NAS 发病率,这也是公认的影响心脏死亡捐献肝移植中 NAS 发展最重要的危险因素。

两项最近发表的研究支持了微循环障碍所起到的主要作用,它们假设了胆道动脉灌注不足可能造成 ITBL 现象。两项对照实验分析发现,为了实现可靠的胆道毛细系统灌注压,动脉灌注压可能会被高黏度的 UW 溶液损伤。两位作者均发现通过肝动脉进行保存液的压力灌注可显著降低 ITBL 的风险。此外,多变量分析认为供体年龄是影响 ITBL 发病率的决定因素。然而,免疫因素也可能促进缺乏明显血管病变的胆道小血管血供发生继发性改变。早期胆管狭窄(≤1 年)证明与缺血介导的机制相关,而移植术后1 年出现的晚期狭窄与免疫介导机制相关。而且非吻合口狭窄的风险提高可见于慢性管道排斥的患者、伴随巨细胞感染的患者,以及接受 ABO 血型不匹配移植肝的患者。这一过程可能涉及血管破坏以及直接胆道损伤,由于 ABO 血型抗原同时在胆管上皮细胞和血管内皮细胞中表达。巨细胞病毒感染可能增加同种抗原表达,导致胆道树更易受到免疫攻击的影响。

除了动脉灌注受损,门脉血供不足也易发生 ITBL。由于胆汁盐成分的改变导致的胆汁盐毒性,胆道 $HCO_3^-$ 分泌受损,以及胆管细胞内积聚的疏水性胆汁盐被认为是胆道损伤的潜在发病因素,因此强调了器官复苏及等待过程中充分冲洗胆道的必要性。

最后,几项研究提供了令人信服的证据,即原发性硬化性胆管炎可在移植术后复发,其在移植术后间隔至少1 年的诊断中发现发病率为 5%～20%,主要导致肝内非吻合口狭窄。

### 壶腹部功能障碍

供体及受体胆管轻度扩张是肝移植术后的常见现象,通常不伴有临床表现或生化指标异常。2%～5% 的肝移植患者,胆管显著扩张时伴有生化指标异常,但缺乏胆管造影术梗阻证据。通常不伴有相关的临床症状。这一情况被称为壶腹部或 Oddi 括约肌功能障碍,或乳头运动障碍。猜想是由于术中 Oddi 括

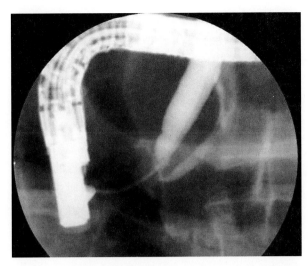

**图 76-8**　壶腹部功能障碍的典型标志是内镜逆行胰胆管造影过程中造影剂在胆胰管处回流

约肌去神经化引起，导致了壶腹部异常放松。然而，可能还存在更深层的风险因素，但尚未明确。其中一个因素可能为 T 管插入；然而，对照组数据缺失。据报道平均发病时间为 35 周；然而，早发型可能于肝移植术后仅几日内出现。诊断学证据包括：T 管松开后肝指标改善，胆管造影术后对比剂延迟排空（超过 15 分钟），肝胆道闪烁显像证实胆汁排空延迟，以及括约肌或 T 管测压法。ERCP 显示了典型的胆道造影剂回流征象（图 76-8）。与胆囊切除术后患者相比，肝移植术后发现经 T 管测得胆管压力升高，但在 3～4 个月内恢复正常。对于小部分有可疑肝移植术后壶腹部功能障碍的患者，进行 Oddi 括约肌测压法发现 5 位患者中有 4 位出现了平均基础括约肌压力升高及缩胆囊素灌注后异常反应，另一个患者基础括约肌压力偏低且缺乏节律运动。

### 胆石、胆泥及胆道铸型

胆石及胆泥可见于原位肝移植术后任何时期（图 76-9），但主要被视为发生于原位肝移植术后超过 3 个月的晚期并发症。偶尔有报道广泛胆道铸型聚集形成鹿角状结石。胆管狭窄可能促进胆泥和胆石的形成，可见于高达 90％的患有胆石的患者。胆泥通常与吻合口或非吻合口的胆管狭窄相关。除了胆道梗阻、胆管扭转、黏膜损伤、局部缺血、感染、异物（T 管、支架）、胆汁酸胆固醇过饱和和 T 管外引流造成的胆汁酸池损耗均为可能的发病原因。钙调磷酸酶抑制剂似乎也有成结石作用，它被认为有助于抑制胆汁分泌和促进功能性胆汁淤滞。胆道重建的类型是否影响胆汁结石形成的风险尚无详细研究。

### 胆肠吻合口相关并发症

胆肠吻合口作为一种端-侧吻合方式适用于患有原发性硬化性胆管炎和胆管细胞癌的受体，在进行再次移植时，若供受体胆管大小有差异，且当预见供体远端胆管血供不良时，或者当胆管狭窄未被内镜手段充分治疗所采取的外科手段，用于小儿肝移植患者以及活体肝移植术（图 76-1）和劈离式原位肝移植。

胆肠吻合相关问题可能包括肠道缺血、穿孔、扭转；肠吻合口出血；胆汁与肠内容物混合延迟；环孢素吸收改变；盲襻综合征；小肠内微生物逆行感染或胆道定植。

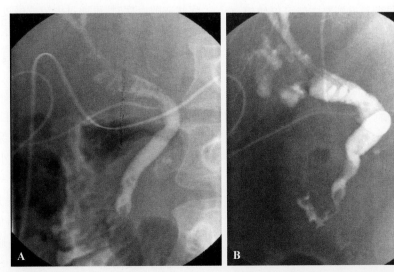

**图 76-9**　A. 肝移植术后 3 周，多发胆管结石引起肝外胆汁淤积。经 T 管注入对比剂后胆道系统成像。B. 内镜逆行胆管造影取石术后 1 周复发壶腹部前胆管结石

### 黏液囊肿

胆管内残余胆囊管内衬上皮细胞产生的黏液引流不良可导致黏液囊肿这一罕见并发症,最终导致共同胆管外压迫。黏液囊肿必须有别于其他肝门部液体积聚,包括肝动脉假性动脉瘤、胆汁瘤、包裹性腹水、脓肿、血肿液化、肿瘤、腺病以及 Roux-en-Y 吻合空肠襻液体积聚。

### 胆道出血

胆道出血是原位肝移植术后罕见并发症(约为0.1%)。它通常与经皮肝活检或 PTC 时造成动脉胆道瘘相关。相反的现象,胆血症,当意外造成胆管门脉瘘或胆管静脉瘘等类似情况下可被观察到。它们通常会自然消失。兼性临床症状可能表现为右上腹疼痛、黄疸、消化道出血。除了大量的失血,经乳头部胃肠道出血,血凝块形成,胆道阻塞是最突出的潜在直接后果。在罕见的情况下,胆道出血与潜在的胆管狭窄,梗阻平面以上多发肝内结石形成相关。

## 治疗

原位肝移植术后胆道并发症的处理需要多学科参与,包括移植外科医生、内镜医生以及放射介入科医师。因为原位肝移植术后胆道并发症是一种有多种病因的异源情况,需采用分化治疗策略以满足这些需求。内镜治疗胆道并发症起着主导作用,但是它有一定的局限性。尤其是对于弥漫性肝内狭窄的患者(图 76-7,A)和潜在有肝动脉血栓形成,在开始内镜治疗之前,必须明确其治疗目的。内镜治疗胆道疾病,包括肝移植术后胆道并发症,在过去的几年中发生了巨大的变化。在早期只有塑料支架可以使用,现在可以选择不同的支架,包括塑料、裸金属、覆盖式或非覆盖式自膨式金属支架(SEMSs)、药物洗脱支架以及可吸收支架。Dumonceau 等人最近公布的欧洲胃肠内镜学会临床指南的胆道支架植入部分,包括适应证、支架的选择以及预后。对于共同胆管良性狭窄的患者,包括肝移植术后的患者,指南的作者建议若患者依从多次介入治疗,可临时放置多个塑料支架。植入非覆盖式胆道 SEMSs 失去了最高等级证据支持。相反,覆盖式 SEMSs 是目前良性胆管狭窄的首选方式。由于存在致命感染性并发症的风险,作者强调了对于无法在计划日期行 ERCP 检查的患者召回制度的必要性。

Dumonceau 等人进行的系统回顾显示,临床成功率最高的是临时同时放置多个塑料支架(94%),其次是放置非覆盖式 SEMSs(80%)和放置单个塑料支架(60%)。另一方面,与单个塑料支架(36%)和多个塑料支架(20%)相比,非覆盖式 SEMSs 与高并发症发生率(40%)相关。作者报道,非覆盖式胆道 SEMSs 的通畅性大幅下降发生于 SEMSs 植入后 1 年,当非覆盖式 SEMSs 经常出现晚期阻塞时需要进行手术,经皮引流或非传统的内镜手术(如短距离放射治疗)。

值得注意的是,Kobayashiet 等人进行的一项关于 ERCP 术后胰腺炎的单因素分析混合收录了恶性和良性胆管狭窄的患者,将原位肝移植术作为唯一显著的危险因素。采用内镜操作进行胆管扩张以及原位肝移植术后放置支架对 ERCP 术后胰腺炎的风险高于使用相同的技术治疗恶性胆管狭窄。

药物洗脱支架的应用可能会进一步提高选定的病例中的内镜治疗。对于 13 例肝移植术后发生需要干预的有症状的吻合口的患者,进行了关于紫杉醇球囊的安全性和有效性的前瞻性病例评估。稳定的临床成功率达到 92%。

### 胆漏

积累的经验表明,在大多数情况下非手术治疗是有效的。伴或不伴内镜下括约肌切开术可成功应用于超过 90% 的胆漏。如果没有 T 管,ERCP 是诊断胆漏以及通过括约肌切开术和植入胆道支架进行治疗的首选方法。相关积液可通过超声或 CT 引导下经皮穿刺引流(图 76-4),如出现感染或有症状可通过外科引流。吻合口漏(图 76-3 和图 76-4),特别是在端-端吻合的情况下,如果泄漏部位较小且为局限性的采取非手术治疗也能成功。在不存在显著右上腹症状或败血症时,可通过内镜或经皮植入支架处理小泄漏(图 76-10)。然而,如果吻合口严重破坏或有严重胆汁外溢(图 76-3),再次手术进行修补是最安全的方式。

T 管插入部位泄漏可以在有限时间内针对症状进行保守治疗。T 管胆管造影术可以查明泄漏的确切位置,然后通过维持 T 管位置且保持其开放,镇痛进行治疗。1/3~1/2 的泄漏在 24 小时内自然闭合。如果症状持续,或腹膜刺激征进一步加重,可采取ERCP 等方式进行干预。对于发展为胆汁性腹膜炎的患者在 T 管移除后可能需要外科修复。

吻合口外泄漏一般推荐方法是通过 ERC 在胆汁泄露部同时使用多个支架或覆盖式 SEMSs 植入。再次 ERC 和取出支架的推荐间隔时间从 4 周到 3 个月不等。小的泄漏也可以只行括约肌切开术进行治疗。

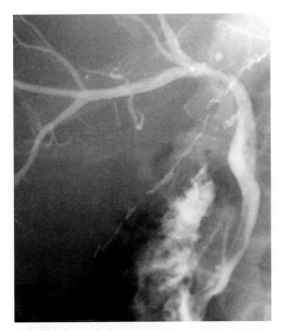

**图 76-10**　右叶活体肝移植术后,吻合口漏放置 Yamakawa 支架时内镜逆行胆管造影图像

对 Roux-en-Y CJ 吻合口泄漏采取经皮治疗方式 (PTC)进行内外引流是可行的。应进行经皮引流积液、胆汁瘤或脓肿。然而,在许多情况下,在腹腔内感染解决后需要进行一期修补术或者吻合口重建等有效治疗手段。相反,由于进行了 Roux-en-Y 重建,内镜等方法处理吻合口泄漏并不可行。

切面泄漏可以通过 ERCP 和括约肌切开术进行定位及治疗,从而减轻胆管内压力。伴发胆汁瘤可以通过经皮穿刺,超声或 CT 引导下引流进行治疗。如果保守治疗失败,吻合口严重破坏或胆汁大量外溢,有证据提示存在肝动脉血栓均需行外科手术治疗。大多数情况下胆管周围感染导致不可能直接重建端-端吻合。对于胆肠吻合口,主张对坏死及感染组织进行广泛清创。研究显示端-端吻合口泄漏行一期修补术只是技术上的理想情况。

晚期胆漏是一种罕见的事件,通常可自愈。如果症状持续存在,内镜治疗是一种选择。晚期胆汁泄漏可能伴随着狭窄引起的周围组织慢性炎症反应,最终需要手术干预。

临床前沿最简明的综述之一是由 Akamatsu 等人完成。他们评估了 55 份论文研究,包括 11 397 例病例。总数中,有 936 人发生胆漏。胆漏的平均发病率是 8.2%。胆漏的发生时间从移植后 1 日到 6 个月不等。尸体肝移植患者发病率为 7.8%(668/8 585) 而活体肝移植受体的发病率为 9.5%(268/2 812),无

显著差异。作者评估了有关胆漏治疗的 27 篇尸体肝移植文献和 19 篇活体肝移植文献。对 551 例已报道的有明确治疗的胆漏,ERCP、外科治疗、PTCD 和保守观察的情况分别为 38%、28%、10% 和 34%。通常不需要行再次移植,但有 13 例患者(2.4%)死于继发性脓毒血症。

### 胆汁积聚/胆道脓肿

治疗胆汁瘤需要对潜在的泄漏进行诊断和治疗,以及对胆汁瘤引起反复细菌感染造成的脓肿和败血症的威胁进行干预。在超声或 CT 引导下置入留置导管引流,大多数情况下是足够且有效的(图 76-4)。如果有必要的话,应该是伴随着抗生素和进一步的对症治疗。胆道系统相关肝内胆漏可能自愈或通过括约肌切开术充分处理。对于表现为这些临床情况的患者行 ERC 的作用是通过明确病情并最终对潜在的泄漏进行诊断和治疗。若内镜治疗潜在的胆汁渗漏不充分或出现继发并发症时,需行胆道手术修复。

### 胆管狭窄

对于胆管狭窄,最简洁的数据来源于 Akamatsu 等人进行的一项回顾研究。在总计 14 359 例已分析的肝移植患者中,有 1 844 例患者由于胆管狭窄发生了一系列复杂的临床过程。这与胆管狭窄的总平均发病率 12.8% 相等。胆管狭窄的起病时间比胆漏范围更广:从原位肝移植术后 7 日到 11 年。尸体肝移植和活体肝移植组间有显著差异(P<0.000 1)。尸体肝移植术后胆管狭窄的发病率为 11%(11 547 例中出现 1 312 例),而活体肝移植受体的发病率为 19%(530/2 812)。作者分析了 3 个主要的治疗策略,ERCP、PTCD、外科治疗(包括再次移植)。据报道 ERCP 和伴或不伴支架的球囊扩张术在大部分的移植中心(58%)作为胆管狭窄的首选治疗。ERCP 治疗应用于 83% 的患者(1 640 例中 1 367 例),而成功率是 57%(1 367 例中 776 例)。ERCP 干预的平均数为 3.5±2.1。PTCD 和手术修复作为一线治疗应用于移植后的比率分别仅为 15% 和 4%。19% 的中心声称都是具体病例具体分析,而非预先制订治疗方案。活体肝移植术后发生胆管狭窄采用 PTCD 和手术修复治疗的比例(42%)比尸体肝移植更为频繁(3%)(P=0.000 7)。总之作者报道,98% 的胆管狭窄病例可通过单一或 3 种治疗方式联合治疗。再次移植比例为 1%,胆管狭窄相关的死亡率达 1%(21 例)。

在最近的一篇 Ayoub 等人进行的回顾性研究分析了限制治疗成功率的主要因素包括存在多重胆道

吻合、末梢位置和狭窄较小。他们总结发现活体肝移植术后胆管狭窄患者进行成功内镜治疗的比例仅60%,吻合口达到75%,相比于尸体肝移植术后为80%～90%。活体肝移植术后发生非吻合口的成功率甚至更低(25%～33%)。根据现有的数据,活体肝移植患者不良反应率相比于尸体肝移植更高可归咎于复杂胆道重建、吻合口更靠近末梢、胆管更小。结果是,未充分治疗的非吻合口可能导致肝大叶性萎缩、胆汁性肝硬化、反复发作的胆管炎。作者指出,50%的非吻合口患者最终将由于移植肝失功能需要行再次肝移植或在等待再次移植过程中死亡。

尽管内镜治疗更适用于吻合口,对于狭窄内存在大量残屑的病例可以经过肝穿刺用无菌生理盐水每日冲洗支架以改善胆道梗阻,且可以依靠引流开放狭窄。若内镜治疗失败建议进行外科修复以及建立Roux-en-Y胆肠吻合。在某些情况下可重建端-端吻合(图76-11)。对于涉及空肠吻合术的狭窄首选治疗通常为进行PTC球囊扩张。一些移植中心倾向于跨狭窄部留置经皮胆道引流,保持吻合口开放性且为再次治疗提供方便的路径。SEMSs的应用越来越多。

如今全覆盖式SEMSs比非覆盖式应用更为广泛。持续Roux-en-Y CJ狭窄通常需要手术修复。

非吻合口与吻合口相比通常被认为预后相对不佳,保守内镜或介入治疗有效率相对更低。与吻合口患者相比,许多患者需要频繁再次介入及长期抗生素治疗(图76-12)。此外,患者伴发胆总管结石以及胆道铸型的患病率更高,且成功内镜治疗需要更长的时间。治疗成功率更高的可能相关因素包括,狭窄发生时间小于肝移植术后3个月,无管道排斥,巨细胞病毒感染或肝动脉血栓形成。对于胆汁淤积及临床症状进展性恶化,胆道树持续严重感染,或两者并存的患者;继发性胆汁性肝硬化潜在发展;不服从或非手术治疗无效的患者可能需要再次移植。早期的报告显示,尽管尝试了非手术干预,25%～50%的非吻合口的患者因各种并发症最终死亡或进行了再次移植。正如前面所提到的,针对胆管狭窄的内镜和经皮穿刺治疗的进展改善了其预后,因此当出现迹象时及时进行再次移植,患者的整体生存率与未发生狭窄的肝移植受体并无不同,尤其疑似复发的原发性硬化性胆管炎患者应考虑在适当的时间再次移植。

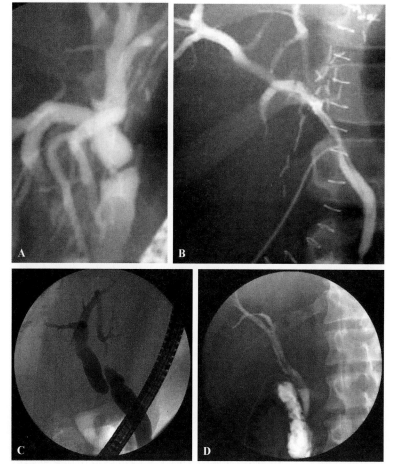

**图 76-11** A. 右叶活体原位肝移植术后早期吻合口狭窄,治疗前。B. 同一患者外科修复及放置T管后的胆管。内镜逆行胆管造影未能扩张吻合口。C. 死亡供体肝移植术后1年晚期吻合口狭窄。D. 图C中患者行外科修复及放置T管后的胆管

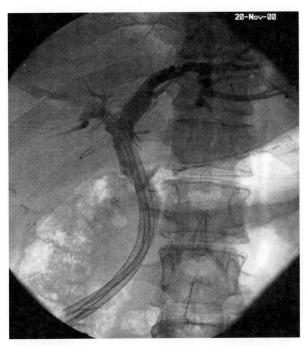

**图 76-12**　肝外三处平行支架，吻合口外胆管狭窄

Schlitt 等人最近发表的一份报告强调了手术重建肝门部狭窄的价值。88% 的患者临床症状及血清生化指标正常或有明显改善。Langnas 等人报道了胆道行肝门空肠吻合重建的这些患者肝移植术后发病率和再次介入比例很高，但其中也包括存在动脉血栓的患者。由于捐献器官的获取有限，且再次移植的风险增加，对无法完成外科重建的患者才考虑再次移植这一选择。

### 壶腹部功能障碍

由于据报道胆管压力（推测为 Oddi 括约肌压力）于原位肝移植术后 3～4 个月内降为正常值，跨乳头部支架放置或内镜下括约肌切开术，或两者均采用可作为首选治疗。对于一小部分患者，内镜下括约肌切开术及支架放置成功率在 80%～100%。对于内镜下括约肌切开术无效的患者，转而行 CJ 重建是传统的治疗方式。

### 胆石、胆泥及胆道铸型

几项研究报道内镜下括约肌切开术和胆管结石取出成功率为 80%～90%。经皮穿刺治疗和口服溶解疗法也有记述。内镜下取出胆管铸型比取出不连续的胆管结石更为困难。可以尝试进行内镜下取石，但即使反复进行介入通常也无法实现胆道树完全、永久畅通（图 76-9）。对于特别难取出的胆管铸型，可能需要进行外科取石，Roux-en-Y CJ 重建，或再次移植。

### 黏液囊肿

当出现临床相关问题时可选择的治疗方案包括手术切除或经胆肠吻合口胆囊管残端引流。

### 胆道出血

胆道出血以及相关胆道阻塞的治疗需要同时进行止血和胆道梗阻的处理。血管造影显示肝动脉假性动脉瘤建议行栓塞止血。胆道梗阻可以通过经皮肝穿引流，内镜下血栓取出术，以及特殊情况下进行外科干预。鼻胆管引流有利于对血液及血凝块进行冲洗，同时可以评估持续性出血的情况。

## 要点和注意事项

- 在获取及移植术中，于受体及供体胆道附近过度准备或过度使用单极电凝可能导致供、受体胆管血供受损。它被认为是造成胆道吻合口愈合不良以及胆漏的重要因素之一。此外，它可能会导致吻合口周围过度瘢痕愈合，这是发生吻合口狭窄的一个前兆。
- 胆道系统的动脉供应对移植肝胆道引流的完整性至关重要，因此胆管的动脉供应，也就是指由 3 条动脉组成的胆总管表面血管丛，应被保留。位于胆管上下末梢的动脉血管纵行跨越胆管。大约 2/3 的血供起源于下方血管，而其他则来源于上方的右肝动脉以及走行接近胆管的肝动脉分支直接供应。供体胆管分离位置应足够高，以确保留有足够长度可自上方提供轴向血供，且胆管与其胆管周围组织的分离程度应保留在最小程度。胆管动脉血供的相关知识对劈离式原位肝移植以及活体原位肝移植的影响很大。
- 移植肝的肝内胆道系统非常依赖于肝动脉的通畅性。虽然动脉血栓可能导致移植肝整体缺血以及导致严重移植肝功能紊乱，甚至移植肝衰竭，有时胆汁泄漏或狭窄是形成动脉血栓的唯一迹象。当发生胆道问题时，确认肝动脉开放性很重要，尤其是如果发生近端或肝内胆道系统异常时尤为重要。
- 本移植中心常规应用胆道灌注，它可以清除供体胆道系统内的胆泥及碎屑，从而避免了早期固有梗阻。

- 缺血型胆道病变(ITBLs)可导致原位肝移植术后极高的发病率。其确切发病机制目前还不清楚。然而,最近的一项研究猜想胆道动脉血管灌注不足可能造成缺血型胆道病变。动脉加压灌注以确保胆道毛细血管系统有可靠灌注,可能会被高黏度的UW溶液所损伤,研究显示可以使缺血型胆道病变发病率显著降低。作者主张增加动脉加压灌注作为获取肝时的标准操作。

- 我们中心进行的一项对照试验发现,早期肠内益生菌治疗和纤维素选择性肠道净化显著降低了胆管炎、肺炎等传染病的发生率。此外,有降低抗生素治疗持续时间,重症监护治疗病房停留时间以及住院时间的趋势。

- 活体供体肝切除术中需要对胆管异常进行手术策略调整的情况比门静脉更常见,虽然经常仍低于外科相关的肝动脉异常。术中胆管造影术强烈推荐用于识别胆管解剖及帮助确定恰当的横断平面。

- 胆总管端-端吻合术使用连续缝合的优势在于它可广泛应用于小胆管,且狭窄的发生率较低,早期吻合口泄漏的概率极低。此外,端-端吻合时边缘的机械创伤和缝合时的牵引比侧-侧吻合时更有可能导致坏死和泄漏。

- 胆管过长可能在腹部闭合位置发生扭结,从而造成一个可能形成狭窄的病灶。为避免多余长度的血管和胆管,可在完成腔静脉吻合后在肝下放置腹部绷带使得两端血管和胆管距离更接近,为供体和受体结构最理想的长度提供条件。

- Dumonceau等人最近公布的欧洲胃肠内镜协会胆道支架植入相关的临床指南中,包括适应证、支架的选择和预后。对于良性共同胆管狭窄的患者,包括肝移植术后的患者,指南的作者建议若患者同意进行多次介入治疗,可临时放置多个塑料支架。植入非覆盖式自膨胀金属支架(SEMSs)被等级最高的证据强烈劝阻。相反,覆盖式SEMSs是目前首选用于良性共同胆管狭窄的方式。

- 由于存在致命感染性并发症的风险,作者强调了对于无法在计划日期行ERCP检查的患者的召回制度的必要性。

- 胆管狭窄的治疗中,与单个塑料支架(36%)和多个塑料支架(20%)相比,非覆盖式SEMSs与高并发症发生率(40%)相关。

- Kobayashiet等人进行的一项关于ERCP术后胰腺炎的单变量分析混合收录了恶性和良性胆管狭窄的患者,发现原位肝移植术是唯一显著的危险因素。采用内镜操作进行胆管扩张以及原位肝移植术后放置支架对ERCP术后胰腺炎的风险高于使用相同的技术治疗恶性胆管狭窄。

- 药物洗脱支架的应用可能会进一步提高选定的病例中的内镜治疗。对于13例肝移植术后发生需要干预的有症状的吻合口的患者,进行了关于紫杉醇球囊的安全性和有效性的前瞻性病例评估。稳定的临床成功率达到92%。

### 致谢

辐射和内镜插图部分由 H. Abou-Rebey 博士,和 R. Hintze 博士(柏林大学附属夏里特医院,内科、胃肠与肝病部门)和 E. Lopez-Haenninen 博士(柏林大学附属夏里特医院,影像科)提供。

# 第 77 章

# 移植术后动脉并发症

## Arterial Complications After Transplantation

Ali Cheaito • Ronald W. Busuttil
刘 源•译 周 韬 申 川•校

原位肝移植（OLT）后的血管并发症是患者死亡及预后不良的主要因素之一。原位肝移植术后动脉并发症严重影响患者和移植物的预后。肝动脉栓塞（HAT）影响移植物的血供，导致术后早期移植物失功能、移植物长期功能异常，甚至导致患者死亡。考虑到目前供体资源紧张，血管并发症对于肝移植的总体疗效影响重大。任何可以减少术后并发症、降低移植物无功能风险和减少再次移植风险的努力都可以使终末期肝病患者获利。肝动脉狭窄和肝动脉栓塞都可以导致极高的患者死亡率，同时肝动脉栓塞也是二次肝移植的最常见病因。肝动脉栓塞是肝动脉并发症中最常见的，在成人肝移植患者中的发病率在 $4\%\sim11\%$，儿童肝移植患者中的发病率为 $11\%\sim26\%$。肝动脉狭窄的发生率在 $5\%\sim13\%$。肝动脉瘤和肝动脉破裂的发生率较低，在 $0.3\%\sim1.2\%$，但是如果没有正确处理也会威胁患者生命。本章将着重讨论肝移植后动脉并发症的处理。

## 膈肌正中弓状韧带

膈肌正中弓状韧带（MAL）综合征是由于膈肌纤维束或者腹腔神经束纤维压迫导致腹腔动脉的狭窄（图 77-1）。$10\%\sim50\%$的病例血管造影时，可显示明显的腹腔干狭窄（图 77-2）。肝移植中膈肌正中弓状韧带导致的腹腔干压迫是发生肝动脉栓塞导致移植物失功能的危险因素。膈肌压迫腹腔中轴血管可以导致腹腔动脉血流下降。在正常情况下，通过肠系膜/胰十二指肠的侧支代偿血供，可以防止上端肠道

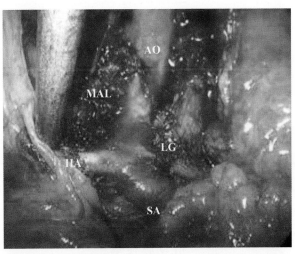

**图 77-1** 正中弓状韧带（MAL）。AO：主动脉；HA：肝动脉；LG：胃小弯侧；SA：脾动脉

的缺血。但是，由于肝移植期间为了肝动脉重建而将侧支动脉结扎，因此腹腔中轴血管被压迫后其临床表现可能会更加明显。原位肝移植术后膈肌正中弓状韧带综合征在 1993 首次在 UCLA 和 Mount Sinai 移植中心被报道，其发生率在 $1.6\%\sim10\%$。术中的检测显示，这些患者在呼气相时，供体肝动脉的血流明显减少甚至消失。Paulsen 和 Klintmalm 记录了肝移植期间受体的肝动脉血流变化。发现血流的速度在 $(425.7\pm25.6)$ ml/min。在存在腹腔压迫的情况下，肝动脉血流速度在呼气相降低到 200 ml/min，而通过手术对膈肌正中弓状韧带进行分离可以全部缓解压迫症状并且使得血流恢复。除了手术分离膈肌正中弓状韧带和动脉重建，经脾逆行腹腔干球囊扩张术也

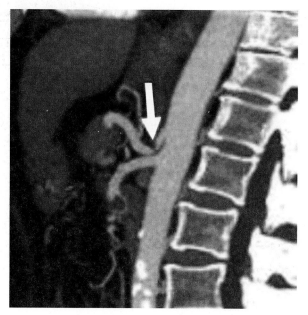

**图 77-2** 正中弓状韧带压迫腹腔干后致其狭窄

| 表 77-1 | 肝移植后动脉并发症 | | | |
|---|---|---|---|---|
| | 例数 | 百分比 | 肝动脉栓塞例数 | 百分比 |
| 总移植例数 | 4 234 | | 203 | 5 |
| 成人 | 3 368 | 80 | 134 | 3.9 |
| 儿童 | 866 | 20.5 | 69 | 7.9 |

引自 Duffy JP, Hong JC, Farmer DG, et al. Vascular complications of orthotopic liver transplantation: experience in more than 4,200 patients. *J Am Coll Surg*. 2009;208(5):896-903.

| 表 77-2 | 影响肝动脉栓塞的因素 |
|---|---|
| **技术相关因素** | **医疗相关因素** |
| 肝动脉直径<3 mm | 肝动脉栓塞史 |
| 肝动脉异位吻合（无法与肝总动脉吻合） | 红细胞增多症或高凝状态 |
| 术中多次吻合 | ABO血型不合 |
| 肝动脉吻合口成角 | 多次急性细胞介导的排斥反应 |
| 血管内膜损伤 | 巨细胞病毒感染 |
| 肝动脉钳夹过度 | 低血压或使用血管活性药物感染 |

引自 Duffy JP, Hong JC, Farmer DG, et al. Vascular complications of orthotopic liver transplantation: experience in more than 4,200 patients. *J Am Coll Surg*. 2009;208(5):896-903.

在很多中心进行了尝试，其效果不一。最近，一项对胰十二指肠切除术前或原位肝移植术后腹腔干狭窄患者进行内镜下支架治疗的前瞻性研究已经开始。这种方式可以在原位肝移植术前进行对可能发生膈肌正中弓状韧带的患者进行预处理，但是其结果还未公布。尽管在正常人群中腹腔压迫综合征的临床意义尚未明确，但是在肝移植患者中应重视该病导致的血流改变，采取必要的手术方式进行治疗，防止潜在的移植物失功能。

## 肝动脉栓塞

肝脏的特殊之处是拥有双重血供。任何对原有肝脏动脉的阻塞都可以导致侧支动脉的形成，但对于获得新肝的受体，所有可能作为侧支动脉的血管都被结扎了。因此，移植物经过肝动脉栓塞引起的缺血损伤后会导致严重后果，如移植物功能丧失，仅小部分患者的肝动脉栓塞临床症状不严重。原位肝移植后肝动脉栓塞的发病率在4%～15%（表77-1），在儿童肝移植患者中发病率更高。导致肝动脉栓塞的原因包括肝动脉壁解剖后受损，缝合技术差，膈肌正中弓状韧带导致的腹腔干压迫，供体或受体结构变异，复杂的供体肝脏血管重建，排斥或者严重缺血再灌注损伤导致的微动脉血流阻力增高（表77-2）。尽管随着手术技术的进步，肝动脉栓塞的发病率逐渐减少，但是其仍是影响受体和移植物预后的重要并发症。随着目前肝动脉栓塞化疗技术用于肝癌的治疗，肝动脉

在治疗过程中遭受损伤，导致动脉周围炎症，变得脆弱并导致肝动脉栓塞倾向。在2002年，一种可以导致早期肝动脉栓塞的手术在UCLA被应用。该手术需要通过无创血管钳阻断肝总动脉血流，并结扎胃十二指肠动脉，然后肝叶间动脉便被阻断。有假说认为，通过早期阻断肝动脉血流可以减少逆行血流对肝动脉的损伤。目前，约20%的肝移植患者因为肝癌接受移植治疗，恶性肿瘤相关的高凝倾向，也会增加肝动脉栓塞的发生。

### 临床表现

肝动脉栓塞发生的时间和临床表现的严重程度相关。移植术后1个月发生肝动脉栓塞的概率最高。临床表现包括暴发性肝功能衰竭、反复胆道感染，或者无症状胆漏伴肝功能不全。肝移植术后早期发生动脉栓塞容易导致移植物功能异常和患者死亡，晚期肝动脉栓塞相对预后好点。临床表现还包括转氨酶升高，伴有或者不伴有胆汁淤积表现、胆道损伤、胆管炎等。晚期肝动脉栓塞患者发生胆道并发症的概率高于早期肝动脉栓塞患者（图77-3）。肝动脉栓塞的严重程度和肝动脉栓塞发生的时间相关（表77-3）。肝移植后2个月内发生的肝动脉栓塞具有以下3种

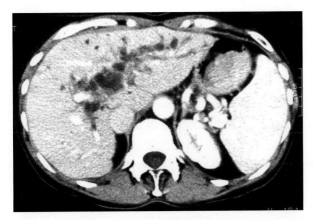

**图 77-3** 肝动脉栓塞后胆管扩张

**表 77-3 肝动脉栓塞的临床特征**

| 早期特征 | 晚期特征 |
| --- | --- |
| 暴发性肝坏死 | 发热 |
| 转氨酶升高 | 转氨酶升高 |
| 胆管狭窄 | 反复菌血症 |
| 原发性移植物无功能 | 胆管炎 |
| 发热 | 胆漏 |
| | 肝脓肿 |

引自 Duffy JP, Hong JC, Farmer DG, et al. Vascular complications of orthotopic liver transplantation: experience in more than 4, 200 patients. *J Am Coll Surg*. 2009;208(5):896–903.

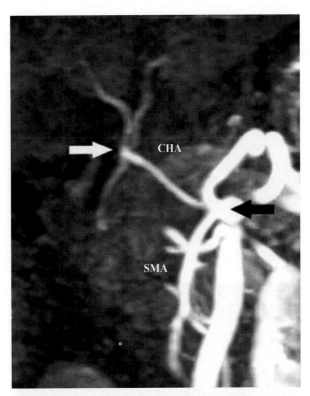

**图 77-4** 腹腔肠系膜干压迫致肝动脉狭窄(白色箭头)。黑色箭头,腹腔干;CHA,肝总动脉;SMA,肠系膜上动脉

典型症状之一。第一,肝动脉栓塞导致暴发性肝功能衰竭从而引起转氨酶升高和肝脏感染,进而引起肝脓肿或者坏疽。这种肝动脉栓塞患者的死亡率高达75%,并且只有再次移植才能继续存活。第二,肝动脉栓塞导致胆管缺血性坏死,引起胆漏、胆汁性腹膜炎和败血症,死亡率在50%左右。对于存在大面积肝脏坏死或者胆漏的患者也需要接受肝移植。第三,肝动脉栓塞导致反复菌血症,其来源可能是反复胆管炎和胆道-血管屏障损伤。约60%的患者需要接受再次移植,其死亡率约为30%。有趣的现象是:有部分患者肝动脉栓塞期间肝功能正常,不接受肝移植也可能继续存活。晚期肝动脉栓塞发生在肝移植术后6个月以后,其移植物丢失风险率约在10%。

### 诊断

早期诊断、及时手术是肝动脉栓塞发生后挽救移植物和改善患者预后的重要手段。临床上,动脉造影成像是诊断肝移植术后肝动脉栓塞的"金标准"。但是,由于肝移植患者发生肝动脉栓塞后通常处于高危情况,转运至影像科进行动脉造影会受到较大的限制。并且,动脉造影是有创检查,存在潜在风险。目前,多普勒超声由于其易携带、价格便宜并且无创,已成为早期筛查肝动脉栓塞和随访的首选影像学方法。尽管多普勒超声在肝动脉栓塞筛查中敏感度很高(70%~100%),并且可以早于临床表现显现,但是其对于诊断还不是最理想的。其诊断的准确性受到很多影响,包括胃肠道气体影响、呼吸、肝动脉低血流和仪器的敏感性(图 77-4)。当肝动脉非常细小和血流速度太低时,栓塞的诊断会非常困难。对比增强超声检查可以提供血管流量的定量评估,准确诊断动脉疾病。增强 CT 血管成像准确度高,也可以用于成人原位肝移植术后肝动脉栓塞的诊断中,是超声检查后的二级诊断流程(图 77-5)。随着近期多相、多层 CT 血管造影在某些机构的运用,灵敏度可以接近常规血管造影(图 77-6)。而且 CT 血管造影的无创性和较低的造影剂摄入量也减少了血管和肾脏并发症,使其优于传统血管造影。最后,增强磁共振血管造影(MRA)作为一种无创手段,也经常在能够控制屏气的患者中应用。Sadick 等报道在诊断系膜血管疾病中,MRA 和手术血管造影的重合度达到了95%。

### 处理

肝动脉栓塞的处理需要根据患者的临床状况。

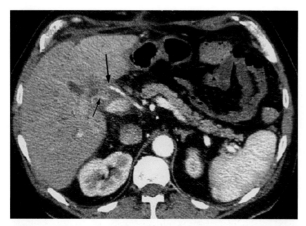

**图 77-5** 增强 CT 提示肝动脉吻合口血栓(大箭头),远端部分血管显影(小箭头),可能由于侧支血管形成

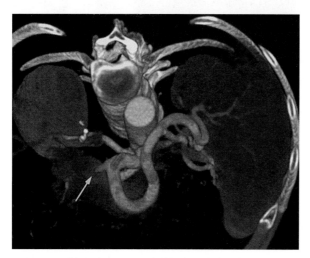

**图 77-6** 血管三维重建后(前上视角)显示肝动脉栓塞(箭头处)

有三类肝动脉栓塞患者可以通过手术得到治疗。

早期肝动脉栓塞导致的暴发性肝功能衰竭的患者需进行人工复苏、广谱抗生素治疗和再次移植。在美国,原位肝移植术后 1 周出现肝动脉栓塞是患者再次列为 1 级等待受体的绝对指征。对于患者迅速出现肝功能失代偿并且无供肝可用的情况下,UCLA 曾尝试对患者进行无肝处理:支持性静脉旁路建立下的同种异体移植肝切除术,或具有保留逆行下腔静脉的端-侧门腔分流术,取得成功。对于肝动脉栓塞导致暴发性肝功能衰竭的患者,由于其紧急的代谢需求,要求最大限度地优化替代移植物的选择。应谨慎使用减少尺寸和延长标准的移植物,尽量减少潜在的并发症率,最大限度地延长生存期。

对于早期肝动脉栓塞无明显临床表现的患者,可以手术探查,行动脉重建以挽救移植物。肝动脉再通的技术选择非常关键。如果受体腹腔轴血管的流入

血液足够,可先行取栓术,再行肝动脉重新吻合或替代血管重建。供肝动脉减短或者松解粘连术可以防止动脉扭曲和再次肝动脉栓塞;如果腹腔动脉流入血液不足,我们建议使用腹主动脉。动脉端-侧吻合或者使用髂血管都可以。在婴幼儿,使用血管搭桥是必需的。手术完成的标准是多普勒超声检查证明动脉血流良好并且静脉回流正常。有时也需要考虑切除坏死的肝脏。并且,我们会常规对正常肝组织进行活检。

对于晚期肝动脉栓塞同时有胆道感染的患者,再次移植也是最好的选择。非手术方式可以解决血管问题,但是无法逆转存在的严重感染。这些患者可能需要经皮脓肿引流甚至肝切除,从而在供体等待期间控制缺血坏死和胆道炎症。

也有报道在取栓术同时使用溶栓剂的病例,术后获得持续肝动脉灌注效果不确切,有效性证据不足。

很少有人建议在无明显临床症状的肝动脉栓塞患者实行非手术治疗。由于目前供体短缺,因此非手术治疗应该予以更多的关注。

导管介导的溶栓,同时结合或者不结合血管成形术或者支架置入在很多肝动脉栓塞患者中效果良好,并且并发症少。急性或者亚急性的患者效果良好。慢性患者可能在早期效果可以,但是长期生存率欠佳。

很多中心倾向于非手术治疗:通过经腹腔动脉导管将溶解剂如组织纤溶酶原激活剂注入,导管留置约48 小时,导管移除之前经常进行重复血管造影以确保通畅。住院期间患者继续接受肝素和右旋糖酐抗凝治疗。溶栓剂的用量取决于患者肝动脉栓塞的严重程度。但是,溶栓期间和溶栓后威胁生命的大出血仍是这种治疗方式的严重并发症。

值得一提的是,目前的支架可以持续释放抗凝药物和抗增殖基因药物,可能会提高未来非手术肝动脉栓塞治疗的效果和持久性,具有一定的运用前景。

最后,一些晚期无症状肝动脉栓塞患者可能已经存在新生血管代偿动脉供血,因此对这些患者的适当处理可以避免急诊手术。

## 小儿肝动脉栓塞

大多数儿童原位肝移植患者的原发病是胆道闭锁,并且在原位肝移植之前接受了其他手术治疗。有些患者存在先天的血管结构变异,并且伴有低体重和营养不良。儿童原位肝移植后血管并发症的发生率

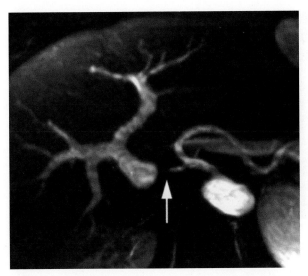

**图 77-7**　三维增强磁共振最大强度投影血管成像显示肝动脉栓塞(箭头处)

高于成人。肝动脉栓塞是最常见的血管并发症,在原位肝移植术后早期发生死亡率极高(图 77-7)。儿童肝移植术后肝动脉栓塞发生率在 10%～25%。Tan等人的研究报道,肝动脉栓塞是后环孢素时代儿童肝移植术后死亡的主要原因。同时,他们也提到受体年龄小于 3 岁,体重小于 15 kg 和供体体重小于 15 kg都会增加发生肝动脉栓塞的概率。肝动脉栓塞的临床表现根据术后发病时间有所不同。早期肝动脉栓塞会伴有暴发性肝功能衰竭,必须接受再次肝移植手术。有几个方面可以影响肝动脉栓塞的发生,如原位肝移植术后几日凝血功能异常波动、巨细胞病毒感染、急性排斥、冷缺血时间过长、供体类型(全肝、减体积供肝、劈离式供肝或活体供体)和动脉缝合方式(端-端动脉吻合或主动脉-髂血管搭桥等)。由于儿童动脉直径较小,因此也会增加肝动脉栓塞的发生率。

单纯肝动脉栓塞可以导致两种并发症:急性肝坏死和胆道缺血导致的胆漏或肝内外胆道狭窄。这两种并发症均伴随严重的菌血症危及生命:急性肝功能衰竭、反复败血症、胆道并发症、反复细菌性胆管炎和胆管性肝硬化。由于肝动脉栓塞通常导致严重的并发症,因此早期发现栓塞非常重要。术后第 1 周每日2 次多普勒超声检查,在随后的 1 周每日常规检查,若发现栓塞通过 CT、血管造影或者手术进行确认。早期手术将栓塞血管切除,不论在成人还是儿童,不论供体来源与活体还是尸体,都可以取得良好的效果。目前的报道显示,血管未成功再通的患者移植物存活率只有 30%,而成功血管再通的存活率达到80%。尽管血管再通不能防止急性肝坏死和胆道并

发症,但是其可以减少肝坏死面积和肝功能衰竭的概率,并使得胆道并发症在可控的范围内。接受血管再通,或者血管再通后再次移植的患儿,其 20 年的存活率可以达到 90%。同样的,对于未能成功实现血管再通,但是也接受了再次移植的患儿,通过严密的并发症监控和治疗,其存活率与未发生肝动脉栓塞患儿相似。因此,紧急血管再通可以改善移植物存活而不影响患者长期生存,在原位肝移植后 3 日内成功血管再通的效果最佳。紧急血管再通后,可以挽救的移植物体积目前仍有争议。约 1/3 的移植物在原位肝移植术后 15 日内可以通过血管再通得以挽救,这表明了积极进行手术治疗的意义。目前,很多措施可以降低肝动脉栓塞的发生率。在幼儿手术中,其动脉直径不足 3 mm,如何避免动脉并发症是对外科手术医生的考验。随着目前显微外科手术技术的进步,肝动脉栓塞的发生率已经从 1980 年的 11%～26%降低到1990 年的 1.7%。尽管很多的措施,如术后抗凝、抗血小板聚集和避免过度输血等目前被常规采用,但是其对预防肝动脉栓塞的效果仍不确切。

## 动脉狭窄

肝动脉狭窄是肝移植术后常见的并发症之一。大多数狭窄发生在供体动脉段(图 77-8)。肝动脉狭窄可以导致移植物缺血、肝功能异常和胆道狭窄。手术行动脉重建是传统治疗首选,但是随着介入手术技术的发展,目前很多患者可以免除手术。成人的发生率在 1.6%～8%。动脉狭窄可以进展为肝动脉栓塞,导致极高的移植物失功能率和患者死亡率。发生在动脉缝合处附近的狭窄可能是手术技术(图 77-9)或血管夹钳损伤导致,容易引发肝动脉栓塞。其他的原因包括移植物排斥和低温保存导致的微血管损伤。临床表现主要是肝供血减少导致的肝功能异常和胆道并发症。通过介入治疗目前在逐渐取代传统的手术治疗:有早期肝动脉栓塞接受纤溶治疗的病例,也有好几例球囊扩张结合纤溶治疗肝动脉狭窄的报道。但是,球囊扩张的效果值得商榷。相对于手术,纤溶复合经皮腔内血管成形术的动脉再通的成功率很高,并且并发症较少。然而,单独执行时,它们不能确保足够的中远期通畅。Abbsoglu 等报道通过手术血管重建或者介入疗法,约 67%的患者肝功能恢复正常。有报道,心脏移植后冠状动脉狭窄患者支架治疗疗效优于球囊扩张。材料和支架设计的逐步改进已经产生了具有较高适用范围的支架,可以应用在肝动脉

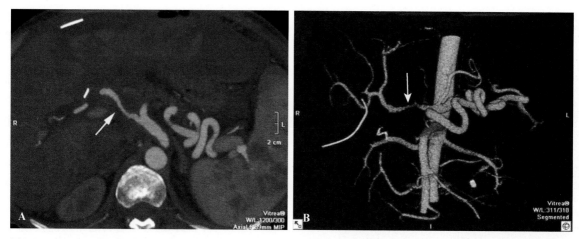

**图 77-8** 轴向最大强度投影(A)和冠状面体绘制(B)断层血管成像提示肝动脉狭窄(箭头处),伴随周围水肿和肝左叶坏死(弥漫性及不均一性低密度灶)

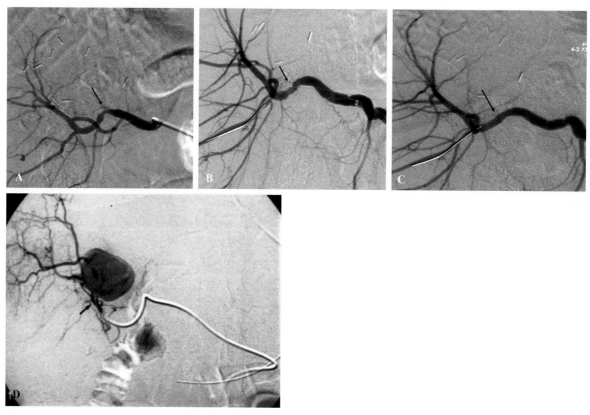

**图 77-9** A. 肝动脉数字血管剪影提示吻合口狭窄大于70%(箭头处)。B. 经球囊扩张,剪影提示扩张效果较好,狭窄大于30%,并可能分离。C. 使用自释放金属裸支架后显示血管无局部狭窄。D. 动脉早期阶段提示肝动脉瘤形成(箭头处)

狭窄上。支架和置入技术的改善可以减少肝移植术后的并发症。但是,目前仅有少量临床报道。目前支架治疗的患者总体生存率在78%,与手术血管重建的80%的总体生存率相近。介入治疗主要应用在局部狭窄、肝内动脉狭窄和多次接受过腹部手术的患者。多数患者动脉狭窄的首要表现是肝功能异常。但是,约27%的患者未表现肝酶升高。多普勒超声是筛查动脉狭窄的重要工具,但是不能用于诊断。明

确诊断必须通过动脉造影,并且同时进行相关治疗。支架置入可以减少患者住院日数,降低并发症发生。多数患者支架置入后服用阿司匹林或者硫酸氢氯吡格雷预防再次栓塞。但是,一些患者仍会再次发生狭窄。再次发生过动脉并发症的患者通常会同时服用阿司匹林和硫酸氢氯吡格雷。动脉再通或再次狭窄的发生率达到26%。多次发生狭窄的患者容易发生胆道并发症,如胆道狭窄或者胆汁瘤,甚至可以发生

在支架置入之后。总之,支架置入是肝移植后动脉狭窄的有效治疗手段。其效果明显,并且住院日数少。同时,支架治疗不仅可以作为初次狭窄的治疗方案,也可用作手术修复肝动脉狭窄的辅助手术。

## 肝动脉假性动脉瘤

肝动脉假性动脉瘤(HAA)是原位肝移植术后罕见的并发症,发生率在 0.3%～1.2%。经过其发生率很低,但是死亡率非常高。肝动脉假性动脉瘤的临床表现多种多样,处理方式也很多。大多数肝动脉假性动脉瘤来源于供受体动脉的缝合处。肝内肝动脉假性动脉瘤发生的危险因素包括介入治疗,如活检、经皮肝内胆管造影和肝内引流管置换等。肝外肝动脉假性动脉瘤的主要危险因素是局限性菌血症。其主要与术中 Roux-en-Y 重建相关,因为该操作可能使肠道微生物转移到肝下区域。此外,粘连和门静脉高压可能导致胃肠道穿孔,可能导致进一步的感染。在肠道穿孔和暴发性肝功能衰竭的患者,肠源性真菌菌血症更易发生,已确定为特定的危险因素,加重了发生肝动脉假性动脉瘤的风险。其他的危险因素包括胰腺炎和动脉缝合困难等。肝动脉假性动脉瘤的临床表现包括无明显症状到肝动脉假性动脉瘤破裂导致的突发低血容量休克。但多数肝内肝动脉假性动脉瘤无临床表现,通过超声可以检测到。肝外肝动脉假性动脉瘤最常见的临床表现是破裂导致的腹腔内和肠道出血。表现为血红蛋白降低、腹部疼痛、发热、阻塞性黄疸或者肝功能异常、动静脉瘘导致的心力衰竭和肝动脉栓塞相关表现。Bonham 等报道感染性肝动脉假性动脉瘤通常发生在原位肝移植术后 2 个月之内,而非感染性肝动脉假性动脉瘤发生时间较晚。由于肝动脉假性动脉瘤的发生无法预测,因此其诊断通常是在腹腔镜手术或者活检时被发现。手术修复肝内肝动脉假性动脉瘤无法实现,因此通常需要再次移植。高度选择性的动脉栓塞可以作为患者等待供肝时的挽救性治疗。抗生素需要长期使用,必要时进行药敏试验。对于感染性肝外和肝内肝动脉假性动脉瘤,再次肝移植的死亡率也很高。肝外肝动脉假性动脉瘤的处理还有其他方法,包括切除肝动脉假性动脉瘤、结扎或者栓塞。无肝动脉血运重建的肝动脉假性动脉瘤的结扎、栓塞或切除将导致高达 70% 的病例死亡、肝功能衰竭、再移植或缺血性胆道狭窄。

### 要点和注意事项

- 肝移植后肝动脉并发症死亡率极高。在患者出现暴发性肝功能衰竭、晚期胆漏或者反复菌血症和不明原因肝移植时都需要考虑其是否存在。通过超声和 CT 可以准确诊断。很多因素可以提高患者的生存率。由于其死亡率极高,因此如何避免因手术技术导致动脉并发症的发生时刻考验着外科医生。手术技术不足可以导致动脉栓塞。大多数患者临床表现是暴发性的,但是少数临床表现不明显。不论患者临床表现如何,及时明确病因对患者存活至关重要。

- 手术技术的重要性如何强调也不过分。目前在 UCLA 通过早期动脉夹闭可以减少手术失误。儿科患者和需要复杂血管重建的患者具有最高风险。

- 影像学技术和介入治疗的进步极大地促进了动脉并发症的诊断和治疗。

# 第 78 章

# 术 后 感 染

## Infections After Transplantation

Curtis D. Holt • Drew J. Winston

申 川 • 译 申 川 • 校

原位肝移植手术(OLT)外科领域的蓬勃发展伴随着许多有效抗感染策略的产生，但感染仍然是移植后发病和死亡的常见原因。这些感染的微生物谱和表现是广泛多变的，这往往反映了肝移植的患者是一个独特的宿主，是各种易感因素的综合体：患者在接受移植手术之前具有背景疾病，将经受一次复杂的手术，术后又需要终身免疫抑制治疗。由于这些原因，

如果感染不能尽早发现并采取适当的治疗，可能造成灾难性的后果。然而识别感染也是个问题，因为感染的症状可能与排斥反应相似，且感染和定植也较难鉴别诊断。

在目前的预防方案应用之前，60%～80%的肝移植患者会经历感染，每个感染患者平均感染次数介于1.5～2.5。历史数据显示肝移植术后死亡病例中感

染占了一半以上。在一个系列研究中，即使在环孢素使用之后，仍有89％的死亡病例与感染有关。在另一份报告中指出，与感染相关的死亡率在19世纪80年代之前高于50％，在20世纪80年代为25％～35％，在20世纪90年代低于10％。这些报告显示的是其中一部分高风险患者，他们受到多重感染的威胁，有时可能是致命的。原位肝移植者感染性并发症的发病率一般高于其他实体器官移植（SOT）患者。终末期肝病模型（MELD）仍然是原位肝移植受体入选的评分标准。MELD评分很高的患者一般优先接收器官。这种方式使得肝移植受体人群更加危重，有更高的感染风险。本章概述了原位肝移植术感染并发症的疾病进程、危险因素、临床特点、诊断和治疗。

## 移植前筛选：供体和受体

在原位肝移植之前，有几个因素会使原位肝移植的患者术后易于感染。鉴于这些因素，在术后应用免疫抑制治疗前发现潜伏感染，识别显性感染并采取治疗措施或者终止移植治疗，这些都是很重要的。在移植前发现潜伏感染或活动性感染，我们必须重新评估受体，并且改变移植后管理标准。未经治疗或未被发现的受体感染在移植后更容易出现临床症状。最近的研究数据表明，原位肝移植患者感染供体来源的菌血症的风险更高。尽管住院供体的细菌培养经常阳性，但是在美国加利福尼亚大学洛杉矶分校（UCLA）供体来源的细菌感染现在已经很罕见了。任何来源的感染（如肺炎、腹腔感染、泌尿生殖系统感染），由于机体处于免疫抑制的整体状态，在术后免疫抑制诱导的早期或术后远期都有可能重新激活或加剧。

## 一般筛查

术前对患者感染的评估应包括抗生素过敏史、口腔评估、术前尿液培养以及胸片检查（以排除急性肺炎和肺结核病史）。对肺结核和与地域相关的特殊霉菌病隐性感染风险诊断需要通过冶游史和居住史来判断，因为已经治愈的肉芽肿性病变（如结核、组织胞浆菌病、球孢子菌病）会在移植术后常规免疫抑制治疗期或者排斥反应期复燃。目前对结核感染的筛查方法主要依赖于结核菌素试验（TST）。然而结核菌素试验有两个很大的局限：一是对接种过卡介苗的患者无特异性，二是对免疫抑制的患者灵敏度降低。此外，该试验的表现和观察变化多样，不适合后续的随访观察。新的体外T细胞γ干扰素释放试验

（IGRAs，QuantiFERON-TB Gold试验，利用结核分枝杆菌特异性抗原）在近些年有了很大的发展。与TST相比，IGRAs对新近感染的TB和正常人的隐性感染有较高的特异性和灵敏度。因为与免疫功能正常的人相比，IGRAs对免疫抑制患者灵敏度要低，还因为肝功能受损会破坏细胞免疫反应，这些检查的可靠性在终末期肝病患者会受到影响。虽然有一些研究报道在原位肝移植手术前常规应用IGRAs检测终末期肝病患者TB隐性感染。IGRAs是否在结核病筛查和治疗决策中的应用，应对比预防抗结核药物可能的毒副作用与移植后活动性肺结核这两者的风险。

美国胸科协会推荐包括大部分器官移植患者应用异烟肼预防结核。然而，对异烟肼肝毒性和异烟肼相关的移植排斥或功能障碍限制了其在原位肝移植患者常规预防性应用。美国加州大学洛杉矶分校不推荐TST或者IGRAs阳性的原位肝移植患者使用异烟肼，除非有新近感染或者与之前的结核胸片一致的明显异常。一般情况下，患者的活动性肺结核经过正规治疗，在移植手术后就不需要再抗结核治疗。然而，早期诊断和治疗对于器官移植患者是至关重要的。

## 血清学检查

术前血清学检查应包括以下项目：HIV抗体（酶联免疫法，必要时可通过蛋白免疫印迹法证实）、乙肝表面抗体、乙肝表面抗原、核心免疫球蛋白IgG和IgM抗体、乙肝病毒抗体（必要时行RNA检测）；单纯疱疹病毒（HSV）抗体；水痘-带状疱疹病毒（VZV）抗体；巨细胞病毒（CMV）抗体；EB病毒（EBV）抗体；适当的特殊地方性真菌病抗体检测（如疫区患者的抗球孢子抗体检测）。

### 人类免疫缺陷病毒

所有准备性原位肝移植的患者都必须检测人类免疫缺陷病毒（HIV）抗体。在一些移植中心符合特定条件的HIV阳性的患者接受移植手术，但是远期预后不确切。所有器官捐献者都必须检测HIV以排除风险。许多移植中心由于急性感染后窗口期不能检测出抗体，而拒绝来自高风险捐献者的肝。HIV通过易感染的器官进行传播已经很清楚了，现代移植预防性筛查已经将感染的风险降低到可以忽略的程度。

### EB病毒

接受来自EB病毒血清检测阳性供体的器官，不

管受体 EB 病毒血清检测阴性还是阳性都会增加移植术后淋巴组织增生性疾病(PTLD)的风险,尤其是长期或重复接受抗淋巴细胞治疗或者小儿接受同种异基因移植治疗。对于高危患者可以在使用免疫抑制剂治疗时或者有临床表征时通过 PCR 进行 EB 病毒定量。

### 乙型和丙型肝炎病毒

历史数据表明,接受原位肝移植的患者乙型和丙型肝炎会反复复发。目前应用乙肝免疫球蛋白和抗病毒药物预防已经降低了乙型肝炎的复发,并且将患者和移植物的存活率提升到与没有感染乙型肝炎病毒的患者差不多的水平。在我们中心,对于选择原位肝移植患者,最近开发的口服抗病毒药物组合(如恩替卡韦和替诺福韦)已经取代了乙肝免疫球蛋白。与此相反,丙型肝炎复发是很普遍的,为降低移植后乙肝复发和加重必须采取有效的治疗(见第 11 章)。对于移植供、受体乙肝病毒和丙肝病毒的检测,现在已经有了新的实验室检测方法,检测病毒的特异性抗体、抗原和核酸。事实上在好几个肝移植中心,在严格的协议下接受乙型肝炎病毒核心抗体阳性的捐献者,并进行预防性抗病毒治疗(如拉米夫定和乙肝免疫球蛋白)。此前,由于担心免疫缺陷的宿主感染不同的或者更严重的 HCV 菌株和缺乏有效的预防性治疗,HCV 阳性的供体很少使用。然而,最近的研究公布了 HCV 阳性的供体器官移植到 HCV 阳性的受体的成果。几个单中心报告显示,与那些接受了 HCV 阴性移植受者相比,存活率均无统计学差异。在一个报告中 HCV 阳性受体接受 HCV 阳性供体的器官与接受 HCV 阴性供体的器官相比 HCV 复发率要低,建议接受 HCV 阳性供体的器官较好。最终的结论为:HCV 阳性同种异体移植物无纤维化或严重炎症是 HCV 阳性接受者的安全选择。同样的,在美国器官共享网络(UNOS)/器官的获取和移植网络(OPTN)数据库的几篇研究中也得出了类似的结论。

### 巨细胞病毒

在有效的预防起效之前,巨细胞病毒一直是原位肝移植最常见的病毒性病原体。巨细胞病毒感染的严重程度从无症状性感染到多器官受累。巨细胞血清检测阳性率随着年龄增长而上升,因此大多数成年人可以通过查血清 IgG 检测巨细胞病毒感染。原发性巨细胞病毒感染要比移植术后感染复发要严重。因此,血清检测阴性的患者在原位肝移植时应考虑进行预防性治疗。供、受体巨细胞病毒抗体效价的临床

意义将在本章后面论述。

### 隐球菌、球孢子菌病、组织胞浆菌病病原体

在进行移植评估时对新生隐球菌抗原的检测,粗球孢子菌抗体补体固定和免疫扩散检测,荚膜组织胞质菌抗体的免疫扩散检测可以提醒临床医生移植术后疾病复发的可能性。有可能会在常规免疫抑制治疗和排斥免疫抑制增强后复发。已经在球孢子菌病和组织胞浆菌病的流行的地理区域居住过患者移植前应进行抗体测试。如果有抗体存在,或者有残留病变的影像学证据,患者应接受合适的预防性唑类抗真菌药治疗。

### 其他病原体

原位肝移植患者经常发生自发性细菌性腹膜炎、胆管炎、呼吸道感染、艰难梭菌和医院真菌感染。对于侵袭性念珠菌或曲霉菌感染和重症肺炎,只要在行移植手术前采取适当的治疗,并做好临床记录,不会影响移植手术的成功。

## 受体与供体间感染

有时很难鉴别是供体传播的感染、外源性感染还是隐性感染的激活。下列病原菌已经确定是可以通过移植供体进行传播的:HIV、CMV、HBV、HCV 和荚膜组织胞浆菌。据报道 HSV、需氧革兰阳性菌和革兰阴性菌、厌氧菌、非典型分枝杆菌、EB 病毒也可传播。这种传播的潜在严重后果包括感染引起的血管吻合破坏,形成霉菌性动脉瘤、感染性心内膜炎、败血症。真正的供体传播感染可以通过严格筛选和流行病学评价来降低,该部分内容在第 33 章论述。

## 移植术后感染发生的时间

所有感染中,50%~60% 是细菌感染,20%~40% 是病毒感染,5%~15% 是真菌感染。小于 10% 是由于寄生虫引起的感染如弓形虫。感染的类型、严重程度和发病率往往取决于预防措施。因为在肝移植中心有一些免疫抑制治疗的标准方案,据此制定了一张确定术后何时最有可能发生感染的时间表(图 78-1)。这个时间表能够帮助临床医生鉴别诊断,启动监测感染程序并采取经济有效的药物管理措施。一般有 3 个时间点肝移植患者有可能发生感染:移植术后第 1 个月、1~6 个月、6 个月之后。值得注意的是大多数感染发生在移植术后的前 2 个月,该时间点正好是免疫排斥和免疫抑制增强时期。在第 1 个月,感染与移植术前患者的状况和移植术后并发症是相

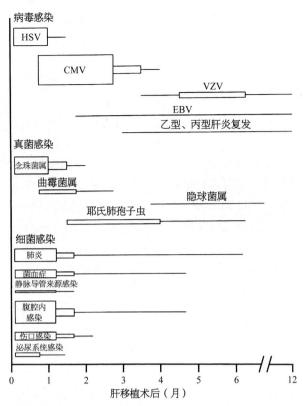

**图 78-1** 肝移植术后感染的时间。CMV,巨细胞病毒;EBV,EB病毒;HSV,单纯疱疹病毒;Ⅳ,静脉;VZV,水痘-带状疱疹病毒

表 78-1 肝移植术后感染的危险因素

| 术前 | 术中 | 术后 |
|---|---|---|
| **基本医疗条件** | **手术** | **术后管理** |
| 激素治疗<br>营养不良<br>慢性肺病<br>糖尿病 | 手术时间延长<br>输血量增加<br>移植物缺血或损伤<br>腹腔内出血<br>肠漏<br>胆肠吻合术 | 静脉置管或膀胱留置导尿<br>插管时间延长<br>长期使用抗生素<br>二次剖腹手术<br>再次移植 |
| **定植** | **移植器官** | **医院菌落** |
| 术前应用抗生素<br>住院时间(特别是ICU住院时间) | 巨细胞病毒<br>肝炎病毒<br>HIV | 耐药菌<br>曲霉菌<br>军团菌 |
| **受体的隐性感染** | | **免疫抑制剂** |
| 巨细胞病毒<br>单纯疱疹病毒<br>水痘-带状疱疹病毒<br>肝炎病毒<br>地方性真菌病(球孢子菌属、组织胞浆菌)<br>肺孢子虫<br>肺结核 | | 环孢素<br>他克莫司<br>硫唑嘌呤<br>吗替麦考酚酸酯<br>皮质类固醇<br>阿仑单抗<br>兔抗人胸腺细胞免疫球蛋白(即复宁)<br>西罗莫司 |

关联的(见后文)。大多数细菌以及一些真菌感染在这段时期是可以被发现的。有趣的是,在原位肝移植患者受到真菌感染比其他实体器官移植患者发病要早。这些真菌感染,超过90%是腹腔内器官、切口或血管内念珠菌感染。在早期阶段之后,复发或原发性巨细胞病毒感染的可能发生和其高峰时期大概在移植后第6周。HSV病毒复发较早,而EB病毒感染可能较晚。耶氏肺孢子虫(以前称为卡氏肺孢子虫)和弓形虫发生后在移植后的前6个月,并且很少超过这个时间点。

移植术6个月后的感染是很罕见的,主要是复发或慢性排斥反应,肝移植供体的胆道或血管并发症,或再次行移植手术的患者。许多迟发性感染也包括一些在非移植患者的常见感染,如社区获得性病毒或细菌性呼吸道感染、泌尿道感染或水痘-带状疱疹病毒感染。影响免疫抑制净化状态,延长住院时间,再次移植,以及新的院内或环境暴露的事件可能会改变在原位肝移植患者预计的感染时间。

## 感染的危险因素

患者的健康状况和移植时间的紧迫性可能会影响术后感染的类型和严重程度。在原位肝移植患者感染的各种危险因素包括:基本的医疗条件,在社区或医院环境暴露,移植手术技术复杂程度,免疫抑制治疗时环境的洁净程度(与药理和疾病状态相关)(表78-1)。通过对这些风险因素的认识可以鉴别原位肝移植患者是否处在感染的高位风险中,并采取适当的预防和治疗性方案。术前、术中和术后的危险因素,将在后面的章节中介绍。

**术前**

既往的医疗条件、慢性基础疾病、肾衰竭(血液透析)、暴发性肝功能衰竭、机械通气、营养不良、高MELD评分和糖尿病可能会使移植患者更易于感染(表78-1)。

移植前感染与环境也有关系。潜在的细菌环境中的病原菌包括假单胞菌和军团菌(会污染水源)、李斯特菌和沙门菌(会引起食物相关性感染)。常见的社区相关性真菌感染包括霉菌病(球孢子菌、皮炎芽生菌和荚膜组织胞浆菌)和新生隐球菌。与院内感染的病原菌也是有关的(如曲霉菌和念珠菌)。关于曲霉菌感染,已经发现与医院的建筑和水体有一定的关系。此外,室内和非室内感染也是有可能的。室内感染发生在患者居住的房间和病房,而非室内感染发生在患者去治疗和检查的过程中,一般是在去做检查和治疗的途中和目的地(有辐射的衣服、手术室、插管和实验室)。这些病原体的其他危险因素包括中心静脉置管或导尿管,全身性抗生素或长期使用糖皮质激素,定植的真菌,全胃肠外营养和污染的空调过滤系统。

### 术中

与手术相关的因素也同样重要。例如,外科手术对胃肠道完整性的破坏又或者吻合口瘘创造一个内源性病原体感染的途径。任何手术并发症所引起的组织坏死、血栓形成和液体积聚都会增加感染的风险。此外,血管接入设备和引流管也是原位肝移植患者的一个感染的危险因素,因为这些设备破坏了预防感染的生理屏障,制造了一个内源性和院内病原体侵入体内的入口。由于血管相关的缺血和免疫排斥反应使得移植后的肝很容易感染。感染在原位肝移植手术时大量输血,手术时间延长,相对胆总管端-端吻合术的胆肠吻合术,再次移植和反复腹腔镜检查的患者中也较为常见。原位肝移植患者大量输血会引起与输血相关的巨细胞病毒和肝炎病毒感染。

### 术后

再次移植手术、机械通气时间延长、肾衰竭、长时间肾替代治疗、长期使用抗菌药物、院内病原体的入侵、免疫抑制状态在移植术后的感染中起到很大的作用。免疫抑制状态已经被其他人证实了,其作用与用药剂量、持续时间、免疫抑制治疗的时间顺序、免疫缺陷、皮肤黏膜屏障的完整性、代谢性疾病、病毒感染和免疫调节等有关。其他基于免疫细胞功能预测感染的诊断手段也被证实了。ImmunKnow 试验已被美国食品药品监督管理局(FDA)批准的用于体外检测激活 CD4 细胞内三磷酸腺苷的上升。ImmunKnow 试验可用于评估细胞免疫功能和成年肝移植患者的感染风险。而且这种试验还可以根据三磷酸腺苷免疫反应水平评估原位肝移植患者的感染风险。免疫抑制剂会使宿主长期处于易感状态。根据移植手术类型、排斥反应发展的相对免疫风险、免疫抑制剂的潜在毒性有许多种方案可以用于预防排斥反应。基于这些因素,药物如环孢素、他克莫司、糖皮质激素、硫唑嘌呤和霉酚酸(MPAs)联用或者不联用 T 细胞消耗剂(如兔抗人胸腺细胞免疫球蛋白、阿仑单抗)已

被用于各种不同的情况来减少排斥反应的风险。环孢素和他克莫司减少白介素-2(IL-2)的生成,从而抑制混合淋巴细胞反应并首先减弱对同种异体移植物的免疫反应。感染性并发症的总体发病率与环孢素或他克莫司似乎是相似的。

皮质类醇激素和各种抗淋巴细胞球蛋白的冲击疗法治疗排斥反应增加了感染的危险。糖皮质激素影响免疫系统的各个方面,大剂量使用糖皮质激素会使实质脏器移植患者感染真菌而不会感染巨细胞病毒。硫唑嘌呤和 MPAs 能够抗淋巴组织增生,但也会引起中性粒细胞减少,这可能使患者易于患细菌感染并发症。MPAs 的使用是否会增加原位肝移植患者感染的风险暂时还未明确。T 细胞消耗剂,如多克隆制剂兔抗人胸腺细胞免疫球蛋白(即复宁)或阿仑单抗是当前可用的最有效的免疫抑制剂。从历史上看,莫罗单抗-CD3 会增加感染并发症的发生,主要是引起巨细胞病毒、EB 病毒和丙型肝炎病毒。兔抗人胸腺细胞免疫球蛋白和阿仑单抗的使用对原位肝移植受者感染的影响还有待于进一步研究,但据报道用了这些药物之后所引起的感染类型与之前观察到的莫罗单抗-CD3 相似。

IL-2 受体的单克隆抗体(例如巴利昔单抗)与他克莫司(或环孢素)联用也可用于器官急性排斥反应与预防,可以联用 MPAs 和糖皮质激素。虽然在肾移植患者中,这种药物的初步试验没有表现出感染发病率的增加。能否在肝移植患者中使用还有待进一步观察,特别是当这些药物与其他免疫抑制药物联合使用时。

对原位肝移植受者还可以选择性地使用西罗莫司预防排斥反应。其作用机制不同于环孢素和他克莫司。然而环孢素和他克莫司通过阻滞钙调磷酸酶和抑制 T 细胞依赖生长因子起作用,如通过钙离子依赖信号对 IL-2 在基因转录水平进行调节。西罗莫司似乎是通过非钙离子依赖信号在细胞周期的后期抑制生长因子依赖性的造血细胞增殖(简称为 mTOR 抑制剂)。在最初的研究中,西罗莫司已经证明在维持心脏和肾移植中有与环孢素相同的疗效。虽然该药尚未被 FDA 批准用于肝移植患者,但仍在特定情况下使用,如钙调磷酸酶缺乏患者和原位肝移植的肝癌患者。在对肾移植患者的研究发现,西罗莫司引起的感染发生率及严重程度比环孢素要大,但是两者感染的人数是一样的。原位肝移植患者在接受西罗莫司治疗后,其肺孢子菌感染的风险可能会更大;因此在接受西罗莫司治疗后应长期预防性应用复

方新诺明（TMP-SMX）。对于西罗莫司（或最新的mTOR 抑制剂，依维莫司）是单独使用或与其他免疫抑制剂联合应用我们需要更多的经验，需要进一步评估原位肝移植患者与感染的任何可能联系。最后，对肝性脑病患者术前使用抗菌药物如利福昔明似乎对较严重的成人原位肝移植患者移植后早期感染具有保护作用，但对于多药耐药菌不选用。利福昔明是一种半合成的非氨基糖苷类、非系统性的利福平衍生物，其结构与利福平类似。其作用机制是结合到细菌DNA 依赖的 RAN 聚合酶的 β 亚基上，从而抑制细菌RNA 的转录，对引起术后感染的需氧和厌氧革兰阳性和阴性菌有效。

## 细菌感染

由于对疱疹病毒和真菌感染缺乏有效预防策略，移植术后细菌感染率正在开始上升。在不同移植中心术后细菌感染率不同，有以下几个原因：①对感染的定义、记录以及随访时间的不同；②基础疾病的类型和严重程度的不同以及移植患者的数目不同；③清理肠道、系统性预防以及治疗感染所用的抗生素类型及使用时间不同；④手术技巧；⑤在 ICU 治疗时间长短；⑥免疫抑制治疗的方案；⑦感染控制措施不同（例如，患者隔离、洗手、戴手套、穿隔离衣等）。原位肝移植患者细菌感染的各种感染因素包括：手术时间超过12 小时，术前胆红素超过 12 mg/dl，术后抗菌治疗时间延长（>5 日），输红细胞（25 U）或者输新鲜冰冻血浆（30 U），其他腹部联合手术。

虽然任何细菌都能引起移植术后感染，常见的细菌包括革兰阳性菌（金黄色葡萄球菌、凝固酶阴性葡萄球菌、粪肠球菌）和革兰阴性菌（大肠埃希菌和铜绿假单胞菌）（表 78-2）。在对原位肝移植患者菌血症的研究，血培养发现需氧革兰阴性杆菌占 49%。最近的流行病学数据表明，原位肝移植患者的革兰阳性菌

感染的发病率在上升。在肝移植中心早期菌血症70.7% 是由革兰阳性菌引起的。凝固酶阴性葡萄球菌占所有菌血症的 37.8%，而耐甲氧西林金黄色葡萄球菌（MRSA）只占 4.2%。有报告指出发病率较高的原位肝移植患者的 MRSA 达 23%。MRSA 感染的常见部位包括血管（39%）、创伤（18%）、腹部（18%）、肺部（13%）。患者发生 MRSA 菌血症性肺炎和腹部感染的粗死亡率高达 21%。巨细胞病毒抗体阴性和原发性巨细胞病毒感染是 MRAS 进展的显著危险因素。一些移植中心建议对原位肝移植高危患者进行 MRSA 筛查，因为 MRSA 的定殖率超过了80%，并且与晚期感染风险相关。不幸的是，用莫比罗星等药物消除原位肝移植患者鼻部的金黄色葡萄球菌并不能有效预防术后金黄色葡萄球菌感染。此外，金黄色葡萄球菌糖肽的中间体出现在原位肝移植患者中也有报道。耐万古霉素肠球菌（VRE）感染或定植已在肝移植患者中有报道，并发病率和死亡率也有所上升。VRE 感染最常见的部位是腹部，其次是血液、伤口和血管内导管。在术前应用大量抗生素感染 VRE 的原位肝移植患者更有可能术前使用万古霉素，并且更有可能进 ICU。原位肝移植患者感染VRE 的其他一些特征是术后反复剖腹探查，呼吸衰竭和肾衰竭，与其他病原菌混合感染及胆道损伤。VRE 的侵袭性感染与原位肝移植患者的不良预后密切相关，其死亡率从 60% 上升到 82%；数个报告显示败血症是最常见的死亡原因。在多达 55% 的准备肝移植患者在术前已有 VRE 定植。这些患者是院内VRE 持续感染的传染源。应该采取措施降低 MELD评分较高的高危患者 VRE 定殖或者再次移植，因为这些患者的发病率和死亡率都很高。用于治疗 VRE感染的药物有利奈唑胺、达托霉素、奎奴普丁-达福普汀和替加环素。值得注意的是，曾有报告 VRE 感染患者对利奈唑胺耐药暴发。

**表 78-2　肝移植受体感染常见细菌性病原体**

| 菌血症 | 肺炎 | 腹腔内感染 | 伤口感染 | 泌尿系统感染 |
| --- | --- | --- | --- | --- |
| 肠杆菌 | 肠杆菌 | 肠杆菌 | 多重感染 | 肠杆菌 |
| 铜绿假单胞菌 | 铜绿假单胞菌 | 多重感染 | 金黄色葡萄球菌 | 铜绿假单胞菌 |
| 凝固酶阴性葡萄球菌 | 金黄色葡萄球菌 | 肠球菌 | 肠杆菌 | 肠球菌 |
| 金黄色葡萄球菌 | | 厌氧菌（拟杆菌） | 铜绿假单胞菌 | |
| 草绿色链球菌 | | | 链球菌 | |
| 肠球菌 | | | | |

由多药耐药性革兰阴性病原体引起的感染已经在原位肝移植患者有所报道，特别是铜绿假单胞菌和肠杆菌属。在一些移植中心曾报道随着肝移植的增多革兰杆菌对广谱头孢菌素耐药。大多数病原体，主要是肺炎克雷白杆菌、大肠埃希菌，对除了碳青霉烯类之外的所有 β-内酰胺类抗生素耐药。另外，已经观察到由于肺炎克雷白菌或大肠埃希菌产生广谱 β-内酰胺酶引起的暴发感染，以及由于肺炎克雷白菌产生碳青霉烯酶引起的感染。原位肝移植患者很少感染厌氧菌。同样，诺卡菌、军团菌、李斯特菌也很罕见，但却是重要的潜在病原体。在 191 个患者中有 7 个感染诺卡菌（3.7%），在 3.5 年的死亡率达到了35%。诺卡菌感染的特定风险因素包括早期排斥反应，增强免疫抑制，中性粒细胞减少和尿毒症。诺卡菌感染最常见的表现为急性或亚急性肺炎，但血行播散到大脑、皮肤和皮下组织、骨和眼睛也有报道。移植患者军团菌感染率低于 5%，但是 3~12 周后的死亡率却高达 29%。军团菌感染的特定风险因素包括过量使用糖皮质激素，术后长期插管，污染医院供水尽管已经加热和氯化。嗜肺军团菌感染的迹象和症状包括干咳、温度-脉搏分离、转氨酶升高、腹泻、低钠血症、肌痛、意识模糊。影像学检查结果包括肺泡或间质浸润、弗兰克腔、胸腔积液、大叶性肺实变。李斯特菌感染常与 T 细胞介导的巨噬细胞活化减少相关，在原位肝移植患者很少见。单核细胞增多性李斯特菌感染最常见的表现为脑膜脑炎、脑脓肿或菌血症。肝硬化患者也可能有自发性细菌性腹膜炎。单核细胞增多性李斯特菌感染通常发生在移植术后 6 个月或更久。李斯特菌晚期感染与常规应用 TMP-SMX 预防肺囊虫有关，因为 TMP-SMX 对李斯特菌具有保护作用。有相当比例的散发李斯特菌病例与加工肉类的摄入有关；应该指导患者只吃煮熟的肉和经过巴氏灭菌法灭菌的乳制品。许多原位肝移植术后细菌感染与已知的腹部大手术后感染是相似的，包括腹腔感染、肺炎、切口感染、尿路感染、血管内导管感染和原发性菌血症。腹腔感染以局部细菌感染为主。这些感染包括腹膜炎、肝和肝外脓肿、胆管炎。与胆道吻合术、胆道梗阻、T 管夹闭相关的并发症是患者易患腹腔感染的独特因素。这些并发症可能引入细菌进入胆汁，让它们繁殖，防止定植菌在胆道被清除。有趣的是，胆总管端-端吻合术患者的术后早期胆道中一般不会有细菌。据观察这些患者中首要的并发症是需行 Roux-en-Y 吻合术的吻合口梗阻，而引起细菌病原体反流。需行 Roux-en-Y 胆总管空肠

吻合术的原位肝移植患者和再次移植手术的患者，其腹腔内感染的发生率比单纯胆总管空肠吻合术的原位肝移植患者和第一次肝移植患者要高。其他腹内感染可能由感染的腹腔内液体的积累引起，虽然术中收集的许多液体是无菌的。对于持续发热的原位肝移植患者需抽液进行细菌培养。原位肝移植患者因脑损伤、反复抽液、长期插管而引起院内获得性肺炎。医院常见病原菌包括需氧革兰阴性杆菌肺炎（肺炎克雷白菌、肠杆菌属、铜绿假单胞菌和金黄色葡萄球菌）。移植术后早期，任何患有肺炎症状体征的患者都必须立即进行评估以确定潜在的病原体并采取适当的治疗，因为医院获得性肺炎的死亡率高达 40%。原位肝移植患者也有很高的风险患社区获得性肺炎，多发生在术后数月。通常由肺炎链球菌、流感嗜血杆菌、金黄色葡萄球菌和呼吸道病合胞病毒等病原体引起。胸部 X 线可以用来确诊肺炎，但检查结果复杂很难解释，在术后普遍存在右侧胸腔积液和右下肺叶不张。胸腔感染和脓腔很少见。

在肝移植患者的中枢神经系统的细菌感染是非常罕见的，但是死亡率较高（44%~77%）。在发热和神经系统检查异常的患者需进行侵袭性检查（腰椎穿刺、MRI 或 CT、诊断性穿刺吸和脑组织活检）和适当的治疗以降低死亡率。无症状和有症状的尿路感染也有可能发生，通常是由于留置导管引起的。

在原位肝移植患者全身细菌性感染或菌血症已上升到 27%，死亡率为 13% 和 36%。菌血症进入的几个途径包括腹部、感染的伤口、血管内导管，胆道阻塞或胆漏，腹腔包裹性积液，肝动脉血栓形成、肝梗死。常见的病原菌包括肠杆菌、铜绿假单胞菌、凝固酶阴性葡萄球菌、金黄色葡萄球菌、肠球菌或草绿色链球菌。约 1/3 的菌血症患者查不到病因。原位肝移植患者肺源性菌血症是不常见的，只有 10%~16% 的肺部感染患者出现菌血症。通常与引流和气管插管有关。

原位肝移植患者细菌感染难以诊断可能是由于患者免疫抑制的网络状态掩盖了感染的症状和体征。此外，移植排斥反应，保护性损伤和移植缺血可以有类似感染的临床表现。具体措施包括非侵入性诊断手段（血液、尿液、痰、创口分泌物、胆汁、引流液培养）和侵入性措施（造影和肝活检）以区分感染并发症和缺血及移植排斥反应。腹腔脓肿和肝脓肿可由 CT 或超声检查出来，并通过影像学引导行针吸穿刺活检初步诊断。痰、机械通气患者的气管吸出物和支气管肺泡灌洗液等标本可用于鉴别移植后肺炎的具体原

因。虽然用于培养的痰和气管分泌物很容易获得,但是结果往往很难解释是细菌定植还是实际感染。几个特殊的实验室检查可诊断军团菌感染,包括血清抗体测定、免疫荧光抗原检测和 DNA 探针对肺分泌物进行检测、尿抗原检测。

### 细菌感染的治疗

抗菌治疗有以下 3 个方案:①手术预防性用药,预防术后早期感染。②经验性治疗,在没确定病原体之前就开始使用抗菌药物。③特异性治疗,根据病原菌应用抗菌药。

#### 手术预防性用药

一般来说,预防性应用抗生素应针对表皮病原体(如葡萄球菌、链球菌)和腹腔内的病原体(肠道革兰阴性菌)。氨苄西林-舒巴坦、头孢西丁、头孢替坦和万古霉素加氨基糖苷类(青霉素过敏患者)可用于预防,应在 24 小时内停药以减少耐药细菌感染的风险。使用第三代和第四代头孢菌素类、广谱喹诺酮类、广谱 β-内酰胺类加 β-内酰胺酶抑制剂相结合用于预防疗效欠佳,因为成本和耐药菌的出现而影响这些抗生素的疗效。

#### 经验性治疗

一些药物可用作疑似感染细菌性脓毒症的原位肝移植患者的经验性治疗。检验性治疗应该以疑似感染的部位的解剖结构、可能感染的病原体、组织易感形式、先前已经使用过抗菌药组织已经耐药、术后时间、肝肾功能不全、免疫抑制网络状态为指导。早期的经验治疗抗菌谱应该较广。常用的经验性治疗药物包括第三代和第四代头孢菌素(头孢他啶、头孢唑肟、头孢吡肟)、β-内酰胺加 β-内酰胺酶抑制剂的组合(哌拉西林/他唑巴坦)、喹诺酮类(环丙沙星、氧氟沙星和左氧氟沙星)、万古霉素、甲硝唑。氨基糖苷类抗生素可用于环孢素和他克莫司引起的肾毒性的原位肝移植者。碳青霉烯类(亚胺培南、美罗培南、厄他培南、多尼培南)、甲氧西林(奎奴普丁-达福普汀)、噁唑烷酮(利奈唑胺)和达托霉素是专用于耐药菌引起的感染。第五代头孢菌素头孢洛林没有对原位肝移植患者的疗效评估,其在移植患者的作用尚需进一步研究。

#### 特异治疗

分离病原菌,并根据药物敏感试验和抗菌药物与免疫抑制剂可能相互作用指导用药(表 78-3)。某些

**表 78-3　抗菌药物环孢素、他克莫司和西罗莫司的相互作用**

| 药物的药代动力学相互作用 | |
| --- | --- |
| **增加他克莫司、环孢素、西罗莫司浓度的药物** | **降低他克莫司、环孢素、西罗莫司浓度的药物** |
| 抗菌药物<br>　红霉素、克拉霉素、罗红霉素(没有阿奇霉素)<br>　克林霉素<br>　四环素类(轻微抑制代谢)<br>　喹奴普丁-达福普汀(抑制代谢)<br>抗真菌药物<br>　氟康唑<br>　伊曲康唑<br>　伏立康唑、泊沙康唑(小于其他唑类抗真菌药) | 利福平<br>卡泊芬净(他克莫司减少 20%;对西罗莫司的影响?)<br>注:没有看到与米卡芬净或阿尼芬净有相互作用 |
| **药效相互作用** | |
| 增加肾毒性<br>　氨基糖苷类抗生素(庆大霉素、妥布霉素、阿米卡星)<br>　复方磺胺甲噁唑(磺胺可能干扰肾小管分泌肌酐而影响血清肌酐的测定;不降低肾小球滤过滤率)<br>　两性霉素 B<br>　阿德福韦酯、替诺福韦<br>增加神经毒性<br>　亚胺培南-西司他丁(癫痫发作)<br>　抗病毒剂(阿昔洛韦、更昔洛韦、拉米夫定) | |
| **其他相互作用** | |
| 卡泊芬净与环孢素合用时其浓度曲线下的面积增加了 35%<br>选择具有 N-甲基硫代四唑侧链的头孢菌素和甲硝唑(环孢素、他克莫司静脉制剂与乙醇可能会引起戒酒硫样反应) | |

**表 78-4　原位肝移植后常见真菌感染病原体**

| 真菌血症 | 肺部感染 | 泌尿系统 | 中枢神经系统 | 皮肤及软组织 |
|---|---|---|---|---|
| 念珠菌 | 曲霉 | 念珠菌 | 曲霉 | 念珠菌 |
| 隐球菌 | 隐球菌 | | 隐球菌 | 皮肤丝状菌 |
| 镰刀菌 | 波氏足肿菌 | | 波氏足肿菌 | 曲霉 |
| 毛孢子菌 | 粗球类芽生菌 | | 粗球类芽生菌 | 镰刀菌 |
| | 荚膜组织胞浆菌 | | 接合菌（根霉、毛霉、克银 | 波氏足肿菌 |
| | | | 汉霉、囊托霉、蓝色犁头霉） | 暗色真菌 |
| | | | | 接合菌（根霉、毛霉） |

医院革兰阴性的耐药菌可以从肝移植患者中分离，应特别注意。阴沟肠杆菌可能会对第三代头孢菌素耐药；这些病原体的有效治疗方法包括碳青霉烯类（亚胺培南、美罗培南、哌拉西林/他唑巴坦、多尼培南）。氨基糖苷类虽然对阴沟肠杆菌和其他革兰阴性菌有效，但使用时应谨慎，因为其会加剧钙通道阻滞剂他克莫司和环孢素对肝移植患者肾毒性。当怀疑有铜绿假单胞菌感染或分离培养出铜绿假单胞菌，建议抗假单胞菌青霉素（哌拉西林）、头孢他啶、头孢吡肟加一种氨基糖苷类抗生素联合治疗，它们具有协同杀菌作用。甲氧西林（奎奴普丁-达福普汀）、噁唑烷酮（利奈唑胺）和达托霉素可以治疗由耐药的或对万古霉素中毒敏感的肠球菌引起的原位肝移植患者的感染。

## 霉菌感染

肝移植患者真菌感染的发病率比其他实体器官移植患者较高。在几个历史时期真菌的发病率在20%～50%。然而最近的研究发现预防性使用抗真菌治疗可将发病率降低4%，大约是总体发病率的10%。原位肝移植患者侵袭性真菌感染的死亡率是25%～69%。肝移植手术破坏胆管和小肠正常的完整性，促进胃肠道定植真菌的移位。原位肝移植患者真菌感染的大多数危险因素早就清楚了。一些研究报道原位肝移植患者90%真菌感染发生在术后前2个月。然而最近的研究数据表明侵袭性真菌感染（IFI）的流行病学发生了改变。队列研究发现55%的曲霉菌感染发生在术后90日之后。这种改变有可能影响侵袭性曲霉病治疗时机和方案的选择。

### 真菌性病原体的菌谱、临床特征和诊断

念珠菌导致80%的实体器官移植者侵袭性真菌感染。在肝移植患者念珠菌感染与白念珠菌（78%）、热带念珠菌（8%）、光滑念珠菌（7%）、近平滑念珠菌（5%）和墨西哥念珠菌（1%）有关。最近的数据表明，改进手术技术和采取较温和免疫抑制治疗减少了原位肝移植患者真菌感染的发生率。非白念珠菌越来越常见，尤其是那些接受过抗真菌治疗的患者。曲霉菌大约占所有真菌感染的15%，与烟曲霉是最常见的；黄曲霉、黑曲霉和土曲霉是较不常见的病原体。此外，散发性真菌感染可由隐球菌、地方性真菌病（球孢子菌病、组织胞浆菌病、芽生菌病）、毛霉或新出现的真菌病原体，例如毛孢子菌属、足放线病菌属和镰刀菌属引起。当与细菌和病毒感染相比，肝移植患者的真菌感染的死亡率更大（50%～75%）。表78-4总结了原位肝移植患者真菌感染的病原体。

### 念珠菌感染

在肝移植接受者中发生念珠菌感染的临床表现可以有多种，包括局部的侵入性感染、在多个脏器中传播或表现为念珠菌血症但无器官的感染。念珠菌感染的症状包括：黏膜和皮肤感染、伤口感染、食管炎、腹部感染［内脏感染（包括肝、脾），胆管炎，腹膜炎，腹部脓肿］、念珠菌尿、尿管相关的感染，以及念珠菌血症。临床上，同种异体肝移植的患者发生念珠菌感染的表现和那些进行实体器官移植（SOT）的肝移植者不同，后者多表现为腹部的感染。感染者可突然出现发热、寒战、身体不适或者在不知不觉中感染恶化。

对于侵入性念珠菌感染需要高度的怀疑精神并做出及时的诊断。对于深度侵入性或弥散性念珠菌感染可能会非常困难并需要进行多次采血进行培养、活检以及组织学检查，或者进行放射学的一些检查手段。从血中分离培养念珠菌已经通过使用裂解-离心的系统得到改进。今年的一些诊断方法还包括在血清和尿液中检测念珠菌抗原。通过乳液黏着、酶联免疫吸附剂或者放射免疫吸附剂的方法在血清中检测甘露聚糖或其他蛋白来检测念珠菌的感染。通过PCR法检测核酸的方法也被用在念珠菌感染的诊断中。然而这些检测方法在原位肝移植者中作为常

规的诊断方法其准确性还需要进一步测试。监视培养的使用并用来预测侵入性念珠菌感染也已经被报道。虽然从身体的多处组织或体液中分离出念珠菌提示可能存在侵入性感染的存在,但这种结果仍然需要谨慎对待,因为并非所有培养阳性的患者都真的存在念珠菌感染。此外,如果发热的患者在多次培养中出现念珠菌阳性,若在抗菌治疗的前提下,发热患者多次培养显示念珠菌阳性,则足以提示应行经验性系统抗真菌治疗。

### 曲霉病

肝移植后发生侵入性曲霉病通常是致命的,直到最近才有了可行的治疗手段。曲霉菌感染在肝移植的真菌感染中占 10%～20%,而曲霉 A 感染在原位肝移植者中占绝大多数。而其他类的种属如 *A. flavus*、*A. terreus* 以及 *A. niger* 也被报道过。曲霉菌孢子是无处不在的。曲霉菌病原体可以通过医院的空气引起感染,尤其是在住院期间处于恢复期时。这种病原菌可以存在于医院的通风系统以及水中。一旦曲霉菌的孢子被吸入,曲霉菌将在免疫功能不全的患者呼吸道中定植。一旦免疫抑制剂的使用加剧,引起巨噬细胞数量的减少以及免疫抑制状态产生就会引起侵入性感染。有研究表明从身体的一个或多个位点检测到曲霉菌对于感染以及预后有很好的预测作用。原位肝移植后发生曲霉菌感染的比率取决于当地研究医疗条件和诊断水平。虽然意大利曾经报道过高达 22% 的感染发生率,但其他的一些地区报道的感染发生率在 1.5%～4%,主要是由于使用了更特异的诊断标准。曲霉菌感染的发生主要在移植后的前 2～6 周时间里(其发生的时间中位数为 1.2 个月)。偶尔曲霉病的发生也会在原位肝移植后 3 个月的时间,这通常与慢性移植物的失功能、免疫抑制状态增强或重复的移植等因素有关。其他和曲霉病感染相关的因素包括肾衰竭需要肾功能的支持治疗,以及暴发性肝功能衰竭、过长的在 ICU 内停留时间以及抗排斥治疗等也和曲霉菌的感染相关。

在肝移植患者中,曲霉菌感染的临床表现包括局部侵入性的肺部疾病、坏死性肺炎、鼻窦炎、伤口感染,以及弥散性中枢神经系统相关疾病。最重要及常见的弥散性特征包括急性肺部曲霉菌感染,其表现可能有很大不同。发热和咳痰并不是都具有的表现。起始表现可能是慢性的、弥散性的,并缓慢进展为肺部炎症,如果做胸部放射检查时可以看到肺炎表征。很多患者具有肺部炎症浸润表现、发热,以及对抗生素治疗不敏感等特征。还有些患者具有楔形特征的

炎症浸润,以及肺部梗死的体征。咯血一般是引起曲霉菌感染诊断的线索。偶尔在原位肝移植者中可能发生肺部出血。

中枢神经系统发生曲霉菌感染通常表现为脑部的一个或多个脓肿,也有极少的表现为脑膜炎。中枢神经系统通常是弥散性感染的一部分。最初的表现可能为感染的血管的血栓或者出血造成的脑卒中。

在原位肝移植患者中有 6%～12% 的患者由于曲霉菌造成切口感染。原位肝移植患者发生曲霉菌引起的软组织感染一般发生在移植后 3 个月以后,其特征为皮肤的紫色结节。与其他部位的曲霉菌感染不同,对皮肤的曲霉菌感染的诊断可根据局部使用抗真菌药物后的缓解情况诊断。

对于侵入性曲霉菌感染的诊断可以依据培养的结果、核酸检测的结果、相关抗原的检测或者免疫组织化学检测的方法。曲霉菌感染的确诊通常通过组织活检时发现特异性的有隔膜的菌丝或者通过组织培养后确定曲霉菌。然而,很多的移植者由于凝血或者整体较差的医疗条件可能造成不良影响不可能进行这种创伤性的诊断。虽然曲霉菌可从培养的痰液或者进行气管镜检查时获得的组织培养得到,这些仅代表曲霉菌阳性结果,气管分泌液培养阳性才代表可能存在侵入性的感染。如果患者在进行胸部放射或者 CT 检查时发现与曲霉菌感染一致的肺炎表征,患者应开始进行抗真菌的治疗(见后文)。同样的,如果在一个肺炎患者中进行 CT 或 MRI 检查时发现脑部多处损伤区域或者呼吸道分泌物培养显示曲霉菌阳性时,已经可以考虑中枢神经系统可能,已经存在感染需要相关治疗。

不幸的是,基本所有存在中枢神经系统曲霉菌感染的病例都是致命的。中枢神经系统感染一般在 CT 检查时会出现一个或多个低密度、非增强的损伤区域并伴有急性的神经系统的恶化症状。第二代三唑类抗真菌药伏立康唑的使用,对于具有中枢神经系统感染的原位肝移植患者可能有改善作用。曲霉菌感染一般血培养都是阴性,但是阴性的结果并不排除存在侵入性感染的可能性。

由于对侵入性感染诊断的困难从而发展了对曲霉菌抗体血清学检测以及循环血液中的真菌抗原(比如曲霉菌半乳甘露聚糖)、PCR 等的检测方法。然而,这些方法在接受肝移植的患者中由于常规的临床应用通常缺乏敏感性和特异性。

### 隐球菌病

隐球菌病的整体发生率约为 2.4%,在接受肝移

植的患者中发生率为 0.3%～6%。发生隐球菌感染的表现一般是在原位肝移植患者的第 1 个月表现为真菌血症或者肝移植后 3 个月后表现为脑膜炎。终末期肝病的患者对于隐球菌感染呈现易感状态，通常是在肝移植前后表现相关症状。隐球菌感染在实体器官移植接受者中引起的死亡率一般为 42%。有趣的是，他克莫司被认为具有一定的抗真菌的作用，并具有降低患者隐球菌感染的风险，而在原位肝移植接受者通常需要使用该药物。

### 地方性真菌病

虽然在接受肝移植的患者中地方性霉菌病并不十分常见，球孢子菌病、芽生菌病、组织胞浆菌病都曾经报道过。

C. immitis 是一种存在于美国的西南部以及墨西哥的北部的一种双态地方性真菌。其感染的特征性表现为肺部疾病。一般还伴有早期的骨骼、关节以及脑膜的感染。球孢子菌病在实体器官移植（SOT）肝移植患者中也被报道过，或者是感染后的重新激活或者是新的获得性感染。有意思的是，自 1994 年美国加利福尼亚州地震和随后的一段长时间的干旱期，我们共报道了在肝移植患者中发生过 7 例球孢子菌病例。在这些肝移植者中，球孢子菌病发生在肝移植后的 1 个月至 5 年的时间里，而且即使使用了全身性的抗真菌治疗仍然有高达 50% 的死亡率。

B 型 dermatitidis 是由二态地方性真菌引起的，其主要存在于美国俄亥俄州和密西西比河以及美国的中西部地区以及加拿大的南部。芽生菌病曾在接受过肾脏、心脏以及肝移植的患者中报道过。在临床上的原位肝移植患者中的症状包括进展性的呼吸疾病伴有结节性或者空洞型的肺炎，弥散性炎症包括皮炎、脑膜炎及视网膜炎。疾病的复发一般发生在移植后使用免疫抑制剂 1 个月后至 4 年间。

H. capsulatum 是一种二态地方性真菌引起的主要存在于美国俄亥俄州和密西西比河岸。在原位肝移植患者中发生网状内皮细胞真菌病曾报道一般在移植后的 3～19 年发生，表现为潜在的感染复发或者是有网状内皮组织菌地方的暴露感染。接受抗排斥治疗的患者具有感染的高风险。虽然坏死性筋膜炎、脑膜炎、胃肠道穿孔、门静脉栓塞等也有发生，但以肺部的感染多发。来源于供体的肝移植物导致的网状内皮细胞真菌病曾被报道过，一般会导致弥散性感染以及移植物的失功能和患者的死亡。这个病例说明对供体捐献者进行潜在的真菌感染的筛查是十分必要的，尤其是对来自高风险地区的捐献者。

### 新出现的真菌病原体

在接受实体器官移植的患者中发生未知真菌感染的病例最近被报道。这些新的真菌病原体包括：支顶孢属、白僵菌属、金孢子菌属、镰刀霉属、地丝菌属、拟青霉属、马尔内夫青霉菌、博迪尾端盘吸虫、木霉属、稻属根霉属菌以及毛霉属。这些菌属的感染将使肝移植患者面临很大挑战，因为对这些菌属的感染目前还缺乏有效的治疗手段。最后，接合菌病是一种在原位肝移植患者中不常见的但侵入性极强的真菌。鼻脑型可引起 57% 的感染率，而在肺部、皮肤以及弥散性感染的占 39%，而胃肠道和肾脏型占其余的百分比。通常来说，弥散性的接合菌病的死亡率可达 100%，而鼻脑型的死亡率在 50%。其发生时间的中位数一般为原位肝移植后的 2 个月（范围在 5 日至 8 年），与感染相关的危险因素包括糖尿病以及使用皮质类固醇类药物治疗急性排斥反应等。

### 真菌感染的管理

为减少在原位肝移植患者中的真菌感染相关的感染率和死亡率，多种治疗策略被使用。最初，是否在肝移植患者中会发生真菌感染需要对免疫抑制剂的使用进行评估。皮质类固醇类药物的剂量需要采用最小剂量，血清中环孢素和他克莫司的水平应维持在较低水平。而其他一些相关的药物如吗替麦考酚酯或 mTOR 抑制剂需要暂时中断。如果对于抗真菌治疗效果不好则需要考虑停止免疫抑制剂的使用，甚至以牺牲移植物为代价。其他的一些策略还包括预防性使用抗真菌药以及治疗感染。这些将随后详细介绍。

### 真菌感染的预防

在实体器官移植者中，接受肝移植的患者具有较大的发生侵入性真菌感染的风险。因此，已有一些策略用于评估抗真菌预防的影响。可用于真菌感染预防的包括：氯三苯甲咪唑、制霉菌素、传统的两性霉素 B、脂质的两性霉素 B、唑类（氟康唑、伊曲康唑、伏立康唑以及泊沙康唑）和棘白菌素（卡泊芬净和阿尼芬净）。

#### 三唑类

氟康唑、伊曲康唑、伏立康唑以及泊沙康唑主要是通过抑制麦角固醇，一种真菌细胞膜中的甾醇，来发挥抗真菌作用。麦角固醇的合成被中断主要通过氮杂茂抑制 C-14 α-脱甲基酶的活性，其是依赖于细胞色素 P450 酶的一种。这将导致真菌细胞膜通透性的改变。由于这类药物对是特异性的抑制真菌的 P450 酶活性，人体的 P450 酶活性也被抑制，因此引起多种内源的和外源的物质代谢改变，包括环孢素和他克莫司。这些氟康唑的抗菌范围包括但不局限于（C. glabrata 或 C. krusei）新型以及双态真菌（C. immitis、B. dermatitidis）。一些丝状真菌比如曲霉菌、根霉属菌、镰刀霉及足放线病菌属对三唑类药物并不敏感。这些病原体已经受到更多的关注，因为它们越来越多地发生在使用免疫抑制剂的患者身上。三唑类药物具有非常好的口服吸收率并能够被患者很好地耐受，并且还可以通过静脉使用。

伊曲康唑的抗菌谱包括曲霉菌和念珠菌属。虽然伊曲康唑胶囊具有很不稳定的生物活性，其主要依赖于胃肠道的功能状态，口服的伊曲康唑溶液包含羟丙基-β-环糊精，具有较好的吸收率，并被证明在肝移植患者中具有有效的抗真菌作用。但其具有较大的胃肠道副作用（包括恶心、呕吐以及腹痛）。口服伊曲康唑可被完全耐受。已有多个关于氟康唑、口服伊曲康唑溶液或者脂质的两性霉素 B 在进行原位肝移植者中的预防真菌感染的临床研究（表 78-5）。在 UCLA 进行大规模的随机对照临床试验评价氟康唑和安慰剂（或伊曲康唑与氟康唑），表明无论是表皮的还是系统性的真菌感染都对这些抗真菌药物敏感。来自其他机构的研究者同样表明伊曲康唑（相对于安慰剂）在原位肝移植者中具有较好的抗真菌的疗效。但值得注意的是，这些临床研究都没有表明抗真菌治疗可以降低真菌感染引起的死亡率。

伏立康唑是一个第二代的三唑类对曲霉菌、念珠菌属、足放线病菌属以及镰刀霉等具有更好的治疗效果。伏立康唑已被证明对于侵入性的曲霉菌、念珠菌属、足放线病菌属感染具有较好的临床效果。这种药物目前有静脉注射以及口服两种剂型，具有非常好的药代动力学效果，其主要通过肝脏代谢。

在最近的一个多中心、随机、双盲的临床试验中进行了伏立康唑和氟康唑在接受异体骨髓移植的患者中预防侵袭性真菌感染的作用。入选的高危感染的患者被给予 100 日或者 180 日的抗菌药物治疗。结果显示伏立康唑相对于氟康唑具有更好的预防效果（7.3% 比 11.2%，P = 0.12），且在伏立康唑治疗组发生了更少的曲霉菌感染，并且依据经验使用了更少的抗真菌治疗（24.1% 比 30.2%，P = 0.11），但在 180 日的无真菌生存率上两组并无显著差别（75% 比 78%；P = 0.49）。在两组间发生严重的不良事件的概率也是差不多的。这项研究证明有效的监测感染的发生可采用血清半乳甘露聚糖检测以及胸部 CT 扫描，并依据经验使用抗真菌治疗，实验结果表明在接受异体骨髓移植的患者中 6 个月的无真菌生存率以及整体生存率在预防性给予伏立康唑与氟康唑组的患者中并无显著差别。

在 UCLA，伏立康唑已经被成功在具有高危曲霉感染的原位肝移植患者中预防性使用。这些患者包括在移植前后有曲霉菌克隆的患者。长时间的使用伏立康唑已被证明与抗伏立康唑的接合菌类感染有关。

在具有中度到重度肾衰竭的患者（肌酐清除率 < 50 ml/min），静脉给予伏立康唑可引起损害肾功能的小体磺丁基醚-β 环糊精的聚集。因此，在具有较严重肾功能损害的患者中最好选择口服伏立康唑。此外，这些患者血清中的肌酐水平需要严密监测，除非对这些患者使用静脉伏立康唑的收益与损害比进行了非常严密的评估。如果这些患者血清中的肌酐水平升高，需马上改用口服的伏立康唑治疗。

泊沙康唑是第二代三唑类抗真菌药，对支顶孢属、白僵菌属、接合菌类以及镰刀霉有较好疗效。在近期的一个多中心的临床试验中，在对中性粒细胞减少症或者进行具有移植物抗宿主病的干细胞移植患

**表 78-5　在肝移植患者中进行的预防真菌感染的随机对照临床试验**

| 作者 | 用 药 方 法 | 真菌感染发生率 |
|---|---|---|
| Lumbreras 等 | 氟康唑，100 mg/d，口服，对照制霉菌素 1 mU 4 次/日，共 28 日 | 2/67(3%) 比 6/67(9%) |
| Winston 等 | 氟康唑，400 mg/d 静脉给药或口服，对照安慰剂 10 周 | 10/108(9%) 比 45/104(43%) |
| Winston | 氟康唑，400 mg/d 静脉给药或口服，对照组伊曲康唑 | 4/91(4%) 比 9/97(9%) |
| Sharpe 等 | 伊曲康唑溶液，5 mg/kg 首次剂量口服，然后给予 2.5 mg/kg 口服，每日 2 次，对照组安慰剂直到手术后 56 日或出院 | 1/25(4%) 比 6/37(16%) |
| Tollemar 等 | 两性霉素 B 脂质体注射剂，1 mg/kg 静脉注射每日 1 次，对照组为安慰剂直到术后 5 日 | 0/40(0) 比 6/37(16%) |
| Winston 等 | 阿尼芬净，100 mg/d 静脉注射，对照组氟康唑 400 mg/d 持续 6 周 | 两组发生率相当 |

者中对泊沙康唑的有效性和安全性与氟康唑或者伊曲康唑进行了比较。试验结果表明预防性地使用泊沙康唑可以有效减轻已经存在或者可能存在的侵入性真菌感染,尤其是显著降低曲霉菌的感染。生存率在使用泊沙康唑时比使用氟康唑或者伊曲康唑的移植者也显著增加。然而,在预防性使用泊沙康唑的患者中严重不良事件也显著增多。基于以上临床研究,泊沙康唑可作为一个较好的在原位肝移植者中预防侵袭性真菌感染的可选治疗方案。

氟康唑、伊曲康唑、伏立康唑和泊沙康唑都是通过抑制细胞色素 P450 同工酶并且可以和钙调磷酸酶抑制剂以及 mTOR 抑制剂相结合(表 78-3)。这将导致血浆中他克莫司和环孢素的浓度升高并引起钙调磷酸酶的毒性。当氟康唑、伊曲康唑、伏立康唑和泊沙康唑中断使用,钙调磷酸酶抑制剂的降低会引发排斥反应的发生。因此,在刚开始使用或者中断使用三唑类抗真菌药物时需要严密地检测血清中他克莫司和环孢素的浓度。值得注意的是,在接受西罗莫司治疗的原位肝移植患者中不建议使用伏立康唑和伊曲康唑,因为它们分别可能引起 11 倍和 9 倍的西罗莫司的血药浓度。进一步地对三唑类抗真菌药物和免疫抑制剂之间的相互作用的描述可见表 78-3 的总结。

### 棘白菌素

棘白菌素类抗真菌药,卡泊芬净、米卡芬净以及阿尼芬净均是通过抑制真菌细胞壁上的 $1,3-\beta-d$-葡聚糖合成起抗菌作用的。卡泊芬净曾被用于有效地治疗对其他抗真菌药无效的念珠菌病以及侵入性的曲霉病感染。棘白菌素还被用于治疗对氟康唑或其他唑系药物不敏感的念珠菌属感染,但其对隐球菌感染无效。卡泊芬净、米卡芬净以及阿尼芬净目前只有静脉注射的类型而且通常能够被耐受。尽管最初的研究认为当卡泊芬净与环孢素连用时可能引起肝毒性,但随后的临床研究表明,其与环孢素或他克莫司合用时是安全的。虽然当卡泊芬净与他克莫司联用会引起卡泊芬净的药代动力学被改变,可能引起血浆中他克莫司的浓度降低 20%。此外,卡泊芬净的血药浓度会被环孢素升高 35%。因此当这些药物一起使用时需要严密监测这些药物的血药浓度。免疫抑制剂和米卡芬净或阿尼芬净的相互影响尚未见报道。

临床上,一个随机且严格对照的临床试验发现米卡芬净和氟康唑在干细胞移植的患者中预防侵袭性真菌感染的发生效率上是相当的。在原位肝移植者中进行的开放临床试验中,使用卡泊芬净或米卡芬净预防感染时均呈现较好的耐受性和较低的侵袭性真菌感染发生率。一个最近的随机、双盲、多中心的临床试验在具有较高感染风险的肝移植接受者中用于评价阿尼芬净对比氟康唑的预防感染效果刚刚完成。这个临床试验的初步研究结果表明,阿尼芬净和氟康唑在大多数的原位肝移植患者中的预防感染效率是差不多的。然而,在那些移植前就已经接受过氟康唑治疗或者已经有曲霉菌感染的患者中,阿尼芬净和氟康唑联用会产生较好的效果。

### 多烯类

两性霉素 B 通过与真菌细胞膜上的固醇相结合,损伤细胞膜的通透性,导致细胞内重要物质如钾离子、核苷酸和氨基酸等外漏,破坏细胞的正常代谢从而抑制其生长。

两性霉素 B 的抗菌谱广泛,包括大部分致病性酵母菌菌(念珠菌、新型隐球菌)、双相真菌(白念珠菌、组织胞浆菌、球孢子菌、副球霉菌)、霉菌或丝状真菌(曲霉菌、毛霉菌、根霉菌)。真菌如毛孢子菌、部分青霉菌及波氏足肿菌则大多不敏感或耐药。其常见的不良反应为输注相关的不良反应、肾毒性及电解质紊乱等。需要注意的是,其脂质体与传统药物效果相当,但不良反应显著减少。目前市售的有三种两性霉素 B 脂质体(AmBisome,Abelcet,Amphotec)。

肝移植受体预防性使用两性霉素 B 的资料较少,小剂量两性霉素 $B[0.1\sim0.2\ mg/(kg \cdot d)]$ 不能预防曲霉菌感染且伴有显著的毒性反应。在另一个研究中表明,在高风险肝移植受体(透析患者)中,使用 $5\ mg/(kg \cdot d)$ 剂量的两性霉素 B 能减少侵袭性真菌感染的发生。还有研究表明,40 例接受 $1\ mg/(kg \cdot d)$ 的肝移植受体在移植后 1 个月内未发生侵袭性真菌感染,其显著低于对照组(5 例发生感染)($P<0.05$)。

在低风险肝移植中预防性抗真菌治疗是否降低侵袭性真菌感染的发生仍有较多争议。美国移植协会建议高风险患者使用唑类、棘白菌素类及两性霉素 B 预防,也建议使用两性霉素 B 脂质体或棘白菌素类预防曲霉菌感染。口服伏立康唑可用来预防曲霉菌感染。

### 真菌感染的治疗

在原位肝移植者中有效地治疗霉菌病感染依赖于对这些感染的快速诊断,及时地调整免疫抑制剂的用量,手术的干预(如及时去除手术留置的导管、引流体内的积液等),以及及时地使用抗真菌的药物。对抗真菌药物的选择依赖于抗真菌药的抗菌谱、药物的毒性、与免疫抑制剂的相互作用，以及费用等。以前，两性霉素 B 是作为原位肝移植患者抗真菌药物的选择。然而，考虑到两性霉素 B 和他克莫司或环孢素联用时产生较强的肾毒性，一些低毒的抗菌药如唑类或者棘白菌素被采用。

### 念珠菌病

在原位肝移植患者中治疗念珠菌病感染一直采用脱氧胆酸盐的两性霉素 B，0.6~1.0 mg/(kg·d)。总剂量至少 1 g 两性霉素 B 被用于治疗确诊的侵入性念珠菌病感染，而其他一些依据医生的经验可能存在感染但没有确诊的一般给予较低的剂量。肾毒性是常见的在原位肝移植患者中使用两性霉素 B 抗感染同时使用他克莫司或环孢素的副作用。在不耐受这种治疗的患者中通常有肾功能失调，另外脂类的两性霉素 B 也通常被采用。目前，棘白菌素类通常被用于可能的或已被确诊的念珠菌血症或侵入性念珠菌感染。

一旦感染的念珠菌的种属以及特性被确定以后，唑类（如氟康唑）或棘白菌素（如卡泊芬净、米卡芬净或阿尼芬净）的抗菌药应马上使用。因为大多数的白念珠菌属对氟康唑敏感，所以对于白念珠菌属感染氟康唑仍然是首选。氟康唑还对大多数其他的念珠菌属 *C. andida glabrata* 和 *C. krusei* 具有较好的疗效。在一些病例中，广泛使用氟康唑可使白念珠菌属转变为非白念珠菌属。氟康唑耐药也需要在之前接受过氟康唑治疗的原位肝移植患者中考虑到。在治疗非白念珠菌属感染时，卡泊芬净、米卡芬净或阿尼芬净相对于两性霉素 B 或者氟康唑是较好的选择。在之前的一个临床研究中比较了卡泊芬净和两性霉素 B 的效果，结果表明在治疗侵入性的念珠菌感染及念珠菌血症时，卡泊芬净至少具有和两性霉素 B 相当的效果，却具有较少的毒副作用。

### 曲霉病

治疗原位肝移植患者的侵入性曲霉病感染使用脱氧胆酸两性霉素 B[1.0~1.5 mg/(kg·d)]通常不能达到较好的效果。尽管机体本身的一些原因对治疗效果有很大的影响，很多学者建议采用脂质的两性霉素 B 相对于传统的两性霉素 B 会达到较好的效果，尽管所有的这些两性霉素目前都被认为在治疗侵入性曲霉菌感染时均不是最好的治疗药物。

根据随机的临床试验证明伏立康唑相比较脱氧胆酸两性霉素 B 在治疗初发的侵入性曲霉菌感染时具有较好的疗效，在初发侵入性曲霉菌感染的患者中包括肝移植患者首选的药物就是伏立康唑。卡泊芬净尽管还没有被作为主要的治疗药物，但被证明是在治疗侵入性曲霉菌感染其他抗菌药物都无反应时的治疗药物。根据美国感染性疾病协会（IDSA）的准则规定，脂质两性霉素 B 复合物、伊曲康唑、泊沙康唑、卡泊芬净或者米卡芬净对于侵入性曲霉菌感染均是备选治疗方案。

根据体外以及动物实验发现棘白菌素和氮杂茂或多烯类药物在治疗曲霉菌感染时存在协同作用，所以治疗严重的曲霉菌感染时可以考虑联合用药。然而，来自临床的比较联合用药与单独使用一种药物治疗曲霉菌感染的资料很少。最近的一个随机临床试验评价了在接受异体造血干细胞移植的患者中使用阿尼芬净和伏立康唑联用与单独使用伏立康唑的效果，在发生侵入性曲霉菌感染患者的初始治疗中进行了评价。结果证明阿尼芬净和伏立康唑联用可以更明显地提高侵入性曲霉菌感染患者的总体生存率。

在实体器官移植者中，在一个多中心研究比较了40 例接受阿尼芬净和伏立康唑联用的患者和 47 例只接受了脂质的两性霉素 B 治疗侵入性曲霉菌感染的疗效。结果发现联合用药的患者具有更低的死亡率。然而，体外实验并没有发现两种药物之间的协同效果。联合用药的患者更容易发生钙调磷酸酶抑制剂水平升高或者胃肠道的不耐受现象。所以 IDSA 继续保留对于耐药的侵入性曲霉菌感染推荐联合用药方案。

## 病毒感染

病毒感染是术后 1~6 个月比较常见的问题（表78-1）。病毒感染也可以发生较晚，特别是当免疫抑制网状态增强时。

### 巨细胞病毒

在有效的抗病毒药物出现之前，巨细胞病毒是在肝移植术后最常见的病毒感染病原体。根据血清学检查，肝的供体和受体，巨细胞病毒感染的发病率是30%~78%，而有症状的巨细胞病毒病的发病率是 0~65%（表 78-6）。巨细胞感染概率和发病受预防性抗病毒治疗和免疫抑制网状态的影响。巨细胞病毒感染可以是原发性感染也可以是先前潜伏感染的复发。接受巨细胞病毒血清阳性供体的巨细胞病毒血清阴性肝移植患者，其原发性感染率较高（表 78-6）。相比于巨细胞病毒血清阳性的患者，这些患者的症状性巨

**表 78-6　在肝移植术后前 12 个月内巨细胞病毒病的发病率**

| | 是否预防性抗 CMV 治疗 | |
|---|---|---|
| | 是 * | 否 |
| CMV D+ /R− | 12%～30% | 44%～65% |
| CMV D+ /R+ | 2.7% | 18.2% |
| CMV D− /R+ | 3.9% | 7.9% |
| CMV D− /R− | 0 | 0 |
| 所有患者 | 4.8% | 18%～29% |

注:CMV,巨细胞病毒;D,供体;R,受体。* 大多数病例在预防性治疗后发生迟发性 CMV 病时停药。在预防性应用静脉注射更昔洛韦或口服缬更昔洛韦时 CMV 病很少发生[改自 Eid AJ, Razonable RR. New developments in the management of cytomegalovirus infection after solid organ transplantation. Drugs. 2010;70;965 - 981;和 Razonable RR. Cytomegalovirus infection after liver transplantation: current concepts and challenges. World J Gastroenterol. 2008;14(31):4849 - 4860.]

细胞病毒病的发病率也较高。供体肝和输血是原发性感染的两个途径。在巨细胞病毒血清阳性移植受者中,先前存在的潜伏性巨细胞病毒感染可能会复发,并且感染和疾病的发生率介于巨细胞病毒阴性供体-巨细胞病毒阴性受体和巨细胞病毒阳性供体-巨细胞病毒阴性受体之间。

在未预防性治疗的情况下,大多数巨细胞病毒感染发生在肝移植术后的 3～8 周,第 5 周为感染高峰期,这也是免疫抑制剂疗效最强的时候。肝移植供体功能衰竭需再次移植或予免疫抑制治疗的患者,在术后第 8 周可能会发生迟发型巨细胞病毒病。除了供体和受体的巨细胞病毒血清学检查,免疫抑制治疗和抗排斥反应治疗的类型和程度对巨细胞病毒病的发病率也有很大影响。使用 T 细胞去除剂(莫罗单抗 CD3、胸腺球蛋白、阿仑单抗)治疗排斥反应时也增加了巨细胞病毒病的发病率。降低同种异体移植物排斥的模式可能对巨细胞病毒病的发病率和严重程度具有影响。值得注意的是,在一项对比环孢素与他克莫司疗效的随机研究中显示,在环孢素组中随着症状性巨细胞病毒病发病趋势的增长对免疫抑制治疗的额外需求有所增加。使用吗替麦考酚酯的研究也证实了肾移植巨细胞病毒感染的发病率呈增加的趋势,而在原位肝移植患者没有。在一些研究中巨细胞病毒感染与慢性排斥反应有关,而在其他一些研究中两者没有相关性。

肝移植患者巨细胞感染的临床表现变化多端。许多无症状性感染患者只能通过常规的病毒 DNA 检测和血液抗原检测确诊。巨细胞病毒感染直接的临床表现包括发热、乏力、厌食、肌肉酸痛和关节痛。在肝移植患者也可能有血液学异常,即非典型淋巴细胞增多、中性粒细胞减少、血小板减少和肝功能异常。肝移植患者症状性巨细胞感染最常见的类型是巨细胞病毒性肝炎。巨细胞病毒性肝炎的临床表现和实验室检查结果常常与急性排斥反应很难鉴别。肝活检可以加以鉴别。肝移植术后巨细胞病毒性肝炎的肝活检标本通常有巨细胞病毒感染的组织学证据(核内包涵体,在坏死碎片周围有中性粒细胞或单核细胞聚集)。相反,病毒感染的肝活检经常是阴性的。巨细胞病毒 DNA 探针也可以增强肝中巨细胞病毒检测。无并发症的巨细胞病毒性肝炎预后良好。更昔洛韦应用于大多数患者,虽然对巨细胞病毒性肝炎患者没有什么疗效。巨细胞性肝炎伴有激素抵抗性排斥反应诱导的 T 细胞消耗或者缺血又或者伴有巨细胞病毒播散一般预后都较差。巨细胞病毒性肺炎不常发生,但是与长期病毒血症相关。肺炎是巨细胞病毒感染最严重的后遗症,表现为呼吸困难、低氧血症、间质渗出。

目前,原位肝移植患者巨细胞病毒感染最常见的临床表现是消化道症状。胃肠道的迟发型巨细胞病毒感染可能发生于完整的预防性抗病毒治疗后和因非特异性胃肠道症状而忽视的患者。巨细胞病毒上消化道和下消化道感染的表现为食管炎、十二指肠炎和结肠炎。诊断性内镜检查能显示单发或多发溃疡和出血;分别通过对活组织进行免疫组织化学或细胞学方法检查巨细胞病毒抗原和包涵体。其他类型的病毒疾病,包括巨细胞病毒性视网膜炎,肝移植术后较罕见。巨细胞病毒的间接感染与免疫紊乱(如降低辅助性抑制 T 细胞因子的比例)引起机会性细菌或真菌感染、移植性损伤和排斥反应、进展期移植后淋巴组织增生性疾病(PTLD)、人类疱疹病毒 6 型(HHV6)和 HHV7 感染等有关。巨细胞病毒刺激促炎细胞因子的分泌(如肿瘤坏死因子),其可以结合潜伏感染的细胞,生成促巨细胞病毒复制的核转录因子。巨细胞病毒感染诱导内皮细胞抗体和 HLA Ⅰ类和 Ⅱ类抗原的体外表达,其也可以是急性和慢性排斥(胆管消失综合征)的风险因素。

### 诊断

巨细胞病毒感染的诊断性检查包括血清学检查(指示接触史)、活动性感染的检测[核酸定量测定(QNAT)和抗原检测]、培养、组织病理学检查。最近的免疫学试验如 QuantiFERON-CMV 通过抗原体外刺激引起的 γ 干扰素的产生评估巨细胞病毒细胞免疫。酶联免疫法和其他的血清学测定可以检测巨细胞病毒 IgM 和 IgG,但是在免疫缺陷的免疫抑制移植患者是无效的。因此,活动性巨细胞病毒感染的诊断不能依赖于血清学测定。病毒血症一般通过抗原血症试验和 QNAT 检测。巨细胞病毒抗原检测白细胞中的病毒抗原的存在。巨细胞病毒 pp65 抗原血症试验(半定量试验)首先用于病毒血症的检测,而后用于临床并开始诊断性治疗(见下文)。依据试验的局限性包括中性粒细胞减少症(如果中性粒细胞绝对数<1 000/$\mu$l,则不能进行测定)和血液标本的稳定性(必须在取样后 6~8 小时内处理)。巨细胞病毒 DNA 检测包含信号扩增杂交法检测和定量外周血白细胞内巨细胞病毒 DNA。QNAT 是抗原检测的主要选择,但该项试验需要昂贵的设备和专业的实验室检验。测试结果可以因核酸提取、实验设计和参考标准而变化。症状性巨细胞病毒感染采取有效治疗后,即使抗原血症消失巨细胞病毒 DNA 也会一直存在。

### 治疗

巨细胞病毒治疗和预防的有效药物的应用大大降低了肝移植术后巨细胞病毒感染的发病率和死亡率。活动性巨细胞病毒感染通常是静脉注射更昔洛韦治疗;在不严重的病例可以应用缬更昔洛韦治疗。在一项国际性随机对照试验中,实体器官移植患者巨细胞病毒感染一般都是较轻的,口服缬更昔洛韦(900 mg,每日 2 次)与静脉注射(5 mg/kg,每日 2 次)疗效相似。对大部分巨细胞病毒感染我们仍建议首先静脉注射治疗。如果静脉注射更昔洛韦患者病情有所改善,可以改口服继续治疗及预防复发。根据巨细胞病毒感染的症状和体征采取个性化治疗并随访监测巨细胞病毒 DNA 和血清抗体。一般来说,至少 1 周 2 次检测结果阴性才可以停药。更昔洛韦和缬更昔洛韦最常见的不良反应是粒细胞减少和血小板减少。

大多数巨细胞病毒感染病例对更昔洛韦单一药物治疗有反应。如果患者有巨细胞病毒肺炎,移植医生一般会在静脉用更昔洛韦里加用巨细胞病毒免疫球蛋白或者多价免疫球蛋白,特别是如果患者仍是巨细胞病毒阴性。膦甲酸钠、西多福韦、青蒿琥酯和来氟米特已经用于治疗对更昔洛韦耐药的巨细胞病毒株(编码激酶的 UL97 基因和编码聚合酶的 UL54 基因突变)或不能耐受更昔洛韦毒性的罕见患者。膦甲酸钠和西多福韦有肾毒性马利巴韦(一种尚未被 FDA 批准的抗病毒药物)也已经应用于治疗对更昔洛韦耐药的病毒株引起的巨细胞病毒感染或病毒

血症。

### 预防

肝移植术后巨细胞病毒病的预防主要有两种方案:①预防(对所有原位肝移植术后感染巨细胞病毒患者采取抗病毒治疗);②诊断性治疗(监测原位肝移植患者无症状性巨细胞病毒血症,只要检测到巨细胞病毒血症就应该采取诊断性抗病毒治疗以防发展到症状性感染),巨细胞病毒感染的预防性治疗方案的选择受到供体和受体血清检测以及应用的免疫抑制剂的影响。

### 防治

用于移植患者的巨细胞病毒预防药物包括阿昔洛韦、更昔洛韦、缬更昔洛韦和巨细胞病毒免疫球蛋白(表 78-7)。目前,大多数肝移植中心使用静脉注射更昔洛韦或口服缬更昔洛韦作为常规预防措施。这些药物在预防肝移植术后巨细胞病毒直接和间接影响是有效的。对于高风险(巨细胞病毒血清学阴性受体和巨细胞病毒血清学阳性的供体)的原位肝移植患者应先采取预防而不是诊断性治疗。在一项随机试验中对比静脉注射更昔洛韦和大剂量阿昔洛韦,对于原位肝移植患者的巨细胞病毒预防,在肝移植术后前 100 日的长期治疗更昔洛韦要优于阿昔洛韦。后续试验表明,2 周静脉注射更昔洛韦,后 12 周口服更昔洛韦(3 g/d)的预防方案优于静脉注射更昔洛韦后口服阿昔洛韦(3 200 mg/d)直至术后 100 日的方案。以更昔洛韦为基础的治疗方案只要不耐药是可以根治巨细胞病毒感染的。在 1/3 的随机试验中,将静脉和口服更昔洛韦与长期静脉注射更昔洛韦用于长期预防高危原位肝移植患者的巨细胞病毒感染进行对比,口服更昔洛韦的 32 例中有 3 例感染了巨细胞病毒患病率为 9.3%,在术后前 100 日静脉注射更昔洛韦的 32 例患者中有 4 例患病,患病率为 12.5%($P<$ 0.2)。以上结论支持在受体巨细胞病毒血清阴性而供体巨细胞病毒血清阳性的高危肝移植患者静脉注射更昔洛韦 14 日,然后长期口服更昔洛韦。其他研究结果表明,对巨细胞病毒血清学阴性的肝移植患者给予口服更昔洛韦(3 g/d),与安慰剂组相比对巨细胞病毒感染有较佳的预防疗效,感染率分别为 4.8% 和 18.9%。然而,口服的更昔洛韦不再是市售,并且相对利用度较差。对于巨细胞病毒血清学阴性的患者接受来自血清学阳性的患者的肾、肝、心脏受体,在术后前 100 日给予缬更昔洛韦(缬氨酸酯,更昔洛韦的前体,具有 60% 的生物利用度)900 mg/d 与口服更昔洛韦 3 000 mg/d 有相同的预防效果。这项

**表78-7　UCLA肝移植受者的抗微生物预防性治疗**

| 作者 | 方案 | 巨细胞病毒感染 | 巨细胞病素养病 |
|---|---|---|---|
| Saliba 等 | 阿昔洛韦静脉注射,500 mg/m² 每 8 小时 1 次,10 日,然后阿昔洛韦口服,800 mg,每日 4 次,对照观察组 | 11/60(18%)比 22/60(37%) | 4/60(7%)比 13/60(22%) |
| Snydman 等 | 巨细胞病毒免疫球蛋白,150 mg/kg 每 2~4 周 1 次,120 日;对照安慰剂组 | 39/69(57%)比 44/72(61%) | 13/69(19%)比 22/72(31%) |
| Martin 等 | 更昔洛韦静脉注射,5 mg/kg,每 12 小时 1 次,14 日,然后阿昔洛韦口服,800 mg,每日 4 次,76 日;对照阿昔洛韦口服 800 mg,90 日 | 17/69(25%)比 42/71(59%) | 13/69(19%)比 22/72(31%) |
| Winston 等 | 更昔洛韦静脉注射,6 mg/(kg·d),30 日,然后更昔洛韦静脉注射,6 mg/(kg·d)(周一至周五),70 日;对照阿昔洛韦静脉注射,10 mg/(kg·d)从术后第 1 日到出院,然后阿昔洛韦口服,800 mg/d 从出院到术后 100 日 | 6/124(5%)比 48/126(38%) | 1/126(0.8%)比 12/126(10%) |
| Gane 等 | 更昔洛韦口服,1 000 mg 每日 3 次,98 日,对照安慰剂 | 37/150(25%)比 79/154(51%) | 7/150(5%)比 29/154(19%) |
| Winston 和 Busuttil* | 更昔洛韦静脉注射,6 mg/(kg·d),口服 1~14 日,然后更昔洛韦口服,1 000 mg 每日 3 次;或阿昔洛韦口服,800 mg 每日 4 次,术后 15~100 日 | 未公开报道的 | 1/110(0.9%)比 8/109(7%) |
| Winston 和 Busuttil† | 更昔洛韦静脉注射,6 mg/(kg·d),术后 1~14 日,然后更昔洛韦口服,1 000 mg/(kg·d);或更昔洛韦静脉注射,6 mg/(kg·d),周一至周五,术后 15~100 日 | 未公开报道 | 3/32(9%)比 4/32(13%) |
| Winsoon 等 | 马利巴韦口服,100 mg 每日 2 次×98 日;对照更昔洛韦口服,1 000 mg 每日 3 次×98 日 | 72/113(64%)比 52/120(43%) | 14/113(12%)比 10/120(8%) |

* 仅巨细胞病毒血清阳性移植受体。† 巨细胞病毒血清阴性移植受体与巨细胞病毒血清阳性供体。

研究表明,对巨细胞病毒高危的实体器官移植患者给予口服缬更昔洛韦(900 mg/d)的疗效与口服更昔洛韦(3 g/d)相差无几(巨细胞病毒的发病率分别为 17.2% 比 18.4%)并且耐受性也较好。然而,在另一个亚组分析中,177 例原位肝移植患者应用缬更昔洛韦的巨细胞病毒发病率为 19%,应用更昔洛韦的巨细胞病毒发病率为 12%。因此,FDA 批准缬更昔洛韦用于肾脏和心脏移植患者巨细胞病毒感染的预防,但是不能用于肝移植患者。然而,在大多数肝移植中心,缬更昔洛韦用于肝移植患者巨细胞病毒的预防,并且疗效较好。

由于更昔洛韦常引起一些患者骨髓抑制和耐更昔洛韦巨细胞病毒病毒株的出现,所以我们急需一种能对巨细胞病毒有较好疗效的新药。马利巴韦是一种口服的苯并咪唑核苷,在体外对巨细胞病毒有效,包括对一些对更昔洛韦耐药的巨细胞病毒病毒株有效。在一项随机、双盲、多中心临床试验,对于预防接受巨细胞病毒血清学阳性患者的供体的巨细胞病毒血清学阴性患者感染巨细胞病毒,给予低剂量马利巴韦(100 mg,每日 2 次)与口服更昔洛韦(1 000 mg,每日 3 次)相比,非劣效性无法显示(马利巴韦为 12%,

更昔洛韦为 8%;95% CI,－0.038,0.119)。与应用马利巴韦的患者相比,在原位肝移植术后,通过 pp65 抗原和巨细胞病毒 DNA PCR 很少能够证实应用更昔洛韦的患者患有巨细胞病毒或者感染了巨细胞病毒,其两者的阳性率在 100 日的时候分别为 10% 和 60%,P<0.000 1,在 6 个月时分别为 53% 和 72%,P<0.005 3。

CMX001 是一种口服的生物可利用的脂质无环核苷磷酸,其在细胞内转化为西多福韦二磷酸。CMX001 对器官移植患者中所见的许多潜在的病毒病原体具有有效的抗病毒活性,包括巨细胞病毒、其他疱疹病毒、腺病毒和多瘤病毒。在体外,CMX001 的抗巨细胞病毒疗效大约是西多福韦的 400 倍,并且没有骨髓抑制效应及肾脏损伤。在最近的一项随机、安慰剂对照试验,对造血干细胞移植的患者予以口服 CMX001(100 mg,每周 2 次)能显著减少巨细胞病毒感染。对研究 CMX001 治疗实质器官移植患者感染已经有所计划了。

尽管更昔洛韦或缬更昔洛韦能有效预防巨细胞病毒病,在预防性治疗停止后迟发型巨细胞病毒病(术后 3~6 个月)仍然是个问题,特别是巨细胞病毒血清学阴性的患者接受了巨细胞病毒血清学阳性患者的供体。大约25%的肝移植患者可能发展为迟发型巨细胞病毒病。其他的一些因素如肾功能不全、移植排斥和免疫抑制增强使得原位肝移植患者更容易发展为迟发型巨细胞病毒病。另一个对肾移植的研究发现,延长缬更昔洛韦预防性用药时间(从术后第100~200日)时疗效较预防巨细胞病毒血清学阴性患者接受巨细胞病毒血清学阳性患者供体的迟发型巨细胞病毒病要好。基于这些结果,AST建议对于原位肝移植患者适当延长预防巨细胞病毒的时间到6个月。但是没有临床的资料支持这个观点。延长预防性用药时间有可能会导致耐药病毒株的产生,其他有害结果(血液学的)和治疗成本较高。

### 诊断性治疗

更昔洛韦或缬更昔洛韦用于预防症状性巨细胞病毒病的诊断性治疗。该治疗方案是为了限制对高危原位肝移植患者的预防以及降低治疗药物费用和药物毒性。诊断性治疗在低危的血清学阳性的肝移植患者疗效很好,但是在高危的接受血清学阳性供体的血清学阴性的患者疗效较差。因此,诊断性治疗常用于血清学阳性的移植患者,但是在许多肝移植中心预防性抗病毒治疗也应用于接受了血清学阳性供体的血清学阴性的患者。诊断性治疗的成功与目标人群,监测测试的灵敏度和频率以及治疗的持续时间有关。最近,巨细胞病毒定量PCR是诊断性治疗中巨细胞病毒监测的一个比较好的指标。一般建议在移植术后12周每周检测1次。如果发生新的病毒血症或者原病毒血症更严重,就应该立即采取治疗措施直到病毒血症不再检出。诊断性治疗的标准在各个移植中心各不相同,受患者免疫抑制水平及巨细胞病毒病相关风险的影响。

通过一些临床试验已经建立了在诊断性治疗中口服与静脉注射更昔洛韦的相对疗效。在一项试验中,27例接受了血清学阳性供体的血清学阴性患者给予口服缬更昔洛韦诊断性治疗在术后表现无症状性菌血症。这些患者没有发展为巨细胞病毒病。与接受了血清学阳性供体的血清学阴性患者相比具有相似的排斥率、再次移植的概率、细菌或真菌感染的概率以及生存率。另一项试验比较了缬更昔洛韦(单独或静脉注射更昔洛韦后应用)与单独静脉注射更昔洛韦用于无症状性巨细胞病毒感染的诊断性治疗的疗效,或治疗已患有巨细胞病毒病(病毒综合征或局灶性疾病)的实质器官移植患者。这项前瞻性比较队列研究中,单独缬更昔洛韦治疗巨细胞病毒疾病或预

防进行性巨细胞病毒血症的比率为84%,单独静脉注射更昔洛韦为86%,而静脉注射更昔洛韦-口服缬更昔洛韦的方案为95%。这些研究表明诊断性治疗给予口服缬更昔洛韦疗效和静脉注射更昔洛韦相差无几。在一项同种异体干细胞移植的随机试验中对比口服缬更昔洛韦与静脉注射更昔洛韦的疗效,我们发现了类似的结果。

迟发型巨细胞病毒病发病率较低可能与原位肝移植术后予诊断性治疗有关。另一方面,对于预防巨细胞病毒间接感染,诊断性治疗疗效可能不如预防性抗病毒治疗。目前有一项多中心随机试验正在研究诊断性治疗和预防性抗病毒治疗在接受了血清学阳性供体的血清学阴性的高危患者(CAPSIL研究),预防巨细胞病毒病和巨细胞病毒间接感染的疗效。

据报道原位肝移植患者应用T细胞耗竭剂(如多克隆抗体)会增加症状性巨细胞病毒病的发病率。在抗体治疗期间给予静脉注射更昔洛韦[6 mg/(kg·d)]诊断性治疗能后降低巨细胞病毒病的发病率。肝移植患者需要联合治疗抑制免疫抑制反应,因此需要额外的巨细胞病毒预防性治疗以降低巨细胞病毒病发病率。先口服更昔洛韦然后静脉注射缬更昔洛韦(900 mg/d)这种治疗方案已经开始应用了。对巨细胞病毒活性危险度进行临床评估是免疫抑制网状态积累的基础。

### 单纯疱疹病毒

大多数肝移植患者单纯疱疹病毒(HSV)血清检测阳性。不给予抗病毒治疗,一般情况下在移植术后的前3周会有40%的患者发展成活动性单纯疱疹病毒感染。偶尔有些患者在移植术数月后发展成活动性单纯疱疹病毒感染。单纯疱疹病毒通常感染黏膜表面。5%感染单纯疱疹病毒的患者表现为食管炎和肝炎。内脏致命性单纯疱疹病毒感染很少见。一般通过分离培养来诊断单纯疱疹病毒感染。阿昔洛韦、更昔洛韦和缬更昔洛韦在体外对单纯疱疹病毒有效,这三种药都能预防单纯疱疹病毒感染。阿昔洛韦、伐昔洛韦、泛昔洛韦用于单纯疱疹病毒感染的治疗。

### 水痘-带状疱疹病毒

原发性或新生水痘可能是肝移植后的严重并发症,并且可引起严重的出血性皮疹和多器官功能衰竭。与此相反,5%~10%的肝移植患者血清水痘-带状疱疹病毒抗体发生带状疱疹感染,其通常只是局部的皮肤反应,很少传播。阿昔洛韦、伐昔洛韦和泛昔洛韦可以用于治疗带状疱疹和水痘。对感染水痘病

毒或带状疱疹病毒的移植患者初始治疗一般建议静脉给药(如果肾功能是正常的可予 10 mg/kg,每 8 小时 1 次)。改进后,治疗可以改为口服大剂量阿昔洛韦和伐昔洛韦。播散性感染很罕见,通常是由原发性水痘-带状疱疹病毒感染引起,但也可能引起肺炎、脑炎、弥散性血管内凝血和移植物功能障碍。如果一个血清学阴性的患者无意中接触到水痘病毒或带状疱疹病毒的患者,应该预防性给予带状疱疹病毒免疫球蛋白。

### EB 病毒

根据术前、术后血清学检查结果,肝移植患者原发性或复发性 EB 病毒感染率上升到了 25%。感染的时间不定,但是大多数发生在移植术后的前 6 个月。大多数 EB 病毒感染都有症状。然而血清学阴性的原发性感染患者更有可能发展成症状性 EB 病毒病。发热、淋巴结肿大、咽喉炎、脾大和非典型淋巴细胞增多是本病的共同特征。还能观察到一些非典型症状,如持续数周的单核细胞增多症、肺炎和脑炎。还会引起肝酶轻度升高。EB 病毒是一种亲 B 淋巴细胞病毒,能够诱导增生而引起弗兰克淋巴瘤,尤其是莫罗单抗 CD3 或抗胸腺细胞球蛋白的应用而引起的免疫监视完全受损。与 EB 病毒相关的移植后淋巴组织增生性疾病是较严重的并发症,能够导致多克隆性淋巴细胞增生向单克隆性淋巴细胞增生转变。在某个移植中心的一项长期研究发现,4 000 例肝移植患者中有 170 例(4.3%)有移植后淋巴组织增生性疾病。小孩比成年人明显要高,分别为 9.7% 和 2.9%,在给予了环孢素和他克莫司的患者是一样的。没有 PTLD 的原位肝移植患者的 1 年生存率为 85%,而合并有移植后淋巴组织增生性疾病的患者生存率大约为 45%。我们可以通过 DNA 杂交技术和 Q-PCR 技术证实淋巴组织中有 EB 病毒基因,有利于区分淋巴细胞浸润性排斥反应引起的移植后淋巴组织增生性疾病。外周血 EB 病毒定量纵向监测已被用于预测、诊断和移植后淋巴组织增生性疾病治疗管理。EB 病毒综合征的治疗方法包括减少免疫抑制剂。虽然阿昔洛韦、更昔洛韦、阿德福韦、西多福韦或单克隆抗体(如利妥昔单抗)已被用来治疗在肝移植患者移植后淋巴组织增生性疾病,其疗效仍不确定。

### 其他人型疱疹病毒

HHV6 和 HHV7、HHV8 普遍存在,可以从肝移植患者及其他免疫功能低下患者的中分离出来。

HHV6 及 HHV7 可以导致宿主的持续感染。31%～55% 的实质器官移植患者在术后早期(前 2～4 周)HHV6 会复发。HHV6 会引起发热综合征、皮疹、肺炎、脑炎和骨髓抑制等症状,但是较少见。预防性应用更昔洛韦可以降低 HHV6 感染率。

HHV7 也可以在术后早期感染(术后 3～10 周)。然而,在原位肝移植患者中还没有 HHV7 引起的疾病的相关记录。

HHV8 可以从肝供体传播到移植患者。肝移植术后症状性 Kaposi 肉瘤与 HHV8 感染有关。Kaposi 肉瘤是在实体器官移植患者术后早期发生的恶性肿瘤之一,平均发病时间为 22 个月,而淋巴瘤为 32 个月,上皮恶性肿瘤为 69 个月。在所有实质器官移植患者中肝移植患者 Kaposi 肉瘤的发病率最高。可以通过组织形态检查和组织内 HHV8 DNA 序列诊断 Kaposi 肉瘤。虽然皮肤是 Kaposi 肉瘤最常见的部位,而在实质器官移植患者内脏中的发病率可能高达 40%,包括胃肠道、肺、膀胱和喉部。治疗方案包括减少免疫抑制剂,用抗病毒药物(阿昔洛韦、阿德福韦、西多福韦、膦甲酸钠或更昔洛韦)和细胞毒性化疗。

### 腺病毒

在实质器官移植患者中,腺病毒感染可能发生移植术后的 15～130 日,与皮质类固醇和莫罗单抗 CD3 的使用相关。可以通过免疫化学方法或培养方法进行诊断。在肝移植后,腺病毒感染的临床表现包括无症状脱落(尿、呼吸道分泌物或粪便)、肝炎、出血性膀胱炎、胃肠炎或肺炎。虽然口服西多福韦脂质络合物(CMX001)在临床试验中有效,但抗病毒治疗的疗效尚未经证实。对于某些患者降低免疫抑制可能会有效。

### 人乳头瘤病毒

BK 和 JC 病毒属于人乳头瘤病毒家族的一员。移植术后病毒的复活可能与出血性膀胱炎、进行性多灶性脑白质病和间质性肾炎等有关。利用特异性原位杂交和 PCR 技术可以证实体液和组织中是否有人乳头瘤病毒。病毒培养在临床上很少使用。虽然西多福韦已被用于治疗病毒感染,但其疗效有待进一步确定。CMX001,一种口服的西多福韦脂质络合物能增强 BK 病毒的体外活性,并且能减轻干细胞移植患者中 BK 病毒相关性膀胱炎。口服环丙沙星、氧氟沙星也被用于治疗人乳头瘤病毒。通常在具患有侵袭性 BK 病毒病的患者中减少免疫抑制剂。

### A 型和 B 型流感病毒、副流感病毒和呼吸道合胞病毒

肝移植术后患者的社区获得性呼吸道病毒性疾病通常表现为上呼吸道症状,常伴有发热、肌痛、关节痛和厌食。临床表现包括轻度上呼吸道疾病、细支气管炎和肺炎。通过病毒特异性抗体探针或 PCR 快速检测上呼吸道细胞(如鼻咽洗涤、支气管肺泡液)携带的病毒载量来诊断呼吸道病毒病。病毒与细菌,例如金黄色葡萄球菌、链球菌或院内革兰阴性杆菌混合感染会导致重症肺炎或死亡。

A 型流感病毒的治疗包括早期使用金刚烷胺和金刚乙胺。然而,这两种药物对 B 型流感病毒无效。最近研制的新药,如奥司他韦和扎那米韦,是神经氨酸酶抑制剂。如果在症状发作后 30～36 小时开始用药,可能会缩短患病时间并减轻上呼吸道并发症。利巴韦林气溶胶已经用于治疗副流感病毒和呼吸道合胞病毒感染,但其效力还不确定。建议对移植受者使用流感疫苗进行免疫,但其效力可能因次优抗体对疫苗反应而减弱。

### 细小病毒

在移植受者中,细小病毒感染偶尔也导致难治性严重贫血、全血细胞减少和血栓性微血管病变。感染通过在骨髓中检测出典型的巨原红细胞来识别,随后通过 PCR 确诊。在一份报告中,在感染了细小病毒 B19 的成人肝移植患者在术后 1 个月内慢性输血依赖性贫血会加重。静脉注射免疫球蛋白可能有效。

### 人类免疫缺陷病毒

人类免疫缺陷病毒(HIV)可以通过移植的器官和输血进行传播。从 1985 年开始,已经对捐献器官和献血者进行常规艾滋病毒抗体筛查,感染的风险已有所降低。然而,酶联免疫吸附试验可能产生假阴性的结果,特别是在感染后初期。这可能会导致 HIV 通过血清学检查阴性供体传播到受体。p24 抗原检测分析增加了 HIV 筛选的灵敏度。

从以往来看 HIV 感染的终末期肝病患者不考虑做原位肝移植。这些患者不能行原位肝移植术是因为感染了 HIV 甚至发展成获得性免疫缺陷综合征的患者预后较差,其他需要肝移植的患者生存期更长。然而,目前使用的高活性抗反转录病毒疗法(HAART)已经使 HIV 感染患者得预后得到显著改善。因此,一些 HIV 感染的终末期肝病患者正在考虑行原位肝移植术。对 HIV 感染的患者是否能够移植暂时还没有制定标准。术前 HIV 病毒载量超过 400 拷贝/ml,CD4$^+$ 细胞数低于 200/ml 在许多移植中心是排除标准,而在另外一些中心却不是。最近的一份报告指出,HIV 阳性的患者中实质器官移植最有效的是那些未合并 HCV 感染,能够耐受 HAART,免疫系统重建未检测到 HIV RNA 的患者。现在正在进行的研究可以进一步解决 HIV 感染患者移植相关的重要临床问题和道德伦理问题。

### 乙型和丙型肝炎病毒

病毒性肝炎的术后风险包括供体器官感染、血液感染和移植前感染的复发。在此之前,大多数接受肝移植治疗的慢性乙型肝炎患者,可以长期服用乙肝免疫球蛋白和抗病毒药拉米夫定治疗。这些药物联合应用可以预防大多数的原位肝移植患者复发。然而,乙肝免疫球蛋白昂贵,以及 YMDD 逃避突变被认为与拉米夫定的使用有关。目前一些移植中心在术前应用阿德福韦、恩替卡韦或替诺福韦以减低移植时 HBV 病毒载量,术后上述三种药中的一种与 HBV 免疫球蛋白合用。上述治疗方案有效并且耐药率低,使得这些治疗方案成为术前和术后早期的临床治疗标准。为预防移植术后 HBV 复发可以联合口服核苷(阿德福韦、恩替卡韦)与核苷酸类似物(替诺福韦),从而避免乙型肝炎免疫球蛋白的应用。在第 9 章中将全面回顾乙型肝炎和肝移植。

丙型肝炎病毒是一种 50 nm 的单链 RNA 病毒,在世界各地已经感染了超过 1 亿人。在美国,25% 的乙肝患者会发展成肝硬化,年死亡率接近 5%。此外,只有 15%～30% 的丙型肝炎病毒感染的患者完全恢复,其余的 70%～85% 转为慢性感染,并有发展成肝硬化、终末期肝病和肝细胞癌的风险。在美国,合并有慢性丙型肝炎的终末期肝病已成为主要的肝移植指征(占所有病例的 35%～45%)。由于没有防止复发性感染的药物,复发性丙型肝炎病毒感染仍然是影响肝移植长期生存率的主要障碍之一。复发性丙型肝炎病毒感染(移植术后病毒血症)几乎是普遍存在的,50%～80% 的原位肝移植患者发展成移植性肝炎,高达 20% 的患者在移植后 5 年内发展成肝硬化。虽然早期的一些研究表明,移植术后头 10 年移植物和患者的生存率不受术前 HCV 血清学的影响。然而最近的研究数据表明与 HCV 阴性的患者相比,HCV 阳性患者原位肝移植术后 5 年生存率有所下降,分别为 56.7% 和 65.6%。此外,肝脏的 HCV 早期复发是长期生存的一个不利因素。

肝移植术后 HCV 感染的临床表现与术前观察

到的相似,包括早期淤胆型肝纤维化(发生在1~3个月,高死亡率)和终末期肝硬化。除了肝病,丙型肝炎患者患糖尿病、脂质代谢紊乱、恶性淋巴组织增生性疾病和肾小球疾病的风险增加。感染了HCV的原位肝移植肝硬化比免疫功能正常的患者进展要迅速。最终,许多患者HCV复发需要再次手术。再次移植术后HCV复发使得再次移植的疗效不理想。因此,这些患者是否应该再次手术仍然存在争议。

丙型肝炎复发与多种因素有关,包括术前病毒因素(病毒载量、基因型)、宿主因素(CTP评分、种族、患者年龄等因素)和术后因素如免疫抑制。关于免疫抑制(不包括皮质类固醇),丙型肝炎的复发与全身性免疫抑制治疗(不只是一种药物)有关。虽然钙调磷酸酶抑制剂尚未明确显示出对丙型肝炎的组织学复发有影响,长期应用皮质类固醇激素加重病毒血症,更严重的组织学复发和更高的死亡率。急性排斥反应的治疗和类固醇耐受性排斥的进展也减低了感染了HCV的原位肝移植患者的存活率。其他药物如吗替麦考酚酯和新的IL-2受体拮抗剂(巴利昔单抗)需要额外的随机前瞻性试验以阐明其对原位肝移植患者丙型肝炎复发的影响。

对于肝移植患者丙型肝炎治疗的总体目标是防止HCV相关的移植失败和降低死亡率。目前,3个潜在的替代或补充治疗HCV感染的肝移植受者治疗方案是:①对准备行肝移植的患者给予诊断性抗病毒治疗;②在移植术后出现组织损伤时立即予抗病毒治疗;③肝移植术后并且有纤维化的HCV复发患者抗病毒治疗。从过去来看,较差的疗效和耐受性,以及对移植术后HCV感染治疗成本较高,限制了干扰素、利巴韦林、干扰素联合利巴韦林,聚乙二醇化干扰素单独使用或与利巴韦林联合使用。目前,超过50种治疗慢性HCV感染的研究药物处于不同的发展阶段。针对HCV(也称为STAT-Cs)的特异性靶向抗病毒治疗有较大的应用前景,特别是那些NS3/4a蛋白酶抑制剂。特拉匹韦和波普瑞韦两种直接用于抗病毒药物已经被FDA批准用于聚乙二醇化干扰素加利巴韦林为基础用药的治疗方案。三重用药方案现在选择性地用于原位肝移植术后患者。然而,大多数原位肝移植代偿失调患者的,HCV复发的致命性肝病患者仍然不能耐受这些药物的副作用(贫血、Stevens-Johnson综合征)。此外,他克莫司和环孢素与这些药物能够发生临床上显著的药代动力学药物相互作用(曲线下面积和消除半衰期)。最近,直接抗病毒作用的药物索非布韦和西布曲韦被FDA批准用于治疗慢性丙型肝炎感染。然而,这些药物是否常规应用于肝移植术后治疗或预防HCV感染需要进一步研究。直接抗病毒药物如索非布韦-雷尼帕韦的复合剂,与利巴韦林联合(加或不加聚乙二醇化干扰素)用于肝移植术后HCV暴发性复发的患者的研究试验,并且没有其他可行的治疗选择方案。第11章详细回顾了原位肝移植患者HCV感染。

## 原虫感染

酵母样生物体卡氏肺孢子虫(曾称为卡氏肺囊虫)引起的肺炎最常发生在移植术后2~6个月,是免疫抑制状态的直接结果。卡氏肺孢子虫肺炎通常表现为发热、干咳、通气血流比例失调和弥漫性间质浸润。支气管肺泡灌洗液经纤维支气管镜活检是鉴别肺中生物体的高度敏感的方法。未给予预防性治疗的肝移植患者卡氏肺孢子虫肺炎的发病率为5%~10%。幸运的是,给予有效的预防性用药可以预防大多数移植患者卡氏肺孢子虫肺炎。

卡氏肺孢子虫肺炎的一线用药是TMP-SMX。尽管皮质类固醇激素已证实对AIDS患者和中重度慢性螺旋体肺炎有效,但对移植患者是否有效尚未证实。目前我们不建议对移植患者应用皮质类固醇激素治疗卡氏肺孢子虫肺炎。如果患者不能耐受TMP-SMX,二线用药包括喷他脒和氨苯砜-甲氧苄啶。轻中度卡氏肺孢子虫肺炎也可以给予阿托伐醌治疗。预防肺囊虫支原体肺炎的药物疗效依次是TMP-SMX、氨苯砜和阿托伐醌。

刚地弓形虫是一种普遍存在的人病原体,常常导致正常宿主的无症状潜伏感染。免疫抑制治疗后可能引起潜伏感染出现症状。原发感染也可以从移植器官传播。弓形虫在心脏移植患者中较常见,因为弓形虫包囊通常存在于心肌中。而在肝移植患者中较少见。只报道过少数几例,并表现为脑炎、局灶性脑部病变和肺炎。通过显微镜观察组织查找特征性生物体以确定诊断。血清学试验并不完全可靠。乙胺嘧啶加上磺胺嘧啶或乙胺嘧啶加克林霉素用于治疗。

## 感染的预防

尽管缺乏大规模的随机对照临床试验证明在术中对肝移植患者给予预防性抗菌治疗有效,但大多数移植中心静脉注射抗生素预防感染,在一些情况下也口服用药。选择用于预防的抗生素直接抗肠道内常见微生物(肠杆菌、肠球菌、厌氧菌)和葡萄球菌。静脉注射头孢西丁、头孢唑肟、氨苄西林-舒巴坦、头孢噻肟加氨苄西林、哌拉西林-他唑巴坦均已成功使用。在 UCLA 中,我们在随机对照研究中观察到氨苄西林-舒巴坦与头孢噻肟加氨苄西林的广谱组合对于预防一样有效。此外,持续预防性静脉注射抗生素超过 24 小时我们没有发现任何的疗效。

对于术前和术后的消化道的抗菌治疗,有几种口服药有效。最近的一篇 meta 分析表明肝移植术后革兰阴性菌感染选择性抗肠道菌治疗是有效的,然而也会有出现耐药菌的风险。在美国加利福尼亚大学洛杉矶分校从术前就开始给所有患者予口服红霉素、新霉素、制霉菌素治疗。术后不给予口服抗生素治疗。相反,其他肝移植中心在术前就给予口服多黏菌素、庆大霉素、制霉菌素、或多黏菌素、妥布霉素和制霉菌素的治疗方案,并持续到术后数周。同样,基于对中性粒细胞减少的患者疗效较好,口服氧氟沙星和环丙沙星已用于肠道感染的选择性清洁。

由于肝移植患者真菌感染率较高并且较严重,预防性抗菌治疗常规用于高危患者,在新的抗菌药物出现之前,口服制霉菌素、克霉唑或两性霉素 B 以及静脉注射低剂量两性霉素 B 两种治疗方案仍然是可用的。然而这些抗菌药物的预防性抗菌效果还不明确。唑类抗真菌药物如氟康唑、伊曲康唑、伏立康唑和泊沙康唑用于预防浸润性和浅表念珠菌感染的效果已经在肝移植患者和肿瘤患者的双盲、安慰剂对照试验中得到证实。美国移植传染病协会推荐氟康唑用于高风险肝移植患者侵入性真菌感染的预防。我们对 UCLA 所有侵袭性真菌感染高风险的肝移植患者予氟康唑预防性抗感染治疗。对于具有曲霉菌和其他侵袭性曲霉病特定危险因素的患者,伏立康唑和棘白菌素可选择性地用于预防性抗真菌治疗。在最近的一项随机、双盲试验中,对高危肝移植患者预防性应用阿尼芬净和氟康唑抗真菌治疗的总体效果是相似的。然而,阿尼芬净对曲霉病危险性加大或者移植前已经给予氟康唑的患者更有效。

用于预防巨细胞病毒感染和症状性巨细胞病毒疾病的几个方案和策略已经在肝移植患者中进行了评估(表78-7)。预防性巨细胞病毒免疫球蛋白对肝移植患者巨细胞病毒感染的发生率没有实质性影响,但会减低巨细胞病毒病的发病率。跟肾移植患者一样,与未接受预防的患者相比,大剂量阿昔洛韦降低了巨细胞病毒感染和巨细胞病毒病的发生率。然而,在随机试验中,静脉注射更昔洛韦比大剂量阿昔洛韦

**表78-8　UCLA肝移植受者的抗微生物预防性治疗**

细菌

新霉素,1 g 口服 q 1 h×4 剂,加红霉素 1 g 口服 q 1 h×4 剂,术前

氨苄西林-舒巴坦,3 g 静脉注射,术前开始给药,q 6 h,到手术完成后 24 小时;如果患者有青霉素过敏反应表现为皮疹,使用头孢曲松,2 g 静脉注射 q 24 h,加万古霉素,1 g 静脉注射 q 12 h,从术前开始到术后 24 小时;如果患者有青霉素过敏反应,使用庆大霉素,1.5 mg/kg 静脉注射 q 8 h,加万古霉素,1 g 静脉注射 q 12 h,从术前开始持续到术后 24 小时

对于胆管造影或 T 管操作,氨苄西林-舒巴坦,3 g 静脉注射 q 6 h×2 剂;如果患者有青霉素过敏,使用头孢曲松,2.0 g 静脉注射 q 24 h×1 剂,加万古霉素,1 g 静脉注射 q 12 h×2 剂,或庆大霉素,1.5 mg/kg 静脉注射 q 8 h×2 剂,加万古霉素,1 g 静脉注射 q 12 h×2 剂

真菌

氟康唑,400 mg 静脉注射或每日口服直到术后 42 日,真菌感染的高危患者;伏立康唑静脉注射或口服 q 12 h×42 日,用于曲霉病高危患者

耶氏肺孢子虫

分别在周六和周日(或每日口服 1 片双重剂量片剂)口服或静脉注射三甲氧嘧啶-磺胺甲噁唑(分别为 160 mg 和 800 mg)直到移植后 1 年;加用免疫抑制剂的患者需持续给药超过 1 年;如果患者有磺胺过敏,则每日口服 100 mg 氨苯砜或口服 750 mg 阿托伐醌

病毒

更昔洛韦,静脉注射 6 mg/(kg·d)*,从术后第 1 日到出院;出院后,改为缬更昔洛韦口服,900 mg/d*

＊肾衰竭患者用药量需调整。

能更有效地预防巨细胞病毒感染和巨细胞病毒疾病,特别是当更昔洛韦用于巨细胞病毒病的整个高危期间或直到肝移植术后 100 日。在许多原位肝移植中心,包括我们自己都将静脉注射更昔洛韦后口服缬更昔洛韦作为常规的预防治疗方案。UCLA 的原位肝移植患者在其住院期间常规给予静脉注射更昔洛韦治疗,出院后予口服缬更昔洛韦治疗,以完成 100 日的抗病毒预防治疗疗程。用更昔洛韦对无症状患者传播巨细胞病毒进行早期诊断性治疗可以预防后续的巨细胞病毒病。优先更昔洛韦在对巨细胞病毒血清阳性患者采取更昔洛韦诊断性治疗比接受巨细胞病毒血清阳性供体的巨细胞病毒血清阴性患者更有效。因为长期用更昔洛韦预防或诊断性治疗后巨细胞病毒感染有所发展,在停用更昔洛韦或缬更昔洛韦治疗后仍有感染巨细胞病毒的风险,所以仍需要监测。更昔洛韦(缬更昔洛韦)和阿昔洛韦(伐昔洛韦)可以预防 HSV 感染。

可以通过使用 TMP-SMX 来预防肝移植患者的

耶氏肺孢子菌肺炎。在 UCLA,在每周的任何连续 2 日给予所有患者 TMP-SMX 每日 1 次双倍剂量片剂(160 mg 甲氧苄啶)或每日 3 次。

## 总结和结论

多种宿主因素和外部因素使肝移植患者的感染风险增加。为了降低肝移植后感染的发病率和死亡率,最重要的是要确定这些因素所导致的严重感染的风险。在移植之前,晚期急性肝病患者常常需长期住院治疗,并且有潜在的病原微生物定植或已经被感染。初次手术有手术相关并发症或者因移植物功能衰竭需再次移植的患者感染的风险会增加。术后,长期住院或者需用皮质类固醇激素、胸腺球蛋白和其他免疫抑制剂等多种免疫抑制治疗时增加了机会性感染的风险。对高危患者感染性疾病的监测并迅速采取适当的预防和抗感染治疗可以降低原位肝移植患者感染的发病率和死亡率。

尽管缺乏公开的临床对照试验显示肝移植患者围手术期预防性应用抗生素有明显的疗效,术后 24 小时对患者预防性静脉注射针对胃肠道微生物的 β-内酰胺类抗生素是合理的。除了由抗多种抗生素耐药菌(肠杆菌、铜绿假单胞菌、屎肠球菌)引起的一些细菌感染外,肝移植患者中的大多数细菌感染可以用许多目前可用的抗菌药物中的一种或多种治疗。

新的第二代唑类抗生素(伏立康唑、泊沙康唑)和棘白菌素(卡泊芬净、米卡芬净和阿尼芬净)为原位肝移植患者预防和抗真菌治疗提供了更多的选择。预防性应用 TMP-SMX 可以消除肝移植患者感染的重要病原体卡氏肺孢子虫。

更昔洛韦(或缬更昔洛韦)用于预防性或诊断性治疗可以预防肝移植患者中的大多数巨细胞病毒和 HSV 感染。

乙肝免疫球蛋白和核苷酸/核苷类似物对肝移植术后复发性乙型肝炎的患者有预防性疗效。随着时间的推移,乙型肝炎免疫球蛋白已被口服型乙型肝炎抗病毒药物组合所取代。用于预防或治疗 HCV 的有相似疗效的药物(肝移植是最常见适应证)将极大地改善许多肝移植患者的预后。目前的研究旨在开发更有效的抗 HCV 药物。针对 HCV 的特异性靶向抗病毒治疗(STAT Cs)显示出巨大的前景,特别是 NS3/4a 蛋白酶抑制剂。两种直接抗病毒作用药物特拉匹韦和波普瑞韦已经由 FDA 批准用于聚乙二醇化干扰素加利巴韦林的治疗方案用于 HCV 的治疗。这种三联药物治疗方案被选择性用于原位肝移植患者术后治疗。然而,大多数原位肝移植失代偿患者,复发性 HCV 引起的致命性肝病不能耐受这些药物的副作用,特别是干扰素。因此,正在探索其他直接抗病毒作用药物如索非布韦-雷尼沙韦与利巴韦林(病毒唑)联合应用(加或不加聚乙二醇化干扰素)用于快速复发性 HCV 感染的原位肝移植患者的研究方案。我们希望能够尽快找到一个耐受性好并且能有效预防 HCV 复发的治疗方案。

# 第 79 章

# 肝移植术后丙型肝炎复发

## Recurrent Hepatitis C After Transplantation

Gary L. Davis

张 赫·译

慢性丙型肝炎的并发症,包括肝硬化和肝细胞癌,仍然是肝移植最常见的适应证,占到美国所有肝移植手术量的近一半。然而,与其他移植适应证相比,此类移植受者获得长期移植后生存的机会较低。复发性丙型肝炎是造成移植物失功能的最常见原因,最终导致受者死亡或再次移植。尽管抗病毒治疗在治疗慢性肝炎患者丙型肝炎病毒(HCV)感染中效果日益显著,但目前其对移植后复发感染的疗效依然不佳。

## 病毒复发

在肝移植时存在病毒血症的患者中 HCV 感染的复发是十分普遍的。在无肝期和再灌注期 HCV 的表观半衰期比在非移植的慢性肝炎患者(半衰期约为 2 小时)中观察到的要短。HCV RNA 水平在肝移植无肝期急剧下降(每小时 1 个数量级),估计半衰期为 0.8 小时。由于在正常的病毒稳定复制期间,每日可产生 $10^{12}$ 个病毒体并被快速清除,如此快速的 HCV 清除率并不令人惊讶,甚至在 24 小时之内检测不到病毒血症。事实上,虽然病毒复制在移植后会再次出现,但在处于无肝状态 20 小时之内血液中并不能检测到病毒。移植物植入后,HCV RNA 水平仍会以较慢的速率(3.4 小时的半衰期)持续下降,这可能是多种因素共同导致的结果,包括循环病毒的正常衰老和清除,病毒体结合至肝细胞(再感染),并在移植物中开始复制。

移植物可能在再灌注期或植入后几小时内感染。病毒来源仍然未能得到证实且存在争议,残留循环病毒可能是感染来源,但也有人认为肝外感染组织也可能发挥一定的作用。病毒水平最早在植入后 12 小时开始上升,大约 2 日之内可增加 1 倍。在许多受者中,HCV RNA 在仅仅几日内即可达到移植前水平,表明病毒具备快速适应环境的能力。鉴于在移植时受者体内病毒亚型基线的多样性,且外界条件会选择出环境相容性最好的病毒变体,因此 HCV 对新宿主肝呈现强大的适应性。这种理论的依据来自对肝移植后不久发现"瓶颈"现象的观察,即亚型多样性的减少。这种瓶颈现象也可能解释不同的肝移植术后患者体内病毒复制速率(复制效率)的广泛变异性。一旦感染建立,HCV RNA 水平会以极快的速率增加,其倍增时间为 18 小时,并在短短几周内达到或高于移植前水平 2 个对数级的峰值。这些早期事件如图 79-1 所示。

肝移植后 HCV 复制如此迅速地增加并且达到如此高水平的原因仍不清楚。可能的解释包括外源性免疫抑制剂的使用,在人类白细胞抗原(human leukocyte antigen, HLA)非同源移植物的环境中预先存在的宿主免疫反应对病毒感染反应无能,或具有高度复制能力的功能性病毒亚型发生了选择。免疫抑制治疗通常在移植后的几日至几周最为紧迫。受损的宿主固有免疫反应使得对抗移植物感染的屏障

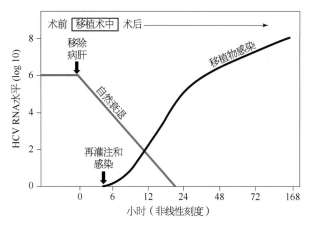

**图 79-1** 肝移植后丙型肝炎病毒（HCV）动力学的图示

作用钝化,而导致肝细胞的快速感染。如果宿主淋巴细胞确实可以抵抗非自身肝细胞感染,那么抑制宿主适应性 CD4$^+$ 和 CD8$^+$ T 细胞反应,特别是 T 细胞耗竭治疗,将可能促进病毒复制。不同受者之间病毒复制率的差异性可能通过诸如病毒对移植物肝细胞受体的亲和力以及移植物对病毒复制的支持力等因素进行解释。事实上,作为肝细胞上的 HCV 受体复合物的两个组成部分的闭合蛋白和密封蛋白的表达上调,与肝移植后 HCV RNA 的快速上升密切相关。血液中的 HCV RNA 水平只是总病毒载量的间接指标,而肝内 HCV 水平通常更高。目前尚不清楚早期再感染动力学是否可以预测随后的肝脏疾病发展。

## 复发性肝病

### 临床表现

在肝移植时存在病毒血症的患者中,术后 HCV 复发(病毒血症)是十分普遍的。虽然大多数研究通常基于肝损伤相关的生化证据报告复发病例,但也有必要认识到即使组织学已发生进展的复发性肝病,其肝酶水平也可能处于正常范围。当然,复发性肝炎的临床证据(肝酶水平异常)出现在大多数复发 HCV 感染的病例中。超过半数的患者在术后 4～12 周发生急性丙型肝炎,表现为丙氨酸氨基转移酶(ALT)水平的急性升高。某些病例还可能出现黄疸。复发的诊断依靠组织学证据以排除肝损伤的其他原因,如排斥反应、巨细胞病毒感染和其他可能具有肝毒性的因素。从组织学上将复发性丙型肝炎与急性细胞排斥或肝中毒相鉴别有一定的难度,因为多种组织学特征可以共存。急性丙型肝炎患者的病情变化需要密切观察。随着逐渐发展为更常见的慢性肝炎,ALT 水平将会下降。此时通常不需要抗病毒治疗(见后文)。

肝移植后急性丙型肝炎与纤维化淤胆性肝炎

(fibrosing cholestatic hepatitis, FCH)的鉴别诊断并不困难:后者并不常见,通常较晚发生(肝移植后平均7.6 个月),并且具有典型的组织病理学特征,包括胆汁淤积、气球样变、轻度结缔组织纤维化以及轻度炎症浸润。纤维化淤胆性肝炎的临床表现为明显的高胆红素血症和升高的碱性磷酸酶水平。在没有进行有效抗病毒治疗的情况下,它将几乎不可避免地导致急进性肝功能衰竭、移植物失功能和受体死亡。纤维化淤胆性肝炎的发生率为 2‰～4‰,尽管一些小样本病例队列研究显示其发生率高达 15‰,但显然风险是被高估的。接受来自边缘供体的肝、使用较高剂量免疫抑制剂的受体或多器官移植的受体,术后FCH 的发生可能会较早。与独立观察结果一致,即在移植后的最初几周内,病毒载量很高的患者更可能发生纤维化淤胆性肝炎。再次移植是一种可以考虑的选择,但大多数中心认为再移植会导致更快速的病毒复发,而极少进行。虽然这种担心并没有证据支持。不管患者病情如何,都应尽快启动抗病毒治疗。抑制病毒复制通常与临床改善和患者存活相关。干扰素治疗纤维化淤胆性肝炎常见的并发症是排斥反应,发生率可高达 60‰。因此,即使病毒载量下降,肝功能检查恶化也提示纤维化淤胆性肝炎的可能性,并需进行肝活检以明确诊断。

最常见的复发性丙型肝炎是单纯的慢性肝炎。慢性肝炎的组织学改变在移植后 90 日进行的移植物肝活检中发生率高达 84‰,1 年内超过 90‰,尽管大多数只是轻度炎症。3 度炎症的发生率在 6 个月时约为 8‰,1 年时为 18‰,2 年后为 35‰(图 79-2)。

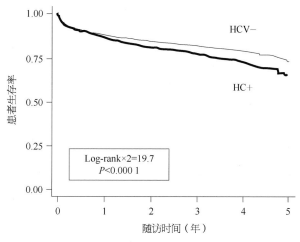

**图 79-2** 肝移植后发生肝脏炎症和纤维化进展患者的预后(引自 Yilmaz N, Shiffman ML, Stravitz RT, et al. A prospective evaluation of brosis progression in patients with recurrent hepatitis C virus following liver transplantation. *Liver Transpl*. 2007;13;975.)

### 自然病程

移植肝慢性丙型肝炎的自然病程是多种多样的。然而,总体上讲在移植受者中纤维化的进展速度要快3～6倍。1年、3年、5年和超过5年后发生桥接性纤维化(METAVIR F3期)或肝硬化(METAVIR F4期)的概率分别为1%、11%、25%和41%(图79-2)。肝移植受者发展为桥接性纤维化或肝硬化的中位时间仅为6～10年,而免疫功能正常的丙肝患者的发病时间为30年以上。在一项队列研究中,18%的患者发生肝硬化,平均时间仅为3.7年。根据以往报道,纤维化平均进展速度高达每年0.7～0.8个METAVIR单位,但不一定是随时间呈线性发展。病情进展速度与移植后1年内肝组织活检观察到的炎症浸润程度相关。肝活检结果显示正常(无炎症)、轻度炎症或中重度炎症,5年后发生肝硬化的风险分别为0、7%和39%。类似地,Klintmalm等发现移植后90日肝活检发现2级或更严重的炎症是2年后发生3期或4期纤维化的独立预测因素。氨基转移酶水平持续异常的患者其病情进展速度将更快。

### 受者及移植物存活率

移植后丙型肝炎的复发降低了移植物和患者的生存(图79-3)。只有因恶性肿瘤而移植的受体的5年存活率较之更低。HCV阳性和HCV阴性受者3年总生存期相仿(78%,82%),但此后差异显现,在7～10年后下降10%至15%,与以往报告不同,HCV受体的长期生存已经开始改善也许是因为HCV合并肝细胞癌患者的术前选择更好,抗病毒治疗的使用也越来越多。

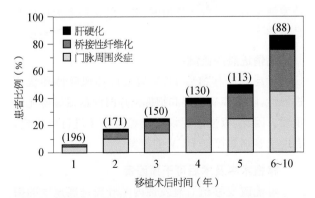

**图 79-3**　因慢性丙型肝炎行肝移植受者的生存率和移植物存活率(引自 Forman LM, Lewis JD, Berlin JA, et al. The association between hepatitis C infection and survival after orthotopic liver transplantation. *Gastroenterology*. 2002;122:889.)

在最终进展为肝硬化的患者中,移植后1年、3年、5年的存活率分别为92%、74%和62%,而无肝硬化的患者为96%、96%和89%。这反映出,与未进行移植的慢性丙型肝炎和肝硬化患者相比,肝移植术后发生肝硬化的患者,其肝失功能速度更快。30%～42%的肝移植受者在发生肝硬化的1年内出现肝功能失代偿,而非移植患者的年发病风险仅为3%～4%。此外,失代偿性肝硬化的移植受者生存率更低,仅半数患者可存活过第1年,能够生存2年的仅有20%。相比之下,一半的非移植肝硬化患者在出现肝功能失代偿之后可存活5年。尽管只有10%的HCV复发受者死于移植物衰竭(败血症是最常见的死亡原因),但有进展性纤维化的受者死亡率达45%。

在HCV和人类免疫缺陷病毒(HIV)合并感染的情况下复发性疾病的进展似乎更具侵袭性。此类受者的2年和5年生存率显著降低,分别为73%和51%,而单种病毒感染受者为91%和81%。

### 病情进展的危险因素

供者和受者的因素均会影响复发的严重性和病情进展的速度。Berenguer等首次报道,接受老年供体移植物的受体更快地发展出纤维化,并且更可能因丙肝复发而导致移植物失功能。这一观点已经被更多研究者所证实。与年龄小于40岁的供者相比,50岁以上供体的器官其纤维化进展速度要快4倍。移植老年供者肝的受者,在移植后4个月和12个月发生桥接纤维化和肝硬化的比例分别为17%和26%,而在其他受者中仅为8%和13%。接受老年供者肝的受者及其移植物存活率明显下降,而当供体年龄超过60岁时,受者的生存将更差。据推测,老年供体的肝细胞处于复制性衰老的过程中,伴随着端粒的缩短,其抵抗病毒侵袭和再生修复等用以避免发生纤维化的能力受到损伤。然而,供者的年龄因素并未影响其他适应证的移植受者生存率。最初活体器官捐献被认为与更快速的丙型肝炎复发和生存率下降有关,但现已清楚,以前报道的接受活体供体器官的受体的低生存率与移植中心的经验和供者的年龄有关。此外,供者的种族也可能影响移植物存活。HCV阳性的黑种人受者若接受来自白种人供体的器官,其发生移植物衰竭的风险更大。

与复发性丙型肝炎的进展相关的受体因素包括性别、年龄、巨细胞病毒感染、人免疫缺陷病毒合并感染、移植后糖尿病、促炎活性相关差异调节蛋白的富集和抗氧化防御系统损伤,HLA-B14和少量HLA错配。有趣的是，供受体 HLA-DRB1 共享和错配都与更快的病情进展相关联。最近一项研究表明，在移植后 3 个月内，宿主免疫和炎症关键基因的抑制与纤维化的更快进展有关。这项研究显示，无论是内源性或药物治疗的结果，这些患者免疫细胞的功能都受到更强烈的抑制，并且其有丝分裂和代谢功能都被明显的重新编程。这提出了全身免疫功能的监测是否可能更有助于指导免疫抑制治疗，而不仅仅关注药物种类的选择和血液药物浓度水平。然而，与过度免疫抑制这一假设相反，也有人提出，免疫抑制下调可导致更严重的病毒复发。

目前尚不清楚免疫抑制剂的选择是否对 HCV 复发的严重程度有任何影响。但显然，这些药物可以抑制对 HCV 的先天性和获得性免疫应答。目前已确定在治疗急性排斥和类固醇抵抗性排斥时使用的高剂量类固醇或抗淋巴细胞治疗与更快速的 HCV 复发和进展有关。因此，轻度急性排斥反应发作时避免使用这些药物已成为普遍共识。对于使用生物制剂的早期诱导方案目前的研究并不完善，但其似乎并不影响复发。免疫抑制维持方案可能由一种或多种药物组成，包括钙调磷酸酶抑制剂、哺乳动物西罗莫司靶蛋白（mTOR）抑制剂、皮质类固醇、吗替麦考酚酯和硫唑嘌呤。这些药物对 HCV 复发的影响尚不清楚，回顾性研究发现每种药物既有不利影响也有益之处。体外研究表明，亲环素抑制剂，包括环孢素，可以抑制复制子模型中的 HCV 复制。研究者基于此推测环孢素可能有利于在体内抑制病毒复制并协助抗病毒治疗。然而，包括最近的 meta 分析在内的大多数研究证明使用环孢素或他克莫司的 HCV 感染受体，其长期预后并没有差异。针对最初使用他克莫司的受者的长期随访试验显示环孢素治疗的预后更差，或许其直接原因是因为排斥反应而不是因为 HCV 复发。虽然小型研究提供了差异性预后结果，但是大型前瞻性研究并没有证明吗替麦考酚酯的任何有害作用，与硫唑嘌呤相比其对 HCV 复发的影响并无差异。事实上，无论受者有无 HCV 感染，维持治疗方案中添加吗替麦考酚酯均可以改善肝移植后的长期预后。皮质类固醇维持治疗的作用并不明确，但没有强有力的证据表明类固醇是有害的或与无类固醇方案有所不同。一般不推荐使用类固醇进行短期诱导和长期治疗。

mTOR 与 HCV 复制和纤维化进展的关系值得讨论，因为有关西罗莫司对移植后 HCV 复发的影响的证据开始浮现。HCV 非结构蛋白 5A（NS5A）通过 mTOR 途径抑制肝细胞凋亡，从而促进病毒的生存和复制。西罗莫司可阻断该途径，并且已有报道称其在体外可抑制 HCV 复制。此外，在胆管结扎大鼠模型中，西罗莫司通过下调纤维形成相关基因使得纤维化发生率下降了 70%。这些体外实验表明，使用西罗莫司作为合并 HCV 感染的移植受者的维持免疫抑制方案具有潜在的优势。Wagner 等人观察到使用西罗莫司与使用钙调磷酸酶抑制剂治疗的患者相比，体内的 HCV RNA 水平更低。Asthana 等人发现，最初即开始接受西罗莫司免疫抑制治疗的 HCV 阳性受者在移植后肝纤维化进展速度较慢，且与西罗莫司的水平和治疗持续时间具有一定的相关性。这一发现也被其他学者多次证实。与此相反，一项基于移植受者科学注册表（SRTR）数据库的回顾性分析发现，接受西罗莫司的 HCV 阳性受者具有更高的死亡率和移植物失功率。然而，这项研究有几项缺点：包括过高的失访率，西罗莫司组患者肌酐水平更高且进行血液透析的更多，并且西罗莫司组的大多数患者合并使用了钙调磷酸酶抑制剂。然而，这也恰恰强调了科学设计对照、仔细解读数据的必要性，以免得到偏倚很大的结果。西罗莫司究竟有益还是有害，仍需要进行前瞻性、随机化的分层研究进行证明。

## 处理与治疗

为预防 HCV 感染者发生晚期肝病、肝功能衰竭、肝细胞癌直至需要进行肝移植的最具成效的策略是早期应用抗病毒治疗。即使在肝硬化发生之后，持续的病毒清除治疗可使肝纤维化进展停滞，几乎消除肝硬化失代偿的风险，发生肝细胞癌的风险也可降低 2/3，并导致大部分病例的纤维化消退。然而，一旦病情发展至需要进行肝移植时，单一的抗病毒治疗显然是不够了。

### 病情进展的监测

考虑到肝移植后 HCV 复发的高风险性和快速进展性，随访疾病进展和把握治疗时间窗便显得尤为重要。因此，应强烈建议此类患者每年进行肝活检，有助于鉴别和控制 HCV 的复发。

### 移植术中及术后可干预因素

可能改变移植后复发性丙型肝炎进展速度的措施大多是推测性的，或者当前的器官分配系统中是不可行的。目前没有一项措施通过前瞻性研究被证明有效。显然，在条件允许的情况下避免使用老年供者器官的措施是可取的。不同免疫抑制维持方案的选择似乎不会对复发产生明显的差异性影响,但在急性排斥反应的治疗中,还是应尽量避免使用反复大剂量类固醇激素冲击治疗和抗淋巴细胞治疗。轻度细胞性排斥应通过提高免疫抑制维持药物的用量而不是通过高剂量类固醇激素来治疗。也有学者建议,使用西罗莫司可能会减慢复发性 HCV 的进展,但是到目前为止并未得到证实。移植后出现肥胖、糖尿病和饮酒均可能加速纤维化的发展,并使得治疗复发变得更加困难。移植受者应密切关注这些危险因素。

### 抗病毒治疗

近 20 年,丙型肝炎的抗病毒治疗方案经过不断改进,其疗效也越来越显著。移植前后进行 HCV 清除的益处是显而易见的。即使在肝硬化患者中,基于干扰素的抗病毒治疗几乎消除了肝硬化失代偿的风险,并将肝细胞癌的风险降低了 60% 以上。移植后抗病毒治疗有助于改善临床表现、减缓或逆转纤维化进展,提高生存率。清除病毒的患者中 82% 的纤维化改善或未进展,而这一比例在抗病毒无应答的患者中仅为 26%。最近,一项针对明确诊断肝硬化的患者进行的长期随访研究显示,获得持续病毒学应答(sustained virological response, SVR)的患者中,61%的肝硬化出现了消退,89%在 5 年后发现肝脏纤维含量下降。更重要的是,移植前干扰素治疗失败的患者在移植后再治疗而产生应答的病例并不罕见。尚不清楚这是否与初始治疗过程的自然程、移植后干扰素敏感性病毒菌株被选择、由器官供体的 *IL28B* 基因型引起的病毒-宿主相互作用的改变等因素有关,或许存在其他未知的机制。然而,尽管存在潜在获益,但是对肝移植患者的抗病毒治疗仍极具挑战性。目前已经提出了几种对于移植受者 HCV 感染的治疗策略,包括移植前治疗、移植后抢先治疗和明确诊断纤维化后的治疗。

#### 等待移植期间

在等待移植的严重失代偿性肝硬化患者是否需要进行抗病毒治疗是最有争议的。中性粒细胞减少症、血小板减少症和贫血是肝硬化常见的并发症,等待移植的患者需要减少抗病毒药物的剂量并使用造血生长因子。这些问题已通过减少首次治疗剂量和逐步增加剂量以耐受治疗等方法得到了部分解决。尽管如此,60%以上的患者仍会发生肝硬化并发症,将近约 30%的患者继发感染,通常是自发性细菌性腹膜炎。这些并发症通常发生在最严重的失代偿患者中,但在 MELD 评分较低的患者中也并不罕见。

尽管完全的病毒清除并不多见(13%～20%),但是移植时病毒呈阴性的受者中 80%在移植后不会出现复发性丙型肝炎。鉴于治疗的难度和有可能导致肝病恶化的风险,移植前抗病毒治疗应由移植中心有经验的肝病专家来进行。换而言之,抗病毒治疗应该在预期可能发生完全应答的患者中进行,如肝功能代偿良好且治疗前无腹水和明显全血细胞减少的非 1 型基因型的患者。

#### 移植术后抢先治疗

早期抢先抗病毒治疗,有时也被称为预防性治疗,是指在移植后早期对有 HCV 感染史的患者进行抗病毒治疗,有人认为此时病毒可能对治疗更敏感。这种方案还被用于治疗未发生明显肝纤维化的患者,以期改善预后。然而,这种治疗方案实际上并未预防感染或疾病的复发,因为病毒复发在再灌注后短期内就已经发生。抢先治疗的缺点是,并不是所有的受者都会发生需要药物干预治疗的进行性肝病,而且围手术期的免疫耐受性可能会因此受到干扰。在一项研究中,只有 1/3 的患者被认为能够耐受早期治疗,并在移植后完全恢复。另外,其他患者可能存在治疗禁忌证,如全血细胞减少和肾功能不全,这将在移植后持续存在而使治疗难度增加。最近一篇对 11 项随机试验(总共包括 477 名患者)的系统评价发现,研究之间存在相当大的异质性,并且由于较高的选择偏倚,得出任何有效结论都是十分困难的。然而,尽管一般情况下是安全的,但只有 9%的受者可以达到最佳药物剂量,有 36%的患者不得不中止治疗。已报道的 SVR 率的范围在 4%～35%。一项名为 PHOENIX 的研究将 115 名受试者随机分配到早期治疗组或对因治疗组(通常在发生 3 级炎症或 2 期纤维化时开始随访),结果发现两组 SVR 发生率相近(22% 和 21%)。70%的患者在治疗过程中进行了药物减量,最常见的原因是贫血。移植时进行脾切除术旨在减少移植后治疗期间药物减量的情况;然而,单从几例病例报道中很难评估这一治疗手段的效果如何。因此,脾切除术并不像预期的那样,可以减少利巴韦林诱导的溶血和贫血。

Kwo 报道了一种新型的早期干扰素治疗方案。2 例复发性丙型肝炎的移植物衰竭患者在再次移植前接受干扰素治疗。在移植术中通过静脉和皮下方式给予干扰素。尽管两个患者均未复发,但应该注意的是,在再次移植时两个患者均为 HCV RNA 阴性,其中一个患者为 3 型基因型,另一个则在移植术后接受了干扰素和利巴韦林治疗。因此,很难判断术中治疗在根除病毒上起什么作用。

### 移植术后对因治疗

大多数移植肝病医生倾向于仅治疗在移植后的几年中确诊纤维化进展并达到 2 期及以上的患者。该方案的优点是仅治疗已经证明具有纤维化进展倾向的患者,这类患者通常已经达到稳定的免疫抑制方案并且全身健康状况得到一定程度的恢复。然而,这种策略将治疗时机延迟到已发生纤维化,并且病毒应答的机会可能会更低。此外,到那时,许多患者已经发展出一定程度的钙调磷酸酶相关的肾功能不全,这增加了利巴韦林导致贫血的风险。

不幸的是,和抢先治疗类似,对因治疗的研究同样受到样本量小、选择偏倚和异质性的困扰。总体而言,对因治疗的持续应答比例很低,从 20%～40% 不等。这与抢先治疗观察到的比例相似,并且令人失望的是即使免疫功能健全的个体的应答率依然很低。患有慢性丙型肝炎的正常免疫力人群中,较低的持续应答率与 1 型基因型、高病毒载量、纤维化进展、未能实现早期病毒应答(在治疗 12 周后 HCV RNA 减少 2 个数量级)、高体质指数或脂肪性肝炎等因素有关。与他克莫司相比,使用环孢素的受者发生病毒清除的概率更高,但不同的研究的结果并不一致。

复发性丙型肝炎患者在基于干扰素的抗病毒治疗后若能出现持续病毒应答,其门静脉周和小叶间炎症将会减少,肝纤维化也将消退,移植物衰竭特别是由复发 HCV 引起的肝衰竭的风险降低,且有望改善其远期生存。尽管病毒清除的获益明显,但是肝移植受者抗病毒治疗的管理是比较困难的,对于医生和患者双方而言都并不轻松。约 40% 的患者在治疗过程中会发生严重贫血。使用全量利巴韦林(1 000～1 200 mg/d)很难实现,药物减量是很常见的(24%～40%),并且 25%～40% 的患者需要使用红细胞生长因子。贫血在晚期肝纤维化患者中似乎更加严重。中性粒细胞减少和血小板减少症也很常见,但通常不需要调整药物剂量或使用生长因子。脾动脉栓塞和脾切除术已被用于一些药物基线剂量限制的贫血患者以辅助治疗。但总的来说,仍有 40% 的患者不得不提前中止抗病毒治疗。

干扰素作为一种免疫调节剂,已被证明与进行慢性丙型肝炎治疗的免疫正常患者中自身抗体和自身免疫性疾病的发展相关联。尽管有外源性免疫抑制治疗,但接受干扰素治疗的肝移植受者发生免疫介导的并发症的概率依然令人担忧。急性细胞排斥发生在 6%～11% 的患者中,慢性或汇管区排斥反应发生

率高达 7%,偶尔发生其他自身免疫疾病如重叠胆汁淤积综合征、甲状腺功能减退和系统性红斑。一个有趣的现象是,在这种情况下持续的病毒清除反而更加常见,并且通常在出现免疫激活的临床表现之前发生。目前已经提出干扰素可能对预先存在和潜伏的免疫性疾病或排斥反应具有放大效应,因为患有碱性磷酸酶水平的基线升高和门静脉周围浆细胞富集的患者更可能发生汇管区排斥反应。综上所述,发生免疫介导性移植物并发症的患者可能处于免疫抑制不足状态,因此需要强调在治疗期间维持足够或高水平免疫抑制状态的重要性。干扰素治疗期间的急性或慢性排斥是主要的并发症,使得移植物失功能、肝功能失代偿的风险升高,可能需要再次移植,甚至导致死亡。在干扰素治疗期间发生免疫介导性移植物并发症,将使受者的长期生存率从 91% 降至 62%。

如前所述,迅速启动抗病毒治疗可以挽救患有 FCH 的受者的生命。FCH 患者经过治疗可表现出 HCV RNA 水平的快速降低、临床症状改善、组织学变化消退和生存期延长。与 HCV 复发相对较轻的患者相比,此类患者在治疗期间更容易发生排斥反应,因此在治疗期间若发现肝酶水平升高应积极进行肝活检。

### 包含直接抗病毒药物的抗病毒方案

目前,抗病毒治疗药物仅包括干扰素和利巴韦林。这些药物都不是 HCV 特异性的,而是使用干扰素的广泛抗病毒和免疫调节作用。2011 年 5 月第一种直接作用的抗病毒剂被批准使用,其具有特异性靶向病毒的复制机制。现在 HCV NS3/NS4A 病毒蛋白酶的两种抑制剂,即特拉普韦和博赛泼维已经商品化。这些是 HCV 复制的有效抑制剂,但必须与聚乙二醇化干扰素和利巴韦林联合使用,以避免药物抗性病毒变体的快速选择。但由于还未开展可靠的研究,因此目前并未批准用于移植受者。蛋白酶抑制剂的使用对移植后的治疗产生了许多挑战,包括许多受者会发生药物相互作用和利巴韦林导致的贫血恶化,特别是肾功能不全的患者。这些药物是细胞色素 P450 3A4(CYP3A4)和 P-糖蛋白的有效抑制剂,前者对钙调磷酸酶抑制剂的代谢至关重要,后者对他克莫司和西罗莫司等药物的肠吸收起调节作用。此外,它们可抑制肝有机阴离子转运多肽功能,一种跨膜药物转运蛋白,可促进某些药物如他汀类药物的代谢。因此,博赛泼维可使环孢素和他克莫司的药物曲线下面积(the area under the curve,AUC)分别增加 2.7 倍和 17 倍以上,而特拉普韦可使环孢素和他克莫司的

AUC 分别增加 4.6 倍和 70 倍。最近的一项研究表明,特拉普韦也使西罗莫司的 AUC 增加 35 倍;博赛泼维无研究可循。这些相互作用需要钙调磷酸酶抑制剂的大幅度减量,并且在治疗期间密切监测药物水平,因为代谢速率在个体之间存在差异并随时间而变化。两种蛋白酶抑制剂均能引起贫血,比单独使用利巴韦林和干扰素的发生率更高。因为原本存在的贫血、脾功能不全和肾功能不全的原因,因此肝硬化和移植后的患者发生的贫血可能尤其严重。因此,当使用三种抗病毒药物联合治疗时,通常需要使用生长因子和输血。

总之,肝移植后复发性丙型肝炎的治疗极具挑战性,并且随着蛋白酶抑制剂的应用将变得愈加复杂。虽然清除移植受者体内的 HCV 具有明显的潜在获益,但同时也必须重视治疗的极端危险性和潜在致死性。因此,这种情况下的治疗必须在用药经验丰富的医务工作者指导下进行。几种新的直接抗病毒药正处于临床试验中,并可能于 2014 年开始进入临床市场。这些新药可以有助于减少或解决目前肝移植后抗病毒治疗存在的许多问题,并使得使用强效的抗病毒治疗更加安全。

## 再次移植

复发性丙型肝炎是再次移植最常见的指征。虽然许多研究报道这种情况下的生存率不佳,但受者的适当选择可将生存率提高到与其他移植适应证相当的水平。这一话题已在第 64 章中详细讨论。

## 展望

尽管美国的慢性丙型肝炎和肝硬化患者的比例继续上升,我们也目睹了世界各地肝细胞癌病例数量的迅速增加,丙型肝炎相关肝移植的等待列表已进入平台期(见第 10 章)。虽然丙肝并发症特别是肝细胞癌的发生率,在未来 10~15 年将继续上升,但随着更好的抗病毒药物的开发,以及婴儿潮一代人(美国 70% 的感染者属于这一代人)因衰老或发展合并症而死亡,我们可以预期肝移植的受者等待的数量将会下降。但目前,丙型肝炎仍然是最常见的肝移植指征,移植后复发性丙型肝炎仍然是一个非常棘手的问题。

---

**要点和注意事项**

- 慢性丙型肝炎的并发症是肝移植最常见的指征。
- 丙型肝炎病毒在肝脏再灌注几小时内可感染几乎所有受者的肝移植物,在 1 日内可检测到,在数日内达到移植前水平,并且通常超过原水平 2 个数量级以上。
- 复发性丙型肝炎所致肝病可以表现为急性肝炎、严重纤维化胆汁淤滞性肝炎或潜伏性慢性肝炎。
- 移植受者的肝纤维化进展速度较免疫功能正常患者快 3~6 倍,大约 40% 的患者在 5 年后发展为晚期纤维化。

- 复发性丙型肝炎是造成这些受者移植物失功能的最主要原因。
- 因丙型肝炎进行移植的受者的长期生存率低于其他移植适应证的受者。
- 复发性丙型肝炎的抗病毒治疗十分困难,患者耐受性差,病毒根除速率也比免疫功能正常的患者更低,但是可以对随后的疾病转归产生主要影响。

# 肝移植术后晚期并发症及疾病复发

## Late Complications and Recurr ence of Disease After Transplantation

Jacqueline G. O'Leary • James F. Trotter

孙艳莎•译 申 川•校

| 章节纲要 | |
|---|---|
| **代谢性并发症** | 吸烟 |
| 肥胖 | 肿瘤筛查 |
| 糖尿病 | 疫苗 |
| 高血压 | **疾病复发** |
| 血脂异常 | 乙肝 |
| 肾功能不全 | 非酒精性脂肪肝 |
| 血管疾病 | 自身免疫性肝炎 |
| 骨钙流失/骨质疏松 | 原发性胆汁性肝硬化 |
| 痛风 | 原发性硬化性胆管炎 |
| **疾病预防** | **妊娠** |

外科技术、重症监护、免疫抑制剂等方面的进步改善了肝移植的预后,患者的生存期得到了延长。所以,供体及患者的生存率很大程度上取决于能否早期发现并治疗复发的原发疾病及并发症。不幸的是,许多肝移植术后患者仍然专注于肝脏疾病,大多数人本应侧重一些初级护理问题,比如癌症筛查、锻炼、体重控制、糖尿病、高血压和胆固醇治疗。

因为一些明确特征而接受肝移植的患者的比例也在逐渐变化。由于丙肝治疗方面的进步,越来越少的丙肝作为手术指征,然而非酒精性脂肪肝病和肝癌作为手术指征的比例将提高。考虑到这些变化,早期发现并积极治疗肝移植术后晚期并发症对延长患者生命更加重要。

## 代谢性并发症

### 肥胖

2010 年,美国 12 个州中超过 30% 成年居民的体质指数大于 $30 \, kg/m^2$,这一比例逐年上升。据报道,肝移植术后肥胖的发生率为 17%～41%。移植之前,慢性疾病会导致肌肉量和脂肪的显著丢失。然而,移植之后,许多患者的体重明显增加。已有研究表明免疫抑制剂会造成体重增加,例如类固醇,其使用剂量和疗程是影响体重增量的重要因素。值得一提的是,少量数据表明西罗莫司在肝移植后不会像钙调磷酸酶抑制剂那样增加体重。

任何体重管理项目的基础都包括饮食上控制分量及平衡营养,更重要的是再加上锻炼。但是患者通常却不接受。应避免使用奥利司他,因为它降低环孢素的吸收,甚至可以降低他克莫司的水平。尤其是在移植前已有病态肥胖的患者中,如果其终末期肝病模型评分较低,也没有门静脉高压等并发症,可以考虑使用肥胖症治疗术、胃束带或胃袖带术以达到减轻或维持体重的目的,增加患者成为移植候选人的机会,减少术后并发症及远期合并症。减重手术同样可以在接近肝移植时或是肝移植术后进行,不过相关数据比较有限。

### 糖尿病

肝移植术前的患者中 10%～30% 有糖尿病,另外还有 15%～40% 的患者会在肝移植术后会新发糖尿病,患病率在一些研究中高达 61%。既往存在的一些危险因素会导致糖尿病的发展,比如男性、家族史、肥胖、过量的酒精摄入(酗酒)。新发糖尿病的危险因素包括肥胖、高龄、黑种人或西班牙裔、糖皮质激素(剂量和疗程是重要影响因素)以及钙调磷酸酶抑

第80章　肝移植术后晚期并发症及疾病复发 | 835

制剂(他克莫司比环孢素作用更大)。值得一提的是,IL 28B遗传多态性TT(与CT或CC相反)在丙肝病毒血症的患者中会增加移植后糖尿病的发生风险。反过来,丙肝病毒血症会损害胰岛素敏感性,持续的病毒学应答可以改善这种情况。不幸的是,丙肝病毒感染患者并发长期糖尿病会加速纤维化进程。

在最低限度上,应推荐在低风险人群中每年进行空腹血糖测试作为监督指标。在血糖轻微升高的患者中,与体重减轻无关的锻炼会增加胰岛素敏感性,因而也应推荐。其次,糖皮质激素最小量化或停止使用有助于血糖控制。也许对于使用他克莫司的患者来说,降低使用剂量或者换为环孢素会改善血糖调节。然而,对于显型糖尿病患者来说,用药是必需的。尽管胰岛素是安全的,但体重增加却很普遍。在肝肾功能好的患者中,使用二甲双胍是安全的,而且增加体重的可能性最小。这使得一些患者更倾向于这种药物。还可以使用磺酰脲类药物格列吡嗪和格列苯脲而无需改变免疫抑制剂的用量。此外,在肝移植术后没有免疫抑制的改变的患者中,也可以使用胰高血糖素样肽-1受体激动剂、胰淀素类似物、α-葡萄糖苷酶抑制剂。其他药物也可以使用,不过在这个过程中,需要补充监测免疫抑制剂并可能调整剂量。

然而,尽管控制糖尿病,但其在单因素分析中仍是一个死亡的预测因子,每年危险比为1.08。

糖尿病患者需每年进行眼底检查及微量白蛋白尿定量。并且,高血压治疗的阈值从高于140/90 mmHg降至高于130/80 mmHg。这是因为糖尿病患者患有糖尿病相关性并发症的风险升高,包括肾病、视网膜病、神经疾病及动脉粥样硬化。因此,对于肝移植术后的糖尿病患者来说,控制高血糖、高血压、血脂异常尤为必要。

### 高血压

移植术前肝硬化失代偿会导致低血压,原因是肝内一氧化氮释放会引起血管扩张及肾脏低灌注。然而,在移植以后,这种生理改变会发生逆转,且患者也开始服用一些会引起高血压的药物。结果是,77%受体会罹患高血压。钙调磷酸酶抑制剂(环孢素更甚于他克莫司)会引起外周血管收缩,减少血管舒张物质的产生,减少肾脏水钠排泄,最终影响肾功能。除钙调磷酸酶抑制剂以外,类固醇也会导致水钠潴留,抑制血管舒张物质的产生。

积极治疗高血压对于避免慢性肾功能不全、心血管并发症、脑梗死等来说是很必要的。为了达到预防效果,无糖尿病、慢性肾功能不全的患者应控制收缩压低于140 mmHg,舒张压低于90 mmHg,但是有此合并症的患者需将血压控制在130/80 mmHg之下。

一线治疗还需要调整生活方式,包括限盐、增强锻炼、适当减重。尽量减少类固醇的使用,适当时候可以停用,数据表明这可能对患者有益。如果这些简单的措施不奏效,服用钙调磷酸酶抑制剂的患者应开始使用二氢吡啶类钙拮抗剂(如尼非地平),该药是血管扩张剂。虽然二氢吡啶类钙拮抗剂是肝移植术后患者控制高血压的一线用药,但一些患者却不能耐受(通常会继发周围性水肿)。对于一些服用其他免疫抑制剂或不能耐受二氢吡啶类钙拮抗剂的患者,他们可使用β受体阻滞剂。经研究显示卡维地洛对于治疗肝移植后高血压很有效。使用同时还需调节钙调磷酸酶抑制剂的浓度。另外,也可以使用血管紧张素转化酶抑制剂(ACEI)及血管紧张素受体拮抗剂(ARB),但是很容易发生高钾血症,需要随访。以上药物在合并糖尿病、心力衰竭、肾功能不全的患者中特别有效。

对于单药治疗的效果不好的患者,需要添加其他药物来避免长期肾脏并发症。利尿剂可用于减轻肾脏水钠潴留。交感系统阻滞剂可乐定也可按需使用。虽然钙调磷酸酶抑制剂仍是肝移植术后抑制免疫功能的主要方式,但是通过使用哺乳动物类西罗莫司靶蛋白的抑制剂(mTOR)或是吗替麦考酚酯可替代钙调磷酸酶抑制剂,进而降低血压,改善肾功能。

### 血脂异常

血清胆固醇及甘油三酯升高是免疫抑制常见的副作用。类固醇及环孢素对于升高胆固醇及甘油三酯水平有很大影响,而西罗莫司对甘油三酯影响更大。他克莫司可能会产生轻微的负性影响,吗替麦考酚酯则不影响血脂水平。值得一提的是,丙肝病毒血症患者的胆固醇水平通常会较低,这是因为子代病毒形成需要进行胆固醇的生物合成。如果丙肝治愈,胆固醇水平会随之升高。

肝移植术后患者每年都需进行血脂检测。因为这些患者10年心血管疾病的发生率超过20%,所以低密度脂蛋白的目标水平需低于100 mg/dl,甘油三酯的目标水平也低于100 mg/dl。调整生活方式比如饮食、运动量、适当减重也值得推荐,但他们能达到的水平不足以避免心血管疾病的发生。对于胆固醇升高患者的一线治疗是3-羟基-3-甲基戊二酰辅酶A(HMG-CoA)还原酶抑制。此类药物中,普伐他汀是唯一不会与免疫抑制剂产生药物相互作用的,因此是首选。不过只要免疫抑制剂水平调节适当,其他 HMG-CoA 还原酶抑制剂也可使用,但临床意义不大。HMG-CoA 还原酶抑制剂会导致一过性转氨酶水平升高,但是只有当转氨酶水平高于正常值上限的 5 倍并伴有胆红素水平升高,才是真正的肝毒性,需要停用此类药物。这些药物都应以低剂量开始使用,观察患者的耐受性,并按需增加剂量,直至达到控制低密度脂蛋白水平的目标。对于不能耐受 HMG-CoA 还原酶抑制剂的患者,也可使用依替米贝。

对于一些仅有甘油三酯水平升高的患者,食用鱼油是安全的。贝特类药物也可使用,不过会增加并发症的风险,尤其是与 HMG-CoA 还原酶抑制剂合用时。

胆汁酸结合树脂会干扰免疫抑制剂的吸收,烟酸制剂的耐受性很差并且有导致肝毒性的风险。

### 肾功能不全

肾功能不全(参阅第 74 章)在肝移植术后患者中很常见,5 年内 18% 的人会发展为终末期肾病,需要透析治疗,10 年内这一数值达到 28%。Child-Turcotte-Pugh 评分到 MELD 器官分配评分的改变,是将肌酐纳入选择适合肝移植患者的标准。尽管这一改变意图只选择术前已有肝肾综合征的患者,但是慢性肾功能不全的患者享有同等的优先权。不幸的是,这使得同时进行肝肾移植的患者数量加倍,有可能增加肝移植术后慢性肾病的发生率。

据显示,慢性肾病会降低肝移植患者的生存率。因此,无论何时,通过严格控制糖尿病和高血压,避免使用肾毒性药物如非甾体抗炎药(NSAID)和庆大霉素,以避免肾功能不全的进展是至关重要的。在有轻度到中度肾损伤的患者中,很多是由钙调磷酸酶抑制

剂的毒性导致的。然而,评估患者是否有其他可能导致肾功能不全的治疗等常见或罕见的原因也是很有必要的,尤其是肝毒性药物的使用和丙肝引起的肾脏并发症。当钙调磷酸酶抑制剂导致肾损伤时,多中心会使用以 mTOR 抑制剂或者吗替麦考酚酯为基础的免疫抑制剂联合制剂,不过缺乏证据表明转用 mTOR 抑制剂与改善肾功能有确切的关系,所以仍然需要长期随访研究。

许多中心使用吗替麦考酚酯是因为其肾保护作用,一些随机对照试验表明移植患者最先使用的药物为吗替麦考酚酯时,他们的肾功能有明显改善。这使吗替麦考酚酯和他克莫司连用成为趋势,不再单药使用他克莫司(图 80-1)。然而,从他克莫司转化为吗替麦考酚酯以改善肾功能的益处的数据相对有限。

在有进展性肾衰竭的患者中,早期进行肾移植是明智的,因为肝移植受体需要透析的话生存率会很差。除此之外,对患者来说,先肝后肾移植会稍微改变免疫抑制剂的暴露,所以对改善肾功能有额外的益处。

### 血管疾病

因为在肝移植受体中血管疾病的大多数危险因素都增加了,那么在肝移植术后血管疾病较术前更为普遍也就不足为奇。事实上,心血管疾病是肝移植患者晚期死亡的首要原因。血管疾病已知的危险因素包括糖尿病、高血压、血脂异常、吸烟、男性、高龄、术前高肌钙蛋白水平,以及肝移植指征之一的非酒精性脂肪肝。在各种危险因素中,代谢综合征的患者被认为发生心脏并发症的风险最高。因此实行筛查并且强力控制这些危险因素将肝移植后血管并发症的风险降到最低是十分必要的。

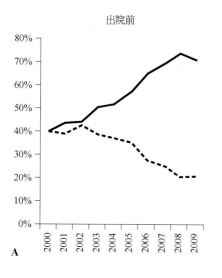

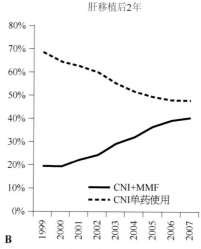

**图 80-1** 免疫抑制方案的变迁。在出院前(A)及移植后 2 年(B)患者中,钙调磷酸酶抑制剂单药使用逐步减少,而联合钙调磷酸酶抑制剂和吗替麦考酚酯类药物使用逐步增加

### 骨钙流失/骨质疏松

肝移植术后骨质疏松的风险在术前就已经开始增加了。这是因为非结合胆红素会以剂量依赖的方式影响成骨细胞的增殖，而且在进展性肝硬化中胰岛素样生长因子 I 会减少，这会影响骨重建及维持。在绝经女性中，性腺功能减退也是很常见的重要的危险因素，但是在患有肝脏疾病，尤其是那些酒精性肝硬化的男性中，性腺功能减退可能会被忽略。所有肝硬化患者患骨质疏松的风险都会增高，其中胆汁淤积性肝病的患者的风险异常增高。除此之外，维生素 D 缺乏症在胆汁淤积性肝病的患者中也更常见。其他一些未被重视的危险因素包括吸烟、缺乏体育锻炼、酗酒、高龄和低体质指数。在自身免疫性肝病的患者中，糖皮质激素的使用很常见，这不但会增加骨质疏松的风险，也会增加无血供性坏死的风险。

所有肝硬化患者在肝移植术后的前 6 个月都会面临骨质流失加快，尤其是那些需要大剂量类固醇及需要一定时期制动的患者。因此，所有的肝移植术后患者都应在饮食中摄入足量的钙或直接服用补充剂（每日＞1 000 mg），条件允许时可进行承重训练。筛查维生素 D 缺乏症并适时进行替代治疗也是必需的。每两年需要进行一次骨密度检查。骨质疏松的患者，如果不是哺乳期妇女，应该进行双膦酸盐疗。

### 痛风

肝移植术后高尿酸血症比具有临床症状的明显的痛风更常见。一篇报道纳入了 134 例连续的肝移植显示，47％的患者会有高尿酸血症，只有 6％患有临床症状的痛风。慢性肾功能不全导致尿酸水平升高很常见，并且一些患者的高尿酸水平会加重肾功能不全。有症状的痛风的患者，在不使用硫唑嘌呤进行免疫抑制的时候，可以安全地使用别嘌醇以达到预防的效果（不能同时使用的原因是药物相互作用）。如果症状为一过性，可以使用糖皮质激素，避免使用非甾体抗炎药，秋水仙碱因患者通常无法耐受，也不太使用。

## 疾病预防

### 吸烟

吸烟会增加肝移植患者发生各种癌症、肺病、心脏病、肝动脉栓塞（移植物丢失）的风险，还有可能会增加胆道系统的并发症。此外，吸烟也是加重移植后从丙肝进展的独立因素。研究结果可见，肝移植受体中吸烟者的生存寿命短于不吸烟者。因此一些研究

**表 80-1　肝移植后患者的癌症风险及筛查建议**

| 癌症 | 风险 | 筛查建议 |
| --- | --- | --- |
| 皮肤癌 | 高 | 坚持防晒；每年进行皮肤检查 |
| 卡波西肉瘤 | 高 | 每年进行皮肤检查 |
| 移植后淋巴组织增生性障碍 | 如果 EB 病毒阴性则高 | 每年进行淋巴结检查 |
| 宫颈癌、外阴癌、阴道癌、肛门癌 | 高 | 适龄时每年进行宫颈脱落细胞涂片检查 |
| 结肠癌 | 患有炎性肠病则高 | 适龄筛查；炎性肠病的患者每年进行结肠镜活检 |
| 乳腺癌 | 没有变化 | 与普通人群相同 |
| 肾细胞癌 | 升高 | 无建议 |

中心考虑将吸烟列为肝移植的禁忌证。无论移植中心的常规如何，对于所有肝病患者来说，包括等待肝移植及肝移植术后的，都应优先考虑戒烟。

### 肿瘤筛查

肝移植术后罹患多种非肝脏性的恶性肿瘤的风险有所增加，这一部分在第 86 章有详细介绍。风险增加是由于免疫抑制会影响免疫监视功能，后者能发挥破坏恶性细胞的作用。尽管在肝移植后，所有病毒介导的恶性肿瘤的患病风险都显著增加了，但并不是所有类型的恶性肿瘤的发病率都增加了。无论风险如何，所有肝移植术后患者进行推荐范围的癌症筛查是必不可少的（表 80-1）。由于缺乏数据支持更广泛的癌症筛查，肝移植术后患者应进行适当的基于年龄及风险考虑的癌症筛查。

皮肤癌是肝移植术后最常见的癌症，而且比发生在没有进行过肝移植的患者更具侵袭性。鳞状细胞癌比基底细胞癌更常见。所有移植术后患者都应该避免光照，当无法避免时应该使用防晒霜[防晒系数（SPF）50，紫外线 A（UVA）/紫外线 B（UVB）]。如果没有症状或者病灶时，建议每年由初级护理医师（一般指家庭医生）进行皮肤检查。不过，当有可疑皮肤病变时，应该由皮肤科医生进行检查。当患者有光化性改变或者皮肤癌病史时，应该定期看皮肤科医生。另外，患卡波西肉瘤的风险也提高了，因为这是一种病毒介导的疾病，医生应该在常规皮肤检查中评估皮肤可能发生的这种病变。

肝移植后，由于与 EB 病毒有强相关性，患淋巴组织增生障碍的风险也显著提高。定期体检应该包括对淋巴结及脾脏的评估。

**表 80-2 肝移植受体的疫苗建议**

| 建议接种或者安全 | 不建议接种 |
|---|---|
| 甲型肝炎（如果移植前未注射） | 麻疹 |
| | 腮腺炎 |
| 乙型肝炎（如果移植前未注射） | 口服脊髓灰质炎疫苗 |
| | 轮状病毒 |
| 每年的季节性流感疫苗 | 风疹 |
| 每 5 年的肺炎球菌疫苗 | 水痘 |
| 流感嗜血杆菌 | 带状疱疹 |
| 白喉 | 黄热病 |
| 破伤风 | 鼻腔喷剂（减毒活疫苗）流感疫苗 |
| 人类乳头瘤病毒 | |
| 脑膜炎球菌 | 卡介苗 |
| | 牛痘（天花）疫苗 |

宫颈癌、外阴癌、阴道癌及肛门癌都是人类乳头瘤病毒介导的癌症。因此，肝移植术后，这些癌症也更常见、更具侵袭性。所以无论年龄及风险因素如何，都要每年进行相关检查。

在没有炎性肠病的患者中，也应该根据当前的适用于没有做过肝移植的患者的适龄筛查建议来进行结肠镜筛查。然而，炎性肠病的患者（溃疡性结肠炎或是克罗恩病）都需要每年进行结肠镜活检。

对于有酒精性肝病及吸烟史的患者，也建议每年做口腔检查。此外，要高度重视一些口腔、喉部、食管或者是肺部病变引起的症状，并直接进行诊治。然而，在肝移植前由耳鼻喉科医生筛查头颈癌并不被认为是一种经济有效的筛查手段。

所幸，并无结果证明移植后乳腺癌的风险会增加。不过还是建议做标准的筛查。

## 疫苗

活病毒疫苗（包括减毒活疫苗）在肝移植后患者中是禁忌的，尽管有些人存有异议。但是，所有灭活的疫苗都是安全的（详见表 80-2 所列出的疫苗）。

## 疾病复发

肝移植术后，肝病复发的风险和时间都有很大的差异，因此需要单独讨论每个疾病（表 80-3），这里不再复述已在第 79 章详细讨论过的丙肝复发。

### 乙肝

在过去的 30 年，对乙肝的认识发生了戏剧性的转化：此病曾被视为肝移植的禁忌证，因为其术后高复发率及随之而来的移植物失功能。现在已作为肝移植的适应证，因为治疗有效且效果持久。可能是乙肝免疫球蛋白开启了这种转变。然而，有效的抗病毒口服药物的出现使得乙肝患者很少会发展为失代偿性肝病而需要肝移植。幸运的是，即便是那些需要进行肝移植的患者，若术后依从性好，规律服抗病毒药，也可以预防复发。目前，拉米夫定和阿德福韦（市场上最先使用的两种药）已成历史，因为替诺福韦和恩替卡韦更有效，而且可更好地防止耐药性，使其成为当前的标准疗法。因为移植术前使用这些药物，90%的乙肝患者的病毒 DNA 已经达到检测不到的水平，移植后继续进行抗病毒治疗对控制病毒复制也完全有效。尽管各个中心对预防乙肝复发的策略并不相同，但还是有两条指导原则。一是所有乙肝病毒表面抗原阳性的患者在移植后都要口服抗病毒药物（替诺福韦和恩替卡韦）。二是乙肝免疫球蛋白尚在使用，考虑到其治疗费用，以及口服核苷类药物良好的治疗效果，应尽量减少乙肝免疫球蛋白的使用，并验证完全不用免疫球蛋白策略的可靠性。虽然已在研究减少治疗的剂量及治疗期长短，但还没有确定的结果。例如：每月肌内注射 400～800 国际单位的乙肝免疫球蛋白，联合使用拉米夫定，可使肝移植术后乙肝的 5 年复发率降为 4%。一般来说，所有患者在移植后都会口服抗病毒药物并接受一定时间的乙肝免疫球蛋白治疗。

**表 80-3 肝病复发的风险和治疗**

| 疾病 | 复发概率 | 移植物失功能的风险 | 治疗 |
|---|---|---|---|
| 乙型肝炎 | 只有在依从性差的患者中复发 | 非常低 | 恩替卡韦、替诺福韦 |
| 非酒精性脂肪肝 | 31% | 低 | 体育锻炼、饮食、减重 |
| 自身免疫性肝炎 | 12%～46%；随时间而增加 | 低 | 类固醇 |
| 原发性胆汁性肝硬化 | 随时间而增加至 35% | 低 | 熊去氧胆酸 |
| 原发性硬化性胆管炎 | 7%～47%；随时间而增加 | 中等 | 无 |

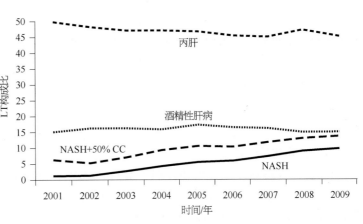

**图 80-2** 肝移植原发病的构成比变迁。原发病含丙肝、酒精性肝病、非酒精性脂肪肝(NASH)及非酒精性脂肪肝合并隐源性肝硬化(CC)〔引自 Charlton MR,Burns JM,Pedersen RA,et al. Frequency and outcomes of liver transplantation for nonalcoholic steatohepatitis in the United States. *Gastroenterology*. 2011;141〔4〕:1249 - 1253.〕

乙肝病毒核心抗体阳性的患者在接受同种异体移植物移植后,会有再激活乙肝的风险,这要取决于移植前相关血清学标志物的滴度。如果无任何预防措施,在乙肝表面抗体阴性的受体中,乙肝再激活的概率为 47.8%。幸运的是,不需要乙肝免疫球蛋白,仅拉米夫定单药疗法就可使得再激活的风险降到 3% 以下,临床上还使用替诺福韦或是恩替卡韦。

### 非酒精性脂肪肝

在美国国内,非酒精性脂肪肝(NAFLD)的发病率有所上升,这与肥胖及糖尿病的发病率变化一致,也是肝移植的指征之一。非酒精性脂肪肝目前是排名第三的肝移植适应证(图 80-2)。在世界范围内,随着欧洲及亚洲国家肥胖的发病率达到 25%,非酒精性脂肪肝的变化也表现出相同的趋势。这可能与流行于美国的不健康的生活习惯已散布全球有关。等待肝移植的患者中 MELD 评分低于 15 的话,伴有非酒精性脂肪肝的要比丙肝阳性的进展速度慢一些,具体来说,增加的 MELD 评分的中位数分别为 1.3 和 3.2。等待肝移植的过程中,相较于丙肝感染的患者,非酒精性脂肪肝患者更有可能死亡或是被从移植名单中剔除,这大概是因为发生合并症较多。除此以外,肝细胞肝癌的年发病率在非酒精性脂肪肝患者中为 2.7%,而在丙肝感染的患者中为 4.7%。

备选肝移植的非酒精性脂肪肝患者并不能代表整个人群,因为一些老龄患者合并多种疾病而不能也不应该成为肝移植的候选人。关于非酒精性脂肪肝患者肝移植术后的一些研究显示,非酒精性脂肪肝患者同因为其他指征而进行肝移植的患者相比,术后生存率相近,不过,非酒精性脂肪肝患者肝移植后更有可能发生心脏方面的并发症。因此,目前所使用的受体评估方法基本可以恰当地选择适宜接受肝移植的非酒精性脂肪肝患者。

肝移植后非酒精性脂肪肝复发率较高。值得注意的是,这通常始于简单的脂肪变性,继而发展成非酒精性脂肪性肝炎(NASH)。在患有不明原因的肝硬化和非酒精性脂肪性肝炎的 257 名患者组成的队列中,31% 的人在移植后脂肪肝有所恶化,在 5 年及 10 年后分别有 5% 及 10% 的人发展成晚期肝纤维化。尽管处于早期非酒精性脂肪性肝炎复发较为普遍,但基于该病理基础的移植物功能受损甚至丧失却很少见。

### 自身免疫性肝炎

自身免疫性肝炎在女性中的发病率高于男性,进展到需要肝移植的重症病例的术后生存率较高。在围移植期,自身免疫性肝炎患者发生急性细胞性排斥的可能性更大。术后早期,自身免疫性肝炎极少复发,但是远期复发很常见,发生在 12%~46% 的患者中。复发的中位时间为 2 年,1 年内有 12% 的人复发,5 年内则有 36% 的人复发。复发的危险因素包括:术前转氨酶及免疫球蛋白 G(IgG)水平很高,过早停用类固醇,迟发型排斥(移植后超过 6 个月)以及供受体的 DRB1 * 03 不匹配。不过,在 50% 的患者中已经成功地达到了类固醇的剂量最小化及完全停用。

### 原发性胆汁性肝硬化

原发性胆汁性肝硬化(primary biliary cirrhosis,PBC)是导致美国成人慢性胆汁淤积性肝病的最常见的原因,而且倾向于女性,男女发病率之比为 1:9。尽管患者都能很好地耐受肝移植,但复发的风险也很明显。复发的中位时间为 3.7 年,当然这也取决于如何定义"复发"。原发性胆汁性肝硬化患者在肝移植术后,有 17% 可见多发胆管损伤,35% 有中度的淋巴细胞性浸润。值得一提的是,有一半的复发都是在肝活检的时候发现的,而此时碱性磷酸酶处于正常水平。复发的危险因素包括:使用他克莫司(与环孢素相反）、受体、供体高龄及男性。逐渐减少糖皮质激素的用量是否是复发的危险因素仍然备受争议。患者复发后，应使用熊去氧胆酸治疗，已证明这种疗法会改善肝功能检查的结果。幸运的是，即便疾病复发，患者也很少发展到移植物功能不全或是需要再次移植。

### 原发性硬化性胆管炎

在移植前，诊断原发性硬化性胆管炎（primary sclerosing cholangitis，PSC）需要满足内镜逆行胰胆管造影结果异常及排除继发原因两个条件。不过，在肝移植后，有许多供体及受体的原因会导致胆管异常，这就使诊断复发性原发性硬化性胆管炎非常困难。不过，在移植后的一些患者中原发性硬化性胆管炎可以而且也确实存在的观点已被广为认可。临床上报道的复发率有很大的差别，为7%～47%，这可能也反映出诊断标准的差异很大。尤其是很难区分慢性排斥和复发性原发性硬化性胆管炎。不过，目前最大的meta分析表明在940例原发性硬化性胆管炎患者中复发率为17%。当出现复发时，通常为时已晚，而且发病率会逐渐增加。不幸的是，疾病的复发会导致移植物丢失。尽管已有大量的关于复发危险因素的小型研究的结果发表，但这些危险因素却缺乏一致性。特别是没有研究表明免疫抑制可以预防或是推迟复发。不过，溃疡性结肠炎的患者如果有活动性疾病时，似乎复发的风险更高，而在移植前或者移植术中切除结肠的患者复发的风险会比较低，可是并非全部研究都证明了这种关联。尽管有些中心在使用熊去氧胆酸治疗疾病复发的患者，但尚无证据表明

哪些治疗对移植后原发性硬化性胆管炎复发是有效的。

## 妊娠

肝移植前，不孕不育症及性功能障碍也很常见。不过在移植后这些问题一般会得到解决。患者会感到自身健康状况有所改善而且身心愉悦，这时有些育龄期女性会想要怀孕。

没有所谓的肝移植后怀孕的安全时间限定，不过有些人认为应该是移植后2年，而有些人赞成是1年。因此对于育龄期女性，有必要在移植之前提倡她们进行避孕，并且持续到至少术后1年。

近期的一篇meta分析中概述了306例肝移植患者共计450次妊娠中，与妊娠有关的风险。可喜的是，活产率达到76.9%，比美国人群的平均水平稍好一些。发生并发症的风险却稍高：发生子痫前期的风险为21.9%（美国人群平均水平为3.8%），发生高血压的风险为27.2%，发生妊娠期糖尿病的风险为5.1%。需要进行剖宫产的比例更高（44.6%，美国人群平均水平为31.9%），早产也更常见（39.4%，美国人群平均水平为12.5%），这些都会导致出现低出生体重儿的风险增高。

尽管对于肝移植受体中想要怀孕的女性来说，没有所谓的安全的免疫抑制方案，但一定要禁止使用吗替麦考酚酯，该药有胎儿致畸的风险。虽然缺乏确切的数据支持，同样要将西罗莫司列为禁忌。因此对于有生育愿望的女性来说，钙调磷酸酶抑制剂加用或者不用类固醇及硫唑嘌呤是主要的免疫抑制方案。

---

### 要点和注意事项

- 肥胖的流行对于肝移植患者的影响逐渐加强。体育锻炼和减重策略应该在超重患者肝移植后早期就开始实施，以避免各种代谢综合征。
- 移植后患者许多发生糖尿病的危险因素存在，对没有糖尿病的患者进行年检，对糖尿病患者积极地控制血糖都是必需的。
- 诊断为高血压之后，首先要改变生活方式，然后使用降压药物：钙通道阻滞剂、β受体阻滞剂或者血管紧张素转化酶抑制剂，以将血压控制在目标水平：肾功能不全或者糖尿病患者为低于130/80 mmHg，没有这些合并症的患者为低于140/90 mmHg。

- 移植后血脂异常很常见，低密度脂蛋白及甘油三酯的水平都应控制在低于100 mg/dl的水平以预防血管并发症。
- 移植后骨钙流失的速度加快。应该积极筛查并早期干预。
- 必须禁止使用活疫苗，灭活疫苗一般是安全的。
- 对于依从性高的患者来说，使用目前的药物可以避免乙肝病毒感染复发。
- 如果自身免疫性肝炎或者原发性胆汁性肝硬化复发，通常是晚期复发，很少会引起移植物失功能。

# 第 81 章

# 神经精神系统并发症
## Neuropsychiatric Complications

Elisa A. Moreno • Thomas B. Strouse
赵振钧　汪建业•译

## 章节纲要

肝移植后神经精神并发症的发病率在 10%～70%,而神经病理学改变在尸检中也十分常见。在最近的一篇讨论肝移植患者预后的文章中,Starzl 等发现急性神经精神并发症的发生率较高,主要包括精神状态改变、癫痫、脑桥中央脱髓鞘性病变。

肝移植后的神经精神性的并发症的一些高危因素主要包括:高龄患者、再次肝移植患者、重症肝病、肝移植前出现肝性脑病、钙调磷酸酶抑制剂中毒、代谢紊乱、脑血管事件以及感染。一些研究报告发现,原发性胆汁性肝硬化和酒精性肝病患者发生肝移植后神经精神并发症的概率更高。其他研究报告则认为肝病类型和肝移植后神经精神并发症之间并无联系。一般来说,肝移植后神经精神并发症的发病率与一些因素明显相关,主要包括住院时间延长、再次肝移植率的提高、感染性并发症、致残率升高和健康相关的生活质量降低。虽然一些研究表明是否患有神经精神并发症与患者生存率无统计学差异,但另外一些研究发现,肝移植后神经精神并发症的出现与患者死亡率增高有关。

## 神经精神系统并发症的分类

神经精神系统并发症通常发生在移植后早期,且可以按照其症状的严重程度分类。轻微并发症包括头痛、震颤和失眠。严重并发症包括癫痫、脑桥中央脱髓鞘病变,可逆性脑后部脑白质病变以及精神状态改变:轻则出现急性认知功能障碍如谵妄,重则可能引起持续性脑病状态直至发展为昏迷。其他报道过的心理学症状包括抑郁、焦虑,躁狂症和精神病,以及言语和行为错乱,皮质性盲和紧张性精神分裂症。此外,记忆衰退和认知障碍也已被广泛报道。

## 轻微神经精神系统并发症:
### 睡眠障碍、震颤和头痛

轻微神经精神系统并发症一般十分短暂且为自限性,常常可以经规范化治疗治愈。睡眠障碍是免疫抑制的常见不良反应,但是也可以由皮质类固醇导致的抑郁、焦虑、谵妄和躁狂等引起。

上肢震颤是肝移植后常见的并发症。而头痛多发生在使用钙调磷酸酶抑制剂的患者中，发生在移植后数日内。高剂量和静脉注射钙调磷酸酶抑制剂会增加头痛的发生。通常来说，轻微震颤频率大约为10 Hz，然而严重的病例如超过2.5 cm幅度的震颤也曾出现过。它们被称为意向性震颤和静止性震颤。虽然通常是自限性的，但震颤也会因为免疫抑制剂变化如剂量减少、使用替代药品或用β受体阻滞剂治疗再次发生。肌束挛缩和肌阵挛也很常见，此外，舌也可能出现震颤。

头痛在肝移植患者中是个常见的症状，它和钙调磷酸酶抑制剂的使用有关。此外，钙调磷酸酶抑制剂可以引起头痛症状再次出现，或加剧有类似病史的患者出现偏头痛。头痛常发生在移植后早期，其特征为血管样并且会随着钙调磷酸酶抑制剂用药时间的延长而加剧。头痛的性质不一，表现为前额性、慢性或跳动性。钙调磷酸酶抑制剂引起的头痛往往存在严重的双侧性表现，与典型的偏头痛类似。虽然大多数头痛表现为轻度或中度，但也可出现顽固性或难以忍受的剧痛。严重的头痛往往是静脉注射此类药物的并发症。改变免疫抑制剂的种类能减轻头痛症状。虽然头痛在肝移植后的发生可能是由于钙调磷酸酶抑制剂引起，但是它也可能预示着更严重的原因：诸如出血、脑卒中或感染。头痛发生在这种情况下与局部神经功能的表现相关，这一表现提示医生需要进一步探索。

## 严重神经精神系统并发症

### 言语障碍

言语异常表现为发音震颤、口吃、口齿不清或原音失真性构音障碍，还可以表现为语速减慢慢、迟疑或语言断续；节律异常或语言不协调；语调异常和语无伦次等。严重患者的表现为痉挛麻痹或运动能力下降。一些患者能发声但不能形成词句。其他一些患者出现假性延髓性麻痹，如伸舌无力、吞咽和构音困难。

言语运用障碍，或"缄默症"在肝移植后也可发生。缄默症与严重的神经精神疾病有关，且与基底神经节、额叶和边缘系统有关。这种现象发生在1%的肝移植术后患者中。肝移植后缄默症与其他面部运动性失用症，如不能吹哨、鼓腮、伸舌等有关，此外还与癫痫、动作无力等神经性症状有关。

缄默症，或称为无力性不语症，常发生在肝移植术后，往往伴随语言和运动功能受损。这种患者意识清醒但不能讲话、运动，有时甚至眼神交流也受到影响。患者看起来精神恍惚，无自发运动，不能对外界环境做出反应。木僵、蜡样强直也是表现之一。肝移植后不语症患者与肌肉紧张度和口颊面运动障碍以及舌运动异常有关，如苦笑面容。

言语障碍还与钙调磷酸酶的毒性有关，症状会随剂量减少、撤药或使用其他替代药品而得到改善。然而，残余的损伤症状会持续数周到数年。有些文献指出构音不良的发生程度包括轻度、中度直至发音不能。

紧张症是神经精神系统症状，其包括说话和运动异常。失语症、言语减少、模仿言语和重复言语、神志不清、对疼痛刺激无反应、重复性行为和木僵、易激惹、错觉、妄想、偏执和幻觉也会发生。

### 癫痫

癫痫是发生于肝移植后最常见的神经精神并发症。早期研究发现其发生率为25%～45%，随着对癫痫诱因的处理得到改善，癫痫的发生率在逐渐下降。一般来说，癫痫发生在肝移植术后早期。虽然多数的是强直性癫痫，但是部分性癫痫、非癫痫状态和癫痫持续状态也被报道过。癫痫可能是一种自限性的独立事件，不会引起长期的神经性后遗症。然而，它们可以与其他严重并发症一同出现，出现严重的临床表现。强直性阵挛发作会导致自残、误吸、血流动力学改变和移行。患者在癫痫持续状态时会表现出轻微的精神状态改变，往往难以被临床检查发现，由于其与代谢性中毒症状与癫痫难被鉴别，往往需进行脑电图检查。

肝移植后的癫痫原因是多方面的，包括预先存在的癫痫、代谢紊乱、中枢神经系统感染、结构性病变和脑血管病变如脑卒中、出血或缺血缺氧和药物毒性。免疫抑制剂通常被认为是肝移植后癫痫的原因。其毒性归因于肝移植后立即的静脉内用药和环孢素剂量的增加。使用环孢素过程中，低镁血症、低脂血症和皮质类激素的使用也与癫痫的发生有关。

同样的，他克莫司神经毒性也曾被报道。早期研究表明他克莫司的神经并发症发生的概率高于环孢素。然而，其他的研究发现他克莫司具有和环孢素相似的神经毒性。免疫抑制剂的神经毒性甚至可出现在血药浓度正常的时候。一些文章报道减少剂量、停药或使用替代性免疫抑制剂会改变免疫抑制剂的神经毒性。然而，治疗方案调整以后，残余神经后遗症还是可能会出现。癫痫可以称为钙调磷酸酶抑制剂毒性的唯一表现。然而，癫痫也可由其他的神经疾病引起，包括可逆性后部脑病综合征（posterior reversible encephalopathy syndrome，PRES）或脑桥中央脱髓鞘病变。

### 可逆性后部脑病综合征

可逆性后部脑病综合征是一种由移植后免疫抑制剂的毒性引起的综合征，其本质在于临床表现、神经系统和影像学上的改变。Hinchey 首先使用"可逆性后部白质脑病综合征"描述这一组特殊的症状：头痛、精神状态改变、视力改变和癫痫。这组症状与两侧对称性的颞部和枕部的脑白质损伤有关。临床症状和影像学的改变会随着免疫抑制剂的剂量减少或中断使用而恢复。

#### 临床症状

在 Hinchey 最初的文章中，精神状态的改变程度从意识水平降低、对刺激的混乱反应到昏睡和昏迷。头痛也是非常常见的症状。视觉异常包括视力模糊、偏盲、忽略症和皮质性盲。报道称癫痫在该综合征发生的早期和晚期都会出现且复发普遍。

Hinchey 描述的这些特征性症状被统一称作 PRES。该综合征的其他症状包括恶心、呕吐、幻视、局部神经体征、轻偏瘫。一些研究发现该综合征中可见高血压，但其他研究中均未见高血压的症状。颅内出血是 PRES 最严重的并发症，可在多达 15% 的病例中出现，往往导致不可逆性的损伤和死亡风险。

#### 癫痫

癫痫常为 PRES 的先发临床表现或唯一临床表现，多表现为多发和复发性癫痫。癫痫持续状态也是一种相对较少见的并发症。因为精神状态的改变很轻微，所以非抽搐性癫痫持续状态患者会难以早期诊断。未治疗的癫痫的预后往往不佳，常会进展为局部性癫痫。部分患者在影像学表现正常后仍会出现癫痫持续状态。非抽搐性癫痫持续状态中，年龄较大患者的发病率和死亡率较高。

#### 皮质性盲和幻视

PRES 患者发生的癫痫源自枕叶。这一综合征可表现为视幻觉、同侧偏盲或失明。视觉障碍可以是该综合征的唯一表现。枕叶癫痫的视觉障碍包括多色彩点或光线闪现。其他症状包括复杂性视幻觉、顶枕叶癫痫的症状也很常见。免疫抑制剂相关性皮质性盲表现为急性双侧失明、瞳孔反射存在但无传入性损伤；肝移植后使用免疫抑制剂的患者会发生可逆性皮质性盲。磁共振上的表现与患者视觉恢复的程度相关。然而，与严重的无法治疗的枕叶损伤有关的皮质性盲在肝移植患者中也有发生。

#### 神经影像学表现

与血管性水肿表现类似，PRES 的典型影像学的表现是在 MRI 中 $T_2$ 加权的高信号。该征通常影响脑后部、顶叶和枕叶。然而，大脑的其他部位包括额叶、基底节、脑干和小脑也会被影响，因而患者的症状往往是双侧且对称，但也有单侧和非对称的情况。尽管临床表现很明显，但早期的影像学检查往往仅能发现轻度水肿或无水肿。

#### 发病机制

目前有两种解释 PRES 发病机制的理论。一种理论认为损伤是由于血管收缩引起的灌注不足和缺血导致。而另一种被广泛接受的理论认为该损伤反映了血管性水肿。有人认为脑后部交感神经支配不足使其更容易自我调节紊乱，破坏血脑屏障并引发水肿。此外，免疫抑制剂被认为可以对血管内皮产生直接损伤，并损伤血脑屏障。PRES 的病理学研究揭示了未发生真正的脱髓鞘病变时的细胞外水肿和内皮损伤的证据。

#### 可逆性

PRES 是一种可逆的症状，一系列研究描述了完整的临床治疗方案。临床神经精神症状能在免疫抑制剂减量或撤药后的数日内改善。然而随访中发现，神经影像学上的改善往往会延迟发生，此外也有研究发现部分患者会存在持续性损伤。然而，该综合征出现的神经毒性并不一定与血浆的药物水平有关，而是在治疗剂量时也会出现。对该综合征的认知和治疗的延迟会对预后产生影响，但即使对其进行治疗干预，该综合征也不完全可逆而且也许不会完全恢复。MRI 随访可发现持续性损伤，有时可持续到损伤后 1 年。影像学研究提示可能存在与层状坏死一致的大脑白质软化和皮质萎缩的区域。

### 脑桥中央和脑桥外脱髓鞘性病变

#### 概念

脑桥中央脱髓鞘性病变（CPM）是肝移植后严重的神经精神系统并发症之一。发生率为移植后 5%～10%，其症状主要包括基底中央脱髓鞘。该症状临床表现不一，在有些病例中可没有症状。精神状态的改变可表现为昏睡至反应迟钝和昏迷。在有些病例中昏迷是唯一临床表现，其他临床症状包括假性延髓性麻痹性构音不良、吞咽困难、癫痫和痉挛麻痹。在极端病例中如闭锁综合征时,该症状表现为构音不良,四肢麻痹,眼球可跟随刺激但不能遵从语言命令、双侧巴氏征阳性也会随后发生。

脑桥外脱髓鞘性病变(EPM)可以独立发生,但在10%的病例中也可和中央脱髓鞘性病变同时存在[即中央髓鞘和脑桥外脱髓鞘性病变(CPEM)]。EPM影响的部位包括丘脑、基底节和小脑。在独立性EPM中,锥体外系症状如肌张力不全、僵直和无动性缄默症以及紧张性精神分裂症等均会出现。CPEM的表现包括情绪失控、无动性缄默症和紧张性精神分裂症。CPM的症状常出现在肝移植早期,平均出现时间约在移植后7日。然而,也有移植后晚期发生CPM的病例。CPM的特征性损伤包括在MRI检查$T_2$加权和弥散加权(FLAIR)上对称性高信号,表现为脑桥部位"蝙蝠翼状""三齿状"或"蝴蝶翼状"改变。相同的信号强度在EPM病例中脑桥受影响部位也可见。早期的影像学异常往往落后于临床表现。一些研究发现MRI可在临床表现出现的数月后才出现影像学表现。CPE和EPM这两个病症一直被认为与患病率和死亡率增加有关,包括持续性的神经系统损伤,而少数临床患者的症状也可得到改善。一般来说,肝移植后发生的CPEM预后常不理想。

### 机制和易感因素

尽管有些病例发生时血钠水平在正常范围或很快恢复正常,但低钠血症的快速纠正和CPM有关,这提示CPM的发生还存在其他因素的参与。其他直接原因如免疫抑制剂的神经毒性也与其相关。有些常见于肝病患者的潜在因素如酗酒、营养不良和低钠血症都与CPEM有关。作为另一诱发因素,肝移植前存在移植前脑病的患者更容易患CPM。而肝移植后的CPEM更多发生在已有严重肝病的患者身上。

### 精神状态改变

精神状态的改变是肝移植后最常见的神经精神系统并发症,其症状有意识障碍、局促不安、定向障碍、焦虑和精神疾病,还会出现昏睡和昏迷。"脑病"一词广泛地用于描述肝移植后患者的精神状态改变,这些术语与谵妄的神经精神诊断一致。

谵妄指的是意识和认知的急性变化,这种意识上的改变包括对周围环境的反应性下降,认知上的改变包括记忆减退、知觉减退和定向障碍。谵妄常常与情绪障碍如烦躁、冷漠、愤怒、恐惧、抑郁和焦虑有关。

高反应性谵妄以焦虑、警觉性增高和觉醒增强为特征。患者的焦虑源于对精神症状的恐惧或与作为

精神症状的并发症而出现。这种改变易被误诊为焦虑症且常以苯二氮䓬类药物治疗,而这种治疗会导致相反的结果。低反应性谵妄表现为冷漠和警觉性降低,表现出精神运动减慢和认知减退。低反应性谵妄常常难以发现或被误认为是抑郁或镇静状态。这些都会延误治疗,因而这种亚型的死亡率往往较高。老年患者出现低反应性谵妄概率更高。

高龄患者尤其易得谵妄。他们常患有器质性病变,如既往脑卒中和小血管病变,这都使得他们易患谵妄。年龄相关的系统功能下降使机体维持稳态的能力下降,使老年患者适应手术应激等的能力下降。高龄相关引起的谵妄的高风险因素如营养不良、虚弱、机体功能减退、慢性或严重的疾病、各种内科的合并症、认知减退和抑郁等,都可能出现在老年肝移植患者中。

谵妄过去被认为是短暂的和可逆性的。然而,即使给予适宜治疗,其恢复也很有限,尤其是老年患者更容易患持续性的谵妄。虽然老龄化的大脑易患谵妄,但谵妄本身也会损伤大脑。老年人中发生的谵妄是认识减退和痴呆、功能性下降和死亡的高风险因素。

一些药物在部分老年患者也会导致谵妄发生,包括苯二氮䓬类、阿片类和抗胆碱能药物。苯二氮䓬类药物常用于高反应性谵妄患者,但它也能引起相反的效果,使患者应激性更强、焦虑加重。同时,尤其是在患有肺病的高龄患者中,它们也能诱导深度镇静,甚至引起呼吸抑制的风险。阿片类止痛药也与高龄者的谵妄发生有关。然而,对术后疼痛的治疗是非常重要的,疼痛的治疗不足本身也是谵妄的诱因之一。由于老年患者胆碱传递减慢,因而老年患者对抗胆碱能药物特别敏感。

肾上腺皮质激素治疗的神经精神系统症状十分常见。虽然多数症状出现在开始治疗的前2周内,但这些症状可在治疗的任意阶段内出现。症状通常发生迅速且与剂量相关。而精神疾病史却不是其发生的危险因素。虽然肾上腺素导致的躁狂和精神疾病也曾出现,但是既往肾上腺素引起的精神类疾病并不意味着以后也会发生。这些症状能随着肾上腺皮质激素剂量的减少或中断而改善,然而中断用药后症状的缓解往往需要多达6周的时间。

肾上腺素治疗与抑郁症、躁狂症、精神病和谵妄有关。认知减退包括注意力和记忆减退。轻躁狂和躁狂症很常见,而长期或慢性应用类固醇会增加抑郁的风险。自杀倾向是严重且常见的副作用。常见但

达不到诊断标准的症状包括焦虑、恐惧、淡漠、失眠、易怒、情绪不稳定和躁动不安等明显的症状。皮质类固醇介导的紧张症病例也有报道过。

在年长的患者中皮质类固醇可引起的痴呆包括记忆、注意力、专注力和智力的减退。通常，类固醇介导的认知减退缓慢，学习和记忆减退被认为一直持续到皮质类固醇中止使用数月后。在几乎所有皮质类固醇引起痴呆的案例中，类固醇的剂量相当于至少每日 60 mg 泼尼松。

通常皮质类固醇介导的精神症状的治疗开始于对其剂量的逐渐减少，据报道剂量减少和中止用药能解决绝大多数患者的精神症状。然而，有时候不能停药，如肝移植后需要使用免疫抑制剂时，就需要加用辅助药治疗了。

肝移植后的精神状态改变的病因多种多样。虽然围手术期的危险因素不能排除，但是一些研究发现肝移植后神经精神系统的并发症与患者术前状态有关，甚至可由肝移植本身引起。肝病的严重性、电解质紊乱和营养不良可能是肝移植后的神经精神系统并发症的因素。即使手术前已经纠正，肝移植手术前任何时期的低血钠是移植后的谵妄发生的独立危险因素。常见于肝硬化的蛋白质能量缺乏症，表现为脂肪储备耗尽和肌肉消瘦，是患者发生脑病的危险因素。大量的文献证明有肝性脑病史的患者容易发生肝移植后的神经精神系统并发症。

### 肝性脑病

"脑病"在《精神疾病的诊断和统计手册》(第4版)中被定义为"一般医疗状况引起的谵妄"。它包括广泛的肝病病程中的神经精神异常。脑病的发病因素是多因素引起的，已有许多假说解释其病因，包括血氨升高、内源性苯二氮䓬类物质产生过多、锰离子沉淀、脑血流的改变、神经递质失调和系统性炎症反应等。

急性肝功能衰竭时发生的脑病是由于颅内高压和水肿导致的脑疝和死亡的临床急症。在慢性肝病中脑病的症状和严重性的表现多样。近期的文献表明脑病的症状是一个循序渐进的过程，伴有认知、运动和神经心理状态由轻到重的改变。在经典的理论里，脑病依据严重程度被分为显性肝性脑病和轻微肝性脑病两类。

#### 显性肝性脑病

显性肝性脑病(OHE)是一个出现临床症状且伴有临床证据的运动、认知和精神功能紊乱。它的发生

常与急性的肝病的失代偿有关，如胃肠道的出血。精神疾病包括抑郁、性格和行为改变也被报道过。

妄想和视觉感知异常，包括幻觉都出现过。发生在肝性脑病中的运动异常包括扑翼样震颤和震颤、共济失调和腱反射增强。锥体外系征包括运动迟缓、僵硬、局部麻痹和手足徐动症也发生在该病中。肝性脑病的主要特征是临床上明显的意识水平下降。而认知水平改变严重时可引起昏迷。

#### 轻微肝性脑病

经典理论认为，轻微肝性脑病(MHE)是指缺乏标准的临床检查证据，但是在神经精神测试中表现有轻微认知改变的患者。

轻微肝性脑病的患者往往出现执行功能下降。最常见的改变是注意力和精神运动速度的下降，视觉运动不协调和视觉空间构筑能力下降也十分常见。精细运动能力也会受到影响。一些早期的研究认为轻微肝性脑病与记忆力下降无关，而其他的研究证明其与轻度记忆力下降有关。近期的研究发现它会使工作记忆下降，即在回忆短期内获得的新信息能力下降。一项研究发现在明显的注意力下降者中的记忆测试得分更低。

轻微肝性脑病被认为是肝性脑病的临床前期，因为它们在标准的临床检查中没有明显的差别。然而，虽然缺乏临床证据且患者的神经精神测试结果正常，但是患者仍能感觉到症状和异常。患者多出现日常生活中注意力、记忆和心理运动障碍。

轻微肝性脑病的患者常出现运动不协调、性格改变和睡眠障碍。即使患者没有认知功能障碍，患者的运动症状如震颤或言语缓慢可以在轻微的神经检查中体现出来。共济失调和手指运动缓慢也出现在那些没有神经精神测试结果异常的患者中。在肝性脑病的进程中，患者的注意力似乎是持续性下降的。

有人建议用"早期脑病"取代"轻微肝性脑病"。一些专家认为，轻微肝性脑病是一种潜在或轻微的显性肝性脑病的表现，是肝病早期阶段的表现并会随急剧下降而进展。由于轻微肝性脑病可以增加发生显性肝性脑病的机会，因而被认为是显性肝性脑病的早期阶段。

肝性脑病的复发可以损害认知功能且与其严重性和复发的频率有关。即使一次复发也能导致获得性持续性学习能力下降。除肝性脑病的明显认知损害之外，轻微肝性脑病的症状也会持续存在。这提示了认知损害的累积性，导致整体的认知储备水平下降，这也提示我们肝性脑病是不可完全恢复的。一些

假说强调了慢性肝病中脑病发生对大脑有持续性的不可逆转的损伤。

一些研究发现慢性肝病的代谢废物可以引起慢性且不可逆的脑组织损伤，这种机制的发生与脑卒中和创伤性脑损伤的机制一致。肝性脑病的细胞学改变在于那些正常时被肝脏清除，但在肝功能衰竭时逐渐累积的复合物，它们在大脑中逐渐积累并损伤星形胶质细胞。氨是引起脑病发生的重要物质。氨的分解代谢在肝功能衰竭时出现障碍，且具有神经毒性。氨可直接对星形胶质细胞产生毒性作用，并增加了细胞内谷氨酰胺的含量，而谷氨酰胺会引起星形胶质细胞肿胀、肌醇和胆碱的消耗减少，并出现 II 型阿尔兹海默症的改变。

有些研究发现肝性脑病对大脑一过性的影响可以在肝移植后恢复。磁共振（MRI）证实在肝性脑病患者大脑中细胞内谷氨酰胺增加、胆碱与肌醇减少。这些代谢异常与认知功能受损有关，如认知迟钝、运动和执行功能下降、视觉运动能力减退。这些异常改变是可逆的，在肝移植后随神经功能恢复而改善。

轻度脑水肿也是肝性脑病的表现之一。低磁传输比例提示该类患者存在脑水肿，而这一指标在肝移植后会随认知功能改善而恢复正常。在 MRI 的 $T_2$ 加权 FLAIR 序列上，大脑半球和皮质脊髓白质高信号与轻微的大脑水肿有关。而这种损伤也会随神经认知功能的改善而恢复。

虽然这些研究表明了肝性脑病在肝移植后的可逆性，但是也有些研究发现肝性脑病会对大脑功能和结构产生持续影响。锰离子可以穿过血脑屏障并在基底节上聚集，引起神经元缺失和反应性神经胶质增生。锰离子多聚集在苍白球，但在黑质和纹状体中也有发现。目前认为，聚集在基底节上的锰离子在慢性肝病中能引起锥体外系症状。

锰离子沉积与 $T_1$ 加权上苍白球上的特征性双侧对称的高强度信号有关。然而，基底节上的高信号与临床症状的关系现在还存在争议。虽然一些专家认为苍白球上的高信号与脑病的临床表现一致，但是另一些专家认为脑病和基底节上的异常信号关系不大。

有研究报道称，在肝移植后 3～4 个月的患者中，苍白球上高强度信号恢复与脑病症状的好转一致。然而，一项研究发现肝移植后残留轻微帕金森的症状者中，苍白球高信号再移植后 4 个月仍然存在。另一些报道，肝移植后 3～7 个月，患者的神经精神症状得到改善，而 MRI 高信号持续时间更长一些。这些 MRI 的表现与肝性脑病的临床表现联系仍不

明确。

肝硬化的患者中也有大脑血流和葡萄糖代谢的改变。一项研究发现，相比于其他原因的肝硬化患者，有酒精性肝硬化的患者有明显的额叶脑血流减慢，这些血流减慢与在 CT 表现出的额叶萎缩有关。其他研究发现在移植前，相比较于其他原因引起的肝硬化，有酒精性肝硬化患者血流弥散能力更低，尤其在额叶。这些患者证明额叶上持续性脑血流减缓，这暗示了乙醇对大脑的潜在性不可逆的作用。

慢性肝病患者可出现脑萎缩，基于像素的形态学研究发现脑组织的缺失和肝病的进展同步，并且提示了脑病的复发和脑组织密度的下降相关。

肝硬化与肝移植后脑容量持续性下降有关，预示着不可逆性脑损伤。脑萎缩，尤其是额叶和小脑的萎缩，与酗酒有关。然而，越来越多的证据证明戒酒可以使脑萎缩在一定程度上恢复。尽管如此，脑萎缩或大脑结构改变可能增加患者神经系统损伤的风险。

## 肝移植后患者神经认知变化

在对比肝移植前后的神经精神功能变化时发现，虽然在某些大脑认知功能区域改善很明显，但恢复并不完全。这些研究提示肝性脑病患者的认知功能下降在肝移植后无法完全恢复。一项对移植前有记录明确的肝性脑病患者进行的研究发现，移植前发生肝性脑病的频率和严重性与肝移植后展现的认知功能缺陷有关。此外，近期研究发现，肝移植前的肝性脑病与肝移植后的认知功能持续下降有关。这些研究提示肝性脑病在移植后仍有持续性效应，提示我们肝性脑病可在一定程度上对大脑造成不可逆损伤。

对因酒精性肝病而移植的患者发生的神经精神系统改变的研究发现，该类患者的神经认知功能总体有所改善。然而，该类患者在肝移植后出现持续认知功能，尤其是在大脑记忆区域损伤的风险增加。因酒精性肝病而进行肝移植的患者比其他原因的肝病患者发生持续性认知功能损伤的风险更高。

## 急性肝功能衰竭

脑水肿是急性肝功能衰竭的严重并发症，是由于大脑自我调节功能的失衡，引起星形胶质细胞肿胀而导致。从急性肝功能衰竭恢复的患者往往能够达到神经功能完全恢复。急性肝功能衰竭引起的脑病一般认为可在肝移植后自动恢复。近期的病例研究发

现急性肝功能衰竭者中大脑弥散功能异常并不一定
与不可逆性脑损伤有关。然而，也有病例报道指出在
急性肝功能衰竭的自发恢复者中有残留和持续的神
经后遗症。一项早期研究发现在从急性病毒性肝炎
恢复的患者中有持续的言语异常。另一早期研究发
现在急性肝功能衰竭患者中存在由对乙酰氨基酚引
起的永久性视神经和皮质萎缩。缺血引起的弥漫性
皮质坏死也有报道。

关于急性肝功能衰竭患者进行肝移植后的神经
精神症状预后的数据很少。一项近期研究发现，与慢
性肝病者相比，因急性肝功能衰竭进行肝移植的患者
发生神经精神功能损伤更严重。虽然两组人群在记
忆测试中表现得都不好，但急性肝功能衰竭患者在一
些检测抽象想象、单词词义和滞后语言能力方面表现
得明显更差。这项研究的作者推测，在急性肝功能衰
竭者的大脑某些区域血流下降导致了这些区域更容
易出现缺氧性损伤，这可能是导致两组患者在神经精
神功能上表现不同的主要原因。前瞻性研究可能揭
示该类人群的神经精神系统改变的真正原因。

### 威尔逊症

神经系统和神经精神系统症状在 40% ～ 60% 的
威尔逊症（Wilson's disease）患者中十分明显。神经
系统异常包括动力僵硬综合征、木僵、共济失调、肌张
力障碍、严重震颤和发音障碍。精神症状包括个性改
变、抑郁症、焦虑症、精神病、情绪不稳、躁狂症和冲动
行为。该类患者有自杀倾向。神经认知后遗症包括
执行功能异常、精神运动速度下降、注意力与记忆力
减退和视觉空间或视觉构建困难。

一般来说，因威尔逊症进行肝移植多出现在患者
出现急性肝衰竭、治疗无效并导致严重的肝损伤、肝
硬化进展或治疗中止后的肝失代偿期。

一些研究人员发现，威尔逊症患者进行肝移植后
神经系统症状会有所改善。在因神经系统症状恶化
而不伴有严重肝脏疾病而进行肝移植的患者中，神经
症状也可以得到改善。然而，也有神经症状很少或无
改善的患者。

因威尔逊症进行肝移植患者的认知功能预后的
数据十分稀少。一些研究发现肝移植后的神经认知
功能有轻度改善。一项研究发现患者在移植后 2 年
认知功能正常，但一般 4 年后出现轻度异常。也有一
些研究关注了因威尔逊症进行肝移植的患者的精神
症状。一些零散的病例报告提供了部分精神症状改
善的证据。大部分研究表明肝移植后存在持续精神

障碍。一项回顾性研究发现，进行肝移植的患者中，
出现神经精神并发症较未出现的患者生存时间较短。

#### 威尔逊症神经精神系统失代偿患者的肝移植

关于肝功能正常，而仅有神经系统恶化表现的威
尔逊症患者是否应该进行肝移植仍有争论。一些专
家认为，在神经精神症状恶化时进行肝移植后，神经
功能是可以恢复的。另一些人认为长时间的神经功
能恶化可能是不可逆的，且是肝移植的禁忌证。一些
观点认为，在肝病早期神经功能异常的出现进展是肝
移植的适应证，但是这一观点没有被证明。目前没有
可信的指标指示哪种威尔逊症患者的神经精神系统
症状可以恢复，并且肝移植在没有发生急性肝功能衰
竭的患者中起到的作用不明确。

### 获得性肝脑退行性病变

获得性肝脑退行性病变（AHCD）被认为是肝性
脑病的慢性形式。它和威尔逊症有许多的共同症状。
与威尔逊症一样，它也很难辨识哪个患者可以从肝移
植治疗中恢复过来。已知的获得性肝脑退行性病变
的预后信息仅限于病例报告，而长期随访的资料也十
分稀少。此外，现存的报道存在矛盾：一些研究发现
神经功能在肝移植后可全部或接近全部恢复；而另一
些研究报道称肝移植后神经功能没有改善或存在轻
度持续性症状。

也有两篇报道了肝移植患者丙型肝炎复发时，获
得性肝脑退行性病变也会复发。一些研究人员认为，
作为获得性肝脑退行性病变的临床表现肝性脊髓病
的病情进展是影响精神症状可逆性改变的因素之一，
并且提示在早期进行肝移植可能会影响患者预后。
一些研究发现，病情严重的肝移植患者神经症状的改
善不明显，而疾病早期患者肝移植后神经症状明显好
转。然而，肝移植是否是该类人群的一线治疗手段仍
具有争议性。

### 丙型肝炎病毒的神经系统侵犯

研究表明，丙型肝炎感染与认知功能障碍相关，
皮质下的模式类似于人类免疫缺陷病毒（HIV）患者。
有关于肝病的严重性的对照研究揭示轻微的记忆损
伤、注意力和专注力下降与执行功能下降一致，但与
常发生于轻微肝性脑病的运动技巧和视觉构筑能力
下降无关。

有假说认为：丙型肝炎对中枢神经系统有独立的
影响效应，其中没有严重的肝病的丙型肝炎患者中的

认知功能下降和没有肝性脑病体征是该假说的间接证据。聚合酶链式反应测试证明了丙肝病毒在肝外也存在，包括大脑和脑脊液。RNA链分析证实了丙肝病毒在体内复制的产品，并且提示了中枢神经系统是活动性感染的场所。磁共振光谱学研究发现相比较于正常组，丙肝感染者的胆碱/肌酸酐在基底节和大脑白质中增高是 HCV 在大脑入侵的证据。另外有磁共振光谱学研究揭示了在丙肝患者的大脑白质中有胆碱的增多和 N-乙酰天冬氨酸的减少。虽然大趋势认为认知功能损伤患者中有胆碱/肌酸酐值增高，但是也有磁共振光谱学研究发现在神经精神功能测试中认知功能的受损和代谢异常没有明显的关联。

大脑尸检中也证明了 HCV 复制在巨噬细胞和小胶质细胞中出现。这提示了其进入大脑的路径可能是感染了单核细胞并穿过血脑屏障。病毒也能引起自身免疫反应并由此导致发音障碍、瘫痪和混乱。另一种假说认为病毒可能引起慢性的由细胞因子释放的免疫反应，这对中枢神经系统有直接的影响。

近期的研究发现 HCV 的神经入侵提供了患者情绪异常的生物学模型。严重的难治性抑郁症常见于肝移植后丙肝复发。在一项病例报道称，有 HCV 的 RNA 反向链在尸检脑组织标本中存在的证据，这也是作者得出 HCV 是该类患者得严重抑郁症的病因。

## 人类免疫缺陷病毒的神经入侵

HIV 在早期入侵阶段就影响大脑，并成为病毒的储存池。越来越多的证据证明早期和慢性的 HIV 对大脑结构型改变可能不可逆，且增加了神经变性的可能性。低于 200 单位的最低 CD4 浓度与大脑容量下降强相关，包括颞叶、顶叶、额叶与海马区域和神经认知功能受损。这提示了在过去有低于 200 单位的 CD4 浓度的患者中，大脑损伤可能是不可逆的。HIV 在中枢神经系统的含量似乎与神经认知功能受损程度有关，脑脊液的病毒含量等同于或高于血清浓度是又一证据。

研究表明病毒感染期间是大脑萎缩和认知功能障碍的危险因素。HIV 感染的年老患者神经认知功能会特别容易受损且易得痴呆。越来越多的证据证明 HIV 感染的患者，尤其是老年患者中有异常脑蛋白积累，这提示了神经变性加速的可能。HIV 经常影响的大脑认知功能区域，包括执行功能、精神运动速度、注意力和记忆功能。

HCV、HIV 共同感染是神经认知受损的危险因素，这种患者比单纯的 HIV 患者神经认知功能更容易受损。共同感染者证明了精神运动速度、执行功能、学习与记忆功能和总体认知功能的下降。迄今为止，研究都关注该类患者在肝移植后的移植肝和患者的生存。随着 HCV/HIV 患者进行肝移植增加，鉴于潜在的、进展性的神经认知功能受损可能，我们应该关注他们的神经精神系统改变。

## 总结

神经精神系统并发症发生在肝移植早期。轻微的并发症包括头痛、震颤和失眠症。严重的并发症包括言语障碍、皮质性盲和癫痫。后部可逆性脑病综合征和脑桥髓鞘溶解症后果严重且可能不可逆转。免疫抑制剂与神经精神系统症状有关，剂量调整或使用替代药品可以改善症状。皮质类固醇的副作用包括情绪、焦虑和精神症状，但这可以使用抗精神病药、抗抑郁药和其他控制情绪的药物治疗。

谵妄在肝移植后也常见。移植前的危险因素包括老年、严重疾病和认知功能损伤。谵妄可能发展成为持续性综合征且预后不好，需要积极治疗。

肝性脑病与认知功能受损有关，轻微肝性脑病临床表现轻微很难检查到。肝性脑病的复发与认知功能恶化有关并且不可逆。肝性脑病是多病因的，并且有些机制似乎相互协同起作用。一些代谢改变提示在肝性脑病中，如高氨血症、大脑水肿和神经递质失调，使其有不同程度的不可逆性。其他的机制，如锰离子沉积和萎缩引起的结构改变，也提示了神经损伤的不可逆性。然而，尽管某些大脑神经认知区域的损伤可能会有残存，多数系列研究都报道在肝移植后一般都有神经精神系统症状的改善。

酒精性肝病在肝移植后神经精神系统症状改善更差，乙醇的神经入侵引起的结构性脑损伤可能是其原因。然而，近期的研究表明大脑容量减少可能有部分的可逆性，神经精神症状也随着戒酒而改善。

威尔逊症和获得性肝脑性变性的神经精神系统症状的可逆性有被报道过。然而，在正常肝功能中有这些症状的患者中是否进行肝移植仍有争论。

## 要点和注意事项

- 肝移植后的轻微的神经精神系统并发症包括头痛、震颤和失眠症。主要并发症包括言语障碍、皮质性盲和癫痫。
- 癫痫发生在钙调磷酸酶抑制剂使用时，即使它的血浆浓度在正常水平，也能表现出后部可逆性脑病综合征。
- 可逆性后部脑病综合征发生在钙调磷酸酶抑制剂使用时，它具有潜在可逆性，但是永久的后遗症有被报道过。典型的影像学揭示了在磁共振显像在脑后部分布的高密度信号，但其他大脑区域也受影响。
- 中央和脑桥外脱髓鞘性病变通常在肝移植早期出现。磁共振显像揭示了这种损伤与髓鞘溶解一致，磁共振出现异常比临床表现晚。
- 精神状态的改变是肝移植后最常见的神经精神系统并发症。肝移植前的危险因素包括老年、低钠

血症、营养不良和严重的肝病。肝移植后的危险因素包括免疫抑制剂、苯二氮䓬类、阿片类和皮质类固醇类药物的使用。
- 一些理论认为发生肝性脑病的机制有：高氨血症、代谢紊乱、锰离子沉积、脑血流状态改变和葡萄糖糖代谢改变。轻微肝性脑病增加了患肝性脑病的风险。肝性脑病的复发与认知功能受损有关。在肝移植后可能有持续性的脑病。
- 由于威尔逊症和获得性肝脑变性而进行肝移植患者的神经精神系统症状有可逆性。然而，在有正常肝功能时，发生神经精神系统并发症是否进行肝移植仍有争论。
- HCV 和 HIV 是认知功能受损的独立危险因素，它们联合感染时风险更高。这些人群在肝移植后的神经精神状态应该被严密监控。

# 第 82 章

# 神经系统并发症
## Neurological Complications

LucasRestrepo

赵振钧 • 译

| 章节纲要 | |
| --- | --- |
| 神经专科会诊前的迅速评估 | 可逆性后部脑病综合征 |
| 脑病 | 感染 |
| 特征性脑部病变 | 真菌感染 |
| 肝脑综合征 | 进行性多灶性脑白质病变 |
| 脑水肿 | 癫痫 |
| 戒断综合征 | 震颤 |
| 低钠血症及渗透性脱髓鞘病变 | 脑卒中 |
| 锰中毒 | 中枢神经系统脉管炎 |
| Wernicke 脑病 | 中枢神经系统肿瘤 |

随着肝移植手术的生存率不断提高，肝移植已经成为一种在全世界范围内相对常见的手术方式；这就意味着，医生会更多地参与到这些原本就已经很复杂病例的治疗中。依据美国器官移植与移植网络（Organ Procurement and Transplant Network，OPTN）和移植受者科学登记（Scientific Registry of Transplant Recipients，SRTS）的统计结果，在 2011 年美国有超过 5 500 人接受肝移植手术，而有 15 357 人等待进行肝移植。神经系统并发症可在多达 20% 的肝移植患者以及等待肝移植的患者中发生。随着目前肝移植患者的 5 年平均生存率超过 70%，这些神经系统症状会变得更加频繁。此外，老年及病情严重的肝移植患者的数量也出现了明显增加。某些病理环境会使肝移植患者更容易产生神经系统并发症，尤其是酒精性肝硬化。另一方面，用于防止肝移植患者器官排异的治疗手段也会在 10% 的患者中引起神经系统症状。本章节将会介绍一些能够迅速评估肝移植患者（或等待肝移植的患者）的神经系统并发症的简单方法以及在向神经科医生提出正式会诊前所需要的初步处理，并详细描述了肝移植患者最常见的病理状况。

## 神经专科会诊前的迅速评估

肝移植术后神经系统并发症分为急性和慢性。

医生的首要任务是确认患者的情况是否稳定，如果患者情况稳定，下一个问题就是确定患者神经系统的哪些部分受到了影响。这个问题从表面看起来也许比较困难，但是实际上它也许并不需要专业的判断，因为绝大多数情况下，医生面对的是一种由于系统性疾病造成的患者大脑功能全面失调（如毒性代谢性脑病）。因此，对弥散性神经系统功能失调的识别十分重要，因为几乎所有的治疗都需要针对可能引起多器官衰竭的系统性问题。另一方面，局灶性神经症状的发现也许会提示一种原发性神经系统疾病，如脑卒中。然而，局灶性神经系统症状可能仅仅是由急性疾病引起的原有神经系统问题，这种情况多发生于之前患有脑卒中的患者，再次出现脑卒中的症状。在这种情况下，神经系统影像学检查是用来了解患者病情的最基础的检测方法。

迅速的神经系统检查可以在 5 分钟内完成，主要包括以下 4 个步骤。

（1）观察患者的意识状态：注意观察患者是否自发性的清醒，或在呼唤患者姓名或摇晃其肩膀时，观察患者能否清醒数秒钟。如果患者没有应答，我们需要判断患者的意识障碍是由于弥散性大脑功能障碍还是脑干问题。此时，如果患者正在接受有镇静效果的药物治疗，我们可以暂停所有镇静药，并在一段时间后再次判断患者的意识情况。

（2）脑神经的检查：对脑神经的检查就可以简单地判断脑干功能是否受损。如果双侧瞳孔对光反射等大等圆、双侧角膜反射存在且眼-头反射可以被引出，则患者的脑干功能很可能没有受损。如果这些反射消失了，患者的脑干可能发生了严重的问题，比如脑卒中或者缺血缺氧性脑病。需要引起我们注意的是，足够清醒的患者会抑制眼-头反射。同样，咽反射并不是十分可靠，因为咽反射在许多患者中会被抑制（尤其是老年患者）。

（3）语言表达测试：如果貌似清醒的患者不能讲话或表达困难，这可能是由于失语症导致的，此时需要对患者进行适当的神经系统影像学检查（除非患者之前就存在这类缺陷的记载）。表达词语方面存在的困难并不一定是病灶的特征，因为许多患有脑部病变的患者都存在构音障碍。

（4）观察自发性行为：即使患者不会配合体格检查，对自发性运动的密切观察也有助于确定损伤的部位。患者会像被固定在床上一样不能移动一侧身体。患者肌力的轻微下降在被动抬起上肢后（肌力弱的一侧肢体会出现抖动）或屈曲膝关节后（肌力弱的一侧会更快落下）会变得更明显。这些姿势也可能提示患者存在扑翼样震颤，即发生间断性姿势障碍，导致受影响的肢体出现鸟类拍击翅膀样的不自主动作。搔刮足底掌心部位通常会引起下肢迅速缩回（这有助于提示足跖反射阳性或 Babinski 征，而这些反射的存在在成人往往是病理性的）。同时，对称性节律性的抽搐，尽管可能程度很轻，也应该引起足够的重视。而另一方面，不对称性的节律性抽搐提示肌阵挛，这是

代谢性脑病的一种常见的非特异性并发症。

## 脑病

脑病是一种由急性器官衰竭而引起的症状，往往出现以意识程度、睡眠-清醒周期性波动性变化为特征，同时伴有行为、认知情况和感觉障碍的大脑功能异常。绝大多数患者意识障碍主要包括出现谵妄、嗜睡，而其中 1/3 的患者会出现精神运动性激越。行为学问题的主要包括坐立不安、反复踱步；特征性的认知异常包括定向障碍、淡漠、意识的随境转移以及思维中断；而感知觉障碍主要包括出现幻觉和幻想等。上述各种神经系统功能障碍被统称为谵妄。谵妄（delirium）一词来源于拉丁语的词根"背离（de）"和"车辙（lira）"，原意为"神经错乱的"或者"行为异常的"。谵妄是医生经常会遇到的症状，包括外科医生。非特异性脑病大约占到所有入院人数的 10%，而肝病患者中更易出现。脑病出现的概率在终末期肝病患者中可达 20%～50%，而在肝移植患者中出现概率可达 1/3。排除潜在的病因，谵妄本身就与发病率和死亡率上升、住院时间延长以及医疗成本增加相关。此外，谵妄的发生率会随着肝移植患者年龄的增加和病情的加重而上升。既往患有脑病病史的患者，以及原有神经系统疾病的肝移植患者中，脑病的发生风险也会随之增加。同时，我们必须牢记的是，谵妄往往是伴随着系统性疾病一同出现的；图 82-1 展示了我们所推荐的诊断流程。

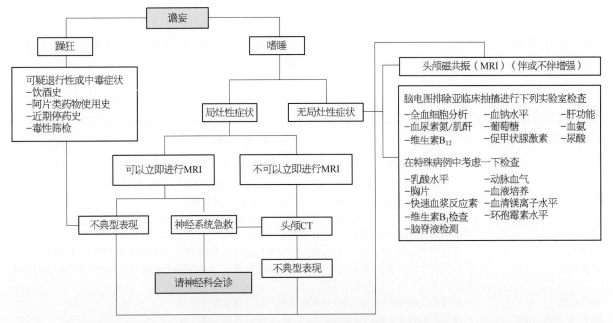

**图 82-1** 谵妄患者诊断流程图。ABG，动脉血气；BUN/Cre，血尿素氮/肌酐；CBC，全血细胞分析；CT，头颅 X 线平扫；EEG，脑电图；LFT，肝功能；MRI，磁共振；RPR，快速血浆反应素；TSH，促甲状腺激素；UA，尿酸

除了发生率之外,我们对于谵妄的病理生理学特征的了解是非常缺乏的。除了脑电图(EEG)背景上所描述显示的慢波和前脑的胆碱能通路的研究之外,目前我们对谵妄的相关描述十分有限。脑电图在评估谵妄的水平和判断谵妄的诱因方面起到的作用十分有限,但是它可以检测到患者的非惊厥癫痫持续状态,在提供其他相关的诊断证据也有一定作用。依据长期的临床病理学观察,意识水平的障碍主要由网状激活系统和皮质前脑这两大类神经解剖学结构上的功能失调引起。然而,对谵妄患者进行的绝大多数的神经影像学研究都没能提供足够有用的信息,因为这类患者往往在 CT 和 MRI 检查显示出非特征性的病理学特征。另一方面,人们发现谵妄的患者往往存在未被诊断的痴呆综合征,换而言之,谵妄也可能是痴呆的初发症状。近期研究证实,谵妄与长期持续存在的认知障碍密切相关:我们常常听到家属抱怨患者在长期住院治疗后,"整个人都变了"。这在老年及患有酒精性肝病的患者中更加常见。判别痴呆和谵妄的区别十分困难,而以目前的标准诊断技术甚至无法区分。虽然痴呆的最常见形式——阿尔兹海默病(Alzheimer's disease),已经可以用 PET 进行淀粉成像以及对脑脊液中 tau 蛋白和淀粉样蛋白的分析。而对于谵妄患者 PET 和脑脊液成分分析是否具有不同的特征还尚不清楚。

我们在表 82-1 中列出了至少在老年人群中能够预防谵妄发生的一些简单方法。与常规处理相比,这些措施被证实能够使谵妄的发生率下降 5%;然而,我们对谵妄的处理并没有取得明显的突破,这就使谵妄的早期预防更加重要。由于脑病往往是由系统性病变导致的,我们对脑病的治疗应该首先解决潜在的系统性疾病。谵妄治疗的第一步是维持患者病情的平稳:医生必须保证患者气道通畅,并且解决患者血液循环的障碍。患者病情稳定的情况下,如果患者出现发热或不明原因的白细胞增多或减少,可以考虑应用广谱抗生素。目前对谵妄的治疗还比较局限:药物治疗谵妄的结果并不令人满意,因为具有心理调节功能的药物往往会产生镇静效果,从而可能使患者的病情加重。事实上,许多谵妄的患者的症状在停用部分药物后会迅速出现好转。

多重用药时可引起患者谵妄,而可以被干预解除的最重要的因素。药物间相互作用会导致异常的神经心理学反应,尤其是在患者肝功能异常的情况下。对于全身情况不佳的患者,不经慎重考虑的应用多种药物治疗往往可能诱发或加重谵妄。这些药物主要包括止痛药(阿片类)、止吐药(多巴胺拮抗剂如甲氧氯普胺和氯吡嗪等)、抗组胺药(苯海拉明等)以及抗胆碱能药物(格隆溴铵和东莨菪碱等)。因此,在治疗谵妄时,要首先仔细查看患者的用药清单。医生必须考虑停止不是必需的药物,并仔细考量每种用药的风险和效果,例如判断对于谵妄患者,促进胃排空、预防胃肠出血和控制支气管分泌哪个更能改善谵妄情况?上述过程要常规进行,尤其是在面对持续谵妄的患者。

之前的用药经验也同样重要,因为谵妄也可由戒断造成。能够导致戒断综合征的药物包括苯二氮草类、阿片类、安非他明类、抗惊厥药(尤其是苯巴比妥和卡马西平)、娱乐性药品(可卡因、大麻等)、巴氯芬以及可乐定。对选择性 5-羟色胺再摄取抑制剂、5-羟色胺和去甲肾上腺素再摄取抑制剂的突然停药会引起戒断综合征。尤其是,文拉法辛和帕罗西汀这两种药物由于相对半衰期较短,需要慎重应用。

### 表 82-1 谵妄预防策略

| 想解决的问题 | 干 预 措 施 |
|---|---|
| 认知功能受损 | 1. 定向疗法:护理人员佩戴姓名标签以及日常时刻表;与患者交流,重新建立对周围环境的定向<br>2. 治疗-活动疗法:每日进行 3 次认知刺激性活动(例如:讨论实事、结构化回忆、文字游戏等) |
| 失眠 | 1. 非药物性睡眠疗法:热饮料(牛奶或茶)、轻音乐、背部按摩<br>2. 睡眠增强疗法:全单元减噪策略(例如:减噪磨药机器,手机调为震动,安静的走廊)以及调整日常时刻表以保证睡眠(例如:重新安排睡眠时间、睡眠促进过程和药物) |
| 运动障碍 | 术后早期运动,尽早离床活动,进行每日 3 次主动运动,以提高关节活动度;避免制动装置 |
| 视觉受损 | 应用视力辅助设备(眼镜或放大镜)以及适应性设备(大型照明电话拨号盘,大号铅字排印的书籍以及荧光叫人铃);日常强化练习 |
| 听力受损 | 可移动性助听器,耳垢去除,特殊交流技巧以及日常强化练习 |
| 脱水(尿素氮/肌酐≥18) | 早期识别脱水症状以及充分扩容(例如:鼓励患者经口摄取液体) |

精神调节类药物只有在患者处于极端忧虑的情况下，对自己及他人造成的心理学上的伤害十分严重，或者严重影响治疗的情况下才考虑应用。一旦决定应用心理调节类药物，对药物的选择需要根据所预期的效果来确定：降低神经运动性激越、抑制幻觉、改善焦虑或是失眠症状。如果患者出现幻觉，患者应该选择氟哌啶醇。如果患者存在激越或者焦虑症状，且存在可疑戒断症状，应该考虑苯二氮䓬类药物。氟哌啶醇用量：口服 0.5～1 mg，每日 2 次，必要时可加药至每 4 小时 1 次。虽然推荐的用法是肌内注射，如果患者凝血功能障碍，可以增加静脉注射的剂量。氟哌啶醇在用药后 20～30 分钟后起效。虽然与常规建议用法不同，其他多巴胺拮抗剂也可以应用，它们的副作用与氟哌啶醇类似。此外，经随机对照研究发现，低剂量的氟哌啶醇较多巴胺拮抗剂相比在预防谵妄上具有可忽略的微小优势。一种合理的选择是喹硫平，也可以诱导激越的患者产生轻度镇静效果，用量：口服 12.5～25 mg，每 8～12 小时 1 次。多巴胺拮抗剂除了镇静之外的主要的问题是可引起锥体外系的症状（包括震颤、运动徐缓症、僵直和迟发型运动障碍）以及心电图上显示 QT 间期延长。在患有帕金森病和抗精神病药物恶性症候群患者中，这类药物应该尽可能避免使用。使用苯二氮䓬类药物时，主要应用的药物是劳拉西泮（静脉注射 0.5～1 mg，必要时每 2～4 小时 1 次）、地西泮、氯硝西泮和咪达唑仑。这类药物的问题主要是镇静及呼吸系统功能紊乱。而这些药物主要经肝代谢，所以在肝功能异常时会导致半衰期延长。

目前还不清楚药物在唤醒昏睡患者上是否有效。应用安非他明被认为没有确切效果，而咖啡因和莫达非尼的疗效并不明确。在最近发表的一篇研究证实，是否应用胆固醇酯酶抑制剂利伐斯的明辅助氟哌啶醇的标准治疗，对患者结局没有明显影响。但是，这些研究展示出人们对谵妄治疗的兴趣，以及对这一领域面临的挑战正在进行性提高。

应用活性炭进行全血液透析，活性炭血液置换以及带有血浆置换的血液灌注都是有前景的治疗手段，而这些方法正在被测试应用于肝功能不全患者的支持疗法。一项对 12 个随机研究的 meta 分析比较了这些生物或人工支持系统辅助标准化治疗方法，治疗严重肝功能衰竭。与标准疗法相比，这些技术降低了慢加急性肝功能衰竭患者的死亡率，并且减低了 33% 的肝性脑病风险。然而，目前这些发现的显著性并不明显，因为这些研究的异质性较高，而且对最终是否需要肝移植没有效果。

此外，失眠是医院中经常出现的问题，而失眠可能诱发谵妄。首先，第一个挑战就是医院并不是一个对睡眠有利的环境。非药物性干预（也称为睡眠卫生）主要包括设置睡眠时间表，避免在夜间因检查或治疗叫醒患者，减少环境中的噪声，并在白天可能的时候提供移动、光照以及身体运动。苯二氮䓬类或非苯二氮䓬类药物，如唑吡坦、艾司佐匹克隆以及扎来普隆的药物治疗应该被尽量避免。然而，褪黑素可能是一种有效的替代疗法。对 24 位重病患者的研究表明，这种药物较安慰剂可使睡眠质量明显改善。这项研究中，褪黑素的用量是每日 21:00 口服 10 mg，但是就药代动力学研究表明，作者表示每日 1～2 mg 也许是最佳用量。另一项随机对照研究表明，褪黑素可以在收治入内科病房的老年患者中降低谵妄的发生率。在褪黑素中添加镁和锌（每次分别添加 225 mg 和 12.5 mg）也能提高长期住院患者的睡眠质量。这种耐人寻味的结果提示我们，需要研究肝病患者中这种组合的效果。

最后，阻塞性睡眠呼吸暂停是影响重病患者昼夜节律的常见因素，这种情况可以通过持续性正压通气而改观。

## 特征性脑部病变

### 肝脑综合征

肝脑综合征是肝功能衰竭患者常见的并发症，反映了肝脏在血液解毒上的基础功能。这一症状影响了相当大一部分肝移植手术前的患者，并且在肝移植手术后，如果器官出现排异或者在多系统衰竭时同其他器官一同出现功能异常的情况下，该症状可能会复发。肝脑综合征的特征性表现包括眩晕、注意力减退、思维过程缓慢以及淡漠，而这些症状往往伴随有医学并发症，例如胃肠道出血或系统性并发症。扑翼样震颤和轻度锥体外系症状常常在这些患者中可见，包括震颤和运动徐缓。许多患者存在轻度、症状隐匿的认知障碍，这些可以通过仔细体检发现；一些作者将这种微小的神经性功能障碍为"轻微肝性脑病"。

肝性脑病的病理生理学特征中，最重要的是循环系统中血氨的含量升高。每一个器官在代谢过程中都会产生含有氨的副产物，尤其是运动时由骨骼肌产生以及由肾脏产生，调节泌尿系统中的酸碱度。肾脏产生的氨中，大约有 30% 随尿液排泄，而剩下的氨被释放入血液循环。在肾脏中，氨可以通过谷氨酰胺合酶催化合成谷氨酰胺,而在解除血氨的毒性方面起到重要的作用;而这一反应的逆过程被谷氨酰胺酶催化。谷氨酰胺是一种非必需氨基酸,约占人体游离氨基酸的一半,也是血清和脑脊液中最丰富的氨基酸。上述两种酶大多分布在脑部,而在大脑中,近80%的谷氨酰胺合成发生在星形胶质细胞中。星形胶质细胞可以将谷氨酰胺传递到神经元中,神经元通过利用谷氨酰胺酶产生谷氨酸,而谷氨酸是大脑中主要的刺激性氨基酸。血清中谷氨酰胺则被小肠摄取、分解为氨而释放至肠腔中,并再次通过门静脉系统被吸收进入肝脏代谢。最终,氨转化为尿素并随尿液排泄出人体。这种复杂的系统保证了血氨维持在低水平(约40 mmol/L)。在来源于小肠的血液出现分流,部分未进入肝脏代谢或当尿素循环失代偿的情况下,血氨将会出现升高。

对肝性脑病的治疗主要包括针对潜在的病因,选择适当的抗生素,控制胃肠道出血、处理全身性低血压,暂停非必需药物治疗,以及维持水、电解质和酸碱平衡。乳果糖和新霉素可以有效降低小肠肠腔中氨的含量。对终末期肝病患者而言,肝移植不仅能恢复肝功能,还能提高患者的认知情况。在患者认知情况恢复的同时,肝移植患者的脑水肿和脑室周围脑白质改变也可以得到改善。

## 脑水肿

在暴发性肝功能衰竭患者中,常会发生弥散性脑水肿而引起颅内压升高。临床往往表现为从嗜睡、谵妄进展为深度昏迷。对脑水肿的诊断往往依赖于神经系统影像学检查。然而,这种并发症的证据可能因为并不明显而被忽略,而只有在回顾性研究时才会被发现。因此,我们要对这种现象保持足够的警觉。脊髓穿刺可有助于诊断,因为在脑水肿时患者的脑脊液压力往往出现升高。对出现这种并发症的患者,治疗主要包括头部抬高30°,血浆置换减少血中碳酸氢盐含量,静脉注射异丙酚和芬太尼镇定剂,同步化通气治疗,以及经验性应用高渗性药物如3%盐水或甘露醇。颅内压检测可有助于治疗,但是常由于患者同时存在凝血功能障碍而不能进行。在难治性患者中,少量文献报道低体温治疗(连续使用冰片和外部降温设施5日)可以起到效果。

## 戒断综合征

酒精性肝硬化是一种主要可通过肝移植手术治疗的病理情况。然而,长期饮酒患者的慢性神经系统症状并不会随着肝移植手术而改善,此外,移植后恢复饮酒可能对新器官造成毒性损伤。另一方面,肝移植患者往往常规应用苯二氮䓬类药物、阿片类药物、镇痛类药物以及其他可能存在戒断症状的药物。因此,戒断症状常可在移植患者中出现。

震颤性谵妄是戒断症状最有代表性的症状,往往表现为停药后48小时至1周后出现谵妄性激越。此外,不连续乙醇和毒品摄入可能会影响饮酒后戒断症状的出现时间。戒断症状包括焦虑、失眠、抖动、妄想、肌肉震颤、幻视、幻触以及全身强直性癫痫等。交感神经兴奋的症状往往伴有皮肤潮红、发汗、高血压和心动过速。部分患者可能会出现发热,而易被误认为是脓毒血症。患者的视幻觉往往出现可怕的动物影像(尤其是爬行动物和昆虫在墙上或床上爬行的影像),而触幻觉主要包括蚁走感、动物在皮肤上爬行的错觉等。在饮酒患者激越性谵妄消退的过程中,Wernicke脑病可能会出现。

对戒断症状的预防十分重要,因为这些症状往往会致命。在预防这一症状时,仔细记录患者现在服用和近期停用的药物、乙醇及毒品等是一种十分有益的手段。对戒断症状的治疗包括苯二氮䓬类迅速滴注以抑制精神性激越,并降低交感神经过度兴奋的症状,随后尽可能在1周内迅速减量。按照固定的速度进行药物减量是不明智的,我们应依据前24小时内苯二氮䓬类药物的用量来评估患者的用药量。事实上,在患者已经出现激越情况时,在前24小时内对苯二氮䓬类药物减量会使患者的戒断反应加剧。我们推荐可以应用卡马西平、氟哌啶醇、苯妥英、加巴喷丁和可乐定用来代替或者辅助苯二氮䓬类药物的治疗。

## 低钠血症及渗透性脱髓鞘病变

在肝移植患者中,全身血液循环的改变,尤其是低体温等情况常常出现。依据渗透压改变的速度不同,低钠血症可引起十分严重的系统性症状如细胞毒性脑水肿。低钠血症的临床表现十分常见,与其他原因引起的细胞毒性脑水肿相似,主要包括恶心、呕吐、头痛、意识障碍、眩晕和全身强直阵挛性癫痫。由于肝病患者可能原已存在不同程度的脑水肿,使得细胞毒性脑水肿的症状在肝病患者尤其常见。另一方面,原已存在神经系统疾病的患者因为水的摄入量减少(由于意识状态改变、行动受限或低体温性功能障碍导致渴觉受到抑制),也易出现低钠血症。幸运的是,

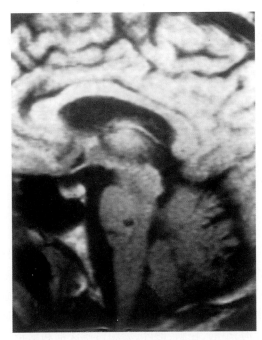

图 82-2　一位原位肝移植手术患者出现的脑桥中央脱髓鞘病变。在磁共振（MRI）$T_1$ 加权像，脑桥表现为低信号

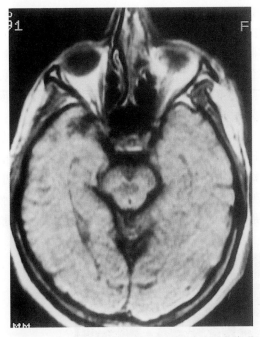

图 82-3　中央脑桥髓质溶解在原位肝移植后十分明显。再次注意在这个 $T_1$ 加权轴向磁共振（MRI）图像上的 pons 中的低信号强度

大部分的低钠血症都属于慢性且程度比较轻微，往往没有症状。

对低钠血症的治疗主要依据血钠水平进行对症处理，尤其要牢记防止矫枉过正。事实上，慢性低钠血症的患者不必静脉注射高渗盐水且在前 48 小时内需要防止等渗性脱水。如果患者血钠水平快速下降至低于 125 mmol/L，极易出现严重神经系统症状（如昏迷和癫痫），应立即静脉注射改善低钠血症。应用高渗盐水纠正血钠的速度要限制在低于每小时 1 mmol/L 或每日 10 mmol/L。对于低钠血症的纠正是十分困难的，应该慎重处理并注意每个细节。

限制快速纠正低钠血症的主要原因是为了防止出现脑桥中央脱髓鞘病变。事实上，快速纠正血钠水平是肝移植患者神经系统并发症的危险因素之一。脑桥中央脱髓鞘症主要表现为脑干出现非炎症性脱髓鞘性病变，而这一现象在超过 70% 的患者中同时涉及脑桥外结构。脑桥中央或脑桥外结构脱髓鞘病变十分罕见，多出现于严重营养不良和慢性疾病患者中。在 3 548 例尸检中，有 9 例发现了特征性的脑桥中央脱髓鞘病变（占总数的 0.25%）。这种综合征的表现存在双相性，第一相的症状表现为弥漫性脑部病变（如谵妄），而随着代谢、谵妄性震颤的改善而好转，症状会在 7～10 日后再次恶化。由于皮质脑干束受影响出现脱髓鞘病变，第二相症状主要表现为构音障碍和吞咽困难、出现四肢瘫痪（最初表现为肌无力，随后发展为痉挛性麻痹）和闭锁综合征。脑桥外结构脱髓鞘病变可表现为多种非特异性症状，包括行为改变、运动异常（帕金森病、震颤、肌张力异常）。脑桥中央或脑桥外结构脱髓鞘病变往往伴随着对称性神经系统和放射影像学表现。MRI 在评估这些患者时十分有效（图 82-2、图 82-3）。脑桥中央或脑桥外结构脱髓鞘病变的早期往往伴随着对称性白质松弛，而在显影剂钆的作用下显示出不均匀强化。这些影像学异常在 2 周后随访时会明显改善。鉴别诊断主要包括其他种类的脱髓鞘病变，尤其是多发性硬化和急性弥散性脑脱髓鞘性病变。其他易与脑桥中央或脑桥外结构脱髓鞘病变混淆的综合征主要包括可逆性后部脑病综合征（PRES）、Wernicke 脑病、脑干脑炎和胼胝体变性。酒精性和营养不良患者预后较好，而低钠血症引起的脱髓鞘性病变的预后一般不佳。

## 锰中毒

皮质下锰沉积被认为可引起可逆性神经系统影像学改变（尤其是纹状体 $T_1$ 相高信号）、运动失调，甚至在肝硬化相关的脑病中起作用。目前有两类证据支持这一论断：一是在尸检结果中发现，因肝性脑病昏迷、死亡的患者中脑部锰离子水平升高；二是肝硬化患者中大脑 MRI 显示的巨大改变而不是锥体外系

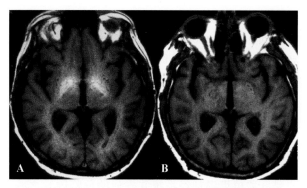

图 82-4 锰毒性。45 岁的女性因肝功能衰竭接受肝移植的头颅 MRI 图像。A. $T_1$ 加权序列在移植前,在基底神经节中对称地显示增加的信号。B. 移植后 15 个月的随访图像(引自 Courtesy Noriko Salamon, MD, UCLA 放射科)

的轻微功能障碍与患者血液锰离子含量相关。如图 82-4 所示,这些改变会随着肝功能的恢复而改善。目前尚不清楚应用螯合剂或血液透析是否有助于肝移植前患者去除锰离子毒性。

## Wernick 脑病

这种类型的脑病主要出现在慢性病程及虚弱患者中,在慢性酒精中毒患者中也可出现。许多患者表现出营养不良的症状,反复出入 ICU 或有长期静脉输液(不含维生素 $B_1$)的病史。主要表现为谵妄、共济失调、眼球震颤和眼肌瘫痪(尤其是双侧垂直凝视和第六对脑神经麻痹)。许多患者出现被 Korsakoff 描述为谵妄恢复的经典的遗忘性精神病。谵妄常与其他系统性问题,包括乙醇或苯二氮䓬类戒断,电解质异常和全身感染的证据一同存在。为了建立诊断,医生可以记录血浆中低的硫胺素水平,虽然这一检查不十分常见。神经影像学检查十分有用,因为其可以

显示出乳头状体、背内侧丘脑和周围导管灰色区域中存在对称性延长的 $T_2$ 信号。这种醒目的对称性被 Wernicke 本人在他的临床病理描述中提及。这些损伤是可逆的,虽然少数情况下可出现严重出血,甚至引起阻塞性脑积水。治疗包括维生素替代治疗,这一治疗应该尽早决定进行,优先考虑静脉输液。在医学文献中提出,给予不足量的硫胺素可以预防或治疗这种疾病的建议,目前主张每日予以肠胃外剂量为 500~1 000 mg 的硫胺素。

## 可逆性后部脑病综合征

可逆性后部脑病综合征(PRES)是一种不十分常见的神经系统疾病,在实体器官移植患者中发病率为 0.5%。其特征在于主要涉及后部大脑的可逆性血管性水肿。典型的病变局部化在顶叶和枕叶,其次是上额叶沟、小脑、丘脑、颞叶、大脑白质深部和脑干。类似于其他脑病,神经影像学观察到的病变往往是对称的。其临床表现多为非特异性,包括强直-阵挛性广泛性发作(有时局限性发作)、精神状态改变、视觉困难和头痛。肝移植患者 PRES 几乎都发生在重症患者中,多伴随细菌性败血症(通常为革兰阳性菌)、器官排异的证据或巨细胞病毒重新激活。诊断依赖于神经影像学,由于 MRI 灵敏度高于 CT,脑 MRI 可以显示延长的 $T_2$ 信号,扩散受限和斑块造影剂外渗的区域(图 82-5)。偶尔患者也会出现出血性损害。

症状出现的时间往往十分重要,肝移植患者 PRES 通常发生在手术后的前 2 个月内,而肾移植患者多在移植几年后出现。肝移植患者与肾移植患者出现 PRES 的另一差异是前者具有更广泛的脑水肿和更低的血压。这些差异可部分归因于肝移植患者

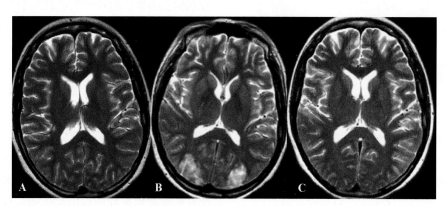

图 82-5 可逆性后部脑病综合征。使用他克莫司治疗的患者在肝移植后进行免疫抑制的 MRI。A. 脑 MRI 检查移植和使用他克莫司治疗前正常。B. 脑 MRI 在移植后不久,患者出现脑病。注意 $T_2$ 信号延长和枕叶的局部肿胀。C. 治疗后脑 MRI,他克莫司减量后。注意血管性水肿减轻,但脑萎缩恶化(引自 Courtesy Noriko Salamon, MD, UCLA 放射科)

病情更重且手术在技术上更复杂。此外,患者肝脏存在免疫功能低下(甚至在施用免疫抑制剂之前)和凝血功能障碍,因而多出现静脉曲张而血容量更大,并且由于低白蛋白血症而血浆渗透压更低。此外,移植的肝脏含有 T 细胞和巨噬细胞,其可以在手术后早期迁移到其他器官,引起具有影响脑血管内皮的移植物抗宿主病的潜在性状的"微嵌合体"。

PRES 的病理生理特征涉及脑内皮功能障碍,导致毛细血管渗漏和脑灌注不足。而前者的现象解释了患者出现的血管性水肿,后者解释了脑缺血的罕见并发症。PRES 许多情况下出现内皮功能障碍的表现,伴有循环裂细胞出现、乳酸脱氢酶水平升高、血小板减少和抗内皮细胞抗体的证据。大多数 PRES 患者他克莫司或环孢素水平处在治疗范围内。

与其他脑病一样,治疗主要包括解决患者并发的医疗问题,特别是控制伴随的感染。控制高血压也十分重要,尽管这在肝移植患者中并不常见。此外,停止免疫抑制剂 1~2 日可加快恢复。一些作者认为,使用最低可能剂量的他克莫司在肝移植后产生免疫抑制可以降低 PRES 和中枢神经系统感染的发生率。但值得注意的是,应用这种策略治疗的患者中约有16％仍然出现非特异性脑病(如因全身感染而出现)。PRES 预后一般良好,大多数患者完全康复。放射学改善滞后于临床恢复;事实上,在神经影像检查发现的一些损伤在约 25％的病例中不完全逆转。脑缺血和脑实质内出血预示着预后不佳,出现癫痫持续状态也是如此。

## 感染

患者在移植前后容易感染。然而,大多数情况下,脓毒症可间接影响神经功能(例如患有亚急性细菌性腹膜炎的虚弱的患者可能出现谵妄)。败血症诱导许多物质释放到全身循环中,这些物质改变血脑屏障的通透性并允许能够改变患者警觉性、改变患者行为和认知功能的分子通过。败血症的治疗也可以导致神经症状,最典型的例子是促旋酶抑制剂可降低癫痫的发作阈值和氨基糖苷类引起听力损失(两者都可以与肌肉无力相关)。然而,本章节将集中于直接影响神经系统的感染。

神经系统感染的症状多为非特异性且多变,需要高水平的警觉性才能及时做出诊断。怀疑中枢神经系统感染的基础是患者出现发热、谵妄、头痛和癫痫发作,继而可能是继发于中枢神经系统以外的感染。

只有进行检查脑脊液后才能建立诊断。脑膜炎的治疗应该在进行脊椎穿刺之前凭经验开始,因为中枢神经系统疾病治疗延误后果十分严重。但是,也不建议在没有确诊的情况下延长脑膜炎治疗,因为抗生素不能替代脊髓穿刺。

### 真菌感染

大脑真菌感染是肝移植患者中十分罕见的并发症,但却往往是灾难性的。在这些患者中存在的潜在问题是脑膜脑炎、慢性脑膜炎和真菌性动脉瘤导致脑出血的风险。假丝酵母菌是免疫受损患者中真菌血症的最常见病因,其次是烟曲霉(Aspergillus fumigatus)。念珠菌感染很少与慢性脑膜炎有关,并且难以诊断;病例报告中一位患者进行了 5 次脊髓穿刺和脑组织活检才最终建立了诊断。玻璃体脑膜炎是免疫受损人群中最常见的脑的真菌感染,在约 0.4％的肝移植患者中出现。其临床表现多变,具有谵妄的非特异性症状,无头痛、颈部僵硬或脑膜炎的其他体征和症状。颅内压升高的迹象,如第六对脑神经麻痹和视盘水肿是唯一的线索。预后一般不佳,特别是当肝功能衰竭重合时死亡率可达 50％。

曲霉病是脑真菌感染中第二常见的病因。脑曲霉病的典型表现是由于皮质下单个脓肿引起的局灶性神经症状和体征(图 82-6)。系统性曲霉菌病的死亡率超过 90％,特别是当中枢神经系统受到影响时。然而,一些肝移植患者出现烟曲霉引起的脑脓肿后,通过手术引流和服用抗真菌剂如伏立康唑和两性霉

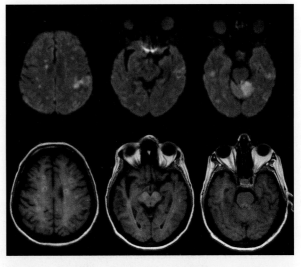

**图 82-6**　脑曲霉病。迅速出现进展性昏睡和对左侧偏瘫的患者进行磁共振成像。图片下半部显示增强后 $T_1$ 加权图像,表明与脑脓肿一致的多个环增强病变。上图显示弥散加权图像显示扩散限制在脓肿和两个急性梗死,涉及左小脑蚓部和同侧顶叶。患者接受两性霉素 B 和伏立康唑治疗

素 B 治疗后存活了下来。对侵入性曲霉病患者(主要是脑外,可由多种病因引起)的随机非盲法试验显示使用伏立康唑的患者死亡率约为 30%,药效优于两性霉素 B。

## 进行性多灶性脑白质病变

进行性多灶性脑白质病(PML)是由 JC 病毒在脑中再次活化引起的相对罕见的亚急性脱髓鞘疾病,导致少突胶质细胞的进行性破坏。JC 病毒的这种对靶细胞的偏好解释了在受影响病例中观察到的皮质下白质损伤。免疫受损的个体,包括肝移植患者,均存在该疾病的风险。进行性多灶性脑白质病变通常表现为局灶性神经病学体征和症状,在当免疫抑制最强的移植后几个月至 2 年的时间内开始,在数周之内缓慢进展。然而,进行性多灶性脑白质病变在移植 2 年后仍可出现,并且至少 1 例患者在骨髓移植 20 年后出现症状。该疾病的常见表现包括认知功能下降、单侧运动性虚弱、视觉改变和失语。诊断主要依靠神经系统影像学检查和脑脊液中对 JC 病毒进行 DNA 聚合酶链反应检测而建立;脑活检可提供确诊的依据。预后一般十分严重:进行性多灶性脑白质病变在 84% 的移植病例中导致死亡,约一半的患者在 1 年内死亡。对于该病没有针对性的治疗措施,临床上经常会尝试减少或改变免疫抑制剂的种类来进行治疗,但是成功率十分有限。

## 癫痫

癫痫发作是肝移植的第二大常见神经系统并发症,占所有患者的 25%~45%。大多数病例表现为强直、阵发性的全身性癫痫发作,有些可发展为癫痫持续状态。癫痫通常在脑病的基础上发生。当患者出现持续性精神状态改变,应进行脑电图检查用以排除非猝死性癫痫持续状态。癫痫往往是一些疾病的表现:其根本问题可能在于全身性(如药物毒性、戒断综合征、电解质紊乱或 PRES)或神经损伤,例如脑卒中或脑膜脑炎。文献表明,移植后出现癫痫发作的患者中,有多达半数在几日内可能经历第二次;尽管尚不清楚这种干预是否有效或者应该继续治疗多长时间,但这证明了预防性使用抗惊厥药是合理性。如果患者需要用抗惊厥药物治疗,左乙拉西坦和拉考沙胺通常被选用,因为它们副作用相对温和,可肠外给药,潜在镇静风险较少和肝毒性低。左乙拉西坦的常用剂量是每 12 小时 250~1 000 mg(静脉注射或口服),而拉考沙胺可每 12 小时 50~200 mg(静脉注射或口服)。

## 震颤

慢性肝病可能与姿势性震颤有关,这种震颤往往程度较轻,很少对患者产生不适的影响。许多肝硬化和震颤患者存在 MRI 表现异常,包括苍白球中的 $T_1$ 信号增加,这一表现在肝移植后数月可能完全逆转。如我们所讨论的,免疫抑制治疗是器官移植成功的必要条件,但也是神经系统问题的常见来源。钙调磷酸酶抑制剂(包括环孢素和他克莫司)最为人熟知的神经性副作用就是震颤,其通常影响四肢(主要是手),并且可以影响到动作、静息和姿势等方面。震颤通常比较轻微且可耐受,因而对医生的诉求通常很小或者没有。症状通常发生在开始治疗或剂量调整时。然而,已经接受和耐受钙调磷酸酶抑制剂数月后的许多患者也可能在伴随的全身性疾病(例如感染)的背景下诱发震颤。这些情况可能是由于全身性疾病的压力引起了药代动力学的变化。当钙调磷酸酶抑制剂不能改变时,β 受体阻滞剂如普萘洛尔可能有助于改善震颤。

## 脑卒中

脑卒中是一种罕见但被记录十分充分的肝移植并发症。缺血性和出血性损害都可能出现。诊断往往依赖临床症状,但需要神经影像学检查确认。而 MRI 是选择进行脑实质和颅颈脉管系统成像优先考虑的方法。虽然突发的局灶性神经系统症状高度提示脑卒中风险,但肝移植患者可能有许多混杂因素,包括并发脑病等情况,可能干扰对患者局部症状的识别。另一方面,类似脑卒中的症状在该患者群体中是十分常见的。因此,建议由神经医学专家或脑卒中团队对出现症状的患者进行迅速评估。

## 中枢神经系统脉管炎

肝移植后很少观察到炎症性血管病变。然而,在 2 例与丙型肝炎相关的肝功能衰竭患者中报道了由中枢神经系统血管炎引起的进行性神经变性。一个病例中,尸检显示血管壁存在中性粒细胞浸润,而另一个病例中常规血管造影显示涉及多个颅内动脉的串联性狭窄。虽然目前把这种临床症状归咎于他克莫司的使用,然而在停止用药后症状并没有改善,患者的预后均不佳。

## 中枢神经系统肿瘤

正如其他处于慢性免疫抑制状态的个体一样，肝移植患者可以出现包括淋巴瘤在内的多种继发性肿瘤，而这些肿瘤在中枢神经系统中多发。据估计，所有移植病例中约 2% 最终会发生肿瘤。在大多数情况下，肿瘤的类型是 B 细胞来源。此外，实体器官受体可能发生移植后淋巴组织增生性疾病（PTLD），可能出现从早期淋巴样增殖到恶性淋巴瘤的一系列损伤的表现。该肿瘤的表现多是非特异性的，易与其他常见的脑病混淆。而神经系统影像学检查可有助于诊断，可以通过脑活检确认。在超过 80% 的病例中，移植后淋巴组织增生性疾病与 EB 病毒的感染相关。该病的发病机制与移植患者调节细胞毒性 T 细胞活性受到抑制，引起 EB 病毒感染的记忆细胞的克隆的转化有关。

---

### 要点和注意事项

- 肝移植最常见的神经系统并发症是非局灶性、非特征性脑病。常可通过药物治疗。
- 当患者出现谵妄时，寻找是否存在局灶性神经系统症状：如果一切表现都是偏侧性，不要浪费精力在 CT 检查上，因为此时 CT 不会提供诊断依据。要保持冷静和耐心，预约大脑 MRI 对患者进行检查。
- 中枢神经系统感染在肝移植后并不常见。更常见的是系统性败血症，其次是非特异性的脑病。
- 谵妄发生时，不恰当的治疗比疾病本身更会加重病情。在使用抗精神病性药物或苯二氮䓬类药物时，首先考虑暂停或减量所有非必需的药物。
- 肝移植后出现的抽搐通常是由于脑病、电解质紊乱或药物治疗的不良反应引起。而发生频率不高的抽搐往往与中枢神经系统感染或脑卒中有关。

---

# 第 83 章

# 移植后临床护士协调员

## Role of the Posttransplant Clinical Nurse Coordinator

Gregory D. Kunder • Kevin King
陆晓峰•译 申 川•校

### 章节纲要

移植后临床护士协调员的综合管理
从院内治疗到门诊随访的转换
出院后患者治疗的协调

长期门诊随访的协调
移植后临床护士协调员的发展趋势

移植后临床护士协调员(PTCNC)是患者治疗团队的重要组成部分。这一角色使得患者治疗有连续性和统一性,始于术后,并在医院外治疗过程中延续。针对连续性,多部门共同定义了这一角色的职责、知识要求以及和协调工作相关的资源或人脉网。本章节对这些内容进行了概述。

### 移植后临床护士协调员的综合管理

全球的肝移植管理方案因各中心的手术例数、病种及管理风格的不同有着诸多不同点,PTCNC 的角色因此有着不同的定义。PTCNC 职责中的一个重点是将患者连续的医院外治疗分成若干个分任务。在患者数量多、护士配给充足的移植中心,PTCNC 更加专业化,分别负责不同专项的工作;他们可以负责患者住院或门诊随访的管理,也可以专项管理患者的健康宣教、外科专科门诊或肝病内科门诊中的一项,从而做到专业化。而在规模较小的移植中心,PTCNC可能需要同时负责住院及门诊随访的管理,具备比较宽泛的个人能力,很难做到专业化。

PTCNC 的职责在很大程度上也会受到各个移植中心不同内、外科管理文化的影响。移植受者外科管理的结束时间点以及内科管理的起始时间点,各个中心也不尽相同。一些移植中心将患者的随访管理全权交给社区医院的肝病医生和胃肠病医生;其他移植中心则选择由自己的团队负责患者的随访管理。移植中心对随访管理越精细,PTCNC 的工作范畴和职责也就越广。

无论管理模式或移植中心的规模如何,协调员职责和资源的分配必须严格按照相关制度执行。需要一个精确的患者管理系统,以平等地分摊工作负荷;随时监测工作量的改变,并根据监测结果增加或减少工作岗位,从而合理分配人力资源。那些需要加强随访或治疗的患者特征可以被识别出来,并用以对每个患者合理分配(表 83-1)。最常用的分配工作量的方

### 表 83-1 定义随访患者密集度的因素

随访密度减弱:如移植后时间逐渐延长
随访密度加强:如患者已接受多器官移植
随访密度加强:如移植团队负责长期的患者管理
随访密度减弱:如果患者转诊到社区医院,由全科医生随访
随访密度加强:如果患者罹患丙肝
随访密度加强:如果患者需要进行乙肝预防治疗
随访密度加强:如患者语言、认知缺陷、聋哑或知识缺乏等影响沟通
随访密度加强:如果患者需要进行抗凝治疗
随访密度加强:如果患者需要延续治疗或在康复机构中
随访密度加强:如果患者住在移植中心区域之外
随访密度加强:如果患者没有看管照顾者
随访密度加强:如果患者因为以下疾病需要治疗:
  糖尿病
  恶性肿瘤
  药物滥用
  深静脉血栓
  肺栓塞
  肝动脉血栓
  胆管狭窄
  T 管并发症
  肺动脉高压
  透析

法就是将患者按照姓的首字母排列顺序进行分配。由于地理因素,每个移植中心所收治的患者呈现出了种族多样性的特点,这也造成了姓氏分布特点不同的现象。某些族群相较于其他族群更容易罹患会导致终末期肝病等疾病,这也会造成姓氏首字母分布不均的现象。患者识别系统会检测这些分布不均现象,并确保公平地向协调员团队分配患者人数及工作量。

鉴于移植后患者治疗及随访工作的复杂性,需要配备大量的辅助性资源以协助协调员来改善患者的预后。外界压力如预算削减、医疗成本增加、患者人数增多、护理人力短缺以及越来越多的复杂患者,都造成了这样一个不利局面,需要协调员在更少资源的辅助下完成更多的任务。任何能提高协调员工作产出及效率的工具或设备都能帮助他们积极应对这些压力源。提升沟通能力是改善协调员工作成效的一个必要步骤。具备电子病历系统的移植中心能够解决数据管理、文件归档等问题,并使得团队内各成员间的沟通变得更加容易。这个数据库需要包括移植过程的各个方面,涉及移植前的转诊到术后的门诊随访这一连续过程。由于许多协调员都会收集数据进行一些研究,故而该数据库应该涵盖全面的数据,且便于查询。协调员应该配备一个允许其在任何工作地点都能直接进入数据库的装置,如果该协调员是24小时负责制的话,他在家也应能进入数据库。当涉及移植过程的所有信息都能持续向每个团队成员开放时,治疗就会变得便捷,工作效率也会大幅提高,可以获得最长期和最优质的患者生存。

除了完善的数据管理与人脉资源外,协调员还需要来自其他辅助人员的有效协助以及全面的硬件配备,才能满足庞大患者群体的复杂需求。协调员的支持网络应该包括以下人员:移植医生、行政助理、财务顾问、营养师、社工、各类执业护士、助理医生以及其他专业成员,以满足围绕移植所需的多元化医疗需求。

充足的物质资源包括办公室空间、设备和足够的用品数量,以确保适应整个移植项目的发展及员工队伍的壮大。整个移植团队的工作距离都应保持在离住院部及门诊较近的地方。应在一个区域开放足够数量的住院床位以供所有的移植患者使用,避免使用开放的非移植床位。此外,还得为移植患者准备一个日间观察病房,以供急诊患者或术后随访患者使用。中央工作站能够使得所有成员之间的距离彼此拉近,这样会鼓励大家共享资源,减少重复劳动,改善沟通并提升总体工作效率。当地社区酒店、护理机构、康复机构以及长期急救护理机构都应成为能够为移植术后患者提供医疗服务的定点单位。

## 从院内治疗到门诊随访的转换

为患者做好从院内治疗到家庭环境或其他医疗机构的适应性过渡是移植术后的关键过程。在过渡之前必须进行彻底的评估,以确保满足最低要求的出院标准(表83-2)。如果患者未能满足最低要求的出院标准,安全就得不到保障,出院应延迟。出院后获得良好恢复的关键是对患者和其照顾者进行全面的健康宣教。患者和照顾者都必须知晓并理解短期和长期护理的各个要点。每个移植中心的宣教策略有所不同,但都应包括说教部分,分为听、读和写,并将患者需要掌握的知识用通俗易懂的方式教给他们。移植相关的生理、心理或情感方面的创伤,使得患者和照顾者完全理解所有的宣教内容是一项艰难的任务。重复和强调是帮助患者理解和记住这些知识的关键。患者对知识的掌握程度需要使用精确的工具进行测量,同时挖掘那些需要继续加强的健康教育内容。教授的风格应以循证为主,并使用那些被护理理论或研究所认可的有效方式。患者的出院健康教育必须涵盖多种重要内容,确保从院内治疗顺利转换到家庭恢复阶段(表83-3)。

患者出院前必须先在移植医院与社区医院之间进行沟通协调,确定相应的随访方案。门诊随访的移植团队,不论是移植中心的医护人员还是社区的医护

---

**表83-2 患者出院的评估标准**

精神状态正常
肝功能稳定或有下降趋势
患者能够耐受长期的低钠、低糖、低钾或肾病饮食
大小便正常
能够独立行走(借助或不借助辅助工具)
肾功能正常
没有明显的活动性感染或发热
没有明显的腹水
没有呼吸短促、呼吸困难或端坐呼吸
有正规治疗糖尿病的场所
备有4周的药物
患者具备如下的基本知识
    药物
    预约下次随访
    门诊治疗
    如何辨别排异和感染的征象
    预防免疫抑制剂并发症的措施

| 表83-3　患者健康教育的重要点 |
| --- |
| **如何联系移植团队** |
| 理解出院用药 |
| 　　给药途径 |
| 　　用药目的 |
| 　　药物吸收 |
| 　　血药浓度的监测 |
| 　　副作用 |
| 　　危险信号 |
| 　　错过服药 |
| 　　如何以及何时续服 |
| 感染和排异的危险信号 |
| 切口和伤口的护理 |
| T管、引流和腹腔置管的护理 |
| 何时恢复驾驶、锻炼和性生活 |
| 养宠物注意事项 |
| 从事园艺或种植室内植物注意事项 |
| 戒烟酒 |
| 口腔科门诊随访注意事项 |
| 外出旅行注意事项 |
| 避免日光暴晒 |
| 理解怀孕和生育的控制 |
| 接种疫苗的注意事项 |
| 理解短期和长期的营养目标，包括如下几点 |
| 　　限钠 |
| 　　限钾 |
| 　　限糖 |
| 　　钙、镁的补充 |
| 　　液体摄入 |
| 　　增加蛋白质摄入，加快伤口愈合 |
| 　　脂肪和胆固醇的限制 |
| 　　维生素、草药及非处方药的使用 |
| 　　出院后短期及长期的合理能量摄入 |

人员，都必须知晓患者移植相关的事宜，并详细了解出院后所需要的随访项目。提供这些信息通常是PTCNC的职责。住院期间的更新信息以及简要的出院小结应提交给社区医院的医护人员。

社区医院医护人员应被授权了解移植相关的事务，并安排专人与其对接，沟通患者的病史信息。此外，这些医护人员应定期接受移植中心医生的培训，使得他们及时知晓不断进展中的移植药物和受体治疗的相关信息。

## 出院后患者治疗的协调

终末期肝病模型（MELD）是评估肝移植受体的系统，筛选出了严重衰竭且病情复杂的受体人群。许多患者出院时还需要血液透析、气切造口护理、鼻饲管营养、外周中央静脉导管（PICC）输液、复杂伤口护理、专业培训后护理以及重症康复治疗等后续治疗。许多移植后患者必须转运至康复机构接受进一步的专业康复治疗，而不是直接出院回家。许多经验丰富的护理机构、亚急性护理机构、长期护理机构以及急性康复机构是移植中心最青睐的机构，安排移植后患者接受专业的护理以及移植后内科治疗。PTCNC必须了解每个机构对收治患者的不同护理要求（表83-4）。每个机构有它自己的收治标准，而且在某些病情方面，可能不同的机构也有不同的收治标准。对每个机构的支付方式以及收治标准进行深入了解，是确保正确转运患者的必备条件。PTCNC必须知晓各个机构收治患者的禁忌证（表83-5）。

患者出院后，治疗的中心点就转移到了移植中心的门诊。PTCNC通常负责评估患者、协调治疗，并且帮助安排相应的诊疗。患者血液检查和随访的频率取决于患者的状况和移植中心的制度。在患者治疗从外科团队转换到肝内科之前，PTCNC必须评估患者是否存在任何未解决的外科问题（表83-6）。如果发现存在外科问题，则患者必须留在外科接受进一步治疗。

PTCNC通常负责监测患者血液检查的结果。表83-7列出了常见血液检查项目以及特殊检查项目的参考值。这些检查最初是在移植中心完成的。随着移植年限的增长，这些项目可以在社区医院完成。PTCNC的职责是确保这些检查在社区医院门诊被正确执行。由于网络的存在，可以联网共享检查结果并给予相应的治疗指导变得非常便捷。

出院后，应鼓励患者与最初的主管医生重新建立联系。PTCNC是移植中心和最初主管医生之间的沟通桥梁。最初的主管医生需要接受PTCNC的培训，以了解移植患者的随访事宜。PTCNC应当向最初的主管医生强调"一旦患者发生异常情况，应及时和移植中心沟通"的重要性（表83-8）。

在门诊随访时，可能会因为一系列问题而转为急诊就诊，包括移植物排异、感染、血管并发症、胆道并发症、药物副作用、水及电解质平衡紊乱、发热、T管渗漏以及切口并发症。PTCNC必须设立一套标准，以便决定何时建议患者去急诊就诊（表83-9）。为了使得患者顺利就诊，PTCNC必须及时和急诊的主治医生及主管护师沟通患者的情况，并在患者到达前提供所有必需的医疗病史。

切口护理是移植手术后一个必需的治疗部分。在门诊随访的患者，切口应该是顺利愈合的。术后6～

**表 83-4　治疗和护理级别指南**

| 短期治疗医院 | 长期治疗医院 | 康复医院 | 亚急性医院 | 专业护理机构 | 居家有健康护理 | 居家 | 临终关怀 |
|---|---|---|---|---|---|---|---|
| 患者需要急性期治疗 | 医疗和呼吸需要为主要收治目的 | 30 日以内的疾病、手术或外伤 | 需要亚急性治疗或护理 | 临床表现稳定，有营养通路 | 临床表现稳定，有营养通路 | 临床表现稳定，有营养通路 | 预计生存不超过 6 个月 |
| 患者需要 ICU 级别治疗 | 需要内科医生评估或干预 | 综合康复需要为入院指征 | 30 日以内的疾病、手术外伤或疾病加重 | 30 日以内的疾病、手术外伤或疾病加重 | 慢性病需要治疗 | 家中环境舒适安全 | 家中环境舒适安全 |
| 患者需要中等程度治疗 | 呼吸治疗或干预＞3 小时/24 小时 | 能够耐受＞3 小时/次，5 日/周的治疗 | 医疗需要，特别是气切护理 | 需要治疗/护理 | 刚刚出院 | 30 日内已预约医生、NP、PA 或其他咨询师门诊 | 临终关怀机构可以进行镇痛治疗 |
| 患者需要观察治疗 | 专业护士护理＞6.5 小时/24 小时 | 物理治疗、职业治疗、语言治疗，3 项中有 2 项需要 | 需要 1 周 2 次医生评估和巡视 | 需要＞每周 1 次医师，NP 或 PA 评估和巡视 | 家庭或门诊的环境中熟练和非技术性的护理可行的情况 | 家庭或门诊的环境中熟练和非技术性的护理可行的情况 | 患者有终末期疾病仅需临终关怀或姑息性治疗 |

**表 83-5　患者转院至康复机构的常见阻碍因素**

| | |
|---|---|
| 隔离治疗 | 外院只有有限的隔离床位。一些医院会接收耐甲氧西林或耐万古霉素的患者，并安排在非隔离床位，但是需要相关医疗文件证明患者只是发生细菌定植而没有活动性感染或不需要抗生素疗法 |
| 门诊血液透析 | 只有少数机构提供血液透析的医疗服务。许多私人保险不覆盖肝移植后患者在定点医院进行血液透析的费用。很多时候，院方无法为移植后患者提供血液透析疗法。使得患者在离家更近的地方或家里进行透析或是一个办法。如果带有气管切开管，则不宜进行血液透析。很多能提供血液透析疗法的医院并不能同时解决气管切开的护理问题 |
| 药物成本 | 一些保险机构不会覆盖昂贵的药费，或者要求被保险人支付一定数额的强制性付款。昂贵的药物包括注射用卡泊芬净、更昔洛韦、阿托伐醌、环孢素、他克莫司及缬更昔洛韦 |
| 静脉用药和疗法 | 许多康复机构的员工并不具备管理或应用静脉疗法的资质。这些机构易接受的静脉通路是 PICC 或 Hickman 管 |
| 气管切开和辅助通气 | 带有气管切开置管的患者不能转至康复机构，必须在二级医院或长期急性治疗机构。长期接受辅助通气的患者可以在二级医院接受治疗。对于需要进行脱机训练的患者则必须在长期急性治疗机构进行治疗 |
| 医疗保险 | 如果仅仅是为了物理治疗，许多康复机构不会接受有 MediCal/Medicaid 保险的患者 |
| 患者年龄 | 65 岁以下的患者很难安置。许多机构不接受 65 岁以下的患者 |
| 鼻饲置管 | 一些康复机构的员工不具备管理空肠鼻饲置管的能力。许多员工只能进行经胃管管饲的操作 |
| 约束 | 许多机构不会接受需要进行约束的患者 |
| 出院后缺乏社会和家庭支持 | 许多机构需要一个长期的出院计划，以及合格的照顾者 |
| 转院医嘱 | 如果转院医嘱不是在当天早上开具，许多机构由于药房配药的缘故不能保证晚上的用药；这会造成床位的浪费以及出院的延迟 |

**表 83-6　阻碍患者转出外科的因素**

移植肝功能异常,需要定期医疗及实验室评估,并进行免疫抑制剂的相应调整

存在免疫抑制治疗的严重副作用

未愈合的开放性伤口或造口

带有非 T 管的引流管

活动性感染

体液潴留

恢复缓慢

在相关康复机构诸如下级医院、康复医院等的住院患者

即将拔除血透置管、胃管或中心静脉导管的患者

新发的切口疝

从胆管端-端吻合改为 Roux-en-Y 吻合或重建

不稳定的外科血肿

**表 83-7　常规监测所需的血液检查项目**

| 所有患者的常规血检 | 血红蛋白、血细胞比容、白细胞计数、肝生化(谷丙转氨酶、胆固醇)、磷和镁的含量,以及免疫抑制剂的谷浓度 |
| --- | --- |
| 接受乙肝病毒预防治疗的患者 | 注射 HBIg 之前:乙肝表面抗原和乙肝表面抗体,乙肝病毒 DNA 定量需每 3 个月检查 1 次。对于转为口服药治疗的患者,需要每 3 个月检查 1 次乙肝表面抗原和乙肝病毒 DNA 定量 |
| 接受抗丙肝病毒治疗的患者 | 每 2~4 周验 1 次丙肝病毒 RNA |
| 具有肝癌或慢性活动性丙肝后肝硬化病史的患者 | 每 3 个月检查 1 次 AFP |
| 具有胆管癌病史的患者 | 每 3 个月检查 1 次 CA19-9 |
| 口服华法林或准备二次移植的患者 | 根据 PT/INR 结果或 MELD 评分制定的频率来复查 |
| 具有药物滥用史的患者 | 随机毒理筛查 |

**表 83-8　社区医生需要联系移植中心的临床指征**

不明原因的顽固的 38 ℃ 以上的发热(包括 38 ℃)

伴或不伴症状的不可控制的高血压

中枢神经系统感染

具有药物中毒的症状,如癫痫、震颤或头痛

肺炎并伴有胸腔积液

持续 24 小时以上的呕吐或腹泻

胃肠道出血

急性腹痛

血清肌酐的急性升高

持续的白细胞降低或升高

不明原因的淋巴结或扁桃体肿大

严重感染,移植物排斥或恶性疾病

紧急住院或转诊

选择性地住在其他医院

　切口疝的修复

　切口血肿的清除

　胆漏的修复

　其他腹部手术

任何药物剂量的改变

**表 83-9　需要 PTCNC 及时干预的紧急症状**

伴或不伴其他症状的持续高于 38 ℃ 的发热(包含 38 ℃)

不可控制的高血压

新出现的或加重的神经系统主诉,精神状态异常或意识清晰程度下降

气促

血清肌酐的急性升高

对利尿治疗不敏感的急性外周水肿

呕吐或无法服药超过 24 小时

腹泻超过 3 日

胃肠道出血

切口处或引流口引流液过多

急性腹痛

中性粒细胞计数少于 800/mm³

急性或加重的黄疸、瘙痒、陶土样便或茶色尿

愈合良好的伤口突然崩裂

任何感染或排异的症状或征象

镁含量低于 1 mg/dl

伴或不伴症状的贫血,血细胞比容低于 26%

胸痛

T 管或其他引流管的移位或脱出

8 周内,切口应达到最大牵拉程度。PTCNC 可以识别患者切口延迟愈合或感染的风险,并及时给予针对性的诊疗措施(表 83-10)。一旦发现切口感染,应先评估伤口有无其他并发症(诸如瘘管、窦道和切口疝),然后实施相应治疗。

在家需要接受静脉疗法的患者往往在出院时带有 PICC 管或中心静脉导管。对于这些管道的护理需要和社区医疗机构的护理常规相适应。PTCNC 应该熟悉这些护理常规。PTCNC 应该在每次随访时,评估置管点、血透通路、鼻饲管以及气管造瘘管的感染风险和暴露风险。任何由移植医务人员置入的管道也应由移植医务人员进行拔除。

患者出院时可能会带有 T 管。出院前,PTCNC 必须指导患者正确地护理 T 管的方法。通常移植后 3~6 个月,激素低剂量维持中,且肝功能正常的话就会拔除 T 管。针对 T 管护理的指导是患者健康教育

| 表 83-10 影响伤口愈合、感染和并发症的因素 | |
|---|---|
| 伤口延迟愈合的因素 | 术前状态差 |
| | 贫血 |
| | 激素的应用 |
| | 高血糖 |
| | 感染 |
| | 免疫抑制治疗 |
| | 西罗莫司的应用 |
| 伤口感染的危险因素 | 异物:未吸收的缝线或引流管 |
| | 伤口组织的血供下降 |
| | 存在坏死组织或腐肉 |
| | 血肿或皮下积液 |
| | 高剂量的免疫抑制 |
| | 营养状态差 |
| | 高血糖 |
| 伤口感染的并发症 | 伤口瘘管 |
| | 窦道形成 |
| | 败血症 |
| | 延迟愈合 |
| | 切口疝 |

的必要部分(表 83-11)。T 管在位时,管道周围会形成纤维鞘。当 T 管缓慢移出时,这个纤维鞘会完全塌陷,在体内留下的管状腔隙中硬化。硬皮会防止胆汁外漏。T 管拔除后或非计划性移出后通常会发生胆漏。T 管从最初置入点移出 3.81 cm(1.5 in)后,会导致患者有发生胆汁性腹膜炎的风险。PTCNC 需要明白 T 管操作或拔除后若发生腹痛、发热、恶心、腹胀、肠梗阻、黄疸以及右肩疼痛等情况,说明可能是胆汁性腹膜炎的征象,需要移植中心进行紧急评估和治疗。

患者出院后,可能会发生许多外科问题。PTCNC 可能是整个移植团队中最先评估这些问题的人员,故而这一角色应具备识别那些出院后短期内会发生的并发症的能力。预防性地干预这些并发症将改善患者的预后。表 83-12 罗列了一些关键点,帮助我们判断出院后短期并发症的发生。

在移植住院期间,移植患者需要定期接受专业医

| 表 83-11 T 管护理的患者指南 | |
|---|---|
| 沐浴 | 带有 T 管时可以淋浴,但不能沐浴、游泳或进入任何其他水体 |
| T 管渗漏 | 通过纸夹缓慢移动 T 管。纸夹应放置在皮肤和渗漏处之间。渗漏可能发生于整个管道,也可能只发生在导管尖端处。当你应用纸夹止住渗漏后,可以联系你的移植中心。T 管需要做进一步处理 |
| 从引流口渗漏 | 从管道置入处渗漏很常见,而且也并不危险,除非引流液呈牛乳样或白色。应用纱布海绵覆盖引流口,并联系移植中心。需要围着引流口再次进行缝合以止住渗漏 |
| 缝合脱落 | 缝合处应始终将 T 管和皮肤紧紧连在一起。如果缝合口损坏,立即将 T 管用胶布贴在皮肤上,并应用敷贴加固,这样 T 管就不会再往外移位了。和你的移植中心联系。T 管必须再次和皮肤缝合。如果 T 管从最初位置上移位,可能会发生严重感染。伴随着呼吸、咳嗽或身体运动而发生的 T 管移动是正常的。不要试图将 T 管推回皮肤内 |
| T 管脱出 | 如果 T 管已完全移出体外,不要尝试将其放回体内。应用纱布将引流口覆盖,并立即联系移植中心。可能会发生致命的感染 |

| 表 83-12 移植后早期并发症的关键注意事项 | |
|---|---|
| 切口疝 | 指导患者当发生疝口范围增大、不能回纳疝或疼痛感增加时及时联系移植中心 |
| 小肠梗阻 | 小肠梗阻的表现包括:压榨感、腹痛、呕吐、腹胀、血容量减少以及连续数日出现肠蠕动消失,或者 X 线平片表明存在液平 |
| 旁路点的血肿和神经症状 | 血肿重吸收。引流口的血肿通常会再次发生。指导患者一旦发现受累处的肋部有神经血管症状,及时联系移植中心。血肿超过 3 个月,可能需要外科处理以及淋巴管修复。损伤旁路点的感觉神经可能会引发受累肋部的症状。如果发生超过 3 个月的麻木感或感觉异常,需要神经内科介入 |
| 胸腔积液 | 右侧胸腔积液比较常见。胸腔积液的存在不会影响生命,也无需治疗,除非出现呼吸困难、发热、胸痛或积液范围扩大等情况 |
| 深静脉血栓 | 单侧下肢肿胀、疼痛或低热,需要排除深静脉血栓的可能 |
| 肺栓塞 | 肺栓塞可能通过呼吸困难、发热和胸痛的主诉发现 |
| 肝动脉血栓 | 当临床病史不能支持急性排异和急性肝功能异常时,就应该高度怀疑肝动脉血栓的可能。症状可能包括发热、新发的腹痛、胆道扩张、胆道狭窄以及腹腔积液。发生肝动脉血栓的患者有很大的风险发生胆道狭窄和脓肿。脓肿需要影像学指引下的引流,并进行抗生素治疗。需要溶栓或抗凝治疗。PTCNC 应该协调患者及时处理这些症状。指导患者开始华法林疗法,每日定时吃复方新诺明而不是整周吃,以确保凝血酶原时间的水平 |

（续表）

| | |
|---|---|
| 肝外胆管狭窄 | 狭窄可能伴随移植物失功能，也有可能通过 B 超发现。可以通过 ERCP，T 管胆管造影术或经皮肝穿刺胆管造影术进行球囊扩张或支架置入。接受 Roux-en-y 胆管空肠吻合术的患者不能接受 ERCP 检查。PTCNC 需要知晓胆管吻合的类型，确保采取合适的干预措施。PTCNC 还应该确保在接受胆管检查前进行合理的抗生素预防性应用，此外，还要注意胆管支架将来可能需要更换或移除。单个支架置入每 2～3 个月就需要更换。如果肝功能稳定且患者没有胆管症状，2 个支架置入需要每 9 个月进行更换 |
| 胰腺炎 | 胆管检查（特别是 ERCP）或干预后，PTCNC 应警惕胰腺炎的症状。胰腺炎的症状是腹痛，可以放射至后背，并在进食、恶心、呕吐、触诊、体重下降或脂肪泻后加重 |
| 胆管炎 | 胆管狭窄患者伴有发热时，PTCNC 应怀疑胆管炎的发生。胆管炎的症状包括右上腹疼痛、发热以及黄疸。如果伴有低血压和（或）精神症状，则应怀疑有 Reynolds 综合征。胆管炎会危及生命，需要及时住院并接受静脉抗生素治疗 |
| 肝内胆管狭窄 | 原因包括缺血、器官保存时间过长、ABO 血型不相容或慢性排异。肝内胆管狭窄不适合采取内镜或放射干预疗法。肝内胆管狭窄进展较快，往往需要再次移植。进展性移植肝失功能是其典型结局 |
| 移植物抗宿主病（GVHD） | GVHD 是器官移植少见的、非常严重的并发症。一般症状在移植 3～4 个月后显现，包括低热、中性粒细胞减少症、脱发、腹泻、体重减轻、肠梗阻、溶血性贫血以及红斑状皮疹，特别累及耳及四肢末端。一旦怀疑 GVHD，PTCNC 应及时告知移植医生 |

疗的跟踪。常规会诊包括：内分泌科、血液肿瘤科、整形外科、神经内科、疼痛科、呼吸科、心内科、肾脏科以及精神科。

## 长期门诊随访的协调

PTCNC 长期门诊随访的主要职责就是预防移植患者出现排异及感染，并进行针对性治疗，同时处理免疫抑制剂的副作用，对术前原发疾病的相关问题也做相应处理，然后对患者的日常生活进行健康宣教。

移植术后任何时间段都有可能发生急性排异。药物治疗能迅速缓解急性排异。PTCNC 需要了解治疗机制、剂量、副作用、药物相互作用以及监测所有免疫抑制剂的方法。PTCNC 是社区医务人员和患者取得药物相关信息的重要来源，并可以向 PTCNC 咨询和其他药物的联合使用。患者应该被告知联合用药的潜在危害，并在有任何药物改动，包括加量、减量时及时和 PTCNC 联系。预防急性排异是 PTCNC 最重要的职责之一。一旦发生急性排异，免疫抑制剂就会加量，同时增加慢性排异的风险以及肿瘤和感染的发生率。

感染是移植后患者死亡的主要原因。一些研究表明：移植后第 1 年内有将近 80% 的患者会发生 1～2 次感染。其中，50%～60% 是细菌感染，20%～40% 是病毒感染，还有 5%～15% 是真菌感染。确保实施合理的抗生素预防性治疗是 PTCNC 的重要职责。PTCNC 须确保在实施任何外科操作、胆管检查或口腔操作前都应使用抗生素治疗。

防止细菌感染的最有效方法就是避免患者暴露于病原微生物环境。PTCNC 可以通过教育患者学会正确洗手、个人卫生、饮食安全以及清洁的家居环境来避免患者接触到病原微生物。

改变生活方式能够避免和某种细菌接触。军团菌是一种革兰染色阴性的通过飞沫传播的立克次体菌属。表 83-13 列出了出院前需要教会患者的预防措施，以此避免接触到军团菌的风险。

暴露于非活动期的结核病人群中的现象很普遍，特别是在移民人口密集的大城市尤其常见。经验表明：免疫功能不全的患者接触后可能会过好几年才发生结核。结核菌皮试阳性或血清干扰素检查阳性而胸片却正常的受体，接受抗结核治疗后可能会有效。PTCNC 需要筛选结核菌皮试阳性的患者，并和相关人员协商，确认患者移植后是否需要接受抗结核治疗。

移植术后 6～10 周可以通过静脉或口服的方式进行抗真菌治疗。表 83-14 列出了移植术后真菌感染的危险因素，PTCNC 指导患者预防真菌感染非常重要。大多数抗真菌药物的不连续使用会引起免疫抑制剂血药浓度的突然降低，并诱发排异反应。表 83-15 列出了 PTCNC 应该向患者说明的预防感染的措施，这些措施能预防球孢子菌、曲霉菌、隐球菌和组织胞浆菌病。对于移植前或移植后有真菌感染病史的患者，可能需要长时间服用抗真菌药物。

### 表 83-13 预防军团菌的患者指南

如果在使用雾化机的市场购买的蔬菜，需彻底洗净
保持浴缸、泳池和喷泉的清洁
远离冷却塔
远离污水泵
避免使用超声雾化器
避免使用未经含氯消毒剂消毒的自来水

#### 表 83-14　患者发生真菌感染的危险因素

移植前 MELD 评分较高

机械辅助通气时间较长

接受 20 个或以上的血制品输液

有真菌感染或定植的病史

有细菌性腹膜炎的病史

有服用大剂量免疫抑制剂治疗排异或自身免疫性肝病的病史

#### 表 83-15　预防真菌感染的患者指南

| | |
|---|---|
| 预防球孢子菌病感染 | 避免接触病原体流行地区的泥土或尘土。需要明白在发生地震或风暴后,空气中的孢子数会显著增加。避免皮肤和哺乳动物的直接接触。有真菌感染病史的患者需要接受移植后的预防治疗 |
| 预防曲霉和球菌感染 | 远离建筑场所或重建地区,地毯缝隙处以及空气通风口(如果无法避免接触上述场所,请使用防尘面罩、空气过滤器、单向正压气流和窗口密封条)。避免接触干草、植被、土壤、尘土和霉菌。未佩戴口罩和手套时不要进行园艺工作。不要将餐具放在盆景下方晾干;家属洗完餐具后需立即烘干 |
| 预防组织胞浆菌病 | 不要将鸟类当作宠物养在家里。避免接触圈养在外的鸟类和禽类,比如公鸡、火鸡以及宠物鸟类 |

#### 表 83-16　巨细胞感染的危险因素

受体血清抗体检测阴性,供体血清抗体检测阳性

受体血清抗体检测阳性,供体血清抗体检测阳性

长期大剂量的激素使用

多克隆或单克隆抗体的使用

有急性排异的治疗史

多器官移植

高血糖

巨细胞病毒感染的病史

发生自身免疫性疾病时使用高剂量的免疫抑制剂

肝移植

移植术后 100 日内,受体需要口服或静脉用抗病毒药,以防止巨细胞病毒(CMV)、EB 病毒(EBV)以及单纯疱疹病毒(HSV)感染。对于具有发生巨细胞病毒感染的高危人群来说,需要更为广谱的抗菌疗法。表 83-16 列出了移植术后发生巨细胞病毒感染的危险因素。对于没有水痘发病史或暴露于带状疱疹的受体来说,需要接受相关指导,以便发现有水痘症状时及时联系移植中心。全美唯一有资格生产水痘-带状疱疹病毒的免疫球蛋白(VZIG)于 2006 年停产了。所有暴露于水痘-带状疱疹病毒的患者已不能获得免疫球蛋白了。

PTCNC 需要告知受者避免接受所有的活疫苗。受体还需避免接触接种人群的体液,包括儿童,因为活病毒可以在接种后存活于体液内长达 3 个月。表 83-17 列出了儿童需要接种的活疫苗。活疫苗包括天花、黄热病、麻疹、流行性腮腺炎、风疹、水痘、口服脊髓灰质炎、轮状病毒,以及白百破疫苗[白喉和破伤风类毒素,以及非细胞性百日咳菌苗(DTaP)]。白百破的加强针[破伤风类毒素、白喉减毒疫苗以及非细胞性百日咳菌苗(Tdap)]不包含活病毒。PTCNC 需要指导受体检查疫苗的接种要求,因为游轮和海外旅行需要包括活疫苗接种。患者通常被指导移植术后 1 年内不要接受年度流感疫苗或肺炎球菌疫苗,因为在这期间高剂量的免疫抑制剂使得免疫系统受损,不能对疫苗有效应答。如果全国性流感大流行即将来临,那么移植后任何时间段都可以接种疫苗。

静脉使用乙肝免疫球蛋白(HBIg)或口服抗乙肝病毒药物,是对移植受体来说较为安全且有效的预防乙肝疗法。这种疗法尤其对术前乙肝病毒 DNA 和乙肝病毒 e 抗体阴性的患者有效。许多患者有口服抗乙肝病毒药物的病史(旨在通过抗乙肝药物使得乙肝 DNA 在移植前能够转为阴性。)术后针对移植肝的乙肝预防应在术中无肝期就开始进行,并终身抗病毒治疗。将 HBIg 进行静脉和肌内途径的结合并检测 HBV 的复制情况是 PTCNC 的职责。PTCNC 必

#### 表 83-17　儿童需要接种的活疫苗

| 疫苗 | 月龄 | | | | | | | | 年龄 | |
|---|---|---|---|---|---|---|---|---|---|---|
| | 1 | 2 | 4 | 6 | 9 | 12 | 15～18 | 19～23 | 2～3 | 4～6 |
| 白百破(DTaP) | | DTaP | DTaP | DTaP | | | DTaP | | | DTaP |
| 轮状病毒(RV) | | RV | RV | RV | | | | | | |
| 风疹三联疫苗(MMR) | | | | | | MMR 第 1 次 | | | | MMR 第 2 次 |
| 水痘疫苗 | | | | | | 水痘疫苗 | | | | 水痘疫苗 |

**表 83-18　乙肝的预防**

| 受　体 | 供　体 | 口服抗病毒药物 |
|---|---|---|
| **乙肝免疫球蛋白(HBIg)** | | |
| 受体乙肝抗原阳性 | 供体血清学检测无关 | 术前对患者实施统一的口服抗病毒治 |
| 　术中静脉输注 10 000 单位的乙肝免疫球蛋白。连续 6 日静脉输注 2 000 单位的乙肝免疫球蛋白,术后第 1 日开始。随后每 2 周给予 2 000 单位的乙肝免疫球蛋白静脉输注以维持治疗水平,直至出院为止 | | 疗。接受乙肝免疫球蛋白治疗 1 年后转为口服药物疗法 |
| 　出院后每月给予 1 560 单位的乙肝免疫球蛋白肌内注射以维持治疗水平,连续 1 年 | | |
| **核心抗体阳性受体和供体** | | |
| 受体表面抗原阴性且 | 供体血清学检测结果 | 推荐口服疗法 |
| 　核心抗体阳性,表面抗体阴性或阳性 | 核心抗体阳性 | 恩替卡韦 0.5 mg/d |
| 　核心抗体阴性,表面抗体阴性或阳性 | 核心抗体阳性 | 恩替卡韦 0.5 mg/d |
| 　核心抗体阳性,表面抗体阴性 | 核心抗体阴性 | 恩替卡韦 0.5 mg/d |
| 　核心抗体阳性,表面抗体阳性 | 核心抗体阴性 | 不需口服抗病毒药物 |

**表 83-19　基于内生肌酐清除率的调整核苷类似物成人剂量的方案**

| 内生肌酐清除率(ml/min) | 推荐剂量 | |
|---|---|---|
| **拉米夫定** | | |
| ≥50 | 100 mg/d,口服 | |
| 30~49 | 首次服用 100 mg,然后 50 mg/d,口服 | |
| 15~29 | 首次服用 35 mg,然后 25 mg/d,口服 | |
| 5~14 | 首次服用 35 mg,然后 15 mg/d,口服 | |
| <5 | 首次服用 35 mg,然后 10 mg/d,口服 | |
| **阿德福韦** | | |
| ≥50 | 10 mg/d,口服 | |
| 20~49 | 10 mg/2 d,口服 | |
| 10~19 | 10 mg/3 d,口服 | |
| 血透患者 | 血透结束后,10 mg/周 | |
| | **恩替卡韦(患者初次使用)** | **恩替卡韦(因为拉米夫定耐药而更换)** |
| ≥50 | 0.5 mg/d,口服 | 1 mg/d,口服 |
| 30~49 | 0.25 mg/d,口服,或 0.5 mg/2 d | 0.5 mg/d,口服,或 1 mg/2 d |
| 10~29 | 0.15 mg/d,口服,或 0.5 mg/3 d | 0.3 mg/d,口服,或 1 mg/3 d |
| <10 或血透患者 | 0.05 mg/d,口服,或 0.5 mg/7 d | 0.1 mg/d,口服,或 1 mg/7 d |
| **替比夫定** | | |
| ≥50 | 600 mg/d,口服 | |
| 30~49 | 600 mg/2 d,口服 | |
| <30(无需血透) | 600 mg/3 d,口服 | |
| 血透患者 | 600 mg/4 d,口服(血透结束后给药) | |
| **替诺福韦** | | |
| ≥50 | 300 mg/d,口服 | |
| 30~49 | 300 mg/2 d,口服 | |
| 10~29 | 300 mg/3~4 d,口服 | |

须确保乙肝抗体达到治疗标准并帮助社区医疗机构进行乙肝免疫球蛋白的管理。待静脉或肌内注射 HBIg 的疗程完毕后,可以转为口服抗病毒药物。如

果受体是初发乙肝或接受了乙肝核心抗体阳性的供肝后,需要接受口服抗病毒药物疗法。如果一个乙肝核心抗体阳性的患者接受了一个乙肝核心抗体阳性

的肝,且乙肝表面抗体阴性,则也需要接受口服抗病毒药物疗法。PTCNC 必须对口服抗病毒药物后病毒基因突变保持高度警惕。根据研究表明,5 年内拉米夫定的耐药率为 70%。防止此种耐药的方法是,引入核苷类似物反转录抑制剂,并与抗病毒药物联合使用。对患者进行连续的乙肝病毒 DNA 的监测能早期发现突变,并在乙肝病毒表面抗原变异前改变用药方案。表 83-18 和表 83-19 提供了一个有效预防乙肝的方案。

原虫感染的预防包括避免环境内的病原微生物来源并提供药物保护,防止肺孢子虫病肺炎(PJP)。肺孢子虫病的预防可在移植后 1 年内持续接受口服、静脉和吸入用药的三联预防。预防肺孢子虫病的口服药物包括复方新诺明、阿托喹酮及氨苯砜。尽管复方新诺明也是治疗的选择之一,但是会造成骨髓抑制,导致显著的中性粒细胞减少症。复方新诺明引发的持续的中性粒细胞减少使得该药只能成为备选药物。PTCNC 必须知晓复方新诺明与华法林的交互作用,并有效管理复方新诺明,保持患者凝血酶原和 INR 的稳定。

PTCNC 需要指导患者避免接触猫粪便、垃圾箱以及生食,防止感染弓形虫。为了防止隐孢子虫感染,受体必须饮用含氯消毒剂消毒的水源、蒸馏水或滤掉原虫的过滤水。

因急性排异而接受治疗的患者,其抗真菌、巨细胞病毒和肺孢子虫病的治疗需优先于标准的预防治疗。多激素及多抗体的联合免疫抑制使得患者持续处在感染上述病原体的风险之中。

PTCNC 一定要清楚移植后患者有发生动物性传染病的风险,故而必须向患者说明在家养宠物的危险性。表 83-20 描述了那些可能会由宠物传给移植后患者的动物性传染病。

当移植患者确认发生感染时,应立即实施相应治疗。对于 PTCNC 来说,知道受体何时容易发生感染是非常重要的。大多数感染,例如念珠菌感染以及 HSV 的再激活往往发生在移植后 1 个月内。巨细胞病毒及曲霉菌的感染通常发生在移植后 4~10 周内。EB 病毒及水痘感染通常发生在移植后 4~6 个月内。肺孢子虫病及弓形虫病同样发生在移植后 6 个月以内。新生的乙肝或丙肝、隐球菌性肺炎以及脑膜炎可能会发生在移植后 4~6 个月以内。感染的发生率在移植 6~12 个月以后会降低,但是一旦发生感染,往往会伴随移植物功能不全、患者衰竭或过度免疫抑制。

### 表 83-20　常见的动物性传染病

| 动物 | 病原体 |
| --- | --- |
| 猫 | 弓形虫(原虫) |
| 鸟类 | 禽分枝杆菌(细菌) |
| | 纽卡斯尔病病毒 |
| | 衣原体(细菌) |
| | 沙门菌(细菌) |
| | 鞭毛虫(原虫) |
| | 弯曲杆菌(细菌) |
| 爬行类 | 沙门菌(细菌) |
| | 弯曲杆菌(细菌) |
| 兔 | 皮癣(真菌脚气) |
| 仓鼠、沙鼠 | 毛癣菌(真菌) |
| 豚鼠 | 沙门菌(细菌) |

### 表 83-21　新移植患者发热的原因

肺不张
伤口感染
尿路感染
深静脉血栓
肺栓塞或肺炎
中心静脉、血透置管或引流管败血症
胆汁或其他体液的潴留
败血症

### 表 83-22　发热的检查

| 常规发热检查项目 | 基于症状或病史的额外检查项目 |
| --- | --- |
| 血常规 | 急查血液巨细胞病毒、HSV、球孢子菌病、肝炎病毒以及 EB 病毒 |
| 胸片 | |
| 痰培养 | 粪便肠道细菌、难辨梭状芽孢杆菌 |
| 尿培养 | 盆腔检查 |
| 引流液、伤口或置管尖端的培养 | 肺结核和球孢子菌病的皮试 |
| 肝功能 | 军团菌的 DNA 测定 |
| | 腹部超声和(或)CT 扫描排除体液潴留 |
| 血培养 | 腰椎穿刺,包括隐球菌检查 |
| | 肝穿刺,胆管造影或 ERCP |

患者在移植 1 年后很少会发生严重的机会性感染,但是对常见的社区获得性感染较为易感,包括肺炎球菌性肺炎和嗜血杆菌性流感。一年一次的流感疫苗和肺炎疫苗接种能有效预防此类感染。甲肝和乙肝疫苗、百日咳及破伤风疫苗也是允许及推荐的。

腹腔感染、肺炎、伤口感染、顽固的尿路感染以及难辨梭状芽孢杆菌性腹泻是移植后早期的常见细菌感染。肺炎、尿路感染以及病毒性感染症状是移植远期发热的常见原因。在肝移植受体这一群体中,耐药机制的可能性也需要纳入考虑,因为这类人群有反复大范围的抗生素应用史及反复住院史。

连续 24 小时发热高于 38 ℃,应及时告知 PTCNC,并安排医生为患者进行检查。表 83-21 列出了刚出院患者发热的典型原因。急诊医生及社区医生会经常联系 PTCNC,以便了解移植中心在应对此类发热时所使用的方案。表 83-22 罗列了 PTCNC 可以和咨询医生进行讨论的所有关于发热的检查项目。

PTCNC 有责任建议患者如何使用非处方药物。因为多数非处方药会和移植患者所服药物发生相互反应,因而对于 PTCNC 来说,给予患者正确且简明的信息就显得尤为重要。移植患者应用对乙酰氨基酚类非处方药也是有问题的。超过 600 种的非处方药含有对乙酰氨基酚。许多患者不能察觉服用乙酰氨基酚已过量,因为他们并不了解在这么多的非处方药中含有此成分。表 83-23 给出了如何正确使用非处方药的例子。

患者的移植远期治疗会受到免疫抑制剂的副作用、原发肝脏疾病以及移植肝质量的影响,相关的注意事项很多,且每个患者都不一样。对这些问题的治疗需要移植医务人员和社区医务人员的沟通和合作。许多社区医生并不乐意诊治移植患者,因为他们缺乏相应的治疗经验。PTCNC 在推动整个治疗的过程中

| 表 83-23 | 非处方药的使用指南 |
|---|---|
| 头痛、发热、体痛 | 用体温计定时测量体温。如果体温≥38.1 ℃,在配药前联系移植中心 |
| | 根据需要每 6 小时服用 1 次对乙酰氨基酚(泰诺)2 粒。在服药间隔期,重新测量体温。24 小时内禁止服用超过 3 g。禁止服用阿司匹林、布洛芬、萘普生、酮洛芬或其他非甾体抗炎药及阿司匹林混合物 |
| 流涕 | 服用伪麻黄碱硫酸盐(扑尔敏)或溴苯那敏或苯海拉明(苯那君)。这些药物会引起嗜睡 |
| 鼻塞 | 配一瓶每 6 小时使用的减轻鼻部充血症状的喷雾剂。禁止使用超过 3 日。如果症状持续超过 3 日,联系移植中心 |
| 咳嗽 | 如果你有肺部充血症状且有咳痰,仅服用止咳糖浆(如解充血药或对乙酰氨基酚类)。如果你没有肺部充血症状,且只是干咳、无痰,服用止咳糖浆及祛痰剂。禁止同时服用止咳糖浆及对乙酰氨基酚类药物。美清痰可以安全使用 |
| 咽喉肿痛 | 按照说明书服用润喉药或糖浆 |
| 警告 | 仔细阅读所有非处方药的标签。许多药物混有其他成分,可能会对你有害。尽可能服用单个成分的药物。避免服用含有麻黄碱或去甲麻黄碱的药物,除非移植中心让你服用。避免服用含有阿司匹林或非甾体抗炎药成分的药物。对乙酰氨基酚类药物是安全的 |
| | 避免服用中草药,除非你咨询过移植中心。不是所有的中草药都是安全的。如果有疑问及时联系移植中心。如果你的症状没有改善或恶化,联系你的移植中心 |
| 胃部不适:胃烧灼感、恶心、呕吐 | 你可以尝试水杨酸亚铋(Pepto-Bismol),但是必须在免疫抑制剂前后 2 小时服用。你也可以尝试碳酸钙应对烧灼感。避免服用抑酸剂或胃能达。你也可以尝试雷尼替丁、法莫替丁或非处方的质子泵抑制剂;避免服用西咪替丁。服用质子泵抑制剂后,如果你的胃部烧灼感持续超过 48 小时,必须联系你的移植中心 |
| | 如果恶心和呕吐症状影响你服用药物超过 24 小时,你必须联系你的移植中心。呕血或呕吐咖啡样物质是必须引起重视的紧急事件。如果服药后 1 小时内发生呕吐,你必须再次服用同样剂量的药物。如果服药 1 小时后发生呕吐,你不必补服药物 |
| 腹泻 | 必须在服用抗腹泻药之前取得粪便标本,特别是患者有发热或恶心感的时候。服用任何抗腹泻药之前必须和移植中心取得联系。水杨酸亚铋(Pepto-Bismol)或车前草必须在免疫抑制剂前后 2 小时服用。洛哌丁胺(易蒙停)不能使用超过 2 日,除非有医嘱 |
| | 如果粪便是血样或黑褐色,你必须马上联系移植中心。铁剂或其他药物会使粪便变黑。少量的鲜红色血便可能是痔引起的 |
| 便秘 | 服用多库酯钠(docusate)每日 1～2 次。你也可以尝试以下药物,确保遵照药物说明书: |
| | 比沙可啶肛门栓剂,甘油肛门栓剂,或快速灌肠剂(3 日内使用不能超过 2 次) |
| | 你可以遵医嘱尝试车前草,但必须确保在免疫抑制剂前后 2 小时服用 |
| | 如果便秘不见好转,联系你的移植中心。如果便秘的同时还有恶心、腹胀或疼痛症状,表明可能存在严重问题,必须马上入院治疗 |
| 排气 | 服用二甲硅油。避免服用无屁豆、抗酸药或胃能达 |

## 表 83-24　免疫抑制剂副作用及患者常见问题的注意点

| | |
|---|---|
| 脑桥中央髓鞘溶解可逆性后部脑病综合征 | 运动不能性缄默,运动困难,假性延髓性麻痹是一种罕见的移植肝细胞色素 P450 3A 同工酶异常的结果。这些症状通过将免疫抑制剂转换到其他药物而得到治愈 |
| 慢性疲乏 | 这通常是移植肝功能不良引起的。卡尼汀(肉毒碱)不足可能是影响因素。卡尼汀缺乏和移植肝功能不全及肾功能不全有关 |
| 慢性头痛 | 免疫抑制剂对脑部动脉的毒性作用所引发的自身调节是头痛的诱因。高血压和免疫抑制剂的毒性水平需排除。高剂量的免疫抑制剂会加重有偏头痛史的患者 |
| 慢性疼痛 | 骨质疏松症、关节炎、神经痛以及慢性头痛是最常见的原因。患者健康教育应重点告知常见镇痛药的使用,对局部疼痛的冷热敷、按摩疗法、物理疗法及心理疗法 |
| 慢性排斥 | 危险因素包括因慢性排斥导致移植物失功能的病史、原发性硬化性胆管炎、原发性胆汁性肝硬化或自身免疫性肝炎、低水平的免疫抑制(常见于有丙肝病史或肿瘤的患者),新近发生排斥,以及巨细胞病毒感染 |
| 便秘 | 非处方药通常能解决此问题。如果非处方药无效,可以使用乳果糖。便秘可能是麻醉药滥用及过度脱水引起的 |
| 胃蠕动减弱 | 指导患者少食多餐。连续使用 8 周的甲氧氯普安(胃复安)会发生累积效应,导致镇静效果。糖尿病、胃部或食管狭窄可能是引起胃部轻瘫表现的原因 |
| 抑郁 | 在移植患者中,抑郁症状常常被忽视而漏诊,它和创伤后应激综合征很相似。PTCNC 需要知晓 Hallmark 综合征(2 周内符合至少 5 项如下症状,其中必须涵盖情绪低落或兴趣减退):<br>情绪低落<br>对日常活动缺乏兴趣<br>失眠<br>精神躁狂或迟缓<br>疲乏<br>没有价值感和羞耻感<br>注意力不集中<br>反复有自杀的想法 |
| 腹泻 | 这个主诉在移植后早期很常见。难辨梭状杆菌最值得怀疑。对于任何情形的腹泻都应留取粪便标本进行培养。乳糖酶是肝移植后恢复期长时间禁食后受到影响的酶。肝移植后数月内避免食用牛乳可能有助于改善症状 |
| 液体潴留 | 应指导患者低钠饮食,并提高依从性。向患者强调自行服用利尿剂的危险性,以及服用利尿剂时需要进行血液检查的重要性 |
| 胃食管反流 | 应强调生活方式的改变,包括吃的少量、低脂,以及避免咖啡因、烟草、巧克力、薄荷糖和碳酸饮料。指导患者穿着宽松的衣物并在睡觉时抬高床头。指导患者至少在睡前 2~3 小时饮食。如果在 48 日内对质子泵抑制剂没有反应则需要胃镜检查 |
| 肥胖 | 代谢综合征以及胰岛素抵抗和肥胖有关。钙调磷酸酶抑制剂的使用加重了肥胖。食欲改变及代谢异常是由免疫抑制剂引起的,并导致体重增加 |
| 痔 | 痔是门静脉高压引起的。患者教育应包括高纤维饮食、大便软化、肛门卫生、坐浴以及非处方药膏。应指导患者使用大便软化剂和缓泻药来预防便秘。激光疗法和手术是其他治疗选项 |
| 高血糖 | 健康教育应强调食谱的重要性;自我监测、高依从性、了解低血糖危险性的认识以及长期高血糖的后遗症。保持理想的体重、锻炼、食谱依从性以及体育锻炼和定时服药同样重要。每年进行眼底检查、接种流感疫苗、蛋白尿筛查、口腔科检查以及足部检查也应向患者强调 |
| 高脂血症 | 应强调生活方式改变的重要性。患者应增加活动量,维持理想体重,并坚持低脂饮食,每日摄入不超过 300 mg 胆固醇。应告知患者他汀类药物的副作用,比如肌肉痛和无力 |
| 高血压 | 始终确保免疫抑制剂的药物浓度在毒性水平以下。钙通道阻滞剂和其他降压药会增加免疫抑制剂的血药浓度,并引起高血压。患者教育应着重强调放松心情、减轻体重、限钠以及锻炼。告知患者服用降压药之前监测血压的重要性 |
| 高尿酸血症 | 应告知患者进行任何治疗前先联系移植中心。许多治疗痛风的药物在和免疫抑制剂联用时会发生危险的副作用。指导患者禁止服用非甾体抗炎药,包括新一代的 COX-2 抑制剂和阿司匹林 |
| 低镁血症 | 镁可以由多种复合形式获得,包括氧化、马来酸盐和蛋白结合,以及硫酸盐形式。它的吸收和副作用在每个患者身上表现都不同,取决于所服用的形式。在预期目标达成前,试试不同的制剂。指导患者发生腹泻时应向医务人员汇报 |

**表 83-25　基于疾病的关键事项**

| 自身免疫性肝炎 | 非肝炎性的自身免疫障碍常常伴随着自身免疫性肝炎发生。PTCNC 需要警惕狼疮、甲状腺炎、雷诺病、类风湿关节炎以及干燥综合征的症状。如果免疫抑制水平过高，患者发生感染及肿瘤的风险也会增加 |
|---|---|
| 吉尔伯特综合征（Gilbert's syndrome） | 1%～2%的移植物携带有会引起代谢障碍的基因，并导致吉尔伯特综合征。如果生活压力增加，则非结合胆红素会升高，导致黄疸的发生。PTCNC 可以帮助患者学会如何减压 |
| 血色素沉着病 | 血色素沉着病会影响身体其他系统。PTCNC 需要明白这个疾病能引起高血糖、心肌病、肾功能不全以及皮肤色素沉着。移植后需要继续进行连续的铁离子测定。然而，移植后的慢性贫血通常会阻碍诸如静脉切开系列治疗。PTCNC 需确保患者及其家属进行基因测试和咨询 |
| 淀粉样变性 | 经历过多次手术或接受具有淀粉样变性移植物的受体发生该病的风险较高。PTCNC 应明白该病会影响循环系统、呼吸系统、泌尿系统以及消化系统。同时，也会累及眼部、皮肤和周围神经。淀粉样变性肝的受体应该接受二维的超声心动图、结肠镜及食管、胃、十二指肠镜、眼部检查、神经传导检查、尿常规检查，移植后至少每 5 年检查 1 次 |
| 药物滥用 | 移植并不能治愈药物滥用的个性。PTCNC 应推进匿名的精神心理支持。移植后也应进行随机的毒品筛查。12 步的方案仍然是治疗方案的关键 |

发挥了巨大作用，并在和移植医生及社区医生沟通患者病情、诊疗方案及结果时，应用高超的沟通技巧。表 83-24 列出了常见的免疫抑制剂的副作用以及其他移植后远期并发症，PTCNC 需要知晓这些重要信息。

有一点非常重要，就是 PTCNC 必须确保在移植后长期护理过程中要考虑患者移植前的原发疾病。许多原发疾病会影响移植肝的存活并引起其他症状，故而需要监测生活状况、考虑预防措施以及对这些情况的应对方案。表 83-25 描述了一些方案。

移植患者的肿瘤发生率比普通人群高。PTCNC 是一个关键的教育者，教会患者学会一些预防措施，监测并降低肿瘤的发生率。表 83-26 列出了患者发生肝细胞性肝癌（HCC）的危险因素，以及 PTCNC 需要向患者宣教的预防措施，这些患者都是经过肿瘤筛查的高危患者。移植后对反复复发的胆管癌筛查包括连续的 MRCP、ERCP 以及 CA19-9 的监测。

肝移植患者中最常见的肿瘤是皮肤癌、肝细胞癌复发以及移植后淋巴细胞增生病。表 83-27 列出了其他需要教会患者的预防措施，以降低发生其他肿瘤的风险。必须对移植患者进行乳腺癌、结肠癌、宫颈癌、泌尿系统肿瘤以及前列腺癌的标准肿瘤筛查。表 83-28 列出了美国肿瘤协会推荐的筛查指南。

指导患者尽快恢复正常的日常活动是 PTCNC 首要解决的问题。日常生活行为的微小改变也能创造巨大差异，一个是充实的、高质量的生活，另一个是疾病迁延不愈、低质量的生活。表 83-29 列出了 PTCNC 在教育患者如何进行日常活动时应注意的关键点。

**表 83-26　发生肝细胞癌的危险因素及常规筛查**

| 危险因素 | 移植后针对患者的肿瘤筛查 |
|---|---|
| 肝硬化<br>活动性丙型肝炎合并肝硬化<br>活动乙型肝炎合并或不合并肝硬化<br>酒精滥用<br>血色素沉着病<br>$\alpha_1$-抗胰蛋白酶缺乏<br>基于移植物的偶发肝癌 | 移植后常规 5 年内进行 CT 扫描筛查，伴或不伴胸部腹部以及盆腔的对比。术前有肝癌或移植肝偶发肿瘤，需每 3 个月检测 1 次甲胎蛋白。移植物肿瘤伴有淋巴结侵犯的话需要由肿瘤科医生进行检查 |

**表 83-27　预防肿瘤的患者健康教育**

每年进行黑色素瘤筛查

在接触阳光照射前，应用防晒系数（SPF）大于或等于 15 的防晒霜

通过衣物或其他保护性物体，尽可能避免直接地阳光照射

根据美国癌症协会的指南，女性患者应每年进行 1 次乳腺检查、钼靶摄片及巴氏试验

根据美国癌症协会的指南，男性患者应每年进行睾丸检查、肛门检查、前列腺检查以及前列腺特异抗原的血清检查

根据美国癌症协会的指南，进行一次结肠镜检查

不要吸烟，减少二手烟暴露

增加水果和蔬菜的摄入

## 移植后临床护士协调员的发展趋势

丙肝病毒在美国的流行使得丙肝性终末期肝病成为最重要的肝移植指征。移植中心从丙肝患者身上积累经验，并意识到移植后丙肝也会复发，最终的

**表 83-28 美国癌症协会推荐的早期检测癌症的患者指南**

| | |
|---|---|
| 乳腺癌 | 40 岁以后每年进行 1 次钼靶摄片,直到患者处于健康状态 |
| | 20 岁和 30 岁以后每 3 年进行 1 次 CBE |
| | 40 岁以后每年进行 1 次 CBE |
| | 女性应该了解乳腺的正常外观和触觉。一旦有任何改变,应该向医务人员汇报 |
| | 女性 20 岁以后应定期进行乳房自检 |
| | 美国癌症协会建议某些具有家族史、遗传倾向或其他因素的女性应额外进行磁共振检查 |
| 结直肠癌和息肉 | 从 50 岁开始,无论男女,都应进行如下其中一项检查 |
| | 监测息肉和癌症的检查 |
| | 　5 年 1 次乙状结肠镜检查,或 10 年 1 次结肠镜检查,或 5 年 1 次双对比结肠钡灌肠或 5 年 1 次 CT 仿真结肠内镜 |
| | 监测癌症的检查: |
| | 　每年 1 次粪便隐血试验 |
| | 　每年 1 次粪便免疫化学测试或 |
| | 　粪便 DNA 测试 |
| 宫颈癌 | 所有女性在开始性生活后,都应每 3 年进行 1 次宫颈癌的筛查,但不能早于 21 岁 |
| | 筛查应每年进行 1 次巴氏试验或每 2 年进行 1 次新型巴氏试验 |
| | 30 岁以后,那些巴氏试验连续 3 次都正常的女性可以改为每 2~3 年进行 1 次筛查 |
| | 年龄大于 30 岁的女性可以每 3 年进行 1 次筛查,可选择简易巴氏试验或新型巴氏试验,加测 HPV 病毒 |
| | 70 岁以后,那些巴氏试验连续 3 次都正常且过去 10 年没有异常巴氏试验结果的女性可以选择停止巴氏试验 |
| | 子宫全切的女性也可以选择停止巴氏试验,除非切除子宫是为了治疗宫颈癌或是预防宫颈癌。保留宫颈部的子宫切除女性需要继续接受巴氏试验检查 |
| | 一些女性因为家族史而需要接受额外的针对宫颈癌的筛查 |
| 子宫内膜癌 | 绝经期后,所有女性都应被告知其子宫内膜癌的风险和症状。一旦有任何异常出血或分泌物都应及时通知医生。一些女性因为家族史而需要每年进行 1 次子宫内膜活检 |
| 前列腺癌 | 应进行 PSA 的测定,同时辅以或不辅以直肠指检。检查频率根据 PSA 水平决定 |

肝硬化也不可避免。许多移植中心治疗丙肝复发时采用干扰素和利巴韦林结合的治疗方案。干扰素和利巴韦林的副作用(如中性粒细胞减少和贫血)需要进行输血治疗,并辅以红细胞生成素和粒细胞集落刺激因子。治疗丙肝复发所需的巨大人力物力对移植中心造成了巨大负担。蛋白酶抑制剂的应用能有效抵抗丙肝病毒的基因复制,boceprevir 和 telaprevir 对术前患者有良好的抗病毒作用。它们对于移植术后患者丙肝复发的疗效尚不确定,需要进一步研究明确。将蛋白酶抑制剂引入移植后丙肝复发的治疗方案,增加了复杂性,以及对患者的管理难度。波普瑞韦和替拉瑞韦都是细胞色素 P450(CYP)3A4/5 肝蛋白酶通路的强烈抑制剂,它们对钙调磷酸酶的抑制作用限制了它们的使用,除非有新的方案或实践证明它们是安全和有效的。PTCNC 需要成为管理这些治疗的有效协调者。对许多保险公司来说,将蛋白酶抑制剂应用于移植后患者仍然需要临床实验。来自保险公司对这一治疗的怀疑态度,是否会成为该治疗的阻碍还未可知。随着蛋白酶抑制剂在移植前患者中的

应用变得越来越普遍,丙肝后肝硬化的发病率有望下降,并使得丙肝成为肝移植的适应证之一。

随着新型蛋白酶抑制剂的应用,全美国的丙肝后肝硬化发病率有所下降,进而使得肝细胞癌的发病率也有所下降。当移植后患者经过病理检查后确诊为肝细胞癌时,所需治疗包括辅助性化疗、影像筛查以及连续血清标志物监测。到目前为止,多重激酶抑制剂,如索拉非尼是唯一被证实对无法切除的肝癌具有可靠疗效的药物。在移植后患者中,用索拉非尼预防并治疗肝癌复发的疗效不明显。索拉非尼最基本的副作用包括手足皮肤反应、腹泻以及疲乏。在一些个案中,因副作用太严重而需要减少索拉非尼的剂量。其他药物已在 1 期和 2 期临床试验中展现出了理想的疗效,但还需要进一步研究证实它们的有效性。

高活力的抗反转录病毒疗法(HAART)的出现已经使得 HIV 和 AIDS 成为一个可控的疾病,使得艾滋病患者的寿命得以延长,并降低机会性感染的发生率。HIV 阳性的终末期肝病也已成为肝移植的适应证。肝移植后,PTCNC 必须明白许多 HAART 药

**表83-29　关于日常生活的患者健康教育**

| | |
|---|---|
| 痤疮 | 使用环孢素的患者比使用他克莫司的患者更易发生痤疮。患者教育应包括告知患者每日进行几次油腻皮肤的清洗。不要过多擦洗。使用能够去油但不会使皮肤变干燥的肥皂。不要使用保湿肥皂和抗菌肥皂。不要挤压粉刺。使用含有过氧化苯甲酰的痤疮药剂。典型的抗生素、维A酸、异维A酸或壬二酸可以在皮肤科医生指导下使用 |
| 脱发或多毛症 | PTCNC应该指导秃头的患者避免使用含氯制剂、避免日晒、烫发、染发或对头发进行脱色。应鼓励患者在洗发后使用空调。多毛症的患者可以对其实施面部毛发的脱色或修剪多余的头发。通过激光去除毛发也是一个安全的选项 |
| 残疾及重返工作岗位 | 移植肝功能正常的患者应被鼓励重返工作岗位。PTCNC应指导患者避免重体力的劳动以及暴露于有肝毒性的物质和有感染性的微生物环境中。PTCNC需明白以下几种残疾或能重返工作岗位的情形：<br>　1. 患者不愿重返工作岗位而自我设定的阻碍因素，以及去除这些因素所需的干预措施<br>　2. 对移植患者存在招聘歧视的可能性，以及对患者的合理保护<br>　3. 不返回工作岗位导致的经济困难，失去保险及残疾补贴，以及避免出现类似情况的策略 |
| 活动和锻炼 | PTCNC应向患者强调健步走是最理想的有氧运动。在大剂量运动激素期间，只能进行活动量较小的运动。驾车必须要等到术后6周后才可以。只有征得移植医生同意后才能进行上肢的力量锻炼。在进行上肢力量锻炼时必须坐在板凳或椅子上，以防止腹部肌肉拉伤。移植后前6个月内，避免进行腹部锻炼。拉伸及调节也是锻炼的一部分 |
| 牙龈增生 | 患者应每日刷牙并清理牙齿2次。应使用柔软的尼龙牙刷。当牙龈出血时，含过氧化氢的漱口液比较有帮助。每年至少看2次牙医。应用牙线或电动牙刷对牙龈进行按摩可以帮助加强牙龈组织。应避免张口呼吸。多余的牙龈组织可以通过外科手术切除。利用激光切除牙龈组织也是一个选择项目 |
| 不依从 | 试着了解患者的想法<br>PTCNC可以用来干预不依从的措施包括如下几项：<br>　1. 和患者分享治疗的责任和过程<br>　2. 确定患者对治疗的期望点<br>　3. 尽可能多让患者参与到治疗中来<br>　4. 教育患者并做出知情同意的决定<br>　5. 咨询心理学家关于患者管理的事宜<br>　6. 和患者谈判并签订行为合同<br>　7. 不要容忍言语不恭<br>　8. 既要耐心又要坚持原则<br>　9. 如果患者有持续的行为异常应考虑将患者转至其他医疗机构<br>　10. 如果患者的异常行为有危险性，则立即联系执法机构 |
| 营养 | 给予患者低钠、低钾、低糖饮食。避免食用生的或未煮熟的肉、鱼、禽类或蛋。饮用含氯制剂消毒过的或有过滤装置的水源。不能食用葡萄柚。和患者讨论如何保持理想体重。患者应避免食用含有脂肪替代物的食品。维生素不能含有超过5 000国际单位的维生素A、400国际单位的维生素E或800国际单位的维生素D。患有血色素沉着病的患者不能服用铁制剂，而日常服用的复合维生素中含有的铁是安全的。服用华法林的患者不能食用维生素K含量高的食物。草药及其他顺势疗法不能使用，因为它们会影响药物浓度 |
| 怀孕、性生活及避孕 | 允许怀孕，但移植后1年内不可以怀孕。擅长管理高危产妇的产科医生需在患者怀孕后跟踪随访。术后6周内禁止性生活。PTCNC需要对患者进行宣教并说明安全的性生活方式。PTCNC还需确保患者已经理解服用口服避孕药的危险性。外用的避孕工具是安全的选择。当准备怀孕时，应提前6个月停服致畸药物 |
| 吸烟 | PTCNC应劝诫患者戒烟，因为烟草有其固有的危害性。大麻叶藏有真菌如曲霉菌 |

物都是CYP3A4/5通道的抑制剂，并会提高钙调磷酸酶抑制剂的血药浓度。HAART药物的副作用和钙调磷酸酶抑制剂的副作用类似。HIV阳性患者移植后发生心血管疾病、肾功能不全、高血脂、代谢综合征、糖尿病及肥胖的发生率和严重程度都比HIV阴性移植患者高。

在美国非酒精性脂肪肝炎（NASH）是第三大肝移植指征。10～20年后非酒精性脂肪肝炎将超越丙肝和Laennec肝硬化而成为第一大肝移植指征。非酒精性脂肪肝炎的危险因素有年龄大于60岁、高血压、糖尿病以及体质指数大于 30 kg/m² 。初步研究表明，移植后，非酒精性脂肪肝炎的复发率为 30%。非酒精性脂肪肝炎发展成为肝细胞肝癌的风险小于丙肝后肝硬化和 Laennec 肝硬化，并且非酒精性脂肪肝炎移植后的存活率和其他肝病移植后的存活率相当。将来对于非酒精性脂肪肝炎的治疗主要取决于对该疾病的分子及化学机制的理解程度，以便能够研发出相应的治疗药物。迄今为止，尚未有统一的治疗标准，而且力求解决找出有效药物的研究也在不断进行。

于 2002 年投入应用的 MELD 评分系统旨在帮助最有需要移植的患者及时获得供体配对。在器官分配中，存在某些不公平现象是显而易见的。在同一个 UNOS 地区，人口基数较大的移植中心的平均 MELD 分数高于人口基数较小的移植中心。为了解决此种不公平现象，UNOS 区内及区与区之间的器官分配方法需要有所改变。

器官分配不公的现象迫使那些生活在人口基数大的区域的急需肝移植的患者，想尽一切办法转到那些人口基数小的区域寻求肝移植。那些患者在移植后不久又转回当地的移植中心。手术所在的移植中心和当地移植中心之间的转诊和病情交接就存在诸多问题。在没有手术医院出具病史、处方或意见的情况下，患者就直接和当地医院联系。患者在多家移植中心排队的现象短期内不会改善，除非器官分配不公的问题得到有效解决。

因为同样的问题，跨国移植的开展也变得比较棘手，而这正是因为美国的供体数量短缺所造成的。在国外进行移植的患者，通常会在国内寻求随访。对于移植中心来说，向没有药物、处方、健康宣教及病史的患者提供随访是一项负担较重的业务。跨国移植的现象短期内不会改善，除非器官分配不公及国内供体短缺的问题得到有效解决。

2008 年的经济危机使得本就问题重重的卫生保健系统又增添了一些问题。有些州利用州政府的医疗基金来支付肝移植的费用。私营的保险公司则根据年度报表来改变对移植患者的赔付方案，包括和昂贵的移植药物相关的方案。保险制度 D 部分的"保障缺口"已成为一个较大的挑战，因为很多患者的费用不能支付。很多患者和其照顾者都失去了工作，只能依靠《统一综合预算协调法案》(COBRA) 的救助方案来支付他们的医疗费用。《患者保护与平价医疗法案》(PPACA) 是于 2010 年 3 月 23 日签署的联邦法律。该法案将剔除许多涉及移植患者的保险条案。然而，PPACA 还是面临着法律的挑战，许多政治机构试图将它废除。移植患者严峻的保险现状还将持续，直到国内的经济状况有所好转，并且对一些治疗费用昂贵的疾病有特殊保险方案出台。

## 要点和注意事项

- 对保险支付方进行详细的评估，找出那些影响移植后费用支付的经济因素。在移植前制订解决这些问题的详细方案。在医院和费用支付方签订合同时，叫上移植协调员一起参与。
- 为患者制订转院或出院的治疗方案或流程，以方便临床护理专家对外科住院医生、内科住院医生、开业护士及医生助理进行临床实践。
- 进行多部门的沟通，确保患者能在中午 12 点之前顺利出院，为下午入院的患者腾出床位。
- 向接收移植患者的社区医疗机构提供持续的培训，并和相关人员保持每日 1 次的联系频率，确保药物、实验室数据以及其他治疗方案正确。每周对患者进行 1 次门诊随访，确认他们的现状是安全的。

- 制定门诊分诊的制度，使得移植患者能顺利分配到专业的移植中心。确保最严重的个案能被识别出来并进行紧急转运。
- 考虑《健康保险携带和责任法案》(HIPAA) 对社会网络的微词，改进患者沟通、健康宣教及随访。
- 建立循证实践委员会以改善医疗实践、护理教育、患者教育、社区延伸服务及护理研究。
- 建立数据管理系统，以便收集移植期间和术后的所有数据，并录入全国数据网络 (UNOS) 和移植患者注册数据管理系统 (SRTR)。
- 利用外部资源解决地理因素造成的障碍，当护士数量增加时应允许扩大移植协调员的数量。
- 制定在外院进行移植的患者转至本地医院进行随访的相关制度和标准。

# 第 9 篇
## PART IX

# 移植病理学
## TRANSPLANT PATHOLOGY

# 第 84 章

# 肝移植的组织病理学

## Histopathology of Liver Transplantation

Anthony J. Demetris • Marta I. Minervini • Michael A. Nalesnik Parmjeet Randhawa • Eizaburo Sasatomi

薛　峰　厉心愉　苏云斐　谢一兆　李欣洋•译

　　肝移植技术可用于治疗各种终末期肝病。丙型肝炎病毒（HCV）、酒精性及非酒精性脂肪肝病导致的肝硬化是北美、欧洲、南美地区首要的肝移植适应证，亚洲地区乙型肝炎病毒（HBV）导致的肝硬化仍然是肝移植最重要的病因。原发疾病的复发在成人中常见，但在儿童患者中有所不同。无论成人还是儿童移植肝都会带来各种并发症。因此，要彻底解决上述问题需要一本专门的移植病理学专著。此外，肝移植技术已日趋成熟，全球许多中心都在开展相关工作。鉴于各种参考文献名目繁多，本书以综述形式来阐述相关各章节。

　　本章节将重点讨论同种异体移植肝相关的表现，比如排斥反应、小肝综合征、保存-再灌注损伤和免疫抑制（IS）最小化，也涵盖了在肝移植中独特的肝脏表现。由于本书是肝移植专著，各种疾病的临床表现和危险因素如在其他章节已有叙述，本章就不再复述。书中图表方便读者参考使用，特别是 Banff 工作组制定的急性和慢性排斥反应标准、中长期患者肝功能损伤及免疫抑制剂撤药简表。这些表格也会在其他章节出于其他目的而出现。

## 供者活检评估

### 活体供者

　　潜在活体供者的组织病理学表现已有若干研究报道，单次活检的不合格率从 3%～21% 不等。多数活检显示为正常肝组织或轻微的脂肪变性，有 20%～50% 的活检组织显示为轻微的组织学异常。潜在供者中最常见组织病理学异常是大泡性脂肪变性，占14%～53%。大泡性脂肪变性超过一定程度就不能作为供肝者，是供者不合格最常见的原因。这个标准通常由各移植中心根据实际情况自行设定。

　　多数研究将供者的大泡性脂肪变性限定在 30% 以下，符合此要求的脂肪变性不会对供者和受体术后都造成不良影响。更保守的研究将大泡性脂肪变性限定在 10% 或 20% 以下。调整饮食和其他降低脂肪肝的举措极有可能让潜在供者重新达到合格。

　　潜在供者活检的其他异常还包括：特发性轻度慢性肝炎、非坏死性肉芽肿和各种难以预料的病理表现，不在此一一列举［如未预料的早期原发性胆汁性肝硬化（PBC）］。约 17% 的供者存在轻度门静脉周围肝细胞的铁沉积表现（0～4 评分的 1～2＋），多为男性。这或许是男性肝组织"正常"现象，并不是供肝的禁忌证。偶然也会遇到无法解释的汇管区嗜酸性粒细胞增多，大多情况下不会对供、受体术后造成不良影响。

### 尸源供肝

　　冰冻切片检查有助于对各种定义为不理想或扩展标准供肝（ECDs）进行准确评估。这些情况包括供者年龄超过 60 岁、大泡性脂肪变性 40% 及以上、冷缺血时间超过 12 小时、部分肝移植、心脏死亡捐献（DCD）、血流动力学不稳定、使用血管升压药、高钠血症（>155 mmol/L）、乙肝病毒或丙肝病毒感染或乙肝核心抗体（HBc）阳性，或存在肝脏占位、纤维化、局限性病变或肿瘤患者。Feng 等人基于 20 000 多例研究结果提出"供者风险评分"的重要概念。这个评分系统由每个参数的不同权重组成:高龄(>60 岁)、缺氧和脑血管因素死亡、黑种人、低身高、心脏死亡后捐献、劈肝或部分肝移植、区域或国家共享肝源,以及冷缺血时间。这些参数的分值相加,总分越高风险越大,并与肝移植后 1～3 年存活期呈负相关性。

要求对供肝进行冰冻切片检查的大部分原因是其肉眼外观、"感觉"或者颜色异样;已知供者有基础疾病(如乙肝);供者死亡或取肝过程中存在可疑的临床史或情况。病理医生应该观察供肝大体情况,冰冻切片组织最好是病理医生在场情况下获取,保持新鲜并具充分的代表性。

如果肉眼外观一致,我们要求取 3 块组织标本:左、右肝叶各一个 2 cm 长 16 号针芯大小和一个肝右叶包膜下 2 cm² 楔形标本。如果有纤维化,中心部位标本可用于纤维化分期,楔形标本有助于评估动脉或小动脉疾病,并可为评估脂肪变性提供一个较大的标本。

新鲜组织标本应该放在保存液湿润的纸巾上或塑料标本容器内立即转送到冰冻切片室。应该绝对避免将组织标本储存于"生理"盐水、空气暴露或放置在吸水材料上。空气干燥和生理盐水可使肝细胞皱缩坏死,造成高估缺血性损伤的病理诊断。而吸水材料会抹掉这些组织的脂肪,导致低估脂肪浸润程度。

如果低温保存标本切取困难,应该警惕脂肪肝的可能,病理诊断需要结合供肝外观。用几张延时的伊红染色切片可以帮助识别肝细胞不同阶段的坏死或凋亡,此举可增强存活和不可逆受损肝细胞之间的鉴别,后者有更多的嗜酸性粒细胞增多并经常存在早期的核碎裂。

然而任何组织学表现都与供者的既往史和化验值相关。部分或片段化的临床病史可能在实际工作中误导病理诊断。因此如果活检结果与病史情况不符,病理医生应当要求提供额外的信息和(或)标本。然而组织学评估只是一项检查。缺乏有意义的组织学表现时,病理医生不能单凭术前冰冻切片的显微镜下表现就预测移植器官的功能质量。

供肝不合格的原因在每个中心各不相同,多数中心会拒绝某些阳性感染(如人类免疫缺陷病毒、狂犬病)或有近期甚至远期恶性肿瘤高危病史的供者。每个中心都有自己的器官不合格指标,通常包括肝细胞凝固性坏死累及 25% 以上实质组织、严重的大泡性脂肪变性(下文讨论)、晚期肝内动脉粥样硬化和明确的桥接性纤维化。偏光显微镜可以快速、简便、准确地评估肝纤维化而不需要特殊染色,冰冻切片室应配置具备该功能的显微镜。

尸源性供肝要求冰冻切片评估最常见的原因是有脂肪肝的外观表现。有经验的获取供肝的外科医生能在活检前准确估计出供肝变性的程度。然而,小泡性脂肪变性或在光照不足情况下检查供肝,往往会出现肉眼判断错误。

典型的肝细胞空泡或大泡性脂肪变性的定义为:脂肪球大于肝细胞核直径,并导致肝细胞核位移至细胞边缘。小空泡或微泡性脂肪变性的定义为:小于细胞核直径的多个微小脂肪粒,肝细胞核仍然位于细胞中央。大泡性脂肪变性(>30%)会增加移植肝对保存-再灌注损伤的敏感性,妨碍肝细胞再生并减少移植肝存活。小泡或微泡性脂肪变性常在短时间热缺血和其他损害后出现,对移植肝功能没有负面影响。然而一项研究提示,移植肝功能恢复延迟与"高等级"的小泡或微泡性脂肪变性有关。有些情况下脂肪球大小各异,很难区分脂肪球是大还是小。这种情况下,用肝细胞核大小作为一个粗略参照区别小泡脂肪变性和大泡脂肪变性。

大泡性脂肪变性的严重程度可根据苏木精-伊红染色切片进行大致评估,不需要做脂肪染色。自动形态测量分析在冰冻切片中并不实用。将显微镜下表现和不同百分率的大泡性脂肪变性标准化图表进行比对可以提高脂肪变性评分的准确度和可重复性(图 84-1)。

大多研究证实了移植前供肝冰冻切片进行大泡性脂肪变性评估的可重复性,如果界值设定低于 30% 会降低结果的可重复性。脂肪变性的其他评估方法包括临床和生化指标,肝脏计算机断层成像(CT)结合其他非有创性检查以及磁共振成像(MRI)。

是否使用脂肪变的供肝尚存争议,每个中心的观点有所不同。多数中心将肝细胞大泡性脂肪变性超过 50% 认定为不合格,确实会增加早期肝功能不全和肝功能衰竭的风险。然而这个做法也受到质疑,尤其是当供肝没有其他危险因素(如冷缺血时间)或并发症得到解除时。

一些研究采用分布范围描述肝细胞的大泡性脂肪变性(<30% 为轻度,30%～60% 为中度,>60% 为重度),本书和另外研究使用更能贴切反映我们中心对扩大标准供者的分类计算法。我们的计算法将以下多种因素考虑在内:供肝轻度大泡性脂肪变性(<10%)完全不影响临床决策;供肝中度大泡性脂肪变性(10%～29%)通常可用于移植,但在决策过程中要将其他因素(如扩展标准供者的特征)考虑在内;脂肪

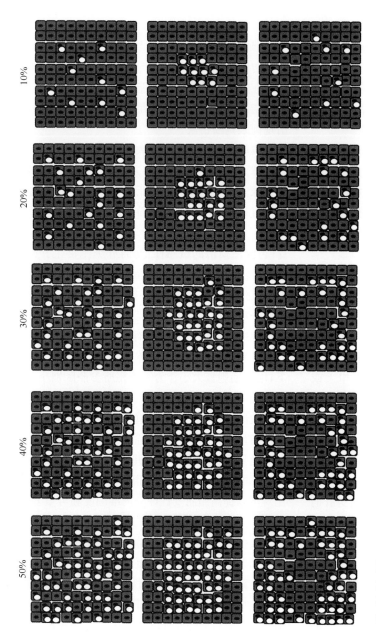

**图 84-1** 比对大泡性脂肪变性严重程度示意图可以提高供肝大泡性脂肪变性评估的准确度。建议将此图谱贴在评估供肝的显微镜旁

变性超过 30％或重度脂肪肝只在特殊情况（如冷缺血时间保持最短）和没有其他的扩展标准危险因素下使用。这些情况下的移植结果与使用无脂肪变性供肝的结果基本相当。

除外供肝脂肪变性，其他扩展标准供者的危险因素也可有组织学改变，包括高龄（超过 60 岁）、丙肝病毒感染、心血管功能不稳定或缺血性损伤。另外一些影响因素和组织学表现之间没有明确关系，也无法通过检查结果证实其正确性，如黑种人、矮小身材、脑血管引起的死亡、高钠血症（>155 mmol/L）、冷缺血时间超过 12 小时和部分肝移植。心脏死亡后捐献通常适合于后面的类别。

美国移植外科医生协会在心脏死亡供者（DCD）

最佳实践指南中建议热缺血时间最好少于 20 分钟。即便在理想条件下，心脏死亡后供者捐献的器官仍然对缺血性胆管病比较敏感，其表现通常在移植后数周或数月内发生。然而，因为坏死和感染的组织学表现需要通过器官灌注来观察，针刺活检评估对损伤非常敏感的胆道系统不适用，因此冰冻切片对评估心脏死亡后捐献少有帮助。

有些研究但并非全部研究提示，供者的肝细胞坏死对受者有负面影响。还没有报道能定量计算这种坏死的程度，根据我们的经验，如果供肝坏死的肝细胞超过 20％（粗略估计）并且这种坏死呈弥漫性，涉及楔形和穿刺活检两部分标本，这样的供肝通常不合格。包膜下坏死伴中性粒细胞浸润在捐献肝脏中很常见,不应在上述标准中。重要的是坏死程度应与肝损伤检查结果相符合。如果活检发现肝细胞坏死并伴有丙氨酸氨基转移酶、天门冬氨酸氨基转移酶升高应该注意,活检结果可能无法准确反映肝细胞坏死程度。

许多中心采用丙肝病毒(HCV)阳性、组织学改变轻微的供肝挽救 HCV 引起的终末期肝病,包括肝功能衰竭患者的生命,而很少用于 HCV 阴性的暴发性肝功能衰竭患者。供者的 HCV 复制状态对移植结果和患者存活的影响甚小,但可出现移植肝迅速进展的纤维化。我们对所有 HCV 阳性供肝进行冰冻切片分析,供肝非桥接纤维化(Ishak 评分<3/6)可在知情同意后提供给受者。其他报道只使用纤维化程度更低(小于 2/6)的供肝。更有效的抗 HCV 新疗法可能改变这一规则。

抗乙肝病毒核心抗体(HBcAb)阳性供者可将乙肝病毒传染给无抗体或未接种疫苗的受者;接种过疫苗和抗 HBcAb 阳性的受者风险较低,抗核苷类药物和被动免疫可进一步降低此风险。这种情况下组织学评估绝大多数是正常结果,除非存在其他疾患。

各种肿瘤、感染性和代谢性疾病也会从供者传播给受者。病理检出的可能情况包括各种癌症、淀粉样变性、血色素沉着病以及真菌、病毒和寄生虫病。家族性淀粉样多发性神经病、草酸盐贮积症和可能的 $\alpha_1$-胰淀粉酶缺乏症代谢性疾病在"多米诺"移植时代随供者器官经意或不经意传播给受体,移植和受者疾病发作间的潜伏期即为获得的生命年限。最后,回顾性分析受者出现的意外并发症、供者病史及检查结果可能为此提供有价值的信息。

## 移植物功能异常的组织病理学诊断

### 手术方式对组织病理学评估的影响

病理医生要准确解析活检结果需要熟悉供者和受体接受的手术。很多导致移植物功能不全的损害可追溯到供者濒死事件和手术并发症。供肝和受者需在肝体积和 ABO 血型上相匹配,此外还有许多超过本章节范围但必须了解的手术变化(如活体供肝、劈离肝脏、不同下腔静脉吻合技术)。最常见的手术方式是门静脉、肝动脉、胆管和腔静脉端-端吻合将整个器官移植到受者体内,在第 49~60 章有详细介绍。在亚洲,活体供肝手术更常见,不同的手术方法也会影响后续移植物功能异常的组织学解读。

比较复杂、技术要求高的手术不同于正常的解剖结构重建,也增加了血管和胆道并发症的风险。因此活体供肝、劈离供肝等所有体积变小的移植物,发生血管和胆道并发症的风险增加。体积缩小的移植物同样也增加了病理医生采样或错误解读的风险。

### 功能异常的原因时限性

病理医生要准确解读活检结果还需要具备基础免疫生物学、免疫抑制方案和外科技术并发症等方面的知识。这些因素也会影响移植物功能异常原因的特定时间段(表 84-1)。因此原发疾病、移植后时间和肝损伤检查方法常常能为一个合理且准确的鉴别诊断提供充分的信息。美国需要肝移植治疗的原发疾病在第 8~28 章有描述,常会存在一个以上的肝损伤原因。因此在做出最后组织病理学诊断前,应进行全面的临床病理学评估。

### 移植肝细针活检

移植肝细针活检用于判定可能存在的导致肝损伤或肝功能异常的原因;评估疗效和(或)疾病的进展;记录免疫和(或)肝结构状态以帮助制订长期免疫抑制治疗方案。因此,根据活检原因、临床鉴别诊断和移植后时间进行组织分类。对于本地肝源,美国肝脏疾病研究协会推荐进行 2 次 16G 细针穿刺活检充分地评估纤维化程度,小的活检标本(长度<20 mm)会增加采样错误。少于 11 个汇管区的细针穿刺活检不具代表性。肝移植活检遵循类似的指南,尤其是对移植后较长时间、着重评估纤维化和肝结构完整性的活检标本。

多数具有重要诊断意义的组织病理学染色可由常规处理、甲醛固定和石蜡包埋切片完成。包含抗体介导排斥反应(AMR)的临床鉴别,最好用免疫荧光染色的新鲜冰冻组织的免疫球蛋白和补体,甲醛固定石蜡包埋组织也可进行 C4d 染色,但不敏感。每次活检,常规制备 2 张苏木精-伊红染色标本片,每张标本片包含 2~4 个步骤。特殊染色仅在苏木精-伊红染色检测结果后根据需要安排。特殊染色包括检测慢性脂肪变性的三色染色、铁染色和铜染色,细胞角质蛋白 7 或 19 组化用于定位疑似胆管缺失和慢性排斥反应供肝的胆管和(或)汇管区肝细胞胆管上皮化生。病理科应具备电子医疗记录和实验室检查结果,免疫抑制剂药物浓度以及供者特异抗体(DSA)数据。

移植病理解释需要的理想信息包括:原发疾病、ABO 血型相容性、供者特异抗体情况和相关的同种抗体情况(如 C1q 活性)、移植后时间和移植物种类(如标准的死者完整器官、心脏死亡供者的肝脏,体积减小的肝脏或者活体移植肝)。这些可变因素影响了

**表 84-1　常见移植物并发症的大致发生时间**

| 综　合　征 | 临床关系/表现 | 高　发　时　间 |
|---|---|---|
| 保存-再灌注损伤 | 长时间冷缺血(>12 小时)或热缺血(>120 分钟);高龄(>60 岁),血流动力学不稳定;心脏死亡器官捐献,吻合口"重建";胆汁分泌减少;长期胆汁淤积诱发的胆汁淤积综合征 | 主要在再灌注后或原位肝移植术后前几周的活检标本中表现。根据开始的损伤,这种变化可持续几个月 |
| 抗体介导的排斥反应 | ABO 血型不相容的供肝;高效价(>1:32)淋巴细胞毒交叉配型阳性供者特异性抗体;表现为移植后几周持续性低血小板和低补体 | 移植后几周到几月;迟发性较少且不易诊断 |
| 急性细胞排斥反应 | 年轻、"健康"女性和免疫抑制不充分的受体,冷缺血时间过长;免疫失调的患者(如原发性硬化性胆管炎、自身免疫性肝炎和原发性胆汁性肝硬化) | 高发时间与免疫抑制方案有关;通常在移植后 3～40 日;迟发型常与免疫抑制不足相关 |
| 慢性排斥反应 | 通常发生在免疫抑制不充分的患者(如感染、肿瘤、移植后淋巴组织增生性疾病)有中度或重度或持续性急性排斥反应或依从性差的患者 | 双峰分布:早期高峰在术后第 1 年,后一个高峰出现在依从性差和免疫抑制不充分的患者 |
| 肝动脉血栓 | 吻合口不佳;儿童或小血管;供者和(或)受体动脉粥样硬化;动脉吻合不佳或困难;血管吻合口管径差异明显;动脉流出道不佳(小肝综合征引起的血管痉挛) | 双峰分布;早期高峰出现在术后 0～4 周,后一个高峰在 18～36 个月(见文章) |
| 胆管梗阻或狭窄 | 动脉供血不足或血栓;冷缺血时间过长;心脏死亡器官捐献;胆管吻合困难;抗体介导的排斥反应;原发病是原发性硬化性胆管炎患者 | 各种情况发生时间各异;<6 个月通常是操作性、保存-再灌注损伤(缺血性胆管病变)或抗体介导的排斥反应;>6个月则由于反复发作性疾病,操作性原因引起 |
| 静脉流出道梗阻 | 困难的"背驮式"肝静脉重建;心力衰竭 | 常发生在术后最初几个月 |
| 机会性致病病毒(巨细胞病毒、EB 病毒、腺病毒等)和真菌感染(见文章) | 病毒阳性供肝给阴性受体(通常在儿童);过度免疫抑制 | 术后 0～8 周,此后比较少见。EB 病毒感染相关的 PTLD 和肿瘤除外 |
| 复发或新发的病毒性肝炎(如乙型肝炎、丙型肝炎、戊型肝炎) | 原发性乙型肝炎、丙型肝炎或因与动物接触或生食导致的获得性戊型肝炎患者 | 通常在移植后 4～6 周出现并持续存在;进展迅速的案例中较早发病(2 周内) |
| 复发的自身免疫性肝炎、原发性胆汁性肝硬化和原发性硬化性胆管炎 | 原发疾病为自身免疫性肝炎、原发性胆汁性肝硬化和原发性硬化性胆管炎患者(危险因素见文章) | 常发生在移植后 6 个月;复发的可能性随移植后时间推移而增加 |
| 过度饮酒 | 精神障碍或社交不稳定;不依从治疗流程;γ-谷氨酰转肽酶:碱性磷酸酶(GGTP:ALP)>1.4(危险因素见文章) | 通常术后>6 个月 |
| 非酒精性脂肪肝 | 原发病为非酒精性脂肪肝或隐源性肝硬化患者;非酒精性脂肪肝危险因素持续存在或加重的患者 | 术后>3～4 周,如果危险因素持续存在则随时间推移上升 |

注:由参考文献 224 和 414 改编而成。Demetris AJ, Crawford JM, Minvervini MI, et al. Transplantation pathology of the liver. In: Odze R, Goldblum J, Crawford JM, eds. Surgical Pathology of the GI Tract, Liver, Biliary Tract, and Pancreas. Philadelphia, PA: Saunders Elsevier; 2008(参考文献 224). Demetris AJ, Nalesnik M, Randhawa P, et al. Histologic patterns of rejection and other causes of liver dysfunction. In: Busuttil RW, Klintmalm GB, eds. *Transplantation of the Liver*. Philadelphia, PA: Elsevier Saunders; 2005:1057-1128 (参考文献 414).

特定并发症的易感性,并因此影响组织病理学鉴别诊断。临床鉴别诊断对指导组织病理学也十分有帮助。此外,完整的临床信息也可影响病理结果解释。因此,最好的方法是首先完成标本切片的镜检,将镜检表现结合临床病史与实验室结果做出鉴别诊断。最终,病理解释应该以完整的临床和病理互为基础。我们也会常规地将近期表现与之前的病理表现相比较,最大限度地协助解释和评估干预性治疗及疾病进展。在每周临床病理讨论会上,再次检验是给临床和病理医生提供反馈的一个必要的评价方法。

### 失功能移植物的评估

移植失败的肝脏大体病理参照肝切除标本相似

的评估方法(已在别处介绍)。应特别关注吻合部位的解剖和检查:胆管、肝动脉、门静脉和肝静脉。可能需要外科手术医生帮助进行病理解释。用于显微镜检查的常规组织采样包括:①吻合口(如果有);②左叶和右叶的浅表和深层部分;③至少一个有中等大小胆管和动脉截面的深部肝门部分;④任何肉眼观察到的明显缺损。

根据移植时间推移,最常见的移植失败原因各不相同。移植后几周内,保存-再灌注损伤或原发性无功能的发生率不断减少,而血管栓塞是移植失败的主要原因。因急性细胞排斥反应(ACR)或抗体介导排斥反应(AMR)导致移植失败目前很少发生,但如果移植管理团队不知道后者的表现那么很有可能会漏诊。移植后 1 年以上常见的移植失败原因有疾病复发、技术性并发症(如血管栓塞、胆泥综合征)的延迟表现。慢性排斥反应导致移植失败相对不常见,并且发生率在不断减少。

丙型肝炎病毒复发引起的肝硬化挑战了器官分配原则,并且是造成移植失败的主要原因。但在接下来的几年内器官分配的计算方法基本不会改变。

## 减体积肝移植和活体肝移植中的特殊考虑

正常的肝脏结构和功能是以最佳门静脉和肝动脉流入以及匹配的静脉流出和胆汁引流为基础。部分肝移植(如活体供肝和劈肝移植)必定损伤至少部分血管或胆管,尤其是靠近剩余肝脏片段的切缘。病理医生知道这个手术的技术细节十分必要,采样错误可完全误导减体积和活体肝移植解读。

比如在肝功能正常或接近正常的受者的肝切面附近取活检标本可能见到肝实质梗死或胆管、流出道梗阻组织表现。这种情况的组织病理学改变仅由于血流或胆汁的局部损伤引起并不具代表性。同样,如果患者有一个以上胆管吻合,某个肝叶的活检可能显示阻塞性胆管病变,而其他肝叶可能是正常表现。因此,在给出最后诊断前,复习临床和实验室结果尤为重要。

减体积和活体供者移植肝在移植早期通常经历快速生长,并可能对针刺活检和抗体介导排斥反应(AMR)的损伤比较敏感。在移植中晚期,门静脉病变、轻度胆管反应和结节性再生增生改变在移植肝中也相当普遍。

## 保存-再灌注损伤

保存-再灌注损伤是指在供者濒死、移植物冷保存、热缺血再灌注和其他不同围手术期事件期间出现的供者器官损伤的最终结果。冷缺血是指供者器官保存在保存液内浸入冰浴时出现的损伤,主要损伤肝窦间隙内皮细胞,使它们剥离下层基质。热缺血是指器官有血液灌注,但灌注不佳状态。冷缺血、热缺血和保存-再灌注的病理生理学机制已在第 44 章和第 105 章叙述。解剖结构性狭窄可以增加组织对冷、热缺血损伤的敏感性。

供者和受体发生低血压、热缺血、代谢异常、冷缺血都是保存-再灌注损伤综合征的原因。心脏死亡捐献(DCD)的供者需要特别关注保存-再灌注损伤,因为根据定义器官在此期间都会经历热缺血损害,它本质上比脑死亡供者器官经历了更严重损伤。即使优化管理,大量血小板和白细胞仍会聚集并损害胆管周围血管丛,导致缺血性胆管病变,在移植后几周到几个月表现更加明显。

### 组织病理学表现

完全的血管重建再灌注后几小时内行穿刺活检能确诊保存-再灌注损伤程度。移植肝最常见的轻微损伤包括由热缺血造成的小泡性脂肪变性、肝细胞皱缩(如肝细胞从肝索中相互分离成单个细胞,细胞核与细胞质"聚拢")和肝细胞肿胀。严重损伤以肝细胞带状或融合的凝固性坏死为特征,位于汇管区或中间区,同时伴有明显中性粒细胞浸润。病理医生应注意不要将"手术性肝炎"或操作损伤过度解读为保存-再灌注损伤。其改变以静脉窦血管周围中性粒细胞增多不伴坏死,或以邻接包膜下的肝实质坏死、中性粒细胞增多为特征。

保存性损伤会造成 20% 以上大泡性脂肪变的肝细胞发生凋亡。释放出的大滴脂肪进入窦状隙并凝集成更大的脂肪小球,引发局部窦状隙纤维蛋白沉淀和中性粒细胞增多,从而造成窦状隙血流局部阻塞和充血(图 84-2)。如果这些脂肪球由巨噬细胞吞噬并顺利分解,几周后肝组织将恢复正常。

正常肝细胞经历完整的细胞凋亡周期需要 4～6 小时,所以在移植数日后的活检标本中发现的肝细胞凋亡或凝固性坏死通常是其他原因,比如组织缺血引起的。

再生修复常在损伤后 1～2 日开始,与损害的严重程度成正比。轻微损伤启动肝细胞的有丝分裂使得细胞板增厚。这些变化通常表现为小叶中央肝细胞轻度肿胀,肝小管轻微胆汁淤积持续 1 周到数周。严重的保存-再灌注损伤则表现为明显的小叶中央肝

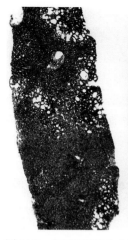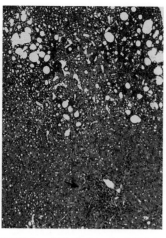

**图84-2** 中至重度缺血或保存损伤。肝移植后24小时获取得的活检标本。中心区域发生融合性坏死或出血累及约30%的组织面积（左）。鉴于小叶中心出血程度，需要鉴别流出道损伤可能。虽然小泡性脂肪变性通常是热缺血损伤表现，但此病例中轻度大泡性脂肪变性很可能与供者既往的肝脏脂肪变性有关（右）。严重的保存性损伤常导致汇管区胆管反应，此病例中汇管区胆管反应轻微（箭头）

细胞肿胀与持续时间更长的肝小管和胆小管胆汁淤积。小胆管增生似乎与汇管区融合的桥接坏死伴随网状结构崩塌有关（图84-3）。在此期间发生的脓毒症也可引起相似表现。如果移植物正常恢复，则其组织结构可以恢复正常，但患者依然存在发生缺血性胆管病变风险。

## 鉴别诊断

胆道阻塞或胰腺炎、脓毒症、抗体介导的排斥反应和胆汁淤积型肝炎均可产生与保存-再灌注损伤相似的组织病理学改变。详细的供者信息，包括年龄和类型（如扩展标准后器官捐献、心脏死亡后器官捐献）、冷缺血和热缺血时间、手术时遇到的困难、接受移植者临床信息、血培养和交叉配型、器官供者特异抗体（DSA）信息和C4d染色结果，对判定损伤的可能原因很有帮助。移植早期常见的肝损原因是保存-再灌注损伤和外科并发症。

门静脉分支基质中包含的真实胆管（true bile ducts）与界面区毛细胆管反应，对鉴别保存-再灌注损伤和胆道阻塞或狭窄提供了有价值线索（图84-4）。后者常表现为真实胆管周围水肿或产生星状间隔胆管腔（stellate-shaped septal bile duct lumens）。伴有管腔内或胆管上皮细胞间中性粒细胞浸润。相反，保存-再灌注损伤通常表现为界面区毛细胆管周围中性粒细胞浸润，不出现"真正的"胆管。小叶中央肝小管、胆小管胆汁淤积、小叶内中性粒细胞簇在两种损伤中都很常见。鉴别脓毒症和保存-再灌注损伤常需要结合临床背景、病史和实验室结果。

门静脉区和静脉周围区典型的"排斥型"细胞浸润：排斥反应早期显著性标志是原始小淋巴细胞和嗜酸性粒细胞，同时存在淋巴细胞性胆管炎和中央静脉内皮炎，可以确诊为急性细胞性排斥反应。

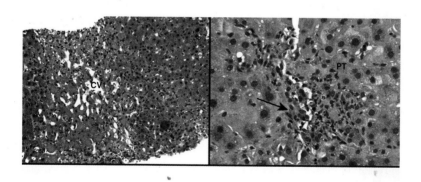

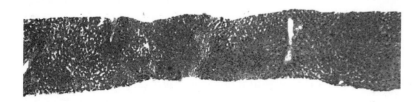

**图84-3** 中至重度缺血或保存损伤。肝移植6日后获取的活检标本。此标本显示局部融合性坏死/出血（底部至左上），中央区更明显。严重的保存性损伤导致移植后2~3日汇管区胆管反应伴中度中性粒细胞浸润（右上）。这些变化会被误读为胆道梗阻，但没有胆管周围水肿（箭头）与胆道梗阻诊断相悖

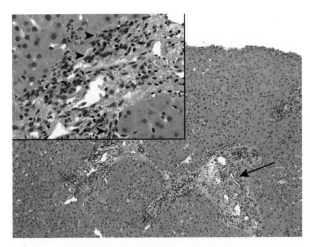

**图 84-4**　中至重度缺血或保存损伤。这是肝移植后 8 日获取的活检标本。严重的保存性损伤常导致移植后 2～3 日汇管区小胆管反应（箭头）伴轻度中性粒细胞炎症（左上插图）。这些变化可能被误判为胆道梗阻，此病例没有胆管周围水肿（箭头），不支持胆道梗阻诊断

区分保存损伤和抗体介导的排斥反应在后面抗体介导的排斥反应章节中讨论。

没有临床背景和病史资料，很难区分保存-再灌注损伤和胆汁淤积型肝炎。有报道称胆汁淤积型肝炎仅发生在乙型或丙肝病毒感染或药物性肝脏损伤患者中，而在移植后 3～4 周，保存-再灌注损伤最常见时间段内极少见。此外，胆汁淤积型肝炎通常随时间推移而恶化，除非这些患者接受免疫抑制减量和（或）抗病毒治疗有效。然而保存-再灌注损伤的病因比较明确，其临床转归逐渐好转。

## 门静脉高灌注或小肝综合征

### 简介和病理生理学

肝脏的完整结构、功能和生长依赖于门静脉、肝动脉血流流入以及肝静脉血流流出的完美平衡及胆道引流。外科医生很难精准地减少供肝体积（如活体供肝、劈肝）使之与受者所有上述条件相匹配。当一个减体积或活体供肝的移植物（受者预期肝体积＜30%或者受者的移植物体重比＜0.8%）植入高血流动力和门静脉高压的肝硬化受者时更为明显：供者的肝组织可能无法适应显著增加的门静脉血流，尤其是肝静脉引流也无法与之相匹配时更加剧了肝组织的高灌注。门静脉过多的血液流入可损伤门静脉及其周围窦间隙内皮细胞并引起所谓"门脉高灌注（PHP）"或"小肝综合征（SFSS）"性移植物功能障碍。

肝动脉流速减缓或门静脉、肝动脉血流相互调节是门静脉高灌注或小肝综合征的一个重要因素，其组织生理病理学在本书别处讨论。肝脏再生高度依赖门静脉血流：门静脉血流过低会影响再生并引起移植物脂肪变性。部分肝切除后门静脉压力升高程度取决于移植物大小，肝组织再生率与增加的门静脉压力和血流成正比，和残留肝组织量呈负相关。门静脉流入量必须"恰到好处"以防止高灌注引起的损伤，同时要升高到足以促进肝脏再生。门静脉高灌注或小肝综合征引起的肝再生欠佳本身不是一个严重的临床问题，但同时存在肝静脉引流阻碍时将导致严重的临床后果。

### 临床表现

Dahm 等人将肝移植后前几周连续 3 日出现 2 种以上下述表现定义为小肝综合征（SFSS）：高胆红素血症（＞100 μmol/L），凝血功能国际标准化比值大于 2，排除手术、免疫性或感染并发症出现的 3 或 4 级肝性脑病。排除外科手术并发症并非无关紧要，门静脉高灌注或小肝综合征也可出现在越来越多的减体积移植中，即所谓手术并发症（如诱发血栓形成的动脉痉挛）。

### 组织病理学表现

通过门静脉高灌注或小肝综合征动物模型可准确地观察到门静脉高灌注或小肝综合征的初始变化，人体再灌注或移植后最初几日的早期活检样本中偶尔也能观察到这种变化。对于这种变化的普遍认识促成了相应的预防措施，目前临床上已很少看到这种病理表现。

门静脉高灌注或小肝综合征中门静脉及其周围窦状间隙内皮细胞剥脱早在移植后 5 分钟即可出现。严重病例中，门静脉-窦状隙结合处微血管破裂出血，进入门静脉及其周围结缔组织，将肝实质分隔成一个个不连续部分。

如果移植物度过初始危机阶段，开始出现修复迹象：内皮细胞肥大，内皮下水肿伴成纤维细胞长入、内皮细胞进入内皮下间隙。最常见结果是纤维内膜增生/内膜增厚，很少见管腔闭塞或血栓再通。

门静脉高灌注或小肝综合征典型的血管表现在细针穿刺活检中很少见。常观察到一系列非特异性表现：包括小叶中央小胆管胆汁淤积，肝细胞脂肪变性或肝细胞萎缩伴窦状间隙扩张和（或）小叶中央肝细胞坏死和少量的胆管反应。结合手术报告、影像学报告和临床病史，并和外科医生讨论对判定细针活检的组织病理学改变，对诊断门静脉高灌注或小肝综合征造成的移植物功能不全有很大帮助。

因门静脉高灌注或小肝综合征失败的移植物，其肝门部切片经常会出现较大门静脉内皮外伤性损伤

和门静脉分支局部纤维内膜增生变化，以及动脉血管痉挛。有些病例，特别是已形成肝动脉血栓者可出现缺血性胆管炎表现。如果移植物最终能恢复功能，门静脉高压和腹水会在几周后消失。肝组织恢复正常结构，除非形成显著的结节性再生。后者可能是门静脉病变初始节段局部灌注不良和结构塌陷所致。

### 鉴别诊断

动脉血栓或狭窄、脓毒症、低血压所致动脉血流量欠佳，胆道梗阻或结构性和缺血性胆道病变均可引起类似门静脉高灌注或小肝综合征的组织病理学改变。保存损伤也是一个需要考虑的鉴别诊断，这个并发症通常不会严重影响移植供肝。门静脉高灌注可能导致动脉血流量减少和血栓形成，所以可能存在一个以上的并发症。单纯的胆道阻塞或狭窄通常不伴有汇管区结缔组织出血或小叶中央肝细胞缺血性改变。因此出现这些改变时，应该考虑门静脉高灌注或小肝综合征的诊断。

动脉血管痉挛通常表现为中膜增厚，壁细胞空泡化以及管腔狭窄和内层弹性纤维层起皱。这些镜下表现只有在失败的移植肝和病情严重时才能观察到。最常累及的血管是汇管区中等大小的动脉。

# 血管并发症

### 概论

绝大多数血管并发症发生在移植后最初几个月，和血管吻合口缺陷、医源性血管异常（如狭窄、皮瓣、口径严重缩小）、原有动脉粥样硬化病、血管树操作（manipulation of the vascular tree）造成"扭结"或异常弯曲、诱发血栓形成的代谢性或生理性因素，或上述因素的结合有关。血管问题常和手术和血管吻合技术难度因素有关［如小口径血管和（或）解剖结构异常］，并和减少肝脏血流和（或）促凝血生理或代谢异常（如心力衰竭、凝血异常）有关。总而言之，这些因素增加血栓形成的风险、诱发吻合口周围动脉粥样硬化和（或）成为感染的病灶。

### 肝动脉血栓

#### 简介和病理生理学

肝动脉血栓（HAT）是最常见的大血管并发症，发生率在 2%～20%。通常是移植后 30 日内出现，是移植肝损伤和失败的重要原因。移植肝实质和胆道系统对动脉缺血比自体肝更敏感，至少在移植后早期如此。这是因为在术后最初几个月移植肝内没有建立侧支动脉循环。早期肝动脉血栓的危险因素包括：低龄儿童、再次移植、使用动脉导管、长时间手术、动脉解剖变异和移植例数少的移植中心。早期血栓通常出现在吻合口或靠近吻合口。

移植肝的动脉主要为肝内和肝外胆管、肝门和门静脉结缔组织，以及肝门淋巴结供血。因此动脉灌注不佳或动脉血栓形成后首先损害上述结构，各种描述如"缺血性胆管炎"或"缺血性胆管病变"。胆管分支缺血性损伤包括症状明显的坏死、吻合口愈合差、胆漏和胆管炎性脓肿。这些表现最终导致肝内胆泥淤积综合征（图84-5）。

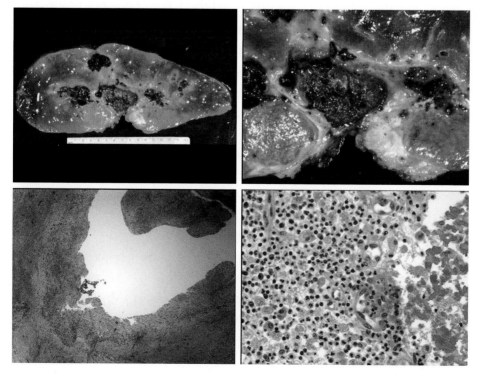

**图84-5** 缺血性胆管病变。患者肝移植后 1 年肝总动脉完全闭塞病史。初次移植后 2 年需要第 2 次移植。移植肝切除标本可见大胆管明显扩张，伴有大量胆汁管型与胆泥（左上图和右上图）。大胆管组织学可见广泛的上皮剥脱与溃疡（左下图），伴有黄色肉芽肿炎（右下图）。肝动脉缺血常导致胆管损伤和胆道上皮脱落，随之发生胆管铸型综合征。此病例中，远处动脉血栓可能是潜在的深层原因

### 组织病理学表现

肝门部组织和大胆管是肝动脉的缺血损伤最敏感的结构,但细针活检时并不易获取有意义的标本。因此,细针活检并不是做出诊断可靠的方法。例如,患者如果已建立血管侧支循环则血栓形成就变得不那么重要,或者肝门部胆管已发生坏死但边缘区尚未继发胆汁淤积表现,活检结果可能没有异常。偶尔也可检测到提示动脉血流欠佳的组织病理学变化。这些改变包括:小叶中心凝固性坏死或显著的肝细胞肿胀,继发于缺血性改变的胆道并发症,例如胆小管增生、急性胆管炎、胆道梗阻或狭窄。肝动脉血栓偶尔也可以肝细胞点状嗜酸性坏死或所谓缺血性肝炎、类似病毒性肝炎的表现形式出现(见后文)。长期动脉血流欠佳可导致小叶中心肝细胞萎缩和窦状间隙扩张。

肝动脉血栓引起的移植肝失败通常表现为肝门或肝门周围胆管坏死,伴有胆漏渗入周围结缔组织,形成胆泥,感染真菌和细菌的胆道脓肿,肝门淋巴结梗死和肝实质片状梗死。

### 鉴别诊断

肝动脉血栓或狭窄的病理表现几乎可以和所有移植肝综合征相类似,因为描述不确切容易被误诊,需要保持高度谨慎。通常小叶中央性缺血性坏死非常明确地指向肝动脉血栓,血流欠佳也可导致小叶中央肝细胞肿胀和(或)胆道梗阻或胆管炎。长期肝动脉血流欠佳可引起类似慢性排斥反应的胆管上皮细胞衰老。"缺血性肝炎"(点状肝细胞凋亡)和急性病毒性肝炎小叶期几乎没有区别。一项研究发现,前者比后者有更高的代偿性有丝分裂率。肝动脉血栓形成和胆管并发症的关系如此常见,遇到胆管并发症时,应常规考虑检查肝动脉情况。

### 门静脉血栓
#### 简介和病理生理

门静脉并发症发生率远低于肝动脉并发症,在1%～2%。包括血栓形成,狭窄或因持续侧支循环、低血压所致的血流不足。危险因素包括减体积和活体供肝移植、门静脉口径小、儿童受者、门静脉血栓史、移植前接受过分流手术、脾切除以及移植术中使用冷冻保存的静脉架桥。

#### 组织病理学表现

组织病理学表现取决于门静脉血流影响的严重程度、移植后的时间和移植肝情况或结构。因血管狭窄、扭结或持续侧支循环所致的流量欠佳可导致门静脉周围区到中间区肝细胞萎缩和(或)坏死,不明原因的带状或小叶性大泡性脂肪变性和结节性再生性表现。移植后早期门静脉完全阻塞将造成大片肝组织凝固性坏死。部分门静脉血栓,细菌或真菌感染可导致肝内广泛的粟粒样小脓肿。移植物长期存活也和肝硬化类似,受门静脉血栓的影响。

#### 鉴别诊断

门静脉血流量不足与肝静脉回流欠佳较难鉴别。线状缺血区域和(或)肝细胞萎缩支持前者诊断,而中央静脉和小叶中心肝血窦内红细胞淤积和闭塞性中央静脉病变支持后者诊断。为了更准确地明确血管异常原因,需要进行超声和(或)血管造影检查。门静脉血流不足引起的肝内脂肪变性需要和复发性或新发的脂肪变性或脂肪性肝炎加以鉴别。前者通常在移植后数周内发生,而后者通常需要 6 个月或更长时间。

### 肝静脉和腔静脉并发症
#### 简介和病理生理

肝静脉回流欠佳是比较少见的并发症。危险因素有:不含肝中静脉的减体积或活体供者移植肝、重建肝静脉流出道或使用替代血管吻合,例如"背驮式"手术。流出道狭窄或者栓塞总是和明显的临床或者组织病理学表现有关。

#### 组织病理学表现

肝静脉回流欠佳最可靠的组织病理学表现是肝静脉和周围小静脉窦状间隙充血和出血(图 84-6),也表现为轻微的小叶中心肝细胞坏死和丢失。慢性改变可包括静脉周围纤维化,中央静脉局灶性阻塞和肝细胞结节状再生。大量静脉周围纤维化也可伴有界面区和静脉周围明显的胆管反应,因此很难识别结构标志物以排除胆道阻塞。长时间和(或)严重静脉流出欠佳最终导致静脉性肝硬化。

#### 鉴别诊断

如果上述的缺血和(或)充血性变化不伴有显著炎症,应该考虑机械性和(或)流出阻塞原因。相反,如果小叶中央变化伴有显著的淋巴细胞、组织细胞和(或)浆细胞炎症,应该怀疑免疫学介导的损伤,例如急性和慢性排斥反应、浆细胞性肝炎(PCH)或自身免疫性肝炎(AIH),以及可能性较小的药物性肝损伤。有两点需要注意:①最近发现的相对单纯的小静脉周围和小静脉周围窦状隙下纤维化可能与抗体介导(AMR)的慢性排斥反应有关;供者特异抗体(DSA)和 C4d 阳性染色可提供有价值的信息(见"急性与慢

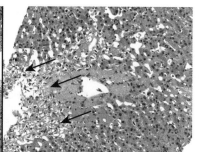

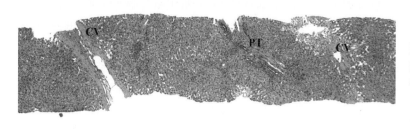

图 84-6  静脉流出梗阻。此活检样本显示受阻的静脉流出（底部图）。纵切小叶下静脉含松动的部分机化血栓（左上图，箭头）。另一中央静脉（右上图）显示血管壁增厚，静脉周围肝实质淤血，病灶处肝细胞脱落（箭头）

性抗体介导的排斥反应"）。②细胞型排斥反应相关的小静脉周围炎症可轻可重，但仍和显著的小静脉周围纤维化有关。如果细胞减少期发现小静脉周围纤维化，组织病理学上很难与机械性静脉流出道阻塞相区别。临床病史回顾以及既往的活检结果有助于做鉴别诊断。

## 胆道并发症

### 简介和病理生理

胆道系统依然是肝移植后并发症的高发部位，发生率约占 20%，在减体积肝移植中可以观察到更高的发生率。胆道并发症的原因基本有以下几个方面：缺血性和（或）创伤性或免疫性损伤，手术造成的解剖结构改变，上述因素使胆道系统损伤不易愈合、引流不畅或过度回流，或者三者同时发生。

供肝外胆道的最远端部分对缺血性损伤特别敏感：它仅由肝动脉 3 根终末分支中的 1 根——胆囊周围血管丛供血，并且动脉较靠近手术切缘。胆囊周围血管丛特别容易受保存-再灌注损伤和手术操作的破坏。例如，在心脏死亡后捐献器官的供者，若使用较黏稠的 UW 保存液清洗血液可影响移植受者胆囊周围血管丛的充分再灌注。受者器官再灌注前用溶栓剂和（或）低黏稠度保存液（如组氨酸-色氨酸-酮戊二酸）灌注动脉，从而灌注胆囊周围血管丛以改善胆囊周围血管丛。其他胆道缺血的原因包括：①小肝综合征和严重的动脉痉挛；②长时间冷缺血；③患有动脉粥样硬化症的老年供者；④既往形成或新形成的抗供体特异性抗体［如 ABO 同种凝集素或抗人白细胞抗原（HLA）抗体］。

胆道并发症包括吻合口漏、透壁性坏死、胆汁外漏、胆管炎性脓肿、逆行性胆管炎、胆汁管型、胆管狭窄、胆道阻塞、胆囊壶腹部功能受损以及胆囊血管瘘。胆道并发症在整肝移植的发生率约为 15%，在减体积和活体捐献肝移植中高达 30%～40%。

胆管狭窄是临床最常见的并发症，根据移植后发生的时间及部位分类为早发型和迟发型、吻合口型、非吻合口型或肝内型。肝内狭窄可进一步分类为肝门部和肝外周部。

吻合口狭窄通常在移植后最初数月内出现，发生率随移植年份增加逐年降低。吻合口狭窄的多重危险因素包括术后胆汁外漏、女性供者-男性受体的性别组合以及 1 年内的移植。和非吻合口狭窄相比，吻合口狭窄一般更适合影像学定向和（或）手术干预，且对移植肝和患者长期生存负面影响较小。

相反，非吻合口狭窄常发生在移植后较晚时间，无法有效干预并逐步进展，负面影响移植肝和患者的生存。非吻合口狭窄的危险因素包括使用高黏稠度的器官保存液、原发疾病为原发性硬化性胆管炎（PSC）、Roux-en-Y 胆管吻合术及巨细胞病毒感染。

早期（短于 1 年）非吻合口狭窄通常和保存性损伤有关，包括心脏死亡后捐献的器官和扩展标准的供者，且通常位于肝门部周围胆管。风险因素包括长时间冷缺血和热缺血、高黏稠度器官保存液、老龄供者、胆管-胆管吻合以及胆汁外漏。晚期（长于 1 年）非吻合口狭窄通常位于肝外周，和免疫因素有关，如原发疾病是原发性硬化性胆管炎。

### 组织病理学表现

移植肝的胆道并发症和自体肝脏中组织病理学所见一致(图 84-7)。狭窄性或梗阻性胆道病变的典型表现包括:汇管区和胆管周围水肿,汇管区炎症以中性粒细胞为主,真实胆管上皮内和腔内中性粒细胞,严重程度不等的界面性胆管反应,小胆管胆汁淤积,胆管梗死,肝小叶内充满多发中性粒细胞簇。久而久之,造成慢性胆道狭窄或间歇性阻塞,常伴有慢性汇管区炎症,胆管上皮细胞衰老以及累及小胆管缺失。术后 1 年后的胆道狭窄除了上述典型表现外,也是汇管区嗜酸性粒细胞增多较常见的原因。为引流治疗而反复放置的胆管支架和既往的胆管狭窄形成了间歇性狭窄的病理表现。

胆管腔内的红细胞或血管内胆结石可鉴别诊断胆道血管瘘。胆道血管瘘偶尔也可表现为超过正常病理生理范围的高水平血清胆红素。相反,无症状患者肝穿刺胆管造影后 1 日左右行细针活检发现的小叶间小胆管周围出血无须过度关注。

### 鉴别诊断

肝移植后时间和原发疾病是鉴别诊断梗阻性胆道表现的重要考虑因素。移植后最初几周内,胆道梗阻或胆管炎难以和保存-再灌注损伤(见前)以及急性细胞性排斥反应(ACR)区别,特别是活检前增强免疫抑制治疗的患者。支持胆道梗阻或狭窄而不是急性细胞性排斥反应的特征包括:汇管区炎症细胞浸润以中性粒细胞为主,胆管周围水肿,细胞核质比正常,胆管上皮细胞形态正常,缺乏静脉周围炎表现。汇管区见到由碱性小淋巴细胞、浆细胞和嗜酸性粒细胞组成的混合炎症细胞浸润、淋巴细胞性胆管炎、胆管上皮细胞的细胞核质比增加和静脉周围炎时支持急性排斥反应。早期急性排斥反应的门静脉嗜酸性粒细胞增多可十分明显,尤其是采用无激素方案的患者。

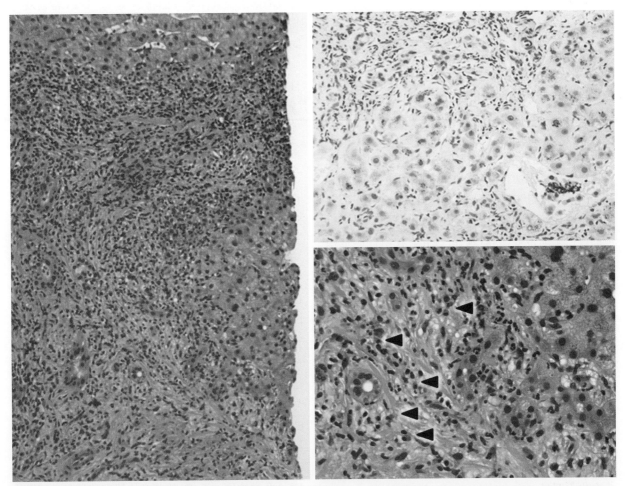

**图 84-7**　胆管狭窄。胆道并发症是移植肝脏组织病理学变化常见表现。该患者移植后 2 年发现胆管吻合口狭窄。细针活检标本可见汇管区明显胆管反应和中性粒细胞性胆管炎(胆小管炎)和胆管水肿(左图和右下插图)。高倍镜下汇管区嗜酸性粒细胞增加(右下插图,箭头)。胆管狭窄是汇管区嗜酸性粒细胞增多比较常见的原因。汇管区周围肝细胞铜染色阳性支持慢性胆汁淤积型肝损伤(右上插图)

迟发型和(或)慢性胆道并发症偶尔可伴有以单核细胞为主的汇管区炎症及胆管上皮细胞衰老,并可发展为低级别胆管缺失;也可导致孤立的汇管区嗜酸性粒细胞增多,类似于急性和慢性排斥反应,病毒性肝炎以及反复发作的自身免疫性疾病。临床信息对鉴别迟发型胆道并发症与迟发型急性排斥反应也非常有帮助。迟发型急性排斥反应临床并不常见,足量的免疫抑制药物和显著提高 γ-谷氨酰转肽酶和碱性磷酸酶水平有利于阻塞性胆道疾病诊断。

慢性排斥反应、胆管狭窄,尤其是原发性硬化性胆管炎复发三者有共同的高危人群。他们的肝生化检查结果以"胆汁淤积"肝损伤为表现,病理活检可显示为小胆管胆汁淤积,胆管上皮细胞衰老和小胆管缺失。明确鉴别胆管狭窄或原发硬化性胆管炎复发和慢性排斥反应,则需要仔细复习临床病史,动态评估活检发现和组织病理学变化。支持胆管狭窄或原发硬化性胆管炎复发、不支持慢性排斥反应的特征包括:胆道并发症和(或)原发硬化性胆管炎病史、真实胆管周围的层状水肿、汇管区星状扩张、星状胆管腔、汇管区中性粒细胞增多、某些汇管区的胆管反应,以及汇管区周围肝细胞铜或铜相关蛋白沉积。支持急性和(或)慢性排斥反应的特征包括:排斥反应和(或)免疫抑制欠佳的既往病史、汇管区淋巴浆细胞性炎症、缺乏胆管增生反应、没有铜沉积、活动性中央静脉周围炎和(或)静脉周围纤维化。

失败的移植肝的其他表现也可用于三者的鉴别。慢性排斥的肝脏通常重量较正常或稍有增加,而梗阻性胆道疾病的肝脏通常显著地增大。梗阻性胆道疾病通常造成胆色素窦道组织细胞增生,而慢性排斥反应的淋巴结通常萎缩和(或)纤维化。梗阻性胆道疾病的肝门周围动脉正常或有轻度局灶性偏心内膜纤维增生。肝动脉泡沫细胞病变和显著的同心性血管内膜增生是典型的慢性排斥反应表现。梗阻性胆道疾病,常显示肝外胆管或肝内大胆管局灶溃疡,胆管周围浆细胞性炎症及纤维化。而溃疡在慢性排斥反应中不常见。当细针活检或大胆管的渗透物显示富浆细胞浸润时,应考虑复发或新发 IgG4 疾病的可能。

血管造影和胆管造影也有助于鉴别梗阻性胆管疾病和慢性排斥反应。慢性排斥反应表现为外周动脉和胆道系统"枯枝"样改变以及外周充盈欠佳。梗阻性胆管疾病则可观察到肝内胆管扩张,无动脉变化或变化不明显。

仅根据活检病理结果还不能可靠地区别原发性硬化性胆管炎复发和其他原因的胆道梗阻或狭窄。

在有些情况,胆道狭窄难以与慢性肝炎鉴别。胆管炎倾向于胆道并发症,而胆小管炎和小叶紊乱倾向于慢性肝炎。胆汁淤积型肝损伤结果支持梗阻性胆道疾病,除外病毒性肝炎发生胆汁淤积变化。血液中乙型肝炎病毒和(或)丙型肝炎病毒核酸水平有助于两者区别,淤胆型病毒性肝炎和高水平病毒复制关系不确定(例如:$>3\times10^6$ IU/ml 丙型肝炎病毒 RNA)。

# 排斥反应

## 概论

同种异体肝移植的排斥反应和其他实体器官基本一致,大致可分成急性和慢性抗体介导排斥反应(AMR)、急性细胞排斥反应(ACR)和慢性排斥反应。ABO 血型不相容的肝移植受者和潜在的抗供体特异性抗体(DSA)交叉配型强阳性的受者常在移植后最初数周内出现抗体介导的排斥反应。DSA 常表现与临床上难以控制的急性细胞排斥反应、慢性排斥反应同期出现,产生急性细胞排斥反应和抗体介导排斥反应混合反应的模式。迟发或慢性抗体介导排斥反应目前尚无恰当的定义,本章节会讨论一些它们可能的特征。有效的免疫抑制使临床上由于典型急性细胞排斥反应和慢性排斥反应而导致的移植失败已极为罕见。

## 急性和慢性抗体介导排斥反应
### 简介

移植受者移植前存在,或预先形成的抗体,或供者器官移植后产生的新抗体可以引起抗体介导的排斥反应。在实体器官移植中,抗 ABO 血型抗原的天然抗体或同种凝集素抗体以及抗人 HLA 抗体是实体器官移植中最重要和最具特征的抗体-抗原系统。因此,了解肝内 ABO/ABH 及 HLA 抗原的分布具有至关重要性(表 84-2)。ABH 和 HLA I 类分子比较稳定,在血管内皮细胞、胆管上皮细胞和肝细胞中广泛表达。而 HLA II 类分子分布较局限,它们的表达与器官内存在炎症介质(尤其是 γ 干扰素)有关(表 84-2)。例如:HLA II 类抗原正常情况下仅在肝内抗原提呈细胞表达,但炎症和结构变化可以上调门静脉毛细血管内皮细胞、胆管上皮细胞和实质细胞中的 HLA II 类抗原。近年,随着实体器官移植对 AMR 的广泛关注,该领域需要更深入的研究。

**表 84-2　肝脏在正常与炎症环境下表达的 ABH 抗原与 HLA 抗原(正常/炎症浸润肝脏)**

| 抗原 | HC | BEC | SEC | KC | SC | 动脉/静脉内皮 | DC | 门静脉区微血管内皮 |
|---|---|---|---|---|---|---|---|---|
| AB | − | + | + | − | − | +++ | | ++ |
| H | − | ++ | + | − | − | +++ | | ++ |
| HLA A,B | +/−/+ | +++ | ++ | ++ | +/++ | ++ | ++ | ++ |
| HLA DR | −/+ | −/++ | −/++ | +/++ | +/++ | −/+ | +++ | Tr/vr/++ |
| HLA DP | −/+ | −/+ | −/+ | +/++ | −/+ | | +++ | −/+ |
| HLA DQ | −/− | −/+/− | −/+/− | +/+ | −/+ | | +++ | −/+ |

BEC,胆管上皮细胞;DC,树突细胞;HC,肝细胞;KC,库普弗细胞;SC,星形细胞;SEC,窦状隙内皮细胞;Tr,微量;Vr,变量[引自 Demetris AJ, Isse K. Tissue biopsy monitoring of operational tolerance in liver allograft recipients. *Curr Opin Organ Transplant*. 2013;18(3):345 - 353. 数据源于参考文献 179、415～426.]

ABO 血型抗原屏障会引起可预见的、严重的移植肝损伤,可导致显著的 AMR 和(或)较高的移植失败风险(发生率约为 60%)。因此,在多数北美国家会尽量避免这种情况。然而,在器官捐赠非常有限的亚洲国家仍然使用 ABO 血型不相容(iABO)的同种异体肝脏。为了在跨血型情况下取得和前者相当的结果,需要事先进行血浆置换,采取更有力的抗排斥和微循环保护治疗。即便如此,ABO 血型不相容受者迟发性胆道并发症发生比例高,如缺血性胆管炎和胆道狭窄。

移植肝对 Ⅰ类和 Ⅱ类 HLA 抗体介导的排斥反应损伤相比其他实体移植器官轻微很多,但并不能完全避免受到这些抗体的伤害。尽管如此,多数移植中心不会因为受体的 DSA 状态影响器官分配/受者的选择,即便一些研究中表明 DSA 状态与排斥反应率增加和移植肝存活降低有关。有迟发性抗体介导排斥反应和急性细胞排斥反应同时发生的病例报道,发现静脉周围 C4d 染色,DSA 抗体与静脉周围和静脉周围窦状隙纤维化有关,增加免疫抑制可以改善这种情况(见后文"免疫抑制优化方案")。然而,建立单独的慢性抗体介导排斥反应诊断标准依然困难,还需要更深入的研究。

**病理生理**

DSA 的病理生理反应取决于抗体类别、亚型、效价、结合补体力、经 Fc 受体介导的抗体依赖的细胞毒作用(ADCC)能力以及抗体反应的时间;肝脏中目标抗原的浓度和分布也很重要。抗体可通过结合补体和(或)ADCC 造成不同损害(IgM > IgG3 > IgG1 > IgG2 > 不结合补体的 IgG4),在某些情况下,抗体几乎没有作用甚至有保护作用。平均免疫荧光强度(MFI)/效价高、针对内皮细胞抗原的预存抗体,例如同种凝集素和淋巴细胞毒抗体(抗 Ⅰ类和 Ⅱ类 HLA

抗体),可能是最危险、最具危害性的抗体。

ABO 血型不相容器官移植受者始终存在抗体介导排斥反应损伤风险,尤其是存在高效价抗体,血型抗体引起的伤害和临床功能障碍比抗 HLA 抗体更甚,可能和 IgM 的五聚体结构结合补体能力更强有关。多数低值 MFI(<10 000)的抗 Ⅰ类 HLA 预存抗体会在移植后不久从体内消失,不会造成移植肝损伤,对预致敏的移植受者的生存期产生负面影响。而高数值 MFI(>10 000)/高效价(>1 : 32)的抗 Ⅰ类 HLA 抗体可导致移植早期的肝实质损伤并可能出现肝功能衰竭,尤其不能忽略这个意识和风险。

同种异体移植肝耐受抗 HLA 抗体介导的抗体介导排斥反应与下列因素有关:①分泌可溶性 Ⅰ类和 Ⅱ类主要组织相容性复合物(MHC)抗原,可以结合或中和低分值 MFI 的抗 Ⅰ类 HLA 抗体,但不能中和所有的抗 Ⅱ类 DSA;②肝内库普弗细胞吞噬免疫复合物并激活血小板聚集体;③肝脏丰富的双重血供;④大而独特的肝窦状隙微血管系统缺少普通的基底膜可吸收大量抗体;⑤异种移植中相同的补体成分。

8%～12%移植受者可产生淋巴细胞毒性交叉配型阳性抗体(多为抗 HLA 抗体),多数为女性。仅5%～20%交叉配型或 DSA 阳性移植受者存在致临床显著肝脏损害的高分值 MFI 抗体,抗体介导损伤严重程度取决于预处理和基础免疫抑制方案。出现慢性排斥反应的患者往往也存在 DSA,特别是 IgG3 型 DSA 和组织中 C4d 沉积(见后文)。

由于存在抗 HLA 抗体而处于抗体介导排斥反应高风险的患者比例很小,这也是造成忽视抗体介导排斥反应引起的器官损伤和移植失败的一个原因。①在 ABO-C 同种异体移植早期抗体介导排斥反应的发生率较低(存在抗 HLA 抗体患者的发生率约为5%);②许多实体器官移植不常规进行 HLA 交叉配型或 DSA 测定;③即使进行了交叉配型或 DSA 测定,也不常规进行抗体效价测定、DSA 及移植后连续监测。DSA 的长期影响需要进一步研究。

抗体介导损伤的机制包括:①与移植肝内皮细胞结合,然后结合补体,激活补体级联反应直接损伤内皮,血小板纤维蛋白沉积启动凝血和纤溶反应;②抗体依赖的细胞毒性反应(ADCC)吸引巨噬细胞、中性粒细胞和其他白细胞附集于血管壁形成"微血管炎"。在快速进展的重症中,可以出现微血管血栓形成、动脉痉挛和凝血功能障碍,共同造成出血性坏死表现。

活体供者移植肝对 AMR 比尸体捐献肝更敏感,尽管如此日本仍常规开展 ABO 血型不相容肝移植。活体来源器官敏感可能和减体积或活体捐肝特有的几个因素有关,例如较小管径血管、因门静脉过度灌注所致微血管损伤和动脉血管痉挛(见减体积与活体相关肝脏移植的特别注意事项)增加与 AMR 病理介质的结合。

### 组织病理学表现

ABO 血型不相容器官。抗体介导排斥反应的组织病理学表现取决于活检时间和 DSA(亚)型、效价和特异性。高效价同种凝集素(>1∶64)常引起窦状隙显著的红细胞和中性粒细胞聚集,以及门静脉周围窦状隙、门静脉和中央静脉内血小板纤维素血栓形成;未经治疗的受者再灌注后 2～6 小时内活检可发现肝细胞嗜酸性坏死表现。同种凝集素造成的红细胞阻塞和坏死比抗 HLA 抗体严重得多。免疫抑制不充分的患者早期会出现红细胞和中性粒细胞淤积,很快发生汇管区或周围水肿、坏死、局灶出血、基质 C4d 沉积以及门静脉、毛细血管和窦状隙弥漫性内皮 C4d 沉积。

未治疗的重症病例,移植后 1～5 日的活检标本开始出现融合性凝固坏死、显著的窦状隙和静脉充血、汇管区结缔组织水肿和出血。门静脉常显示松散的、黏附于静脉壁的火焰样纤维素沉积。细针活检一般难以取到中等大小的动脉,但经常可见内皮细胞肥大以及动脉血管痉挛证据,例如,血管壁肌细胞空泡化,弹力层起皱,血管壁增厚伴管腔狭窄。偶尔能观察到中性粒细胞浸润和(或)坏死性动脉炎。一般情况下汇管区 2～3 日开始出现中性粒细胞增多、胆小管增生和小范围肝实质融合性坏死。如果不及时处理,ABO 血型不相容器官可在较短时间(1～2 周)出现进展性出血性梗死。

ABO 血型不相容移植器官因抗体介导排斥反应而失败的移植物多显著增大,青紫色,伴有地图样坏死。极端情况下可以发生包膜破裂,肝动脉和(或)门静脉血栓形成。肝门部及周围区域的组织病理学变化有助于做出抗体介导排斥反应诊断,包括胆囊周围血管丛淤血、白细胞附集于血管壁,动脉分支部血栓,大间隔内胆管局灶性管壁坏死,炎性和(或)坏死性动脉炎。抗体介导排斥反应晚期后遗症包括胆汁淤积、胆管狭窄伴梗阻性胆道疾病、闭塞性动脉病变和小胆管缺失或慢性排斥反应。

存在 DSA 抗体的 ABO 血型相容器官。淋巴细胞毒试验显示高效价(>1∶32)抗体的患者,再灌注后发生门静脉和(或)中央静脉血小板聚集比阴性患者更常见。高分值荧光强度(>10 000)的 DSA 具有组织损伤性,患者常表现为门静脉微血管系统广泛的 C4d 染色,在接下来几日引起门静脉微血管系统的内皮细胞肥大和胞质嗜酸性粒细胞增多,肥大的内皮细胞演化为微血管炎、嗜酸性粒细胞造成肝细胞点状嗜酸性坏死和小叶中央肝细胞肿胀,并伴有胆小管增生和胆汁淤积。

血管炎或坏死性动脉炎不多见,如果同时存在广泛的 C4d 沉积,可以诊断为急性抗体介导排斥反应。抗体介导排斥反应的许多组织病理学变化非常类似于保存-再灌注损伤和梗阻性胆道疾病,比较特征性的表现是急性抗体介导排斥反应的汇管区有显著的微血管内皮细胞肥大和嗜酸性粒细胞增多。进一步证实抗体介导排斥反应还需要排除引起 C4d 沉积染色的其他临床原因。

严格的急性抗体介导排斥反应诊断标准包括:①仔细判断活检结果是否符合抗体介导排斥反应的损伤模式(如前文所述);②排除其他造成相似损伤模式的临床表现;③DSA 的血清学证据;④移植肝中弥漫大量补体(C4d)沉积。门静脉、毛细血管、汇管区及其周围窦状隙内皮细胞广泛的、C4d 强阳性染色。

然而,实际中难以诊断急性抗体介导排斥反应原因如下:①移植肝脏体积大,可以吸收负荷大量抗体,尤其是抗Ⅰ类 HLA 抗体,对 AMR 损伤有一定耐受;②免疫沉积物存在时间短暂,也可表现在他损伤有关(见后文),且在冰冻切片中较易检测到;③抗体介导排斥反应与保存性损伤、脓毒症以及胆管或血管并发症存在病理相似表现。

即使在冰冻组织上使用较敏感的免疫荧光技术,经典的抗体介导排斥反应免疫沉积物(例如 IgG、C3、C4)存在的时间也很短促。重症病例中,IgG 和(或)IgM,C3 和 C4 多选择性沿窦状隙分布,在肝门部动脉、门静脉和胆管周围血管丛内弥漫性沉积。随后,免疫沉积物呈片状分布,很难和背景染色区分,除非抗体效价非常高。如果怀疑抗体介导排斥反应,保留冰冻组织用于免疫荧光检测有助于建立诊断。

在甲醛固定石蜡包埋的组织中可识别持续数日的 C4d,C4d 和循环 DSA 相关,易于同种异体移植肾抗体介导排斥反应的诊断。然而,在移植肝中正确解释 C4d 阳性染色情况复杂得多。

Bellamy 回顾性总结了移植肝 C4d 免疫组化的方法。一般而言,冰冻切片对 C4d 免疫组化染色更为敏感,而甲醛固定的石蜡包埋组织进行 C4d 免疫染色前需要进行抗原修复。按照我们的经验,高压锅处理和高 pH(pH = 9.0)的抗原修复方法,可最大限度提高石蜡包埋组织反应的敏感性。不管采用何种染色方法,正常肝脏和移植肝活检标本都不应该有 C4d 阳性结果,但是间质组织可能存在背景染色。在交叉配型阳性移植受者和发生孤立抗体介导排斥反应的移植受者更容易在门静脉、动脉、门静脉毛细血管和窦状隙内皮检测到 C4d 沉积。急性抗体介导排斥反应最特异的 C4d 染色位于汇管区微血管和窦状隙内皮细胞,但在 ABO 血型不相容移植肝的抗体介导排斥反应,急性排斥反应和慢性排斥反应中提到的"汇管区 C4d 基质"染色,其临床意义不确定。

和其他移植器官一样,移植肝急性抗体介导排斥反应和 C4d 沉积也常伴有急性细胞性或 T 细胞介导的排斥反应,在一些研究中直接和 Banff 评分呈正相关。坏死和脂肪变的肝细胞可表现为 C4d 的非特异性染色。

其他因素造成移植肝功能损伤时,包括胆道梗阻、复发性 HBV、复发性 HCV 和新发自身免疫性肝炎(AIH),也可在门静脉和毛细血管部检测到 C4d 染色。移植肝活检标本中存在 C4d 沉积但没有明显的 AMR 相关病理变化,可能是补体水平不足以引发内皮细胞损伤或微血管炎的表现。另外,其他移植器官综合征也可上调 HLA 分子表达,并使移植器官对抗体介导排斥反应相关损伤更敏感,这方面内容先前已讨论过。

患乙型病毒肝炎、丙型病毒肝炎、自身免疫性肝炎以及自身免疫性肝炎和原发性硬化性胆管炎重叠综合征的儿童,其自身肝的门静脉和毛细血管、窦状隙、中央静脉、动脉内皮细胞、淋巴小结、导管周围及汇管区基质细胞内也可存在 C4d 阳性染色。补体是否促使这些疾病的进展仍不确定。然而,非排斥相关移植肝疾病中内皮细胞 C4d 阳性染色并不像重症急性细胞性排斥反应或急性抗体介导排斥反应那样常见。

在移植肝、移植肾和移植心中,C4d 的沉积和微血管炎、巨噬细胞及浆细胞浸润有关。

迟发性窦状隙下和静脉周围纤维化可能与低级别同种抗体介导的损伤相关,且有可能是慢性抗体介导排斥反应的组织病理学表现。这些变化发展常和表现为中央静脉周围炎的迟发型或持续性急性细胞排斥反应相关,且存在炎症细胞浸润,在组织病理学上比较容易识别;已发现门静脉毛细血管和窦状隙内皮细胞的周围存在 CD20+ 细胞浸润和 HLA-DR 分子上调。

移植肾出现供者特异抗体(DSA)可以作为丧失耐受的血清学监测指标,Miyagawa-Hayashino 等人在长期生存的肝移植受者中发现,静脉周围和窦状隙下纤维化和组织 C4d 沉积及 DSA 有关,尤其是抗 HLA Ⅱ 类抗体。如前所述,可能因可溶性 HLA 抗原的分泌,极少有抗 HLA Ⅰ 类分子抗体(抗原中和了抗体)。Egawa 等人也提出移植肝纤维化和尝试免疫抑制最小化存在直接关联。恢复或增加免疫抑制剂量时,33%的患者(6/18)出现 C4d 染色增强和静脉周围纤维化;61%的患者(11/18)纤维化没有改变,6%的患者(1/18)纤维化加剧。

### 鉴别诊断

从病理表现鉴别急性抗体介导排斥反应和保存-再灌注损伤、梗阻性胆道疾病非常困难,但是预致敏状态、移植后持续存在的循环抗体、弥漫性 C4d 染色以及移植后临床及实验室数据可提供有用的鉴别信息。持有高效价 DSA 或淋巴细胞毒抗体的女性受者,接受冷缺血时间短的移植供肝,移植后循环抗体的持续存在,并且发生移植肝功能障碍,发生难治性或不明原因的血小板减少症,移植后最初几周内血液中低补体时应怀疑急性抗体介导排斥反应可能。

出现下列组织病理学表现支持急性抗体介导排斥反应而非保存-再灌注损伤或梗阻性胆道疾病:①显著的微血管内皮细胞肥大或结节性肝硬化,以及嗜酸性细胞、中性粒细胞、单核细胞性微血管炎;②微血管弥漫性 C4d 阳性染色;③共存细胞性排斥反应的证据,包括汇管区和(或)静脉周围区的原始淋巴细胞。汇管区或门静脉周围水肿、坏死、出血以及显著的充血应该考虑 ABO 血型不相容的可能性。

因严重抗体介导排斥反应导致的急性移植肝衰竭极罕见,除非是肝脏 ABO 血型不相容所致。出现这种情况很难和低血压或灌注欠佳引起的出血性肝坏死、败血症或血管栓塞鉴别。除非能观察到抗体介导排斥反应的确凿证据,如弥漫性微血管内皮细胞肥大和微血管炎、炎症性或坏死性动脉炎，或结合补体结合 DSA 血清学证据及弥漫性 C4d 沉积，否则移植肝失败的原因很难确定。常见的情况是不存在急性抗体介导排斥反应的特征表现，做出诊断需要全面考量临床与病理学表现。若移植受者持有高效价同种凝集素或 DSA 则有助于病理结果诊断，因为它证实了组织病理学损伤的典型模式，C4d 阳性染色和临床或实验室的相关性。

怀疑慢性抗体介导排斥反应病例，应首先排除静脉周围纤维化的非免疫学因素。包括肝静脉引流欠佳、包膜下取样（肝包膜下区域窦状隙下纤维化比较常见，并随年龄而增加）、脂肪性肝炎、慢性丙型肝炎，以及其他较少见的原因，如维生素 A 毒性、克罗恩病、血小板减少性紫癜和罕见的先天性梅毒。考虑到相对高发的外科并发症，在减体积移植肝中排除引起纤维化的其他原因尤为重要。不考虑免疫抑制状态和对抗 HLA Ⅱ 类抗体的敏感性，在长期生存的肝移植受者中，生理学改变和导致结节性再增生的汇管区病变间的相互作用值得深入探讨。

### 急性（细胞）排斥反应
#### 简介
急性细胞排斥反应（ACR）已定义为"由器官移植供者和受者间的遗传差异引起的同种异体移植肝炎症，主要影响小叶间胆管和血管内皮，包括门静脉和肝静脉，偶尔也可影响肝动脉及其分支。"急性细胞排斥反应是由大量供者细胞迁入受者淋巴组织引起的免疫反应，因此大多出现在移植后 30 日内。早期急性细胞排斥反应发作很少导致移植肝功能衰竭或持久性损伤，多数情况下通过增加免疫抑制很容易控制急性细胞排斥反应进展。然而，移植中晚期出现的急性细胞排斥反应有不同的组织病理学表现，更类似于慢性肝炎；增加免疫抑制较难控制；并且可能因为治疗延误造成持久性移植肝损伤。

#### 组织病理学表现与评分
急性"细胞"排斥反应称为"T 细胞介导"排斥反应或许更恰当，其组织病理学特征为：①汇管区混合性炎症反应，主要为单核细胞，含原始或激活淋巴细胞、中性粒细胞和嗜酸性粒细胞；②门静脉和（或）肝静脉内皮炎；③小胆管损伤和炎症。建立急性排斥反应诊断需要的最低诊断标准至少包括两个上述的组织病理学表现。超过 50% 的小胆管或终末肝静脉受损，或观察到门静脉或小肝静脉内皮炎，可更确定诊断。严重损伤组织病理学证据还包括静脉周围炎、小

叶中心坏死、动脉炎和中央静脉-中央静脉桥接炎症或坏死。

前面描述的急性"排斥型"浸润最常表现在汇管区，少数早期病例也可见于中央静脉附近。"内皮炎"或"内皮细胞炎"指门静脉和中央静脉内皮下的淋巴细胞浸润。急性细胞排斥反应的这种特征性表现也可见于其他原因导致的移植肝功能障碍。急性细胞排斥反应浸润细胞的免疫表型分析常多数为 T 淋巴细胞，CD8+ T 细胞常侵犯和损伤胆管。B 细胞仅占浸润炎症细胞的小部分。巨噬细胞和其他白细胞也可存在，并可在急性排斥反应中占大多数，可能和 T 细胞介导的排斥反应与急性抗体介导排斥反应同时存在有关。鉴别急性排斥反应（T 细胞为主）和移植后淋巴细胞增生性疾病（B 细胞为主；参见"鉴别诊断"）时，分析浸润淋巴细胞的免疫表型对建立诊断或预后判断会有帮助，除此以外，淋巴细胞的免疫分型对急性排斥反应在临床和预后并没有影响。

累及多数小胆管（直径<30 μm）的淋巴细胞性胆管炎是诊断急性细胞排斥反应的一个重要特征。在胆管基底膜内出现的淋巴细胞，提示其对胆管上皮细胞造成了损伤，包括胆管上皮细胞核周空泡化、凋亡小体、核-质比增加、有丝分裂增多、核仁增大。细胞胞质嗜酸性改变、粒细胞增多和多核化通常是细胞衰老的表现，或许和急性抗体介导排斥反应演变为慢性排斥反应有关。基底膜破裂标志严重的胆管损伤。汇管区和（或）胆管周围肉芽肿不是急性细胞排斥反应或慢性排斥反应的特征。如果观察到汇管区基底部肉芽肿，应该考虑胆道损伤非排斥反应相关原因，例如原发性胆汁性肝硬化复发、合并分枝杆菌或真菌感染，或结节病。

炎症性和（或）坏死性动脉炎常出现在 T 细胞介导的抗体介导排斥反应和急性抗体介导排斥反应中，伴有 C4d 沉淀和（或）供者特异抗体（DSA）时更有可能发生。由于最常累及肝门部的动脉，而细针穿刺的外周标本不靠近肝门，所以很少能检测到动脉炎。另外，在活检标本中识别动脉炎的可重复性差。因此，炎症性动脉炎尽管重要但一般不包括在分级方案中。在典型早期轻度和中度急性细胞排斥反应中，界面区改变通常不显眼，但在严重排斥反应中，汇管区炎症性浸润会波及周围窦状隙。

小肝静脉周围的结缔组织和小静脉周围窦状隙中也可见排斥反应炎症细胞浸润，即所谓中央周围静脉炎。高达 30% 急性细胞排斥反应存在中央周围静脉炎表现，且多见于移植中晚期（100 日以上）。仅在

### 表 84-3　急性移植肝脏排斥反应 Banff 分级

| 整体评价* | 标　准 |
|---|---|
| 未确定 | 汇管区炎症浸润未达到急性排斥的诊断标准 |
| 轻度 | 排斥炎症浸润累及小部分的汇管区，一般为轻度，并局限于汇管区内 |
| 中度 | 排斥炎症浸润扩展至多数或全部汇管区 |
| 重度 | 汇管区炎症浸润同前，中到重度静脉周围炎波及汇管区、周围区域及肝实质，静脉周围肝细胞坏死 |

注：肝移植排斥反应的分级是根据活检综合评分，并在做出排斥反应诊断后。在不确定排斥反应诊断时提供"排斥分级"是不恰当的。＊轻度、中度、重度急性排斥反应的文字描述也可分别标记为Ⅰ级、Ⅱ级和Ⅲ级（引自 Banff schema for grading liver allograft rejection：an international consensus document. *Hepatology*. 1997；25：658－663. ）

### 表 84-4　急性排斥反应活动指数（RAI）

| 类别 | 标　准 | 分数 |
|---|---|---|
| 汇管区炎症 | 多数为淋巴细胞性炎症，涉及少数汇管区，没有显著扩张 | 1 |
| | 多数或全部汇管区扩张，含淋巴细胞，偶尔含母细胞、中性粒细胞和嗜酸性粒细胞的混合细胞浸润 | 2 |
| | 多数或全部汇管区显著扩张，含大量母细胞和嗜酸性粒细胞的混合细胞浸润，炎症波及汇管区周围实质 | 3 |
| 胆管炎症及胆管损伤 | 累及少数胆管，炎症细胞浸润，仅表现轻微反应性改变，如上皮细胞的核质比增大 | 1 |
| | 多数或全部胆管有炎症细胞浸润，1 个以上胆管表现退行性变化，如上皮细胞的细胞核多形性、极性不规则和胞质空泡化 | 2 |
| | 如上述 2 分，多数或全部胆管表现退行性变化或局部管腔破坏 | 3 |
| 静脉内皮炎症 | 内皮下淋巴细胞浸润，涉及一些，但非大多数门静脉和（或）肝小静脉 | 1 |
| | 内皮下浸润涉及多数或全部门静脉和（或）肝小静脉 | 2 |
| | 如上述 2 分，中度或重度静脉周围炎症，侵犯静脉周围实质，且与静脉周围肝细胞坏死有关 | 3 |

注：总 RAI 分数＝汇管区炎症分数＋胆管炎症/损伤分数＋静脉内皮炎症（引自 Banff schema for grading liver allograft rejection：an international consensus document. *Hepatology*. 1997；25：658－663. ）

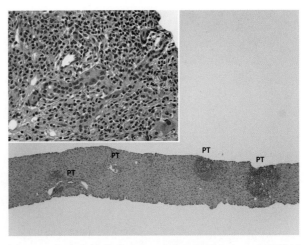

**图 84-8**　轻度急性排斥反应。这张显微照片中，4 个汇管区（PT）中 2 个扩张，伴有单核细胞为主的中等炎症细胞浸润。仔细检查（左上插图）受影响汇管区显示，由母细胞样淋巴细胞和嗜酸性粒细胞浸润组成的特征性排斥反应表现，伴有胆管上皮的淋巴细胞性损伤，以及胆管上皮的反应性变化

急性排斥反应典型的汇管区改变伴有静脉周围炎和带状小叶中心淤血、出血、肝细胞坏死及脱落时才能诊断为严重的急性细胞排斥反应。

Banff 评分标准（表 84-3 和表 84-4）建立在北美、欧洲和亚洲许多主要肝移植中心的肝移植病理学、肝脏病学和外科学数据基础上，用于评估急性（图 84-8～图 84-10）和慢性排斥反应（图 84-11 和图 84-12）。该评分标准简单、易用、可重复性好，已被国际上广泛接受与使用，并在前瞻性研究和回顾性分析中体现了其预后判断意义。Banff 评分标准包括不确定的、轻度、中度和重度排斥反应等级（表 84-3）和半定量的排斥反应活动指数（RAI）描述（表 84-4）；欧洲分级系统的一小部分与肝炎活动指数相当。RAI 从 0 到 3 分半定量反映 3 个独立组织病理学特征的严重程度：汇管区炎症、胆管损伤和内皮下炎症。3 个分数相加为RAI 总分。

总 RAI 分数和描述性排斥反应分级间有直接相关，高 RAI 分值可增加持续/复发性急性排斥反应、慢性排斥反应和移植器官衰竭的风险。RAI 分值和描述性分级的对应如下：不确定（1～2 分）、轻度（3～4 分）、中度（5～6 分）、重度急性排斥反应（＞6 分）。RAI 的最高总分值是 9，但是活检样本很少达到这个评分。多数排斥反应是轻度的，RAI 总分＜6 分，对增强免疫抑制敏感，且不会导致严重纤维化、胆管缺失或动脉病变。急性细胞排斥反应很少引起移植肝功能衰竭。

活检前增加免疫抑制可影响对组织病理学的诊

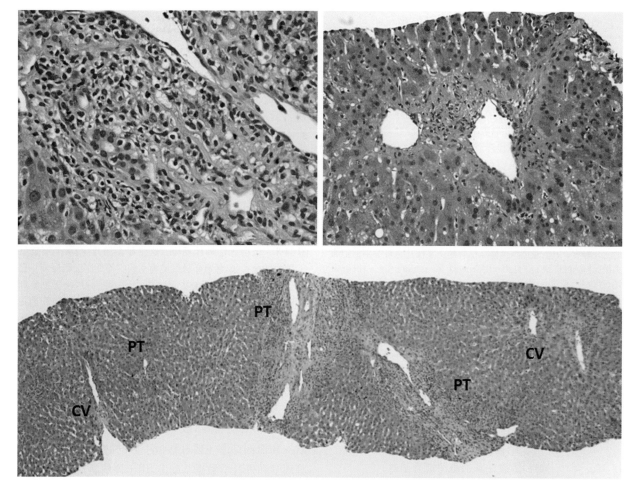

**图84-9** 中度急性细胞性排斥反应。多数排斥反应型汇管区扩展,炎症细胞浸润(底部图片)。左上插图显示排斥型汇管区浸润,以及中度胆管损伤。右上插图显示淋巴细胞局限于内皮下,并且浸润略微延伸至静脉周围肝实质,伴轻度出血。CV,中央静脉;PT,汇管区

断,一些 24 小时内才可出现的特征性表现,如静脉内皮下炎症浸润会消失。活检前治疗也可导致小叶中央肝细胞肿胀和肝小管胆汁淤积,进一步混淆诊断。排斥反应治疗开始起效到完全消失一般需要 7～10 日甚至更长时间。

迟发型急性排斥反应(100 日以上)的典型组织学变化多数和早期急性细胞排斥反应所见(如前所述)十分相似。然而可见到略微不典型特征。这些特征包括幼稚淋巴细胞减少、界面炎症活动与坏死多见、静脉内皮下炎症少见、静脉周围炎较高发、小叶轻微改变,更接近慢性肝炎表现。

迟发型急性细胞排斥反应可以静脉周围淋巴细胞炎和肝细胞脱落为主要表现,没有或只有轻微的汇管区表现(孤立),也可以完全没有静脉周围炎表现。这些变化之后可演变为典型的伴有胆管减少和静脉周围纤维化的慢性排斥反应。在这种情况下汇管区或中央静脉内皮下炎症不是必要表现。静脉周围纤维化造成的 Budd-Chiari 综合征或静脉闭塞综合征是损伤的严重结果。Banff 工作组对此分级提出如下描述。

**结果的描述**

最轻微/不确定。涉及少数终末肝静脉的静脉周围炎,伴有斑片状静脉周围肝细胞缺失,无融合性静脉周围肝细胞坏死。

轻微。同上,但涉及大多数终末肝静脉。

中度。同上,至少有局灶融合性静脉周围肝细胞脱落和轻至中度炎症,但无桥接坏死。

重度。同上,累及多数肝静脉及静脉周围肝细胞脱落和炎症,伴有中央静脉-中央静脉桥接坏死。

最轻微和轻微病变也许可自行恢复。较严重的静脉周围变化需要进行积极治疗,但治疗效果的相关前瞻性研究未见报道。

**鉴别诊断**

急性细胞性或 T 细胞介导排斥反应的鉴别诊断

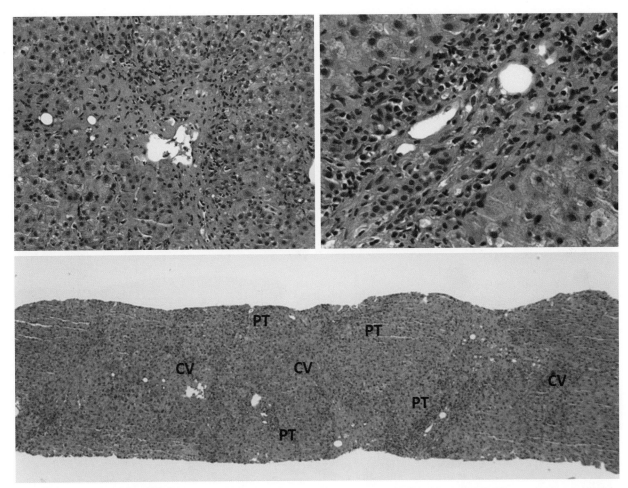

**图84-10** 中至重度急性细胞性排斥反应。注意累及多数汇管区,显著的汇管区炎症以及中央静脉周围炎。左上插图可见肝静脉内皮下炎症浸润,伴有静脉周围肝细胞坏死/脱落和出血。右上插图可见汇管区中度炎症和胆管损伤。CV,中央静脉;PT,汇管区

取决于肝移植术后时间。如前所述,移植后最初几个月,急性细胞性排斥反应应和保存性损伤、胆管梗阻性疾病或胆管炎鉴别。此后,急性排斥反应最常和乙肝、丙肝以及自身免疫性肝炎相鉴别,而这些往往难以鉴别。

肝炎和急性细胞性或 T 细胞介导排斥反应都可有汇管区单核细胞为主的炎症浸润、胆管损伤和肝细胞嗜酸性坏死。仔细检查胆管损伤、界面炎症活动和小叶变化、静脉周围炎以及肝细胞脱落的严重程度可将两者进行区别。支持 T 细胞介导的排斥反应诊断包括:累及大多数胆管的胆管炎症性损伤和累及中央静脉的静脉周围炎。相反,导致胆管损伤和小叶坏死性炎症活动则倾向于复发和(或)新发病毒性或自身免疫性肝炎(AIH)的诊断。

浆细胞性肝炎除了有大量(≥30%)浆细胞和界面坏死性炎症活动,多数表现与自身免疫性或病毒性肝炎类似。浆细胞性肝炎或"新发(de novo)"自身免疫性肝炎和自体肝的自身免疫性肝炎有许多共同特征会在后面具体讨论。包括富浆细胞浸润和界面及静脉周围坏死性炎症活动。也有 T 细胞介导排斥反应的特征,如淋巴细胞性胆管炎,其发生率和严重程度远比自身免疫性肝炎严重。

### 慢性排斥反应
#### 简介
慢性排斥反应是免疫系统造成的一种损伤,常由重度或持续性急性排斥反应发展而来,并导致胆管、动脉和静脉不可逆性损伤。经典的慢性排斥反应(如胆管缺失、动脉梗阻性疾病和静脉周围纤维化)发病率在过去 10 年不断下降,目前移植后 5 年发生率少于 5%。"慢性"意含一个时间参数,从未有过严格的定义,可从移植后几个月内出现,也可在移植 1 年以后导致移植肝功能衰竭。更好地认识和控制急性排斥反应、逆转早期慢性排斥反应、提高急性排斥后肝无纤维化再生能力均有助于降低慢性排斥反应。

和其他器官一样,肝移植后慢性排斥反应是否随时间延长而增多取决于它的定义。如果把肝移植后

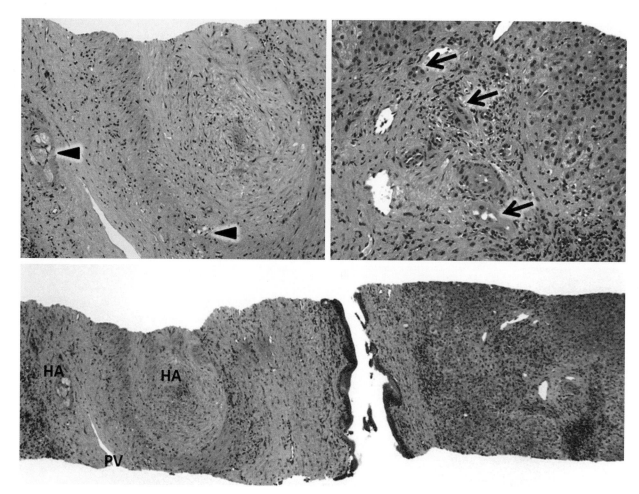

**图84-11** 慢性同种异体移植肝排斥反应合并动脉闭塞性。这张同种异体移植肝活检标本包含一个扩大的汇管区(下图)。大动脉和中动脉显示严重的动脉闭塞(左上插图)。闭塞性动脉中泡沫细胞样变是慢性排斥反应的特征表现。泡沫细胞阻塞中等大小的肝动脉,并在大动脉的中膜里(箭头)。细针穿刺活检标本中很难检测到闭塞性动脉的泡沫细胞。这份切片展示了严重的小叶间胆管损伤,以嗜酸性粒细胞和细胞核间隔不匀为特征(箭号)。肝门周围的大胆管(下图)没有退行性改变

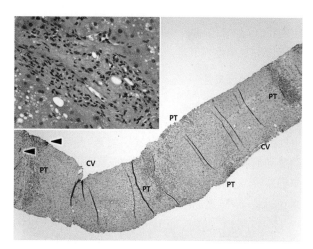

**图84-12** 慢性移植肝排斥反应。这张活检标本展示细胞角蛋白7免疫组化染色阴性,证实胆管几乎完全缺失(下图)。仅观察到小叶间的小胆管(箭头)。严重或晚期慢性排斥反应也可导致肝小动脉分支缺失。左上图显示汇管区中胆管和肝动脉分支缺失。CV,中央静脉;PT,汇管区

特发性肝炎和新发静脉周围纤维化、肝血窦下纤维化都纳入慢性排斥反应,则其发生率将比之前的5%高很多。特别是免疫抑制未达到最佳水平的受者,无论如何定义,慢性排斥反应发生率都可能随时间而增加。慢性排斥反应多见于免疫抑制不合要求的受者、采用免疫激活药物如α干扰素(INF-α)治疗丙型肝炎病毒(HCV)阳性受者和因药物副作用(如治疗淋巴组织增生性疾病)所致免疫抑制减少的移植受者。

慢性排斥反应的危险因素大致可分为两类:①"同种异体抗原依赖性"免疫或排斥反应相关因素;②非同种异体抗原依赖性或"非免疫"危险因素,包括供者年龄超过40岁。总的来说第一类因素更重要,包括急性排斥反应发作的次数和严重程度。在接受环孢素治疗的群体中,危险因素是迟发型急性排斥反应;低龄移植受者;男女性别错配;原发疾病是自身免疫性肝炎或胆道疾病;免疫抑制剂基线水平;人白细胞抗原(HLA)-DR3、肿瘤坏死因子-2和巨细胞病毒

感染间的相互作用;非白种人受者;用 α 干扰素治疗复发的丙型肝炎病毒。组织相容性差异和巨细胞病毒感染的影响尚有争议,最近一些研究表明,持续而强烈的供者特异性抗体(DSA)和晚期移植物丢失有关。一项大型他克莫司治疗群体研究显示,排除之前在环孢素治疗研究中已知的绝大多数危险因素,急性排斥反应的次数和严重程度依然是后期器官丢失的危险因素。

### 病理生理

导致急性 T 细胞介导和抗体介导排斥反应损伤的免疫学机制也可能造成慢性排斥反应。这个观点是基于慢性排斥反应常由严重和(或)持续的急性排斥反应进展而来的临床观察。慢性排斥反应中的胆管损伤和消失是直接免疫损伤和间接缺血性改变共同影响的结果,其缺血性改变是由闭塞性动脉病变、小动脉缺失和胆管周围毛细血管束破坏所致,也可能是 T 细胞和同种抗体/供者特异抗体介导损伤的直接结果。或许急性排斥反应期间开始积累的损伤,激发胆管上皮细胞衰老信号通道(下文讨论),最终导致胆管缺失和纤维化。然而,几项研究已表明早期慢性排斥反应可能是可逆的,可根据小胆管和周围微脉管系统的保存情况进行评估。

### 组织病理学表现和分期

慢性排斥反应主要影响汇管区和静脉周围区域,根据 Banff 分级(表 84-5)分为"早"期和"晚"期。早期慢性排斥反应表现包括轻度汇管区炎症、淋巴细胞性胆管炎和涉及大部分小胆管的胆管上皮细胞衰老性改变,以及少于 50% 汇管区出现不同的小胆管缺失。和急性排斥反应相比,慢性排斥炎症反应通常不严重,嗜酸性粒细胞不常见,炎症浸润主要由淋巴细胞、浆细胞和肥大细胞组成。

识别始于急性排斥反应期可能的胆管上皮细胞衰老改变对做出早期慢性排斥反应诊断至关重要。包括细胞核增大、着色过度、合胞体形成和细胞核间距不匀。细胞核改变时和细胞质嗜酸性转变及胆管上皮细胞仅部分覆盖胆管有关。细胞核染色没有 Ki-67 表达,而有衰老标志物的免疫组化(如 p16,p21$^{WAF2/Cip1}$),上皮细胞连接蛋白表达下调,以及间质蛋白如 S100A 表达上调,都体现了胆管上皮细胞应激、衰老、修复过程中抑制细胞增殖周期。晚期慢性排斥反应特征为超过 50% 汇管区内小胆管缺失,也可见小动脉缺失。

汇管区是"肝实质中含有结缔组织的重要部位(由 Masson 三色染色显示),至少有两个管腔结构包

**表 84-5 早期和晚期慢性排斥反应特征**

| 结构 | 早期慢性排斥反应 | 晚期慢性排斥反应 |
|---|---|---|
| 小胆管(<60 μm) | 少于一半汇管区存在小胆管损失,大多数胆管存在退行性变;胞质嗜酸性转化;细胞核深染;核空间不匀;胆管上皮细胞仅覆盖部分胆管 | 一半以上汇管区小胆管缺失,剩余胆管退行性变 |
| 终末肝静脉和第三区肝细胞 | 内膜/管腔炎症,第三区溶解坏死和炎症,轻微静脉周围纤维化 | 局灶闭塞,不同类型炎症,严重静脉周围纤维化,定义为中央-中央桥接纤维化 |
| 汇管区肝动脉 | 少于 25% 的汇管区偶然缺失 | 少于 25% 汇管区偶尔缺失 |
| 其他 | 肝细胞点状坏死的"过渡"型肝炎 | 窦状隙泡沫状细胞聚集;胆汁淤积明显 |
| 大肝门肝动脉分支 | 内膜炎症,局灶性泡沫细胞沉积,无管腔累及 | 内膜下泡沫细胞引起的管腔狭窄,纤维内膜增生 |
| 大肝门胆管 | 炎症损伤,局灶性泡沫细胞沉积 | 管壁纤维化 |

注:"过渡"型肝炎是慢性排斥反应从早期向晚期发展或过渡期间出现的轻度小叶紊乱和肝细胞点状嗜酸性坏死[引自 Demetris A, Adams D, Bellamy C, et al. Update of the International Banff Schema for Liver Allograft Rejection: working recommendations for the histopathologic staging and reporting of chronic rejection. An International Panel. *Hepatology*. 2000;31(3):792-799.]

埋在结缔组织间质中,每个管腔由连续的结缔组织包绕"。正常汇管区内检测到胆管和肝动脉分支比例分别为 93%±6% 和 91%±7%。较大标本的其他研究数值略低。少于 80% 的汇管区含胆管(偏离正常值两个标准差)时可考虑存在胆管缺失。少于 77% 的汇管区含肝动脉分支时可考虑动脉缺失。由于胆管-肝动脉的相似性,10% 以上汇管区应至少有 1 个未配对动脉或在不同汇管区有 2 个及以上未配对动脉时应考虑胆管缺失。未配对动脉定义为距目标动脉 10 个动脉直径的半径内没有伴行胆管。

晚期慢性排斥反应(目前较少见)可表现为胆管与动脉两者缺失,更难以用这些标准进行评估。汇管区识别主要根据推测结构的定位——慢性排斥反应往往在小叶中心区发生胆汁淤积。

慢性排斥反应中界面区胆管反应不常见,除非肝脏正从慢性排斥反应中恢复或者同时存在胆管狭窄。细胞角蛋白 7 和 19 染色有助于证实胆管缺失(图 84-12)。细胞角蛋白 7 也可用于检测汇管区周围肝细胞

胆管上皮化生。光学显微镜较易观察到胆管反应时意味着可能存在胆管再生或胆管狭窄。后者可通过汇管区周围肝细胞铜沉积证实,此现象在慢性排斥反应中不存在。

肝小静脉及静脉周围肝实质在慢性排斥反应早期表现为:内皮下或静脉周围炎症,由淋巴细胞、沉着色素的巨噬细胞和浆细胞组成,伴有静脉周围肝细胞脱落和轻度静脉周围纤维化。所谓过渡型肝炎或斑点状肝细胞嗜酸性坏死常在慢性排斥反应早期进展到晚期过程中出现。

慢性排斥反应晚期的静脉周围改变特征是严重(桥接性)纤维化,至少局部表现为中央静脉-中央静脉或中央静脉-汇管区桥接性纤维化和偶发的终末端肝静脉闭塞。完全肝硬化在慢性排斥反应中不多见,除非在终末期出现肝静脉阻塞导致肝实质消失和静脉性肝硬化。真正"再生"结节很少见,或许静脉病变和阻塞性动脉病共同减弱了肝细胞再生。晚期慢性排斥反应其他常见表现包括:静脉周围肝细胞气球样变和缺如,小叶中央小胆管胆汁淤积,结节性再生改变和窦状隙内泡沫细胞簇。

最近的研究表明补体沉积、汇管区内皮和基质C4d染色以及DSA血清学阳性的抗体介导损伤,可能导致进行性静脉周围炎和窦状隙下纤维化——慢性抗体介导排斥反应的一种形式。常见轻度细胞浸润,整个过程可能可逆。多项研究呈现的相似纤维化模式证实了该观点,并促使Venturi等人提出一个新的移植肝纤维化分级系统。这个系统以0~3分为汇管区或汇管区周围、窦状隙下和静脉周围3个独立区域的纤维化进行半定量评分。3个区域的分数相加得到总分,最大为9分。此类纤维化模式是否确实为慢性AMR的表现还需要更多的研究。

确诊慢性排斥反应应该结合临床、放射学、实验室和病理学表现。活检标本的慢性排斥反应最低诊断标准是:①大部分胆管出现胆管细胞衰老改变,有或无胆管损失;或②闭塞性动脉病变有确诊的泡沫细胞;或③超过50%汇管区的胆管缺失。

在移植失败的同种异体移植物中较易诊断慢性排斥反应。这是因为阻塞性和泡沫细胞动脉病变仅在肝门内及其附近肝动脉的第一、二和三级分支中可直接观察到。泡沫状巨噬细胞通常首先聚集在内膜,激发内膜细胞增生并在中膜内迁移成纤维细胞。最终内膜显著变厚/管腔变窄造成中膜变薄,动脉代偿性扩张以补偿动脉血流减少。代偿失败,整个动脉壁完全由泡沫细胞取代或发生动脉栓塞,造成大胆管坏死和胆管缺血性病变。

泡沫样巨噬细胞也可见于胆管周围和静脉周围的结缔组织。肝门部大胆管也可见局部上皮细胞脱落,乳头状增生,管壁纤维化以及急、慢性炎症反应。

慢性排斥反应分期的前提是明确诊断并有恢复可能。早期慢性排斥反应提示如果可控制免疫损伤,恢复的可能性相当大。晚期慢性排斥反应提示如果另有临床指征,恢复的可能性有限,应考虑再次移植。有些患者停留在急性或早期阶段数月或数年,然而有些患者在移植后第1年内或首次发作后数周或数月内迅速发展为严重纤维化和晚期改变。因此并非所有患者都遵循从早期到晚期排斥反应的次序进展,有些患者主要或仅表现为胆管消失或动脉病变,但是通常两种表现同时出现。

然而,慢性排斥反应分期并未定义绝对不可逆阶段。相反,分期只提供逆转可能的信息,这些信息和其他临床及实验室参数(如总胆红素>20 mg/dl)、合成功能进行性下降、叠加肝动脉血栓形成和胆管坏死或胆汁淤积有关。

### 鉴别诊断

因为很少采样到特征病变的动脉,所以慢性排斥反应诊断主要依据穿刺活检标本中小胆管损伤、缺失以及静脉周围纤维化。然而,非排斥反应相关并发症,例如阻塞性胆管病、肝动脉狭窄或栓塞、"胆管炎"药物引起的肝脏损伤和巨细胞病毒感染,也可出现胆管损伤、胆管上皮细胞衰老相关变化和胆管减少。静脉周围纤维化鉴别诊断在前面抗体介导排斥反应中讨论过。因此,单独基于胆管上皮细胞衰老、缺失或静脉周围纤维化诊断慢性排斥反应首先应排除这些病理变化的其他非排斥反应有关病因。

胆管狭窄/阻塞性胆管病的病理特征包括:①一些汇管区胆管缺失伴其他汇管区胆管反应;②肝小叶内中性粒细胞簇;③胆管梗死;④门静脉周围肝细胞内铜/铜相关蛋白沉积;⑤小胆管胆汁淤积和小胆管缺失率不成比例(<50%)。慢性排斥反应的病理特征包括:胆管改变结合中央静脉周围炎和(或)纤维化;如前所述缺少原发性硬化性胆管炎的典型复发变化。在某些鉴别慢性排斥反应和胆管狭窄/梗阻情况时可能需要胆管造影和(或)血管造影,这些检查在慢性排斥反应通常显示胆管"剪切"样和周边灌注欠佳。

单纯胆管缺失累及少于50%汇管区时,肝损伤检查结果往往没有明显升高。这些情况是否属于早期慢性排斥反应不确定。静脉周围纤维化鉴别诊断在之前抗体介导排异反应章节讨论过。

建立慢性排斥反应诊断最可靠的方法是回顾以前的活检结果，并将组织病理学结果与临床病史紧密结合。通常发现严重或未完全控制的急性排斥反应病史常和服用免疫抑制剂依从性差有关，这加快了向慢性排斥反应发展。

## 细菌和真菌感染

移植造成的应激、组织损伤以及最初 2 个月内使用大量免疫抑制剂预防急性排斥反应，这些因素使受者在移植后 6 个月内处于严重"机会性"真菌和病毒感染的高风险。应该始终保持对细菌、病毒、真菌感染的高度警惕。比较典型的细菌感染多出现在移植后 6 个月。细菌感染和真菌感染常发生在无活性组织，因此坏死组织应常规进行细菌和真菌的特殊染色。合并出现急、慢性肉芽肿性炎症是感染标志，但是由于服用大量免疫抑制剂不一定出现这种情况。多数病理专家对深部真菌和细菌感染的组织学表现了然于心，不再赘述。

## "机会性"肝炎病毒

"机会性"肝炎病毒含腺病毒、巨细胞病毒（CMV）、EB 病毒、单纯疱疹病毒（HSV）和水痘-带状疱疹病毒（VZV）感染。这些病毒通常在免疫力健全的个体不会引起明显的临床肝炎；然而在免疫系统发育不全或免疫缺陷个体则可造成急性肝炎。机会性肝炎病毒不会造成慢性肝炎。绝大多数成年普通人群已感染过这些病毒，病毒在体液和细胞免疫控制下处于"潜伏"感染。相反，多数儿童尚未感染过这些病毒，容易初次感染患急性肝炎。

但肝移植受者由于需要用免疫抑制预防排斥反应因而增加患急性"机会性"病毒肝炎的风险。多数成年肝移植受者携带潜伏感染的病毒，并发展为"再活化"感染或疾病。相反，多数儿童肝移植受者免疫系统尚未发育成熟，可发生初次感染或疾病。总体上初次感染引起的疾病比再活化感染更严重。所有类型的感染都是由可检测的病毒核酸或蛋白质复制释放进入外周循环引起。当病毒核酸水平超过设定的阈值时，降低免疫抑制水平和（或）使用特异性抗病毒药治疗能预防活动性肝炎。监测和预防性抗病毒治疗大幅减少了此类疾病的发病率，但远非达到消除疾病程度。成人中组织学上诊断巨细胞病毒、EB 病毒、单纯疱疹病毒和水痘-带状疱疹病毒性肝炎越来越罕见，儿童中也同样变得少见。但实际工作中局部孤立性的临床表现，如肝组织中发现有病毒感染，但缺乏病毒感染的血清学证据时会使疾病的诊断变得更加困难。

### 巨细胞病毒性肝炎

有效的预防和预防性治疗已减少有症状肝炎的发病率和影响，但是在血清学阴性的移植受者中，预防性措施也和长期结果欠佳有关。巨细胞病毒（CMV）疾病的危险因素包括移植前血清学阴性、排斥反应、病毒复制（通常与免疫抑制过度有关）、吗替麦考酚酯（免疫调节药）、抗白细胞抗体治疗、人类疱疹病毒 6 型和 7 型、Toll 样受体基因多态性、甘露糖结合凝集素缺乏、化学因子与细胞因子缺陷（白介素-10、单核细胞趋化蛋白-1、趋化因子受体 5）和病毒特异性 T 细胞缺乏。虽然巨细胞病毒病不常见，但是巨细胞病毒病和急性排斥反应、慢性排斥反应、胆管狭窄、血管血栓形成、丙肝加速复发和增加的其他机会性感染风险，以及患者和移植器官存活降低有关。

#### 组织病理学表现

由于预防性抗病毒治疗和血清抗原血症监测，巨细胞病毒性肝炎的典型组织病理学表现已经很少见。发生巨细胞病毒性肝炎时，其"常见"特征是肝小叶斑点状坏死，库普弗细胞增大，轻度小叶紊乱和小叶片状炎症。在现有管理下，感染的肝细胞很少出现具有诊断价值的细胞核和（或）细胞质包涵体；包涵体仅存在于过度免疫抑制和没有适当监测和治疗的患者中。诊断特征包括：有明显光环围绕的嗜酸性核内大包涵体，伴有任何类型细胞内都可见到的嗜碱小体或细胞质双染色性包涵体。严重病例在组织学上有显著表现，出现许多巨细胞病毒感染细胞；然而，只有巨细胞病毒感染并不会引起大块或亚大块坏死。

巨细胞病毒性肝炎和汇管区轻度淋巴细胞质细胞性炎症有关，表现为胆管细胞浸润和损伤，类似于急性或早期慢性排斥反应。中性粒细胞（微脓肿）或巨噬细胞和淋巴细胞簇（微肉芽肿）常围绕感染的细胞。胆管缺失与慢性排斥反应和持续性巨细胞病毒感染有关。

特征性包涵体很少见，巨细胞病毒性肝炎常表现为肝实质改变，但没有特征性或典型的包涵体。药物治疗常导致"碎片状"核内巨细胞病毒包涵体，检测病毒抗原的免疫过氧化物酶染色或检测核酸的原位杂交技术很难识别这些包涵体。迅速分裂的组织，如新鲜的肉芽组织、增生的毛细胆管、梗死病灶边缘、脓肿或其他实质内损伤都是巨细胞病毒繁殖的沃土。用冰冻组织进行巨细胞病毒 pp65 基质蛋白免疫染色的敏感性更高。因此相对于抗巨细胞病毒 p52 抗体和常规石蜡包埋切片的早期核蛋白染色而言,它的使用频率更高一些。

### 鉴别诊断

巨细胞病毒性肝炎需要和早期或小叶期乙型肝炎、丙型肝炎复发鉴别,有时需要和 EB 病毒性肝炎相区别,尤其在未检测到巨细胞病毒包涵体、存在汇管区单核细胞炎症时更应如此。没有包涵体存在时,诊断巨细胞病毒性肝炎的有利线索包括巨细胞病毒性肝炎较少出现小叶紊乱和肝细胞肿胀。相反,早期或小叶期乙型病毒肝炎或丙型病毒肝炎见不到微脓肿或微肉芽肿表现。确诊巨细胞病毒性肝炎还需要观察到的特征性包涵体,或者用前面讨论的免疫染色或原位杂交技术证明存在病毒抗原或病毒核酸。

巨细胞病毒性肝炎因为轻微的淋巴浆细胞性汇管区和小叶炎症,类似于 EB 病毒性肝炎,两者都偶尔存在原始的非典型淋巴细胞。EB 病毒性肝炎通常引起较多的淋巴浆细胞异型性改变,而巨细胞病毒性肝炎较多出现小叶内炎症病灶(如微肉芽肿和微脓肿)。鉴别诊断需要通过两种病毒的核酸原位杂交。

巨细胞病毒性肝炎难以和单纯疱疹病毒性肝炎相鉴别。两种病毒感染都会形成细胞多核化和核周晕圈包绕的嗜酸性包涵体。然而,含巨细胞病毒包涵体的细胞也可显示嗜碱性小体或细胞质双染性包涵体,与感染单纯疱疹病毒的细胞相区别。单纯疱疹病毒所致的局限性凝固性坏死不是巨细胞病毒性肝炎的特点。

最后难以确定移植物炎症或损伤是由于残余的巨细胞病毒性肝炎造成的还是由急性排斥反应、慢性排斥反应所导致。O'Grady 和 Lautenschlager 等人报道巨细胞病毒感染和慢性排斥反应间存在相关性,使这一问题更加复杂化。其他研究没有观察到这种关联。我们建议组织学发现巨细胞病毒包涵体或抗原/核酸时优先进行抗巨细胞病毒治疗,如果肝功能持续异常,1～2 周后随访活检。

### 单纯疱疹病毒和水痘-带状疱疹病毒性肝炎

#### 组织病理学表现

单纯疱疹病毒(1 型和 2 型)肝炎和水痘-带状疱疹病毒肝炎组织病理学表现一致,可以发生在移植后任何时间。单纯疱疹病毒感染可得到有效的药物治疗,但不及时治疗可能会致命,因此必须及时识别和处理。已知单纯疱疹病毒肝炎有两个组织学类型:局限性和弥漫性。区别这两种类型并快速做出诊断和机体的免疫力水平有关。两种类型均表现为肝细胞凝固性坏死,不受肝小叶结构影响,坏死中心由中性粒细胞和核破碎的肝细胞"残迹"组成。坏死区域边缘存活的肝细胞内常含单纯疱疹病毒(HSV)或水痘-带状疱疹病毒(VZV)包涵体,其组织学特征是出现稍增大、模糊、毛玻璃样的细胞核或特征性 Cowdry A 型嗜酸性包涵体。偶尔但并不常见多核细胞。诊断性的病毒包涵体往往不存在,需要通过单纯疱疹病毒抗原免疫过氧化物酶染色来确诊。用于检测的 1 型和 2 型单纯疱疹病毒抗体间有交叉反应性,并且和水痘-带状病毒之间也有交叉反应,因此免疫组化难以区分这些病毒,而检测水痘-带状疱疹病毒前体和成熟糖蛋白的抗体对病毒间鉴别诊断具有价值。

### 鉴别诊断

观察单纯疱疹病毒和水痘-带状疱疹病毒肝炎组织坏死灶边缘存活肝细胞内是否含特征性病毒包涵体是区别坏死性损害和梗死性损害的方法。该部位肝细胞往往仅可见模糊不清的核染色质。我们的策略是在 H-E 染色切片上首先暂时诊断为单纯疱疹病毒肝炎,随后再进行 1 型和 2 型单纯疱疹病毒以及水痘-带状疱疹病毒免疫染色去确诊或排除此诊断。如果 H-E 切片提示单纯疱疹病毒或水痘-带状疱疹病毒感染,无论诊断是否得到证实都应立即通知临床医生。后续免疫染色排除诊断可停止抗病毒治疗。鉴别巨细胞病毒和单纯疱疹病毒肝炎的组织病理学诊断之前已讨论。

### 人类疱疹病毒 6 型

人类疱疹病毒 6 型(HHV6)是一个普遍存在的人类疱疹病毒 β 疱疹病毒亚科成员,通常 2 岁以下儿童发生首次感染,此后在绝大多数成人(>90%)体内处于隐性感染状态。15%～80% 的肝移植受者在移植后第 2～8 周出现再次激活,过度免疫抑制常促其再激活感染。

人类疱疹病毒感染会加重肝损伤,临床上移植肝活检的组织病理学表现多样,包括汇管区中度淋巴细胞浸润和小叶片状炎症、微脓肿和合胞体巨细胞性肝炎。人类疱疹病毒感染可同时合并急性细胞性排斥反应。免疫过氧化物酶染色可以在单核细胞和多核巨型肝细胞中观察到 HHV6 病毒抗原。

### 人类疱疹病毒 8 型

人类疱疹病毒 8 型是亲淋巴 γ 疱疹病毒科成员,

在普通人群和肝移植受者中诱发 Kaposi 肉瘤、多中心型 Castleman 病和原发性渗出性淋巴瘤。主要流行于非洲撒哈拉以南地区（＞50％），意大利南部感染人群高达 18％，其他地区较少流行。病毒抗体和核酸检测可确诊肝移植后的新发感染或再激活感染。

新发感染临床似乎更加严重，可有不同的临床表现，包括肝功能损伤、多器官衰竭、多中心型 Castleman 病和 Kaposi 肉瘤。人类疱疹病毒 8 型引起的肝炎组织病理学上表现为典型的急性病毒性肝炎：小叶紊乱、肝细胞气球样变、肿胀和凋亡，以及不同程度的胆管反应。一名随访患者的病理观察到广泛的细胞坏死，同时临床表现出多器官衰竭，虽不确定但应考虑是与人类疱疹病毒 8 型感染有关。不管怎样，当临床确诊 Kaposi 肉瘤、多中心型 Castleman 病和不明原因的急性肝炎时，应当鉴别包括人类疱疹病毒 6 型和 8 型在内的病毒感染。

### EB 病毒

EB 病毒感染是普通人群单核细胞增多症的主要病因，健全的机体免疫可以控制病毒复制使 EB 病毒在 B 淋巴细胞和某些上皮细胞内长期处于休眠状态。体外研究中常采用 EB 病毒感染 B 淋巴细胞使其"永生"，增殖克隆并建立细胞系。免疫抑制可降低机体的免疫监控使 EB 病毒复制和 B 淋巴细胞增生，增加患 EB 病毒感染相关疾病的风险，从轻微的 EB 病毒样综合征到类似淋巴瘤的严重移植后淋巴组织增生性疾病等多种表现。

#### 组织病理学表现

EB 病毒感染引起病理学改变既可以表现为急性病毒性肝炎，也可是移植后淋巴组织增生性疾病，后者具有类似弥漫性大 B 细胞淋巴瘤的组织病理学表现。虽然病毒血症的患者体内 EB 病毒复制活跃，体内增加的 T 和 B 淋巴细胞对移植肝没有损伤，但在 B 细胞中偶然可观察到包含 EBER 序列。EBER 阳性细胞也可混杂在其他炎症细胞中，比较罕见。这些炎症细胞虽和肝损伤没有直接关系，但却和肝损伤的病因相关。EB 病毒能否造成慢性肝炎或急性肝炎复发目前依然存在争议。

"典型"EB 病毒性肝炎表现为汇管区轻度淋巴细胞质细胞性炎症，伴有窦状隙小淋巴细胞或轻度异形淋巴细胞增多，类似自体肝炎表现。多伴有"低级别"小叶性肝炎，表现为肝细胞肿胀、轻度嗜酸性坏死和小叶结构紊乱/再生活动。

肝移植后淋巴组织增生性疾病（PTLD）显微镜下，常观察到汇管区非典型淋巴浆细胞浸润，早期或多形性病变期表现为小原始淋巴细胞、浆细胞样淋巴细胞和浆细胞混合细胞浸润。在类似免疫母细胞淋巴瘤的单形病变中非典型细胞占优势。单形细胞性移植后淋巴组织增生性疾病累及移植肝时表现为汇管区"地图样"扩大，因成片的淋巴母细胞浸润而结构不清。肝细胞融合性坏死不多见。也可出现霍奇金淋巴瘤特征的 R-S 细胞（多核分叶状巨型细胞），炎症浸润可能与胆管缺失有关。

移植后淋巴组织增生性疾病还常累及肝以外的肠道和淋巴结，根据 WHO 分类法分为：①早期病变（浆细胞增生或传染性单核细胞增多症样变）；②多形性病变（组织增生 + 淋巴瘤）；③单形性病变（T 或 B 细胞亚型）；④霍奇金淋巴瘤和霍奇金病。

病理确诊 EB 病毒感染相关疾病需要通过 EB 病毒核糖核酸（EBER 序列）原位杂交技术，任何可疑病例都应进行此检测。常规检查应包括：①免疫组化染色或原位杂交检测 κ 和 λ 轻链；②免疫球蛋白基因重排研究；③CD20 的免疫组化。如果事先怀疑移植后淋巴组织增生性疾病诊断并有条件获得足够新鲜组织，也可将部分新鲜组织用于流式细胞学检查。

#### 鉴别诊断

最难和 EB 病毒性肝炎或移植后淋巴组织增生性疾病相鉴别的是重症急性细胞性或 T 细胞介导排斥反应。支持排斥反应诊断的特征包括：汇管区和（或）静脉周围多形性、"排斥反应型"炎性浸润，含大量嗜酸性粒细胞；广泛而严重的小胆管损伤与炎症程度成正比。倾向 EB 病毒感染诊断的特征包括：汇管区单形性炎性浸润，主要是激活的单核淋巴母细胞，部分细胞呈浆细胞分化和非典型细胞特征，胆管炎性损伤比汇管区炎症程度轻微。

丙型病毒性肝炎和 EB 病毒性肝炎都表现为窦状隙淋巴细胞增多，EB 病毒相关疾病常观察到非典型细胞。而丙型肝炎病毒相关的淋巴细胞形态规则，具有小、圆和未激活特性，常在汇管区成团聚集。临床可疑病史和外周血 EB 病毒复制证据都有助于鉴别诊断。

病理诊断 EB 病毒相关疾病依赖于原位杂交技术检测 EB 病毒核糖核酸（EBER），但对阳性结果也应谨慎判断。EBER 阳性细胞在正常人的淋巴组织中并不少见，肝移植受者中阳性细胞频率略有增加。其实际意义有待讨论。因此我们认为 EBER 阳性细胞聚集成簇，或者在有 EB 病毒相关疾病其他组织病理学特征的组织中存在 EBER 阳性细胞，是 EB 病毒复制增加的指标。这些患者发生 EB 病毒相关疾病的风险增加,应密切随访和谨慎使用免疫抑制。

### 腺病毒性肝炎

#### 简介和病理生理

腺病毒是双链 DNA 病毒,有 51 种不同的血清型,是 5 岁以下儿童呼吸道感染的重要病因,可引起结膜炎、咽炎、喉炎、毛细支气管炎、支气管炎、肺炎和腹泻临床表现。健康成人偶有病例报道,肝移植后腺病毒相关疾病主要发生于合并感染的儿童移植受者。疾病表现和普通人群相似。

腺病毒肝炎、生化指标升高常发生在移植后 50～100 日。已从移植受者的肺和胃肠道分离出病毒 1、2 和 5 亚型。移植受者的腺病毒性肝炎经常由病毒的第 5 亚型引起,但在普通人群,病毒的第 2、11 和 16 亚型也可导致肝炎,极有可能造成移植肝肝炎。

#### 组织病理学表现

腺病毒性肝炎诊断依靠穿刺活检检查。由于该病不常见,用 HE 染色切片诊断腺病毒性肝炎需要相当丰富的经验,并且病理切片很难观察到其典型的核包涵体。典型的组织学表现为肝实质内巨噬细胞性痘样肉芽肿,伴或不伴广泛的中性粒细胞浸润。其他病理改变可表现为肉芽肿围绕在小地图样坏死区域周围。特征性腺病毒感染细胞的核显示"模糊"外观,染色质挤向核膜。整个细胞核看似一个烤松饼。免疫组化染色是确诊性检查。考虑到腺病毒有 52 个血清型,应采用和所有腺病毒血清型共价的六聚体蛋白抗体进行组化染色(例如美国加州 Temecula CHEMICON 国际公司生产的 20/11 和 2/6 融合克隆 MAB805)。

#### 鉴别诊断

腺病毒性肝炎和其他原因导致的局灶性肝坏死、肝肉芽肿(如单纯疱疹病毒或水痘-带状疱疹病毒、巨细胞病毒梗死和深部真菌或分枝杆菌感染引起)鉴别比较困难。和单纯疱疹病毒或水痘-带状疱疹病毒肝炎相比,腺病毒造成的肝实质坏死灶通常较少。腺病毒肉芽肿比典型的巨细胞病毒肝炎"微小肉芽肿"大许多,并且腺病毒肝炎很少见到多核巨细胞。相反,巨细胞病毒性肝炎能造成巨细胞瘤并产生核周有晕圈围绕的嗜酸性核内包涵体,以及嗜碱性或双染性胞质小包涵体。腺病毒不造成巨细胞瘤,且细胞核呈现模糊外观,见不到细胞质包涵体。

核酸的免疫染色和(或)原位杂交技术是鉴别各种病毒感染的确诊手段。

### 长期移植肝功能障碍和计划性活检

移植肝活检在评估长期肝损伤和功能障碍中显得越来越重要,但是良好的短期生存、原发病高复发率、免疫抑制剂主动减药以及和植入肝长期相关的异常,这些因素都使移植肝活检病理评估越来越困难。长期移植肝损伤和功能障碍可由各种各样因素造成,部分损伤的临床、血清学和组织病理学特征相重叠,并可能同时存在 1 个以上损伤原因。Banff 工作组花费数年时间研究肝移植相关病理学问题,并编制了一份共识文件(表 84-6 和表 84-7)帮助指导此类活检。

肝生化检查可以监测移植肝损伤;多数情况下,只在肝生化检查结果超过基线值时才进行后期病理活检。尽管原发病分布、免疫抑制方案和研究设计有所不同,移植后 10～20 年接受肝活检的移植受者结构和表现基本相似。两种最常见的损伤原因分别是原发病复发和胆道阻塞性病变。长期活检标本中仅 4%～38% 的标本中检测到经典定义上的急性和(或)慢性排斥反应。最终的病理解释应考虑:临床和实验室资料、原发病背景、免疫抑制剂调整、既往的活检表现以及任何治疗或干预的效果。

虽然专项丙型肝炎病毒阴性移植受者进行计划性活检的项目很少,较高复发的非酒精性脂肪性肝炎(NASH)计划性活检可能会把这类患者纳入活检名单。肝生化检查结果正常或基本正常、无临床症状的长期存活者进行计划性肝活检的获益尚有争议(见后文)。反对的理由包括:活检有关的并发症和死亡率、费用、有创操作、占用资源以及对原因不明的病理结果进行过度治疗的潜在负面影响。计划性活检可以获得未引起重视的个人和社会信息:①早期发现临床疾病;②鉴别已经不需要免疫抑制的患者;③确诊迅速进展的晚发丙型病毒性肝炎;④慢性低等级损伤和使用乙醇的影响以及长期移植物植入后果;⑤监测优化免疫抑制的效果;⑥可能还有更好认识慢性抗体介导排斥反应的潜在后果(之前提过),但是这个领域需要进一步研究。

大多数存活 1 年以上有症状或肝生化异常的移植受者活检显示明显组织学异常,大部分由原发病复发或胆管狭窄引起,还有些其他隐匿的临床原因。25% 长期存活的移植受者尽管肝生化指标正常,活检结果也观察到明显病变。这种情况在原发病复发的受者中更多见(例如:丙型病毒性肝炎、原发性胆汁性肝硬化和自身免疫性肝炎)。

**表 84-6　晚期移植肝功能失常常见的组织病理学病变特征和对应的病因\***

| 组织病理学特征 | 自身免疫性肝病† | 急性排斥反应 | 慢性排斥反应 | 慢性病毒性乙肝、丙肝 | 原发性胆汁性肝硬化 | 原发性硬化性胆管炎或胆管狭窄 |
|---|---|---|---|---|---|---|
| 汇管区炎症分布，严重程度和细胞组成 | 通常弥漫的，不同强度，主要是单核细胞。常突出浆细胞组成 | 通常弥漫的，不同混合程度的"排斥反应型"(见正文)浸润 | 块状，通常为极少或轻度淋巴浆细胞性浸润 | 不同强度的块状；主要是单核细胞；结节聚集 | 明显块状，不同强度；主要是单核细胞；结节聚集和肉芽肿 | 通常根据病期从块状至弥漫的；轻度中性粒细胞、嗜酸性粒细胞或少单核细胞为主 |
| 界面活动的存在和类型 | 通常突出和明确的特征；坏死性炎症型；常富浆细胞 | 局灶存在和、轻度坏死性炎症型 | 极少到没有 | 表现不同，通常不突出，坏死性炎症型(胆管炎症型) | 疾病发展晚期的重要特征；胆管型和铜沉积坏死性炎症型 | 突出和明确的特征：伴汇管区和汇管区周水肿的胆管型 |
| 胆管炎症和损伤 | 表现不同；如果存在涉及少数胆管 | 存在并通常涉及多数胆管 | 局部持续淋巴细胞性胆管损伤；炎症减弱伴有胆管缺失 | 表现不同，如果存在涉及少数胆管 | 肉芽肿性或局部严重淋巴细胞性胆管炎是适当环境中有诊断价值 | 胆管周围薄片状水肿，"纤维性胆管炎"，急性胆管炎，多个汇管区内胆管剖面 |
| 胆管上皮细胞衰老改变和小胆管缺失 | 无或仅涉及少数胆管或汇管区，但可以是局部严重 | 无或仅对涉及少数胆管 | 衰老、萎缩、异型性涉及大多数残余胆管(见正文) | 无或仅涉及少数胆管 | 和胆管反应有关的小胆管缺失 | 和胆管反应有关的小胆管缺失 |
| 静脉周单核细胞炎症和(或)肝细胞脱落 | 表现不同，可涉及大部分静脉周围区域，类似排斥反应(见正文)可能富浆细胞 | 表现不同，如果定义性特征涉及大多数静脉周围区域；也可显示静脉内皮下炎症(见正文) | 通常存在，但是表现多样 | 无或仅涉及少数胆管 | 表现多样，但是一般轻度，仅涉及少数静脉周围区域 | 无 |
| 小叶改变和坏死性炎症活动 | 严重程度不同，可有突出的玫瑰花结样表现 | 表现多样，如果存在集中在静脉周围区域 | 表现多样，如果存在集中在静脉周围区域 | 不同程度不同的坏死性炎症活动 | 轻度紊乱，肝实质肉芽肿。汇管区周围铜沉积和原发胆管炎是晚期特征 | 紊乱不常见，中性粒细胞簇，有或无胆汁淤积 |
| 肝硬化过程中纤维化特征 | 常为大结节型、肝炎后表现 | 少 | 少见，可有静脉中央型；可进展为胆管型 | 常为大结节、肝炎型；可有小结节型(见正文) | 胆管型 | 胆管型 |

\* 本表的组织病理学表现应结合临床、血清学、影像学和表 84-2 中的重要排除标准以达到最终诊断。† 相同结果在复发性和原发性自身免疫性肝炎中同样适用[改编自 Banff Working Group, Demetris AJ, Adeyi O, et al. Liver biopsy interpretation for causes of late liver allograft dysfunction. *Hepatology*. 2006;44(2):489-501.]

表 84-7　肝移植后用于诊断复发和新发的慢性坏死性炎性疾病的纳入和排除标准、首次发病时间及肝功能变化特征[*]

| 诊断 | 原发病 | 血清学/分子学检测 | 发病时间[+]和肝功能损伤模式[++] | 重要的排除标准 |
|---|---|---|---|---|
| 复发性自身免疫性肝炎 | 自身免疫性肝炎 | 自身抗体（ANA、ASMA、ALKM）效价较高（>1∶80）；IgG升高 | >6个月，肝细胞性 | 急性和慢性排斥反应，乙肝、丙肝、戊肝，由第三代ELISA和（或）血清、组织PCR确定 |
| 原发性自身免疫性肝炎 | 不同于自身免疫性肝炎 | 同上 | >6个月，肝细胞性 | 同上 |
| 复发性乙型肝炎、丙型肝炎 | 乙型病毒性肝炎或丙型病毒性肝炎引起的肝硬化 | HVB病毒和HCV病毒感染，使用标准第三代血清学指标和（或）阳性分子检测HBV或HCV病毒核酸 | 通常为6～8周，但最早可达10日，通常肝细胞性，但可以是胆汁淤积型 | 急性和慢性排斥反应、自身免疫性肝炎 |
| 原发性硬化性胆管炎复发 | 原发性硬化性胆管炎 | AMA阳性，但意义有限，因为多数移植后抗体持续升高 | >1年，胆汁淤积型 | 胆道梗阻/狭窄 |
| 原发性硬化性胆管炎复发 | 原发性胆汁性肝硬化 | 无 | 常>1年，胆汁淤积型 | 肝动脉栓塞或狭窄，慢性（胆管缺失）排斥，异常解剖结构，吻合口狭窄，非吻合口狭窄出现时间<术后90日，ABO溶血 |
| 急性排斥反应 | 不适用（见正文风险因素） | 不适用 | 任何时间通常肝细胞性；如果排斥反应叠加可以是混合性 | 通常免疫抑制不足，但不总是存在（见正文），重要排除：胆管梗阻或狭窄，乙型病毒性肝炎、丙型病毒性肝炎、自身免疫性肝炎 |
| 慢性排斥反应 | 不适用（见正文风险因素） | 不适用 | 任何时间，常<1年，胆汁淤积型；见于静脉闭塞变异（见上文），罕见肝细胞性 | 同上 |
| 特发性移植后肝炎 | 非病毒性，非自身免疫性肝炎 | 乙肝、丙肝、戊肝、自身免疫抗体测试阴性 | >1年，通常为肝细胞性 | 急性和慢性排斥反应，合理排除慢性肝炎和胆管梗死或狭窄的所有其他病因。在做出这个诊断前应做所有尝试确定病因 |

[*] 见表84-6的组织病理学表现。[+]时间是指首次发病时间。[++]持续升高超过1个月；肝细胞性 = ALT和（或）AST>ALP和（或）GGTP；胆汁淤积型 = ALP和（或）GGTP>AST和（或）ALT［改编自Banff小组，Demetris AJ, Adeyi O, et al. Liver biopsy interpretation for causes of late liver allograft dysfunction. *Hepatology*. 2006;44(2):489–501. 和 Demetris AJ, Crawford JM, Minvervini MI, et al. *Transplantation pathology of the liver*. In: Odze R, Goldblum J, Crawford JM, eds. *Surgical Pathology of the GI Tract, Liver, Biliary Tract, and Pancreas*. Philadelphia, PA: Saunders Elsevier; 2008.］

60%～70%的移植受者没有临床症状，即使没有疾病复发并且肝生化指标正常或（几乎）正常也可能出现轻微组织病理学异常。包括门静脉病、结节性增生、小肝动脉分支增厚和玻璃样变、"非特异性"汇管区和小叶炎症。这些组织病理学改变的发病机制和长期影响有待进一步研究。

无论有无原发病的复发（肝炎病毒、原发胆汁性肝硬化、原发硬化性胆管炎），汇管区单核细胞炎症伴不同程度界面坏死炎症是移植后晚期活检最常见的表现之一。仔细的组织活检、有针对性的血清学检查和临床相关分析，有助于肝功能异常相关病因的鉴别诊断。不尽如人意的是，广泛的关联分析后仍然不清楚造成炎症的根本原因。尤其在疾病早期更不易给出明确诊断，例如"早期提示特征"这个短语暗示了诊断的不确定性。

移植前用于帮助明确诊断的实验室检查结果在移植后可能没有临床意义。例如，短暂消失的抗线粒体抗体（AMAs）和抗核抗体（ANA），移植后常以较低效价再次出现。原发病因是原发性胆汁性肝硬化或自身免疫性肝炎的受者，在没有疾病复发的组织病理学证据时也可出现自身抗体。移植前没有自身免疫性疾病的受者也可因排斥反应并发症或新发自身免疫性肝炎而产生自身抗体。

移植肝后期损伤可由多种伤害同时造成，活检可以帮助我们确定每种伤害的相对严重性。免疫抑制药剂量也可影响活检结果和复发的病毒性肝炎、自身免疫性肝炎和排斥反应的严重程度。举例来说，免疫抑制不足常促成后期发生急性排斥反应。此外，患自身免疫性肝炎和其他自身免疫病的受者常需要持续的类固醇和（或）其他非钙调磷酸酶免疫抑制剂治疗。

可推广用于确定移植肝后期功能受损的基本标准原因：①肝损伤的组织病理学证据和肝生化结果应一致（如胆管狭窄中有胆管增生）；②诊断应取得的阳性病原血清学、分子生物学、免疫学或放射学证据，或者支持损伤可能的原因（如胆管狭窄患者的碱性磷酸酶升高）；③应合理排除相似的组织病理改变和异常升高的肝生化结果的其他原因（在表 84-5 和表 84-6 中总结）。

监测纤维化进展是长期随访的一项重要任务，特别是患高复发性疾病的患者，例如丙型病毒性肝炎，纤维化监测或许与慢性抗体介导排斥反应有关。层出不穷的无创性检查手段可减少活检次数，但仍无法达到肝活检那样的特异性和敏感性，特别是在疾病早期。

## 原发病的复发

原发病复发和慢性胆管狭窄是成人肝移植后期肝损伤、肝功能异常最常见、最重要的原因。而在儿童移植受者中，不明原因的慢性肝炎与特发性和进行性纤维化是最常见表现。为研究疾病复发，肝疾病可进行如下分类：①感染性疾病（病毒性肝炎，包括甲肝、乙肝、丙肝、丁肝、戊肝等）；②免疫失调（自身免疫性肝病、原发性胆汁性肝硬化、原发性硬化性胆管炎和重叠综合征）；③原发性肝脏恶性肿瘤（胆管癌和肝细胞癌）；④毒性损害，酒精滥用和药物性肝损伤；⑤肝脏代谢性疾病（如 $\alpha_1$-抗胰蛋白酶缺乏症和Wilson病）和肝外代谢性疾病（如代谢综合征、Gaucher病、血色素沉着病）。

高度选择的早期（Ⅰ和Ⅱ期）胆管癌患者可以采用新辅助放化疗治疗，特别是原发性硬化性胆管炎（PSC）患者发生病灶局限、淋巴结阴性的肝门部胆管癌时，新辅助放化疗甚至可以替代手术切除。然而，在这类患者早期确定胆管癌诊断是有难度的，但可以在胆管细胞标本中用荧光原位杂交技术辅助诊断。

大部分临床指南，包括美国肝脏疾病研究协会和亚洲太平洋肝脏研究协会的那些实践指南，提倡对

Milan 标准内肿瘤（1 个病灶≤5 cm 或 2～3 个病灶≤3 cm）和肝功能差不适合肝切除的肝细胞癌患者进行肝脏移植治疗。肝功能尚可的肝细胞癌患者也应行肝移植治疗，因为肝移植患者的总生存期优于部分肝切患者。肿瘤满足 Milan 标准的潜在移植受者在等待列表中应给予优先考虑，最近也有研究提示这个标准过于严格。较高的复发率和肿瘤的微血管侵犯、卫星病灶、组织病理学高级别癌相关。

病因不确定的罕见肝脏疾病也可能在移植后复发，包括肉状瘤病、特发性肉芽肿性肝炎、婴儿期巨细胞性肝炎和 Budd-Chiari 综合征。如果采用携带某些遗传病基因但表现正常的供肝用于多米诺移植，目前已知可以导致家族性淀粉样神经病变和草酸症等疾病发生。

## 肝炎病毒感染

慢性肝炎病毒感染［如乙型肝炎病毒（主要在亚洲）和丙型肝炎病毒（全世界）］是肝移植的主要指征。然而，随着生活水平的提高，非酒精性脂肪肝病日益增多，且因有效的抗乙型肝炎病毒和抗丙型肝炎病毒疫苗接种和药物治疗，使得这个最主要的移植指征也在演变。和"机会性"病毒类似，乙型肝炎病毒和丙型肝炎病毒残留在受者体内和（或）体循环中，并且在移植后将再感染移植肝。移植前血液制品和器官捐献者的有效筛查已经显著地减少移植期间感染的发生，但是移植后感染偶尔也会出现。

因为经过这些有效的治疗，肝移植受者乙型病毒肝炎和丙型病毒肝炎的临床（之前讨论过）和组织病理学表现也在迅速变化，没有以往那么典型。因此，这个部分书写的许多内容在下一个十年看来，将成为历史，具有一定的参考意义。肝移植患者乙肝和丙肝的宿主-病毒相互作用和普通人表现类似，但也有特别之处：①因为免疫抑制，病毒复制显著增强；②肝内炎症可能略轻微，但是移植后纤维化进展显著加快；③病毒复制显著增加导致在一小部分病例中出现非典型的临床和组织病理学表现，稍后将更详细地描述。

### 甲型肝炎

继发于甲型肝炎（简称甲肝）的暴发性肝衰竭或亚大块坏死是肝移植的罕见指征。一些病例报告记载了在肝功能异常前后，通过对移植肝组织、受者血清、粪便进行 RT-PCR 检测 HAV RNA，从而确诊甲型肝炎病毒（HAV）的存在和复发。已有 1 例报道移

植肝衰竭是由甲肝复发所致。移植后甲肝复发的组织病理学表现为典型的"肝炎"病变,包括肝细胞凋亡、肝细胞退行性变伴胆汁淤积、胆管损伤和胆管胆汁淤积以及通常为轻度的汇管区炎症。然而其他患有典型急性和(或)慢性排斥反应患者的肝组织中也可检测到甲型肝炎病毒的 RNA。因此诊断移植后复发/持续性甲型病毒性肝炎应该建立在完整的临床病理学和血清学基础之上,包括可合理推断归因于甲型肝炎病毒的肝炎病程记录。

### 乙型肝炎和丁型肝炎

在西方国家,由于乙肝病毒疫苗接种和有效的抗病毒药物使用,乙型肝炎(简称乙肝)肝硬化发生率和因此进行的肝移植都显著减少。然而在中国,乙肝肝硬化是肝移植主要指征。移植前由血清乙型肝炎 e 抗原(简称 HBeAg)阳性或血清乙肝病毒 DNA 检测可以确认病毒复制的活跃状态,这也意味着移植后移植肝几乎会再次感染乙肝。但是在这些移植前合并丁型肝炎(简称丁肝)感染的乙肝暴发性肝衰竭患者,或者那些移植前血清乙肝病毒 DNA 和乙型肝炎 e 抗原阴性,移植后出现 e 抗原抗体的慢性肝病患者中,乙肝再感染或者疾病复发情况就变得复杂多了。

乙肝引起的移植肝功能障碍主要发生在移植前就有乙肝感染的患者中。小部分在移植中或移植后感染乙肝病毒的移植受者主要集中在乙肝流行区。抗乙肝 c 抗原抗体阳性供体的潜伏感染肝可能会成为未接种乙肝疫苗受者的传染源,在这种情况下这些受体需要接受抗乙肝的预防治疗。

然而,已被证实有效的抗乙肝的药物治疗(例如:乙肝免疫球蛋白单克隆抗体和多克隆抗体,α 干扰素,抗病毒药如拉米夫定,核苷类似物阿德福韦、恩替卡韦、替诺福韦)并不能预防移植肝的再感染。但是,这些药物可以有效地控制病毒复制,尤其是拉米夫定和其他核苷类药物联合乙肝免疫球蛋白治疗时,可将危险人群的复发比例控制在 10% 以内。

#### 组织病理学表现

抗病毒治疗几乎消灭了可引起明显组织病理学改变的乙型肝炎病毒相关疾病。因此,用于评估急性或慢性乙型肝炎复发的肝活检次数大幅减少。然而,重要的是要能识别出不同乙肝疾病的组织病理学表现,因为在治疗不当或治疗不符合要求的移植受者和产生耐药病毒株的患者中,这些疾病往往会再次出现。

未接受治疗的典型移植受者,最初的乙型肝炎病毒有关疾病表现是急性"小叶性"肝炎,通常在移植后 4～6 周出现,常伴有胞质稀疏的乙肝核心抗原表达,随后出现肝细胞乙肝表面抗原表达和其他急性小叶性肝炎的典型变化:不同程度的汇管区炎症反应,点状肝细胞凋亡,小叶性炎症和小叶紊乱。一小部分未经治疗的乙肝阳性移植受者可进展为融合或桥接坏死,甚至出现亚大块坏死,尤其在确诊后迅速降低免疫抑制剂剂量更易发生。若有共存的丁型肝炎病毒抗原表达,可用免疫组织化学染色检测,其表现和自体肝相似。有效的抗乙型肝炎病毒治疗也可有效地控制丁型肝炎病毒复制和丁型肝炎进展。

罕见有未经治疗的肝移植受者可完全依靠自身免疫力"控制"病毒复制和完全缓解疾病急性期活动。多数未经治疗的移植受者会进展到慢性期,并可在 12～18 个月内迅速发展为肝硬化。乙型肝炎从急性期进展到慢性期的特点是汇管区出现淋巴细胞炎性浸润,但是对胆管和汇管区静脉没有炎症损害,相比急性乙型肝炎,慢性期呈现出不同程度的界面小叶坏死性炎症并有部分缓解。出现毛玻璃样肝细胞或沙样肝细胞核分别代表乙肝表面抗原和乙肝核心抗原阳性。

移植肝和受者间不同的 MHC 和(过度)免疫抑制可导致大量的乙型肝炎病毒复制和"纤维化淤胆性肝炎"发生。病毒变异株也会引起类似表现。纤维化淤胆性肝炎的特点是肝细胞显著肿胀,小叶结构紊乱,胆汁淤积,胆管炎症和界面纤维化炎症突出,仅伴有轻微汇管区和小叶炎症。肝细胞肿胀和退行性变通常存在肝细胞大量表达乙型肝炎病毒核心抗原和(或)表面抗原,提示乙型肝炎病毒在此环境下直接引起细胞病变。

HBV 阳性/HDV 阳性移植受者通常比 HBV 阳性/HDV 阴性移植受者疾病复发率低,特别是接受抗病毒药物治疗的受者。对于那些未接受抗病毒治疗的移植受者,HDV 对 HBV 相关病理状态的影响则与普通人群相似。

#### 鉴别诊断

急性乙型肝炎病毒感染应同巨细胞病毒、丙肝病毒、EB 病毒感染以及其他可导致点状肝细胞凋亡的病因,如"缺血性"肝炎,和伴有从急性排斥到慢性排斥转变的"过渡型"肝炎相鉴别。鉴别急性乙型肝炎和其他损害最可靠的方法是综合考虑临床、组织病理学、免疫组织化学和血清学资料。

慢性乙型肝炎区别于其他病因慢性肝炎(如丙型肝炎、自身免疫性肝炎、药物相关肝损伤)的特征包括毛玻璃样肝细胞,血液或组织中可检测到乙肝病毒抗原或核酸。若检测到血液或组织中有抗乙型肝炎病毒抗体或病毒抗原/病毒核酸,加上活跃的小叶炎症活动或慢性肝炎组织学证据,在没有其他明确病因时,则倾向于复发性乙型肝炎病毒感染的诊断,但这也不能完全排除其他病因的可能性。

用于鉴别急性排异反应和急、慢性肝炎的特征在此书较前章节已有讨论(见急性排斥反应的鉴别诊断部分)。

### 丙型肝炎

丙型肝炎(简称丙肝)肝硬化是目前全世界肝移植的主要指征。然而随着有效的抗丙型肝炎病毒治疗,丙肝复发的临床和组织病理学表现进展可能类似先前讨论过的乙肝相关疾病。大部分丙肝阳性移植受者同时也是酒精滥用和肝细胞癌患者。因此,丙肝肝硬化可能至少连续几年是肝移植的主要指征。

丙型肝炎病毒再感染和病毒血症在移植后几日就可出现,并且最终绝大部分发展为肝炎。移植后丙型肝炎病毒感染与普通人群表现相似。

大部分丙肝阳性受者发生慢性肝炎。多数在数年内进展为肝硬化而不是几十年,这比自体肝肝硬化进展快得多。例如,近 20% 移植受者在肝移植后 5 年已复发肝硬化。这可能在免疫抑制和供受者间 MHC 不匹配的共同作用下,转而导致免疫损伤和病毒复制失控。也有可能是前面讨论过的丙型肝炎病毒诱导 HLA 上调,导致慢性 AMR 增强导致肝硬化复发。然而,新疗法很可能改善这个局面,类似前面提及的核酸类似物对复发乙肝的影响。最后,很小部分移植受者发展为非常严重的纤维化淤胆性肝炎,而另外少部分移植受者纤维化进展却十分缓慢。

丙型肝炎病毒基因型可以大致反映当地人群感染分布情况:1b 型是欧洲和北美大部分地方最流行的基因型,占 25%~60%。在另一项美国的研究中,1a 型是对干扰素治疗最不敏感的基因型。

复发性丙肝的肝损伤是由病毒复制和免疫损伤共同造成的。例如,免疫抑制快速减量常导致丙肝肝硬化更快速的进展,这也提示了免疫介导损伤的重要性:可能和丙型肝炎病毒复制失控一段时间后,免疫系统"重新启动"有关。与之相反的是,特别是在长期生存者中缓慢减药,很少激发这种恶性进展。过度的免疫抑制也会增加病毒复制,转而加速肝损伤。肝移植受者和普通人群相似,IL28B 核苷酸多态性和丙型肝炎病毒 RNA 变异分别预示着持续的病毒反应和疾病恶性进展。

丙型肝炎病毒引起的纤维化最初呈线性进展。但超过桥接纤维化阈值后便迅速地向终末期肝硬化和失代偿恶化。任何叠加的非病毒损害/肝细胞应激物(如合并脂肪变性或急性排异反应损伤、胆管结构异常、保存-再灌注损伤、铁沉积、氧化应激)都将加速疾病的进展。这可能部分解释了尽管丙肝在治疗上取得了进展,但使用丙肝阳性供肝受者的长期预后仍未能改善。

免疫反应、丙型肝炎病毒和免疫抑制间复杂的相互作用可能解释了复发性丙型肝炎组织病理学的多样表现,包括:①常见型或传统型;②纤维化淤胆性丙型肝炎;③富浆细胞型;④丙型病毒性肝炎合并急、慢性排异反应。

#### 组织病理学表现

**常见表现。**复发和新发性丙型肝炎常见的组织病理学表现和进展类似于自体肝炎。急性期一般表现为较轻的汇管区和小叶区淋巴细胞性炎症,而慢性期则表现为较轻的汇管区淋巴细胞聚集和较明显的胆管型界面炎症活动。

复发性丙型肝炎急性期(又称小叶期)通常发生于移植后 4~12 周,但是早在 10~14 日就可以检测到。典型表现包括肝细胞凋亡,库普弗细胞肥大,小叶结构紊乱,汇管区旁和中央区肝细胞大泡性脂肪变性,轻微的窦状隙淋巴细胞增生,以及汇管区通常较轻微的单核细胞炎症。可见淋巴细胞性胆管炎和胆道上皮反应性病变,但即使存在,也仅累及少数胆管。丙型肝炎急性期转慢性期的标志是肝小叶病变逐渐减轻,而汇管区炎症加重,汇管区淋巴结节形成,并出现了坏死性炎症和胆管型界面炎症活动。

慢性丙型病毒肝炎通常出现在移植后 6~12 个月,其典型特征是汇管区和汇管区旁病变,包括汇管区显著的淋巴细胞浸润,偶尔汇管区有淋巴细胞聚集,出现不同程度的坏死性炎症和胆管型界面炎症活动。在移植后数月,如果汇管区或汇管区旁窦状隙下出现平滑肌肌动蛋白阳性的星形细胞,这预示随后将出现较快速的纤维化进展。也可以见到局部淋巴细胞性胆管炎和反应性胆管上皮病变,但这种改变既不严重也不广泛,仅累及少数胆管。胆管缺失不是复发性丙型肝炎的特点。中央静脉周围性炎即使发生也是轻微的,仅累及少数中央静脉。严重或广泛的中央静脉周围性炎不是复发性丙型肝炎的特征(见后文丙型肝炎病毒富浆细胞自身免疫性变异)。

肝损伤的严重程度与病毒基因型和(或)病毒复

制水平相关。另一些研究中发现丙型肝炎病毒 RNA 水平在急性/小叶期更高。肝脏丙型肝炎病毒 RNA 显著减少常是向慢性肝炎进展的信号，可能是免疫系统控制病毒复制的结果。Rosen 等人提出肝细胞气球样变和胆汁淤积与移植较快发展至肝硬化相关。将复发和初发丙型肝炎进行比较，发现两者组织病理学表现及进展速度并没有显著差别，初发感染的炎症可能会更强烈。

纤维化淤胆性肝炎（FCH）。纤维化淤胆性肝炎的丙型肝炎病毒是复发性丙型肝炎的少见变异种，最常见于移植后第 1 年，在过度免疫抑制状态下出现。其典型特征与同类病毒类似，绝大多数情况下周围血液循环内 HCV RNA 水平明显升高［通常大于（30～50）×10⁶ IU/ml］。研究包含活检前后 3 个月获得的丙型肝炎病毒 RNA 复制水平数据。同样的研究显示，中度急性排斥反应和纤维化淤胆性肝炎 HCV 有显著的关联，往往先于纤维化淤胆性肝炎 HCV 出现。通常认为纤维化淤胆性肝炎的损害是由病毒直接导致肝细胞病变引起。纤维化淤胆性肝炎 HCV 的肝内免疫应答是典型的 Th2 型免疫反应，和传统复发性丙型肝炎以 Th1 为主的免疫应答不同，仅有少量淋巴细胞浸润，常缺乏丙型肝炎特异性表现。

常见纤维化淤胆性肝炎特征包括胆汁淤积、肝细胞气球样变、纤维化（汇管旁、汇管区、窦下区、桥接区）和胆管反应。点状凋亡/坏死和汇管区轻微混合型或以中性粒细胞为主的炎症浸润也较常见。相比于常见的复发性慢性丙型肝炎表现，纤维化淤胆性肝炎最常见的特征是肝细胞肿胀，缺少单核细胞的汇管区炎症，以及胆管反应。最后，纤维化淤胆型丙型肝炎严重程度不一：轻度病症仅表现为轻微肝细胞肿胀，轻度汇管区单核细胞炎症和仅有低度或轻微胆管反应。早期识别并谨慎调整免疫抑制治疗可以预防此疾病发生。

丙型肝炎病毒富浆细胞自身免疫性变种。复发性丙型肝炎可表现为严重的富浆细胞性界面和中央静脉周围坏死性炎症活动，组织病理学类似自身免疫性肝炎或浆细胞性肝炎。采用 RAI 评分系统"盲式"评估 HCV 富浆细胞变和"初发"自身免疫性肝炎或浆细胞性肝炎时，前者的胆管损伤和中央静脉周围炎评分比自身免疫性肝炎评分高很多。此外，近半数受影响的浆细胞性肝炎患者存在富 IgG4 的浆细胞浸润。因此，无论丙型肝炎阳性或阴性，浆细胞性肝炎可能代表一种自身免疫和同种异型免疫间重叠的疾病。这个患者群体还需更多的研究。

在普通人群中，大量浆细胞浸润（通常大于30%）和严重的坏死性界面炎症活动可将浆细胞性肝炎或自身免疫性肝炎与慢性丙型肝炎鉴别出来。这些自身免疫样特征与总丙种球蛋白、IgG 水平升高，肝硬化发生率高，HLA-DR3、平滑肌抗体及坏死性炎症活动评分较高有关。因此，丙型肝炎病毒感染也可激发自身免疫的遗传易感性，一般人群也适用，这也是组织损伤的原因。另外，最初的抗病毒免疫反应最终可能发展到抗自身抗原表位的免疫反应。

丙型肝炎感染的移植肝受者也可发展为浆细胞性肝炎或自身免疫性肝炎，表现为富浆细胞性炎症浸润，中央静脉周围炎和严重的坏死性炎症活动。患浆细胞性肝炎的丙型肝炎阳性受体整体预后比通常的复发性丙型肝炎差：大部分报道的病例已经死亡，或者发展为肝衰竭和（或）门静脉高压。

有研究认为丙型肝炎阳性浆细胞性肝炎预示着急性细胞性排斥反应，因为它常和免疫抑制未达最佳水平相关，而这往往有较高概率和倾向发生急性排斥反应，增强免疫抑制可以改善这种情况。危险因素包括移植肝的富浆细胞性浸润。另外，Khettry 等人推断丙型肝炎阳性浆细胞性肝炎代表宿主免疫反应改变，与普通人群的自身免疫性肝炎样丙型肝炎表现类似。我们最近的研究表明在某种程度上这两种解释可能都是正确的。

丙型肝炎阳性浆细胞性肝炎也可出现在聚乙二醇干扰素 α-2b 和利巴韦林成功治疗的复发性丙型肝炎患者。根据国际自身免疫性肝炎诊断标准的实验室、微生物学、影像学和组织学评估，这些肝移植受者尽管清除了丙型肝炎病毒 RNA，最终也可能因浆细胞性肝炎或新发自身免疫性肝炎导致肝功能异常。使用泼尼松并中断抗病毒治疗使 5 名患者得到缓解，但 4 名患者出现肝衰竭，其中 2 名死亡。免疫抑制剂同样可以改善普通人群富浆细胞性丙型肝炎损伤，和移植受者界面富浆细胞性炎症及中央静脉周围坏死性炎症活动。然而 HCV 阳性的浆细胞性肝炎免疫抑制治疗通常是以增加 HCV 复制为代价，会阻碍 HCV 的最终清除。新型更有效的抗丙型肝炎治疗可能使这些独特的组织病理学表现成为历史。

### 复发性丙型肝炎背景下疾病共存状况的诊断

在复发性丙型肝炎背景下，诊断移植肝急性和（或）慢性排异反应或其他并发症具有一定难度。同样的，也不好确定复发性丙型肝炎、排斥反应或其他损害哪一个是主要病变。最常见的错误是复发性丙型肝炎实际上是主要损害时，却过度诊断为急性细胞性排斥反应。这将导致不必要的免疫抑制剂增加,转而导致发生纤维化淤胆性肝炎 HCV。急性和慢性排斥反应的识别特征包括:淋巴细胞性胆管炎或胆道上皮细胞衰老和中央静脉周围炎症与纤维化分别累及多数胆管或终末肝静脉。复发和新发丙型病毒肝炎的特征包括:小叶性坏死性炎症活动以及坏死性炎症和胆管型界面炎症活动。建立最终病理诊断并明确主要损害的关键是需要汇总全部活检标本的信息量进行"均衡"判断。例如,不应过度看重少数汇管区孤立淋巴细胞性胆管炎。

丙型肝炎复发背景下出现有临床意义的排斥反应多数和免疫抑制减药和(或)使用免疫刺激剂(如 α 干扰素)治疗有关,且根据 Banff 分级标准这些排斥往往为中等程度。慢性排斥反应的诊断是基于胆管缺失和(或)累及大部分胆管的胆管上皮细胞老化相关改变。确诊急性或慢性排斥反应时,组织病理学应表现为明显的淋巴细胞性胆管炎、胆管上皮细胞老化相关改变和中央静脉周围炎,并且分别累及大部分汇管区或中央静脉。将临床和血清学指标结合判断可提高诊断准确率:在丙型肝炎复发时出现的显著排斥反应通常(但不总是)和比较低的外周血 HCV RNA 水平有关[小于(1~5)×10⁶ IU/ml]。这个观察提示和排斥反应有关的免疫机制也有助于清除病毒。

#### 鉴别诊断

复发和初发急性和慢性丙型肝炎的鉴别诊断包括与急性和慢性排斥反应、复发性非丙型肝炎病毒(如乙型肝炎病毒、巨细胞病毒、EB 病毒)肝炎,复发或新发自身免疫性肝炎、原发性胆汁淤积型肝炎和原发性硬化性胆管炎、胆道梗阻或狭窄进行鉴别。复发性丙型肝炎与其他病因的慢性肝炎和急性细胞性及慢性排斥反应、胆道并发症的鉴别方法已分别包含在前面讨论急性细胞性及慢性排异反应和胆道并发症的章节中。C4d 沉积物和丙型肝炎病毒蛋白与核酸表达已作为相关辅助检查用于帮助鉴别诊断。活检的时机把握也很重要:除了少数罕见丙型肝炎病例早在 10~14 日就开始出现肝功能障碍,移植后最初几周内丙型肝炎病毒感染并不是移植肝功能障碍的主要病因。然而,大多数病例出现在移植后 3~8 周。相反,大多数急性排异反应发生在移植后 30 日内,中位数为 8 日。

鉴别丙型病毒性肝炎和其他病因的慢性肝炎,例如乙型病毒性肝炎、自身免疫性肝炎和药物诱发肝炎需要综合评估完整的临床、生化和血清学指标。血清学和完整的组织病理学检查对部分病例诊断是非常

有帮助的。病毒抗原和核酸检测,毛玻璃样细胞,细胞核沙样表现,这些可以用来鉴别乙型肝炎病毒和丙型肝炎病毒。单纯丙型病毒性肝炎很少见到融合坏死。从汇管区和汇管区旁炎症的浆细胞浸润比例(构成超过浸润细胞的 30%)可识别复发或初发自身免疫性肝炎,特别当存在自身免疫抗体和高丙种球蛋白血症时,还会出现周围静脉融合性坏死。相反,低等级汇管旁和肝小叶中间区脂肪变性和汇管区淋巴细胞聚集则倾向复发性丙型肝炎的诊断。

纤维化淤胆性肝炎 HCV 可能难以与伴或不伴有肝动脉血栓的胆道梗阻、脓毒症、胆汁淤积型药物性肝损伤等相鉴别。汇管区水肿、汇管区旁中性粒细胞增多、急性胆管炎、胆管梗阻、胆管周围纤维化和汇管区旁铜沉积则倾向胆道梗阻的诊断,而伴有小叶紊乱和汇管区旁窦状隙纤维化的肝细胞水肿则倾向纤维化淤胆性肝炎 HCV 诊断。

### 戊型肝炎

#### 简介和病理生理

最近已将戊型肝炎病毒(HEV)感染列入肝移植受者发生慢性肝炎的病因。戊型肝炎病毒是一种主要在南亚和非洲流行的单链、无包膜、嗜肝 RNA 病毒。至少有 5 种不同的基因型,其中 4 种可以感染人类(基因 1~4 型)。基因 3 型常和猪及啮齿动物的人畜共患感染有关,并可跨越物种屏障。基因 1 型和 2 型似乎主要感染人类。戊型肝炎病毒通常通过粪-口途径传播,但通过输血、与猪和其他动物接触,以及食用感染的未煮熟肉类也可引起病毒传播。

戊肝是工业化国家一个新出现传染性疾病,在发展中国家通常是地方自限性急性肝炎的重要病因。孕妇和潜在慢性肝病患者感染后可发生较严重的急性病。在免疫抑制个体中可导致慢性感染或肝炎发生。和其他肝炎病毒一样,通过检测戊型肝炎病毒 RNA 和抗戊型肝炎病毒 IgM 血清转化可诊断急性感染。抗戊型肝炎病毒 IgM 出现 IgG 血清转化以及肝炎病毒核酸的清除则标志着进入恢复期。

肝移植受者感染戊型肝炎病毒和儿童及成人的急、慢性肝炎有关。怀疑感染 3 型基因的患者也许和猪及其他动物接触或食用未煮熟的肉制品有关。

急性戊肝的典型表现是肝损伤指标升高、疲乏、广泛关节痛、体重减轻和出现超过 1~2 周的肌痛。正如预料的那样,慢性或复发性疾病常发生在移植后戊肝原发感染的患者中。慢性感染通常使用 PCR 检测戊型肝炎病毒 RNA 进行诊断,因为抗戊型肝炎病

毒 IgM 和随后的抗戊型肝炎病毒 IgG 血清转化常因免疫抑制剂的使用可延迟数周乃至数月才出现,所以通常不以其做诊断。

急性戊型肝炎病毒会"自发"痊愈,但 60% 的患者仍发展成慢性感染(粪便或血清中戊型肝炎病毒 RNA 阳性超过 6 个月),其中 15% 进展为肝硬化。发展成慢性肝炎的危险因素包括:使用免疫抑制剂他克莫司和偏低的血小板计数。确诊非常重要,之后可使用最小化免疫抑制控制感染,并有利于慢性肝炎病情好转。

#### 组织病理学表现与鉴别诊断

戊肝、乙肝和丙肝类似,也可进行急、慢性分类。急性期主要以多数小叶性炎和肝细胞点状坏死或凋亡。也可见到轻到中度单核细胞为主的汇管区炎症和轻度界面坏死性炎症活动。

慢性感染/肝炎活检显示典型的慢性病毒性肝炎特征:不同程度的淋巴细胞性和淋巴浆细胞性汇管区炎症,伴有不同程度界面坏死性炎症活动和进行性纤维化。

戊型病毒肝炎已成为肝移植受者慢性肝炎的另一个潜在病因。用于鉴别慢性乙肝或丙肝和急、慢性排异反应的标准同样适用于戊肝。前已描述在石蜡包埋组织中用免疫组化检测戊型肝炎病毒 pORF2 和 pORF3 抗原进行诊断。

## 免疫调节异常疾病

移植受者移植前患有免疫调节异常疾病,如原发性胆汁性肝硬化、原发性硬化性胆管炎、自身免疫性肝炎、结节病或多种重叠综合征,约 25% 的患者在移植后 5 年疾病会再次复发。然而,复发疾病的严重程度可比移植前疾病轻或重。大部分移植后免疫失调病复发并不会对移植肝和患者长期生存(5~10 年)造成不良影响,但是复发性原发性硬化性胆管炎和自身免疫性肝炎(较少些)影响患者的长期生存。复发疾病随移植时间进展明显增加,这提示:①要重视免疫失调病的诊断、管理和治疗;②除非发现有效的治疗方法,复发疾病将对长期发病率和死亡率产生不良影响。

在肝移植受者中要确诊复发性免疫失调疾病尤其困难。这是因为用于做出复发性疾病诊断的各种临床、放射影像学、血清学和组织病理学表现也常在移植肝功能障碍其他病因中出现。例如,除了原发性胆汁性肝硬化外,肝内胆管狭窄还可由其他许多损害造成。当原发病为原发性胆汁性肝硬化的患者经历肝移植后出现胆道损害时,确定胆管狭窄的潜在病因就显得复杂许多。移植前用于诊断自身免疫性肝炎和原发性胆汁性肝硬化的自身抗体(如抗核抗体和抗线粒体抗体)在移植后不久会短暂地消失,随后又迅速再现,常处于较低的抗体滴度,甚至缺乏复发疾病临床和组织病理学表现。Banff 工作组提出了复发性疾病的公认标准。

### 原发性胆汁性肝硬化

#### 简介和病理生理

原发性胆汁性肝硬化(PBC)是一种不常见但发生率在逐渐升高的慢性胆汁淤积型肝病。病因不明,可能在基因、环境和导致淋巴肉芽肿性胆管炎的感染性因子的共同作用下发生。不经治疗,原发性胆汁性肝硬化常会在 10~30 年间进展为肝硬化,最终需要肝移植。因为疾病进展模式改变、诊断率增加和使用熊去氧胆酸(UDCA)减缓疾病进展,少部分原发性胆汁性肝硬化患者到生命后期才需要进行肝移植。

原发性胆汁性肝硬化移植 5 年后的复发率在 9%~35%。复发率可因是否进行计划性活检以及组织病理学诊断标准而有所不同。平均复发时间为 3~5.5 年。原发性胆汁性肝硬化复发的危险因素包括移植受者的年龄、性别、HLA 状况、免疫抑制剂以及移植肝供者的年龄、性别和供肝缺血时间;然而,每个因素都存在争议。移植后新发原发性胆汁性肝硬化目前尚未见报道。

#### 组织病理学表现

复发性原发性胆汁性肝硬化组织病理学表现和自体原发性胆汁性肝硬化肝脏所见基本相同(图 84-13);可以用同样的临床病理学标准进行诊断。在缺乏感染时,非传染性、非干酪样肉芽肿性胆管损伤或严重淋巴细胞胆管炎所致胆管基底膜断裂(即"广泛胆管损害期")的病理表现具有诊断意义。1 年期计划性活检标本中,相对密集的斑片状汇管区浆细胞性浸润是疾病复发的预兆。用 S100 和(或)CD1a 免疫组化检测胆道上皮内的树突状细胞或 Hering 管缺失在肝移植尚未使用,预计和自体肝的诊断情况相似。

不尽如人意的是,具有诊断意义的胆管损伤并不总是存在。汇管区斑片状单核细胞浸润,同时伴有汇管区淋巴样结节出现的局灶性淋巴细胞性胆管炎是原发性胆汁性肝硬化另一个常见的表现。显著的胆管型界面炎症活动,表现为斑片状小胆管缺失和界面区胆管反应、汇管区旁"空白"或水肿、胆汁淤积和汇

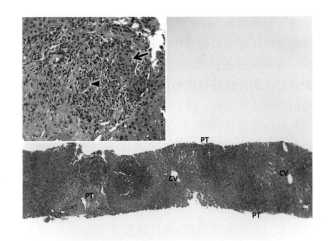

**图 84-13** 复发性原发性胆汁性肝硬化。图中标本取自一位 19 年前因原发性胆汁性肝硬化进行第一次肝移植的 61 岁妇女。移植后 12 年因"胆汁型"肝纤维化首次移植肝衰竭。这个取自该患者第二次移植病肝的活检标本显示，一个中等大小汇管区的中等强度炎性浸润（底部）。高倍放大的受影响汇管区显示非坏死性肉芽肿性炎症（箭头所指）和胆管损伤（左上插图，三角所指）。这个活检标本也显示累及 11 个汇管区中 8 个汇管区的局灶性胆管反应和胆管缺失以及和复发性原发性胆汁性肝硬化一致的组织学表现。CV，中央静脉；PT，汇管区

管旁肝细胞内铜和（或）铜相关色素沉积。这些病理表现都有力支持了复发性原发性胆汁性肝硬化诊断。除了诊断原发病为原发性胆汁性肝硬化，组织学上胆管的病理改变找不到其他更合理的解释。

　　病理活检结果没有明显淋巴细胞性胆管炎或胆管病变，则不能确诊复发性原发性胆汁性肝硬化。例如，复发性原发性胆汁性肝硬化最初可能表现为无法解释的慢性肝炎。这有可能是采样造成。活检标本可能未取到有胆管损伤的组织，或者患者实际上患有自身免疫性肝炎/原发性胆汁性肝硬化重叠综合征或仅患自身免疫性肝炎。

　　复发性原发性胆汁性肝硬化的小叶坏死性炎症活动通常是轻微和非特异的，类似自体肝表现。可见轻微点状肝细胞坏死、窦状隙淋巴细胞增多，轻微结节样再生改变和库普弗细胞肉芽肿。更显著的小叶表现（如显著的中央静脉周围炎）常提示重叠综合征或共存有其他伤害，例如排斥反应。和自体肝中一样，复发性原发性胆汁性肝硬化的疾病进展表现为"胆管型"纤维化、胆汁淤积、汇管区旁肝细胞内铜和铜相关蛋白质沉积，以及汇管区与汇管区间桥接纤维化。

**鉴别诊断**

　　急性和慢性排异反应，慢性阻塞性胆管病变，慢性病毒性、自身免疫性或特发性肝炎以及药物引起的肝损伤是原发性胆汁性肝硬化的主要鉴别诊断，这些疾病也可和复发性原发性胆汁性肝硬化同时存在。真菌或抗酸细菌感染、结节病、丙型肝炎、复发性原发性胆汁性肝硬化也可导致肉芽肿性胆管炎发生，因此应该合理地排除这些疾病。

　　鉴别胆道疾病和其他肝功能异常病因的最有效的组织病理学特征就是前面提到过的胆管病变形态。经典的急、慢性排异反应极少会出现明显的胆管反应，如果有的话极少导致胆管纤维化/肝硬化。然而严重抗体介导排斥反应可导致胆管狭窄形成（见抗体介导排斥反应部分）。炎症的分布特征也有助于鉴别诊断。在排斥反应有关的汇管区炎症中，伴随的淋巴细胞性胆管炎通常累及大多数汇管区，并优先累及小胆管（最小直径小于 20 μm）。相反，原发性胆汁性肝硬化相关汇管区炎症和淋巴细胞性胆管炎则是典型的斑片状分布并且优先累及中等大小的胆管（最小直径大于 40～50 μm）。

　　原发性胆汁性肝硬化的肝移植受者移植后也可能会出现新发自身免疫性肝炎或重叠综合征。移植前自身免疫性肝炎和重叠综合征诊断所参考的临床、血清学和组织病理学标准同样可用于移植后，但相比移植前诊断起来会更加困难。

　　因两者都可造成胆管形态改变，因此梗阻性胆管病变难以和复发性原发性胆汁性肝硬化区别。临床和放射影像学检查对鉴别诊断具有极其重要的作用。移植前诱发胆道梗阻或狭窄的危险因素会促进移植后阻塞性胆道病变，因为许多会导致胆道引流的问题在移植后也会持续存在。支持胆管狭窄而不是复发性原发性胆汁性肝硬化的组织病理学特征包括在汇管区胆管内及其周围出现的水肿和（或）中性粒细胞炎症浸润、小叶中央毛细胆管胆汁淤积、胆管梗死和小叶内中性粒细胞聚集。排除胆管狭窄需要胆管造影。

　　慢性病毒性肝炎和自身免疫性肝炎也难以和复发性原发性胆汁性肝硬化区别，有些复发性丙型肝炎活检病理也出现显著的胆管反应，类似之前描述过的胆管形态改变。这种病例要仔细检查是否存在胆管显著的淋巴细胞性或肉芽肿性胆管损伤、小胆管缺失，这些都有助于诊断。多数慢性肝炎病例不会产生这种胆管形态改变。有报道慢性复发性丙型肝炎有汇管区肉芽肿，但不常见，相关肉芽肿性胆管炎更是罕见。铜和铜相关蛋白沉积可用于复发性原发性胆汁性肝硬化及其他胆道疾病和慢性肝炎的鉴别，尤其适用于慢性肝炎早期，而晚期较少使用。

### 复发性和新发性浆细胞性或自身免疫性肝炎

#### 简介和病理生理

自身免疫性肝炎(AIH)和本章节的其他疾病一样,潜在病因依然不确定。自身免疫性肝炎的特征是激素敏感性淋巴浆细胞性肝炎,与自身抗体(如抗核抗体、平滑肌抗体和肝肾微体抗体)和高丙种球蛋白血症有关。自身免疫性肝炎不治疗有进展为肝硬化的可能性。诊断是基于血清学表现[自身抗体(抗核抗体和平滑肌抗体)与高丙种球蛋白血症]、富浆细胞肝炎的组织学表现、排除其他病因的肝损伤和激素敏感。目前对移植后自身免疫性肝炎复发和浆细胞性肝炎或新发自身免疫性肝炎的理解尚浅,尤其对浆细胞性肝炎或新发自身免疫性肝炎更是知之甚少。因此,暂时对浆细胞性肝炎给予了中性定义。

在移植背景下诊断复发性自身免疫性肝炎或浆细胞性肝炎是很有难度的,因为:①自身抗体和高丙种球蛋白血症在多数自身免疫性肝炎移植受者中持续存在或暂时性下降然后再升高,并且血清学指标异常与疾病复发之间并没有明确的关系。②其他原因引起的移植肝损伤的组织病理学表现可类似自身免疫性肝炎。因此 Banff 工作组提倡用比较严格的标准诊断移植后自身免疫性肝炎,但这方面还需要更多的研究。复发性自身免疫性肝炎的危险因素包括免疫抑制未达到最佳标准、移植受者 HLA-DR3 和 HLA-DR4、移植前自身免疫性肝炎 1 型甚于 2 型、移植或自体肝炎症反应重,以及较长的随访时间。

浆细胞性肝炎(即初发性自身免疫性肝炎)是指极其类似自体肝自身免疫性肝炎表现的一种比较少见(3%～5%移植受者)的晚期(通常超过 1 年)移植肝功能异常病因。浆细胞性肝炎发生于除自身免疫性肝炎外(如非酒精性脂肪肝炎、慢性乙型病毒肝炎和丙型病毒肝炎、隐匿性肝硬化)而进行肝移植的患者中。急性排斥反应和激素依赖是儿童肝移植受者发生浆细胞性肝炎的危险因素。富浆细胞浸润及严重中央静脉周围坏死性炎症活动与浆细胞性肝炎(自身抗体和高丙种球蛋白血症)的血清学自身免疫指标相关。

免疫荧光中,非典型肝肾微粒体(LKM)自身抗体直接针对胞浆酶谷胱甘肽硫转移酶 T1(GSTT1)提示和浆细胞性肝炎相关。现在认为 GSTT1 阳性供肝移植给非 T1 基因型受者可诱发产生抗移植肝抗体,并导致肝炎发生;也有描述微血管 C4d 沉积,其他研究组尚未发现此种关系。浆细胞性肝炎中检测出的各种其他自身抗体包括抗细胞角蛋白 8/18 抗体和针对碳酸酐酶Ⅲ、蛋白酶体亚基 $\beta_1$ 与谷胱甘肽硫转移酶家族不同成员异构体的非典型肝肾微粒体抗体。

多数浆细胞性肝炎或自身免疫性肝炎复发患者由于增高的肝酶指标而被首次发现,通常发生在停止使用糖皮质激素后。确诊需要移植肝穿刺活检,并且只有将病理表现、临床表现和血清学病毒感染和自身免疫指标综合分析后才能完成确诊。

出生时缺少某些肝脏基础蛋白的受者可在移植后产生"自身抗体"。供肝的新蛋白可刺激受者产生抗胆盐输出泵(BSEP)(跨膜微管)蛋白抗体。通常在移植后数月到数年出现,并且多数表现为黄疸、皮肤瘙痒、高胆红素血症和转氨酶水平升高,但是 γ-谷氨酰转肽酶水平却正常。

#### 组织病理学表现和鉴别诊断

"慢性肝炎"病理出现富浆细胞浸润(大于 30%)可能提示存在自身免疫病,应立即进行相关血清学检查(如抗核抗体、抗平滑肌抗体、肝肾微粒体、血清丙种球蛋白),并合理排除慢性肝炎样损伤的其他病因,例如丙型肝炎病毒、乙型肝炎病毒、戊型肝炎病毒、原发胆汁性肝硬化和阻塞性胆管病。自体肝自身免疫性肝炎、复发自身免疫性肝炎和浆细胞性肝炎之间几乎没有差别。三者都以界面重度富浆细胞坏死性炎症和中央静脉周围不同程度坏死性炎症活动为特征。这一系列特征是自身免疫相对可靠的组织病理学标志。

尽管如此,浆细胞性肝炎和自体肝自身免疫性肝炎的"盲比"依然显示有临床、血清学和组织病理学差异,倾向诊断浆细胞性肝炎的特征如下:① HLA-DR15 的概率更高(44%);②女性较少;③近半数浆细胞性肝炎患者的有 IgG4 型浆细胞浸润(图 84-14)。组织病理学上浆细胞性肝炎和自体肝自身免疫性肝炎盲比结果显示,浆细胞性肝炎移植受者的 RAI 评分(依据汇管区炎症、淋巴细胞性胆管炎/炎症性胆管变化、内皮下/中央静脉周围炎),浸润细胞中浆细胞比例,中央静脉周围纤维化和 IgG4 型浆细胞比例都显著增高。这些病理表现有力地支持了浆细胞性肝炎不同于自体肝自身免疫性肝炎,并且可能代表同种异体免疫(应用不同浆细胞时抑制活性指数评分较高)和自身免疫间的重叠,可通过肝损伤模式、自身抗体和高丙种球蛋白血症再次验证。

如前急性排斥反应部分所述,部分患浆细胞性肝炎或复发性自身免疫性肝炎的移植受者表现为富浆细胞性中央静脉周围炎症。在这种情况,想要区别小叶中央型急性排斥反应和浆细胞性肝炎或复发性自

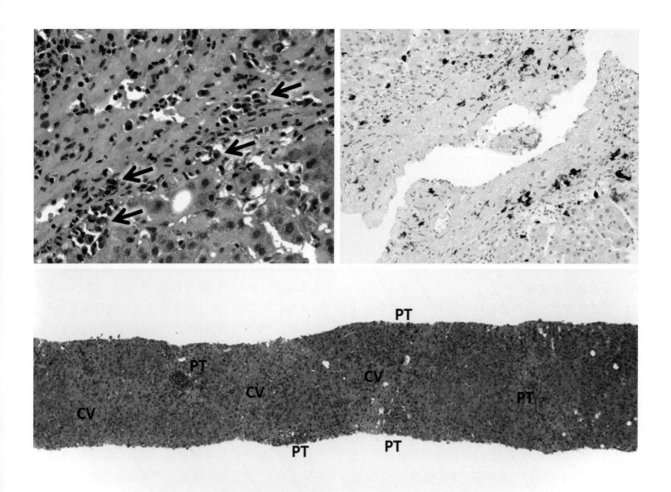

**图 84-14** 伴有 IgG4 阳性细胞增多的浆细胞性肝炎。活检标本取于肝移植后 6 个月。患者原有的肝疾病是原发性胆汁性肝硬化。同种异体移植肝活检标本显示中度汇管区和静脉周围淋巴浆细胞炎症,伴有融合性静脉周围坏死和肝细胞丢失。该患者浆细胞增多使急性细胞性排异反应和再发自身免疫性肝炎的鉴别变得困难。该患者有非常突出的静脉周围富浆细胞炎症(左上插图,箭头所指),并且绝大部分浆细胞是 IgG4 阳性(右上插图)。CV,中央静脉;PT,汇管区

身免疫性肝炎就显得十分困难。高比例浆细胞浸润(大于 30%)支持浆细胞性肝炎或复发性自身免疫性肝炎诊断,而炎症性胆管损伤或累及大部分胆管的胆管上皮细胞衰老改变则支持排斥反应的诊断。因此,自身免疫性肝炎和浆细胞性肝炎与经典的急性、慢性排斥反应的鉴别诊断可同样使用鉴别急性、慢性排斥反应和病毒性肝炎的标准(见丙型肝炎章节)。鉴别自身免疫性肝炎和阻塞性胆管疾病、原发胆汁性肝硬化已分别在胆道并发症和原发性胆汁性肝硬化章节中讨论过。

移植后出现抗 BSEP 抗体的患者尚未发生严重的界面富浆细胞炎或中央静脉周围坏死性炎症或炎症性胆管损伤。相反,其典型表现包括胆汁淤积、肝细胞多核化或巨细胞出现、显著的界面胆管反应和纤维化,这些病变可导致移植肝衰竭。这个诊断可以通过显示影响胆汁排泄的胆小管基底膜免疫球蛋白沉积而进一步证实。

## 复发的原发性硬化性胆管炎

原发性硬化性胆管炎(PSC)是以男性发病为主(60%～70%)的免疫失调性疾病,病因不明,常伴有溃疡性结肠炎,主要组织相容性抗原基因(HLA-DRB1\*1501-DQB1\*0602,HLA-DRB1\*1301-DQB1\*0603 和 HLA-A1-B8-DRB1\*0301-DQB1\*0201)缺陷使其发病率增加。肠道和肝损伤与对肠道微生物先天性和获得性免疫异常反应有关。斯堪的纳维亚地区因原发性硬化性胆管炎而行肝移植比率最高。欧洲其他国家和北美也较常见,但在亚洲较少见。

移植后 5 年疾病的复发率在 20%～30%,随时间延长而增加,并渐渐不利于移植受者和移植肝的长期生存。确诊复发性原发性硬化性胆管炎需要排除引起胆管狭窄的损害:缺血性损伤(例如,长期保存或无心跳供肝者、胆管吻合不完美、肝动脉血流不足、抗体介导排斥反应)。

早期复发的原发性硬化性胆管炎发生在移植后

6～9个月,以碱性磷酸酶和 γ-谷氨酰转肽酶水平升高为主要表现。移植后 90 日内发生非吻合口狭窄的患者应怀疑其他损害因素。未充分随访的患者可能首先表现为黄疸或反流性胆管炎体征和症状。复发性原发性硬化性胆管炎的危险因素包括合并胆管癌、类固醇激素抵抗的排斥反应、供受者 HLA-DRB1*。

磁共振胰胆管造影(MRCP)渐渐成为首选的检查方法,它可鉴别原发性硬化性胆管炎复发和其他原因造成的胆管狭窄。肝移植 3 个月后,出现胆管腔不规则,憩室样突起,整体类似自体肝的原发性硬化性胆管炎表现,可诊断为原发性硬化性胆管炎复发。

### 组织病理学表现

确诊复发的原发性硬化性胆管炎时,胆管造影比肝活检更重要。但是病理活检对排除其他并发症和监控疾病进展(例如:浆细胞性肝炎、复发性自身免疫性肝炎、排斥反应)具有重要价值。典型的早期特征包括轻微的非特异性急性和慢性"胆管周围炎"和不同程度的界面低度胆管反应。疾病进展表现为一系列的胆管形态改变:中隔胆管出现不规则星型管腔、汇管区纤维性膨大、汇管区水肿、胆管旁片状水肿、上皮内或管腔内中性粒细胞浸润、纤维性胆管炎、局灶性小胆管缺失、汇管区巨噬细胞色素沉着、胆管型界面炎症活动、汇管区旁铜和铜相关蛋白沉着。早期肝小叶表现包括不同程度的胆汁淤积、小叶中性粒细胞聚集、轻微的结节状再生性改变。扩张的汇管区和中心静脉的位置关系在晚期肝硬化出现之前依然保持正常,当晚期肝硬化出现时,典型病例可见胆汁淤积,小叶内泡沫细胞聚集、显著的铜和铜相关蛋白沉积和结节边缘 Mallory 玻璃样变性。

### 鉴别诊断

胆管形态改变、γ-谷氨酰转肽酶和碱性磷酸酶水平的明显升高都指示着胆道病变。然而,鉴别复发性原发性硬化性胆管炎和胆管狭窄的其他病因则需要广泛的临床病理学和影像学相关资料,单靠针刺活检评估通常不太现实。相反,要想查清所有胆管狭窄的潜在病因则需要全面评估临床、组织病理学和放射影像学表现,这其中也包括了重要的排除性标准。

## 代谢性疾病与毒性损伤

为了有助于肝移植患者的术后管理,Jaffe 首次将代谢性疾病分为三类,包括:①肝是代谢性疾病主要受累脏器,并和终末期肝病有关;②肝是代谢性疾病主要受累器官,但主要病理反应是全身性的并非直接肝毒性的;③代谢性疾病存在于肝外,对肝的影响是次要的。Schilsky 将此分类修订为:①基因缺陷、无功能或功能失调蛋白表达引起肝疾病;②基因缺陷、无功能或功能失调蛋白表达引起肝外疾病。理解这些基因缺陷背景并适应诊断和治疗的标准方法往往可以改善患者的预后(表84-8)。然而,随着其他治疗方法出现,肝移植的需求正在减少,但仍然是最有效的治疗。

对于药物和其他外科治疗无效的第一类患者,如果有条件,是肝移植最合适的候选者。硬化的肝可用基因和结构正常的肝进行替换,并"治愈"这个病。然而一些家族性肝内胆汁淤积症患者可在移植后复发。如前所述,发生这种情况往往与基因缺陷移植受者针对供者肝所携带的外源性蛋白产生抗体有关(详见自身免疫性肝炎章节)。

肝移植也适用于肝脏相关基因缺陷但肝组织结构完好的患者。这种情况下肝移植的目的是减轻全身性疾病及异常肝生理表现(例如家族性淀粉样多发神经病变、原发性高草酸尿症,可能还有 α₁-抗胰蛋白酶缺乏症)。这些结构正常但有基因缺陷的肝还可以移植给有其他慢性肝病的成人受者。这些多米诺捐献者的器官可能会转移异常的生理特征和相应疾病给后续移植受者,但可能要经过几十年的潜伏期才会出现这些症状。

第三类患者的移植肝在移植后仍然面临疾病复发的风险,因为代谢异常在移植前后始终存在。然而尽管如此,术后不论是生存率还是生活质量都有明显改善,证明肝移植治疗效果显著。

## 复发的酒精性肝病

### 简介和病理生理

终末期酒精性肝病(ALD)是肝移植的重要指征,且同时存在丙型肝炎感染、肝细胞肝癌、代谢异常(如血色素沉着病、α₁-抗胰蛋白酶缺乏症)。频繁酒精滥用可以直接损伤移植肝,或间接因免疫抑制治疗依从性差引起排异反应而导致移植物功能障碍。然而,复发性酒精性肝病所致肝衰竭并不常见。这可能和最近发现的第 148 位异亮氨酸错配成蛋氨酸(I148M)导致 patatin 样磷酸酯酶域 3(PNPLA3)变异体形成有关。这个蛋白也称为脂肪滋养蛋白,在肝中表达并对肝细胞的脂质代谢、含量、储存发挥重要影响。它

表 84-8　根据 Jaffe 系统分类行肝移植治疗的代谢性疾病（见正文）

| 肝是代谢缺陷的主要器官，且肝累及（见文字） | 肝是代谢缺陷的主要器官，但肝正常或接近正常 | 代谢缺陷的主要器官在肝外，肝移植可降低肝病相关患病率和死亡率 |
| --- | --- | --- |
| $\alpha_1$-抗胰蛋白酶缺乏症 | 支链氨基酸缺乏症 | 胱氨酸贮积症：一般不导致肝病；一位患者的移植肝表现出肝内晶体沉积、中央静脉周围纤维化，并有疾病复发 |
| 胆汁酸合成障碍 | Criglar-Najjar 综合征 | 囊性纤维化：治愈肝病，如果及时肝移植，可改善肺功能 |
| 糖类代谢缺陷 | 家族性淀粉样多神经病变（FAP）轻微肝异常：汇管区及神经干淀粉样沉积物；使用 FAP-受累肝作为供肝存有争议 | 血色素沉着病或不经意移植了患血色素沉着病供肝 |
| 家族性肝内胆汁淤积症 | 家族性高胆固醇血症 | 尼曼-皮克病（Niemann-Pick disease） |
| 半乳糖血症 | A 和 B 型血友病 | 卟啉症 |
| 糖原蓄积病 I、Ib、III、IV 型 | 草酸尿症 I 型 | 海蓝组织细胞综合征 |
| 新生儿血色素沉着病 | 尿素循环酶缺乏症 | |
| 仅限肝脏的线粒体缺陷病 | | |
| 多囊性疾病 | | |
| 酪氨酸血症 | | |
| Wilson 病 | | |

是肝脂肪变性和随后促纤维化进展的危险因素。

### 组织病理学表现和鉴别诊断

酒精性肝损伤的组织病理学表现与自体肝相同（图 84-15）。最常见的组织学表现是累及肝小叶中央区肝细胞，呈小泡或大泡性脂肪变性。脂肪变性呈十分独特的带状分布。更严重的酒精肝可以导致肝小叶中央的肝细胞泡沫样变性，随后出现酒精性肝炎，

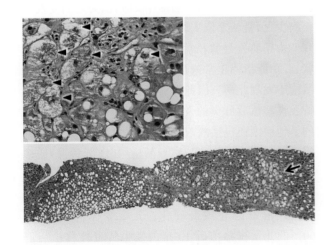

图 84-15　复发性酒精性肝病。肝脏活检标本取自一位 7 年前因酒精性肝病实施肝移植的 58 岁女性。标本显示中度到重度混合小泡和大泡性脂肪变性，以及汇管区旁肝细胞突出的气球样退变（箭头所指）。许多肿胀的肝细胞含 Mallory 玻璃样物（左上插图，三角形所指），并由中性粒细胞包绕（卫星状态）。尽管并不常见，但该患者在此次复发疾病活检后 5 个月要求了第 2 次肝移植

伴有 Mallory 玻璃样变、中性粒细胞卫星现象和肝细胞气球样变。

持续的酒精滥用最终可导致中央静脉周围和肝窦间隙纤维化。复发也可表现为汇管区旁肝细胞、网状内皮细胞和无显著脂肪变性的肝细胞内出现越来越多的铁沉积。酒精性脂肪肝炎可同时伴有其他损害，如复发性丙型肝炎、胆管狭窄和排斥反应等。两种或多种损害共存情况下会加速纤维化和结构改变的进展。

酒精性肝病受者移植后 1、3、5 和 10 年随访活检显示再次滥用酒精与否对肝纤维化进展并未产生影响。然而，汇管区炎症浸润程度在各检查时间点均明显增加，但移植肝的结构仅发生轻微破坏，与另一个研究结果类似，和再次酒精滥用没有关联。鉴别诊断见文非酒精性脂肪肝炎。

## 复发性非酒精性脂肪肝炎

与肥胖发生紧密相关的非酒精性脂肪肝病（NAFLD）正逐步超越丙型肝炎和酒精性肝病，成为肝移植的最常见的指征。患 NAFLD 的成年人有较高的体质指数，年龄偏大，女性居多，NAFLD 的儿童却以男性居多。

NAFLD 常在肝移植后复发。移植后 3～5 年肝脏脂肪变性的复发率为 70%～100%，其中 5%～25% 发生脂肪性肝炎，少于 5% 的患者出现进行性纤

维化或肝硬化。复发的危险因素,如肥胖、糖尿病、代谢综合征或胰岛素抵抗,移植后往往持续存在或加重。白介素28B(IL28B)基因多态性与2型糖尿病、高脂血症、肝脂肪变性的发病相关。此外,PNPLA3基因多样性(rs738409)则与脂肪性肝病、肥胖、胰岛素抵抗有关。

携带PNPLA3非CC基因型的移植受者似乎有更高的移植后肥胖和糖尿病发生率。IL28B的TT基因型则增加了患糖尿病的风险,特别是在丙型肝炎患者人群中。PNPLA3的G等位基因和IL28B TT基因型的共存可进一步增加糖尿病的发病率。无供者相关危险因素时,肝移植受者的胰岛素抵抗多为周围型而非中央型。

NAFLD受者多被标记为"隐源性肝硬化",发生肝硬化后,脂肪变性常会减少,不易判断。参考移植前活检结果和临床病史可以帮助确定NAFLD对疾病进展的潜在影响。

复发性NAFLD的诊断多来自肝损指标正常、无症状移植患者的例行活检中。肝活检在评估疾病的分期、确定药物治疗疗效、更改免疫抑制剂治疗方案和排除其他损害时是非常有帮助的。然而,当ALT水平正常(小于40 IU/L)和超声未发现肝脂肪变,可明确肯定肝病理活检不存在非酒精性脂肪肝炎(NASH)。

### 组织病理学表现和鉴别诊断

移植后脂肪性肝炎的病理评估和自体肝相同,有需要的读者可参考其他材料。NAFLD定义为活检病理肝细胞脂肪变性大于5%,成人通常分布于中央静脉周围,但有相当部分儿童分布于汇管区旁;NASH的诊断还需存在肝细胞气球样变表现和至少一部分小叶炎症;细胞角蛋白8/18染色可增加检出肝细胞气球样变;纤维化不是诊断必须,通常起始于中央静脉周围肝窦,称为窦状隙下纤维化。

NAFLD的鉴别诊断包括所有已知的可以导致脂肪变性和脂肪性肝炎的病因。酒精性肝病(ALD)与NASH的鉴别困难很大。非移植肝中,NAFLD患者中脂肪变性和核空泡样变比酒精性肝病更多见。相对而言,肝细胞气球样变、中性粒细胞卫星现象和伴随胆管反应的汇管区中性粒细胞炎症浸润在酒精性肝病患者中更多见。

移植肝发生脂肪性肝炎最常见于肥胖、代谢综合征、高脂血症和酒精滥用人群中,然而也可与营养不良因素(如蛋白质-热量营养不良、饥饿、快速减肥、各

种肠道分流或胃间隔手术)有关。肝脂肪变性和脂肪性肝炎也可因药物所致,包括胺碘酮、冠心宁(perhexiline)、糖皮质激素、合成雌激素、钙通道阻滞剂、他莫昔芬、甲氨蝶呤、丙戊酸、可卡因、抗病毒药物(如齐多夫定、地丹诺新和非阿尿苷)等。其他一些少见病因,包括炎性肠病、肠道菌群过度增生、环境毒素接触(如含磷物、石化产品、毒蘑菇、有机溶剂)。

移植后持续存在的门体分流是肝脂肪变性和脂肪性肝炎少见的病因。尤其是移植后数月内就发生上述情况更要考虑这种可能。

## 特发性移植后肝炎

### 简介和病理生理

特发性移植后肝炎(IPTH)由Hubscher首先提出,指移植后活检可见"慢性肝炎"表现,但无法确定潜在病因的病变。缺乏肝炎病毒(甲、乙、丙、戊型)感染、自身免疫或药物诱发肝损伤的证据。典型表现包括汇管区单核细胞性炎症浸润和界面坏死性炎症活动。用于诊断排异反应的病理特征,包括淋巴细胞性胆管炎、胆管上皮细胞老化及静脉内皮炎在特发性移植后肝炎中既不严重,分布也不广泛。

随着越来越多病因的明确,这个诊断越来越少见。有的病例可能重新诊断为慢性戊肝感染(见前文)、复发性自身免疫性肝炎或浆细胞性肝炎。然而,仍有相当部分病例无法确定病因。许多儿童病例被归因为相对常见的低级别排斥反应,因为它们复发性疾病少见,且治疗依从性差容易导致排斥发生。

由于特发性移植后肝炎患者常无明显的临床症状,肝功能指标正常或接近正常,常在移植后计划性活检中发现此病。因此在遵循计划活检的移植中心特发性移植后肝炎的发病率更高。导致发病率不同的其他原因还包括缺乏特发性移植后肝炎定义的共识、不同免疫抑制方案、病毒漏检(如戊肝病毒)或多个原因共同作用。

约5%的特发性移植后肝炎受者在移植后10年内出现肝纤维化或肝硬化。儿童受体群体中,约60%的儿童在移植后10年内发生特发性移植后肝炎,其中15%将出现明显的肝纤维化或肝硬化。这个话题显然需要更多的研究,因为它和进行性纤维化进程密切相关。

### 组织病理学表现和鉴别诊断

特发性移植后肝炎的典型特征包括:汇管区慢性淋巴浆细胞性或组织细胞性炎症浸润、不同程度的界

面或小叶坏死性炎症活动。缺乏典型的排斥反应特征,如明显或广泛的胆管损伤、中央静脉周围炎。特发性移植后肝炎的鉴别诊断与前述乙肝或丙肝感染或自身免疫性肝炎相同。浆细胞炎症浸润超过 30% 并不多见,如果出现了这种情况则提示浆细胞性肝炎(新发自身免疫)或复发性自身免疫性肝炎,特别是还存在中央静脉周围炎时。结合临床、血清学和分子学诊断资料,可排除慢性肝炎病毒(乙肝、丙肝、戊肝)感染和复发性自身免疫性肝炎。

## 优化免疫抑制方案

免疫抑制剂(IS)最小化,甚至完全撤药都有可能,因为:①相较于其他实体器官移植物肝更具"耐受性";②撤药中或撤药后产生的排斥反应,多数可通过再次给予免疫抑制剂治疗而迅速逆转,恢复到肝功能正常、无明显纤维化程度。

多种机制可以解释移植肝的特殊性:①释放了大量可溶性 MHCI 类分子;②大量信使白细胞,包括导致活化诱导删除的"独特"耐受性抗原提呈细胞;③受者白细胞与供者肝细胞接触造成的克隆删除;④大体积肝导致克隆活化和耗竭;⑤在肝耐受环境中提呈同种异体抗原;⑥受者造血干细胞和供者诱导免疫耐受的未成熟树突状细胞形成造血嵌合体;⑦以上多因素共同作用。

成功撤药相关的临床特点包括:移植与撤药间隔长(最好大于 3 年),目的是减少产生抗供者特异性抗体;受者年龄和男性;肝表达铁代谢相关基因;撤药前少有排异反应、原发病非自身免疫性肝病、撤药前免疫抑制剂已达最小化状态;或移植时年龄较小等。有些观察指出免疫衰老而不是免疫耐受,才是导致更少免疫抑制剂需求的原因。

### 组织病理学表现和鉴别诊断

移植肝活检评估在实施免疫抑制剂最小化过程至关重要。多数研究认为撤药前必须活检,其结果可作为撤药前基准:①可作为鉴别撤药前后炎症水平和结构改变的标准;②可排除组织病理学上亚临床急性细胞性或早期慢性排斥反应或其他(如新发自身免疫性肝炎、肝小叶结构改变的明显纤维化)病理学表现,而这些常常暗示着仍存在排斥反应,并阻碍进一步撤药;③可为撤药后提供出现排斥反应或未出现排斥反应的诊断依据。撤药前活检病理表现一般同无症状长期生存、肝功能正常或接近正常的成人及儿童一致。

部分免疫抑制剂撤药方案中排除了后期纤维化患者(如 Ishak 评分≥3),这些患者的肝纤维化常意味着存在持续性免疫损伤,不撤药可以维持稳定状态,撤药中或撤药后有可能加重这种损伤。然而,丙型肝炎阳性受者伴后期纤维化参加了其他撤药试验,结果显示撤药并不会发生上述情况,反而有利于抗病毒治疗。

和成功撤药有关的撤药前活检病理表现包括:①较轻的汇管区炎症;②小叶内较少的 CD3$^+$ 或 CD4$^+$ 淋巴细胞,但 CD45RO 阳性淋巴细胞较多;③汇管区纤维化较重的丙型肝炎阳性受者;不常见微血管 C4d 沉积或少量铁沉积。这些表现提示,出现汇管区慢性炎症的丙型肝炎阳性受者,出现组织 C4d 沉积的抗供者特异性抗体(DSA)患者,都有可能存在潜在排斥反应,并可在免疫抑制剂减药或撤药后出现相应临床表现。

免疫抑制剂撤药期间或因肝功能异常进行减药后,往往需进行病理活检。然而,肝功能异常是非特异性的,可能意味着有其他病因存在,也可能预示着免疫抑制剂撤药导致原发病复发。GGTP 水平升高是撤药后发生排斥反应的敏感指标,但其他病因也可导致此酶水平升高。

撤药期间或撤药之后急性排异反应的组织病理学表现常与前述的典型急性排斥反应类似。然而常常出现非典型或未成型的排斥表现,因为:①免疫抑制剂撤药后出现肝酶指标升高会引起临床上高度重视,提早进行病理活检,此时典型的组织病理学表现尚未完全形成;②移植后较晚出现的急性排斥反应(>1 年)与术后最初几个月内出现的急性排斥反应在生物学和组织学上本身存在差异;③移植肝和受体两者免疫系统的组成在移植后早期和晚期是不同的;④急性排斥反应也可以在移植后期较缓慢地进展;⑤撤药前的免疫抑制剂方案,如使用抗淋巴细胞抗体,可以改变撤药后急性排斥反应的组织病理学表现。

撤药期间或之后急性排斥反应的组织病理学表现与典型的早期细胞性排异反应不同。撤药相关急性排斥反应比较局限,表现为较轻的炎性胆管损伤、严重的界面和小叶坏死性炎症活动和较轻微的汇管区静脉内皮下炎症。撤药相关急性排斥反应的活检病理更类似轻微的慢性肝炎表现。原发病是自身免疫性肝炎和原发性胆汁性肝硬化的患者免疫抑制剂撤药后出现增强的界面性肝炎,类似于疾病复发的表现,使得鉴别诊断更加复杂。撤药后移植肝内炎症增加和组织损伤都支持排斥反应诊断。

接受抗淋巴细胞抗体治疗的丙型肝炎阳性和部分丙型肝炎阴性移植受者，在移植早期快速撤药将迅速进行免疫重建（免疫重建综合征）。在组织病理学上可表现为伴有快速纤维化进展的重症肝炎。免疫抑制剂撤药后，丙型肝炎组织学出现纤维化进展加速但无排斥反应，这种情况下很难决定是否应该继续撤药。可以考虑采用更缓慢的免疫抑制剂撤药方案，特别是进行抗丙型肝炎病毒联合治疗时。

对于持续使用低剂量免疫抑制剂方案或完全撤药患者，随访活检报道相当有限。欧洲一项多中心研究显示，撤药后 1 年汇管区和小叶单核细胞浸润会短暂增加，但增加的炎症反应在撤药后 3 年基本消失。日本的临床试验显示中央静脉周围和汇管区旁纤维化增加，随着免疫抑制剂的恢复使用，纤维化有所缓解。

日本的临床试验显示，进行性窦下或中央静脉周围纤维化是慢性抗体介导排斥反应（AMR）的一个表现，但是某些患者同时还有轻微的中央静脉周围炎症。抗供者特异性抗体和慢性抗体介导排斥反应间的关系还有待进一步研究，长期免疫抑制剂维持治疗的患者也会发生进行性纤维化表现，特别在儿童人群。供者的类型（如尸肝全肝移植或减体积移植）对纤维化进展的影响尚未彻底研究。

有效地诊断纤维化需要足够量的穿刺活检标本。美国肝脏病研究协会（AASLD）采用 Banff 指南推荐，使用 1.60 mm（16 G）针穿刺 2 次，合格的标本应长于 20 mm 且含有 11 个以上汇管区。这个指南适用于无症状或无肝酶生化指标异常的患者，也推荐用于免疫抑制剂大幅减药或完全撤药后的第 1、3、5 和 10 年的活检，以确保患者情况未发生恶化。无临床指征，肝移植 10 年后的活检可选择性实施。

值得重视的随访活检结果包括：明显增加的炎症反应、胆管上皮损伤、纤维化程度、中央静脉周围坏死性炎症活动或血管闭塞性病变，这些表现均提示有免疫损伤加重。

无论是对免疫抑制剂维持治疗患者还是调整免疫抑制剂剂量的患者都应该采用同样严格的诊断标准，高度重视这类患者有可能出现排斥反应风险。

## 用疾病复发无法解释的移植长期病理学改变

部分长期存活移植肝的组织病理学改变是无法用特定疾病复发来解释的。可能与药物诱发的肝损伤、长期移植、异常的移植物生理特点有关。具体表现包括：门静脉病变、结节性变性增生、肝小动脉分支增厚和玻璃样变、窦间隙下纤维化、汇管区和肝小叶非特异性炎症。年长者向年幼者捐肝（如父母对儿童的活体肝移植），供肝将持续或加速老化（系未发表的观察结果），而不会因为存在于年轻的机体内"返老还童"。移植后早期（4 年内）出现结节性变性增生，未来很有可能发生门静脉高压。

## 药物诱发的肝损伤和细胞毒性损伤

药物在移植肝诱发肝损伤的组织病理学表现和自体肝大致相同。一个例外是药物引发的变态反应，但基本可被免疫抑制剂治疗有效控制。但药物引起的肝不良反应和排斥反应、疾病复发或其他并发症的鉴别格外困难，实际上这种情况不多见。

例如，使用硫唑嘌呤可能会导致小叶中央性坏死和中央静脉、窦间隙下纤维化，而这些表现也可见于排斥反应。结节性变性坏死与药物的慢性细胞毒性作用有关，但未使用过该药的受者中也常见到。假毛玻璃样细胞可由异常糖原和紧密排列的葡聚糖小体组成，在移植肝中发生率更高，可能与干扰糖原代谢和使用复方药物治疗有关。

## 致谢

特别感谢 Linda Askren 女士不辞辛苦地协助编辑。同时因编辑所限，缺乏部分文献引用，我们向原作者和酷爱评论的读者深表歉意。

# 第 85 章

# 移植后非肿瘤性疾病的病理

## Pathology of NonNeoplastic Disease After Transplantation

Bita V. Naini • Charles R. Lassman
郑建新•译 薛 峰•校

肝移植取得的巨大成功,一方面取决于肝独特的免疫特性,另一方面归功于抗排斥与抗感染新药的研发。因此,移植肝目前很少因为排斥反应或机会性感染而丢失。然而,原发疾病的复发仍然是肝移植面临的一个重要问题,并且是移植物功能不全甚至丢失常见的原因。

## 丙型肝炎复发

非常不幸的是几乎所有丙型肝炎都会在移植肝内复发。丙型肝炎复发,其病情的严重性,从肝纤维化到肝硬化临床表现多样,除了病理检查,没有更可靠的检测。移植肝的再感染常常发生在肝再灌注阶段。大多数患者在移植后几日,就能使用 PCR 技术从外周血中检测到 HCV RNA。组织学上明确的复发通常发生在 2~3 个月,但也有在术后 1 周就可以从病理切片上反映出来。移植患者中,从丙型肝炎到

肝硬化的进展更加迅速,特别是发生多次急性排斥反应接受治疗的患者。因此,肝病理的主要目的是为了鉴别急性排斥反应和原发疾病的复发,避免使用不必要的免疫抑制剂。此外,随着丙型肝炎治疗的日趋成熟,开始抗病毒治疗前,病理切片可以用来确诊组织损伤,也可以用于评估随后治疗的效果。如果移植后 1 年里病理观察到丙型肝炎复发的组织学特征,这预示着疾病恶化程度快。疾病的严重程度据报道和以下因素有关:移植肝存在大泡性脂肪变性及其严重程度,炎症坏死的严重程度,肝细胞凋亡的范围及其程度,存在肝细胞气球样变和胆汁淤积,以及肝星形细胞的活化程度。

尽管丙型肝炎复发和急性排斥反应在肝移植早期诊断较为明确,但是过渡到迟发型急性排斥反应和慢性肝炎时就较难进行鉴别诊断。实际上,由于移植后早期就可能在组织学中出现丙型肝炎复发表现,因此病理学上通常不是简单对丙型肝炎和排斥反应进

行鉴别诊断,而是鉴别是单纯的丙型肝炎还是丙型肝炎叠加急性排斥反应。

### 丙型肝炎复发的组织学表现

丙型肝炎在移植肝的组织学表现与在自体肝的表现非常相似,但略有不同。复发早期,最初的组织学表现是急性肝炎,病理表现主要为小叶活动性炎症。随后过渡到以汇管区为主的炎症细胞浸润和典型的慢性丙型肝炎界面性炎症。

散在肝细胞凋亡是绝大多数丙型肝炎复发的最初组织学表现,但这种表现并非移植肝感染 HCV 所特有,特别是在移植后最初几周的肝组织中也能发现。肝细胞脂肪变性也是丙型肝炎复发早期的组织学表现,但这种表现既不特异也不敏感。多数患者的肝小叶活动性炎症表现包括成簇聚集的淋巴细胞,散在的凋亡肝细胞、片状的肝细胞肿胀,或是上述表现的组合(图85-1)。同时能观察到肥大的库普弗细胞聚集,或者出现广泛的肝窦淋巴细胞浸润伴少量凋亡

的肝细胞。随着时间推移,丙型肝炎复发患者的病理切片表现为汇管区淋巴细胞浸润伴不同程度的界面活动性炎症。聚集的淋巴细胞范围扩大并突破界板,与凋亡、变性的肝细胞相连接(图85-2)。大多数病理切片仅显示少量或轻微的炎症反应,但也存在中等程度到显著的炎症反应,事实上,与没有免疫抑制的自体肝相比,同种异体移植肝的炎症反应更明显和常见。淋巴细胞浸润胆管也很常见,但通常炎症较轻微且没有损伤胆管上皮细胞。界面的胆管反应通常由于界面炎症反应所引起,使得对这类患者的胆道梗阻的评估更为复杂(见后述)。

### 丙型肝炎复发与急性排斥包括迟发型急性排斥反应的比较

丙型肝炎复发与急性排斥反应在病理上有许多相同表现,特别是迟发型急性排斥反应(表85-1)。典型的急性排斥反应诊断基于以下三个方面病理表现(见第84章):①汇管区混合炎症浸润;②胆管淋巴细

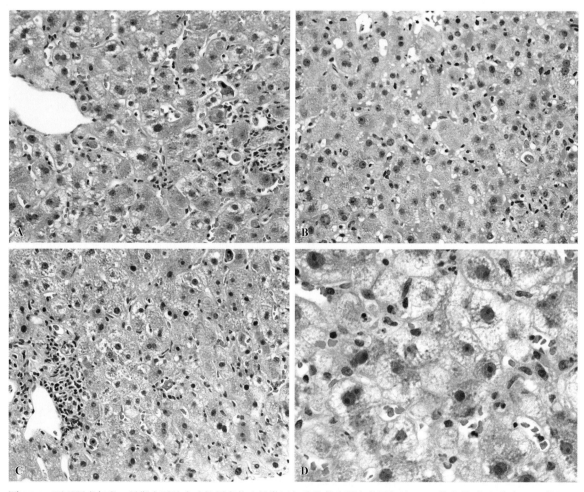

**图85-1** 丙型肝炎复发。早期主要是小叶性肝炎伴少量淋巴细胞聚集和凋亡的肝细胞(A)(苏木精-伊红染色,200 倍)、肝窦淋巴细胞(B)(苏木精-伊红染色,200 倍)、轻微汇管区炎症细胞浸润和界面炎症(C)(苏木精-伊红染色,200 倍),以及轻微的气球样变(D)(苏木精-伊红染色,400 倍)

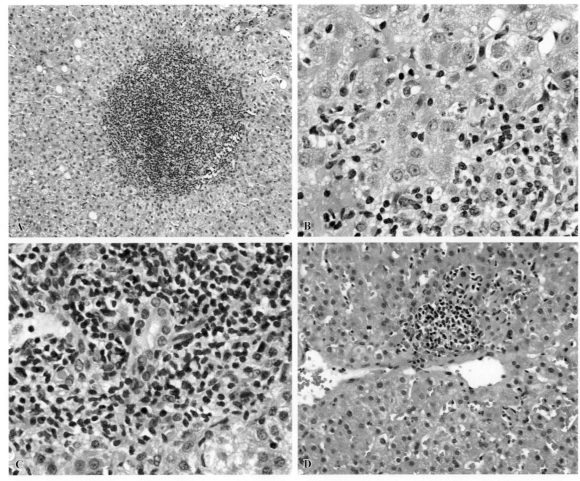

图 85-2　慢性丙型肝炎。A. 慢性丙型肝炎汇管区结节状淋巴细胞浸润伴典型的界面活动性炎,自体肝(苏木精-伊红染色,100 倍)。B. 界面炎症活动伴界面损坏,同种异体移植肝(苏木精-伊红染色,400 倍)。C. 胆管淋巴细胞浸润,自体肝(苏木精-伊红染色,400 倍)。D. 丙型肝炎中央静脉周围炎表现,自体肝(苏木精-伊红染色,200 倍)

胞浸润,伴胆管上皮变性和空泡化损伤;③还有最重要的是门静脉和中央静脉内皮炎。在一些严重病例,还会出现小动脉内皮炎。

目前已经明确,移植数月后发生的急性排斥反应和典型的急性排斥反应在组织学上有些许不太相同的特征:前者汇管区炎症细胞浸润较少出现嗜酸性粒细胞,胆管淋巴细胞浸润和内皮炎也较少见。迟发型急性排斥反应的病理表现可能更像慢性肝炎,伴有少量幼稚型淋巴细胞浸润,不显著的内皮炎及更多的小叶性肝炎。因此鉴别迟发型急性排斥反应与丙型肝炎复发,不能仅依赖嗜酸性粒细胞浸润和内皮炎的病理表现,中央静脉周围炎对两者鉴别更有帮助(见后述)。

### 汇管区炎症浸润

丙型肝炎主要以淋巴细胞浸润为主。然而在急性排斥反应中,则存在多种细胞浸润,主要包括淋巴细胞、幼稚型淋巴细胞、嗜酸性粒细胞和中性粒细胞。

不同于丙型肝炎典型的结节状炎症细胞浸润,急性排斥反应的炎症细胞浸润呈弥散性。丙型肝炎的自体肝病理标本中偶尔能见到嗜酸性粒细胞,但并不太显著,因此存在嗜酸性粒细胞浸润更有利于急性排斥反应的诊断。同样存在中性粒细胞也支持急性排斥反应的诊断;但中性粒细胞浸润常伴有界面性肝炎的胆管反应,并可出现在胆道梗阻和胆管炎病理表现中,因此在丙型肝炎和急性排斥反应的鉴别上没有嗜酸性粒细胞意义大。

### 胆管损伤/浸润

急性排斥反应中胆管的炎症细胞浸润从轻微到严重各异。在丙型肝炎中也能观察到胆管浸润,通常轻微,没有明显的胆管上皮损伤、固缩或空泡样变。因此当胆管淋巴细胞浸润轻微时,不能鉴别诊断急性排斥反应或是丙型肝炎。出现中等到重度炎症浸润,并伴有显著的胆管上皮细胞损伤,支持急性排斥反应的诊断。

**表 85-1　急性排斥反应与复发疾病的组织学比较**

| | 急性排斥反应 | 丙型肝炎 | 原发性胆汁性肝硬化 | 原发性硬化性胆管炎 |
|---|---|---|---|---|
| 汇管区浸润 | 混合的炎症细胞,包括淋巴细胞、中性粒细胞、嗜酸性粒细胞,呈弥漫性、非结节性的分布 | 主要为淋巴细胞,通常呈结节状 | 淋巴浆细胞性,稀疏或致密性,可以是结节状,也可存在胆管中央。一些病例还表现出汇管区水肿和中性粒细胞浸润 | 主要是淋巴细胞或淋巴浆细胞性;一些病例中汇管区还表现出水肿和中性粒细胞浸润 |
| 胆管 | 淋巴细胞浸润,从轻微到显著,伴上皮细胞损伤从轻微到重度 | 轻度淋巴细胞浸润伴内皮损伤 | 各种程度的炎症细胞浸润和损伤从轻度胆管损伤到菜花状胆管破坏 | 表现各异,从正常到淋巴细胞浸润再到胆管周围水肿、纤维化 |
| 门静脉 | 内皮细胞肿胀变形,因内皮下炎症(内皮炎)从基底膜脱落 | 淋巴细胞可能从基质侵入内皮层,或黏附于内皮细胞腔面 | 淋巴细胞可能从基质侵入内皮层,或黏附于内皮细胞腔面 | 淋巴细胞可能从基质侵入内皮层,或黏附于内皮细胞腔面 |
| 界面炎症 | 经常见于中度到重度急性排斥反应和迟发型急性排斥反应 | 复发早期轻微,慢性过程中变化各异,从轻微到明显不等 | 胆管上皮化生,通常有界面炎症活动 | 胆管上皮化生,通常有界面炎症活动 |
| 小叶 | 在严重急性排斥反应和迟发型急性排斥反应中表现为炎症反应和细胞损伤 | 主要见于复发早期,后期表现各异 | 有或无炎症活动,程度不等 | 有或无炎症活动,程度不等 |
| 中央静脉 | 严重急性排斥反应或迟发型急性排斥反应中有或无内皮炎,静脉周围炎和坏死(中央静脉周围炎) | 有或无局灶性轻微的中央静脉周围炎(在少于半数小叶中存在) | 通常不累及;局灶或轻微的中央静脉周围炎症可以在一些以肝炎为主要病理表现的病例中观察到 | 通常不累及;局灶或轻微的中央静脉周围炎症可以在一些以肝炎为主要病理表现的病例中观察到 |

### 汇管区静脉内皮炎

内皮炎也是鉴别丙型肝炎和急性排斥反应的一个重要病理特征。然而,如果内皮炎定义太过宽松的话,很多情况下都可以称为内皮炎,很难有效地鉴别急性排斥反应与其他病理过程。丙型肝炎和其他炎症并存下,毗邻汇管区静脉内皮的淋巴细胞可能会黏附在内皮的腔面。而真正的内皮炎常有肿胀和损伤的内皮细胞,内皮下浸润的淋巴细胞使内皮与基底膜相分离,而丙型肝炎自体肝的病理切片上不会观察到此种内皮细胞表现。因此当出现内皮细胞被淋巴细胞"剥离"基底膜的模样,急性排斥反应的可能性极大(图 85-3)。

### 中央静脉内皮炎

丙型肝炎的肝组织由于淋巴细胞浸润使汇管区结构模糊不清,难以辨识,如出现中央静脉内皮炎则有助于急性排斥反应诊断。中央静脉内皮炎通常见于中度到重度的急性排斥反应,且多伴有中央静脉周围肝细胞坏死或缺失,丙型肝炎偶尔会有相似病理表现。因此,内皮损伤伴有内皮下淋巴细胞,更有助于诊断急性排斥反应(图 85-3,D)。

### 动脉内皮炎

中小型汇管区中动脉的内皮下淋巴细胞炎在急性排斥反应中是很罕见的。根据我们的经验,只会出现在具有广泛且显著静脉内皮炎的重度急性排斥反应中。

### 中央静脉周围炎

虽然中央静脉周围单个核细胞炎症浸润和肝细胞脱落是迟发型急性排斥反应和丙型肝炎的特征表现,但它们更常见于迟发型急性排斥反应(图 85-4)。丙型肝炎的中央静脉周围炎往往比较轻微,仅发生在少数中央静脉周围区域。当病理切片一半以上的小叶发生中央静脉周围炎时,不论有无嗜酸性粒细胞浸润、内皮炎、胆管炎症浸润/损伤的病理表现,都可以诊断迟发型急性排斥反应。

### 界面和小叶炎症反应

界面和小叶炎症活动通常是丙型肝炎复发的组织学证据,但在中度以上的急性排斥反应中也能观察到。此外,如前所述,迟发型急性排斥反应通常为慢性肝炎表现。因此当界面和小叶炎症反应出现在晚期移植物中时,中央静脉周围炎表现是鉴别单独丙型

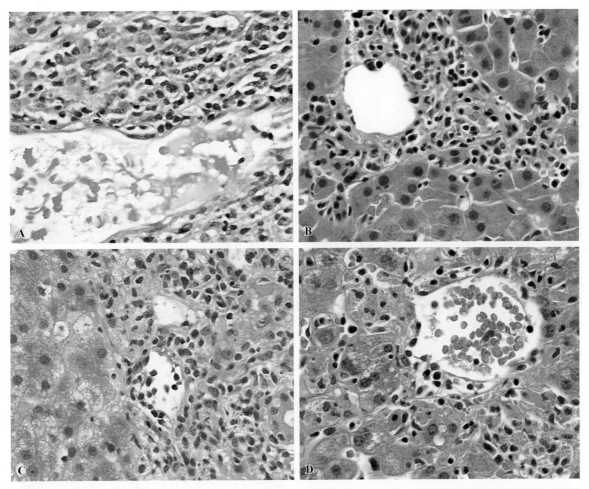

**图 85-3**　内皮炎。A. 自体肝丙型肝炎中内皮下淋巴细胞浸润(苏木精-伊红,400 倍)。B. 轻微的门静脉内皮炎伴内皮下单层淋巴细胞形成(苏木精-伊红,400 倍)。C. 十分明显的汇管区静脉内皮炎(苏木精-伊红,400 倍)。D. 中央静脉内皮炎(苏木精-伊红,400 倍)

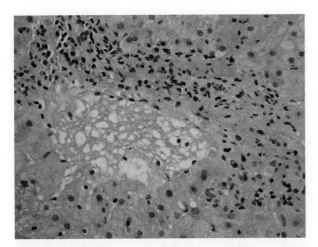

**图 85-4**　因丙型肝炎移植的患者的中央静脉周围炎(苏木精-伊红染色,400 倍)

肝炎复发或是丙型肝炎复发叠加迟发型急性排斥反应的有用特征。

### 浆细胞性肝炎

浆细胞性肝炎是最近描述的一种移植后组织损伤,多见于丙型肝炎移植人群,特征表现为浆细胞为主的汇管区及小叶炎症(图 85-5)。许多病例多伴有小叶中央炎症和坏死性炎症反应(即中央静脉周围炎,可参考前面解释)。这种损伤模式和自身免疫性肝炎非常相似。尽管一些病例血清学显示自身免疫标志物阳性,提示是 HCV 的"自身免疫"亚型,或自身免疫性肝炎,但如果出现这些改变和近期调整免疫抑制剂有关,很可能就是迟发型急性排斥反应。许多病例在抗病毒治疗(聚乙二醇干扰素和利巴韦林)情况下出现,可能与干扰素刺激宿主免疫系统引起自身免疫反应有关。相似的损伤也可见于无抗病毒治疗的丙型肝炎复发或非丙型肝炎患者。伴有浆细胞性肝炎的丙型肝炎预后通常比经典型丙型肝炎复发严重得多。

一些检查有助于鉴别丙型肝炎和急性排斥反应。

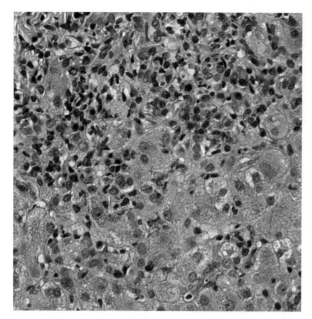

**图85-5** 大约1年前丙型肝炎移植患者的浆细胞性肝炎(苏木精-伊红染色,400倍)

非丙型肝炎(特别是因对乙酰氨基酚毒性或其他非炎症性病变)肝移植患者的活检标本中多少可以观察到脂肪变性,细胞凋亡,小叶炎症或与丙型肝炎无关的界面性炎症。同样,在丙型肝炎肝移植穿刺活检标本中发现一些急性排斥的特征非常有助于两者的鉴别,如丙型肝炎伴嗜酸性粒细胞浸润、淋巴细胞性胆管炎、中央静脉旁融合性坏死和血管内皮炎(图85-2、图85-3)。

病理科医生需要根据不同病理发现对标本进行解释。如果有明显的肝细胞凋亡和界面炎症活动,只有少数嗜酸性粒细胞浸润和轻微胆管炎,没有或仅有局灶性中央静脉周围炎或可疑内皮炎,不支持急性排斥反应的诊断。相反,如果有广泛的嗜酸性粒细胞浸润和胆管炎,明显的内皮炎,以及半数以上小叶出现明显的中央静脉周围炎(或以上发现的任何形式),即使存在圆形淋巴细胞聚集物包绕和广泛的界面炎症活动,也应该考虑急性排斥反应的诊断。

免疫抑制剂可能导致丙型肝炎移植患者的病毒复制,因此有丙型肝炎共存情况下,需要提高诊断急性排斥反应的标准。我们希望尽可能减少而不是过度诊断急性排斥反应。

我们的报道结果如下:

急性排斥反应——急性排斥反应的典型特征如前所述。

单纯的丙型肝炎复发——丙型肝炎的典型特征是:存在或不存在轻微的胆管的淋巴细胞浸润,没有

或少量嗜酸性粒细胞,没有明显的汇管区或中央静脉内皮炎,无或局灶性的中央静脉周围炎。

不能排除轻微急性排斥反应的丙型肝炎复发(不确切的急性排斥反应)——丙型肝炎的典型特征是:多灶性显著的胆管淋巴细胞浸润,或中度的嗜酸性粒细胞浸润(或两者兼有),局灶性静脉周围炎但没有确切的汇管区或中央静脉内皮炎。

丙型肝炎复发与急性排斥反应共存——存在淋巴小结或界板和小叶炎症(或两者都有),有或无胆管淋巴细胞浸润,有或无嗜酸性粒细胞浸润,半数以上小叶中存在明确的汇管区或中央静脉内皮炎或中央静脉周围炎。

### 丙型肝炎与急性排斥反应的分级

丙型肝炎相关的坏死性炎症活动可根据自身免疫性肝病病理指南分级。急性排斥反应和丙型肝炎共存时,准确而重复性好的炎症分级变得十分困难,这种情况下很难判断肝脏病理损害由哪方面原因所致。移植1年以上的同种异体移植肝病理切片上更加难以鉴别。如果内皮炎显著且涉及多个汇管区和中央静脉,基本可以诊断为中度或重度急性排斥反应。但是,重度急性排斥反应也可以存在界面炎症活动,因此要鉴别丙型肝炎合并中度急性排斥反应,还是轻微丙型肝炎合并重度急性排斥反应将变得非常困难。

### 丙型肝炎复发与保存性损伤和胆道梗阻的鉴别

保存性损伤通常在临床上和丙型肝炎有明显差别,并不需要病理诊断,其病理表现在丙型肝炎复发时也可以观察到。对于血清中丙型肝炎病毒RNA水平非常高的患者有可能在移植后最初的几周需要进行穿刺活检以监控丙型肝炎的复发。而且严重的保存性损伤的组织学表现届时依然存在且可以持续数月。

轻度到中度的保存性损伤可以导致肝细胞脂肪变性,中央静脉周围肝细胞气球样变和肝细胞坏死。肝细胞坏死后,肥大的库普弗细胞群可以在几日内出现并持续数月,在监控丙型肝炎复发而实施的肝活检切片中亦可存在。因此,单纯有肥大性库普弗细胞存在,特别是聚集在肝腺泡Ⅲ带,并不是丙型肝炎复发的可靠证据。

严重的保存性损伤还会导致广泛的中央静脉周围坏死、细胞缺失和库普弗细胞肥大,经常导致汇管区改变:汇管区扩张,轻微炎症细胞浸润,主要淋巴细胞为主伴有少量中性粒细胞,以及存在毛细胆管性胆

管反应,毛细胆管的大腔隙通常充满胆汁。这些表现与丙型肝炎复发鉴别并不困难。然而,当出现这些保存性损伤的病变时,便难于判断淋巴细胞浸润是否归因于丙型肝炎,同时界面炎症活动也很难鉴别。慢性丙型肝炎复发与胆道梗阻通常易于鉴别。大多数移植肝都会出现丙型肝炎复发,因此胆道梗阻通常和丙型肝炎共同存在。急性胆道梗阻的特征非常明显,可以是局灶性也可以是弥漫性。多数汇管区轻度非特异性炎症和单个汇管区胆道梗阻的表现并不罕见。胆道梗阻最具特征的表现包括:汇管区水肿扩张,往往环绕胆管,炎症浸润以中性粒细胞为主,以及不规则的界面胆管反应。并存的丙型肝炎可以通过淋巴细胞聚集和小叶炎症活动进行鉴别,但在保存性损伤严重的情况下,通过界面炎症活动很难进行鉴别。纤维淤胆性肝炎(FCH),这种罕见的侵袭性复发丙型肝炎,在组织学上很难与胆道梗阻进行鉴别(见后文)。

### 丙型肝炎组织学与病毒 RNA 聚合酶链式反应

如前所述,早在移植后最初几日就可以通过病毒 RNA 聚合酶链式反应(PCR)在患者外周血中检测到病毒 RNA。PCR 同样可以在活检的病理组织中检测到病毒 RNA。尽管组织和血清中病毒 RNA 水平与坏死性炎症有关联,但这并不绝对,仍然需要病理排查急性排斥反应及其他引起移植物功能不全的原因。一项关于丙肝复发组织学诊断重复性和准确性的大型前瞻性研究发现:分子检测与组织学检查相结合可以提高丙型肝炎复发的诊断准确率。具体而言,急性和慢性排斥反应患者体内的丙肝病毒 RNA 水平相对较低,而丙型肝炎复发,特别是纤维化淤胆型肝炎(FCH)时(见后文)血清丙肝病毒 RNA 水平相对较高。病理表现丙型肝炎"持续反应",可能存在移植后肝炎情况(即丙肝病毒 RNA PCR 阴性结果),需要通过血清学检查排除其他原因引起的慢性肝炎。

### 纤维化

同种异体移植肝在慢性丙型肝炎背景下出现的纤维化与自体肝纤维化表现类似,但在某些情况下进展更加迅速。对其纤维化分期可以参照自体肝纤维化的标准分级方案。如果纤维化模式提示存在胆道梗阻,应报告后进行相应的影像学检查。检查如果排除胆道疾病,则需要考虑纤维化淤胆型肝炎的诊断(见后文)。

### 纤维化淤胆型肝炎

纤维化淤胆型肝炎是乙型或丙型肝炎复发的一种罕见、快速进展的表现,临床表现为胆汁淤积和移植物迅速丢失。虽然乙型肝炎复发有成功治愈的病例,但纤维化淤胆型肝炎在丙型肝炎复发导致的移植物丢失不容小觑。纤维化淤胆型肝炎是一种罕见的免疫抑制并发症:最先发现在肾脏、心脏、骨髓移植患者中,随后在肝移植患者中也有报道。有人认为纤维化淤胆型肝炎是由尚不明确的病毒复制引起广泛的肝细胞损伤所致。事实上,与一般病毒性肝炎的免疫介导的细胞损伤不同,纤维化淤胆型肝炎的病毒可以直接造成肝细胞溶解。临床表现更类似于快速进展的胆道梗阻。HCV RNA 的血清学检查有助于鉴别纤维化淤胆型肝炎和胆道梗阻的诊断。

在纤维化淤胆型肝炎的活检标本显示明显:肝细胞损伤主要位于中央静脉周围区域,呈气球样变性和凋亡,一般缺乏炎症反应。纤维化淤胆型肝炎中存在广泛的胆汁淤积,肝细胞、库普弗细胞和胆小管内均可观察到胆汁。晚期病例表现出广泛的特征性导管反应,在早期活检标本中无法观察到(图 85-6)。通常没有淋巴结损伤表现,汇管与汇管之间的桥接型纤维化进展迅速。由于再生速度慢,组织学表现类似于快速进展的胆道梗阻(BDO),这也是鉴别诊断纤维化淤胆型肝炎的主要依据。而胆管梗阻通常不伴有广泛的肝细胞损伤。纤维化淤胆型肝炎是一种排除性诊断,需要影像学检查排除胆管梗阻。

### 丙型肝炎复发与慢性排斥反应鉴别

慢性排斥反应通常较为容易与丙型肝炎复发鉴别(表 85-2)。前者鲜有炎症细胞浸润的病理过程(参见第 84 章),而慢性丙型肝炎表现恰好相反,通常有汇管区淋巴细胞浸润。此外,慢性排斥不会导致广泛的汇管区桥接样纤维化,其特征表现是中、晚期相对轻微的中央静脉周围纤维化。慢性排斥的其他特征还包括:小叶和毛细胆管中存在脂质或胆汁负载的库普弗细胞团。这些表现虽然不是慢性排斥所特有,但主要见于慢性胆汁排泄障碍过程中,如慢性排斥反应、原发性胆汁性肝硬化(PBC)和原发性硬化性胆管炎(PSC)。它们通常和丙型肝炎无关,但是存在丙型肝炎会使上述过程更加复杂。需要再次强调的是,因为几乎所有移植肝都会有丙型肝炎复发存在,鉴别诊断不应是丙型肝炎与慢性排斥反应,而是丙型肝炎与慢性排斥反应合并丙型肝炎。

诊断慢性排斥反应基于小叶间胆管的萎缩/损伤(早期)或丢失(晚期)(参见第 84 章)。如果合并丙型肝炎,相对致密的淋巴细胞浸润会使汇管区结构模糊,使胆管评估困难。如果常规的病理切片没有看到

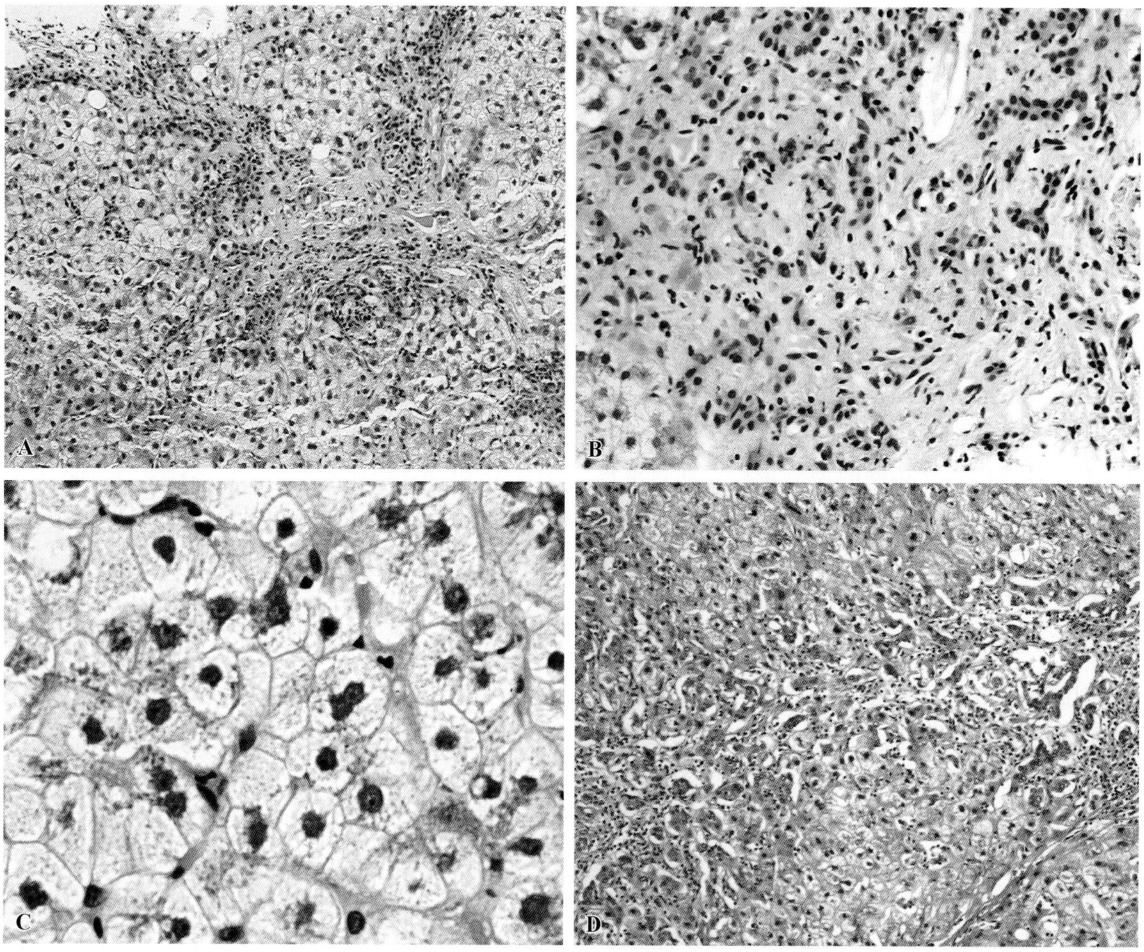

**图85-6** 纤维化淤胆型肝炎。A.一位有丙型肝炎的心脏移植患者的病理切片,呈现出不规则的汇管区扩张和弥散的肝实质气球样变(苏木精-伊红染色,100倍)。B.相同病理切片汇管区,注意到毛细导管和相关炎症细胞的脱落(苏木精-伊红染色,200倍)。C.在相同病理切片中弥散的肝细胞气球样变(苏木精-伊红染色,400倍)。D.同时患有纤维化淤胆型肝炎和丙型肝炎的患者失败的肝移植。桥接样纤维化伴广泛的胆管反应提示胆管梗阻(苏木精-伊红染色,100倍)

明显完整的胆管上皮,通常用广谱角蛋白或细胞角蛋白7(CK-7)免疫组化染色有助于更准确地评估胆管萎缩或缺失。

丙型肝炎晚期导致纤维化出现,瘢痕形成过程会使汇管区消失及小叶间胆管的丢失。多数情况下存在新生血管,且伴有广泛的胆管反应。病理活检材料可能不足以去评估胆管萎缩或丢失情况。这种情形下给出的诊断意见是慢性排斥反应不能排除。

### 丙型肝炎复发与 EB 病毒感染鉴别

肝移植较少发生 EB 病毒感染和移植后淋巴组织增殖性疾病。移植肝感染 EB 病毒后表现为大范围组织损伤:汇管区非典型性淋巴细胞浸润或广泛的肝窦淋巴细胞浸润,表现类似于丙型肝炎。通过对 EB 病毒编码的 RNA(EBER)检测可明确诊断(见第84章和第86章)。

### 丙型肝炎病毒阳性供体

丙型肝炎病毒阳性供体器官通常仅用于丙型肝炎病毒阳性受体。大量研究证明,和丙型肝炎病毒阴性受体相比,丙型肝炎病毒阳性受体对长期生存并没有影响。熟悉掌握供体状态有会助于判断移植后的病理结果。移植肝可能存在汇管区密集的淋巴细胞簇,这是慢性丙型肝炎的病理特征,仅代表捐献器官的组织有些许异常,不能作为丙型肝炎复发的证据。

### 活体肝移植中的丙型肝炎

由于捐献器官短缺,成人-成人间的活体肝移植越来越普遍。最初普遍担心活体肝移植中丙型肝炎复发是否更具侵袭性,导致肝硬化的快速进展。长期研究结果表明,活体与尸源性丙型肝炎病毒阳性供肝在手术预后与患者长期生存方面并没有什么差别。

**表 85-2　慢性排斥反应对比复发疾病的组织学特征**

| | 慢性排斥反应 | 丙型肝炎 | 原发性胆汁性肝硬化 | 原发性硬化性胆管炎 |
|---|---|---|---|---|
| 汇管区浸润 | 轻微的淋巴细胞浸润 | 结节状淋巴细胞团 | 浸润程度各异,从类似慢性排斥反应的轻微浸润到类似表 85-1 炎症反应和结构性损伤 | 浸润程度各异,从类似慢性排斥反应的轻微浸润到类似表 85-1 炎症反应和结构性损伤 |
| 汇管区纤维化 | 无或轻微的纤维化扩张 | 程度各异,从汇管区纤维化到进展成桥接样纤维化和肝硬化 | 程度各异,从汇管区纤维化到进展成桥接样纤维化和肝硬化。可能伴胆管反应 | 程度各异,从汇管区纤维化到进展成桥接样纤维化和肝硬化。可能伴胆管反应 |
| 胆管 | 早期慢性排斥反应:萎缩。晚期慢性排斥反应:缺失 | 正常至轻微的浸润 | 正常、萎缩或缺乏,和慢性排斥反应相似,炎症损伤可能存在 | 正常、萎缩或缺乏,和慢性排斥反应相似,导管周围纤维化或可能存在胶原瘢痕 |
| 界面炎症 | 无或轻微 | 存在,程度各异 | 程度各异,从轻微的界面炎症活动到似表 85-1 的损伤 | 程度各异,从轻微的界面炎症活动到似表 85-1 的损伤 |
| 小叶 | 早期慢性排斥反应:正常。晚期慢性排斥反应:中央静脉周围纤维化,泡沫样胆汁负载的库普弗细胞团和胆汁淤积 | 小叶炎症反应各异。凋亡细胞通常存在;小淋巴细胞或库普弗细胞团可能存在 | 可能和慢性排斥反应相似,具有泡沫化胆汁负载的库普弗细胞团和胆汁淤积<br><br>在有些病例中和自身免疫性肝炎的特征重叠,有着广泛的小叶和中央静脉周围炎 | 可能和慢性排斥反应相似,具有泡沫化胆汁负载的库普弗细胞团和胆汁淤积<br><br>在有些病例中和自身免疫性肝炎的特征重叠,有着广泛的小叶和中央静脉周围炎 |

## 肝移植中丙型肝炎的治疗

移植背景下丙型肝炎的抗病毒治疗与自体肝治疗同样有效。许多患者已达到持续的抗病毒反应,并且纤维化的组织学分级与分期得以改善。然而,值得注意的是,即便是持续的抗病毒反应患者,依然会存在汇管区炎症、界面炎症和小叶炎症活动。

## 乙型肝炎复发

在核苷类药物和乙型肝炎免疫球蛋白联合治疗下,目前移植后乙型肝炎复发率控制在 10％ 以下。乙型肝炎复发主要见于治疗依从性不佳患者和病毒变异株。病毒复燃可以通过血清学检查乙型肝炎表面抗原、定量 PCR 检测病毒 DNA 复制来确诊。病理活检的界面和小叶炎症程度各异,纤维化从轻度到重度,或纤维淤胆性肝炎均可见(见前述)。组织学表现类似丙型肝炎,鉴别诊断也相似。虽然免疫组化检查可以确诊乙型肝炎复发,但由于血清学检查可以直接确诊乙型肝炎复发,因此免疫组化检查并非确诊乙型肝炎复发的必要方法。但在一些病例活检时缺乏血清学检测结果时,免疫组化检测对病理诊断就十分有用。乙型肝炎免疫组化检查主要针对以下患者:原因不明的肝炎表现,或血清学/分子生物学检查不能排除乙型肝炎。病理检查发现的磨玻璃样肝细胞在成

为乙型肝炎复发证据前,应采用乙型肝炎特异的免疫组化染色以排除伪磨玻璃样肝细胞可能。常规苏木素-伊红染色中,糖原包涵体可以出现类似乙型肝炎的毛玻璃样细胞改变,主要见于使用多类药物患者,尤其是免疫功能不全的移植患者和艾滋病患者。

## 自身免疫性肝炎复发

自身免疫性肝炎肝移植术后复发率在 11％～83％。因自身免疫性肝病行肝移植的患者,术后急性和慢性排斥反应风险都非常高,因此需要将免疫抑制剂维持在较高的血药浓度水平,但其长期预后和其他肝移植差别不大。自身免疫性肝炎可以在移植后任何时间复发且严重程度各异。

自身免疫性肝炎复发可通过血清学、生化和组织学检查诊断,但生化结果正常患者行常规肝穿刺活检也可发现部分疾病复发。复发的自身免疫性肝病和病毒性肝炎的鉴别诊断相似,很少误诊。与病毒性肝炎不同,治疗自身免疫性肝炎背景下的急性排斥反应不会对移植肝生存造成不良影响。尽管如此,由于两者治疗方案不同,仍须谨慎。

自身免疫性肝炎复发的组织学特征与自体肝疾病相似(图 85-7),血清学和生化检查有助于明确诊断。疾病复发早期病理可以类似于小叶性肝炎表现,

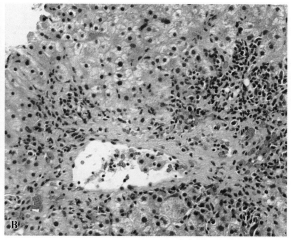

**图 85-7** 自身免疫性肝炎复发。A. 伴浆细胞浸润的大面积界面炎症活动(苏木精-伊红染色,400 倍)。B. 大面积的中央静脉周围坏死性炎症活动,但不存在内皮炎(苏木精-伊红染色,200 倍)

如伴有散在凋亡,簇状增生的淋巴细胞及库普弗细胞和肝窦内淋巴细胞。多数病理显示汇管区淋巴细胞浸润,甚至有广泛的浆细胞浸润和界面炎症反应(图85-7)。界面上包绕肝实质的浆细胞簇有助于此疾病诊断,但这种表现并不常见。由于胆管炎在复发的自身免疫性肝炎中比较显著,因此它在鉴别自身免疫性肝炎和急性排斥反应时的作用并不大。汇管区嗜酸性粒细胞浸润和静脉内皮炎表现强烈支持急性排斥反应诊断;而自身免疫性肝炎比其他慢性肝炎更常见中央静脉周围坏死性炎症表现。如果明确的内皮炎不能肯定(指内皮下淋巴细胞把肿胀的内皮细胞与其下基质相分离),那么中央静脉旁损伤的原因就难以判断。在这些病例中,对除了内皮炎之外其他方面的检查有助于发现疾病本质的线索。总之,移植后早期出现界面炎症活动、浆细胞浸润和小叶炎症表现支持自身免疫性肝炎诊断;汇管区大量嗜酸性粒细胞浸润、静脉内皮炎则更支持急性排斥反应诊断(表85-1)。最后,迟发型急性排斥反应也具有界面炎症活动和浆细胞浸润特点,难以与自身免疫性肝炎相鉴别。

### 自身免疫性肝炎与慢性排斥反应鉴别

自身免疫性肝炎和慢性排斥反应通常较容易区别(表85-2)。如前所述,慢性排斥反应是一个炎症细胞减少的过程,表现为小叶间胆管的萎缩和丢失。显著的炎症浸润、界面炎症活动和存在小叶炎症活动均支持自身免疫性肝炎的诊断而非后者。但是当自身免疫性肝炎伴随胆管萎缩或丢失的病理表现,两者的鉴别将变得困难。这些病例中发生的胆管丢失是慢性排斥反应的结果,或是自身免疫性胆管炎结果目前尚不清楚。

自身免疫性肝炎复发所致的肝纤维化病理表现与自身肝病表现相似,任一标准分级系统都能用来衡量其纤维化的程度。丙型肝炎中出现的汇管-汇管桥接样纤维化通常不会出现在单纯的慢性排斥反应中,却可以是慢性自身免疫性肝炎的病理表现并支持疾病复发诊断;而中央静脉周围型纤维化则更支持慢性排斥反应诊断。

### 原发性胆汁性肝硬化复发

肝移植后原发性胆汁性肝硬化复发诊断已被广泛接受。其典型的组织学特征早期文献中已有报道,但在回顾性研究中并没有提及原发性胆汁性肝硬化复发与慢性排斥反应的鉴别。证实疾病复发的研究已有很多,但病理诊断困难在于疾病往往和急性排斥或慢性排斥反应相叠加。移植后的复发率在 8%～30%,但没有计划活检很难确切知晓实际复发率,因为组织学改变先于生化异常,且疾病的炎症损伤呈局灶性,病理学诊断标准也会影响复发率。

如果存在非化脓性胆管炎及小叶间胆管破坏与肉芽肿形成则可以确诊原发性胆汁性肝硬化复发(图85-8)。其胆管损伤具有以胆管为中心、密集淋巴细胞浸润的特征,这些胆管上皮细胞空泡化或坏死损伤。肉芽肿(可以在一些病例中观察到)可以存在于汇管区或小叶内,汇管区肉芽肿可能是破坏性损伤的一部分。通常存在的胆管反应会增加胆道梗阻的可能性。

胆管炎症损伤表现各异,不仅是不同病患间、同一张切片的不同汇管区间也存在差异,既可能包含正常的汇管区,也包含单核细胞浸润的汇管区:有或无

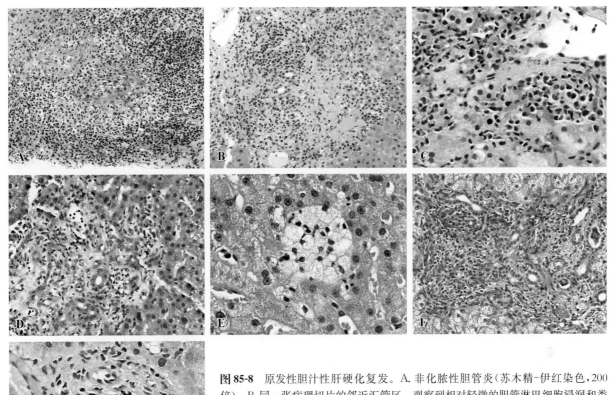

**图 85-8** 原发性胆汁性肝硬化复发。A. 非化脓性胆管炎(苏木精-伊红染色,200倍)。B. 同一张病理切片的邻近汇管区。观察到相对轻微的胆管淋巴细胞浸润和类似于自身免疫性肝炎中的伴浆细胞的界面炎症活动(苏木精-伊红染色,200倍)。C. 同一张病理切片在肝腺泡Ⅲ带的炎症活动和类似于自身免疫性肝炎的浆细胞浸润成分(苏木精-伊红染色,400倍)。D. 不规则的汇管区管道水肿扩张(苏木精-伊红染色,200倍)。E. 泡沫化的巨噬细胞群(苏木精-伊红染色,400倍)。F. 伴胆管反应的不规则汇管区纤维化(马松三色,200倍)。G. 一位原发性胆汁性肝硬化患者伴有轻微炎症的胆管萎缩。汇管区类似慢性排斥(苏木精-伊红染色,400倍)

胆管炎症浸润和损伤;有或无汇管区界面炎症活动;有或无汇管区水肿、胆管反应及中性粒细胞浸润;有或无汇管区非化脓性胆管炎和肉芽肿。因此,样本量充分对准确诊断十分必要。

### 原发性胆汁性肝硬化与急性排斥反应鉴别

原发性胆汁性肝硬化常见但并非特异的表现包括汇管区淋巴浆细胞性炎症浸润,伴有轻微胆管损伤、界面炎症活动和偶见的小叶炎症活动。这些病理表现和急性排斥反应鉴别有难度。观察到嗜酸性粒细胞浸润和内皮炎表现支持急性排斥反应诊断;肉芽肿、界面及小叶炎症反应、浆细胞性浸润支持原发性胆汁性肝硬化诊断(表85-1)。疾病可以在移植后数月到数年间复发,1年以后的复发需要和迟发型急性排斥反应鉴别。与早期急性排斥反应表现不同,迟发型急性排斥反应中胆管上皮细胞损伤不常见。病理表现缺乏内皮炎和嗜酸性粒细胞浸润,但胆管上皮细胞损伤明显,支持原发性胆汁性肝硬化复发诊断;出现中央静脉周围炎表现更支持迟发型急性排斥反应

诊断。

### 原发性胆汁性肝硬化与慢性排斥反应鉴别

慢性排斥反应与原发性胆汁性肝硬化都存在小叶间胆管萎缩和丢失表现(图85-8),在细针穿刺病理中两者很难鉴别(表85-2)。病理中若观察到慢性排斥反应的典型特征,即胆管缺失、寡炎症细胞浸润、中央静脉周围型纤维化,以及肝小叶内泡沫样或充满胆汁的库普弗细胞团聚集,很难排除原发性胆汁性肝硬化的病理诊断。原发性胆汁性肝硬化晚期病理表现多样,并没有公认的特征表现,且不同汇管区可能处在疾病不同进展阶段:部分汇管区小胆管丢失,部分以淋巴细胞浸润为主要表现,还有部分小胆管呈非化脓性胆管炎或胆管反应。这种炎症异质性损伤表现更支持原发性胆汁性肝硬化而非慢性排斥反应诊断。此外,汇管区-汇管区间呈现的桥接样纤维化更加增强疾病复发的诊断,有助于排除慢性排斥反应。最后,移植肝组织标本中观察到泡沫细胞和小动脉炎提示慢性排斥反应。

## 原发性硬化性胆管炎复发

原发性硬化性胆管炎复发很难通过病理确诊且诊断起来富有争议性,主要因为移植肝胆道梗阻的情况非常复杂。胆道梗阻的原因包括吻合口狭窄、继发于肝动脉血栓或肝动脉狭窄后肝内胆管狭窄。肝动脉检查正常的患者发生非吻合口性胆管狭窄使原发性硬化性胆管炎复发的可能性并不大。更令人信服的是,已有文献报道,因原发性硬化性胆管炎移植的患者中通过胆管造影确诊胆道狭窄比其他原发病更为常见。原发性硬化性胆管炎肝移植后的复发率大致在9%~30%。疾病复发不影响此病患移植后的总体生存率,与其他病患肝移植基本相当,但需除外发生胆管癌情况。

疾病复发可以发生在移植后的任何时间点,移植肝复发的病理特征表现与自体肝疾病表现相似。病理提示胆道梗阻有助于该病诊断,少部分还存在慢性肝炎病理表现。深入评估病理切片还可以发现其组织学改变不均一,相邻的汇管区之间表现各异。切记原发性硬化性胆管炎是大胆管病变,病理活检所取样的汇管区呈现的小胆管表现是继发于未获取样的大胆管病变。汇管区水肿扩张,特别是以胆管为中心的胆管周围同心圆样水肿,是胆道梗阻早期最特异的病理表现(图85-9)。汇管区炎症浸润细胞类型多样,早期阶段主要是中性粒细胞。小胆管腔或胆管周围中性粒细胞浸润是一个很有用的胆道梗阻的特征表现。汇管区可能存在细长蜿蜒的小胆管,界面可能存在胆管反应。

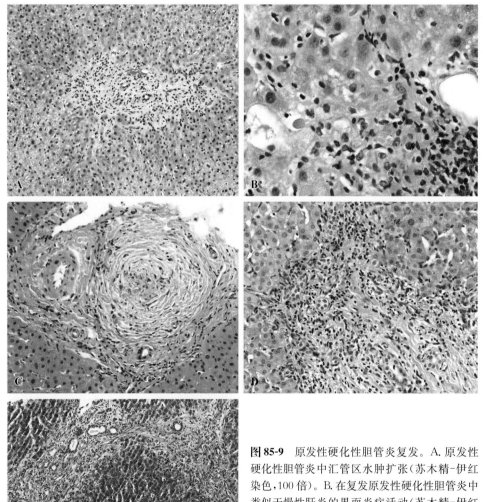

**图85-9** 原发性硬化性胆管炎复发。A. 原发性硬化性胆管炎中汇管区水肿扩张(苏木精-伊红染色,100倍)。B. 在复发原发性硬化性胆管炎中类似于慢性肝炎的界面炎症活动(苏木精-伊红染色,400倍)。C. 中央性水肿/伴胆管缺失的纤维化/瘢痕(苏木精-伊红染色,200倍)。D. 伴胆管反应的不规则汇管区纤维化具有胆道梗阻的典型特征(苏木精-伊红染色,200倍)。E. PSC中桥接样胆汁性纤维化(马松三色,100倍)

随着疾病进展,汇管区呈现纤维化扩张,伴有间质围绕界面性胆管反应。小叶间胆管和间隔胆管在表现上各异。可以是正常,也可以有淋巴细胞浸润、萎缩或表现为基底膜增厚,偶尔也可以表现为特征性的中央型洋葱皮样纤维化结构。随着时间进展,小叶间胆管和间隔胆管可能逐渐消失,由致密的胶原瘢痕组织取而代之。桥接性纤维化和肝硬化的进展使汇管区结构难以辨认,使诊断变得愈加困难。

如前所述,原发性硬化性胆管炎中部分汇管区可表现出慢性肝炎的病理特征,主要是淋巴细胞或浆细胞浸润和界面炎症反应,而胆管形态基本正常。这种情形需要进一步完善检查以排除以下疾病:病毒性和药物性或中草药相关肝炎,最重要的是自身免疫性肝炎。自身免疫性肝炎和原发性硬化性胆管炎的共同病理表现在前面章节已经详细描述。病理结果提示慢性肝炎需要引起注意,需要自身免疫性肝炎的血清学检查和病毒性肝炎排查。最后,重要的是切记原发性硬化性胆管炎复发是一种排除性诊断,必须排除其他原因引起的胆道梗阻。既往肝动脉血栓史或有肝动脉阻断影像学表现时很难建立疾病诊断。

### 原发性硬化性胆管炎复发与急性排斥反应鉴别

病理切片中汇管区存在含嗜酸性粒细胞的混合炎症细胞浸润和内皮炎,支持急性排斥反应诊断。由于小胆管的淋巴细胞浸润在两者都有所表现,对两者鉴别意义不大。迟发型急性排斥反应和原发性硬化性胆管炎复发两者汇管区都可能表现为界面炎症反应,病理表现为中央静脉周围炎时支持迟发型急性排斥反应,表现为胆道梗阻的特征时支持原发性硬化性胆管炎复发(表 85-1)。

### 原发性硬化性胆管炎复发与慢性排斥反应鉴别

两者通常容易鉴别(表 85-2)。如前所述,慢性排斥反应是一个细胞减少的过程,小叶间胆管萎缩和缺失并伴有汇管区轻度纤维化。原发性硬化性胆管炎进展也有小叶间胆管萎缩和缺失表现。遇到这种情况,原发性硬化性胆管炎另外的一些病理特征会比较明显,包括汇管区炎症浸润、胆管反应及汇管区纤维化(从轻微到硬化),胆管周围纤维化和取代消失胆管的胶原瘢痕组织。而慢性排斥反应不具上述表现。

## 复发的酒精性肝病和非酒精性脂肪肝炎

酒精性肝病患者移植后继续饮酒者比例占 10%~30%,其病理切片最常见的改变是肝细胞脂肪变性,以及脂肪性肝炎肝硬化导致移植物丢失情况发生。

移植后非酒精性脂肪性肝炎(NASH)复发也已有很多报道,与急、慢性排斥反应的组织学鉴别诊断相对容易,两者的病理特征很少重叠。但通过组织学检查并不能区分酒精性还是非酒精性肝炎,两者在组织学上没有差别。一般的做法是给出脂肪性肝炎诊断,让临床医生根据临床资料去判断肝损伤的病因。

移植肝复发非酒精性脂肪性肝炎的诊断可能会因以下因素而变得复杂:许多隐源性肝硬化接受移植的患者,其原发病可能是非酒精性脂肪性肝炎,但病肝组织没有非酒精性脂肪性肝炎的组织学特征(称为耗竭型非酒精性脂肪性肝炎)。因此,因隐源性肝硬化而行肝移植人群发生脂肪性肝炎,很难确定是非酒精性脂肪性肝炎或酒精性肝病复发,抑或是新发非酒精性脂肪性肝炎或酒精性肝病。

脂肪性肝炎的特征是出现不同程度的脂肪变性、气球样变、Mallory-Denk 小体、小叶炎症和起始于肝腺泡Ⅲ带的特征性肝窦纤维化。脂肪变性以大泡性为主,伴不同程度小泡性变性。Mallory-Denk 小体是"累积的"嗜酸性胞质包涵体,通常存在于气球样变细胞中。它们在组织切片中识别难度不一。泛素免疫组化染色能用来标记出可疑病例里的 Mallory-Denk 小体(图 85-10、图 85-11)。Mallory-Denk 小体常见于酒精性肝病而非酒精性脂肪性肝炎的组织切片中,但这种差别并不绝对可靠。脂肪性肝炎的炎症浸润以单核细胞性小叶性炎症为主,也可存在一些中性粒细胞,特别是围绕在有 Mallory-Denk 小体细胞的周围。相对而言,酒精性肝病中更多见中性粒细胞浸润。脂肪性肝炎的纤维化多起始于肝小叶,通常在肝腺泡Ⅲ带。纤维化分布不规则,可以是窦内的,也可以是肝细胞周围的。随着疾病进展,常用"蜘蛛网样纤维化"来描述。

丙型肝炎特别是基因型 3 型的活检病理,易发生肝细胞脂肪变性,因此丙型肝炎人群还要考虑脂肪性肝炎的诊断,只要出现以下表现都要考虑:炎症以小叶炎症为主导,伴有确切的气球样变/Mallory-Denk 小体或脂肪性肝炎特征性的细胞周围纤维化。即便如此,也很难确定多少损伤是继发于丙型肝炎复发而不是脂肪性肝炎。

### 脂肪性肝炎的分级与分期

可以套用常规肝活检的 Brunt 评估系统为脂肪性肝炎的炎症活动和肝细胞损伤程度进行分级,以及为纤维化程度进行量化(分期)。

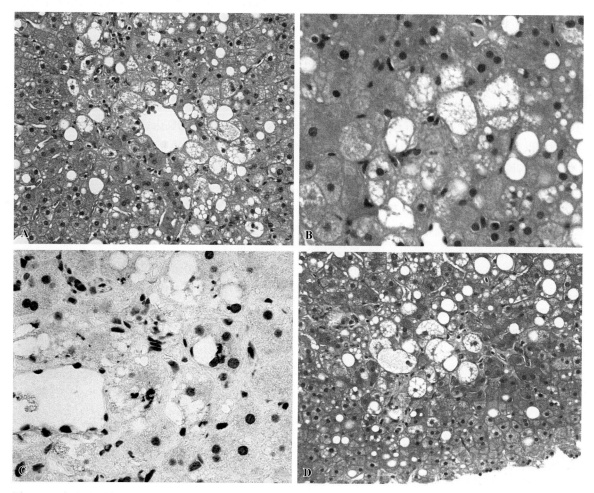

**图85-10** 复发的酒精性脂肪性肝炎。A.因酒精相关的肝病进行肝移植患者的脂肪性肝炎和气球样变,且患者承认喝酒(苏木精-伊红染色,200倍)。B.相同患者中的气球样变(苏木精-伊红染色,400倍)。复发的酒精性脂肪性肝炎。C.泛素标记突出 Mallory-Denk 小体,通常该结构在普通的组织化学染色无法鉴别出来(泛素免疫过氧化物酶染色,400倍)。D.脂肪型肝炎早期小叶和细胞周围纤维化特征(马松三色,200倍)

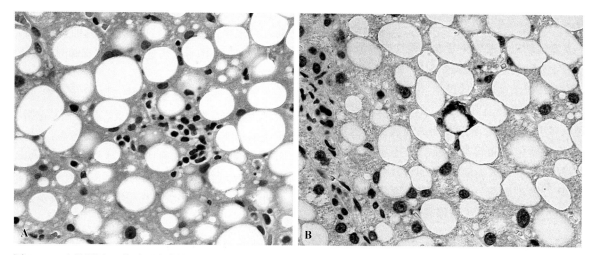

**图85-11** 在推测因 $\alpha_1$-抗胰蛋白酶缺乏而移植的糖尿病患者中复发的非酒精性脂肪肝炎。除了 $\alpha_1$-抗胰蛋白酶缺乏疾病特征,自体肝有着广泛的脂肪变性。A.移植后1年因升高的谷丙转氨酶和谷草转氨酶水平而进行病理活检的标本有着广泛的脂肪变性和罕见的小叶单核细胞群(苏木精-伊红染色,400倍)。B.泛素标记突出 Mallory-Denk 小体,这个结构在常规的组织化学染色无法鉴别出来(泛素免疫过氧化物酶染色,400倍)

## 其他复发性疾病

其他罕见病在肝移植后也有复发。这些疾病包括巨细胞性肝炎、Budd-Chiari 综合征、红细胞生成性原卟啉病、结节病和肝淋巴管瘤病。

---

### 要点和注意事项

- 由于丙型肝炎病毒（HCV）的复发率接近 100%，一旦丙型肝炎复发，病理切片上的鉴别诊断不应是丙型肝炎复发对比排斥反应，而是丙型肝炎复发对比丙型肝炎复发和排斥反应。
- 在丙型肝炎复发背景下对决定急性排斥反应是否存在有所帮助的组织学特征是内皮炎。然而，在迟发型急性排斥反应中可能不存在。
- 迟发型急性排斥反应可能在组织学上类似慢性排斥反应。
- 中央静脉周围炎是迟发型急性排斥反应的一个特征，它牵涉到中央静脉周围的大部分区域。
- 移植后浆细胞大量浸润的肝炎可能代表迟发型急性排斥反应的一种类型。
- 外周血 HCV 的 PCR 结果和组织学炎症通常相关性不高。
- 纤维化淤胆型肝炎是一个排除性诊断，且需要胆管造影检查阴性的相关临床病理辅助诊断。
- 没有显著炎症的胆管缺失能同时和原发性胆汁性肝硬化复发和慢性排斥反应共存，然而胆管缺失伴汇管区炎症更支持原发性胆汁性肝硬化的诊断，而不是慢性排斥反应。
- 从针孔大小的病理活检材料很难鉴别原发性硬化性胆管炎和其他形式的胆道梗阻。
- 尽管原发性胆汁性肝硬化和慢性排斥反应可能导致萎缩和小叶间胆管的缺失，原发性胆汁性肝硬化的一些特征并没有在慢性排斥反应有所体现，包括汇管区炎症、胆管反应和汇管区纤维化。

# 第 86 章

# 移植相关恶性肿瘤

## Transplant-related Malignancies

Juan F · Gallegos-Orozco · Jeffrey Campsen
施少军 秦 天·译 薛 峰·校

　　肝移植在过去的 20 年中已经成为治疗终末期肝病的重要手段之一。仅美国每年完成的肝移植手术就已经超过了 6 000 例，并且预后也在不断地改善。这受益于外科技术和移植后护理的长足进步，以及免疫抑制剂研发的迅猛发展。目前世界上绝大多数移植中心移植后 1 年生存率均已接近 90%，5 年生存率也已接近 75%。然而，尽管成果卓著，就患者长期生存率（移植后 5 年以上）而言，在过去 20 年中并没有得到显著改善，其部分原因就在于器官移植后心血管疾病和恶性肿瘤的死亡率的增加。

　　与普通人群相比，器官移植患者的实体器官恶性肿瘤发生率增加了 2～4 倍，淋巴组织增生性恶性肿瘤发生率甚至高达 30 倍。增加恶性肿瘤的风险似乎与长期使用免疫抑制直接相关，其机制可能是免疫抑制破坏了机体对恶变细胞的正常免疫监视，导致致癌病毒（如 EB 病毒、人乳头瘤病毒和人类疱疹病毒 8型）的感染率升高。另一个因素是随着移植受体年龄的增加，癌变风险也相应升高，同时肥胖、酗酒和吸烟等也是致癌高风险因素。在过去 10 年中，肝移植受体的年龄逐步增加：50 岁及以上的受体在 2002 年占

所有肝移植受体的 58.5%，而在 2011 年，这一比例上升至 77%；65 岁及以上受体的比例也从 2002 年的7.6% 上升到 2011 年的 12.8%。

　　根据以色列 Penn 国际移植肿瘤登记处创始人Israel Penn 的理论，移植后恶性肿瘤可大致分为 3 种不同类别：①新发恶性肿瘤，没有任何恶性肿瘤病史的移植受体诊断出实体或血液恶性肿瘤。②术前存在的恶性肿瘤复发，对于原发的或活动的恶性肿瘤，移植前虽已接受治疗，在移植后再次复发。③供体传播的恶性肿瘤，经遗传学确认、供体来源的恶性肿瘤，通过供体器官转移并导致受体发生局部或转移性肿瘤。

## 新发恶性肿瘤

### 实体器官移植后恶性肿瘤发生率

　　器官移植后罹患恶性肿瘤的风险升高已是公认的事实，各中心报道的肝移植后恶性肿瘤发生率从2.6% 到 21.7% 不等。总体而言，与普通人群相比，其风险增加了 2～4 倍。绝大多数在移植后诊断的恶性肿瘤均为新发恶性肿瘤，即术前没有任何相关病史

的移植患者诊断出实体或者血液恶性肿瘤。

印第安纳大学最近对该州 500 多例肝移植患者进行了研究,平均随访时间为 6 年,移植受体恶性肿瘤发生率为 13.7%,其中 5 年和 10 年恶性肿瘤发生率分别为 11.7% 和 24.8%,包括实体器官(50%)、皮肤(30%)和血液系统(20%)恶性肿瘤,实体恶性肿瘤中以呼吸系统和消化道恶性肿瘤最常见。与当地普通人群相比,肝移植患者的恶性肿瘤总体标准发生率(SIR)为 3.1%,实体器官肿瘤的 SIR 为 2.7%;皮肤癌和血液恶性肿瘤为 7.1%。

移植登记大数据为研究器官移植后恶性肿瘤的发生率提供了依据。Engels 等人最近对超过 175 000 例实体器官移植(包括 38 000 例肝移植)进行了队列研究,共计 10 600 例患者在移植手术后罹患癌症(16.5%)。总体而言,移植受体的癌症风险比普通人群增加了 2 倍,相当于每年增加了 0.7% 的绝对风险。移植后恶性肿瘤涉及的领域相当广泛,包括感染相关(淋巴瘤、卡波西肉瘤、肝癌、胃癌、口咽癌和肛门及生殖系统肿瘤)以及与感染无关的恶性肿瘤(结肠直肠癌、泌尿系统肿瘤和皮肤癌等)。前列腺癌和乳腺癌的风险并没有增加。移植后超过 40% 的恶性肿瘤是非霍奇金淋巴瘤(NHL)、肾癌、肝癌和肺癌,而在美国普通人群中这些恶性肿瘤仅占恶性肿瘤总量的 21%。具体而言,肝移植受体与普通人群相比,发生非霍奇金淋巴瘤、肺癌、肝癌以及肾癌的相对 SIR 分别为 7.8、1.95、43.8 和 1.8。

Sampaio 等人近期对 193 000 例在美国登记的成人实体器官移植受体新发恶性肿瘤的数据进行了回顾,也报道了相似的结果,数据来源包括全美器官获取和移植网络(OPTN)及器官共享网络(UNOS)。43 106 例肝移植受者中,1 923 例患者(4.5%)新发恶性肿瘤,发病率为 11/1 000,从接受移植手术到确诊癌症的平均时间为 938 日。早期(<800 日)发生的恶性肿瘤有肝癌、肝转移性肿瘤、子宫和卵巢癌、白血病及卡波西肉瘤。发生率最高的是移植后淋巴组织增生性疾病(淋巴组织增生性疾病)[2.4/(1 000 · 年)]和肺癌[2.2/(1 000 · 年)]。消化道肿瘤(包括结肠直肠癌和肝癌)作为一个系统恶性肿瘤发病率[2.6/(1 000 · 年)]也是最高的。相比之下,美国普通人群中非霍奇金淋巴瘤、肺癌和胃肠道肿瘤的年龄校正发病率分别为 0.2/(1 000 · 年)、0.7/(1 000 · 年)和 0.86/(1 000 · 年)。年龄>39 岁、白种人、男性以及移植时接受过诱导治疗,都是新发恶性肿瘤的独立危险因素。

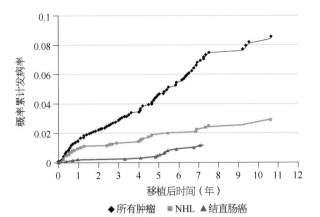

**图 86-1**　1983—1988 年加拿大肝移植后所有肿瘤、非霍奇金淋巴瘤(NHL)和结直肠癌的累计发病率(引自 Jiang Y, Villeneuve PJ, Fenton SS, et al. Liver transplantation and subsequent risk of cancer: findings from a Canadian cohort study. *Liver Transpl*. 2008;14:1588. Copyright 2008 American Association for the Study of Liver Diseases.)

与美国情况类似,肝移植相对普通人群发生恶性肿瘤的风险较高:加拿大(SIR, 2.5,图 86-1)、芬兰(SIR, 2.6)、日本(SIR,活供体肝移植中为 1.8)、韩国(SIR,男性为 7.7,女性为 7.3)(图 86-1)。

### 移植后恶性肿瘤与死亡率

在一项多中心研究中,纳入了美国在 20 世纪 90 年代初接受移植的将近 800 名成年肝移植受体,并且跟踪随访了 12 年以上。Watt 等报道了 22% 的新发恶性肿瘤发生率(略高于对应皮肤恶性肿瘤的一半),其中 11% 受体在 10 年(中位数)的随访中罹患实体器官肿瘤。移植后新发恶性肿瘤的发生率在 5 年时为 12%,在 10 年时为近 22%。最常见的恶性肿瘤包括移植后淋巴组织增生性疾病、胃肠道肿瘤和肺癌,这与前述结果相似。与预期相符,移植后非皮肤性恶性肿瘤的确诊与移植后死亡率增加相关,其中 1 年和 5 年生存率分别仅为 55%~60% 和 27%~45%。该数据还显示,恶性肿瘤是移植后生存 1 年以上受体的第二大常见死亡原因(22%),仅次于肝脏相关因素(28%),第三位则是心血管因素(11%)。英国最近的一份报道对近 4 500 例在移植后存活超过 1 年的成人肝移植受体进行了研究,发现在 10 年随访期中总死亡率为 15%,其主要死亡原因是恶性肿瘤(31%)、多器官衰竭(10%)、移植物衰竭(10%)、感染(10%)和心脏病(9%)。这些患者的总死亡率[27.6/(1 000 · 年)]是普通人群预期死亡率[10.5/(1 000 · 年)]的 2 倍以上。显而易见,移植后新发恶性肿瘤增加了死亡率,是长期存活受体中最常见的两大死亡原因。研发合适的筛查手段可能会提高我们在早期阶段诊断这些恶性肿瘤的能力以及肝移植受体的生存率。

### 移植后癌变机制

移植后肿瘤的发展往往是涉及诸多生物学步骤的多因素过程,这与普通人群的情况类似。在移植受体中,与肿瘤发生相关的主要因素包括年龄和致癌病毒感染,对肿瘤发展具有直接和间接影响的免疫抑制更为重要。慢性免疫抑制状态在所有移植后患者新发恶性肿瘤中作用最显著。这与以免疫抑制为突出特征的一些其他疾病状态的恶性肿瘤的增加情况相类似。免疫抑制状态的暴露强度和时间长短与移植后肿瘤发生率之间也存在直接相关性。一般认为,移植后恶性肿瘤的高发生率和高侵犯性与受体免疫监视系统受损强烈相关。免疫系统通过肿瘤免疫编辑来促进宿主抵抗非病毒诱导的恶性肿瘤,同时有助于确定肿瘤的免疫原性。

正常情况下,免疫监视系统能够抑制肿瘤的发生,并保护免疫活性宿主,避免肿瘤的发生。相比之下,免疫抑制剂所致的移植受体获得性免疫缺陷会导致免疫监视失灵,导致肿瘤细胞增殖不受调节,从而最终导致癌症的发生。另一个有助于癌症发生的相关因素是免疫抑制状态受体对多种病毒感染的易感性往往更高,而部分病毒具有致癌作用:EB病毒导致移植后淋巴组织增生性疾病;HPV导致宫颈癌、阴道癌或肛门癌;HHV8导致卡波西肉瘤。这些病毒与其他致癌病毒一道破坏正常的宿主细胞信号传导通路,导致受感染细胞的永生化和不受控制的增殖。病毒一旦接触细胞,病毒编码的基因产物可以抑制或降解许多宿主细胞的肿瘤抑制蛋白。被感染的细胞随后可以被细胞介导的凋亡作用清除,或者存活下来,形成长期持续感染并最终导致肿瘤的发生。此外,钙调磷酸酶抑制剂(CNI)可以提高EB病毒生长因子和病毒诱导因子(IL-1、IL-6和TGF-β)的表达,促进EB病毒复制,并通过提高抗细胞凋亡基因的表达促进病毒的免疫耐受性。钙调磷酸酶抑制剂可能具有直接的致癌活性,其中包括诱导癌细胞侵袭;抑制DNA的修复和凋亡机制;促进TGF-β1基因的转录和功能表达,提升恶性细胞的侵袭和转移潜能;通过刺激血管内皮生长因子从而促进肿瘤血管生成。因此,非钙调磷酸酶抑制剂免疫抑制剂的出现和临床应用有可能降低未来移植后的肿瘤发生率,提高晚期患者存活率。

### 移植后恶性肿瘤进展的危险因素和诱发条件

在与普通人群肿瘤发生相关的诸多危险因素中,

**表 86-1　成人肝移植后新发肿瘤的器官特异性危险因素**

| | |
|---|---|
| 皮肤 | 抽烟 |
| | 酒精性肝硬化 |
| | 年龄＞40岁 |
| | 服用环孢素 |
| | 皮肤类型 |
| | 阳光暴露 |
| | 原发性硬化性胆管炎 |
| 移植后淋巴组织增生性疾病 | 年龄＞50岁 |
| | 乙肝病毒感染 |
| | 酒精性肝硬化 |
| | 急性肝衰竭肝移植 |
| | 大剂量激素抗排斥治疗 |
| | 使用抗淋巴细胞抗体 |
| 结直肠 | 原发性硬化性胆管炎 |
| | 炎性肠病 |
| 口咽 | 抽烟 |
| | 饮酒 |
| 肺 | 抽烟 |
| | 饮酒 |

经 Chak E 和 Saab S 允许引用并修改自 Risk factors and incidence of de novo malignancy in liver transplant recipients: a systematic review. *Liver Int*. 2010;30;1247. John Wiley and Sons.

已经有部分因素被证明与肝移植术后的肿瘤发生相关。其中最突出的是抽烟、饮酒,以及上述慢性免疫抑制状态、受体年龄和丙型肝炎(表86-1)。最近系统综述报道称,已有多个研究讨论了这个问题,烟草、酒精、年龄、性别以及癌前病变都被认为可能导致肝移植人群新发肿瘤。

### 烟草和酒精

吸烟是全球过早死亡的主要因素,每年造成约500万人死亡。尽管吸烟的负面健康效应已众所周知,然而在肝移植领域,吸烟的影响尚无定论。有数据显示,吸烟与心血管死亡率升高有关,而在一些研究中也显示出恶性肿瘤新发率和肿瘤相关死亡率的相关性。荷兰的一项单中心研究显示,尽管皮肤病、肿瘤或心血管疾病发病率没有显著增加,吸烟者移植后10年的恶性肿瘤累计发病率为13%,显著高于不吸烟者(2%)。而一项来自英国纳入136名肝移植受体(23%为主动吸烟者)的研究显示,吸烟对全因死亡率有显著的不利影响,其预测的1年、5年和10年生存率分别为94%、68%和54%,而不吸烟者为94%、83%和77%。有趣的是,主动吸烟者的死亡率增加主要与心血管疾病和脓毒症相关,并非恶性肿瘤相关性死亡。与吸烟者相比,戒烟者死亡率并没有增加。

美国的一项多中心长期随访研究纳入了将近

800 例肝移植患者,结果显示吸烟史(HR,1.72)和酒精性肝病(HR,2.14)这两项原因是移植后新发恶性肿瘤的独立危险因素。同样,在印第安纳大学的一项研究中,吸烟与新发恶性肿瘤的独立相关(HR,2.8)。西班牙的一项单中心研究显示,有明显吸烟史(>20年)或者移植后主动吸烟的肝移植受体,其吸烟相关恶性肿瘤(肺癌、头颈部肿瘤、食管癌及泌尿系统肿瘤)的发生率几乎是那些终身不吸烟者或者吸烟不显著者(<20年或移植前>10年的戒烟者)的 20 倍。密歇根大学的一项大样本研究与这些发现一致,移植评估期间或移植后吸烟与任何时间点的死亡率增加均不相关。尽管如此,大多数移植中心在评估过程中都鼓励患者戒烟,这主要是因为烟草对健康公认的不良影响以及对不良预后的担忧,比如肝动脉血栓形成、肺部并发症以及移植后恶性肿瘤风险增加。

虽然有数据表明移植前重度吸烟和(或)饮酒者在肝移植后发生上呼吸道肿瘤和肺癌的风险显著增加,但饮酒对移植后恶性肿瘤的新发风险的影响尚不清楚。西班牙的一项单中心研究显示,在因酒精性肝硬化而接受移植的患者中,上呼吸道和肺癌的发生率为 8%,而在因其他肝病接受移植的患者中为 0.8%。他们还注意到,这些患者中的大多数在移植前就是重度饮酒者(75%)和(或)重度吸烟者(70%)。接受肿瘤切除手术的患者 3 年生存率为 20%。在一项仅关注新发肺癌的随访研究中,同一组中,700 例受体中有 17 例确诊肺癌(2%),其中包括 12 例(1.7%)酒精性肝硬化患者,仅有 3 例(0.4%)为非酒精性肝硬化。毫无疑问,这些患者的预后非常差,因为大多数患者在确诊时肿瘤已不可切除,所有患者均死亡,确诊后平均生存时间为 5 个月。而在其他组中还发现,酒精性肝硬化患者的移植后恶性肿瘤发生率比非酒精性肝硬化患者增加了 2～3 倍。

### 年龄和性别

虽然有一项单中心研究显示男性受体是皮肤癌发生的独立危险因素,但其对于肝移植后新发恶性肿瘤的风险并没有显著差异。与之类似的是,一项美国大型移植数据库的综合分析发现性别为男性是移植后恶性肿瘤的独立预测因子,其将风险增加了近 25%。

年龄对移植后恶性肿瘤发生的影响是有大数据支撑的。如预期所示,随着受体年龄的增长,他们的癌症风险也随之增加。因此和年轻的受体(20～29岁)相比,老年患者(60～69 岁)的移植后恶性肿瘤的发生率从升高 24%(30～39 岁)到增加 4.5 倍(60～69 岁)。其他人的相关研究也进一步佐证了年龄对肝移植后新发恶性肿瘤存在影响。

### 癌前病变

根据我们目前对免疫系统在恶性细胞监测中的作用的理解,可以认为处于慢性免疫抑制状态并伴发癌前疾病的肝移植受体发生移植后恶性肿瘤的风险会增加。就比如有报道称先前诊断有 Barret 食管的患者更易发生食管腺癌。有关于已知癌前疾病的情况下肝移植后发生癌症的风险信息非常少。在一项单中心回顾性研究中,Menachem 等人对 175 名移植受体进行了评估,有 13 名(7.5%)受体发生了移植后恶性肿瘤,其中 5 人患有非霍奇金淋巴瘤,8 人患有实体器官恶性肿瘤。这 8 例患者中有 5 例在移植前有癌前病变:2 例先前患有溃疡性结肠炎和结肠息肉的患者最终发展为结肠癌;1 例患有 Barrett 食管的患者罹患食管腺癌;1 例宫颈非典型病变的患者发展为宫颈癌;1 例患有 Caroli 病的受体发生了胆管癌。研究者最终得出结论,对于移植前评估期间被鉴定为患有癌前疾病的患者应当密切监测,以早期诊断防止癌症发生。

如前所述,与非移植人群相比,移植后新发恶性肿瘤的频率有所增加。像乳腺癌和前列腺癌这种常见的恶性肿瘤,在移植和非移植人群中发生频率基本相当。其他类型的癌症在移植受体中则往往更加常见,其中就包括非黑色素瘤细胞性皮肤癌、淋巴组织增生性疾病和淋巴瘤、卡波西肉瘤、肺癌、头颈部肿瘤,以及宫颈、阴道和外阴恶性肿瘤及某些胃肠道肿瘤(如食管癌和结肠直肠癌)。非黑色素瘤细胞性皮肤癌、淋巴组织增生性疾病、肺癌及结直肠癌是最常见的新发的移植后恶性肿瘤,在肝移植受体中尤为明显,后面我们会进行阐述。

## 皮肤肿瘤

皮肤肿瘤是目前实体器官移植后最常见的恶性肿瘤,并且其与免疫抑制药物的使用强度及时间直接相关。肝移植受体皮肤癌的患病率为 1.1%～30%。移植受体罹患皮肤癌风险要比普通人群高几倍,而这些皮肤癌绝大多数(95%)是鳞状细胞癌(SCC)和基底细胞癌(BCC),其次是卡波西肉瘤和黑色素瘤。在美国逾 175 000 例实体器官移植中,非黑色素瘤细胞性皮肤肿瘤的 SIR 为 13.85,卡波西肉瘤为 61.5,黑色素瘤为 2.4,而这三者的发病率分别为 23.7/(10 万人·年)、15.5/(10 万人·年)和 49.2/(10 万人·

年）。在一项来自芬兰的基于人口学的研究中，非黑色素瘤细胞性皮肤肿瘤的 SIR 为 38.5，黑色素瘤为 2.1，而在最近的印第安纳州居民的研究中，黑色素瘤的 SIR 为 5.8。

器官移植后发展为皮肤癌的主要危险因素包括皮肤类型（薄皮肤及易于晒伤的皮肤往往风险更大，Fitzpatrick 皮肤类型Ⅰ～Ⅲ）、阳光暴露累积量、免疫抑制持续时间和水平、器官移植高龄化（心脏和肺脏高于肾脏，肾脏高于肝脏），以及移植前鳞状细胞癌。

皮肤癌的治疗需要多学科疗法，移植团队和皮肤科医生之间需要密切沟通。然而，根据肿瘤的恶性度，外科医生、肿瘤学家和放射肿瘤学家的介入也是很有必要的。皮肤癌的具体治疗方法已超出本章的范围，但最近有一篇关于实体器官移植受体皮肤癌诊疗的深度综述已经发表。

### 鳞状细胞癌和基底细胞癌

基底细胞癌在免疫能力健全人群中比鳞状细胞癌更常见，但是在实体器官移植受体中这种比例却是相反的（1∶4）。器官移植后基底细胞癌的发生率增加 10 倍，而鳞状细胞癌的发生率却增加 65 倍。与其他实体器官移植受体相比，肝转移受体中鳞状细胞癌与基底细胞癌的逆转率似乎并不占优势（2.4∶1）。移植后基底细胞癌通常发生在日晒区域（75％），并且通常比非移植人群更具侵袭性，转移的风险高达 8％，而在普通人群中这一比例为 0.5％～5％。随着移植后时间的推移，美国和西欧国家鳞状细胞癌和基底细胞癌的发生率在 10 年间由 10％增加至 27％，在 20 年时增加至 40％～60％，而在澳大利亚其发病率高达 80％。尽管转移后鳞状细胞癌和基底细胞癌的生物学行为更具侵略性，但是患者整体状况和移植物的存活似乎并没有受到影响，通过密切监测和定期皮肤检查，大多数患者都可以得到有效治疗。

### 卡波西肉瘤

3％的肝移植受体中都可见卡波西肉瘤。该发病率比普通人群多 60 倍，且占肝移植后新发恶性肿瘤的 3.5％。总体而言，基于钙调磷酸酶抑制剂的免疫抑制方案似乎与卡波西肉瘤风险增加相关，并且从移植到疾病发作的间隔时间短，临床表现也更为严重，往往包含内脏病变。

卡波西肉瘤与 HHV8 感染密切相关。HHV8 是人内皮细胞中一种具有致癌潜力的 γ-疱疹病毒。HHV8 的血清阳性率在世界各地是不同的，在北美、北欧和亚洲＜5％，在地中海、中东和加勒比地区为 5％～20％，在中非和南非＞50％。虽然大多数卡波西肉瘤病例都与过度免疫抑制受体中的病毒再激活相关，但是因供体导致的 HHV8 感染和卡波西肉瘤病例也已有所报道。肝移植后卡波西肉瘤的临床过程是非常多变的，因为许多病变会在免疫抑制药停用后消失。然而，HHV8 原发感染后致死传播性的卡波西肉瘤在肝移植受体中已有报道。内脏病变对患者的生存也造成了负面影响。

### 黑色素瘤

黑色素瘤的发病率在肝移植受体中增加了 2～6 倍。与普通人群类似，移植后黑色素瘤的主要危险因素包括多发性痣和皮肤色素受损。虽然移植后黑色素瘤的发病机制仍不明朗，但已有一些研究认可免疫抑制剂在黑色素细胞增殖中的作用。黑色素瘤的预后与非移植人群的预后相似，这主要取决于侵犯程度（Breslow 分期）和确诊时的临床分期。关于黑色素瘤及其在实体器官移植中的诊疗，最近已有一篇综述发表。

### 肛门恶性肿瘤

肛门恶性肿瘤非常少见，仅占胃肠道恶性肿瘤的 1.5％以下。绝大多数肛门恶性肿瘤都是鳞状细胞癌（80％），而腺癌占 16％，余下的 4％则为其他细胞类型。肛门恶性肿瘤在正常人群和器官移植受体中非常少见，但其在移植受体中的发病率是非移植受体的 6 倍，在全美超过 17 万例实体器官移植中其 SIR 为 5.8。目前认为在移植受体中的高发病率主要是由 HPV 感染环境下的慢性免疫抑制作用引起。

## 实体器官恶性肿瘤

### 结直肠癌

肝移植受体罹患结直肠癌（CRC）的风险较高，尤其是在同时存在原发性硬化性胆管炎（PSC）和炎性肠病（IBD）的情况下。在美国，超过 43 000 例肝移植人群中，结直肠癌的发病率为 62 例/（10 万人·年），而在普通人群中这一数字为 49 例/（10 万人·年）。在加拿大的移植登记数据中，结直肠癌的 SIR 为 2.6，而在来自芬兰的类似登记中，结直肠癌的 SIR 为 1.6。最近一项使用 meta 分析的系统性回顾中，采用了监测、流行病学及预后（SEER）数据库来对加权年龄匹配的对照人群的每 10 万人每年的结直肠癌发病率进行比较，同时包含与普通人群对比的 29 项相对危险度（RR）的研究数据。移植后的总发病率为 119 例/（10 万人·年），总体的 RR 为 2.6。结直肠癌的患病风险增加不仅存在于原发性硬化性胆管炎患者中,在非原发性硬化性胆管炎患者中也同样存在,且他们的发病率为 129 例/(10 万人·年),RR 为 1.8。这表明即便是非原发性硬化性胆管炎患者,其结直肠癌的患病风险同样增加,因此我们也应当针对他们的不同风险改变筛选策略。结直肠癌的主要危险因素除了原发性硬化性胆管炎之外,还包括结肠腺瘤个人病史以及酒精性肝硬化导致的肝移植病史。

患有原发性硬化性胆管炎和(或)溃疡性结肠炎的患者在接受肝移植后发展为结直肠癌有着显著的风险。有 5%～11% 的肝移植受体会继续发展成为结直肠癌。溃疡性结肠炎病史 10 年以上的受体的患病风险上升到将近 30%。在最近一项克利夫兰诊所进行的病例对照研究中,将 43 名患有原发性硬化性胆管炎和炎性肠病的肝移植受体与一组年龄和性别匹配的未接受移植的原发性硬化性胆管炎和炎性肠病患者群体,以及一组没有原发性硬化性胆管炎和炎性肠病的移植受体群体进行比较。在接近 6 年的随访中,患有原发性硬化性胆管炎和炎性肠病组的结肠肿瘤发病率近似(34% 比 30%);与非原发性硬化性胆管炎和炎性肠病组的移植受体相比,患原发性硬化性胆管炎和炎性肠病组受体的结肠瘤生成率显著增加(34% 比 0)。值得一提的是,本研究中没有一名患者在随访中最终发展成为结直肠癌,并且这三组患者的总生存率近似。

实体器官移植受体与普通人群相比较,他们通常在更早期阶段以及更低的年龄(54 岁比 72 岁)被大体诊断为结直肠癌,并且在肿瘤确诊后具有较低的 5 年生存率(31% 比 63.5%)。美国肝脏疾病研究协会和美国移植学会近期的指南推荐,所有患有原发性硬化性胆管炎和炎性肠病或其他结直肠癌相关危险因素的患者,每年需进行结肠镜检查以及结肠镜下活检。活检显示中度或重度结肠异型增生时应考虑进行结肠切除术。

### 肺癌

美国一项大型登记研究中,实体器官移植受体中的肺癌发生率是普通人群的 2 倍,其中肝移植受体的 SIR 为 1.95。肺癌是这类人群中最常见的实体肿瘤,其发病率为 218 例/(10 万人·年),仅次于所有胃肠道恶性肿瘤和淋巴组织增生性疾病[发生率为 244 例/(10 万人·年)]。在大型登记和队列研究中,肝移植受体的肺癌患病率为 0.5%～2.4%。肝移植术后发生肺癌的风险与吸烟史以及酒精性肝病史密切

相关。在美国一项多中心登记研究中,酒精性肝病患者肝移植后 5 年和 10 年的肺癌发生风险分别为 2% 和 4.8%,相比较之下,无酒精性肝病受体人群的这一数字仅为 0.15% 和 1.3%。在来自西班牙的一项单中心队列研究中,因酒精性肝病而进行肝移植手术的患者的上呼吸道感染和肺癌的发病率为 8%,而由于其他肝脏疾病导致的发病率为 0.8%。在肝移植手术前,这些患者绝大多数是重度饮酒者(75%)或者重度吸烟者(70%)。在一项随访研究中,2% 的肝移植受体发生肺癌,其中 12 例(1.7%)患有酒精性肝硬化,3 例(0.4%)患有非酒精性肝硬化。他们的预后极差,因为大多数患者在确诊时已被认为是不可切除的,并且他们的平均存活时间为 5 个月且最终都死于该病。关于肺癌筛查尽管没有明确的指南,但是把目标定位在具有高风险因素的患者似乎比较恰当,例如具有显著吸烟史的患者,主动吸烟者和因酒精性肝病而进行肝移植的患者。一些中心每年进行胸部 X 线检查,而其他中心建议每年进行胸部计算机断层扫描(CT)进行监测。

### 头颈部肿瘤

最近的两项大型回顾性研究中,实体器官移植受体的头颈部肿瘤的发病率为 2.6%～6.1%,这几乎是普通人群的 2 倍。在这些患者中,此类肿瘤的生物学行为往往更具侵袭性。与免疫功能健全的患者相比,他们在确诊时肿瘤的恶性程度更高,并且复发的风险也相应增加。头颈部肿瘤也是肝移植术后发生相对较多的恶性肿瘤,在北美移植中心统计的发病率为 0.06%～1.7%。这大概是普通人群发病率的 2 倍左右,且其 SIR 为 2～2.5。头颈部肿瘤的主要危险因素包括吸烟史和饮酒史,这些都与肺癌类似。例如,在 534 位肝移植受体中,吸烟者的头颈部肿瘤发生率为 8%,而非吸烟者为 1.5%。与之相仿,因酒精性肝病而进行肝移植的患者患病风险增加,17% 的酒精性肝硬化患者罹患头颈部肿瘤,而非酒精性肝病患者则无一例发生此类疾病。

### 泌尿生殖系统肿瘤

总体而言,接近 0.8% 的实体肿瘤移植患者会在移植后诊断出泌尿生殖系肿瘤。在美国超过 40 000 名的肝移植受体中,该病发病率为 1.8 例/(1 000 例·年)。在美国,前列腺癌的发病率在接受移植和非移植人群中是相似的,但移植受体的非前列腺泌尿生殖肿瘤的发病率有显著增加。肝移植受体与普通人群相比,膀胱癌的发病率增加了 50%,睾丸癌增加了近

2倍,肾癌增加了近5倍(SIR分别为1.5、2和4.7)。加拿大的肝移植受体中,肾癌的SIR为3.1,而在芬兰这一数据则为4.2。

### 妇科肿瘤

乳腺癌、卵巢癌和子宫癌均为妇科肿瘤,其中乳腺癌最为常见。实体器官移植受体中乳腺癌发生率约为0.3%,其SIR为0.6~0.85,提示它的发病频率要低于普通人群。子宫癌和卵巢癌的发生率则更低,在实体器官移植受体中发病率小于0.1%,且SIR<1,这再次印证妇科恶性肿瘤在移植后受体中发生率较低。这可能与患者的移植前评估及后续充分监测有关,其对乳腺癌及癌前病变进行了早期筛查,从而导致妇科恶性肿瘤的发生率降低。因此,在移植前进行患者评估,对患者进行乳腺癌的充分筛查以及常规的日常医疗护理,可以早期诊断癌前病变从而降低妇科恶性肿瘤发病率。

其他不常见的妇科肿瘤包括宫颈癌、阴道癌和外阴恶性肿瘤。虽然都不多见,但阴道癌和外阴癌在移植后受体中比在普通人群中更加常见,其SIR分别为2.4和7.6。

### 移植后淋巴组织增生性疾病

淋巴组织增生性疾病定义为在实体器官移植后存在的淋巴组织不受控的增生状态,一般由强烈的免疫抑制导致。它最早在20世纪80年代初期,在由Starzl等人用环孢素治疗的肾移植受体中首次报道。当患者对环孢素减少产生临床反应时,免疫抑制在淋巴组织增生性疾病的发展过程中显得尤为重要。淋巴组织增生性疾病的疾病谱具有相当的异质性,范围可以从反应性、多克隆增生到高级别单克隆淋巴瘤。淋巴组织增生性疾病大多数来源于B淋巴细胞(85%),而其余来源于T细胞。虽然其发病机制尚未明确,但EB病毒感染在其中发挥了关键作用,事实证明有超过80%的B细胞淋巴组织增生性疾病和30%的T细胞淋巴组织增生性疾病病例与EB病毒有关。美国超过175 000例实体器官移植受体中,淋巴组织增生性疾病的总患病率为0.9%,其SIR为7.57;美国的其余肝移植人群也被证实有相似的SIR。淋巴组织增生性疾病在成年肝移植受体中诊断率为1.5%~3%,而在儿童受体中高达15%,高于肾移植受体(1%~2%),低于肠道(高达35%)、心脏和肺移植受体。近年来尽管治疗方法的改善已经提高了生存率,但在一些系列报道中其死亡率仍达到50%。最近相关的深入分析的综述,以及英国移植学会关于

诊断和管理淋巴组织增生性疾病的指南均已发表。

大多数淋巴组织增生性疾病病例均与EB病毒感染相关。EB病毒是一种能够刺激B细胞增殖和转化的γ-疱疹病毒。免疫功能健全的宿主对初次感染产生强烈的体液和细胞免疫应答,但在初次感染清除后,EB病毒能够在受感染的B淋巴细胞中引发潜伏感染。对于此类细胞个体的偶发再激活,机体可以通过EB病毒特异的细胞毒性T细胞使其被免疫系统迅速控制。移植术后医源性免疫抑制的调定中,EB病毒特异的T细胞往往会功能损伤并减少。这使得EB病毒的促B细胞凋亡作用受到抑制,增殖作用相应增强,最终导致淋巴组织增生性疾病的发生。EB病毒阴性淋巴组织增生性疾病的临床特征是晚期发作,相对于EB病毒阳性淋巴组织增生性疾病而言,单形体更具攻击性且其发病机制尚未明确,但可能与尚未检出的病原体或通过EB病毒早期刺激产生的淋巴增殖相关,后者引起导致非EB病毒依赖细胞复制的B细胞内突变的产生。

其他一些危险因素也与淋巴组织增生性疾病相关,其中最多见的是接受了原发性EB病毒感染血清阳性供体的EB病毒血清阴性的受体,这也是淋巴组织增生性疾病在儿童移植受体中更为常见的主要原因。移植器官的类型,免疫抑制强度的增加,巨细胞病毒(CMV)的错配和巨细胞病毒疾病也与淋巴组织增生性疾病的发生与发展相关(表86-2)。

淋巴组织增生性疾病的临床表现多种多样,并且与诊断时的疾病位置、临床阶段和一般状况相关。淋巴组织增生性疾病可以发生于特定部位或同种异体

**表86-2 实体器官移植受体发生移植后淋巴组织增生性疾病的危险因素**

| 阶段 | 危 险 因 素 |
|------|-----------|
| 早期 | 原发性EB病毒感染 |
| | 移植器官的种类 |
| | 使用OKT3和多克隆抗淋巴细胞抗体 |
| | 受体年龄较小(如婴儿和幼儿) |
| | 巨细胞病毒错配或巨细胞病毒疾病 |
| 晚期 | 免疫抑制的持续时间 |
| | 移植器官的种类 |
| | 受体年龄较大(如成人) |

引自 Allen UD, Preiksaitis JK; Infectious Diseases Community of Practice. Epstein-Barr virus and posttransplant lymphoproliferative disorder in solid organ transplantation. *Am J Transplant*. 2013;13 (suppl 4): 107. Wiley Periodicals Inc. Copyright 2013 The American Society of Transplantation and the American Society of Transplant Surgeons.

移植物,甚至能够累及全身其他系统,包括多个淋巴结位点,偶尔累及骨髓或中枢神经系统。一项涉及165例淋巴组织增生性疾病肝移植受体的研究中,22%患有局限于肝的疾病,而13%表现为多灶性疾病。常见的症状和体征包括发热和盗汗、淋巴结受累、不明原因的体重减轻、疲劳和不适,当累及胃肠道时,会出现腹痛、恶心、呕吐、腹泻,偶尔出现胃肠道出血或肠穿孔。患者在检查时常被发现淋巴结有病变,肝脾大以及扁桃体肿大。早期病变一般发生在移植后的1年内,通常出现反应性浆细胞增生或感染性单核细胞增多的特征,且这些细胞通常是多克隆的。与之相对,多型性淋巴组织增生性疾病,单形性淋巴组织增生性疾病和经典霍奇金淋巴瘤淋巴组织增生性疾病通常是表现为单克隆细胞(表86-3)。和一般的淋巴瘤相比,淋巴组织增生性疾病淋巴瘤更容易出现淋巴结外累及、高级别组织学分析,更具侵袭性的临床行为和较差的预后。

移植后淋巴组织增生性疾病诊断的难度在于需在临床疑似病例的基础上,结合详细的病史和体格检查、相关实验室检查、影像学检查、受累及区域的活组织检查进行诊断。理想情况下,活检结果应由具有在

**表86-3　移植后淋巴组织增生性疾病的分类**

**早期病变\***
浆细胞增生
传染性单核细胞增多样病变
多型性移植后淋巴组织增生性疾病
单型性移植后淋巴组织增生性疾病
**B细胞肿瘤**
弥漫性大B细胞淋巴瘤
淋巴瘤
浆细胞骨髓瘤
浆细胞瘤样病变
其他†
**T细胞肿瘤**
外周性T细胞淋巴瘤
肝脾T细胞淋巴瘤
其他†
**经典霍奇金淋巴瘤型移植后淋巴组织增生性疾病**

\*一些大体积的病变在移植后的可能有花样滤泡状增生的外观或其他已标志但非传染性单核细胞增多症淋巴样增生。† 在移植受体中产生的惰性小B细胞淋巴瘤不包括在移植后淋巴组织增生性疾病中。引自 Allen UD, Preiksaitis JK. AST Infectious Diseases Community of Practice. Epstein-Barr virus and posttransplant lymphoproliferative disorder in solid organ transplantation. *Am J Transplant*. 2013；13（suppl 4）：107. Wiley Periodicals Inc. Copyright 2013 The American Society of Transplantation and the American Society of Transplant Surgeons.

诊断移植后淋巴组织增生性疾病上富有经验的血液病理学家或病理学家来对结果进行解读,同时他们也应具有移植相关的临床知识。及时诊断与治疗的开展速度密切相关,疾病早期阶段的检出很可能改善患者的预后。常见的实验室检查异常包括贫血(一般为正常)、乳酸脱氢酶和尿酸水平升高,以及EB病毒血症,但是通过分子方法单次测量EB病毒载量的临床价值还未经证实。胸部、腹部和骨盆的CT是诊断淋巴组织增生性疾病的最常见影像学检查,能显示受累及淋巴结的严重病变或体积较大的病变;怀疑有中枢神经系统累及的患者采用脑的MRI检查比CT检查效果更好。在专业中心,PET-CT已成为诊断淋巴组织增生性疾病的有力工具,并且在评估疗效反应中很有价值。病理结果依然是诊断的"金标准",它提供了有关预后的有利信息以及因人而异的治疗方法。尽管切除活检是推荐的治疗方法,但当大型活检临床无法实现时针刺活检也可作为替代方法。在高度怀疑或已确诊淋巴组织增生性疾病的情况下,可通过检测组织内的EB病毒,以及免疫表型技术来确定淋巴细胞谱系标志物(B细胞与T细胞)和CD20抗原的存在,这两者可作为常规的组织学诊断的补充,且它们也与治疗选择有关。

为了降低淋巴组织增生性疾病的发生频率并减少它对移植后预后的影响,一些中心采用化学预防或先发策略,将EB病毒载量作为监测工具,以防止此类并发症的发生。迄今为止还没有完善的公开数据可以支持这些策略在临床领域的广泛使用。大多数成人肝移植中心不采用特定的策略来降低移植后淋巴组织增生性疾病的风险,只有尽可能地密切观察,避免过度免疫抑制以减少已知的慢性免疫抑制状态的并发症。

对已有移植后淋巴组织增生性疾病的治疗仍极具挑战,虽然最新的治疗进展改善了预后,但仍有很大的进步空间。对这种疾病的合适治疗,需要涉及移植科医生、外科医生、传染病专家以及医学放射肿瘤学家共同协作的多学科方法。在大多数情况下,治疗的第一步往往是将免疫抑制降低至最低耐受剂量,以避免移植物排斥的发生。根据目前移植后淋巴组织增生性疾病的临床实践,这种方法可导致高度变化的缓解率(0～73%)。最近一项针对患有移植后淋巴组织增生性疾病的67名成人实体器官移植受体的单中心回顾性分析中,减少免疫抑制的标准化方式实现了45%的总体缓解率,包括37%的完全缓解率,但是达到完全缓解的患者中复发率为17%。这种方式还与

32%受体发生急性排斥相关。重大疾病基础、临床分期晚期和确诊年龄较大是不良预后的主要预测因素。减少免疫抑制或停止用药的最佳用药方案还没有共识，各移植中心均有自己的经验方法。最近出版的英国移植协会移植后淋巴组织增生性疾病管理指南提供了针对治疗方法的建议，但它主要基于专家共识。2～4周的临床反应较明显，无明显进展的稳定患者，在选择其他替代方案之前可以考虑等待6周。如果具备可行性，外科切除或局部放射治疗可以与减少免疫抑制联合使用以控制局部的移植后淋巴组织增生性疾病，曾有研究报道使用这一方案致长期缓解的病例。虽然移植肾切除术可用于治疗肾移植受体的移植后淋巴组织增生性疾病，但这种方式不适用于其他实体器官的移植受体。减少免疫抑制的初期若移植后淋巴组织增生性疾病无缓解时，可以使用其他替代物，包括抗病毒药（阿昔洛韦和更昔洛韦）、被动抗体（静脉内免疫球蛋白）和过继性免疫治疗。然而，这些方式尚无显著的临床疗效或还在积极研究当中。

在过去几年中，利妥昔单抗，一种针对CD20的单克隆抗体、B淋巴细胞特异性抗原，在治疗B细胞移植后淋巴组织增生性疾病中发挥显著作用，该药剂造成完全和持续缓解已有所报道。利妥昔单抗单药治疗移植后淋巴组织增生性疾病的前瞻性试验中，表现出55%的联合总体缓解率，并且在早期引入利妥昔单抗治疗的大型回顾性研究中，治疗能够导致疾病的无进展率和总生存率的增加。治疗通常是每周输注4次利妥昔单抗，一些证据表明另外再用4次剂量的延长治疗可以将完全缓解率从34%提高到60%。治疗通常能够耐受，但多达25%的患者在初期缓解但在治疗后1年内出现疾病进展。其中一些患者仍然可以成功地接受另一种疗程的利妥昔单抗单药治疗。造成对这一疗法反应差的因素包括年龄>60岁、一般情况差（东方肿瘤协作组织第2～4期）以及乳酸脱氢酶升高。在排除上述因素的情况下，对于减少免疫抑制疗法无效的CD20阳性B细胞移植后淋巴组织增生性疾病患者来说，利妥昔单抗是其良好的一线治疗。利妥昔单抗治疗的潜在的不良事件，包含肿瘤溶解样综合征，B淋巴细胞持久消耗和其诱导的低丙种球蛋白血症，继而增加继发感染与巨细胞病毒再激活的风险；较少见的不良事件包括肠穿孔和进行性多发性脑白质病。

对于高风险的CD20阳性的移植后淋巴组织增生性疾病的患者，或利妥昔单抗治疗后未完全缓解的患者，或T细胞移植后淋巴组织增生性疾病的患者，应选择的治疗是单独进行细胞毒联合化疗或同时结合利妥昔单抗。最常见的方案包括CHOP方案（环磷酰胺、多柔比星、长春新碱和泼尼松）、ACVBP方案（多柔比星、环磷酰胺、长春地辛、博来霉素和泼尼松）和ProMACE CytaBOM方案（泼尼松、多柔比星、环磷酰胺、依托泊苷、阿糖胞苷、博来霉素、长春新碱、甲氨蝶呤和甲酰四氢叶酸）。很显然，这些药物的使用需要医学肿瘤学家与移植团队的密切沟通。完全缓解率为42%～92%。尽管使用细胞毒性联合化疗获得了更好的长期效果，但其治疗的相关死亡率相当高（13%～50%），这主要由感染性并发症造成。中枢神经系统累及会严重影响预后，具体的治疗策略需要个体化，并与医学放射肿瘤学家讨论后确定。

## 术前恶性肿瘤的复发

如前述讨论，肝移植后的肿瘤复发是相对常见的问题，也与移植受体的寿命延长有关。然而，如何在移植前判断恶性肿瘤的复发风险我们知之甚少，尤其是在移植前已治愈过的肝外肿瘤转移。其他恶性肿瘤，如肝细胞癌和胆管癌实际上就是通过肝移植治疗。仅在美国，针对"恶性肿瘤"（主要包括肝细胞癌和胆管癌）的肝移植的比例已从2001年的4%增加到2011年的21%。本节回顾了目前已知的肝移植后复发风险和非肝脏相关的恶性肿瘤。

### 肝细胞癌

过去10年以来，将肝移植手术作为肝细胞癌治疗方案的患者比例显著增加。早期肝移植治疗肝细胞癌的经验不足，20世纪80年代末和90年代初的术后5年复发率为53%，同一时期内患者的5年总体生存率小于30%。最初的失败经验导致一些中心放弃对肝细胞癌患者进行肝移植，而其他中心则继续改进手术选择标准。他们的努力最终使得Mazzaféro等人制定的所谓米兰标准于1996年出台。在符合特定标准（单个肿瘤最大直径达5 cm或最多3个直径≤3 cm的肿瘤，局限于肝脏且无血管浸润）的移植患者中，术后复发率只有8%，4年生存率为75%。符合手术标准的患者术后结果良好，这让世界各地的移植中心开放提供肝移植手术作为肝硬化和早期肝细胞癌患者的最佳治疗手段。目前的单中心经验报告中，符合米兰标准的肝移植患者，术后肝细胞癌的复发率为8.4%～27%（大多数复发发生在术后前24个月），5年总体生存率大于70%。超出米兰标准进行肝移植的患者复发率为40%～60%。一些出版物

| 表 86-4　　肝移植后肝细胞癌复发的危险因素 | |
| --- | --- |
| **肿瘤相关危险因素** | **免疫抑制相关危险因素** |
| 高水平甲胎蛋白 | 免疫抑制水平 |
| 肿瘤分级 | mTOR 和无 mTOR 抑制剂方案 |
| 肿瘤分期 | |
| 肿瘤分期(米兰标准外) | |
| 血管浸润 | |

mTOR:哺乳动物西罗莫司靶蛋白。转载获得作者允许:Welker MW,Bechstein WO,Zeuzem S,et al. Recurrent hepatocellular carcinoma after liver transplantation — an emerging clinical challenge. *Transpl Int*. 26:109,2013. Blackwell Publishing Ltd. 2012 版权:作者以及欧洲器官移植学会

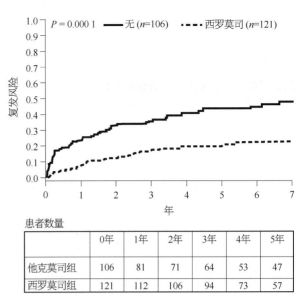

| 患者数量 | 0年 | 1年 | 2年 | 3年 | 4年 | 5年 |
| --- | --- | --- | --- | --- | --- | --- |
| 他克莫司组 | 106 | 81 | 71 | 64 | 53 | 47 |
| 西罗莫司组 | 121 | 112 | 106 | 94 | 73 | 57 |

**图 86-2**　根据免疫抑制治疗的种类(西罗莫司与无西罗莫司),阐释肝细胞癌肝移植后 Kaplan-Meier 图(引自 Chinnakotla S,Davis GL,Vasani S. Impact of sirolimus on the recurrence of hepatocellular carcinoma after liver transplantation. *Liver Transpl*. 2009;15:1834. Copyright 2009 American Association for the Study of Liver Diseases.)

刊登了肝移植后肝细胞癌复发的深度综述。本节涵盖了复发性肝癌的主要临床特征。

提示移植后肝细胞癌复发最常见的临床特征包括移植前甲胎蛋白水平、肿瘤的大小和数目、肿瘤分期、血管浸润情况和免疫抑制方案(表 86-4)。一项接近 1 200 例肝细胞癌移植患者的 meta 分析提示,与肿瘤复发相关的主要临床特征是血管浸润[优势比(OR)为 8.7],低分化癌(OR = 2.9),肿瘤直径>5 cm(OR = 13.3)和肝细胞癌超过米兰标准(OR = 4.2)。最近,分子谱分析已成为预测肝细胞癌复发富有前景的方式,尽管劳动密集和昂贵是其缺点;该方法现在还处在试验中。在这些技术被应用于临床来选择肝细胞癌的移植候选者之前,还必须进行前瞻性评估。

目前数据表明,基于钙调磷酸酶抑制剂的免疫抑制可能增加肝细胞癌的潜在复发风险。Vivarelli 等人发现意大利肝细胞癌肝移植患者中,使用环孢素和他克莫司与移植后复发风险升高独立相关。实验室以及有限的临床经验支持 mTOR 抑制剂西罗莫司和依维莫司作为哺乳动物靶标抑制剂的双重免疫抑制和抗肿瘤作用(尽管依维莫司已被许多国家采用,但它最近才被美国 FDA 用作肝移植的免疫抑制剂)。从临床观点看,在某些但不是所有的回顾性研究中,发现用西罗莫司替代钙调磷酸酶抑制剂能降低移植后肝细胞癌复发的风险,并且能提高患者的无复发率和总体存活率,而不造成其主要并发症的显著增加。科罗拉多大学研究了 97 名肝细胞癌肝移植患者,其中 45 名患者接受西罗莫司和钙调磷酸酶抑制剂共同治疗,52 名接受钙调磷酸酶抑制剂而无西罗莫司治疗。肝细胞癌复发率总体为 12.4%,其中西罗莫司组为 45 例中的 3 例(6.7%),非西罗莫司组为 52 例中的 9 例(17.3%)。类似的,患者的 5 年生存率西罗莫司组(80%)较非西罗莫司组(62%)更高,肝细胞癌

无复发生存率(79% 比 54%)也更高。在一项更大的实验中,来自 Baylor 大学医学中心的 Chinnakotla 等在达拉斯研究了 121 例使用西罗莫司进行免疫抑制治疗的肝癌肝移植受体,并将他们的结果与使用他克莫司进行免疫抑制治疗的 106 个受体进行比较。所有患者在术后最初的 20 周接受多柔比星辅助化疗。本研究中肝细胞癌复发率为 11%;再一次,西罗莫司组的复发率低于他克莫司组的复发率。用数字描述即西罗莫司组的 5 年生存率更高(80% 比 59%),这与科罗拉多大学的试验结果近似(图 86-2)。这两个中心均未报道在用西罗莫司治疗的受体中的移植后主要并发症有显著性增加,主要包括肝动脉血栓形成或急性细胞排斥反应这两类并发症。

为了更好地表现肝细胞癌肝移植患者使用西罗莫司进行免疫抑制的存活益处,Toso 等人分析了 2002 年和 2009 年间器官移植者科学登记处记录的将近 2 500 个成年肝移植受体的数据。他们发现,接受西罗莫司治疗的 109 例受体的 5 年生存率(83%),相比较其他免疫抑制药物 2 382 例受体的 5 年生存率(69%)有着显著提高。经多变量分析多重校正混杂因素后,发现西罗莫司的使用与患者生存率独立相关,其 HR 为 0.53。对 5 项包括一共 2 950 例肝细胞癌肝移植患者的研究进行 meta 分析,西罗莫司治疗相较于钙调磷酸酶抑制剂治疗对于肿瘤复发的显著

减少(OR＝0.42)以及术后 1 年、3 年和 5 年生存率的提高(分别为 OR＝4.5、2 和 2.5)有着显著相关性。这些结果十分令人鼓舞,它表明基于 mTOR 的免疫抑制疗法能够提高肝细胞癌肝移植患者的无复发率和总体存活率。目前正在进行的一项国际性多中心、前瞻性、随机、开放性标记试验(SiLVER),目的比较肝细胞癌移植受体使用西妥昔单抗与西罗莫司免疫抑制治疗的情况,招募约 510 例患者,预计完成日期为 2014 年 3 月。这项研究的结果受到迫切期待,如果西罗莫司依旧表现出显著的临床疗效,这将可能改变肝细胞癌肝移植患者的免疫抑制治疗标准。

肝移植后的复发性肝癌通常是一类来自原发肿瘤的转移性疾病,它在移植前无法检测或可能通过手术扩散。其中的例外是在接受体中发生的晚期"复发"现象,这些患者在原发疾病周围继发肝硬化,并移植后多年再次发展为肝细胞癌。然而,真正的复发多于移植后前 2 年发生,并且可以同时存在于一个或多个部位。最常见的转移部位包括肺(50％)、肝(49％)和骨(26％)。诊断主要通过影像学(CT、MRI,有时 PET-CT)、血清甲胎蛋白水平和临床症状。所有目前针对肝细胞癌的治疗适于移植后治疗方案,包括肝切除、消融和使用索拉非尼。很少会进行肝再移植,这是复发的替代方案。根据复发的位置和病程,一般手术切除后可获得最佳的长期预后。其他治疗移植后肝内复发的替代方案,包括射频或微波消融、跨部位化疗栓塞以及放射栓塞。

肝细胞癌的肝外复发也很常见且通常能通过局部切除控制。骨转移也很多见,通常表现为显著疼痛。这些病变一般采取保守治疗;外放射治疗和偶尔采用唑来膦酸(静脉注射二膦酸盐)可以达到症状的良好控制。

索拉非尼是唯一被批准用于肝细胞癌的系统治疗药物。其可以用于移植后的不可切除的转移患者,通常与 mTOR 抑制剂联合。在迄今为止的最大的一项相关研究中,Gomez-Martin 和来自西班牙 5 个移植中心的同事使用 mTOR 抑制剂(西罗莫司或依维莫司)和索拉非尼的组合来治疗 31 例无法手术的肝细胞癌复发患者。移植后到复发的中位时间为 22.6 个月(范围 2.2～103.1 个月)。复发局限于肝的有 5 例(16％),肝外复发 20 例(65％),有 6 例(19％)肝内外复发。开始使用索拉非尼后,中位总生存期为 19 个月,疾病进展的中位时间为 6.8 个月,复发后的总体中位生存期为 40 个月。严重的药物毒性少见,2 例患者出现上消化道出血,中枢神经系统出血 1 例,

心力衰竭 1 例。其他药物不良事件包括 1/3 的患者出现血脂异常,55％出现手足综合征(主要是轻度至中度),以及 77％出现腹泻。相比之下,来自德国的小型单中心试验中,13 名患者接受索拉非尼联合或不联合 mTOR 抑制剂治疗肝细胞癌复发则表现出更严重的毒性。13 名患者中的 12 名发展成 3 级或 4 级毒性,并导致 10 名患者索拉非尼停药。值得注意的是,由于严重的肝毒性,3 例患者不得不停用索拉非尼。目前还需要更有力的数据来明确支持索拉非尼联合或不联合 mTOR 抑制剂广泛用于肝移植后不可切除的复发性肝癌的治疗。

### 胆管癌

胆管癌是肝第二常见的原发性恶性肿瘤,在美国年发病率为每 10 万人 1.2 人,最常见于原发性硬化性胆管炎患者。直到几年前,胆管癌还是肝移植的禁忌证。但在过去 15 年中,选择合适的不可切除的胆管周围胆管癌患者进行新辅助放化疗,随后进行肝移植手术可显著改善患者存活率。早期的单中心临床试验的成功也让其他移植中心采用了这种治疗方式。目前在美国有超过 20 个中心(包括本机构)为经筛选后胆管外胆管癌患者提供这种治疗方式。最近美国的一项研究中,287 例来自 12 个移植中心的胆管周围癌患者接受新辅助放化疗后大部分患者进行了肝移植。治疗开始后中位时间为 4.6 个月时出现 25％的退出率,且未接受移植。在 214 例接受肝移植的患者中,2 年、5 年和 10 年的总体无癌生存率分别为 78％、65％和 59％。这一数字与其他描述肝移植患者人群的文献相似。若将死亡供体与活体供体移植比较,或将原发性硬化性胆管炎患者与无原发性硬化性胆管炎患者相比较时,皆无显著的生存率差异。值得一提的是,被选择的患者中胆管-血管癌的人群移植后复发率为 20％,并且绝大多数最终死于该病。若患者超出 UNOS 肿瘤标准(肿瘤直径＞3 cm,移植前经腹膜穿刺活检,转移性疾病)或先前就患有恶性肿瘤,与符合标准的患者相比,其存活率(HR＝2.98)显著降低。影响预后最重要的因素是肿瘤直径＞3 cm,其 5 年无复发生存率只有 32％,而直径＜3 cm 者为 69％。

梅奥诊所进行的有关新辅助放化疗的研究是目前最大的单中心经验性回顾研究,共招募了 199 例患者,其中 62 例退出(31％),包括 55 例疾病进展的患者。排除标准包括 CA19-9≥500 U/ml(HR 2.3),肿瘤直径≥3 cm(HR 2.1),胆管冲洗或活检为恶性肿

瘤(HR = 3.6)和终末期肝病模型得分≥20(HR 3.5)。其余 137 例患者接受移植。无癌症者 5 年总体存活率为 68%。共计 26 名患者(19%)移植后发生癌症复发,中位时间为 23 个月(范围为 1~128 个月)。复发后的中位生存时间为 6.9 个月(范围为 0~40 个月)。除外 2 例,其余患者复发后最终死亡。在 61 名受试者(45%)中观察到移植后复发的危险因素,包括 CA19-9 水平较高(HR 1.8),门静脉累及(HR 3.3)和外植体残留肿瘤(HR 9.8)。PSC、年龄、胆囊切除术史和移植等待时间不是独立预测因素。

上述结果说明,不可切除的胆管周围胆管癌患者在经过筛选后,建立的亚组进行新辅助化疗后的肝移植,5 年无癌生存率预期≥65%。然而,19% 的受体出现胆管癌的复发,并且有相当高的死亡率。移植后复发的主要危险因素包括移植物残留肿瘤。随着胆管癌治疗新方法的出现,能够在移植前预测疾病进展的危险性以及诊断有可能移植后复发的患者。

### 肝外恶性肿瘤

来自肾移植的文献数据表明,该人群中移植前恶性肿瘤的复发率较低。如一项来自澳大利亚和新西兰的肾移植受体的大型登记,11 894 例病例中有 210 例有恶性肿瘤病史(1.8%),复发率为 5%(210 例中的 11 例)。类似的,在来自美国包含 66 000 名肾移植受体的队列研究中,2.1% 在移植前有恶性肿瘤病史,其中 31 例(2.3%)出现移植后复发,占全部队列的 0.05%。

与肝细胞癌复发研究不同,肝移植前肝外恶性肿瘤预后研究的可用病史数据很少,并且没有制定确切的治疗指南。德国的一项大型单中心研究中,606 名移植受体中有 37 名(6%)在移植前有恶性肿瘤病史。这些恶性肿瘤患者包括 11 例血液恶性肿瘤,22 例实体恶性肿瘤和 4 例癌前病变。恶性肿瘤确诊到进行肝移植的中位间隔时间为 43 个月(范围广泛,从小于 1 个月至 321 个月)。7 名患者表现出骨髓增殖性疾病继发的急性 Budd-Chiari 综合征而进行移植,他们诊断为恶性肿瘤在移植前不久。相比之下,剩下的 30 例患者中,有 8 例(27%)在移植后 2 年内被诊断恶性肿瘤并进行治疗,在移植前 2~5 年诊断或治疗的有 8 例(27%),14 例(46%)在移植前 5 年内接受过癌症治疗。11 个有血液恶性病史的患者在 131 个月的随访期间没有发生复发或转移。在有实体器官癌症病史的受体中,仅 1 例有复发。值得注意的是,这是在移植时偶然诊断为Ⅲc 期结肠癌的患者病例。3

周后,为其进行了结肠切除术和淋巴结清扫术,但在肝移植术后 6 个月死于广泛转移。在这个病例体系中,只有 5 名患者在诊断为恶性肿瘤的 1 年内完成肝移植:1 名结肠癌患者(如上描述),1 名原位结肠癌,1 名原位外阴癌,1 名完全切除的 $T_1$ 口腔鳞状细胞癌以及 1 例 $T_1$ 基底细胞癌。这些患者都未患有转移性疾病,并且在肝移植后都无肿瘤复发。这组患者的 5 年和 10 年复发率均为 3%,而相比之下移植后 5 年和 10 年在同一移植中心发现新发恶性肿瘤的概率为 7% 和 15%。

移植后的复发性恶性肿瘤有几个危险因素,包括癌症的具体类型、诊断时恶性肿瘤的程度、从治疗成功到进行肝移植的时间,当然还有在普通人群中该病的自然史。借鉴肾移植文献,同时基于复发预计风险,移植前恶性肿瘤的复发可以被笼统地归类为低、中、高风险。也因此,癌症缓解之前推荐的移植术前等待时间得以公布。对于皮肤基底细胞癌、偶发性肾细胞癌和原位膀胱癌而言无需等待期;而原位宫颈癌、淋巴瘤、前列腺癌、甲状腺癌和睾丸癌推荐等待至少 2 年;乳腺癌为 3 年;浸润性宫颈癌膀胱癌、结肠直肠癌为 5 年。虽然这些指南有指导作用,但是每个移植中心都有各自对移植前恶性肿瘤患者制定的标准。当遇到罕见的恶性肿瘤,则需要肿瘤学家参与提出个性化的治疗手段。

为了评估移植前恶性肿瘤对移植后死亡率的影响,瑞典研究人员建立了一个 1970—2008 年实体器官移植受体的研究人群队列。在接近 10 500 名符合条件的受体中,416 名(4%)有恶性肿瘤病史,且与移植适应证无关。3/4 是肾移植受体,肝移植受体占队列的 11%。20% 的患者在癌症诊断不到 2 年接受了移植,50% 在癌症诊断后 2~10 年接受移植,30% 的患者癌症诊断超过 10 年接受移植。与没有癌症病史的移植受体相比,先前有恶性肿瘤病史患者的总体死亡率增加了 30%,癌症相关死亡风险增加了 3 倍(HR 分别为 1.3、3.6)(图 86-3)。死亡率的增加主要是来自非肾移植患者和癌症诊断 5 年内进行移植的患者,并且似乎仅限于富有侵袭性的肿瘤(胃肠道、乳腺、肾脏、膀胱、和血液系统恶性肿瘤)。在非肾移植中,从癌症诊断到移植的等待时间长短与死亡率无关,这提示恶性肿瘤的具体类型对肿瘤复发率和死亡率的影响比等待时间更大。

## 供体传播肿瘤

恶性肿瘤从供体转移到受体的现象,最初在 20

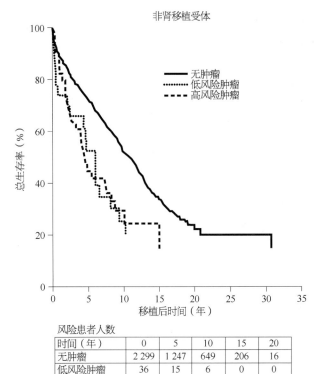

**图86-3** 来自瑞典大型人群队列研究的实体非肾移植受体移植前有或无肿瘤的总体生存概率（引自 Brattström C, Granath F, Edgren G, et al. Overall and cause-specific mortality in transplant recipients with a pretransplantation cancer history. *Transplantion*. 2013；96：297. Copyright 2013 Lippincott Williams & Wilkins. ）

世纪 60 年代中期 1 例接受来自供体肾脏的女性受体术后出现广泛的癌症病变中报道，该供体患有梨状窝鳞状细胞癌。器官供体传播的恶性肿瘤是指通过捐献的移植物内的循环肿瘤细胞或通过移植体实质内的微转移，在移植时从供体转移到受体的一类肿瘤。虽然 2.7%～5.4% 的实体器官供体具有恶性肿瘤病史，但供体传播的恶性肿瘤的现象相当罕见，1994—2006 年在 UNOS 数据库记录的 108 062 名器官捐献死者中有 13 例（0.012%）发生此类传播。经过数据的更新，39 455 例的实体器官死亡供体中有 1 069 例在 2000—2005 年间向 UNOS 报告了恶性肿瘤病史。这些供体中最常见的恶性肿瘤是非黑色素瘤皮肤癌（$n=776$）、中枢神经系统癌（$n=642$）和宫颈癌（$n=336$），但在转移时，供体中唯一活跃的癌症是非黑色素瘤皮肤癌或中枢神经系统恶性肿瘤。在这个大型队列中，仅发现 1 例患有多形性成胶质细胞瘤的供体将该疾病传播给 3 个受体，且所有受体都死于该疾病。另外仅有的 1 例供体来源的恶性肿瘤，是具有远期黑色素瘤史（32 岁前捐献）的供体将该疾病传播给

单个受体。因此，有黑色素瘤病史供体的器官在大多数情况下属于移植禁忌。

虽然供体来源的恶性肿瘤很罕见，但被确诊后受体的发病率和死亡率非常高。2005—2009 年，美国向 OPTN 报告了总共 20 例供体来源的恶性肿瘤；其中一半的受体死于恶性疾病的进展。在同一份来自 OPTN 的报告中，最常见的转移性肿瘤是肾细胞癌（7 名受体），其次是淋巴瘤（6 名受体）和肺癌（4 名受体）。

随着供体年龄的增加，恶性肿瘤的风险也相应增加。当试图扩大供体人数时，这一事实尤其重要，因此有病史或特定类型活性恶性肿瘤的供体需要评估确定是否适合移植。为此，OPTN 和 UNOS 发布了一份文件，帮助临床医生评估实体器官受体感染供体传播的恶性肿瘤的临床风险。他们根据目前对这些肿瘤生物学特性的了解，创建了 6 个风险类别并建议了特定类型肿瘤的风险分型。表 86-5 为风险的分型。由于对供体传播的恶性肿瘤的理解加深，我们能够不显著增加供体传播恶性肿瘤的发生而扩大供体库。

## 移植后筛查手段

综上所述，肝移植受体发生恶性肿瘤比普通人群更常见，这是移植受体晚期死亡的主要原因之一。癌症筛查程序，目的在于早期检出癌症以提供潜在的治疗措施并提高存活率。由于肝移植受体患癌症的风险增加，所以我们需要遵循癌症筛选策略（表 86-6）。这些大部分都是通过调整普通人群或其他类型移植群体，如肾移植后群体等的筛查标准。大多数移植中心都有自己的移植后筛查方案，且没有证据支持某个筛查方案更准确。近期，大量肝移植后筛查方案的经验表明，与被诊断为对症状性疾病有反应的群体相比，被诊断后采用筛查策略的那部分患者的生存率得到改善。在奥地利的一项回顾性研究中，12% 的移植后患者有新发恶性肿瘤。在引入强化筛查策略后，新发肿瘤的检出率从 5% 增加到 13%，并且能够在更早期阶段诊断出更多新发恶性肿瘤。强化的监测方案包括每年进行胸部和腹部 CT，泌尿系统评估，包括男性的前列腺特异性抗原水平，女性的子宫颈、阴道细胞学评估和乳腺 X 线检查，以及皮肤病学评估。结肠镜检查在移植后 3 年和之后每 5 年进行。而炎性肠病或结肠腺瘤的患者在移植后 1 年进行第 1 次结肠镜检查。患者预后得到显著改善，例如非皮肤癌，其中位肿瘤相关生存时间从 1.2 年增加到 3.3 年，总

**表 86-5　供体传播的恶性肿瘤的风险类型**

| 风险类型 | 定义 | 频率估计 | 临床应用推荐 |
|---|---|---|---|
| 0：无明显风险 | 无活动性恶性肿瘤或评估期间无肿瘤史 | 0 | 标准 |
| 1：风险极小 | 文献提示肿瘤传播风险极小 | 0～≤0.1% | 临床判断与知情同意 |
| 2：低风险 | 文献提示肿瘤传播风险低 | 0.1%～≤1% | 在没有移植严重风险的受体中使用。需要知情同意 |
| 3：中等风险 | 文献提示肿瘤传播风险显著 | 1%～≤10% | 通常不推荐此类供体。偶然情况下，若受体预期存活时间小于移植存活时间（如几日或更短）时，救命移植可进行。需要知情同意 |
| 4：高风险 | 文献提示肿瘤传播风险高 | >10% | 不鼓励采用此类供体，除非在极少见极端情况下。需要知情同意 |
| U：未知 | 风险因素评估不完整或无文献支持评估 | N/A | 采用与否需基于临床判断和知情同意 |

引自 Nalesnik MA，Woodle ES，Dimaio JM，et al. Donor-transmitted malignancies in crgan transplantation：assessment of clinical risk. *Am J Transplant*. 11：1140，2011. Wiley Periodicals Inc. Copyright 2011 The Authors，copyright 2011 The American Society of Transplantation and the American Society of Transplant Surgeons.

**表 86-6　肝移植受体的筛查建议**

| 肿瘤类型 | 建议 | 适用的移植受体 |
|---|---|---|
| 皮肤癌 | 每年进行皮肤科检查<br>减少皮肤暴露（穿戴帽子和长袖、长裤）<br>使用防晒霜 | 所有 |
| 淋巴组织增生性疾病 | 移植前检查 EB 病毒水平<br>目前无可用筛查建议 | 所有 |
| 结肠癌 | 每年进行结肠镜检查与随机活检<br>遵循本年龄风险人群相应指南 | 原发性硬化性胆管炎和炎性肠病以及其他患者 |
| 肺癌 | 每年进行胸部 X 线检查 | 吸烟者和非吸烟者<br>酒精性肝病 |
| 口咽癌或喉癌 | 每年进行口腔检查 | 吸烟者和非吸烟者<br>酒精性肝病 |
| 宫颈癌 | 行普通人群指南推荐的盆腔检查和子宫颈、阴道细胞学检查 | 所有女性 |
| 乳腺癌 | 根据普通人群指南 40 岁以上进行每年乳腺 X 线检查 | 所有女性 |
| 前列腺癌 | 根据普通人群指南，50 岁以上每年进行 PSA 检查 | 所有男性 |

PSA，前列腺特异性抗原（引自 Chandok N，Watt KD. Burden of de novo malignancy in the liver transplant recipient. *Liver Transpl*. 18：1277，2012. Wiley and Sons. Copyright 2012 American Association for the Study of Liver Diseases.）

生存时间从 3.1 年增加到 11.3 年。生存率的改善可能来自癌症诊断阶段的转变。在强化筛查方案实施之前，71% 的非皮肤癌在Ⅲ和Ⅳ期诊断出，相比之下，在方案应用后仅为 46%。同样的，在西班牙的一项研究中，通过影像学诊断为非皮肤癌症的患者，与依靠症状诊断的患者相比生存率有显著提高。目前强化的筛查方案的成本效益是否更高，及其他临床环境能否常规实施还未知晓。特别值得关注的是，考虑到许多终末期肝病患者常常依靠影像学诊断，在很多情况下进行常规 CT 扫描，这种每年定期 CT 扫描造成潜在辐射暴露。

美国肝脏疾病研究协会和美国移植学会最近发布的成年肝移植受体的长期管理指南中，提供了关于移植后恶性肿瘤的如下建议：

- 所有肝移植受体在移植后，应至皮肤科医生处评估皮肤病变；同时在移植后持续 5 年或更长时间，每年由生理学家进行评估。
- 患有原发性硬化性胆管炎和炎性肠病或其他

公认的结直肠癌危险因素的患者应每年进行结肠镜检查与活检筛查。当结肠活检显示中度或重度异常增生时,应考虑结肠切除术包括保守性造口手术。

- 对于先前无肝细胞癌的患者,如果发生同种异体移植物的复发性肝硬化,应当每 6～12 个月进行腹部影像学监测新发肝癌。

- 肝细胞癌肝移植的患者应考虑使用免疫抑制剂方案,包括西罗莫司(移植后数周开始)。
- 肝切除或消融通常是单纯肝外转移或肝内肝细胞癌复发的治疗选择。

显然,在批准肝移植受体的特异性筛选方案之前,还需要更多的数据支持,但它至少应遵循来自普通人群的当前筛查指南。

---

### 要点和注意事项

- 评估了以前所有恶性肿瘤的潜在的受体,并确定其阶段和治疗。
- 通过对患者的病史和对供体的术中评估认真核查,仔细选择高风险供体。
- 管理移植后淋巴组织增殖性疾病,将其作为一种疾病系列,治疗可包括抗病毒治疗,减少免疫抑制剂使用,使用生物制剂乃至到全身化疗。
- 手术治疗新发的皮肤以及实体器官恶性肿瘤,并调控维持免疫抑制治疗。
- 排除高级别脑肿瘤、手术分流或广泛开颅手术的供体。
- 排除有黑色素瘤病史的供体。
- 排除有卡波西肉瘤或晚期(Ⅲ或Ⅳ期)癌的受体。
- 认识到并非所有移植后淋巴组织增生性疾病患者都应接受全身化疗。

# 第 10 篇

# 肝移植免疫学
## IMMUNOLOGY OF LIVER TRANSPLANTATION

# 第 87 章

# 移植后排斥反应

## Rejection After Transplantation

Justin Parekh · Nancy L. Ascher · John P. Roberts

孔晓妮·译 孔晓妮·校

肝移植被认为是终末期肝病的最佳治疗方法。根据移植受体科学注册系统(Scientific Registry of Transplant Recipients,SRTR)记录显示,未经调整的 1 年和 5 年患者生存率是非常高的,分别是 88.4% 和 73.8%。移植后 1 年内急性排斥反应的发生率通常在 25%~46%,其中 7~10 日内的发生率最高,并且大部分排斥症状发生于移植后 2 个月内。在移植后远期,急性排斥反应的单次发作并不影响肝功能。然而,复发性发作可能会导致肝脏同种异体移植物的永久性损伤。幸运的是,肝脏的慢性排斥反应比心脏和肾脏移植出现的频率低得多,在后者慢性排斥反应是晚期移植物衰竭的常见原因。

根据持续时间、可逆性和炎症浸润的组织学特征可将肝脏同种异体移植排斥反应分为急性排斥反应和慢性排斥反应。两种类型的排斥反应可以在任何时间发生或者同时发生,使得"急性"和"慢性"这两个术语不尽合理。"急性细胞排斥反应"这个术语更适合用以定义一种基于门静脉的肝炎、非化脓性破坏性胆管炎和内皮炎(Snover 三联征)的组织学特征。相反,"慢性排斥反应"的主要组织学特征可以被认为是进行性胆管损坏导致小叶间隔和间隔胆管数量减少(胆管缺失)却常不出现明显炎症反应的急性排斥反应最终产物。炎症反应消失可能和靶向炎症细胞以及胆管的缺失有关。此外,二级和三级肝动脉分支的内皮和内皮下炎症逐步发生导致闭塞性动脉内膜炎和第三区域肝细胞以及小叶间胆管的局部缺血。大

约 10% 发生急性细胞排斥反应的肝脏同种异体移植受体会进一步进展为重度阻塞性(慢性)排异反应。这些患者最终可能由于慢性排斥需要再次移植。

急性细胞排斥反应由 T 细胞介导,其目标位点是细胞上的主要和次要组织相容性抗原。排斥反应的危险因素包括非裔美国人、自身免疫性肝病、丙型肝炎、不断增长的供体年龄、过于持久的冷缺血时间和暴发性肝功能衰竭。受体原发性肝病也可能更容易产生排斥。例如,酒精性肝病患者比原发性胆汁性肝硬化患者的排斥发生率要低。这些差异可能是由于酒精性肝硬化患者的营养状况差,或因为现有的自身免疫活性使得患者更易产生排斥反应。

肝脏同种异体移植排斥反应在持续不断的争议中不断发展。尽管最近在先天免疫系统已经有更大的研究和发现,但是我们对排斥反应的大多数理解仍集中于获得性免疫部分。因此本章讨论了肝脏同种异体移植排斥反应的机制,并重点关注获得性免疫的现有概念,同时也涉及诸如耐受性和先天免疫系统这些越来越受人们关注的话题。

## 用于明确排斥反应的模型

我们目前对排斥反应的理解来源于人类和动物的数据。在细胞的体外研究中,同种异体移植物的直接组织学检查和急性排斥反应的动物模型是用于了解急性肝移植排斥反应机制的主要方法。因为目前

排斥反应的概念都是基于这些模型的,所以意识到已有模型相对于我们对移植过程的全面理解具有局限性是非常重要的。体外共培养系统,如细胞介导的细胞毒性,确定了细胞间可能的相互作用,并已证明对辅助 T 细胞、细胞毒性 T 细胞和抗原递呈细胞(antigen-presenting cells,APC)的定义和表征是非常有价值的。然而,因为共培养环境需要考虑到培养条件和相关细胞因子的最优化,所以体外培养系统也是有限的。因此,它可能反映不了体内反应,包括在体内细胞因子可能缺失或者处于低水平,并且前体细胞可能被分隔而不是彼此或与宿主抗原直接接近。

孤立体外模型的替代方案可以是从移植物中分离细胞并检测其在体外的功能。采用这种方式,细胞可以被活化并经历在移植物中发生的免疫学事件,然后在体外检测。关注的细胞可以从外周血、活检样本或者使用其他技术如通过同种异体涂覆的海绵基质进行同种异体移植物回收获得。例如,我们可以研究移植后外周血中破坏与供体共享主要组织相容性抗原靶细胞的功能。如果能获得足够的细胞,就能利用这些细胞直接进行细胞毒性测定。使用这种方法,对细胞体内功能的推断取决于体外检测的充分性。如果只有少量细胞能被分离,它们可以在体外培养并扩增。由于体外培养和扩增是在供体抗原存在下进行的,因此可以选择对供体抗原具有免疫活性的受体细胞,这种方法也因此受到批评。使用外周血细胞和细胞产物来研究移植物中的过程取决于外周血中的物质能反映移植物或者其他免疫部位中发生的情况。

急性细胞排斥反应的组织学检查记录了排斥反应中存在特异性细胞类型用于推断该细胞在排斥过程中的重要性。然而,组织学图像并不能帮助我们了解细胞间的相互作用或者免疫反应的特异性机制。随着确定细胞活化状态方法的完善,关于给定细胞类型的作用的推断可能变得更准确。免疫组织化学的使用正迅速扩大检测组织中大量蛋白质的能力。这可能极大地促进我们对排斥过程的理解。

由于不同物种对同种异体抗原的反应不同、对免疫抑制的敏感性不同、不同物种中药剂的毒性变化不同、对门静脉血运重建的耐受性不同,并且在一些模型中耐受性被减轻,因此动物模型可能是非常有限的。也许那些有最大潜力确定特定细胞机制的模型就是那些消除宿主动物应答细胞并随后再注入一种或多种特定细胞类型或克隆(即过继转移实验)的模型。尽管这种方法没有解决宿主细胞或细胞因子相互分隔的问题,但它可用于筛选可损伤同种异体移植

物的细胞类型。使用重组人免疫系统的小鼠模型可能会促进对排斥反应的理解。

小鼠经常被用以排除同种异体移植反应的模型中。虽然在小鼠中进行肝移植的能力有限,但一些研究者却在这一领域取得了成功,发现肝移植后的成功并未遵循主要组织相容性复合体(MHC)在供、受体之间的差异,这也能被体外共培养的研究预测。由于小鼠肝移植手术存在技术困难,大鼠是最常用于研究肝脏同种异体移植反应的模型。大鼠模型常用于研究与肝保存和移植有关的因素,并且不需要动脉重建便能完成肝移植。大鼠供-受体组合在排斥反应的动力学和诱导短期免疫抑制耐受性的能力上差异很大;这种差异的原因并不清楚,但是那些计划研究具体治疗方案的研究者必须铭记在心。

排斥反应已经在大鼠肝脏同种异体移植中被广泛提及,强、弱反应者之间的组织学差异主要在于排斥反应的动力学和细胞浸润的不同模式。排斥反应也在大型动物模型中提及,并且这些发现更具临床意义。与大多数大鼠肝脏同种异体移植物不同,犬和猪同种异体移植并不存在短期的免疫抑制耐受。

将动物研究与临床情况分开的另一个因素是既往感染史。与大型非人灵长类动物和人类患者不同,在无特定病原体实验室的啮齿动物的感染暴露是能被控制的。人体中这种获得性免疫史会导致不同的免疫反应,尤其是病毒引起的同种异体反应记忆,这是诱导耐受性的一个潜在障碍。

因此,对人肝脏同种异体移植物反应的理解取决于动物模型和观察结果,以及肝移植患者的组织学模式和治疗反应。

## 肝脏同种异体移植排斥的细胞学基础

急性排斥反应是肝移植后最常见的排斥反应类型。急性排斥反应的组织学特征是汇管区淋巴细胞的浸润以及胆管损伤和静脉内皮的炎症。如果急性排异反应不进行治疗,肝细胞会出现由直接的免疫攻击或血管损伤和随后发生的局部缺血造成的损伤。

淋巴细胞被认为是基于浸润的急性细胞性排异中的主要细胞类型。淋巴细胞群包括 $CD4^+$ 和 $CD8^+$ 亚群,一旦被激活,这些细胞增殖、分化并分泌细胞因子。汇管区出现 $CD4^+$ 淋巴细胞预示着排斥反应,其甚至在生化指标改变之前出现。在排斥反应时(定义为对小胆管的损伤和血清碱性磷酸酶的上升),汇管区的主要淋巴细胞是 $CD8^+$ 的。急性排斥反应和慢

性排斥反应均和汇管区 CD8$^+$ 淋巴细胞的存在相关。梅奥诊所的研究者已经发现了炎症反应模式和排斥治疗反应有关。这些研究表明 CD4$^+$ 细胞在触发和扩大炎症反应方面有着重要作用,CD8$^+$ 细胞则在排斥反应过程中具有重要作用。

存在于汇管区内的其他细胞被认为是炎症反应中非特异性的一部分。它们的出现可能反映了炎症反应中局部细胞因子的影响。多形核中性粒细胞在后期或者局部治疗的排异反应中出现,但也出现在急性胆管炎和巨细胞病毒感染时,使诊断排斥反应和胆道疾病变得特别困难。嗜酸性粒细胞是肝脏同种异体移植排斥反应一个常见特征,尽管这些细胞相对量一般少于 5%。在急性排斥反应的肾脏和肝脏同种异体移植物受体中也鉴定出外周的嗜酸性粒细胞增多。2 型 CD4$^+$ 辅助 T 细胞($T_H2$)分泌白介素(IL)-5,其在排斥反应的移植肝中出现并被认为其诱导嗜酸性粒细胞进入肝门三联管,引起进一步的炎症和损伤。这些关于 IL-5 的研究支持了嗜酸性粒细胞在肝移植排斥反应中的作用。血液嗜酸性粒细胞的数目在诊断急性细胞排斥反应中具有预测价值,并且能作为治疗反应标志物。嗜酸性粒细胞的增加对肝脏的急性细胞排斥反应具有积极的预测价值,正常水平的嗜酸性粒细胞通常可以排除中等或严重的排斥反应。外周嗜酸性粒细胞增多的改善也可用于预测排斥反应治疗后的组织学改善。

巨噬细胞和浆细胞构成了移植部位细胞的剩余部分。巨噬细胞被认为是炎症反应中非特异性的一部分。多项研究已经尝试确定可与特异性排斥类型相关的外周血淋巴细胞模式。尽管已经在移植受体发现外周血淋巴细胞亚群的差异,但可靠的未有研究能说明外周淋巴细胞是排斥反应的一个显著的临床标志物。

Ⅰ类 MHC 分子(人白细胞抗原 HLA-A、HLA-B、HLA-C)在所有有核细胞上表达。它们由 44 kD 重链组成,与 $\beta_2$-微球蛋白非共价连接。Ⅱ类 MHC 分子(HLA-DR、HLA-DP、HLA-DQ)含有一条 34 kD $\alpha$ 链和一条 29 kD $\beta$ 链。这些分子通常在 APC(巨噬细胞和树突状细胞)、活化的 T 细胞和 B 细胞以及库普弗细胞上表达。根据经典模型,CD4$^+$ 细胞识别 MHC-Ⅱ类抗原(如外源肽),CD8$^+$ 细胞识别 MHC-Ⅰ类抗原(如内源或病毒抗原)。启动急性细胞排斥反应的必要条件是受体 T 细胞识别供体 APC 上同种异体 MHC-肽复合物。移植肝脏含有大量供体 APC,这些是受体同种异体反应性 T 细胞受体的

主要刺激物。

Ibrahim 等和 Dollinger 等使用细胞活化标记,根据细胞表型和位置分析了排斥和非排斥样品。移植肝内单核白细胞的增殖是急性排斥反应的突出特征。它们主要位于汇管区的炎症浸润部位,并且在皮质类固醇治疗后将减少。与未排异移植肝相比,产生排异的肝中会发现肝门区 CD3$^+$ T 细胞数量增加。CD3$^+$ 细胞数量的增加主要是由于 CD8$^+$ 细胞数量增加。CD45 标志物的检测显示是记忆细胞(CD45 RO$^+$)而不是"幼稚细胞"(CD45 RA)增加,这些细胞位于门静脉周围。然而,CD8$^+$ T 淋巴细胞、CD57$^+$ NK 细胞和 CD68$^+$ 巨噬细胞均位于肝实质内,在 CD20$^+$ B 淋巴细胞仅存在于一部分汇管区。有人认为 CD8$^+$ 细胞通过针对供体同种抗原的细胞溶解引起移植肝损伤。这个说法和依赖辅助 T 细胞分化和成熟的细胞毒性效应细胞的经典模型一致。

其他研究发现,早期急性排斥反应的特征还在于肝内 CD4$^+$ CD7$^+$ 和 CD8$^+$ CD38$^+$ T 淋巴细胞的表达高于外周血。此外,与对应的血浆相比,促炎细胞因子($T_H1$;参见 CD4$^+$ 细胞和排斥反应)更倾向于与肝原位 T 淋巴细胞相关。这个变化伴随着急性排斥反应患者调节性 T 细胞(Treg)的减少。这些研究表明,$T_H1$ 免疫机制在局部起作用,并且可能参与急性排斥反应,如同肝脏和血液中 Treg 的减少所提示。

杜克大学的研究支持记忆性 CD8$^+$ 细胞的效应器作用。这些细胞独立于 CD4$^+$ 细胞的辅助起作用,并且在存在炎症介质和细胞因子的情况下成熟和进行细胞溶解。Zeevi 和 Duquesnoy 领导的匹兹堡组织也支持淋巴细胞在急性肝同种异体移植排斥反应中的中心作用。这些研究者能够在急性排斥反应的情况下培养来自很小的肝活检样本的抗供体活性细胞的克隆,但是在未发生排斥反应下他们失败了。尽管淋巴细胞浸润肝炎患者的活检标本,但与排斥反应患者活检标本中的细胞相比,其体外更难扩增。这项工作已被 Kolbeck 等在肝移植受体中确认。

其他研究者已经表示来自从排斥的肾同种异体移植物中培养的细胞具有同样的抗供体活性,并且其淋巴细胞扩增和排斥反应相关。本工作中鉴定的反应性克隆显示了抗供体细胞溶解活性,并能直接针对供体Ⅰ类或Ⅱ类 HLA。事实上,来自无排斥反应的活检样本中的淋巴细胞也能进行同种异体反应性扩增,表明需要特殊的条件:肝组织形式的供体同种异体抗原和外源性 IL-2 以支持同种异体反应性淋巴细胞增殖。匹兹堡组织在肝脏和心脏同种异体移植受

体方面的工作表明活检标本中抗供体反应性细胞的存在可能在特定的肝或心脏靶标受损的证据出现之前。

肝移植中耐受性的诱导和门静脉炎症浸润的 T 淋巴细胞凋亡率升高以及移植物内存在浸润性 $T_H2$ 样 T 细胞群有关。库普弗细胞存在于肝窦腔内,被认为能够直接与循环 T 淋巴细胞相互作用。因此,在免疫调节中库普弗细胞可能起独特的作用。最近的研究表明,库普弗细胞可以在体外混合白细胞反应中抑制 T 细胞增殖。此外,库普弗细胞表达功能性 Fas 配体,可诱导 Fas 阳性细胞凋亡。通过添加中和性抗 Fas 配体抗体可以阻止该过程。在同种异体肝移植模型中,Sun 等已经证实从长期接受的移植肝中重获的库普弗细胞有升高的 Fas 配体信使 RNA (mRNA)和蛋白质的表达。此外,与从具有急性排斥反应的动物获得的库普弗细胞相比,它们具有更大的诱导同种异体反应性 T 细胞凋亡的能力。此外,作者已经证明,库普弗细胞不仅诱导 T 细胞凋亡,而且调节同种异体混合淋巴细胞反应中的细胞因子产生和 $T_H2/T_H3$ 样细胞因子 mRNA 的表达。最后,他们证明了长期接受移植肝来源的库普弗细胞的注入实际上延长了具有急性排斥反应的动物移植肝的存活。

## CD4$^+$ 细胞和排斥反应

通过临床观察发现 CD4$^+$ 细胞通过 CD8$^+$ 效应细胞在肝同种异体移植排斥反应中发挥着主要作用。如环孢素和他克莫司等通过抑制 IL-2 的产生和释放,在抑制排斥反应中发挥着重要作用。根据功能和细胞因子表达谱,辅助 T 细胞已被分为 1 型辅助 T 细胞($T_H1$)和 2 型辅助 T 细胞($T_H2$)。这些细胞因子引起其他淋巴细胞的激活、增殖和分化,其参与耐受诱导和急性细胞性排斥反应。当 CD4$^+$ $T_H0$ 细胞被激活时,分泌 IL-2、IL-4 和 γ 干扰素。这种激活导致两种表型:①$T_H1$ 细胞产生 IL-2、α 干扰素并支持细胞反应,包括急性同种异体移植排斥反应(产生细胞毒性 T 淋巴细胞和激活巨噬细胞);②$T_H2$ 细胞产生 IL-4、IL-5、IL-6、IL-10 和 IL-13 并支持体液(抗体介导的 IgG1 和 IgE)应答。此外,这些细胞因子会通过抑制迟发型超敏反应和抑制 $T_H1$ 细胞引起的巨噬细胞活化来抵消急性细胞排斥反应。

最新的一个能分泌 IL-17 的 CD4$^+$ T 细胞亚群——$T_H17$ 细胞,也被认为与急性细胞排斥有关。研究表明,这些细胞能被库普弗细胞分泌的 IL-6 和转化生长因子激活。与大鼠同基因肝移植模型相比,$T_H17$ 细胞的浸润及其分泌的 IL-17 在同种异体移植物中均升高。

在动物长期存活的肝同种异体移植物中,$T_H2$ 细胞因子表达似乎占主导地位,而 $T_H1$ 细胞因子则消失了。相反,$T_H1$ 细胞因子在排斥反应中占主导地位。IL-10 可能有助于表型从 $T_H1$ 主导型转向 $T_H2$ 主导型,以达到耐受状态。IL-10 下调共刺激因子 B7 的表达,减弱 T 细胞的活化,有可能同时引起 T 细胞失能。在大鼠肝移植模型中,接受同基因移植的大鼠比同种异体移植大鼠有较高水平的 IL-10、较弱的排斥反应和更长的生存时间。同样的,接受同种异体移植的大鼠具有较高的 γ 干扰素(T_H1 细胞因子)水平。此外,用 1,25-(OH)$_2$ 维生素 D$_3$ 处理的移植大鼠具有较低的 γ 干扰素水平、较高的 IL-10 水平、较弱的排斥反应强度和更长的生存时间。以上说明了 $T_H2$ 型细胞因子能够阻止排斥反应。

人和小鼠细胞体外免疫反应模型也支持 CD4$^+$ 细胞的主要作用及其对巨噬细胞(或 APC)和细胞毒性淋巴细胞的强支持作用的说法。Lafferty 的双信号假说也被很好地接受:供体抗原提供一个信号,APC 提供有效刺激 CD4$^+$ 应答细胞的二级信号。这些细胞表达细胞因子,其中最重要的是 IL-2。IL-2 又通过新表达的 IL-2 受体刺激其他 CD4$^+$ 细胞的增殖以及 CD8$^+$ 细胞的增殖和成熟。CD4$^+$ T 细胞和 CD8$^+$ T 细胞都可以扮演作为细胞毒性 T 淋巴细胞。然而,分析表明 CD8$^+$ 细胞是浸润胆管并引起凋亡的主要效应细胞(CD8 与 CD4 的比例为 5:1)。成熟的溶细胞 CD8$^+$ 细胞可以通过接触并释放活性消化酶来损伤供体组织。

免疫活性的体外模型通常使用淋巴样细胞如脾细胞组成免疫应答的所有三部分:应答细胞、刺激细胞和靶细胞。然而,用实质细胞代替刺激细胞和靶细胞后,器官移植体外试验的适用性更好。来自移植物的淋巴细胞可以在移植部位作为致敏抗原,或者它们可迁移出了移植物并在另一个部位引起宿主致敏。移植物实质细胞拥有它们自己的抗原,通过间接呈递给宿主 APC 来致敏。由于移植物受到排斥反应的损害,人们认为供体实质细胞是排斥反应中抗供体反应的适当靶标。使用混合的淋巴细胞-肝细胞共培养系统,纯化的小鼠肝细胞或非实质细胞(Kupffer 细胞、上皮细胞和内皮细胞)可以刺激特异性抗供体细胞毒性细胞的发育。由于肝细胞在其表面仅表达 I 类抗原,因此使用纯化的肝细胞作为模拟器需要反映细胞群内存在 APC，去除这些 APC 会消除细胞溶解反应。Bumgardner 等的研究表明，对小鼠实质和非实质细胞的免疫反应涉及直接和间接的抗原呈递。在混合淋巴细胞-肝细胞共培养中模拟的淋巴细胞的细胞毒性反应通常采用与刺激性肝细胞共享 MHC 抗原的母靶标的铬释放试验进行检测。肝细胞也可以用作靶标，但是会采用监测受损肝细胞释放的转氨酶来替代铬标记。

## 移植耐受和调节性 T 细胞

在过去几十年里，耐受性或在不需要免疫抑制情况下的肝脏同种异体移植物的存活已经在动物模型和小型患者群体都进行了报道。大鼠短期的免疫抑制治疗能导致移植物的长期接受并无需进一步的治疗。在人类移植中，多个研究机构报告已经报道了免疫抑制的成功撤销后而没有产生对同种异体移植物的损伤。事实上，HCV 患者实际上确实能从免疫抑制的撤销中获益。最近，Feng 等在儿童活体肝移植患者中进行了一个关于免疫抑制治疗撤销的前瞻性研究。这项研究发现，60% 的受体能够耐受免疫抑制完全撤销至少 1 年并且不发生同种异体移植物功能障碍。因为某些受体或者受体/供体组合明显需要考虑到操作耐受性，因此这个发现对未来的试验有很大的启示。更有吸引力的是发现这些个体的耐受性，并使用这些信息来帮助所有的移植受体。

在移植耐受性的讨论中，Tregs 成了前沿关注点。Treg 可以分为先天存在的和诱导的。虽然多种 Treg 亚群已被报道，但与肝移植耐受相关的 CD4$^+$CD25$^+$FOXP3 Treg 已经成为最让人感兴趣的关注点。CD4$^+$CD25$^+$ T 细胞最早发现于 20 世纪 70 年代，基于 CD4$^+$CD25$^+$ 清除小鼠自身免疫性肝病的发展，CD4$^+$CD25$^+$ T 细胞在自身耐受性方面至关重要。Grace 等继续证明了 Treg 参与皮肤移植的耐受性的产生过程。最后，研究发现叉头框 P3（FOXP3）是 CD4$^+$CD25$^+$ Treg 的主要调节因子，FOXP3 的缺失导致 Treg 抑制能力丧失和自身免疫性疾病发展受阻。

Treg 本身可以通过多种机制抑制免疫反应，包括分泌抑制性分子如 IL-10、IL-35 和 TGF-β。此外，Treg 可以通过产生分子如颗粒酶和穿孔素诱导细胞死亡从而抑制免疫系统。

目前为止，多项研究已经证明了 Treg 在移植耐受性动物模型中的作用。Treg 在肝移植耐受的自发小鼠模型的外周血中增加，并且 CD4$^+$CD25$^+$ FOXP3

细胞存在于拥有耐受性的人肝移植受体中。同样的，Treg 效应分子的表达能够预测耐受性。然而，Treg 在临床上的应用才刚刚开始。先天 Treg 的刺激和体外扩增的 Treg 的输注被认为是可能的治疗手段。Treg 效应分子的使用也可用于促进耐受性或预防排斥反应。这一进展的关键在于，Treg 可以被分离并在体外扩增同时能保持其免疫功能。在这种情况下，行骨髓和干细胞移植的血液恶性肿瘤患者体外扩增 Treg 的小型试验已经完成，这对于改移植物抗宿主反应疾病治疗有很大作用。这一成功促使人们更加关注 Treg 在实体器官移植中的使用，同时多项研究正在进行，以求在最小的免疫抑制的情况下获得耐受性。

## 人类白细胞抗原和排斥反应

移植肝中 HLA 抗原的分布和观察到的排斥反应的组织学模式相一致。胆管上皮细胞和血管内皮细胞这些明显存在于汇管区的靶细胞富含Ⅰ类和Ⅱ类抗原。中心静脉内皮是排斥反应的另一目标位点，也表达Ⅰ类和Ⅱ类抗原。因此，排异反应中看到的炎症反应位于汇管区，这里能观察到混合的炎症细胞浸润并伴随着胆管上皮和静脉内皮的损伤。这种损伤导致血清中碱性磷酸酶水平升高。

β₂-微球蛋白缺失小鼠已经证实了Ⅰ类蛋白表达在免疫反应刺激的重要性。缺失 β₂-微球蛋白的小鼠不能组装和表达Ⅰ类抗原。当这些动物的肝细胞用于刺激淋巴细胞与肝细胞共培养时，该体系并未产生任何的细胞毒性。这些结果表明Ⅰ类抗原表达在同种异体移植排斥反应中的重要性。

供体来源的Ⅱ类阳性细胞会直接呈现抗原。或者，Ⅰ类阳性供体细胞可以通过宿主Ⅱ类阳性细胞进行致敏。这些结果引出了另一个问题，即已知Ⅰ类抗原在肝细胞中的存在，为什么在肝移植排异中汇管区的实质细胞只有极少的炎症。一个解释是，可能表达Ⅰ类和Ⅱ类抗原的胆管上皮细胞和静脉内皮细胞比肝细胞表现出了更大密度的Ⅰ类抗原。另一种可能性是，在胆管上皮细胞和静脉内皮细胞上同时表达的Ⅰ类和Ⅱ类抗原后才更具免疫原性。或者，内皮细胞由于复杂的黏附分子而更具免疫原性。

另一方面，肝细胞极少被作为急性排斥反应的靶细胞。这些细胞表面仅表达极少量的Ⅰ类抗原且一般不表达Ⅱ类抗原。从全肝中纯化的肝细胞明显也只表达Ⅰ类抗原；这个无论在人还是小鼠的肝细胞均是如此。在急性排斥反应期间,人肝脏Ⅰ类表达增加,并且许多动物模型中 MHC 抗原的表达和排斥反应相关。

在临床中,HLA 匹配已被广泛研究并被证明在肾移植和心脏移植具有重要意义。鉴于其他器官系统中的这种明确的关系,有人猜测 HLA 抗原表达和供、受体之间 HLA 差异增加与肝移植结果相关。然而,HLA 匹配和肝移植结果之间的关系仍然是有争议的。尽管并未对根据供、受体 MHC 抗原进行配型做出专门的努力,但是多个研究结果并不一致,在供、受体间进行 HLA 配型后效果的好坏是随机发生的。一些研究发现 HLA 配型对成人尸体肝移植中的作用并不明显。同样的,儿童活体肝移植的研究发现 HLA 零错配、一错配、二错配和三错配组(A、B 和 DR)中 5 年移植生存率和急性排斥反应的发生率并没有差异。

另一方面,许多研究发现 HLA 配型是有害的,会引起移植物存活率降低。事实上,最近的一项研究发现完全 HLA-A 不匹配有益于生存,此外 HLA-A、HLA-B、HLA-DR 的匹配都对移植物存活有负面影响。其他报道发现配对是有益的。美国国家糖尿病和消化病肾病研究所(National Institute of Diabetes and Digestive and Kidney Diseases,NIDDK)肝移植数据库的回顾性分析发现,A 位点不匹配对患者生存有害,但在 B 或 DR 位点有一处或两处不配对的他克莫司应用患者相比完全配对的受体有着更好的患者和移植物存活率。最后,最近的 meta 分析得出结论,HLA 不匹配对移植物存活没有影响,但确实引起更多的急性排斥反应。

这种研究本质上都是回顾性的,而且通常基于小部分人群。这些不一致的结果可以解释为采用了不同的 HLA 分型方法、不匹配的确切位置不同、基础疾病不同、免疫抑制方案不同或者任何其他未知的偏倚。HLA 的匹配降低了急性排斥反应,但也刺激了其他 HLA 限制机制,从而导致了更差的长期结果,这个二元效应说法已被理论化。显然,在临床实践改变之前,需要更好的前瞻性研究以证实。

## 抗体介导的肝脏排斥反应

抗体介导的排斥反应在肝移植中的作用不断发展。尽管肾移植和心脏移植排斥反应的体液机制已经非常明确,但是肝脏传统上仍被认为是特权器官。肝脏对抗体介导的损伤的相对抗性及其对其他移植物(例如肾脏)的保护作用并不清楚。这在某种程度上可以用肝脏结构来解释:具有双重血液供应的器官和较少的血管反应性静脉系统。这也解释了为什么只有少数人肝脏的超急性排斥反应的报道。实验模型和患者经验表明,移植肝脏不仅能够抵抗超急性排斥反应而且能够吸收循环中的抗体。

ABO 血型不相容的移植物观察到的临床模式可能是抗体介导的肝脏同种异体移植物排异的重要形式。虽然这些移植物的短期结果令人满意,但长期结果一直很差,这是因为它们具有更大的移植物损伤和胆管、血管并发症发生的风险。我们观察到成人受体的一致模式:最初的活检结果显示与轻度胆管周围炎有一致的门静脉周围炎。胆管周围炎症会进一步发展,并且炎症会扩展进入实质。该过程会最终进展为肝细胞坏死。在二次移植时,这些患者在主要肝动脉及其主要分支的动脉壁内发现已经有炎症过程。肝动脉功能障碍甚至血栓形成有可能存在于小血管中,并且在肝实质内出现坏死。胆管周围炎可能反映了胆管系统相关的相对缺血。这些患者往往都有肝内胆管狭窄的情况,也证实了这个推断。

ABO 血型不相容的肝同种异体移植在儿童患者特别是 3 岁以下更为成功。在年龄较小的儿童中,抗 ABO 抗原有效抗体的缺乏可能可以解释这个现象。

抗体用于肝移植排斥反应的效果并不明确,ABO 相容性肝移植中的供体特异性抗体(DSA)也广受争议。传统上,肝脏特殊的免疫状态被认为使得 HLA 同种异体抗体在临床上无关紧要。最初报告表明,成功的移植能在抗供体 HLA 抗体存在下完成。更多最近的临床研究确定了在阳性交叉配对情况下的移植结果劣于在阴性情况下,尤其是女性患者。C4d 染色的发展和检测 HLA 抗体的便捷方式如单抗原磁珠检测的出现已经提供了更多的证据。最近 O'Leary 等发现 DSA 与慢性排斥反应有关,Musat 等也发现循环 DSA、C4d 染色和排斥反应之间存在关联。尽管这些工具很强大,仍存在关于它们意义的争论。例如,病灶处 C4d 染色可以在多种类型的肝损伤中出现,但只在交叉配血阳性患者中广泛出现,其与体液排斥和移植物结局差有关。此外,研究人员并没有确定可以解释这些抗体在排斥反应中的作用和它们是否先于排斥反应或是其结果的明确机制。因此,DSA 监测或作为指导治疗工具的意义尚未明确。

## 先天免疫系统及其在排斥反应中的作用

器官移植中获得性免疫系统的作用,特别是 T

细胞应答,已经非常明确了。然而,越来越多的证据表明先天免疫系统在识别同种异体移植物和控制获得性免疫方面起关键作用。尽管广受争议,但是 NK 细胞仍然是研究的焦点。先天免疫系统也通过其识别同种异体移植物分泌的配体以及其对炎症反应和细胞因子释放的控制来参与同种异体移植排斥,从而增强获得性免疫应答。

NK 细胞是免疫系统的一部分,其通常被认为可以攻击缺乏自身 MHC 或 MHC I 类的受损宿主细胞。NK 细胞占肝脏淋巴样细胞 40% 以上,但其在肝移植中的作用仍有争议。大鼠肝移植模型已经证明,供体来源的 NK 细胞有助于促进耐受。相反,将 NK 细胞缺失大鼠的肝脏移植到受体大鼠后移植物存活率相似。HLA-C 被杀伤性免疫球蛋白样受体(killer immunoglobulin-like receptor,KIR)识别,其存在于 NK 细胞和一些 T 细胞上。根据细胞质尾区是长(L,抑制)还是短(S,活化),KIR 可以是活化的或者抑制性的。基于它们结合的 KIR,HLA-C 等位基因可以分成两类(HLA-C1 或 HLA-C2)之一。一项肝移植受体的回顾性研究将患者分配到 HLA-C1 组或 HLA-C2 组。与 HLA-C1 相比,HLA-C2 杂合子受体的 10 年生存率高 15.6%,而 HLA-C2 纯合子受体的 10 年存活率高 26.5%。尽管存在这种关联,受体 HLA-C2 基因型和供-受体 HLA-C2 匹配都不能对生存率产生影响。因为 HLA-C2 比 HLA-C1 对 NK 细胞有更强的抑制作用,所以作者认为受体 NK 细胞的抑制解释了这种生存差异。

Toll 样受体(Toll-like receptor,TLR)也在急性排斥反应中发挥作用。TLR 是 APC 上的跨膜受体。这组受体因其在识别细菌脂多糖和启动炎症反应导致革兰阴性脓毒症的败血性休克的作用而广为人知。在移植领域,坚实的术前 TLR-4 免疫反应与人体肝移植的急性排斥反应有关。同样的,急性排斥反应患者的循环单核细胞的 TLR-2 和 TLR-4 表达较高,并且排斥反应受体的激素冲击治疗能导致 TLR-2 和 TLR-4 表达降低。

在皮肤移植的动物模型中,敲除 MyD88(TLR 系统的信号衔接蛋白)的小鼠具有同种异体移植的耐受性。MyD88 敲除小鼠的树突状细胞的活化和 T 细胞的功能降低,同时会增加 T 细胞对 CD4$^+$ CD25$^+$ 调节性 T 细胞介导的抑制的敏感性。

最后,移植时局部缺血再灌注损伤和免疫刺激的交叉参与先天免疫系统,并可能在急性排斥反应中发挥关键作用。缺血再灌注损伤后同种异体移植物释放的配体激活了 MyD88 介导的信号通路。这导致了炎症反应并且引起了干扰素刺激基因的更特异性表达。Minisini 等研究了肝移植受体的干扰素刺激基因,并且发现其中一个与急性排斥反应有关,再次支持先天免疫系统在急性细胞排斥反应中的作用。

## 急性排斥反应中一氧化氮的产生

一氧化氮(nitric oxide,NO)是由一组 P450 样酶,即一氧化氮合成酶(NO synthases,NOSs)产生的气态分子,其将 L-精氨酸和氧气转化为 L-瓜氨酸和一氧化氮。一氧化氮作为免疫调节分子,已经被发现是一种肝同种异体移植动物模型中急性细胞排斥反应的介质,但其作用机制尚待阐明。血浆中一氧化氮代谢物的水平、同种异体移植诱导的一氧化氮合成酶的 mRNA 和蛋白质水平都在急性排斥反应的动物模型中升高,而免疫抑制剂如钙调磷酸酶抑制剂可以降低一氧化氮的合成。肝脏硝基酪氨酸染色作为活性氧过氧亚硝酸盐的标志物,在细胞排斥反应的动物模型中显著升高,但是在药理免疫抑制下没有升高。此外,氨基胍是诱导型一氧化氮合成酶的抑制剂,已表明其可以降低大鼠肝移植模型的排斥反应严重程度。

人体中也得出一氧化氮与急性细胞排斥反应有关的结论。在肝同种异体移植排斥反应过程中观察到了一氧化氮的产生。肝细胞是一氧化氮产生的主要细胞来源。与慢性排斥反应或稳定的移植物功能相比,急性细胞排斥反应患者一氧化氮代谢物的血浆水平升高。通过免疫组化,急性细胞排斥反应患者的诱导型一氧化氮合成酶(iNOS)的表达明显高于无排斥反应患者。在糖皮质激素治疗后,诱导型一氧化氮合成酶表达降低,并且一氧化氮水平似乎和排斥严重程度一致。尽管有这些关联,肝移植后排斥反应中一氧化氮的确切机制尚不清楚。然而,一氧化氮的作用是有害的说法目前越来越得到认可。

## 细胞因子在肝脏同种异体移植排斥反应中的作用

细胞因子包含广泛的信号分子,其负责整个身体细胞间的相互作用。许多细胞因子具有免疫调节作用,并且体外模型已经证明 IL-1、IL-2、IL-2 受体、IL-4、IL-6、IL-10、IL-17 和肿瘤坏死因子(TNF)在增殖和细胞毒性反应的发生发展中发挥着重要作用。确定细胞因子在同种异体移植排异反应中的确切作用非常具有挑战性,但是通过确定细胞因子在排异发作期间的系统性和移植物局部的表达,已经快要实现这一目标。然而,因为细胞因子水平可以随着感染或在任何炎症过程中而变化,因此这种方法不总是特异的。

TNF 水平在排斥反应时会升高,并且能早于生化指标变化 1~2 日。然而,TNF 水平也可以随着感染升高,这降低了其检测排斥反应的临床实用性。同种异体移植物再灌注时的 TNF 水平也与急性排斥反应有关。本研究作者认为,TNF-α 可能会促进宿主淋巴细胞和移植物内皮的结合,诱导移植物或两者的 MHC 抗原表达。Imagawa 等对 TNF 的进一步研究发现,大鼠肝移植模型中的抗 TNF 抗体治疗会延长移植物存活时间。

与 TNF 一样,IL-2 受体水平升高对排斥反应来说并不是特异性的,但是多项研究表明在动物模型中 IL-2 和 TNF 的低水平和延长的移植物存活相关。急性排斥反应中采用他克莫司抑制 IL-2 基因的表达和 IL-2 受体水平的升高说明 IL-2 在异体移植排斥反应中的关键作用。事实上,明确 IL-2 受体的作用对研发靶向 IL-2 受体拮抗剂有着积极的推动作用,而该拮抗剂已被证明可以成功降低肝移植受体的排斥反应。

和 IL-2 一样,IL-15 由巨噬细胞产生。IL-15 的血浆水平和原位表达在肝排异期间会升高,特别是类固醇激素耐药性的急性细胞排斥反应和慢性排斥反应。体外研究表明,糖皮质激素或钙调磷酸酶抑制剂并不抑制 IL-15 的产生。

已经证明 IL-6 可以增强 B 细胞和细胞毒性 T 细胞的分化,并诱导 IL-2 受体的表达。Ohzato 等检测了肝移植后猴子血清中 IL-6 的水平。他们发现血清 IL-6 水平提示急性肝脏排斥反应,并在生化指标改变之前。作者猜想血清 IL-6 的来源是单核细胞,尽管无法完成组织学免疫过氧化物酶染色。最近,IL-6 被认为参与 $T_H17$ 细胞的诱导,$T_H17$ 细胞是与同种异体移植排异相关的 CD4$^+$ T 细胞亚群。

$T_H17$ 细胞是 CD4$^+$ T 细胞的一个亚群,其特征在于它们分泌 IL-17 并与自身免疫疾病以及同种异体移植排斥反应相关。IL-17 被发现在有急性细胞性排斥反应的肝移植患者受体中上调,其促进 T 细胞活化并刺激促炎因子如 IL-6 和 TNF 的产生。此外,IL-17 通过促进共刺激分子来支持 T 细胞活化,从而为获得性免疫和先天免疫搭建联系。

最后,IL-10 已被发现是免疫抑制因子。病毒性 IL-10 转基因能够延长动物心、肺和胰岛细胞移植模型中移植物的存活时间。多种动物模型显示 IL-10 水平升高与移植物存活时间延长有关。此外,最近的研究表明,脱乙酰化酶 11 能够促进 IL-10 在 APC 中的产生,和用 FK506 处理的大鼠或不用任何免疫抑制相比,转染脱乙酰化酶 11 能提高移植物存活并提高 IL-10 的水平。

## 丙型肝炎和肝脏同种异体移植排斥反应

复发性丙型肝炎几乎是肯定的,至少 50% 的患者在移植后 1 年内产生了组织学复发。急性排斥反应和复发性丙型肝炎病毒感染可发生在同一患者中,两者均可用单次肝活检检测到。因为复发性丙型肝炎病毒感染和细胞排斥反应都表现出胆管损伤和门静脉淋巴细胞浸润,其特征在于门静脉、胆管损伤和肝细胞凋亡,因此两者存在显著的组织学重叠。此外,内皮炎是排斥反应的征兆,有时存在于复发性丙型肝炎的活检样本中。这些发现常常导致诊断复发性丙型肝炎或者急性排斥反应(或两者)非常困难。不幸的是,这两种情况需要的是相反的治疗手段。

许多团队试图寻求方法(组织学、生物化学或基于血清)来区分这两种疾病。一般来说,脂肪变性、小叶炎症和点状坏死等特征支持复发性丙型肝炎。其他的特征还有从活检中发现的窦性扩张、脂肪变性、慢性门静脉炎症、库普弗细胞活化、点状坏死或嗜酸小体。

《Banff 国际共识文件》中描述的急性排斥反应诊断标准包括胆管炎、混合型门静脉炎症和内皮炎。肝细胞坏死被发现仅在严重急性排斥反应中发生。我们仔细检查了肝脏活检标本中的嗜酸小体(即坏死的或凋亡的肝细胞),并确定定量的血清病毒 RNA 支持复发性丙型肝炎或急性排斥反应的诊断。同样的,另一个团队证实复发性丙型肝炎感染的初始阶段嗜酸小体是急性排斥反应的 2 倍(复发性丙型肝炎中平均约为 55/cm,排斥反应平均约为 21/cm)。

HCV RNA 也被用于区分复发性丙型肝炎与急性排斥反应。HCV RNA 低水平患者不太可能患复发性丙型肝炎,而复发性丙型肝炎患者往往具有较高的 HCV RNA 水平。在生化肝炎的初始阶段可以检测到一个血清病毒载量峰值。在丙型肝炎和转氨酶水平升高的肝移植受体中,复发性丙型肝炎患者的 HCV RNA 水平在统计学上高于急性排斥反应患者。

通过基因芯片技术检测肝内基因反应,以区分复发性丙型肝炎与细胞排斥反应。研究发现在两种病症之间 mRNA 水平差异不到 1%；急性排斥反应表现出免疫激活基因（TNF、颗粒酶 B 和补体）以及 MHCⅠ类和Ⅱ类的相对高表达。最近，芯片检测已被用于鉴定可以区分复发性丙型肝炎与急性细胞排斥反应的分子特征。血清 IgM 抗 HCV 水平和移植后丙型肝炎复发相关，并且该水平在转氨酶升高时会升高（或者从阴性变成阳性），但是急性排斥反应中时保持不变。虽然这些测试手段还未常规使用，但是它们可能最终有助于区分复发性丙型肝炎和急性细胞排斥反应。

　　丙型肝炎的存在使肝移植受体的免疫抑制进一步复杂化。虽然目前仍没有理想的治疗方案，但也应该避免过度的免疫抑制。有一些证据表明，免疫抑制治疗后撤销和更低的纤维化发展有关，但是基于前瞻性随机研究，和用包括激素的标准免疫抑制治疗相比，没有证据表示限制激素应用会导致急性细胞排斥反应、丙型肝炎复发或患者、移植物生存率的任何差异。然而，有一点是明确的，即类固醇激素会加重丙型肝炎感染，并可导致 HCV RNA 水平呈 1-log 或者 2-log 形式增长。此外，免疫抑制治疗的突然改变包括糖皮质激素治疗突然撤回，也可能导致更快的复发。因此，当选择或者修改免疫抑制疗法时，临床医生应该重视丙型肝炎的存在。

　　移植后期的丙型肝炎治疗仍饱受争议，但目前尚无抗病毒预防的证据。然而，一旦发生疾病复发，聚乙二醇化干扰素（PEG-IFN）和利巴韦林的治疗会导致高达 45% 的持续病毒应答率。此外，移植后丙型肝炎治疗与丙型肝炎受体中更高的移植物存活率有关。

　　最后，目前关于丙型肝炎治疗对肝移植后排斥反应发生率影响的证据尚不一致。基于各种研究，基于干扰素（IFN）治疗的急性细胞排斥反应的发生率在 0～25% 范围内，但通常不高于未接受丙型肝炎治疗的丙型肝炎受体。然而，PEG-IFN 作为一种主要的丙型肝炎疗法，在浆细胞性肝炎中和免疫介导的移植物功能障碍有关。PEG 免疫介导的功能障碍的危险因素包括没有早期的 PEG 治疗、特异性使用 PEG-IFN α-2a 以及在预处理肝活检标本中可见的免疫特征如浆细胞性肝炎。此外，研究显示受体开始使用基于干扰素的治疗方法后出现排斥反应的可能性增加。无论如何，考虑进行丙型肝炎治疗的肝移植受体需要在治疗前接受肝活检并且密切监测其移植肝功能。

## 急性肝移植排斥反应的诊断方法

　　肝脏同种异体移植排斥反应通常很难观察到临床症状和体征。发热可能是早期表现，但其他临床症状不存在或发生在晚期。急性细胞排斥反应可能伴有血清转氨酶、碱性磷酸酶或胆红素水平升高。不幸的是，这些血清指标没有一个可以敏感或特异区分排斥反应与其他原因的同种异体移植物功能障碍。此外，血清数值和组织学异常情况之间并没有任何关联。肝脏同种异体移植物的功能可以在大多数患者中保持稳定，这些患者的活检中有着排斥反应的局灶性或者轻度组织学特征，即使没进行治疗也是如此。

　　肝移植排斥反应最好通过采用经皮同种异体移植穿刺活检来诊断，而不是依赖于生物化学参数，通常来说，其他方法都被认为是非特异性的。活检是建立在异常生物化学参数上的。在美国密歇根大学的一项研究中，再次证实应采用经皮活检作为"金标准"。这些研究者认为生物化学模式不能区分组织病理学特征，并且两个或多个病理过程可能经常共存。

　　已经有大量的工作用于开发更小创伤的办法用于诊断排斥反应以避免活检的并发症。已经开发了胆汁细胞学检查和细针穿刺，它们取决于鉴定参与排斥反应的细胞的能力。胆汁细胞学检查已被用于诊断急性肝移植排斥反应。与连续样本进行比较，Roberti 等发现肝移植最初几日内的炎症细胞增多是急性排斥反应的高特异性指标（95%）。然而，这种技术并不常用。移植肝的细针穿刺活检（fine-needle aspiration biopsy, FNAB）通过鉴定活化的单核细胞，越来越被认为是诊断排斥反应的有用方法。该法已经成功地检测了免疫抑制疗法后的排斥反应。FNAB 已被发现和芯针活检良好相关，但受到高假阳性率的限制，因此不用于指导治疗，除非有肝功能临床下降。此外，FNAB 极大地受限于活检标本中细胞结构的缺失。因此，这个技术不能被用于预测慢性排斥反应的特征，如纤维化和胆管细胞数量减少。鉴于这些较小侵入性技术的局限性和经颈静脉核活检越来越实用，其甚至能安全有效地用于传统经皮活检禁忌的患者中，因此针芯活检仍然是诊断急性排斥反应的标准方法。

## 活检样品中排斥反应的分级

　　为了克服不同系统急性细胞排斥存在差异的缺点，国际共识会议于 1995 年在加拿大班夫举行，并制定了班芙方案（表 87-1）。这个方案包括两部分，第一部分是"排斥反应指数"，它对门静脉炎症、胆管损伤

**表 87-1 班夫分级**

**排斥反应指数**

| 类别 | 标准 | 分值 |
|---|---|---|
| 门静脉炎症 | 多表现为淋巴细胞性炎症,但未见明显扩散,少量浸润至肝门区 | 1 |
| | 大部分或全部肝门区被中性粒细胞、嗜酸性粒细胞和偶尔出现的淋巴母细胞浸润 | 2 |
| | 大部分或全部肝门区被大量淋巴母细胞和嗜酸性粒细胞浸润,并扩散至门静脉周围实质 | 3 |
| 胆管炎症、损伤 | 少量胆管被炎症细胞浸润,仅表现出轻微的反应性改变,如上皮细胞核质比升高 | 1 |
| | 大部分或全部胆管被炎症细胞浸润,超过 1 条胆管出现退行性改变,例如核多形性、极性紊乱和胞质空泡化 | 2 |
| | 与 2 分相同,此外大部分或全部胆管出现退行性变化或局灶性管腔破裂 | 3 |
| 血管内皮炎症 | 少部分门静脉和(或)小肝静脉的内皮下淋巴细胞浸润 | 1 |
| | 大部分或全部门静脉和(或)小肝静脉的内皮下淋巴细胞浸润 | 2 |
| | 和 2 分的一样,尚有中度或重度小静脉周围炎症,并延伸至小静脉周实质,并和小静脉周围肝细胞坏死有关 | 3 |

**整体评估**

| 类别 | 标准 |
|---|---|
| 不明确 | 门静脉炎,不符合急性排斥反应的诊断标准 |
| 轻度 | 在小部分肝门区有排斥反应浸润,通常是轻微的并且限制在肝门区内 |
| 中度 | 大部分或全部的肝门区有排斥反应浸润 |
| 重度 | 与中度相同,此外炎症浸润到门静脉周围实质,伴中度到重度的小静脉周围炎症并蔓延至肝实质,且和小静脉周围肝细胞坏死相关 |

总分为各部分分值总和。0~2,无排异反应;3,临界;4~5,轻度排异反应;6~7,中度排异反应;8~9,重度排异反应(引自 Demetris A, Batts K, Dhillon A, et al. Banff schema for grading liver allograft rejection: an international consensus document. *Hepatology*. 1997;25: 658-663.)

和静脉内皮损伤的严重程度进行了分级。每一个类别 0~3 分,总分为 0~9 分。第二部分是"整体评估",它根据活检标本的整体观进行评分,特别是汇管区炎症的严重程度占有特别权重。

## 要点和注意事项

- 肝移植急性细胞排斥反应的早期靶标是胆管上皮和静脉内皮。
- 细胞排斥反应的三个主要组织学特征:
  - 内皮炎。
  - 肝门混合细胞浸润(主要是单核细胞但也可能含有中性粒细胞和嗜酸性粒细胞)。
  - 涉及小叶间胆管上皮细胞的破坏性或者非破坏性非化脓性胆管炎。
- 没有一致的可以预测急性细胞排斥反应的生化标准;可能需要无创的超声检查(排除血管和胆管的病变),其次采用活检。
- CD4$^+$ T 细胞是介导急性细胞排斥反应的主要细胞。
- 嗜酸性粒细胞的升高对肝脏出现急性细胞性排斥反应有预测价值,而正常数目通常可以排除中度或者严重的排斥反应。
- 先天免疫系统可能通过 Toll 样受体和随后的细胞因子的释放在器官移植后免疫反应的发生和增强中起重要作用。
- 撤销免疫抑制治疗的前瞻性研究证明了手术的耐受性。
- Treg 参与肝移植动物模型的耐受性调控,并已被证明可以减少血液恶性肿瘤治疗中的移植物抗宿主疾病。Treg 即将临床应用于肝移植。

# 第88章

# 白细胞嵌合现象的意义和后果

## Leukocyte chimerism — meaning and consequences

Thomas E. Starzl • Noriko Murase • Bijan Eghtesad • Kareem Abu-Elmagd • Anthony J. Demetris • John J. Fung

孔晓妮·译 孔晓妮·校

在 1953—1956 年,一系列小鼠模型研究证实了供体白细胞嵌合现象和获得性供体特异性耐受之间的强烈关联。12 年后,在免疫缺陷和细胞消融了的人类受体中进行骨髓移植成了一个合理的逻辑延伸。

然而,在不存在白细胞嵌合体的假设下,临床器官移植在 1959—1962 年预先完成,并迅速成为教条学说,即认为器官同种异体移植涉及的机制不同于小鼠模型中观察到的嵌合现象。

本章节中,我们回顾总结了导致这一严重认知错误的过程。文中其他章节描述了这种错误在 20 世纪 90 年代得以确定的方式以及如何将因此而产生的新观点应用于减少器官受体对长期免疫抑制依赖性的灵活方案中。

### 白细胞嵌合现象和耐受性的历史渊源

移植的新时代通常可以追溯至 1943 年,Medawar 和 Gibson 提出组织排异是一种免疫反应。1953 年,Billingham、Brent 和 Medawar 的两大重要发现揭示了宿主免疫防御的弱点。第一,妊娠和新生小鼠受体的免疫系统极不成熟而不排斥供体细胞,因此可能移植脾脏白细胞或骨髓细胞(图 88-1,外圈)。第二,具有受体赋予的供体白细胞嵌合体可以自由地接受和

供体同品系的细胞,而不能接受其他品系的(供体特异性耐受)。

1995 年,耐受与白细胞嵌合体之间的联系被再次证实,具有正常免疫反应的成年鼠在供体骨髓细胞输入前接受亚致死全身辐照(total body irradiation, TBI),得到了相同的结果(图 88-1,内圈)。两种小鼠

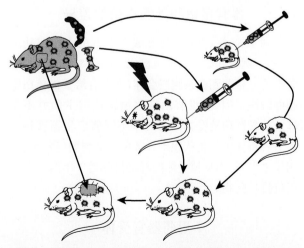

**图 88-1** 免疫系统未成熟的新生小鼠(外圈)和辐照后的成年小鼠(内圈)中的供体白细胞嵌合现象相关获得性耐受模型(见文字描述)

**表 88-1　人类同种异体移植第一个成功案例(生存时间大于 1 年)**

| 移植器官 | 城市 | 日期 | 医生/外科医生 | 参考文献 |
|---|---|---|---|---|
| 肾脏 | 美国波士顿 | 1959-01-24 | Merrill/Murray | 7、20 |
| 肝脏 | 美国丹佛 | 1967-07-23 | Starzl | 18 |
| 心脏 | 南非开普敦 | 1968-01-02 | Barnard | 19 |
| 骨髓 | 美国明尼阿波利斯 | 1968-08-25 | Gatti/Good | 16、17 |
| | 美国麦迪逊 | 1968-09-27 | Bach | |

**表 88-2　器官移植和骨髓移植之间的差异**

| 主要特征 | 器官移植 | 骨髓移植 |
|---|---|---|
| 受体细胞消融 | 不需要 | 需要* |
| HLA 配型 | 不重要 | 重要 |
| 主要并发症 | 排异 | 移植物抗宿主病 |
| 无需免疫抑制 | 不常见 | 常见 |
| 长期植入 | 可接受 | 耐受 |

*30 年后,人们意识到这一治疗步骤是这两类移植之间的主要差异。HLA,人类白细胞抗原。

实验证实了临床可以使用骨髓移植治疗免疫缺陷、血液相关疾病以及一些恶性疾病。对于外科医生来说,另一个显而易见的可能性即是可以将移植供体血液淋巴细胞作为器官移植前的预备步骤。

然而,任何治疗目的的临床骨髓移植都需认识到具有完全免疫功能的供体白细胞移植将引起移植物抗宿主病(GVHD),除非供体和受体间具有良好的组织相容性匹配度。由于组织相容性抗原尚未确定,人骨髓移植被推迟到 1968 年。当骨髓受体长期存活时,这些受体患者明显类似于耐受小鼠。

## 器官移植和骨髓移植的差异

到 1968 年,肾移植已在成千上万的人中成功进行,第一例肝和心脏移植也已成功(表 88-1)。这些患者中无一检测到白细胞嵌合体,也没有给予供体白细胞的输注。因此,没有出现移植物抗宿主病并不奇怪。与骨髓移植受体的另一个不同假定是器官移植存活者将注定一生依赖于日常免疫抑制剂(表 88-2)。相比之下,骨髓移植受体的规定目标是 1 年内完全停用抗排异药物。

## 不用药器官受体

由于假设没有白细胞嵌合现象存在,器官移植和小鼠模型的耐受性相关或者和人类的骨髓移植受体

(1968 年后)相似的可能性已被否定。但是令人困惑的是存在不具备器官移植和骨髓移植之间差异的特例。

### 辐照后

第一个例外是,世界上最初的 2 例成功肾移植(任何物种),分别由 Joseph Murray 和他的同事们于 1959 年 1 月在美国波士顿和 Jean Hamburger 团队于同年 6 月在法国巴黎完成。两个双胞胎兄弟已经预先接受了亚致死剂量的 TBI,没有输注白细胞。他们的肾脏分别工作了 20 年和 26 年,其间并没有进行长期的术后免疫抑制治疗。

虽然这些结果未再重复,但在 1959 年至 1962 年初期间又出现了 5 例"成功"的案例,这种成功的定义是患者和移植肾存活至少 1 年。但是,这些同种异体移植物最终被排异摧毁(表 88-3)。目前免疫抑制药物研发取得的进展使移植前辐照已被弃用。但是值得注意的是,TBI 最近重新成为治疗方案的一部分。

### 药物免疫抑制治疗后

抗白血病药物后,巯嘌呤(6-MP)及其咪唑衍生物硫唑嘌呤均被证实在啮齿动物皮肤同种异体移植模型中具有免疫抑制作用,也可以使远系杂交犬的同种异体肾脏和肝脏移植生存期显著延长。虽然只有约 5% 的动物存活长达 100 日,但在药物治疗停止后,其中只有一小部分不会排斥其移植物。这多见于科罗拉多大学的犬类肝脏受体(图 88-2)。

1959—1961 年,第一轮犬肾移植研究在伦敦、里士满、波士顿和明尼阿波利斯完成。虽然这些动物真正长期存活的很少,但是临床肾移植仅用药物进行免疫抑制的实验已经在波士顿 Peter Bent Brigham 医院开展。每日给予巯嘌呤或硫唑嘌呤并同时使用其他骨髓毒性药物,首批 12 名肾移植受体中仅 1 名存活 6 个月以上。而且,这一特例患者 17 个月后移植肾脏因排异反应而衰竭。

表 88-3　截至 1963 年 3 月,第一次成功移植且生存时间大于 6 个月的肾移植的特点

| 医生 | 地点 | 时间 | 和供体关系 | 预后 |
|------|------|------|-----------|------|
| Joseph E. Murray | 美国波士顿 | 1959-01-24 | 双胞胎兄弟 | 20 年[†] |
| Jean Hamburger[*] | 法国巴黎 | 1959-06-29 | 双胞胎兄弟 | 26 年[†] |
| Rene Küss[*] | 法国巴黎 | 1960-06-22 | 不相关 | 18 个月[†] |
| Jean Hamburger[*] | 法国巴黎 | 1960-12-19 | 母亲 | 22 个月[†] |
| Rene Küss[*] | 法国巴黎 | 1961-03-12 | 不相关 | 18 个月[†] |
| Ralph Shackman | 英国伦敦 | 1961-03-26 | 兄弟 | 3 年 |
| Jean Hamburger[*] | 法国巴黎 | 1962-02-12 | 表兄 | 15 年[‡] |
| Joseph E. Murray | 美国波士顿 | 1962-04 | 不相关 | 17 个月[§] |
| Thomas E. Starzl | 美国丹佛 | 1962~1963 | 远亲 | 50 年 |

[*] Kuss 和 Hamburge 在这些患者中定期注射肾上腺皮质类固醇。[†]患者在表中所列的时间点死亡。[‡]20 世纪 70 年代,患者成功进行了二次移植。[§]第一次成功运用免疫抑制剂(无辐照)除了病例 6,所有患者参见 Starzl TE, Barker C. The origin of clinical organ transplantation revisited. JAMA. 2009;301:2041 - 2043. 病例 6 请参见 Shackman R, Dempster WJ, Wrong OM. Kidney homotransplantation in the human. Brit J Urol. 1963;35:222 - 255.

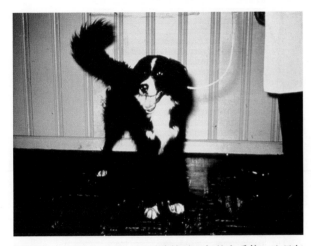

图 88-2　1964 年 3 月 23 日,肝移植后 5 年的犬受体。这只仅使用了 120 日硫唑嘌呤的实验犬在移植后 13 年死亡时肝功能仍正常

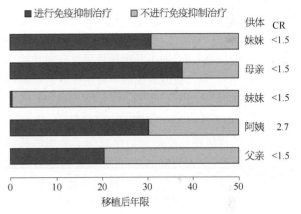

图 88-3　世界上 5 个最长生存时间的肾移植受体使用和停用免疫抑制药物的时间。CR,肌氨酸水平(引自 Mangan TL, Benedetti KA, Starzl TE. Fifty years later. In Terasaki PI, Everly MJ, eds.: Clinical Transplants 2013. Los Angeles, CA: Terasaki Foundation Laboratory;2014, p. 105 - 109.)

1962 年,正处低谷期,科罗拉多大学在犬移植模型中开发了联合使用硫唑嘌呤和泼尼松的算法性策略,并快速应用于人类肾脏和肝脏受体。和预期一致,两种器官在单一使用硫唑嘌呤时产生的排异反应在联合使用泼尼松后得到强效逆转。另一个重要的发现是当治疗需求降低后,这种逆转往往更容易成功,人类肾移植就是最好的例证。

在丹佛的肾移植研究中,硫唑嘌呤在移植前后至少各 1 周均每日常规应用,而泼尼松仅在出现排异反应时添加,虽然排异反应在几乎所有移植病例中均存在的。虽然在 1963 年,首次报道了存活的受体仍然存在免疫抑制,但是文章题目中的"耐受"表示他们对这种治疗的需求不断下降。最终"耐受"这个词被证

明是恰恰相反的。1962 年秋季到 1964 年初,46 例肾移植中有 9 例(19.6%)肾脏是由有遗传亲属关系的家人捐赠,并且移植后的肾脏在接下来的 40 年间发挥正常功能。

此外,9 位术后存活 40 年的患者中有 7 位在 2003 年报告时已经全部取消免疫抑制治疗有 4~39 年。7 位中有 1 位因为陷入三角恋被射杀,享年 40 岁。其余 6 位中有 5 位在 2014 年初过了 50 岁。目前,他们不进行免疫抑制治疗有 13~40 年(图 88-3),并且他们拥有世界上最长存活时间的同种异体移植肾脏。他们的供体包括妈妈、姐妹、大姨妈和父亲。其中姐妹是唯一后来表现出的具有完美 HLA 配型的供体。

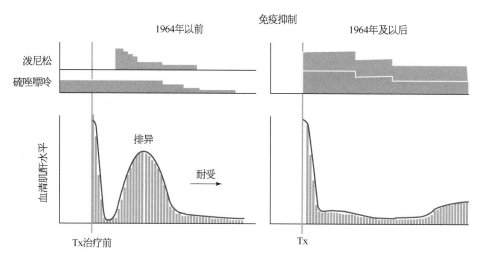

**图88-4** 器官移植受体免疫抑制治疗的历史转变。左，1962—1963 年，肾移植前后进行硫唑嘌呤单一治疗，出现显著排异时补充泼尼松以控制和逆转排异。血清肌酐水平被用于免疫检测。右，1964 年初往后，移植前免疫抑制治疗被取消，而是从移植时开始使用泼尼松进行预防性治疗。这一重要治疗改变在提出 30 年后被逐渐认可。Tx，器官移植

尽管科罗拉多早期的肾移植结果令人鼓舞，但是 1963 年 12 月进行了两个治疗措施的改变。第一，如图 88-4（左）所示，不再强调移植前给予硫唑嘌呤，因为免疫抑制相关的感染使手术延迟或阻碍了手术（图 88-4，右）。第二个变化是移植时每日常规给予大剂量泼尼松（图 88-4，右）而不是出现排异反应时才给予（图 88-4，左）。第二点改变使因不可逆排异造成的移植物损失率达近 20%。而且，当肾脏供体（包括尸体）无遗传相关性时，急性损失率接近 35%。

大量的预防性免疫抑制治疗减少了早期的移植物损失。但是，令人费解的是，世界上任何地方再也没有成功产生类似的不用药的肾脏受体。约 30 年后，在阐明同种异体移植的机制后，人们意识到美国科罗拉多州和其他地方免疫抑制剂的剂量和时间的改变导致了该变化。

回想起来，在我们的历史肝移植经验中，高强度的移植后免疫抑制治疗的抗耐受效应也是显而易见的。2006 年，在丹佛团队搬到匹兹堡之前，35 例移植受体术后存活已经达到或者超过 25 年，他们大部分的手术是在科罗拉多进行的（图 88-5）。那时，大部分人已经长期或永久地脱离免疫抑制治疗。

第 73、150 和 169 例患者特别让人感兴趣，因为他们在肝移植后 1 年停止了免疫抑制治疗。截至 2014 年 5 月，他们分别已经不用药达 40.6、35.9 和 34.4 年。这些人和大部分其他不用药患者已经用过低剂量硫唑嘌呤进行免疫抑制治疗。

在用环孢素替代硫唑嘌呤作为一线用药之后，以及随后的他克莫司取代时期，更多的无需免疫抑制治疗的肝脏受体产生了。1962—1963 年，美国科罗拉多州的医生将两种新药用于肾移植受体（即仅在出现免疫排异时添加泼尼松和其他药物）。

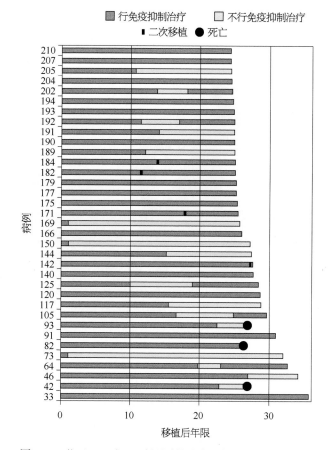

**图88-5** 截至 2006 年，35 例肝移植患者开始或停止免疫抑制治疗的时间，这些患者已行肝移植术 25～37 年。其中，6 人进行了再次移植（Re-Tx），另外还有 3 人在移植 25 年后死亡（引自 Starzl TE, Lakkis FG. The unfinished legacy of liver transplantation：emphasis on immunology. Hepatology. 2006；43：S151 - S163.）

就像硫唑嘌呤一样，每种新药从最初的单一用药（图 88-4，左）到转变为多种药物联用进行预防性免疫抑制治疗，这已成为世界标准（图 88-4，右）。因此再也没出现不用药的肝移植受体。

### 自发器官同种异体移植

1966 年,先后在法国、英国和其他地方证实了肝移植在约 20% 远系杂交猪中根本不需要治疗。重要的是,Calne 等证明了这些猪可以接受同一个供体的皮肤或肾。随后的研究报道了自发性肝脏同种异体移植在有限数量的大鼠模型和 80% 的近交系小鼠中是常规存在的。心脏、肾移植也表明存在自发诱导移植而无需治疗,尽管是在较短的小鼠系移植表单。

## 被忽视的嵌合现象线索

尽管这些器官诱导耐受性的例子众所周知,但是供体白细胞嵌合现象是器官同种异体移植诱因的可能性并不是在 1962—1992 年这一移植文化长河的某个时间点才存在。无用药状态包括假耐受性、手术耐受性和最新提出的临床操作耐受性。一直以来,只能和器官同种异体移植的稳定受体中白细胞嵌合体存在相一致的证据不断增加。

### 器官嵌合现象

1968 年,核型分析研究表明,从男性死亡供体移植到女性受体的肝脏迅速成为供、受体细胞的混合体(图 88-6,A)。尽管这些同种异体移植物的实质细胞仍然是男性,但骨髓来源的“过客白细胞”(包括库普弗细胞)在 100 日内很大程度上被受体雌性细胞替代。

直到 1991 年,转化(图 88-6,B)被广泛认为是移植肝脏的独特特征,大多数移植的大鼠和人肠组织的淋巴组织被同系受体细胞取代。类似的结果也在成功的移植人肾和胸廓器官同种异体移植物中存在,显然所有长期存活的同种异体移植物都是嵌合结构。

### 受体嵌合现象

什么原因导致了无供体白细胞现象? 首先,供体淋巴细胞特殊的抗原性导致了它们在同种异体移植部位的选择性免疫破坏。然而,一些供体白细胞在宿主周边存活的现象被长期忽视(图 88-6,C)。1962—1963 年,结核菌素和一组其他皮内抗原的皮肤试验在丹佛的第一例肾脏受体和他们的志愿活体供体中进行。

皮肤试验阴性的受体在接受皮肤试验阳性的志愿者捐赠的肾脏后,皮肤试验阳性率上升至 77%(图 88-7)。这个结果可解释为“通过移植肾脉管系统和淋巴组织中的白细胞使供体细胞免疫过继转移”。这一解释一般不具有信服力,因为并没有大量的白细胞和非实质细胞转移。

过继性免疫在 1969 年得到进一步证实,人类肝脏和肾脏移植受体获得供体特异性免疫球蛋白亚型(Gm)。1984 年,在 ABO 血型相容但不相同的肝受体中观察到供体来源的抗红细胞异凝集素存在溶血作用[1]。

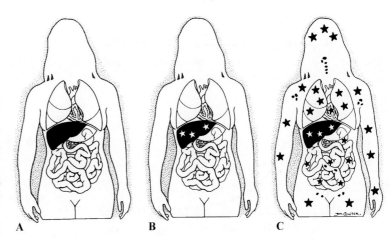

**图 88-6** 了解肝移植的步骤。A. 史学观点认为移植器官在受体中犹如海洋中一个敌对的孤岛。B. 1969 年,承认移植肝脏是一个遗传复合物(器官嵌合体)。C. 1992 年发现移植器官受体是一个系统性嵌合体(引自 Starzl TE, Demetris AJ, Trucco M, et al. Cell migration and chimerism after whole-organ transplantation: the basis of graft acceptance. Hepatology. 1993;17;1127－1152.)

A　　　　B　　　　C

---

[1] 在一个过继性转移的有趣模型中,Henri Bismuth 成功地将肝脏从一个因花生致死性变态反应而脑死亡供体中移植出来。几个月后,其他方面正常的受体报告出现了对花生的潜在致死性过敏症状。这个问题是通过禁食花生以解决(Legendre C, Cailiat-Zucman S, Morelon S, et al: Transfer of symptomatic peanut allergy to the recipient of a combined liver-and-kidney transplant. *N Engl J Med.* 1997;337;822－824.)

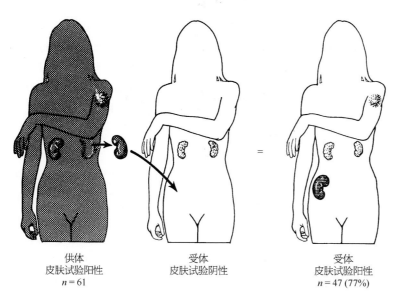

图 88-7　1962—1964 年在科罗拉多大学,皮肤试验阳性结果随着肾移植在供受体间转移(引自 Starzl TE, Demetris AJ, Trucco M, et al. Cell migration and chimerism after whole-organ transplantation: the basis of graft acceptance. *Hepatology*. 1993;17:1127-1152.)

供体
皮肤试验阳性
*n* = 61

受体
皮肤试验阴性

受体
皮肤试验阳性
*n* = 47 (77%)

在此期间及随后的几十年里,越来越明显的是,供体淋巴细胞迁移至受体是所有器官移植之后的一个显著现象。然而,在动物和人类中,循环供体细胞迅速减少,并且在 30~60 日后无法用流式细胞术检测到(图 88-8)。由于没有移植物抗宿主病的证据,大多数观察者的观念是供体细胞在移植部位或周围被免疫消除。

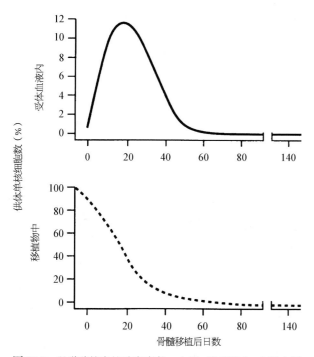

图 88-8　肠道移植中的动态事件。上图,移植后 2~3 周内受体血液中迁移供体单核白细胞的激增。下图,移植物中过客白细胞在同期消失,它们被同系的受体细胞代替(引自 Starzl TE, Murase N, Thomson A, et al. Immunity and tolerance are related, and governed by antigen migration and localization. *Transplant Proc*. 1999;31:1406-1411.)

## 微嵌合现象的发现

1992 年春天,决定性的一步发生在寻找 30 位肝脏或肾脏受体血液和组织中供体白细胞的研究,这些受体已经行移植后达 3~29 年。通过高敏性的细胞染色和聚合酶链反应技术,在每个研究患者的一个或多个周边位置中鉴定出极小数量的多谱系供体白细胞(微嵌合现象)(图 88-9)。

X 或 Y 染色体(当供体和受体为异性时)或供体特异性 HLA 抗原被用作标记。在任何给定的位置,供体白细胞通常在肝脏受体中比在肾脏受体中多。多谱系微嵌合现象的长期持续存在后来证实,血液淋

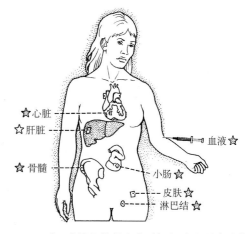

图 88-9　1992 年,世界上最长生存时间肾脏和肝脏受体研究中供体白细胞嵌合体宿主取样位点。寻找供体白细胞嵌合体主要位点在宿主血液、皮肤和淋巴结以及移植物(这里是肝脏)。在选定的受体中,也从心脏、肠、其他器官或骨髓中取得活检样本(引自 Starzl TE. The birth of clinical organ transplantation. *J Am Coll Surg*. 2001;192:431-446.)

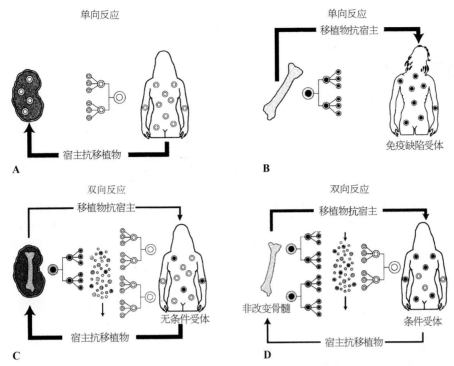

**图 88-10**　移植受体的新（A、B）旧（C、D）观点。A. 器官移植免疫机制的早期观念涉及单向的宿主抗移植物（HVG）反应。尽管这一观念很容易解释器官排异，但它限制了器官移植的可能解释。B. 与图 A 相对应，描述了早期将成功的骨髓移植理解为受体免疫系统被供体免疫系统完全替换，并具有潜在的非对抗致死性单向移植物对抗宿主（GVH）反应并发症，即受体被移植物排斥。C. 我们目前的观点认为双向和相互调节共存的免疫感受态细胞群体的免疫应答导致器官移植，尽管通常是占优势的 HVG 反应。移植器官最初失去大部分的过客白细胞，但显然仍是供体前体和干细胞的重要位点。D. 我们目前认为的与图 C 相对应的观点是成功进行骨髓移植后，相互调节的供、受体免疫细胞群的大小比例有所逆转

巴细胞前体和干细胞是所有内脏和胸部器官中发现的过客白细胞群体的一部分。

## 移植中的统一观念

历史上，移植的事件集在很大程度上已被视为在单个淋巴细胞群框架中进行。在器官受体中（图 88-10，A），排异导致的移植物衰竭被认为并非持续存在的供体白细胞引起。相反，骨髓移植的理想结果被认为是完全取代受体的血液淋巴细胞（图 88-10，B）。

Przepiorka 等的一个令人困惑的发现揭露了学说中的瑕疵。尽管这个西雅图团队不完全相信他们发现的意义，但是他们在 1991 年报道了基本上所有以前认为完全骨髓细胞置换的受体实质上仍有一小部分残留的他们自己的血液淋巴系细胞（图 88-10，D）。

结合我们同期发现的关于长期存活器官受体中存在有供体细胞，很显然器官移植（图 88-10，C）和骨髓细胞移植（图 88-10，D）是真实的镜像。我们随后提出了器官和骨髓细胞移植物的重要机制，主要包括"共存的供、受体细胞之间的反应，导致相互的克隆耗竭，然后是外周克隆消除"。

器官移植主要反应的耗竭和消除用竖直曲线呈现在图 88-11。曲线的升高和降落与排异、逆转和可变耐受性的改变一致，可变耐受性在 30 年前即 1962—1963 年美国丹佛肾脏受体以及接下来的肝脏受体时代被首次提出。

彼此耐受诱导的"无效"效应解释了为什么 GVHD 在器官移植后很少见，即使是淋巴组织丰富的同种异体骨移植例如肠和肝脏。骨髓受体的移植前辐照将免疫优势转移给移植物（图 88-11 中相反的反应曲线）。如果这些反应相互消除（图 88-12）特别是在严重的免疫抑制条件下（图 88-4，右），则 HLA 效应被抑制。这就是为什么 HLA 匹配并不是器官移植所必需的原因（图 88-12）。

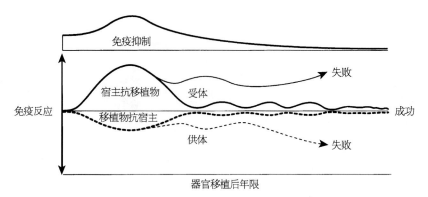

**图88-11** 器官移植后同时发生的宿主抗移植物反应（HVG，竖直曲线）。如果没有诱导和维持一定程度的相互克隆耗竭（通常需要保护性免疫抑制），一个细胞群将会毁掉另一个细胞群。与器官移植后通常主导的 HVG 反应相反，移植物抗宿主反应（GVH）通常在细胞清除的骨髓受体中发挥优势作用。任何类型的移植失败均意味着其中一种反应或者另一种反应，抑或是两种反应同时无法控制（引自 Starzl TE, Zinkernagel R. Antigen localization and migration in immunity and tolerance. *New Engl J Med*. 1998;339:1905 – 1913. ）

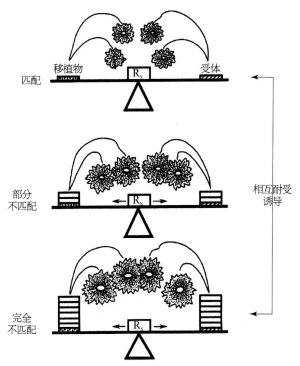

**图88-12** 宿主抗移植物与移植物抗宿主反应之间的相互克隆耗竭是排异反应和移植物抗宿主病的缓解方式。Rx，医源性免疫抑制（引自 Starzl TE, Demetris AJ, Murase N, et al. Donor cell chimerism permitted by immunosuppressive drugs: a new view of organ transplantation. *Immunol Today*. 1993; 14:326 – 332. ）

实际上，器官同种异体移植是一系列变异的部分耐受，这些耐受性的完成与否可用所需要的免疫抑制剂的最终剂量来评估，这足以阻止宿主抗移植物（HVG）引起的移植排异，同时避免移植物抗宿主（GVH）反应，使两种免疫反应达到相互平衡、耗竭消除的状态。免疫治疗失败被定义为免疫抑制治疗不能控制一方或者另一方，抑或者是两者的免疫反应。

## 微嵌合现象的持久性和作用

微嵌合体的研究可能将大量并且绝大多数时候分离的关于骨髓移植和器官移植的文献汇总在一起，并将器官同种异体移植和同种异体耐受性历史模型联系在一起（图 88-13）。在所有的耐受性序列中，供体白细胞迅速迁移到宿主淋巴器官（图 88-14，绿色区域），并成为耐受反应主要的目标位点，这种耐受反应在淋巴点诱发。

少数供体细胞数量（微嵌合现象）如何在器官受体的优势免疫系统中得以生存，这一点可以通过大鼠和小鼠的研究得以解释。供体白细胞中存活的 T 细胞偶遇或避免宿主淋巴器官是通过非淋巴途径进入某微环境中，在这里无法接触到免疫体液和细胞效应器（图 88-14，黄色外圈）。

这些供体细胞向宿主淋巴器官的二次迁移（图 88-14，向内的红色箭头）是为什么过客白细胞在移植初期白细胞的急性耗竭中得以维持的原因。少量供体细胞发挥这一作用的能力已经正式证实。但是，这些残留细胞的进一步移动和诱导多效免疫效应是无法估测的。因此，微嵌合现象的存在和数量均不能用来准确指导治疗。

## 移植范式的产生

双重免疫反应是将移植免疫学视为普通免疫学的一个部分的独特特征，其每一次反应都有自己的特点。分开独立观察，单独的主要组织相容性复合体限制性应答（HVG 和 GVH）与许多其他抗原（包括致病

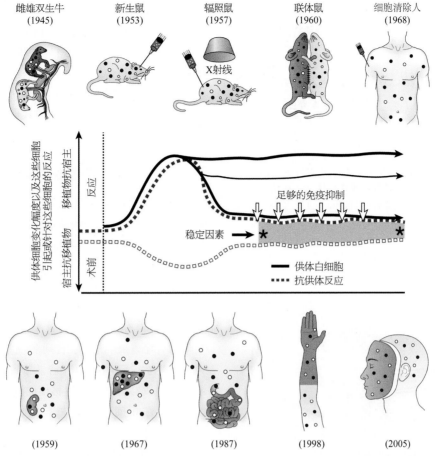

**图 88-13**　同种异体免疫耐受的不同表现形式。上图，供体白细胞嵌合体相关的实验和临床耐受性模型。中间图，耐受性交换被定义为持续的供体白细胞和宿主淋巴器官之间的平衡，以及在这些淋巴部位诱导的抗供体 T 细胞的数量。稳定性因素（星号）可能包括特殊的细胞（如调节性 T 细胞、抑制细胞）、细胞因子集、增强型抗体、移植物分泌物和内源性的细胞保护分子。下图，器官和复合组织同种异体移植具有偶发性的持续供体白细胞嵌合体

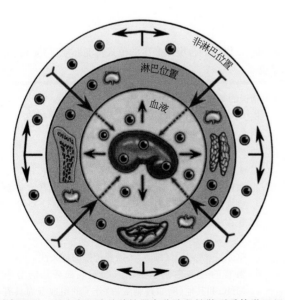

**图 88-14**　过客白细胞从移植器官分阶段扩散到受体淋巴组织（箭头），存活的细胞移动到受保护的非淋巴结位点。供体细胞从其受保护的微环境回归到宿主淋巴器官（向内箭头）。细胞的迁移和定位控制着宿主免疫应答与否

原）诱导的单次反应相似。在瑞士苏黎世的实验感染模型独立研究中，Rolf Zinkernagel 报道了对病毒和其他扩散的胞内微寄生物产生和维持的耐受性（或称为替代免疫），其阶段性迁移与同种异体白细胞的分化迁移无区别。

Pittsburgh-Zurich 的研究者一致认为供体白细胞和非细胞致病原的病原体是抗原性等价物，《新英格兰医学杂志》联合发表了一系列移植方案及其感染类物。所有的结果均可用两种机制解释：克隆耗竭-清除和免疫忽视。克隆激活、耗竭和清除所需的环境由细胞因子、生长因子、相互作用的细胞类型和宿主淋巴结、脾以及其他淋巴样组织的特异性解剖特征提供（图 88-15）。

免疫忽视（也称为无差异性免疫）是指如果一种抗原不能到达宿主淋巴器官，则其将不被识别。Barker 和 Billingham 进行的移植研究首次提出，如图 88-16 所示，为人类胰岛移植奠定了基础。尽管如此，

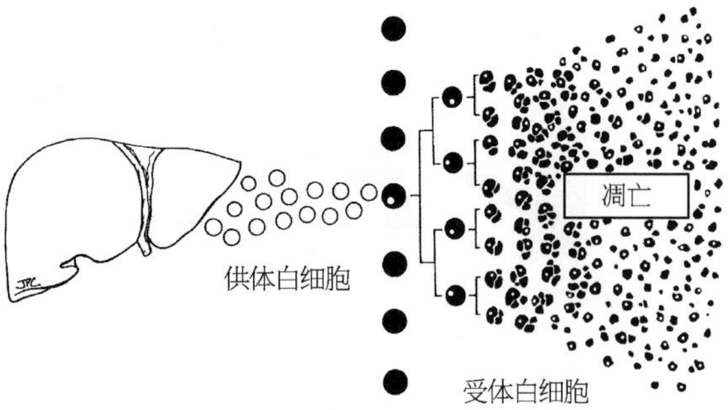

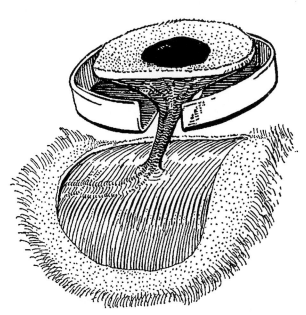

**图 88-15** 克隆耗竭-清除和器官移植、获得性耐受的重要机制。一些供体细胞的持续性是维持供体细胞初始激增诱导的可变清除耐受的先决条件[引自 Starzl TE. The saga of liver replacement, with particular reference to the reciprocal influence of liver and kidney transplanta tion (1955－1967). *J Am Coll Surg*. 2002;195;587－610.]

**图 88-16** 免疫系统不能识别和清除皮肤移植物的移动抗原（如过客白细胞），这些抗原被阻止到达宿主淋巴器官（引自 Barker C, Billingham R. The role of afferent lymphatics in the rejection of skin homografts. *J Exp Med*. 1968;128;197－221.）

25 年过去后，免疫忽视才被正式证实是一种真正存在的现象。

免疫忽视有许多变型，传染性感染后残留的存活微生物（如肝炎）和器官受体中类似的微嵌合白细胞是潜在的例子。在体液或者细胞免疫效应器不易到达的保护性非淋巴结位点，两类活性抗原可能被遗忘和（或）"忽视"，直到它们以足够的数量迁移回宿主淋巴器官以维持开始达到的克隆耗竭-清除。

1998 年，Pittsburgh-Zurich 综述中的总体结论是"抗原的迁移和定位使免疫系统对感染、肿瘤或者自身以及对异种移植物和同种异体移植物无应答"。其他泛化结论表明，"所有（适应性免疫）结果都是由宿主淋巴器官的抗原数量和在这些淋巴部位诱导的抗原特异性的 T 细胞的数量之间的平衡来衡量的"。这些结论规定了移植免疫学和其他免疫学分支中的范式转变。

## 范式转变的程度

一个科学理论的整体平台很少被范式转变所拆解。通常，仅仅一两个条款被重新整理、取消或替换。如果一个巨大的转变与系统的深层结构相适应，将增强整个系统。移植免疫学（以及免疫学）理论框架的薄弱之处在于过于武断地认为，供体来源的白细胞嵌合体在同种异体移植中不发挥其作用。

30 多年来盲目地接受这一学说，阻止了移植免疫学的有序发展，扭曲了普通免疫学的成熟，产生了很多衍生学说（表 88-4）。结果导致了全球范围内无限期地寻找器官同种异体移植的嵌合体排除机制：抗原非特异性和抗原特异性 T 细胞，未成熟供体树突状细胞，能使自身永久存在改变的宿主细胞因子模式以及"独有型"或"增强型"抗体。

这些努力产生的大量文献促使 Peter Medawar 爵士进行了以下评价：好的科学家研究他们认为能够解决的最重要问题。毕竟他们是专业解决问题的，而不仅仅是为了解决问题。如果一个科学家只是按图

**表 88-4 因微嵌合现象产生的范式转变而被摒弃的教条学说**

Ⅰ. 错误的基础教条学说(1962—1963)
　供体白细胞嵌合不是成功的器官同种异体移植的一个因素

Ⅱ. 衍生的教条学说
　1. 大嵌合体是免用药耐受所必需的
　2. 与嵌合体无关的未知细胞体液或"网络"因子允许免疫抑制辅助器官同种异体移植
　3. 在移植器官中"直接"产生免疫反应
　4. 免疫活化不需要淋巴器官的存在
　5. 抗原特异性"记忆细胞"不需要抗原的持久性
　6. 器官的过客白细胞由于其细胞表面表达的 Ⅱ 类 MHC 和其他（例如共刺激物）分子的组成型而具有独特的耐受性
　7. 耐受性在人类中比在啮齿动物和其他用于移植研究的较低种类更难以完成

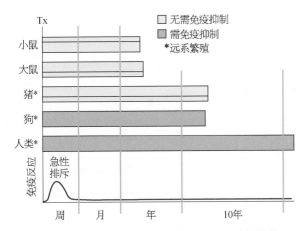

图 88-17　各物种中器官移植后供体特异性反应的快慢。5 个物种中有 3 个在肝移植中可能不需要免疫抑制治疗,由横杆的浅阴影部分表示。Tx,器官移植(引自 Starzl TE. Acquired immunologic tolerance:with particular reference to transplantation. *Immunol Res*. 38:6-41,2007.)

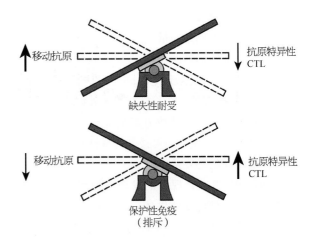

图 88-18　宿主淋巴组织中的抗原与这些淋巴组织诱导的抗原特异性细胞毒性 T 细胞(CTL)之间的平衡。在某些模型中,通过简单地辅助性添加供体白细胞,可以使平衡偏向于迁移抗原胜过抗原激活的 CTL(上图)以达到移植的目的。然而,在标准临床实践中,预期的平衡几乎总是通过用免疫抑制剂降低特异性 CTL 应答来维持。平衡向反方向倾斜则导致免疫(下图)(引自 Starzl TE. Acquired immunologic tolerance:with particular reference to transplantation. *Immunol Res*. 2007;38:6-41.)

索骥,那么他与未知力量战斗的场景便不再鼓舞人心。

极具讽刺的是,解决 Medawar 所提出问题的方案(容忍的奥秘)近在咫尺。尽管如此,Billingham-Brent-Medawar 发现缺失的一半,即位于免疫和耐受之间临界点的微嵌合体,等待用更具有鉴别能力和敏感性的免疫细胞化学和分子探针进行检测。

值得注意的是,不同种属器官移植后细胞迁移动力学在整个哺乳动物进化过程中保持不变,与种属大小、妊娠期长短或者代间隔无关。因此,同种异体免疫曲线和类似的对非细胞毒性致病原的反应适用于所有种属,这已经有相关实验证实(图 88-17,底部)。

## 范式转变的治疗意义

移动的抗原和抗原特异性 T 细胞之间的平衡控制着免疫应答与否,这一简单的概念在许多非移植领域有着深远的治疗意义:感染性疾病、疫苗学、肿瘤学和自身免疫学。在移植学中,抗排异治疗(辐照、药物、抗淋巴抗体)的作用是建立一个有利于供体白细胞优势的平衡(图 88-18)。

随着供体细胞对宿主的总淋巴细胞群的贡献逐渐增加,嵌合现象和移植耐受性的关联变得更加紧密,同时伴随着 GVHD 的风险增加(参见图 88-13 的中央图形中的巨嵌合体)。尽管如此,无论供体比例多大,白细胞嵌合现象本身的优势与获得性移植免疫耐受性是不同的。相反,器官或骨髓移植后维持供体白细胞优势所需的免疫抑制剂量是耐受完全性的最终决定因素。

在骨髓移植方案中,平衡向移动供体细胞倾斜是由自然预防(免疫功能障碍)或移植前照射产生的,或者使用使抑制全身免疫的药物,从而在即将发生的供体特异性反应中更易于耗竭-消除。在相对广泛使用的移植方案中,供体白细胞优势在供体对客白细胞到达后得以建立。

移植后,相继产生侵袭性供体白细胞和受体反应性抗供体 T 细胞之间的博弈,器官同种异体移植仅在应用免疫抑制剂使克隆 T 细胞反应被足够减弱使对移植器官的致死性损伤被阻止时才可以完成,此时宿主淋巴位点发生动态性的细胞耗竭-消除。如果在重度免疫抑制下存在额外的负荷,则通过供体白细胞的辅助输注将平衡向供体白细胞倾斜的可能性将不存在。

## 停药的必要性和讲究:真实经历

器官移植的上升期发生在 3 个时代,分别是在基础免疫抑制剂硫唑嘌呤、环孢素和他克莫司出现时。这些药物的剂量上限由它们的毒性决定:硫唑嘌呤的骨髓抑制作用以及环孢素和他克莫司的更复杂不良反应。而剂量底线由排异反应来决定。排异反应经常发生于应用硫唑嘌呤(1962—1963 年),较少发生于环孢素(1979—1980 年),极少发生于他克莫司(1989—1990 年)。泼尼松或其他辅助药物的作用是双重的:一方面控制这些排异反应,另一方面减少这些毒性药物的基础用药量。

通过增加使用辅助药物,在三个时代都取得了最好的成果。但是,当遇到不可逆排异时,无论多么罕见,这些药物都被纳入在移植开始时就创立的预防性"鸡尾酒"治疗。无论开放方案是单一用药还是混合用药,停用免疫抑制剂到可接受的毒性水平最终都是实现长期生存的必要条件。

1992年,微嵌合现象的发现意识到器官的同种异体移植是一种可变的供体白细胞嵌合体依赖性耐受性的形式,这将使得慎重停药到不用药的可能性显而易见。

### 晚期停药

在微嵌合现象的研究过程中,有人指出,移植后5年内发生的所有肝移植受体死亡几乎都是由感染(包括复发性肝炎)、加速心血管疾病、药物相关的代谢紊乱和新生的恶性肿瘤引起。对这些并发症由于缺乏停药的经验性病例,所以引人关注。因此,不言而喻,即使不是大部分长期存活的器官受体,也有许多患者是过度治疗的。

因此,1992年,美国匹兹堡大学开放了停药诊所,以此作为患者的护理提升而不是研究项目。在1992年6月至2001年期间,有140个来自DenverPittsburgh实验的最长生存时间的肝受体进入了成人和儿童诊所,分别有72个成人和68个儿童。所有人均是移植后5年以上,以及1995年报告时无排异反应2年以上。140例患者中有60例(43%)在平均1.8年后成功停药。20多年后,几乎所有患者不再用药。没有移植物因为排异而衰竭。

1997年,第二份报告总结了以下4个观点:"长期存活的肝移植受体处于系统性的过度免疫抑制。因此,无论是完全还是不完全,停药都是一项重要的治疗措施,只要在仔细的临床监测下缓慢进行。据记载,13例原发性胆汁性肝硬化(PBC)患者中有2例在药物停用期间出现疾病复发,复发也可能是其他自身免疫性疾病的危险因素。环孢素的完全停药是非常困难的。"

最近,由欧洲中心联合会在2013年报告的尸体肝受体最近的正式研究,以及关于儿童接受亲代肝的美国研究,均已证实以及补充了匹兹堡大学的发现。在欧洲和美洲的患者队列中,停药的中位时间分别在移植后11年和7年。在美国的研究中,60%停药比此前日本研究报道的类似研究高出20%。

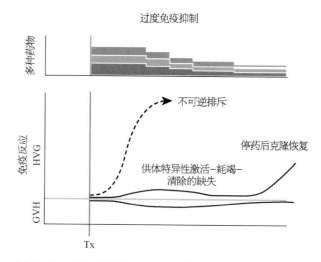

**图88-19** 非耐受性预防性免疫抑制剂现已在临床普遍使用。通过抑制有效的克隆耗竭-清除,当停药时,该阶段设定为存在期长于其他必需的长期免疫抑制(见文字描述)。GVH,移植物抗宿主;HVG,宿主抗移植物(参见 Starzl TE, Murase N, Abu-Elmagd K, et al. Tolerogenic immunosuppression for organ transplantation. *Lancet*. 2003;361;1502‐1510.)

### 免疫抑制耐受后停药

急性器官排异(和GVHD)的发生很大程度上同移植术后几周内流经移植器官的白细胞相关。在相同的免疫抑制情况下,HVG和GVH反应时流动细胞群也仅有一次激活和潜在的耗竭-清除窗口。

2001年,在Pittsburgh-Zurich的二次综述中指出这一窗口期将缩小到一定程度,其间术后免疫抑制颠覆了克隆激活,这是消除性耐受产生不可或缺的第一步。随后的强制性停药将允许恢复一个或两个未完全清除的HVG和GVH克隆,使患者永久保持大量持续的免疫抑制用药(图88-19)。

两个治疗原则被提出以减少出现移植后免疫抑制弄巧成拙的后果:受体预处理和最小的术后免疫抑制(图88-20)。在预先削弱宿主免疫(预处理原则)后,最不可能发生的移植后免疫抑制(第二个原则)可由"试验和潜在误差"算法决定,这类似于1962—1963年经典的美国科罗拉多州肾移植以及常规的骨髓移植方案。

即使20世纪60—70年代就已知晓这些原则,但是它们仍然不能有效地应用于将弱免疫抑制性的硫唑嘌呤作为基线用药。环孢素也不是最理想的。但是,直到2001年,他克莫司和一种极强抗淋巴细胞球蛋白(胸腺球蛋白)的应用使得"回到未来"成为可能。在2001年7月至2006年末,两个原则被应用于超过1000例肾、肝、肠、胰腺和肺受体。

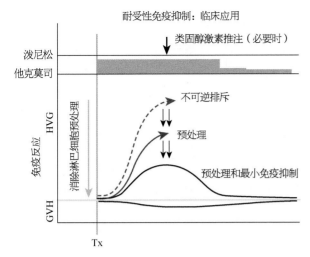

**图 88-20** 应用耐受性免疫抑制原则的一种方法:受体预处理和移植后免疫抑制剂的最小使用。值得注意的是,在同种异体移植物到达之前受体总体免疫反应减弱,以及通过运用移植后免疫抑制的算法来控制供体特异性克隆应答。GVH,移植物抗宿主;HVG,宿主抗移植物(引自 Starzl TE, Murase N, Abu-Elmagd K, et al. Tolerogenic immuno suppression for organ transplantation. *Lancet*. 2003;361:1502 - 1510.)

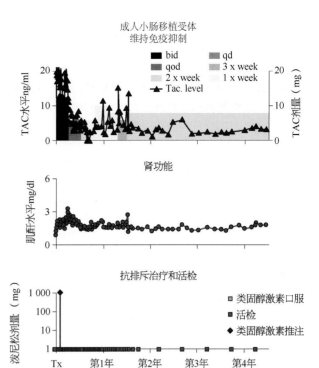

**图 88-21** 一位 2001 年 9 月行肠移植术的 69 岁受体移植后的最初 4 年。用大剂量的胸腺球蛋白进行预处理,在她移植后 13 年的大部分时间里,他克莫司的剂量为每周使用 2～3 次。值得注意的是,其在头两年里经常进行活检、肾毒性的完全避免(肌酐水平稳定)以及限制性使用泼尼松(晨起 1 次)。bid,1 日 2 次;po,每月 1 次;qd,每日;qod,每隔 1 日;TAC,他克莫司;Tx,器官移植

将他克莫司从单一治疗减少到至少每 2 日停用 1 次(图 88-21),大多数受体在移植后第 1 年完成。这个过程最大的收获在于,它对一直以来被认为是最困难的一步做出了探索。

患者和移植物存活率增加 25%,使单独的小肠移植或多内脏移植的一部分从一个批判的位置转化为一个广为接受的临床服务。同时,移植前淋巴清除的方案也从胸腺球蛋白转变为阿仑单抗(campath)。

先前存在质疑的另一个过程是肺移植。运用多种药物治疗方案,在我们的治疗经历中,1 年生存率仅为 60%,在多中心登记处甚至比例更低。采用耐受性原则以及用阿仑单抗进行淋巴消除后,1 年生存率提高到 90%。

肾和肝移植也取得了进步,尤其是生活质量的改善。随着生存率提高,以及几乎完全消除的生长迟缓和其他长期免疫抑制剂的副作用,儿童肝受体收益尤甚(图 88-22)。

美国匹兹堡改革的势头在 2004—2008 年期间结束,当时基本上所有的移植研究所的临床小组成员都失去了退休的机会,被招募到其他项目或者因为其他原因离职。然而,在其他地方,极简化的免疫抑制治疗在美国、欧洲和亚洲中心越来越被人接受。

## 未来展望

驯服免疫系统的方式并不缺乏。基线用药比如他克莫司、环孢素和西罗莫司已应用达数十年。吗替麦考酚酯和氟达拉滨是比咪唑嘌呤更有效的 DNA 合成抑制剂。重新使用无骨髓毒性的 TBI 用以替代广泛起反应的抗淋巴类抗体。反过来,新的单克隆抗体可以抑制或阻止由"第二信号"(例如 CTLA4-Ig、abatacept、alefacept)引发的克隆扩增或者靶向(用secukinumab)由辅助 T 细胞 17 产生的白介素-17A。

治疗手段的多样化结合对供体白细胞嵌合现象依赖的移植排异机制的了解,可以为减轻或者某种程度上完全消除所有器官受体的免疫抑制负担制订分阶段治疗方案。耐受性方案的共同之处就是承受无骨髓毒性的调节性预处理以及联合使用供体细胞(或不能存活的供体抗原),这些策略正在美国的波士顿、帕洛阿托、芝加哥和巴尔的摩,以及新加坡、日本进行评估。

这些策略符合基于微嵌合范式转变介导的耐受性原则,主要不同在于"预处理"更复杂。然而,普遍适用的器官移植方案无疑将是一些简单灵活的公式版本,暂时是在美国匹兹堡,40 年后将有更好的药

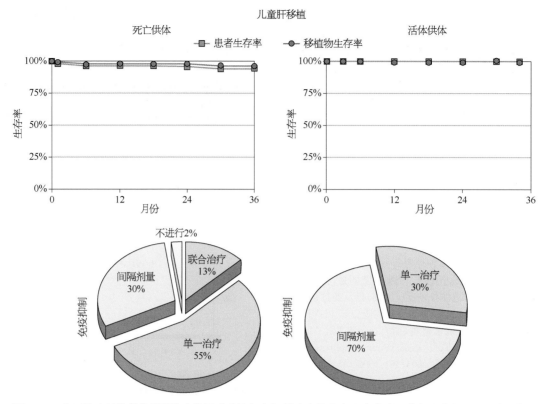

**图 88-22** 在尸体和活体供体肝移植中使用耐受性免疫抑制治疗的儿童生存率高。值得注意的是,间隔用药在70%的亲代肝移植受体中得以实现,而在尸体肝移植受体中比例甚微

物。辅助供体血液淋巴细胞的价值应该变得明显。

免疫监测已然成为允许安全停药最难以捉摸的环节。为了尝试解决这个问题,HLA 抗体的特异性、水平和功能研究已被纳入风险分层以指导个体化移植后护理。在最终的版本中,检测受体血液中 C1q 和受体血液中抗供体抗体的方法将被合并。这样可以诊断补体激活并且在不需要频繁进行同种异体移植肝活检的情况下对免疫抑制进行适当的调整。

完全停药不能是定义耐受性的基准。基于本章所描述的同种异体器官移植的嵌合依赖机制以及免疫抑制如何改变这些机制,器官受体的目标就是像骨髓移植一样将免疫抑制治疗维持在最低水平。

# 第 89 章

# ABO 血型、组织分型和交叉配型不相容

## ABO，Tissue Typing，and Crossmatch Incompatibility

Qiuheng Zhang • Raja Rajalingam • J. Michael Cecka • Elaine F. Reed

孔晓妮•译　孔晓妮•校

由主要组织相容性基因编码的 ABO 血型抗原和人白细胞抗原（human leukocyte antigens，HLA）是进行不同个体之间的组织和器官移植的重要障碍。这两类抗原在人体的大部分细胞上表达，针对供体的 ABO 或 HLA 抗原的抗体可能对移植物造成严重的损害。供体 HLA 抗原本身是排异反应的主要靶标。ABO 血型、组织分型和交叉配型不相容性在移植中的重要作用早在肾移植就已得到认识。1955—1964 年间报道了很多 ABO 不相容的肾移植因受体循环中的抗血型抗体而发生迅速且不可逆排异反应。由于那些早期的实验，所有的器官都被移植到 ABO 血型相同的或相容的受体，只有少数例外。到 20 世纪 60 年代中期就已明确，体内循环有抗供体 HLA 抗体的患者行肾移植后将出现不可逆超急性排异反应。现在，在肾移植前常规进行筛查试验以鉴别那些致敏患者，确定其是否存在针对供体 HLA 抗原的循环抗 HLA 抗体，以求消除移植肾的超急性排异反应。因此，受体有对 ABO 抗原或 HLA 抗原的循环抗体将导致快速的肾移植物损害，其特征为：肾动脉血栓形成、中性粒细胞浸润、内膜纤维蛋白沉积和皮质坏死。这种超急性排异反应的相似表现也出现在后续的心、肺和肝移植受体。

基于这些早期观察，尽管 ABO 抗原和 HLA 抗原及其抗体在器官和组织移植中的作用已被普遍接受，但它们在肝移植中的所用被认为是例外。与肾脏或心脏相比，肝脏是一个巨大的器官，并且具有双重血液供应和强大的再生能力，这使得肝脏较其他器官不易受到不可逆免疫损伤的影响。经过 30 多年的经验和全球 20 多万肝移植手术，ABO 抗原和 HLA 抗原在肝移植中的重要性仍然存在争议。显然，与其他器官移植相比，ABO 抗原、HLA 抗原和交叉配型不相容性在肝移植中更为复杂。然而，最新数据表明这些不相容性影响肝移植的结果，并且有方法减少其影响。在本章中，我们总结了肝移植中 ABO 抗原、HLA 抗原组织相容性的研究现状。

## ABO 血型和天然抗体

人体几乎所有细胞类型上都表达血型 ABH 抗原，这种抗原结构的轻微差异都会引起其抗原性的巨大差异。肝脏中的 ABH 抗原在肝动脉、门静脉、毛细血管、肝窦内皮细胞和胆管上皮细胞表达，但不在胆小管或肝细胞上表达。A、B、O 三个基因位于 9 号染色体上，分别转录 ABH 抗原。ABH 抗原含有共同的前体结构，即 H 抗原。A 和 B 基因编码的糖基转移酶的表达催化向 H 抗原添加特定的碳水化合物决定簇，分别产生 A 和 B 血型。O 基因的表达诱导 H 抗原的无功能性糖基转移酶。由于有高或低糖基化效率的两种不同的 A 糖基转移酶存在，所以根据其表达的 A 抗原的量不同，A 型血分为 $A_1$ 和 $A_2$ 两个亚血型。

具有免疫活性的个体能够产生与自身不同的 A

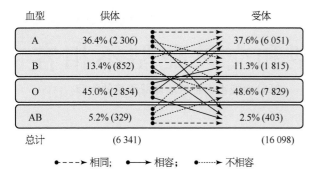

| 血型 | 供体 | | 受体 |
|---|---|---|---|
| A | 36.4% (2 306) | | 37.6% (6 051) |
| B | 13.4% (852) | | 11.3% (1 815) |
| O | 45.0% (2 854) | | 48.6% (7 829) |
| AB | 5.2% (329) | | 2.5% (403) |
| 总计 | (6 341) | | (16 098) |

●----▶ 相同; ●——▶ 相容; ●·······▶ 不相容

**图 89-1** ABO 血型在等待肝移植患者中的分布[引自 2012 年 4 月 20 日 Organ Procurement and Transplantation Network（OPTN）数据，http://optn. transplant. hrsa. gov/.]

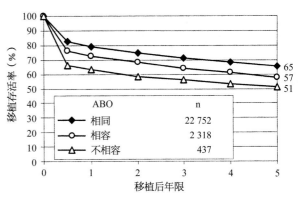

**图 89-2** 根据 ABO 血型相容性，死亡供体肝移植受体的移植物 5 年存活率（引自 1995—2000 年 UNOS 记录的肝移植数据，随访截止日期 2003 年 7 月 11 日）

和 B 抗原结构的"天然抗体"。O 型血的人具有抗 A、B 抗原抗体，A 型血的人有抗 B 抗原抗体，反之亦然，而 AB 型血的人则表达两种抗原但没有抗体。有趣的是，这些天然抗体不存在于新生儿中，而是在出生后第 1 年出现，可能是对食物和环境抗原的应答。天然抗体的存在和在血管内皮上表达的血型抗原都表明最早的跨血型进行器官移植是不可能的。没有经过预处理来降低循环天然抗体的水平而进行跨血型移植可以在几分钟内导致超急性排异反应。受体原有的天然抗体会与移植物中血管内皮细胞上表达的 AB 抗原反应。抗体的结合导致补体的固定及活化，并诱导内皮细胞活化和损伤，最终导致微血栓和微出血的形成。

血型均匀分布于肝脏供体和等待肝移植的患者中（图 89-1）。不常见血型，B 型和 AB 型，在供体中占 13.4% 和 5.2%，在受体中占 11.3% 和 2.5%。然而，对于这些较不常见血型的患者，供体的数量远多于患者，并且使 ABO 相容的供体肝脏避免天然血型抗体的损伤是可以做到的。

### ABO 血型不相容性肝移植的后果

肝脏最初被认为是"耐受性的器官"，因此认为与心脏、肾脏相比，肝脏更容易进行 ABO 血型不相容性移植。然而，20 世纪 80 年代和 90 年代初期进行的 ABO 血型不相容性肝移植的试验表明，这些患者术后预后很差，出现严重的排异危象，伴有肝动脉血栓形成和顽固性肝内胆管损伤。因此在美国 ABO 血型不相容性肝移植通常仅在紧急，即除立即行肝移植治疗别无其他选择的情况下进行。自从 Thomas Starzl 等介绍之后，ABO 血型不相容性肝移植进入了一个争议的时代。美国匹兹堡 671 例肝移植的早期回顾研究显示，伴随移植手术的失败，器官损失和患者死

亡率达 30%～50% 或以上，近一半的 ABO 血型不相容性肝移植患者最终需要再次移植。Rydberg 对 1986—2000 年期间进行并发表在 24 份不同研究报告的 ABO 血型不相容性肝移植患者进行了综述，得出结论，与 ABO 血型相容性肝移植相比，ABO 血型不相容性肝移植的成功率低。最近，对 14 个不同出版物中报道的 701 例 ABO 血型不相容性（116 例儿童和 585 例成人）和 2 103 例 ABO 血型相容性（348 例儿童和 1 755 例成人）肝移植进行的系统综述和 meta 分析显示，与 ABO 血型相容性肝移植相比，ABO 血型不相容性肝移植预后明显不好，血管和胆道并发症与排异反应的发生率增加。受体年龄在同种异体移植物衰竭的发展中起着重要作用，年轻受体 ABO 血型不相容性肝移植后预后较好。Egawa 等报道，ABO 血型不相容性移植后患者生存率随受体年龄增加而逐渐降低，婴幼儿患者 5 年生存率高达 85%，而成人只有 52%。几个原因可能会导致这种现象：第一，由于免疫系统不完全成熟，婴幼儿的抗 A 和抗 B 抗体滴度处于低水平；第二，与成人相比，婴幼儿的补体系统还不是很敏感。图 89-2 所示的器官共享联合网络（United Network for Organ Sharing，UNOS）和器官获取和移植网络（Organ Procurement and Transplantation Network, OPTN）的数据显示，1995—2000 年期间，与 ABO 血型相同的肝移植受体相比，无论是 ABO 血型相容性肝移植还是 ABO 血型不相容性肝移植的受体的预后都相对较差。移植后 6 个月移植物的存活率分别是：ABO 血型相同为 83%，ABO 血型相容为 76%，ABO 血型不相容为 66%。移植后 5 年，移植物存活率差异基本保持不变，表明 ABO 血型差异的有害影响在移植后第 1 年内即出现，并且没有额外的长期不利影响。因此，最近在美

国中心进行的 ABO 血型不相容性肝移植的移植物 5 年存活率比 ABO 血型相容性的总体低约 15％。值得注意的是，在这 25 507 例死亡供体肝移植中，ABO 血型不同的移植并不常见。只有 9％ 的肝移植是 ABO 血型不相同但是相容的，少于 2％ 是 ABO 不相容的。

经常出现的紧急情况下的 ABO 血型相容性和不相容性肝移植可以解释其较差的预后。然而，两项早期研究比较紧急情况下完成的 ABO 血型相同、相容和不相容肝移植发现，ABO 血型不相容性肝移植的移植物 2 年存活率要低 35％～45％，这并非由于肝移植是在紧急情况下完成的。实际上，任何情况下进行的 ABO 血型不相容性肝移植，肝功能都会早期衰竭，免疫球蛋白和补体成分可在窦状细胞和动脉内皮出现，表明体液组分明显参与移植物失败。这个结论随后被支持，研究比较了 UCLA 的 31 例 ABO 血型不相容性与 199 例 ABO 血型相容性肝移植，发现 ABO 血型不相容性移植受体的排异、血栓形成和胆道狭窄发生率显著增加，导致移植物 1 年存活率降低 20％。最近斯堪的纳维亚半岛的一项 229 例紧急肝移植研究指出，ABO 血型相同肝移植患者的生存率明显高于 ABO 血型相容（$n = 76$）和不相容（$n = 10$）的患者。在本研究中，包括 1990—2001 年期间在 5 个国家进行的肝移植，作者指出，在研究过程中，高度紧急移植的结果有所改善，然而 ABO 血型相容在整个过程中依然产生了卓越的结果。

肝脏的分配原则通常是为高度紧急的患者强制性分配肝脏，允许 ABO 血型相容甚至不相容。然而，这种优先次序对于那些情况相对不紧急的患者来说是不利的，特别是 O 型血患者。欧洲国家器官储运组织已经报道了一项模拟研究，表明限制性 ABO 血型匹配政策从分配的角度为紧急和不紧急患者提供了最佳平衡。在这一制度下，O 型血肝脏被提供给 O 型血或 B 型血患者，A 型血肝脏被提供给 A 型血和 AB 型血患者。美国的 UNOS 采用类似的方案，O 型血肝脏一般优先提供给 O 型血患者，然后根据其医疗状况提供给 B 型血患者。这些系统被用促进 ABO 血型相同的肝移植，而不是 ABO 血型相容和 A 不相容性肝移植。

尽管 ABO 血型不相容性肝移植的移植物存活率较低，但许多患者移植物持续存活和运作良好。这一观察结果与早期无意但几乎均失败的 ABO 血型不相容性肾移植的结果相反。当无意或紧急情况下进行 ABO 血型不相容性移植时，没有时间评估受体接受

不相容器官的适应性。然而，当预期器官不相容并且预先通过抗体降解治疗如血浆置换术来调节受体时，ABO 不相容性移植的结果可能会得到改善。

### ABO 血型不相容性活体肝移植的治疗

在 20 世纪 80 年代，当有合适的活体供体自愿捐献器官时，慎重进行了少量 ABO 血型不相容性肾移植，但是 ABO 血型不相容仍然是一个障碍。在亚洲尤其是日本，因受缺少死亡供体肝脏的限制，所以他们具有最丰富的 ABO 血型不相容性活体肝移植的经验。据日本登记的跨 ABO 血型活体肝移植（living donor liver transplantation，LDLT）数据，2005 年以前在日本进行了 97 例 ABO 血型不相容性活体肝移植，2001 年前患者的 5 年生存率为 38％，在 2002 年以后进行的提高到 63％。

ABO 血型相容性和不相容性活体肝移植经常是在患者经过预处理后进行，以减少抗体介导的早期损伤的可能性。预处理的目的是降低移植前患者抗 A 或抗 B 抗体的滴度，进而阻止它在移植后早期的快速反弹。这通过血浆置换术并通常伴随着脾切除术、免疫抑制药物和其他方法，并监测抗体滴度来实现。大多数研究都认同抗体滴度小于 1∶8 是很低的，足以避免大部分问题。

然而，尽管做了这些准备工作，仍然存在很大的失败风险，因为有几项研究报道了 ABO 不相容性活体肝移植患者的早期移植物损失率为 40％～60％。Hanto 等的报道最令人鼓舞，其对 14 例患者进行移植前后总血浆置换、切除术与 4 倍的免疫抑制，无一例出现免疫性移植物损失。Heffron 等对 16 例儿童 ABO 血型不相容性肝移植患者使用标准免疫抑制并选择性进行术后血浆置换术，不进行脾切除术，其移植物 1 年精确存活率为 92％。移植前后血浆置换术可能对减少受体的抗体滴度有用。

有趣的是，抗 ABO 血型抗体可能在移植后恢复到高水平，而不会对移植物造成明显的损害。Alexandre 等在 ABO 血型不相容性肾移植的受体中描述了这种现象，称之为"accommodation"，其机制仍不清楚。Platt 等针对这种现象提出 3 种可能的机制，假定抗体或抗原以某种方式调节移植物，或者移植物本身对抗体的破坏作用具有抗性。现在有一些证据支持后一种可能性，即暴露于低水平抗体的细胞可能在暴露后早期表达抗凋亡基因，并且在移植 3 个月及以后移植物获得以 TNF-α、TGF-β1、SMAD5、蛋白激酶 GFRA1 和 MUC1 表达为特征的特异表型。

已经报道使用 A₂ 供体(低反应性的 A 型亚群,在 A 型血中约占 20%)给 ABO 血型不相容性肝移植带来了希望。根据在纽约西奈山医学中心进行的 6 项这类移植实例的研究发现,A₂ 型血的肝移植给 O 型血受体似乎是安全的,而没有增加针对抗 A 抗体滴度的免疫抑制或限制。瑞典的研究中,10 名 O 型血受体接受 A₂ 型血尸体供肝移植,在以他克莫司为基础和早期应用抗胸腺球蛋白、IL-2 受体拮抗剂或抗 CD20 抗体进行免疫抑制情况下,患者和移植物在 8.5 个月的中位随访时间的存活率分别为 100% 和 80%。

### ABO 血型相容性肝移植后的溶血性疾病

受体的天然抗血型抗体是制备 ABO 血型不相容性肝移植的重要考虑因素。然而,抗血型抗体还可能使 ABO 血型相容性(O 型血对 A 型血、O 型血对 B 型血和 O 型血对 AB 型血)和不相容性(A 型血对 B 型血和 B 型血对 A 型血)肝移植复杂化。在一些患者中,由于移植物中的过客淋巴细胞产生针对接受者的血型抗原的抗体,使得受体出现溶血反应并逐渐进展。这些"移植物抗宿主"的血型反应通常是自限性的,因为伴随移植而转移过来的产生抗体的浆细胞寿命有限且不能被更换。溶血反应的发生是罕见的,且不局限于移植肝脏或主要 ABO 血型病例。抗 ABO 型血或者其他血型抗原抗体滴度非常高的供体滴度可能构成特殊威胁。

## 人白细胞抗原和抗人白细胞抗原抗体

人白细胞抗原(human leukocyte antigens,HLA)是一系列在正常免疫应答中起重要作用的细胞表面糖蛋白。I 类 HLA-A、HLA-B 和 HLA-C 抗原存在于体内所有有核细胞上,II 类 HLA-DR 和 HLA-DQ 抗原局限于 B 淋巴细胞、巨噬细胞、单核细胞和树突状细胞。在活化的 T 淋巴细胞和内皮细胞上能诱导 II 类抗原表达。在免疫应答开始时,HLA 分子通常在抗原呈递给 T 淋巴细胞中起作用。HLA 分子可以和细胞内(I 型)或细胞外(II 型)降解蛋白结合。当多肽来源于病原体或毒素时,且 T 淋巴细胞识别在人 HLA 表面的外源多肽时,就可以启动免疫应答。由此,同种异体移植物上的 HLA 抗原和供体来源的多肽被作为免疫清除的潜在靶标就不足为奇了。实际上,这些供体 HLA 分子是免疫排异反应的主要靶标。

与 ABO 血型抗原一样,循环抗供体 HLA 抗体预示着移植的风险。与天然 ABO 血型抗体不同,抗 HLA 抗体是对同种异体 HLA 分子的直接免疫产生的。这通常是妊娠期间母体暴露于胎儿的父系 HLA 同种异体抗原而发生。并不是所有妊娠都会导致抗体产生,但是其发生率随着妊娠次数的增多而增加。其他免疫事件如输血、移植史也可能为多产妇女以及没有妊娠的男性与女性提供额外的异源刺激。严重的感染,尤其是与外科手术相关时,也可能刺激 HLA 抗体产生。

避免供体和受体之间的 HLA 抗原差异将阻止潜在的抗 HLA 抗体对移植肝脏的损伤,然而由于 HLA 抗原的显著多态性,给敏感患者移植 HLA 匹配的肝脏并不是一个最好的选择。最普遍的 HLA 表型每 250 个人中就有 1 个,大多数表型远没有这么常见。识别那些对 HLA 抗原敏感的受体并鉴定这些具有循环抗体的特异性 HLA 抗原并不困难。选择性移植可以避免交叉配型不相容的供体,或者当必须使用交叉配型不相容的供体时,可以改变治疗方案以减轻抗体介导的损伤。

### 肝移植中的交叉配型相容性

抗 HLA 抗体在肝移植中的作用的早期数据尚不能让人很好地理解,并且是有争议的。由于其他原因如手术并发症和移植物原发性无功能而造成的损失偏倚,使得这些研究结果更加复杂。可以认为,这些不一致的结果是由于交叉配型试验的敏感性和准确性差异导致,而导致的这种冲突的结果会备受争议,而在肝移植中抗体介导排异反应(antibody-mediated rejection,AMR)的病理学诊断是很困难的。然而,一些早期研究指出,预先存在有抗供体 HLA 抗体的受体移植物早期无功能的发生率增加,同时胆道并发症发生率也增加且更早出现,HLA 抗体也和低移植物存活率和高排异反应发生率有关。随着高灵敏度和特异性的半定量 Luminex 单 HLA 抗原珠测定技术的发展,更多的报道表明,具有供体特异性抗体(donor-specifc antibodies,DSA)的肝移植受体具有较高的 AMR 发生率和较低的移植物存活率。有证据表明 HLA 同种抗体在肝移植中的重要性。首先,超急性排异反应已经在肝肾移植受体、预致敏肝受体和动物模型中出现。然而,肝脏超急性排异反应的进展速度慢于肾脏。第二,尽管肾移植物 1 年存活率优于肝移植,但移植物 5 年和 10 年存活率相似,表明受体的免疫系统而不是移植器官的类型在移植结果起重要作用。第三,在活检证实移植物

AMR 的情况下,门静脉细胞和基质细胞的 C4d 染色和 DSA 之间已经建立了明确的关联。尽管关于 HLA 抗体对肝移植结果重要性的报道正在增加,但是移植前后 HLA 抗体检测并未被广泛使用。对于确定同种异体抗体在肝移植中的作用仍需要进一步的研究。

肝脏是一个独特的免疫器官。库普弗细胞、树突状细胞和肝窦内皮细胞(liver sinusoidal endothelial cell,LSEC)构成具有双重血液供应的肝网状内皮系统。这种独特的肝脏调节系统吸收和清除肠道来源的营养物质和细菌降解产物,如脂多糖。与其他实质器官相比,持续暴露于这些抗原增加了肝脏触发和维持先天和获得性免疫所需的阈值。在小鼠模型中,肝窦内皮细胞需要较高浓度的抗原来活化幼稚的 $CD4^+$ T 细胞,并诱导 $FOXP3^-$ T 调节细胞的分化。当肝窦内皮细胞向 $CD8^+$ T 细胞呈递抗原时,T 细胞不能分化成细胞毒性 T 细胞。此外,肝脏的再生能力也能阻止抗 HLA 抗体对器官的损伤。因此,针对同种异体移植物的体液反应必须足够严重以克服持续损伤发生前的肝脏保护机制。

7%～33% 的等待肝移植患者对同种异体 HLA 抗原显著敏感。有生育史的女性患者、手术伴输血史的患者或其他原因暴露于同种异体 HLA 抗原的患者更有可能被致敏。交叉配型试验可以检测预先存在的抗供体 HLA 抗体,其引起针对肾移植物的超急性排异反应。最初的检测是基于淋巴细胞毒性,经过几年时间现已被改进,敏感性和特异性更高。

一份最新的使用更灵敏的流式细胞方法在 465 例连续的肝移植患者中检测 DSA 的大型研究报道显示,91 例交叉配型阳性患者的早期移植物损失少于交叉匹配阴性患者,并且排异发生率没有增加。当比较交叉配型阳性和阴性的患者时,没有发现移植物或患者存活率的差异。然而,与低浓度(4%)或没有抗体(8%)相比,抗体浓度更高患者的抗类固醇排异反应发生率更高(31%)。这些结果表明肝脏比其他器官对抗供体 HLA 抗体介导的损伤更具抗性,但是移植物和患者的存活率因不同中心对排异反应的治疗不同而有所差异。Castillo-Rama 等在一个独立的 896 例肝移植队列中证实高浓度 DSA 的患者的移植物损失率增加。89 例补体依赖性细胞毒性(complement-dependent cytotoxicity,CDC)的交叉配型阳性患者的移植物 1 年、3 年和 5 年存活率分别为 70%、65% 和 56%,而阴性患者分别为 83%、77% 和 72%。低敏感的 CDC 交叉配型只能检测到更高浓度的抗体。

有迹象表明,对于较小或劈离的移植物,抗体对移植结果的影响可能更大。日本京都的一项临床经验指出,5 个交叉配型阳性的活体肝移植受体中有 4 个早期即出现急性排异反应,比阴性患者需要更高的类固醇剂量。另外,韩国一项包含 43 例成人小体积肝移植的研究发现,其中 4 例交叉配型阳性的患者均为女性,并且均在早期急性排异反应发作后死于多器官功能衰竭。其中 3 名患者进行了“特小”肝移植,其移植物重量与体重之比小于 0.8%。在一项 268 例的活体肝移植研究中,交叉配型阳性患者移植物 5 年存活率为 21%,而阴性患者为 60%。对 1 167 例活体肝移植数据进行分析表明,CDC 交叉匹配阳性的成人患者的预后显著差于阴性患者,但在儿童患者中无此表现。通过 C4d 染色发现,这些患者中有 85% 存在补体活化。在一些情况下,血浆置换术被用于交叉配型阳性的活体肝移植受体中。尽管抗 HLA 抗体滴度降低,但是难以确定血浆置换术是否影响结果。

一些研究表明,肝移植后持续存在的抗 HLA 抗体可能是有害的。最近在 896 例连续肝移植的大型队列中,O'Leary 等发现,在 92% 的慢性排异反应患者中发现 DSA。然而,只有具有高水平 DSA(Luminex 中位荧光强度 > 5 000)的患者的移植后果较差。相反,Taner 等报道,20 例肝移植受体中有 17 例在移植后 4 个月不再能检测到预先存在的 DSA,并且没有发现 DSA 与较差的移植结果有关。总之,这些数据表明 HLA 抗体的强度和持续存在是决定抗体在肝移植的影响的重要因素。

移植后供体特异性 HLA 抗体的存在对肠移植后的移植物损失具有重要意义。如果具有 DSA 的受体接受肠肝移植,则移植损失结果改善。美国匹兹堡大学的一个研究小组首次提出肝脏在肠道移植中的作用,他们发现行肝肠移植的患者发生排异反应的风险较低。法国巴黎的一项研究表明肝肠同时移植的移植物存活率显著升高。

一些廉价的抗体筛查和检测试验可以轻松识别致敏患者。额外的测试将用来检测 HLA 抗体的强度和特异性。即使患者表达致敏物质的 HLA 抗原也不能被避免,所以 DSA 的检测可以识别不良事件如原发性无功能和排异反应高风险的患者。静脉注射免疫球蛋白(intravenous immunoglobulin,IVIg)、血浆置换术和利妥昔单抗(抗 CD20 抗体)的联合使用已经成功地用于减少或清除循环 HLA 抗体,并用于广泛致敏的等待肾移植的患者中。高或低剂量的静脉注射免疫球蛋白与血浆置换联合使用调节抗体应答的机制尚不清楚，多种机制可能在这两种治疗中起作用。然而，当两种治疗之后抗体都被减少时，肾移植可以在没有超急性排异反应的交叉配型阳性情况下进行。最近，硼替佐米，一种对浆细胞有促凋亡作用的 26S 蛋白酶体抑制剂，已被证明能降低致敏患者抗体的产生。厄库珠单抗是人工合成的单克隆抗体，其靶向趋化性片段 C5a 并抑制补体介导的移植物损伤，并且阻断同种异体移植物中的炎症反应。这些药物已经在减少 AMR 对肝脏受体的影响方面取得了一些成功。

### 人白细胞抗原相容性对肝移植的影响

对于将肝脏分配给 HLA 相容的受体，人们并没有做出过多努力。虽然 HLA 相容性被纳入国家和地方的肾脏分配法则，但在 20 世纪 80 年代末，当 OPTN 最初在美国建立国家器官分配系统时，并没有数据支持根据 HLA 相容性进行肝脏分配。根据支持的数据，逻辑分配限制了更多组织相容性患者得到肝脏的利益。在那时，对长时间缺血的低耐受性被认为是在广泛地理区域分享肝脏的主要障碍。地方的患者等候名单很少，这使得及时找到高多态性 HLA 相匹配的供肝变得不可能的。然而，对移植免疫学的兴趣促成许多关于 HLA 相容性在肝移植中的作用的研究。这些研究的结果虽然几乎都不支持过多地去寻求组织相容性更高的肝移植供体，但已经揭示了 HLA 与移植物结果之间的有趣关系。当知道供、受体的 HLA 抗原时可用于评估可能受体时，就有很多选择性。

实际上，HLA 相容性移植只在少数偶然情况下进行，但即使是 HLA 匹配影响的最大研究也受到其影响。最近公布的美国国家糖尿病、消化病和肾脏疾病研究所（National Institute of Diabetes and Digestive and Kidney Diseases，NIDDK）登记的移植数据分析显示，1990—1994 年间，3 个移植中心的 700 例患者中只有 44 例（6%）为 0～2 级 HLA-ABDR 抗原不匹配。最近的 OPTN/UNOS 登记数据显示，有 HLA 数据的 58 024 例尸体供肝移植中只有 204 例（0.4%）供-受体 HLA-ABDR 抗原不匹配。由于一级亲属间相同的 HLA 染色体，使 HLA 匹配在活体肝移植中更常见。1987—2005 年间 OPTN/UNOS 登记的数据显示，631 名受体中有 40 名（6.3%）患者供-受体间所有 6 个 HLA-ABDR 抗原位点均匹配。

对 16 篇文章（包括 NIDDK 研究）和 6 570 例肝移植报告的 meta 分析发现，HLA 抗原位点错配越少（2 个或更少和 3 个比较，总共 6 个）排异反应发生率越低，但是对移植肝的 5 年后存活率没有显著影响。生存率的结果没有受到个体 HLA 位点不匹配的影响。各位点的错配也对生存结果没有影响。更大的研究均赞同这一预后结论，这些结果都没有明确表明更好的 HLA 相容性肝移植并不代表预后更好。尽管并没有明确说明使用 HLA 相容性应作为肝脏分配的一个标准，但组织相容性仍具重要性，可以为每个肝脏选择合适受体提供参考。

### 移植物抗宿主病

肝移植后的移植物抗宿主病（graft-versus-host disease，GVHD）是移植物中的同种异体反应性供体 T 淋巴细胞随移植物被植入引起的罕见但通常致命的并发症。自 1988 年第 1 例肝移植物抗宿主病报道后，又有少于 100 例被报道，通常作为病例报告，尽管单中心已经报道了多个病例。然而，移植物抗宿主病可能被漏诊，这是由于特征性发热、皮疹、腹泻和全血细胞减少很难与巨细胞病毒感染或药物反应鉴别。大多数病例通过检测出的循环中高比例供体淋巴细胞来确诊。这已经通过从外周血或损伤皮肤进行淋巴细胞的 HLA 分型并且鉴定和定量供体 HLA 抗原来实现，但也可以使用其他标志物，特别是对于那些供-受体 HLA 类型无法区分的。在这些情况下，使用 X 和 Y 染色体探针（当供-受体性别不同时）进行荧光原位杂交或用于干细胞移植的下消化道移植物抗宿主病相关标记的酶联免疫吸附测定可能有帮助。当供体器官可用时，使用短串联重复的植入试验可以区分和量化受体循环中的供体细胞。

肝移植物抗宿主病的临床特征与干细胞移植或输血相关性移植物抗宿主病的临床特征非常相似，不同之处在于移植肝脏不受影响。移植的肝脏不受影响是因为它不表达受体 HLA 抗原，并且其是同种异体反应性淋巴细胞的来源。供-受体之间的 HLA 抗原差异是 GVH 反应的靶标，因为它们也是宿主排异移植物的目标位点。实际上，HLA 相容性（即较少的错配）已被鉴定为肝脏相关和输血相关移植物抗宿主病中的重要因素。当供-受体之间存在显著的单向不匹配时，这种并发症的可能性会加剧，从而形成一种情况，即供体淋巴细胞对受体中同种异体差异做出反应，但由于移植物 HLA 抗原与受体相匹配而没有提供相互反应的同种异体靶标。图 89-3 给出了供体主导单向不匹配的一个极端例子。

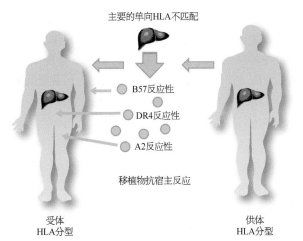

**图 89-3**　肝移植后供体主导的单向 HAL 错配可能导致移植物抗宿主病（GVHD）。来自供体移植肝的淋巴细胞在每个 HLA-A、HLA-B 和 HLA-DR 位点都是纯合子，可以对受体组织的 HLA 差异（HLA-A2、HLA-B57 或 HLA-DR4）做出应答。由于供体淋巴细胞和受体均不表达 HLA-ABDR 抗原，所以不会产生相互反应。这种在供-受体之间不平衡的 HLA 相容性是肝移植后移植物抗宿主病发展的一个危险因素

（图中标注）

主要的单向HLA不匹配

B57反应性
DR4反应性
A2反应性

移植物抗宿主反应

受体
HLA分型
A1, A2, B8, B57, DR4, DR17

供体
HLA分型
A1, A1, B8, B8, DR17, DR17

当遗传上不相关的个体是供体时，这么明显的病例是非常罕见的。然而，匹配良好的死亡供体肝移植受体患移植物抗宿主病的风险似乎有所提高，UNOS 在 2011 年 7 月报道的 204 例在 HLA-ABDR 位点无 HLA 抗原错配的肝移植中有 6 个（3％）出现了移植物抗宿主病。该发生率远高于 3 个或更多 HLA 位点不匹配肝移植受体的小于 0.2％ 的发生率。当患者家属是供体时，单向错配的发生率可能相当高。活体肝移植的供体应提前进行 HLA 分型以确定纯合性，并避免单向错配（或甚至当受体抗原比供体抗原更多时出现不平衡错配）。潜在的不平衡相容性的不太明显的例子也可能会增加移植物抗宿主病的风险。剑桥大学的研究认为，HLA-B 位点的相容性是一个危险因素。尽管无法预测哪一种特异性不相容可能增加个体患者的风险，但是在移植后早期出现症状的患者中，HLA 抗原错配的不平衡分布应引起移植物抗宿主病的怀疑。

大多数报道的肝移植物抗宿主病病例并不涉及单向错配，而且其他因素也起着重要作用。患者的年龄（>65 岁）以及供-受体年龄之间的差异也被确定为危险因素，特别是当供体比受体年轻的时候。这种复杂性可能是由于老年受体衰老的免疫系统更容易被供体年轻、强有力的免疫系统所抑制。

肝移植受者移植物抗宿主病的诊断和治疗延迟可能导致高死亡率（85％～90％）。早期出现的皮肤损伤应该被仔细检查，特别是当存在其他危险因素（两个或更多位点的供体 HLA 是纯合子、供-受体年龄差异大或老年患者）时。

目前尚无有效的肝移植受体移植物抗宿主病的治疗指南。在最近的一项研究中报道的 3 例患者中，有 2 例撤回免疫抑制治疗是有效的，并且已经有关于使用英夫利昔单抗和依那西普的有效治疗短篇报道。

### 胆道闭锁和母亲人白细胞抗原分型

胆道闭锁的儿童受体出现移植物衰竭的风险在肝脏供体是母亲时似乎较低。最近的一项 321 例活体肝移植研究显示，母亲是供体的儿童肝移植的失败率显著低于供体是父亲的失败率（3.7％ 比 10.5％）。其他疾病行肝移植或死亡供体肝移植这种差异不明显。作者认为，胆道闭锁患儿肝脏中母源细胞的特征可能促进对非遗传性母亲 HLA 抗原的耐受性。然而，这种解释是否正确仍有待证明，但观察到的现象是有趣的，是供体选择的可能考虑因素。

### HLA-C 位点匹配和自然杀伤细胞的潜在作用

已经有关于 HLA-C 位点相容性及其在肝移植中的作用的相互矛盾的报道。这些可能代表了自然杀伤（natural killer，NK）细胞及其受体和配体参与移植免疫学的表现。这是一个复杂的领域，参与程度尚未明了。NK 细胞是骨髓来源的大颗粒状淋巴细胞，它们通过直接的细胞毒作用以抗原非依赖的方式参与早期免疫应答。NK 细胞产生颗粒酶和穿孔素，并且它们的细胞溶解反应可以在几分钟内触发，而不需要转录、翻译或细胞增殖。NK 细胞在激活后进一步分泌促炎细胞因子如 γ 干扰素、TNF-α、巨噬细胞炎症蛋白-1β（macrophage inflammatory protein-1β，MIP-1β）和粒细胞-巨噬细胞集落刺激因子。5％～15％ 的外周血单核细胞是 NK 细胞。引人注目的是，高达 30％～50％ 的人类肝淋巴细胞是 NK 细胞。这种肝内 NK 细胞群优先位于肝窦内，通常嵌入内皮中，最初被描述为"小凹"细胞。

和 T 细胞与 B 细胞一样，NK 细胞也可以对Ⅰ类 HLA 抗原差异的产生应答，因此可能有助于固体同种异体移植物的排异反应。因为 NK 细胞表达多态性 HLA Ⅰ类分子的抑制性受体，而肝移植不是 HLA 匹配，受体 NK 细胞对供肝的同种异体活性具有很强的潜在反应性，特别是如果同种异体移植物不表达受体抑制的相关 HLA Ⅰ类配体，这就是"自我迷失"假说现象。HLA-C 是调节 NK 细胞的细胞毒活

性的杀伤免疫球蛋白样受体(killer immunoglobulin-like receptor，KIR)的主要抑制性配体。根据其 KIR 特异性，HLA-C 等位基因可分为两组，称为 HLA-C1 和 HLA-C2。HLA-C2 相互作用更能抑制 NK 细胞的活化。最近的研究揭示了 HLA-C 参与早期和晚期肝脏同种异体移植的预后。特别的，Hanvesakul 等的大型肝移植队列的后一项研究发现，供体同种异体移植物拥有至少一种 HLA-C2 等位基因，这与组织学证据较少有关，移植物损失减少了 16.2%，患者 10 年生存率提高了 13.6%。与 HLA-C1 纯合的同种异体移植相比，HLA-C2 纯合的同种异体移植的移植物 10 年损失率减少 26.5%。因此，供体 HLA-C 基因型被认为是肝移植后决定临床结局的主要因素，并揭示 NK 细胞在慢性排异反应和移植物肝硬化中的重要性。作者认为，C2 纯合同种异体移植物可能分配给高危患者(如第 2 次移植)更好，以最大限度改善移植物的长期功能。与这些发现类似，KIR-配体错配与 HLA 相容性肾移植中长期移植物存活率降低相关。不幸的是，在欧洲一项大型研究中，Hanvesakul 等观察到的结果未被重复。群体多样性可能导致这些差异，因为第 1 组和第 2 组 HLA-C"超型"中的单个 HLA 等位基因可能与其 KIR 配体具有不同的相互作用。供体来源的肝内 NK 细胞群可迁移至受体的外周血中，如果受体不表达供体抑制性受体相关的 HLA I 类配体，则可引起移植物抗宿主病。

除了促进固体器官排异的作用之外，NK 细胞也促进耐受诱导。例如，同种异体移植物中存在的供体来源的树突状细胞可以迁移到宿主淋巴和外淋巴部位，在那里它们直接刺激同种异体反应性的 T 细胞活化(称为直接识别)。受体 NK 细胞可以消除由于缺失自身反应而导致的供体来源的树突状细胞，从而减少直接识别并促进移植耐受。而且，NK 细胞可以通过与各种细胞类型相互作用来帮助维持肝耐受。例如，NK 细胞与肝细胞共培养可以促进树突状细胞诱导 CD4$^+$ 调节性 T 细胞的能力。

## 结论

因为与其大小和再生能力有关的原因，移植的肝脏比其他器官更不容易受到急性免疫攻击，大量可溶性 HLA 抗原由肝脏脱落，可能会中和或阻断细胞和抗体，或通过其他更微妙的机制。然而，早期的观点认为肝脏对超急性排异反应和抗体介导的损伤具有抗性，这一观点现正受到新数据的挑战，这些数据表明供体特异性抗 HLA 抗体的简单测试可能有助于致敏和再次移植患者的治疗。有迹象表明，活体来源或劈离的较小移植肝中，抗体的作用可能在结果中发挥更大的作用。由于技术进步，现在可以对 HLA 抗体进行精确检测和鉴定，这在 10 年前是不可能的。

虽然对肝移植受体进行预期的 HLA 匹配不太可能为许多患者提供可衡量的益处，但当 HLA 相容性不平衡时，移植物抗宿主病发生的可能性增加。多个 HLA 位点似乎是纯合子的供体可能会对受体的 HLA 差异做出反应。当供体比受体年轻得多，供体是一级亲属时，风险更高。

在美国对于 ABO 血型不相容的肝移植已经被禁止了，尽管这种做法在没有死亡的供体器官的国家仍然在继续使用。ABO 血型不相容的移植在做好了充分的准备时是安全的，但是存在着抗体损伤移植物的危险。

---

### 要点和注意事项

- 针对主要血型抗原或人白细胞抗原(HLA)的供体特异性抗体是肝移植的一个风险。美国的供体和受体需要进行多次 ABO 血型鉴定，以防止无意的不相容性移植。
- 有妊娠史、移植史和其他暴露对 HLA 抗原敏感的患者应在移植前进行识别，并确定其抗体特异性以避免或控制抗体介导的移植后排异或损伤。
- 在移植前对具有供体特异性抗体的患者进行交叉配型检测可以提示排异反应的强度和风险，特别是对于拟行二次移植的患者。

- 移植物抗宿主病是由数量较多的供体淋巴细胞引起的罕见但可能报道不全的肝移植并发症。死亡率为 75%~90%，没有明确的治疗方法。虽然症状往往和药物反应或病毒感染相似，早期皮肤或肠道紊乱症状，特别是肝功能尚可，应及时检查病变和测试循环中的高水平的供体细胞。
- 供体和受体之间的供体主导的单向 HLA 错配增加了移植物抗宿主病的风险。这些错配的特征在于供体中多个 HLA 位点的纯合性，而当供体是直系亲属时更为常见。

# 第 90 章

# 移植物抗宿主病
## Graft-Versus-Host Disease

Srinath Chinnakotla • Bijan Eghtesad • Göran B. G. Klintmalm
孔晓妮 • 译　孔晓妮 • 校

同种异体移植时，供体中的组织不相容性淋巴细胞在受体中被激活，就会发生移植物抗宿主病（graft-versus-host disease，GVHD）。移植物抗宿主病经常发生在骨髓移植后，而肝移植则相对较少发生。移植物抗宿主病通常在肝移植后 1～6 周发生，表现为发热、皮疹、腹泻和（或）全血细胞减少。与骨髓移植不同，肝移植后移植物抗宿主病通常以胆管上皮而非移植的肝为主要损伤目标位点，这是因为移植肝和参与移植物抗宿主病的免疫活性细胞都是供体来源。显著的中性粒细胞和血小板减少症通常在移植物抗宿主病初始症状出现后的数日内发生，并且可能导致危及生命的感染或出血。虽然肝移植后移植物抗宿主病的发生率较低（1%），但死亡率非常高，约为 85%。

## 发病机制

肝移植后移植物抗宿主病的发病需满足：①移植物必须含有完全免疫能力的细胞；②受体必须被移植物识别为异质体；③受体必须在移植物建立有效的移植物抗宿主病反应之前不能排斥移植物。肝移植后移植物抗宿主病发病过程的分子机制可以分为 3 个阶段。

### 阶段 1：定植

据估计，在冷保存液灌洗后，移植肝的门静脉窦和实质中仍保留有超过 10 个供体淋巴细胞。这与骨髓移植后参与移植物抗宿主病的淋巴细胞数量相当。这些细胞定植在受体内并将宿主组织抗原识别为异质性抗原。

### 阶段 2：供体 T 细胞活化和扩增

供体的同种异体反应 T 细胞与受体抗原递呈细胞相互作用的过程已经被充分研究，其包括 αβ T 细胞受体复合物与人白细胞抗原（HLA）/肽的接合，以及 CD40-CD154 和 CD28-B7.7 等多个共刺激分子之间的相互作用。活化后，供体 T 细胞表达高亲和性白介素（IL）-2 受体，并在调节性细胞因子如 IL-2、γ干扰素和 IL-18 的调控下，进行 IL-2 依赖性扩增。他们主要沿着 T 辅助（T helper，Th）1 途径分化为效应 T 细胞。人急性移植物抗宿主病就是由这些效应 T 细胞引起的 Th1 应答。

### 阶段 3:效应阶段

一旦供体 T 细胞被激活并扩增,它们间接造成移植物抗宿主病中的组织损伤。由反应 T 细胞和损伤组织产生的炎症因子也可激活单核吞噬细胞和 NK 细胞。这些细胞与 T 细胞一起分泌能破坏组织并继续刺激细胞的细胞因子。靶组织中的凋亡细胞进一步释放介质,使损伤得以持续。Fas/Fas 配体依赖性和穿孔素/颗粒酶依赖性细胞杀伤都参与诱导移植物抗宿主病的组织损伤。在一些器官中并未见移植物抗宿主病诱导的损伤,表明该损伤不仅仅是细胞因子介导的。然而,移植物抗宿主病的皮肤、骨髓和胃肠道损伤的具体机制仍不清楚。与骨髓移植后移植物抗宿主病不同,在肝移植后移植物抗宿主病中,肝得以幸免,这是因为肝是供体来源的。

## 临床表现

移植物抗宿主病往往只有当临床医生高度警惕时才被早期诊断。由于病毒感染或药物反应,早期症状和体征很容易被忽视。

### 发病时间

最常出现在移植后 10 日至 6 周,尽管也有一些晚期病例报道。

### 发热

发热是最常见的临床表现。然而,发热又是一种非特异性症状,可能由多种其他因素引起。

### 皮疹

皮肤是最常受累的器官(图 90-1)。患者通常最初表现为在面部、耳、手掌、足底和上部躯干出现的斑丘疹。如果移植物抗宿主病进一步发展,皮疹将扩散到除头皮外的身体其他部位。皮疹常伴有晒伤样痛、紧致感或瘙痒。严重者,皮肤可以起水疱并伴剧烈疼痛。因为许多病因包括药物反应和病毒感染都可能导致皮疹,所以病理最终确诊方法。尽管仍没有将移植物抗宿主病与暴发性皮疹进行区分的病理学标准,但是真皮隐窝基部的凋亡细胞具有一定特征性。其他特征包括角化不良、淋巴细胞的胞吐现象、角化不良性表皮角化细胞周围的卫星淋巴细胞和皮肤血管周围淋巴细胞浸润(图 90-2)。在皮肤起水疱的患者中可观察到真皮-表皮分离。

### 白细胞减少症

白细胞减少症和中性粒细胞减少症可被早期检测。它们也是影响预后的指标。一旦患者发生严重

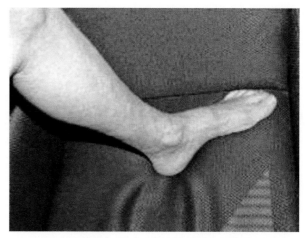

**图 90-1** 肝移植后急性移植物抗宿主反应引起的斑丘疹

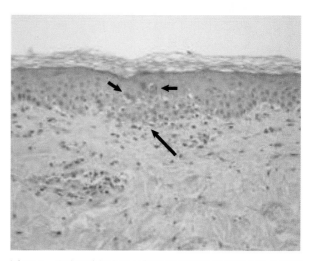

**图 90-2** 皮肤活检标本显示轻度移植物抗宿主病 1 级中出现的基底层细胞空泡化变性(长箭头)和显著的淋巴细胞浸润(短箭头)(苏木精-伊红染色,×20)

的中性粒细胞减少($<0.1 \times 10^9/L$),往往罕见恢复。患者最常见死于骨髓衰竭、难以控制的感染或出血等并发症。其次,与皮疹类似,药物反应和病毒感染等其他原因也可引起肝移植后的白细胞减少。

### 胃肠道症状

胃肠道症状通常与皮疹并行发展,并且上、下胃肠道症状的严重程度存在明显差异。移植物抗宿主病可能表现为腹泻、腹痛、呕吐和恶心。腹泻是分泌性的,并且可能含有膜状物,这是因为病情严重,发生了肠黏膜脱落。对于移植物抗宿主病相关腹泻的发病机制还知之甚少。腹泻可能是由于肿瘤坏死因子(tumor necrosis factor, TNF)-α 诱导了由前列腺素 $E_2$ 驱动的远端结肠分泌氯化物和钾。TNF-α 也调控胆碱能肌肉收缩。移植物抗宿主病相关的黏膜溃疡可能引起严重失血,导致不良预后。晚期病变呈弥漫

性,可出现严重的腹痛、腹胀并伴有大量腹泻(2 L/d)。腹泻是因从严重受损的黏膜渗出的水和蛋白质导致。移植物抗宿主病必须通过黏膜活检确诊,其组织学特征是隐窝基底部存在凋亡小体,伴或不伴有急、慢性炎症性充血。隐窝脓肿、覆盖的表面上皮和隐窝消失也是常见的特征。急性移植物抗宿主病整个胃肠道呈弥漫性病变,可从上胃肠道或直肠进行活检。已经表明,即使出现的症状是腹泻,胃窦活检结果与移植物抗宿主病的严重性仍明显相关。

## 诊断

肝移植后移植物抗宿主病的发生率约为 1%。对于在肝移植后 10 日至 6 周出现发热、血细胞减少和腹泻的患者,必须高度怀疑患有移植物抗宿主病。通过短串联重复(short tandem repeat,STR)检测外周血中 CD3⁺ 供体淋巴细胞可以迅速做出诊断。细胞比例大于 20% 则高度支持移植物抗宿主病的诊断,少于 20% 则需结合其他临床检验结果。如果患者有皮疹,应进行皮肤活检。腹泻患者可以进行内镜检查并活检,这些都可以进一步支持诊断。

## 预防

众所周知,用抗 T 淋巴细胞制剂预处理小肠供体可降低小肠移植后的移植物抗宿主病风险。然而,在肝移植中没有进行类似的研究。我们已经知道一些移植物抗宿主病的高危因素,如不完全匹配的 HLA、供受体年龄差大于 40 岁以及 65 岁以上的受体。减少肝移植后的免疫抑制可以帮助受体免疫系统识别清除供体淋巴细胞。最近 Smith 等报道了 2 个病例,一个病例供受体无 HLA A 和 B 错配,共享 HLA-DR 抗原,但受体比供体大 40 多岁,另一个病例则有一个明显的 HLA A 和 B 错配。两个患者都预防性地用硫唑嘌呤和类固醇代替他克莫司来减少免疫抑制。通过活检监测患者的细胞排斥,并且只有当患者临床和组织学显示排斥时,才用他克莫司恢复治疗。2 位患者在 1 年的随访中均未出现移植物抗宿主病的任何症状。作者推测,应用硫唑嘌呤和皮质类固醇后,75% 以上的患者可出现临床排异反应,但是并不会出现没有进行免疫抑制的不可控排异反应。这种情况下发生的排异反应可被轻易控制。针对肝的免疫反应将来自供体的淋巴细胞清除,因此消除了移植物抗宿主病的风险。我们常规地对肝移植后移植物抗宿主病高危组进行 12 周跟踪性 CD3⁺ 供体淋巴细胞短串联重复测试。如果 CD3⁺ 供体淋巴细胞的短串联重复测试水平趋于升高,我们停止免疫抑制或显著降低免疫抑制,使得受体免疫系统可以消除供体来源的淋巴细胞。发生移植物抗宿主病的风险远远高于发生急性细胞排斥的风险,急性细胞排斥可以很容易被治疗并没有任何长期后遗症。

## 危险因素

### HLA 匹配度

供、受体的 HLA 类型匹配度是发生移植物抗宿主病的重要危险因素。移植物抗宿主病的组织相容性测试结果表明,HLA A 和 B 的匹配度与移植物抗宿主病发生风险明显相关。当供体不超过一个 HLA 1A 类等位基因错配时,风险增加至 10.3%。当供体同时有至少一个 HLA-DR 等位基因相同时,风险进一步增加至 22%。

### 年龄

两个年龄相关因素显著影响移植物抗宿主病的发生风险:受体的年龄和供体比受体年轻 40 岁以上。65 岁以上的患者发生移植物抗宿主病风险显著升高。较年长的受体可能不能够清除供体淋巴细胞,或者移植物抗宿主病可能更严重,更可能被诊断。供体年龄与移植物抗宿主病的发病关联和年轻供体肝中淋巴细胞的数量、性能差异有关。

### 预先存在的细胞免疫缺陷

已经有两个病例报道移植物抗宿主病与细胞免疫缺陷相关。

## 治疗

移植物抗宿主病中的免疫事件起始于供体 T 细胞的活化。因此,逻辑上预防和治疗移植物抗宿主病的方法应集中于 T 细胞消除或抑制这些细胞的功能。尽管有很多文献报道针对干细胞移植(stem cell transplantation,SCT)后移植物抗宿主病的治疗,但肝移植后移植物抗宿主病却没有明确的治疗方法。关于这一问题的现有文献非常有限且往往是经验性描述。使用这些方案的目的是控制或清除致病性淋巴细胞,包括通过增加、减少或完全停止免疫抑制药物或生物制剂以调节免疫系统。但并不是所有的肝移植后移植物抗宿主病患者都能通过这些方案实现有效控制。

## 减少免疫抑制

减少免疫抑制以诊断移植物抗宿主病的理论基

础是当免疫抑制降低时,受体的免疫系统将排斥引起移植物抗宿主病的供体效应 T 细胞。通过观察患者的临床表现和短串联重复检测 CD3⁺ 供体淋巴细胞以密切关注治疗反应。该方法仅在受体有足够的天然 T 细胞以清除引起移植物抗宿主病的供体效应 T 细胞时才起作用。Chinnakotla 等人在一项研究中显示,这种方法在迟发性移植物抗宿主病并且循环供体 T 细胞水平较低的患者中更有效。当使用这种方法时,应当密切监测患者循环供体 T 淋巴细胞。如果停止所有的免疫抑制后供体 T 淋巴细胞仍持续增加,那么应迅速进行其他替代治疗。

### 皮质类固醇

皮质类固醇是干细胞移植后急性移植物抗宿主病的一线治疗,长期持续反应率为 25%～40%。皮质类固醇治疗急性移植物抗宿主病的作用机制尚未完全了解,可能与其抗炎和抗淋巴细胞活性相关。高剂量皮质类固醇也被认为是肝移植后移植物抗宿主病的治疗方法。然而,其反应率并不如前述,通常需要与其他治疗方法结合。皮质类固醇和抗胸腺细胞球蛋白(antithymocyte globulin, ATG)的联合使用常用于治疗干细胞移植后和实体器官移植后移植物抗宿主病,特别是干细胞移植后的类固醇耐药性移植物抗宿主病。不幸的是,没有强有力的证据表明加入抗胸腺细胞球蛋白后将改变最终反应。

### 抗淋巴细胞治疗

抗淋巴细胞球蛋白已经广泛用于治疗干细胞移植后和一些实体器官移植后皮质类固醇耐药性移植物抗宿主病。在干细胞移植中,已报道有 30%～59% 的总反应率,但是也存在高复发率以及真菌、病毒感染率增加。这些患者的长期存活率并不理想,最终平均存活不超过 6 个月。McCaul 等报道在 36 名干细胞移植后类固醇耐药性移植物抗宿主病的患者中使用抗胸腺细胞球蛋白。仅有皮肤受累的患者的反应率最高(96%),而肝受累的反应率最低(36%)。最常见的不良事件是感染,有 82% 的患者发生。只有 2 名患者(6%)在 15 个月时存活。在超过 50 个类固醇耐药性/敏感性肝移植后移植物抗宿主病的病例中单独用 r-抗胸腺细胞球蛋白或与皮质类固醇联合使用,不足 20% 的病例最终存活。大部分的病例治疗后症状和体征迅速缓解,然而又很快复发并进展。

### 白介素-2 受体抗体

针对 CD25 的单克隆抗体(IL-2 受体抗体,IL-2RAb)已经用于治疗肝移植后移植物抗宿主病。效应 T 细胞的活化和扩增依赖于 IL-2,靶向在这些活化细胞上表达的 IL-2 受体是一个很有吸引力的治疗方案。IL-2 受体抗体用于治疗实体器官移植后移植物抗宿主病中的成功和不成功案例均有文献报道。有研究表明 IL-2 受体抗体和皮质类固醇联合可有效治疗伴严重多系统疾病的移植物抗宿主病。然而,也有报道称这种联合治疗只部分有效甚至治疗失败。总体而言,IL-2 受体抗体治疗肝移植后移植物抗宿主病的有效性尚待明确。

### 肿瘤坏死因子-α 单克隆抗体

肿瘤坏死因子-α(TNF-α)是急性移植物抗宿主病炎症反应过程中的关键细胞因子之一。TNF-α 抗体已成功地用于治疗干细胞移植后的移植物抗宿主病。在一个使用 TNF-α 抗体(抗 TNF-α)治疗类固醇耐药性移植物抗宿主病的多中心回顾性研究中,32 例患者中有 13 例完全有效,而另外 19 人最终死于该疾病及其并发症。最近,有研究报道使用抗 TNF-α 成功治疗患有骨髓衰竭的肝移植后移植物抗宿主病。从概念上讲,这种药物是治疗实体器官移植后移植物抗宿主病的有效方法,但是需要更多的临床试验来评价这种治疗在肝移植后移植物抗宿主病中的有效性。

### 西罗莫司和阿仑单抗

西罗莫司和阿仑单抗已经成功用于治疗干细胞移植后移植物抗宿主病,但尚无在实体器官移植后或肝移植后中应用的研究报道。

### 靶向记忆 T 细胞治疗

阿法赛特(alefacept)是完全重组二聚体融合蛋白,是靶向记忆性 T 细胞的单克隆抗体。它阻止抗原呈递细胞和记忆 T 细胞之间的共刺激,并且通过使供体记忆效应 T 细胞凋亡和减少而阻止效应 T 细胞的活化。它已广泛用于 T 细胞依赖性免疫疾病,特别是在银屑病(牛皮癣)的治疗中具有良好的安全性。2005 年首次报道使用阿法赛特成功治疗干细胞移植后类固醇耐药性移植物抗宿主病。在该研究中,7 例干细胞移植后移植物抗宿主病患者中有 5 例患者经 36～149 日治疗后疗效良好。2 名患者死于移植物抗宿主病以外的并发症而没有继续治疗。该课题组的进一步报道在 11 例和 16 例干细胞移植后类固醇耐药性移植物抗宿主病患者中应用阿法赛特,50% 和 37% 的患者得以长期存活。

在最近的报道中,对 5 例肝移植后伴有高热、皮肤和胃肠道症状,以及骨髓衰竭(大嵌合体超过 85%)的严重移植物抗宿主病患者应用类固醇、兔抗胸腺细胞球蛋白和阿法赛特联合治疗，随访 6～36 个月，其中 4 例患者症状完全消除，血常规恢复正常并无后遗症。

### 骨髓移植

骨髓移植是治疗移植物抗宿主病和骨髓衰竭的选择之一。已报道在一个肝移植患者中应用。患者出现伴骨髓抑制的严重移植物抗宿主病，最终通过输注其保存的骨髓细胞而得救。

## 感染的控制

感染是绝大多数移植物抗宿主病患者的主要死亡原因，特别是伴有骨髓抑制的患者。干细胞移植后移植物抗宿主病患者预防和控制感染的经验可考虑用于肝移植后移植物抗宿主病患者中，特别是在伴有骨髓衰竭和中性粒细胞减少的情况下。这些患者应预防性地应用广谱抗生素和抗真菌剂，特别是当出现发热和脓毒症迹象时。使用抗病毒剂靶向抗巨细胞

病毒治疗，特别是在用高剂量类固醇和抗胸腺细胞球蛋白治疗的患者中这是必需的。生长因子如粒细胞集落刺激因子治疗严重移植物抗宿主病病例的有效性尚不清楚。

## 结论

成功治疗肝移植后移植物抗宿主病的关键是在出现中性粒细胞减少之前进行早期诊断和治疗。肝移植后 10 日至 6 周出现皮疹、白细胞减少和腹泻的患者应高度怀疑移植物抗宿主病。通过短串联重复检测 CD3⁺ 供体淋巴细胞容易做出诊断。皮肤活检或胃肠道活检可支持诊断。我们建议立即停止免疫抑制治疗并紧密监测 CD3⁺ 供体淋巴细胞的短串联重复测试结果。如果患者没有反应，应采用单克隆抗体等替代治疗。伴有严重中性粒细胞减少的患者预后更差。患者经常死于机会性感染，因此充分的预防性抗菌和抗真菌治疗对这些患者至关重要。

---

**要点和注意事项**

- 移植物抗宿主病通常在肝移植后 1～6 周发生，并伴有发热、皮疹、腹泻和（或）全血细胞减少。
- 通过对 CD3⁺ 供体淋巴细胞进行短串联重复测试可以确诊。皮肤活检或胃肠活检可支持诊断。

- 成功治疗肝移植后移植物抗宿主病的关键是在患者出现中性粒细胞减少之前进行早期诊断和治疗。

# 第 11 篇
## PART XI

# 免疫抑制
## IMMUNOSUPPRESSION

# 第 91 章

# 免疫抑制的诱导和维持治疗

## Induction and Maintenance of Immunosuppression

Greg J. McKenna • Göran B.G. Klintmalm

顾广祥 • 译

　　肝移植的进展实质上是免疫抑制药物的进展。在 20 世纪 60 年代和 70 年代的丹佛和剑桥,肝移植时最初使用硫唑嘌呤、类固醇和抗淋巴细胞球蛋白虽然取得了一定的成功,但是直到 1978 年环孢素的出现,肝移植才成为一个真正可行、预后可期的选择。在此后的 35 年里,各种不同的新的免疫抑制剂开始涌现,从环孢素到他克莫司,从吗替麦考酚酯到西罗莫司,以及到今天更特异的基于抗体的治疗方法,肝移植翻开了新的篇章。

　　虽然手术技术、麻醉学和重症监护治疗病房管理的进步改善了早期的结果,但是免疫抑制的进展改善了长期的预后。

　　根据长期随访结果,目前肝移植受者的生存时间更长,免疫抑制策略的改善已经使排斥不再是唯一的关注点。免疫抑制治疗的焦点已经转向控制与长期维持免疫抑制相关的并发症和风险。鉴于肝受者的各种疾病和并发症,目前没有统一的免疫抑制方法,且策略的制订必须个体化。期望单一免疫抑制策略在所有情况下都有效是不切实际的。免疫抑制治疗的关键在于选择各种不同的免疫抑制剂,以最佳的方式为患者控制对同种异体移植物的免疫应答。

## 同种异体免疫反应

　　同种异体免疫反应需要多种细胞来完成 T 细胞的增殖和分化、B 细胞活化及抗体的产生。供体抗原经抗原递呈细胞(APC)分解、加工处理,并被加载到主要组织相容性复合物(MHC)上,进而递呈给受体淋巴细胞。当主要组织相容性复合体和特异性 T 细胞受体复合物(TCR-CD3)相互作用时,会触发所谓淋巴细胞活化三信号假说的第一信号。当 APC 上的 CD80 分子和 CD86 分子与 T 细胞上的 CD28 分子相结合,即产生了同种异体反应发生的第二信号——共刺激信号传导。T 细胞的完全激活需要第一信号和第二信号,并且 T 细胞的激活会引起后续信号的级联,导致活化 T 细胞的核因子(NFAT)的去磷酸化及随后从细胞质迁移到细胞核。在细胞核中,NFAT 促进白介素-2(IL-2)和 IL-2 受体(IL-2R)的转录,这有助于扩大增殖反应。当 IL-2 与 T 细胞表面上 IL-2R 结合时(被称为第三信号),细胞内级联反应会激活 mTOR,促进细胞周期 $G_0$ 向 $G_1$ 转换,导致细胞分裂、增殖和特异性 T 细胞分化,这种反应称为 T 细胞激活,这些活化的 T 细胞将靶向作用于任何携带特定供体抗原的细胞(图 91-1)。

免疫抑制是为了防止对供体抗原的同种异体免疫反应。目前有大量不同的免疫抑制剂,它们的复杂性和作用的多样性使免疫抑制的概念看起来更复杂。实际上,所有这些免疫抑制剂仅仅做以下三件事之一:抑制三个关键信号之一、限制细胞分裂所需的核苷酸的供应和清除一种必需的免疫细胞。

(1)第一信号阻滞剂包括钙调磷酸酶抑制剂(CNI)如环孢素和他克莫司,以及任何阻断 T 细胞受体复合物(TCR-CD3)的抗 CD3 分子如 OKT3 和兔抗胸腺细胞球蛋白(rATG)。第二信号阻滞剂包括贝拉西普,能竞争性结合共刺激分子 CD28,从而阻止其结合于 CD80/CD86。第三信号阻滞剂包括竞争性结合 IL-2R 的抗 CD25 抗体(如巴利昔单抗)以及 mTOR 抑制剂(如西罗莫司和依维莫司),它们可阻止 IL-2R

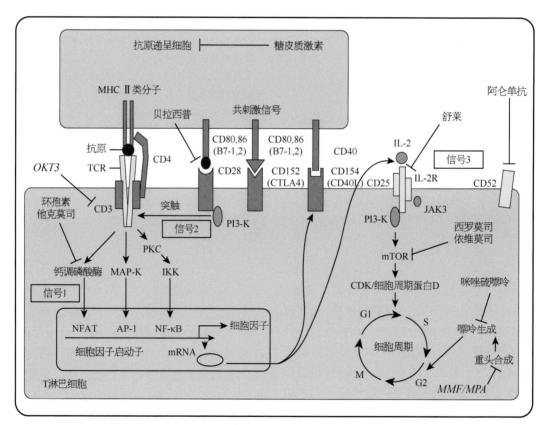

**图 91-1** 同种异体反应三信号假说概述了 T 细胞增殖所需的 3 种信号。各种免疫抑制药物的作用显示在图形上。第一信号阻断剂包括钙调磷酸酶抑制剂和抗 CD3 分子,这些药物阻断 T 细胞受体复合物。第二信号阻断剂包括贝拉西普,可以干扰共刺激分子结合。第三信号阻断剂包括白介素-2(IL-2)受体阻断剂和作用于 IL-2 受体下游的所有免疫抑制剂,包括 mTOR 抑制剂和抗增殖剂。AP-1,活化蛋白 1;CDK,细胞周期蛋白依赖性激酶;CTLA4,细胞毒性 T 淋巴细胞抗原 4;IKK,IκB 激酶;IL-2,白介素-2;IL-2R,白介素-2 受体;MAP-K,丝裂原活化蛋白激酶;MHC,主要组织相容性复合体;MMF,吗替麦考酚酯;MPA,霉酚酸;mRNA,信使 RNA;NFAT,活化 T 细胞的核因子;P13-K,磷酸肌醇 3 激酶;PKC,蛋白激酶 C;TCR,T 细胞抗原受体。

通路下游的信号转导。

（2）限制细胞分裂所需的嘌呤核苷酸供应的药物，包括硫唑嘌呤和吗替麦考酚酯。

（3）清除必需免疫细胞的药物，包括 rATG（清除和裂解 T 细胞）、OKT3（可清除 T 细胞）、阿仑单抗（抗 CD52 分子，可裂解 B 细胞和 T 细胞）。

现代免疫抑制策略主要是组合使用这些药物，以实现预防对供体抗原的同种异体免疫，同时最小化任何毒性和副作用。

## 免疫抑制药物

### 钙调磷酸酶抑制剂

钙调磷酸酶抑制剂是免疫抑制方案的主力。钙调磷酸酶是钙依赖性蛋白磷酸酶，参与了 T 细胞活化。当 APC 成功结合于 T 细胞受体，使细胞内钙增加，激活钙调磷酸酶，进而磷酸化转录因子 NFAT。NFAT 进入细胞核后，可上调 IL-2 表达，这是 T 细胞活化和增殖的关键步骤。钙调磷酸酶抑制剂是一类抑制钙调磷酸酶，并最终阻止 T 细胞活化和增殖的药物。

#### 环孢素

环孢素（neoral）是第一个开发的钙调磷酸酶抑制剂。它是最初在 1969 年从土壤真菌多孔木霉（*Tolypocladium* inflatum）分离的一种亲脂性环状多肽。1972 年进一步的研究阐明了其免疫抑制性质，并且在 1978 年由剑桥团队证实了其可防止肾移植受者的排斥反应，随后丹佛和匹兹堡团队证实了其可防止在肝移植受者中的排斥反应。环孢素显著改善了同种异体移植物的存活，促进了移植领域的蓬勃发展。

**信号抑制目标位点**。第一信号是其作用目标位点。

**作用机制**。环孢素通过结合亲环蛋白从而阻断 T 细胞活化的第一信号，进而结合钙调神经蛋白酶并防止 NFAT 的活化。抑制 NFAT 可阻止 IL-2、γ 干扰素（IFN-γ）和淋巴因子的转录，并阻滞淋巴细胞的细胞周期从 $G_0$ 向 $G_1$ 转换，进而阻止 T 细胞增殖和同种异体反应。

**药理学**。环孢素是一种难以吸收的药物，这个问题使得最初的制剂（sandimmune）变得很复杂；然而，随后的制剂（neoral）为非水性微乳化胶囊，极大地改善了吸收。生物利用度是不定的，为 18%～54%。胆汁对于环孢素的充分吸收是必需的，故任何限制胆汁排泄的条件，例如胆汁阻塞，都会降低环孢素的吸收。环孢素由细胞色素 P450 3A4 系统代谢，故与 P450 3A4 亚基相互作用的任何物质可以改变环孢素血清浓度水平。增加环孢素浓度水平的药物包括大环内酯类如红霉素、唑类抗真菌剂尿嘧啶、钙通道阻断剂如维拉帕米，以及用于人类免疫缺陷病毒（HIV）和丙型肝炎病毒（HCV）的蛋白酶抑制剂，如印地那韦和特拉普韦（图 91-2）。此外，葡萄柚等食物也可以

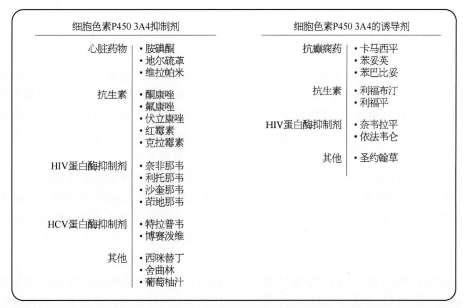

**图 91-2**　钙调磷酸酶抑制剂（CNI）环孢素和他克莫司是细胞色素 P450 系统，特别是 3A4 亚基的底物。抑制或诱导细胞色素 P450 3A4 亚单位的药物和物质将提高或降低钙调磷酸酶抑制剂的水平。临床医生应避免这些药物，或应考虑其对钙调磷酸酶抑制剂血清药物水平的影响而调整钙调磷酸酶抑制剂给药。影响细胞色素 P450 系统的其他亚基的药物不影响钙调磷酸酶抑制剂水平。HCV，丙型肝炎病毒；HIV，人类免疫缺陷病毒

增加环孢素血清浓度水平。降低环孢素浓度水平的药物包括抗生素如利福布汀和利福平,抗惊厥药如卡马西平、苯巴比妥、苯妥英和圣约翰草。环孢素的半衰期是可变的,平均约为 18 小时。

剂量。环孢素的起始剂量是 2～3 mg/kg,每日 2 次,口服。然后根据血清中环孢素的浓度调整剂量,开始时为 300 ng/ml 和移植后 6 周为 150 ng/ml。

副作用

肾毒性。环孢素可造成可逆的急性肾毒性和不可逆的慢性肾毒性。急性肾毒性与内皮素、引起入肾血管收缩的血管收缩剂以及肾素-血管紧张素系统的激活相关。内皮细胞功能障碍在肾毒性的发病机制中至关重要。在慢性肾毒性中,入球小动脉透明质酸增厚是其标志,伴有间质性肉芽肿、肾小管萎缩和肾小球硬化。促纤维化的转化生长因子 β(TGF-β)的上调是慢性肾毒性的关键病因。肾毒性的治疗主要是减少或中止钙调磷酸酶抑制剂治疗(详见特殊患者免疫抑制治疗策略中的肾功能不全部分)。

神经毒性。环孢素可以引起头痛、震颤、混乱、激动、情绪失调、癫痫发作和昏迷。症状通常可随剂量减少而改善,而降低剂量难以治疗的患者可能需要停止钙调磷酸酶抑制剂治疗。对神经毒性特别敏感的患者主要是移植前暴发性肝功能衰竭患者,以及那些由于潜在血液屏障损伤而发生 3～4 级肝性脑病昏迷的严重失代偿肝硬化患者。故应当延迟钙调磷酸酶抑制剂的使用直到患者清醒(参见特殊患者免疫抑制治疗策略中的神经毒性部分)。

牙龈增生和多毛症。虽然不常见,但是牙龈增生和多毛症造成了许多患者的痛苦。停止环孢素能够缓解这些症状。

其他。其他副作用包括高血压、高脂血症、高钾血症和体重增加。

### 他克莫司

他克莫司(FK506,prograf)是从链霉菌分离的大环内酯类药物。它于 1989 年首次用于肾移植,并于 1994 年被批准用于肝移植。

信号抑制目标位点。第一信号是其作用目标位点。

作用机制。他克莫司通过结合免疫球蛋白 FK506 结合蛋白(FKBP-12),干扰 T 细胞活化的第一信号,进而结合钙调磷酸酶,阻止 NFAT 的活化。与环孢素的机制类似,抑制 NFAT 可阻止 IL-2、γ 干扰素(IFN-γ)和淋巴因子的转录,并阻滞淋巴细胞的细胞周期从 $G_0$ 向 $G_1$ 转换,进而阻止 T 细胞增殖和同种异体反应。

药理学。由于他克莫司对免疫球蛋白具有更高的亲和力,与环孢素相比,它的效力是环孢素的 100 倍。在空腹条件下具有 22% 的最佳生物利用度。他克莫司由细胞色素 P450 3A4 亚基代谢,故前述影响环孢素血清水平的药物同样类似地改变他克莫司血清水平。他克莫司的半衰期为 11.7 小时。

剂量。他克莫司的起始剂量为 0.02～0.03 mg/kg,每日 2 次,口服,然后根据血清中他克莫司的浓度调整剂量,开始时为 8～12 ng/ml,移植后 6 周为 7 ng/ml。

副作用

肾毒性。他克莫司引起可逆性的急性肾毒性和不可逆的慢性肾毒性。急性肾毒性与内皮素、引起入肾血管收缩的血管收缩剂以及肾素-血管紧张素系统的激活相关。内皮细胞功能障碍在肾毒性的发病机制中是必需的。在慢性肾毒性中,入球小动脉透明质酸增厚是其标志,伴有间质性肉芽肿、肾小管萎缩和肾小球硬化。促纤维化的转化生长因子 β(TGF-β)的上调是慢性肾毒性的关键病因。钙调磷酸酶抑制剂的肾毒性是常见的,移植后 5 年有高达 20% 的肝移植受者患有慢性肾衰竭(参见特殊患者免疫抑制治疗策略中的肾功能不全部分)。

神经毒性。他克莫司可以引起头痛、震颤、混乱、激动、情绪失调、癫痫发作和昏迷,头痛是最常见的。与环孢素相比,他克莫司的神经毒性的发生更常见。症状通常可随剂量减少而改善,而降低剂量难以治疗的患者可能需要停用他克莫司,改用环孢素或 mTOR 抑制剂。对神经毒性特别敏感的患者主要是移植前暴发性肝功能衰竭患者,以及那些由于潜在血液屏障损伤而发生 3～4 级肝性脑病昏迷的严重失代偿肝硬化患者。故应当延迟钙调磷酸酶抑制剂的使用直到患者清醒(参见特殊患者免疫抑制治疗策略中的神经毒性部分)。

糖尿病。与环孢素相比,他克莫司更容易引起新发糖尿病,他克莫司可进一步增强类固醇的升血糖作用。

溶血性尿毒症综合征。他克莫司可引起溶血性尿毒症综合征(HUS),这是由于其对肾小球的机械性损伤,即使是治疗水平的药物也会引起溶血性尿毒症综合征。临床表现为贫血、血小板减少症和微血栓沉积引起的肾衰竭。终止他克莫司使用和血浆置换可以治疗溶血性尿毒症综合征。另一种治疗方案是依库珠单抗,这是一种针对补体的单克隆抗体。

其他。与环孢素相比,他克莫司的高血压更常见。其他副作用包括高钾血症和高脂血症。

## 要点和注意事项

- 他克莫司和环孢素都通过细胞色素 P450 3A4 代谢，任何与 P450 3A4 亚基相互作用的物质都会改变他克莫司和环孢素的血清水平，如果不做相应调整，这可能导致排斥反应或钙调磷酸酶抑制剂（CNI）毒性作用。

- 胆汁是充分吸收环孢素所必需的，任何限制胆汁排泄的因素如胆汁梗阻，都会降低环孢素的吸收。他克莫司的吸收不受胆汁和胆道梗阻的影响。

- 他克莫司和环孢素可引起溶血性尿毒症综合征（HUS），这种病理状态通常容易被忽略，因为贫血、血小板减少症和肾衰竭的症状被认为是移植后的典型症状。在接受钙调磷酸酶抑制剂的任何患者中出现具有不明原因的肾功能障碍，应当考虑溶血性尿毒症综合征。

## mTOR 抑制剂

mTOR 抑制剂主要是抑制复合物和 mTOR 通路。伴随着对 mTOR 通路上下游的理解，我们对 mTOR 抑制剂相关的作用和副作用的理解也逐渐加深（图 91-3）。

mTOR（亦称为 FRAP1-FK506 结合蛋白 12-西罗莫司相关蛋白）是由 FRAP1 基因编码的丝氨酸/苏氨酸蛋白激酶，并且其作为细胞内稳态的感受器调节细胞外和细胞内环境。mTOR 通过氧、能量、有丝分裂生长因子、激素和细胞营养水平来感测细胞应激，从而调节细胞生长、增殖和营养。

mTOR 位于数个单独下游通路的连接处。与其免疫抑制剂功能最相关的是 p70S6 激酶基因，其控制细胞周期调节蛋白的翻译，如细胞周期蛋白 E 和细胞周期蛋白 A 依赖性激酶，这些激酶控制细胞周期从 $G_1$ 期转变为 S 期。通过抑制 mTOR，我们可以阻止细胞周期转换和限制细胞增殖，特别是淋巴细胞的增殖和活化。

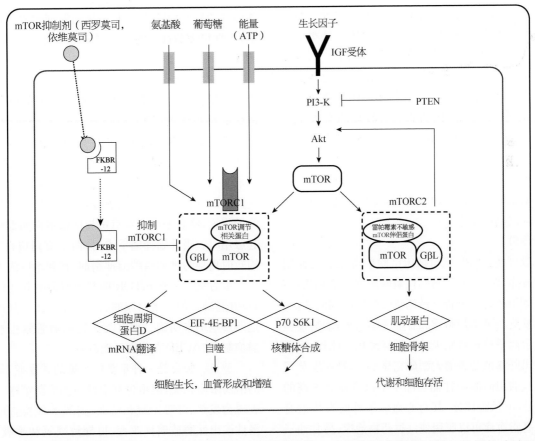

**图 91-3** mTOR 通路是调控细胞内、外环境，维持细胞稳态的关键传感器。mTOR 通过感受细胞应激如氧、能量、促有丝分裂生长因子、激素和细胞营养水平，调控细胞生长、增殖和营养。mTOR 位于几个单独通路下游的连接处，mTOR 抑制剂（西罗莫司、依维莫司）防止细胞周期转换并阻断细胞增殖，抑制 T 细胞增殖。理解 mTOR 通路的上、下游分子是了解 mTOR 抑制剂副作用和益处的关键。Akt，蛋白激酶 B；ATP，三磷酸腺苷；EIF-4E-BP1，真核翻译起始因子 4E 结合蛋白；GβL，G-蛋白 β 亚基样；IGF，胰岛素样生长因子；mRNA，信使 RNA；mTORC1，西罗莫司复合物 1 的哺乳动物靶标；mTORC2，哺乳动物西罗莫司靶标蛋白复合物 2；p13-K，磷酸肌醇激酶 3；p70 S6K1，核糖体蛋白 S6 激酶；PTEN，同源性磷酸酶-张力蛋白

### 西罗莫司

西罗莫司是从吸水链霉菌分离的大环内酯类药物。最初被作为抗真菌剂研发,但是当它被证明具有免疫抑制性质时,抗真菌的研究则不再继续。

**信号抑制目标位点。**第三信号是其作用目标位点。

**作用机制。**西罗莫司与他克莫司结合相同的免疫球蛋白FKBP-12(图91-3)。然而,该复合物不与钙调磷酸酶相互作用,而是一种高度特异性的mTOR抑制剂。通过抑制mTOR,西罗莫司可抑制p70S6激酶,阻断IL-2和IL-15诱导T细胞和B细胞增殖,并阻止细胞周期从$G_1$期进展到S期。与阻断T细胞活化第一信号的钙调磷酸酶抑制剂不同,西罗莫司阻断T细胞活化的第三信号。除了抑制T细胞增殖之外,西罗莫司还可抑制B细胞免疫球蛋白的合成和抗体依赖性细胞毒性、NK细胞和淋巴细胞活化的杀伤细胞。

**药理学。**西罗莫司具有14%的生物利用度,可被快速吸收,而高脂膳食可降低其生物利用度。西罗莫司被细胞色素P450 3A4代谢,影响环孢素水平的药物同样类似地改变西罗莫司的血清水平。同时服用西罗莫司和环孢素可增加其血药水平,因此西罗莫司通常在服用环孢素后4小时给予。西罗莫司的半衰期为63小时;然而,因为它具有较短的有效半衰期,药物在7日内达到稳定状态。

**剂量。**西罗莫司并没有被批准用于肝移植受者。当被使用时,西罗莫司应以每日2 mg作为起始剂量,然后根据血清中的浓度调整剂量,使其浓度处于4~10 ng/ml之间的水平。

**副作用**

**高脂血症。**西罗莫司临床试验最常见的副作用是高脂血症(图91-4)。与钙调磷酸酶抑制剂相比,需要服用降脂药物的患者是钙调磷酸酶抑制剂的2倍。尽管西罗莫司可增加脂质和甘油三酯水平,动物模型已经显示西罗莫司可减少动脉粥样硬化。此外,接受西罗莫司肝移植受者的大型研究显示,尽管西罗莫司具有更高的胆固醇和甘油三酯水平以及显著增高的Framingham风险评分,其对心血管事件的发生没有影响。高脂血症可以服用他汀类药物治疗,高甘油三酯血症可以服用鱼油胶囊治疗。

**细胞减少症。**由于西罗莫司对细胞周期和增殖的影响,细胞减少症是第二常见的副作用。在大多数情况下,中性粒细胞减少不是显著的,因为细菌感染的发生率并没有增加。贫血通常发生在移植早期,并

| mTOR抑制剂副作用的管理 | |
|---|---|
| 高脂血症 | • Rx:鱼油片,他汀类 |
| 贫血 | • 停用磺胺类、PPI、$H_2$受体阻滞剂<br>• Rx:促血红细胞生长素;输血PRBC |
| 中性粒细胞减少 | • 减少MMF,缬更昔洛韦<br>• Rx:非格司亭 |
| 口腔溃疡 | • Rx:康宁乐口内膏 |
| 蛋白尿 | • Rx:ACE抑制剂,他汀类,稳定肾小球足细胞 |
| 肺炎 | • 停用mTOR抑制剂 |
| 伤口愈合受损 | • 经验性伤口负压治疗,减少mTOR抑制剂剂量 |

**图91-4** 由于哺乳动物西罗莫司靶蛋白(mTOR)通路对细胞稳态的复杂性,mTOR抑制剂具有许多副作用。这些副作用可以容易控制,避免了停止mTOR抑制剂的使用。ACE,血管紧张素转化酶;$H_2$,组胺2;MMF,吗替麦考酚酯;PPI,质子泵抑制剂;PRBC,浓缩红细胞

随时间推移而消退。通过限制引起血细胞减少的其他药物的使用,如磺胺、$H_2$受体阻滞剂和质子泵抑制剂,中性粒细胞减少和血小板减少的情况可以得到改善。

**影响伤口的愈合。**除了细胞周期调节,mTOR影响纤维化发生的几个过程,并且西罗莫司引起的mTOR抑制导致:①Ⅰ型胶原mRNA合成的减少;②成纤维细胞生长因子MGP-1、血小板衍生生长因子和TGF-β等抑制成纤维细胞增殖的减少;③通过影响α-1β-3整联素途径引起成纤维细胞黏附的破坏。这些影响外科手术切口的愈合,并且有增加疝气的风险的报道,特别是当西罗莫司与抗增殖剂如霉酚酸一起服用时。当计划择期手术时,西罗莫司应在术前2周暂时更换为钙调磷酸酶抑制剂,直到术后约4周。

**蛋白尿。**尽管mTOR抑制剂不会引起任何肾小管功能障碍,但与蛋白尿的高发病率相关。其机制和远期影响仍未明确。他汀类药物和血管紧张素转化酶抑制剂(ACEI)类药物可能有效。

**肺炎。**肺炎是一种重要但罕见的并发症,与更高的给药浓度相关,但很少见于目前的给药策略。临床表现为发热、呼吸困难和咳嗽,胸部X线检查可见弥漫性渗出性磨玻璃样改变,可导致缺氧和呼吸衰竭。除了停用mTOR抑制剂外,没有针对此类肺炎的治疗,并且该病症是可逆的。但如果不被发现和处理,它可以是致命的。

**口腔溃疡。**口腔溃疡是西罗莫司的常见副作用,发生率高达25%。通常被误诊为疱疹性溃疡,这些

疼痛性溃疡可用曲安奈德口腔粘贴剂治疗,每日 2 次直接外用于口腔溃疡。对于严重的溃疡,应减少西罗莫司剂量,并且只有非常罕见的对治疗无反应的患者需要停用西罗莫司。

肝动脉血栓形成。2003 年美国 FDA 警告西罗莫司会增加肝动脉血栓形成(HAT)的发病率。该警告基于两个临床试验,提示西罗莫司会显著增加 HAT 的发病率;然而,由于许多关于研究设计的问题,该试验的结论仍然存在争议。一份自 2003 年以来的证据表明西罗莫司要么可以降低 HAT 的发生要么无显著统计学意义。自 2003 年以来的超过 20 份研究报告否定了警告,大多数显示西罗莫司可减少 HAT 的发生。HAT 的发生可能与大剂量西罗莫司(如登记试验中使用的)的使用相关,因此应避免过量西罗莫司的使用。

### 依维莫司

依维莫司(zortress,certican)是来自吸水链霉菌的大环内酯类药物。它是西罗莫司的衍生物,具有非常相似的化学结构。依维莫司属于 mTOR 抑制剂的免疫抑制药物。

信号抑制目标位点。第三信号是其作用目标位点。

作用机制。依维莫司与西罗莫司具有相同的作用机制。它可结合于免疫球蛋白 FKBP-12,并且是一种高度特异的 mTOR 抑制剂,通过抑制 p70S6 激酶,阻断 IL-2 和 IL-15 诱导 T 细胞和 B 细胞的增殖,从而阻止细胞周期从 $G_1$ 进展到 S 期,最终阻断 T 细胞活化的第三信号。

药理学。依维莫司具有 18% 的生物利用度,比西罗莫司的生物利用度更高。它通过细胞色素 P450 3A4 系统代谢,因此影响西罗莫司和环孢素的药物也会影响依维莫司浓度。与西罗莫司相比,依维莫司的半衰期较短,为 30 小时。

剂量。依维莫司应以每日 2 次的 1 mg 作为起始剂量,然后根据血清中的浓度调整剂量,使其浓度处于 3~8 ng/ml 的水平。

副作用

高脂血症。与其他 mTOR 抑制剂一样,高脂血症和高甘油三酯血症是依维莫司最常见的副作用。高脂血症可以服用他汀类药物治疗,高甘油三酯血症可以服用鱼油胶囊治疗。

细胞减少症。中性粒细胞减少症、贫血和血小板减少症是依维莫司的常见并发症,并且与剂量相关。与其他 mTOR 抑制剂一样,限制使用引起血细

胞减少的其他药物可以改善中性粒细胞减少症和血小板减少症,如磺胺、$H_2$ 受体阻滞剂和质子泵抑制剂。

影响伤口的愈合。通过抑制 mTOR,依维莫司可抑制纤维化的发生过程,包括 I 型胶原 mRNA 和成纤维细胞增殖。这导致伤口愈合受损,并导致疝气和伤口问题的风险增加。当计划择期手术时,依维莫司应在术前 2 周暂时改为钙调磷酸酶抑制剂,直到术后约 4 周。

蛋白尿。尽管 mTOR 抑制剂不会引起任何肾小管功能障碍,但与蛋白尿的高发病率相关。它的机制和远期影响尚未明确。有关使用依维莫司观察到的蛋白尿与其他 mTOR 抑制剂如西罗莫司引起的蛋白尿是否相似,仍然存在争议。

---

**要点和注意事项**

- 最初对新进肝移植受体中 mTOR 抑制剂的哺乳动物作用目标位点可以引起肝动脉血栓形成(HAT)的担忧在后续的研究中并没有得到证实。如果 mTOR 抑制剂被认为对特定肝受者有效,则对可能发生的 HAT 的担忧不应当阻止临床医生使用该药物。
- 在任何择期手术前,mTOR 抑制剂在术前 2 周和术后 4 周应停止使用,以促进伤口愈合。
- 高甘油三酯血症是 mTOR 抑制剂的常见副作用;然而,由于 mTOR 抑制剂的心脏保护作用,其与心血管疾病的风险增加无关。

---

### 抗代谢物药物

#### 吗替麦考酚酯

吗替麦考酚酯(MMF)(cellCept)和肠溶性霉酚酸钠(myfortic)都可水解成具有活性形式的霉酚酸(MPA)的酯类药物。它最早于 1995 年被批准应用于肾移植,随后很快被应用于肝移植。

信号抑制目标位点。第三信号是其作用目标位点。

作用机制。MPA 通过抑制 2 型肌苷一磷酸脱氢酶(IMPDH)阻断嘌呤合成(图 91-5),IMPDH 是鸟苷一磷酸产生的限速酶。其可减少 DNA 合成并限制细胞复制,除非细胞可通过嘌呤补救途径产生鸟苷一磷酸。B 淋巴细胞和 T 淋巴细胞缺乏次黄嘌呤-鸟嘌呤磷酸核糖转移酶,这是嘌呤补救途径中的关键酶,因此吗替麦考酚酯特异性抑制淋巴细胞复制。因为

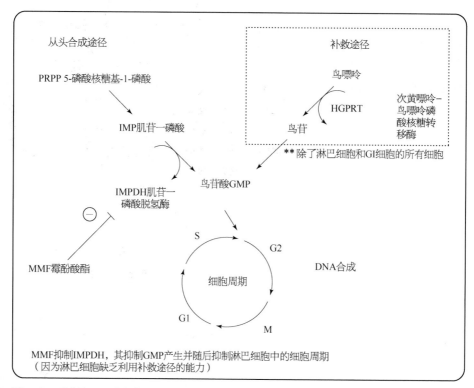

**图 91-5** 嘌呤是通过从头合成途径和补救途径合成的。吗替麦考酚酯(MMF)阻断从头合成途径的肌苷—磷酸脱氢酶(IMPDH),在淋巴细胞中缺乏使用补救途径的能力,吗替麦考酚酯最终阻断嘌呤的合成,限制细胞增殖。GI,胃肠道

细胞周期停留在 S 期,如此便影响了细胞免疫和抗体产生。除了对淋巴细胞复制的影响,霉酚酸可减少白细胞对内皮细胞的黏附和淋巴细胞、单核细胞在炎症组织中的募集,进而间接地影响免疫系统。

药理学。吗替麦考酚酯在胃肠道中快速水解成霉酚酸,具有 94% 的生物利用度。其吸收受食物限制,因此吗替麦考酚酯应在饭前给予。吗替麦考酚酯的半衰期为 17 小时,在肝中转化为无活性形式的霉酚酸葡萄糖醛酸苷,并进行肠肝循环,然后最终经尿排泄。相比之下,肠溶性霉酚酸钠在小肠中水解,具有 pH 依赖性。霉酚酸钠的生物利用度为 72%,低于吗替麦考酚酯,半衰期为 16 小时。

剂量。吗替麦考酚酯给予 1~3 g 的剂量,每日 2 次,分开口服。霉酚酸钠通过口服给予 720~2 160 mg,分开服用。

副作用

胃肠道紊乱。胃肠道紊乱,特别是恶心、腹泻和腹痛是吗替麦考酚酯最常见的不良反应。这些胃肠道效应是与剂量相关的,治疗包括保持相同的总剂量下增加服药频率(1 日 3 次或 1 日 4 次)或者将剂量减半并保持相同的服药频率。如果症状持续,可转化为肠溶衣制剂霉酚酸钠。

中性粒细胞减少。中性粒细胞减少是吗替麦考酚酯的常见不良反应,并且在移植后 6 个月内最常见。3.6% 的肝移植受者可发生严重的中性粒细胞减少(绝对中性粒细胞计数<500)。治疗包括减少剂量和停止可引起中性粒细胞减少的其他药物。严重中性粒细胞减少可皮下使用 300 μg 非格司亭(neupogen)。

致畸性。在妊娠期间使用吗替麦考酚酯与妊娠前期流产和先天性畸形的风险有关。FDA 建议,育龄妇女服用吗替麦考酚酯前应接受避孕咨询和使用有效的避孕。

**硫唑嘌呤**

硫唑嘌呤(imuran)是移植中最古老的免疫抑制剂,从开始使用至今已有 50 多年。它是抑制 IMPDH 并防止嘌呤合成的巯嘌呤的前药。它既无神经毒性也无肾毒性,故可作为出现这些并发症患者的有用免疫抑制剂。

信号抑制目标位点。第三信号是其作用目标位点。

作用机制。硫唑嘌呤可减少嘌呤的代谢并产生并入 DNA 中的代谢物核苷酸,这可能抑制了 DNA 和 RNA 的合成,并抑制 T 细胞和 B 细胞的产生,影响细胞免疫和体液免疫。第二种可能的作用机制是

硫唑嘌呤可以整合到核酸中,干扰蛋白质的合成。

药理学。硫唑嘌呤可以转化成具有活性形式的硫嘌呤。该药物易于口服吸收,具有 47% 的高生物利用度。硫嘌呤通过黄嘌呤氧化酶和硫代嘌呤 S-甲基转移酶代谢为无活性代谢物。硫唑嘌呤和其第一代谢物硫嘌呤的半衰期为 2 小时。

剂量。当与其他免疫抑制剂联合使用时,每日剂量为 1~2 mg/kg,当用作初次免疫抑制剂时,每日剂量为 2~3 mg/kg。总剂量不应超过每日 200 mg。

副作用

细胞减少症。骨髓抑制是硫唑嘌呤最常见的副作用,超过 50% 的受者有显著的血细胞减少。这种骨髓抑制具有剂量依赖性,因此当白细胞计数变为小于 2 500 个/ml 时,硫唑嘌呤剂量应当减少。别嘌醇可通过黄嘌呤氧化酶抑制硫嘌呤的代谢,故应避免别嘌醇与硫唑嘌呤的联合治疗。利巴韦林和硫唑嘌呤也可以引起骨髓抑制,因为利巴韦林可抑制酶 IMPDH,改变硫嘌呤代谢。

胃肠道紊乱。虽然硫唑嘌呤可能发生恶心和呕吐,但与霉酚酸相比显著减少。减少剂量或服用药物后可以改善症状。

### 环磷酰胺

环磷酰胺(cytoxan)是氮芥衍生物,它是一种可通过干扰 DNA 复制来破坏细胞生长和有丝分裂的烷化剂。虽然它是一种抗肿瘤药,但它也是一种有用的免疫抑制剂,主要抑制 B 细胞的产生和体液免疫。

信号抑制目标位点。第三信号是其作用目标位点。

作用机制。环磷酰胺在肝脏中转化为活性形式。它的活性代谢物可向 DNA 的鸟嘌呤碱基添加烷基,交联 DNA 链,抑制 DNA 合成。

药理学。环磷酰胺可口服或静脉内给药。当口服给药时,在 1 小时内能被快速吸收,生物利用度大于 75%。它通过细胞色素 P450 转化成活性形式,但大部分是 2A6 和 2B6。这些代谢物可进一步代谢,环磷酰胺的半衰期为 12 小时。

剂量。环磷酰胺用于免疫抑制的口服剂量为 1 mg/kg,典型剂量为 50~75 mg。

副作用

胃肠道紊乱。恶心和呕吐是环磷酰胺最常见的副作用。厌食和腹泻较不常见。

细胞减少症。环磷酰胺可抑制所有细胞系的骨髓产生,引起中性粒细胞减少、贫血和血小板减少。

脱发。像其他抗肿瘤药一样,环磷酰胺可以以剂量依赖性的方式引起脱发。

心脏毒性。有心脏毒性发生的可能,包括充血性心力衰竭和室上性心律失常;然而,它们在移植物免疫抑制的剂量下是罕见的。在已知患有心脏病的患者或者服用其他心脏毒性剂如多柔比星的情况下,其心脏毒性可能会增强。

出血性膀胱炎。出血性膀胱炎被报道与环磷酰胺的使用相关,但在用于免疫抑制的剂量下是罕见的。临床表现为血尿和尿痛。严重的病例可能需要停止使用环磷酰胺。

不育症。环磷酰胺可影响男性和女性生育力,影响精子和卵子产生。它与治疗的剂量和持续时间相关,并且是不可逆的。当给予环磷酰胺时,应告知患者的生育风险。

---

**要点和注意事项**

- 服用吗替麦考酚酯可发生胃肠道紊乱,如果减少剂量后它们没有改善,那么患者应改为肠溶性吗替麦考酚酯。
- 别嘌醇和利巴韦林均可引起危险水平的骨髓抑制当被应用于接受硫唑嘌呤治疗的患者,因此这些患者应避免使用这些药物。
- 环磷酰胺影响男性和女性生育力,影响精子和卵子产生。它与治疗的剂量和持续时间相关,并且是不可逆的。当给予环磷酰胺时,应告知患者的生育风险。

---

**抗体疗法:消耗抗体疗法**

### 多克隆抗体

兔源性抗胸腺细胞球蛋白(rATG)抗淋巴细胞抗体已经在临床上使用了几十年,并且它们在肝移植中的使用随着时间的推移而演变。明尼苏达抗淋巴细胞球蛋白和抗胸腺细胞球蛋白最初来源于马血清,通过人 T 细胞免疫马并收集其抗血清。虽然这些球蛋白已经停止生产,但是 rATG 在 1999 年被批准用于生产。rATG 是针对许多 T 细胞和 B 细胞标志物的多克隆抗体,可导致淋巴细胞的清除。持续的淋巴细胞减少提示了 rATG 的持续免疫抑制作用。

信号抑制目标位点。第一、二、三信号是其作用目标位点。

作用机制。rATG 可直接作用于人胸腺细胞(图 91-6),导致胸腺细胞的清除。它是多克隆抗体,可针对多种 T 细胞抗原如 CD2、CD3、CD4、CD8、CD11a、

```
┌─────────────────────────────────────────────┐
│              rATG作用靶点和机制               │
│                                               │
│   T细胞抗原              B细胞抗原             │
│   ─────────             ─────────             │
│   • CD 2                • CD 19               │
│   • CD 3                • CD 20               │
│   • CD 4                • CD 21               │
│   • CD 8                • CD 40               │
│   • CD 11a                                    │
│   • CD 25                                     │
│   • CD 44                                     │
│   • CD 45                                     │
│   ─────────────────────────────────────────  │
│   rATG调理T细胞并导致细胞溶解、凋亡和补体介导  │
│   的细胞裂解                                   │
└─────────────────────────────────────────────┘
```

**图 91-6** 多克隆兔抗胸腺细胞球蛋白(rATG)。胸腺细胞球蛋白可针对 T 细胞和 B 细胞上的多种抗原,使得它可以阻断第一、二和三信号

CD25、CD44 和 CD45,以及 B 细胞抗原如 CD19、CD20、CD21 和 CD40。这些抗体可作用于 T 细胞,引起细胞溶解、凋亡和补体介导的细胞裂解。因为它们是清除性抗体,所以以 rATG 的作用持续时间较长。

药理学。静脉给予 rATG 维持 4～6 小时,半衰期约为 3 日。

剂量。rATG 的使用剂量为 0.5～1.5 mg/(kg·d)。由于成本效益的原因,剂量通常四舍五入到最接近的 25 mg。在 rATG 使用前 1 小时应使用抗组胺药(口服 50 mg 苯海拉明)、解热药(口服 650 mg 对乙酰氨基酚)和皮质类固醇(静脉给予 200 mg 氢化可的松)。

副作用

细胞因子释放综合征。当抗体结合于 T 细胞受体时,在清除细胞前可以活化 T 细胞,随后释放细胞因子诱导全身炎症反应综合征(SIRS),伴有发热和低血压,在极端情况下可伴有严重的肺水肿和呼吸窘迫。这些副作用通常通过预先给药处理来缓解。如果在预先给药后症状仍然发生,则可以减少 rATG 输注速率。这些症状通常在第 3 次给药后消退。

细胞减少症。白细胞减少症和血小板减少症是 rATG 的常见副作用,并且在给药 12 小时后最明显。血细胞减少是可逆的,处理方法是减少 rATG 剂量至 0.5 mg/(kg·d)或保持剂量直到血细胞减少改善。

血清病。血清病是对来自非人动物来源抗体的反应,并且它通常需预先暴露于 rATG(或兔)。在肝移植受者中血清病的发病率高达 6%,伴有包括高热、持续性多关节痛、颌痛、红斑状疹样皮疹和肾功能障碍等症状;这些症状在首次给予 rATG 7 日后出现。通过高水平的抗兔免疫球蛋白 IgG 抗体的检测进行诊断,其治疗包括大剂量的类固醇治疗及在类固醇耐药受者中使用血浆置换。

移植后淋巴组织增生性疾病。尽管移植后淋巴组织增生性疾病本身不是 rATG 的副作用,rATG 与移植后淋巴增殖性疾病相关。原因并不清楚,此移植后淋巴组织增生性疾病但具有剂量累积性(给药应小于 14 日)。移植后淋巴组织增生性疾病增加的可能由于 rATG 的病毒感染的发病率增加。

---

**要点和注意事项**

- 白细胞减少症在给药 12 小时后最明显,因此 rATG 应在早晨使用,以避免第 2 日造血时白细胞减少,从而导致不必要的剂量变化。
- 给药前未能预防给药的患者可能引起细胞因子释放综合征。
- 在接受 rATG 治疗的患者中,血清病的症状常被忽视,因为症状通常出现在给药 1 周后。

---

**单克隆抗体**

莫罗单抗-CD3(OKT3)是一种小鼠 IgG2a 单克隆抗体,在 20 世纪 80 年代首次用于肾移植受者的诱导治疗,随后作为肝移植受者的诱导治疗。它是第一个被批准于临床应用的单克隆抗体,然而它在 2010 年从市场上撤回。尽管非常有效,OKT3 因其副作用所限,特别是细胞因子释放综合征和人抗鼠 IgG 抗体反应,降低了其作用效应。

信号抑制目标位点。第一信号是其作用目标位点。

作用机制。OKT3 是针对 T 细胞受体相关 CD3 的抗体。OKT3 引起 CD3 和受体内化,并导致 CD3$^+$ T 细胞数目快速下降至接近零。

药理学。OKT3 静脉注射在 3 日内可达到稳态。它在几分钟内可发生作用,阻断受体的长期效应,在终止治疗后阻断效应仍持续 1 周。

剂量。剂量为每日 5 mg,持续 10 日,静脉注射。在注射 OKT3 前 1 小时,应预先使用抗组胺药(口服 50 mg 苯海拉明)、解热药(口服 650 mg 对乙酰氨基酚)和皮质类固醇(200 mg 静脉注射氢化可的松)。

副作用

细胞因子释放综合征。当抗体结合于 CD3 时,在清除细胞前可以活化 T 细胞,随后释放细胞因子诱导全身炎症反应综合征(SIRS),伴有发热和低血压,在极端情况下可伴有严重的肺水肿和呼吸窘迫。这些副作用通常通过预先给药处理来缓解。在容量过载和呼吸窘迫的患者中,应该控制 OKT3 剂量。

移植后淋巴组织增生性疾病。尽管移植后淋巴组织增生性疾病本身不是副作用，但是 OKT3 与移植后淋巴组织增生性疾病有关，研究显示接受 OKT3 患者的移植后淋巴组织增生性疾病的发生率为 3%。原因尚不清楚，但具有剂量累积性（给药应小于 14 日）。

**阿仑单抗**（campath 1-H）是人源化的抗 CD52 单克隆抗体。该药物未被批准用于器官移植，但有几个用于治疗排斥的报道，也有用于肝移植诱导治疗的单中心报道。有报道称在 HCV 阳性患者中使用阿仑单抗的患者和移植物存活率显著降低，故在 HCV 阳性患者中应避免使用阿仑单抗。

信号抑制目标位点。信号抑制目标位点尚未明确，可能是第二信号。

作用机制。CD52 是高表达的膜糖蛋白，在 95% 外周 T 细胞和 B 细胞中普遍表达。阿仑单抗可显著地清除 T 细胞、B 细胞、NK 细胞和单核细胞。

药理学。静脉给予阿仑单抗，半衰期为 12 日。循环外周淋巴细胞的耗竭仅需 1 小时；然而，淋巴结中淋巴细胞的清除需要 3～5 日。效果延长，尽管 B 细胞的恢复在治疗后约 3 个月开始，但 T 细胞在 36 个月后可恢复 50%。

剂量。剂量为静脉注射 30 mg。在给予阿仑单抗前 1 小时应使用抗组胺药（口服 50 mg 苯海拉明）、解热药（口服 650 mg 对乙酰氨基酚）和类固醇（静脉注射 200 mg 氢化可的松）。

副作用

细胞减少症。阿仑单抗可引起中性粒细胞减少和血小板减少，以及严重的自身免疫性贫血。治疗主要是针对受影响的细胞包括调整其他可引起血细胞减少（如霉酚酸或西罗莫司）的各种药物或使用刺激因子（非格司亭用于中性粒细胞减少，阿法依伯汀用于贫血）或输血液制品改善贫血和血小板减少症。

输液反应。因为阿仑单抗是重组的人源化抗体，所以与 rATG 和 OKT3 相比，其引起细胞因子反应较少，表现为发热、发冷、恶心和低血压的症状。这些副作用可以通过预先给药处理来缓解。

病毒感染。由于阿仑单抗深广地清除淋巴细胞，受者应该接受更昔洛韦对疱疹病毒的预防性治疗和磺胺类药物对肺炎杆菌感染的预防性治疗。

**利妥昔单抗**（rituxan）是针对 CD20 的嵌合单克隆抗体，CD20 是广泛表达于早期分化的 B 细胞上，但在浆细胞上不表达。虽然利妥昔单抗通常作为 B 细胞相关性血液恶性肿瘤和自身免疫性疾病治疗的一部分，但它也可以用于高敏感性或 ABO 血型不相

容受者的诱导治疗和抗体介导排斥反应的治疗。

信号抑制目标位点。没有信号作用目标位点。

作用机制。利妥昔单抗是一种针对早期分化阶段 B 细胞表面 CD20 蛋白的嵌合单克隆抗体。CD20 的功能不清楚，但它是一种跨膜蛋白，可能作用于钙离子通道，进而调节 B 细胞，启动细胞周期和分化。在结合 CD20 后，利妥昔单抗通过多种方式诱导 B 细胞死亡，包括 NK 细胞介导的抗体依赖性细胞毒性和补体系统介导的补体依赖性细胞毒性，且利妥昔单抗也可诱导 B 细胞凋亡。

药理学。利妥昔单抗作为静脉注射给药，具有高度可变的半衰期，为 75～205 小时。后续剂量的利妥昔单抗可以消除可能在最初输注期间结合利妥昔单抗的潜在的 CD20⁺ B 细胞，从而增加抗体的可用性并降低清除率，导致后期输注期间更长的半衰期。

剂量。利妥昔单抗并没有被 FDA 批准用于肝移植受者。利妥昔单抗的标准剂量为每周 375 mg/m²，分 4 次（以 50 mg/h 的速度输注，并且每 30 分钟增加至最大 400 mg/h。给药应该仅由专业人员输注，因为存在致命输液反应的风险）。输注前 1 小时应使用抗组胺药（口服 50 mg 苯海拉明）、解热药（口服 650 mg 对乙酰氨基酚）和类固醇（静脉注射 200 mg 氢化可的松）。

副作用

输液反应。利妥昔单抗可引起输液反应（包括严重和致命反应），包括发热、寒战、恶心、低血压、血管性水肿、缺氧、支气管痉挛和成人呼吸窘迫综合征。症状通常发生在第一次输注期间，并且可以在输注前通过预先给药来缓解。如果发生输液反应，则应该停止利妥昔单抗的输注。如果症状较轻，可以按先前速率的 50% 重新开始输注。

严重黏膜反应。可能发生严重的黏膜反应，包括 Stevens-Johnson 综合征、中毒性表皮坏死松解症和副肿瘤性天疱疮。当出现这种症状时，应停止使用利妥昔单抗。

乙型肝炎病毒再激活。利妥昔单抗可引起乙型肝炎病毒（HBV）的再活化，并且有 HBV 核心抗体阳性患者（HBV 表面抗原阴性）患者发生再活化的报告。

JC 病毒感染/进行性多灶性脑白质病。进行性多灶性脑白质病（PML）是由 JC 病毒引起的进行性脱髓鞘病变，通常是致命的，病毒可破坏脑组织中的少突胶质细胞。进行性多灶性脑白质病的发生与利妥昔单抗有关。

---

### 要点和注意事项

- 阿仑单抗清除淋巴细胞的作用非常长久,B 细胞恢复从 3 个月开始,T 细胞恢复 3 年仅达到 50%。阿仑单抗使用后应预防性抗病毒治疗。
- 应避免在丙型肝炎病毒阳性的受者中使用阿仑单抗,因为患者和移植物存活率更差。
- 每次给药都会延长利妥昔单抗的半衰期,因为靶标 B 细胞已被早期输注的利妥昔单抗清除。

---

### 抗体疗法:非细胞清除性抗体治疗

#### 白介素-2 受体抗体

巴利昔单抗(simulect)是针对表达在活化的 T 细胞表面上的 IL-2R α 链(也称为 CD25)的小鼠-人嵌合单克隆抗体。嵌合结构使其大部分分子人源化,与其他单克隆抗体如 OKT3 相比,其免疫原性更小,避免了许多副作用。它还避免了小鼠单克隆抗体较短的半衰期,允许减少给药和延长效应。

信号抑制目标位点。第三信号是其作用目标位点。

作用机制。巴利昔单抗可结合 IL-2R 的 α 链/CD25。尽管 IL-2 仍然能够结合其受体,但其亲和力显著降低,故巴利昔单抗竞争性抑制 IL-2,阻断 T 细胞活化途径的第三信号,从而抑制 T 细胞增殖。

药理学。巴利昔单抗的半衰期为 7 日,对 IL-2R 的作用持续时间达 3~4 周。

剂量。在移植后第 1 日和第 4 日,巴利昔单抗的剂量为每日 20 mg。

副作用。由于其嵌合性质,巴利昔单抗的副作用很少,4 个随机临床试验显示,与安慰剂相比不良事件没有差异,包括恶性肿瘤如移植后淋巴增殖性疾病和感染发生率。

达利珠单抗(zenapax)是针对 IL-2R α 链/CD25 的小鼠-人嵌合单克隆抗体。它于 1998 年首次引入用作肝移植的诱导治疗。但达利珠单抗不再被批准在移植中使用,并于 2009 年停止使用。目前达利珠单抗正在Ⅲ期临床试验中用于治疗多发性硬化。

### 抗体疗法:共刺激分子阻断

#### CD80/CD86 信号阻断

T 细胞活化需要共刺激信号,研究最彻底的共刺激信号是 T 细胞上的受体 CD28 与 APC 上的 CD80/CD86 的相互作用。在正常情况下,APC 上的抗原结合 T 细胞受体(第一信号的产生),需要第二信号刺激,即 APC 上的 CD80/CD86 结合 T 细胞上的 CD28,以促进 T 细胞增殖。细胞毒性 T 淋巴细胞抗原 4 (CTLA4)是 CD28 的同源物,可竞争性抑制 CD80/CD86,从而阻断 T 细胞活化。CTLA4 是调节 T 细胞活化的潜在途径。

#### 贝拉西普

CTLA4-Ig 是 CTLA4 和 IgG1 的可溶性重组免疫球蛋白融合蛋白。CTLA4-Ig(阿贝西普,Orencia)的初次试验不尽人意,因此通过改变两个氨基酸来修饰分子,增加了其对 CD80/CD86 的亲和力。新的修饰分子被称为贝拉西普(nulojix),并于 2011 年被 FDA 批准在肾移植中的应用。在肝移植中尚未获得批准,多中心前瞻性盲法试验显示,贝拉西普可降低移植物存活(83% 比 93%)和 1 年的存活率(85% 比 98%)。但贝拉西普组可改善受者的肾功能——肾小球滤过率从 68.4 ml/(min·1.73 m²)增加到 97.7 ml/(min·1.73 m²)。尽管没有获得 FDA 的批准,贝拉西普仍被放在肝移植免疫抑制的章节中,因为它代表共刺激分子的类别。

信号抑制目标位点。第二信号是其作用目标位点。

作用机制。贝拉西普是可结合 CD80/CD86 的可溶性重组免疫球蛋白,它是选择性 T 细胞共刺激分子阻断剂。当贝拉西普结合于 APC 的 CD80/CD86 时,可干扰 CD28 结合 CD80/CD86,这是 T 细胞活化的必需条件。如果 CD28 不结合于 CD80/CD86,T 细胞活化和增殖被抑制,可导致 T 细胞的无能和凋亡。

药理学。贝拉西普以静脉输注给药(大于 30 分钟),第 1 个月内每周 1 次,然后每月 1 次。贝拉西普的半衰期为 8~10 日,药物的清除不受肝或肾功能障碍的影响。

剂量。贝拉西普未被 FDA 批准用于肝移植,因为其可导致移植物失活和死亡的风险增加。目前它正处于临床试验阶段。

副作用

移植后淋巴组织增生性疾病。贝拉西普与移植后淋巴组织增生性疾病相关,建议在 EB 病毒血清阴性或已经接受淋巴细胞清除治疗的患者中应避免使用贝拉西普。

JC 病毒感染/进行性多灶性脑白质病。进行性多灶性脑白质病(PML)是由 JC 病毒引起的进行性脱髓鞘病变,通常是致命的,病毒可破坏脑组织中的少突胶质细胞。进行性多灶性脑白质病的发生与贝拉西普有关。

**要点和注意事项**

- 由于其嵌合性质,巴利昔单抗不良事件的发生率显著降低。
- 贝拉西普是阻断共刺激分子的第二信号阻断剂。
- 贝拉西普与移植后淋巴增殖性疾病相关,应在EB病毒血清阴性或接受淋巴细胞清除治疗的患者中避免使用。

### 皮质类固醇

皮质类固醇是移植领域中最早使用的免疫抑制剂,目前它继续被广泛用于肝移植。它是唯一可同时用作免疫诱导和维持治疗的免疫抑制剂。类固醇的形式多种多样;然而,用于维持治疗的口服皮质类固醇是泼尼松龙和泼尼松。泼尼松龙是活性成分,而泼尼松在肝脏中可转化成泼尼松龙。对于诱导治疗和排斥反应的治疗,高剂量甲泼尼松是主要使用的皮质类固醇,不过也需要在肝脏中激活。

在肝移植中,皮质类固醇通常以静脉滴注高剂量类固醇开始,其迅速渐变减少至低水平,然后转化为口服皮质类固醇。

信号抑制目标位点。信号抑制目标位点尚不明确,但可能是第一、二、三信号。

作用机制。皮质类固醇可用影响多种免疫调节作用。它们可在胞质内与糖皮质激素受体结合,进而该复合物移位至细胞核内,启动多种促炎细胞因子的转录,继而减少细胞因子 IL-1、IL-2、IL-6、IFN-γ 和

TNF-α 的产生。皮质类固醇的其他效应包括减少循环 CD4$^+$ T 细胞的数量、减少组胺和缓激肽的释放、稳定溶酶体膜、抑制前列腺素合成。

药理学。在肝功能正常的患者中,泼尼松的生物利用度是泼尼松龙的 80%,泼尼松在肝脏中转化为活性的泼尼松龙。因为泼尼松是泼尼松龙的前药和非活性代谢物,所以这些药物的药代动力学极其复杂,并且受到多种因素影响。

剂量。口服泼尼松和泼尼松龙的维持剂量为每日 5～20 mg,这取决于剂量逐渐减少的时间。通常静脉滴注甲泼尼龙的诱导剂量为 40～1 000 mg。静脉诱导皮质类固醇的典型方案是快速的,大约 5 日发生(称为再循环)。

副作用

短期和长期使用皮质类固醇导致广泛而显著的副作用,故在肝移植受者中最小化或避免使用皮质类固醇(图 91-7)。

新陈代谢。皮质类固醇的糖皮质激素可使脂肪从四肢向中心重新分布,形成中心性肥胖,表现为"满月脸"和"水牛背"。盐皮质激素可导致液体潴留、高钾血症和高血压。

内分泌。短期使用类固醇可引起糖尿病、高脂血症和月经不调。长期使用类固醇可引起肾上腺功能抑制,当出现此并发症时需终止类固醇治疗。

胃肠道。尽管使用类固醇时常规使用预防溃疡的药物,皮质类固醇和溃疡性疾病的关联是不明显的。消化性溃疡病可能与高剂量类固醇相关。高剂量类固醇可能也与胰腺炎有关。

| 皮质类固醇的副作用 | |
|---|---|
| 代谢 | • (糖皮质激素)脂肪异常分布,满月面,水牛背<br>• (盐皮质激素)高血压,高钾血症 |
| 内分泌 | • (短期)糖尿病,高脂血症,月经不调<br>• (长期)肾上腺功能抑制 |
| 胃肠道 | • 胰腺炎<br>• 消化性溃疡病(弱的相关性) |
| 神经/心理 | • 精神病,情绪状态改变,失眠 |
| 肌肉骨骼 | • 骨质疏松,缺血性坏死<br>• 椎体骨折,股骨骨折 |
| 眼科 | • 白内障,青光眼 |
| 皮肤 | • 痤疮,瘀伤,腹壁纹<br>• 伤口愈合受损 |

**图 91-7**　皮质类固醇具有许多副作用,影响体内多种系统。短期和长期使用类固醇都可能引起广泛的严重副作用。由于皮质类固醇相关的广泛副作用,有努力最小化或消除它们在肝移植受者中的使用

神经学/心理学。皮质类固醇可以引起精神病、情绪状态的改变和失眠,通常具有剂量依赖性。

肌肉骨骼。骨质疏松症是皮质类固醇的常见副作用,并且它具有显著的长期发病率,因此需要进行监测和治疗。皮质类固醇还可引起股骨头的无血管性坏死和股骨头骨折。

眼科。长期使用皮质类固醇可导致白内障和青光眼。

皮肤。皮质类固醇可引起痤疮、瘀伤和腹壁纹,并可影响伤口的愈合。

---

### 要点和注意事项

- 虽然类固醇是最古老的免疫抑制剂,但其作用机制仍非完全明确。
- 类固醇是唯一可同时用作免疫诱导和维持治疗的免疫抑制剂。
- 类固醇导致大量的副作用和并发症,并且与短期和长期使用有关,这些副作用几乎影响身体的每个系统。

---

### 实验及潜在的免疫抑制治疗

#### TOL101

TOL101 是针对 T 细胞受体的 α 和 β 亚基的鼠免疫球蛋白单克隆抗体,并且被研发于诱导治疗,作用机制与抗淋巴细胞剂如 OKT3 和 rATG 类似。然而,TOL101 特异性靶向 T 细胞受体的 α 和 β 亚基,而保存参与控制病毒感染的 γ 和 δ 亚基。TOL101 的结合可导致 T 细胞受体内化,使其成为非清除性抗体而发挥其短期效应。TOL101 具有不会诱导细胞因子释放综合征的优点,这使其成为潜在的更安全的诱导剂。

#### ASKP1240

CD40-CD154 共刺激途径是另一个主要的共刺激信号,该信号的阻断为免疫抑制提供了新途径。CD40 可促进 B 细胞的增殖和分化,以及 T 细胞中细胞因子的产生和黏附分子表达。针对 CD154 的人源化单克隆抗体,在动物模型中被证实可延长同种异体移植物的存活。然而,由于血小板同时表达 CD154,故血小板也可被活化并引起血栓栓塞并发症。由于 CD40 受体并不表达于血小板中,研究的热点转向了 CD40,导致 ASKP1240(针对 CD40 的人 IgG4 抗体)得到了发展。最近完成的 ASKP1240 I 期试验显示受体饱和可持续 60 日,II 期临床试验目前正在进行中。

### 其他免疫抑制剂

最近已有多种潜在的免疫抑制剂正在研究中,但截至 2014 年,还没有任何新的免疫抑制剂在进行 III 期试验。然而,由于在肾移植的 II 期试验未能显示出有效性或提示并发症和风险增加后,在研发的免疫抑制剂被停止。如果临床试验结果发生变化,这些药物可能最终被用于肝移植受者。

sotrastaurin。sotrastaurin(AEB071)是一种选择性蛋白激酶 C 抑制剂,其可阻断蛋白激酶 C 亚型,特异性抑制 IL-2 和 IFN-γ 的产生,进而抑制 T 细胞的活化。它可通过抑制 NF-κB 从而阻断第一信号和第二信号。然而,两个独立的 II 期临床试验显示 sotrastaurin 无明显效果,因此已停止开发。

托法替尼。托法替尼(CP690, 550)是一种新的 JAK3 抑制剂,其可抑制 JAK-STAT 信号传导途径。JAK3 是与淋巴细胞增殖相关的造血细胞限制性酪氨酸激酶。IIB 期临床试验显示与环孢素具有相同的效果。然而,感染发生率增加,巨细胞病毒感染和 BK 病毒感染发生率均为 20%。淋巴瘤的发生率也随着使用托法替尼的增加而增加。

阿法西普。阿法西普(amevive)是淋巴细胞功能相关抗原 3(LFA-3)与 IgG1 组合的融合蛋白。阿法西普可干扰 T 细胞上的 CD2 受体,阻断共刺激分子 LFA-3/CD2,进而抑制 T 细胞活化和增殖。它还诱导效应记忆性 T 细胞的凋亡。在肾移植中的 II 期临床试验发现,阿法西普可能增加恶性肿瘤的发病率,但并不影响存活率。阿法西普在 2011 年被其制造商停产。

依法珠单抗。依法珠单抗(raptiva)是针对 LFA-1(也称为 CD11a)的人源化免疫球蛋白单克隆抗体。LFA-1 是一种整联蛋白型黏附分子,可表达于 T 细胞、B 细胞、巨噬细胞和中性粒细胞中。LFA-1 可结合细胞间黏附分子,在 APC 和 T 细胞黏附、抗体产生、T 细胞运输和共刺激信号通过中发挥重要的作用。依法珠单抗可通过阻断 LFA-1 抑制 T 细胞的增殖和细胞因子生成。初步研究显示依法珠单抗能提高移植物存活率和降低排斥率,但其与致命的脑感染有关,包括病毒性脑膜炎和由 JC 病毒感染引起的进行性多灶性脑白质病。由于进行性多灶性脑白质病的发生,FDA 建议停用该药,依法珠单抗被撤回。

voclosporin。voclosporin(ISA247)是与环孢菌素类似的钙调磷酸酶抑制剂。结构的改变可导致与钙调磷酸酶结合的增强。IIB 期临床试验显示与他克莫司相比,其在排斥治疗方面的功效相似,对肾功能无明显改善。2011 年,主要合作伙伴放弃了 voclosporin 的许可和研究权利,未来它在器官移植中的作用仍然未知。

# 免疫抑制治疗策略

根据免疫抑制方案的时间和目标,移植后免疫抑制通常被分为诱导和维持抑制。两种类型的免疫抑制策略从肝移植开始的几十年内不断改善。

## 免疫抑制的诱导治疗

免疫抑制的诱导治疗通常定义为在移植后短期内给予强烈的免疫抑制,以预防移植后最初几周的排斥反应。典型的诱导剂是基于抗体的,可分为非淋巴细胞清除性如 IL-2R 阻断剂巴利昔单抗,以及淋巴细胞清除性如多克隆抗体 rATG 或单克隆抗体 CD25 阻断剂阿仑单抗(没有淋巴细胞清除性制剂被 FDA 批准用于肝移植的诱导治疗)。

与其他器官类型相比,诱导免疫抑制治疗在肝移植中并不常见。尽管诱导治疗在过去 10 年中的使用有所增加,但其仅用于 25％ 的肝移植受者。在肾移植中诱导治疗在预防急性细胞排斥方面具有明显的益处,但由于在肝移植中排斥并不常见,诱导治疗的优点还不明确。

同时,肝移植最常见的指征是 HCV 感染,因此有人担心诱导治疗的强烈免疫抑制可导致丙型肝炎复发。几个单中心试验显示,在肝移植中诱导治疗对丙型肝炎复发、生存率和排斥反应的作用尚不清楚。一些临床试验显示,诱导治疗可降低排斥率,但会增加丙型肝炎复发率和病毒感染率。其他试验也显示类似的低排斥率,但在丙型肝炎复发方面没有差异。尽管丙型肝炎和诱导治疗有相反的研究结果,目前蛋白酶抑制剂和非核苷聚合酶抑制剂可成功治疗移植后丙型肝炎,并抑制丙型肝炎复发。

肝移植后免疫抑制的重点已经从预防排斥反应转变为最小化长期免疫抑制的并发症。诱导免疫抑制的作用也在发生转变,随着对丙型肝炎复发的减少,最小化免疫抑制并发症的诱导成为新的焦点(图 91-8)。

> **诱导免疫抑制**
>
> 诱导免疫抑制的指征包括:
>
> 1) 肾功能不全患者的 CNI 最小化
> 2) 神经毒性的无 CNI
> 3) 类固醇最小化
> 4) 交叉配型及供体特异性抗体阳性（DSA）

**图 91-8**　肝移植受者的现代诱导治疗集中在最小化长期免疫抑制的副作用,而不是简单地预防排斥。CNI,钙调磷酸酶抑制剂

### 肾功能不全的最小化钙调磷酸酶抑制剂的诱导治疗

诱导免疫抑制最主要的问题是来自钙调磷酸酶抑制剂的移植后肾脏并发症,约 20％ 的肝移植受者最终会进展为肾衰竭。愈加严峻的器官供需不匹配意味着肝移植受体终末期肝病模型得分（MELD）稳步上升,这意味着更多的患者在移植时出现肾功能障碍。多个临床试验已经证实了免疫诱导治疗可以允许钙调磷酸酶抑制剂最小化。这些临床试验表明,当诱导治疗可长期最小化钙调磷酸酶抑制剂,而不仅仅是延迟使用钙调磷酸酶抑制剂,对肾脏具有实质性的益处。

### 神经毒性的无钙调磷酸酶抑制剂的诱导治疗

诱导治疗需要避免钙调磷酸酶抑制剂的神经毒性作用,特别是在暴发性肝衰竭或 3～4 期脑性脑病的受者中。这些患者的血脑屏障受损使得它们对钙调磷酸酶抑制剂神经毒性更为敏感,并且会妨碍对神经毒性的评估。这一情况将在本章后面详细讨论(见特殊患者免疫抑制策略中的神经毒性部分)。

### 类固醇最小化的诱导治疗

最小化类固醇被用于诱导免疫抑制,以预防来自类固醇的移植后并发症。长期使用类固醇会引起严重的副作用,包括糖尿病、高血压、骨质疏松症、体重增加和白内障形成,而且类固醇可能也与丙型肝炎的复发相关。几项试验已经评估了用于此目的的诱导剂,然而还没有明确的答案。非淋巴细胞清除性抗体诱导的临床试验显示出一定的优点,但其他研究显示排斥反应增加,而副作用或丙型肝炎的复发无明显改善。最近一项荟萃了 7 个临床试验的研究发现,不含类固醇的方案可减少新发糖尿病,而排斥反应或存活率无显著差异。但最近一项大型多中心临床试验研究发现,抗体诱导的不含类固醇方案对排斥反应和存活率无显著影响,也没有改善丙型肝炎复发、糖尿病及其他副作用。

### 交叉配型及供体特异性抗体阳性的诱导治疗

肝移植中交叉配型阳性的意义仍不清楚,一些数据显示阳性结果无显著影响,而其他数据显示会增加急性和慢性排斥反应,rATG 和利妥昔单抗诱导可改善受者的预后。然而,显而易见的是,供体特异性抗体（DSA）在肝移植中非常重要,而不是细胞毒性交叉配型,并且交叉匹配与 DSA 无明显相关性。预先形成的 Ⅱ 类 DSA 与早期排斥反应相关,而高水平的 Ⅰ 类 DSA 与不明原因的早期肝移植物失活相关。对于在移植时交叉配型阳性的患者,应进行单抗原珠测定

以检测和定量人白细胞抗原抗体,并评估预先形成的DSA。如果存在显著的预先形成的DSA,应考虑用rATG和利妥昔单抗诱导。这种诱导方案可以减轻预先形成的DSA对排斥反应、患者和移植物存活的影响。

### 免疫抑制的维持治疗

目前维持治疗主要是组合使用几种免疫抑制剂,不同类别的药物具有不同的作用机制和毒性作用。这些免疫抑制剂作用于免疫应答中的不同信号并发挥协同作用。使用多种药物组合不仅可以降低剂量以保证足够水平的免疫抑制,同时可以减轻毒性作用。

然而,维持治疗的长期目标是在总体水平上最小化免疫抑制,减少并发症。这意味着要同时最小化药物的剂量和数量,而且单一疗法变得更常见,在肝移植受者中高达35%。

钙调磷酸酶抑制剂是肝移植受者维持治疗方案的支柱,移植后1年内90%的患者使用他克莫司。抗代谢物霉酚酸盐也是维持治疗中也是非常常见的,在肝移植受者中使用率超过75%。尽管mTOR抑制剂在肝移植受者中有过警示,西罗莫司的使用率超过10%。

一般肝移植受者的标准初始维持治疗方案如下。

(1)他克莫司0.02~0.03 mg/kg口服,每日2次(血清水平维持在8~12 ng/ml)。

(2)吗替麦考酚酯1 000 mg口服,每日2次,或霉酚酸钠720 mg口服,每日2次。

(3)泼尼松梯度治疗。

随时间的推移,他克莫司和霉酚酸的剂量应逐渐减少,而霉酚酸和泼尼松应最终被停止使用。

目前有多项研究探讨移植耐受的生物标志物,希望在将来可以对每个特定受者定制免疫抑制方案,然而目前维持治疗的管理仍然基于临床判断。

### 特殊患者的免疫抑制治疗策略

#### 肾功能不全

器官供需比例的恶化使得肝移植受者的MELD评分不断升高。因为肌酐水平对MELD评分具有重要影响,更多的患者在移植时出现肾功能不全,甚至需要进行透析。当设计免疫抑制方案时,需要考虑围手术期肾功能的改变及发生改变的时间。

围手术期肾功能不全。钙调磷酸酶抑制剂具有肾毒性,因为钙调磷酸酶抑制剂可引起的肾血管异常收缩,恶化受者潜在的肾功能不全。由于肾血管的异常收缩,肝肾综合征的患者术前已存在肾功能不全,而钙调磷酸酶抑制剂可进一步收缩肾血管,恶化肾功能。肾功能不全的患者,尤其是需透析的患者,需要进一步调整免疫抑制以避免使用钙调磷酸酶抑制剂。以下为几种不同的潜在策略,包括是否诱导治疗,可以避免使用钙调磷酸酶抑制剂。

(1)静脉每日给予rATG 0.75~1.5 mg/kg,共10日,同时给予霉酚酸,可在14日内避免使用钙调磷酸酶抑制剂。这给了肾功能稳定和恢复的时间。随后可延长钙调磷酸酶抑制剂最小化的时间。

(2)静脉给予阿仑单抗30 mg,可以延迟钙调磷酸酶抑制剂的使用达1周,并延长钙调磷酸酶抑制剂最小化的时间。

(3)移植后第1日和第4日静脉给予巴利昔单抗20 mg,可以延迟钙调磷酸酶抑制剂的使用达1周。巴利昔单抗延长钙调磷酸酶抑制剂最小化的时间较短,因为它是非细胞清除性抗体。

(4)吗替麦考酚酯1 000 mg静脉注射,每日2次,持续5日,可以延迟钙调磷酸酶抑制剂的使用达5日,用以恢复肾功能。虽然这是最具成本效益的方法,但是其不允许钙调磷酸酶抑制剂最小化的治疗策略,并且可增加排斥的风险。

如果肾功能在无钙调磷酸酶抑制剂期内恢复,可以开始使用他克莫司,维持血药浓度在5~7 ng/ml的水平,同时使用高剂量吗替麦考酚酯1 500 mg,每日2次。如果肾功能未能恢复,可以使用钙调磷酸酶抑制剂节减方案,即同时使用西罗莫司、使用高剂量吗替麦考酚酯1 500 mg,每日2次,缓慢地减少类固醇剂量。必须认识到在这些患者中早期转化为无钙调磷酸酶抑制剂方案会增加排斥反应的发生率,临床医生应密切注意排斥反应。

远期移植后肾功能不全。慢性肾功能不全在肝移植受者中非常常见,并且是限制长期存活的主要因素。一项含有36 849名肝移植受者的研究显示,10年内慢性肾疾病的患病率为26%。虽然许多因素影响移植后肾功能不全,包括移植前合并症和肾功能,但是长期钙调磷酸酶抑制剂的使用影响最大。采用钙调磷酸酶抑制剂的长期维持治疗可导致不可逆的慢性肾毒性,表现为间质性纤维化、透明性增厚和肾小球硬化。此外,钙调磷酸酶抑制剂诱导的糖尿病和高血压间接地恶化了肾功能。因此,目前有多种策略适用于长期肾功能不全的患者。

钙调磷酸酶抑制剂最小化。增加抗代谢物如吗替麦考酚酯并将其剂量进一步增加至最大化可以减少钙调磷酸酶抑制剂剂量。如果能耐受，可以每日 2 次口服 1 500 mg 吗替麦考酚酯或每日 2 次口服霉酚酸钠 1 080 mg，最小化钙调磷酸酶抑制剂剂量，使他克莫司血药浓度为 3～4 ng/ml 或环孢素血药浓度为 75～100 ng/ml。

钙调磷酸酶抑制剂最小化策略是否可以改善肾功能目前仍未明确。虽然一些大型临床试验显示可以改善肾功能，但是多个临床试验显示钙调磷酸酶抑制剂最小化没有真正的益处。

钙调磷酸酶抑制剂转换。钙调磷酸酶抑制剂可以改用为 mTOR 抑制剂如西罗莫司，以避免钙调磷酸酶抑制剂肾毒性。患者应在换药前已经服用抗代谢物如吗替麦考酚酯（口服吗替麦考酚酯 1 000 mg 或霉酚酸钠 720 mg，每日 2 次）。西罗莫司以每日 2 mg 的剂量开始，同时可停用钙调磷酸酶抑制剂。

钙调磷酸酶抑制剂改用为 mTOR 抑制剂的研究结果具有争议性。初步研究是有利的，结果显示出改用后肾功能的改善。而最近的研究和 meta 分析质疑了改用为 mTOR 抑制剂的好处。然而，所有这些研究都是小规模的、较短的研究结果，它们的改用时间和改用前肾功能的大相径庭。最新的一项大型多中心研究并没有发现任何益处，反而改用为西罗莫司后会增加感染性并发症。另一项最近的大型多中心试验显示，虽然改用为 mTOR 抑制剂会增加排斥反应，但肾功能有着显著的改善，改用为 mTOR 抑制剂后排斥反应的发生率为 2%。

## 要点和注意事项

- 当血清肌酐水平在 MELD 评分中举足轻重，MELD 评分的增加意味着更多的患者在移植时呈现肾功能不全。为应对这一挑战，个体化免疫抑制方案会变得越来越普遍。
- 肝肾综合征患者会引起肾血管收缩而导致肾功能异常，钙调磷酸酶抑制剂可使其恶化。抗体诱导方案可避免钙调磷酸酶抑制剂，是一种使肾功能恢复的可行的策略。
- 尽管钙调磷酸酶抑制剂在肾毒性中起作用，但是对于长期肾功能不全的患者，钙调磷酸酶抑制剂最小化和钙调磷酸酶抑制剂转换的研究未能提供明确的指导。

**神经毒性**

神经系统并发症高达 10%～15%，免疫抑制剂

CNI神经毒性的症状和体征

| | |
|---|---|
| 轻度/中度 | • 头痛（常见）<br>• 震颤（常见）<br>• 混乱<br>• 精神状态改变<br>• 感觉异常 |
| 重度 | • PRES（后脑可逆性脑病综合征）<br>• 发音障碍/失语<br>• 病情发作<br>• 皮质性盲<br>• 昏迷 |

**图 91-9**　钙调磷酸酶抑制剂（CNI）可引起多种神经系统副作用，从轻度到严重，甚至危及生命

的神经毒性是其主要原因（图 91-9）。典型神经毒性的症状包括头痛、震颤和混乱，严重者可出现情感障碍、癫痫发作和皮质性失明；所有这些症状在停药后都是可逆的。这些症状可以出现在移植后的早期和晚期，但神经毒性通常难以诊断；临床医生需通过患者及其监护者评估其记忆和功能状态。

钙调磷酸酶在神经组织中以非常高的浓度存在，构成脑组织中所有蛋白质的 1%，钙调磷酸酶抑制剂是神经毒性的主要原因。环孢素和他克莫司都可引起神经毒性症状，但他克莫司更为常见。更严重的症状是指脑后部可逆性脑病综合征，磁共振成像显示在白质中 $T_2$ 信号可明显增强。神经毒性症状与他克莫司和环孢素谷水平浓度无明显相关性，即使在亚治疗谷水平也可能发生严重的神经毒性症状。相比之下，mTOR 抑制剂和吗替麦考酚酯具有最小的神经毒性，罕有与脑后部可逆性脑病综合征相关的报道。

血脑屏障是由特殊的内皮组成，调控药物通过。尽管钙调磷酸酶抑制剂是高度亲脂性的，但钙调磷酸酶抑制剂通常由于它们的大体积而难以通过该屏障。在正常血脑屏障的患者中，仅有极少量的钙调磷酸酶抑制剂可以进入脑内。然而，在移植后早期，神经毒性的风险增加，因为血脑屏障可能被破坏。移植前的脑病和脑水肿可显著减弱血脑屏障，允许钙调磷酸酶抑制剂进入脑内。此外，钙调磷酸酶抑制剂也是强大的血管收缩剂，可以引起血脑屏障的微血管损伤和血管性水肿。

预防策略。对于具有血脑屏障损伤风险的患者，如 3～4 级肝性脑病的患者或脑水肿的暴发性肝衰竭患者，应采用神经毒性预防性免疫抑制策略（另外，神经毒性仅在清醒患者中诊断和监测），通过每日给予 rATG 0.75～1.5 mg/kg，静脉注射，维持 10 日（最大 9 mg/kg），以及吗替麦考酚酯 1 000 mg 口服，每日 2

次,可避免使用钙调磷酸酶抑制剂长达 14 日。一旦患者清醒,给予减少剂量的环孢素 1～2 mg/kg,每日 2 次,使血药浓度维持在 100～150 mg/ml。

应对策略。当使用钙调磷酸酶抑制剂出现神经毒性症状时,首先应采用钙调磷酸酶抑制剂替代(即将他克莫司改为环孢素,反之亦然)。如果神经毒性症状持续存在或加重,则应停止钙调磷酸酶抑制剂,开始 mTOR 抑制剂。如果在术后 2 个月内改为 mTOR 抑制剂(神经毒性症状的典型时机)时,存在排斥反应的高风险,典型的转换方案是每日口服 2 mg 西罗莫司(滴定至高水平的 10 ng/ml)与每日 2 次高剂量吗替麦考酚酯 1 500 mg,并开始缓慢减少类固醇。对于早期转换为无钙调磷酸酶抑制剂方案的患者,临床医生应密切关注以防发生排斥反应。

### 要点和注意事项

- 钙调磷酸酶抑制剂的神经毒性症状可出现在移植后的早期和晚期,并且通常难以诊断;临床医生需通过患者及其监护者评估其记忆和功能状态。
- 在具有正常血脑屏障的患者中,只有极少量的钙调磷酸酶抑制剂可以进入大脑。然而,由于血脑屏障可能被破坏,在移植后早期,神经毒性的风险会显著增加。
- 神经毒性仅在清醒患者中诊断和监测,因此应避免在具有血脑屏障潜在危害的昏迷患者中使用钙调磷酸酶抑制剂。

#### 老年患者

老年患者需要一种特殊的免疫抑制方案,因为其免疫系统随着衰老、生理特征、病因和合并症而发生特异性变化。

与年轻受者相比,老年患者的存活率和移植物存活率明显降低,其原因是多因素的。衰老是合并症增加和功能状态降低的因素之一,老年受者的死亡原因通常与移植无关。冠心病是移植受者死亡率的重要预测因子,老年患者具有冠心病和心源性死亡的高风险。感染是移植受者死亡的常见原因,免疫系统受损的老年患者比年轻患者更容易感染。老年患者更易出现钙调磷酸酶抑制剂神经毒性症状。此外,老年患者更容易出现类固醇的合并症,如骨质疏松症和非酒精性脂肪性肝炎。因为所有合并症与免疫抑制相关,减少免疫抑制剂可以减少合并症并延长存活。

因为衰老的生理差异、药效学和药代动力学的改变,老年患者需要调整免疫抑制剂。老年患者的药物代谢与年轻患者不同,并且肠道的吸收能力亦不同。与年轻的患者相比,老年患者需要减少药物的剂量。此外,药物相互作用可以改变血清药物浓度,因为老年患者具有更多的合并症,并且通常需要服用更多的药物。

衰老可影响免疫系统,减少 T 细胞的多样性和产生,同时还影响细胞因子及其配体的表达,这种改变减轻同种异体免疫反应并限制潜在的排斥反应。各种研究已经证实,老年患者具有较低的排斥反应发生率。他们因排斥反应失去移植物是非常罕见的。由于较低的排斥风险,在老年患者允许较低水平的免疫抑制用于预防排斥反应。

因为老年患者具有特殊的生理特征,需要较低剂量的免疫抑制以达到合适的血清药物水平,更容易受长期免疫抑制的并发症的影响,以及免疫系统不太可能排斥同种异体移植物,这些患者应该给予更低的免疫抑制剂。虽然老年患者不含类固醇方案的数据尚未明确,但在易患并发症的那些老年患者中,如具有骨质疏松症或心血管疾病风险,应考虑最小化类固醇治疗。

为老年患者制定免疫抑制通常涉及低剂量钙调磷酸酶抑制剂,优选环孢素,为其最小化神经毒性和糖尿病等副作用。除了存在肾功能障碍,应避免使用抗体诱导方案。类固醇应最小化并尽快减少。老年患者的典型免疫抑制策略如下。

(1)环孢素 1～2 mg/kg,每日 2 次(目标为 100～150 ng/ml 的水平)。

(2)口服吗替麦考酚酯 500 mg,每日 2 次(如果需要第二种药剂)。

(3)类固醇以每日 200 mg 的剂量减少,在 10 日内停止使用。

### 要点和注意事项

- 由于多因素原因,与年轻的受者相比,老年患者的存活率和移植物存活率明显降低,这些原因多与免疫抑制相关。
- 因为衰老的生理差异、药效学和药代动力学的改变,老年患者需要调整免疫抑制剂。剂量的需要反映了这些差异。
- 衰老可影响免疫系统,老年患者具有较低的排斥风险,因此这些受体需要减少免疫抑制剂剂量。

#### 无类固醇方案

长期使用类固醇可引起大量的副作用,包括糖尿病、骨质疏松症、高血压、体重增加、痤疮和白内障。由于这些副作用,以及类固醇可能会引起丙型肝炎复发,已经有大量的研究探讨无类固醇方案在肝移植中的作用。然而,其结果并没有提供明确的方向。

一项随机试验的大型 meta 分析显示,无类固醇方案在死亡率、移植物失活率和感染方面没有差异。然而,亚组分析显示无类固醇方案(通常被替换为抗体)可以改善排异反应和糖尿病,而类固醇未被替代的研究显示排斥反应增加,但糖尿病和高血压无明显差异。最近的一项对 7 例临床试验的 meta 分析显示,无类固醇方案在排斥反应、移植物和患者存活方面无明显差异,但新发糖尿病明显减少。这些 meta 分析的主要问题是临床试验具有显著异质性和随访过短。

与这些 meta 分析相反,最近一个大型多中心随机试验显示,与标准的类固醇免疫抑制方案相比,无类固醇免疫抑制和抗体诱导方案在排斥反应、丙型肝炎复发、患者和移植物存活率上没有显著差异。在 2 年的随访期间,糖尿病的发病率和类固醇的其他副作用也没有改善。此外,最近一项针对无类固醇的小型前瞻性随机试验显示,无类固醇方案可导致患者和移植物存活率降低,但糖尿病和高血压的发病率没有改善。

尽管无类固醇方案是否有益处尚不清楚,但各种试验表明无类固醇方案可以被认为是安全的。在有类固醇并发症风险的患者中,如已经存在骨质疏松症或糖尿病,可以考虑无类固醇方案。

#### 肝细胞癌

环孢素和他克莫司都可以促进肿瘤的形成,并且有报道显示钙调磷酸酶抑制剂会增加肝细胞癌(HCC)的复发,并且具有剂量相关性。

与钙调磷酸酶抑制剂相反,mTOR 抑制剂显示具有抗肿瘤性。丝氨酸/苏氨酸激酶 mTOR 可通常调节细胞生长、存活、增殖、营养、代谢和血管形成。各种动物模型表明 mTOR 活化与肝细胞性肝癌发展相关。mTOR 抑制剂如西罗莫司和依维莫司抑制细胞生长和增殖,最近的研究显示高剂量(无手术或移植)单独使用西罗莫司或依维莫司治疗晚期肝细胞性肝癌可取得部分反应,少数患者可取得完全反应(根据实体肿瘤反应评价标准 RECIST)。

鉴于 mTOR 在肿瘤发展中的作用以及 mTOR 抑制剂可限制肝细胞癌进展,移植后使用 mTOR 抑制剂可以改善肝细胞癌复发。尽管抗肿瘤活性所需的血药浓度高于抗排斥的血药浓度,但是给予通常剂量西罗莫司的免疫抑制方案可以改善存活率和降低肝细胞癌复发。最近一项关于西罗莫司用于肝细胞癌的 meta 分析显示,基于西罗莫司的免疫抑制方案可降低肝细胞癌复发率、延长无瘤生存期和总生存期。来自 mTOR 抑制剂在肝细胞癌受者中的未来多中心随机试验结果,如 SiLVER 试验,将有助于确定 mTOR 抑制剂在肝细胞癌肝移植受者中的益处。

HCC 肝移植受者的免疫抑制方案如下。

(1)口服西罗莫司 2 mg,每日 1 次(滴度在 4～10 ng/ml 水平)。

(2)口服环孢素 2～3 mg/kg,每日 2 次,滴定在 150 ng/ml 的水平。

(3)每日减少 200 mg 类固醇,10 日内停止使用类固醇。

如前所述,尽管 2003 年 FDA 基于超治疗剂量研究有过警告,最近的研究表明西罗莫司可以安全地在肝移植患者中使用。

#### 自身免疫性肝炎

自身免疫性肝炎(AIH)患者行肝移植的发生率从 20 世纪 80 年代的 25％ 稳步下降到今天的不到 10％。尽管如此,自身免疫性肝炎的复发仍然是一个问题,移植后 1 年复发率为 8％～12％和 5 年复发率为 36％。此外,自身免疫性肝炎患者肝移植后具有较高的排异反应发生率,有报告显示接近 80％。在为自身免疫性肝炎患者定制免疫抑制策略时,应考虑这些因素。

皮质类固醇对于治疗自身免疫性肝炎是必需的,并且无类固醇方案的患者更容易复发自身免疫性肝炎;免疫抑制的不足被认为是复发的一个因素。一些中心报告了缓慢停止类固醇可以取得较高的成功率,但是皮质类固醇是自身免疫性肝炎肝移植受者术后免疫抑制的必需组分。

抗代谢物如硫唑嘌呤和霉酚酸盐可以调节细胞周期。除了限制 T 细胞增殖外,它们还强烈抑制 B 细胞增殖,这有助于限制引起自身免疫性肝炎的抗体的产生。硫唑嘌呤和霉酚酸盐是治疗自身免疫性肝炎的主要成分,任一种药物可预防自身免疫性肝炎在移植后的复发。虽然 mTOR 抑制剂如西罗莫司也可抑制 B 细胞和 T 细胞增殖,但是西罗莫司应作为随后的挽救疗法,并且多个研究报道了这种方式的成功治疗。

引起自身免疫性肝炎抗原的记忆性细胞可以保

留在受者中,随后受到同种异体移植物中的同源抗原刺激可以再活化,引起自身免疫性肝炎复发。这种淋巴细胞记忆和再活化可以在移植后存活多年。因此,一些中心提出使用抗体清除剂如阿仑单抗的诱导治疗消除这些 B 细胞。最近的一项研究描述了阿仑单抗诱导后 B 细胞表型的重建,显示出初始 B 细胞转化和调节性 B 细胞的优势,并且记忆性 B 细胞明显减少。这表明阿仑单抗可以阻断向记忆 B 细胞的转化。虽然数据未明确确定,阿仑单抗诱导方案也可能降低排斥反应的发生率。尽管在移植受者中没有阿仑单抗诱导后自身免疫疾病发展的报道,阿仑单抗在超过 20% 多发性硬化症患者中引起其他自身免疫性疾病已得到证实,从而混淆了阿仑单抗诱导方案的预防自身免疫性肝炎作用。因此,需要进一步的研究来评估阿仑单抗在自身免疫性肝炎肝移植受者中的作用。

自身免疫性肝炎肝移植受者的免疫抑制方案如下。

(1) 口服他克莫司 0.02～0.03 mg/kg,每日 2 次(滴度在 10～15 ng/ml 水平)。

(2) 口服吗替麦考酚酯 1 000 mg,每日 2 次,或口服硫唑嘌呤 75～100 mg,每日 1 次。

(3) 泼尼松由每日 1 000 mg 渐变至每日 5 mg(初始快速逐渐减至 10 mg,然后每日 5 mg 的连续使用)。

(4)(任选)移植后第 1 日给予阿仑单抗 30 mg 静脉注射;在给予阿仑单抗前 1 小时使用抗组胺药(苯海拉明 50 mg 口服)、解热药(对乙酰氨基酚 650 mg 口服)和皮质类固醇(氢化可的松 200 mg 静脉注射)。

---

**要点和注意事项**

- 自身免疫性肝炎肝移植患者的 5 年复发率超过 35%,排斥率接近 80%。
- 自身免疫性肝炎复发以较高百分比发生在停止使用类固醇的患者中。
- 抗代谢物是自身免疫性肝炎受者的主要免疫抑制剂,因为它们对 B 细胞增殖的作用,并且有助于预防自身免疫性肝炎的复发。mTOR 抑制剂可作为对抗代谢药物难治的挽救疗法。

---

## 总结

肝移植领域的未来发展需要制药公司继续投资开发更新的药物和独特的免疫抑制方法,以更大程度地减少副作用和毒性作用。这些进步需要临床医生研究利用这些药物的最佳方式,并且这些临床医生和公司需要得到监管和政府机构的支持,而现代免疫抑制的目标在 35 年内已经发生改变。随着这三个目标的到位,免疫抑制将继续推进肝移植领域的发展。

# 第 92 章

# 儿童免疫抑制的特殊注意事项

## Special Considerations for Immunosuppression in Children

Suzanne V. McDiarmid

黄黎峰 • 译

"儿童不是缩小版的成人"这一句训诫很好地诠释了儿童肝移植术后免疫治疗的处理原则。与成人相比，儿童免疫抑制有很大的差别，主要集中在以下几点。

- 儿童比成人更容易免疫应答。
- 不同年龄排斥反应发生率不同。
- 肝移植后可能需要持续免疫治疗几十年。
- 与成人相比，儿童的疾病复发风险低，以及相伴随的免疫抑制治疗方案的修订也少。
- 儿童的免疫抑制药物的药代动力学不同。
- 对于常见病毒性病原体的原发感染，儿童较成人多发。
- 免疫抑制儿童的疫苗接种也需要修改。
- 儿童特别容易受到免疫抑制药物的毒性作用的影响，造成生长发育和认知功能的障碍。
- 青少年患者的依从性不强是导致免疫抑制失败和患者死亡的一个重要因素。

- 年幼的儿童，特别是年龄极小的儿童，经常被新型免疫抑制药物的研究排除在外。

当前，肝移植术后免疫治疗的认识不断变化，儿童患者的这些特点也需要考虑在内。在过去的 40 多年，免疫抑制的治疗经历了几项重大改变。20 世纪 70 年代，因为术后排斥反应，大批患者死亡，大量的移植供体被浪费。这激发人们去寻找有效的免疫抑制药物。环孢素的出现解决了这一问题。20 世纪 80 年代，人们开始研究如何使用环孢素和高效单克隆抗体来治疗顽固性排斥反应。20 世纪 90 年代，新的免疫抑制药物不断涌现，其中包括环孢素的一种替代物他克莫司。新的免疫抑制方案力求将排斥可能性降到最低。到 2000 年，长期免疫抑制的极大危害越来越显著。此外，在对部分肝移植受体患者的观察中，我们意识到，并非所有的排斥反应都有害，有的排斥反应甚至对机体有益。个体化用药并且联合新药治疗以降低药物毒性是免疫抑制的最终目标。对于免疫抑制药物临床试验的终点,原来强调最大限度地降低排斥的发生率,这一观点也在改变。儿科诱导方案可安全地将免疫抑制的发生降到最低,并且由于停止免疫抑制无论经验上还是医疗方案上来都有可能导致免疫耐受,这些观念不断推动着已有的临床方案。

这些儿童特定的免疫抑制新方案和成人不同,因为移植物和患者死亡,长期的免疫抑制效果非常重要。如果孩子能够获得免疫耐受,他将在数十年间无须免疫抑制治疗。

这一章主要介绍儿童患者的基本特点和儿童肝移植术后临床处理免疫抑制的基本原理。在第91章和第94章主要阐述免疫抑制药物的作用机制和新型免疫抑制药物的发展。

## 不断增长的儿童免疫应答

治疗过儿童和成人的医生们通常能够达成共识:相比起成人,儿童在行实体器官移植后的排斥反应更加频繁而且更不易处理。

着眼于成人和儿童的免疫应答差异免疫学研究并不多见。健康儿童的$CD4^+$的淋巴结亚群数目更多,这一点与成人不同。此外,儿童在输血后能够产生更多的抗体。Ettenger等学者指出,在肾移植术后,5岁以下儿童的T细胞数量明显增多,同时辅助性T细胞和细胞毒抑制性T细胞的比例明显上升。自发的淋巴细胞母细胞化(一种同种异体反应性T细胞的特异性检测方法)也在增加。Kimball的研究也证实了这一观点,他指出与成人相比,儿童肾脏受体具有更强的受体/供体特异性混合淋巴反应和对T细胞有丝分裂的反应。在肝移植术后,儿童比成人更容易免疫应答,几个观察性研究间接地支持了这一观点。在应用他克莫司和环孢素(新山地明)的微乳剂之前,Sokal的团队报道了1岁以内儿童在肝移植术后耐激素性排斥反应的发生率很高。另一个研究中,因耐激素性排斥反应给予OKT3治疗的儿童的完全缓解率只有59%,而成人有75%~80%。此外,抗OKT抗体不断更新,其中儿童研究占了65%,而成人研究只有20%~40%。

关于免疫反应应答的儿童肝脏受体的研究极少有报道。在一个小样本的研究中,在移植前,成人患者的抑制性/细胞毒性细胞的数量明显降低。但是在移植后,儿童的这一细胞亚群明显上升。然而,这一发现与这两个人群的排斥反应的发生没有关系。这个研究只描述了循环性T细胞的表型,而并没有阐述T细胞的功能。

尽管免疫应答反应在极端年龄下会被抑制的观点已被接受。然而,年纪很小的实体器官移植受体是否会有相对低反应性(比起年龄稍大的儿童)仍有争议。Woodle等人指出不到3个月大的儿童仍然会有42%的排斥反应发生,这一比例和年龄稍大的儿童接近。相反,Murphy等研究者则发现这一比例在年幼的孩子中很低。在儿科肝移植注册系统的研究中,12月龄以内的儿童的排斥反应发生率随着年龄增加而逐渐增加,从43.8%(不到6月龄的儿童)上升到57.9%(大于13岁的孩子)。与此相反,在北美洲儿科肾移植合作研究数据库,排斥反应的发生率随着年龄逐渐下降,在不到1岁的孩子中,排斥反应往往导致较差的预后。一项与其类似的儿童心脏受体研究发现婴儿患者具有更多的致死性排斥反应。尽管在另一个研究中,心脏活检监测显示新生儿(出生不到30日)的排斥反应发生率和不超过24月龄的儿童的排斥反应发生率相似。

总的来说,这些数据并不能提示年幼的儿童在移植后应给予更少的免疫抑制。

## 儿童肝移植受体的免疫抑制:当前指南、排斥反应及治疗观念的转变

### 免疫抑制的变化趋势

#### 钙调磷酸酶抑制剂

钙调磷酸酶抑制剂(CNI),无论环孢素还是他克莫司,都是儿童肝移植术后初次免疫抑制的基础。他克莫司常常只与低剂量激素合用,而以环孢素为基础的方案通常还包括第三种佐剂如咪唑硫嘌呤或者吗替麦考酚酯(MMF)。SPLIT数据库提供了当前美国和加拿大儿童肝移植的免疫抑制指南。在1 092名第1次肝移植术的受体中,33%的患者主要行环孢素治疗,而55%的患者主要行他克莫司治疗。肝移植术后12个月,29%的患者接受环孢素治疗,而65.5%的患者接受他克莫司治疗。

大约只有1/3的儿童(34.5%)在首次治疗就接受了3种治疗。用单克隆或者多克隆抗体进行诱导治疗并不常见;只有11%的孩子首次接受这样的治疗。然而几乎所有的孩子在移植时都接受了类固醇治疗,到24个月时,这个比例下降到46.9%。

在对照试验中,以环孢素和他克莫司为基础的疗法都不能在患者或者移植物生存方面显示出比对方更好的效果,但越来越多的证据表明,在儿童免疫

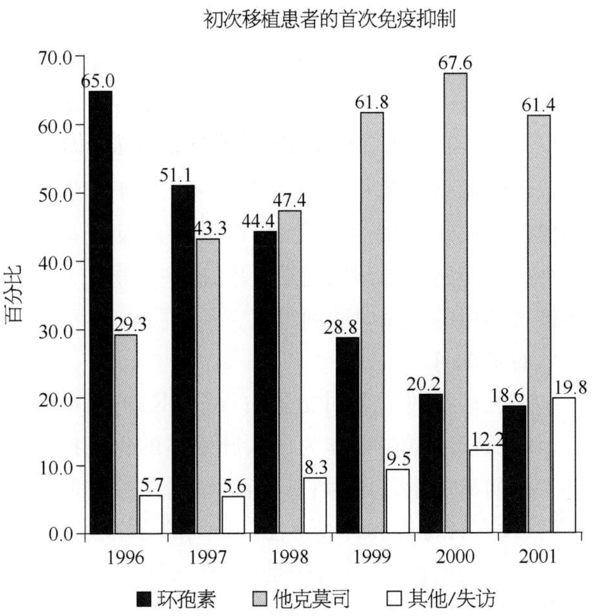

初次移植患者的首次免疫抑制

图 92-1 不同年份的初次移植患者的首次免疫抑制（引自 McDiarmid S, Anand R, Lindblad AS, SPLIT Research Group. Studies of pediatric liver transplantation：2002 update. An overview of demographics, indications, timing, and immunosuppressive practices in pediatric liver transplantation in the United States and Canada. *Pediatr Transplant*. 2004；8；284－294.）

治疗中，以他克莫司为基础的治疗方案可能相比环孢素的治疗方案更能降低排斥反应的总体发生率，同时也能降低激素抵抗的排斥反应的发生率。1995 年的一个多中心研究中首次证明了他克莫司在减少排斥反应上优于环孢素。然而，这个研究的最大争议在于，与他克莫司相比的是环孢素的传统配方而不是最新型的环孢素微乳液（新山地明）。在欧洲最新的一项大型多中心随机研究中，儿童肝受体分别接受新山地明＋咪唑硫嘌呤＋类固醇类或者他克莫司＋类固醇类两种治疗方案，其中他克莫司方案的无排斥反应率达到了 55.5％，激素抵抗率达到了 94.0％，都较环孢素组高（无排斥反应率为 40.2％，激素抵抗率为 70.4％）。在匹兹堡的外部研究对比了 20 年使用他克莫司和环孢素的儿童，他克莫司免疫抑制剂组患者和移植物生存率都相对较好。然而这个结果可能只是反映了一些其他因素，而这些因素与临床实践随时间改变相关。这个发现的研究者同样报道了在他克莫司治疗的儿童的排斥反应发生率降低，不需要激素治疗，以及有更少的高血压反应，这一发现也被其他研究者所证实。他克莫司在预防和治疗排斥反应中的疗效导致了他克莫司作为儿科肝移植后的主要免疫抑制药物的使用增加。

事实上这一改变也反映在 SPLIT 的数据库里，其中 65％的儿童在 1996 年首次接受了环孢素治疗，而到 2001 年时只有 18.6％（图 92-1）。

**类固醇**

儿童肝移植术后的类固醇类药物也在不断更新。类固醇药物显著的副作用中，最具代表性的是和儿童肝移植术后的生长缓慢相关，这使得大多数儿科用药方案在使用类固醇药物时采取撤药或者最小化药物剂量。早期的研究中，只有一项随机对照研究报道了类固醇药物撤药是安全的，并且对生长发育有益。一个拥有回顾性对照组的研究表明，类固醇类药物在使用他克莫司治疗的儿童中更容易撤药，而环孢素则相对不易。仅有的一个随机试验证实了这一观点，然而成人患者在他克莫司或环孢素治疗后 3 个月类固醇药物都能成功撤药，并没有发现两组有差异。

目前儿童类固醇药物的撤药方案并不统一。有些方案在 3 个月的时间就撤药，而其他方案在 3 个月后才开始撤药或者延迟到 12 个月或更久。成人研究表明超短流程使用类固醇药物的效果（例如 24 小时、14 日或者完全避免使用），但极少有研究（其中没有前瞻性随机对照研究）证明这些方案在儿童中是否有效。大多数类固醇类药物最小化剂量或者撤药处理后都伴随着单、多克隆抗体诱导治疗，这我们将在之后讨论。

哪些患者不应该行类固醇药物的撤药还不明确。类固醇药物最明确的禁忌证就是自身免疫性肝病行肝移植的患儿，因为这些患儿会有极高的复发率。目前还不明确先前有排斥反应史，近期出现排斥反应、多次出现排斥反应或者出现激素类排斥反应是否能作为类固醇药物撤药的依据。

**三联药物疗法**

对于儿童肝移植，三联药物疗法是否在诱导或者维持免疫抑制方面优于二联药物治疗，目前还没有随机对照试验。1995—2002 年的 SPLIT 的数据（图 92-2）显示通常的诱导方案里，吗替麦考酚酯一般和环孢素以及类固醇药物合用，但是很少与他克莫司合用，吗替麦考酚酯与硫唑嘌呤合用的方案也在不断减少。加入吗替麦考酚酯的一个可预见的优势就在于这样可以系统性地降低他克莫司以及环孢素的水平，随之降低了药物毒性。这个观点在处理钙调磷酸酶抑制剂导致的肾毒性以及神经毒性是具有特殊意义的。Evans 等人报道，48 例儿童在原位肝移植 4 年后，肾小球滤过率（cGFR）平均水平只有 54 ml/（min·1.73 ㎡），但在将吗替麦考酚酯单独治疗改为吗替麦考酚酯联

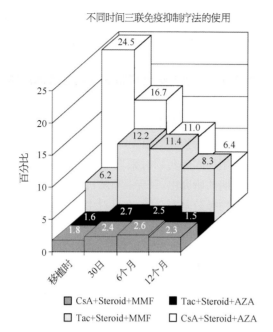

不同时间三联免疫抑制疗法的使用

百分比

■ CsA+Steroid+MMF   ■ Tac+Steroid+AZA
□ Tac+Steroid+MMF   □ CsA+Steroid+AZA

移植时 30日 6个月 12个月

**图 92-2** 不同时间三联免疫抑制的使用。AZA，硫唑嘌呤；CsA，环孢素 A；MMF，吗替麦考酚酯；Tac，他克莫司（引自 McDiarmid S, Anand R, Lindblad AS, SPLIT Research Group. Studies of pediatric liver transplantation: 2002 update. An overview of demographics, indications, timing, and immunosuppressive practices in pediatric liver transplantation in the United States and Canada. *Pediatr Transplant*. 2004;8:284 - 294.)

合低剂量钙调磷酸酶抑制剂 2 个月后，肾小球滤过率明显上升。

### 单克隆或多克隆抗体诱导治疗

一系列试验显示，CD3 单克隆抗体（OKT3）不能降低排斥反应的总发生率和环孢素导致的肾毒性。于是在 20 世纪 80 年代后期，儿童肝移植诱导方案中加入单克隆或多克隆抗体并不值得推荐。

在开发出嵌合和人工合成白介素-2 受体（IL-2R）单克隆抗体后，对抗体诱导治疗的研究热情复燃。这种抗体包括巴利昔单抗和达克珠单抗，它们有着很长的半衰期并且不会诱导出细胞因子释放以及抗单克隆抗体反应。这两种单克隆抗体靶向结合 IL-2R 的 α 链，该链只在激活 T 细胞中表达，并且最初的研究目的仅仅是避免使用类固醇药物，或者是让类固醇药物的用量最小。这一点将在之后详细讨论。抗体诱导治疗同样也被用在试图推迟应用他克莫司的开始。单剂量应用达克珠单抗合并吗替麦考酚酯加上泼尼松诱导，然后在第 7 日使用他克莫司，儿童的急性排斥反应发生率明显降低。这一方案对于儿童肾损伤有特殊疗效，并且可以增强肾功能的恢复。

诱导治疗的一个有前景的新方案就是利用单克

隆抗体来共同刺激通道阻断。贝拉西普是一种单克隆抗体，它能结合到 B7 配体上，使其不能与 T 细胞上 CD28 的结合。这种药物在成人肾移植受体上被批准使用。贝拉西普在改善肾功能方面还需要和低剂量的钙调磷酸酶抑制剂联合应用。由于能够增加移植后淋巴组织增生性疾病（PTLD）以及严重的中枢神经系统感染的预期的发生率，这些药物在儿童实体器官移植的使用时受到限制。

### 西罗莫司

哺乳动物西罗莫司靶蛋白（mTOR）抑制剂西罗莫司以及依维莫司在作为成人肝受体的免疫抑制药物方面初显前景。因为它们与钙调磷酸酶抑制剂合用时，没有肾毒性和神经毒性。早期的方案使用西罗莫司作为初始治疗，其目的是减少钙调磷酸酶抑制剂的用量或者完全不用钙调磷酸酶抑制剂。

但是在儿童肝移植患者应用 mTOR 抑制剂是有限制的，在欧洲一个以西罗莫司作为成人初始免疫抑制剂的大型多中心随机对照试验中，由于西罗莫司组的肝动脉栓子的风险增高，最终被终止用药。

尽管早些时候的一个小样本的关于儿童肝移植受体的研究显示，抗胸腺细胞球蛋白诱导后的 3～4 周，西罗莫司的使用并不会导致栓子的发生率增高。这些药物在儿童中的使用随后集中在用作急性和慢性排斥反应的救援剂，并改善他克莫司相关的副作用上。在 12 个具有慢性移植物功能不全的儿童中，其中 8 个因为更多的依维莫司肝功能状态好转，4 个孩子表现出完全异常的肝功能结果。已经证实利用 mTOR 抑制剂的重要的抗增殖作用，可以有利于预防成人患者肝细胞癌移植后肿瘤复发。儿童肝移植受体的小型试验研究表明，mTOR 抑制剂能够改善移植后淋巴组织增生性疾病和肝母细胞瘤。在另一个中心的试验中，西罗莫司被用来替代他克莫司治疗的 11 个患有移植后淋巴组织增生性疾病儿童，其中 10 个人有所改善。这个西罗莫司的用法可能和 B 细胞诱导的移植后淋巴组织增生性疾病有关，并且证明了西罗莫斯导致了 B 淋巴细胞的程序性死亡。

mTOR 抑制剂有很严重的副作用，这限制了它们的使用。常见的是高脂血症，发生在 50％ 的患者中。骨髓抑制诱导血小板减少，相对较少引起白细胞减少和伤口的延迟愈合。另一个罕见但严重的副作用是间质性肺炎。给药建议和治疗药物、监测大部分是参照成人研究，尽管西罗莫司在儿童中的药代动力学与成人相比有显著不同（见后文）。

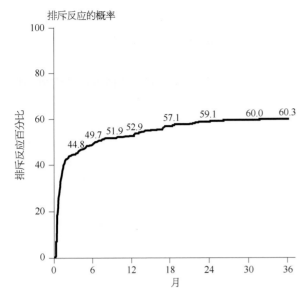

排斥反应的概率

图 92-3　首次肝移植后首 24 个月的 Kaplan-Meier 排斥概率（From McDiarmid S，Anand R，Lindblad AS，SPLIT Research Group. Studies of pediatric liver transplantation：2002 update. An overview of edmographics，indications，timing，and immunosuppressive practices in pediatric liver transplantation in the United States and Canada. *Pediatr Transplant*. 2004；8；284 - 294. ）

### 排斥反应

1902 年来自 SPLIT 注册系统的第 1 次儿科肝移植受体排斥反应的分析显示排斥最常发生在前 3 个月。3 个月时累积排斥率为 0.45，并且在 24 个月时它们仅略微增加至 0.59（图 92-3）。第 1 次排斥的中位时间为 16 日，每个患者排斥发作的平均数每年是 0.51，18.5% 的儿童发作多于 1 次，有激素抗性排斥相对不常见，发生在 11.2% 的儿童中。高剂量类固醇是最常见的排斥治疗方案。抗淋巴细胞制剂，例如多克隆抗胸腺细胞球蛋白或抗 CD3 单克隆抗体如 OKT3 用作初始治疗，8.3% 的患者中用于第 1 次排斥反应，3.8% 的患者中用于第 2 次排斥发作，但如果患者经历超过 3 次排斥发作则使用率增加至 11.4%。Kaplan-Meier 考察了随着时间的推移各种因素的排斥可能性，6 个月以下儿童的排斥反应较少，而在活体供体移植受者中则有较少的排斥反应，其他研究者也有类似报道。在多因素分析中，6 个月时显著降低的排斥概率的唯一可能是他克莫司取代环孢素作为免疫抑制的初始治疗，51% 比 64%（P = 0.01）。但是最后一次随访时，在他克莫司组以及环孢素组，患者或移植物的生存率并无差异。

有些令人惊讶的是，尽管儿童活体相关移植物的受体比死亡供体移植物受体的 HLA 相容性更好，统计学上排斥反应发生率并没有降低。但是在一项研究中，死亡供体移植的移植物排斥反应比活体供体更严重。因此，一般来说，相对于死亡供体移植物而言，儿科移植方案不改变免疫抑制的方案对活体供体移植物受者。

晚期急性排斥与早期排斥反应的预后是不同的，它往往与低水平的免疫抑制相关，这常常因为患者依从性不好。晚期急性排斥反应的诊断可能会延迟，肝活检标本也更难解读，因为其病理特征是肝炎、中心性小静脉炎以及坏死。此外，对类固醇的反应也较差，有些学者提出此进展为慢性排斥的风险会增加。

慢性排斥似乎越来越少见，一些研究者认为这种慢性排斥的下降是由于儿科肝移植中他克莫司的使用越来越频繁。在一篇他克莫司的广泛使用的综述中，Jain 等在匹兹堡，报道了慢性排斥反应在组织学上定义为胆管消失综合征，在 1 048 例他克莫司治疗的患者中有 3.1% 发生这一症状，但在儿科肝移植受者中几乎不存在。在一项芝加哥大学的关于 385 例儿科肝慢性排斥反应的危险因素的研究中发现：死亡供体的受体、非裔美国人、具有两次或多次排斥反应的患者、患有移植后淋巴组织增生性疾病和巨细胞病毒（CMV）的患者，以及那些与自身免疫性肝炎作为指征行移植的患者具有显著较高的慢性排斥反应发生的风险。

了解排斥反应的结果可能比研究排斥反应发病率更重要。与肾脏和心脏同种异体移植相反，肝脏同种异体移植通常被描述为免疫学特异器官。不断有证据表明，特别是对类固醇敏感的排斥反应和早期移植发生的排斥反应，似乎对移植物功能或生存上并没有长期不良反应。如前所述，没有前瞻性随机试验显示存在一种新型免疫抑制药物，在患者肝移植术后使用，患者或移植物存活会明显改善，尽管在排斥反应甚至类固醇抗性排斥反应中会有显著改善。事实上，少数成人研究和一项儿科研究表明排斥反应本身可能对患者的存活有益。Wiesner 等人指出一次排斥反应可以导致肝移植术后患者 36 个月的生存率提高，虽然差异不大，但是有统计学意义。Dousset 等对成年肝脏受体长期移植物功能的研究表明，1 次移植排斥反应在 1 年内对移植物功能没有影响。在 SPLIT 登记的儿童数据库中，移植后 6 个月内排斥（列为存在或不存在）与显著降低死亡或移植物失用的风险相关。然而，当作为时效参数分析时，相对于无排斥，1 次或多次排斥反应并不影响患者和移植物存活。在影响移植后存活的多因素多变量分析中，相对于无排斥，1 次排斥反应能使患者存活率增加，并且差异显著（$P = 0.06$）。有趣的是，一些排斥事实上可能保护移植功能和生存。这就提出了一个问题，可控的免疫激活实际上可能需要删除导致移植物损伤的受体来源的淋巴细胞克隆。

### 排斥反应的治疗

肝移植后儿童和成人之间排斥反应的治疗差别不大。任何避免长期或反复使用大剂量类固醇的有效替代方案对儿童都是有利的。儿童的减少类固醇类使用的策略包括在首次排斥发作开始时将环孢素治疗改为他克莫司，或者仅使用他克莫司治疗的儿童增加其他克莫司的药量。

类固醇耐药的排斥反应似乎不如之前常见，但治疗时仍有问题。对于严重难治性急性排斥反应，针对 T 细胞共有的 CD3 复合受体的单克隆抗体的功效无可争议，在一系列成人和儿童都涉及的试验中，其成功率为 75%～80%，同时其再移植率也较低。然而，两项比较 OKT3 治疗儿童和成人的研究报道了儿童患者的 OKT3 成功率更低。一项研究认为逆转排斥儿童反应会极大地增加抗血清抗体形成的概率（67% 的患者），并且为了维持较低的 $CD3^+$ 细胞数，需要增加 OKT3 的剂量，这些都导致 OKT3 治疗的成功率不高。

然而，在基于他克莫司的初期免疫抑制下，很少需要抗 CD3 治疗。在一个有着 1 415 名儿童受体的研究中，只有 12 名儿童因为发生了难治性排斥反应而需要这种治疗。抗胸腺细胞治疗在逆转严重急性排斥反应方面也有效，并且由于单克隆抗 CD3 制剂的不易获得，在美国越来越多地被使用。

目前对类固醇耐药排斥的实践是添加吗替麦考酚酯或西罗莫司。在 28 名长期随访非移植物失活的慢性排斥患儿中，吗替麦考酚酯成功逆转了 21 例，而在 12 个孩子中有 10 个因为西罗莫司治疗使得天冬氨酸氨基转移酶水平的转阴。

IL-2R 单克隆抗体几乎只用于诱导。然而，一项最新的研究报道，使用巴利昔单抗用于类固醇耐药排斥，在所有使用它的 5 个儿童中都取得了成功。

慢性排斥仍然非常难以治疗。从环孢素改用他克莫司在急性排斥反应中比在慢性排斥反应中更为成功。维持较高浓度（10～15 ng/ml）的他克莫司水平可能有帮助，但不良反应，尤其是肾毒性常常限制了这种选择。一旦血清胆红素水平高于 10 mg/dl，控制排斥反应的可能性则不大。

### 免疫抑制治疗观念的转变和未来方向

我们对排斥反应结局和过度免疫抑制不利影响的进一步理解引发了对儿童新的诱导免疫抑制策略和长期维持治疗的思考的转变。新的诱导疗法应该不再努力于降低排斥的发生率，而是在不增加免疫抑制风险的同时（包括感染、新发恶性肿瘤、钙调磷酸酶抑制剂的长期毒性，特别是肾毒性），产生足够的免疫抑制以控制损伤性的排斥反应，从而保护移植物功能并提高移植物存活率。诱导治疗的最终但难以实现的目标将是促进供体特异性耐受的发展，从而允许患者最终免于所有免疫抑制及其伴随的毒性。

最小化长期维持免疫抑制近来已成为新研究的焦点。关注儿童移植的研究者越来越关注几十年接受免疫抑制的后果。40 岁患者在 1 岁时接受移植后长期免疫治疗导致的新生恶性肿瘤、肾衰竭和长期中枢神经系统毒性的风险是多少？虽然这个问题仍然解决不了，通过探查儿童晚期移植物失用的原因可以了解长期免疫抑制的影响。现在相当数量的儿童在移植后生活了 10 年以上，有些甚至超过 20 年，导致长期的幸存者的移植物失用的原因才刚刚变得明显。儿童和成人不同，成人肝脏受体的疾病复发以及肝外变性疾病对晚期患者和移植物失用的影响更多，在儿童中几乎所有的晚期失用都与免疫抑制有关，无论是过多还是过少。来自免疫抑制的移植物失用患者死亡通常因为患者的依从性不强，而败血症、移植后淋巴组织增生性疾病、淋巴瘤和其他新生的恶性肿瘤则是因为免疫抑制过度。几个大型儿科肝移植中心报告了惊人的类似结果。Sudan 等人提出脓毒症，依从性差和移植物衰竭是儿童肝脏受者移植后 1 年最常见的死亡原因。Ryckman 等人也报道，3 个月后败血症的发生是术后死亡的最常见原因。在 Fridell 等人的一项由 279 个孩子组成的研究中，败血症是术后 1 年内最常见的死亡原因，然后才是移植后淋巴组织增生性疾病。在美国加利福尼亚大学洛杉矶分校（UCLA）的儿科肝移植计划的经验中，285 名儿童存活超过 1 年，2.4% 的儿童（7 名）在肝移植后死亡，中位生存时间为 5.2 年。7 例死亡病例中有 5 例是因为免疫抑制造成的：2 例为淋巴瘤，2 例为败血症，1 例为慢性排斥反应。最近，Brussels 团队还分析了超过 400 名儿童的晚期移植物失用，他们同样发现长期免疫抑制治疗的并发症和影响是影响移植物失用的最重要因素：感染占 21.2%，移植后淋巴组织增生性疾病占 21%，慢性排斥占 17%。由于年轻患者会在移植后进行几十年的医疗行为，而长期免疫抑制的作用常会导致晚期患者和移植物失用,这样的结果会给移植医生带来烦恼。这种事实迫使从移植时间到手术后几十年的免疫抑制实践的重新评估。

如前所述,类固醇的撤药是实现缩短长期免疫抑制目标的第一步。类固醇的完全撤药是这个概念的延伸。避免使用类固醇的方案依赖于使用多克隆或单克隆抗体治疗,因为在给予用环孢素或他克莫司进行诱导的单一疗法的患者中排斥率很高。对于儿童,最小化或避免使用类固醇药物的大量经验来自 Hanover 团队,他们最初报道了使用巴利昔单抗诱导同时使用低剂量环孢素、吗替麦考酚酯和类固醇早期撤药的联合方案,其排斥发生率为 11.5%。他们还报道,使用巴利昔单抗加他克莫司的无类固醇诱导的儿童 12 个月的无排异生存期为 75%,而与用类固醇和他克莫司治疗的对照组只有 50%。一项长期随访研究同样证实,不含类固醇的组别中排斥反应下降,并且无类固醇组中的病毒感染减少和儿童生长也有所改善。在另一项随机前瞻性试验中,该试验将他克莫司与类固醇联用与无类固醇的帕利昔单抗和他克莫司组比较,无类固醇组儿童无排斥的百分比明显高于(87.7% 比 67.7%)类固醇组。

匹兹堡团队报道,免疫抑制最小用量或完全撤药的创新方案中可以使用多克隆抗体,如抗胸腺细胞球蛋白。肝移植后儿童的初步结果显示,在单次移植前和移植后早期抗胸腺细胞球蛋白与他克莫司(无类固醇)联合的方案中,排斥的发生率是可接受的,并且在移植术后第 1 年内的一些患者中,他克莫司给药的频率可以减少到每日 1 次。

阿仑单抗是针对 CD52 的有效的单克隆抗体,已经在成人中用于诱导方案。已报道的经验说明,这在儿童孤立的肝受体中应用很受限制。单克隆抗体会显著和持久地消耗淋巴细胞的特性使得儿童对感染性并发症的风险增加。

虽然类固醇撤药甚至完全停用已经初见成效,我们仍然从根本上依赖于钙调磷酸酶抑制剂的初步治疗以及维持免疫抑制。迄今为止,依然没有能替代钙调磷酸酶抑制剂作为主要治疗的药物。如前所述,早先西罗莫司有望使钙调磷酸酶抑制剂停用或早期撤药的想法并不能实现。许多单中心报告提倡西罗莫司应用在肝移植术后最小化类固醇或他克莫司用量的诱导方案中。在 56 名成年肝移植受者中,接受西罗莫司联合低剂量他克莫司的患者的排斥反应发生率为 14%,仅有 1 例肝动脉血栓形成。Trotter 等人成功将西罗莫司作为诱导治疗并联合他克莫司,该方案仅应用类固醇 3 日,并且只有 30% 的排斥发生率。到目前为止,没有研究报道提出西罗莫司能够使得钙调磷酸酶抑制剂的早期成功撤药。西罗莫司在儿童肝移植患者中的报道主要局限在急救治疗上。在少数不能耐受钙调磷酸酶抑制剂药物毒性的儿童中或作为一些特定患者的初始治疗中,西罗莫司已被用于替代钙调磷酸酶抑制剂。

随着肝移植后儿童的长期免疫抑制的经验的不断积累,免疫抑制最小化纳入实践。许多中心已经显示单独应用低剂量他克莫司治疗并维持恰好能够检测出的血药浓度能够长期稳定移植物功能,并减少相关的肾功能不全和感染性并发症。"恰好"容忍,这一概念首先由 Roy Calne 爵士提出,就是说的这群儿童。

最理想的情况就是能够安全地将所有免疫抑制剂撤除,这对于儿童而言更加有益,不然他们将接受免疫抑制治疗数十年。肝移植物长期以来被认为是慢性排斥发生率低和免疫移植物失用率低的免疫特异的器官。这些现象加上许多儿童可以维持在低剂量的免疫抑制的临床经验,促使几个中心逐渐停用所有免疫抑制,尽管不能预测哪些儿童可能从这种策略中获益。有趣的是,在第一个中心的报告中,在停药期间和停药之后,排斥发生率分别为 25% 和 26%,比例十分接近。虽然一个方案采用死亡供体移植,另一个采用其活体移植(通常为父母)。在后续报告中,匹兹堡团队报道了通过方案完全撤药的总体成功率为 19%,排斥发生率为 29%。这一成功的最大获益人群是儿童、活体供体移植受者和移植非自身免疫性疾病的受者。在另一个中心的经验中,年轻以及更少的排斥反应发生能够预示着撤药成功率。尽管在所有免疫抑制撤药期间或之后都会发生排斥,但这些反应通常是温和的并且易于控制的;慢性排斥和移植物失用则少有报道。这些儿童成功撤除了所有免疫抑制的成功案例可以被认为是一种耐受,定义为无免疫抑制剂下的排斥耐受。然而,有一些事项需要注意:一些儿童在免疫抑制剂撤药 4 年后发生免疫排异反应,表明这些免疫耐受状态是不完备的,需要长期密切的观察。同时,在决定免疫抑制剂撤药前和长期随访过程中,对肝活检结果的严格检查都没有得到足够的重视。现在已经明确,长期存活的儿童肝移植患者可能会存在肝活检异常(大多为肝纤维化)而移植器官功能正常。因此,我们还不能认为这些患者达到了标准的临床耐受——在不使用免疫抑制剂的情况下维持移植物正常功能,而且不伴有移植物组织学水平的损害。最初和随访过程中肝活检的重要性在最近的一项关于儿童活体肝移植术后免疫抑制剂完全撤除的多中心、前瞻性临床试验中已得到阐释。在 20 名患者中，12 人在撤药后平均 35.7 个月后达到了移植物功能正常的临床试验结局。虽然成功撤药患者的肝活检结果和初始水平没有明显差异，但是一些患者在撤药前后均出现了活检结果异常，使得人们开始质疑这些患者是否真的达到了免疫耐受。

实施安全的免疫抑制剂撤除的最主要的阻碍在于难以判断哪些患者可以安全撤药。人们所说的耐受性试验应该不仅是一项试验，而是在不同水平的免疫反应进行检测的一组试验。目前对于移植后免疫改变、循环前体树突状细胞亚群和调节性 T 细胞的研究均表现出良好的前景。最近，研究人员利用基因芯片进行转录水平检测，以识别决定成功免疫耐受患者的基因位点。尤其是在儿童活体肝移植患者中，原先在免疫耐受患者中识别的一组 13 个基因位点在预测另一组患者的耐受性达到了 100% 的敏感性和 83% 的特异性。这些进展增加了人们对免疫抑制剂撤药的信心。

除了传统的免疫抑制剂撤药的方法之外，人们对寻找和设计新的能够诱导免疫耐受计划产生了浓厚的兴趣。随着对于受体对移植物的初始和进行性免疫反应的复杂性，以及对供体来源的多功能造血干细胞角色的认识逐渐深入，我们开始意识到，现有诱导免疫耐受的方法中存在抑制免疫耐受的因素。现在更多的人开始意识到，由白介素-2（IL-2）和肿瘤坏死因子（TGF-β）介导的部分免疫系统的活化对于免疫耐受的诱导是必需的。因而，环孢素和他克莫司这些抑制 IL-2 产生的药物和抑制 IL-2 受体的单克隆抗体在介导免疫耐受作用中扮演怎样的角色呢？

对于自身反应性 T 细胞的克隆删除和克隆耗竭可能是诱导和维持免疫耐受的核心。在移植物中存在的大量的供体来源的过客淋巴细胞可在术后迅速移动到外周淋巴组织中，而在诱导移植物抗受体反应中起重要作用，因而在受体对移植物的耐受过程中起辅助作用。相似的，早期删除受体 T 细胞的方法也同样重要，因而在目前诱导免疫耐受的方案中，对于删除性抗体或其他条件性治疗的研究开展得十分火热。很明显，对于删除性治疗方案的剂量和时间控制十分重要。如果在宿主抗移植物反应和移植物抗宿主反应之间的平衡被打破，那么将会引起排异反应或临床移植物抗宿主病。

早期临床试验也在探索其他可诱导免疫耐受的

信号通路。抑制 T 细胞活化的共同通路这一措施在动物中可成功诱导免疫耐受。目前，一种可抑制 CD28 和 B7 之间共刺激作用的生物制剂 CTLA4 免疫球蛋白已进入临床试验阶段。

## 儿童肝移植患者免疫抑制剂的药代动力学

儿童肝移植患者和成人肝移植使用免疫抑制剂的种类是相同的。可应用的药物种类和作用机制以及代谢途径在本章其他部分已经详细描述过。由于成人和儿童药代动力学存在很大差异，因而对不同年龄的患者要采取不同的治疗措施。新型免疫抑制剂在儿童肝移植受体中的应用往往由于缺少药代动力学的数据而受到限制，尤其在大多数的儿童肝移植患者的年龄都比较小的情况下。成人临床试验中得到的药代动力学数据在儿童中并不适用，例如在早期联合应用环孢素和他克莫司时，依据成人平均用药剂量治疗儿童患者时，在儿童患者中血药浓度仅能达到预防性剂量的水平。事实上，药物用量也许应该依据更能反映小儿吸收的体表面积调整，而不是体重。

儿童药物代谢速度往往快于成人，除去肝酶活性的因素外，其他一些因素也可能影响儿童肝移植受体的药物代谢情况。随着年龄的增长，肝血流量逐渐减少，而脂蛋白水平则逐渐上升，这些因素都可能影响药物吸收和清除。

胃排空情况、胃 pH 值和小肠代谢相关酶都随年龄变化。在以 Roux-en-Y 方式行胆管空肠吻合手术的儿童肝移植患者中，由于肠道长度缩短，吸收面积减少，影响儿童对环孢素的吸收。由于这种手术方式是包括所有胆道闭锁患者在内的最有效的小儿胆道重建手术方式，肠道长度对免疫抑制剂吸收的影响可能比之前考虑的还要重要。

儿童患者也比成人更容易出现腹泻。腹泻快速降低循环血清环孢菌素水平，这可能导致排斥。相反，他克莫司水平可因腹泻而增加，甚至到毒性范围，导致病毒性肠炎。在几篇伴随轮状病毒感染的报道里，这一发现被详细描述。损伤或脱落的肠细胞中 P-糖蛋白的丢失是一种可能的解释。P-糖蛋白在肠上皮细胞上表达，并通过主动运输将药物从肠细胞运回肠道内来调节药物吸收。另一种解释是细胞色素 P450 3A4 在受损的肠细胞中减少，导致他克莫司的代谢减少。

重要的是告知孩子的父母，如果腹泻持续超过 24 小时，他们必须通知移植中心。儿科医生应该意识到,对于移植后免疫抑制的儿童,腹泻的处理方法和正常儿童不同。可能需要住院以快速维持水和电解质平衡,特别注意环孢素或他克莫司的给药剂量。

与成年肝移植患者相比,儿童应用其他药物的可能性更大,从而显著改变环孢素和他克莫司水平。环孢素和他克莫司都能和其他药物相互作用,降低或增加其水平。在肝移植后儿童中特别重要的是常用的大环内酯类抗生素——红霉素和克拉霉素。两者通过与细胞色素 P450 竞争降低环孢素和他克莫司的清除率,并且环孢素和他克莫司水平升高到一定程度会产生沉淀,导致急性肾毒性。因为红霉素通常用于患有脓疱病、中耳炎(如含有红霉素加磺胺异噁唑的pediazole)和肺炎支原体的儿童,这种潜在的严重的相互作用很常见。阿奇霉素是安全的替代物,它似乎不影响钙调磷酸酶抑制剂药物水平。虽然酮康唑在儿童中使用较少,但在用于严重真菌感染也会出现类似的问题。如果不能避免使用这些药物,明智的做法是减少约 50% 的钙调磷酸酶抑制剂药物剂量的同时密切监测钙调磷酸酶抑制剂水平。

许多抗惊厥药物在儿童中会导致完全相反的问题,给予亚治疗剂量的环孢素和他克莫司可能促使排斥的发生。儿童中最常用的抗惊厥药物——苯巴比妥、苯妥英、卡马西平和丙戊酸都诱导细胞色素 P450,从而增加环孢素和他克莫司的清除率。因此,当抗惊厥药起作用时,需要增加钙调磷酸酶抑制剂的剂量以维持目标血液水平。利福平有同样的机制,随着结核病的复发,这种药物可能在移植患者的术后护理中使用更加频繁。

还须记住,当患者撤药时,钙调磷酸酶抑制剂水平可能突然升高进入药物毒性范围。

### 环孢素

环孢素在世界上许多地方仍然常作为儿科肝移植后的一线免疫抑制药物。环孢素(山地明)的原始制剂是高度脂溶性化合物,具有难以预测的和相对较差的生物利用度。儿童为了达到成人相同的治疗血药浓度,每千克体重需要给予更高的剂量。环孢素在成人中平均生物利用度仅为 27%,说明其药代动力学并不理想;肝移植后儿童的生物利用度甚至更低,范围从小于 5% 至 18%。其他研究证实,随着年龄增加,环孢素清除率和分布量均下降。

微乳液形式的环孢素(新山地明)的开发在克服山地明的药代动力学的变异性方面是一项主要进步。在稳定的儿科肝移植受者中从山地明到新山地明的

1:1 转化导致总药物暴露量的显著增加,测量浓度曲线下面积(AUC)和新山地明的平均最大血液浓度分别为 66% 和 109%。在移植后儿科肝脏受体中也显示出显著改善的生物利用度。在早期肝移植术后接受山地明或新山地明的儿童肝脏受体的随机对照试验中,新山地明的生物利用度增加与排斥反应的低发生率有关,同时不增加药物毒性。此外,新山地明能够显著改善山地明的谷浓度水平和 AUC。脂质吸收不良的儿童,如囊性纤维化患者和非洲裔美国儿童(已知环孢素生物利用度差的人群)在改用为新山地明时出现 AUC 的增加。另一个优点是胆道引流管的存在似乎并不会使山地明的水平降低。当让没有已知吸收不良的儿童从山地明转用新山地明时,新山地明的生物利用度的改善应该被考虑到。有证据表明,即使谷水平保持不变,1:1 的转换会导致药物毒性。因此一些学者建议在病情稳定的患者中,将山地明和新山地明间的转化率设为 1:0.75。

### 他克莫司

他克莫司在儿童中的药代动力学与环孢素具有几点相似之处。与环孢素相似,他克莫司主要在肝脏代谢,并涉及细胞色素 P450 3A 系统。此外,它与环孢素具有相同的药物反应。

与环孢素一样,在应用他克莫司后不久,3 个中心报道指出儿童中维持治疗水平所需的他克莫司的口服剂量每千克比成年人高达 5 倍,特别是小于 5 岁的儿童。在一份报告中,需要儿童为了达到成人相同的血液水平平均所需剂量为 0.46 mg/(kg·d),而成人只需要 0.13 mg/(kg·d)(图 92-4)。静脉给予他克莫司在成人和儿童之间的差异并不明显,尽管在儿童中需要成人 2 倍的静脉内剂量。这些数据表明,与成人相比,儿童的胃肠道吸收功能受损,从而造成了这两类人群在用药剂量上的差异。

匹兹堡团队首次进行了他克莫司的一些药代动力学的研究。静脉滴注他克莫司后,其半衰期是可变的,范围为 3.5~40.5 小时,平均为 8.7 小时。其分布容积大,因此表明有广泛的药物存在血管外。与环孢素相反,他克莫司是一种相对高清除率的药物,并在血浆中与脂蛋白缺乏相关。在成人中,他克莫司的平均生物利用度为 27%,但范围为 5%~67%。相比之下,匹兹堡团队指出,在儿童中他克莫司的半衰期缩短 2 倍,其清除率快 2~4 倍,其分布容积比移植术后早期成人患者高 1.8 倍。在一些患者中,药物似乎可以长时间连续吸收,而在其他患者中,峰值水平很

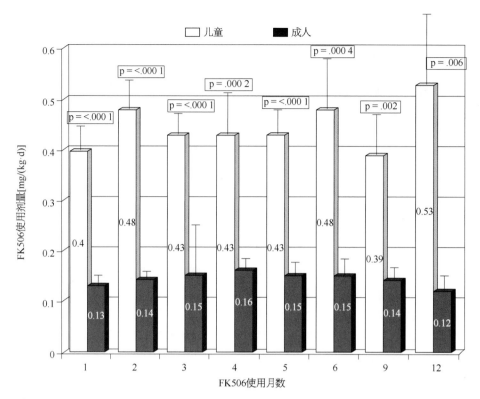

**图92-4** 移植后头12个月儿童和成人他克莫司剂量[mg/(kg·d)]的比较。与成人相比,儿童患者在每个时间点需要更多的他克莫司。平均谷值水平没有显著差异(数据未显示)(引自McDiarmid SV, Colonna JO 2nd, Shaked A, et al. Differences in oral FK506 dose requirements between adult and pediatric liver transplant patients. *Transplantation*. 1993;55:1328-1332.)

快就能达到。这些变异可能是由于胃排空的差异或胃的流体环境中他克莫司不能溶解。

他克莫司的吸收不同于环孢素,似乎不依赖肠腔胆汁,因此胆管引流的T管不影响他克莫司水平。在临床实践中,他克莫司很少静脉内使用,特别是在诱导期,因为肾毒性和神经毒性的发生率高。

口服他克莫司吸收率患者间差异很大,甚至在移植后立即口服也可以很快达到治疗浓度。口服他克莫司悬浮液从来没有标准化,虽然悬浮液容易获得,但是不能确定口服悬浮液与固体药物有相同的生物利用度。最近一项与部分移植的儿童受者相关的观察发现,是供体的年龄特征而不是受者决定了他克莫司的药代动力学模式。经确定,为了达到相同的血清谷浓度,在儿童中他克莫司的剂量可能要比在成人中高2~5倍。因此,对于儿童受体的移植物,如果来自成人,那么将比来自儿童的供体需要更少的他克莫司。

在非美国地区,可以获得每日1次延长释放的他克莫司剂型。在稳定的儿科肝移植患者中的研究显示,与每日2次标准他克莫司相比,每日1次的他克莫司的AUC的稳定性与其相似,同时可以提高患者的依从性。

### 吗替麦考酚酯

虽然儿童肝移植术后常用吗替麦考酚酯,但只有少数研究探究了移植后儿童中活性化合物霉酚酸(MPA)的药代动力学。据报道,儿童霉酚酸药代动力学中的变异性很大。此外,由于其肠肝循环,霉酚酸水平中第二峰的特征可能由于存在Roux-en-Y胆肠吻合而显著改变。在霉酚酸和环孢素之间存在重要的药物相互作用,导致环孢素浓度低,但是吗替麦考酚酯不影响他克莫司谷水平。

### 西罗莫司

西罗莫司,仅通过肠道途径吸收,其吸收迅速,并被肝和肠的细胞色素P450 3A4代谢。其代谢物主要通过肠道途径分泌(91%),并且因其长程的半衰期,常规推荐每日1次的给药剂量。然而在儿童半衰期可能明显短于成人,因此有必要每日2次的给药方案。因为药物谷浓度与剂量无关,而与血药浓度有关,药物浓度检测以达到目标血药浓度很有必要。由于含有他克莫司的方案中常加入西罗莫司,值得一提的是西罗莫司似乎不改变他克莫司的半衰期。

巴利昔单抗在儿童肝脏受体中的药代动力学研究也已有文章报道。

### 儿童治疗药物的监测

对于环孢素和他克莫司每千克剂量与靶向治疗血液水平并不一致，这使得监测血药浓度很有必要，以避免药物毒性的同时，确保治疗效果。这在移植后早期是特别重要的，因为早期钙调磷酸酶抑制剂的吸收状况变异很大，同时肝移植功能也不断变化。急性肾毒性与高浓度相关（测量母体药物和代谢物或单独的母体药物），特别是在移植后早期。一个对儿童肾功能的第一个阶段分析中，肾小球滤过率（GFR）小于 $90 \ ml/(min \cdot 1.73 \ m^2)$ 与显著较高的环孢素水平相关（高效液相色谱法测量）。

环孢素和他克莫司的目标药物谷水平随移植后的时间和患者的临床病程而变化。在移植后早期，药物治疗浓度范围：全血的环孢素浓度 150～300 ng/ml，全血他克莫司浓度 8～12 ng/ml。移植后 1 年，环孢素的目标浓度为 100～150 ng/ml，他克莫司的目标浓度为 3～5 ng/ml。在临床状态稳定 1 年后且没有排斥反应的患者中，环孢素和他克莫司水平都可以很好地维持在很低的范围，分别为小于 100 ng/ml 和小于 3 ng/ml。

虽然目前公认的药物暴露的最佳衡量方法是 AUC，但因为需要采集多个时段的血液样品，这样的研究通常难以在幼儿中进行。使用 2 个或 3 个时间点的血药浓度简化 AUC，已证实具有可接受的准确度，并且更适合于儿科研究。对于他克莫司，与 AUC 和谷浓度的相关性良好，因此在临床实践中不需要替代 AUC 的其他测量。相比之下，环孢素的谷浓度不能准确估计药物的总暴露情况。在成人肝和肾受体中的研究已经显示，在给药后 2 小时测量环孢素的峰值浓度（$C_2$ 监测）能够准确反映给药后 0～4 小时间的 AUC（$AUC_{0～4}$），这个时间段患者间的 AUC 变异相当大。根据 $C_2$ 调整环孢素剂量而不是根据谷浓度调整剂量能够增加疗效并降低药物毒性。对儿童肝脏受体的研究证实 $C_2$ 水平也可精确反应 $AUC_{0～4}$，并可减少长期药物用量，改善肾功能。对于儿童，$C_2$ 的治疗目标水平还有待确定，以及如何根据年龄、器官种类和移植时间的不同调整有待研究。

对于吗替麦考酚酯的治疗药物监测的价值仍没有达成共识。肝受体中活性代谢物（霉酚酸）的水平监测并不常见，对于霉酚酸在儿童或成人中的治疗范围尚未确定。有学者建议将 1～3.5 mg/L 作为霉酚酸在肝移植受者的有效治疗范围。肝脏在吗替麦考酚酯及其代谢物的代谢中起核心作用。肝移植后肝功能的变化和年龄的变化将会改变吗替麦考酚酯的药代动力学。虽然监测 AUC 比较麻烦，但对于靶向检测霉酚酸的谷浓度还是 AUC 来估计药物暴露情况还未达成共识。在病情稳定的儿童肝移植受者的早期研究中，霉酚酸的谷浓度似乎能可靠地预测 AUC，重要的是，与他克莫司相比，与环孢素的组合需要更高的吗替麦考酚酯剂量以达到相同的谷浓度水平。最近，在一项为了将 12 小时的 AUC 提高到大于 30 mg·h/L 的研究中，给予通常的成人吗替麦考酚酯的剂量（300 mg/m²），15 名儿童中的 13 人未能达到 AUC 目标，如果要达到疗效则需要将剂量增加至 600 mg/m²。移植后的时间和年龄也影响儿童的霉酚酸水平。

单克隆抗体制剂的疗效监测也存在困难。如在鼠抗 CD3 单克隆抗体（OKT3）的早期经验中看到的，推荐剂量是很武断的，并基于两个重量范围：小于 25 kg 和大于 25 kg。之后的研究表明当测量血清 OKT3 水平时，此推荐剂量在一些患者中并不够。针对 IL-2R 的较新的单克隆抗体也并不科学。按照每千克体重给予不同剂量（达利珠单抗），基于小于 40 kg 或大于 40 kg 给予不同剂量（巴利昔单抗），剂量之间的采用不同时间间隔，不同的治疗持续时间，这些使得研究结果间难以比较。单克隆抗体的监测依赖于测量外周血淋巴细胞靶向受体的表达。例如，如果 CD3⁺ 细胞的绝对数目小于 25 个/mm³，则认为其与 OKT3 功效相关。然而，这种方法假定靶分子的表达与功能相关。为了监测 IL-2R 单克隆抗体，可以通过测量 CD25 表达来评估 IL-2R 的饱和度。然而，CD25 仅针对受体的 α 链，也就是说不能阻断受体的所有功能。测量单克隆抗体血清水平则更麻烦，但是这样可以直接体现 OKT3 水平，可能更有助于指导给药。

单克隆抗体的效果还取决于它们自身的免疫原性。受体对抗体的强烈的抗独特型抗体应答打击其效果。这是在从其他动物中产生的单克隆抗体时尤其明显，并且受体衍生的抗尿素抗体的作用及其对儿童中 OKT3 效能的影响已被良好地阐述。这个问题现在主要通过改进的生物工程来解决，单克隆抗体是嵌合的或人源化的，这样就不会引起抗独特型抗体反应或者引起的反应极弱。

### 肝移植后儿童长期免疫抑制的风险

长期免疫抑制，不管使用的方案，总是导致感染的易感性增加和新发恶性肿瘤的风险增加。现在肝移植后儿童的免疫抑制方案大多数寻求早期停用类固醇，并避免长期使用吗替麦考酚酯或硫唑嘌呤。因此，最重要的免疫抑制药物长期的药物特异性风险和钙调磷酸酶抑制剂的使用有关。环孢素和他克莫司同样具有肾毒性和神经毒性，并且因为促成高血压、高脂血症和新发糖尿病而增加心血管疾病的风险。儿童中还应考虑免疫抑制对生长和认知功能的影响。

### 肾毒性

肾损害仍然是长期使用钙调磷酸酶抑制剂最严重的并发症。在 20 世纪 90 年代的报告显示，儿童肝移植后的肾损害相当普遍且比预期更严重，同时环孢素和他克莫司之间没有显著差异。此外，人们越来越意识到只通过血清肌酐水平判断肾功能会低估病情的严重性，而 GFR 相比则很有效。甚至 cGFR，最常使用施瓦茨公式，被证明高估了实际的 GFR。使用定时同位素血浆清除方法测量 GFR 的方法，因为执行定时长程收集尿液非常困难所以被排除，这使得 GFR 研究在儿童中更加实用。测量的 GFR（mGFR）的下降是否提示病情恶化的问题仍然有争议，并需要连续几年对 mGFR 的评估。在最初研究 mGFR 的一个研究中，我们报道了 73% 的环孢素治疗的儿童在肝移植后实际 GFR 小于 70 ml/(min·1.73 m²)。在治疗 12～24 个月的儿童中，平均 GFR 为 79 ml/(min·1.73 m²)；在环孢素治疗长于 24 个月的儿童中，它显著下降至 52 ml/(min·1.73 m²)。Berg 等人报道了 GFR 的进行性下降，他们发现在肝移植后儿童的 GFR 低于正常儿童。

在其他研究中，在移植后的第 1 年内 mGFR 下降，然后慢性肾功能不全的患病率长期稳定在 18%，5 年达到 22%，10 年达到 25%。关于肾功能障碍患病率的最大研究显示，在 SPLIT 数据库登记的 395 名儿童中，17.6% 的患者术后 5 年的 mGFR 低于 90 ml/(min·1.73 m²)。在多变量分析中，环孢素作为主要免疫抑制剂，移植年龄和移植时受损的肾功能都是肾功能不全相关的独立危险因素。环孢素，独立于移植后时间，和 mGFR 一样已在其他研究中被确定为移植后 1 年的危险因素。肝移植后可能发展为肾功能不全的其他患者群体还有酪氨酸血症和 Alagille 综合征的儿童，对这些患者而言，肾脏疾病是其疾病的一部分。移植后 1 年，91 例 Alagille 综合征儿童中有 22% 出现肾功能不全，相同岁数的胆道闭锁儿童则为 8%。

临床经验也证明了长期肾损害的观点并没有被夸大。在经过几年钙调磷酸酶抑制剂暴露后再次移植的儿童中，如果再次移植后钙调磷酸酶抑制剂水平更高，通常会出现意想不到的肾衰竭。这些孩子甚至会因为轻度脱水导致移植后急性并发症，肌酐水平异常增高。还有相当多的儿童在肝移植后出现高血压。据报道，儿童肝脏受体需要治疗的高血压比率为 17%～33%。在移植后早期的高血压相对常见，可能因为类固醇的使用而加重；早期类固醇的撤药可能很好地改善这种早发性高血压。在 SPLIT 数据库中，虽然约 1/3 的儿童在移植后 1 年内接受抗高血压药物，但这一数字在移植后 24 个月时下降到 16%。然而，长期高血压与早期高血压具有完全不同的预后，并且是已知的成年高血压及伴随的并发症的危险因素。在最近对 815 名肝移植后 5～10 年的儿童的研究中，发生血压升高的比例为 17.5%～27.5%。多变量分析显示，移植后的年龄（>5 和<8 岁）、当前的类固醇使用情况和降低的 cGFR 能够预测长期高血压。

我们并不知道肝移植术后使用钙调磷酸酶抑制剂 10 年或更长的儿童肾功能障碍的患病率和后果。长期成人研究的结果令人担忧。

Gonwa 等人的研究显示，移植后 13 年，834 名成年肝移植受者的 9.5% 需要透析维持或肾移植。在另一项研究中，慢性肾脏疾病 10 年的累积发病率为 28%，并且每年会增加为 1%～1.5% 的患者需要透析治疗。尽管与成人相比，儿童受体开始可能具有更好的肾功能并具有更多肾单位，成人数据表明，相当数量的儿童在幼年接受肝移植也可能在成年早期进展为肾衰竭。在我们中心存活时间超过 20 年的 52 名儿童中，3 名已经接受或被加入肾移植名单。

整合可用的证据，在移植后的第 1 年，GFR 的下降似乎有些变化，并且还是决定于移植前的肾功能。似乎有一个普遍的共识存在，钙调磷酸酶抑制剂导致的早期肾损伤通常是可逆的，如果减少钙调磷酸酶抑制剂剂量可能对肾脏有利。

尽管涉及的文献较少，但在某些时候，肾损伤似乎变得不可逆。我们并不知道转变是何时发生，能否预测，以及是否能够避免。

正如前面详细讨论的，为了改善长期钙调磷酸酶抑制剂诱导的肾毒性，一些目前可替代钙调磷酸酶抑制剂的药物已被用于儿童肝移植。最常用的策略是显著减少钙调磷酸酶抑制剂的剂量或完全停用，并添加吗替麦考酚酯或西罗莫司。虽然已有报道提出，在改变用药之后肾功能有所改善，但是还不清楚这种方法能否改善多年钙调磷酸酶抑制剂暴露继发的长期肾损伤。如果我们不能最小化并安全地应用钙调磷酸酶抑制剂或寻找避免使用钙调磷酸酶抑制剂的方法（如果不能在移植后初期使用此法，术后 1～2 年后也可以），儿童肝移植的长期预后会一直被长期肾损伤导致的肾衰竭的阴影所笼罩。

### 神经毒性神经认知障碍

众所周知，钙调磷酸酶抑制剂是有早期神经毒性的。神经毒性发展的风险可能与多药耐药基因的多态性有关。在一项对 117 名儿童的研究中，24.4% 的孩子存在神经问题。其中，癫痫发作最常见（54.8%），其次是脑病（35.4%）和后部可逆性白质脑病综合征（19.3%）。目前还不清楚的是接触这些神经毒素几十年会有什么影响。发育、认知功能和人格会有什么影响？研究表明，儿童肝移植后发育和认知功能的预后令人不安。在两项比较肝移植后的儿童与囊性纤维化患儿的研究中，移植的儿童的非语言智商降低，学业成绩较低，学习、记忆和语言的评分显著下降。其他研究者在 26% 的儿童中发现学习问题，50% 的患者的学习能力至少比预期低一个级别。在一个涉及闭锁儿童的研究中，2 岁以前接受移植的患者中有 35% 表现出发育迟缓。相反，4 年的随访结果表明，1 岁前接受移植的 25 位儿童的神经发育处在正常范围内。最近大型多中心研究对孩子在学校的表现给予了更多的关注。在 147 名学龄儿童中，26% 患有轻度至中度智力缺陷，4% 患有严重反应延迟。在另一项 SPLIT 数据库登记的 823 名在校儿童的重要研究中，34% 需要接受特殊教育服务，20% 需要留级。多变量分析显示，6 个月时使用环孢素是特殊教育服务需求的 3 个独立预测因素之一。

### 心血管并发症风险

成人受体中的心血管并发症的风险越来越受到关注。代谢综合征的 4 个组成部分肥胖、高血压、高脂血症和新发糖尿病都与常用的免疫抑制剂有关。移植后代谢综合征是成人肝移植后心血管并发症的重要原因。儿童在肝移植后，代谢综合征的每个组成部分的风险增加。儿童的脂类水平异常与环孢素和类固醇药物的使用有关。在一项研究中，50% 的儿童血清胆固醇水平大于第 75 的百分位数，而在使用他克莫司免疫抑制的儿童中，胆固醇水平则较低。这可以通过以下观察结果来解释：与他克莫司相反，环孢素减少胆汁盐合成，从而增加胆固醇和甘油三酯的血

浆浓度。在肝移植早期儿童中高胆固醇血症（25%）和高甘油三酯血症（90%）的高发病率随时间推移而减少，并与类固醇药物的停药有关。小儿肝移植后的肥胖也受到学者们的关注。在一项研究中，随年龄和移植前体重状态变化，18%～67% 的移植儿童会出现超重或肥胖。1 706 名移植儿童的 SPLIT 数据表明，19% 在移植后 1 年出现肥胖——比一般人群高——这个比例到 5 年后下降到 11%。西班牙裔、类固醇的使用和移植前肥胖是移植后肥胖的独立预测因素。儿童肝移植后新发糖尿病与类固醇和他克莫司的使用有关。虽然各研究对于新发糖尿病的定义不同，其发病率介于 8%～13%。值得注意的是，美国器官共享数据库报告的糖尿病不断增加，在 1、2、3 年的累积发病率分别是 5.9%、8.3% 和 11.2%。对儿童肝移植后高血压患病率的关注已在前面章节讨论过。

4 种代谢综合征在移植后儿童中远比正常儿童高的证据是真正值得关注的。这些因素中的每一个都会增加心血管并发症的风险，而当儿童进入成年期后，其增值累积发病风险（因为尚未很好地研究）可能非常高。免疫抑制策略可以帮助预防这种未来的发病风险，包括在那些存在高脂血症的患者中避免长期使用类固醇药物，采用低剂量的他克莫司方案，避免使用西罗莫司，及时诊断并治疗高脂血症。在患者童年和青少年期间持续建议其父母和孩子，强调健康饮食、体重控制和运动的重要性，这些怎么强调也不为过。

### 新发恶性肿瘤

移植后淋巴组织增生性疾病（PTLD），包括真正的淋巴瘤，例如伯基特淋巴瘤、霍奇金淋巴瘤和非霍奇金淋巴瘤，仍然是在儿童肝移植后最重要的肿瘤，并且与很多患儿的死亡相关。随着免疫抑制策略的效力增加，移植后淋巴组织增生性疾病的发生率也增加，从 2% 上升 27%。我们的研究结果包含了环孢素、CD3 单克隆抗体和他克莫司。此外，移植后淋巴组织增生性疾病的出现时间缩短了。儿童中的移植后淋巴组织增生性疾病几乎总是 EB 病毒导致的 B 细胞增殖，这样会造成很多疾病，从相对良性的淋巴组织增生到真正的淋巴瘤都可能发生。最初的症状和体征是千变万化的，移植后淋巴组织增生性疾病可涉及几乎任何器官，包括移植物和胃肠道。除了免疫抑制外，移植后淋巴组织增生性疾病的危险因素是移植后的原发性 EB 病毒感染，年幼、EB 病毒阴性的受体获得 EB 病毒阳性器官以及巨细胞病毒感染。最

近，精准研究发现了其他危险因素。溶质载体家族11号基因的多态性似乎与对移植后淋巴组织增生性疾病易感性的增加相关，这表明在肝移植之前，从儿童患者的基因分型中能够早期鉴定出移植后淋巴组织增生性疾病高风险的患者。定量淋巴细胞免疫反应显示高病毒载量的患者比低病毒载量患者的免疫应答更弱。许多临床医生将真正的淋巴瘤（例如伯基特淋巴瘤、霍奇金淋巴瘤和非霍奇金淋巴瘤）与移植后淋巴组织增生性疾病区分开来。移植后淋巴组织增生性疾病几乎总是在移植后的前2年内由B细胞驱动增殖，与原发性EB病毒感染高度相关，并且常可以通过撤除免疫抑制剂来治疗。相反，真正的淋巴瘤通常在移植几年后发生，通常出现在低剂量免疫抑制维持的患者中，并且尽管肿瘤细胞显示EB病毒表达，但是外周血中的聚合酶链反应（PCR）则测不出EB病毒。淋巴瘤往往发生晚，但是已有报道指出多形性增殖向典型的单克隆伯基特淋巴瘤的快速进化。真正的淋巴瘤比早期移植后淋巴组织增生性疾病具有更差的预后。同时抗病毒药物或抑制免疫抑制无效，必须给予化疗治疗。此外，除了常规体检和对可疑病变或整体临床状态的变化的快速评估，还未出现较好的检测系统。

在过去几年中，移植手术后早期移植后淋巴组织增生性疾病的发生率和死亡率都下降了，从40%到70%下降到10%～20%。似乎是由于外周血中的连续PCR测定EB病毒检测方式的增加而造成移植后淋巴组织增生性疾病的减少，特别是当监测EB病毒血清学水平并无用处的情况下。一些研究人员报道，EB病毒PCR拷贝数的上升预示着病毒量的增加，可作为监测原发性EB病毒感染或再激活的重要方法，预测后还可以给予患者提前治疗。学者们一致认为，虽然EB病毒PCR拷贝数的上升不是移植后淋巴组织增生性疾病特异性的，但却非常敏感。Allen等学者提出病毒载量对检测移植后淋巴组织增生性疾病具有69%的灵敏度和76%的特异性，而我们则发现病毒载量对检测移植后淋巴组织增生性疾病具有100%的灵敏度和27%特异性。

目前有多种预防EB病毒感染的方案，包括单独用药或联合用药，例如静脉注射更昔洛韦、缬更昔洛韦或巨细胞病毒超免疫球蛋白（也显示具有高水平的EB病毒抗体），特别是在高风险受体和EB病毒阳性移植物给予EB病毒阴性受体的移植中。如果预防失败，在临床疾病发生前发现EB病毒PCR拷贝数升高就给予预防性治疗似乎可以预防疾病进展为移植后淋巴组织增生性疾病。使用或不使用抗病毒药物或巨细胞病毒超免疫球蛋白时减少免疫抑制剂用量，是预防的关键。在UCLA的一个预试验研究中，使用更昔洛韦（同时减少免疫抑制剂的用量）进行预防和提前治疗，将移植后淋巴组织增生性疾病的发生率从10%降低至5%，最近降至小于1%。另一个中心的研究发现，EB病毒PCR监测之后移植后淋巴组织增生性疾病从16%显著减少到2%。抗病毒治疗在病毒量上升后或移植后淋巴组织增生性疾病确诊后的作用是有争议的。通常认为，对于抗病毒药物有效的病毒，其裂解期发生早并且是短暂。然而，越来越多的证据表明，45%的移植后淋巴组织增生性疾病患者可以偶发裂解复制。口服缬更昔洛韦比口服更昔洛韦的生物利用度更高，并且是使用抗病毒剂预防或治疗移植后淋巴组织增生性疾病的重要进展。静脉注射巨细胞病毒免疫球蛋白也有预防的作用，同时可能在移植后淋巴组织增生性疾病的提前治疗中具有更重要的作用。处理移植后淋巴组织增生性疾病的进一步的研究进展集中在何时适当地重新引入免疫抑制并因此避免排斥。停止免疫抑制的根本在于让宿主天然的EB病毒特异性T细胞应答重新出现从而限制该疾病。同时，抗供体T细胞反应也可能被重新激活。通过使用酶联免疫斑点（EliSpot）方法，这种方法可以通过测定细胞毒性T细胞产生的干扰素来测定T细胞功能，研究者观察T细胞特异性重新出现并且其强度足够引起排斥反应，此时可以重新开始免疫抑制。

针对减少免疫抑制无应答的移植后淋巴组织增生性疾病或对EB病毒相关淋巴瘤的新疗法，包括抗CD20（在大多数B细胞上发现的受体）单克隆抗体和注射体外扩增的自体EB病毒特异性细胞毒性T细胞。利妥昔单抗作为最常用的抗CD20单克隆抗体，已经被证明在治疗淋巴瘤包括移植后淋巴瘤中取得成功。利妥昔单抗越来越多地用于预防移植后淋巴组织增生性疾病，减少免疫抑制剂用量或以及联合低剂量化疗。EB病毒载量急剧下降，这种抑制可能维持几个月，虽然B细胞群体重建后病毒可能复发。在小样本量的研究发现，小剂量联合化疗药物治疗侵袭性移植后淋巴组织增生性疾病非常有效。肿瘤中表达CD20的儿童比CD20阴性的儿童的5年无移植后淋巴组织增生性疾病存活率增高，这样的结果表明了利妥昔单抗的有效性。利妥昔单抗使用的缺点在于长效以及长程的B细胞耗竭，对于儿童尤为如此，这增加了常见儿童期感染的发生并增加了感染的风险。

重建孩子自身的 EB 病毒特异性细胞毒性 T 细胞群是一个有吸引力的治疗概念。自体注射 EB 病毒特异性细胞毒性 T 细胞的缺点是它们需要从已患有 EB 病毒感染的患者获得,但即使这样,在足够的细胞可以培养之前,可能需要长达 30 日。科学家正在探索在 EB 病毒阴性受体中扩展 EB 病毒特异性 T 细胞的方法。

移植后淋巴组织增生性疾病和淋巴瘤不是在儿科肝移植后 EB 病毒导致的唯一肿瘤。EB 病毒相关的梭形细胞平滑肌肿瘤和平滑肌肉瘤也已被报道。然而,肝移植后儿童的其他新发恶性肿瘤尚未得到广泛报道。Kaposi 肉瘤和纤维肉瘤已经被描述。然而,我们担心在多年的免疫抑制暴露下,此类人群的皮肤癌和其他实体器官肿瘤的发病率会比正常人群增加,这一观点已经在成人肝脏受体中有报道,在儿童期行移植术的年轻成人中也会有所发展。在儿童实体器官移植后的新发恶性肿瘤的研究中,80% 是移植后淋巴组织增生性疾病。其他实体瘤主要见于肾脏受体。皮肤癌并没有报道,但随着时间的推移,新生癌,特别是肝移植后成年人的皮肤癌,发病率日益增加,故即使在儿童和整个成年期间也要认真监视。皮肤癌很受关注,并且已有报道称经常使用防晒霜可以有效预防非黑色素瘤的皮肤癌。

### 生长发育

由于慢性肝病导致的营养不良抑制了线性生长。然而,成功的肝移植并不一定保证加速生长。在儿科肝移植的早期,不到 50% 的儿童出现追赶型生长,即使肝功能是正常的。尽管肝移植后线性生长差的原因是多因素的,但免疫抑制起着重要作用,特别是暴露于类固醇药物时。即使在低剂量下,类固醇的持续使用也会对移植后的生长产生有害影响。仍然不知道多少类固醇剂量能够表现出生长抑制作用。夜间生长激素分泌可能受类固醇的影响,类固醇介导的下丘脑生长抑素分泌的增加已被报道。显然,需要频繁使用高剂量类固醇来控制排斥的儿童会有生长迟缓的风险。虽然对于儿童只有一个小型前瞻性对照试验的完全类固醇撤药的报道,几个单中心的经验表明类固醇给药减少到隔日 1 次或者完全撤药对移植后儿童的生长有积极的影响。

正如前面详细讨论的,类固醇撤药最先在欧洲实施,现在则很普遍了,并且在肝移植后对儿童倡导免除类固醇的方案。主要的免疫抑制剂是环孢素(新山地明)还是他克莫司并不决定类固醇撤药的成功。免疫抑制的有效性,无论使用的剂型如何,要能够保护移植功能的同时对生长也具有重要影响。在早期单中心研究中移植物功能障碍本身对肝移植后的生长具有负面影响,并且在最近对 1 143 名儿童的大数据多中心研究中所证实,多变量分析发现,升高的 γ-谷氨酰转移酶水平(作为移植物功能障碍的替代物)与追赶型生长呈负相关。这项研究也证明了免疫抑制对生长的另一个重要方面。24 个月时 cGFR 较低的儿童(最可能与钙调磷酸酶抑制剂药物暴露有关)也显示较少的追赶生长。

## 免疫抑制和感染:儿童肝移植受体的特殊注意事项

长期免疫抑制会造成 T 细胞和 B 细胞的功能降低从而导致儿童移植受体特别容易感染,特别是童年的常见病毒性疾病。这些疾病通常是良性以及具有自限性,但可以在免疫受损的宿主中传播并引起严重的疾病甚至死亡。这种潜在的严重发病率和死亡率常见于疱疹病毒、麻疹和几种常见的呼吸道病毒。

### 疱疹病毒感染

由于大多数小儿肝脏受体年龄小于 5 岁,肝移植后的原发性疱疹病毒感染是一个特殊的问题。原发性巨细胞病毒和 EB 病毒感染通常在移植后的最初几个月有巨大的风险,此时免疫抑制处于峰值,并且可能由供体移植物传递。另一方面,任何时候水痘都可在未暴露或未接种疫苗的儿童中发生。通过使用预防策略已显著降低了巨细胞病毒和 EB 病毒感染引起疾病的风险。EB 病毒预防和治疗在前面已详细讨论。

早期识别巨细胞病毒疾病决定了其治疗效果,巨细胞病毒载量的 PCR 的连续测量可用于指导治疗。伴有巨细胞病毒的免疫抑制的移植受者具有显著增高的发病率和死亡率,具体内容详见第 78 章。巨细胞病毒传播时,肝脏经常被感染并且可能有临床表现。一些事件与患者是儿童相关。因为血清阳性的发生率随着年龄增加而增加,儿童受体在移植时血清阴性的可能性更高。

移植患者中发展成巨细胞病毒病的风险因素包括血清阴性受体接受了血清阳性供体的移植物(原发感染),使用单克隆或多克隆抗体和再移植患者。据报道,巨细胞病毒疾病在儿童移植患者中的发病率为 27.7%~35%。Salt 等人报道,原发性感染发生率为

19％,47％的患者发生再激活。随着减体积移植物（自年长者的）甚至活体相关移植物应用的增多,血清阴性儿童获得血清反应阳性的器官（来自年长的捐献者）的风险增高。因此,原发感染在儿童移植后更容易发展。据报道,使用更昔洛韦、阿昔洛韦和巨细胞病毒超免疫球蛋白（口服或静脉内给药）对预防巨细胞病毒感染是有效的。对于预防巨细胞病毒,成年人口服更昔洛韦比口服阿昔洛韦更为有效,但是对于儿童而言,更昔洛韦的口服效果更差,吸收效果也千差万别。口服缬更昔洛韦的有效性和安全性导致大多数儿科方案放弃使用口服更昔洛韦。由于缬更昔洛韦具有更好的药代动力学,口服缬更昔洛韦可能是静脉注射更昔洛韦的一种替代治疗方式。中等剂量的更昔洛韦后再给予缬更昔洛韦的效果类似于静脉注射更昔洛韦。值得注意的是,缬更昔洛韦的药代动力学所需剂量是基于表面积和肾功能,而不是体重。在儿童肝移植后有几种预防巨细胞病毒疾病的策略。在随机对照试验中,没有一种药物能被证明优于其他药物。顺序性预防方案先短期静脉注射更昔洛韦或巨细胞病毒免疫球蛋白,然后长时间口服缬更昔洛韦。在提前治疗的方案中,只有在巨细胞病毒病毒血症出现时才使用抗病毒药,这样可以减少抗病毒药物的总体需求。在一项比较预防和提前治疗的研究中,提前治疗组的巨细胞病毒疾病发病率更高。

早期用更昔洛韦[10 mg/（kg·d）,静脉给药]治疗在 87％ 的巨细胞病毒患者中是有效的。

### 水痘

在肝移植后,没有感染水痘病史和水痘抗体阴性的儿童在术后对水痘易感。其他免疫抑制儿童的研究表明,水痘是一种威胁生命甚至致命的疾病,死亡率为 7％～50％。水痘全身播散到肺脏、中枢神经系统、肝脏、肌肉和心脏已有报道。因此,当无防护的儿科肝移植患者接触水痘时,应在接触感染 96 小时内肌内注射水痘-带状疱疹免疫球蛋白（每 10 kg 体重 1 瓶）。当疾病发展时,口服阿昔洛韦可能会降低疾病的严重程度。如果发生水痘,儿童应住院治疗并静脉注射阿昔洛韦（每 8 小时服用 500 mg/m²）,直到病变结束为止。这种方法在预防小儿肝脏受体群中水痘传播方面已被证实获得成功。受肾功能损伤所限,药物剂量必须降低。由于口服阿昔洛韦的生物利用度差并且在免疫受损儿童中水痘有传播的风险,所以并不推荐口服阿昔洛韦。至今还没有证据表明缬更昔洛韦可以替代口服阿昔洛韦用于预防或治疗水痘。

水痘疫苗是一种活的、减毒的疱疹病毒。在正常儿童中安全有效,保护了 87％ 的儿童发生家庭接触性水痘。在免疫抑制的儿童中并不推荐使用,尽管在免疫缺陷白血病患者的研究表明,接种疫苗并不会出现病毒持续复制的现象,同时带状疱疹的发病率也不增加。虽然小型研究表明水痘疫苗在儿童肝移植后可能是安全的,但是应当强调的是尽可能在移植前免疫,并确保患者的兄弟姐妹和亲属对水痘具有免疫力。重要的是评估是否在免疫抑制治疗下,免疫力会随着时间的推移意外地消失。已有报道显示,使用双倍剂量水痘疫苗的方案能够改善慢性肾衰竭儿童对水痘的免疫力。

最近,我们对人类疱疹病毒 6 型和 7 型引起的临床疾病的认识不断增加,作为原发性或重新激活的感染。人类疱疹病毒 6 型（造成玫瑰疹）的感染是在移植受者中被阐述得最为详细。它可能导致发热、皮疹、肝炎和脑病。这些发现对于极年幼的儿童接受移植尤为重要,因为他们之前没有接触过这些病毒。有趣的是,巨细胞病毒与人类疱疹病毒 6 型、7 型可以共感染。

如果常见的呼吸道病毒在新移植的儿童中侵袭性增强并且得以播散,结果可能是毁灭性的。腺病毒、副流感病毒和流感病毒是最大的威胁,它们可能诱发致死性坏死性肺炎。在季节性感染中,呼吸道合胞病毒（RSV）和流行性感冒值得重视,因为有特殊的预防措施。

每年秋季,人群都面临新的流感流行。流行性感冒病毒能够加重免疫抑制患者疾病的严重程度,这点日益受到重视。因此,建议每年常规对行移植术的儿童和每个家庭成员行流感疫苗接种。儿童肝移植后不应给予鼻内活病毒流感疫苗。虽然已有学者报道移植患者体内对灭活流感疫苗的体液免疫应答低于健康对照,但在肝移植患者的研究中观察到 92％～95％ 的保护率。奥司他韦在预防和治疗移植受者的流行性感冒中具有重要作用。在接触和发病后早期使用已被证实会减轻临床疾病的严重性。

呼吸道合胞病毒感染可能在免疫抑制的儿童中引起严重的疾病。移植儿童的随机研究没有特别针对合并的人类呼吸道合胞病毒免疫球蛋白制剂或帕利珠单抗（一种针对病毒的 F 蛋白的单克隆抗体）预防功效的。我们中心通常在冬季对 2 岁以下的儿童给予帕利珠单抗来预防呼吸道合胞病毒感染。

腺病毒感染通常与免疫活性儿童的轻度上呼吸道感染有关,在免疫抑制达到峰值时,可能在移植后早期引起急性重型肝炎或坏死性肺炎。1、2 和 5 型血清型是最常见的,其中 5 型与肝炎高度相关。腺病毒可以是来自环境的原发感染、宿主内的再激活或供体的传播。在对 484 例儿童移植患者的回顾性研究中,移植后腺病毒感染的发生率为 10%,平均在 25 日发生。在这些儿童中有 41% 发生侵袭性感染,随后的死亡率为 45%。

在这项研究中,侵袭性腺病毒的发病率增加与最近使用抗 CD3 单克隆抗体相关,强调增加免疫抑制是一种危险因素。严重腺病毒感染的处理在很大程度上是支持性的,但是极大地减少免疫抑制是必要的,甚至到完全停止环孢素和硫唑嘌呤。利巴韦林已被证明在治疗中有一定价值,但最近西多福韦已经成为严重腺病毒主要的治疗方式。然而,儿童给予钙调磷酸酶抑制剂治疗后,西多福韦的肾毒性需要特别关注。

由于免疫接种的做法并不那么严格,在过去几年中麻疹的发病率激增。麻疹-腮腺炎-风疹(MMR)疫苗是由 3 种减毒活病毒组成的。在免疫抑制患者中应避免使用活疫苗的标准指南最近受到了挑战,因为有人提出麻疹疫苗可安全地用于患有人类免疫缺陷病毒的儿童。两份小样本的研究报告提出,肝移植后免疫接种 MMR 很安全。但是在一项研究中,儿童中出现了保护性抗体的人数不到一半。通常的做法是避免移植后给予 MMR,而是在接触病毒后 6 日内给予集合人免疫球蛋白(0.5 ml/kg,最多 15 ml)。通常 MMR 的推荐给药年龄在 15 月龄,但在移植前的儿童中,疫苗甚至可以在 9 月龄时使用。可以通过检查麻疹抗体滴度以观察是否成功诱导保护。

脊髓灰质炎在过去几年中的发病率也增加了。灭活的 Salk 疫苗虽然不如口服疫苗保护性那么强,但是在肝移植前后给药都很安全。有报道指出口服减毒脊髓灰质炎病毒可能导致野生型小儿麻痹症,所以美国医生不再推荐使用口服该药物来预防脊髓灰质炎。然而,在仍然使用活脊髓灰质炎病毒疫苗接种的国家,在给药 1 个月内,病毒都能在免疫功能正常的儿童的排泄物中检出,这是一个可能的传染源。因此,移植儿童的兄弟姐妹也应该接受灭活的脊髓灰质炎疫苗,而且即将移植的幼儿不应该接受口服脊髓灰质炎疫苗。

### 免疫抑制儿童的接种建议

疫苗接种是预防医学的重要组成部分,对于肝移植前后的儿童至关重要。然而,在移植前,许多患有晚期肝病的儿童会有营养不良和慢性病,因此处于相对免疫低反应状态,这可能阻止对疫苗的保护性抗体反应。除了活疫苗之外,常规儿童期疫苗也应当积极进行直到移植。如果在计划移植手术前 4～6 周给予活病毒疫苗,则应推迟移植。

乙型肝炎疫苗接种应该优先考虑。但是在慢性病患者中可能不会产生保护型乙型肝炎表面抗体。重要的是所有在婴儿期免疫乙型肝炎的儿童在移植前都要确定有阳性抗体反应。如果不是,建议重新免疫,可能需要双倍剂量的加速方案。

通常不建议所有儿童行甲型肝炎疫苗接种。然而,对于可能移植的 2 岁以上的儿童,应该接种甲型肝炎疫苗。在肝移植后没有接种疫苗的禁忌证,虽然在一个成人研究中,接种疫苗组的血清转化率显著低于对照组,因此记录是否有保护性抗体对评估药效很有必要。

移植后,一旦儿童开始门诊随访,尤其是类固醇药物在减少时,可以开始接种疫苗。除了活疫苗(MMR、水痘、口服脊髓灰质炎、轮状病毒、鼻腔流感、卡介苗疫苗)外,对于儿童免疫接种的标准没有禁忌。此外,多糖肺炎球菌疫苗应该在 2 岁后给予,并每 5 年重复 1 次,但是在成年人的研究中有报道提出移植后疫苗水平快速减少。无脾或脾功能降低的孩子特别容易感染肺炎球菌和脑膜炎球菌。所有人都应该接受结合疫苗(结合疫苗可能比多糖疫苗更有免疫原性)和适于年龄的多糖肺炎球菌疫苗,脑膜炎球菌疫苗以及青霉素或阿莫西林(当日剂量的)。在移植后可以给予甲型肝炎 A392 和 B396 疫苗接种(尽管首选在移植前接种),但是必须确定已产生了保护性抗体。应该全面提倡加强免疫和青少年疫苗。尤其重要的是,由于移植后妇女宫颈癌的发病率较高,年轻少女需要接受人乳头瘤病毒疫苗。

被动免疫通常效果较差,但可能改善临床疾病。水痘-带状疱疹免疫球蛋白的使用已有报道。汇集人免疫球蛋白可用于麻疹、腮腺炎和甲型肝炎。

应特别注意充分保护到外国旅游的免疫低下的儿童。黄热病和口腔伤寒疫苗都是活疫苗,不应给予。

对于生物恐怖袭击的恐惧导致了对健康和免疫抑制群体接种天花或炭疽疫苗的建议。只有天花有一种随时可用的疫苗供应。然而,天花疫苗是活疫苗,只有当免疫受损患者直接暴露时才应给予。对于炭疽病,有一种可用于免疫抑制患者的灭活疫苗(其他疫苗正在开发中),但目前库存有限。

## 青少年受体的特殊注意事项

不幸的是,肝移植患者不能逃脱青春期的激素风暴,同时也面临现代生活增加的社会压力。由于青少年渴望被承认以及提高自身形象的意识加强,而遵守日常用药方案是长辈们要求的,这种按时服药的要求自然成了"反叛"的目标。知道药物本身可能对外表不利只会火上浇油。加上青少年普遍认为自己无所不能,一个健康的青少年肝移植患者可能错误地认为不遵守免疫抑制治疗的规则也很安全。可悲的是,青少年可能为不坚持服药而付出的高昂的代价。

晚期急性排斥通常难以控制,并且即使恢复免疫抑制,慢性排斥可能也不可逆。已有报道,不遵从医嘱的直接结果就是再移植和死亡。在斯坦福的 97 个青少年的经验中,38% 是不遵医嘱,其中 3 人死亡、6 人重新移植。错过临床随访、实验室抽样,有抑郁迹象和环孢素及他克莫司水平波动,都是青少年患者不遵医嘱的表现,并对医生都有提示意义。Shemesh 等人指出,他克莫司水平的标准差与排斥反应的发作次数相关,并且第一次为临床医生评估不遵医嘱下的免疫抑制提供了客观工具。这项重要的观察结果已被其他人证实。在另一项研究中,他克莫司水平的标准差每增加 1 个单位,校正后的排斥反应率增加 3.49,我们发现他克莫司水平的标准偏差在 2.5 时与排斥反应相关。

移植医生照顾青少年应该特别注意改变免疫抑制方案,尽可能保护身体形象。改用他克莫司作为免疫抑制剂可逆转环孢素导致的牙龈肥大和多毛症。最小化类固醇用量或用另一种免疫抑制药替代可以改善典型的类固醇药物导致的痤疮、躯干性肥胖和满月脸。他克莫司的长效释放制剂使得每日只需 1 次给药,对提高依从性也很有帮助。对于十几岁的女孩,对于妊娠风险和避孕的主动咨询非常重要,接受吗替麦考酚酯治疗的年轻女性尤其重要(吗替麦考酚酯有致畸风险)。如果抗增殖剂对于维持移植物功能的稳定性很重要,则推荐使用硫唑嘌呤。女孩应该受到妊娠时普通免疫抑制知识的普及。重要的是,她们知道,在妊娠期间服用她们的免疫抑制药物仍然是必要的,并且环孢素和他克莫司都和常规的出生缺陷无关。然而,对接受移植的妇女妊娠期间各种风险会增加,包括剖宫产、高血压、先兆子痫、早期流产、早产儿和胎龄较小的胎儿的发生率增加。

环孢素、他克莫司和吗替麦考酚酯可以在母乳中以非常低的浓度检测到,并且一般来说,患者在服用这些药物时不应进行母乳喂养,虽然目前还没有完善的研究来完全支持这一观点。

## 儿童免疫抑制治疗的实际问题

如何每日给幼儿服用基本药物,同时考验着医生和家长。不仅这些药物的数量和频率强大,而且幼儿摄取固体药物的能力也很受限制。许多在儿童移植中需要的药物配方足以满足成人的需要。儿科药剂师创造不能商业获得的药物的悬浮液以及调整合适的浓度以达到小剂量是必要的。另一个问题就是移植中心外的药房常常不愿意配制悬浮液,常需要咨询移植药剂师。

父母在出院前必须接受教育和实用建议,不仅要管理基本的免疫抑制剂,而且要考虑其常见的副作用。此外,特别是在移植后早期,父母经常被要求认识其他药物。能够辨别药物,如他克莫司,其按时给药更加重要。而其他给药时间比较灵活的药物则不同。如果父母能认识到这些,那么在计划剂量方案中很有帮助。因为不愿意服药的孩子在服用几种药物后频繁吐出药物或可能呕吐,所以需要指导以重复给予免疫抑制药物。其他照顾者或家庭成员也可能需要在孩子初次出院后接受培训。

应该安排学龄儿童的用药计划,如果可能的话,避免在学校用药。经常到学校护士处报到使孩子、他们的同伴和老师加强了他们是脆弱人群的认识。然而,移植中心应该充分告知学校护士儿童的免疫抑制的药物、剂量和常见副作用,以防止紧急情况。此外,应告知护士,如果儿童的任何疾病,特别是发热性疾病,应立即通知儿童的父母。学校护士还应该在直接联络小组中发挥重要作用,在暴发任何传染病如水痘、麻疹和甲型肝炎时能及时告知移植儿童的父母。

最后,将小型小儿肝脏受体加入潜在重要的新型免疫抑制剂的试验中是重要的。详细的药代动力学研究和合适的口服制剂的开发很有必要。只有满足这些苛刻条件的研究,才能保证儿童移植受体的安全和及时地改善免疫抑制。

## 要点和注意事项

- 我们最大的敌人是感染,而不是排斥,因此应使用最少量的免疫抑制剂来保持移植物功能。

- 注意! 仍然不能基于客观证据预测哪些患者能够安全地停止免疫抑制而做出停药的决定。

- EB病毒(EBV)聚合酶链反应的连续监测能够在EB病毒相关疾病发展前,降低免疫抑制,并且降低了儿童肝移植后淋巴组织增生性疾病的发生率。

- 纵向监测肾功能对接受钙调磷酸酶抑制剂的儿童的短期和长期随访至关重要。血清肌酐水平和甚至 GFR 不能对肾功能进行准确评估,因为这两项都高估了真实的 GFR,因而可能得出肾功能"正常"的错误结论。

- 免疫抑制药物可以影响童年:生长、发育和学习。如果我们要保护儿童移植受者的正常成长,纵向评估这些结果和确定可修改的因素(包括免疫抑制药物的选择)至关重要。

- 儿童期代谢综合征的发展是成年心血管疾病的重要危险因素。目前使用的免疫抑制药物都可以加强肥胖、高血压和糖尿病。预防代谢综合征和确保正确的儿童适当治疗对于保护他们成年后的心血管健康至关重要。

# 第 93 章

# 急性和慢性排斥反应的治疗

## Treatment of Acute and Chronic Rejection

Imtiazuddin Shaik · Ian C. Carmody · Pauline W. Chen

王晨晨·译

免疫排斥反应的治疗进展反映了肝移植的发展。早期的移植预后受到与缺血、保护损伤、手术技术和感染相关的致命并发症的影响。移植物能够在排斥反应下存活足够长的时间是比较少见的。此外，对抗排斥反应还没有成为移植规范的一部分，往往存活的器官由于排异反应而死亡。尽管第一例由同卵双胞胎之间肾移植获得成功，免疫理论学家和其他反对者预测不具有遗传相同性的个体之间的移植会走向破坏性结局。

然而在 20 世纪 60 年代末和 70 年代初期，外科技术、配型和术后护理方面取得了显著进展。早期的免疫抑制策略改变了临床移植的前景。外科医生开始成功地在不同个体间进行一系列的器官移植。由于这些进步，停止或甚至逆转排斥反应的概念被提出。在免疫系统的药理学调节领域也取得了显著的进步。免疫抑制，起初类似于笨重的锤子，在针对免疫过程中的特定步骤变得更加精确。毒性较小的药物，如环孢素和随后的他克莫司的出现彻底革新了器官移植的局面。与此同时，这些药物的副作用，通常仅在长期使用后才明显缓解，于是更新的和毒性较低的免疫抑制治疗方案被制订出来。有了这些发现，肝移植，曾经只是处于实验阶段，成为普遍接受的终末期肝病的标准治疗方案。

当前，移植物的长期存活是一个现实问题。因此，在排异反应治疗领域持续出现进行新的研究和进步。像许多早期致命的并发症一样，排异反应的诊断变得不那么具有破坏性及气势汹汹。在长期存活的肝移植患者生活中，长期使用免疫移植药物引起的发病率已经超过排异反应而成为人们关注的焦点。即使是慢性排异反应，现在仅作为移植物失用和死亡的一小部分原因，而免疫抑制相关的后遗症如败血症、动脉粥样硬化、肾衰竭和移植后新发恶性肿瘤成为更重要的原因。

在这一章节，我们将回顾肝移植之后一些排斥反应的治疗。因为在前述章节中我们已经详细回顾了排斥反应的病理学基础和免疫抑制药物的药理学原理，现在我们将更关注排斥反应的治疗方面。

排斥反应可以分为急性、亚急性、慢性和超急性。上述排斥反应都需要周全的治疗方案。急性排异是最常见的一种排斥反应，通常对激素治疗敏感。慢性排斥曾经被认为是不可逆转的,但是过去的 10 年,其治疗方面已经取得了进展。亚急性排斥反应是介于急性和慢性之间的持续状态。超急性排斥反应比较罕见,但是进展非常迅速,会直接导致移植失败。

# 急性排斥反应

在过去的 40 年间,急性排斥反应被不断重新定义。广义上被定义为移植物的炎症反应,急性排斥反应主要是供体和受体的遗传性差异导致的免疫损伤。急性排斥反应可以从移植后的数日至超过 1 周的任何时间发生,高死亡率主要集中于移植后的 8~10日。绝大多数急性排异反应事件发生在移植后的前 3 个月内。急性排异反应是最常见的排斥反应,幸运的是应对这种排斥治疗效果尚可。一些研究人员表明急性排斥反应的发生率在原位肝移植中高达70%。此外,一旦诊断为急性排斥反应,20%的患者会发生急性排斥反应,4%的患者经历了第 3 次急性排斥反应。

幸运的是对于这群患者,肝移植发生的急性排斥反应的结果相对于其他实体器官的严重程度明显较弱。这种差别可能是由于肝脏的保护机制和再生能力。事实上,肝脏本身可能也是一个免疫调节器官。肝脏对免疫系统的影响能力可以通过其在器官联合移植中对于其他器官的影响来体现。接受肝和其他任何器官联合移植的患者出现各种排斥反应的概率较低。尽管肝脏总体上可以减轻免疫系统对移植器官的损伤的机制尚不明确,并且这个观点是充满争议的,可能的机制还包括由肝移植物所分泌的可溶性人白细胞抗原(HLA)的嵌合状态进展而引起。

此外,在耐受性实验观察研究中,肝脏与其他实体器官不同。1965 年实验性肝耐受性第一次得到认可,当时进行了未使用免疫抑制的远交系猪肝移植且成功存活。在此后的动物研究中,Calne 和 Mazariegos 及其团队报道了当同基因皮肤移植物存活率延长时,肝移植所发挥的免疫调节作用。在人体研究中,有报道称在移植后的患者中,出现未使用或中断免疫抑制治疗后耐受性提高的情况。

一些促进急性排斥反应进展的危险因素已经明确。最常见的危险因素是不充分的免疫抑制治疗,急性排斥更容易出现在没有接受或没有接受充分免疫抑制治疗的患者。其他重要的危险因素包括有潜在的自身免疫疾病,女性受体接受男性供体和存在较少在 DR 位点匹配的 HLA。所用免疫抑制剂的类型可能会影响急性排斥反应;相对于使用环孢素的患者,使用他克莫司治疗的患者发生排斥反应的更低。

### 免疫机制与病理表现

急性排斥反应主要介导于来自移植器官供体抗原而产生的效应(杀伤)T 细胞。这种炎症最初影响胆管上皮和肝细胞。肝的组织学研究表明混合细胞浸润主要由定位于门静脉区域和中央静脉区域的淋巴细胞组成。然而,早期的组织学变化通常是非特异性的,并且可能与复发性丙型肝炎感染混淆。随着时间推移或病情进展,胆管和中心静脉内皮会出现损伤。

### 临床表现与诊断

大多数急性排斥反应的病例表现为无症状的生化改变。这些生化变化几乎总是发生在临床体征和症状之前,并且是先影响胆管上皮和随后影响肝细胞的胆汁淤积症的表现。因此,胆红素、碱性磷酸酶和γ-谷氨酰转移酶水平中首先升高。此后不久,血清转氨酶水平上升。虽然目前没有绝对的生化参数可用于判定排斥反应的发生,但目前一些实验方法正在被评估。microRNA 作为免疫功能的重要调节剂而出现。尽管目前还没有检测急性排斥的有效方法,但早期结果显示,血清中某些 microRNA 的检出可能与急性排斥的发生相关,特别是肝脏主要表达的 miR-122、miR-101 和 let-7b。已经证明这些循环的microRNA 极其稳定并且免受 RNA 酶介导的降解。由于组织活检标本的检查费用高、风险高,且具有创性,因此这些 microRNA 在未来可能会被证明是有价值的。目前临床医生的疑诊主要基于肝功能指标的相对上升、移植后经过的时间以及潜在的疾病。

临床体征往往在排斥过程中出现较晚,并且反映对移植物更为严重的损伤。这些体征和症状包括疲劳、发热、不适、腹痛、胆汁分泌减少、腹水增加和肝大(表 93-1)。如果胆汁可以通过 T 管检查,它的颜色可能更浅,黏度更小。

### 表 93-1　急性排斥反应症状和体征

| |
| --- |
| 发热 |
| 不安 |
| 腹痛 |
| 腹水 |
| 肝大 |
| 厌食 |

急性排斥反应诊断的"金标准"是肝穿刺活检。尽管这种诊断方法是有创的,但在诊断急性排斥反应方面具有高灵敏度和特异性。然而,肝脏穿刺并不是毫无风险。虽然出血是最常见的并发症,严重的出血并发症发生率在0.06%~0.35%。其他并发症包括气胸、血友病、腹膜炎、穿孔性黏膜,以及动静脉瘘等。出现这些并发症的风险约为2%,死亡风险在0.009%~0.1%。因为最常见的并发症是出血,临床医生在进行此操作前,应该尝试纠正任何凝血相关疾病。

有些情况下,尽管进行了肝脏穿刺活检,但是排斥反应的诊断仍然存在疑问,特别是其他的肝脏急性炎症可能与急性排斥反应混淆。最常见的是,巨细胞病毒(CMV)感染和丙型肝炎的复发或持续存在使得急性排斥反应的诊断相当困难。如果事实上诊断应该是丙型肝炎,那么免疫抑制疗法来治疗推定的急性排斥反应可能是毁灭性的。在这些情况下,治疗前重复活检可能有帮助。

术后常规的肝脏穿刺被多个中心提倡作为更有效地治疗排斥反应的方式。通过增加灵敏度和特异性,常规活检可以诊断急性排斥反应,即使症状仍处在亚临床水平。进行常规穿刺的基本假设是早期诊断和治疗急性排斥反应可能是有益的。尽管没有进行多中心随机对照试验,但一些中心基于组织化学标准进行治疗,而没有发生移植物功能障碍的生化证据。这些超前的努力并未被确定在肝移植患者中是有益的。最近的数据表明,这种方法可能过于谨慎和导致过度治疗。

从接受常规肝脏穿刺患者的15项研究中,302名患者被证明为具有组织学损伤,但没有的生化证据。在这些患者中,只有36例随后发生临床排斥反应,其中7例为类固醇抵抗,其中9例为慢性排斥反应。

尽管经皮肝脏穿刺活检的敏感性和特异性较好,但是其仍然是有创操作,可能带来并发症或者死亡。研究者一直在寻求更安全和创伤性更小,同时也尽可能早期诊断出急性排斥反应的诊断方式。一些中心已经尝试开展细针穿刺方法。然而,并没有大量随机对照研究来探讨这个方法。尽管更小孔径的细针会带来更小的创伤,但是风险可能被操作中的多次穿行而被放大,因为单次穿刺获得的组织可能不足以用来检测。再者,由于取样的误差可能错过急性排斥早期的变化,导致后来诊断和治疗的延误。由于多次评估的而出现的急性排斥反应可能导致免疫治疗不必要的增加。再者,在有些病例中,细针穿刺对慢性排异

反应没有诊断作用,因为穿刺活检需要精确评估肝组织细胞学特征。此前在实验室中有一系列非有创性方法被用来检测急性排斥反应。这些方法中最新的是microRNA表达谱。microRNA是一类非编码RNA,对于基因表达调控非常重要。

在人群中,多种microRNA表达已经被证明与一些疾病的病理相关,包括肿瘤性、代谢性、心血管和自身免疫等方面的疾病。特别指出的是,肝细胞来源的microRNA(HDmiR)在实验室已经成为肝细胞损伤的标志物而被研究。研究表明,在转氨酶水平升高之前已经可以检测到血清中HDmiR水平的升高。在急性排斥反应的背景下,血清HDmiR可以升高20倍。这些数据显示可以使用这种新方式来检测肝脏的损伤和早期急性排斥反应,甚至在转氨酶升高之前。其他方法包括受体血清中出现的供体循环DNA。该方法最初应用于心脏移植,近来已经在肝移植受体中研究。一项研究发现受体血清中供体DNA水平在移植后立即上升90%,在第10日降至15%以下。在已经肝脏穿刺活检证实为排异反应的患者中,该水平升高至50%。从留置的T管胆汁分泌物、细胞因子谱、组织学分析、细胞FAS配体分析、同位素扫描以及其他无创性技术已经被应用于实验室和临床中。然而,所有这些方法受制于有限的敏感性和特异性,因为急性排斥反应和其他形式的急性炎症反应具有类似性。最近,细针穿刺中颗粒酶的量化研究已经获得一定的成功。尽管这项技术被应用于肾脏同种异体移植的急性排斥反应的精确诊断,但是丙肝病毒感染的可能降低了这种方法在肝移植诊断中的准确性。

因此,尽管在过去20年对无创技术的不断尝试,这些诊断方法中没有一种被证实有意义或达到经皮肝活检的灵敏度和特异性。细针肝脏穿刺活检仍然是选择用于诊断急性排斥反应的首选方法。

在治疗急性排斥反应前,临床医生应考虑其他诊断(表93-2)。潜在的混淆诊断通常是时间依赖性的。在移植后第1个月内,其他可能的诊断包括保护性损伤、早期肝动脉血栓形成、门静脉血栓形成、胆漏、巨细胞病毒感染和腹内脓毒症。术后早期,直到移植后约1年,丙型肝炎复发或持续、药物毒性、胆道狭窄和机会性感染等可能与急性排斥反应混淆。第1年后,急性排斥反应的鉴别诊断包括晚期肝动脉血栓形成、复发性自身免疫性肝炎、原发性硬化性胆管炎、慢性排斥反应和移植后淋巴细胞增生性疾病(PTLD)。一旦治疗开始,应尽力避免或减少潜在的加重因素

**表 93-2　急性排斥反应的鉴别诊断**

**移植后第 1 个月**

血管并发症

　　肝动脉血栓形成

　　门静脉血栓形成

　　腔静脉/肝静脉阻塞

胆漏

持续性损伤

腹腔内脏毒症

**移植后第 1 年**

感染

　　丙型肝炎持续/复发

　　肝脓肿

　　机会性感染：巨细胞病毒、EB 病毒、单纯疱疹病毒

胆道并发症

　　狭窄

　　胆管炎

药物毒性

**移植后 1 年以上**

慢性排斥反应

复发性疾病

　　自身免疫性肝炎

　　原发性硬化性胆管炎

移植后淋巴组织增生性疾病

非酒精性脂肪性肝炎

---

**表 93-3　排斥反应的可能原因**

吸收不良

　　呕吐

　　腹泻

　　T 管脱落

　　瘘输出

免疫抑制

　　剂量不足

　　类固醇减量方案

　　不规范

　　副作用

社会心理问题

伴随疾病

感染

复发性疾病

药物相互作用

---

（表 93-3）。诸如腹泻和药物反应的条件可能导致的免疫抑制水平不佳，并阻碍急性排斥反应的有效治疗。多达 50% 的急性排斥反应的患者可能具有一种或多种加重因素。

### 治疗

在急性排斥反应的诊断成立后，治疗方案首先是

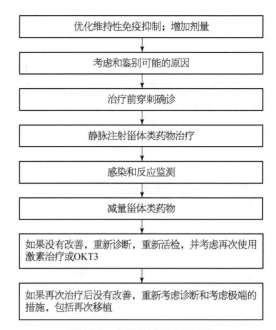

**图 93-1　急性排斥反应的治疗**

优化免疫抑制方案的维持（图 93-1）。可以通过增加钙调磷酸酶抑制剂的剂量，并且还可以加入其他未服用的免疫抑制剂，例如吗替麦考酚酯、硫唑嘌呤和西罗莫司。如果急性排斥反应对这些治疗方案不敏感，可以实施静脉高剂量的甾体类药物治疗。抗淋巴细胞抗体和一些新的物质如白介素-2 受体拮抗剂（IL-2RA）可被用于治疗甾体药物抵抗的罕见急性排斥反应病例或难治性急性排斥反应病例。

治疗与其潜在毒性风险相关，包括过度免疫抑制和感染的风险。当然需要特别关注的是，移植后淋巴组织增生性疾病的风险。个体的风险和获益必须被考虑。虽然急性排斥反应的治疗将改善或减轻症状，但是肝移植物通常不会由于早期急性排斥反应而引起长期后遗症。与肾同种异体移植不同，引起急性排斥反应的高危因素和移植物长期存活或患者预后之间没有必然联系（这个观点目前存在争议）。然而通常来说，一般根据组织学、临床或生化证据诊断出急性排斥反应，治疗的获益大于风险。

在急性排斥反应得到充分治疗后，维持免疫抑制的时间可以改变或增加几个月，以降低复发的可能性。对于基于环孢素的免疫抑制方案治疗的患者，改用他克莫司维持治疗也可以降低急、慢性排斥反应的发生率。其他种类的免疫抑制剂也可以加入，并且先前接受两种药物治疗的患者可以考虑转为 3 种甚至 4 种药物方案的维持治疗。

#### 皮质类固醇

历史。在 20 世纪 60 年代初期，皮质类固醇首先

**表93-4 常用糖皮质激素的效力和半衰期**

| 项　目 | 效力 | 半衰期(分钟) |
| --- | --- | --- |
| 氢化可的松(氢化可的松溶液) | 1 | 90 |
| 泼尼松 | 4～5 | 60 |
| 泼尼松龙 | 4～5 | 200 |
| 甲泼尼龙(甲强龙制剂) | 6～7 | 240 |

**表93-5 急性排斥反应类固醇的治疗方案**

| | | | |
| --- | --- | --- | --- |
| 第1日 | 甲泼尼龙,1 000 mg | IVPB×1 超过1小时期间 | |
| 第2日 | 甲泼尼龙,1 000 mg | IVPB×1 超过1小时期间 | |
| 第3日 | 甲泼尼龙,50 mg | IVP | q6 h×4 剂 |
| 第4日 | 甲泼尼龙,40 mg | IVP | q6 h×4 剂 |
| 第5日 | 甲泼尼龙,30 mg | IVP | q6 h×4 剂 |
| 第6日 | 甲泼尼龙,20 mg | IVP | q6 h×4 剂 |
| 第7日 | 甲泼尼龙,20 mg | IVP | q12 h×2 剂 |
| 第8日 | 复方泼尼松,每日20 mg | PO | |

IVP,静脉推注;IVPB,静脉背驮式;PO,口服。

应用于肾移植。多年来,皮质类固醇仍然是免疫抑制治疗的基础,直到钙调磷酸酶抑制剂在20世纪80年代中期被纳入临床应用。在过去的40年中,由于长期大量使用类固醇引起的并发症使得多个中心应用这类药物趋向保守。然而,在急性排斥反应中,皮质类固醇仍然应用于一线治疗方案。

作用机制。皮质类固醇是衍生自胆固醇代谢的21碳类固醇激素,它们的功效取决于碳11上羟基的存在。皮质类固醇具有非特异性抗感染作用,在与细胞质中的高亲和力受体结合后,类固醇受体复合物进入细胞核并与DNA结合,通过转录进而合成蛋白质。由类固醇结合而上调的蛋白负责抗炎效应。在皮质类固醇的许多免疫抑制作用中:中性粒细胞和单核细胞的吞噬被抑制,并且T细胞活化被破坏。

当前应用。关于使用类固醇治疗的最佳形式、剂量或疗程尚未达成共识。一些比较不同类固醇的治疗研究已经开展,不幸的是,很难从这些小范围和异质性的报告中推断出结论。更重要的是,并非所有类固醇都具有相同的效力,临床医生应当熟知其作用机制(表93-4)。

一种类固醇治疗的方案在表93-5中列出。不管使用哪种类固醇方案,应注意几个注意事项。鉴于急性排斥反应在肝脏的衰减形式,选择的类固醇不应该依赖肝脏代谢后的活性形态。半衰期应该足够长来逆转排斥过程,但不宜过长避免出现副作用。最后,类固醇应当具有尽可能少的盐皮质激素作用以避免钠潴留、体重增加和高血压。

在治疗急性排斥反应中最常见的初始步骤是在3日内静脉使用一系列静脉内类固醇,随后是口服按计划减剂量的类固醇。静脉内类固醇给药最先进行,因为这种给药途径产生最快和最一致的血药浓度。因其具有良好的耐受性,这种治疗方案可以对门诊患者用,但它可能会增加的脓毒症的发生率和加重丙肝患者肝硬化的病情进展。在接受治疗时,患者应定期评估临床症状和生化反应。大约90%的急性排斥反应患者对类固醇治疗敏感。

在没有临床症状或生化指标改善的患者中,排斥反应的诊断应当被重新考虑。应进行第二次经皮肝脏穿刺活检,并重新进行肝组织学分析。活检结果与排异相一致的患者可能为类固醇抵抗型急性排斥反应,故必须接受其他治疗方案。通常这类患者首先使用另一种的静脉用类固醇治疗,特别是之前对类固醇药物敏感或如果有证据显示有轻微症状改善的患者。然而,大多数情况下,类固醇抵抗型急性排斥反应患者使用其他治疗方案,其总体治疗结果往往比那些对类固醇敏感的患者更差。

**抗淋巴细胞抗体**

历史。早期免疫抑制往往对免疫系统具有更广泛的影响。然而,抗淋巴细胞抗体的发展允许临床医生更有选择性地靶向抑制免疫系统。第一类抗淋巴细胞抗体是通过用受体淋巴细胞攻击动物(如马或兔)的血清而获得。这些早期的抗体制剂,称为抗淋巴细胞抗体或抗淋巴细胞球蛋白(ALG),是多克隆且具有广谱和非特异性的针对免疫系统的抗体。

由于外源动物半抗原的存在,偶发的变态反应使得ALG的早期尝试变得复杂。随着实验室技术的改进,临床上出现了第二代选择性抗淋巴细胞抗体,其变态反应减少,且更选择性的裂解淋巴细胞。

作用机制。抗淋巴细胞抗体通过淋巴样细胞的补体依赖性裂解发挥间接作用。在同源单克隆抗体制剂中,这种功能针对淋巴细胞上的单一表面结构。单克隆抗CD3抗体是最常用的抗淋巴细胞抗体。针对T细胞受体的CD3组分,这些单克隆抗体已被证明是非常有效的并且能够在给药后几分钟内攻击CD3阳性的淋巴细胞。多次使用该抗体的患者可能增加感染和恶性肿瘤的风险。因此,这些药物倾向用于高风险患者的诱导免疫抑制,或者类固醇抵抗型急性排斥反应或慢性排斥反应患者的治疗。

**抗淋巴细胞球蛋白/抗胸腺细胞球蛋白。** 抗淋巴细胞球蛋白（ALG，thymoglobulin）和抗胸腺细胞球蛋白（ATG）是较少用的抗淋巴细胞抗体制剂。由于受体抗体的存在，不宜单克隆抗体治疗时，ALG/ATG 会是第二选择。ALG/ATG 制剂包含多种抗体，因此经常发生批次之间有效性的不均一。这些产品通常每日 4 小时给药，依据不同制剂和反应，持续时间为 1～2 周。剂量和规格因不同的商业制剂而异。在治疗过程后，对这些制剂外源蛋白的抗体可能会产生。

并发症。抗淋巴细胞抗体治疗可能伴随大量并发症。在前两个疗程，患者的病程可能由于细胞因子释放综合征而变得复杂。虽然相对罕见，这种综合征的症状类似变态反应，症状包括发热、肺水肿和肌无力。变态反应已被证实与多克隆 ALG 制剂相关，但细胞因子释放综合征被认为是继发于淋巴细胞群的裂解。

显著的中性粒细胞减少或血小板减少症可以发生于使用抗淋巴细胞抗体的患者，特别是非特异的抗体制剂。针对中性粒细胞或血小板抗原的抗体可导致白细胞低于 3 000/μl，血小板计数低于 50 000/μl。当发生这样的显著下降时，许多中心将抗淋巴细胞抗体制剂的剂量减半，直到细胞量上升到不那么严峻的水平。

### 白介素-2 受体拮抗剂

IL-2RA 是相对较新的一类免疫抑制剂。已知 IL-2 介导 T 细胞增殖过程。T 细胞被供体抗原激活且依赖 IL-2 增殖。IL-2RA 制剂阻断 IL-2 受体，从而抑制 T 细胞增殖并影响特定形式的免疫抑制。此外，类似很多第三代抗体，具有人源化 Fc 部分的 IL-2RA 目前已经被开发出来，因此降低了种属特异性抗体的出现。然而，结合区域仍然是鼠来源的。

一组比较 IL-2RA 诱导和标准免疫抑制的随机对照试验显示，移植后 1 年内急性排异反应减少。IL-2RA 也在钙调神经磷酸盐治疗方案中得到广泛的研究。钙调磷酸酶抑制剂明显提高了肝移植受体的存活率，但会引起严重的肾衰竭。因此，多个中心采用小剂量钙调磷酸酶抑制剂的新策略。许多单中心研究已经证明，使用 IL-2RA 或延迟引入钙调磷酸酶抑制剂或迅速降低剂量的钙调磷酸酶抑制剂能改善肾功能。

最新的研究表明，与吗替麦考酚酯和他克莫司联用的 IL-2RA 能显著降低急性细胞排斥反应。Otero 等进行了前瞻性随机多中心试验，其中患者随机分为达珠单抗、他克莫司和吗替麦考酚酯（n = 78）与他克莫司和类固醇（n = 79）两组。他们发现治疗组与对照

组相比，急性细胞排异减少且 2 年间丙型肝炎复发没有显著差异。

IL-2RA 也已被用于丙型肝炎且对类固醇无效的患者中。由于类固醇类药物与丙型肝炎复发密切相关，所以该策略目标是使患者快速停止或完全避免使用类固醇类药物。Llado 等进行了一项前瞻性随机试验，198 例患者在原位肝移植后随机接受巴利昔单抗、环孢素和类固醇或单独使用巴利昔单抗和环孢素。在 2 年随访期间，两组之间在急性细胞排斥反应没有显著差异。丙型肝炎患者中，服用类固醇组肝纤维化加重。

IL-2RA 开始主要用于免疫抑制的诱导剂，而不是作为急性排斥反应的治疗制剂。在使用巴利昔单抗作为诱导剂的初步研究中，急性排斥反应，包含类固醇抵抗型急性排斥反应的发生率降低，但是慢性排斥反应发生率变高。尽管在 IL-2RA 使用组未观察到细胞因子释放综合征，但重复使用时观察到其功效减弱。尽管这些抗体拥有人源化 Fc 部分，但是它们的降解显然是抗体介导的。

### 优化免疫抑制

急性排斥反应的出现通常是因为血清免疫抑制水平下降而引起。在成功治愈急性排斥反应后，需要解决长期的免疫抑制问题。由于个体患者差异和疾病特异性因素，一些患者需要维持高剂量的免疫抑制水平。当增加剂量时，临床医生还应该意识到药物引起的不良反应。

其他选择包括将主要的免疫抑制药物从一种钙调磷酸酶抑制剂改变为另一种。最常进行的替代方案将环孢素调整为他克莫司；不常见的还有他克莫司调整为环孢素。另一个方案是加入第三种药物进行双重药物治疗。第三种药物包括吗替麦考酚酯、硫唑嘌呤和西罗莫司。通过添加第三种药物，不仅降低急性排斥反应发作的风险，而且还能调整或减少其他两种免疫抑制药物的剂量。

### 不尽人意的现状

有时，严重急性排斥反应的患者可能对类固醇类药物、抗淋巴细胞抗体或 IL-2RA 都不敏感。在这样的情况下，可以采取激进的措施，包括移植物照射、使用大剂量淋巴毒药物、使用树脂透析或二次移植。需要二次移植的患者通常由于急性排斥反应的病情使得移植物存活率下降。幸运的是，需要这种极端措施的急性排斥反应是罕见的。

### 治疗相关并发症

在进行抗排斥治疗的患者中，免疫抑制继发并发

| 表 93-6　急性排斥反应治疗相关并发症 |
| --- |
| 机会性感染 |
| 移植后淋巴组织增生性疾病 |
| 类固醇撤药 |
| 全身乏力,抑郁症 |

症的风险增加(表 93-6)。鉴于患者的免疫抑制状态,伴随的机会性感染可能发展并且通常难以诊断。用皮质类固醇治疗也可导致随后的肾功能损伤;这种诊断应该在任何血压降低的移植后患者中受到关注。较高剂量的免疫抑制,特别是抗淋巴细胞制剂,增加了移植后淋巴组织增生性疾病的风险。在急性排斥反应发作期间和之后,患者的精神健康状况也可能受到影响。抑郁症或创伤后应激障碍可能在一些患者中发生,因此病程管理中应包括精神病评估和治疗。

### 儿童群体

儿童肝移植患者有更多需要特别注意的问题。尽管这些问题中的一些来自儿科和成人病理生理过程的差异,但其他问题源于深层次的心理问题。

儿童急性排斥反应可以出现在疾病和症状之前、同时或之后,进而对排异过程产生不利影响。儿童中的急性排斥反应也可能是完全症状性的,其中转氨酶升高是唯一的表现。症状可能包括右上腹疼痛、背痛、一般不适或发热。排斥的诊断需要肝脏穿刺活检。儿童急性排斥反应的初始治疗包括类固醇药物静脉推注。在我们中心,对于体重小于 50 kg 的儿童,我们使用甲泼尼龙冲击,以 20 mg/kg 开始,分 4 次剂量,随后是 10 mg/kg,然后是 8 mg/kg,然后是 6 mg/kg,然后 2 mg/kg,接着口服泼尼松,每日剂量为 0.3 mg/kg,最大剂量为每日 20 mg 泼尼松。对于体重超过 50 kg 的儿童,甲泼尼龙脉冲起始于 1 000 mg,分 4 次分剂量服用 2 日,然后 200 mg,然后 180 mg,然后 80 mg,然后 40 mg 两个剂量,然后 20 mg 两个剂量,然后每日口服 20 mg 的泼尼松。最重要的是一开始使用组胺阻断剂如法莫替丁,使患者保持低盐和无糖添加的饮食,并且在静脉冲击时监测葡萄糖水平和血压。儿童患者比成人患者更可能被病毒感染或出现腹泻和呕吐。这种在胃肠道反应会影响口服免疫抑制剂的吸收。

由于对生长的有害影响,肝移植的儿童更应尽可能避免皮质类固醇。促进生长与足够的免疫抑制存在微妙的平衡,但是未使用类固醇的儿童患者发生急性排斥反应的风险升高。同时,长期大剂量免疫抑制,无论有无类固醇,都可能引起移植后淋巴组织增生性疾病。

随着这些孩子成为青少年,依从性可能成为一个特别重要的问题。在有急性排斥反应的青少年中应关注这种不依从性。这种形式的急性排斥反应通常晚于其他类型的急性排斥反应的出现,不幸的是,它通常对类固醇激素不敏感。改变免疫抑制方案有助于提升这些患者的依从性。

在接受基于环孢素的免疫抑制治疗的儿童更容易调整为基于他克莫司的方案进行治疗。这种方案的更换成功率达到 80%。在类固醇冲击完成后,如果没有观察到情况改善,则应该考虑重复肝活组织检查。此外,吗替麦考酚酯可以 25 mg/(kg·d)的剂量开始口服。还可以考虑初始剂量为 2 mg 加入西罗莫司,直至 5~8 ng/ml 的水平。对于严重的类固醇难治性型排斥反应,唯一的抢救措施是每日静脉内以 2 mg/kg 的剂量的 ALG 输入,总计达 5 个疗程。监测 T 细胞和 B 细胞亚群来评价治疗的功效是必要的。监测须在治疗前测量,之后每 2~4 周监测 1 次。

儿童急性排斥反应的治疗是非特异性的。唯一证据支持的治疗是当患者目前在服用环孢素或其他制剂时调整为他克莫司。考虑到肾功能的情况,他克莫司水平最高至 10~15 ng/ml 的水平。熊去氧胆酸可以帮助改善胆汁淤积,使用剂量为每 12 小时 25 mg/(kg·d)。

### 结果

急性排斥反应的治疗能有效改善患者病情,并且使患者的生活质量提高。在肾移植患者中,急性排斥反应的发作倾向于使同种异体移植物进展为慢性排斥反应和移植物失用。尽管罕有难治性急性排斥反应在肝移植患者中进展为慢性排斥反应,但最近的数据表明,肝同种异体移植物中早期急性排斥反应的发生不影响患者或移植物存活。有趣的是,轻度急性排斥反应甚至被证明可能提高患者和移植物存活率。

## 亚急性排斥反应

亚急性排斥反应在肝移植后 30 日以上出现,人群中发病率为 15%~20%。与急性排斥反应相比,亚急性排斥反应会出现更剧烈的排斥反应。亚急性排斥反应的易发因素包括潜在的肝疾病包括免疫抑制减弱和依从性差。组织学特征,例如不典型性中心小叶坏死,最开始会被误诊。因此,亚急性排斥反应通常与诊断延迟相关,并且这种延迟通常导致对初始类固醇治疗的敏感性降低。一项研究显示 50% 的治疗患者对类固醇治疗敏感。

亚急性排斥反应的治疗通常遵循与急性排斥反应的治疗相同的剂量算法。

## 慢性排斥反应

慢性排斥反应与急性排斥反应存在多方面差异。尽管有记录显示慢性排斥反应早在移植后 1 个月会出现,但是通常直到至少几个月后才能真的观察到它的存在。急性排斥反应的发作不是慢性排斥反应的必要部分,但慢性排斥反应通常先于一次或多次急性排斥反应发作,并且通常是类固醇抵抗型。更隐秘的进展下,慢性排斥反应通常预后比急性排斥反应更差,更可能导致移植物损伤和死亡。

虽然慢性排斥反应的总发病率已经下降,但是导致移植失败的慢性排斥反应仍然出现在 3%～4% 的肝移植患者中。原因是多方面的。存在慢性排斥反应风险的患者包括患有自身免疫性肝病和此前因为慢性排斥反应导致二次移植的患者。此外,慢性排斥反应和巨细胞病毒感染或非洲裔美国人遗传之间似乎存在一定的关联性。

### 免疫机制与病理表现

尽管不如对急性排斥反应的深入了解,慢性排斥反应被认为是主要由免疫应答而出现的结果。尽管体液确实具有小的作用,但细胞介导的损伤针对血管内皮和胆管上表达增加的抗原。肝移植物中的胆管已经对缺氧更加敏感。免疫介导的血管损伤导致胆管的缺血状态加重。因此,胆管不仅直接由慢性排斥反应的免疫过程攻击,而且也间接受到缺血的攻击。通过组织学检查能发现进行性的胆管发育不良或者损伤。这些研究表明慢性排斥反应是有害的,并使得慢性排斥反应被冠以“消失的胆管综合征”的标记。

慢性排斥反应的组织学诊断比急性排斥反应更加困难。慢性排斥反应比较一致的特征是胆管发育不良。其他特征包括门静脉区域的纤维化、动脉硬化、淋巴浸润、中心小叶变性和小静脉炎等。早期慢性排斥反应可以仅表现出细微改变,并且取决于纤维化面积和胆管的形态,仅在连续活检才能诊断为慢性排斥反应。相比之下,急性排斥反应通常具有更显著的淋巴细胞浸润。

### 临床表现与诊断

慢性排斥反应的临床特征通常比急性排斥反应更隐蔽。除了在慢性排斥反应中更常见的黄疸外,其

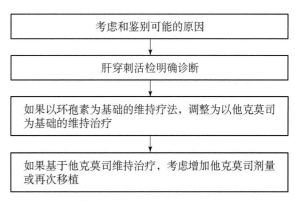

图 93-2　慢性排斥反应的治疗

体征和症状可能与急性排斥反应类似。此外,慢性排斥反应患者通常在排斥之前具有长时间的移植物功能正常,这使得慢性排斥反应的诊断比较困难。

与急性排斥反应一样,慢性排斥反应诊断是通过经皮肝脏穿刺活检确诊。组织学检查使得临床医生容易排除其他易治疗和伴随的症状。

### 治疗

慢性排斥反应曾被认为将发展为不可避免的终末期肝病。毫无疑问,由于成功治疗急性排斥反应,静脉内高剂量皮质类固醇治疗被应用于慢性排斥反应的早期治疗。但这种治疗在慢性排斥反应中毫无效果。类固醇对慢性排斥反应的疗效几乎可以忽略,并且副作用使得患者无法二次移植。幸运的是,一些新的药物如他克莫司不仅降低了慢性排斥反应的发生率,而且有助于延缓慢性排斥反应的进展(图 93-2)。

由于其有效性,他克莫司已经成为大多数肝移植中免疫抑制治疗的主要药物。由于大多数中心现在使用他克莫司,慢性排斥反应的总体发病率正在下降。然而仍有慢性排斥反应患者对他克莫司敏感而用于补救治疗。这些患者可能出现轻度至中度胆汁淤积,其慢性排斥反应在移植后至少 3 个月后被诊断,并且他们在诊断时没有服用他克莫司。一些已经服用他克莫司的慢性排斥反应患者可能需要增加剂量和血药浓度。

他克莫司具有显著的副作用。它可能导致新生糖尿病的发生或之前糖尿病状况的恶化。肾毒性也是一个显著的副作用,并且导致暂时或甚至永久性肾衰竭。此外,可能存在与他克莫司的使用相关的显著的神经毒性。当发生震颤和癫痫发作,以及精神状况和失语,需要改用基于环孢素的免疫抑制方案。

最后,向患者的常规维持治疗方案中加入其他免疫抑制剂也可能是有益的。这些其他药物包括吗替

麦考酚酯、氮杂-硫普平和西罗莫司等可加入患者的基础药物方案中,如他克莫司、环孢素和类固醇方案等。

## 超急性排斥反应

超急性排斥反应在肝移植后比较罕见。虽然确切的病因尚不清楚,肝脏相对于其他实体器官移植中超急性排斥反应少见,可能与肝脏的免疫调节能力有关。事实上,移植后的肝脏可以作为一个保护器官。在器官联合移植中,已经发现肝移植物可以保护同时移植的肾脏免于出现超急性排斥反应。

超急性排斥反应是一种以极其快速起病为特征的疾病。在再灌注的几分钟到几小时内发生,超急性排斥反应导致快速移植物失用并且出现高死亡率。因为超急性排斥反应在肝移植中是如此罕见,所以很难在术前鉴别。

### 免疫机制与病理表现

超急性排斥反应由预先形成的细胞毒性抗 HLA Ⅰ类(免疫球蛋白 G)或抗 ABO 血型抗体引起。它们可能由先前来自输血或妊娠的抗原的暴露而产生。这些补体结合细胞毒性抗体,进而攻击移植细胞抗原。组织学实验显示抗体结合到小动脉的内皮细胞表面。

### 临床表现与诊断

超急性排斥反应的症状和体征提示了术后即发的移植物衰竭(表 93-7)。肝功能测试值升高、凝血病、胆汁产生不足、术后昏迷和酸中毒可能是超急性排斥反应的表现。急性移植物衰竭的其他原因,如肝动脉血栓形成、原发性移植物功能不全和门静脉血栓形成应在做出超急性排斥反应诊断之前首先排除。诊断有时会被推迟到进行移植物肝切除术,并且外植体的组织学检查证实预先形成的特异性抗体沉积。

### 治疗

超急性排斥反应无有效的治疗方法。预防措施包括 ABO 血型匹配。

---

**表 93-7 超急性排斥反应的标准**

立即移植失败,排除所有其他原因
显示近似于失去功能
免疫沉积,IgG 和 IgM,肝静脉和窦状隙
移植物中的供体特异性抗体,尽管通常难以可视化

---

## 展望

肝移植后排斥反应的治疗策略已有显著进展。虽然当前的免疫抑制发挥良好的效果,但仍然需要改善治疗方案。肝移植患者倾向于长期免疫抑制维持治疗,并且这种维持治疗的长期效果相当显著。不久的将来,期待新的免疫抑制药物能消除排斥反应,而且改善当前这些药物的副作用。尽管免疫抑制方案现在倾向于个体化制定,但是未来的疾病治疗方案应当被分为基础诊断或遗传方面。此外,高度选择性药物正在努力研发,其将仅影响对供体抗原不响应的免疫系统。

其他领域的工作包括改进诊断和监测方法。推测理想的诊断测试将是无创性、经济性和准确性的,因此促使早期诊断的实现和潜在地改善预后和患者护理。改进的免疫抑制和监测生物利用度的方法可以使患者维持在持续的免疫抑制状态和较低的排异反应发生率。

移植免疫学已出现新的基础科学发现,但是需要将这些知识转化为临床相关的治疗方法。例如,已知存在用于产生各种细胞因子的遗传多态性。这些多态性因素可能与高排斥风险相关。这些信息如何转化为临床领域中哪些患者应该受到不同的监测或治疗尚不清楚。

## 抗体相关排斥反应

自从 20 世纪 50 年代 HLA 系统发现以来,HLA 抗体在实体器官移植中的作用已经改变。针对 Ⅰ 类或 Ⅱ 类 HLA 抗原的抗体的发展及其在移植物衰竭中的意义尚未得到深入研究。直到最近,抗体介导的排斥被认为仅存在于肾移植。最近有大量的研究专门讨论这个主题,因为它已经成为移植失败的罪魁祸首。之前认为仅由超急性排斥反应引起,目前研究表明这些抗体可引起急性和慢性同种异体移植物排异。随着补体依赖性细胞毒性交叉配合(CDC-XM)概念的引入,超急性排斥反应的发病率显著降低。然而,已经明确了其中存在 CDC-XM 阴性但供体特异性抗体的新类别。CDC-XM 测定可以仅检测能够激活补体系统的那些抗体,其中补体系统可能导致依赖性细胞毒性。然而,目前的固相测定法能够鉴定为补体依赖激活的抗体以及非补体依赖激活的抗体。多项研究证实供体特异性抗体(DSA)的发展及其意义。Lefaucheur 等比较了具有阴性 CDC-XM 和阳性 DSA

的患者以及具有阴性 DSA 的患者，并发现具有阳性 DSA 的患者具有(34.9% 比 3.1%)更高的抗体介导的排斥发生率。Kozlowski 等研究了 19 例接受肝移植的患者，并进行阳性 T 细胞和 B 细胞流式细胞术交叉匹配，然后进行随访。75% 的移植后保持阳性的患者出现抗体介导的排斥反应(如移植物功能障碍，移植物中的 C4d 阳性和循环的 DSA)。没有转化为阴性流式细胞仪交叉匹配的患者发生移植物功能障碍的迹象。目前尚未将预先形成的异位敏化视为肝移植不良结局的风险因素。大部分抗体被肝脏吸收并清除。然而，一些滞留的抗体可以导致显著的移植物功能障碍。这些数据表明阳性 DSA 可能在抗体介导的排斥的后期发展中起重要作用。

### 治疗

抗体相关排斥反应的治疗主要包括血浆置换。已经有使用利妥昔单抗(一种针对 B 细胞的抗 CD20 抗体)取得治疗的成功。硼替佐米是一种蛋白酶抑制剂，其在肿瘤学上具有治疗多发性骨髓瘤的作用，是针对可能有助于治疗抗体相关排斥反应的 B 细胞和浆细胞的另一种方案。艾库组单抗是一种单克隆抗体，主要作为补体抑制剂起作用，其抑制补体蛋白 C5 剪切为 C5a 和 C5b 受体，有效减少组织中膜攻击复合物(C5b-9)的沉积，已用于治疗抗体相关排斥反应。重复单抗原测试应在治疗后数周进行，以确定循环 DSA 是否仍然存在。如果存在，根据患者的临床状况和是否存在排异的迹象，决定是否需要重复测试。

### 结论

尽管移植的最好结果——免疫耐受——仍然只是理论上可行，但仍在治疗排斥反应方面已经取得了巨大的进步。

急性排斥反应是肝移植患者最常见的排异形式。在大多数情况下，它很容易通过类固醇药物治疗而可逆。尽管有时急性排斥反应对类固醇治疗不敏感，但其他形式的治疗会有疗效，特别是单克隆抗体治疗或 IL-2RA。在罕见的类固醇抵抗型排斥中，单克隆抗体治疗通常是有效的。亚急性排斥反应以类似的方式治疗，但可能对类固醇具有较差的敏感性，也可能因为诊断的滞后。

自从引入他克莫司以来，慢性排斥反应的发病率已经降低。在接受基于环孢素维持治疗的患者可调整为他克莫司或添加另一种免疫抑制剂进行治疗。

超急性排斥反应在肝移植中罕见。虽然没有有效的治疗，但应采用预防措施，如 ABO 血型匹配。

---

### 要点和注意事项

- 排异通过移植物功能障碍和活检诊断。
- 95% 的急性排斥反应对类固醇有反应。
- 并非每个患者和其疾病都需要相同水平的免疫抑制。
- 白介素-2 受体拮抗剂(IL-2RA)是一种新型药物，用于对抗急性排斥反应，并且保护肾脏。
- 类固醇抵抗型排异可能是抗体介导的排斥表现，

  应该注意后续检查。
- 治疗对"排斥反应"无效可能表示诊断错误。
- 排斥反应和感染可能共存。
- 将依从性差视为青少年排斥反应发生的原因之一。
- 类固醇可以加重慢性排斥反应患者的总体病情。

# 第 94 章

# 新型免疫抑制剂在晚期肝癌患者移植术后的使用

## Novel Immunosuppression in Patients with Hepatic Malignancies

Michael A. Zimmerman • Nicholas Onaca • Göran B. G. Klintmalm

王晨晨 • 译

---

**章节纲要**

| | |
|---|---|
| 免疫抑制对恶性肿瘤临床前期的影响<br>肝移植中的哺乳动物西罗莫司靶蛋白抑制剂的<br>　应用 | 西罗莫司和肝细胞癌<br>展望 |

---

数十年来，原位肝移植术（OLT）在恶性肿瘤，特别是肝细胞癌（HCC）中的应用显著增加。然而，肿瘤复发仍然是一个严峻的问题。目前，世界上大多数移植中心仍使用基于钙调磷酸酶的免疫抑制（IS）治疗。然而，临床前数据表明钙调磷酸酶抑制剂（CNI）可以促进肿瘤生长和远处转移。一些临床系列研究表明，在肝细胞癌行原位肝移植的患者中，基于钙调磷酸酶抑制剂的免疫抑制治疗会降低无复发生存率。故理论上，具备抗增殖和抗肿瘤性质的免疫抑制剂是具有发展前景的。

大环内酯的西罗莫司（SRL），是吸水链霉菌的天然发酵产物。最初于 1969 年在 Easter Island 分离获取，西罗莫司具有有效抗真菌和免疫抑制的能力。这些效应由一种颇具特点的细胞内蛋白介导，即哺乳动物西罗莫司靶蛋白（mTOR）。西罗莫司与 mTOR 的结合可以阻断 IL-2 受体介导的信号转导，继而可导致 T 淋巴细胞细胞周期阻滞。在北美，最初由 FDA 于 1999 年批准了全剂量环孢素（CSA）联合用于肾移植和Ⅲ期试验。在肝细胞癌患者中，西罗莫司对肝细胞癌具有直接的抗肿瘤效应。但这些作用的临床意义尚不清楚。

## 免疫抑制对恶性肿瘤临床前期的影响

据早期报道，巨大肿瘤的肝癌患者在行原位肝移植术后复发率高达 40%。采用精细和更保守的选择标准后，肝细胞癌的复发率在 10%～20%。Hojo 等人的经典研究记录了钙调磷酸酶抑制剂的促癌变作用。环孢素可诱导腺癌细胞的形态变化，如增加运动性和伪足突起。作者认为钙调磷酸酶抑制剂增加恶性肿瘤发生率独立于其免疫抑制的作用。美国加利福尼亚大学旧金山分校的 Freise 等人观察到，接受环孢素的肝细胞癌小鼠模型具有更高的死亡率和肿瘤复发率。尽管具体机制不明，但是在体内实验中，西罗莫司已经被证明具有一定的抗增殖作用。在体外实验中，也被证明它对人肝癌细胞具有直接抗肿瘤效应。2002 年，Guba 等人证实了西罗莫司治疗转移性结肠癌的鼠模型的机制是它减少血管内皮生长因子（VEGF）表达，抑制了原发性肿瘤生长和新血管形成。有趣的是，西罗莫司可能直接影响血管功能，并诱导肿瘤特异性微血管血栓形成，但对正常组织没有影响。这种特异性微血管效应可能是临床癌症复发率减少的原因。西罗莫司在几种肝细胞癌鼠模型中可显著降低肿瘤体积、血管密度和血浆 VEGF 水平。

## 肝移植中哺乳动物西罗莫司靶蛋白抑制剂的应用

20 世纪 90 年代末，在原位肝移植术后应用基于西罗莫司的免疫抑制治疗初见雏形。多个系列研究证实，原位肝移植术后早期使用西罗莫司治疗能获得较好的免疫耐受，益处较多。Chang 等报道了 9 名在移植时肾功能或神经功能较差的患者以西罗莫司作为基础药物后，这些患者都出现血清肌酐水平和神经功能的改善。这些发现已得到其他团队的证实。若用西罗莫司作为基于钙调磷酸酶抑制剂治疗的佐剂，可明显减少钙调磷酸酶抑制剂用量。

常规使用西罗莫司作为首要免疫抑制剂的主要

不足是毒性较大，且有预实验表明，肝动脉血栓发生率较高。然而，这些观察没有通过随后的研究证实。目前有另外几种毒性副作用较为明显，包括高脂血症、血小板减少症、贫血、口腔溃疡和白细胞减少。尽管存在这些问题，但西罗莫司毒性低，预后良好，已被单独用于某些原位肝移植术后新发肿瘤的患者中。近期我们报道了基于标准钙调磷酸酶抑制剂的方案和西罗莫司作为主要免疫抑制剂治疗方案的比较，总体而言，死亡率或移植物失用没有差异。但是相比之下，西罗莫司作为主要药物的患者排异率减少 50%。

已经有几个大型实验证明，在丙肝患者中，西罗莫司可能对早期病毒性肝炎进展患者有利。达拉斯贝勒大学医学中心（Baylor University Medical Center in Dallas）的 McKenna 等观察到患者在原位肝移植术后 1 年和 2 年，晚期肝纤维化（至少 2 期）发生率显著减少。按疗程持续时间分层，西罗莫司治疗时间越久，肝纤维化发生率越低。第二项研究报告是来自阿尔伯塔大学（the University of Alberta），该报告报道了相似的发现。作者并没有报道是否使用西罗莫司治疗对移植后丙型肝炎感染复发率或再次感染时间有显著意义。然而，连续性穿刺结果显示使用西罗莫司能使肝炎活动和肝纤维化发生率降低。

## 西罗莫司和肝细胞癌

尽管临床前证据表明西罗莫司具有直接的抗肿瘤效应，但最好结合临床经验。来自博洛尼亚大学（the University of Bologna）的早期报告强调了免疫抑制对移植后肝细胞癌复发的影响。作者认为在原位肝移植术后 12 个月之内，钙调磷酸酶抑制剂的累积剂量越低，5 年无复发生存率越高。相反，平均环孢素剂量越高，癌症复发的概率越高。2004 年，Kneteman 等人报道了一项前瞻性研究，旨在原位肝移植术后的头 6 个月内维持西罗莫司的单一治疗。这个队列研究包括了超出米兰标准的 21 个受体。作者认为，米兰标准适当扩大范围并不影响预后。35 例患者中的 24 例全部维持西罗莫司单一治疗，他们之中肝细胞癌的复发率并无差异。后续研究指出，在超出米兰标准患者中使用以西罗莫司为基础的免疫抑制方案可获得较好预后，患者 4 年生存率为 75%。达拉斯贝勒大学医学中心也有相似的研究结果，100 多个肝细胞癌肝移植受体接受西罗莫司作为主要免疫抑制剂，西罗莫司治疗患者的 5 年生存率为 80%，

而常规使用他克莫司治疗组 5 年生存率为 59%。西罗莫司治疗患者的 7 年肿瘤复发率为 10%，而常规治疗患者的 7 年复发率为 20%。

最近，移植受体的科学登记数据库收录了 2000 多名 2002—2009 年间进行肝移植的肝细胞癌患者。

在一项多因素分析中，抗 CD25 抗体诱导和基于西罗莫司的维持治疗可改善原位肝移植术后的生存率。我们在丹佛科罗拉多大学的研究证实了这一点。Liang 等人的一项 meta 分析分析了最近的 5 项研究，研究包括了 3 000 多名接受以西罗莫司为基础的免疫抑制疗法的原位肝移植受者。作者认为，基于西罗莫司的免疫抑制治疗可降低原位肝移植术后的肿瘤复发率，它相对安全并且可延长患者的生存率。最后，多数证据表明基于西罗莫司的治疗可能有积极的肿瘤学影响的意义，故欧洲正在进行比较含西罗莫司的免疫抑制与无 mTOR 抑制剂的免疫抑制的随机非盲试验。组织学确诊为肝细胞癌的患者在原位肝移植术后 4～6 周内被随机分为无 mTOR 抑制剂治疗组或基于西罗莫司的免疫抑制治疗组。该研究拟进行 2.5 年的受试者招募，随访时长为 5 年。癌症的无复发生存是主要的目的。

## 展望

10 年的 mTOR 抑制剂使用经验告诉我们几个关键点。总的来说，相比于以传统钙调磷酸酶抑制剂为基础的免疫抑制治疗，基于西罗莫司的治疗可以作为新的选择，虽然受体死亡率或移植物失用没有显著差异，但是与钙调磷酸酶抑制剂对照组相比，西罗莫司可减少 50% 的排斥率。必须承认的是，目前的数据录入不完全，但是随机试验正在进行中。同时，几个肿瘤学研究表明，在未来晚期肝癌患者移植中，可能有一些重要的新兴疗法出现。最近，Zhu 等人报道了一项单因素 1/2 阶段研究。该研究在非移植晚期肝细胞癌患者中使用依维莫司单药治疗，剂量为 10 mg/d。患者对依维莫司耐受良好。重要的是，该研究证明了在晚期阶段，依维莫司具有初步的抗肿瘤活性作用。然而，这些患者中的大多数已接受先前的全身系统治疗。渐渐的，对于进行移植手术的肿瘤患者，mTOR 抑制剂的抗肿瘤作用将成为未来的发展方向。一些令人信服的临床前数据和回顾性临床研究表明，mTOR 治疗可改善肝细胞癌的预后。但是，只有对正在进行中的随机试验的结果严格评估后，才能得出确定的结论。

## 要点和注意事项

- 有说服力的实验和临床数据表明，西罗莫司（SRL）可能具有显著的抗肿瘤作用，影响原位肝移植（OLT）后的肝细胞癌（HCC）复发率。然而，临床观察已在几个中等大小的回顾性队列中进行。
- 来自欧洲进行的第一个前瞻性、随机、多中心试验将评估西罗莫司在肝细胞癌患者移植术后的作用，结果将有望在不久的将来被报道。
- 新哺乳动物西罗莫司靶蛋白在肝移植中具有应用前景：依维莫司可能在非移植晚期肝细胞癌人群中具有抗肿瘤活性作用。

# 第 95 章

# 新型免疫抑制药物

## Novel Immunosuppressive Drugs

David Wojciechowski • Flavio Vincenti

王晨晨·译

---

**章节纲要**

| | |
|---|---|
| Janus 激酶 3 抑制剂托法替尼 | 贝拉西普 |
| 蛋白激酶 C 抑制剂 AEB-071(sotrastaurin) | ASKP1240 |
| 环孢素类似物 ISA247(voclosporin) | 托珠单抗 |
| 移植的共刺激通路 | 结论 |

---

20 世纪 90 年代,移植术后开始使用更为强效的免疫抑制剂,这使得急性排斥及移植物失功能发生率大大降低。然而,尽管其带来短期预后的改善,但对移植物长期存活而言受益甚微。这可能与以钙调磷酸酶抑制剂(CIN)为基础的免疫抑制方案所带来的肾毒性相关。近来,有研究对肾穿刺样本进行 C4d 染色及供体特异性抗体敏感检测,结果提示抗体介导的慢性排斥反应可能是导致移植物晚期失功的一个原因。因此,总体而言,对于长期预后,并非是最佳的免疫抑制药物。

新型免疫抑制剂可保持 T 细胞和 B 细胞功能的长期抑制,且没有钙调磷酸酶抑制剂相关的肾毒性。其未来使用可期待,而相关机制也并未研究透彻。过去 10 年,对一些小分子药物及生物制剂的研究进行得如火如荼,但均未取得成功。本章节将讨论移植界 3 种小分子药物(表 95-1)即 AEB-070(sotrastaurin)、CP-690550(托法替尼)和 ISA247(voclosporin)的研究,尽管这些药物的潜在作用在临床试验中并未体现。我们还将讨论 3 种生物制剂,其中 2 种作用于共刺激通路(贝拉西普和 ASKP1240),另一种为白介素-6(IL-6)受体抗体(托珠单抗)。

## Janus 激酶 3 抑制剂托法替尼

Janus 激酶(JAK)是细胞质中的酪氨酸激酶,参与许多细胞表面受体的信号转导通路中,特别是细胞因子受体共同 γ(cγ)链家族成员信号通路。哺乳动物中有 4 种 JAK:JAK1、2、3 和酪氨酸激酶 2。配体-受体相互作用后,JAK 将被激活,通过磷酸化细胞因子受体磷酸化,产生信号转导与转录活化因子(signal transducer and activators of transcription,STAT)信号蛋白停靠位点传递信号。JAK 可催化 STAT 磷酸化促进其二聚体形成与入核,最终调控基因转录与表达。

与其他 JAK 亚型广泛分布表达不同,JAK3 组织分布较为局限,主要为造血细胞,且只与 cγ 链特异相关。该途径十分重要,研究证实无论是 cγ 亚基或 JAK3 基因缺失或突变均将使得淋巴细胞发育缺陷,导致严重的联合免疫缺陷综合征。

CYP-690550,或者说托法替尼,是一种合成的口服 JAK3。已经发表的 Ⅱa 期 6 个月的临床初步试验结果中,研究者在新肾移植受体中比较了两种剂量(15 mg 和 30 mg,每日 2 次)托法替尼与他克莫司的使用效果。他克莫司组受体用药调整规范为,前 3 个月血药浓度达 7～14 ng/ml 并维持 12 小时,4～12 个月调整至 5～12 ng/ml。所有受试者均接受 IL-2 受体拮抗剂、吗替麦考酚酯(MMF)和糖皮质激素。12 个月后,与他克莫司组相比,高剂量托法替尼组(T-30)受体 BK 病毒肾病和巨细胞病毒(CMV)感染发生率显著增加,分别为 20% 和 21.1%,相反,他克莫司组发生率为 0。基于此结果,研究者在受试者招募后修改了研究方案,如停止 T-30 组患者吗替麦考酚酯使用,并快速使用较少激素剂量。然而,可能由于这个原因,6 个月后的标本穿刺结果显示,低剂量托法替尼(T-15)、T-30 和他克莫司组的急性排斥(biopsy-proven acute rejection,BPAR)发生概率分别为 5.3%、

**表 95-1 当前正在研究的小分子药物**

| 药名 | 靶向途径 | 发展阶段 |
|---|---|---|
| CP-690，550<br>(tofalitinib) | JAK 3 抑制剂<br>(信号 3) | Ⅱa 期(完成并报道)<br>Ⅱb 期(完成并报道) |
| AEB-071<br>(sotrastaurin) | 蛋白激酶 C<br>抑制剂<br>(信号 1 和 2) | 两个Ⅱ期研究因急性<br>排异率增高被迫停止<br>当前阶段Ⅱ试验正在<br>进行(AEB+依维莫司) |
| ISA247<br>(voclosporin) | 钙调磷酸酶<br>抑制剂 | Ⅱb 期(完成并报道) |

21.1％和 4.8％。

托法替尼心血管代谢数据较为混乱。研究 6 个月时,三组预估的肾小球滤过率(eGFR)相近;然而 12 个月的扩展实验,T-15、T-30 和他克莫司组的 eGFR 分别为 83.6 ml/min、77.6 ml/min 和 73.3 ml/min。截止到 12 个月,三组患者血红蛋白浓度及移植术后新发糖尿病(NODAT)发病率无明显区别。与他克莫司组相比,T15 和 T-30 组 12 个月内总胆固醇、低密度脂蛋白胆固醇、高密度脂蛋白胆固醇和甘油三酯水平分别上升了 34％和 44％。到研究满 12 个月时,所有组的平均收缩压比移植前基线均有所下降。其中,他克莫司组下降幅度最大,为( -17.1±30.5)mmHg(平均值±标准差),T-15 和 T-30 组下降分别为( -11.6±30.6)mmHg 与( -11.2± 20.0)mmHg。

鉴于 T-15 方案结果较好,研究者进行了Ⅱb 期实验,比较两种不同使用策略的托法替尼与以环孢素为基础的免疫抑制方案。研究中,患者随机均分为 3 组。组 1 加强托法替尼用药(more intensive,MI),1~6 个月接受 T-15,7~12 个月则改为每日 2 次,每次 10 mg(T-10)。组 2 托法替尼用药较为缓和(less intensive,LI),前 3 个月接受 T-15,4~12 个月改为

T-10。组 3 为环孢素阳性对照组。三组中所有受试者均使用霉酚酸(MPA)、糖皮质激素及巴利昔单抗(IL-2 受体拮抗剂)。第一个主要截止点比较 6 个月的临床 BPAR 发生率,此时患者血清肌酐也比术前极限升高 0.3 mg/dl 或 20％以上。另一个截止点比较 12 个月测量的 GFR。

该研究随机抽取了 331 名受试者,最终 322 名入组实验(MI 组 106 名、LI 组 107 名以及环孢素组 109 名)。与环孢素相比,MI 组和 LI 组 6 个月时 BPAR 发生率均达到非劣性标准(11.4％和 7.1％比 9.0％)。就 6 个月和 12 个月 BPAR 总的发生率而言,MI 组和 LI 组相较于环孢素也属非劣性(表 95-2)。另外,两组 12 个月的平均测量 GFR (mGFR)也比环孢素组好,MI 组、LI 和环孢素组分别为 64.6 ml/min、64.7 ml/min 和 53.9 ml/min ($P<0.05$,MI 组和 LI 组比环孢素组)。

从心血管代谢角度看,与环孢素组相比,托法替尼两组 NODAT 在 12 个月时发生率较低,MI 组、LI 组和环孢素组分别为 9.9％、9.3％和 20.8％。12 个月时,MI 组血清总胆固醇和 LDL 水平与环孢素组接近(195 mg/dl 和 111 mg/dl 比 194 mg/dl 和 108 mg/dl),但 LI 组较高(209 mg/dl 和 115 mg/dl)。但是,降脂药物使用率在 LI 组较低。最后,12 个月时,环孢素组患者 1 级或更高级别高血压发生率较高(MI 组,35.6％;LI 组,33.9％;环孢素组,41.6％)。

安全性方面数据似乎更支持环孢素组。具体来说,严重感染在 MI 组发生比环孢素组更为常见(44.5％比 32.8％；$P<0.001$)。数值上看,LI 组发生率也比环孢素组高(37％；$P$ 值无统计学差异)。MI 组、LI 组和环孢素组巨细胞病毒感染率分别为 19.5％、13.3％和 4.5％($P<0.05$、MI 组和 LI 组比环孢素组),BK 病毒感染率分别为 14.2％、17.8％和 5.5％。且和环孢素组 1.1％的 BK 肾病发生率相比,托法替尼组

**表 95-2 托法替尼(MI 和 LI)与环孢素对比实验,6 个月及 12 个月穿刺活检证实的首次急性排斥反应和总的急性排斥反应发生情况**

| | MI(n=106) | | LI(n=107) | | CSA(n=109) | |
|---|---|---|---|---|---|---|
| | 6 个月 | 12 个月 | 6 个月 | 12 个月 | 6 个月 | 12 个月 |
| 首发 BPAR,$n$(％)* | 11(11.4) | 11(11.4) | 7(7.1) | 7(7.1) | 9(9.0) | 9(9.0) |
| 差异(95％ CI) | 2.5( -6.0,11.0) | 2.5( -6.0,11.0) | -1.8( -9.4,5.8) | -1.8( -9.4,5.8) | — | — |
| 总 BPAR 发生率,$n$(％)* | 16(16.1) | 17(17.4) | 12(12.4) | 14(15.4) | 18(17.7) | 19(18.8) |
| 差异(95％ CI) | -1.7( -12.1,8.7) | -1.4( -12.2,9.3) | -5.4( -15.3,4.6) | -3.4( -14.2,7.4) | | |

*BPAR*,穿刺活检证实的急性排斥反应;CI,置信区间;CSA,环孢素;LI,托法替尼用药较缓和组;MI,托法替尼加强用药组。 * Kaplan-Meier 评估。

的 BK 肾病发生率较高,具有统计学差异(MI 组和 LI 组分别为 2.6% 和 3.9%)。

环孢素组患者恶性肿瘤发生率较 MI 组低(0.9% 比 5.9%),但与 LI 组(0.9%)则无明显差异。移植后淋巴组织增生性疾病(PTLD)在托法替尼组也更为常见,MI 组和 LI 组分别有 2 例和 1 例,但环孢素组未发生。此外,12 个月后,MI 组又出现 2 例移植后淋巴组织增生性疾病患者。在这 5 名移植后淋巴组织增生性疾病患者中,4 名移植时有 EB 病毒血清阳性,这与贝拉西普实验不同,EB 病毒血清阴性并不增加移植后淋巴组织增生性疾病的发生风险。另外,这 5 名患者在给药 2 小时后的托法替尼血清药物浓度均在时间加权平均浓度值中位数之上。

尽管托法替尼有望成为钙调磷酸酶抑制剂方案的替代药物,其最佳治疗窗仍未确定。值得注意的是,大量关于托法替尼的研究已经进行,它也已被 FDA 批准用于治疗类风湿关节炎,其他自身免疫性疾病中的相关研究也正在进行。假设托法替尼可用于移植术后,那也应能低剂量使用(每日 2 次,每次 5 mg),且是作为钙调磷酸酶抑制剂的替代药物用于不能耐受其他免疫抑制剂的患者之中。

## 蛋白激酶 C 抑制剂 AEB-071(sotrastaurin)

蛋白激酶 C(protein kinase C,PKC)亚型是细胞内信号传导通路的重要组成部分。T 细胞受体(信号 1)加上 CD28(信号 2)的活化通过 PKC 信号通路活化 T 细胞,并产生 IL-2。PKC 家族有 10 种亚型,其中 PKC-$\alpha$、PKC-$\beta$ 和 PKC-$\theta$ 在 T 细胞和 B 细胞信号转导中发挥作用。PKC-$\theta$ 主要局限于 T 淋巴细胞中介导转录因子活化蛋白-1 和核因子(NF)-$\kappa$B 的活化,下调 IL-2 的表达。PKC-$\theta$ 敲除老鼠 T 细胞活化缺陷证实了该通路的重要性。

AEB-071 或者说 sotrastaurin 是一种低分子量口服化合物,它能选择性抑制 PKC 从而阻断早期 T 细胞的活化。与钙调磷酸酶抑制剂不同,AEB-071 对活化 T 细胞的核因子(nuclear factor of activated T cells,NFTA)和诱导细胞增殖的细胞因子和生长因子影响很小。由于阻断 T 细胞的机制与钙调磷酸酶抑制剂不同,AEB-071 可能不具有抑制钙调磷酸酶途径相关的毒性,这使得其具有极大的应用前景。

最初评估 AEB-071 疗效的 II 期临床实验结果并不满意,且因 AEB-071 组急性排斥反应例数增多而提前停止。其中一项实验的完整结果已经发表,这是

一项对新肾移植受体进行的为期 12 个月的非盲、随机、三臂临床 II 期研究。研究中,受体被随机(1:1)分入 2 组 AEB-071 组或对照组。AEB-071 组患者每日接受 2 次 200 mg AEB-071 与糖皮质激素,加上标准剂量的他克莫司(standard-exposure tacrolimus,SET,$n = 76$;他克莫司在第 1 个月调整血药浓度为 8~15 ng/ml,第 2~3 个月调整至 6~12 ng/ml)或减少剂量的他克莫司(reduced-exposure tacrolimus,RET,$n = 66$;第 1 个月他克莫司血药浓度调整至 5~8 ng/ml,第 2~3 个月调整至 2~6 ng/ml)。在第 3 个月,患者可将他克莫司换为霉酚酸。未换药受体,他克莫司第 4 个月目标浓度为 5~10 ng/ml。对照组($n = 74$)受体接受标准剂量他克莫司、霉酚酸和糖皮质激素。在前 3 个月的未换药期,AEB-071 组和对照组在 BPAR、移植物失功能和死亡等终止时间发生上没有明显差异。然而,换药后,AEB-071 组患者终止事件发生显著增多,主要为 BPAR 增多。在实验结束阶段,通过 Kaplan-Meier 估计,BPAR 在对照组、SET 组和 RET 组发生率分别为 4.6%、40.2% 和 32.4%。对照组、SET 组和 RET 组新发糖尿病率分别为 14.9%、6.7% 和 7.7%。但在任何时间点,两个实验组的中位 eGFR 与对照组相比都没有明显差异。

### 环孢素类似物 ISA247(voclosporin)

ISA247,也称为 voclosporin,是环孢素的半合成结构类似物,它通过抑制钙调磷酸酶信号转导途径发挥免疫抑制作用。voclosporin 结构与环孢素类似,仅在氨基酸-1 功能团修饰上有所不同。这种改变使得其分子量变小,但在人全血检测中发现相比于环孢素,其对钙调磷酸酶的抑制作用比环孢素更强,在体内大鼠异体心脏移植模型中也有类似效果。

voclosporin 曾作为 PROMISE 的部分研究在肾移植受体中实验。该实验旨在寻找免疫抑制功效与目前的钙调磷酸酶抑制剂相当但具有较少的药物和代谢物暴露的免疫抑制剂,以此增加药物暴露的可预测性,减少患者如现有钙调磷酸酶抑制剂的应用差异,以降低潜在的肾毒性。PROMISE 是一项对新肾移植患者进行的为期 6 个月的非盲、随机、平行、多中心、设置剂量范围的 voclosporin 临床 IIb 期实验,阳性对照为以他克莫司为基础的抑制剂方案。研究设置了 3 个谷浓度调节暴露范围(低、中和高)。受试者被随机 1:1:1:1 均分入 4 组。第一次接受死亡或活体供肾的成年受体符合入选标准。重要的排除标准包括人白细胞抗原(HLA)相同的活体肾移植受体、

|  | VCS<br>低<br>(ng/ml) | VCS<br>中<br>(ng/ml) | VCS<br>高<br>(ng/ml) | 他克莫司<br>标准剂量<br>(ng/ml) |
|---|---|---|---|---|
| 0~3个月 | 20~30 | 35~50 | 60~85 | 7~20 |
| 3~6个月 | 11~20 | 21~30 | 31~40 | 5~15 |

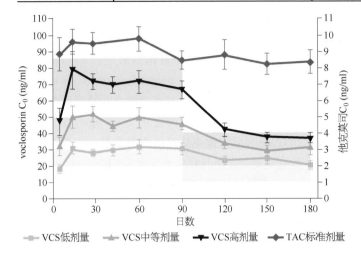

**图 95-1** PROMISE 研究中 voclosporin（VCS）和他克莫司（TAC）谷浓度评估

冷缺血时间大于 24 小时、群体反应性抗体大于30％。所有受试者接受抗-CD25 抗体免疫抑制剂、吗替麦考酚酯(每日 2 次 1 g 口服,因不良事件调整)、糖皮质激素,以及 voclosporin 或他克莫司。voclosporin 或他克莫司在移植后 24 小时内第 1 次给药,其中voclosporin 初始剂量为 0.4 mg/kg、0.6 mg/kg 或0.8 mg/kg,每日 2 次。根据药品说明书调整他克莫司剂量及血药浓度。每组的目标和真实谷值水平如图 95-1 所示。该试验的主要目的是证实在新移植肾移植受体中,至少一个 voclosporin 组 6 个月 BPAR发生率达到非劣性标准,非劣性标准设定为 15％。

该实验共招募 334 位新肾移植受体并随机分组(低剂量 voclosporin 组,$n=84$;中等剂量 voclosporin组,$n=77$;高剂量 voclosporin 组,$n=86$)。总体而言,4 组在人口统计学和基线特征方面相似,除了高剂量voclosporin 组中死亡供体比例高于他克莫司组($P<0.05$)。该研究结果表明,相较于他克莫司组,3 个voclosporin 治疗组 6 个月 BPAR 发生率均达到非劣性标准。低、中、高剂量 voclosporin 与他克莫司组 6个月 BPAR 发生率分别为 10.7％、9.1％、2.3％和5.8％。另外,相比于他克莫司组,中等剂量voclosporin 组患者 Banff Ⅰ级排斥发生率显著增高(6.5％比 0,$P=0.039$),但 Banff Ⅱ级发生率则明显下降(2.6％比 5.8％,$P=0.039$)。总的来说,在意向处理分析中,各组在移植后 28 日、3 个月和 6 个月急性排斥发生率方面并无统计学差异。

移植后 6 个月,通过 Nankivell 公式预估的 eGFR水平在低剂量 voclosporin、中等剂量 voclosporin 和他克莫司组患者中相近[分别为(71±13)ml/min、(72±12)ml/min 和(69±29)ml/min]。然而,高剂量voclosporin 治疗患者的 eGFR 水平则低于他克莫司组[(68±13)ml/min,$P<0.05$]。

移植后 6 个月,低剂量 voclosporin 组 NODAT 发生率显著低于他克莫司组(1.6％比 16.4％;$P=0.031$),也小于中等剂量 voclosporin 组(5.7％)。随着 voclosporin 暴露增多,NODAT 发生率也在升高,高剂量 voclosporin 组发生率已接近他克莫司治疗组。研究的任何阶段,各组间脂质代谢数据无明显差异,移植后 6 个月组间平均血压也未见显著区别。

voclosporin 肾毒性小,且可减少代谢异常发生率,如果被批准用于自身免疫性疾病(在器官移植方面研究已被停止),那对于肝移植将大有裨益。

## 移植的共刺激通路

共刺激通路长期以来都被视作调控获得性免疫反应的重要靶向目标。最近新近批准的贝拉西普预示着共刺激通路用于预防排斥的开始,且后续还将有更为振奋人心的发现,以及更多药物的研究。本部分将讨论现有关于贝拉西普批准用于肾移植的临床数据。作为另一个潜在的治疗目标位点,我们也将在此讨论 CD40/CD40L 共刺激通路。

### 贝拉西普

CD28/B7(CD80 和 CD86)共刺激通路(图 95-2)

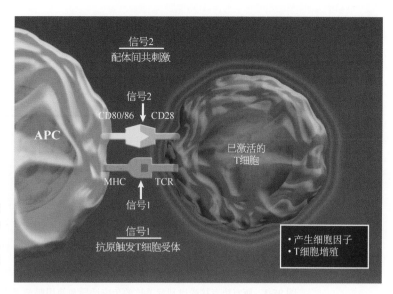

**图95-2**　信号1是抗原,而信号2是来自抗原呈递细胞(APC)的共刺激。共刺激后,IL-2等细胞因子驱动 T 细胞分裂,导致克隆扩增。MHC,主要组织相容性复合体;TCR,T 细胞受体

是活化 T 细胞的必要信号。它是移植模型中调节不同 T 细胞应答所需的几种共刺激途径之一。融合受体蛋白 CTLA4-Ig(阿巴西普,abatacept)是 CD28 阻断 CD80/CD86 结合的竞争性拮抗剂,目前已被批准用于类风湿关节炎的治疗。早期移植界的共刺激通路阻断实验较为混杂。共刺激阻断剂在啮齿动物模型中延长移植物存活时间的效用在非人类灵长类动物(nonhuman primates,NHPs)模型中并不能重现。与 CD80 相比,CTLA4-Ig 与 CD86 并没有那么强的亲和力。这可能是在更为严格的动物实验中失败的原因。

贝拉西普(nulojix;bristol-myers squibb)是一种在 CTLA4 结合结构域中有两个氨基酸替代的重排 CTLA4-Ig,其结合 CD80 能力是 CLTA4-Ig 的 2 倍,结合 CD86 的能力是 CLTA4-Ig 的 4 倍,体外抑制 T 细胞活化的能力更是 CLTA4-Ig 的 10 倍。早在 2011 年 6 月,FDA 即批准贝拉西普用于预防肾移植成人受体器官排异。贝拉西普可在医疗中心或家中输注,时间为 30 分钟。最初的 Ⅱ 期临床实验结果发表于 2005 年。在这项多中心研究中,两种剂量的贝拉西普与环孢素在安全性和效用方面做了比较,结果显示,MI 和 LI 贝拉西普组 6 个月中,分别有 5 名(7%)和 4 名(6%)患者发生急性排斥,而环孢素治疗组有 6 名(8%)患者发生急性排斥,因此,贝拉西普在预防急性排异方面达到非劣性标准(非劣性边界设为 20%)。

至于安全性方面,MI 组中 3 名患者发生移植后淋巴组织增生性疾病,环孢素组 1 名患者发生移植后淋巴组织增生性疾病。MI 组 3 名患者中,有 2 名后

来调整药物为传统免疫抑制剂(他克莫司、吗替麦考酚酯和糖皮质激素)。3 名患者中有 2 名曾有过 EB 病毒感染,第 3 名因急性排异接受莫罗单抗-CD3(muronomab-CD3)淋巴细胞耗竭治疗。在 5 年长期延长随访中,一名接受环孢素治疗的患者在移植术后 4 年发生移植后淋巴组织增生性疾病,贝拉西普组则未再有新发病例。

第一个临床Ⅲ期实验,作为一线免疫抑制剂评估贝拉西普肾保护作用和功效试验(Belatacept Evaluation of Nephroprotection and Efficacy as First-line Immunosuppression Trial,BENEFIT)是一项多中心、随机、设置阳性对照的平行组试验。接受活体供肾或标准尸体供肾的成年肾移植受体可参加本研究。排除标准为:初次移植患者群体反应性抗体≥50%,再次移植患者群体反应性抗体≥30%,先前或与同时又非肾实性器官移植患者以及扩大标准供肾受体。受试者随机分配入 3 组:贝拉西普 MI 组、LI 组或环孢素组(图 95.3)。所有治疗组患者均使用了巴利昔单抗诱导,并维持吗替麦考酚酯和糖皮质激素的使用。环孢素组移植物功能延迟恢复或预计延迟恢复患者可使用淋巴细胞耗竭疗法。ⅡB 级及以上级别急性排异患者可使用 T 细胞耗竭疗法,这取决于观察者自身的判断。该研究有 3 项主要的观察结果:受体及移植物的存活、肾损伤以及急性排斥的发生。患者与移植物生存和急性排斥的非劣性标准分别设定为 10% 和 20%。本研究共有 527 名受试者,人口学特征、基线特征以及供体特征在 3 组受体间无差别。

在受体及移植物生存率方面,两种贝拉西普方案

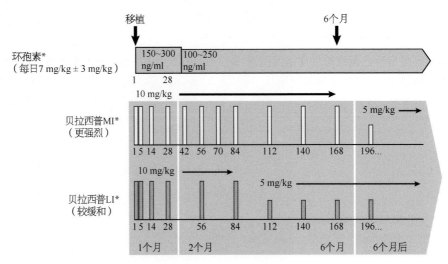

**图 95-3** 所有患者接受巴利昔单抗的免疫诱导和使用吗替麦考酚酯和皮质类固醇的维持治疗。随机接受环孢素的患者以 7 mg/kg±3 mg/kg 每日分开剂量开始,目标波谷第 1 个月为 150～300 ng/ml,随后为 100～250 ng/ml。用药更强烈(MI)治疗的患者在头 168 日接受贝拉西普 10 mg/kg,从第 196 日起接受 5 mg/kg 贝拉西普。较缓和(LI)治疗的患者在头 84 日接受贝拉西普 10 mg/kg,从第 112 日起接受 5 mg/kg。＊所有患者接受巴利昔单抗免疫诱导、吗替麦考酚酯、皮质类固醇治疗

组不劣于环孢素组。MI 组、LI 组和环孢素组受体与移植物 1 年生存率分别为 95%、97% 和 93%。MI 组、LI 组和环孢素组的平均 mGFR 分别为 65 ml/(min·1.73 m²)、63.4 ml/(min·1.73 m²)和 50.4 ml/(min·1.73 m²)(P＜0.000 1,MI 组和 LI 组比环孢素组)。肾穿刺标本证实慢性移植肾肾病(chronic allograft nephropathy,CAN)的发生率在贝拉西普组较低(MI 组 18%,LI 组 24%,环孢素组 32%)。

截止到 12 个月,贝拉西普组患者急性排斥的发生率较环孢素组增高(MI 组 22%,LI 组 17%,环孢素组 7%)。LI 组急性排斥率相比于环孢素组达到非劣性标准,但 MI 组未达到。几乎所有的排斥都发生在术后的前 6 个月,相较于环孢素组,贝拉西普组发生更多Ⅱa 和Ⅱb 级别排斥,但这与供体特异性抗体(donor-specific antibody,DSA)增高无关。

血压方面,贝拉西普组平均水平比环孢素组显著较低(MI 组,133/79 mmHg;LI 组,131/79 mmHg;环孢素组,139/82 mmHg;总体比较,MI 组或 LI 组比环孢素组,P≤0.027 3)。非 HDL 胆固醇与基线相比的变化在贝拉西普和环孢素组间也有区别(MI 组,0.21 mmol/L;LI 组,0.21 mmol/L;环孢素组,0.47 mmol/L;MI 组比环孢素组,P=0.011 5;LI 组比环孢素组,P=0.010 4)。3 组间 NODAT 发病率无明显区别:MI 组,7%;LI 组,4%;环孢素组,10%

(MI 组或 LI 组比环孢素组,P=NS)。

BENEFIT 也取得了 3 年随访的数据。在第 12～24 个月间,共有 8 名受试者发生了急性排斥反应(MI 组,n=4;环孢素组,n=4)。术后 24 个月内,MI 组急性排斥的发生率为 24%,环孢素组为 9%。第 24～36 个间,贝拉西普组未再新发急性排斥病例,但环孢素组有 1 位患者出现急性排斥反应。截止到第 3 年,DSA 在环孢素组更常见(MI 组,6%;LI 组,5%;环孢素组,11%)。在急性排斥患者中,DSA 的发生率分别为 12%(MI 组)、8%(LI 组)和 19%(环孢素组)。至于第 3 年的肾功能,平均计算的 GFR(calculated GFR,cGFR):MI 组为(65.2±26.3)ml/(min·1.73 m²),LI 组为(65.8±27.0)ml/(min·1.73 m²),环孢素组为(44.4±23.6)ml/(min·1.73 m²)(MI 组或 LI 组比环孢素组,P=0.000 1)。在整个研究过程中,贝拉西普组 cGFR 始终高于环孢素组。

Ⅱ期临床试验遇到的移植后淋巴组织增生性疾病问题,在Ⅲ期试验中的发生情况也值得讨论。截止到 12 个月,MI 组、LI 组和环孢素组分别有 1 名、2 名和 1 名患者发生移植后淋巴组织增生性疾病。另外,在第 2 年间,2 名 MI 组患者出现中枢神经系统(CNS)移植后淋巴组织增生性疾病。这 6 名患者中有 4 名存在已知的危险因素,1 名患者术前发现 EB 病毒血清阴性存在,1 名患者因急性排斥反应接受淋

巴细胞耗竭治疗,另外 2 名均有 EB 病毒血清阴性和接受了淋巴细胞耗竭治疗。最后,2 名 EB 病毒血清阴性患者移植接受了血清阳性供体供肾。在第 3 年间,3 组内都无新发移植后淋巴组织增生性疾病病例。

第 2 次临床Ⅲ期研究,一线免疫抑制剂评估贝拉西普肾保护作用和功效研究——扩大标准供体(Belatacept Evaluation of Nephroprotection and Efficacy as First-line Immunosuppression Trial-EXTended criteria donors,BENEFIT-EXT),是一项随机、多中心研究。研究对象为接受扩大标准供肾的患者。扩大供体标准包括:≥60 岁、≥50 岁但存在至少两种危险因素(心脑血管意外,高血压,血清肌酐＞132.6 μmol/L)、预计冷缺血时间≥24 小时或心脏死亡后捐献。所有患者均接受巴利昔单抗诱导、吗替麦考酚酯和糖皮质激素治疗,并随机分入贝拉西普 MI 组、LI 组和环孢素组。环孢素组允许移植物功能延迟恢复患者可接受淋巴细胞耗竭疗法。观察者可决定对ⅡB 级及以上级别的急性排斥患者使用 T 细胞耗竭疗法。

主要的观察结果为受体和移植物存活以及第 12个月的肾损伤。与 BENEFIT 不同的是,BENEFIT-EXT 不以急性排斥为主要观察结果。生存率的非劣性标准定为 10%。次要观察结果包括 mGFR、利用肾病饮食改变研究方程[Modification of Diet in Renal Disease(MDRD)equation]计算的 cGFR、穿刺证实 CAN 发病率以及严重 BPAR 发病率。受试者共有 543 名,随机分入 3 组,组间基线特征无差别。

受体和移植物生存率方面,两组贝拉西普组都不劣于环孢素组。MI 组、LI 组和环孢素组分别有 14%、11% 和 15% 移植物失功能死亡。3 组间穿刺组织活检证实 CAN 发生率相近(MI 组,45%;LI 组,46%;环孢素组,52%)。MI 组、LI 组和环孢素组第 12 个月的平均 mGFR 分别为 52.1 ml/(min·1.73 m²)(与环孢素组相比,P = 0.008 3),49.5 ml/(min·1.73 m²)(与环孢素组相比,P = 0.103 9)和 45.2 ml/(min·1.73 m²)。MI 组 mGFR 与环孢素组相比明显较好(P = 0.008 3),但 LI 组与环孢素组比没明显差异(P = 0.103 9)。

血压方面,贝拉西普组平均收缩压和舒张压都比环孢素组更低(MI 组,141/78 mmHg;LI 组,141/78 mmHg;环孢素组,150/82 mmHg)。MI 组 NODAT 发病率明显比环孢素组低(MI 组,2%;环孢素组,9%;P = 0.030 8),但 LI 组与环孢素组无差异(LI 组,5%;P = 0.294 6)。另外 MI 组和 LI 组非 HDL 胆固醇与基线相比的平均变化水平和环孢素组

有明显差异(MI 组,0.33 mmol/L;LI 组,0.29 mmol/L;环孢素组,0.76 mmol/L;MI 组比环孢素组,P = 0.001 6;LI 组比环孢素组,P = 0.000 6)。

3 组间急性排斥发生率无明显差异(MI 组,17.9%;LI 组,17.7%;环孢素组,14.1%)。但贝拉西普组有更多ⅡB 级别排异(MI 组,9%;LI 组,5%;环孢素组,3%)。大部分排斥发生在前 3 个月(81%),几乎所有的都发生在前 6 个月。还应注意的是,与 LI 组(n = 1)和环孢素组(n = 2)相比,MI 组(n = 5)有更多患者发生过不止一次的急性排斥,尽管这样的病例数不多。治疗急性排斥最常用的方法为使用糖皮质激素,但也有患者使用 T 细胞耗竭疗法,在 MI 组、LI 组和环孢素组中,分别有 13 名、5 名和 4 名患者使用了 T 细胞耗竭疗法。

BENEFIT-EXT 研究同样取得了 3 年随访数据。2 年后,3 组各有 1 名患者发生了急性排异。截止到第 3 年,MI 组、LI 组和环孢素组急性排斥率分别为 18%、19% 和 16%。和 BENEFIT 研究发现结果一致,DSA 在贝拉西普组发生较少。3 组间 DSA 基线发生率相近且都较低(MI 组,6%;LI 组,5%;环孢素组,8%),但到第 3 年止,贝拉西普组 DSA 发生增加的频率明显低于环孢素组(MI 组,7%;LI 组,6%;环孢素组,15%)。在发生急性排斥的患者中,DSA 发生频率分别为 9%(MI 组)、9%(LI 组)和 26%(环孢素组)。至于肾功能,第 3 年意向性治疗人群平均 cGFR 在 MI 组、LI 组和环孢素组分别为(42.7±27.6)ml/(min·1.73 m²)、(42.2±25.2)ml/(min·1.73 m²)和(31.5±22.1)ml/(min·1.73 m²)。另一方面,和环孢素组相比,通过 cGFR 值判断,贝拉西普组 1 期和 2 期慢性肾病(chronic kidney disease,CKD)患者更多(MI 组,31%;LI 组,22%;环孢素组,8%),4 期和 5 期 CKD 患者较少(MI 组,30%;LI 组,27%;环孢素组,44%)。这是一个重要的现象,因为贝拉西普组受体 GFR 更高,意味着移植物长期预后更好。

随访 12 个月中,MI 组有 1 名受体(0.5%),LI 组有 2 名受体(1%)发生移植后淋巴组织增生性疾病。12 个月后,贝拉西普两组各出现 1 名移植后淋巴组织增生性疾病患者。5 名移植后淋巴组织增生性疾病患者中有 3 名移植前检出 EB 病毒血清阴性。没有患者接受淋巴细胞耗竭治疗。截止到第 3 年,MI 组有 2 名移植后淋巴组织增生性疾病,LI 组有 3 名;4 例患者累及中枢神经系统,1 例(LI)累及移植肾及淋巴结。3 年后,另有 4 名患者(LI 组 3 名,环孢素组 1

名）发生移植后淋巴组织增生性疾病，1 例累及中枢神经系统（LI 组），1 例累及移植肾（LI 组），1 例累及胃肠道（LI），1 例累及骨髓（环孢素组）。

贝拉西普组主要的安全问题是患者发生移植后淋巴组织增生性疾病。研究者利用 II 期临床试验，BENEFIT 和 BENEFIT-EXT 的数据，整合分析药品安全性，该研究数据共有 1 425 名患者（MI 组，477名；LI 组，472 名；环孢素组，476 名）。MI 组、LI 组和环孢素组恶性肿瘤的发生率分别为 10%、6% 和7%。这些研究中共出现 16 例移植后淋巴组织增生性疾病患者（MI 组，$n=8$；LI 组，$n=8$；环孢素组，$n=$2），其中 9 名累及中枢神经系统（MI 组，$n=6$；LI 组，$n=3$）。EB 病毒阴性患者发生移植后淋巴组织增生性疾病风险最高。另外，累及中枢神经系统的移植后淋巴组织增生性疾病患者更多出现在 MI 组。因此，当贝拉西普被 FDA 批准后，应建议只用于 EB 病毒血清阳性患者（FDA 标签信息）。还应注意的是，FDA 应该只批准 LI 方案作为肾移植术后预防排斥反应疗法。最后，避免使用 T 细胞耗竭疗法治疗急性排斥可降低移植后淋巴组织增生性疾病风险（高剂量糖皮质激素对逆转排异有效，在急性排斥发生条件允许时应作为第一疗法）。

考虑到贝拉西普患者较高的 GFR 以及更好的心血管代谢指标，可得出假设，贝拉西普可改善肾移植受体心血管预后。2012 年美国年度移植大会上曾展示肾移植 Lescol 评估扩展实验（Assessment of Lescol in Renal Transplantation，ALERT）数据，以此建立风险计算模型以预测主要的心血管事件（major adverse cardiac events，MACEs）发生风险及死亡风险。该模型已在 ALERT 数据库中进行内部校准及鉴定。研究者即使用该模型对 BENEFIT 和 BENEFIT-EXT实验受试者进行主要心血管事件发生率和死亡率评估。评估使用术后 3 年糖尿病发生率、肌酐值和 LDL值，并控制其他协变量不变。该模型预测，7 年后，贝拉西普组死亡率将大大下降（BENEFIT，5% 绝对下降；BENETIF-EXT，5.64% 绝对下降）。该模型还预测主要心血管事件在贝拉西普组发生率也较低（BENEFIT，3.4% 绝对下降；BENEFIT，4.88% 绝对下降）。

到目前为止，我们在美国加州大学旧金山校区（University of California-San Francisco，UCSF）临床经验性将贝拉西普与低剂量球蛋白（3 mg/kg）免疫诱导合用，并取得了和他克莫司治疗组相似的排斥率。另一个问题是贝拉西普与霉酚酸合用作为抗增殖组

合是否为最佳组合。研究实验和先期临床试验都证实了贝拉西普和 mTOR 抑制剂可发挥协同作用，提供更为强效的免疫抑制作用。这些药物合用组合目前已在数个临床试验中测试，包括 KirK 等人的一项研究。该研究的研究对象为 20 个非 HLA 相匹配的活体肾移植的免疫低危受体，随机分配 1∶1 两组，接受未分离的供体骨髓，并使用阿伦单抗免疫诱导和西罗莫司加贝拉西普维持方案。1 年后，随机选出 10名患者停止口服免疫抑制剂（西罗莫司），截止到第 2年，其中 7 名贝拉西普单药治疗的患者仍未发生免疫排斥反应。尽管该方案目前只能用于免疫低风险人群，但它提供了等同于钙调磷酸酶抑制剂的效用，且为无激素方案，长期来看，只需最小剂量免疫抑制剂维持就能保证移植物的良好功能。

此外，国家过敏和感染性疾病研究所（National Institute of Allergy and Infectious Disease，NIAID）也在进行贝拉西普和低剂量钙调磷酸酶抑制剂合用的研究（器官移植临床试验，CTOT-16；NCT01856257）。其他被看好的实验组合还有用托珠单抗阻断 IL-6 或用 ASKP1240 阻断 CD40（两者都将在下文中讨论）。在实验性研究中，这些组合被证实是有效的。

贝拉西普在肝移植中的应用也已被评估。2011年美国年度肝移植大会上展示了一项临床 II 期试验数据摘要总结。研究中，250 名肝移植受体随机接受高剂量贝拉西普、低剂量贝拉西普和他克莫司治疗。主要观察事件包括 6 个月的急性排斥、移植物失功能和死亡。组间的人口学特征无差异。结果显示，贝拉西普组事件发生率更高，低剂量贝拉西普组 1 年内死亡患者最多。另外，贝拉西普组还出现了 2 例移植后淋巴组织增生性疾病和 1 例进行性多灶性白质脑病（progressive multifocal leukoencephalopathy，PML）。贝拉西普应用于肝移植患者的最佳使用方案仍待确定，鉴于 II 期临床试验结果显示，贝拉西普组移植物失功能和死亡风险更高，FDA 已发出警告反对在肝移植受体中使用贝拉西普。

### ASKP1240

移植界另一个有趣的共刺激通路是 CD40/CD154 通路。CD40 在 B 细胞和树突状细胞等抗原提呈细胞（antigen-presenting cells，APCs）上组成性表达，在炎性微环境中，其表达可被内皮细胞和成纤维细胞上调。此外，其激活还可促进自身表达上调。CD154 是 CD40 唯一识别的配体，一般在活化 T 细胞，自然杀伤细胞（natural killer cells，NK cells）、嗜

酸性粒细胞和血小板上表达。CD40 和 CD154 的结合能促进树突状细胞活化和成熟，激活 B 细胞及促进免疫球蛋白类别转换。而且，CD40 下游信号分子还能增加树突状细胞表达主要组织相容性复合物 (major histocompatibility complexes，MHCs) 和共刺激分子 (如 CD80 和 CD86)，并能促进肿瘤坏死因子 (tumor necrosis factor，TNF) 和 IL-12 等炎症细胞因子的分泌。

CD40 配体，CD154，是单克隆抗体抑制 CD40-CD154 通路的第一个目标位点。靶向配体比靶向受体更为安全，因为与受体结合有引发抑制信号通路的风险。此外，相比于 CD40，CD154 表达更有限。在老鼠和 NHP 模型中，针对 CD154 的单克隆抗体早期实验结果较好，主要是与 CTLA4-Ig、输注供体特异性血液和西罗莫司等合用时。Ⅰ 期研究中，对红斑狼疮和肾移植患者使用针对 CD154 的人源化单克隆抗体 (monoclonal antibody，mAb)(Hu5C8) 会导致血栓发生率增高，这一点是始料未及的，且后续 NHPs 模型也发生了同样状况。这可能是与 CD154 在血小板上表达以及 CD154 在凝块形成稳定中的作用相关。Hu5C8 和其他抗 CD154 抗体的进一步研究目前已被暂停。

因此，目前对这种共刺激途径的研究重点已转移至抗 CD40 单克隆抗体上。NHPs 模型中证实，嵌合型抗 CD40 mAb(Chi220) 与贝拉西普合用能改善胰岛移植物生存状态，与抗 CD86 抗体合用能延长移植肾存活时间。靶向 CD40 的新型抗体目前有完全人源化 OM11-62MF(novartis)，应用于利妥昔单抗难治性淋巴瘤患者的研究正在进行；PG102，去免疫的嵌合抗体 (panGenetics)，最近因银屑病受试者招募失败终止了研究；以及 ASKP1240，完全人源化抗体 (astellas pharma)，这也是唯一在移植人群中测试的抗体。在健康志愿者身上试验的Ⅰa 期临床试验数据目前已发表。研究中，12 组连续的人群 (每 6 个试验组和 3 个安慰剂组) 被随机分配到安慰剂组或静脉注射单药 ASKP1240 组，ASKP1240 剂量逐步递增 (0.000 03～10 mg/kg)。ASKP1240 表现出非线性的药代动力学。从 0.1～10 mg/kg，ASKP1240 平均最

大血清浓度和血清浓度时间曲线下的面积分别为 0.7～251.6 μg/ml，6.5～55 409.6 h×μg/ml。ASKP1240 与 CD40 结合呈现剂量依赖性，剂量大于 0.01 mg/kg 时，结合率最高。ASKP1240 耐受性良好，目前无细胞因子释放综合征或血栓栓塞事件发生的证据。在 70 名 ASKP1240 使用者中，5 名检测出抗 ASKP1240 抗体 (7.1%)。总之，测试浓度的 ASKP1240 拮抗 CD40/CD154 安全性可，耐受性好。该实验后，Astellas 也完成了 ASKP1240 Ⅰb 期和Ⅱ期实验。

### 托珠单抗

IL-6 细胞因子，传统认为其是炎症反应急性期调节剂，现今发现它是 TH17 细胞重要的促进因子和调节性 T 细胞的抑制剂。试验研究和临床研究已确定了 IL-6 和自身免疫性疾病间的关系。第一个抗 IL-6 药物，托珠单抗 (genentech) 是一种人源性抗 IL-6 受体抗体，目前已被批准用于类风湿关节炎治疗。Bristol-Myers 和 Regeneron 目前正研究另外两种抗 IL-6 的生物制剂。目前抗 IL-6 疗法在移植上的研究一般是与共刺激通路阻断剂合用。Cedars Sinai 正在进行托珠单抗作为脱敏疗法改善移植率 (clinicaltrials. gov ♯NCT01594424) 的单中心试验，USCF 单中心试验则用托珠单抗治疗炎症和交界性排斥 (clinicaltrials. gov)。如果成功的话，这些成果能推动企业将托珠单抗临床应用扩展至器官移植上。

## 结论

钙调磷酸酶抑制剂的成功和缺陷导致了新型免疫抑制剂的发展，研究者尝试在保证钙调磷酸酶抑制剂的低排斥率的同时，减少其肾和心血管方面的副作用。只有时间才会告诉我们本章要讨论的小分子药物最后是否会用于移植。贝拉西普添加到移植术后免疫抑制剂行列标志着生物制剂用于维持免疫抑制新纪元的开始，但必须牢记，贝拉西普现今只被允许用于肾移植。新型免疫抑制剂前景可期，希望其能在保持低急性排斥发生率的同时能最大化患者和移植物长期生存率。

---

### 要点和注意事项

- 虽然钙调磷酸酶抑制剂 (CNI) 能显著降低急性排斥反应发生率，其对移植肾长期存活改善甚微。
- 钙调磷酸酶抑制剂具肾脏毒性，且增加心血管代

谢疾病的发生风险。
- 托珠单抗、AEB-071 和 voclosporin 等小分子药物旨在保持钙调磷酸酶抑制剂短期降低急性排异发

生率疗效的同时减小或避免其长期的肾和心血管代谢毒性。

- 贝拉西普,目前已被批准用于肾移植受体,与钙调磷酸酶抑制剂抑制方案相比能更好地保证移植肾功能,改善移植肾的长期预后,同时也可能降低心血管疾病发生风险。

# 第 96 章

# 免疫抑制生物制剂
## Immunosuppressive Biologic Agents

Malcolm MacConmara • Ifeoma Nwadei • Allan D. Kirk

顾广祥 • 译

---

---

## 历史展望

Thomas Starzl 和 Sir Roy Calne 率先在全球开展了实验性肝移植,而免疫抑制治疗的发展使得肝移植从实验转变为临床上首选的治疗终末期肝病的手段。临床预后的提高与免疫抑制剂的引进及合理治疗密切相关。目前,肝移植的 1 年和 5 年生存率分别高于 85％和 70％。这个结果与多方面的改进相关,包括围手术期治疗、器官保存、手术技术的改进及免疫抑制剂的合理使用,如钙调磷酸酶抑制剂、激素类及抗代谢制剂。急性免疫排斥曾是阻碍移植排斥最大的障碍,而免疫抑制剂使急性排斥反应变得相对少见或者成为一个可控的事件。然而,免疫抑制的副作用目前成为影响移植术后长期生存的最常见原因,包括心血管系统、代谢系统、内分泌系统及肾功能。因此,目前进一步提高移植效果应注重于免疫抑制剂的合理应用。

生物治疗(后来定义)的发展呈指数增长,其作用是通过与确定的免疫学目标位点的精确相互作用介导的,从而导致消除靶外副作用的潜力。许多制剂现在可以使用,并且它们在其他移植领域的使用率在逐渐增加。目前,肝移植中生物制剂的发展和临床应用受到限制,主要是作为难治性排斥发生率相对较低的功能,将在此进行回顾。希望这些药物的未来发展将提高免疫抑制的特异性,从而允许更多的个性化免疫抑制方案,减少长期副作用并改善移植结果。

## 生物制剂

免疫抑制剂主要分为两类:一类是小分子抑制剂,调控胞内信号通路;另一类是由大分子蛋白质组成的生物制剂,直接作用于胞外表面分子。小分子抑制剂(如钙调磷酸酶抑制剂、吗替麦考酚酯和泼尼松)可在多种通路中影响共用的模体和结构域,进而影响细胞的功能。而大分子蛋白质组成的生物制剂可特异性地与细胞表面受体结合,进而影响胞内下游分子,从而发挥功能。通过与特异分布的受体结合,这些生物制剂可精准调控免疫功能而不影响其他细胞功能,从而减少脱靶效应。生物制剂主要包括多克隆抗体、单克隆抗体和融合蛋白(图 96-1、图 96-2)。

生物制剂的使用最早始于 20 世纪 60 年代,当时科研工作者开始认识到免疫细胞在移植排斥中的重要性,进而寻求免疫细胞介导的治疗。到 60 年代中

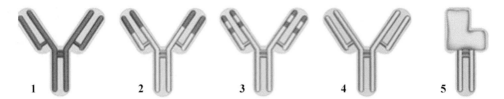

**图 96-1** 单克隆抗体(mAb)的类型。1,小鼠 mAb；2,嵌合 mAb；3,人源化 mAb；4,完全人类 mAb；5,融合蛋白

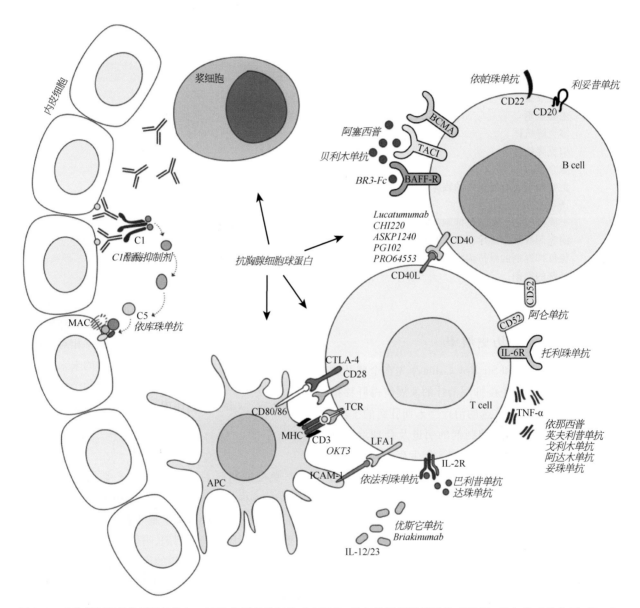

**图 96-2** 生物制剂及其作用目标位点。APC,抗原呈递细胞；BAFF-R,B 细胞激活因子受体；BCMA,B 细胞成熟抗原；CD40L,CD40 配体；CTLA-4,细胞毒性 T 淋巴细胞抗原 4；ICAM-1,细胞间黏附分子 1；IL-2R,白介素-2 受体；LFA-1,淋巴细胞功能相关抗原-1；MAC,膜攻击复合物；MHC,主要组织相容性复合体；TCR,T 细胞抗原受体；TNF-α,肿瘤坏死因子-α

期,多项研究结果显示,将人的淋巴细胞注射至小鼠中可产生抗体。收集免疫后小鼠的血清,再将其注射至未免疫的小鼠,可导致未免疫小鼠淋巴细胞的急剧下降。技术进一步改进,如抗体的纯化、单克隆

抗体及蛋白质结构的基因操作,促进了生物制剂呈指数级的增加。尽管生物制剂最早应用于移植,但目前绝大多数生物制剂可用于肿瘤及自身免疫性疾病。

### 多克隆抗体

第一个生物制剂来源于免疫后小鼠的血清,这种抗体被命名为多克隆抗体。浓缩的血清中含有大量的抗体,可特异性识别并结合于多种抗原位点。这种多克隆抗体可产生广泛的免疫抑制功能,在肝移植中有着多种应用,如诱导治疗、激素难治性排斥反应的治疗。然而,由于异质性和免疫原性,多克隆抗体在临床应用中受到诸多限制。制剂和生产批次的不同,使多克隆抗体识别的位点呈多变性,因此其治疗效果及副作用也不完全相同。每种制剂中抗体的多变性导致了产品特异性的降低及不良反应的增加,包括了全血细胞减少。临床应用的多克隆抗体主要为 IgG 型,其不易被血小板和红细胞吸收,可降低其副作用。尽管如此,副作用仍然非常常见。此外,这些抗体不能应用于维持治疗,因为其动物源性可引起持续和强烈的免疫反应,临床上表现为血清病、严重的变态反应。多克隆抗体的不足促进了特异性生物制剂如单克隆抗体的发展。

### 单克隆抗体

在 20 世纪 60 年代,Kohler 和 Milstein 率先采用了杂交瘤技术,在免疫化的动物中成功获得了脾细胞来源的永生化肿瘤细胞系。采用这种杂交瘤技术获得的抗体在组成上完全一致,识别相同的抗原位点,并且可持续产生。这种技术最早在临床上应用于移植。确切地说,Kung 等研制了 OKT3,一种特异性识别 T 细胞的制剂,可应用于 T 细胞介导的疾病如移植后急性排斥反应。然而,与多克隆抗体相似,其免疫源性限制了单克隆抗体的早期临床应用,因为它们

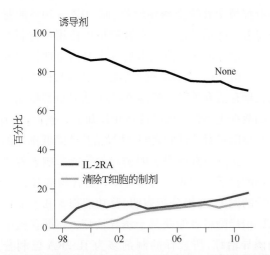

**图 96-3** 诱导治疗的趋势。IL-2RA,白介素-2 受体拮抗剂[引自 2010 年 OPTN 和 SRTR 的数据报告。Am J Transplant. 2012;12(suppl 1):1-156. 10. 1111/j. 1600-6143. 2011. 03886. x.]

主要来源于小鼠,含有异种蛋白质,可引起强烈的免疫反应,此种现象被命名为人抗鼠抗体反应(HAMA)。这种反应限制了临床治疗的持续性,使得动物来源的单克隆抗体不能应用于维持治疗。

多种基因工程技术被用于生产在结构上与人蛋白质完全相似的制剂,这样可以避免异源性抗体的免疫原性。如今,这种生物制剂包括嵌合的单克隆抗体、重组人源化的单克隆抗体和完全人源的单克隆抗体。嵌合的单克隆抗体含有人的恒定区或 FC 片段及小鼠的 Fab 区域(如巴利昔单抗)。由于大部分由人源 DNA 序列组成,这些抗体不太容易引起免疫反应。然而,随着时间的延长,针对小鼠 Fab 区域的免疫反应逐渐产生,从而降低了生物制剂的有效性。

Riechmann 等研制了第一个人源性单克隆抗体 Campath-1H。这个分子改变了重链分子的形状,使抗体能够特异性结合于 Campath-1 抗原,增加了嵌合抗体的亲和力。此外,与嵌合的单克隆抗体、鼠源性抗体相比,这种重塑或人源化抗体产生较少的免疫反应。然而,其临床应用仍有不足之处。首先,针对人DNA 的任何操作,都有可能改变蛋白质的氨基酸序列,最终导致临床应用抗体的结合力下降。而且基因工程可能会导致蛋白质不合适的糖基化,可能会影响抗体 Fc 段的结合力。

### 融合蛋白

另一类生物免疫制剂是融合蛋白,其主要由两种蛋白质相互融合,一种是已知的特异性受体蛋白,另一种是目的蛋白。这种融合蛋白可通过基因工程研制出来,这种融合使得蛋白质不能单独发挥功能。由于其依赖于 Fc 亚型(如 IgG1 或 IgG4),融合蛋白能修复补体、结合 Fc 受体、参与大量的抗体样效应和调理作用,具有增加蛋白质位点的作用。目前最常见的融合蛋白是贝拉西普,其多种潜在的临床应用仍在研究中。

## 生物制剂在肝移植中的临床应用

除了肝移植,生物制剂在其他实体器官移植中已被广泛应用于标准的免疫抑制方案。尽管最新的 UNOS 数据显示生物制剂有益于免疫诱导,但仅有 20%～25% 的肝移植患者接受生物制剂(图 96-3)。引起这种低利用率的原因是多方面的,主要包括以下几个方面:①应用目前的免疫抑制方案取得了较好的短期预后;②肝脏不易发生排斥的观点已被广泛接

受；③较低的急性排斥发生率；④肝移植受体因其疾病本身而免疫抑制，额外的治疗能增加感染和癌症发生的风险，尤其是因为癌症（肝细胞癌）和慢性感染（如 HCV）是肝移植常见的适应证。

大量临床操作事项限制了生物制剂的使用。生物制剂的使用需要在临床中心进行，患者必须得到严密的临床观察，以避免发生可能的并发症，如严重的急性肺水肿和严重的低血压。同时也会产生一系列广泛的反应，如全血细胞减少，以及针对抗体产生的体液免疫而引发的血清病和变态反应。抗体较长的半衰期也增加了移植术后管理的复杂性，因为一旦使用生物制剂，其免疫反应不能简单地被停止或逆转。此外，生物制剂也是最昂贵的治疗方案，常规地将生物制剂纳入现有的诱导和维持方案中可能会增加每年的药物成本，从而引起其成本效益的问题。基于其他器官移植的数据显示，生物制剂的使用可能会增强免疫抑制作用，从而损害正常的免疫保护。最突出的例子包括原发和重新活化的疱疹病毒的易感性显著增加，如巨细胞病毒和 EB 病毒，后者可导致移植后淋巴组织增生性疾病（PTLD）的增加，增加恶性肿瘤死亡的风险。前期数据显示，采用 OKT3 诱导或者多克隆抗体诱导方案的肾移植患者，其移植后淋巴组织增生性疾病的发生分别可达 0.85% 和 0.80%，而不接受抗体诱导方案的发生率仅为 0.5%。然而，由于肝移植的数据有限，尚无证据显示多克隆抗体或白介素-2受体拮抗剂（IL-2RA）的使用会增加恶性肿瘤的风险，亦无证据显示生物制剂能增加新生或复发的肝细胞癌的风险。

在肝移植中使用生物制剂有其自身独特的复杂性和考虑。在丙型肝炎患者中采用早期加强诱导和治疗方案会增加移植后病毒负荷和疾病复发。然而，最新的数据显示，与类固醇诱导方案相比，使用兔抗胸腺细胞球蛋白（rATG）或达利珠单抗并不能增加疾病复发的概率。类似的，20 世纪 90 年代的数据显示肝癌肝移植术后肿瘤的复发与抗体诱导方案相关。最新的随机对照及回顾性研究采用 rATG 和 IL-2RA 诱导方案，结果显示采用和不采用生物制剂诱导方案的肝癌复发率相似。由于发表的数据限制以及生物制剂的种类和方案的复杂性，生物制剂对感染的影响很难判断。一个小型单中心随机对照试验显示，当使用类固醇限制方案时，ATG 的使用能降低巨细胞病毒感染概率。近期的一个 meta 分析显示，与标准治疗相比，IL-2RA 诱导方案不能增加感染的发生率。据报道，阿仑单抗能增加移植后病毒感染的风险。一

般来说，免疫抑制剂的增强会降低保护性免疫力，然而在肝移植中缺乏相关的明确数据。

### 诱导治疗

诱导治疗包括围手术期短期的强化治疗以预防急性排斥反应，也有减少抑制后类固醇或钙调磷酸酶抑制剂治疗。诱导治疗非常重要，因为 1/5 的肝移植患者会逐渐发展为慢性肾衰竭，尤其是移植前肾功能处于边缘状态的患者。诱导剂包括淋巴细胞清除制剂（多克隆抗体、阿仑单抗）和非淋巴细胞清除制剂（巴利昔单抗、达利珠单抗）。rATG 可诱导 T 细胞凋亡和淋巴细胞减少，并且呈剂量依赖性。阿仑单抗可在长达 1 年的时间内清除 T 细胞和 B 细胞。巴利昔单抗和达利珠单抗通过阻断 CD25，从而特异性作用于活化的 T 细胞，虽然它们不仅仅能作用于活化的效应性 T 细胞，同时对表达 IL-2 受体的调节性 T 细胞具有潜在相互作用。诱导治疗的理论优点还在于它有促进肝的内在耐药性及促进 T 细胞向记忆性和调节性 T 细胞转化的可能。动物和临床试验显示了阿仑单抗和 rATG 能够促进调节性细胞的产生。然而，IL-2RA 诱导的方案显示了抑制 Treg 的产生。rATG 还能够作用于黏附分子，从而降低缺血再灌注的损伤。

Cai 和 Terasaki 等最近发表了一项关于 UNOS 数据的分析，结果表明使用诱导治疗后，肝移植后移植物存活率和患者的 5 年生存率显著升高。此外，Moonka 等人发表的数据显示 HCV 和非 HCV 患者均能从诱导治疗中获益。根据 SRTR 数据表明，诱导治疗不常用于肝移植患者，2008—2009 年仅有 30% 的肝移植受者接受诱导治疗，而 50%～70% 的肾移植患者接受诱导治疗。在肾移植中使用生物制剂作为诱导治疗能显著降低术后 6 个月内急性排斥的发生率。但是，大多数数据不能显示其与移植物或患者的长期存活有关。与肾移植不同，支持肝移植诱导治疗的数据主要包括回顾性或单组研究。然而，已有 3 个小型随机对照试验表明，诱导治疗能降低排斥的发生率。虽然没有证据表明诱导治疗能影响患者或移植物的存活率，HCV 和非 HCV 受者均能降低急性排斥的发生，亚组分析表明，肾功能损害和术前接受 ICU 治疗的患者能获益于诱导治疗。在肝移植中使用诱导治疗，所选择的制剂多为 IL-2RA 巴利昔单抗，可能是由于肝衰竭的患者自身免疫功能低下，而巴利昔单抗具有低毒性。而淋巴细胞清除制剂如多克隆抗体则很少被应用。

### 类固醇和钙调磷酸酶抑制剂限制方案

为了降低 HCV 的复发和肾功能的损害,新的免疫抑制方案试图限制类固醇和钙调磷酸酶抑制剂的使用。多克隆抗体和 IL-2RA 制剂都对类固醇表现出保护作用,但是需要大规模多中心随机对照试验来证实生物制剂的作用和最佳的免疫抑制方案。Campath-1H 在特定的肝移植亚组中也能通过降低钙调磷酸酶抑制剂剂量及后续毒性而使受者获益。

### 耐类固醇激素排斥反应的挽救治疗

在绝大多数移植中心,肝移植急性排斥反应的一线治疗包括大剂量的皮质类固醇。然而,大约 10% 的患者会发生耐类固醇激素的排斥反应。在 20 世纪 80 年代,Cosimi 等最初在多中心随机对照试验中证实,生物免疫制剂在耐类固醇激素排斥反应中具有良好的优越性。1993 年 Solomon 等人在一项回顾性研究中证实了这一发现,该研究表明,与仅用类固醇治疗相比,采用 OKT3 治疗可使 60% 耐胆固醇激素排斥反应得到持续逆转。然而,由于长期或重复使用 OKT3 治疗会增加移植后淋巴组织增生性疾病的风险,生物制剂不被推荐作为肝移植患者排斥反应治疗的一线药物。其他单克隆抗体如 IL-2RA 抗体在某些情况下能有效治疗耐类固醇激素的急性排斥反应,但这并不是常见的,且其机制尚不明确。有趣的是,尽管在肾移植文献中,多克隆抗体在耐类固醇激素急性排斥反应逆转中具有有效作用,但几乎没有数据表明在肝移植患者中具有相同的作用。要想将基于肾移植临床经验生物制剂的使用应用于肝移植中,仍需要进一步证实。

### 免疫抑制剂的维持治疗

为了避免钙调磷酸酶抑制剂的心血管和肾的毒副作用,生物制剂的维持治疗方案仍是难以实现。目前可用的生物制剂在维持治疗方案中的使用受到许多因素的限制,包括受体的敏感性、毒性及静脉治疗的管理。共刺激阻断剂贝拉西普目前可用于肾移植术后的维持治疗,可作为钙调磷酸酶抑制剂限制治疗方案中的一部分,来自随机对照试验的公开数据显示,贝拉西普能有效地改善肾功能。在肝移植患者中,由于急性排斥反应和死亡的高发率,其随机对照试验被终止。

## 特殊的制剂

### 抗胸腺细胞球蛋白

多克隆抗体以前较频繁地作为肝移植的诱导方案的一部分,然而随着钙调磷酸酶抑制剂的使用显著降低了急性排斥反应,多克隆抗体的使用也逐渐减少。这与其他实体器官移植观察到的趋势相反。绝大多数中心在肝移植诱导方案中优先选择 IL-2RA 制剂,因为其能降低毒副作用。在肾移植的高危人群中,与使用巴利昔单抗相比,ATG 诱导方案能减少急性排斥反应和延迟的肾功能损伤。而在肝移植中采用 ATG 诱导方案的研究多为小型的随机对照试验或者单组前瞻性试验。大多数维持治疗方案采用钙调磷酸酶抑制剂、皮质类固醇和抗代谢药物。尽管排斥反应的长期改善仍不清楚,但短期内能减少排斥反应的发生。与在肝外器官移植中的研究类似,患者及移植物的存活率没有改变。

在一项 391 例肝移植患者的大型回顾性研究中,采用 ATG 诱导方案,随后延迟使用钙调磷酸酶抑制剂能显著降低 1 年内急性排斥的发生率(14.5% 比 31.8%)。而且肾功能得到改善,表现为肌酐的下降和肾小球滤过率的提高。此外,Tchervenkov 等人发现对于移植前肾功能损害的患者,ATG 的使用能改善肾功能及提高术后的存活率。其他的优点包括改善高血压和降低糖尿病的发生。Nair 等人提出了 ATG 是否会增加 HCV 受者术后疾病的复发,其报道了 64 例 HCV 阳性接受肝移植的患者,术后随机采用 rATG 或类固醇诱导方案,结果发现两组之间在丙型肝炎复发上并无显著差异。

最新的研究表明,使用 rATG 诱导方案能降低维持治疗中免疫抑制剂的剂量。在 Eason 等人的一项随机试验中显示,与类固醇/他克莫司和无诱导组相比,采用 rATG 诱导和早期的他克莫司单药治疗的无类固醇治疗方案能显著降低急性排斥反应,降低术后糖尿病的发生率及巨细胞病毒感染。采用 ATG 诱导方案能延迟和降低钙调磷酸酶抑制剂使用的优点已经得到进一步证实。

ATG 在其他实体器官移植中已广泛应用于耐类固醇排斥反应的治疗,但在肝移植中使用的数据却非常有限。Aydogan 等在一项单中心回顾性研究中,报道了 12 例耐类固醇激素排斥反应中,10 例患者采用 ATG 得到了成功的治疗,且没有严重的感染和长期的不良反应。该研究不含有任何 HCV 感染的受体,且 12 例中有 8 例是活体肝移植。Schmitt 等报道了一项含有 20 例耐类固醇激素排斥反应患者应用 ATG 治疗的研究,其中包含 7 例 HCV 受者,结果显示 17 例患者能有效地逆转严重的排斥反应,但 3 例患者死于败血症或丙型肝炎复发。

### 临床应用

目前有 3 种可商业购买的 ATG 多克隆抗体制剂:rATG(胸腺球蛋白或 ATGMerieux)、抗胸腺细胞球蛋白-Fresenius(ATG-F) 和 Atgam。胸腺球蛋白在北美洲最常使用。多克隆抗体通常集中管理,并分次给予以增加耐受性及减少副作用。肝移植受体使用 rATG 的剂量低于肾移植受体的剂量(通常为 3 mg/kg,分次给予)。Soliman 等证实了 3 日的诱导治疗能减少急性排斥反应的发生以及致命的移植后感染。ATG 治疗后通常伴有发热和寒战,然而由于炎症细胞因子介导的严重全身炎症反应偶尔会引起肺水肿、休克,甚至死亡。在治疗期间,尤其是前 48 小时期间,需要密切监测患者。轻度症状可通过使用类固醇激素、抗组胺剂和解热药物的预处理和降低输液速度来控制。

### 巴利昔单抗和达利珠单抗

IL-2 受体位于 T 细胞表面,由 3 条链组成,其中 1 条通常称为 β 链或 CD25。CD25 的表达在 T 细胞成熟和活化期间显著上调。通过靶向作用于表达 CD25 的细胞,理论上抗体能够选择性的作用于活化的和开始成熟的 T 细胞。CD25 亦被发现表达于调节性 T 细胞上。目前已有两种 CD25 特异性抗体应用于肝移植受体。达利珠单抗是人源化的抗 CD25 IgG1,巴利昔单抗是人鼠嵌合体的抗 CD25 IgG1。这两种制剂均非淋巴细胞清除性,而是通过位阻来发挥作用,这样可避免被免疫清除并可长期使用。达利珠单抗最近已经退出市场,目前只有巴利昔单抗在临床中使用。

多项临床研究报道了 IL-2RA 在钙调磷酸酶限制方案中的肝移植结果。Neuhaus 等人报道了在 381 个肝移植受体采用巴利昔单抗诱导治疗的随机对照研究的结果,他们发现在排斥发生率上无显著差异(35% 比 43%),在感染、恶性肿瘤和总体严重不良事件的发生率上均无显著差异。在 135 例丙型肝炎患者的亚组分析中发现,巴利昔单抗诱导能降低排斥的发生(33% 比 47%),但 1 年的丙型肝炎复发率基本相似。Boillot 等人报道了在使用达利珠单抗和他克莫司治疗的无类固醇激素方案中,丙型肝炎复发无显著差异。Wang 等人 meta 分析了 12 项随机对照试验,包含有 3 251 例患者,结果发现 IL-2RA 能降低急性排斥的 1 年发生率。移植物存活率和患者的生存率无差异。Goralczyk 等人 meta 分析了 13 项随机和 5 项非随机试验,结果发现 IL-2RA 能降低急性排斥

反应和耐类固醇排斥反应,但移植物的失用和患者的死亡无显著差异。在使用 IL-2RA 制剂延迟或降低钙调磷酸酶抑制剂方案中发现,其能降低肾功能损害和移植后糖尿病的发生率。有趣的是,两项 meta 分析均显示,达利珠单抗能降低急性排斥反应的发生率,而巴利昔单抗无明显差异。因为达利珠单抗已经退出市场,这些发现的普遍性还需进一步证实。

目前仅有一些小的非随机试验支持 IL-2RA 可用于治疗急性排斥反应,因此其数据是微小的,而且 IL-2RA 的作用机制在其他实体器官移植中尚未得到证实。Orr 等人报道 25 例类固醇耐药的排斥反应的患者中,12 例患者采用巴利昔单抗或达利珠单抗得到了成功的治疗。Kato 等人报道了在无类固醇方案中使用他克莫司和达利珠单抗能降低丙型肝炎复发。Togashi 等人报道了在 HCV 受体中,采用巴利昔单抗成功治疗了急性排斥反应,且对丙型肝炎复发无有害影响。

### 临床应用

巴利昔单抗已经成为用于肝移植诱导方案的优选试剂。达利珠单抗已经不再商业可用,而 rATG 因为之前讨论的原因而被最小限度的使用。大部分中心会静脉给予 20 mg 巴利昔单抗,一次在术中,另一次在术后第 4 日。巴利昔单抗的副作用较少,不会增加感染或移植后淋巴组织增生性疾病的风险。有研究提出(但未证明)有部分人群可获益于 IL-2RA 的使用,包括 ABO 血型不相容移植物、高感染或心血管风险及肾功能不全的患者。这些患者的确切数据尚不能获得。目前没有相关数据报道使用巴利昔单抗(或其他诱导剂)引起的经济问题。

### 阿仑单抗(抗 CD52 抗体)

CD52 是一种糖蛋白,超过 95% 的外周血淋巴细胞表面均表达 CD52,在 T 细胞中表达比 B 细胞更高。抗 CD52 抗体被认为可广泛作用于清除 T 淋巴细胞,而 B 细胞和单核细胞亦被清除。除了可清除外周淋巴细胞,抗 CD52 抗体亦可清除淋巴结中的淋巴细胞。目前临床上唯一可获得的抗 CD52 抗体为阿仑单抗(Campath-1H)。该人源化重组 CD52 单克隆抗体来源于小鼠抗人 CD52 抗体。阿仑单抗被 FDA 批准可用于治疗恶性淋巴来源肿瘤。由于其显著的细胞毒性作用,其常用于骨髓移植患者。尽管阿仑单抗能诱导持久的淋巴细胞清除能力,但它不能预防急性细胞排斥反应。阿仑单抗的淋巴细胞清除能力导致它不能用于维持治疗,特别是因为在严重淋巴

细胞清除的情况下也会发生排斥反应。

阿仑单抗在实体器官移植中不被常用。没有前瞻性研究证实阿仑单抗用于肝移植。21 世纪初的回顾性研究显示阿仑单抗并不用于辅助诱导治疗，而是作为替代品。来自 Tzakis 的早期临床经验显示，阿仑单抗诱导可导致较低的排斥反应，以及在维持治疗中使用较低剂量的他克莫司。进一步研究证实了其可减少排斥反应、降低钙调磷酸酶抑制剂的使用及较少免疫抑制剂相关的肾毒性。值得注意的是，这些研究排除了丙型肝炎患者。Marcos 等报道了丙型肝炎患者接受阿仑单抗治疗后，其病毒载量显著升高，1 年的生存率显著降低（70％ 比 97％）。随后，接受肝移植的丙型肝炎患者不再使用阿仑单抗方案。Levitsky 等研究了接受阿仑单抗治疗的非丙型肝炎患者，发现患者或移植物的存活率、急性排斥和肾功能损害无显著差异。采用阿仑单抗治疗的患者其复发的排斥反应和高血压减少，而感染性并发症有所增加。

### 临床应用

阿仑单抗目前被应用于 12％ 的肾移植患者，在肝移植中的使用很少见。最近它退出市场，被重新定位用于治疗多发性硬化症。其治疗方案包含有单次给药诱导（匹兹堡组：30 mg）和分次给药（迈阿密组：移植前及术后第 3 日和第 7 日给予 0.3 mg/kg）。它与细胞因子释放综合征相关，与多克隆抗体和 OKT3 引起的细胞因子释放综合征相比，其特征相似，但严重程度却显著降低。

### 贝拉西普

贝拉西普是一种融合蛋白，由人 IgG1 免疫球蛋白的 Fc 段连接细胞毒性 T 淋巴细胞抗原 4（CTLA4）的细胞外结构域所构成，能作用于 CD28 的 B7 依赖性信号抑制初始 T 细胞活化。它是 IgG Fc 片段融合 CTLA4 胞外片段的重组形式，能通过竞争性抑制的方式阻止 TCR 活化。贝拉西普是被 FDA 批准用于移植的第一个融合蛋白，也是第一个被用于移植维持治疗方案中的生物制剂。

从肾移植 BENEFIT 试验的最新结果表明，与传统的环孢素方案相比，贝拉西普的维持方案能更好地保护肾功能及改善心血管和代谢并发症风险，患者及移植物的存活率无显著差异。此外，与环孢素或他克莫司的维持方案相比，贝拉西普被证实能够减少肾毒性。在 2011 年，贝拉西普被 FDA 批准用于肾移植的诱导和维持治疗方案。在临床试验中较为突出的一个副作用是，基于贝拉西普的维持治疗能使 EB 病

毒阴性移植受体患者患移植后淋巴组织增生性疾病的风险增加。贝拉西普用于肝移植的唯一临床试验于 2007 年开始入组，患者被随机分为贝拉西普组和他克莫司组，其主要研究重点为观察贝拉西普在肝移植受者中的安全性和有效性。然而，由于贝拉西普组内移植物失用和患者死亡的增加，该临床试验被终止。故其在肝移植中的适应证尚未确定。

### 利妥昔单抗（抗 CD20 抗体）

利妥昔单抗是一种人鼠嵌合的单克隆抗体，与 CD20 具有结合亲和力。CD20 是一种位于 B 细胞表面的糖蛋白，在 B 细胞活化和成熟中发挥重要的作用。一旦利妥昔单抗与其配体结合，能促进 B 细胞凋亡。尽管有数种 CD20 特异性单克隆被批准用于治疗非移植疾病，利妥昔单抗是目前唯一用于移植的 CD20 特异性制剂。利妥昔单抗被 FDA 批准用于治疗 CD20⁺ B 淋巴细胞疾病，如霍奇金病。同时它也在移植后淋巴组织增生性疾病的治疗中显示了良好的前景。然而，它尚未被批准用于实体器官移植。

然而，利妥昔单抗被越来越多地应用于具有供体特异性抗体肾移植患者的诱导方案中。此外，目前有大量研究显示，该抗体在抗体介导的排斥反应和血管排斥反应的治疗中发挥一定的作用。利妥昔单抗已被用于预处理 ABO 血型不相容的活体供体受者。Mangus 等人描述了其在肝移植术后类固醇限制方案中的作用，与传统类固醇方案相比，排斥反应、移植物损失和患者死亡无显著增加，但丙型肝炎复发却显著降低。

## 未来研究方向

许多生物制剂正在研究中，可能作为移植和其他免疫性疾病的潜在治疗方案，主要包括抗黏附因子制剂、细胞因子阻断剂、抗 T 细胞受体抗体、共刺激分子阻断剂和减轻缺血再灌注损伤的制剂。

使用人源化或人抗体作用于黏附分子或免疫细胞表面标志物的潜在用途，是研究的热点之一。新型抗体如抗 CD2 和 CD3，目前正在进行大型动物研究和早期的临床试验。CD2 亦被称为淋巴细胞功能相关抗原-1（LFA-1），是一种淋巴细胞黏附分子，可稳定 T 细胞与抗原递呈细胞的相互作用，并增强信号转导。抗 LFA-1 抗体可用于抑制 T 细胞活化，并促进补体介导的细胞裂解。依法珠单抗是一种针对 LFA-1 的人源化单克隆抗体。来自一个开放试验的结果显示该药物是有效的，但可能引起高达 11％ 的

移植后淋巴组织增生性疾病发生率和较高急性排斥反应的发生率。目前还没有其在肝移植中应用的研究报道。

阿法赛特是一种由 CD58 或 LFA-3 和 IgG1 的 Fc 片段组成的融合蛋白。该新型药物被认为可抑制 T 细胞增殖，选择性地清除记忆性 T 细胞。目前它被批准用于治疗斑块状银屑病，在大型非灵长类动物模型中的临床前试验显示了其在移植中应用的可能性。在肾移植初始试验中，与他克莫司联合使用时阿法赛特未被证实有效。

肿瘤坏死因子-α 特异性制剂已被用于抑制促炎症状态。英夫利昔单抗是一种嵌合的 IgG1 单克隆抗体，其能结合细胞黏附和循环中的肿瘤坏死因子-α。它已被用于多种自身免疫性疾病的治疗。最近也探索了其在限制临床排斥反应后遗症中的作用。

许多 TCR 靶向药物可诱导弱信号，进而导致细胞凋亡，目前已被应用于临床试验和诱导或挽救治疗。T10B9 是鼠源性 IgM，可特异性作用于 TCR 的固定区。目前它已被用于研究心脏、肾和骨髓移植的挽救治疗。

CD162 是 P 选择素、E 选择素及 L 选择素的配体，这些选择素可以促进白细胞和血小板黏附。抑制细胞黏附已被认为是预防缺血再灌注损伤的主要事件。早期的动物实验显示，使用 PSGL1-Ig 治疗可减少缺血再灌注损伤，在啮齿动物的肝热缺血模型中尤为显著。

## 结论

生物免疫抑制剂提高了治疗的特异性和可预测性。抗体诱导治疗现在已被广泛用于肾、胰和小肠移植中。最初，在肝移植中亦使用生物制剂以减少急性排斥反应，然而随着他克莫司为基础的维持治疗排斥的发生率显著降低，生物制剂已丧失了其优势。目前生物制剂主要在诱导治疗时作为辅料，以减少类固醇和钙调磷酸酶抑制剂的使用以及相关的长期可能出现的脱靶效应。目前在肝移植中生物制剂在这种适应证的应用趋势在逐渐增加。然而，目前这种已被证实的优点还存在怀疑，因此接受生物制剂的患者仍然较少。最近，肾移植患者从生物制剂的长期维持治疗中获益，但这种制剂和方案是否可应用于肝移植患者还需进一步研究。

---

**要点和注意事项**

- 清除性生物制剂应仅用于病理诊断为排斥反应，以及其他治疗手段无效的情况下。
- 清除性生物制剂可增加患者感染的风险，包括移植后淋巴组织增生性疾病和其他病毒感染。它们可数周至数月（甚至数年）留存在体内，发挥生物学效应。
- 当使用清除性生物制剂时，可在治疗前 2 小时使用类固醇预先给药，可降低其副作用。

- 当输注生物制剂出现发热或低血压时，首先需要停止使用生物制剂，如果怀疑出现生物制剂的不良反应，可先减慢输液速度。
- 肝移植术中使用生物制剂是不必要的，由于其他原因导致血流动力学不稳定会使生物制剂的管理复杂化。如果需要使用诱导治疗，可推迟到术后第 1 日。

# 第 97 章

# 免疫治疗的长期毒性作用

## Long-Term Toxicity of Immunosuppressive Therapy

Richard Ruiz ● Allan D. Kirk

邬艾佳●译

---

### 章节纲要

| | |
|---|---|
| **恶性肿瘤** | 代谢综合征 |
| 移植后淋巴组织增生性疾病 | **mTOR 抑制剂** |
| **感染** | 血脂异常 |
| **糖皮质激素作用** | 蛋白尿 |
| 内分泌 | 伤口性并发症 |
| 心血管 | 口腔溃疡 |
| 骨骼肌 | **硫唑嘌呤** |
| **钙调磷酸酶抑制剂** | **吗替麦考酚酯** |
| 神经细胞毒性 | **诱导剂** |
| 肾功能不全 | **总结** |

---

过去 25 年,肝移植技术的不断进步可以归结为多种原因,包括疾病病理生理机制更为详细,术中管理更为严格,术后护理更为细致等。其中最重要的一个原因是新型免疫抑制剂的引入,新型免疫抑制剂的使用同时提升了供肝和患者的生存率。如同任何一种药,这些药物也是有副作用的。本章将重点介绍常用免疫抑制药物的长期毒性。

### 恶性肿瘤

使用免疫抑制剂的主要目的是降低发生在肝移植过程中的免疫应答反应。遗憾的是,目前所应用的这些免疫抑制剂并不是对移植肝有特定靶向作用的。因此,人体内其他具有自我保护作用的免疫系统也会受到损害。其中包括身体阻止细胞向恶性形态转变的能力,特别是那些由于病毒感染诱发的。因此选择性恶性肿瘤发生风险增高是较常见到的副作用之一。移植受体发病率最高(将近 1/4 移植受体)的恶性肿瘤是非黑色素细胞皮肤癌。此外,一些致命的癌症在患者中的发病率也呈现出了上升趋势,如消化道癌症,一些特定的恶性消化道肿瘤合并人乳头状病毒(表 97-1)感染。最近,根据美国 OPTN/UNOS 中数据信息,一份对实体器官移植受体进行的分析显示,

全球肝移植术后受体恶性肿瘤的发生率为 4.46%,消化道肿瘤是最常见的类型。无论是哪种类型的恶性肿瘤,自我习惯改变(如戒烟、防晒、自我胸部检查)和常规癌症筛查检查(如 X 线胸片检查、结肠镜检查、皮肤病评估)在移植术后应高度推广,并加入所有移植术后受体患者的常规随访。

### 移植后淋巴组织增生性疾病

移植患者易患的特定性的恶性肿瘤是淋巴类恶性肿瘤,即移植后淋巴细胞增生性疾病(PTLD)。据 Sampaio 等人的最近研究显示,移植后淋巴组织增生性疾病是肝移植受体患者中最常见的单发的癌症类型。由淋巴瘤分化而来的移植后淋巴组织增生性疾病常见于免疫功能正常的患者,从大体看,它呈现出淋巴组织的样子,常迅速进化(又复原),通常由 EB 病毒诱导所致。的确,移植后淋巴组织增生性疾病最高的危险因素常见于那些自身 EB 病毒阴性但移植肝源是 EB 病毒阳性的患者。因此,移植后淋巴组织增生性疾病有理由被看作是一种有肿瘤学后遗症的感染性疾病而不是直接肿瘤转化疾病。将近 50% 被感染的患者,在减少或停止免疫抑制治疗后,其移植后淋巴组织增生性疾病有所缓解。所以,在确诊移植后淋巴组织增生性疾病后,首要治疗就是及时以及大

**表 97-1　肝移植受体恶性肿瘤的标准发病率**

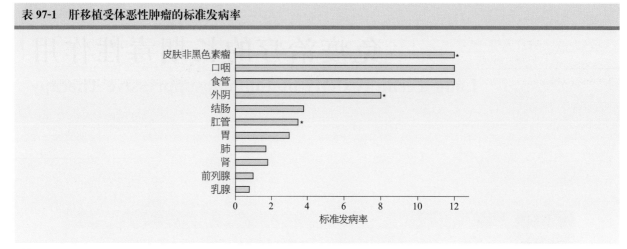

引自 Chandok N，Watt KD． Burden of de novo malignancy in the liver transplant recipient． *Liver Transpl．* 2012；18(11)；1281．

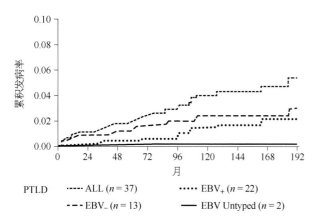

**图 97-1**　肝移植受体 EB 病毒(EBV)阳性和 EBV 阴性的移植后淋巴组织增生性疾病(PTLD)的发生率[引自 Kremers WK，Devarbhavi HC，Wiesner RH，et al． Post-transplant lymphoproliferative disorders following liver transplantation：incidence，risk factors and survival． *Am J Transplant．* 2006；6(5 Pt 1)；1019．]

量减少免疫抑制治疗。美国梅奥诊所对肝移植术后受体患者的长期随访研究表明，移植后淋巴组织增生性疾病在移植后 EB 病毒阴性的患者中的发生率为 3.1%(图 97-1)。

移植后，移植后淋巴组织增生性疾病随时可能发病，通常表现为典型病毒感染的前驱症状，如易疲劳、发热、消瘦等。实验室检查通常显示 LDH 升高、血 EB 病毒阳性。若移植肝、中枢神经系统以及其余多器官都受感染，则预后较差。只有对受影响器官和淋巴结进行活检，才能明确诊断。肿瘤学评估是有必要的。聚合酶链反应提示高 EB 病毒水平即使不能明确诊断，但可提示移植后淋巴组织增生性疾病以及评估其进程。主要治疗方法即停止免疫抑制治疗，使患者对 EB 病毒和移植后淋巴组织增生性疾病有自身抵抗作用，并进行抗病毒治疗(如阿昔洛韦)。如果停止免疫抑制治疗效果不理想，可考虑化疗和放疗方案。经典的化疗方案有 CHOP(环磷酰胺、多柔比星、长春新碱、泼尼松)。

利妥昔单抗是一种抗 CD20 抗体，可缓解部分移植后淋巴组织增生性疾病。早发型移植后淋巴组织增生性疾病常起源于 B 细胞，呈 CD20 阳性，因此利妥昔单抗是个可行的选择并且常用作标准辅助化疗药物。晚发型移植后淋巴组织增生性疾病为非霍奇金淋巴瘤，常与病毒感染无关。

## 感染

免疫抑制治疗的另一个并发症是移植术后感染。绝大多数的感染发生在术后 6 个月，这正是免疫抑制反应最为强烈的时候。然而，感染随时可能发生，并且通常在术后呈现出一种可预见的趋势(表 97-2)，4 种常见的致命的机会性感染已经在第 78 章做过详细介绍。长远看来，感染风险仍然存在，且与患者免疫抑制水平有直接联系。因此，患者在接受防止移植排斥反应治疗时，也是感染风险最大的时候，即使治疗停止风险依然很大。虽然严重的细菌和真菌感染主要发生在移植术后早期，但病毒感染风险会持续到术后晚期。其中包括潜伏期疱疹类病毒活化，如巨细胞病毒(CMV)、EB 病毒、单纯疱疹或带状疱疹。因为这些可再活化的病毒，故在治疗排斥反应时加入针对病毒的预防性药物(如更昔洛韦)。

感染患者中丙肝复发非常常见，但复发的表现十分不同，可从无症状携带状态到急速恶化状态。治疗丙肝复发的主要方法包括：在降低免疫抑制治疗强度的同时加用丙肝特异型抗病毒药物。现已有近 100

表 97-2　**Common Infections in Solid Organ Transplant Recipients**

| Less Than 1 Month After Transplantation | 1-6 Months After Transplantation | More Than 6 Months After Transplantation |
|---|---|---|
| Infection with antimicrobial-resistant species: <br> MRSA <br> VRE <br> *Candia* species (non-albicans) <br> Aspiration <br> Catheter infection <br> Wound infection <br> Anastomotic leaks and ischemia <br> *Clostridium difficile* colitis <br> Donor-derived infection (uncommon): HSV, LCMV, rhabdovirus (rabies), West Nile virus, HIV, *Trypanosoma cruzi* <br> Recipient-derived infection (colonization): <br> *Aspergillus*, *Pseudomonas* | With PCP and antiviral (CMV, HBV) prophylaxis: <br> BK polyomavirus infection, nephropathy <br> *C. difficile* colitis <br> HCV infection <br> Adenovirus infection, influenza <br> *Cryptococcus neoformans* infection <br> *Mycobacterium tuberculosis* infection <br> Anastomotic complications <br> Without prophylaxis: <br> Pneumocystis <br> Infection with herpesviruses (HSV, VZV, CMV, EBV) <br> HBV infection <br> Infection with *Listeria*, *Nocardia*, *Toxoplasma*, *Strongyloides*, *Leishmania*, *T. cruzi* | Community-acquired pneumonia, urinary tract infection <br> Infection with *Aspergillus*, atypical Molds, *Mucor* species <br> Infection with *Nocardia*, *Rhodococcus* species <br> Late viral infections: <br> CMV infection (colitis and retinitis) <br> Hepatitis (HBV, HCV) <br> HSV encephalitis <br> Community-acquired (SARS, West Nile virus infections) <br> JC polyomavirus infection (PML) <br> Skin cancer, lymphoma (PTLD) |

From Fishman JA. *Infection in solid-organ transplant recipients*. N Engl J Med. 2007;357(25):2606.
*CMV*, Cytomegalovirus; *EBV*, Epstein-Barr virus; *HBV*, hepatitis B virus; *HCV*, hepatitis C virus; *HIV*, human immunodeficiency virus; *HSV*, herpes simplex virus; *LCMV*, lymphocytic choriomeningitis virus; *MRSA*, methicillin-resistant *Staphylococcus aureus*; *PCP*, *Pneumocystis carinii* pneumonia; *PML*, progressive multifocal leukoencephalopathy; *PTLD*, posttransplantation lymphoproliferative disorder; *SARS*, severe acute respiratory syndrome; *VRE*, vancomycin-resistant enterococcus; *VZV*, varicella zoster virus.

种抗病毒药物用于抗丙肝病毒,它们都还在不同的实验阶段。最近批准的两种药剂,波普瑞韦和特拉匹韦,都是蛋白酶抑制剂,在与聚乙二醇化的干扰素和利巴韦林联合使用时,可提高治疗速度并缩短治疗疗程。

　　虽然移植术后感染的主要原因是免疫功能低下,但关注其他围手术期因素可能有助于降低风险。对于如病中或状态不佳的、感染近期才治愈、准备移植时已入院的患者,应尽可能减少其免疫抑制治疗。一些特定事件如低丙球蛋白血症和白细胞减少,处理应同肝衰竭恢复后患者相同。这些都是限制免疫抑制治疗的依据。尽可能避免任何移植后潜在感染的方法包括:①治疗一切供体相关性感染;②对卫生相关的潜在细菌感染采取预防措施(如手术部位、导管相关、尿路感染、呼吸机相关肺炎);③对潜在机会性感染给予预防性常规用药,如复方新诺明、两性霉素、更昔洛韦。

## 糖皮质激素作用

　　一项突破性的研究发现糖皮质激素(CSs)可以延长家兔皮肤移植物存活时间。5 年前 Starzl 等科学家证明糖皮质激素和硫唑嘌呤合用可延长肾移植术后患者和移植器官的存活时间。如今无论在移植前的新辅助化疗抑或是移植术后排异期,糖皮质激素仍然是免疫抑制治疗中必不可少的一种药。众所周

表 97-3　**长期使用皮质类固醇的副作用**

| 系统 | 长期副作用 |
|---|---|
| 心血管 | 水钠潴留,高血压,动脉粥样硬化 |
| 胃肠道 | 胃炎,消化性溃疡,消化道出血,胰腺炎 |
| 皮肤 | 痤疮,瘀伤,伤口愈合差 |
| 内分泌 | 糖尿病/糖耐量异常,库欣面容,高脂血症,发育迟缓,月经不调,多毛症,体重增加,食欲增加,肾上腺激素抑制 |
| 传染病 | 感染风险增加,包括真菌感染 |
| 肌肉骨骼 | 骨质疏松症,椎体和股骨骨折,股骨头坏死;肌病,肌无力 |
| 眼 | 白内障,眼压升高,青光眼,眼球凸出 |
| 精神 | 精神病,情绪波动,抑郁,攻击行为,失眠 |

知,长期使用糖皮质激素的副作用很多(表 97-3),在此我们来说一下在活体移植中较为常见的糖皮质激素并发症。

### 内分泌

　　长期糖皮质激素使用最常见的并发症是糖尿病,其发生率在成年肝移植受者中高达 40%。糖皮质激素诱导的糖尿病是由于胰岛素抵抗加强导致糖代谢功能受损而引起的。引起高血糖的机制包括胰岛素生成减少;糖异生增加;周围血葡萄糖利用减少;糖原合成减少。这些效应是呈剂量依赖性的,因为减少糖

皮质激素的剂量可降低胰岛素抵抗。此外,糖皮质激素可改善食欲,特别是对于甜食。如下所述,钙调磷酸酶抑制剂(CNI)是引起移植后糖尿病(PTDM)的重要因素。即使许多治疗方案已经避免使用类固醇或维持低剂量糖皮质激素,移植后糖尿病仍然是个相当大的问题。因此,可以推断钙调磷酸酶抑制剂是引起移植后糖尿病的主要原因。记录显示高达45%的肝移植受者出现血脂异常。引起血脂异常的机制尚不清楚,但可能是由于类固醇诱导的胰岛素抵抗,导致极低密度脂蛋白(VLDL)、甘油三酯和低密度脂蛋白(LDL)水平增加。脂肪生成也可能与使用糖皮质激素有关。

### 心血管

刚刚描述的内分泌并发症(糖尿病和血脂异常)会增加移植后心血管意外的风险。另一个引起心脏病的危险因素是高血压。引起血压升高的机制包括远端肾单位水钠潴留;血管平滑肌受体正向调节;中枢神经系统、脂肪组织和肝途径的影响。以前没有高血压的肝移植受者可能在移植后发生血压升高。虽然没有一种药物可以调控上述所有机制,但使用钙通道阻滞剂和利尿剂(如果必要)作为一线治疗可有所改善。

### 骨骼肌

长期使用糖皮质激素所引发骨骼肌系统并发症是十分严重的。药物诱导继发性的骨质疏松症的首要原因就是糖皮质激素。骨代谢受到几种途径的影响,主要通过抑制成骨细胞增殖和活性;刺激破骨细胞诱发骨吸收;减少胃肠道的钙吸收;增加尿钙排泄。比起骨皮质,糖皮质激素使用引起的骨丢失更多发生在骨小梁中。因此,椎体、肋骨和股骨头骨折风险是最大的。

在等待肝移植受体中,由于慢性疾病、药物影响和制动,骨质疏松症和骨折风险有所升高。肝移植受者发生骨质疏松和骨折的其他常见危险因素包括高龄、体重增加、女性患者,特别是绝经后妇女。

移植后的前6～12个月是移植受者发生骨折概率最高的时间,记录显示发生率为24%～65%。即使每日服用泼尼松剂量低至2.5 mg,骨折依旧可能发生。幸运的是,骨丢失的风险是呈剂量依赖性的,骨折发生的概率在糖皮质激素停药后会迅速降低。预防和治疗骨质疏松症的措施将在本书的其他章节讨论。在我们中心所有移植术后患者都给予服用补充性钙和维生素D。

因为糖皮质激素副作用太多,已经尝试在标准移植后免疫抑制治疗方案中减少糖皮质激素剂量或停用糖皮质激素。在我们中心大多数患者在移植术后2周内会停用固醇药,除了那些有自身免疫疾病(自身免疫性肝病、原发硬化性胆管炎、原发胆汁性肝硬化)的患者,因为这些患者若完全停药可能会引起潜在疾病的早期暴发。虽然糖皮质激素有许多长期副作用,但它是促使移植成功的有效药物,我们不可能将糖皮质激素从治疗方案中完全去除。

## 钙调磷酸酶抑制剂

大多数移植中心的免疫抑制治疗方案包括钙调磷酸酶抑制剂,直到发现理想的免疫抑制剂或治疗方案。环孢素和他克莫司与所有新型免疫抑制剂进行过比较,它们在提高移植器官和受者生存率和急性移植排斥反应方面具有压倒性优势,所以它们已经被批准使用于器官移植。尽管如此,钙调磷酸酶抑制剂是不完美的,并且有明显的长期副作用。

### 神经细胞毒性

钙调磷酸酶抑制剂的一个主要短期副作用就是神经细胞毒性作用,神经毒性作用可能在开始用药几个月或几年后变得明显。还有我们必须在钙调磷酸酶抑制剂转变至免疫抑制治疗剂量或因药物相互作用将要提高钙调磷酸酶抑制剂剂量水平时意识到这一副作用。因此在这里必须强调这一潜在有害后果。据报道,钙调磷酸酶抑制剂诱导的神经细胞毒性作用发生率在7%～32%,使用他克莫司患者比使用环孢素患者中这种现象更常见也更严重。神经细胞毒性作用最轻的表现为头痛、偏头痛和做精细动作时震颤。此类头痛、偏头痛通常对舒马曲坦有反应,而对常用的对乙酰氨基酚则无反应。这些事件发生和剂量有关,在减少钙调磷酸酶抑制剂剂量后可恢复。若症状持续则需要把他克莫司换成环孢素或其他免疫抑制剂。

当然还有许多其他事件发生的可能,严重的副作用包括认知功能改变(精神病、幻觉)、特殊姿势(角弓反张)、癫痫发作和昏迷。钙调磷酸酶抑制剂神经细胞毒性作用最严重的后果是可逆性后部脑病综合征(PRES),是由于严重的神经功能损伤引起,MRI影像可显示皮质及皮质下细胞毒性水肿。无论此时钙调磷酸酶抑制剂剂量是否有增加,都应该立即停止使用。此外还有一些更严重的神经系统并发症是特异性的表现,与钙调磷酸酶抑制剂剂量无关。建议监测

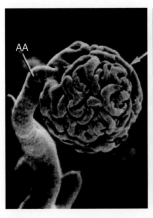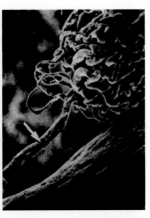

**图 97-2** 对照大鼠的肾小球与环孢素治疗 14 日后大鼠的肾小球相比较。左图,肾小球(箭头)。右图,传入小动脉显示变窄(箭头)。AA,传入小动脉[引自 English J, Evan A, Houghton DC, Bennett WM. Cyclosporine-induced acute renal dysfunction in the rat. Evidence of arteriolar vasoconstriction with preservation of tubular function. *Transplantation.* 1987;44(1):138-140.]

血清镁水平并及时补镁。除了在极端情况下可能致命,钙调磷酸酶抑制剂引起的神经细胞毒性作用一般都是可逆的,但是可能需要几个月才能恢复功能。

### 肾功能不全

之前已有报道显示在骨髓移植中使用环孢素会引起钙调磷酸酶抑制剂相关性肾毒作用。这不奇怪,因为之前环孢素的使用剂量(15 mg/kg)是现在推荐剂量的好几倍。关于动物和人体活体组织的进一步研究证实了环孢素可引起的肾单位的各种病变。血流冲击可使入球小动脉发生血管病变,导致内膜纤维化,最终肾小球塌陷和如图所示肾脏病变(图 97-2)。实际上他克莫司和环孢素同样具有肾毒性。两篇重磅论文揭示了实体器官移植后慢性肾病的发展和严重程度。首先,Gonwa 等人发现无肾功能不全的活体肝移植受者在术后 3 个月时肾功能(通过测量的肾小球滤过率)下降了 40%。接下来,Ojo 等人发现活体肝移植受者 5 年内慢性肾衰竭累积发生率接近20%。从此之后,移植领域的一个主要热点是确认和解决围手术期肾功能不全的原因。其中最重要的一点就是钙调磷酸酶抑制剂的肾毒性作用,正因如此我们要开发新型免疫抑制剂。

### 代谢综合征

其他已知钙调磷酸酶抑制剂相关长期副作用是代谢综合征,包括移植后高脂血症、糖尿病和高血压。当然,还有其他因素如种族、年龄、未知的术前既有疾病、体重指数(BMI)、使用糖皮质激素等,也会增加患者代谢综合征的风险。代谢综合征的最终结果是增加心血管疾病发病率和长期死亡率。因此,早期筛查和干预可有助于降低风险。

在许多研究中,移植后高脂血症的发病率高达50%。这种副作用的发生和钙调磷酸酶抑制剂、糖皮质激素都有关联,钙调磷酸酶抑制剂相关性高脂血症的发病机制包括:①LDL 受体结合(血清 LDL 水平升高);②降低脂蛋白脂肪酶活性(血清 VLDL 和 LDL 水平升高);③抑制胆汁酸合成,导致胆固醇水平升高。高达 40% 的肝移植受者可发生移植后糖尿病。钙调磷酸酶抑制剂可抑制胰腺 β-胰岛细胞分泌胰岛素从而引起移植后糖尿病。他克莫司比环孢素更容易引起高血糖。一项 meta 分析比较了肝移植患者使用他克莫司和环孢素的效果,结果表明与环孢素相比,使用他克莫司治疗新发移植后糖尿病的风险显著增加(相对风险,1 年时为 1.85),他克莫司剂量增加移植后糖尿病的发生风险也会进一步增加。此外,相对于白种人,黑种人的风险更大。钙调磷酸酶抑制剂和糖皮质激素的联合使用进一步加强患者发生糖耐量异常的可能性。使用钙调磷酸酶抑制剂的患者中移植后高血压的发生率也很高。

早前有一项对服用环孢素或他克莫司的移植患者进行的研究,发现在肝移植后的最初几个月近75% 的患者出现血压升高(>140/90 mmHg)。现在发病率较低是因为钙调磷酸酶抑制剂使用剂量减少,糖皮质激素使用剂量已经降到最小。即使如此,在肝移植后控制高血压还是常规治疗。钙调磷酸酶抑制剂诱发高血压的机制包括钠潴留,血管舒张物质(一氧化氮和前列环素)产生减少和肾血管收缩。环孢素相关的其他不适症状包括痤疮、多毛症和牙龈增生。这些影响美貌的结果让患者要求把环孢素换成他克莫司,或者其他不太会引起上述症状的药物。表 97-4概括了一些钙调磷酸酶抑制剂更常见的副作用。

### mTOR 抑制剂

西罗莫司(SRL)在 20 世纪 60 年代中期发现,于1999 年被 FDA 批准并只能用于肾移植。因为它已被证明没有直接肾毒性和神经细胞毒性,所以它在适应证外应用于肝移植术,对患者肝细胞癌和丙型肝炎的移植受者有益。最近,依维莫司(EVR)已被引入,并被 FDA 批准用于肾移植。依维莫司在肝移植中的临床实验还正在进行。尽管它们有很多已知的优点,但 mTOR 抑制剂对哺乳动物有一系列长期作用。

**表97-4　钙调磷酸酶抑制剂（他克莫司、环孢素）的副作用**

| | 他克莫司 | 环孢素 |
|---|---|---|
| 神经 | 震颤，头痛，抽搐，昏迷，移植后可逆性脑损伤综合征（PRES） | 震颤，头痛 |
| 心血管 | 高血压 | 高血压 |
| 胃肠道 | 恶心，腹泻 | |
| 肾 | 肾功能不全 | 肾功能不全 |
| 感染 | 感染风险增加 | 感染风险增加 |
| 血液 | 溶血性尿毒综合征 | 溶血性尿毒综合征 |
| 内分泌 | 高血糖，高脂血症 | 高血糖，高脂血症，多毛症，牙龈增生 |
| 肿瘤 | 增加恶性肿瘤的风险，移植后淋巴组织增生性疾病 | 增加恶性肿瘤的风险，移植后淋巴组织增生性疾病 |
| 电解质 | 高钾血症，低镁血症 | 高钾血症，高尿酸血症 |

### 血脂异常

一份该主题的随机对照试验的综述中说道，胆固醇和甘油三酯水平升高证明与 mTOR 抑制剂的使用有关。使用降脂药的患者约是使用 mTOR 抑制剂患者的 2 倍。引起血脂异常的原因可能是 apoB-100 升高，导致 VLDL 和 LDL 水平升高。有趣的是，这并不会使患者动脉粥样硬化性疾病发生率增加，因为在动物模型中已证明西罗莫司可减少动脉粥样硬化。在 McKenna 等人最近对肝移植受者进行研究，显示肝移植受者在移植后的心血管事件（如心肌梗死、卒中）水平对照组和西罗莫司组是相似的，尽管西罗莫司队列总胆固醇和甘油三酯水平显著、Framingham 风险评分显著高于对照组。因此，尽管引起血脂异常，西罗莫司可能可以通过免疫调节引起动脉粥样硬化的各种途径源保护心脏。

### 蛋白尿

尽管 mTOR 抑制剂不引起任何肾小管功能障碍，但 mTOR 会引起使蛋白尿发病率上升，蛋白尿是慢性肾脏疾病的标志物之一。不仅在一开始就使用，移植后的早期和晚期换药期时使用都被记录过类似事件的发生。一开始就服药引起的蛋白尿的长期影响还不清楚。然而，在转换为西罗莫司的肾移植患者中，Gutierrez 等人发现，蛋白尿基线水平大于 0.8 mg/dl 的患者肾功能不全严重程度更甚，并且蛋白尿进展和发展为急进性肾功能不全的风险越大。西罗莫司的早期试验没有将其列为潜在并发症，但依维莫司被批准用于肾移植时，蛋白尿已经被列出。西罗莫司引起及加重蛋白尿的机制尚未确定。然而，血管紧张素转换酶抑制剂（ACEI）和他汀类药物已证明可降低患有肾功能不全患者的蛋白尿水平，有研究表明这些药物可有效控制 mTOR 抑制剂诱导的蛋白尿。当考虑予以患者使用西罗莫司之前需留 24 小时尿液评估者先前就有的蛋白尿水平。如果蛋白尿小于 300 mg/d，把钙调磷酸酶抑制剂换成西罗莫司肾功能障碍可以恢复。在那些已确定蛋白尿大于 300 mg/d 的患者中，换药可能让现有的蛋白尿水平更甚并加重肾功能障碍。因此，这些患者应该维持低剂量钙调磷酸酶抑制剂。晚期（移植后 2 年以上）把药换成西罗莫司通常无法改善肾功能，反而可能会加重肾功能障碍。

### 伤口性并发症

服用 mTOR 抑制剂的患者也有发生创伤性并发症的风险。服药患者的伤口很难愈合（通过限制成纤维细胞增殖）是因为 mTOR 抑制剂具有抗增殖机制，正因此，它对癌细胞增殖也有抑制作用（如抗肝细胞癌）。创伤性并发症包括肺移植受者气管吻合裂开。证实肝移植患者中创伤性并发症的文献资料不多。但在早期实验已证实服用西罗莫司的肝移植患者更常发生伤口感染和裂开，但是之前实验中患者用药剂量比现在的常用剂量要高很多。有一项研究依维莫司疗效的随机对照试验显示，切口疝发生率在西罗莫司组有上升趋势（46% 比 27%，P = 0.16）。最近的 PROTECT 实验对服用西罗莫司的肝移植患者也进行的研究，没有发现伤口愈合问题。

Baylor Simmons 移植研究所在肝移植患者西罗莫司用药方面非常有经验，包括维持治疗和转化治疗。伤口性并发症的发生率，包括切口疝的发生率出奇的高（最近在对数据进行回顾）。严密监测维持西罗莫司治疗移植患者的切口情况。正在服用西罗莫司且已经形成切口疝一段时间的移植患者，予以伤口线封闭负压引流可以加快伤口愈合，要进行补疝手术修复伤口的患者需在术前 2 周将西罗莫司换成钙调磷酸酶抑制剂进行预防，术后至少 4 周或直到伤口完全恢复才可以停用钙调磷酸酶抑制剂继续服用西罗莫司，这样转化可以最大限度地降低排斥反应发生率（要注意，因为在我们医院没有实施过西罗莫司单一疗法，故换回西罗莫司要加用二线药，如酚酯或硫唑嘌呤）。

### 口腔溃疡

口腔溃疡是 mTOR 抑制剂常见的副作用，困扰着多达 40％服用此类药物的患者。口腔溃疡也可在服用药物很长一段时间后才发生，因此常常被误认为是口腔单纯疱疹病毒感染。这些溃疡是痛苦的并且是最常见导致停药的因素。目前应对方案包括与牙膏一起使用的局部类固醇（如康宁乐口内膏）直接作用于溃疡。其次，可以降低 mTOR 抑制剂的剂量。

另一种被观察到的 mTOR 抑制剂使用的不良事件是骨髓抑制（即白细胞减少和贫血），这可以通过减量和治疗（如注射非格司亭、补铁和输血）去改善。西罗莫司也与非典型的非感染性肺炎相关，后者在当今十分罕见，仅在约 1％的患者中发生。这种副作用最初常出现在更高剂量的西罗莫司使用中，一旦被确诊，可以通过停药来处理。

## 硫唑嘌呤

硫唑嘌呤是一种嘌呤类似物，可抑制嘌呤核苷酸（从而抑制 DNA）合成，属于抗代谢药。它可以抑制细胞快速生长，如 B 细胞和 T 细胞增殖。约 60 年前，硫唑嘌呤和糖皮质激素一起首次被批准用于移植患者治疗。直到 1978 年环孢素被批准通过前，肝肾移植患者的标准治疗方案就是硫唑嘌呤和糖皮质激素联用。它被用作二线治疗药物直到另一个抗代谢物吗替麦考酚酯（MMF）出现并取代了它。

长期服用硫唑嘌呤引起的毒性作用有血液系统损伤、胃肠道功能紊乱、变态反应，如皮疹。和大多数免疫抑制剂一样，硫唑嘌呤也有可能引起恶变，即发生皮肤癌的风险升高。已有实验证实硫唑嘌呤会增加紫外线相关癌变的概率。硫唑嘌呤如果按每日 50 mg 的剂量服用仍然是免疫抑制治疗中可行的替代药物。最近有关于硫唑嘌呤和吗替麦考酚酯的对比试验证实硫唑嘌呤有更多优势。

一份肾移植患者中比较两种药物疗效的随机对照试验的综述显示，胃肠道不良事件（腹泻、呕吐和腹痛），白细胞减少和贫血，巨细胞病毒感染发生率在硫唑嘌呤组中较小，两组恶性肿瘤发生率相似。另一项在肝移植患者中比较两种药物疗效的综述中，Germani 等人发现若作为抗排斥药物（与环孢素一起）使用，吗替麦考酚酯与硫唑嘌呤相比没有显著优势。有趣的是，在上述试验中硫唑嘌呤组的丙肝复发率和严重程度都更严重，另一项 Wiesner 等人关于硫唑嘌呤和吗替麦考酚酯的国际性、多中心比较试验的结果也发现了这个现象。

不可避免的必然性讨论是硫唑嘌呤或吗替麦考酚酯的使用成本，这无疑是硫唑嘌呤更有利。需要对成本效益进行分析以证明这一点，但直观地来说，硫唑嘌呤是更经济的选择。

## 吗替麦考酚酯

吗替麦考酚酯是另一种嘌呤合成抑制剂，在 20 世纪 90 年代早期，它基本上代替硫唑嘌呤作为辅助免疫抑制剂和钙调磷酸酶抑制剂联用。和吗替麦考酚酯联用可以降低钙调磷酸酶抑制剂诱导的毒性作用，肝移植术后也可以尽快地停用固醇类药物。服用吗替麦考酚酯最常见的副作用是胃肠道不适，包括恶心、呕吐、腹泻、腹部痉挛和厌食，近 50％的患者停药或减药都是因为这个。吗替麦考酚酯的活性形式是霉酚酸（MPA），为了加强胃肠道耐受性，它被设计为肠溶包衣的霉酚酸钠。研究已经证实只要它从包衣中释放，与吗替麦考酚酯疗效相等。更重要的是，研究显示它对胃肠相关症状有显著的益处。吗替麦考酚酯的另一个副作用是骨髓抑制，常表现为白细胞减少，有时也会出现贫血症状。这些症状是否可逆和剂量使用有关。无论是胃肠道反应还是血液系统症状，吗替麦考酚酯引起的不良反应可以少量多次（即将剂量从 1 000 mg 每日 2 次改变为 500 mg 每日 4 次）、减少剂量或停药缓解。因为吗替麦考酚酯和肠溶包衣的霉酚酸钠通常与其他药剂联合处方，所以没有强烈的证据证明感染发生率增加和它们有关。然而，在使用霉酚酸的银屑病患者中，出现了多个带状疱疹再活化的病例。在服用霉酚酸的肾移植受者中也有出现类似情况。西班牙一项关于 33 名用吗替麦考酚酯单独治疗的成人肝移植患者的研究中表明，最常见的不良反应是单纯疱疹感染。因此，使用吗替麦考酚酯与水痘感染之间可能存在一定关联性。一般来说，吗替麦考酚酯是预防移植排异反应的安全有效的药品。不同于其他药物，它的长期毒性不具有积累性。

## 诱导剂

为了防止受者排斥反应，一些治疗计划在围手术期使用以 B/T 细胞为靶向的抗体治疗。这些药剂会在第 96 章详细讨论。因为现在已经发现了诱导剂的急性毒性作用和长期副作用，所以在我们中心已经减少了诱导剂的使用。然而在非典型和固醇类药物耐受的排斥反应中，仍旧会使用诱导剂。

在肝移植治疗中，抗胸腺细胞球蛋白和胸腺细胞球蛋白不是常规使用的诱导剂，而是用在固醇类药物耐受的排斥反应中。短疗程后,副作用包括细胞激素释放综合征,表现为感冒样症状,更严重的包括心动过缓、呼吸困难、胸痛、肺水肿和发热等都有可能出现。服用 ATG 前先吃对乙酰氨基酚(扑热息痛)、抗组胺药和固醇类药物有助于缓解上述症状。这些症状通常在第一次服药和减药时最易出现。血清病通常表现为荨麻疹和关节痛,尤其是之前服用过 ATG 的患者更易发生,通常在多次服药后才会出现。只有少数研究对服用 ATG 诱导剂肝移植患者进行长期随访。研究结果表明,术后感染和恶变风险没有增加。

IL-2 受体抑制剂,巴利昔单抗和达利珠单抗,是一种迟效剂,不会引起输液后反应,也不会引起其他诸如肾毒性等长期副作用。早期有研究重点在于IL-2受体抑制剂是否能为肾功能损伤的移植受者提供有效的早期免疫抑制作用,以此延迟钙调磷酸酶抑制剂的应用。此外,不进行激素治疗时使用达利珠单抗有效减少急性排斥反应。然而,巴利昔单抗比起传统免疫抑制治疗方案没有显著优势。一项关于 IL-2 阻滞剂随机试验的 meta 分析显示,移植后 1 年感染率和恶变率无显著上升。最后,Klintmalm 等的一项多中心试验表明对于丙肝患者来说,加上巴利昔单抗的免疫抑制治疗方法不比标准治疗效果好。所以,现在不再对患有病毒性肝炎的患者使用诱导剂或者激素。

阿仑单抗,是一种重组抗 CD52 单克隆抗体,可大量消耗循环 T 细胞、B 细胞、巨噬细胞和 NK 细胞,这种效果可持续几周。因此近年来阿仑单抗越来越常被用于器官移植受者的抗排斥治疗。相反,也有人因为它的作用机制担心使用阿仑单抗会增高感染风险和恶变风险。匹兹堡大学的一项研究共纳入 547 位接受了不同器官移植的患者[肝移植,$n = 54$ (10%)],予以阿仑单抗抗排斥治疗和诱导治疗,证明若阿仑单抗用于抗排斥治疗,则机会性感染(即巨细胞病毒)风险更高。一项肾脏移植的多中心研究将阿仑单抗治疗和传统治疗(如胸腺细胞球蛋白或巴利昔单抗诱导治疗)进行对比。结果证明阿仑单抗组的恶变率更高($P = 0.03$),严重的不良反应发生率虽然和ATG组差不多但是显著高于巴利昔单抗组(35% 比 22%,$P = 0.02$)。在肝移植领域,关于这种抗体的长期作用的研究文献很少。然而,最近对使用阿仑单抗治疗的非丙型肝炎接受者的一项回顾性研究表明,和不接受诱导治疗患者相比使用阿仑单抗感染发生率更高,特别是病毒感染。但组间恶变发生率差异无统计学意义。

## 总结

免疫抑制治疗的圣杯尚未被发现,在此之前,必须了解目前免疫抑制药物的所有潜在并发症。通过恰当地鉴别、管理和治疗这些副作用,才能实现改善肝移植受者的结局的目标。

---

### 要点和注意事项

- 了解免疫抑制药物的长期副作用可以及早发现和治疗潜在的并发症。
- 移植后淋巴组织增生性疾病的鉴别和治疗需要怀疑诊断,及时减少免疫抑制药物和早期肿瘤学评估。
- 肝移植后皮肤癌是最常见的恶性肿瘤。应遵循防晒霜、防护罩和皮肤病学评估等注意事项。
- 延长皮质类固醇和钙调磷酸酶抑制剂使用会增加心血管发病率(如高血压、高脂血症和高血糖症)和死亡率。这些问题的管理应尽早纳入所有患者的一般维护计划,以减轻其长期影响。

- 尽管肾毒性和肾衰竭的风险很高,但钙调磷酸酶抑制剂(他克莫司和环孢素)仍然是"金标准"的口服免疫抑制剂。
- mTOR 抑制剂应该被认为是肾功能不全患者的早期转化疗法。血脂异常、蛋白尿和伤口并发症是众所周知的副作用。
- 在较低程度上,甲氨蝶呤与苯丙胺(安非他明)相关,与输注相关症状统称为细胞因子释放综合征(发热、胸痛、呼吸困难、心动过速),其在给药期间需要适当的预处理和警惕性,特别是在心功能储备有限的患者中。

# 第 12 篇
## PART XII

# 存活率与预后
## SURVIVAL AND RESULTS

# 第 98 章

# 评估移植预后的方法
## Outcome Predictors in Transplantation

Johnny C. Hong · Ronald W. Busuttil · Göran G. B. Klintmalm
高 爽·译

## 章节纲要

| | |
|---|---|
| 肝移植术后的疗效预测因素 | 再次肝移植术后存活率的预测模型 |
| 终末期肝病模型和移植后存活率 | 使用非标准肝源行肝移植后的预后预测因素 |
| 对疾病高度敏锐与移植后生存率 | 非标准肝源和移植后存活率 |
| 再次肝移植的术后预测因素 | 成人心脏死亡后器官捐献肝移植术后生存情况 |
| 再次肝移植的适应证 | 儿童心脏死亡后器官捐献肝移植术后生存情况 |
| 手术或技术上的困难 | 总结 |
| 死亡原因 | |

原位肝移植手术是挽救不可逆肝衰竭患者的关键治疗手段,但肝源紧缺仍是个很现实的问题。尽管每年有上千名接受肝移植的患者,但更多的患者显然没有这么幸运。1987 年以来,美国器官共享联合网络(UNOS)上新登记的等肝患者比例远超供肝数量。2011 年的列表上共有 16 080 名等肝患者,最终只有 6 282 个幸运儿等到了供肝。约有 3 000 名患者在等肝过程中死亡,这些人或突发并发症去世,或病情恶化不能耐受移植而被移除出等待名单列表(OPTN/SRTR 2011 年终数据报告)。肝源和等肝人数与日俱增的差异主要取决于以下因素:①因手术技巧和手术器械的精进,可用肝源范围的扩展;②针对高危患者手术及围手术期管理的进步;③移植后管理和免疫抑制剂的进展;④移植中心逐渐增多的患者数量;⑤符合标准的肝源数量日益减少。

总体来说,一共有 4 个相互关联的动态因素最终决定着原位肝移植的效果:供肝的可用性及行肝移植的时机,受体的自身条件,手术因素和器官供体及移植类型。首先,供肝的可用性、配型和分配在决定肝移植时机上扮演着重要角色,进而影响着移植效果。美国器官分配系统已经发展成为一个全国性的捐献系统,并致力于确保器官的公平分配。每一个器官都根据等肝者的登记时间或手术的紧急程度进行合理分配。与其他如心、肺、肾衰竭的患者在等待过程中可以通过医疗器械维持生命不同的是,终末期肝病的患者对新肝的需求是无比紧迫的。因而肝分配系统是会考量换肝的紧迫程度的,"病越重,越先治"的原则一直排在等待时间的标准之前。终末期肝病/儿童终末期肝病模型(MELD/PELD)已于 2002 年 2 月 27 日生效,旨在优先对疾病进展最快的患者行肝移植手术,进而建立疾病严重程度评分来减少等待名单上患者的死亡率。

尽管等待名单上的死亡率在 MELD/PELD 系统的帮助下已有减少,但是可获得肝源的地理差异仍旧是个问题。基于对等待名单上终末期肝病患者(MELD 评分≥35 分)的分析,其死亡率和状态处于 1A(即暴发性肝衰竭的患者)和 1B(重症监护治疗病房中终末期肝病儿童)患者的死亡率相当。一项对 MELD 评分≥35 分患者实施区域性器官分配的政策也于 2013 年 6 月 18 日施行,此举目的在于扩大等待名单上高危患者获得器官的途径,目前该政策已经在状态 1A 和 1B 的患者身上顺利进行。随着器官紧缺危机的不断进展,急需肝移植手术的危重患者数量也在不断上升。因此为了实现存活率的最大化,等待名单上的肝病患者应接受最高级别的治疗。本章节的目标是总结可用于预测肝移植术后因素无移植物失用存活的因素,以及优化供受体筛选的策略以减少移植等待名单上患者的死亡率,最大化使用有限资源,保证最好的治疗结局。

## 肝移植术后的疗效预测因素

患者疾病的进展和肝源的短缺都会对移植后存活率产生不良影响。美国加利福尼亚大学洛杉矶分校进行了一项研究，对过去 30 多年内的 5 300 多名移植后患者进行统计，结果发现 MELD 系统施行后，相较于 MELD 系统出现之前的时期，移植患者的危险因素发生了明显改变。MELD 后的移植患者相比与 MELD 出现前的移植患者年龄更大一些（54 岁比 49 岁，$P<0.01$），住院可能性更大（50% 比 47%，$P<0.03$）以及接受移植前肾替代治疗的更多（34% 比 12%，$P<0.01$），MELD 中的实验室检查结果评分也更高（28 比 19，$P<0.01$），等肝时间更长（270 日比 186 日，$P<0.01$）和移植前住院日数更长（10 日比 8 日，$P<0.01$）。许多客观指标比如移植患者的年龄、肾损伤程度、凝血指标、机械通气和肝功能都被验证与肝移植术后效果好坏有关。

最能说明肝病进展的客观指标可能是移植前肾损伤程度。该指标作为肝移植术后预测因素的价值已经被贝勒大学医学中心的研究组所证实。569 名相继接受原位肝移植手术的患者数据说明相较于未患肝肾综合征的患者，肝肾综合征患者的移植后 5 年存活率会显著下降（$P<0.03$）。另外，10% 的肝肾综合征患者在肝移植术后逐渐进展为终末期肾病，而该比例在未患有肝肾综合征的肝移植受者中为 0.8%（$P<0.05$）。Cuervas-Mons 和他的合作者们，加上 UNOS 机构的分析，均发现术前血清肌酐水平本身就是对早期移植后败血症和院内死亡的最好预测因素。

### 终末期肝病模型和移植后存活率

尽管 MELD 系统在预测等待名单上患者 3 个月内死亡率上很准确，但仅仅用 MELD 评分并不能准确预测肝移植术后的死亡。早期研究确实显示 MELD 评分越高，患者生存率越低，但是最新的研究却指出这两者之间并没有直接联系。MELD 用于预测移植后 3 个月内死亡率的 C 检验结果仅有 0.62（95% CI，$0.55\sim0.69$）。C 检验数值大于 0.70 才算是临床上可以接受的。关于术前精确预测患者生存率的模型是否能有所突破是肝移植界普遍关注的问题。这样的模型通过衡量疾病严重程度来加速临床诊疗决策的过程，正如校正后 DHHS 的最后一版规则所推荐的意见一样，如若发现移植效果低于公认的生存阈值时，该模型能提供基于有客观标准的指南，从而防止没有意义的移植。

### 表 98-1 患者肝移植术后存活率：P-SOFT 与 SOFT 评分

| 危 险 因 素 | 分数 |
|---|---|
| **P-SOFT（预分配）评分** | |
| BMI>35 | 2 |
| 一次移植史 | 9 |
| 两次移植史 | 14 |
| 腹部手术史 | 2 |
| 白蛋白水平<2 g/dl | 2 |
| 肝移植术前透析 | 3 |
| 肝移植术前住在监护室 | 6 |
| MELD 评分>30 | 3 |
| 肝移植术前基础生命支持 | 4 |
| 脑病 | 9 |
| 门静脉栓塞 | 2 |
| 肝移植术前有腹水 | 3 |
| **SOFT 评分** | |
| P-SOFT 分数 | 以上得来的总分 |
| 肝移植术前 48 小时内有门静脉出血 | 6 |
| 供体年龄 10～20 岁 | −2 |
| 供体年龄>60 岁 | 3 |
| 因脑血管意外造成供体死亡 | 2 |
| 供体血清肌酐水平>1.5 mg/dl | 2 |
| 国家分配 | 2 |
| 冷缺血时间 0～6 小时 | −3 |

MELD，终末期肝病模型；P-SOFT，预分配 SOFT；SOFT，肝移植术后存活率。

### 表 98-2 根据 P-SOFT 与 SOFT 评分所得风险组

| 风 险 组 | 分值范围 |
|---|---|
| **P-SOFT 评分** | |
| 低风险 | 0～5 |
| 低、中度风险 | 6～15 |
| 中、高度风险 | 16～35 |
| 高风险 | 36～40 |
| 无效 | >40 |
| **SOFT 评分** | |
| 低风险 | 0～5 |
| 低、中度风险 | 6～15 |
| 中、高度风险 | 16～35 |
| 高风险 | 36～40 |
| 无效 | >40 |

很多科学家都曾使用 UNOS 机构的数据建立过预测模型。比如 SOFT 评分使用了 18 个危险因素（包括受体、供体及手术因素）成功预测了肝移植术后 3 个月内存活率（表 98-1 与表 98-2，图 98-1）。最重要的危险因素是过去的移植病史以及移植前是否需要生命支持。另外一个模型是 BAR 评分，它提出了 6

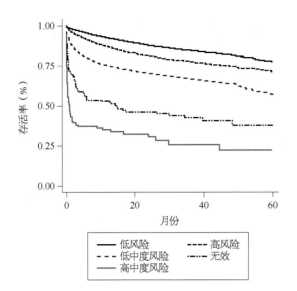

**图 98-1** 根据肝移植术后生存评分（SOFT）评估患者移植术后5年生存率〔引自 Rana A, Hardy MA, Halazun KJ, et al. Survival outcomes following liver transplantation (SOFT) score: a novel method to predict patient survival following liver transplantation. *Am J Transplant*. 2008; 8: 2537－2546, Figure 4, with permission of Wiley Periodicals, Inc.〕

| 按SOFT评分分类的肝脏同种异体受体存活率 | | | |
|---|---|---|---|
| 月份 | 12 | 36 | 60 |
| 低风险 | 93% | 85% | 77% |
| 低中度风险 | 87% | 78% | 71% |
| 中高度风险 | 75% | 67% | 57% |
| 高风险 | 53% | 42% | 38% |
| 无效 | 35% | 26% | — |

个最重要的预测因素，包括受体的 MELD 评分、缺血时间、受体年龄、移植史和移植前的生命支持。尽管这些模型有望比较全面地给予临床医生指导，但是这些数据分析缺少代表性，比如移植中心针对危重患者内科和外科治疗水平的差距。因此临床诊疗策略的制订是基于各移植中心的医疗能力、经验和深度，以及在现今器官分配系统下通过匹配供受体达到优化肝移植效果的能力。

### 对疾病高度敏锐与移植后生存率

是否应该依照 DHHS 最终规定的病重者优先原则还是尽可能避免无效移植尚未有定论，临床工作者试图在两者间找到平衡。在 MELD 分配系统实行初期，MELD 评分最高定为 40 分就已经达成了共识，为的就是让评分高于 40 的患者不能拥有优先手术的资格。由于一般认为 MELD 评分高于 40 的患者属于肝移植手术的死亡高危人群，这项政策允许移植中心拒绝给极重度患者肝移植的优先权。

尽管 MELD 评分在 40 分及以上的患者在等待

肝源的 3 个月内死亡率是最高的（80%～100%），但相较于 MELD 较低的患者，这些高分患者从肝移植中的受益也是最大的。在过去的几十年中，将肝源优先给予最严重的患者改变了肝移植受体的特征，而帮助这些患者撑过肝移植手术也同时带来了医学上及经济上的挑战。如今接受肝移植手术的患者，相比于没有 MELD 的年代，往往有更加严重的终末期肝病，年龄更大且有更严重的并发症。目前的肝移植更倾向于挽救那些急性发病、处于状态Ⅰ级和 MELD 评分在 35 及以上患者，我们提倡在这样的环境下不仅要为患者提供最好的治疗，还要在面对器官紧缺的情况下避免无效移植。

UCLA 团队提出了累积无效风险评分（UCLA 无效风险评分系统）包含了特定疾病因素，这其中包括 MELD 的实验室评分、心脏疾病风险、既往的感染性休克以及其他并发症，而非人类学参数、供体或手术因素，可以用来预测无效移植。表 98-3 和图 98-2 显示 UCLA 无效风险评分系统和长期移植术后患者的存活率统计结果。结果显示心血管疾病风险和年龄相关性并发症是最容易造成无效移植的危险因素。心血管危险因素包括术前血清肌钙蛋白水平和心血管疾病或冠心病的病史，对肝移植术后 1 年内死亡及移植物丧失具有很高的预测价值。这项评分系统包括 Charlson 合并症指数（CCI），这是一项有效评估患者是否能够从一项特定筛查方法或医学介入治疗中受益。换句话说，就是评估患者通过某项筛查技术或者医疗干预是否能存活足够长的时间。年龄校正的 CCI 对无效移植的预测效果良好，患者的该指数一旦达到 6 及以上，其 5 年内生存率为 0。另一项研究表明，CCI 和并发症（包括冠心病、糖尿病、慢性阻塞性肺疾病、结缔组织病和肾功能不全）都会造成患者术后存活率降低。因此，心脏或者其他方面进行性加重的并发症都可能成为极重症患者无效肝移植最重要的预测因素。

**表 98-3 对敏感度最高的受体行肝移植：无效风险评分**

| 危 险 因 素 | 分值 |
|---|---|
| MELD（每分） | 0.5 |
| 肝移植术前出现感染性休克 | 3 |
| 心脏病风险 | 4 |
| 年龄校正后的 Charlson 并发症指数 | 5 |

累积 UCLA 无效风险评分 = 0.5×（MELD 评分）+ 5×（1 = Charlson 并发症指数≥6; 0 = Charlson 并发症指数＜6）+ 4×（1 = 心脏病风险; 0 = 无心脏病风险）+ 3×（1 = 感染性休克, 0 = 无感染性休克）。

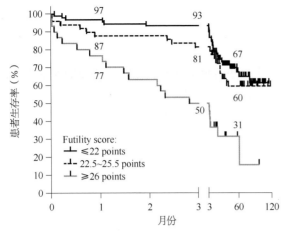

图98-2 根据无效风险评分所得患者肝移植术后10年生存率（引自 Petrowsky H, Rana A, Kaldas FM, et al. Liver transplantation in the highest acuity recipients: identifying factors to avoid futility. *Ann Surg*. 2014;259: 1186-1194, Figure 4a, with permission of Lippincott Williams & Wilkins.）

表98-4 肝移植物衰竭的原因

| 移植物衰竭原因 | 早期（<7个月） | 早期（≥7个月） | 所占比重 |
|---|---|---|---|
| 原发性移植物衰竭 | 82% | 18% | 40% |
| 血管栓塞 | 78% | 22% | 19% |
| 胆道并发症 | 44% | 56% | 3% |
| 反复发作的肝炎 | 11% | 89% | 11% |
| 病情反复 | 4% | 96% | 5% |
| 急性排斥 | 60% | 40% | |
| 慢性排斥 | 8% | 92% | 18% |
| 感染 | 56% | 44% | |

相比于其他风险评估模型，例如 SOFT 评分（C统计量为 0.70）、BAR 评分（C统计量为 0.68）及供体风险指数（C统计量为 0.53）CCI 模型具有良好的辨别能力，其 C 统计量结果达 0.75。UCLA 无效移植风险评分适用于为最重症患者分级，判断其是否能够接受肝移植。曾患有感染性休克、心脏疾病和严重并发症的肝移植等待受体一旦 MELD 评分也在 40 分及以上就不能接受肝移植，因其无效移植的预计风险超过了 75%。在此模型的基础上排除无效移植，MELD 评分较高患者的 5 年生存率将升至 75%，明显高于美国（73%）和欧洲（71%）目前报道的总体数据。

## 再次肝移植的术后预测因素

伴随着围手术期管理、手术技术的革新以及免疫抑制剂的发展，患者首次肝移植的长期生存率变得越来越高，仅有 10%～22% 的患者在肝移植术后因各种各样的原因导致其需要再次肝移植。接受再次肝移植是供肝衰竭患者的唯一选择。许多研究都表明，再次肝移植不同于首次移植，它与低生存率密切相关，同时也被认为是高危手术过程，因为再次肝移植患者的病情往往很重，这就对临床医生手术技巧的要求非常高。它不仅仅是术者手术上的困难，再次肝移植本身对资源的使用和拒绝将供肝给予那些尚未接受过肝移植手术的患者也带来了金钱和伦理上的问题。尽管如此，接受再次移植在部分患者身上仍有良好的长期生存率。客观来讲，决定是否给患者进行再次肝移植，也同样应该跟第一次移植一样，考虑到手术风险和长期生存的概率。因此，再次肝移植的风险评估对临床医生而言显得至关重要。这些方法的目的就是准确预测再次肝移植术后的存活率。

### 再次肝移植的适应证

几乎所有的肝移植适应证都会导致原发性肝脏疾病的复发。大多数的受体都将再次发展为终末期肝衰竭，需要再次接受肝移植。就目前趋势看来，再次肝移植的需求量将持续上升，该数值也将逐渐逼近首次肝移植需求量。从成年人角度看，造成移植物衰竭的两大主因是慢性排斥反应和原发肝病的复发。移植物衰竭的原因可以按时间分为移植早期和晚期衰竭（表98-4）。目前最常见需要接受再次肝移植的肝衰竭原因发生在移植早期，包括移植物无功能、迟发型无功能或初期功能不全。现在越来越多的供肝都来自偏远地区，甚至有些本身就是超标准供体（从人类学参数、临床、实验室和组织学数据上讲属于高危人群）。肝动脉栓塞（HAT）和其他血管并发症也是移植物早期衰竭的常见原因。有趣的是，来源于死者和活体部分供肝移植后的肝动脉栓塞发病率并没有呈明显上升的趋势。

晚期移植物衰竭最常见的原因是慢性排斥反应和原发性疾病的复发。免疫抑制治疗已经相当成熟，慢性排斥仍是一个主要问题。肝脏受到免疫系统损伤通常是指由于严重、不受控制或是反复发作的急性排斥反应导致的胆管进行性损伤，静脉周围和门静脉纤维化和动脉狭窄。它会因为再灌注损伤、病毒感染、糖尿病、高血压、高脂血症和急性排斥反应发作而加重。再次肝移植的另一个适应证是指不同原因造成的复杂性胆道狭窄。非解剖学因素导致的缺血型胆管狭窄，其特点是只发生在移植物胆管树的一系列复杂狭窄和扩张,且常伴有结石或泥沙样物形成,并最终导致胆管炎发作。不管是由于热或冷缺血时间延长或是肝动脉栓塞所致的缺血,其免疫诱发的损伤和由胆盐诱发的细胞毒性损伤都增加了胆道狭窄的发病率,据报道是 5％～15％。尽管使用组织纤维蛋白溶酶原激活剂被报道存在一定的保护作用,缺血性胆管病仍是 DCD 供肝肝移植后的主要并发症。

原发病的复发是另一个常见晚期衰竭原因,并且变得越来越普遍,尤其是丙型肝炎病毒(HCV)造成的肝硬化,一直是首次肝移植的首要适应证。丙型肝炎不可避免的复发导致了受体移植术后不同的结局,而一系列相互关联的病毒、供体和受体因素决定了肝纤维化的进展和演变。Berenguer 等发现诊断移植物肝硬化时,高 Child-Turcotte-Pugh 评分、低白蛋白水平,以及在肝移植至移植物进展到肝硬化程度的短暂间期都可以作为预测临床失代偿和死亡的因素。他们还发现肝移植术后原发病复发比首次肝移植前原发病所致的失代偿和死亡的概率高得多,因此得出结论再次肝移植应该在失代偿前进行。由于这些警告的存在,不同移植中心针对反复发作的丙型肝炎患者再次肝移植的选择各异,其中就有一些放弃二次手术的例子存在。尽管大多数研究都表明因丙型肝炎接受再次肝移植的个体比那些初次移植的预后更差,但其预后比起那些因其他原因接受再次移植还是较好的。然而,早期、具有侵犯性的复发和 1 年内发生的移植物衰竭被定义为纤维化胆汁淤积性肝炎,其再移植的预后极差,且很多人都反对给这类患者在没有特殊情况下盲目进行再次移植。

其他原因造成的肝衰竭,复发率相对较低。酒精性肝病,美国第二大肝衰竭病因,也有很高的再犯率,高达 34％。原发性药物中毒造成的移植肝衰竭发生于小部分患者,更多的移植物衰竭是由免疫抑制药物使用的依从性不足造成的。原发性胆汁性肝硬化和原发性硬化性胆管炎最初都不被认为会导致病情反复。然而,很多研究都发现这是不正确的。来自梅奥诊所的一个团队就找到了原发性硬化性胆管炎在肝移植受体中复发率高达 20％的证据,而另一个团队则发现原发性胆汁性肝硬化在这类患者中的复发率也高达 15％。可是,其中仅有不到 5％的患者因移植物衰竭需要再次肝移植。反复发作的自身免疫性肝炎也会导致移植物衰竭,一项研究中发现有高达 23％的患者需要再次肝移植。以前乙型肝炎病毒以其极高的复发率一直困扰着肝移植术后患者,尤其是肝移植术前病毒处于活跃复制阶段的患者。然而,有效抗病毒疗法的发展成功地让乙型肝炎病毒造成的复发率降至不到 2％。

儿童患者再移植概率更大,主要还是因为越小的移植物(不论部分或是整体)往往会增加血管性并发症的风险,进而诱发移植物衰竭。尽管显微外科技术降低了肝动脉栓塞在儿童患者中的发病率,血管性并发症仍是再次肝移植最常见的适应证(35％)。因原发性移植物无功能和慢性排斥造成衰竭并进行再次肝移植的分别占 19％和 15％。

### 手术或技术上的困难

再次肝移植中受体肝切除术成功的关键就在于减少整个肝切除过程的时间,并且尽量避免严重的术中出血。而受体肝切除手术的难度各有不同,主要取决于第一次和第二次手术之间的间隔和移植物衰竭的原因。一方面,早期因移植物失用进行再移植因其所需的解剖要求和门静脉高压程度均较传统肝移植手术要少很多。另一方面,大多患者此时的状态已经非常差了,还可能伴有多器官衰竭和血流动力学障碍。而因丙型肝炎肝硬化或胆道狭窄伴反复胆道感染造成的移植物衰竭若发生在晚期,那么患者体内的严重粘连或瘢痕组织会给再移植过程中全肝切除增加难度,这是因为肝实质表面和腹壁可能会存在严重出血。这也就强调了迅速控制流入道血流对减少出血量的重要性。

一旦有严重的瘢痕或侧支血管形成,静脉-静脉转流就显得至关重要。该转流可以减轻门静脉-肠系膜静脉系统压力,同时还可以将病肝切除过程中血流动力学的波动降至最低。门静脉-肠系膜静脉系统减压可以通过在受体门静脉或肠系膜下静脉插管得以实现。若背驮式肝移植在二次移植中可行,它就能在无需静脉-静脉转流的情况下让静脉血回流至心脏。然而这项技术并不能为门脉-肠系膜静脉系统减压。正因为这个原因,有人提出在进行背驮式肝移植时,建立暂时性门-腔静脉分流来减少内脏循环淤血。

在切除移植肝时,为了留出足够长度供再次吻合使用,保持原肝上腔静脉吻合的完整性至关重要。若是长度不足造成切除肝移植物前没有空间夹血管夹,可以在心包处用血管夹阻断肝上腔静脉。在肝上腔静脉前方的膈肌处做一长约数厘米的切口,于心包内下腔静脉处放置血管夹。

尽管保留原先的肝上腔静脉对促进新肝植入很有必要,但肝下腔静脉和门静脉的吻合也只是偶尔需要原先移植物的部分血管。移植物动脉的再利用并不值得推荐,因为血管发生坏死的风险较高,并且可能最终导致动脉栓塞或破裂,且受体还可能不断出现肝动脉栓塞,以上原因都说明不论是利用受体脾动脉或是创造一条主动脉导管供肝移植物动脉化,动脉重建的方法都有很大的进步空间。同样,移植物胆管也不应该重复利用,受体胆管的活性应当仔细检查。存在受体胆管质量或吻合张力不确定因素时,务必进行肝总管空肠 Roux-en-Y 吻合术。

### 死亡原因

败血症和多脏器衰竭是再次肝移植术后的主要死因,且患者最容易在术后 4 周内死亡。死于败血症的患者,按 UCLA 的统计有近 50% 是因为真菌感染。这可能也正反映了再次肝移植患者免疫抑制程度之强和病情之严重。因此建立一个与免疫抑制有关的动态目标刻不容缓,也就是在不造成急性排斥反应的前提下,稳定患者的免疫抑制水平。然而,至今尚未发现免疫监测的有效方法。为了在再次肝移植术后调整免疫抑制水平,预防性抗菌治疗应当持续足够长的时间并且包含抗真菌药物,来减少术后发生严重感染的风险。

### 再次肝移植术后存活率的预测模型

相比于第一次肝移植,再次肝移植因其存活率低下至今颇受争议,是否值得使用如此稀缺的资源进行再移植也受到了人们的关注。现已证明良好的长期生存率与移植受体的选择密切相关(表 98-5)。选择与移植物类型匹配并且适合接受再次手术的受体,可以让儿童与成人移植后 10 年内生存率接近 50% 甚至 50% 以上。因此患者的选择非常重要。之前的研究表明预测生存率的独立因素包括受体年龄>18岁,需要机械通气,总胆红素水平超过 13 mg/dl,血清肌酐水平超过 1.6 mg/dl,以及移植物缺血时间超过 12 小时。这些研究让肝移植的临床效果发生了巨大改变。最重要的是,美国最近用于肝脏分配的 MELD 系统帮助了那些发病最急的患者,也因此限制了受体-移植物的匹配。通常在这些病例中,所匹配移植物的质量可能并不适合再次肝移植患者,毕竟他们所患疾病本身要比首次接受肝移植的患者重得多。

许多临床模型都致力于如何选择接受再次肝移植的患者及器官捐献者,从而帮助稀缺资源的利用

**表 98-5　肝脏再次移植收集资料汇总**

| 作者 | 年份 | 类型 | 危险因素(如可应用) | 1 年 | 3 年 | 5 年 |
|------|------|------|--------------------|------|------|------|
| Markmann 等 | 1997 | 成人 | | 50 | 45 | 42 |
| | | 儿童 | | 65 | 65 | 55 |
| Rosen 等 | 1999 | 低风险 | 受体年龄 | 72 | 70 | 68 |
| | | 中等风险 | 血清胆红素水平(mg/dl) | 65 | 62 | 62 |
| | | 高风险 | 血清肌酐水平(mg/dl) | 42 | 38 | 38 |
| | | | 移植物衰竭原因,再次肝移植时 UNOS 状态 | | | |
| Facciuto 等 | 2000 | 成人 | | 60 | | 42 |
| Azoulay 等 | 2002 | 成人 | | 61 | | 50 |
| Linhares 等 | 2006 | 低风险 | 再次肝移植紧急程度 | 85 | 82 | 77 |
| | | 中等风险 | 受体年龄 | 69 | 66 | 61 |
| | | 高风险 | 血清肌酐水平(mg/dl) | 21 | 19 | 16 |
| | | | 首次移植物衰竭时间 | | | |
| Hong 等 | 2011 | 低风险 | 术中失血 | 84 | 79 | 79 |
| | | 低中度风险 | 肝移植史次数 | 75 | 67 | 59 |
| | | 中度风险 | 术前需要呼吸机 | 63 | 57 | 49 |
| | | 高风险 | 上次肝移植与再次肝移植时间间隔 | 33 | 26 | 22 |
| | | | 供体年龄>45 岁 | | | |
| | | | MELD 评分>27 | | | |
| | | | 血清肌酐水平<2.5 g/dl | | | |
| | | | 受体年龄>55 岁 | | | |

UNOS,器官共享联合网络。

表 98-6　肝脏再次移植：预测因素和风险评分赋值

| 变 量 | 危险比 | 风险评分分数 |
|---|---|---|
| 术中 PRBC＞30 个单位 | 1.9 | 2 |
| 肝移植史＞1 次 | 1.6 | 2 |
| 再次肝移植时需要呼吸机 | 1.6 | 2 |
| 上一次肝移植与再次肝移植相差 | 1.6 | 2 |
| 15～30 日 | 1.5 | 1 |
| 上一次肝移植与再次肝移植相差 | 1.4 | 1 |
| 31～180 日 | 1.3 | 1 |
| 供体年龄＞45 岁 | 1.3 | 1 |
| MELD 评分＞27 | | |
| 再次肝移植时血清白蛋白水平＜2.5g/dl | | |
| 受体年龄＞55 岁 | 1.2 | 1 |

PRBC，库存悬浮红细胞。

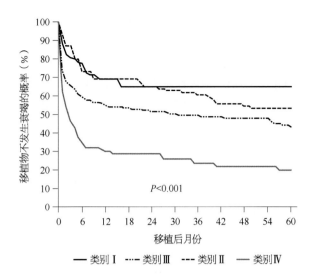

图 98-3　根据预测指标类别所得移植术后 5 年内移植物不发生衰竭的概率（引自 Hong JC，Kaldas FM，Kositamongkol P，et al. Predictive index for long-term survival after retransplantation of the liver in adult recipients：analysis of a 26-year experience in a single center. *Ann Surg*. 2011；254：444－449，Figure 2，with permission of Lippincott Williams & Wilkins.）

更佳理想化。Rosen 等最先创立了一种预测再移植后生存率的模型，且他们的发现随后也被证明是有效的。使用已录入的数据，患者个人风险评分在结合 5 项预后因素的数值（受体年龄、血清胆红素水平、血清肌酐水平、前移植物衰竭原因和 UNOS 状态）后通过计算得出。低风险患者的 5 年生存率为 68％，中等风险患者为 62％，而高风险患者为 38％。这一模型依赖于复杂的数学计算过程造成其在某些情况下不能实现，但也正因为它用上了 UNOS 状态这一指标（一个不再用于移植物分配的变量），导致它的结果不再中肯。另外，器官捐献和手术相关因素也并未包括其中。另一个团队评估了器官捐献者和受体变量，用多变量模型发明了一种风险评分系统，用于确认再移植术后患者的长期生存率。他们的模型提供了良好的回顾性预测手段，能够根据患者的年龄、肌酐水平、需要再次肝移植的紧急程度和前移植物衰竭发生的时期判断预后。在这一模型中，低风险患者的 5 年生存率为 77％，中等风险患者为 61％，而高风险患者为 16％。该研究的一大缺点在于它所使用的移植数据都是 10 多年以前的，可能并不能准确反映现今肝移植的临床水平，并且评估需要再次肝移植的紧急程度（择期或紧急或突发）完全是主观的，可能并不能广泛应用或是不具有可重复性。

UCLA 预测模型是以再次肝移植患者术前临床信息为基础的危险分级系统。Hong 等通过分析发现了再次肝移植术后移植物衰竭的独立预测因素，包括了 5 项受体危险因素（进行再次肝移植时：年龄＞

55 岁，之前肝移植＞1，MELD 评分＞27，需要机械通气和血清白蛋白水平＞2.5 g/dl），2 项手术危险因素（肝移植与再次肝移植的时间差，术中需要输红细胞悬液＞30 个单位）以及 1 项器官捐献者危险因素（捐献者年龄＞45 岁）。每一个预测因素都被赋予相应的风险评分分数（RS），并且与移植物衰竭的对数危险比成正比。这些分数加在一起后再将患者分别分为 4 个风险范畴中。移植物的 5 年存活率（图 98-3）为低风险组 65％（预测指数风险范畴Ⅰ，RS＝0），低中度风险组为 53％（预测指数风险范畴Ⅱ，RS＝1～2），而中度风险组为 43％（预测指数风险范畴Ⅲ，RS＝3～4）以及高风险组为 20％（预测指数风险范畴Ⅳ，RS＝5～12）。这项预后模型也可以用于再移植患者的术前风险分层（不用术中输血相关信息）。它也同时通过校正风险范畴，在术前评分中另外增加 2分，专门用于术中失血严重的患者（＞30 单位），从而较完整地提供了再次肝移植术后理想存活率的预后信息。

考虑到受体方面的危险因素，终末期肝病患者低白蛋白血症与自身营养不良及肝细胞缺乏密切相关。许多研究也发现正如 MELD 一样，疾病起病越急，之前接受移植的次数和呼吸衰竭都是再次肝移植后移植物衰竭的独立预测因素。为了衡量再移植过程技术上的难度水平，以及手术时机在预后中起到的作用，术中出血量也被列为一项预测因素。手术复杂，术后血管严重粘连,肝动脉栓塞或门静脉栓塞而经常需要开展复杂血管重建和患者血流动力学障碍,都会导致极大量的出血。现已有两项研究表明术中输血与术后存活率有明显关联。

许多研究团队的结果都发现择期与急诊再移植患者预后的显著差异。在很多研究中,择期再移植患者的生存曲线十分接近接受首次肝移植的受体,但可能存在住院时间更长、相关花费更多的趋势。然而,紧急需要进行再次肝移植的患者预后则截然不同,可以说比相同情况下紧急行首次肝移植的患者差远了。这类患者通常病情很严重又同时伴有不断恶化的多器官障碍,并且因移植物日渐衰竭,感染风险也在不断上升,因此他们必须在15～180日内接受肝移植。这些患者要注意区分于那些急性程度较低、在首次移植后2年以上才接受再次肝移植的患者,或是发生原发性移植肝无功能、需要在首次移植术后2周内行紧急再次肝移植的患者。

患者的移植物一旦处于衰竭状态,肝脏再次移植绝不能因为之前详述的伦理和操作上的原因而轻言放弃。UCLA预测模型推荐了一种基于受体、供体和手术相关因素的危险分层策略。再次肝移植术后低危和中危受体的患者和移植物的长期生存率分别为很好和一般。但是给高危范畴的患者进行再次肝移植并不值得推荐。另外,再次肝移植必须在设备齐全、具备实力的移植中心进行,这是因为再次肝移植本身就是需要较高技巧的手术,所以不论是在术前还是术后,都需要手术经验丰富的医生,并配以良好的麻醉及细致的护理才能完成。

## 使用非标准肝源行肝移植后的预后预测因素

### 非标准肝源和移植后存活率

现在的很多策略都是为了扩大肝源数量而制定的。这其中就包括了使用死者和活体肝源。对已故捐赠者,来自超标准供体的移植物在美国肝源(OPTN/SRTR 2011年数据报告)中所占比例上升最快,其中就包括从DCD供肝。尽管超标准供体的准确定义至今难以捉摸,超标准供体提供的移植物发生早期衰竭(如原发性移植肝无功能)或移植物功能延迟的风险正在不断增加,这也让患者更易发生不良预后。因此,减少超标准供体相关风险的策略(如减少移植物冷、热缺血时间)和供-受体匹配程度一样重要。

供体风险指数(DRI)是用来评估与移植物衰竭相关的供体参数。DRI所定义的危险因素如下:供体

年龄>40岁[相对危险度($RR$)= 1.17,$P<0.01$],发生心脏猝死后捐献肝脏($RR$= 1.51,$P<0.01$),部分移植物($RR$= 1.52,$P<0.01$),非洲裔美国人($RR$= 1.19,$P<0.01$),供体身高,距离170 cm每少10 cm($RR$= 1.07,$P<0.01$),脑血管意外($RR$= 1.16,$P<0.01$)或其他原因造成的死亡($RR$= 1.20,$P$= 0.02)。DRI提供了一种量化分析供体危险因素的方法,该模型并没有包含受体和手术因素,但其实这些因素对移植术后的效果也不容忽视。来自西奈山医学中心的团队提出了移植风险指数(TRI),该模型包括了DRI模型中没有的受体和供体相关变量。有趣的是,他们的研究结果所用供体DRI高达2.6,其移植物衰竭率也很低(术后1年生存率为70%),因此他们强调了DRI模型的局限性。

UCLA团队提出了一种供体-受体配对方法,为的就是让超标准供体可以理想化地利用起来。在这项研究中,超出标准的因素包括捐赠者年龄超过55岁,捐赠者在获取移植物前住院超过5年,以及移植物冷缺血和热缺血时间分别超过10小时和40分钟。每一个危险因素都代表1分。根据超过1 000例的肝移植数据分析,不论是急诊或非急诊肝移植术后移植物衰竭率及受体死亡率在超标准供体评分≤2分的患者中较低,但在超标准供体评分≥3分的患者中相对升高。UCLA团队建议将高危移植物与低危患者进行匹配,反之亦然,从而将肝脏利用最大化(减少等待肝源名单上的死亡率)并将移植物和患者的生存尽可能最优化。

### 成人心脏死亡后器官捐献肝移植术后生存情况

来自心脏死亡后器官捐赠者的肝脏占目前肝源中的比例不断上升,在美国这一比例已经从1996年占死亡供体总数的1%上升到了2007年的10%。当DCD能够扩充肝源的潜在价值显现出来后,许多联邦和私人组织,包括医疗机构、DHHS、UNOS器官捐献突破协作组织,联合委员会及医疗服务及保障中心,都开始批准使用DCD和移植的项目运行。

在肝源短缺的背景下,DCD一定程度上减少了等待名单的死亡率。目前,使用DCD进行肝移植的长期预后数据是存在争议的。尽管研究都发现DCD相比于脑死亡后器官捐献(DBD)的预后并不好,单中心研究却发现DCD和DBD两者的临床预后是相当的。表98-7回顾了既往使用DCD供肝移植的研究结果。

据报道,相比于DBD肝脏,使用DCD肝脏与移植物衰竭的关系经校正后风险比为1.85。DCD肝移

表 98-7　用心死亡后捐献的肝脏行肝移植的相关文献移植物存活（％）

| 作者 | 时间段 | DCD | 胆道并发症 | 缺血性胆管病 | 1 年 | 3 年 | 5 年 |
|---|---|---|---|---|---|---|---|
| Abt 等 | 1996—2001 | 15 | 33 | 20 | 71.8 | 71.8 | — |
| Manzarbeitia 等 | 1995—2002 | 19 | 13.8 | — | 89.5 | | |
| Foley 等 | 1993—2002 | 36 | 37 | 13.8 | 67 | 56 | |
| Muiesan 等 | 2001—2004 | 33 | 9.4 | — | 86.5 | | |
| Fujita 等 | 1990—2006 | 24 | 25 | 12.5 | 69.1 | 58.6 | |
| Ho 等 | 1999—2006 | 37 | 32.4 | 21.6 | 78.9 | | |
| Chan 等 | 2003—2006 | 52 | — | 13.7 | 79 | 79 | |
| Pine 等 | 2002—2008 | 39 | 33 | 20.5 | 79.5 | 63.6 | |
| Skaro 等 | 2003—2008 | 32 | | 38 | 61 | 53 | |
| Dubbeld 等 | 2001—2006 | 55 | 28 | 24 | 74 | 68 | |
| Grewal 等 | 1998—2006 | 108 | | 8.3 | 88 | 79.3 | 74.5 |
| Selck 等 | 2002—2007 | 855 | — | — | 73.8 | 57.6 | |
| de Vera 等 | 1981—2004 | 141 | 25 | 16.3 | 69 | | 56 |

植受体也比 DBD 肝移植受体更容易发生原发性移植物无功能（12％比 6％），且需要再次移植的概率也更高（14％比 8％）。早期移植物衰竭的预测因素包括供体超过 60 岁，冷缺血时间超过 8 小时和受体在肝移植前需要基础生命支持。许多研究人员使用相同数据后发现低危 DCD 肝脏可以和 DBD 肝脏有类似的预后。其中，低危的标准就在于供体年龄小于 45 岁，冷缺血时间少于 10 小时以及热缺血时间少于 15 分钟。另一项研究发现影响预后的 DCD 后供体危险因素包括了供体热缺血时间超过 30 分钟，冷缺血时间超过 10 小时，肝移植术前需要基础生命支持和血清肌酐水平超过 2.0 mg/dl。低危 DCD 肝移植入低危受体可以带来良好的预后，与 DBD 肝移植术后效果类似。在评估这些根据 UNOS/移植受体科学注册表（SRTR）数据库做出的分析时，需要注意的是要弄清楚数据库中的 DCD 是可控还是不可控是非常困难的，且 DCD 器官往往是在不经过标准化方案审核或热缺血时间定义的情况下获取的。

尽管多个研究者都发现了可用于 DCD 移植物衰竭的预测因素，来自经验丰富的移植中心的单中心报告却显示其与 DBD 用于移植的肝脏在存活率方面是相当的。目前 UCLA 团队的研究是最早建立的预后评分系统，该系统是基于供体心脏死亡后所得肝脏被使用时获取的临床相关信息，进行成年肝移植患者风险分级。Hong 和他的团队发现了移植物衰竭的 6 个独立危险因素，其中包括 3 个受体危险因素（诊断为丙型肝炎伴恶性肿瘤，非丙型肝炎伴恶性肿瘤和仅有丙型肝炎；BMI＞30；有肝移植史），2 个供体因素（乙肝病毒核心抗体阳性及器官低灌注＞20 分钟）和 1

个手术因素（冷缺血时间＞6 小时）。在该研究中，器官低灌注被定义为脱离生命支持的情况下，平均动脉压低于 60 mmHg。基于 UCLA 就 DCD 移植物用于成人肝移植给出的风险分层（表 98-8 和图 98-4），5 年移植物不发生衰竭的概率低危组为 83％，中危组为 62％。然而高危组 1 年内存活率仅为 35％，甚至没有患者可以存活超过 21 个月。缺血性胆管病依旧是 DCD 肝移植术后主要并发症，移植中心已经开始实行严格的供体选择标准，且有报道称相比于 DBD 肝脏，对 DCD 肝脏使用组织型纤溶酶原激活物会让缺血性胆管病发病率降至 8％～10％

虽然 DCD 移植物存在不少风险，但这些肝脏依旧非常珍贵。它可以减少等待名单上的死亡数，也对

表 98-8　使用心脏死亡后移植物行肝移植：预测因素和风险评分赋值

| 变　　量 | 危险比 | 风险评分分数 |
|---|---|---|
| **受体** | | |
| 诊断：HCV 与恶性肿瘤 | 15 | 3 |
| 非 HCV 与恶性肿瘤 | 5.5 | 2 |
| 仅有 HCV | 4.5 | 2 |
| 肝移植史 | 11 | 2 |
| BMI＞30 | 2.8 | 1 |
| **供体** | | |
| 乙肝病毒核心抗体阳性 | 4.2 | 1 |
| 脱离基础生命支持平均动脉压＜60 mmHg 超过 20 分钟 | 1.9 | 1 |
| **器官缺血时间** | | |
| 冷缺血时间＞360 分钟 | 2.7 | 1 |

HCV，丙型肝炎病毒。

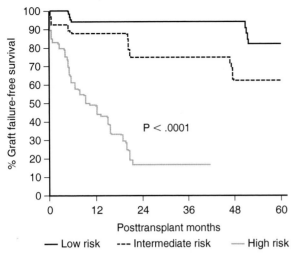

**图 98-4** Five-year graft failure-free survival after liver transplantation using organs after cardiac death by predictive index categories. (From Hong JC, Yersiz H, Kositamongkol P, et al. Liver transplantation using organ donation after cardiac death: a clinical predictive index for graft failure-free survival. *Arch Surg* 2011;146:1017-1023, Figure 3, with permission of the American Medical Association.)

急性起病的患者的预后有利。因此,有关 DCD 肝脏风险分层系统的应用能有望改善患者预后,将稀缺肝源的利用更佳理想化。

### 儿童心脏死亡后器官捐献肝移植术后生存情况

尽管整个等待肝源名单中儿童的死亡率由9.5% 下降到了6.2%,但小于 6 岁的儿童相比于那些11~17 岁的年长儿童死亡风险增加了 4 倍,这是因为低龄的移植物匹配可遇而不可求。虽然 DCD 肝源已经在成人中投入使用,但这一潜在肝源用在儿童身上还是很勉强的。2011 年美国的 474 名患儿中仅有 3 名(0.6%)接受 DCD 肝移植。DCD 使用受限可能与它的预后不佳且移植物衰竭发生率高有关,更何况成人移植还存在缺血性胆管病这类并发症。Hong 和他的团队发现相比于行 DCD 肝移植的成人,使用 DCD 肝脏的患儿如若不发生移植物衰竭,其长期预后更

好。原发性移植物无功能和缺血性胆管病并没有在这些儿童病例中出现。另一项类似 UCLA 试验的单中心研究也报道了在术后 42 个月的随访过程中患儿及移植物皆存活良好。这些发现都表明给患儿使用 DCD 肝移植的预后与成人的并不相同。Abt 和同事们使用 UNOS 数据库分析后发现儿童患者用 DCD 肝脏后发生原发性移植物无功能的概率为 5.3%,需要进行再次肝移植的为 10.5%。

DCD 在儿童中应用的相关数据很有限,目前的研究都支持在年幼和年长儿中使用儿童 DCD 移植物,包括那些急性发病的患儿。单中心研究中较好的结果都表明儿童在使用 DCD 肝脏时,肝移植和器官获取手术的经验对获得理想疗效至关重要。儿童 DCD 移植物良好的长期预后与那些其他来源的肝脏在幼儿中的使用效果是相当的,比如来自尸肝或活体的部分(第 2 段和第 3 段)移植物。儿童 DCD 移植物的广泛利用对于增加 4%～5% 的国家总体肝源具有潜在价值,且可以降低等待名单上需要肝移植的患儿死亡率。

## 总结

肝移植不仅是所有不可逆肝衰竭治疗的"金标准",也是一种以长期生存为目的的治疗手段。肝源的紧缺是限制肝移植广泛开展的主要因素。持续进行的预后相关研究以及深奥的数学模型都致力于发现影响肝移植术前或术后患者生存的不同因素。尽管 MELD 系统在预测等待肝源名单上 3 个月内死亡率方面很精准,但是仅凭 MELD 评分并不能够精确预测移植后死亡的发生。总体而言,有 4 项主要的动态、相互关联的因素最终决定了肝移植的预后,分别是器官质量、手术时机、受体情况、手术因素和器官捐赠者与移植物的类型。虽然数学模型提供了临床实践的指南,临床经验和手术技巧以及供受体匹配程度,仍然在移植物的利用和患者预后的过程中起到了不容忽视的作用。

---

### 要点和注意事项

- 终末期肝病模型(MELD)评分预测等肝名单上 3 个月内死亡率很精确,但是 MELD 评分本身并不能精确预测出肝移植术后的死亡率。
- 总体而言,有 4 项主要的动态、相互关联的因素最终决定了肝移植的预后,分别是器官质量、手术时机、受体情况、手术因素和器官捐赠者与移植物的类型。

- 将最敏感的再移植患者进行危险分层对优化预后、避免无效肝移植至关重要。
- 虽然数学模型提供了临床实践的指南,临床经验和手术技巧以及供受体匹配程度仍然在移植物的利用和患者预后的过程中起到了不容忽视的作用。

# 第 99 章

# 美国肝移植的发展趋势

## U.S. Trends in Transplantation

Kenneth Washburn

商傅伟·译

### 章节纲要

| | |
|---|---|
| 等待名单 | 受者 |
| 捐献者 | 结局 |

肝移植在终末期肝病的治疗上取得了巨大成功，进而推动了美国健康共识促进会议的开展。会议主张建立一个完善的登记制度，用于收集和评估所有与肝移植有关的数据资料。1985 年，在美国糖尿病、消化疾病和肾脏病中心的支持下，美国肝移植数据库成功建立，并被用于收集肝移植候选人的资料、供受者情况、手术信息以及结局。1984 年，美国《器官移植法》规定所有在美国境内进行的实体器官移植必须登记。1987 年，美国器官共享联合网络（United Network for Organ Sharing，UNOS）与另外 4 个实体器官（肾脏、肝脏、心脏、胰腺）登记网络合作，着手建立移植受者科学注册系统（Scientific Registry of Transplant Recipients，SPTR）。该注册系统可以用于动态评估实体器官移植的科研和临床进展，覆盖的范围包括肾脏、心脏、肝脏、肺脏、肠以及胰腺。该系统的数据由美国相关医院和器官获取组织通过器官获取和移植网络（Organ Procurement and Transplantation Network，OPTN）收集并上传。SPTR 包含了移植相关的所有既往与最新信息，无论是器官捐献状况、等待名单候选人，还是移植受者及其存活情况统计皆囊括其中。移植领域的发展需要临床数据的不断推动，随着这一完善登记系统的建立，25 年来有关候选人、供者和受者的临床数据得到不断完善，移植政策的修订与实施在循证医学的基础上变得有据可寻，最终大力推动了美国移植领域的发展。

本章将以美国肝移植领域过去 25 年的发展为背景，着重介绍近 10 年来美国肝移植领域的发展状况。过去的 10 年中，美国肝移植领域取得了诸多引人注目的成就，除了提出成人终末期肝病模型（model for

end stage liver disease，MELD）外，还在 2002 年提出了儿童终末期肝病模型，该模型将患者按肝病所致的死亡风险高低进行排序，并被成功应用于尸肝分配问题。在 MELD 提出前，美国尸肝分配计划直接影响着肝移植领域的发展，而 2002 年 2 月 MELD 提出后改变了这一状况。本章在关注美国过去 10 年肝移植领域发展趋势的基础上，将进一步阐述 MELD 系统对等待名单、结局以及受者类型的影响（主要关注成年患者）。除了 MELD 外，还有一些其他因素在过去的几十年中影响着肝移植领域的发展，这些因素将会在后文提及，从而使读者对肝移植领域的发展有一个更加全面的了解。文中数据主要来源于年度 SPTR 报告，部分数据来源于其他途径。

### 等待名单

2002 年 2 月 27 日，MELD 评分系统开始应用于成人肝移植，将等待名单上的候选人按分数高低进行排序。该评分分值由患者的总胆红素水平、肌酐水平以及国际标准化凝血酶原时间计算得出，从 6 分开始，上限为 40 分，能够用于评估与肝病患者的 90 日死亡率。在该评分系统提出以前，患者能否进入等待名单完全由主观评价决定，其中等候时间也被纳入考虑。如今 MELD 评分系统提出后，等候时间仅在 2 个或以上患者有相同 MELD 评分的情况下才会使用。

MELD 评分系统应用以来，由于对等待时间的考量降低，等待名单上的登记患者数量明显减少（图 99-1），随着该系统的逐步推广，名单上患者数量逐渐趋于稳定。此外，过去的数十年中，等待名单上的患

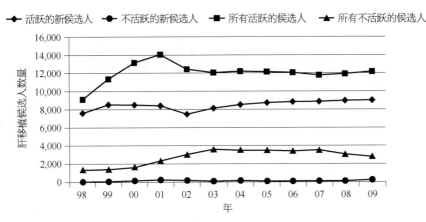

图 99-1　成年肝移植候选人数量［改编自 2010 年 OPTN/SPTR 年度数据报告. Am J Transplant. 2012;12(suppl 1):54.］

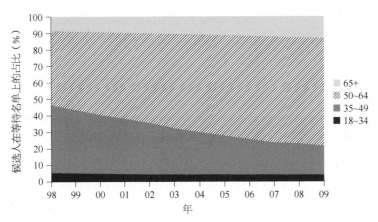

图 99-2　成年肝移植候选人年龄分布图［改编自 2010 年 OPTN/SPTR 年度数据报告,Am J Transplant. 2012;12(suppl 1):54.］

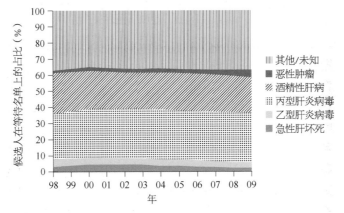

图 99-3　肝移植候选人的主要病因［改编自 2010 年 OPTN/SPTR 年度数据报告,Am J Transplant. 2012;12(suppl 1):54.］

者年龄分布发生了改变,50～64 岁年龄组的患者占比明显提高(图 99-2),这可能是美国肝病流行病学改变以及历史发展演变的结果。

慢性丙型肝炎病毒感染所致的终末期肝病依然是等待名单上最常见的病因(图 99-3)。该病毒的潜伏期很长,从感染开始到进展为肝硬化阶段往往需数

十年时间,因此年龄在 50～64 岁的人群发病占比明显提高。在等待名单上的另一患者群体因其他或未知原因患病。这个群体可能包含了大量隐源性肝硬化的患者,其病因多为脂肪肝或非酒精性脂肪性肝炎。

在等待名单上的多数患者 MELD 评分相对较

**表 99-1　年终等待名单上患者的特征**

| 患者状态 | 2000 年 | 2001 年 | 2002 年 | 2003 年 | 2004 年 | 2005 年 | 2006 年 | 2007 年 | 2008 年 | 2009 年 |
|---|---|---|---|---|---|---|---|---|---|---|
| 1 | 14 | 13 | 20 | 28 | 14 | | | | | |
| 1A | | | | | | 11 | 3 | 6 | 1 | 5 |
| 1B | | | | | | 6 | 6 | 10 | 6 | 11 |
| 2A | 62 | 127 | | | | | | | | |
| 2B | 2 921 | 2 938 | | | | | | | | |
| 3 | 10 918 | 11 810 | | | | | | | | |
| MELD 6～10 分 | | | 5 617 | 5 085 | 4 935 | 5 095 | 4 972 | 4 799 | 4 685 | 4 412 |
| MELD 11～14 分 | | | 3 711 | 3 864 | 4 002 | 4 006 | 3 958 | 3 686 | 3 649 | 3 654 |
| MELD 15～20 分 | | | 2 390 | 2 366 | 2 411 | 2 385 | 2 378 | 2 361 | 2 434 | 2 589 |
| MELD 21～30 分 | | | 477 | 448 | 489 | 433 | 415 | 474 | 567 | 638 |
| MELD>30 分 | | | 49 | 60 | 60 | 54 | 51 | 60 | 60 | 78 |
| 肝细胞癌 T1 期 | | | 72 | 58 | 8 | 5 | 5 | 4 | 4 | 3 |
| 肝细胞癌 T2 期 | | | 181 | 211 | 244 | 307 | 307 | 377 | 382 | 574 |
| 其他 | | | 108 | 176 | 191 | 199 | 199 | 248 | 292 | 334 |
| 特殊情况 | | | | | | | | | | |
| 总计 | 13 915 | 14 888 | 12 635 | 12 296 | 12 354 | 12 501 | 12 294 | 12 025 | 12 080 | 12 298 |

注：改编自 2010 年 OPTN/SPTR 年度数据报告. Am J Transplant. 2012；12（suppl 1）：54.

低,对应的是稳定期肝病。表 99-1 反映了每年年底在等待名单上的患者人数。值得注意的是,MELD 评分 6～10 分的患者数量在逐年减少,反映出大家开始意识到这些死亡率较低的患者群体难以得益于肝移植。而评分较高（21～30 分或 30 分以上）的患者群体数量减少恰恰是新分配方式结果的体现。MELD 评分系统的评估结果体现为"重病优先",因此大多数移植手术都在这个分数段的患者中进行。

值得注意的是,在过去数十年中肝细胞癌 Ⅱ 期的患者数量在逐年增多。在应用了 MELD 评分系统后,肝细胞癌 Ⅱ 期或者达到米兰标准（Milan criteria）的患者能够获得额外的加分。这些加分在 MELD 系统应用后的 3 年里每年逐步调低,而肝细胞癌 Ⅰ 期的患者则没有加分（图 99-4）。如果在等待名单上活跃的患者 3 个月内没有获得移植,在满足标准条件的情况下,就可以得到额外加分。近年来,等待名单上肝细胞癌的患者数量在逐年增多。

MELD 评分系统在实施过程中还存在着另一种额外的加分机制。如果负责医生认为他的患者死亡风险不能单纯地靠 MELD 评分来反映,那么他可以邀请同行以及区域审查委员会进行审核,为该患者争取额外的加分。表 99-1 反映了获得额外加分的患者人数在逐年增加。该增长趋势部分源于不符合标准肝细胞癌 Ⅱ 期诊断的患者人数的增多（图 99-5）。而这种趋势是在业内认为经过筛选的巨大肝细胞癌（Ⅲ期）患者也能受益于肝移植手术后开始的。

患者通常会一直在等待名单上,直到接受移植或是死亡。肝移植是一个挽救生命的措施,患者需按照死亡风险（MELD 评分高低）进行排序。一段时间内的死亡风险可以通过死亡率来反映。表 99-2 展示了过去数十年内各组患者的死亡率。2002 年提出 MELD 评分系统后,死亡风险的评估变得更加客观。过去的系统带有较多的主观色彩,不够准确,这可以通过表中 2A、2B 和 3 的死亡率得到反映。而在 MELD

| | 初始情况 | 2003 年 4 月 | 2004 年 1 月 | 2005 年 1 月 |
|---|---|---|---|---|
| Ⅰ 期肿瘤<2 cm | 15% 风险 = MELD 24 分 | 8% 风险 = MELD 20 分 | 0 风险 = MELD 计算得分 | 0 风险 = MELD 计算得分 |
| Ⅱ 期单个肿瘤 2～5 cm, 2～3 个肿瘤最大的<3 cm | 30% 风险 = MELD 29 分 | 15% 风险 = MELD 24 分 | 15% 风险 = MELD 24 分 | 15% 风险 = MELD 22 分 |

**图 99-4**　肝细胞癌患者 MELD 加分的演变

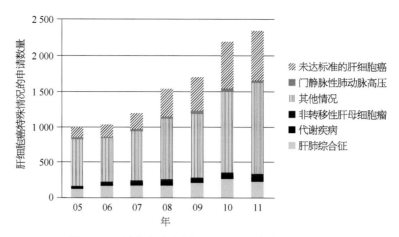

图 99-5 区域审查委员会批准的肝细胞癌特殊情况申请

**表 99-2 年度每千人死亡率**

| 患者状态 | 2000 年 | 2001 年 | 2002 年 | 2003 年 | 2004 年 | 2005 年 | 2006 年 | 2007 年 | 2008 年 | 2009 年 |
|---|---|---|---|---|---|---|---|---|---|---|
| 1 | 715 | 8 482 | 6 404 | 5 494 | 3 096 | 9 484 | | | | |
| 1A | | | | | | 5 397 | 3 849 | 4 849 | 2 761 | 8 021 |
| 1B | | | | | | | | | | |
| 2A | 6 159 | 4 033 | 3 701 | | | | | | | |
| 2B | 203 | 199 | 444 | | | | | | | |
| 3 | 60 | 63 | 190 | | | | | | | |
| MELD 6~10 分 | | | 19 | 38 | 37 | 36 | 37 | 36 | 33 | 31 |
| MELD 11~14 分 | | | 28 | 71 | 69 | 73 | 67 | 72 | 57 | 59 |
| MELD 15~20 分 | | | 107 | 158 | 166 | 156 | 143 | 125 | 133 | 124 |
| MELD 21~30 分 | | | 666 | 805 | 747 | 733 | 733 | 605 | 668 | 550 |
| MELD>30 分 | | | 5 945 | 4 990 | 5 074 | 4 624 | 3 924 | 3 858 | 3 780 | 4 488 |
| 肝细胞癌 T1 期 | | | 71 | 30 | 72 | | | 213 | | |
| 肝细胞癌 T2 期 | | | 75 | 135 | 120 | 112 | 106 | 73 | 62 | 70 |
| 其他特殊情况 | | | 33 | 109 | 88 | 83 | 97 | 75 | 61 | 38 |
| 总计 | 136 | 137 | 130 | 129 | 131 | 130 | 122 | 114 | 114 | 113 |

注:改编自 2010 年 OPTN/SPTR 年度数据报告. Am J Transplant. 2012;12 (suppl 1:56).

评分系统中,随着分值的增加,死亡率逐渐升高并在一段时间内保持稳定。值得注意的是,等待名单上肝细胞癌患者的死亡率较低,这是因为肝病不是造成这些患者死亡的主要原因。但是如果肿瘤的进展超出入选标准,患者可能会被移出等待名单。此外有加分的患者死亡率与分值在 11~14 的群体相比死亡率不相上下。肝脏的供求矛盾关系是影响死亡率的重要因素。在美国,这种矛盾关系在不同地方存在差别,因此其对死亡率的影响也视地区而异。如图 99-6,同一地区内以及不同地区之间死亡率均存在差别。

## 捐献者

尸体供者数量增长的趋势直到 2006 年才停止(图 99-7),2006 年之后,来自老年供者的数量稍有减少,具体原因不详。此外,2006 年后,美国执行死刑(脑死亡且≤70 岁)的数量也在降低。捐赠率在 2006 年达到最高,所有年龄组中每 100 万人有 25~30 个供者,除去 0~17 岁的人群平均每 100 万人有 10~12 个供者。过去 10 年中,死亡供者的年龄分布几乎没有变化(图 99-8)。肝脏的来源 90% 为供者,近年来患者移植与恢复的比例在逐渐降低(图 99-9)。2000—2005 年,DCD 供者的占比明显提高,近 6% 的肝脏来源于这类供者(图 99-10),再之后使用 DCD 供者肝脏的比例逐渐趋于稳定。使用这类肝源在起步之时一度非常火热,然而潜在的胆道狭窄和坏死限制了这类供者肝脏的使用。

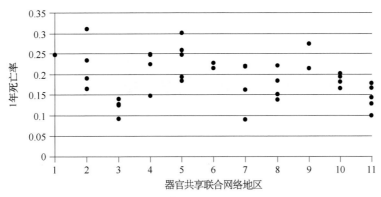

*仅限成人，无特殊情况，起始MELD≥15分，排除1A/1B状态下的候选人及少于10个移植病例的捐献者服务区域

**图 99-6**　接受已故供者肝脏的受者死亡率与捐献者服务区之间的关系（引自器官获取和移植网络：http://trans plant. hrsa. gov/Shared ContentDocuments/LiverConcept_123010. pdf，Accessed May 2012）

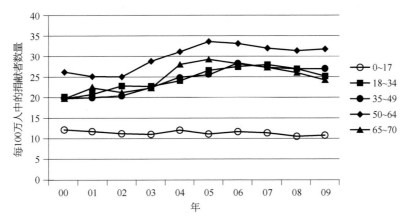

**图 99-7**　每 100 万人中来自已故供者的肝脏数量［改编自 2010 年 OPTN/SPTR 年度数据报告. *Am J Transplant*. 2012;12(suppl 1):58.］

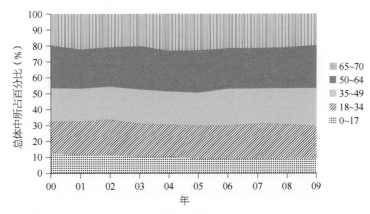

**图 99-8**　已故捐献者的年龄分布图［改编自 2010 年 OPTN/SPTR 年度数据报告. *Am J Transplant*. 2012;12(suppl 1):58.］

　　患者在使用 DCD 供者的肝源后，如果出现移植物相关的胆管问题只能接受再次移植。但是在现行的系统里，他们难以获得足够优先级，往往无法及时重新获得肝源。而对于移植中心使用 DCD 供者肝脏的结果审查也对这类肝源使用造成了负面影响。过去的数十年中，多器官移植（包括肝脏在内）开始流行，其中最常见的为肝肾联合移植（图 99-11）。该趋势的流行可能与 2002 年开始的 MELD 评分系统有关，因为血肌酐水平在 MELD 分值计算中的占比很大。

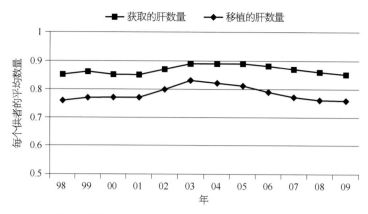

**图 99-9** 从每个供者获取和移植的肝[改编自 2010 年 OPTN/SPTR 年度数据报告,*Am J Transplant*. 2012;12(suppl 1):58.]

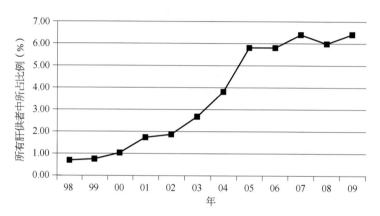

**图 99-10** 心脏死亡供者捐赠肝的比例[改编自 2010 年 OPTN/SPTR 年度数据报告,*Am J Transplant*. 2012;12(suppl 1):58.]

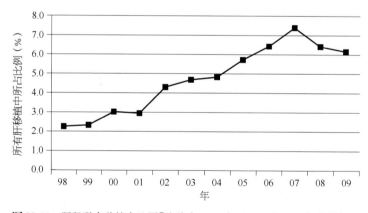

**图 99-11** 肝肾联合移植占比图[改编自 2010 年 OPTN/SPTR 年度数据报告,*Am J Transplant*. 2012;12(suppl 1):58.]

## 受者

肝移植的数量在 2006 年以前稳步提升,之后逐年下降(图 99-12)。活体供肝在成人移植中占比最高的时候一度达到 10%,近年则稳定在 3% 左右。图 99-2 展示了等待移植的患者年龄分布情况。成人受者的平均年龄有所增长,2000 年为 45.8 岁,而 2009 年为 49.7 岁。其他值得注意的趋势包括 MELD 分值高的患者移植数量增加(表 99-3)。MELD 评分高于 30 分的患者中,接受移植的患者比例从 2000 年的 9.7% 提高到了 2009 年的 17.5%,在 MELD 分值介于 21~30 分的患者中也存在着相同的趋势,而 MELD 分值低的患者移植率则有所降低。移植率明显提高的还有肝细胞癌 II 期的患者,而有加分的患者

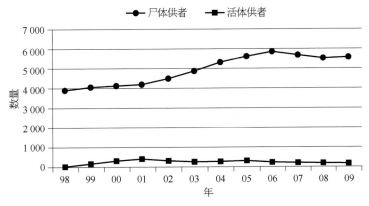

图 99-12　每年尸体和活体供者肝脏的移植数量［改编自 2010 年 OPTN/SPTR 年度数据报告，Am J Transplant. 2012;12(suppl 1):62.］

表 99-3　移植尸体供者肝脏的受者的特征

| 患者状态 | 2000 年 | 2001 年 | 2002 年 | 2003 年 | 2004 年 | 2005 年 | 2006 年 | 2007 年 | 2008 年 | 2009 年 |
|---|---|---|---|---|---|---|---|---|---|---|
| 1 | 594 | 600 | 481 | 514 | 535 | 382 | | | | |
| 1A | | | | | | 146 | 384 | 369 | 341 | 332 |
| 1B | | | | | | 23 | 44 | 67 | 80 | 53 |
| 2A | 996 | 1 153 | 190 | | | | | | | |
| 2B | 2 625 | 2 510 | 384 | | | | | | | |
| 3 | 341 | 400 | 77 | | | | | | | |
| MELD 6~10 分 | | | 163 | 238 | 200 | 188 | 185 | 183 | 185 | 225 |
| MELD 11~14 分 | | | 359 | 482 | 396 | 311 | 313 | 305 | 258 | 241 |
| MELD 15~20 分 | | | 775 | 961 | 1 120 | 1 148 | 1 265 | 1 082 | 977 | 896 |
| MELD 21~30 分 | | | 738 | 1 092 | 1 227 | 1 416 | 1 557 | 1 485 | 1 411 | 1 429 |
| MELD＞30 分 | | | 483 | 657 | 826 | 913 | 899 | 946 | 958 | 1 070 |
| 肝细胞癌 T1 期 | | | 149 | 126 | 65 | 8 | 6 | 4 | 6 | 6 |
| 肝细胞癌 T2 期 | | | 698 | 691 | 796 | 854 | 968 | 1 013 | 1 007 | 970 |
| 其他 | | | 288 | 415 | 493 | 564 | 538 | 569 | 660 | 669 |
| 特殊情况 | | | | | | | | | | |
| 总计 | 4 613 | 4 663 | 4 785 | 5 176 | 5 658 | 5 953 | 6 159 | 6 023 | 5 883 | 5 891 |

注：改编自 2010 年 OPTN/SPTR 年度数据报告，Am J Transplant. 2012;12[suppl 1]:63.

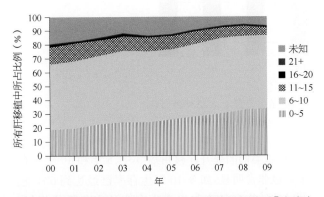

图 99-13　每年冷缺血时间（小时）与移植数量的关系［改编自 2010 年 OPTN/SPTR 年度数据报告，Am J Transplant. 2012;12 (suppl 1):63.］

移植率大幅提高更是出人意料（2000 年为 5.8%，2009 年为 11.0%）。

在过去几十年中，冷缺血时间（cold ischemic time，CIT）明显降低（图 99-13）。如今成人肝移植中近 90% 的案例冷缺血时间都在 10 小时以内。这与往年相比变化明显，同时也证明了冷缺血时间对移植结果的重要性。供者捐赠标准在过去几十年里逐渐扩大，因此冷缺血时间成了为数不多能够控制的供者指标，降低冷缺血时间能够降低供者年龄和脂肪变对肝脏产生的影响。如今器官共享联合网络的区域内以及区域间受者 MELD 评分依然存在差异（图 99-14），其中原因较为复杂，除了肝源供求不平衡外还有诸多因素对其产生影响。

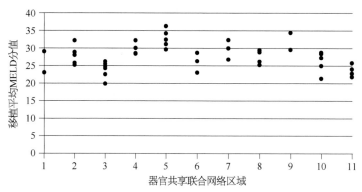

\* 仅限成人,无特殊情况,部分供者服务区域可能有重叠

**图 99-14** 各地区移植的平均 MELD 分值(引自 http://optn.transplant.hrsa.gov/Shared)

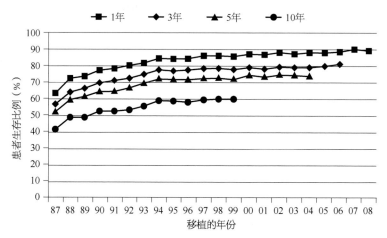

**图 99-15** 移植年份与患者生存比例的关系[改编自 2010 年 OPTN/SPTR 年度数据报告. *Am J Transplant*. 2012;12(suppl 1):66. ]

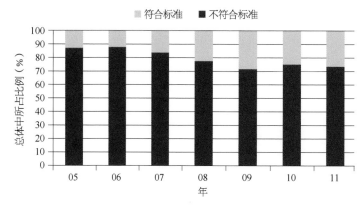

**图 99-16** 每年因肝细胞癌移植的患者比例(数据来源于 2012 年器官获取和移植网络)

## 结局

在过去 25 年里,肝移植患者的结局,尤其是患者生存率方面有了明显的提高(图 99-15)。患者 1 年生存率已从 1990 年的 77.2% 提高到了 2008 年的 89.4%,类似的提升在移植后 3 年、5 年和 10 年生存率上也非常明显,如今 10 年生存率已经达到 60% 左右。移植物存活率与患者生存率的变化趋势相似。生存率改善的原因是由很多因素共同决定的,而手术技巧的提升、更好的围手术期管理(包括免疫抑制剂

的使用)以及受者选择是其中最重要的影响因素。随着移植项目审核力度的提升,临床医生们也逐步学会更充分地利用有限的资源以达到最佳的治疗效果。

重病优先是 MELD 系统的核心。然而 2008 年 28% 接受了移植的患者并不是完全参考 MELD 分值,一些特殊情况使得他们优先获得了移植。这给 MELD 系统带来了很多质疑,因为这些人与其他在等待名单上而无特殊情况的人相比,死亡率其实更低。此外,患有肝细胞癌的患者因为疾病进展或死亡而从等待名单上移除的比例比没有肝细胞癌的其他患者被移除的比例要低。MELD 系统特殊情况的规定使得即便是稳定期、肿瘤治疗效果良好的患者也能够获得额外的 MELD 加分,这意外造成了无肝细胞癌的受者 MELD 评分偏高。移植治疗肝细胞癌的进步和成功使得肝细胞癌的移植适应证放得更宽,结果是接受了移植但是肿瘤并未达到规定标准的患者数量在一段时间内增多了(图 99-16)。我们需要对现行分配系统的规定进行不断地调整和完善,才能使肝细胞癌及有特殊情况的患者在接受移植的同时不会损害到其他受者的利益。

过去 25 年里肝移植领域的进步是非常明显的,MELD 分配系统的使用重新明确了谁应该优先接受肝移植。而监管部门持续的监管审核压力也使得临床医生不断追求最大化的治疗效果,同时也使得移植中心供者和受者的选择变得更加严谨。无论如何,肝移植领域的进步和成功使得终末期肝病以及有限肝细胞癌的患者能够接受这项相对完善、持久并且有效的治疗措施。

# 第 100 章

# 肝移植术后的社会功能和生活质量
## Long-Term Functional Recovery and Quality of Life

Ronald W. Busuttil • John P. Duffy

何 康•译

---

**章节纲要**

儿童肝移植术后的社会功能和生活质量
成人肝移植术后的社会功能和生活质量
肝移植术后患者的就业问题

肝移植术后患者的妊娠和计划生育
多学科合作诊疗体系的运用

---

1983 年,经过 500 余例的回顾性研究,美国国立卫生研究院发布声明将肝移植作为成人和儿童终末期肝病的一种有效且疗效持久的治疗方法。在此之前,肝移植仅仅是对病情危重且生还机会渺茫的肝病患者提供探索性的最后努力。随着外科技术的不断发展、器官保存技术的进步和术中以及术后管理、免疫抑制、移植物监测、移植护理方案的完善,成人和儿童患者绝大多数在肝移植术后能生存至少 3~5 年,近一半患者生存至 10~20 年。肝移植术后的患者中有人获得过奥运奖牌,有人进行专业足球运动或者成为器官捐献和移植的宣传大使。然而,患者在日常生活中仍需面临重大的挑战,包括治疗和随访、免疫抑制及其副作用、就业的困难和人际关系的压力。长期存活者代表了一种新的患者群体,他们需要多学科诊疗模式去解决如何优化其药物和手术治疗方案、心理问题、人生里程碑的实现(毕业、结婚、就业和组建家庭)、提高生活质量和继续长期存活等问题。本章将探讨移植内科和外科如何帮助肝移植术后长期存活的患者融入日常生活,最大限度地提高生活质量,拥有一个健康活力的未来。

## 儿童肝移植术后的社会功能和生活质量

终末期肝病儿童经受着生长受限、营养缺乏、疼痛、乏力和慢性肝性脑病相关的认知障碍等困扰。所以,儿童受体社会功能的恢复需要评估其体格生长、认知和运动功能的发展、情感成熟度及学业成绩。儿童生活质量的评估仍然是一个确切的挑战,因为多数人无法通过有效方式报告他们的经历或生活质量的

变化,尤其当患儿在年龄非常小的时候接受肝移植这种情况更为显著。在许多情况下,儿童患者生活质量评估在很大程度上依赖于父母的反馈和视角,特别是关于肝移植术前的情况说明。

早期有关儿童受体的研究强调肝移植术后的生长发育将得到明显改善,但如果使用糖皮质激素治疗会使得患者的生长发育反而受限。此外,约 60% 的儿童的身高和体重在肝移植术后均追赶至平均水平。曾报道,一例 9 月龄、4 kg 的胆道闭锁患儿,术前的体格仅是他健康双胞胎兄弟的 1/3 大小,而通过肝移植手术她拥有了与兄弟相同的升高和体重。这再次印证了 1 岁以内患儿通过肝移植发生的这种显著的生长模式。然而,我们应该记住的是,大多数肝移植术后患儿仍达不到和同龄人一样的身高。那些因暴发性肝衰竭、肝母细胞瘤、移植肝严重并发症或者功能衰竭需要做肝移植的患儿,由于年龄稍长,往往在移植时伴有更加明显的身高缺陷,在术后更容易出现生长发育受限的风险。

SPLIT 最近一项研究纳入 167 例存活时间达 10 年的儿童肝移植受体,结果显示患儿身高要显著低于同年龄健康人群,其中 69% 位于第 50 百分位以下,23% 位于第 10 百分位以下。这一结果再次强调了肝移植术后很多患儿无法达到预期的身高。学者们认为最有可能的原因是类固醇激素的使用,因为身高位于第 10 百分位以下比第 10 百分位以上的患儿多 3 次以上类固醇激素的使用。然而,这 167 例肝移植术后患儿的体重和同龄健康人群无明显差异。

认知和学习能力的发展是肝移植术后患儿社会

功能恢复的重要指标。UCLA 团队报道了一项存活达 20 年的受体研究,发现 90% 的受体完成了高中学业,50% 进入大学。另外更加有针对性的一项研究发现,高达 77% 的儿童受体均在符合年龄标准的年级或者落后 1 个年级上学,而 10% 因学习障碍需要特殊教育。近期一项纳入 144 例儿童肝移植受体的研究发现,术后至少 2 年的年龄介于 5～7 岁的随访儿童,他们出现认知和学习功能障碍的比例明显要高于既往报道数据。该 144 例儿童接受智力测验时,智商和智力成绩的得分均显著低于正常同龄人群。25% 的阅读和数学成绩低于他们的智商,提示学习能力下降。一项存活达 10 年的儿童肝移植受体研究发现,23% 有过留级或者休学 1 年,大约 10% 在过去的 1 学年有 20 日没有上课,9% 被诊断为注意力缺陷多动障碍症。这些研究结果表明,大部分肝移植术后儿童学校表现较好,约 1/4 有学习困难需要克服,因此需要充分协调的专业团队帮助他们达到学习要求。

长期管理的儿童肝移植受体还需面对其他的挑战。儿童生活质量普适性调查问卷结果显示,他们的生活质量要显著低于同年龄健康儿童,主要差别在情感和学习能力上。在这项队列研究中也凸显了一些医学问题,因为术前 EB 病毒阴性的患儿中 47% 在术后转为阳性,5.3% 出现了移植后淋巴组织增生性疾病。9% 的患儿出现 II 期慢性肾病(根据肾小球滤过率判断),20% 出现高胆固醇血症,26% 出现高甘油三酯血症,9% 出现糖尿病。评估移植物稳定性的复杂评分系统包括无免疫抑制剂导致的并发症和无需其他药物的治疗,按照这一评价系统仅 32% 的存活达 10 年的肝移植患儿满足移植物稳定性的要求,他们仅用单药免疫抑制、正常生长发育及无免疫抑制剂所

致的常见并发症。总之,和同龄健康人群相比,长期存活的肝移植患儿拥有相对较低的生活质量生理评分,甚至部分伴有躯体功能障碍,且医疗服务较少关注这一情况。这些结果部分源于患者从儿童向成人转换的困难,一些移植中心为了帮助患儿渡过这一特殊阶段而专门设置了转换协调员,其他一些中心专门配备了青春期患者的"人生导师"指导他们顺利过渡至成人期。青春期至成人期的转换实则是儿童肝移植面临的关键问题,和依从性差、随访不达标,甚至移植物功能不全和丢失都有相关性。虽然儿童肝移植的生存率已经令人满意,但移植后管理和发展的优化仍然需要学者更加关注并加以改善。

## 成人肝移植术后的社会功能和生活质量

1979 年 Starzl 发表了第一篇有关肝移植术后社会功能的恢复情况结果,指出生活质量低于健康人水平,并阐述移植肝质量和免疫抑制方案是其相关因素。如今发表的有关肝移植术后生活质量的结果因样本量、评估工具和随访时间(1～20 年不等)而千差万别。虽然因为疾病的严重程度和肝性脑病的关系,肝移植前受体生活质量的量化非常困难,但是大部分研究均表明肝移植术后受体的生活质量有所改善,即便和正常健康人群的水平还存在一定差距。然而,UCLA 团队通过 SF-36 量表研究发现,68 例存活达 20 年的肝移植术后患者比慢性肝病患者的得分要明显升高(表 100-1、表 100-2),当然得分高的原因包括移植时年龄较小、移植物存活时间较长和更好的社会支持。根据神经精神障碍量表分析,这 68 例患者的认知效率、注意力、抗压能力、语言学习和学术技能均

**表 100-1 SF-36 量表:美国存活达 20 年的肝移植患者和健康人群、慢性肝病患者的生活质量对比**

| 类别 | 肝移植患者($n=68$) | 健康人群($n=2474$) | $P$ | 慢性肝病患者($n=210$) | $P$ |
|---|---|---|---|---|---|
| 生理功能 | $79 \pm 26$ | $84 \pm 23$ | 0.038 | $51 \pm 29$ | $<0.001$ |
| 生理职能 | $67 \pm 42$ | $81 \pm 34$ | $<0.001$ | $38 \pm 31$ | $<0.001$ |
| 躯体疼痛 | $72 \pm 28$ | $75 \pm 24$ | 0.315 | $50 \pm 32$ | $<0.001$ |
| 总体健康情况 | $62 \pm 23$ | $72 \pm 20$ | $<0.001$ | $54 \pm 27$ | 0.033 |
| 活力 | $63 \pm 22$ | $61 \pm 21$ | 0.329 | $52 \pm 28$ | 0.002 |
| 社会功能 | $77 \pm 26$ | $83 \pm 23$ | 0.026 | $33 \pm 21$ | $<0.001$ |
| 情感职能 | $75 \pm 39$ | $81 \pm 33$ | 0.098 | $58 \pm 20$ | $<0.001$ |
| 精神健康 | $80 \pm 20$ | $74 \pm 18$ | 0.029 | $34 \pm 22$ | $<0.001$ |
| 总体生理指标评分 | $46 \pm 12$ | $50 \pm 10$ | $<0.001$ | — | — |
| 总体心理指标评分 | $52 \pm 11$ | $50 \pm 10$ | 0.124 | — | — |

引自 Duffy JP, Kao K, Ko CY, et al. Long-term patient outcome and quality of life after liver transplantation: analysis of 20-year survivors. Ann Surg. 2010;252:652-661.

**表 100-2　肝病生活质量量表 1：存活达 20 年的肝移植患者和慢性肝病患者的生活质量对比**

| 类别 | 肝移植患者<br>(n=68) | 慢性肝病患者<br>(n=210) | P |
|---|---|---|---|
| 肝病的症状 | 77±18 | 55±21 | <0.001 |
| 肝病的影响 | 89±17 | 60±24 | <0.001 |
| 注意力 | 84±22 | 62±27 | <0.001 |
| 记忆力 | 76±26 | 59±28 | <0.004 |
| 社交质量 | 78±17 | 67±18 | <0.001 |
| 消极情绪 | 83±25 | 43±28 | <0.001 |
| 睡眠 | 59±25 | 45±21 | <0.001 |
| 孤独感 | 83±22 | 76±21 | 0.0203 |
| 绝望感 | 85±23 | 66±25 | <0.001 |
| 耻辱感 | 88±22 | 71±25 | <0.001 |
| 性功能 | 84±20 | 52±39 | <0.001 |
| 性功能障碍 | 80±26 | 58±37 | <0.001 |

引自 Duffy JP, Kao K, Ko CY, et al. Long-term patient outcome and quality of life after liver transplantation: analysis of 20-year survivors. Ann Surg. 2010;252:652-661.

和健康人群相似,但表现出更多的全面认知功能障碍。Kousoulas 等人有关德国人群的报道显示,存活达 15 年的肝移植患者几乎所有生活质量指标均低于正常人群。相反,Desai 等人报道在英国存活时间达 10~30 年的肝移植患者,其生活质量生理方面指标低于正常人群。另外,一项纳入 303 例肝移植患者的报道显示,通过 SF-36 和慢性肝病量表的调查,和肝移植患者生活质量下降相关的因素包括:丙型肝炎、受教育时间少于 12 年、未婚、无业状态和只有公共医疗保险。还有其他的一些研究显示原发病为暴发性肝衰竭和对乙酰氨基酚所致肝损伤的患者,肝移植术后生活质量较差。也有研究表明,减少类固醇激素的使用能改善肝移植术后生活质量。UCLA 团队于 2011 年开发了一个肝移植相关的生活质量量表,其中包含 8 个领域 32 个小项:情感功能、担忧、药物副作用、躯体功能、健康管理、有关移植物排斥的顾虑、经济压力和疼痛。这一量表曾评估过 196 例肝移植患者,随着时间推移均能显示比较稳定的生活质量评分。尽管该量表仅能评估肝移植术后而非术前的生活质量,但是它给予了移植相关问题的很大关注,并提供了将来改善肝移植术后患者生活质量的研究素材和干预方向。

## 肝移植术后患者的就业问题

肝移植术后能否建立(或者重建)和维持就业状态是另一个衡量社会功能的指标。工作状态下的肝移植受体比失业者拥有更好的生活质量。成功向工作状态转变需要功能性状态和体力的恢复、维持注意力集中、个人信心的建立和克服因肝移植所致的感染或者就业歧视的恐惧。UCLA 团队一项存活达 20 年的肝移植受体的研究显示,50% 的儿童肝移植术后,受体处在工作或者承担主要家务状态。在成人受体方面,将近 40% 处在退休状态,28% 正在工作,28% 处在失业状态以及 5% 承担主要家务。Saab 等人报道术后随访 4.4 年±4.6 年的肝移植成人受体仅 22% 拥有全职工作,5% 拥有兼职工作以及 73% 处于失业状态。通过 SF-36 量表中的躯体功能和角色-躯体项目评分可以很好地预测肝移植术后结业状态。肝移植术后患者的就业率在 30%~40%,重回工作状态能显著提升生活质量。因此,在住院恢复和门诊治疗期间,临床医生需要利用多学科的支持和积极的躯体康复训练促进就业状态的改善。

## 肝移植术后患者的妊娠和计划生育

较多女性终末期肝病患者处在育龄期,而肝移植可以治疗患者的代谢和激素紊乱,约 90% 的患者在术后可以恢复正常月经。因此计划生育就成为患者术后享受正常生活的重要部分。1978 年报道了首位肝移植术后成功受孕的患者,2 年后即 1980 年该患者顺利产下第二胎。1980 年美国科罗拉多州大学首次报道了 3 例肝移植术后产下后代的预后情况。该报道指出,这些婴儿存在感染并发症和肾上腺皮质功能不全的风险。1990 年美国匹兹堡大学报道了 17 例肝移植术后女性患者的妊娠情况,她们的术后时间从 5 个月至 11 年不等。这些结果无不证明了肝移植术后妊娠的安全性,在 20 次怀孕生产过程中,仅 7 例患者出现转氨酶的升高,仅 1 例出现排斥反应。所有母亲均存活下来,但是妊娠期高血压、贫血和高胆红素血症的发生率有所升高。所有的生产过程均顺利,所有婴儿未出现先天性畸形或者出生缺陷。所有患者在此期间的免疫抑制方案均为环孢素 + 泼尼松 + 硫唑嘌呤。

随后的诸多临床研究均证明肝移植术后妊娠的安全性,虽然比美国正常女性伴随更高的剖宫产率、先兆子痫(22% 比 4%)和早产(39% 比 13%)。免疫抑制剂他克莫司的加入再一次验证了药物的相对安全性,虽然无论何种免疫抑制剂的使用,早产和新生儿低体重仍然困扰着肝移植术后的妊娠女性。2006 年报道吗替麦考酚酯(MMF)存在致畸的风险,包括如小耳畸形、唇裂或腭裂、先天性膈疝、心脏畸形和指甲发育不全等。最近越来越多的研究表明，吗替麦考酚酯的致畸风险要小于之前的报道，但基于安全性考虑仍然将吗替麦考酚酯归为潜在致畸药物。需要注明的是，吗替麦考酚酯所致的许多畸形可以通过产前超声检测出来。因此，服用吗替麦考酚酯的妊娠女性推荐行详细的产前超声检查。乳汁中他克莫司的含量极低，因此以他克莫司作为免疫抑制剂的产后女性进行母乳喂养时，婴儿无任何相关的重大并发症出现。研究表明肝移植受体母乳和配方奶喂养的婴儿血清中他克莫司浓度无明显差异。

尽管肝移植术后妊娠的情况目前乐观，但是仍然需要围生/新生儿专家和移植医生共同监督管理整个妊娠和围生期过程。理想状态下，肝移植术后妊娠和生产应该在移植中心所在医院完成，因为在这类妊娠女性中会发生不常见的移植相关并发症，包括因胆肠吻合（Roux-en-Y）引发的内疝导致肠扭转和因妊娠子宫压迫所致的主动脉-肝门血管移植物的栓塞。肝移植术后妊娠患者应该常规检查血清生化和免疫抑制剂水平。转氨酶如有升高应该行移植肝多普勒超声，必要时行肝穿刺检查。医生需要关注和监测肝移植供受体的巨细胞病毒相关检查。目前肝移植术后妊娠患者的推荐环孢素/他克莫司 ± 皮质类固醇激素。但是，妊娠前必须停用吗替麦考酚酯至少 6 周，且妊娠期内不得服用吗替麦考酚酯。据报道，肝移植手术和受孕之间超过 2 年的母婴预后结果更佳。内布达斯加大学（the University of Nebraska）的一项调查显示，将近 50%（n = 183）不知道实体器官移植后的女性可以妊娠，术后约有 50% 的受体使用一定形式的避孕。而且，仅有 1/3 的女性患者表述在术前移植中心和她们讨论过避孕的问题。很明显，这方面的宣教对于肝移植术后安全妊娠和预防意外妊娠、性病传播均有非常重要的作用。肝移植术后患者避孕的最佳方式目前尚未明确。大多数患者推荐工具避孕，这样既能防止意外怀孕也能预防感染性疾病传播。血栓栓塞事件、胆汁淤积和高血压一定程度上限制了复方口服避孕药的使用，宫内节育器长期以来被建议放置于存在感染风险的患者体内，但是至今仍鲜有数据证实这一现象。当务之急，各移植中心应该如实、及时地将这些案例上报国家移植登记系统，以便在不久的将来阐明肝移植术后患者避孕和妊娠的最佳方案。

## 多学科合作诊疗体系的运用

大多数移植中心所在医院都拥有针对肝移植患者的多学科诊疗体系，涵盖肝内科、移植外科、精神科和社工等。然而，随着越来越多的受体回归社会，这类人群的医疗帮助逐渐需要心内科、肾内科和内分泌科的参与。很多时候，这些医生或者专家团队距离移植中心甚远，要完成这项合作诊疗就显得尤为困难。长期存活的肝移植患者和正常人群一样会碰到如心血管疾病、糖尿病、高血压和肥胖等问题。除此之外，由于免疫抑制剂的使用，他们会出现移植外科或者肝内科医生不能解决的困难，如肾脏、神经和呼吸系统等问题。因此，这种由来已久的移植中心负责评估和解决患者所有医疗问题的格局已不再有效或者高效。当务之急，移植中心需要和患者的初级保健医生（PCP）进行良好的沟通。肝移植术后早期，肝内科和移植外科医生应该和患者的初级保健医生或者相关治疗医生共同制订该患者慢性病的诊治方案。长期存活的肝移植患者相比于移植肝衰竭，更易因心血管疾病、肾衰竭或者糖尿病并发症产生健康问题。这就需要初级保健医生或者相关治疗医生在处理这些问题时更加得心应手和经验丰富。我们可以设想一个新的专业"移植内科"，专门帮助管理长期的免疫抑制及其副作用和患者相关的医疗、心理和生活质量等问题。虽然移植中心在管理这些慢性病的优势上逐渐淡化，但是对每年新增的数千名移植受体的医疗关注仍需加强。此外，国家移植登记系统录入生活质量和妊娠相关问题将有助于发现问题和制订解决方案。

---

**要点和注意事项**

- 约 50% 肝移植术后患者存活时间达 20 年。
- 虽然肝移植受体生理上的转变通常是显著的，但是儿童和成人长期存活患者在回归正常社会时仍然会面临独特的挑战。
- 儿童受体通常在生长发育方面恢复显著，约 75% 有高中学历。
- 对于儿童受体而言，儿童至成人的转变非常关键；这类受体存在依从性差的风险，需要更加积极的随访要求。
- 存活时间达 20 年的受体中约 50% 在肝移植术后不同时间回到工作岗位,但是术后 20 年时,2/3 的受体已经失业或者退休。

- 肝移植术后妊娠通常是安全的,但是受孕前,患者需要全面检查确保移植肝和肾功能正常,以减少围产期并发症风险。

# 第 101 章

# 儿童肝移植术后生存率和生活质量

## Survival and Quality of Life in Children

Carlos O. Esquivel

何 康 • 译

### 章节纲要

患者和移植肝存活率

患儿年龄和体重对生存率的影响

原发病对儿童肝移植术后生存率的影响

胆汁淤积性肝病

代谢性疾病

肝脏肿瘤

各种类型肝损伤

免疫抑制剂对生存率的影响

ABO 血型不相容对生存率的影响

供肝类型对生存率的影响

减体积肝移植

劈离式肝移植

活体肝移植

二次肝移植对生存率的影响

联合器官移植对生存率的影响

肝移植术后生活质量

评论

---

世界上第一例儿童肝移植实施于 1963 年，患儿为胆道闭锁所致的淤胆性肝硬化。儿童肝移植从此成为终末期肝病患儿的最好选择。尤其是 20 世纪 80 年代环孢素的诞生极大地改善了肝移植患者的存活，越来越多的终末期肝病患儿通过肝移植得到了救治（详见第 24 章）。

过去几年大量的临床研究使得儿童肝移植的安全性和有效性明显提高。比如考虑到类固醇激素对儿童的严重副作用，术后无激素免疫抑制方案得以推广。另外，活体或者尸体肝的单段移植以及 ABO 血型不相容供体的使用在一定程度上缓解了供体短缺的问题。

很明显，儿童肝移植不仅能拯救终末期肝病患儿的生命，同时也能明显改善患儿的生活质量。

## 患者和移植肝存活率

可以改善患者和移植肝存活率的因素包括：选择合适的肝移植受体，免疫抑制剂的发展、改良和个体化选择，类固醇激素的撤除，重症监护治疗病房管理的改进和供体范围的扩大。SRTR 在 2010 年年报中有非常详细的患者和移植肝生存率数据（表 101-1、表 101-2）。

美国卫生与社会服务部针对供肝短缺的问题颁布了一项规定，即供肝需要按照病情危急程度的原则分配。其中终末期肝病模型评分（MELD）适用于成

---

**表 101-1 儿童尸体肝移植的患者生存率（校准后）**

| 年龄 | 3 个月（2007—2008 年） | | 1 年（2007—2008 年） | | 5 年（2003—2008 年） | | 10 年（1998—2008 年） | |
|---|---|---|---|---|---|---|---|---|
| | 例数 | 百分比 | 例数 | 百分比 | 例数 | 百分比 | 例数 | 百分比 |
| <1 岁 | 225 | 94.3% | 225 | 92.1% | 658 | 86% | 1 174 | 82% |
| 1~5 岁 | 289 | 95.5% | 289 | 93.1% | 778 | 87.7% | 1 336 | 83.7% |
| 6~11 岁 | 112 | 97.3% | 112 | 96.4% | 368 | 87.4% | 666 | 83.4% |
| 12~17 岁 | 159 | 94.9% | 159 | 91.7% | 489 | 86.9% | 906 | 73.7% |

引自 2010 SRTR 年度数据报告。http://srtr.transplant.hrsa.gov/annual_reports/2010/912a_agecat_li.htm。

**表 101-2　儿童尸体肝移植的移植肝生存率(校准后)**

| 年龄 | 3 个月 (2007—2008 年) | | 1 年 (2007—2008 年) | | 5 年 (2003—2008 年) | | 10 年 (1998—2008 年) | |
|---|---|---|---|---|---|---|---|---|
| | 例数 | 百分比 | 例数 | 百分比 | 例数 | 百分比 | 例数 | 百分比 |
| <1 岁 | 245 | 86.9% | 245 | 84.3% | 715 | 76.9% | 1 292 | 70.6% |
| 1~5 岁 | 323 | 89.2% | 323 | 86.3% | 896 | 76.8% | 1 574 | 71.8% |
| 6~11 岁 | 133 | 93.9% | 133 | 92.4% | 449 | 79.2% | 832 | 70.5% |
| 12~17 岁 | 180 | 92.7% | 180 | 88.8% | 562 | 77.8% | 1 077 | 61.6% |

引自 2010 SRTR 年度数据报告。http://srtr.transplant.hrsa.gov/annual_reports/2010/912a_agecat_li.htm.

人,而儿童终末期肝病评分(PELD)适用于儿童。计算 PELD 评分,需要如下 5 个参数:年龄(<1 岁)、生长停滞程度、血清白蛋白水平、血清胆红素水平和 INR。PELD 评分是用于预测患儿死亡率的重要参考(其中预测患儿移植前死亡的 ROC 值为 0.92,预测患儿移植前死亡或者转入 ICU 治疗的 ROC 值为 0.82)。日本学者 Yokohama 一项针对胆道闭锁患儿的回顾性研究显示,PELD 评分联合 Child-Turcotte-Pugh(CTP)评分能很好地预判患儿的死亡率。然而,对于胆道闭锁患儿,PELD 评分并不能较好地预判移植前死亡率。同样,在 PELD 评分系统外的因素,如急性胆管炎、消化道出血、患儿同时伴有肝细胞肝癌、急性肝衰竭、肝肺综合征所致的缺氧和 Alagille 综合征所致的肺动脉高压等也能在一定程度上影响手术效果(表 101-3)。

另外一个预测患儿预后的公式,即儿童死亡率风险指数(PRISM),和患儿 1 年内死亡率、ICU 治疗时间及 ICU 呼吸机支持时间密切相关。相对而言,PELD 更能预测肝移植术后住院日数,而不能预测肝移植术后死亡率和 ICU 治疗时间。PRISM 计算根据主要是患儿的生理状况。美国儿童肝移植研究(SPLIT)数据中一项多变量分析显示,PELD 评分系统中的五大参数,仅生长停滞程度对患儿死亡率的预测具有统计学意义。其他和患儿肝移植术后 6 个月内死亡率有关的因素包括:患儿肝移植后 ICU 治疗时间、供体年龄低于 6 个月、术后使用环孢素维持免疫抑制和术后因并发症需二次手术(包括二次肝移植)。有趣的是,肝移植术后排斥反应与患儿死亡率升高无关,如果排斥反应发生次数大于 1 次,则其与移植肝丢失率相关。

## 患儿年龄和体重对生存率的影响

早期的儿童肝移植数据显示,低龄肝移植患儿的存活率明显低于年龄偏大的患儿,但随着儿童肝移植

**表格 101-3　影响各种儿童肝移植原发病预后的危险因素**

| 原发病 | 危险因素 |
|---|---|
| **胆汁淤积性肝病** | |
| 胆道闭锁 | 门静脉发育不良或缺如 |
| | 十二指肠前位门静脉 |
| | 内脏转位 |
| | 上腹部多次手术史 |
| | 肝脓肿和胆脂瘤 |
| Alagille 综合征 | 肺高压 |
| **代谢性疾病** | |
| 酪氨酸血症 | 肝细胞癌 |
| 囊性纤维化 | 曲霉菌感染 |
| | 慢性鼻窦炎 |
| 新生儿血色病 | 心力衰竭 |
| 肝豆状核变性 | 暴发性肝衰竭 |
| | 溶血 |
| 甲基丙二酸血症 | 肾衰竭 |
| | 中枢神经系统损伤 |
| Ⅰ 型 Crigler-Najjar 综合征 | 中枢神经系统损伤 |
| 鸟氨酸转移酶缺乏症 | 中枢神经系统损伤 |
| 瓜氨酸血症 | 中枢神经系统损伤 |
| 糖原累积症 | 肝细胞癌 |
| | 腺瘤病 |
| | 中枢神经系统损伤 |
| **肝损伤** | 肝昏迷 Ⅲ/Ⅳ 期 |
| 急性肝衰竭 | 肝昏迷 Ⅲ/Ⅳ 期 |
| | MRI 显示脑异常 |
| | 多器官功能衰竭 |
| 慢性乙型或丙型肝炎 | 肝细胞癌 |
| **肝占位性病变** | |
| 肝母细胞瘤 | 大血管侵犯 |
| | 肿瘤转移 |
| | 肝切手术史 |
| 肝细胞癌 | 大血管侵犯 |
| | 肿瘤转移 |
| 肝巨大血管瘤 | 充血性心力衰竭 |
| | 呼吸窘迫 |

技术和管理的改进,两者之间的差距逐渐缩小。在所有的改进因素中,肝动脉栓塞概率降低起到了最重要的作用。早期的肝动脉栓塞概率高达 40%,成为移植肝衰竭和患儿死亡的最常见原因。然而,由于外科技术的改进(如显微缝合、术后抗血小板或抗凝治疗、供肝保存液的改善、免疫抑制方案的优化、选用管径更大的动脉移植物做吻合等),如今的肝动脉栓塞发生率降至不足 5%。

患儿月龄不足 3 个月仍是预后不佳的危险因素。一项由 UCLA、芝加哥大学和斯坦福大学附属 Lucile Packard 儿童医院联合开展的回顾性研究表明,3 月龄以内的患儿 1 年和 2 年患者生存率均为 60%,移植肝生存率分别为 60% 和 42%。

## 原发病对儿童肝移植术后生存率的影响

### 胆汁淤积性肝病

在儿童肝移植受体中,最常见的适应证是胆道闭锁继发的淤胆性肝硬化,其次是代谢性肝病。然而,肝移植的原发病种类并不影响患儿和移植肝的生存率。胆道闭锁患儿以往的生存率是最差的,肝移植的治疗使得它和代谢性疾病的患儿拥有相当的生存率(表 101-4)。但是,胆道闭锁患儿由于年龄组偏小且在肝移植前往往经历过几次手术治疗,所以并发症发生率高于其他原发病患儿;而一旦经历过肝移植手术,其并发症发生率与其他疾病就无异了。作为初始治疗手段,葛西手术是作为胆道闭锁患儿的首选治疗,可以缓解患儿的病情,并为随后的肝移植手术争取更多的时间,以便患儿能够继续生长发育满足手术要求。

针对胆道闭锁患儿,有一项来自美国南加州大学的临床研究(n=134)发现,在无葛西手术(n=22)、葛西术后早期(1 年内)肝衰竭(n=63)、葛西术后晚期(1 年以上)肝衰竭(n=49)三组患儿行肝移植术后,其中葛西术后早期肝衰竭的患儿预后最差。同时也侧面反映,葛西手术本身与肝移植术后患儿并发症发生率和死亡率并无相关性,还有待进一步研究探索其中的危险因素。

胆道闭锁患儿常伴有其他发育异常,如多脾、十二指肠前位门静脉、小肠旋转不良和下腔静脉缺如等,统称为多脾综合征,使得患儿肝移植术后并发症发生率升高。虽然下腔静脉缺如使得病肝切除更加简单,但是十二指肠前位门静脉使得门静脉重建的难度加大。这类患儿中有一部分还伴有内脏转位,根据我们的经验,来自尸体或者活体的部分肝移植可以很好地解决因内脏转位带来的空间问题。

另外,Alagille 综合征因其常合并肺动脉狭窄和肺动脉高压,患儿肝移植术后生存率相对较差。但是,对于此类并发症的认识和合理的围手术期管理可以明显改善预后。

### 代谢性疾病

对于一些代谢性疾病患儿,肝替代治疗具有明显的治疗效果。目前代谢性肝病分为两类:一类为代谢障碍引起的肝损伤导致急、慢性肝衰竭,另一类为代谢障碍损伤肝外器官。通过肝移植,患儿的代谢缺陷由供体的肝弥补,从而纠正代谢障碍所致的并发症(比如酪氨酸血症、$\alpha_1$-抗胰蛋白酶缺乏症、I 型高草酸尿症等)。

肝移植时机的把握对于预后的影响非常关键。尤其是对甲基丙二酸血症的患儿,常因高氨酸血症引发神经损伤和永久性的后遗症。最近的研究报告显示,肝移植或者肝肾联合移植可以消除高氨酸血症的发作,长期改善甲基丙二酸血症的患儿生存率和精神运动发育。对于单纯肝移植的这类患儿,需要长期随访以便判断是否需要行肾移植。对于尿素循环障碍的患儿来说,肝移植治疗同样也起到了明显效果。目前总共发现有 6 种尿素循环障碍疾病,包括 N-乙酰

### 表 101-4　各原发病肝移植术后患者和移植肝生存率

| | 例数 | 患者生存率(%) | | | | | 移植肝生存率(%) | | | | |
|---|---|---|---|---|---|---|---|---|---|---|---|
| | | 1 年 | 2 年 | 3 年 | 5 年 | 11 年 | 1 年 | 2 年 | 3 年 | 5 年 | 11 年 |
| 胆道闭锁 | 133 | 91.46 | 91.46 | 91.46 | 90.56 | 88.30 | 89.44 | 89.44 | 89.44 | 88.36 | 86.15 |
| 代谢性疾病 | 55 | 98.18 | 98.18 | 98.18 | 98.18 | 98.18 | 92.73 | 92.73 | 92.73 | 92.73 | 92.73 |
| 急性肝衰竭 | 46 | 100.00 | 100.00 | 100.00 | 100.00 | 90.91 | 100.00 | 97.56 | 97.56 | 97.56 | 88.69 |
| 肝母细胞瘤 | 29 | 92.98 | 92.98 | 88.55 | 88.55 | 79.69 | 79.02 | 79.02 | 74.63 | 74.63 | 63.97 |
| 其他 | 77 | 93.23 | 91.8 | 90.18 | 90.18 | 81.99 | 89.34 | 87.9 | 86.27 | 84.11 | 84.11 |

数据来源于斯坦福大学附属卢西帕卡德儿童医院 340 例儿童肝移植。

谷氨酸合成酶缺乏症、氨甲酰磷酸合成酶Ⅰ（CPSⅠ）缺乏症、鸟氨酸转移酶（OTC）缺乏症、精氨合成酶缺乏症（也称为经典瓜氨酸血症）、精氨基琥珀酸裂解酶不足和精氨酸酶缺乏症。最近一项纳入23例尿素循环障碍患儿的研究报告显示，肝移植术后5年患者和移植肝生存率分别高达100%和96%。这些患儿术后饮食并未限制蛋白质，但是没有1例发生高氨酸血症或者代谢性危象发作。其中的1例CSPⅠ和4例OTC患儿术后仍需要继续补充瓜氨酸。活体肝移植也成功地运用于一些代谢性疾病的治疗中。

### 肝脏肿瘤

肝移植用于治疗肝肿瘤患儿较成人少，5年无瘤生存率介于50%～70%。国际儿童肿瘤协会（SIOP）开展了一项前瞻性临床研究，受试对象为无法切除的肝脏肿瘤患者或者切除后肝脏肿瘤复发的患者。要求切除或者肝移植后进行4～6次化疗。总共纳入了12例患儿，包括7例无法切除和5例切除术后复发的肝肿瘤患儿，这12位患儿肝移植术后的5年和10年生存率为75%和66%。更重要的是，无法切除肿瘤行首次肝移植的患儿生存率为85.7%，而切除后复发的肝肿瘤患儿生存率为40%。该作者同时开展了一项全球性的临床分析，发现无法切除肿瘤行首次肝移植的患儿生存率为82%，而切除后复发的肝肿瘤患儿生存率为30%。他还发现，如果肝肿瘤患儿同时伴有肺转移，只要转移病灶可以通过化疗清除或者手术切除，同样适合行肝移植治疗。该文章的另外一项重要发现是，如果肝肿瘤行切除非常勉强，切缘靠近肿瘤边界，这类患儿同样可以尝试肝移植治疗。不过这一观点被近期一项研究结果质疑，即切缘是否肿瘤阳性与局部肿瘤高复发没有关系。当然这一领域仍旧有许多问题尚待解决：如何选择正确的化疗方案？肝移植术前和术后应该分别给予多少个疗程？对肝母细胞瘤患儿，是否应该根据肝母细胞瘤的病理学特点选择个体化的化疗方案？要回答这些问题，全球各移植中心应该联合起来开展相应的多中心临床研究共同探索。

部分因其他非肿瘤疾病的患儿行肝移植术后，我们发现他们的病肝中存在肝细胞癌，但这类患儿术后几乎很少发生肿瘤复发，因此肝细胞癌的肝移植效果令人期待。相反，肝移植治疗无法切除的肝细胞癌患儿，其疗效尚不明朗，但预后似乎优于成人肝细胞癌患者。Kim等人发现这和儿童肝癌中表达突变的 *c-met* 基因（成人不表达）有关。需要强调的是，有些肝

| 表101-5　儿童肝细胞癌相关的肝病汇总 |
| :--- |
| **代谢性疾病** |
| 遗传性酪氨酸血症 |
| $\alpha_1$-抗胰蛋白酶缺乏症 |
| 糖原累积症Ⅰ、Ⅲ和Ⅳ型 |
| **慢性活动型肝炎，肝硬化** |
| 乙型病毒性肝炎 |
| 丙型病毒性肝炎 |
| **胆汁淤积性肝病** |
| Alagille综合征 |
| 家族性胆汁淤积性肝病 |
| 胆道闭锁 |
| 肠外营养 |
| **其他** |
| 先天性肝纤维化 |
| 新生儿铁贮积病 |
| Fanconi贫血（雄激素治疗中） |

脏疾病是可以引起肝细胞损伤进而引发肝细胞癌（表101-5）。上皮样血管内皮瘤是儿童肝移植中不太常见的适应证之一，临床表现为巨大肝肿瘤上抬膈肌引起肺膨胀受限，从而发生呼吸衰竭，甚至导致充血性心力衰竭。肝移植能挽救这类患儿的生命，且能获得较好的长期预后。

### 各种类型肝损伤

儿童肝移植适应证中，乙型和丙型病毒性肝炎占极少比重。对成人病毒性肝炎而言，其预后和肝移植与感染程度相关。成人患者中，乙肝免疫球蛋白和抗病毒药物的使用使得乙肝的发病率和复发率得到很好的控制，但在儿童患者中的安全性和有效性仍有待进一步研究。

Su等人报道50例儿童肝移植术后，新发乙型病毒性肝炎的例数共计9例（18%），其中5例在未进行治疗的前提下清除了病毒。儿童肝移植术后也有新发丙型病毒性肝炎的报道。和成人感染丙肝一样，儿童同样也会经历病毒复发和继发性的肝衰竭。用于治疗成人丙肝的干扰素和利巴韦林，目前仍无在儿童中使用的案例报道。UCLA团队报道12例肝移植术后新发丙肝的儿童使用2α干扰素，应答率仅为15%。另外一项令人鼓舞的研究报道10例肝移植术后新发丙肝的儿童，共计6例清除了病毒（2例未经治疗，4例行抗病毒治疗）。

除了乙肝、丙肝和恶性肿瘤，其他儿童原发病通过肝移植治疗极少有复发的可能性。曾经有少数报道自身免疫性肝病肝移植术后复发的案例，以及1例

海蓝色组织细胞增多症在肝移植术后复发。囊性纤维化患儿行肝移植术后未发现有复发病例。表 101-3 罗列了儿童肝移植常见的适应证,以及影响肝移植预后的一些潜在危险因素。

## 免疫抑制剂对生存率的影响

免疫抑制剂对于改善儿童肝移植的生存率起到非常重要的作用。撤除类固醇激素以减少其带来的严重副作用是目前免疫抑制方案的优化目标。长期存活的肝移植患儿中有接近 20% 仍在使用钙调磷酸酶抑制剂+类固醇激素的方案。移植医生一直致力于诱导移植患儿免疫耐受,从而不需要进行免疫抑制治疗。10 年前 30% 的肝移植术后患儿使用以环孢素为基础的免疫抑制方案,剩余 70% 则使用他克莫司。根据 2010 年 SRTR 的报道显示,90% 肝移植术后患儿使用他克莫司维持免疫抑制治疗。另外,肝移植术后 1 年,仅有 40% 的患儿仍然使用类固醇激素,同样比例的患儿在使用他克莫司+吗替麦考酚酯,60% 的患儿使用他克莫司单药治疗。欧美的临床试验针对使用他克莫司和环孢素的肝移植患儿进行了对比研究。首先两组的患儿和移植肝生存率无统计学差异,他克莫司组患儿高血压(33%)较环孢素组(66%)低。另外,环孢素组患儿易出现多毛症和牙龈增生。因此到达上学年龄或者比较在意自己外貌的患儿人群,要更多考虑环孢素所带来的以上副作用。众多单中心研究的报道显示,他克莫司组的患儿生存率、移植物生存率均优于环孢素组,急性排斥发生率、使用无激素方案的排斥率和再移植率均低于环孢素组。但是近期使用的环孢素微乳剂(吸收效果更佳)由于剂量、剂型的改进,使得两组的急性、慢性排斥发生率无明显统计学差距。

一项有关撤除肝移植术后患者免疫抑制的前瞻性研究显示,20% 的患儿在撤除后仍维持免疫抑制状态,但其中 20% 的患儿发生过排斥反应。一项类似的研究纳入了活体肝移植患儿,63 例活体肝移植患儿中 24 例(38.1%)成功地撤除免疫抑制剂达 23.5 个月,16 例(25.4%)因发生急性排斥反应重新给予免疫抑制治疗。最近发表的一篇文献报道活体肝移植患儿高达 60% 的比例在术后 1 年内撤除了免疫抑制剂。肝移植时患儿年龄偏低将成为达到免疫耐受的预测指标。

## ABO 血型不相容对生存率的影响

为解决供体短缺问题,ABO 血型不相容儿童肝移植开展得越来越多。由于使用 ABO 血型不相容抗体供肝的患儿均是无法匹配血型相容供肝且病情急需肝移植治疗,所以很难权衡血型不相容所致的危害和患儿本身病情的危重程度。一项匹兹堡大学的研究显示,ABO 血型不相容的肝移植患儿生存率、移植肝生存率均低于 ABO 血型相容组,同样结果也报道于另外两项成人和儿童的临床研究。肝移植术后 1 个月移植肝衰竭率也明显升高(ABO 血型相容:ABO 血型不相容 = 46% : 11%)。但是美国明尼苏达州报道的患儿和移植肝生存率分别为 76% 和 60%。美国斯坦福大学研究小组最先报道患儿的低龄可能与 ABO 血型不相容肝移植术后的预后相关。活体肝移植同样也可以使用 ABO 血型不相容供肝。日本京都大学的研究表明,大于 1 岁的患儿行 ABO 血型不相容肝移植发生肝脏坏死、胆道狭窄和移植肝丢失的比例明显升高;而小于 1 岁的患儿行 ABO 血型不相容肝移植的预后要明显改善。ABO 血型相同、不同但相容、不相容肝移植的 5 年患者生存率分别为 80%、76% 和 59%。小于 1 岁、1~8 岁、8~16 岁和大于 16 岁患儿行 ABO 血型不相容肝移植的 5 年生存率分别是 76%、68%、53% 和 22%。究其原因,可能是因为低龄患儿在肝移植前的抗 ABO 抗体滴度极低,因此术后超急性排斥的发生率也极低。近年来,适合 ABO 血型不相容肝移植患儿的年龄界限不断提高,甚至可用于成人肝移植。但是需要配合相应的防范措施,包括术前血浆置换和术后静脉注射免疫球蛋白、利妥昔单抗。对于术前抗 ABO 抗体滴度达到多少才需要行血浆置换目前尚无定论。其中一部分主张抗 ABO 滴度大于 1 : 16 时需要行术前血浆置换,一部分主张所有 ABO 血型不相容肝移植患儿术前均应该接受血浆置换。

另外,对于 HLA 相容性的问题,T 细胞交叉配型阳性和术后急性排斥的发生有关,增加了类固醇的使用率和移植肝丢失率。相反,B 细胞交叉配型结果不影响临床结局。

## 供肝类型对生存率的影响

### 减体积肝移植

儿童全肝供体的缺乏使得肝叶和肝段供肝的肝移植应运而生。Bismuth 和 Houssin 在 1984 年首次报道了减体积肝移植。既往报道减体积肝移植的患者生存率可达 44%~50%,从而推动了这项技术的开展。随着这项技术的不断发展和改善,减体积肝移植达到了和全肝移植相当的患者生存率（＞80％）。低龄患儿更加适用于这类型肝移植,生存率甚至优于全肝移植。在开展初期,减体积肝移植主要面临移植物缺血损伤和血管栓塞的并发症风险。如果只要GRWR不大于5％,可以通过扩大切口改善移植物大小匹配的问题。减体积肝移植发生感染和排斥的风险和全肝移植并无差异。而且,单段肝移植已经成功应用于新生儿终末期肝病治疗,1年患儿生存率可达80％。

需要注意的是,减体积肝移植实则是占用了成人肝移植供肝资源,并未缓解整个肝移植供肝短缺的问题。但是它的诞生给其他供肝类型和肝移植技术提供了基础,比如在第48章和第52章介绍的劈离式肝移植和活体肝移植。

### 劈离式肝移植

劈离式肝移植,顾名思义就是将一个全肝分成两部分供肝分别给予两个受体。劈离的方式可以分为体外和体内劈离。最初,劈离式肝移植采取的是体外劈肝,但由于解剖变异所致的胆漏、血管栓塞和移植肝缺血损伤,往往影响患者预后。因此,偏低的患者和移植肝生存率使得二次移植率升高,学者们甚至开始质疑这种手术效果。Hossin 等人通过术前胆管造影和肝动脉显像明确解剖结构后再行劈肝,这样可以大大减少因解剖变异所致的并发症。患者和移植肝生存率分别可达75％和67％,但是仍有较高的并发症发生率,包括肝动脉栓塞发生率为25％。因此,Broelsch 等开创了原位体内劈肝技术。通过这项技术,可以清楚地辨别肝门区域血管和胆管变异、在劈肝过程中及时结扎断面上的血管和胆管断端保证再灌注后血流动力学稳定以及缩短了冷保存时间。然而,原位体内劈肝需要延长器官获取时间,可能会导致获取过程中供体血流动力学不稳定,尤其是供体获取医院技术条件不成熟的情况下容易造成较大麻烦。

劈离式肝移植患者的预后取决于如下因素,包括供体质量（尤其是年龄）、受体病情危重程度和外科团队的专业程度。英国伯明翰大学的团队通过改良的体外劈离式肝移植,使得1年移植肝生存率为78％（既往为59％）,血管并发症发生率为3.3％（既往为20％）。来自英国伦敦的 Deshpande 等人报道的体外劈离式肝移植的1年和3年患儿生存率为93.5％和88.1％,移植肝生存率分别为89.7％和86.1％,血管和胆道并发症发生率分别为7.5％和8.7％。近期UCLA报道了100例供肝进行劈离,其中165例部分供肝在本中心使用,而25例部分供肝分配给其他移

植中心。在 UCLA 使用的165例部分供肝中包括105例左叶供肝,其中33例（31.4％）移植肝发生衰竭,15例发生于术后1周内。虽然和本中心活体和全肝移植相比移植肝生存率无明显差异,但是值得关注的是,1年和3年的左外叶移植肝生存率分别为68％和64％,而相应右三叶移植肝的1年生存率为69％。考虑到这群供体的平均年龄为（20.9±8.2）岁,且不伴有其他危险因素,这样的受体预后数据实则是不尽人意的。欧洲肝移植的数据显示,劈离式肝移植的二次移植率为20％,而其他类型肝移植的二次移植为10％。即便如此,业内仍然支持劈离式肝移植的开展,但是受体预后的改善才能让移植医生完全认同此项技术的实际意义。美国进行的一项问卷调查显示,83个移植团队中仅45％曾经开展过劈离式肝移植,而其中2/3的团队开展例数不到5例。并且,劈离式肝移植在这些中心所占比例仅为4％。并发症发生率高,但只要和全肝移植拥有相同的患者生存率,劈离式肝移植依然是扩大供肝来源最有效的方法。为了这个目标,一些单中心移植团队一直在努力改进,近期的临床报道结果有了明显改善。

### 活体肝移植

活体肝移植的概念是来源于减体积肝移植的经验,即肝脏的部分作为供体,它可以来自尸体亦可来自活体。最初,肝动脉栓塞是该项技术最常见的并发症,但通过精细的显微外科技术和血管移植物的重建可以使之得以改善。即便左外叶活体肝移植的供体并发症发生率已经较低,但这并不意味着它不会导致严重的并发症,如胆总管损伤、出血所致的输血、感染、二次手术甚至死亡。

目前文献报道的活体肝移植儿童受体的预后良好。本中心的患儿1年生存率可达90％,同样的结果也出现在其他移植中心。儿童活体肝移植的预后要优于成人活体肝移植,且血管和胆道并发症发生率明显减少。儿童活体肝移植目前最主要的适应证为先天性胆道闭锁。活体肝移植目前已成功用于治疗代谢性疾病,如 Wilson 症、酪氨酸血症、家族性高胆固醇血症、OTC 缺乏症、丙酸血症、$\alpha_1$-抗胰蛋白酶缺乏症、Crigler-Najjar 综合征和瓜氨酸血症。这些患儿的供体往往是携带致病基因杂合子的父母,但患儿预后仍是良好的。其他适应证包括 Alagille 综合征、暴发性肝衰竭和二次肝移植。使用活体供肝进行二次肝移植在亚洲比较常见,因为儿童尸体肝脏捐献和移植还尚未被社会全面接受,因此活体供肝成为这些紧

急肝移植的供体来源。以往暴发性肝衰竭和 ICU 内多器官功能衰竭的患者不建议作为活体肝移植的受体，但是随着活体肝移植的良好效果，它已逐渐成为这些危重患者的主流治疗手段。

劈离式、活体和 ABO 血型不相容肝移植在很大程度上缓解了儿童肝移植供肝短缺的问题。根据 2010 年 SRTR 年报的数据显示，等待移植的儿童受体死亡率不到 5％。年报中提到，完成肝移植的患儿中，有 64.2％ 使用全肝，20.3％ 使用部分肝，15.5％ 使用劈离肝，而活体肝移植仅占 10.6％。

## 二次肝移植对生存率的影响

全肝移植中二次肝移植的概率为 10％。二次肝移植的适应证分别有慢性排斥反应（40％）、原发性移植肝无功能（29％）、血管并发症（9％）和其他原因（15％）。某单中心的数据显示，二次肝移植和首次肝移植的患者与移植肝生存率无统计学差异，1 年和 3 年患者生存率为 91％ 和 84.3％（首次肝移植分别为 92.6％ 和 88.5％）。当然，各移植中心报道的结果会因为二次移植患儿的病情危重程度和供肝的质量等问题产生偏差。比如，在日本由于尸体供肝的缺乏，所以几乎不可能使用尸体供肝行二次肝移植。因此，活体肝移植基本成为唯一选择。日本京都大学近期的研究结果显示二次肝移植率为 4％，适应证包括慢性排斥反应（35.7％）、慢性胆管炎（21.4％）和血管并发症（25％），其中血管并发症患儿行二次肝移植后预后最差。首次活体肝移植术后 1 年、3 年和 5 年的患儿生存率分别为 82.7％、82.1％ 和 80.6％，而二次活体肝移植术后 1 年和 5 年的生存率均为 47.6％。原发肝脏疾病的复发基本不作为二次肝移植的适应证。

## 联合器官移植对生存率的影响

表 101-6 罗列了联合器官移植的各种适应证。儿童联合器官移植中最常见的是肝肾联合移植。原发性高草酸尿症虽然肝功能正常，但是由于该疾病导致草酸盐沉积于肾、骨骼和其他器官。所以通常这类患儿较早出现肾衰竭，需要肝移植纠正病因，同时也需要肾移植挽救生命。斯坦福医学院的经验表明，何时的移植时机和积极的术后液体管理将使得患者和移植物达到 100％ 的存活率。其他肝肾联合移植的适应证包括肝硬化伴相关肾病（比如酪氨酸血症）、移植肝衰竭伴药物性肾损伤、肝肾综合征和甲基丙二酸血症。

**表 101-6　儿童肝脏联合其他器官移植的适应证和预后**

| | 适应证 | 预后 |
|---|---|---|
| 肝-肾 | 原发性草酸盐贮积症 | 预后良好；移植后液体管理有益于缓解草酸盐结晶的贮积 |
| | 甲基丙二酸血症 | 移植前或围手术期经常需要透析治疗；预后良好 |
| | 肝衰竭伴肾脏疾病 | 通常因为钙调磷酸酶抑制剂引起的肾损伤而需二次移植 |
| 多器官 | 短肠综合征伴全肠外营养所致的肝衰竭<br>内脏静脉系统广泛血栓形成<br>胃肠道动力障碍<br>家族性息肉病伴全肠外营养所致的肝衰竭 | 术后感染、排斥反应和移植后淋巴组织增生性疾病较常见，以及一些危重并发症；经验丰富的中心 1 年患者和移植物生存率为 75％～85％ |
| 肝-心-肺 | 囊性纤维化 | 1 年实际生存率为 70％ |
| 肝-肺 | 肝肺综合征 | 常见并发症包括出血和感染 |
| 肝-心 | 高胆固醇血症<br>先天性心脏病伴心源性肝硬化 | 传闻有一些成功的案例 |

短肠综合征行全肠外营养（TPN）的严重并发症之一为肝衰竭，一旦发生预后极差，存活时间不超过 1 年。肝-小肠联合移植是治疗这类患者的最佳方法，1 年患者和移植物生存率可达 80％～90％。但是长期预后仍尚需进一步改善，移植物存活率仅为 50％。移植物丢失的主要原因包括慢性排斥反应和移植后淋巴组织增生性疾病（PTLD）。短肠综合征在肝功能不全发生之初可以仅行小肠移植。其他联合器官包括肝移植的案例比较少见，其中有肝-心-肺联合移植、肝-双肺联合移植和肝-心联合移植（表 101-6 罗列了各种移植的适应证和预后结果）。

## 肝移植术后生活质量

随着儿童肝移植术后生存率的不断改善，对患儿的术后生活质量的关注也越来越多。Stewart 等学者比较了 29 位肝移植患儿的术前和术后 1 年的智力、运动能力、社交技能和生长发育。40％～50％ 的患儿在肝移植术前存在运动、精神发育迟缓，在术后可以恢复到正常水平，但其在术后 1 年并无明显变化。发病年龄较早（1 岁以内）的患儿相比较晚的患儿更易出现精神和运动发育迟缓,尤其对智力的影响有时是毁灭性的。所有患儿通过肝移植手术均能很好地改善其社会能力。体重、头围及各类人体生长发育测量参数均可以通过肝移植得到改善,当然尚未达到线性生长速度。上述研究同样也明确了类固醇激素对患儿的严重影响。在另一项纳入27例胆道闭锁患儿的研究中,学者发现肝移植术后维生素E缺乏、血清白蛋白水平、血清胆红素水平以及患儿身高和体重将是术后生长发育不佳的预测因素。

本中心的研究结果显示,儿童肝移植术后1年的精神运动发育水平和术前相似,但仍然低于正常值1个标准差。血清白蛋白水平和住院时间和术后1年的发育水平相关性最大。

部分儿童可能会经历学习和社交心理障碍,这些现象同样也出现在儿童活体肝移植受体的身上。肝移植术后的患儿随着年龄的增长,他们逐渐开始关注自己的健康状况和外貌,不能享受同龄儿童的快乐,从而可能导致患儿的不合群。家庭和移植团队的支持和引导在患儿的生活质量方面扮演者关键角色。研究显示,肝移植术后10年的患儿,其中69%的身高低于正常同龄儿童的第50个百分点,23%的低于其第10个百分点。至于学习能力方面,23%的儿童有留级的记录。在这项研究里,只有1/3的10年以上存活患儿满足了理想状态的生活质量,即单药维持首个移植物的正常功能、生长发育正常、无免疫抑制治疗相关的常见并发症。

肝移植术后患儿体重较身高的追赶更为明显。影响肝移植术后患儿生长发育的因素主要包括类固醇激素、二次移植、恶性肿瘤、移植后淋巴组织增生性疾病和生长发育的基线Z值偏低。对于肝移植患儿尤其是青少年来说,依从性是影响术后生活质量的重要因素。有研究显示,45%的肝移植患儿出现依从性差的问题,包括不服药和不参加门诊随访。服药依从性差(发生率28%)和术后急性排斥反应的发生明显

相关。依从性差的危险因素包括单亲家庭、患儿年龄偏大和移植后年数偏多。

肝移植术后患儿经常需要服用耳毒性药物,导致约有15%的儿童肝移植术后丧失听力,严重影响患儿生活质量,包括语言、听力和学习适应能力等。

综上所述,肝移植术后患儿的生长发育和生活质量结果良好,但仍是移植团队应该继续关注和改善的问题。患儿需要语言锻炼、体能训练、特殊教育和细心的门诊随访。未来的研究应该继续关注其他因素对术后生活质量的影响,比如药物、家庭关系、特殊肝脏疾病及其严重程度等。

## 评论

供受体手术外科技术的改进、器官保存技术的革新和免疫抑制剂的不断开发显著改善了患儿和移植物的生存率。儿童终末期肝病的预后一般较差,尤其是淤胆性肝病,常伴有门静脉高压和消化吸收功能较差。其中先天性胆道闭锁患儿发生生长发育迟缓和佝偻病就是典型的例子。终末期进展肝病患儿应及时至肝移植中心救治,以免病情恶化导致不可逆性的后遗症。幸运的是,全球许多移植中心都能常规开展肝移植手术,术后预期的长期生存率至少达到85%。活体或者尸体的部分肝移植以及ABO血型不相容肝移植极大程度地减少了等待移植患儿的死亡率。

未来儿童肝移植的研究重点将集中于如何达到临床免疫耐受。虽然新型免疫抑制剂的目标位点选择性都较高,但是药物副作用仍然对患者产生一定影响。急、慢性肝衰竭所致的后遗症,肝移植术后潜在的并发症和药物的副作用等可能导致患儿学习能力下降,继而在患儿进入青春期主导自己日常生活时更易引发依从性的下降。门诊随访时给予患儿更多的关注和指导,将使得他们从儿童向成人转变的过程中获得更好的治疗效果。

## 要点和注意事项

- 患儿年龄对肝移植术后患者生存率没有影响,除非年龄低于3个月。
- 得益于血浆置换、利妥昔单抗和阿仑单抗的使用,ABO血型不相容肝移植的开展例数在逐年增加。
- 活体或者尸体的部分肝移植以及ABO血型不相容肝移植极大程度地减少了等待移植患儿的死亡率。
- 大部分儿童肝移植受体生活可以使用不含类固醇激素的免疫抑制治疗方案。
- 大部分儿童肝移植受体术后能获得满意的生活质量,小部分患儿因出现神经精神方面的障碍需要进行特殊教育。
- 在患儿从儿童转变至成人的过程中,依从性差将是一个不容忽视的问题。

第 13 篇
PART XⅢ

# 肝移植展望
# FUTURE DEVELOPMENTS IN LIVER TRANSPLANTATION

# 第 102 章

# 遗传及基因组潜能在肝移植中的应用

## Genetic and Genomic Potential in Liver Transplantation

Robert R. Redfield III • Abraham Shaked

侯嘉杰 • 译

1953 年，Watson 与 Click 在 *Nature* 杂志上发表了关于 DNA 双螺旋结构的发现。不久后，Joseph Murphy 针对经基因鉴定的双胞胎成功实施了人类第 1 例肾移植，相关结果报道于 2 年后的 *Journal of American Medical Association* 杂志。在这一创造性成就缔造后的 50 年里，人们对器官移植的基本免疫学过程有了突破式的理解，一如遗传学及分子生物学的研究进程。

人类基因组包含了我们物种进化的遗传信息总和。这一遗传信息文库约涵盖 29 亿个碱基对，它们形成了 23 000 个编码蛋白的基因（这一数字远少于人们的初步设想——普通实验室的模式动物新杆状线虫即拥有 20 000 个基因）。更惊人的是，仅有 1.5% 的基因组（即 23 000 个基因）可编码蛋白质，而其余则组成了非编码 RNA、调控序列、内含子以及非编码 DNA。这些遗传非编码区大多才刚刚为人所知。

遗传信息处理的流程是从 DNA 转录成信使 RNA（mRNA），经转录后修饰并翻译为蛋白质，再参与细胞内的代谢活动——这一模式在每个细胞中不断进行复制（图 102-1）。目前人们已经认识到，基因非编码区域并非曾经所想象的被动旁观者，而在生物学中扮演着更重要的角色。这些非编码区域具有重要的生物学功能。比较基因组研究报道了一些高度保守的非编码 DNA 序列，这意味着基因非编码区域承受着进化压力和阳性选择。这些非编码区域很可能是功能性的，但其功能途径尚未得到全面的认识。因而最初将非编码片段当作是"垃圾"DNA 的想法是不正确的。基因芯片实验显示，大量不可编码蛋白的 DNA 片段事实上可以转录成 RNA。这一点提示了这些转录本可能存在某些未知的功能。当前，针对人类基因组大量功能未知的序列信息开展研究是主要的科学探索之路。

随着遗传学与分子生物学的进展，我们对免疫学的认识飞速增长。尤其近期，器官移植领域开始掌握强大的基因分析技术，从而通过深度测序解析 DNA 变异。我们现在正进入一个新的时期，个人的完整基因组可在花费不超过 10 000 美金的情况下通过高通量测序仪测通并绘制出来，这无疑将为肝移植领域打开全新的视野。

## 实体器官移植的分子检测应用进展

### 人类白细胞抗原分型

主要组织相容复合物（histocompatibility complex，MHC）最初是由异基因小鼠皮肤移植物排异而定义的一段基因区间。对人类而言，它们被称为人白细胞抗原（human leukocyte antigen，HLA），由位于第 6 对

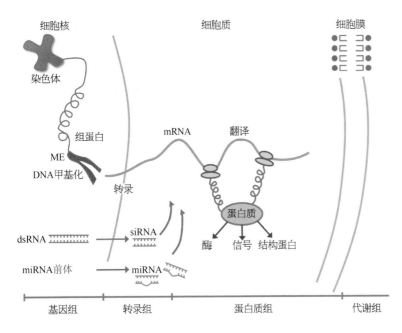

**图 102-1** 遗传信息从 DNA 到信使 RNA（mRNA）到蛋白质到翻译后修饰再到代谢的传递，并且每个活细胞具有完全相同的模式。基因组学、转录组学、蛋白质组学和代谢组学对器官移植研究的进步具有非凡意义。dsRNA，双链 RNA；ME，甲基化组；miRNA，微小 RNA；siRNA，小干扰 RNA

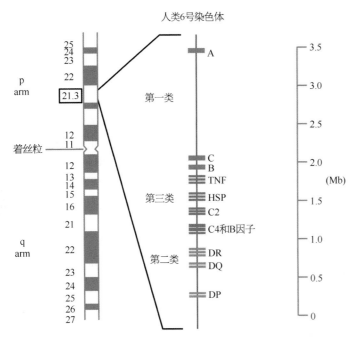

**图 102-2** 人类白细胞抗原（HLA）系统包括位于 6 号染色体短臂 6p21.3 位置上的一组基因，其编码多种细胞表面标志物、抗原递呈分子以及参与免疫功能的其他蛋白质。经典的 HLA 长度为 3.6 Mb，并被细分为三个区域：Ⅰ类、Ⅱ类和Ⅲ类。Ⅰ类和Ⅱ类之间的区域称为Ⅲ类区域，它不携带任何 HLA 基因，但仍含有参与免疫应答的基因，例如补体（C2、C4 和 B 因子）、肿瘤坏死因子（tumor necrosis factor，TNF）和热休克蛋白（heat shock proteins，HSP）

染色体短臂的一段 3 Mb 基因区间组成（图 102-2）。这一区间包含了大约 200 个基因，它们大多可介导免疫反应，某些基因存在着广泛的遗传多态性。HLA Ⅰ类（HLA-A、B 与 C）及Ⅱ类（HLA-DR、DQ 与 DP）分子的编码基因是人类基因组最具多态性的位点，其中某些位点（如 HLA-B 或 DRB1）可含有 300 个以上的等位基因。

原始的 HLA 分型方法如下：在接受多次输血的经产女性或父母行补体依赖的细胞毒性测试时获取其抗血清组合，使用后者检测分离所得的 T 细胞（HLA Ⅰ类）和 B 细胞（HLA Ⅱ类）表面表达的 HLA 分子。这种"血清学"HLA 分型方法缺点颇多。它需要使用活的淋巴细胞，而某些移植患者的淋巴细胞计数很少。此外，这种方法也需保持抗血清组合的活性，尽管现在已经有商品化的试剂出售。最后，这种血清学方法可获得的分型精度很低。

聚合酶链式反应（PCR）扩增的发展使得研究 HLA 基因位点的等位基因多样性成为可能，且可用于开发简单快速的 DNA 分型方法。一般来说，基于基因序列的分型方法比血清学或细胞学方法更准确也更严格。例如，在 DRB1 基因位点有超过 300 个等位基因，但只有 17 种可区分血清学特征或血清型。

虽然良好的血清学研究拥有足够的分辨率足以进行实体器官移植 HLA 分型,但却不足以应用于干细胞移植配型,因此在临床 HLA 实验室中基本上已被基于 DNA 扩增技术的分型方法所取代。然而,血清学分型仍可作为基因分型的辅助手段加以使用。例如,用以确定特定的 HLA 等位基因是否真正在细胞表面表达。现在已知许多这样的 HLA 等位基因为非表达的"无效"基因。基因分型方法较血清学分型有以下优点:不需要活的淋巴细胞,并且 DNA 可从任何有核细胞中提取,但是外周血淋巴细胞是常用的 DNA 来源。而且 DNA 易于存储,在需要时可进行重复测试。临床 HLA 分型实验室通常使用许多不同的 HLA 基因分型方法,但所有这些方法都是基于对所研究的 HLA 基因中的靶序列进行 PCR 扩增。PCR 引物和寡核苷酸探针可以自行设计和验证,也可以商业购买。因此,与抗血清不同,它们是可续订资源。

此外,最近的研究表明,某些基因座的 DNA 分型不能通过血清学方法进行区分(如 HLA-DP),在血清型中进一步进行等位基因的 DNA 分型与尸体肾移植的临床预后有关。对于实体器官移植而言,根据错配的 A、B 和 DR 抗原数目得到的 HLA 匹配程度显著影响肾移植物的存活,但似乎在肝移植中的作用并不显著。然而,也有一些新的数据表明,抗错配 HLA 的供体特异性抗体可导致肝移植物预后较差。

### 抗体鉴定

Luminex 检测目前被认为是抗体筛选和鉴定的"金标准"。使用 DNA 重组技术在体外合成游离的 HLA 分子。然后将这些分子结合到聚苯乙烯颗粒上。根据测定需要,微珠可以包被单个或多个 HLA 分子。然后将微珠与患者血清混合使其与抗体发生结合。单个聚苯乙烯颗粒装载有单一类型或多种类型的 HLA 分子,每种分子用不同量的各色荧光染料进行染色,最终可获得代表 HLA 特异性的独特但具有可重复性的电压门控位置。然后将结合有报告分子的第二种抗人属的抗体加入反应混合物中,并用另一种激光发射器测量报告荧光,从而完成对患者样品中抗体水平的半定量测定。

通过 Luminex 微球技术检测供体特异性抗体,可有效地提示肾移植受体发生移植物功能障碍和免疫排斥事件的高风险性。尽管目前没有观察到供受体 HLA 匹配程度是否与肝移植物存活具有明显的利害关系,但是有证据支持 HLA 匹配和抗体筛选对

于某些特定人群有一定的价值,例如患有丙型肝炎和二次肝移植的患者。

## 生物标志物的无创检测

### 排斥生物标志物——肝移植是否参考肾移植

移植的关键问题是缺乏用以指示受者何时对移植物产生耐受性的可用的检测方法或生物标志物,同时也缺少提示早期排斥的非侵入性标志物。目前的标准是频繁监测血清肌酐水平,其与急性排斥反应显著相关,因为血清肌酐水平的升高通常是反映移植物功能障碍的第一个有效指标。这一指标之所以不理想是因为当观察到血清肌酐水平升高时排斥反应已进展到较晚阶段,并且已存在显著的组织学损伤。经皮移植物穿刺活检标本的组织学检查仍然是诊断急性排斥的"金标准"。然而,这一诊断方法具有造成严重并发症的风险,包括大出血。因此,需要侵入性更低的生物标志物以较早地诊断排斥的发生并且能够鉴别不同类型的排斥,例如是急性细胞性排斥反应还是抗体介导的排斥反应。

人类基因组时代的来临使得分子生物标志物已经投入临床应用,特别是在肿瘤学领域。Joseph Gold 鉴定的癌胚抗原是最早的分子生物标志物。通过在移植物活检标本、血液和尿液中监测基因、mRNA 转录本、微小 RNA(microRNA)、多肽、蛋白质和代谢产物等参数,已经研究出敏感度更高的指标。但是到目前为止,已经报道的几种具有潜在临床价值的生物标志物都未曾在用于临床实践或药物开发的大型多中心临床试验中得到验证。目前,大多数的工作都是在肾移植中完成的,其中尿液和外周血细胞分析提供了一种用于预测急性排斥发展的非侵入性检测手段。这些分析已被证明对活检病理确诊的急性排斥具有诊断意义。目前已经证明肾移植受者发生急性排斥反应时,其尿中的颗粒酶 B、穿孔素、丝氨酸蛋白酶抑制剂-9(PI-9)、颗粒溶素、FOXP3、IP-10、CXCR3、NKG2D、TIM-3、FasL 和 CD103 的 mRNA 转录本含量升高。肾移植受者的外周血中也发现了类似的转录物,并且已被证明可以预测急性排斥反应。当然,感染引发的免疫反应可能会干扰炎症基因相关的急性排斥信号的诊断效力,但一些研究者已经解决了这个重要问题。研究者发现,具有细菌性尿路感染的肾移植受体的颗粒酶 B mRNA 水平未见升高,具有菌尿症的肾移植受者的尿颗粒酶 B mRNA 水平也未见升高,并且尿中的颗粒酶 B 和颗粒溶素水平可鉴别

急性排斥和菌尿症。此外,还发现穿孔素 mRNA 水平可将急性排斥与巨细胞病毒(CMV)感染相鉴别。然而,目前的研究显示由 BK 多瘤病毒肾病引起肾移植物功能障碍与急性排斥相比,这些生物标志物很大程度上存在重叠,因此在该领域的一个重要目标是研究是否存在可以鉴别急性排斥与 BK 多瘤病毒肾病的无创性监测指标。

除了研究基因表达,一些研究工作已经关注尿蛋白质组学作为评估早期急性肾移植排斥反应新的检测方法。因为蛋白质在细胞活动中发挥最基本的作用,对于蛋白质的分析有助于更准确地捕获细胞事件,因此具有广泛的前景。基因表达可能不一定与相应蛋白质的水平一致。此外,由于基因的拼接变体以及翻译后修饰(即硫酸化、磷酸化、糖基化、甲基化)的存在,蛋白质产物的数量远远超过已知基因的数量。表面加强激光解吸电离-飞行时间质谱技术(surface-enhanced laser desorption/ionization time-of-flight mass spectrometry, SELDI-TOF-MS)的应用为预测急性肾损伤提供了一种新型、无创、灵敏度高、预测性强、重复性好且快速的检测方法。SELDI-TOF-MS 是一种蛋白质分析工具,能够检测生物样品之间的蛋白质组学差异。但由于其低分辨率及其在鉴定实际的相应多肽中的问题,导致该平台在生物标志物发现过程中较少使用。

为了识别可用于预测病情的蛋白质,基于联合液相色谱与质谱(LC/MS)的鸟枪法蛋白质组学最有可能实现,因为其能够鉴定尿液中的大多数蛋白质。在最近的一项报告中,Nagaraj 和 Mann 使用 LC-MS/MS 分析了从 7 个正常供体收集的连续 3 日的尿液,并且报道了大约 500 种尿蛋白在人的尿液中十分常见且含量丰富。然而,目前的主要障碍之一是去除高丰度蛋白(例如白蛋白),以便增加识别生物标志物的灵敏度。

miRNA 是一种长度约 22 个核苷酸左右的小的非编码 RNA,其通过诱导翻译抑制、mRNA 降解或转录抑制来调节基因表达(图 102-3)。通过Ⅲ型核糖核酸酶 Drosha 将初级 miRNA(pri-miRNA)切割成被称为 miRNA 前体(pre-miRNA)的约 70 个核苷酸长度的茎环前体(图 102-3)。这些 miRNA 前体通过核输出蛋白-5 输出到细胞质中,然后由 Dicer 酶(一种核酸内切酶)加工以形成成熟的双链 miRNA。之后组合到 RNA 诱导沉默复合体(RNA-induced silencing complex, RISC)中,其中的信使链被选择性地降解。在核酸内切酶 Argonaute 2 等其他 RISC 因子的协同作用下,成熟的长 20～22 个核苷酸的 miRNA 结合到信使 RNA 转录体上的互补位点以诱导转录体降解。单个 miRNA 具有调节许多 mRNA 表达的能力。miRNA 已被证明具有诸如控制细胞存

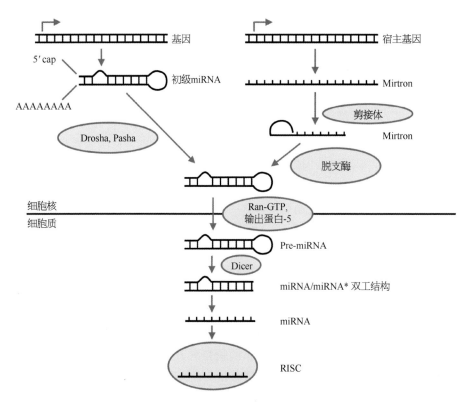

图 102-3　微小 RNA(miRNA)从自身的基因或被称为 mirtrons 的内含子产生。在核中,miRNA 由核糖核酸内切酶 Drosha 与 Pasha 合作加工,在脊椎动物中被称为 DGCR8。相比之下,mirtron 由剪接体加工。之后 miRNA 前体通过输出蛋白-5(Exportin-5)从细胞核输出到细胞质中,并且通过 Dicer 加工为成熟 miRNA。在并入 RNA 诱导沉默复合体(RISC)之后,成熟 miRNA 根据靶标信使 RNA(mRNA)的 3′非翻译区(3′UTR)与 miRNA 种子区域之间的互补程度,抑制 mRNA 转录本的翻译或促进其降解

活、发育、分化和增殖过程等功能,并可调节先天免疫和适应性免疫。有人提出,尿液细胞或外周血细胞 miRNA 表达谱可作为预测、诊断移植物排斥或损伤并提示预后的生物标志物,这一假说是值得研究的。Anglicheau 等人在 2009 年的一项研究表明,miRNA 表达谱可以准确鉴别急性排斥和正常活检标本。此外,miRNA 表达谱还可以预测移植物功能。这些过表达的 miRNA 也在外周血中过表达,因此可以作为一种具有潜在应用价值的非侵入性生物标志物。事实上,最近已经证明两种肝脏富集的 miRNA(miR-122 和 miR-192)有望成为对乙酰氨基酚诱导的急性肝损伤的生物标志物,并且这是第一次证明 miRNA 可以作为人药物性肝损伤生物标志物的潜在价值。

当然,非侵入性生物标志物在肾移植领域得到了更大发展和更深入的研究。其中哪些生物标志物可用于肝移植仍有待观察。将排斥与其他感染鉴别开来的能力是一个关键因素。许多研究已经开始尝试寻找可用以鉴别移植耐受和排斥、感染、肿瘤和丙型肝炎病毒(HCV)复发风险的生物标志物。

## 肝移植耐受与排斥的生物标志物

可控性免疫耐受偶尔在肝移植受者中发生。1992 年在匹兹堡,最初尝试前瞻性地对肝移植受体停止使用免疫抑制。这些研究显示发生耐受的患者体内存在高水平的白介素(IL)-10 和浆细胞样树突状细胞。Martinez-Llordella 等人的研究可能是目前鉴定肝移植耐受的生物标志物方面最好的尝试。他们鉴定了编码涉及细胞增殖停滞的蛋白质,并且编码 γδT 细胞和 NK 细胞,并能增加调节性 T 细胞数量的基因信号组。这一研究小组已在其他发生耐受的受体中验证了这个基因信号组。

Bohne 等最近报道了首个在肝移植中前瞻性免疫抑制剂停药试验的结果。在这项研究中 57 例患者发生排斥,而 41 例成功停药。使用微阵列芯片和定量 PCR(qPCR)对受者血液和肝组织样品进行分析后发现,Martinez-Llordella 等描述的 NK 细胞相关转录本在耐受组中富集的现象被进一步确定,并且这一现象甚至在停用免疫抑制药物之前便已经存在。这可以作为判断受者是否可以停药的有效临床预测指标。基因表达谱还包括参与铁稳态的富集基因。此外还发现,这些标志物与免疫抑制的类型以及其他所有与停药成功相关的临床参数无关。然而,在耐受组和非耐受组患者之间没有观察到调节性 T 细胞的差异,

这可能是由于免疫抑制方案的差异而造成混淆。更重要的是,在并排比较中,发现肝组织的转录组在预测成功停药方面比外周血具有更高的准确性和可重复性(图 102-4)。接下来将通过大型多中心的免疫抑制剂停药试验重复已报道的转录组,期望使其真正转化为临床应用。

有趣的是,Lozano 等人比较肝脏耐受个体与肾脏耐受个体的基因转录组特征时发现,两者并不重叠。B 细胞信号在肾移植耐受患者中占主导,而 NK 细胞信号在肝脏耐受患者中占优势。这表明在不同器官中耐受的形成机制可能不同。

移植受体对移植物发生免疫耐受还是排斥反应可能与受体自身的免疫原性直接相关。除了 HLA 匹配度和免疫抑制方案之外,受体的免疫反应性可能是另一个导致器官移植受者之间预后差异性的因素。这可能是由细胞因子功能或细胞因子生成的差异引起的,而这又可以与细胞因子基因启动子区域中的单核苷酸多态性(single nucleotide polymorphisms, SNPs)相关。进行细胞因子基因分型可助于实现早期撤除免疫抑制剂以使毒性最小化,特别是对于被鉴定为具有低排斥风险的患者。目前,大多数的全基因组关联研究(genome-wid association studie, GWAS)主要在肾移植受体中进行开展。具体到肝移植,细胞因子 SNPs 已被证明与急性排斥有关。肿瘤坏死因子(TNF)-α、IL-10 和转化生长因子(TGF)-β 已在至少一项研究中被证明与急性排斥相关,但是也有一些研究显示与急性排斥无关。然而,大多数单中心研究由于样本量相对较小而缺乏检测小或中度基因效应的统计效力。Warle 等人的一项 meta 分析证明,只有 IL-10-1082 位置的 SNP 被鉴定为排斥反应的遗传性风险因素。然而,Liu 等人最近的一项 meta 分析称这个发现存在问题。这些看起来相互矛盾的结果突显出 GWAS 的一个主要缺陷,即基因阵列芯片可能存在较高的假阳性率。当在不同实验室或在同一实验室中不同批次中进行杂交时,这些微阵列芯片平台会产生平台间或平台内的变异性。因此,建议在不同的转录平台上对微阵列基因芯片表达结果进行技术验证,如定量实时 PCR。新一代高通量基因组测序能够规避不连续 GWAS 的缺陷。

### 感染风险
#### 凝集素
大多数临床使用的免疫抑制剂靶向性抑制适应性免疫系统,因此患者严重依赖先天免疫系统的功

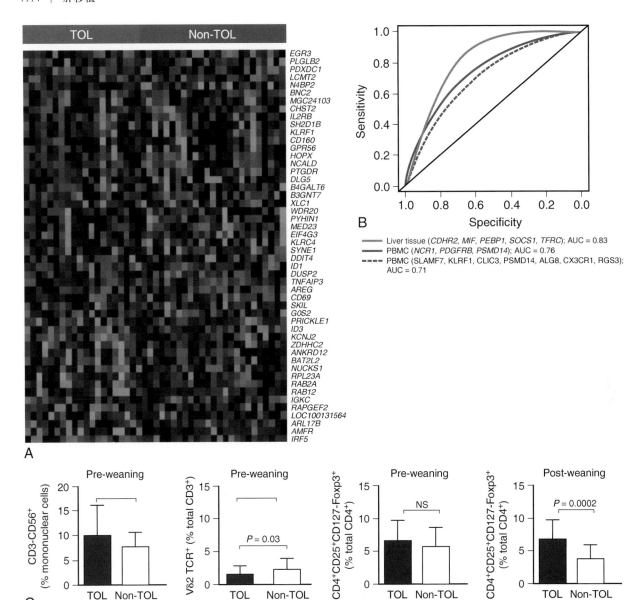

**图 102-4** **A,** Heatmap displaying the 50 genes with the most significantly different expression when comparing peripheral blood mononuclear cell (PBMC) samples collected from operationally tolerant (TOL) and non-TOL recipients (rows represent genes, and columns represent samples; the intensity of each color denotes the standardized ratio between each value and the average expression of each gene across all samples; *red pixels* correspond to an increased abundance of the transcript in the indicated samples, whereas *green pixels* indicate decreased transcript levels). **B,** Overall diagnostic performance of liver tissue- and PBMC-derived transcriptional signatures measured at patient enrollment in the prediction of successful drug withdrawal. **C,** Differences between TOL and non-TOL recipients in the proportion of PBMC subsets at enrollment and at the end of the study. (Reprinted with permission from Bohne F, Martinez-Llordella M, Lozano JJ, et al. Intra-graft expression of genes involved in iron homeostasis predicts the development of operational tolerance in human liver transplantation. *J Clin Invest*. 2012;122[1]: 368－382. )

能。凝集素是先天免疫系统的体液模式识别分子, 它可以识别微生物上的病原体相关碳水化合物基序并引发多种天然免疫过程的激活。为了消除微生物的感染, 这些凝集素, 如甘露糖结合凝集素 (MBL) 和纤维胶凝蛋白, 与吞噬细胞和其他体液因子 (包括补体) 共同作用。在与病原体结合时, 凝集素既可以通过MBL 相关丝氨酸蛋白酶 (MASP) 活化补体系统, 导致微生物的 C3b 介导的调理作用, 又可以由吞噬作用和补体的形成膜攻击复合物直接杀死病原体。编

码凝集素补体途径[MBL, 纤维胶凝蛋白-2 (FCN2) 和MASP]的三个成员的基因中的 SNP 可以引起不同的蛋白质变体和蛋白质水平的改变, 特别是在这些蛋白质是由供体肝脏合成的条件下, 具有重要的潜在功能意义。与 MBL2 野生型供体肝脏的接受者相比, 供体肝脏中具有单核苷酸 MBL2 多态性 (XA/O 或O/O) 的肝移植患者感染巨细胞病毒的概率显著增加。此外, FCN2 SNP 的主要等位基因 (FCN2-A) 较之于次要等位基因 (FCN2-C) 更能增加巨细胞病毒

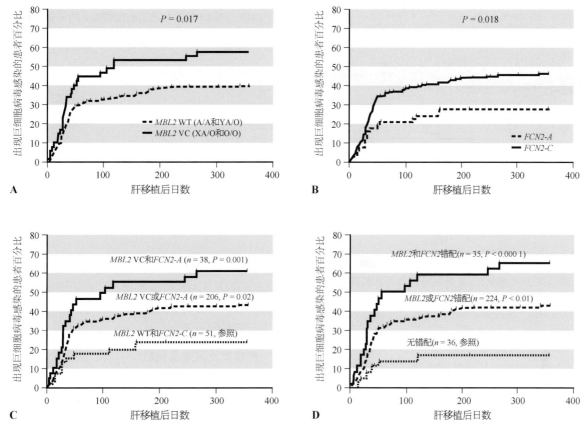

**图 102-5**　应用 Kaplan-Meier 估计具有功能性凝集素途径多态性的肝移植受者中巨细胞病毒（CMV）的感染风险。在供体肝：A. 甘露糖结合凝集素 2（MBL2）变体载体（VC）与 MBL2 野生型（WT）相比。B. FCN2-C 单核苷酸多态性的次要 T-等位基因相比，次要 T-等位基因（FCN2-A）的缺失。C. 供体 MBL2（XA/O 或 O/O）和 FCN2（FCN2-A 或 FCN2-C）的组合。在供体-受体。D. 组合 MBL2 和 FCN2 供体-受体错配配置文件；使用对数秩检验计算 P 值。OLT，原位肝移植［图片引自 de Rooij BJ，van der Beek MT，van Hoek B，et al. Mannose-binding lectin and ficolin-2 gene polymorphisms predispose to cytomegalovirus（re）infection after orthotopic liver transplantation. J Hepatol. 2010;52(3):1100-1110.］

感染的风险。这些 MBL2 和 FCN2 基因型在供体肝脏和供体-受体不匹配中的联合遗传效应甚至更强。目前还没有发现原位肝移植受体的凝集素补体途径基因与巨细胞病毒感染的风险本质相关的证据，但是临床上观察到其与供体肝的遗传构成存在重要的间接作用。特别的，我们发现 MBL 含量足够的受体在接受 MBL 缺乏的供体肝脏时，患有巨细胞病毒的风险提高，特别是对于 D⁻/R⁺ 亚组中的巨细胞病毒再激活（图 102-5）。此外，类似的组已显示与移植后第 1 年内临床上显著的细菌感染相似的关联。

凝集素变体等位基因的频率在全世界不同种族中存在差异，并且在一些群体中可以超过一般水平的 40%，因此这些等位基因在人类中相对常见。这导致这部分人群对病毒和细菌存在易感性。对这种遗传谱差异的认识可以指导临床医生对患者进行个性化管理，即根据患者具体的遗传谱来定制免疫抑制的强度和微生物监视和预防的频率。

### 丙型肝炎复发的风险

慢性 HCV 感染是西方国家最常见的肝移植指征。HCV 感染的复发是肝移植后死亡和移植物丢失的最常见原因。最近，染色体 19 上 IL28B 基因区域的遗传变异已被证明与在非移植环境中用聚乙二醇化干扰素（PEG-IFN）加利巴韦林治疗的基因型 1 慢性 HCV 感染患者中的持续病毒学应答密切相关。IL28B 基因多态性也与 HCV 的自动清除相关。该等位基因多态性可能的基因型是 CC、CT 和 TT，其中 CC 变体先前被发现与感染基因型 1 HCV 的患者对 PEG-IFN 加利巴韦林治疗的良好反应相关。

Charlton 等研究发现，在接受原位肝移植的患者中，CC IL28B 基因型的受试者与 CT 和 TT 基因型的受试者相比复发时间延迟（5 年复发率分别为 78%、87% 和 100%，P = 0.017 3），这与降低的纤维化水平、较少的二次肝移植和降低的肝病相关死亡有关（图 102-6）。多变量 Cox 回归分析显示，受体 C 等

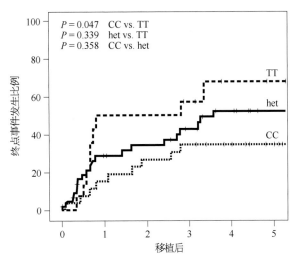

图 102-6 根据受体 IL-28 基因型显示随时间发生的联合终点事件（2 期肝纤维化、二次肝移植以及肝脏相关死亡）。该检测用于指导抗病毒治疗。Het：杂合子［图片引自 Charlton MR，Thompson A，Veldt BJ，et al. Interleukin-28B polymorphisms are associated with histological recurrence and treatment response following liver transplantation in patients with hepatitis C virus infection. *Hepatology*. 2011；53(1)：317 - 324.］

**表 102-1　对 F3 纤维化进展的预测因子的多变量分析**

| 参数 | 相对危险度 | 标准差 | *P* 值 |
|---|---|---|---|
| CRS | 1.952 | 0.317 | 0.04 |
| 严重排斥反应 | 0.849 | 0.509 | 0.75 |
| 供体年龄（岁） | 1.000 | 0.018 | 0.98 |
| 受体年龄（岁） | 0.996 | 0.031 | 0.89 |
| 受体性别：男性 | 2.579 | 0.545 | 0.08 |
| 受体 BMI（kg/m²） | 1.050 | 0.081 | 0.55 |

BMI，体重指数；CRS，肝硬化风险评分。［引自 doON，Eurich D，Schmitz P，et al. A 7-gene signature of the recipient predicts the progression of fibrosis after liver transplantation for hepatitis C virus infection. Liver Transpl. 2012；18(3)：298 - 304.］

位基因是丙型肝炎 2 年复发延迟的独立预测因子。供体 *IL28B* 基因型与丙型肝炎复发的时间无关。然而，在接受术后 PEG-IFN 加利巴韦林的那些受者中，持续病毒学应答（SVR）的速率与受体和供体肝的 *IL28B* 基因型密切相关。在非 CC 供体肝的非 CC 受体中 SVR 最低，受体或供体的 *IL28B* 多态性表现为 CC 时则会增加，且在 CC 供体肝的 CC 受体组中 SVR 最高。其他研究小组同样证实了这些发现。

在患有 *IL28B* CC 供体和受体基因型的患者中观察到很高的 SVR，我们可优先将 *IL28B* CC 供体分配给 *IL28B* 非 CC 基因型受体，从而降低丙型肝炎复发。

### 纤维化风险评分

Huang 等人针对未经历移植的 HCV 感染个体研究发现了许多与严重纤维化相关的单核苷酸多态性（SNP）。利用这些 SNP，作者计算出可预测严重纤维化进展的遗传评分，其在随后的随访研究中得到了验证。该肝硬化风险评分（CRS）包括独立基因中的 7 个 SNP（适配器相关蛋白复合物 3S2、水通道蛋白 2、抗酶抑制剂 1、退行性精细胞同源物 1 脂质去饱和酶、突触融合蛋白结合蛋白 5 样、Toll 样受体 4 和瞬时受体电位阳离子通道 M5）。Do 等人使用该指数预测肝移植后 HCV 感染的纤维化进展。在多变量分

析中，仅 CRS 预示进展为 F3 纤维化（表 102-1）。利用 CRS 连同 *IL28B* 多态性预测肝脏纤维化进展的风险是一种十分有前景的临床手段，可以用来分配和选择进行治疗的患者。

### 肿瘤复发风险及预后

#### DNA 指标

肝移植后肝细胞癌（HCC）远期死亡的最重要原因是肿瘤复发。Jonas 等人建立了 DNA 指数的预测方法（与二倍体参照细胞峰相比，肿瘤细胞峰的 DNA 含量）。在 DNA 指数为 1.5 或更小的组中，5 年和 10 年存活率显著高于 DNA 指数大于 1.5 的组（分别为 86% 比 27% 对应 80% 比 6%，*P*<0.000 1）；观察到 5 年和 10 年无复发生存率的相同差异（分别为 83% 比 26% 对应 76% 比 4%，*P*<0.000 1）。更重要的是，DNA 指数一旦纳入多变量分析，米兰标准和组织病理学分级对移植后整体生存时间和无复发生存时间的影响均无统计学意义。这表明，在患者的 DNA 指数低于正常水平的情况下，超出米兰标准或分化较差的肝癌患者在移植后的预后不会变差（图 102-7）。而这一结论的推论则指出，即使满足米兰标准或肿瘤分化较好，较差的 DNA 指数也会提示较差的预后。这最终可以在移植之前用作肝癌患者生物学特征的量度。

#### 基因表达

几个研究小组已经分析了肿瘤和非肿瘤标本的基因表达谱，并确定了进行肿瘤切除或移植后，无复发或总体生存的肝细胞癌患者的基因特征。而这些结果最终应用于临床之前还需要进行更多的研究。如前所述，一个重要的问题是，不同研究鉴定得出的预后预测因子并不一致。这可能与研究平台的不同有关，不同患者也可能存在较大引起肝细胞癌的遗传缺陷。

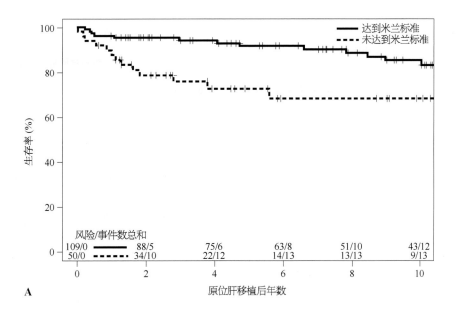

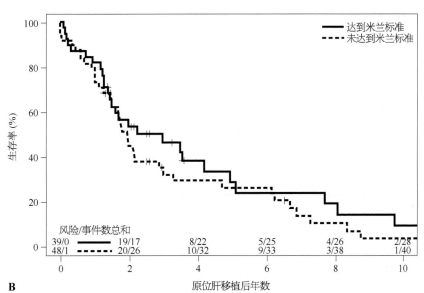

**图 102-7**　A. 根据米兰标准,DNA 指数为 1.5 或更小的肝移植后肝细胞癌患者出现肝硬化时的生存率。B. 满足米兰标准、因肝细胞癌伴有肝硬化进行肝移植的患者的生存率,DNA 指数大于 1.5。OLT,原位肝移植[图片引自 Jonas S, Al-Abadi H, Benckert C, et al. Prognostic significance of the DNA-index in liver transplantation for hepatocellular carcinoma in cirrhosis. Ann Surg. 2009;250(6):1008-1013.]

### 肝脏再生和缺血再灌注

多个小组已使用微阵列来研究啮齿类动物中的肝再生和损伤,但在人类中几乎没有相应研究。Jonge 等人研究了活体供体同种异体移植物中的基因表达模式。许多上调的基因与再生、生物合成和细胞周期相关,而大量下调的基因与肝代谢和能量途径相关。这些下调的基因引起晚期肝脏代谢功能异常,如胆汁酸代谢和蛋白质代谢改变,从而在临床与活体供体中出现更高的胆红素水平和 INR 相关。一个相当有趣的发现是,在活体供体同种异体移植物中观察

到 MHC Ⅱ 类基因的上调。这一点与啮齿动物模型数据一致,减体积同种异体移植物再生的同时伴有同种异体排异的增加。

Conti 等人确定了在减体积同种异体移植物中缺血再灌注后差异表达了超过 700 个基因。动物模型及人都显示,活体肝移植供体的缺血预处理可上调抗感染、抗细胞凋亡和抗氧化过程的基因。然而,在器官采集期间将缺血预处理应用于供体肝脏是否获益,目前的数据尚不一致,而最近一项 Cochrane meta 分析得到的结论显示,目前没有足够证据支持或反对在

供体肝脏采集时应用缺血预处理。Raza 等人实际上确定了由缺血再灌注诱导的基因表达模式。他们发现缺血再灌注对肝移植患者可能是有害的,诸如保护性因子如 HBEGF 和 IGFBP1 的减少与潜在有害因子如 TNFSF10 和 FASN 的增加,这些发现可以帮助解释一些负面的临床结果。

## 基因治疗

基因治疗可能影响肝移植的许多方面。基因治疗可以潜在地纠正代谢中的先天性疾病,如 $\alpha_1$-抗胰蛋白酶缺乏、Wilson 病、糖原贮积症、Criglar-Najjar 综合征和尿素循环缺乏等。这无疑会影响肝移植在治疗先天性代谢疾病中的作用,并且将允许更多的肝脏用于治疗其他疾病。有效的基因传递仍然是使肝脏基因治疗成为临床现实的最关键因素。在某种程度上,使用基因治疗作为肝移植的替代疗法取决于将较小和较大 DNA 片段递送到细胞核的能力。通过改进分子设计、基因靶向和核传递的技术,基因治疗将在不远的将来进入临床应用。

基因治疗应用于肝移植的另一个领域是调节受体对同种异体移植物的免疫应答。Olthoff 等人报道了用 CTLA4Ig 转导的大鼠肝可耐受同种异体移植物并永久存活。这种共刺激阻断主要限于转导的器官,而非全身性现象。这一极具潜力的治疗策略有望预防同种异体排异甚至异种排异。除了成功创建 $\alpha$-1,3-半乳糖基转移酶敲除猪之外,若干研究小组已经成功地将编码降解加速因子的基因导入猪受精卵,从而使狒狒体内的异种移植器官存活时间延长。CTLA4Ig、IL-10 和 TGF-$\beta$ 的转基因均可使胰岛异种移植物存活时间延长。然而,该领域还有待进一步探索。异种移植能否实现临床应用,很大程度上取决于遗传工程能否使器官的免疫原性下降。

## 治疗性 siRNA 和 microRNA

如前所述,miRNA 是约 22 个核苷酸长的小非编码 RNA,其通过诱导翻译抑制、mRNA 降解和转录抑制来调节基因表达。单个 miRNA 具有调节数百个 mRNA 表达的能力。miRNA 可以控制诸如细胞存活、发育、分化和增殖等过程,以及调节先天免疫和获得性免疫。此外,人类 miRNA 显示可调节病毒复制。miR-122 是肝脏特异性 miRNA,其对感染性 HCV 的产生是必需的。Welsch 等人报道了抗 miR-122 抑制剂 miravirsen 治疗 HCV 的初步结果。他们推测,这种新型抑制剂可以防止 HCV 从阳性受体转移到阴性供体,从而防止移植肝脏的再感染。类似的策略将是使用 RNA 干扰(RNAi)来抑制病毒复制,其中短的双链 RNA 通过对 mRNA 转录物的序列特异性降解可以调节基因表达。目前正在研究使用 RNAi 来控制包括 HCV 在内的病毒感染。RNAi 还可以用于操纵任何转录物的表达,因此可以应用于诸多治疗。Song 等人已经使用 RNAi 靶向抑制 FAS 受体表达,结果显示通过这种机制抑制 FAS 活性可以增加急性肝衰竭小鼠模型的存活率。

## 结论

这些研究结果何时在临床上常规应用目前还很难讲,但我们已经见证这一开端,或至少是这一开端的完结。所有这些积累的基因组信息将有希望使临床医生研发出新的治疗方法,从而更早、更微创地诊断,并为患者制订个体化治疗,而不是今天看到的一刀切的方法。这些改变在肿瘤学领域越来越多见,而移植领域距离开展也并不遥远。此外,某些遗传学领域在移植方面才刚刚开始起步,如表观遗传学。表观遗传学是基因表达的遗传可变性研究,如 DNA 甲基化和组蛋白修饰,而不涉及 DNA 序列的改变。这些表观遗传学改变已显示在调节 T 细胞反应和 B 细胞发育,以及缺血再灌注综合征中发挥作用。随着表观基因组的重要性被进一步认识,这一领域对肝移植的潜在影响可能十分巨大。

# 第 103 章

# 肝脏与肝细胞异种移植
## Liver and Hepatocyte Xenotransplantation

Jeffrey L. Platt · Kentaro Setoyama · Ira J. Fox
杭化莲 蔡美洪·译

多年来,用于同种异体移植的人类肝脏严重缺乏,引起了潜在利用动物代替人类作为肝脏来源的兴趣,即异种移植。异种移植除了可以提供充足的肝脏供应,还可能提供一个适应丙型肝炎的移植物。异种肝脏也可以用于体外"异种灌注",用于包含异种肝细胞、辅助性肝移植物、肝移植的桥梁和肝细胞移植物的装置。肝脏异种移植的障碍包括受体对移植物的免疫应答、移植物与受体的复杂生理和生物化学系统的不相容性以及将感染源从移植物转移到受体的可能性。最近,描述和克服这些障碍的进展鼓舞人心,关于异种移植在治疗人类疾病的最终应用可持一定乐观态度。

同种异体器官移植对不可逆性功能衰竭的患者是最佳治疗方法,如肝、肾、心和肺等器官。然而,人体器官和组织的供应相当有限,并且许多人在等待器官可用中死亡。2009 年,25 912 名被列为肝移植等待名单中有 1 723 人(6.6%)死亡,其中 12% 的终末期肝病评分(MELD)21~30 分和 24% MELD 评分超过 30 分。

那些处于特别死亡风险的是患有急性肝衰竭需要立即肝移植的幼儿和成人。尽管肝移植的需求将随着对肝病治疗水平的提高而减少,尤其是丙型肝炎,但是对该问题更全面的解决方案将需要开发人工

器官或开发用于移植的另一种器官的来源。使用动物作为器官和组织移植的来源,称为异种移植,是一种方法,移植因此可充分发挥其全部潜能来治疗人类疾病。在本章中,我们回顾异种肝脏和肝细胞用于治疗肝脏疾病的各种方式。

## 异种移植的合理性

异种移植的主要理由是由于人类用于移植的肝脏和肝细胞的短缺。然而,异种移植还提供了一种避免乙型肝炎或丙型肝炎在移植体中复发的潜在方式,因为这些病毒明显不感染动物的肝脏。

异种肝脏也可能被用作肝细胞的来源用于治疗肝脏代谢障碍性疾病,例如 Crigler-Najjar 综合征 1型和尿素循环障碍。现在这些疾病是由同种异体原位肝移植治疗,即使结构与自体肝的大多数功能都完好无损。相反,这些疾病可能通过肝细胞移植治疗,留下自体肝脏在原来的位置以提供所有功能。这样使用人肝细胞移植的做法已有报道。因为人的肝脏供不应求,有人主张将异种肝细胞用于这一目的。

异种移植还提供基因递送的一种方法。在动物而非人类中,例如猪,遗传物质可以被引入受精卵的核中并且并入基因组中。由此产生的转基因动物可以表达这种基因产物,该基因产物也可以被移植异种

细胞(或器官)递送。作为这种基因递送方法的延伸，可以在培养细胞的基因组 DNA 中进行靶向改变——这种改变可以包括敲除基因或取代基因——并且培养细胞的细胞核可以通过各种手段转移到一个去核卵中。这种转移，称为克隆，可以用来产生已知遗传物质改变包括转基因变化的一线动物。然后可以移植那些细胞或器官作为获得基因表达的方法。这些技术将在后面讨论。

## 器官来源

首先考虑，人们可能认为非人灵长类动物，如黑猩猩和狒狒，将是提供异种移植物最合适的来源，因为它们与人类的遗传基因最为接近。在 20 世纪 60 年代初 Reemtsma 等移植一系列黑猩猩肾给肾衰竭患者，并在 90 年代初 Starzl 等移植狒狒的肝给两个肝衰竭患者。肾脏和肝脏异种移植物维持患者的存活长达 9 个月。然而，近来非人灵长类动物没有被用作器官移植的来源，因为它们可以获得的数量少，它们的尺寸小，并且它们可以传播致死感染原。此外，目前的遗传操作技术难以在灵长类动物中进行，并可能引起社会反对。

由于这些问题，大多数研究者今天集中于使用低等动物，特别是猪作为异体移植的器官和组织的来源。猪的数量足够，其解剖和生理学类似于人类。猪也可以进行遗传修饰以进行异种移植。虽然猪的组织可能传播一些感染原，但是这感染原中没有一种与非人灵长类动物的感染原风险相当。

## 肝脏异种移植的应用

异种肝脏可以以各种方式用于治疗肝脏疾病。在下面的章节中简要讨论异种肝脏的潜在应用。

### 经典原位肝移植

同种异体原位肝移植是肝衰竭最有效的治疗方法。肝移植的适应证包括急性和慢性肝衰竭、代谢性肝病和不能切除的恶性肿瘤。偶尔为各种代谢紊乱，包括 Crigler-Najjar 综合征、鸟氨酸酶缺乏症和枫糖尿病进行同种肝脏异体移植。异种原位肝移植的指征可能与同种异体移植类似。然而，更多的指征可能包括作为某些患者等待人体肝脏移植的桥梁的临时移植物和作为避免肝炎病毒再感染的移植物。

自 1969 年来已经完成 5 个原位肝脏异种移植（表 103-1）。黑猩猩-人类异种移植物仅起作用 1～9 日，可能主要受到该时代的医学和免疫抑制治疗而非

**表 103-1　临床肝脏异种移植的尝试**

| 年份 | 供体 | 类型 | 生存日数 | 参考文献 |
|---|---|---|---|---|
| 1966 | 黑猩猩 | 异位移植 | <1 | 21 |
| 1966 | 黑猩猩 | 原位移植 | <2 | 20 |
| 1969 | 黑猩猩 | 原位移植 | 9 | 22 |
| 1969 | 狒狒 | 异位移植 | <1 | 23 |
| 1970 | 狒狒 | 异位移植 | 3 | 24 |
| 1970 | 狒狒 | 异位移植 | <1 | 25, 26 |
| 1971 | 狒狒 | 异位移植 | <1 | 27 |
| 1971 | 狒狒 | 异位移植 | 3 | 28 |
| 1974 | 黑猩猩 | 原位移植 | 14 | 19 |
| 1992 | 狒狒 | 原位移植 | 70 | 14, 17, 29 |
| 1993 | 狒狒 | 原位移植 | 26 | 17, 29 |
| 1993 | 猪 | 异位移植 | <2 | 30, 31 |

注：改自 Taniguchi S, Cooper DKC。Clinical xenotransplantation：a brief review of the world experience. In：Cooper DKC, Kemp E, Platt JL, White DJG, eds. Xenotransplantation：The transplantation of the Organs Between Species. Berlin：Springer，1997：779.

移植物的生物学的局限性。2 个由乙型肝炎导致肝衰竭的患者，接受了狒狒来源的肝脏异种移植，起作用 26 日与 70 日，没有再感染的证据。用猪肝脏给狒狒的原位移植已被用作猪到人异种移植的一个模型。Ekser 等移植 10 个猪肝脏到临床应用免疫抑制方案治疗的狒狒身上。6 只狒狒生存 4～7 日。猪肝脏产生白蛋白，并且猪凝血因子在正常值下进行凝血测定。然而，所有狒狒死于由消耗性凝血病引起的不受控制的出血。

### 辅助(或异位)肝移植

原位辅助或异位辅助肝移植是在受者自己肝脏旁边或紧邻自己肝脏植入移植物完成的。这个手术通常是治疗暴发性或亚急性肝衰竭，但在代谢性肝病中不常规使用该术式执行，因为这样一来，辅助肝移植就需要结扎门静脉防移植体门静脉血液分流。辅助移植使自体肝完整以防移植物衰竭或以备自发恢复或未来基因治疗。辅助同种异体移植通常不常进行，因为人类肝脏稀少。出于这个原因，可以使用异种肝脏替代。自 1969 年以来已经进行了 7 个辅助肝脏异种移植（表 103-1）。第一个是由 Starzl 等用黑猩猩的肝脏进行的。第一个辅助肝脏异种移植在患有肝性脑病的儿童中进行的。移植肝发挥功能并持续 24 小时，提高胆红素和碱性磷酸酶的清除率。然而，孩子死于胃肠道出血和肝衰竭。Makowka 等给一个自身免疫性肝炎暴发性失代偿的患者植入猪肝脏作为辅助移植物。尽管猪异种移植起作用，但患者在

34 小时后死于神经系统并发症。这些临床经验表明，猪肝脏可以潜在地支持患有急性肝衰竭的患者。辅助移植的异种肝脏在评估临床异种移植的可行性中提供了一个早期的步骤。

### 肝细胞移植

猪也被设想为用于移植的离体肝细胞的来源。有研究已对基本原理和异体肝细胞移植的早期应用进行了讨论。由于肝细胞移植相对非侵入性，它们可能会优于全器官同种异体移植或异种移植。肝细胞移植的一个特别引人注目的指征是治疗肝脏代谢疾病。在这种情况下，自体肝实质的结构和大多数功能是正常的；肝细胞仅用于有限的目的。

肝细胞移植的主要局限性是发现该过程所需的大量肝细胞的来源。同种异体肝细胞可以从不适合提供全肝移植的供体获得。理想的是，离体人肝细胞可以被储备并按需而用。然而，对于该目的获得的人肝细胞可能存活而发挥功能不佳。最多直到一段时间后新环境中的功能才可能达到最佳。另一个潜在的局限性是细胞的解剖定位可能不允许胆汁的最佳分泌。然而，最近关于大鼠脾内给药和移植猪肝细胞两者来扭转大鼠慢性肝衰竭的报告表明，这种类型的移植可用于短时间内提高存活。

异种肝细胞移植可免去储备需要并且在需要时可用。异种肝细胞移植的另一个重要优点是可改变动物来源的遗传结构来高水平表达需要的酶或受体。再一个优点是异种肝细胞移植的免疫障碍小于全肝移植的免疫障碍，并且通过包封细胞可以进一步减少这种障碍。还有一个优点就是在需要的时候，可有机会使用胎儿细胞。

在实验模型中已经探讨了异种肝细胞移植可能的应用。Gunsalus 等表明，原有低密度脂蛋白受体基因缺陷引起严重的高胆固醇血症的家兔，在猪肝细胞导入肝脏后，血液中的胆固醇水平显著降低。其他潜在的应用已被回顾。Nagata 等移植猪肝细胞到正常食蟹猴中，并在血清中检测到 250 日的猪白蛋白。然而，异种肝细胞移植可能的一个局限性是分泌的供体蛋白质与受体蛋白质的不相容性，这将在后面讨论。

### 离体灌注和人工肝装置

通过血液灌注完整肝脏或人工肝装置作为治疗暴发性肝衰竭和慢性肝病恶化的潜在方法已获得关注。虽然这种应用过程不是移植，但是这种治疗的适应证、局限性和风险与移植有关，因此有必要在这里进行简要阐述。

完整肝脏的灌注进行了几十年，只有有限的成功率；然而，灌注技术的进步，包括氧合灌注血液，已使应用过程的风险降到更低，或许也提高了更大的功效。我们通过离体猪肝灌注已经成功支撑了暴发性肝衰竭患者长达 8 日的生命。肝脏不断分泌胆汁，然而使用离体肝灌注的最佳结果不等同于肝移植，有几个可能的原因，线路的组件，包括膜、过滤器和管道等可以活化白细胞，导致细胞因子释放。灌注器官的功能可能被炎症和免疫反应所限制。最后，系统而非肝门静脉血液灌注体外器官会阻碍最佳肝功能。

使用完整肝脏的一个吸引人的替代方案是灌注装置，其含包封在渗透膜中的肝细胞。前文已经描述了许多这样的装置，其中有以"生物人工肝"为基础的猪肝细胞。肝灌注或使用生物人工肝系统的优点是，在原则上它们可以立即被应用且几乎不需要患者进行手术操作。另一个优点是，患者不用承担移植和免疫抑制的风险，存在患者自体肝恢复的可能性。生物人工装置是否能发挥作用，以及被灌注的完整肝脏和装置是否可以替代肝脏延长功能发挥的时间，这些仍然不清楚。使用含猪肝细胞的生物人工肝的对照试验在治疗常规重症监护患者的生存还未有明确改善。然而，这些装置设计的改进可能会产生更好的结果。

## 肝脏异种移植的障碍

如果肝脏或肝细胞异种移植可解决当前存在的问题，它将会被即将面临的障碍所阻止。这些障碍包括受者对肝或肝细胞的免疫应答而破坏外源细胞，恢复所治疗患者生理功能的异种肝或装置的先天局限性，以及从灌注肝或装置到所治疗的患者传导感染原的可能性，甚至除此以外的更多。在下面的章节中，我们描述了异种移植治疗肝脏疾病的潜在应用以及作为这种类型和其他相关治疗类型的限制因素。

在很大程度上，这些障碍的性质和严重程度取决于所用移植物的类型。移植体与受者循环连接的方式以及供体细胞周围微环境的起源，部分决定了异种移植物的生物特性。因为全脏器官移植是通过供体和受体血管的一期吻合进行的，所以血管系统完全由供体血管组成。与供体血管宿主免疫系统的相互作用产生了一系列的排斥反应，如图 103-1A 中所示。这些反应构成了异种移植的严重障碍并将在后面详细讨论。另一方面，全器官异种移植物具有提供它们自己的微环境的优点。肝细胞位于合适的方向并且与合适的细胞外基质方向相反。因此，完整的器官可

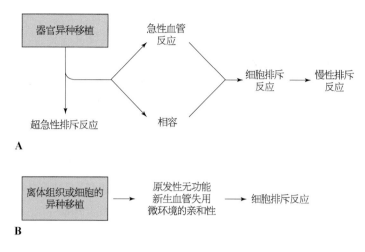

图 103-1　异种移植的生物屏障。A. 未修饰的不同物种之间的器官移植导致超急性排斥反应。如果通过消除异种反应性自身抗体或抑制补体系统来避免超急性排斥反应，则异种移植物可能遭受急性血管排斥反应，或者可能"适应"。如果阻止急性血管排斥反应，移植物将受到细胞排斥反应或慢性排斥反应。B. 组织或细胞异种移植受到由可能反映移植失败或非常快速的免疫应答的原发非功能性引起的失败。如果忽视原发的功能失用，然后进行组织或细胞移植，它们就会经受细胞排斥反应。通常体液排斥反应不是细胞移植的障碍，因为受体血管阻碍体液元素接触移植物。然而，原则上少量的抗供体抗体和补体可能损害移植物功能（引自 Nagayasu T, Platt JL. Progress in xenotransplantation. Graft. 1998；1：19 - 24，获得 Landes Bioscience and Graft 的许可）

以在移植后几乎立即起作用，并且不受实质细胞和微环境之间的不相容性限制。离体细胞（如肝细胞）的移植从受体获得它们的血管供应和微环境。受体的血管，特别是血管的内皮细胞层，在受体的免疫系统和移植细胞之间构成屏障。因为这个屏障，观察到的排斥反应类型更接近同种异体移植，严重程度比全器官异种移植的严重程度小得多（图 103-1B）中。另一方面，肝细胞移植体对受体微环境的依赖严重阻碍细胞的正常功能。在外来微环境中，肝细胞存活和功能可能变差，因为不提供细胞所需的生长因子和细胞外基质组分。传染病的风险也可随所用移植物的类型而变化。用异种灌注或人工肝装置治疗的患者通常不遭受免疫抑制，且仅短暂治疗。因此，通常认为其感染的风险低于器官移植受体的风险。

### 超急性排斥反应

移植到非人灵长类动物及人类中的猪器官可能会遭受超急性排斥反应。超急性排斥的组织病理学特征包括间质出血和血栓形成，血栓主要由血小板组成。在异种心脏和肾脏移植，超急性排斥反应是通过产生对猪血管表达的 $Gal\alpha1-3Gal$ 的抗体引发的。人类缺乏 $Gal\alpha1-3Gal$ 而产生抗体对抗。与这些抗体的结合激活了补体系统，触发超急性排斥反应。

防止超急性排斥反应有几个策略。一种是使用血浆去除术或免疫吸附去除预存抗体。另一种策略是抑制补体激活，可通过注射补体抑制剂，如眼镜蛇毒毒素因子、可溶性补体受体Ⅰ型和γ球蛋白等。所有这些方法防止心脏或肾脏异种移植的超急性排斥反应并允许移植体作用几日。

如果移植器官起源于基因工程改造的表达人衰减加速因子或膜辅因子蛋白（MCP；CD46）的猪，也可防止超急性排斥反应。Ramirez 等移植转基因人 CD55 的猪肝脏到临床应用免疫抑制方案治疗的狒狒中。肝脏存活 4～8 日，而野生型肝脏存活时间更短。

尽管表达人补体调节蛋白的猪心脏和肾脏可以抵抗血管排斥反应的最破坏性表现，但是该方法在猪肝移植中可能具有一定的局限性。一个局限性可能是猪肝细胞分泌的猪补体。"异源"补体成分可能由于缺乏物种特异性的补体活化控制而对受体组织造成损伤。另一个局限性是，人补体调节蛋白转基因的猪肝脏可能干扰猪补体调节蛋白抑制异种猪移植体中补体沉积的能力。灌注猪肝脏的研究表明人补体调节蛋白能够中和猪补体。然而，需要澄清移植猪肝脏的非人灵长类动物的长期存活这一问题。

猪的器官以基因工程消除了 1,3-半乳糖基转移酶的表达，它催化 $Gal\alpha1-3Gal$ 合成，狒狒不产生超急性排斥反应。这些狒狒的肝脏起作用，并存活 4～7日。然而，所有的猪导致致命的血小板减少及凝血功能障碍。体外研究中 Burlak 等发现，93％的血小板在 15 分钟内因异种灌流而消失，而且组织学检查的分析揭示了肝窦内皮细胞与随后样本中肝细胞对血小板的吞噬作用。该过程与抗体结合或补体激活无关。因此，多种生理差异可能仍需注意。

### 急性体液异种移植排斥反应（急性血管排斥反应）

如果预防了超急性排斥反应，异种移植物就可能从抗体介导排斥反应或急性血管排斥反应中丧失。抗体介导的排斥反应是由异种反应性抗体与移植物血管结合引发的。抗体介导的排斥反应在移植后几日至几周内发生，典型的组织学特征包括内皮肿胀、缺血和弥散性血管内血栓形成（血栓主要由纤维蛋白组成）。

预防或克服抗体介导的排斥反应是异种移植领域的主要目标。Kuwaki 等发现用共同刺激阻断剂（抗 CD154 抗体）免疫抑制治疗可以减少猪-狒狒心脏移植模型中抗体介导的排斥反应。抗体介导的排斥反应也可通过消耗抗供者抗体避免，从而允许供体发展，并通过诱导免疫耐受防止异种反应性抗体产生。肝异种移植对抗体介导的排斥反应的易感性程度仍不清楚。

### 细胞排斥反应

细胞排斥反应可能是肝脏的异种移植更重要的障碍，因为许多异种抗原产生并分泌。人类 T 细胞对猪细胞强烈反应，然而这种反应可能比同种异体反应更具挑战性。

除了常规的细胞免疫应答，NK 细胞表现出针对异种目标的强效应功能。天然和诱导的免疫球蛋白 G 抗体可以放大 NK 细胞活性。NK 细胞对细胞移植物构成最大威胁，但是最近与同种异体系统的工作表明它们也可能损伤器官移植物。

巨噬细胞可以以抗体和补体非依赖性的方式吞噬猪细胞。巨噬细胞可以被异种抗原刺激而起吞噬作用，以及被与 CD47 相互作用的信号调节蛋白 α 的失用刺激而抑制吞噬作用。

### 免疫复合物的形成

异种移植的另一免疫障碍可能是免疫复合物的形成，由与移植物分泌的蛋白质或碳水化合物的体液应答形成。当被治疗的患者的血液中的抗体结合由移植器官或细胞或灌注的器官或装置分泌的物质时，可形成免疫复合物。这些反应可产生可损伤移植物的炎症介质。除了这种效应之外，免疫复合物可能对治疗的患者引起全身性损伤。我们最近已报道，免疫复合物可在器官异种移植后形成，这些复合物很可能是从外源肝细胞分泌的产物形成的。肺异种移植的例子中，主要的免疫反应包括外源抗体识别 Galα1-3Gal。当一个特定患者首次应用肝灌注治疗时，Galα1-3Gal 与自然抗体的结合也可能是主要的反应。由于通过人工肝或肝脏灌注治疗的个体可能不被免疫抑制，所以可能还会发生对外源蛋白的致敏，导致通过重复治疗形成其他类型的免疫复合物。其他蛋白质-蛋白质相互作用，如猪血管性血友病因子与人类血小板二醇蛋白 Ib 受体的反应，可能导致医学并发症，如血小板减少症，需被考虑为潜在的危害。

### 致敏作用

对移植物的免疫应答的另一种可能构成异种移植的应用障碍的是患者对潜在的同种异体供体的过敏。因此，对异种移植物携带的抗原如猪组织相容性抗原的免疫应答可能与人同种异体抗原（例如人白细胞抗原）交叉反应。如果发生交叉反应，异种移植或人工肝装置或肝脏灌注可能会对随后的同种异体移植产生屏障。

## 异种移植在生理学上的障碍

在解决异种移植的一些免疫障碍方面的进展现在已经引起关注，如关于异种移植物在不同物种中能够起作用的程度的问题。初步研究表明，猪肾脏可为人肾脏提供一种生理替换，且猪心脏和肺脏在灵长类动物中相对能够分别提供血流动力学和肺脏的支持。然而，可能有跨物种的生理缺陷，特别是肝功能缺陷，这将阻碍正常生理。一个潜在的问题是，物种之间一些蛋白质-蛋白质反应作用弱。我们先前发现人凝血酶和蛋白 C 与猪血栓不相容，从而导致活化蛋白 C 产生的缺陷，因而潜在导致血栓因素。在相反情况下，认为猪凝血酶和蛋白 C 可能与人凝血调节蛋白不相容是合理的。由肝脏中表达的猪补体蛋白，也可能证明与接受者人细胞表达的补体抑制蛋白不相容，因此使这些细胞易受补体介导损伤。除这些相关外，更多的细微缺陷有可能会造成相关障碍。例如，Donato 等人观察了在长期（1 年）的猴子和狒狒之间肝异种移植物的维生素 $B_{12}$ 缺乏。另一方面，猪肝脏已经证明能够用来处理肝衰竭最严重的表现。因此，许多人类和猪之间的生理差异可能是相对的而不是绝对的屏障。此外，异种移植物功能可以通过基因工程校正特定的分子缺陷来改善。

## 感染

成功的同种异体移植需要平衡免疫抑制（其是维持移植物功能所必需的）、与机会性传染病相关的风险以及肿瘤之间的关系。在异种移植中，可能需要与同种异体移植中类似或可能更严格的免疫抑制，因此机会性感染的风险将相同或更高。此外，猪移植物可携带不寻常的感染原给受者，他们可能不会暴露于这种高水平中。因此，异种移植成功的另一个屏障是从移植物到接受者潜在的传染源传播。尽管有这些问题，在原则上，与感染相关的风险在异种移植中比在同种异体移植中更低，因为异种移植筛查供体感染原并从移植来源中消除它们。

仍然存在对某些微生物抗原可能传播到受体中

的担忧。Patience 等人表明,猪内源性 C 型反转录病毒,会在猪细胞中被激活,这导致能感染人细胞系的颗粒的释放。Nyberg 等人发现,取决于对猪的大小,含猪肝细胞的装置也可能会释放猪内源性逆转录病毒。作为基因组一部分的内源性逆转录病毒除基因工程外无法消除。然而,最近对猪内源性反转录病毒的关注减少,因为在各种临床环境中的研究,包括对用血液灌注猪肝脏的患者的研究,未能揭示在体内该病毒可以传递给人类细胞的任何证据。尽管取得了这些成果,仍很有必要进行有力的后续研究来确定其他尚未确定将要确定的抗原是否会带来一定的风险。

据认为动物传染病的风险因为异种移植物而增加,因为异种移植的受体用动物细胞延续受体的细胞拖延了一段时间,部分是因为受体用免疫抑制剂治疗。然而,在肝脏灌注和使用人工肝装置的情况下,因为这些过程不涉及动物细胞和受体细胞之间的长时间接触,以及因为患者不会被免疫抑制,这些风险被消除。因此,在异种灌注或使用异种装置的过程中,暴露于动物组织的状况与在畜牧业、屠宰和其他类似活动过程中,人类和动物细胞血液之间的接触相比,没有实质性的不同。显然,动物传染病具有有限的风险。然而,如果适当筛选组织和器官来源,这种风险会小于职业环境中暴露于猪的风险。

## 肝脏灌注和人工肝装置的优缺点

肝脏灌注和异种辅助装置应用的潜在优缺点不同于肝异种移植。对这些问题已经做了详细阐述。在很大程度上,异种移植的免疫学着重于移植器官的命运——患者的命运通常与器官的命运密不可分地联系在一起。然而,与此观点相反,异种移植装置最大使用的问题与装置的命运无关,因为它们与装置的功能和患者遭受的并发症相关。患者对人工肝装置中的细胞免疫应答原则上可以导致三类并发症。我们将这些类别称为排斥反应、免疫复合物和致敏作用。这些术语不完全描述要考虑的问题的范围,而是旨在代表可以从免疫系统角度解释的各种问题。

与人工肝装置相关的渗透膜在一定程度上将肝细胞与受体的免疫系统隔离。因此,在灌注或移植的外来器官上受到的主要免疫反应不会发生在人工肝脏装置受保护的屏障中。然而,细胞会发生一些类型的损伤,并且出于本综述的目的,损伤等同于"排斥反应"。体液免疫的大多元素,以及明显的细胞免疫应答的元素将被防止接触外来细胞。然而,在装置附近产生的分子量小于 10 000 Da 的过敏毒素会很顺利地通过任何膜并改变肝细胞功能。根据所用膜的大小,还可以预期一些免疫球蛋白也可以渗透。由于抗体与异种肝细胞分泌的蛋白质结合,导致补体系统的建立,一些免疫反应可能在装置外部发生。尽管这些反应可能不会很严重或者致命,但外源细胞对受治疗患者的血液的有限可接近性,可能引起缺血性损伤增加。

## 关于肝脏异种移植前景的结束语

在定义异种移植的免疫学屏障方面已经取得了显著的进展,尽管对于肝异种移植的免疫学屏障了解甚少。与免疫学屏障意义相同或更大的是肝脏异种移植的生理屏障。猪和人类蛋白质之间的不相容性似乎构成了显著的障碍。免疫学或生理学屏障的大小可以部分通过仔细分析外周灌注和人工肝脏装置对治疗的反应来解决。其中特别有趣的是完整的猪肝脏与人类患者的循环相连接的试验。无论肝损伤是否持续,尽管进行了遗传学的操作,还是该损伤是由灌注过程本身或由全器官移植的机制引起的,都是突出的问题。然而,通过这种分析不可能回答的是对异种移植引起的免疫应答的问题,因为用装置或肝脏灌注治疗的患者通常不接受免疫抑制治疗,而异种移植受体将接受这种治疗。完整的猪器官或人工肝装置能够对肝异种移植后可能出现的紊乱给出重要线索,并取决于如何良好地维持患者的生理功能以及猪细胞释放蛋白质干扰补体和凝血级联反应的程度。

展望肝功能恢复的发展前景,肝异种移植临床应用的下一个逻辑步骤可能是使用异种辅助肝作为短暂维持患者肝功能的方法。这个步骤可以避免原位肝移植并同时提供关于遗传操作和控制宿主免疫系统应答猪肝脏的免疫抑制治疗的有害作用程度的重要线索。使用辅助肝还将提供关于感染风险和细微生理缺陷的重要信息。然而,尽管在近 10 年期间有多种进步的途径,但难以逃脱这样的结论,即用动物肝脏完全替换人肝可能是比替换其他器官更困难的任务。显然,关于这个问题或更乐观的观点是否恰当,前面提到的研究将提供重要的见解。

# 第 104 章

# 干细胞和肝脏再生

## Stem Cells and Liver Regeneration

Doris A. Taylor • Luiz C. Sampaio

杭化莲　蔡美洪·译

| 章节纲要 | |
|---|---|
| **肝脏修复** | 生物打印 |
| 干细胞治疗 | 尸体器官脱细胞 |
| 桥接装置 | 脱细胞肝脏的特征 |
| **肝脏再生** | 脱细胞支架的再细胞化 |
| 细胞 | 功能性再生 |
| 支架 | 体内研究 |
| **自体肝脏工程** | **总结** |

　　肝脏具有强大的再生能力,这尤其在肝脏受到毒性损伤和感染时的应答反应中可以证实。然而,在患有某些肝病的患者中,肝脏再生将受损,例如肝硬化、脂肪变性和由于年龄(其中肝脏基质和细胞受损)引起的病症。在这些情况下,该器官的结构被改变,目前还不清楚何种细胞和分子途径阻碍了再生。但是所幸的是,在这些内源性再生不可能的情况下,新的替代品正被研究。

　　用于修复肝硬化和脂肪肝的细胞疗法是全世界评估的新范例。目前使用最广泛的细胞是自体骨髓来源的间充质干细胞(即骨髓基质细胞),脐带血细胞研究也在进行。随着新干细胞来源的发展继续迅速扩大,预计将出现新的肝细胞来源。

　　除了细胞治疗,外科手术也是肝修复和再生的选择。全肝移植是器官复苏最后的治疗方法,原位移植对于终末期器官衰竭是决定性的治疗方法。肝移植的标准包括酗酒、慢性肝炎和癌症引起的严重肝损害。在 2010 年,101 000 人曾以慢性肝病和肝硬化作为主要诊断出院。同年,31 903 人以相同诊断而死亡。

　　一方面因为需求巨大,而且因为肝脏是可再生的器官,所以最近部分肝脏(来自活体捐献)已用于外科手术移植。这是有利的,因其不仅增加了供体的数量,更因在受体中肝功能和外形大小的改善发生迅速。虽然部分移植和细胞治疗是有希望的,它们仍然未满足器官移植的需要。自 2009 年以来,尽管对器官的需求不断增加,捐助者的数量仍然稳定(表 104-1)。截至 2014 年 3 月,美国肝移植等待名单上有 15 275 名成年人和 484 名儿童(表 104-2)。

　　在过去 10 年中,接受肝移植手术患者的预期寿命急剧增加,主要是因为技术和移植团队经验的进步。2013 年,有 7 030 名捐献者完成 6 455 例肝移植手术,存活率良好。然而可用的供体肝脏的总体短缺致使等待时间漫长,最终导致移植前的死亡。毫无疑

**表 104-1　按捐赠类型分类的每年捐赠数目(2003 年 1 月 1 日至 2013 年 12 月 31 日)**

| 捐赠类型 | 至今 | 2013 | 2012 | 2011 | 2010 | 2009 | 2008 | 2007 | 2006 | 2005 | 2004 | 2003 |
|---|---|---|---|---|---|---|---|---|---|---|---|---|
| 供体类型 | 137 877 | 7 025 | 6 876 | 6 931 | 6 893 | 6 958 | 7 000 | 7 202 | 7 302 | 7 015 | 6 642 | 6 004 |
| 死亡供体 | 132 845 | 6 773 | 6 630 | 6 684 | 6 611 | 6 739 | 6 751 | 6 936 | 7 014 | 6 692 | 6 319 | 5 682 |
| 活体供体 | 5 032 | 252 | 246 | 247 | 282 | 219 | 249 | 266 | 288 | 323 | 323 | 322 |

引自 optn. transplant. hrsa. gov.

表 104-2　每年增加的等待名单

| 年份 | 全部年龄 | 儿童 | 成人 |
|---|---|---|---|
| 至今 | 198 647 | 16 048 | 182 599 |
| 2013 | 12 020 | 744 | 11 276 |
| 2012 | 11 609 | 686 | 10 923 |
| 2011 | 11 922 | 716 | 11 206 |
| 2010 | 12 007 | 783 | 11 224 |
| 2009 | 11 255 | 784 | 10 471 |
| 2008 | 11 175 | 831 | 10 344 |
| 2007 | 11 081 | 822 | 10 259 |
| 2006 | 11 036 | 850 | 10 186 |
| 2005 | 10 986 | 876 | 10 110 |
| 2004 | 10 640 | 800 | 9 840 |
| 2003 | 10 046 | 821 | 9 225 |
| 2002 | 9 326 | 808 | 8 518 |
| 2001 | 10 741 | 982 | 9 759 |
| 2000 | 10 749 | 1 008 | 9 741 |
| 1999 | 10 518 | 950 | 9 568 |
| 1998 | 9 531 | 966 | 8 565 |
| 1997 | 8 619 | 941 | 7 678 |
| 1996 | 8 055 | 859 | 7 196 |
| 1995 | 7 331 | 821 | 6 510 |

引自 optn. transplant. hrsa. gov.

表 104-3　细胞治疗现状：2014 年 4 月的临床试验

| | 全部试验 | 招募 | 自体试验 | 异体试验 |
|---|---|---|---|---|
| 干细胞和肝脏 | 215 | 90 | 36 | 52 |
| 胚胎干细胞和肝脏 | 3 | 0 | | |
| iPS | 35 | 14 | 1 | 5 |
| iPS 和肝脏 | 1 | 0 | | |

iPS, 诱导多能干细胞。

问, 移植器官短缺仍是一个重要的未满足的需求。

开发肝脏组织工程不仅是一个提高供体器官数量的方法, 也是一个降低药物入市成本的选择。即使体外模型提供更便利高效的药物筛选, 在药物开发过程中加速临床前研究, 但仍然需要一种组织工程的肝脏模型来概括体内的微环境。肝脏组织工程正被开发, 应用从创建到使用范围的体外生物装置, 可以潜在地桥接肝衰竭患者到移植期, 来提高药物筛选平台加快药物开发、研究肝器官和肝脏疾病, 最后通过细胞、肝外肝组织体或全肝移植, 恢复体内丧失的肝功能。本章介绍新的细胞疗法与组织工程的选择正被开发用于肝脏修复和再生。

## 肝脏修复

### 干细胞治疗

在过去 10 年中, 肝脏修复的一个重大革命主要是引入成人干细胞的治疗。干细胞是仅可以自我更新并分化成多种细胞类型的细胞。成年干细胞或祖细胞来自出生后的任何组织, 并且通常从骨髓、血液甚至脐带中获得。这些细胞是干细胞, 因为它们可以增殖和分化, 但它们不是"多能"细胞, 因为它们的增殖和分化潜能受到限制。

迄今在肝脏修复细胞治疗中, 骨髓主要被用作基质细胞, 也称为间质干细胞的来源。基质细胞起源于中胚层, 并能够产生最多的中胚层表型, 包括骨、肌肉、血管内皮前体、成熟的内皮细胞和平滑肌细胞, 其中后三种是重建血管结构的关键。过去, 基质细胞来源于活检, 包括外周血、骨髓和脂肪组织。最近骨髓和血液也被用来产生"诱导多能干细胞"(iPS)——成人干细胞在其分化状态基本上"向后"移动至更原始的胚胎干细胞样状态的细胞。这些 iPS 细胞可以产生几乎任何细胞类型, 从而为血管和肝实质祖细胞提供不断扩大的来源。

使用成人干细胞肝脏修复的想法不再是新的。

事实上, 主要在亚洲和中东地区, 异体脐带血来源的和自体骨髓来源的间充质干细胞都在进行临床研究。目前, www. clinicaltrials. gov 显示大约 100 个研究积极招募患者(表 104-3)进行肝硬化、肝癌或急性肝衰竭的细胞治疗。许多研究是由研究者发起的, 但有几个是商业赞助的；全球注册研究的详细信息, 请访问：www. clinical trials. gov。

虽然脐带血来源的和骨髓来源的间充质干细胞是目前正在研究的最普遍的细胞来源, 随着自体来源作为细胞来源(例如 iPS 细胞)的开发, 研究数量和细胞来源可能在未来几年迅速增加。

### 桥接装置

用于桥接患者到移植期或允许自体肝脏从衰竭中恢复的体外肝支持装置, 在过去几十年发展中可以分为两种类型：人工肝脏和生物人工肝脏。虽然人工肝脏是基于物理/化学梯度和吸附作用, 但是生物人工或生物杂交系统包括了一个细胞外壳的生物反应器。

在临床背景下, 人工系统只能支持三个主要肝功能中的两个：解毒和调节。合成和稳态当然只能通过生物系统实现。

当前在临床上最常用的人工体外肝脏装置是 MARS 系统与普罗米修斯分馏血浆分离和吸收系

统。在急性肝衰竭中,这些系统在很大程度上已经可以靶向白蛋白、亲脂性毒素的主要载体如胆红素、胆汁酸、芳香族氨基酸和中链脂肪酸,解决了常规体外操作的一个主要缺点——不能消除大的或蛋白质结合的分子。几个多中心研究已经使用这些装置,但到目前为止还没有确定最有可能从中受益的患者群。

第二种人工肝来源是生物人工肝,利用毛细管中空纤维的机制,涉及在刚性外罩下培养肝细胞。这些毛细管装置提供大的表面积用于传导物质,从而扩大肝细胞与患者的血液或血浆的接触。这些杂交系统的问题是维持细胞系统中所需的高密度的细胞存活力和功能、发现最佳的膜类型和结构排列、量化存在的肝组织的体积和支持患者而起功能,并且定义要使用的肝细胞类型。尽管人肝细胞是优选的,但这些细胞在培养中不能保持其代谢功能和活力,除非使用转化的细胞系,其相应地对潜在的致瘤性提高了单独的关注。或者使用异种(猪)细胞,但是使用异种细胞的主要障碍是猪内源性反转录病毒可潜在传播到人血液。新系统已通过使用半透膜设计抑制病毒,同时仍然允许白蛋白和肝细胞生长因子的自由流动。因此,一些生物人工肝系统已经在临床上使用,并且可能最终证明其安全性和生存的改善。较新的装置显示了对脑病的改善,但没有真正改善整体存活率。

在2013年 *Nature* 杂志,Takebe 等人在临床前啮齿类动物的研究发现,人类 iPS 细胞源性肝类器官可以从人类 iPS 细胞源性肝细胞与内皮细胞和基质细胞结合而建立,而这些组织体可在小鼠肝外生存并起功能。虽然这不是一个临床研究,但它仍表明组织工程或细胞疗法最终可能提供肝脏修复新的替代品。

## 肝脏再生

在过去10年中,出现了用前景可观的组织工程/再生医学替代功能性器官的方法,其基于供体器官例如肝和肾的脱细胞,以提供无细胞有血管导管的三维(3D)生物支架材料,然后可以用选择的干细胞或祖细胞群体再接种。动物模型的初步研究提供了令人鼓舞的结果,这种技术可以提供功能性新器官。然而,这种方法仍然存在重大挑战,包括需要找到合适的细胞类型、补种支架的方法,以及在无菌实验室环境中"生长"这些新生组织的方法。

### 细胞

对新肝组织的主要要求是产生实质和脉管系统的功能性细胞。自体或同种异体来源都可用于此目的,两者都具有特定的利弊。自体细胞显然具备关于免疫原性和潜在感染原转移的优点。但是如果细胞稀少或难以维持在分化状态中,如人肝细胞的情况,则生长这些细胞费时费钱。另一方面,同种异体细胞可以预先生长,冷冻并以现成的方式获得,但是一旦移植,它们并不总是免疫相容的。选择细胞来源仍有争议,但可用的来源每年都在增加。

衍生的内皮细胞、动脉和静脉细胞,甚至新生肝脏的基质组分是相当简单的。这些细胞可以源自原代骨髓或外周血来源的自体形式,并且可能不经扩增使用,或以自体或同种异体方式从组织祖细胞开发。骨髓和血液都容易获得,已经在其他临床背景中使用数十年,并且在其中有相当数量的可用于体外增殖的祖细胞/干细胞。

衍生的和生长的肝实质细胞来源可能有更多问题。虽然骨髓和血液已被证明产生肝实质细胞成分,但肝细胞最可能的来源将是肝脏本身。

在遭受严重肝细胞坏死、慢性病毒性肝炎、酒精性肝病、非酒精性脂肪肝疾病后,肝祖细胞(HPCs)保持存在。因而这些细胞可以提供内胚祖细胞的可用来源。然而,在合理数量的细胞中分离这些人类祖细胞是困难的,并且目前扩增不是有效的。为了增加可用的肝祖细胞的数量,有必要用小分子靶向这些肝祖细胞,而增加其转化成原位肝细胞。最后,目前被用于肝细胞疗法最普遍的干细胞是衍生自脐带血的间充质(或基质)细胞。或者可以使用脂肪来源的基质细胞,并提供几乎无限的基质和血管细胞的供应。此外,如果基质细胞可以真正与内皮细胞和人肝祖细胞结合来产生完整的肝组织芽,如最近小鼠研究提示的,则肝部件的衍生将能够在体内发生。

### 支架

单独的移植细胞不太可能产生新生的血管化的代谢活性的肝脏。相反,使用组织工程/再生医学方法产生生物活性器官可能需要支架,当其与细胞组合时可产生归因于肝的分泌、代谢和解毒作用。

理想的肝支架将是生物相容的,可以是血管化的并且包含区局部组成、结构和与自体肝脏相关的传导信号,使得一旦接种可用的细胞,它就会以产生自体器官功能的方式引导细胞附着、增殖、分化和成熟。具有实际组织的三维结构的基质对于肝细胞是特别有益的。因为在二维(2D)的细胞培养中,肝细胞通常失去它们肝表型,使用促进三维细胞-细胞相互作用的环境,则最终促进分化和功能是可取的。使用许多支架类型生长三维基质来生长肝细胞,包括聚乙烯(乙二醇)(PEG水凝胶)、壳聚糖/明胶、硅片、修饰的弹性蛋白样多肽、基质胶和夹层胶原凝胶等。在过去的10年里已经成熟两种新的3D基质支架产生的选择,分别是器官生物打印和尸体器官脱细胞。

## 自体肝脏工程

### 生物打印

随着计算机辅助设计和三维打印机(图104-1)的出现,其中生物基质例如胶原或层粘连蛋白用作"油墨",现在可以"打印"生物结构和三维工程组织构建体。然而印刷器官并不像简单的三维结构那么简单。相反,这些构建体需要对精确的几何形状和区域组成以及所需器官的关键组分(例如细胞、细胞外基质和脉管系统)进行图案化。事实上,为了生物打印出区域规范的复杂结构,有必要使用一个具有可独立控制的打印头的生物印刷器,以便它可以同时用不同的材料打印不同的层面。同时,生物印刷更简单的结构,如肝类似的母体,用于创建细胞培养或药物筛选或来引发进一步如药物代谢等的生物观察的体外平台,这些已经被报道。这些生物打印的肝细胞包封的、基于水凝胶的组织体具有生物模拟细胞的自然微环境的能力,它提供了移植细胞强化的生物功能。

已建议用多种方法来生物打印更复杂的结构,并使用专门的打印机一步一步产生器官:从打印同型细胞的细胞聚集,到异型细胞的细胞聚集,并最终建立一个三维血管组织(图104-2)。

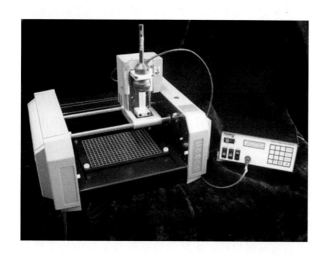

**图104-1** 生物打印机。© Neatco Inc., Canada.(引自Mironov V, Drake C, Wen X. Research project: Charleston Bioengineered Kidney Project. *Biotechnol J*. 2006;1:903-905.)

虽然这一新兴技术肯定需要进一步改进和完善,但这是一个充满希望的途径,将很快引领全功能器官制造业。

### 尸体器官脱细胞

脱细胞是去除器官的所有细胞组分,同时保留相关ECM的天然组成和结构(包括无细胞血管树)的过程。尸体器官脱细胞产生无细胞三维生物支架材料,随后可以用功能性实质细胞或选择的祖细胞群体接种。此外,脱细胞器官基质保留了区域组成的结构和线索,不可用于其他支架,包括生长因子和糖分子的存在,指导细胞附着特异性和成熟。最后,因为脱细胞的肝脏ECM保留血管网络,包括门静脉和肝动脉,这种方法提供了以原位或异位方式直接连接到血管系统的机会。

存在多种使肝脏脱细胞的方式,但实质上它们都涉及破坏细胞,然后洗掉细胞残余物。目前的技术包括一个物理的(机械搅拌、超声处理、冷冻和解冻)、酶的(胰蛋白酶、内切核酸酶、外切核酸酶)或化学的(碱性或酸性、低渗或高渗溶液、螯合剂、非离子或离子或两性离子去污剂)处理过程,用于破坏细胞,使之可以单独或组合使用。

常用的方法是通过器官血管系统灌注化学和(或)酶剂。这使得脱细胞溶液到达所有细胞成分,并降低所需的时间和粗糙度。灌注脱细胞的有效性取决于用于去除细胞的药剂与这些溶液递送的方法(例如重力或泵驱动灌注血管)。

灌注肝脏脱细胞的一个例子(图104-3)。在这个例子里,通过门静脉灌注尸体猪肝(在20 mmHg下重力驱动)。在相同条件下灌注的大鼠肝脏的例子里,使用了共3.2 L的1.0%十二烷基硫酸钠(SDS)(离子型洗涤剂),伴或不伴使用60 ml的1.0%Triton X-100(非离子洗涤剂),且伴或不伴使用没有脱氧核糖核酸酶(DNA酶)处理(酶技术)来降解残留的结合基质的DNA。我们发现,增加1.0%SDS的总体积(递

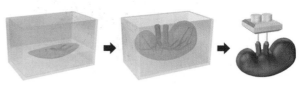

**图104-2** Charleston组织工程之肾脏项目——结合"自上而下"和"自下而上"的系统工程方法,以指导组织的自组装原理(引自Mironov V, Drake C, Wen X. Research project: Charleston Bioengineered Kidney Project. *Biotechnol J*. 2006; 1:903-905.)

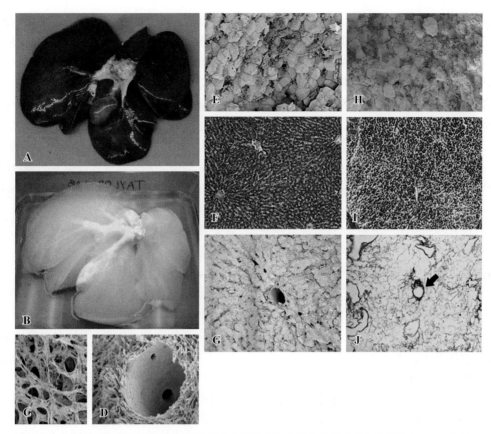

**图 104-3** 脱细胞剂通过尸体器官门静脉的重力灌注(A)去除细胞并产生细胞肝支架(B)。电镜扫描脱细胞肝脏图像(C、D),其去除了细胞并保留了血管,相比于尸体肝脏图像(E、G)和苏木素-伊红染色尸肝(F)。脱细胞的细胞外基质再细胞化后,电子扫描显微镜图像(H)和苏木素-伊红染色图像(I)。脱细胞处理后 Masson 三色染色法(J)。箭头指向去细胞的汇管区

增给药),通过额外 3.2 L 1.0% 的 Triton X-100,从 3.2 L 提高到 6.4 L,可以降低支架残余的 DNA 含量,但也降低的葡糖胺聚糖(GAGs)的存在含量(表104-4),如前所示。3.2 L 1.0% SDS 和额外 1.0% 的 Triton X-100 的总体积,足以完全使肝脏脱细胞(图104-3A 和 B)。电子扫描显微镜确认(图 104-3C 和 D)细胞去除,并显示光滑血管壁被保留在肝实质内,其 ECM 从血管向外辐射的纤维支架。Masson 三色染色法证实细胞的去除和血管的保留。结构元件如汇管区可在去细胞的支架中被观察(图 104-3J)。ECM 基质组分的这种分布与自体肝脏类似。

即使增加 SDS 的量改进了潜在 DNA 的去除,但其对 GAG 含量具有有害影响。此外,增加 SDS 处理可能增加支架蛋白的变性。因此,我们经常使用最低容量的 SDS(3.2 L 1% SDS)有效去除细胞,不加入 Triton X-100 作为我们脱细胞的方法。然而,为了使残留 DNA 免疫原性最小化,我们用无菌 DNA 酶的溶液处理去细胞支架。

如表 104-4 脱细胞基质的特性所示,与其他方案

**表 104-4 脱细胞基质的特性**

| 条件 | 与尸体对比的 DNA 含量(%) | 每克样品湿重的 GAG 均值(mg) |
|---|---|---|
| 3.2 L 1.0% SDS + 60 ml 1% Triton X-100(N = 12) | 12.45 ± 1.48 | 803.47 ± 188.7 |
| 6.4 L 1.0% SDS + 60 ml 1% Triton X-100(N = 8) | 6.51 ± 1.00 | 301.5 ± 53.63 |
| 3.2 L 1.0% SDS + DNase 处理(N = 4) | 1.54 ± 0.31 | 2 073.91 ± 190.2 |

每个脱细胞处理协议都报告均数标准差。DNase,脱氧核糖核酸酶;GAG,糖胺聚糖;SDS,十二烷基硫酸钠。

相比,该方案产生最低量的残留 DNA,同时保留最高量的 GAG。

### 脱细胞肝脏的特征

脱细胞过程的目标是:在不影响剩余三维基质的组成、生物活性或者机械完整性的情况下,产生无细胞材料的支架。脱细胞肝脏 ECM 不仅保留肝脏的

三维结构,还含有区域特异的 ECM 蛋白质,如胶原、纤连蛋白、层粘连蛋白以及其他基底膜蛋白,这些位置与含量与自体肝中发现一样。此外,这些支架保留一些自体肝表达的 GAG、生长因子(例如,碱性成纤维细胞生长因子、肝细胞生长因子和血管内皮生长因子)以及细胞因子。

这些支架凭借从自体肝中产生的具有去细胞的血管树获得血管导管专利(图 104-3D)。这种无细胞血管系统有利于在脱细胞肝脏中引入细胞以及灌注介质或人工血液底物以在再细胞化后保持细胞活力和表型。在自体肝类似的灌注系统中,这不仅重建细胞上适当的流体剪切应力而避免代谢功能和细胞活性在高剪切应力下的影响,也去除了潜在毒性代谢副产物。最后,当穿过细胞灌注培养基时,存在建立营养和氧梯度的潜力,其比任何二维或静态培养物更接近体内自体肝脏环境。

### 脱细胞支架的再细胞化

肝组织工程的最终目标是产生自体肝,其可用于紧急情况下的体外支持或用于终末期疾病患者的自体移植。然而,为了实现这一点,可能需要建立完整肝脏或至少一个肝叶。这样做是具有挑战性的,因为不仅必须为该过程选择合适的细胞,而且必须安全且正确地定位它们,将大量这些细胞递送到新生组织。为此,已有几个肝再细胞化研究都集中在整个脱细胞肝脏支架的再细胞化,而我们则集中在单一肝叶的再细胞化。

我们公认恢复细胞间的相互作用可提高细胞功能和形态特征并稳定细胞表型。为增加细胞间相互作用的概率,我们将成年大鼠肝细胞移植到大鼠肝脏的更局限的空间——尾状叶。在再细胞化之前,我们在靠近尾状叶的门静脉分支周围放置缝合线,并且通过连接这些缝合线,我们将灌注定向到它。在所有实验中,支架通过经过门静脉的灌注被接种,并且将再细胞化的支架维持在生物反应器内的组织培养箱中,培养基通过同一静脉以 1 ml/min 速率灌注(图 104-4)最多 28 日。从大鼠或人肝衍生的混合的实质细胞被灌注到该支架,在被灌注的肝叶内形成细胞群(图 104-5A)或围绕或接近大血管(图 104-3C~F)。在初始支架接种期间,细胞保留 94.7% ± 6.0%。在再细胞化过程中使用的肝细胞的平均存活率为 91.1% ± 3.0%。在初始细胞灌注之后,其增殖并充满了无细胞的尾叶(图 104-5A),由于体外周期的持续时间,尾叶围绕细胞而“浓缩”。在细胞灌注后 7 日(图 104-3H、I),可以看到,肝细胞围绕存在的汇管区建立组织(图 104-3H),在超微结构水平与尸体肝无区别(图 104-3F)。在再细胞后培养的 14~28 日中,鼠或人细胞的肝构建体分别保持完整,围绕肝尾叶的 Glisson 管道没有明显的破坏。28 日后的组织学检查显示,移入的细胞被保留并且增殖。在构建体被维持期间,可明显观察到血管(图 104-3I),药物代谢产物可以流过肝脉管生物反应器中的介质被收集(图 104-4)。组织学上,通过 28 日的体外培养,肝构建体含有围绕肝细胞被染色的增加的胶原纤维Ⅲ和网状蛋白,表明 ECM 合成和重塑。最后,有组织的窦状上皮细胞随时间增加,表明肝基质可以驱动细胞组织和表型。

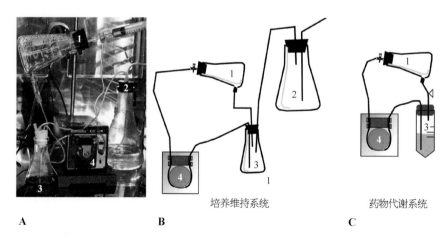

**图 104-4** 生物组织培养箱中的再细胞化肝脏。A. 典型的生物反应器安装。B. 图中详细介绍了用于维持构建体的生物反应器是如何在培养箱中安装的。C. 图中显示了在药物代谢研究中,构建体如何循环 10 ml 介质。在生物反应器和介质库之间的无填充箭头指向在代谢研究中介质采样的地方。1. 生物反应器;2. 高湿化瓶;3. 介质库;4. 用于灌注介质的蠕动泵

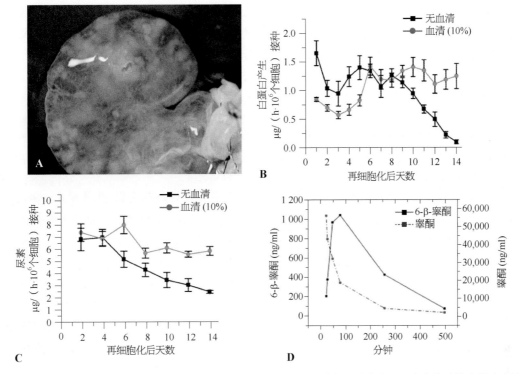

**图 104-5**　大鼠再细胞化的肝脏尾状叶。A. 人肝细胞灌注后几分钟内的尾状叶。B. 在存在或缺失胎牛血清的情况下,给脱细胞的大鼠肝脏灌注混合大鼠肝细胞使之再细胞化生长 2 周以后而产生的白蛋白。C. 在存在或缺失胎牛血清的情况下,给脱细胞的大鼠肝脏灌注混合大鼠肝细胞使之再细胞化生长 2 周以后而产生的尿素。D. 大鼠肝细胞移植到脱细胞的大鼠肝脏基质中 2 周时的睾酮代谢

### 功能性再生

在这些大鼠细胞外基质(ECM)中,用大鼠或人(图 104-5A)实质细胞混合物,使叶片再细胞化时,我们还监测为期 2~4 周的细胞功能。白蛋白产量在第 1 周内提高至最高约 1.5 μg/(h·10⁶ 个细胞)被接种,在培养的第 2 周产量减低,最终在最后 2 周培养期间稳定下来(图 104-5B)。尿素的产生(图 104-5C)取决于培养条件(有或没有血清),或者培养期间稳定前的开始 2 周就降低,或在血清培养期间基本上保持稳定。在同一时期,在返回初始水平之前的第 1 周期间,培养基中的葡萄糖浓度降低。

对大鼠细胞再细胞化的肝构建体中的药物代谢和细胞色素 P450(CYP)活性进行超过 2 周的评估,在此期间睾酮代谢没有改变。超过 500 分钟的测定中,6-β-睾酮在 80 分钟的时候达到峰值后,在培养基中,睾丸激素水平下降接近基线(图 104-5D)。在人类细胞构建体中,含咪达唑仑的培养基循环了 6 小时,并在 0 小时、0.25 小时、0.5 小时、1 小时、2 小时、3 小时和 6 小时进行灌流。咪达唑仑浓度和代谢物羟基咪达唑仑的分析表明,药物以相同的方式在 2 小时和 28 日时代谢。

当通过使用免疫组织化学检查工程肝叶时,与尸体肝相比,CYP1A2 表达降低。此外,酶的表达将不再限制在靠近中心静脉的区域。类似的,CYP3A4 失去其区带表达,但其表达随时间增加。

当在人肝细胞再细胞化后 2 日、15 日和 28 日的构建体中,用微阵列分析定量全基因表达时,观察到 P450 基因表达的变化与上相似。CYP3 家族的表达增加,而其他 CYP 家族的表达减少。重要的是,肝脏构建体甚至在再细胞化 28 日后都没有失去表达 P450 的能力,这强烈地表明在体外 1 个月的时间内,人肝脏来源的肝细胞在再细胞化的大鼠肝脏细胞外基质中维持了肝表型。

### 体内研究

脱细胞和再细胞化肝支架也已用于体内临床前研究。早在 2010 年时 Uygun 等人发现,再细胞大鼠肝支架可迅速地移植到大鼠中。通过使用肾动脉和肾静脉灌注到构建体,它们可以在体内维持长达 8 小时,对肝细胞的剪切应力或缺血的损害最小。虽然这是在啮齿动物模型中进行的,未允许在体内环境中对大鼠基质中的人细胞进行研究,但它至少提供了再细胞化肝构建体可以移植并在体内存活的概念的证据。

## 总结

三维器官工程面临许多挑战:确定最佳候选物种从中收集尸体器官、尸体器官脱细胞的最佳方法、优化再细胞化技术、确定最适用的细胞类型、开发器官分析的功能测定来证明器官的功能性和复杂性而使人信服。

---

### 要点和注意事项

- 肝脏修复的干细胞治疗正在全球展开,但主要在亚洲及中东地区的单中心开展。
- 自体和同种异体成人(间充质)干细胞目前均正在被评估。
- 随着来自骨髓、外周血或皮肤的诱导型多能干细胞的出现,可评价用于肝细胞治疗候选的细胞类型增加了。
- 当治疗急性肝衰竭时,体外人工和生物人工设备都未改善总生存期。
- 肝组织工程旨在积极影响捐赠器官的数量,而创建肝脏模型以重现体内微环境。
- 类肝细胞可以由间充质干细胞、诱导型多能干细胞和内皮细胞的组合制成,并可为肝脏疾病的细胞治疗打开一扇新的大门。
- 一个用于肝脏替代的,有前景的新的组织工程/再生医学方法,是基于尸体器官的脱细胞与在所得的细胞外基质中再接种所选的干细胞。
- 尸体器官的脱细胞产生无细胞三维生物支架材料,可以用有功能实质细胞或选择的祖细胞群体重新填充。
- 找到最合适的细胞类型、改善填充这些器官支架的方法,以及在生物反应器设置中维持器官不育,构成了对复杂器官组织工程的最重要的挑战。
- 肝细胞在组织工程中提供了特殊的挑战,因为它们在培养中快速去分化。
- 脱细胞大鼠或猪尸体肝细胞外基质似乎可在体外维持肝细胞长达 1 个月,可以在小动物中快速移植。
- 产生 1 g 人体组织所需的细胞数量约为 10 亿个细胞。获得 1 亿~1 000 亿人肝细胞来产生一个肝叶,目前这是昂贵和困难的。因此,重点集中到了小动物身上。
- 大型动物肝叶再细胞化正在进行。虽然没有成功的大型动物体内研究报告,但已有进展表明器官组织工程的未来是前景可观的。

# 第 105 章

# 肝移植缺血再灌注损伤研究

## Ischemia-Reperfusion Injury in Liver Transplantation

Jerzy W. Kupiec-Weglinski • Yuan Zhai • Ana J. Coito • Henrik Petrowsky • Johnny C. Hong • Ronald W. Busuttil

张 明•译

---

**章节纲要**

肝脏缺血再灌注损伤的类型和阶段

肝脏缺血再灌注先天免疫激活中 Toll 样受体的作用

肝脏缺血再灌注先天免疫反应中 T 细胞的作用

肝脏缺血再灌注免疫调控中白介素-10 的作用

缺血再灌注肝细胞激活过程中细胞外基质的作用

大型动物模型中肝脏缺血再灌注损伤

肝脏缺血再灌注损伤临床移植试验

结论

---

肝移植现已成为终末期肝病和肝性肿瘤患者的标准治疗术式。2011 年,美国共有 16 107 位患者等待肝移植,但最终仅有 6 341 位患者成功接受了肝移植手术,表明可用供肝严重短缺,与肝移植需求数量相差近 10 000 例。同期,1 589 位患者因未能找到配型合适供肝而死亡,此外还有 1 349 位患者因病情恶化,从等待肝移植名单上被删除。面对器官的严重短缺,医院不得不考虑使用扩大标准供体(ECD)器官,即来自年龄较大的供体、脂肪变性或无心跳供体,以及冷藏时间过长的供体器官。因获取、保存和移植相关损伤导致的缺血再灌注损伤(IRI)对边缘性供体器官的影响尤其显著。缺血再灌注损伤不仅是造成供体器官短缺的一个重要原因,而且还是造成移植早期肝脏功能不良和原发性无功能的诱因。此外,器官摘取和保存过程中产生的细胞损伤会影响移植的最终结果,因为细胞损伤是造成急性和慢性排斥反应的主要风险因素。尽管研究器官缺血再灌注损伤有很大重要性,但截至目前人类对造成器官缺血再灌注损伤的机制认知仍不全面,它仍是移植领域临床和试验中最欠缺研究的课题之一。

本章我们将首先着重介绍关于供肝血管重建中,细胞和分子机制触发局部免疫激活和炎症级联反应的当代医学研究共识。然后我们将回顾总结大型动物模型的研究进展,最后阐述肝脏缺血再灌注损伤临床移植试验的发展现状。本章主要提供关于先天适应性免疫驱动组织炎症反应的新视角,关于缺血再灌注损伤的其他重要发病机制我们不得不点到为止,比如实质细胞死亡编码、补体系统及活性氧(ROS)和活性氮生成过程中线粒体的作用。上述领域的研究进步也会推动全新肝脏缺血再灌注损伤(包括预处理和术后保养方法)治疗方法的出现。相关内容将在其他章节阐述。

## 肝脏缺血再灌注损伤的类型和阶段

我们将分别介绍缺血再灌注(IR)诱发的两类肝脏损伤。第一类,热缺血再灌注损伤,这是由肝细胞损伤引起的损伤,在肝脏手术及出现休克或外伤的过程中会保持原位发展,并且可能会导致肝脏或多器官衰竭。第二类,冷缺血再灌注损伤,是离体保存过程中由肝窦内皮细胞(SEC)损伤和微循环障碍诱发的损伤,一般在肝移植手术过程中还会伴随产生热缺血再灌注损伤。虽然这两种缺血再灌注损伤的初始靶细胞不同,但病因却是相同的(即局部炎性天然免疫激活)。目前这一领域的研究热点是两类缺血再灌注损伤的机械作用认知。为了实现未来临床应用,研究人员借助大型动物模型开展肝脏低温静态保存与离体肝脏温热灌注保存的对比研究,相关内容我们将在下文进行阐述。

肝脏库普弗细胞(KC)激活、中性粒细胞激活、细胞因子/趋化因子生成、活性氧生成、黏附分子增强表达、淋巴细胞/单核白细胞循环浸润构成了两类缺血

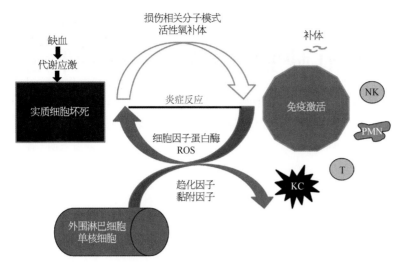

**图 105-1** 肝脏缺血再灌注损伤的不同阶段。缺血性损伤是一种由糖原消耗、供氧不足和三磷酸腺苷(ATP)耗竭诱导并最终导致实质细胞坏死的局部细胞代谢障碍过程。坏死细胞死亡后释放的损伤相关分子模式(DAMPS)、组织损伤诱导的补体激活及氧合作用触发的线粒体活性氧(ROS)生成机制都会促使再灌注后肝脏免疫激活。这会涉及多种肝脏非实质细胞,包括库普弗细胞(KC)、树突细胞、T 细胞、自然杀伤细胞(NK)和中性粒细胞。通过聚集循环中外周免疫细胞维持缺血再灌注触发的局部促炎级联反应,局部促炎级联反应也是最终导致肝脏衰竭的主要原因。PMN,多形核中性白细胞

再灌注的免疫学级联反应过程。与供肝产生的异基因反应不同,再灌注后会立即出现由缺血再灌注触发的组织炎症,主要包括由前哨模式识别受体(PRR)系统介导的先天免疫反应。因肝脏损伤、损伤相关分子模式(DAMP)及外源性病原体相关分子模式生成的内源性配体是组织炎症的主要诱因,但是缺血再灌注依托 CD4 T 细胞在肝内会引起同等强度的适应性免疫反应。我们独立开展的研究结果显示,虽然先天性激活可能会诱导原位和移植供肝缺血再灌注损伤,但低温保存损伤表明早期阶段已有大量 T 细胞流入缺血供肝。

目前已确定肝脏缺血再灌注损伤的两个阶段分别具有不同的肝损伤机制(图 105-1)。缺血损伤是一种由糖原消耗、供氧不足和三磷酸腺苷(ATP)耗竭诱导并且最终导致实质细胞坏死的局部细胞代谢障碍过程。

缺血损伤之后的再灌注损伤是因持续性代谢障碍和炎症反应造成的。因为抑制免疫反应的措施无一例外会减轻缺血再灌注损伤。因此,逐层剖析先天免疫激活机制是确定能缓解促炎机制、保护或增强抗炎机制的全新治疗目标位点的关键。此外,即使是在无菌环境下,缺血再灌注触发的适应性先天交互反应也很容易将免疫静止期肝脏变成炎性器官。我们介绍的大多数研究成果都是基于原位肝脏热缺血再灌注模型中小鼠的表现得出的。虽说上述模型与实际临床移植条件只是部分相符,但它充分利用了基因靶向小鼠品系的优势。原位肝移植继发冷缺血和热缺血再灌注损伤的小鼠模型是最新研发的试验模型,对临床医学有着更深远的意义。

## 肝脏缺血再灌注先天免疫激活中 Toll 样受体的作用

基于 20 世纪 90 年代研究人员对肾移植患者的跟踪观察发现,缺血再灌注损伤可激活先天性促炎免疫级联反应,进而触发适应性免疫反应,使移植器官排斥反应达到最高点。研究表明,脊椎动物同样会调用前哨先天免疫受体系统和模式识别受体(PRR)抑制未出现感染的组织损伤。PRR 可分为 4 类:Toll 样受体(TLR)、C 型凝集素受体、维 A 酸诱导基因 I 样受体和 NOD 样受体(NLR),其中前两类属于跨膜蛋白,后两类属于细胞质蛋白。这 4 类 PRR 主要表达在巨噬细胞和树突细胞的表面,同时 PRR 的激活还会触发炎性基因编码上调。TLR 家族目前已知的至少 13 个成员都具备同源二聚体或 I 型跨膜糖蛋白异源二聚体的功能。大多数 TLR 都表达在细胞表面,TLR(3、7、8、9)除外,它们存在于细胞内功能区隔内。此外,有的 TLR 需借助辅助受体才可识别出自身配体(比如 TLR-4 需借助 MD2 和 CD14 与脂多糖结合)。TLR 连接会同时触发多条细胞内信号通路,并激活转录因子 NF-κB 和 AP-1 及干扰素调节因子(IRF),进一步启动细胞因子、趋化因子和共刺激分子编码基因表达。人类对肝脏缺血再灌注损伤免疫系统级联反应(图 105-2)涉及的 PRR 开展了广泛研究,其中迄今为止研究最广泛、认识最深刻的领域是 TLR,并且现已证明至少有 3 种 TLR(3、4 和 9)与级联反应有关。

由于肝脏门静脉内流动的是来自肠胃系统的血液,而肠胃系统又是共生细菌的寄生位置,因此肠源性内毒素可能会移位到肝脏循环内。当肝脏缺血再

灌注过程中出现由术中门静脉血流急性阻断诱导的肠壁充血的情况时会诱发此类移位现象，并且会增加再灌注过程的通透性。TLR-4 是肝脏缺血再灌注损伤中检测到的第一个先天免疫受体。借助热缺血鼠科动物模型研究发现，TLR-4 缺损的小鼠肝脏确实不会出现缺血再灌注损伤，同时 TLR-4 缺失还可以抑制局部肝脏炎症。相反，TLR-2 对肝脏缺血再灌注损伤的影响不大，但却对肾脏或心脏缺血再灌注损伤有着重要影响。原位移植热缺血和冷缺血再灌注损伤模型及脂肪变性供肝缺血再灌注损伤模型的研究结果也证明，TLR-4 独立激活作用对触发肝脏缺血再灌注损伤有着重要影响。供肝 TLR-4 缺损的确可以对移植模型中的供肝进行充分保护，相比实质细胞，肝脏非实质细胞上的 TLR-4 信号传递对肝脏缺血再灌注损伤的影响更大，但一项最新研究表明，TLR-4 在终末期肝病的肝脏实质细胞中发挥着特殊作用。

TLR-4 在肝缺血再灌注损伤中的作用要取决于由 IRF-3 介导而非 MyD88 介导的下游信号传导。MyD88 缺陷小鼠不仅会出现肝细胞损伤，而且缺血再灌注损伤的"标志"促炎细胞因子（TNF-α、IL-1、IL-6）及趋化因子（CXCL10）编码没有受到影响。由于不受 MyD88 影响的 TRIF 信号传导通路触发了 NF-κB 延迟激活信号，因此 MyD88 介导的 NF-κB 激活早期阶段对抑制缺血再灌注的肝脏促炎反应没有必然影响。相反，在肾脏和心脏中，MyD88 和 TRIF 双信号通路或单独 MyD88 信号通路却必不可少。实际上，肝脏再灌注 6 小时的时候缺血再灌注损伤最严重，而肾脏和心脏则可持续再灌注多日，这可能是产生上述差异性的一方面原因。另一个潜在原因是肠源性内毒素迫使肝脏 TLR-4 产生部分耐受量，肠源性内毒素更多地以 MyD88 信号通路为目标位点。TLR-4 激活会触发离体巨噬细胞和体内肝脏的促炎和抗炎编码。糖原合成酶激酶-3β（Gsk3β）是一种丝氨酸-苏氨酸蛋白激酶，能够有区别性地对这两种编码进行调节。此外，Gsk3β 抑制剂还被证明是一种有效的治疗剂，既可以抑制前炎性细胞活素又可以保护肝脏缺血再灌注损伤中具有免疫调节性功能的 IL-10。

虽说内毒素也参与了这一过程，但目前存在争议的问题是内毒素是否能为缺血再灌注继发的肝脏炎性免疫反应提供触发信号。通过对动物模型和肝移植患者进行检测发现，缺血再灌注后门静脉循环和系统循环的 LPS 水平都出现一定提升。通过脂肪变性肝脏缺血再灌注损伤模型检测到抗内毒素单克隆抗体具有保护作用。但是内毒素中性多肽在肝脏缺血再灌注早期阶段并未发生器官保护作用。前后检测结果存在差异的关键原因在于再灌注后的时间间隔不同（6 小时与 24 小时）。内毒素在缺血再灌注过程中不会触发肝脏先天性激活反应，但它却会维持炎症反应。

截至目前，人类已经确定了包括胞内蛋白、细胞外基质（ECM）蛋白、氧化改性脂质及其他可溶性介质在内的 20 多种 TLR-2/TLR-4 内源性配体。高迁移率族蛋白 B1（HMGB1）最初发现的时候仅限于其核蛋白功能，后来确定它是一个主要 TLR-4 内源性配体，具备在缺血再灌注过程中激活免疫反应的功能。受损肝细胞会分泌出对肝脏非实质细胞有刺激作用的 HMGB1，比如通过 TLR-4 信号传导刺激库普弗细胞（图 105-2）。低氧性肝细胞通过基于 TLR-4 的 ROS 生成机制诱发的主动分泌过程释放出 HMGB1。反过来，ROS 又通过钙介导的基于激酶的机制诱导 HMGB1 释放，这类 HMGB1-TLR-4 信号传导的正向循环会加剧缺血再灌注供肝持续性炎症反应。这里值得注意的是，近年来 HMGB1 的生物学特征越来越复杂，关于这类泛表达蛋白如何触发炎症反应的问题仍争论不休。不管是 HMGB1 中 TLR-4 结合对象分子性质的问题，还是高级糖基化终末产物受体（RAGE）和 CXCR4 等其他受体在 HMGB1 免疫激活效应中的可能作用，都有待于我们通过临床研究来进一步明确。RAGE 确实在肝脏缺血再灌注损伤中发挥着非常重要的作用，它可以通过早期生长反应因子-1（Egr-1）机制调节 MIP-2，同时还能在不依赖 Egr-1 的情况下对细胞死亡和 TNF-α 生成产生影响。此外，研究还发现，TLR-4 介导的肝细胞 IRF-1 表达上调是促使低氧条件下释放 HMGB1 的一个必要环节，这与肝移植缺血再灌注损伤机制中的实质器官 IRF-1 的基本功能相吻合，而不是与非实质器官 IRF-1 相一致。研究发现，HMGB1 可借 CXCR4 形成包含 CXCL12 趋化因子和信号传导的不受 RAGE 和 TLR 影响的复合物，进而促使炎症细胞聚集到受损组织。

除了 HMGB1 外，受损或坏死细胞释放的其他 DAMP 也会借由不同的受体刺激先天免疫细胞，比如借由 TLR-4 刺激热休克蛋白和 S100 蛋白，借由 TLR-3 刺激 RNA，借由 TLR-9 刺激 DNA。TLR-9 在骨髓间充质细胞，特别是中性粒细胞中活动，可促使肝脏缺血再灌注过程中前炎性细胞活素和趋化因子的产生。它的抑制作用可在 HMGB1 中和作用的

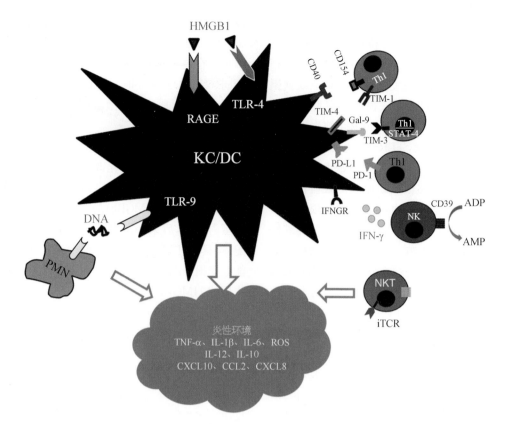

**图 105-2** 肝脏缺血再灌注触发免疫激活示意图。缺血性损伤会诱导坏死细胞死亡,并产生可以激活 Toll 样受体-4(TLR-4)、高级糖基化终末产物受体(RAGE)及库普弗细胞(KC)、树突细胞(DC)和中性粒细胞 TLR-9 信号传导的"危险性"分子,比如高迁移率族蛋白 B1(HMGB1)、DNA 片段和组蛋白。T 细胞,特别是 CD4 Th1 效应分子也可以通过 CD154-CD40、T 细胞免疫球蛋白黏蛋白(TIM-1)—TIM-3、TIM-4—半乳糖凝集素-9(Gal-9)及 PD-1—PD-L1 通路对先天免疫激活反应进行调节。此外,CD1d 介导的自然杀伤 T 细胞(NKT)和 CD39 介导的自然杀伤(NK)细胞激活会触发肝脏免疫激活反应。已激活 NK 细胞产生的 γ 干扰素(IFN-γ)会促使 KC/DC 激活。由肿瘤坏死因子-α(TNF-α)、白介素(IL)-1β、IL-6、IL-12、IL-10、CXCL10、CCL2、CXCL8 及活性氧(ROS)构成的炎性环境会进一步局部激活并聚集转移免疫细胞,使再灌注炎性损伤达到最高。ADP,二磷酸腺苷;AMP,一磷酸腺苷;IFN-γ,γ 干扰素;IFNGR,γ 干扰素受体;iTCR,恒定 T 细胞受体;PMN,多形核中性白细胞;STAT,信号传导子和转录激活子

基础上对缺血再灌注肝脏起到附加的保护作用。核组蛋白确定可作为 TLR-9 的肝内潜在内源性配体。肝脏缺血再灌注损伤会造成循环组蛋白增加,其中和作用可以起到细胞保护作用。细胞外组蛋白能增强 DNA 介导的 TLR-9 激活,而其注射液会通过 TLR-9 信号传导致使肝脏缺血再灌注损伤的病理条件进一步恶化。具有识别坏死细胞 RNA 生成物功能的 TLR-3 会维持小鼠胃肠缺血模型的炎症。

基于多形核中性白细胞(PMN)的中性粒细胞弹性蛋白酶(NE)可能也是促使 TLR-4 活化的一个诱因(图 105-3)。已激活库普弗细胞和肝细胞会产生促炎症细胞因子,比如 TNF-α。后者会促使肝细胞凋亡,并触发趋化因子介导的内皮黏附分子表达,这两者相结合会导致 PMN 从血管腔移动到肝实质中。NE 会通过 PMN 浸润刺激促炎症细胞因子 CXCL1/CXCL2。NE 的抑制作用会抑制 CXC 趋化因子编码,阻碍 PMN/巨噬细胞聚集,抑制炎症反应。但是,NE 不仅会通过反馈机制以聚集的 PMN 加快缺血再灌注损伤,而且还会发挥 TLR 内源性配体促使库普弗细胞和肝细胞表面 TLR-4 表达上调的作用。

直到近年人类才阐明了缺血再灌注损伤过程中其他 PRR 的作用。坏死细胞可以通过释放促炎介质组的炎症来解释。体内炎症无菌模型的试验发现,核苷酸结合寡聚化结构域样受体家族成员——NLRP3(NLR 家族,含热蛋白结构域蛋白)会造成 PMN 聚集到病灶性肝坏死位置。NALP3 基因沉默可减轻肝脏损失,减少 IL-1ββ、IL-18、TNF-α 及 IL-6 分泌,降低 HMGB1 蛋白分泌,以及降低促炎细胞浸润。NLRP3 对出血性休克诱导的肝损伤没有影响。此外,在发生外伤时,半胱氨酸天冬氨酸酶-1 可通过减轻肝损伤/炎症反应起到细胞保护作用。

虽然多项 PRR 靶向研究指出不同动物模型有着

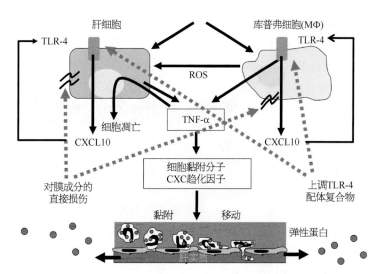

**图 105-3**　肝脏缺血再灌注损伤中性粒细胞弹性蛋白酶（NE）和 Toll 样受体-4（TLR-4）介导的炎症反应。肿瘤坏死因子-α（TNF-α）会促使肝细胞凋亡和促炎性趋化因子编码，进而导致多形核中性白细胞（PMN）从血管腔移动到肝实质中。NE 会加快缺血再灌注应激炎症反应，同时还会发挥 TLR-4 内源性配体进一步增强库普弗细胞和肝细胞中 TLR-4 信号传导作用。ROS,活性氧

不同的研究前景，但这里需要指出的是大部分研究的重点都是基因耗竭与细胞保护作用之间的"相互关联"，而不是确定降低组织损伤的实际原因。基于有效抗缺血再灌注损伤治疗方法的少量机械作用理论，我们需要对主要以协同方式存在的小分子的 PRR 信号通路进行纵深分析，只有这样才能有效预防肝脏炎症反应和局部组织损伤。

## 肝脏缺血再灌注先天免疫反应中 T 细胞的作用

虽然缺血再灌注损伤可能会在同源供肝内、体外保存或无菌条件下发展，但 T 细胞，特别是表型 CD4 对于激活并调节因缺血再灌注产生的组织促炎免疫后遗症来说不可或缺（图 105-2）。系统性免疫抑制（环孢素，FK506）可减轻肝细胞损伤的功能，间接证明了 T 细胞与缺血再灌注损伤发展有关。T 细胞缺损（裸小鼠）和 CD4 缺损的小鼠系统证明，CD4$^+$ T 细胞在肝脏缺血再灌注损伤机制中发挥着关键性作用。因此，现在的问题是 T 细胞在先天性反应和外源性抗原刺激缺失时如何发挥作用。

在一项研究中，研究人员通过降低 T 细胞/巨噬细胞浸润以 CTLA4-Ig 阻断 CD28 保护大鼠肾脏免受缺血再灌注损伤，揭示了在同种抗原缺失的情况下 T 细胞协同刺激通路在诱导缺血再灌注损伤中的作用。CD28 和 CD154 分子对激活肝脏炎症传导通路并导致肝细胞损伤发挥着重要作用。实际上，CD154 敲除或 CD28 敲除（KO）小鼠肝脏或使用抗 CD154 或 CTLA4-Ig 处理的野生型小鼠肝脏都不会出现缺血再灌注损伤。此外，Th1 型细胞在肝脏缺血再灌注损伤的发病机制中发挥着重要作用，因为相对 STAT6

敲除小鼠，信号转导子和转录活化子 4（STAT4）敲除小鼠（Th1 缺损）避免了再灌注损伤；而相对 STAT4 敲除小鼠，借助 STAT6 敲除小鼠 T 细胞重建的"裸小鼠"重新恢复了肝缺血再灌注损伤的基本特征。此外，研究表明，自身免疫炎性疾病还与 Th17 细胞有关，之前推断的 Th17 细胞在缺血再灌注损伤中的作用也逐渐呈现在世人面前。虽然肝脏内 IL-17 的细胞来源仍不能确定，但 IL-17A 敲除小鼠的肝脏缺血再灌注损伤的程度有所减轻，并伴随中性粒细胞浸润降低。IL-17A 缺损的作用与相对终末期肝病和不平衡的急性缺血再灌注肝损伤有关。我们检测到在局部中性粒细胞大量汇聚之前，CD4 T 细胞被隔离到缺血后肝脏内，这一发现与 Caldwell 等人的观点相吻合。这个过程是借由释放的 IL-17 为载体实现的，随后 IL-17 再作用于肝细胞和巨噬细胞，合成我们熟悉的中性粒细胞趋化因子——MIP-2。

相反，由相同的表达 IL-17 的 CD4 T 细胞亚群产生的 IL-22 在急性肝衰竭模型中可以起到保护作用。与其他细胞因子不同，IL-22 不具备免疫细胞间的信号传递功能，但它可以直接通过肝细胞内的 IL-22R1 受体释放信号。rIL-22 被证明可通过 STAT3 激活实现保肝作用，我们也认同 IL-22 能通过激活细胞存活基因、防止凋亡及促使缺血再灌注应激肝脏内肝细胞重建等机制有效协调组织适应性先天网络的观点。

虽说 CD154 在肝脏缺血再灌注损伤中的作用主要是因为其 T 细胞协同刺激功能，但 DC 或巨噬细胞上 CD40 与基于 T 细胞的 CD154 连接是激活先天性免疫细胞的最主要信号。我们认为触发肝脏缺血再灌注损伤的内源性配体不足以完全激活并维持缺血

再灌注应激肝脏内促炎表型。因此,相比外周巨噬细胞,肝内库普弗细胞对 TLR-4 刺激作用的敏感性相对较低,原因在于它与门静脉流出的基于肠道的内毒素相接触。库普弗细胞与离体 LPS 接触后可能会合成具有免疫调节作用的 IL-10。此外,跟脾脏树突细胞相比,肝脏树突细胞的 TLR-4 表达水平相对较低,同时受 LPS 刺激作用的影响较小。实际上,常规肝脏树突细胞在缺血再灌注过程中可通过 TLR-9 介导机制生成 IL-10 并实现免疫调节功能。

将细胞表面蛋白质中 T 细胞免疫球蛋白黏蛋白(TIM)家族用作全新宿主免疫调节剂成为近期的研究热点。T 细胞刺激作用可增强磷脂酰丝氨酸受体 TIM-1 的功能,TIM-1 主要表达在 CD4 Th2/Th1 细胞表面,而 TIM-1 主要配体之一的 TIM-4 则大多通过巨噬细胞和抗原递呈细胞表达。因此,TIM-1—TIM-4 相互作用可形成全新的 T 细胞-巨噬细胞调节分子机制,同时可能会成为一个治疗目标位点。确实,采用抗 TIM-1 单克隆抗体可改善肝细胞损伤,与此同时还可减少局部 PMN 浸润或活化,抑制 T 淋巴细胞/巨噬细胞隔离,降低缺血肝脏中表达 TIM-4⁺细胞的 TIM-1 配体归巢。此外,还可以减弱促炎细胞因子/趋化因子编码诱导作用,这一支撑数据来自肾脏缺血再灌注损伤模型的最新试验结果。图 105-4

提出了表达在已激活 T 细胞表面的 TIM-1 对缺血再灌注触发的先天性炎症反应及 T 细胞激活的调控机制。在"直接"通路中,已激活 Th2 细胞表面的TIM-1 与 TIM-4 交叉连接,直接激活巨噬细胞。在"间接"通路中,已激活 Th1 细胞表面的 TIM-1 首先触发 γ 干扰素(IFN-γ),再由 IFN-γ 激活巨噬细胞。无论哪种通路,已激活巨噬细胞都会合成最终导致器官损伤的细胞因子和趋化因子表达。

另一方面,T 细胞免疫球蛋白黏蛋白分子-3——半乳凝集素-9(Gal-9)可实现 Th1 与巨噬细胞的"负向"协同刺激信号传导,同时可以提升移植器官受者耐受性。值得关注的是,TIM-3 阻断加剧了肝细胞损伤程度,同时还增加了 IFN-γ 的分泌,但却降低了缺血再灌注应激肝脏内 IL-10 的表达。但需要注意的是,TIM-3 需依托未受损伤的 TLR-4 信号轴才可发挥作用,原因在于 α-TIM-3 单克隆抗体不会影响 TLR-4 敲除小鼠缺血再灌注损伤。图 105-5 描述了推断的 TIM-3—Gal-9 信号通路控制缺血再灌注损伤级联反应的效应机制。已激活 Th1 细胞上的 TIM-3 阻断会增加 IFN-γ 分泌,而 IFN-γ 反过来又会增强库普弗细胞、巨噬细胞和中性粒细胞的激活,并上调 TLR-4 表达。已激活巨噬细胞可合成细胞因子/趋化因子编码,这也是导致器官损伤的重要原因,并且

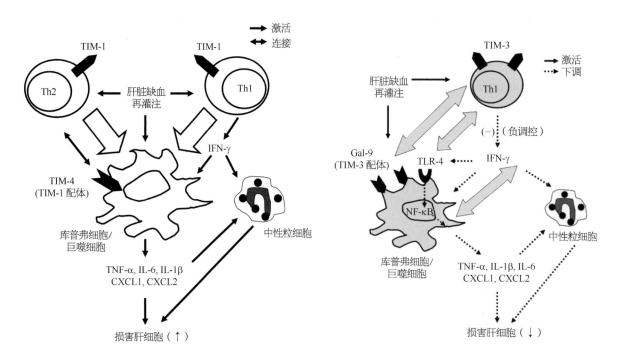

**图 105-4** 肝脏缺血再灌注(IR)损伤机制中 T 细胞免疫球蛋白黏蛋白 1(TIM-1)—TIM-4"刺激性"T 细胞协同刺激信号通路。Th1 和 Th2 细胞表达 TIM-1,而巨噬细胞表达 TIM-1 配体——TIM-4。肝脏缺血再灌注可激活 Th1、Th2 和巨噬细胞。Th2 细胞表面的 TIM-1 与 TIM-4 交叉连接,直接激活巨噬细胞(直接通路),而 Th1 细胞表面的 TIM-1 首先触发 γ 干扰素(IFN-γ),再由 IFN-γ 激活巨噬细胞(间接通路)。因此,活化巨噬细胞会产生最终造成器官损伤的细胞因子/趋化因子编码。IL,白介素;TNF-α,肿瘤坏死因子-α

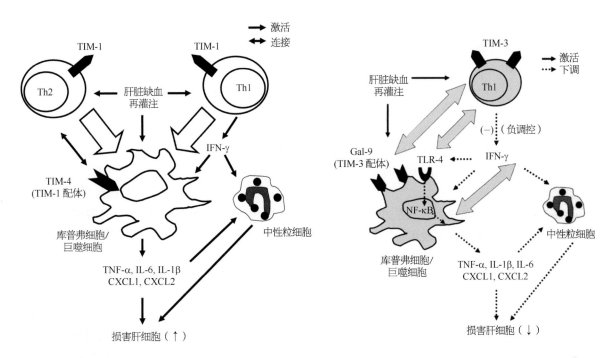

**图 105-5**　肝脏缺血再灌注(IR)损伤机制中 TIM-3—Gal-9 负向细胞协同刺激信号通路的作用。缺血再灌注通过活化巨噬细胞和 Th1 细胞触发 T 细胞免疫球蛋白黏蛋白 3(TIM-3)。TIM-3 信号通过以 γ 干扰素(IFN-γ)抑制 Toll 样受体-4(TLR-4)——NF-κB 通路对 Th1 细胞进行负调控,反过来 IFN-γ 又会刺激 Gal-9,减弱巨噬细胞激活。降低促炎细胞因子/趋化因子编码可以减轻肝细胞损伤程度,同时增强肝脏稳态调节。IL,白介素;TNF-α,肿瘤坏死因子-α

可通过 TIM-3 信号传导进行负调节。我们也认同 TIM-3 信号通路可通过抑制 IFN-γ 分泌并依托 TLR-4 保护肝脏免受缺血再灌注损伤实现"保护性"功能的观点。尽管阻断"正向"TIM-1/TIM-4 信号或加强"负向"TIM-3/Gal-9 协同刺激信号都非常重要,但我们还需要开展更深入的研究工作,评估肝脏缺血再灌注损伤中出现 TIM-1 和 TIM-3 信号逆向传导时的潜在治疗方法。

此外,肝脏热缺血和冷缺血再灌注损伤模型试验结果显示,PD-1(B7)—PD-L1(H1)T 细胞"负向"通路也可以增强保肝作用。因此,多条正向和负向协同刺激信号传导通路都可实现双向传导,进而增强或抑制缺血再灌注损伤的肝脏炎性免疫反应(图 105-2)。

除了"传统"T 细胞外,自然杀伤(NK)细胞和自然杀伤 T 细胞(NKT)也对肝脏缺血再灌注损伤产生了不同程度的影响(图 105-2)。虽然 NK1.1 细胞(NK/NKT)缺失不会影响早期阶段的缺血再灌注损伤,但它在后期会降低肝细胞损伤程度。缺血再灌注触发的 NKT 细胞激活(约占肝脏 T 细胞的 50%)由 CD1d 介导,CD1d 通过大多数肝细胞表达,并将坏死细胞分泌的糖脂类抗原提呈给 NKT 细胞恒定 TCR。此外,NKT 细胞亚群在体内器官中发挥着重要作用。Ⅱ型 NKT 细胞在被特定糖脂类配体硫脂激活后的

确可用于抑制肝脏缺血再灌注损伤。缺血再灌注触发的 NK 细胞激活可依托 CD39 将二磷酸腺苷(ADP)水解成单磷酸腺苷(AMP)。CD39 缺损的肝脏确实具有缺血再灌注损伤抗性,同时在 P2 受体激活的条件下可减少 NK 细胞的 IFN-γ 分泌。因此,T 细胞、NKT 细胞和 NK 细胞都参与了不同阶段的缺血再灌注天然激活过程,可通过细胞间直接相互作用或细胞因子刺激作用为库普弗细胞和树突细胞提供协同刺激信号。反过来库普弗细胞和树突细胞又会增强天然激活的促炎表型。

## 肝脏缺血再灌注免疫调控中白介素-10 的作用

缺血再灌注触发天然激活实际上是一个以 IL-4、IL-10 和 IL-13 调控实现活性调节机制的自限性局部反应过程。通常情况下,具备缺血再灌注抗性的动物体内的这类细胞因子会受到保护甚至强化。外源性注射可抑制缺血再灌注诱导的 TNF-α 和 IL-1β,但外源性 IL-4、IL-10 和 IL-13 未必会实现免疫调节功能。与 IL-13 富含参照组相比,IL-13 缺损组小鼠的肝脏损伤会加剧,但缺血再灌注诱导的 TNF-α 和 CXCL8(MIP-2)产生量与 IL-13 缺损组野生型小鼠类似。虽说目前尚未确定肝脏内 IL-4 和 IL-13 的确切来源,但可以确定其最显著的作用就是预防 ROS 诱导细胞死

亡的直接细胞保护作用。IL-10是抑制肝脏缺血再灌注损伤的关键性免疫调节细胞因子,关于IL-10的作用已有详实的记载。在大多数实验系统中,除缺血再灌注损伤抗性肝脏外,其他类型的肝脏都需通过IL-10中和作用重建促炎表型。多种先天免疫细胞(树突细胞、巨噬细胞及PMN)都可能产生IL-10,并发挥调节功能。最新的肠淤血全肝缺血再灌注损伤模型试验结果显示,库普弗细胞可通过IL-10介导的机制预防出现组织损伤。

哪种肝脏非实质细胞能在缺血再灌注过程中成为IL-10制造者?虽然接触体外内毒素后库普弗细胞会生成IL-10,但这一发现与体内缺血再灌注损伤之间的关联性尚不明确。相反,缺血再灌注应激肝脏内的常规树突细胞可通过TLR-9介导机制产生IL-10并实现免疫协调功能。因此,诱发缺血再灌注炎症反应的肝脏非实质细胞还可能会终止自身的初始反应。培养液中与之极其相似的TLR配体会促使巨噬细胞(和树突细胞)产生促炎和抗炎介质,与上述猜测相吻合。因此,鉴于缺血再灌注激活促炎和抗炎基因编码,现在的问题是哪种机制能确定局部免疫反应的类型和缺血再灌注损伤的后果?先天免疫基因诱导或基因产物组织/细胞反应模式的本质性动力学差异,是否会导致促炎表型高于自限性组织损伤抗炎作用?此外,缺血再灌注过程中外源性配体可通过不同的TLR连续触发不同细胞内的促炎和抗炎反应。要解决上述主要问题,首先需确定在不影响移植器官受者体内所需免疫调节功能的前提下识别促炎作用抑制的新目标位点。

## 缺血再灌注肝细胞激活过程中细胞外基质的作用

血管内皮和ECM中的白细胞迁移在肝脏缺血再灌注损伤中发挥着重要作用。设想中作为细胞支架的组织和血管构成的复合结构统一体ECM可以与整联蛋白等跨膜受体相互作用,并对不同的细胞生物功能进行调节。从这个角度来讲,ECM分子在白细胞激活、黏附和移动中发挥的作用已有大量文献记载。在众多EMC构成成分中,细胞纤维结合蛋白(FN)和生腱蛋白-C(Tnc)是在肝脏缺血再灌注损伤中发挥着非常重要作用的DAMP分子。

FN是一种由一系列独立折叠分子域组成的包含Ⅰ、Ⅱ和Ⅲ三个重复区域的二聚糖蛋白大分子。FN的结构多样性是因对大鼠EⅢA、EⅢB和Ⅴ及人

体内与之相对应的ED-A、ED-B和ⅢCS三个片段单向基因转录的选择性剪接调节而产生的。虽然这些片段的功能迄今为止尚未完全明确,但据知EⅢA(ED-A)域可以激活TLR-4102,EⅢB(ED-B)重复域对细胞成长和基质排列起着重要作用,而Ⅴ(ⅢCS)域则包含可与整联蛋白α4β1相结合的连接片段-1。FN可以进一步细分为血浆纤维连接蛋白和细胞纤维连接蛋白两类,其中前者是一种主要由不包含EⅢA/EⅢB域并且可能以非活性状态在血液中循环流动的肝细胞产生的可溶性分子;后者则是一种与ECM联合并且与大多数FN活动紧密相关的不可溶性多聚体。

事实上,在缺血再灌注损伤过程中会形成正常成年肝脏内原本缺失的细胞纤维连接蛋白,损伤初期通过SEC表达,同时其血管表达要高于缺血再灌注损伤的白细胞聚集。FN与其主要整联蛋白受体α4β1和α5β1相互作用的阻断会扰乱白细胞浸润,并减轻正常肝脏和脂肪变性肝脏缺血再灌注损伤的程度,这一发现充分体现了FN-整联蛋白黏附反应对肝脏缺血再灌注损伤中白细胞聚集的重要作用。伴随缺血再灌注损伤出现的长期组织修复过程调节异常会导致纤维化,这也是多种肝病终末期通常会出现的症状。此外,可促使肝星状细胞分化成致纤维性肌成纤维细胞的细胞纤维连接蛋白还会影响这一状况的发展。观察结果也证明了这一观点,不包含EⅢA的小鼠体内的浸润炎症细胞持续增殖,同时在气管中滴入博来霉素后肺纤维化未出现进一步发育。这里值得注意的是,使用人源化抗体抑制α4整联蛋白的临床试验结果表明,可以有效地抑制炎性肠病和多发性硬化症。特别需要指出的是,流动状态下多发性硬化症患者体内的白细胞向人脑微血管内皮细胞黏附聚集,并且由FN/α4优先介导,而不是通过血管细胞黏附分子-1(VCAM-1)/α4整联蛋白之间的相互作用介导。上述研究成果表明将新型合成血管FN作为肝脏缺血再灌注损伤最新疗法具有战略意义。

Tnc是一种在正常成年组织中限制表达的ECM分子,由纤维蛋白原样结构域、多个FN-Ⅲ结构域及表皮生长因子样结构域构成。在细胞胚胎发生过程中Tnc得到高丰度表达,但除了骨髓、胸腺和淋巴结T细胞区域等个别造血组织和淋巴组织外的其他成年组织中均无表达。但是,在包括肝脏缺血再灌注损伤在内的病理学条件下,可在成年组织中监测到Tnc。研究人员普遍认为Tnc会参与细胞间互相作用、细胞黏附和脱附作用。Tnc会通过与细胞表面受

体的相互作用或通过与 FN 等其他基质蛋白结合及改变其细胞相互作用影响细胞行为。研究结果显示，白细胞对 Tnc 的亲和力黏附较低，相比选择蛋白，在流动状态下能更高效地产生阻抑、滚动效应。此外，Tnc 还能够抑制局部黏附形成，调控细胞增殖并具有促凋亡功能。研究结果表明，Tnc 对 TNF-α、IL-6 及 IL-8 等促炎细胞因子的刺激作用由 TLR-4 激活介导。肝血管区域损伤导致 Tnc 沉积表达上调。此外，相比野生型小鼠，Tnc 缺损小鼠受肝脏缺血再灌注损伤的影响相对较小；同时还可以减轻免疫介导慢性肝炎的肝纤维化。基质金属蛋白酶-9 合成物可促使肝血管屏障间白细胞转录，在肝脏缺血再灌注损伤过程中 Tnc 缺失的情况下，基质金属蛋白酶-9 的表达会下调。因此，将来对纤维连接蛋白、Tnc 及其他相关 ECM 要素功能的研究可能会让人们更深入地认识肝脏缺血再灌注损伤的机制，因此具有非常宝贵的研究价值。

## 大型动物模型中肝脏缺血再灌注损伤

近 60% 的标准外供肝（ECD）和心脏死亡捐献（DCD）供肝都因为存在不可逆性缺血再灌注损伤而遭到排除，并且不予使用。对移植了 DCD 供肝的患者来说，长期存活率相比脑死亡捐献供肝来说还不尽如人意。但是，截止到目前我们尚未发现更有效的治疗方法，因此限制低温保存时间和术中复温仍是目前降低肝脏缺血再灌注损伤的不良影响的主要策略。目前，研究工作的重点集中在开发能规避猪肝脏 DCD 模型临床出现的热缺血再灌注损伤的创新技术上。我们可根据肝脏保存中不同阶段器官复苏的设定时间对新兴的治疗方案进行分类。患者心脏死亡后立即启动器官保存和复苏流程，在器官仍在供体体内时使用体外膜式氧合技术进行复苏，在供体器官摘除后到移植手术前通过离体机械灌注技术进行保存，抑或者在供肝缺血后血管重建过程中通过调节肝脏再灌注进行维护。

理论上来说，心脏死亡后立即启动器官保存和复苏流程能够缩短肝脏缺血的时间长度。通过体外膜式氧合技术重建常温再循环能使温氧合血重新流向腹内脏器，同时还可以提供有益的预处理作用，逆转热缺血介导的细胞损伤。现有临床数据表明，常温再循环可以改善供肝功能，保护 DCD 肝脏，否则就只能被放弃。

目前，供肝保存的研究热点逐渐从静态低温保存转向动态离体机械灌注。与低温保存不同的是，机械灌注可以实现连续循环，并且还能更好地保护微循环，有效供应维持细胞代谢所需的营养和氧气，清除代谢废弃物，使用细胞保护剂和免疫调节剂。研究人员可以用机械灌注对器官活力进行评估，并且还能有效地延长器官的储存时间。肝脏灌注方案基于灌注液温度可分为常温（37 ℃）、亚低温（20 ℃）和低温（0～4 ℃）灌注。

常温机械灌注的基本原理是维持生理温度，避免缺氧，并在器官储存期间保持细胞代谢功能，避免细胞储存能量耗竭、废弃物积聚及低温的负面影响。依据现有成果，通过采用常温机械灌注保存法，在非移植条件下猪肝脏代谢和血流动力功能最长可稳定维持 72 小时。DCD 猪供肝模型在 37 ℃温度条件下常温离体灌注 4 小时后能成功移植经受 60 分钟热缺血的供肝。这里需要注意的是，相比静态低温储存，延长常温灌注时间的 DCD 肝移植效果更令人满意。

低温器官灌注依据的原理是通过降低温度减少细胞代谢。据记载，DCD 猪供肝低温氧合灌注有利于提高成活率，同时还能降低细胞坏死和血小板黏附，增加胆汁流量，重建 ATP 和谷胱甘肽。第一项此类前瞻性临床研究结果就证实了机械灌注是一种安全、有效的器官保存策略。但是，低温灌注限制了器官储存时间，这是因为低温灌注会增加对窦内皮和内质网的血管阻力和损伤。

再灌注损伤的一个主要特征是由能量供应不足、ATP 重建受损及肝细胞排泄功能恢复不完全导致的微循环衰竭。研究人员凭借线粒体复苏在能量产生、ROS 生成及细胞凋亡和坏死抑制中的核心作用发现了一个可以减轻缺血再灌注损伤的有效途径。UCLA 研究团队提出了"在器官血管重建决定性阶段以调节性肝脏再灌注调控缺血再灌注损伤"的全新理念。这种方法的目的是通过在压力、温度和流量控制的环境下使用富集底物、去白细胞、氧饱和灌注液培养缺血性肝细胞，让缺乏免疫力的细胞在供肝血管重建时具备抵抗温血再灌注损伤的能力。在猪模型中，假设术中血流循环稳定、肝细胞功能正常、长时间热缺血后成活率提高，试验结果显示调节肝脏再灌注可以减轻缺血再灌注损伤。这种全新的方法对临床肝脏移植手术和边缘供肝移植来说有着直接适用性。

## 肝脏缺血再灌注损伤临床移植试验

之前研究人员发现，重组超氧化物歧化酶有助于

**表 105-1　最大限度减轻已故供体肝移植过程中肝脏缺血再灌注损伤的随机对照试验**

| 作者 | 药理学干预 | 机制（安慰剂/研究用药） | 患者数量 | 干预组发现 |
|---|---|---|---|---|
| Klein 等人 | 阻断前使用依前列醇（静脉推注 500 µg） | 肝窦血灌注的改善效果 | 53/53 | ↓术后使用 AST 和 ALT |
| Bogetti 等人 | 无肝期使用抗胸腺细胞球蛋白（1.5 mg/kg）+ 术后 2 支 | 抑制炎性免疫反应 | 11/11 | ↓术后使用 AST 和胆红素，改善移植初期供肾功能 |
| Khan 等人 | 静脉注射 N-乙酰半胱氨酸 + 供肝门静脉冲洗液 | 抗氧化肝细胞保护 | 9/9 | 对肝脏缺血再灌注损伤或急性排斥反应没有保护效果 |
| Luntz | HEGPOL（甘氨酸）——为肝移植受者注射多支静脉注射药物 | ↓库普弗细胞活化 | 65/65 | 试验已完成，尚未公布试验结果 |
| Baskin-Bey 等人 | 为器官保存液和受者注射 IDN-6556 | 泛半胱氨酸蛋白酶抑制剂的抑制作用（细胞凋亡）（安慰剂） | 23（安慰剂）、23/27/26 | ↓细胞凋亡，↓在保存液和冲洗液中添加试验药物的试验组肝损伤程度 |
| Lang 等人 | 在肝移植过程中吸入一氧化氮（80 ppm） | 内源性一氧化氮产生量下调 | 10/10 | ↓术后使用 AST；↓肝细胞凋亡，肝功能改善 |
| Kotsch 等人 | 在器官恢复前对供体静脉注射甲泼尼龙 | 抑制炎性免疫反应 | 50/50 | ↓术后使用 AST；↓血清细胞因子水平，改善生物标记，↓急性排斥反应发生率 |
| Hilmi 等人 | 对肝移植患者使用 n-乙酰半胱氨酸（12 支） | 抗氧化/还原型谷胱甘肽介导的肝细胞保护 | 50/50 | 对肝、肾损伤没有影响或部分患者无↑GSH 水平（NAC 剂量不够或时间不足？） |
| Kristo 等人 | 术中门静脉器官输注他克莫司 | 抑制炎性免疫反应 | 13/13 | 尽管↓全基因组免疫反应和炎症，但对早期供肝功能无影响。 |
| Busuttil 等人 | 移植前供肝和受者治疗 | 白细胞黏附级联反应阻断 | 24/23 | ↓术后对高 DRI 组使用 AST；使用 rPSGL-Ig 后生物标记改善（IL-10、IP-10） |

ALT，丙氨酸转氨酶；AST，天冬氨酸转氨酶；DRI，捐赠风险指数；GSH，还原型谷胱甘肽；IL-10，白介素-10；IP-10，γ 干扰素诱导蛋白-10；rPSGL-Ig，重组 P 选择蛋白糖蛋白配体免疫球蛋白。

减轻尸体肾移植受体自由基介导的缺血再灌注内皮细胞损伤及急慢性排斥反应，但到目前这一领域的研究进展仍未见起色。无论是器官预处理还是后处理都可能会造成靶向器官缺血再灌注损伤。预处理是移植前供体或供肝的药理学干预，而后处理则是在将移植器官移植到受体体内并进行再灌注时使用的药理学干预。虽说动物模型试验结果显示，许多药剂都可缓解肝脏缺血再灌注损伤，但肝移植（表105-1）临床随机对照试验只对少数药剂进行了测试。

供肝恢复之前为供体全身性注射前列环素 $I_2$（依前列醇）加强了早期肝窦血灌注效果，并减小了肝移植后缺血再灌注损伤导致的肝细胞酶激增幅度，恰恰与前列腺素对啮齿动物肝脏缺血再灌注损伤具有的细胞保护作用相呼应。关于适应性先天免疫系统主要致病作用的研究成果现已得到证实，因此向 T 细胞注射免疫抑制药会成为抑制由脑死亡和缺血再灌注诱导的炎症反应的有效方法。举个例子，对脑死亡供体持续大量使用甲泼尼龙治疗，可以降低肝脏缺血再灌注损伤，并降低急性排斥反应的发生率。这项研究依据的基本原理是增强脑死亡供体的免疫力激活，而脑死亡供体会触发缺血再灌注介导的肝脏炎症和损伤。使用甲泼尼龙对供肝进行预处理不仅可以降低血清 IL-2 和 IL-6、单核细胞趋化蛋白-1（MCP-1）、TNF-α 及 CXCL10［γ 干扰素诱导蛋白-10（IP-10）］水平，而且还能下调巨噬细胞隔离表达及 Ⅱ 类主要组织相容性复合物、FasL、TNF-α、CXCL10 和细胞间黏附因子-1（ICAM-1）在移植器官部位的表达量。

根据来自肾移植患者的支撑数据，研究人员对尸体肝移植中抗胸腺细胞球蛋白对于缺血再灌注损伤的作用进行了研究。鉴于无肝期内和术后短期内抗胸腺细胞球蛋白的诱导作用，通过改善移植初期供肝功能和减轻肝细胞损伤的方式可将损伤更严重的供肝移植到受者体内。这是缺血再灌注损伤免疫级联反应中黏着级联反应阻断、$\beta_2$ 整联蛋白表达下降及已激活 $CD4^+$ T 淋巴细胞耗竭的结果。上述研究证明,供受体综合免疫抑制治疗比供受体各自独立的免疫抑制治疗能更有效地抑制肝移植患者缺血再灌注损伤。

半胱氨酸蛋白酶活化参与了肝细胞凋亡启动和执行阶段,因此肝移植原发性无功能发生率最低的医疗中心针对少数患者采用了缺血再灌注肝损伤主要效应机制药物——泛半胱胺酸蛋白酶抑制剂 IDN-6556。虽说肝移植过程中向低温保存液和冲洗液中注入 IDN-6556 可以局部抑制缺血再灌注介导的细胞凋亡和早期阶段的肝细胞损伤,但辅助静脉注射 IDN-6556 则会消除器官使用 IDN-6556 产生的有益效应。实际上,半胱天冬酶活化抑制剂会阻止中性粒细胞凋亡,因此就可以延长和(或)加剧局部炎症反应。

UCLA 研究团队是使用细胞黏附级联反应减轻肝移植患者移植肝脏缺血再灌注损伤这一概念的鼻祖。相对于使用免疫抑制剂,选择蛋白拮抗物属于重组 P 选择蛋白糖蛋白配体免疫球蛋白(rPSGL-Ig),可用于阻止已激活血小板和内皮上的白细胞启动阻抑效应。在试验环境下 rPSGL-Ig 确实能够有效抑制器官缺血再灌注损伤。最近已故供体肝移植患者随机对照临床试验结果显示,假设同时使用静脉推注与移植前同种异体移植器官体外治疗,那么 P 选择蛋白糖蛋白配体黏附分子拮抗剂能增强早期肝细胞功能。这里值得注意的是,rPSGL-Ig 治疗方法尤其适用于已接受风险指数高于统计平均值的供肝的受者,可改善天冬氨酸转氨酶水平使其趋于正常化,还可降低 CXCL10 水平,同时提高免疫调节性 IL-10 的水平。上述临床研究成果证明了改善后细胞黏附的功效,相比免疫抑制治疗方法,前者能通过调控试验肝脏缺血再灌注损伤中标志性生物标记 CXCL10 和 IL-10 减轻边缘性供肝缺血再灌注介导的肝细胞损伤。

另一个有着重要意义的治疗方法是注射一氧化氮,试验证明,对于再灌注前后分别注射一氧化氮的患者来说,不仅降低了肝细胞凋亡,而且还重建了供肝功能,并且未对患者肝炎性生物标记产生影响。目前,美国有 3 项正在进行中的评估在肝移植过程中注射一氧化氮的保护效果的随机对照试验(NCT01172691、

NCT00948194、NCT00582010)。

表 105-1 还列出了未能改善肝脏缺血再灌注损伤的随机对照试验。虽说使用钙调磷酸酶抑制剂的确可以降低小型动物试验器官的缺血再灌注损伤,术中使用他克莫司灌注门静脉供体器官尽管降低了全基因组的免疫反应和局部炎症,但也不会对肝移植患者早期的供肝功能产生影响。同样,目前至少有两项将 n-乙酰半胱氨酸(NAC)用作供体器官清洗液和移植后保养液的抗氧化随机对照试验结果不够理想,原因可能是部分接受 NAC 治疗的患者体内还原型谷胱甘肽水平上升不足。我们还需要开展更深层的研究工作,通过更恰当的剂量范围和更广泛的患者群体建立无论是用作供体器官清洗液还是移植后保养液都能有效移植已故供肝移植过程中的缺血再灌注损伤的治疗方法。目前,挑战依然严峻,我们的当前任务是确定目前试验用的动物模型对肝移植患者治疗来说有多大意义,同时我们对人类肝脏缺血再灌注病理生理学的了解仍相对比较匮乏。

## 结论

截止到目前,器官移植仍面临诸多问题,其中一个主要问题是不断增加的受体人数与相对稳定的供体器官数之间的缺口越来越大。虽然 1988—2011 年接受肝移植的患者数量增加了 3.7 倍,但等待移植的患者人数增加了 15 倍,并且许多患者在等待器官配型的过程中死亡。可用于移植的供肝数量不断减少,其最主要原因是缺血再灌注损伤综合征(即在器官摘取及后续移植前阶段造成局部组织损伤)。肝脏缺血再灌注损伤发病机制涉及细胞免疫活化、细胞保护功能及免疫调节等效应机制。虽说它们在不同类型的肝细胞中发挥着不同的作用,但这些过程会以串联和合成方式或反作用形式发挥作用。为此,应巩固并高度调节分子目标位点间相互作用的综合性网络,同时在多数情况下可以灵活地作用于不同类型的细胞或组织。因此,通过对肝脏缺血再灌注损伤临床相关动物模型中适应性先天免疫交叉调节进行详细分析,为相对急需的新型药剂提供理论基础,填补目前临床治疗的空白。但是,我们要将现有经验从实验阶段转化成最终产品还需要付出巨大的努力,不断提高供体器官的质量,拯救患者生命,优化患者移植效果,最终促进临床肝移植的全面繁荣。

## 要点和注意事项

- 因器官获取和保存（即缺血再灌注损伤）产生的细胞损伤会对肝移植效果产生负面影响。

- 缺血再灌注损伤是肝移植原发性无功能的主要风险要素，通常会导致急性排斥反应，并且也是供体器官短缺的一个诱因。

- 来自年龄较大供体、脂肪变性供体或无心跳供体的供肝属于扩大标准供体（ECD）的供肝，特别容易受缺血再灌注病理学条件影响。

- 目前我们对人类肝脏缺血再灌注损伤的病理生理学的认知仍相对比较匮乏。

- 肝脏缺血再灌注损伤是先天免疫局部促炎反应。

- 多种类型的模式识别受体以不同的细胞类型在不同疾病阶段参与缺血再灌注诱导的肝脏免疫活化，比如 Toll 样受体（TLR-4）/TLR-9 和炎症。

- 不同的 T 细胞亚群通过正向和负向协同刺激通路参与缺血再灌注诱导的先天免疫反应。

- 大型动物调节性肝脏再灌注研究会推动 ECD 供肝和心脏死亡捐献供肝成功用于临床用途。

- 早期临床研究成果表明改良后抗细胞黏附疗法对于改善人体肝移植中的缺血再灌注损伤肝细胞损伤的有效性，此过程中涉及试验肝脏缺血再灌注损伤中标志性生物标记 CXCL10 和 IL-10 的调节。

# 第 106 章

# 边缘性供肝复苏体外灌注研究

## Extracorporeal Perfusion for Resuscitation of Marginal Grafts

Amelia J. Hessheimer • Constantino Fondevila • Juan Carlos García-Valdecasas
张 明•译

### 章节纲要

器官保存和机械灌注的原理

机械灌注在实体器官移植中的应用历史

原位再循环

低温供肝体外灌注

低温肝机械灌注采用的保存液

肝脏低温机械灌注研究

小型动物试验研究

大型动物和人体研究

肝脏低温机械灌注研究综述及其局限性

肝脏亚常温体外灌注

肝脏常温体外灌注

未来研究展望

### 器官保存和机械灌注的原理

器官血流中断是器官移植过程中无法避免的一个环节。即使供受者的整个捐受流程协调得再完美，也难免会出现缺血期。随着代谢底物储存量逐渐减少，相继出现三磷酸腺苷（ATP）耗竭，钠在细胞内聚积，最终导致跨膜电化学梯度消失。继而是肝内细胞肿胀，然后导致窦腔缩小和肝微脉管系统损伤。此外，缺氧还会触发代谢方式从有氧代谢向厌氧代谢转换，并促进乳酸发展。严重的乳酸性酸中毒激活磷脂酶和蛋白酶，最终导致细胞损伤乃至死亡（图 106-1）。

常用的冷藏器官保存方法可以抑制缺血阶段的细胞代谢和代谢酶分解。由于器官的保存温度会降到 4 ℃左右，在这样的温度条件下分子运动变缓，同

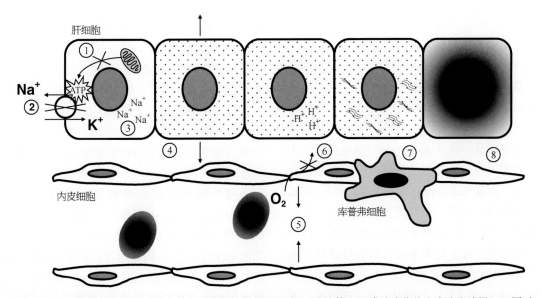

**图 106-1** 肝脏缺血过程发生的事件。随着细胞供氧量的减少，线粒体上三磷酸腺苷的生成速度减慢（1），同时跨膜钠钾交换泵停止工作（2）。随后钠在细胞内聚积（3），同时出现肝细胞水肿（4）。细胞水肿导致窦腔缩小（5），进而造成肝微脉管系统淤血。细胞代谢方式转化为厌氧代谢（6），继而造成乳酸聚积。聚积到一定程度会造成乳酸性酸中毒，然后乳酸性酸中毒不断加剧，激活磷脂酶和细胞保护作用（7），最终导致细胞死亡（8）

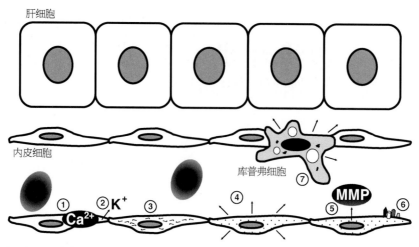

**图 106-2** 肝脏低温过程发生的事件。在低温条件下,首先会损伤肝血窦内壁上的细胞。在肝窦内皮细胞中,光面内质网钙泵——钙离子-三磷酸腺苷酶功能障碍导致钙离子流出进入细胞质(1),而钾离子向外渗出(2)。钙浓度升高激活可解聚肌动蛋白应力纤维(3)的磷脂酶和蛋白酶,继而导致细胞变圆(4)。肌动蛋白解聚加快基质金属蛋白酶(MMP)的释放速度(5),并增强细胞黏附分子在细胞质外膜上的表达(6)。此外,低温还激活库普弗细胞,继而使细胞进一步变圆,形成空泡,呈现细胞内密度表观,以及细胞表面变化(7)

时还能抑制有害化学反应。但是由于低温并不会完全遏制器官的代谢活动,因此在低温保存过程中仍会产生由缺血触发的级联反应。虽然反应的速度相对较慢,但还是会对器官细胞造成进行性损伤。此外,用冷藏法保存器官时,环境温度骤降至接近凝固温度会造成内皮细胞中的阳离子调节功能异常,但这一过程与细胞缺血无关。游离钙浓度的增加会激活胞内蛋白酶和磷脂酶,导致肌动蛋白解聚,内皮细胞变圆。此外,还会释放出基质金属蛋白酶,同时细胞黏附分子表达在内皮细胞表面。此外,在低温条件下肝内固有巨噬细胞——库普弗细胞会被激活(图106-2)。虽然为了抑制缺血和低温带来的有害影响专门设计了专用保存方案,但对这些过程的抑制作用有限。

抛开缺点不谈,实际上静态低温储存本身可以说是一种既简单、便利又经济的器官保存方式。假如器官保存时间相对较短(<12小时),那么低温储存对于大多数标准质量供肝来说足矣,同时这也是迄今为止能对各种程度临床肝移植供肝进行有效离体保存的唯一方式。但是如果要保存的是边缘性供肝,那么单独使用低温储存法就无法满足保存需求了。年纪较大供体、脂肪变性供体、循环死亡捐献供体的供肝早期及远期并发症发生概率非常高就恰恰说明了这一点。此外,假如可移植供肝需求增长,但理想器官的供者数量减少,那么在这种情况下再一味地坚持不使用边缘移植供肝就不可取了。

静态低温保存是单纯为了减慢缺血时器官的退化速度,而机械灌注却恰恰相反,它是为了不间断供应代谢底物,降低有毒代谢产物,并且在移植前切实地恢复供肝质量。此外,还可以借助机械灌注即时评估器官活力,而且还可以在对受者进行体内再灌注前使用细胞保护和免疫调节底物对供肝进行干预和治疗。

## 机械灌注在实体器官移植中的应用历史

器官隔离灌注是一个比移植出现得更早的概念。早在20世纪初到中期,研究人员就对作为隔离维持原位和体外器官功能方式的常温灌注进行了研究。而最早的临床移植实践要追溯到20世纪60年代,但同时关于器官保存方法的关注点也从常温保存转变为低温保存,尤以供肾保存为主。持续灌注冷却氧合血或血浆成为早期最有效的体外供肾保存方法。

但后来机械灌注器官保存方法逐渐走下"神坛"。人类第一例肝移植手术使用的是DCD供体供肝,但1968年哈佛大学医学院特设委员会提出了不可逆性昏迷的概念,这也是人类历史上首次允许对捐献时虽保留完整循环功能但从神经学角度已判定死亡(DND)的供体器官进行恢复。相对DCD供体器官,DND供体器官不存在热缺血损伤的问题,并且一般功能运作效果更佳,因此也没有必要再使用离体机械灌注对器官进行保存。静态低温保存液在成分和功能方面也都取得了长足进步,能够让器官在24小时甚至更长的时间内保持充足的活力;20世纪70~80年代开展的多项研究结果都证明,与静态低温保存液保存相比,机械灌注保存法几乎没有优势可言。

但在过去 20 年,供体呈现年龄越来越大、健康程度越来越低的总体趋势。鉴于当代医学对外伤性脑损伤患者治疗水平不断提高,基于神经学标准宣布死亡的供体越来越少。相反,目前人为撤除生命支持促发心脏停搏的案例却越来越多,这也促使原来相对有条不紊进行的器官捐献过程转变成了紧急快速冷却器官过程,并使用所谓超速恢复器官技术。同时,虽然我们已尽量去抑制这类供肝出现的缺血损伤,但就算是采用目前最先进的保存方法也难以充分保持供肝的活力。供肝功能障碍会增加整体移植成本,同时还会极大增加受者的发病率和致死率,这也是目前使用边缘性供肝面临的一个严峻的问题。鉴于上述现状,再加之近年来器官保存技术的飞速发展,同时机械设备越来越轻便,毫无疑问实体器官移植机械灌注技术就这样再次被推到了风口浪尖。

## 原位再循环

我们在介绍离体机械灌注作为边缘性供肝复苏的一个方法之前,首先要简单介绍一下原位腹部脏器局部灌注(RP)领域的经验带给我们哪些启发。局部灌注与因心搏停止而无法在评估和恢复过程中对器官进行灌注和充氧的 DCD 过程密不可分。假如在这种情况下不采用局部灌注,就会造成热缺血时间过长。

局部灌注通过心肺转流术或体外膜式氧合技术为载体来实现。低温局部灌注可用于保存马斯特里赫特Ⅲ类 DCD 供体(人为撤除生命支持引发心搏停止),主要用于恢复肾和胰腺的功能,有时也可用于恢复移植用的供肝。但是,这种方法的应用效果不够稳定,在部分样本系列中,移植肾功能延迟恢复率仍相对较高。此外,西班牙拉科鲁尼亚研究团队对马斯特里赫特Ⅱ类 DCD 移植肝样本系列进行了阐述(因意外心搏停止无法复苏而宣布死亡的供体),并在试验中采用包括低温和常温局部灌注法在内的不同方法对潜在供体进行保存。

自 20 世纪中叶开始,我们的巴塞罗那研究团队就对常温供肝灌注展开了持续研究。其间,我们围绕"使用常温局部灌注法改善前期产生热缺血损伤的猪肝细胞能量负荷和移植后功能"这一课题开展了几项无前人经验可循的突破性研究工作,我们的研究成果证明了这种情况下常温局部灌注相比全身冷却的优越性。此外,常温局部灌注之所以具备恢复作用是因为它能够将心搏停止期转化成缺血预处理期。2002

年,我们将常温局部灌注处理的马斯特里赫特Ⅱ类 DCD 人体供肝的临床前经验用于临床实践中,并提出了肝移植方案。此后,我们又开展了近 40 项同类移植手术,常温局部灌注无可争议地成为原位 DCD 供肝保存的"金标准"。尽管如此,我们通过观察发现,虽然潜在供体的数量在逐年递增,但马斯特里赫特Ⅱ类 DCD 肝移植的适用性却相对较低,因为在移植前需要使用类似于机械灌注这样更先进的体外器官保存方式进行保存。

此外,还有两个研究团队也阐述了他们使用常温局部灌注保存 DCD 供体器官的试验结果。自 2000 年开始,密歇根大学就开始采用常温局部灌注法保存马斯特里赫特Ⅲ类 DCD 供体器官,同时还阐述了这一前提下肾移植、部分肝移植和胰腺移植的试验结果;而法国巴黎圣路易斯医院近几年才开始使用常温局部灌注法保存马斯特里赫特Ⅰ类(医院外心搏停止并宣布死亡)和马斯特里赫特Ⅱ类 DCD 供体器官。截止到目前,器官移植仍以肾移植为主,但随着常温 DCD 局部灌注经验的增加,将来可移植肝脏资源也会越来越多。

## 低温供肝体外灌注

实体器官移植过程中使用低温机械灌注(HMP)的理论依据是在保持适量的氧气和其他代谢前体供应及与低温条件相符的低灌注流的前提下通过电子传递链持续产生能量的过程。低温机械灌注过程中生成的 ATP 有助于重建细胞的自动调节功能,并防止线粒体衰竭。低温机械灌注的主要优势就在于能改善线粒体状态,只有储氧细胞器官功能一切正常,细胞才能更有效地应对供肝再灌注时发生的氧爆作用。

总的来讲,低温机械灌注是一种操作起来相对比较简单的器官保存方式。温度交换器操作上跟融冰技术一样简单,运行时无需独立模块和能量来源。另外,这种方法对灌注液中的氧载体没有特别要求,这是因为低温条件下需氧量会大幅降低。最后,4~10℃温度范围内产生细菌生长并造成移植物传染的可能性很低。

### 低温肝机械灌注采用的保存液

低温肝机械灌注使用的灌注液中的许多基本成分跟静态冷藏溶液相同。通常都会包含胶体和非透膜体,分别用于保护血管内和细胞功能区隔,另外还包括缓冲液、电解质和抗氧化物。此外,低温机械灌

**表106-1 肝脏低温机械灌注最常用灌注液成分一览表**

| | Polysol | UW-CSS | UW-MPS | Vasosol |
|---|---|---|---|---|
| **胶体** | | | | |
| HES(g/L) | — | 50 | 50 | 50 |
| PEG(g/L) | 10 | — | — | — |
| **非透膜体** | | | | |
| 葡糖酸盐(mmol/L) | 10 | — | 90 | 90 |
| 葡萄糖(mmol/L) | 16 | — | 10 | 10 |
| 乳糖酸(mmol/L) | — | 100 | — | — |
| 甘露醇(mmol/L) | — | — | — | 30 |
| 棉籽糖(mmol/L) | — | 30 | 30 | — |
| **缓冲液** | | | | |
| 重碳酸盐(mmol/L) | 25 | — | — | — |
| 羟乙基哌嗪乙硫磺酸(mmol/L) | 10 | — | 10 | 10 |
| 磷酸盐(mmol/L) | 0.8 | 25 | 25 | 25 |
| 硫酸盐(mmol/L) | 4 | 5 | — | — |
| **电解质** | | | | |
| 钙(mmol/L) | 2 | — | 0.5 | 0.5 |
| 氯化物(mmol/L) | 109 | — | 1 | 1 |
| 镁(mmol/L) | 14 | 5 | 5 | 5 |
| 钾(mmol/L) | 5 | 120 | 25 | 28 |
| 钠(mmol/L) | 135 | 25 | 100 | 110 |
| **代谢底物** | | | | |
| 酮戊二酸(mg/L) | — | — | — | 10 |
| 腺嘌呤(mmol/L) | 5 | — | 1 | 5 |
| 腺苷酸(mmol/L) | 5 | 5 | 5 | — |
| 氨基酸(mmol/L) | 11 | — | — | — |
| 左旋精胺酸(mmol/L) | — | — | — | 10 |
| 丙酮酸盐(mmol/L) | 0.2 | — | — | — |
| 核糖(mmol/L) | — | — | 5 | 5 |
| 维生素(mmol/L) | 0.15 | — | — | — |
| **抗氧化剂** | | | | |
| 别嘌醇(mmol/L) | 1 | 1 | 1 | — |
| 谷胱甘肽(mmol/L) | 3 | 3 | 3 | — |
| NAC(mg/L) | — | — | — | 2 |
| **血管扩张剂** | | | | |
| NTG(mg/L) | — | — | — | 10 |
| $PGE_1$(mg/L) | — | — | — | 0.001 |
| **其他添加剂** | | | | |
| 酚红(mmol/L) | 0.7 | — | — | — |

HEPES,4-(2-羟乙基)-1-哌嗪乙烷磺酸半钠盐;HES,羟乙基淀粉;NAC,n-乙酰半胱氨酸;NTG,硝酸甘油;PEG,聚乙二醇;$PGE_1$,前列腺素 $E_1$;UW-CSS,威斯康星大学冷藏溶液;UW-MPS,威斯康星大学机械灌注溶液。

注液通常包含多种代谢底物,有的还含有血管扩充剂(表106-1)。

威斯康星大学机械灌注溶液(UW-MPS),也被称为 UW-葡糖酸盐溶液、贝尔泽 UW 溶液或贝尔泽机械灌注溶液,实际上这是一种基于经过提纯处理的羟乙基淀粉(HES)喷他淀粉片段的合成灌注液。这与威斯康星大学器官冷藏溶液(UW-CSS)的成分类似,但是前者以葡糖酸盐作为非透膜体,而后者则以乳糖醛酸盐作为非透膜体;另外,前者测定的是细胞外钠钾比,而后者测定的则是细胞内钠钾比。UW-MPS 溶液通常用于临床供肾和供肝低温机械灌注试验中。纽约哥伦比亚大学研究团队在移植前采用跟 UW-MPS 溶液非常相似的 Vasosol 溶液对人体供肝进行低温灌注。Vasosol 溶液含有一氧化氮供体及其他血管扩充剂，而其他成分跟 UW-MPS 溶液大致相同。

虽然目前这类溶液的用途非常广泛，但它们也都延续了 HES 溶液高黏度的固有缺陷，容易导致窦状腺剪切应激。此外，使用 HES 溶液还会造成红细胞不断汇聚。为了避免这类效应，有的研究团队转而使用改良型无淀粉 UW-MPS 溶液进行低温肝机械灌注。但是，若使用不含胶体的灌注液进行低温机械灌注，可能会造成极其严重的移植器官水肿，并且还会极大地缩短保存时间。此外，阿姆斯特丹研究团队研发出了 Polysol 溶液，这实际上是一种基于聚乙二醇的无淀粉灌注液。聚乙二醇跟 HES 一样会产生胶体渗透压，但黏度没那么大，因此可降低肝血窦剪切应激。体外低温机械灌注试验结果显示，相比使用 UW-MPS 溶液，使用 Polysol 溶液灌注后可加强胆汁分泌，减少组织水肿，并增加移植器官再灌注转氨酶分泌。

### 肝脏低温机械灌注研究

#### 小型动物试验研究

大量研究文献都阐述了低温机械灌注的有益效果，但绝大多数研究都是以小型动物（小鼠）为试验对象开展的，并且在试验中都以肝脏隔离灌注替代器官体外再灌注。肝脏隔离灌注是一个研究肝脏活力和新陈代谢功能的常用方法，但是这种方法也存在着明显的缺陷。再灌注时间限制在 90~120 分钟，一般使用 Krebs Henseleit 缓冲液灌注，而不是使用血液或血液制剂。匹兹堡大学通过试验结果证明了研究肝脏低温机械灌注时使用肝脏隔离灌注替代存在的缺陷；在他们开展的试验中，首先将鼠肝分为静态冷藏组和低温机械灌注组，使用 UW 溶液保存 24 小时；然后分别进行隔离再灌注和移植术中再灌注。这项研究还得出了一个重大发现，离体再灌注结果表明低温机械灌注保存的供肝相对静态冷藏保存的供肝能更有效地恢复肝内 ATP，但低温机械灌注保存的供肝在移植后很短时间内就能恢复功能（约 30 分钟）。而另一方面，静态冷藏保存的供肝约需 2 日甚至更长时间才能恢复全部功能。

另外，也有研究团队基于大鼠模型开展了肝脏低温机械灌注移植研究。20 世纪 80 年代，英国牛津大学以 Calne 博士为首的研究团队先将正常鼠肝用低温机械灌注法保存 48 小时，然后再进行移植。在 7~10 ℃ 的温度条件下进行灌注，同时采用载氧灌洗液。他们的这种方法使移植受者长期存活成为可能，

但没有与冷藏供肝的移植效果进行对比。此外，还有两个研究团队通过模拟临床 DCD 条件对使用低温机械灌注法恢复前期产生热缺血损伤的鼠肝的移植效果进行了研究。Lee 等对心搏停止 30 分钟后分别冷藏保存 5 小时和使用改良型无淀粉 UW-MPS 低温机械灌注法保存 5 小时的鼠肝进行了移植。试验结果表明，灌注保存的供肝成活率大大高于静态冷藏供肝。苏黎世大学 Dutkowski 等对使用低温机械灌注抑制终末期缺血并提高 DCD 供肝活力进行了研究。采用心搏停止间隔分别为 45 分钟、90 分钟或 120 分钟的鼠肝；冷藏 5 小时或使用改良型无淀粉 UW-MPS 溶液冷藏 5 小时附加 1 小时氧合低温机械灌注；然后分别进行移植。心搏停止间隔 45 分钟和 90 分钟的鼠肝，不管是否采用低温机械灌注，移植后的存活率相同。心搏停止间隔 120 分钟的鼠肝，未进行低温机械灌注的供肝受者移植后 2~4 小时死亡，而移植了以低温机械灌注保存的供肝受者存活时间稍长，但也在移植后 24 小时内死亡。

虽然下面要介绍的这两项研究不属于移植模型，但其使用鼠肝开展的深入研究进一步阐明了低温肝脏灌注可能存在的有害后果。第一项，Jain 等在低灌流量和低压力（门静脉 2~3 mmHg）的条件下使用改良型无淀粉 UW-MPS 溶液进行 24 小时低温机械灌注，其间采用活体镜检法进行观察，结果发现器官内呈异质性流型，同时因内皮细胞形态变化导致的肝窦灌注流阻塞出现红细胞淤滞区域。同样，Xu 等对在低流量和低压力条件下使用改良型无淀粉 UW-MPS 溶液低温机械灌注 24 小时与冷藏 24 小时的结果进行了对比。研究人员在对低温机械灌注保存的供肝进行研究的时候证明了这种保存方法能更有效地保护肝细胞，但同时也会大幅提高内皮细胞对蛋白的通透性，降低透明质酸吸收效率，借助光学显微镜还可发现肝窦显著扩张，以上这些发现恰恰与这类供肝肝窦内皮细胞损伤加剧的表现相符。

#### 大型动物和人体研究

若说小型动物模型提供了一些初步见解，那么大型动物和小规模人体试验则是为实现将肝脏低温机械灌注用于更广泛的临床用途的期望提供了更有力的支撑数据。

最初，通过低温机械灌注保存犬肝和猪肝的试验是非常可行的研究范式。1972 年，Calne 等人在低温条件下使用"喷射"技术对正常猪肝进行灌注：在灌注压力为 40~60 mmHg 的条件下每隔 5 分钟用 15 秒时间喷射剂量为 20 ml 的等离子体基溶液。这项技

术的有效肝脏保存时间最长可达 17 小时,采用这类肝脏的受者可长期存活。此外,1990 年,威斯康星大学研究团队使用低温机械灌注保存健康犬肝。试验报告指出,采用跟 UW-MPS 溶液成分相似而钠钾比正好相反的葡糖酸盐灌注液低温机械灌注 72 小时后移植后存活率可达到 88%。

但是近年关于低温机械灌注的研究项目越来越多,因此关于这一模式的观点也变得越来越混杂。纽约哥伦比亚大学研究团队阐述了 3 项猪肝移植试验结果,他们在 2010 年首次使用了采用低温机械灌注体外保存的人体供肝系列。在人体试验中,移植前首先使用 Vasosol 灌注液对正常肝脏持续灌注 7 小时。相比采用冷藏方式保存的历史对照组供肝,低温机械灌注保存的供肝增强了肝脏活力标记,缩短了住院时间,但移植后效果的主要衡量参数并未发现明显差异。此外,苏黎世研究团队公布了一项关于在 DCD 肝移植临床相关模型中使用低温机械灌注的试验报告。首先猪肝心搏停止 60 分钟后,一组冷藏 7 小时,一组冷藏 6 小时,使用改良型无淀粉 UW-MPS 溶液低温灌注和氧合,时间不超过 1 小时。虽说采用低温机械灌注有可能会改善 DCD 供肝的肝细胞保存和能量状态,但最终成活率却很低:所有受体猪全部死亡或者需在术后第 1 日实施安乐死。

鲁汶研究团队发表了几篇关于使用低温机械灌注保存猪肝的试验报告。在第 1 次试验中,他们使用 UW-MPS 溶液对体外猪肝持续低温机械灌注保存 24 小时。结果发现,门静脉血管阻力在低温机械灌注过程中没有发生变化,同时组织观察发现,保存阶段末期的组织片段样本相对比较正常,只是窦状腺存在变宽迹象。鉴于此次理想的试验结果,他们接着开展了第 2 次试验,本次试验他们采用的是功能正常的供肝,并在摘取后移植前使用两种不同的溶液持续低温机械灌注 4 小时。本次使用的溶液是 EKPS-1 溶液(添加了胰岛素、抗氧化剂、氨基酸及其他代谢底物的 UW-MPS 溶液)和基于甘油的专用溶液 Aqix RS-1。使用两种不同溶液保存的供肝 3 日后的受者成活率都是 33%,但使用 EKPS-1 灌注的供肝中透明质酸和肿瘤坏死因子含量非常高。透明质酸是内皮细胞完整性的标志物,而肿瘤坏死因子则主要是由库普弗细胞等肝内巨噬细胞释放的产物。紧接着,研究人员又开展了第 3 次试验,在这次试验中,他们通过猪肝移植模型对低温机械灌注体外保存 4 小时与静态冷藏 4 小时的结果进行了对比。低温机械灌注采用了 UW-MPS 灌注液,同时对灌注压力进行了控制,肝

动脉和门静脉的灌注压力分别保持在 30 mmHg 和 7 mmHg。3 日跟进观察显示,低温机械灌注保存的供肝成活率只有 13%,而冷藏保存的供肝成活率则达到 83%。值得注意的是,再灌注后各组的 AST 水平没有差别,但低温机械灌注保存的供肝中透明质酸和肿瘤坏死因子水平明显高于冷藏保存的供肝。

最后,我们的研究团队开展了猪模型临床前试验,在此过程中我们对 DCD 肝移植中离体阶段低温机械灌注和冷藏保存供肝的效果进行了对比。采用前期热缺血 90 分钟的供肝,分成两组,一组用 UW-CSS 溶液冷藏 4 小时,另一组用 UW-MPS 溶液低温机械灌注 4 小时,然后分别进行移植。低温机械灌注采用了灌注压力控制,相当于生理常值的 25%(肝动脉为 30/20 mmHg,门静脉为 4 mmHg)。移植后 5 日供肝的存活率,冷藏保存供肝为 0,低温机械灌注为 20%。再灌注后,发现相对冷藏保存组,低温机械灌注组供肝的肝细胞损伤和肝功能都有一定的改善。但同时还发现,低温机械灌注供肝再灌注后会加剧内皮细胞损伤,同时提高肿瘤坏死因子水平。此外,24~48 小时内会造成进行性损害,最终除了一个受体猪外其他全部死亡。

### 肝脏低温机械灌注研究综述及其局限性

表 106-2 概括总结了迄今为止人类借助大型动物和人体开展的肝脏低温机械灌注移植试验及其试验结果。氧合低温机械灌注有助于避免细胞缺血和缺氧,但有害的力学和低温应激反应仍存在。虽然一般来说低温机械灌注的确改善了肝细胞的状况,但仍会损伤脆弱的窦壁,门静脉在低温条件下产生的流量变化会引起异常剪切应激效应,并且非常容易损伤窦壁细胞。但降低灌流压就能最大限度地降低这种影响。但是使用 UW-MPS 溶液灌注的正常供肝试验显示,即使灌注压力降到生理指数的 25%,也会大量增加内皮细胞窗孔,加剧肝门区域细胞损伤,同时可能还会因压力过低导致供肝灌注不足。总的来讲,基于现有研究成果,低温机械灌注在将来肝移植手术中的临床应用仍充满未知。

## 肝脏亚常温体外灌注

近期研究人员通过多项试验研究得出的 4~37 ℃ 条件下的供肝保存数据吸引了广泛关注。Vairetti 等人分别在 4 ℃、8 ℃ 或 20 ℃ 的条件下使用添加了葡萄糖和乙酰半胱氨酸的克-汉二氏灌流液(Krebs-Henseleit solution)对脂肪变性鼠肝持续灌注 6 小时。

**表 106-2　大型动物和人体肝脏移植低温灌注应用研究**

| 研究团队 | 模型 | 流程 | 灌注溶液 | 氧气* | 温度(℃) | PVF | PVP(mmHg) | HAP(mmHg) | 存活率(时间) |
|---|---|---|---|---|---|---|---|---|---|
| 剑桥大学 | 猪肝 | 12~17.5 小时 "squirt" perfusion + Tx | | | | | | | |
| 威斯康星大学 | N=15 | 24 小时 HMP + Tx | 血浆蛋白组分† | 否 | 3~5 | N/A | 40~60 | N/A | 67%(1 周) |
| | 犬肝 | | | | | N/A | 16~18 | N/A | 100%(1 周) |
| | N=3 | 72 小时 HMP + Tx | 高钾‡溶液 | 否 | 5 | | | | 88%(1 周) |
| | N=8 | 24 小时 HMP + Tx | 高钾‡溶液 | 否 | | | | | 0 |
| | N=2 | 12 小时 HMP + Tx | UW-MPS 溶液 | 否 | | | | | (8 小时) |
| 哥伦比亚大学 | 猪肝 N=3 | | Vasosol | 否 | 3~6 | 0.7 ml/(min·g)§ | N/A | N/A | 100%(5 日) |
| 鲁汶研究团队 | 猪肝 | 4 小时 HMP + Tx | EKPS-1 溶液(改良型 UW-MPS 溶液) | 是 | 5~8 | 0.25 ml/(min·g) | 3~5 | 20 | 33%(3 日) |
| | N=6 | | | | | | | | |
| | N=3 | | | | | | | | 33%(3 日) |
| 苏黎世大学 | 猪肝 N=5 | 60 分钟 CA + 6 小时 CS + 1 小时 HMP + Tx | 改良型无淀粉 UW-MPS 溶液 | 是 | 4 | 0.2 ml/(min·g) | 3 | N/A | 0(1 日) |
| 哥伦比亚大学 | 人体供肝 N=20 | 3~7 小时 HMP + Tx | Vasosol | 否 | 4~8 | 0.7 ml/(min·g)§ | ≈3 | ≈5.5 | 100%(1 个月) |
| 鲁汶研究团队 | 猪肝 N=8 | 4 小时 HMP + Tx | UW-MPS | 是 | 4~6 | 600 ml/(min·g) | 7 | 30 | 25%(3 日) |
| 巴塞罗那研究团队 | 猪肝 N=5 | 90 分钟 CA + 4 小时 HMP + Tx | UW-MPS | 是 | 4 | ≈0.5 ml/(min·g) | 4 | 30/20 | 20%(5 日) |

\* 溶液借助膜式氧合器实现主动氧合。† 血浆蛋白组分,添加 K2HPO4(15 mmol/L),葡萄糖(250 mg/L),10% 的硫酸镁(5 ml),氢化可的松(250 mg/L)及氨苄西林(500 mg/L);滴定测量 pH 37℃时为 6.8。‡ 钠钾比相反的 UW-MPS 器官保存液。§ 按照门静脉和肝动脉进行分组。∥ Aqix RS-1(mmol/L)溶液除含有甘油胶质和葡萄糖非透膜体外,还含有缓冲液、电解质,代谢前体和胰岛素。
¶ 开始灌注。CA,心搏停止;CS,冷储藏;HAP,肝动脉压力;HMP,低温机械灌注;PVF,门静脉血流量;PVP,门静脉压力;T,温度;Tx,移植;UW-MPS,威斯康星大学机械灌注溶液。

研究人员观察发现,在 20 ℃时,相比供肝低温灌注,再灌注对细胞坏死和凋亡、能量储存、门静脉血管阻力及库普弗细胞活力均有明显改善。同样的,柏林研究团队指出,在 21 ℃条件下持续灌注 6 小时后 DCD 鼠肝的内皮保护作用、血管阻力及初期供肝功能都优于 4 ℃或 12 ℃的灌注效果。此外,这项试验还证明在 21 ℃条件下机械灌注保存的供肝的进步性氧债进一步增加,这就凸显了采用载氧能力充足的灌注液的重要性。最后,Tolboom 等人的最新试验中,分别将 DCD 鼠肝在 20 ℃、30 ℃或 37 ℃条件下冷藏 5 小时或机械灌注 5 小时,然后进行移植。机械灌注使用基于稀释红细胞的灌注液,所有采用机械灌注保存的供肝受者都存活了 1 个月以上。胆汁分泌是衡量肝功能是否正常的最佳指标,胆汁分泌量会随着温度的升高而增加,并且在 37 ℃条件下机械灌注保存的供肝的胆汁分泌达到最理想水平。综上所述,上述试验结果表明,在氧气和其他代谢底物储存充足的前提下,使用体外灌注对边缘性供肝进行复苏时温度越高效果越好。

## 肝脏常温体外灌注

肝移植中使用常温机械灌注的目的是为体外供肝重建其赖以生存的正常生理学环境,并预防出现缺氧和缺血的综合症状。在体外机械灌注法出现之初采用的就是常温灌注,但既要保证供氧充分又不会加剧血管损伤并防止形成血管内血栓和感染,这对当时的医疗条件来说真的是巨大的挑战。此后,一部分研究团队为了改进这项技术展开了艰苦卓绝的工作,目前正在借助人体试验不断摸索如何将它用于肝移植临床实践中来。

柏林研究团队首开先河,在猪心脏死亡肝移植模型中采用了常温机械灌注法。他们首先分别使用低温储存法和常温机械灌注法对热缺血 60 分钟的受损供肝离体保存 4 小时,然后对保存结果进行了对比。常温机械灌注是基于稀释肝素化血液和符合生理学标准的灌注压开展的,同时灌注仪器中还配置了一部集成性透析装置,用于去除毒素。移植结果显示,低温储存的供肝都无法正常发挥功能,而所有移植了常温机械灌注保存的供肝的受体存活时间都超过了 7 日。

随后,牛津大学研究团队发表了一系列关于探索常温机械灌注用于保存正常供肝和复苏边缘性供肝的应用潜力的试验结果。他们采用的试验仪器配有

一台离心泵和一个悬挂式储液容器,前者用于肝动脉高压灌注,后者则用于门静脉低压被动灌注;灌注液是添加了环前列腺素、牛磺胆酸和必需氨基酸的稀释肝素化血溶液。研究团队借助猪模型证明,在常温机械灌注后 72 小时内肝脏能有效维持生理电解质平衡、蛋白质合成作用及形态上正常的组织学特性。此外,他们还成功地移植了多例以常温机械灌注方法体外保存了 20 小时的猪供肝,包括前期发生 40 分钟热缺血的受损供肝。

为了增强原位常温灌注的有益效果,同时增加可用于移植的心脏死亡供肝数量,我们的研究团队通过模拟临床大型动物模型对常温局部灌注和机械灌注的使用顺序进行了研究。供体猪中摘取的供肝等待心搏停止 90 分钟,然后将它们分为 3 组:一组立即采用冷藏保存;一组常温局部灌注 60 分钟后再冷藏保存;一组 60 分钟常温局部灌注之后进行常温机械灌注保存。我们使用基于稀释肝素化血的灌注液和一台由两部离心泵构成的仪器进行常温机械灌注,两部离心泵的作用分别是为肝动脉和肝门静脉提供脉动和连续灌流。体外保存 4 小时后,将供肝移植到受者猪体内。再灌注后发现,冷藏保存的供肝的损伤和炎症标志物都大幅增加,并且全部呈现原发性无功能。但是常温局部灌注 60 分钟后的供肝中 83% 存活了 5 日,而先常温局部灌注后常温机械灌注保存的供肝存活率为 100%,并且相比常温再灌注和冷藏保存方式,大大改善了损伤、炎症和合成功能。总的来说,试验结果表明,虽然常温局部灌注能启动能量储存和细胞修复过程,但常温机械灌注能提供体外保存过程中边缘性供肝后续复苏必需的条件和底物。

当然,供肝常温机械灌注的临床应用仍存在一些问题。早期的非移植类研究指出,只要不在低温条件下,常温机械灌注就能对心脏死亡供肝起到保护作用,人们经常引用这些研究成果来列举常温机械灌注的缺陷。但是后来有研究证明,在 DCD 供肝修整培养过程中,45~60 分钟的短暂静态冷藏期对移植后供肝的功能不会产生负面影响。此外,虽说常温条件下细菌生长和供肝感染等问题不容忽视,但只要我们严格遵守常温灌流液无菌方案和广谱抗生素就能将污染风险降到最低。

最后,理论上来说胆管上皮细胞采用常温灌注比低温灌注的效果更佳。胆管问题,包括缺血性胆管病是 DCD 肝移植中最棘手的并发症之一,并且对中长期供肝存活率的影响最大。鉴于低温条件下的异常剪切应激问题,应在低温机械灌注过程中保持较低的

灌流量,最大限度地降低细胞损伤。但在常温条件下,肝动脉中可以保持较高的灌流量,借此可以为胆管细胞提供更多氧气和代谢底物,有助于启动修复过程。

## 未来研究展望

药理学和生物学药剂都可能对供肝产生积极的治疗效果,但与此同时注射到供体或受体体内时可能会对其他器官系统造成负面影响。此外,由于供体存在血流动力学不稳定的状况,因此只能对供体采取比较保守的治疗;假如是 DCD 供体,特定底物可能实际上会加速患者死亡。另一方面,受者治疗也就是在确诊存在重大损伤的情况下及在已产生再灌注损伤并因此引起全身炎症反应综合征的情况下开展的医学干预。基于上述原因,摘取后移植前的器官治疗功能也是机械灌注,特别是常温机械灌注的主要优势之一。虽说供肝治疗一直被认为是一个推断的低温机械灌注的功能,但截止到目前人类对低温条件下药物受体相互作用和细胞信号的认知仍比较匮乏,此外低温机械灌注过程中注射的药物效果并不都能达到预期效果。

在常温机械灌注过程中,底物的作用是抑制氧化应激反应,改善内皮细胞功能障碍,并修饰供肝的免疫学性质。常温机械灌注另一个特别令人关注的潜在用途是在移植前逆转肝脂肪变性。Nagrath 等人最近借助脂肪变性鼠肝开展了一项研究,在常温机械灌注 3 小时,其间注入脱脂药物,结果表明鼠肝的细胞脂肪含量大幅降低。这一治疗策略具有非常重要的临床意义,我们应该对此进行更深入的研究。

机械灌注还有一个功能是预测肝功能,这可能对临床实践具有更深远的影响。迄今为止,许多研究团队都综合运用在肝机械灌注过程中测得的生物化学、血流动力学及其他功能性参数来推断再灌注后效果。特别是常温机械灌注,它可以全面激活肝脏的新陈代谢功能,同时这也可能是体内再灌注前对各种活力参数进行评估的最有效方式。一项最新研究借助常温机械灌注过程中产生的 25 种肝脏代谢物的水平来区分一般损伤鼠肝和缺血损伤鼠肝。我们希望将来对常温机械灌注开展的同类综合性动态分析能精确判断哪些供肝可用哪些不可用。

---

### 要点和注意事项

- 机械灌注特别适用于保存不太理想的供肝,并且这也是将来机械灌注效果临床研究和试验研究的重点。
- 供肝低温氧合灌注从逻辑上来说执行起来更简单,并且有助于改善肝细胞能量交换,但它也可能会同时诱导严重的血窦细胞损伤,最终不利于供肝存活。
- 最新关于亚常温条件下不太理想供肝灌注的试验结果表明,假设灌注供氧充足,当灌注温度接近 37 ℃时,可以改善器官移植效果。
- 使用特定氧载体灌注液进行常温灌注可有助于修复细胞稳态,同时避免因低温导致的各种病理生理学效应。
- 常温灌注可能是迄今为止能在移植前对受损供肝质量进行评估,甚至进行改善的最有效方式。

# 第 107 章

# 体外肝脏支持设备的临床进展

## Current Clinical Status of the Extracorporeal Liver Support Devices

Angeles Baquerizo • Rafael Bañares • Faouzi Saliba

高英力 • 译

---

### 章节纲要

---

肝脏是一个有着 500 多种功能的重要器官,功能包括蛋白质合成、解毒作用、调节功能、代谢功能和胆汁生成等。

肝衰竭可以是在肝功能正常基础上急性发病(急性肝衰竭,ALF),也可以是在慢性肝病基础上加重(慢加急性肝衰竭,ACLF),不论起因,都是以肝功能的突然退化为特征,表现为毒素积累及蛋白质合成减少。肝衰竭的临床表现包括脑病、黄疸、凝血功能障碍、血流动力学异常、易感性增加、肝肾综合征,最终多脏器衰竭。尽管近年来肝衰竭的临床管理取得了进展,但是其发病率和死亡率仍然很高。

肝脏的一个显著特点是它的再生能力。发生肝衰竭时,如果肝脏的再生能力在肝损伤期间丧失了,即肝脏无法再生时,原位肝移植(OLT)就成了此类患者救命的唯一治疗选择。然而,由于捐献者缺乏,目前美国有 16 562 例患者正在等待原位肝移植(数据来源于器官获取和移植网络,2013 年 10 月 4 日,http://optn. transplant. hrsa. gov)。供体短缺,在有限的时间难以获得合适的器官,且许多慢加急性肝衰竭患者不符合原位肝移植的条件,基于上述原因,每年全世界大约有 100 万人死于肝衰竭,且发病率仍在上升,这使得肝衰竭在全世界最常见死亡原因中位列第十。

用于肝衰竭治疗的体外肝脏支持设备(ELSD)在过去的 30 年里成为基础和临床研究的核心。这个概念引人注目,因为通过这一治疗,肝衰竭患者的生命将可以延续至其得到行原位肝移植术的供肝,部分患者的肝脏则可充分再生,恢复肝功能。

ELSD 包括所有针对肝功能支持、二次器官衰竭防治、患者生存时间延长的体外肝脏治疗措施。

本章的目的是对 ELSD 进行综述,并分析当前 ELSD 在肝衰竭患者中的临床研究结果。

## 肝衰竭中使用体外肝脏支持设备的基本原理

ELSD 的目的是从血液中去除毒素以防止器官衰竭,刺激受损肝脏的再生,并在肝功能恢复或可供移植的器官出现前提供临时的肝功能。

### 清除毒素

肝衰竭中肝细胞的损伤程度取决于毒性剂的类型、作用时间和强度。肝脏在解毒、代谢和调节功能方面的退化,导致了诸如胆红素、胆汁酸、氨、蛋白质分解产物(芳族氨基酸、苯酚、硫醇)、乳酸盐、谷氨酰胺、氧化应激介质、游离脂肪酸、内源性苯二氮䓬类和促炎细胞因子等各种有毒物质的积累,这些毒素在肝衰竭的发病机制中发挥着关键作用。毒素和促炎介质的积累可能进一步增强肝损伤,防止肝再生,导致肝细胞的凋亡和坏死,并最终导致多器官功能衰竭。根据多器官功能障碍可以在原位肝移植术后被逆转的事实,得出肝功能障碍是多器官功能衰竭发病机制的核心的假说。

使用 ELSD 的原理是基于减少这些毒素的负荷可能逆转或改善肝功能障碍的程度、提高肝脏再生能力的假设。

### 改善门静脉和全身血流动力学

不论是何起因的肝衰竭,常常与血流动力学异常联系在一起,表现为全身血管阻力及平均动脉压下降,引起多器官功能障碍。

ELSD 能够去除血管活性物质,从而缓解全身血流动力学异常,改善平均动脉压和门静脉压力。

### 促进肝脏再生

肝衰竭死亡率高,但肝脏的再生能力使肝脏在急性肝衰竭和慢加急性肝衰竭期间可以自发修复。因此,如果患者可以度过肝衰竭的这个时期,且肝脏包括再生能力在内的功能得以改善,其最终的结局将有所好转。

当肝脏的再生能力由于肝损伤严重而丧失时,ELSD 的作用是支持自身肝脏直到可供移植的器官出现。

## 体外肝脏支持设备的分类

ELSD 正成为越来越多基础医学和临床医学研究的焦点,但肝脏所具备的如此多的复杂功能,使这成了一项艰巨的挑战。这一概念引人注目,因为急性肝衰竭患者可以被支持到自身肝脏发生再生,或者自身状况得以改善,使他们能够坚持到移植。

ELSD 可以分为以下几类(表 107-1)。

(1) 人工肝支持(ALS),也称为非生物或无细胞技术。人工肝支持基于吸附和过滤去除毒素的原理,并且由使用薄膜和吸附剂的血液净化或解毒系统组成。

(2) 生物体外肝脏灌注(BLP)包括整个体外动物或人类肝脏。

(3) 生物人工肝支持(BALS)是一种混合性技术,它额外利用肝细胞来支持受损的肝脏合成和调节功能。

一个有效的 ELSD 应包括三个主要功能:解毒、生物合成和调节。

### 人工肝支持

人工肝支持的目的是消除在肝衰竭期间积累的

**表 107-1　体外肝脏支持设备的分类**

1. 人工肝支持
a) 基于常规体外程序的人工肝支持
- 血液透析及血液滤过
- 血浆取出及高容量血浆取出/伴或不伴血液透析滤过的血浆交换
- 血液灌注及血浆灌注
- 血液透析吸附及肝透析单位(曾称 BioLogic-DT)
b) 使用白蛋白透析的人工肝支持
- 单程白蛋白透析
- 分子吸附剂循环系统
- Prometheus
c) 其他人工肝支持
- 血浆分离及吸附
- 高效洗涤
- 选择性血浆过滤治疗
2. 生物体外肝脏灌注
3. 生物人工肝支持
- 体外肝脏辅助设备
- 肝脏辅助
- 学术医学中心的生物人工肝
- 径向流生物反应器
- 肝脏支持系统/模块化体外肝脏支持系统
- 生物人工肝支持系统
- TECA 混合人工肝支持系统
- 混合生物人工肝
- 混合生物人工肝支持系统
- 其他生物人工肝支持设备
  ○ 体外生物人工肝支持系统
  ○ 生物人工肝混合支持系统
  ○ 新版混合生物人工肝
  ○ UCLA-生物人工肝系统
  ○ 高效提取系统

*UCLA*,洛杉矶加利福尼亚大学。

毒素。人工肝支持基于现有的透析衍生技术,将白蛋白结合的和水溶性的物质都去除。然而,人工肝支持作为 ELSD 的效率受到它们不能提供缺失的肝脏合成功能的限制。

各种肝脏透析系统的解毒效率取决于几个因素的共同作用:材料、孔径大小及过滤器的位置、吸附剂的量和活性表面,以及血浆回路中白蛋白的浓度和流速。

#### 人工肝支持的类型

##### 基于常规体外程序的人工肝支持

血液透析及血液滤过。常规的透析技术,如血液透析和血液过滤,可有效地去除小的水溶性的毒素,如氨和尿素,但它们不能消除大的或与蛋白结合的分子。血液透析能有效地除去小于 5 000 MW 的水溶性小分子,而血液过滤能有效去除较大的分子(5 000～10 000 MW)。但由于大多数有毒物质如胆红素、内毒素和细胞因子是与蛋白质结合的,或自身具有较高的分子量,因而这一治疗措施的功效较低,它们可用于治疗肝肾综合征的患者,但没有证据表明这一治疗对于肝衰竭患者的生存率有任何改善。

一份研究急性肝衰竭患者的初步报告显示,6/10的患者意识完全恢复,2/10 的患者意识部分恢复。在该作者的另一份报告中,在 39 例使用高渗透膜进行血液透析和血液滤过的患者中,43.6％的患者意识完全恢复;9 例患者存活。其他作者描述了透析程序所带来的部分改善,但在所有的病例中,都没有观察到生存率有所改善。

*血浆取出和高容量血浆取出/伴或不伴血液透析滤过的血浆交换。*血浆取出法去除的血浆量较少,通常少于患者血液总量的 15％,因此无需替换除去的血浆。

高容量血浆取出或血浆置换是一种从患者体内除去大量血浆的程序。去除的体积很大,如果不及时替换,则会发生因显著的血容量不足所致的血管舒缩崩溃。因此,除去的血浆必须用某种包括白蛋白和新鲜冷冻血浆在内的替代液体替换。它可以成功地除去与蛋白质结合的分子及大分子,例如炎症介质;但是它是非选择性的,所以其他相关分子,如凝血因子,也会被一并去除。

临床应用:关于血浆取出的研究已经证实了这一方案能改善肝和脑的血流及肝性脑病,但仍然没有改善生存率。

在急性肝衰竭患者中,高容量血浆取出能改善心排血量、全身血管阻力和动脉血压,增加脑灌注压,降低动脉氨水平,并改善凝血功能障碍和肝功能。

一项大型的随机对照试验(ClinicalTrials. gov)比较了 92 例采用高容量血浆取出治疗的急性肝衰竭患者与 90 例采用标准治疗方案(SMT)治疗的患者,并将其结果以摘要形式呈现。该研究显示,高容量血浆取出组中存活至出院的比例更高(58.7％比 47.8％),在采用原位肝移植治疗的患者中没有发现有益的生存效应,并且两组中严重不良事件的发生率相似。作者得出结论,高容量血浆置换治疗法通过增加肝脏非移植生存期来增加急性肝衰竭患者的生存期。

Liu 等人最近报道了 2 名药物诱导的急性肝衰竭患者,采用高容量血浆置换成功治愈,而没有进行原位肝移植。

关于血液透析滤过的研究显示,对流(大分子)和扩散(小分子)经膜去除后,生化参数和神经状态均有所改善。

*血液灌注及血浆灌注。*利用树脂或活性炭改变离子,通过吸附剂系统循环血液或血浆,使毒素的去除成为可能。该方法可去除与肝性脑病相关的水溶性和亲脂性物质,但不能去除与蛋白质结合的物质。它在肝昏迷中有一定的意义,但存在白细胞减少、血小板减少、低血压和肺栓塞的高风险。血浆灌注降低了血液灌注中所存在的风险。

临床应用:使用活性炭作为可能毒素的吸附剂的技术获得了相当多的经验。在一项早期研究中,对急性肝衰竭患者进行了木炭血液灌注,其脑水肿得到改善。在随后的一项随机对照试验中,对 137 例急性肝衰竭患者进行了木炭血液灌注,结果显示,采用木炭血液灌注(每日 10 小时)治疗的患者与对照患者在总体存活率上没有显著的差异。

*血液透析吸收及肝脏透析单位(曾称 BioLogic-DT)。*血液透析吸收是一种将血液透析与吸收相结合的方法。患者的血液主动地通过具有纤维素薄膜的平坦的透析器(对小于 5 000 MW 的分子有效),且不断更新的透析液中含有活性炭悬浮液和阳离子交换树脂。该方法的两大优点是交换面大及血液和吸附物质之间没有直接接触。

为了改进疗效,引入了一种具有薄膜的吸附剂包装的血浆过滤器("推拉式血液分离系统")以修正技术。BioLogic-DT 装置,也称肝透析单位 2(HemoCleanse Inc, West Lafayette, IN),是基于使用粉末活性炭的血液透析吸收。美国 FDA 于 1997 年批准了将肝脏透析单位应用于肝性脑病的治疗。但肝脏透析系统目前尚未上市,因为它正在被重新设计。HemoCleanse 正致力于研制一种基于碳块技术的替代品及探寻用粉末状吸附剂制作过滤床的方法。他们目前将该技术设想为适合在医院中使用的透析或连续静脉血液透析(CVVHD)机器的透析液或血浆再生柱(http://www. hemocleanse. com)。

临床应用:Ash 等报道了 15 例急性肝衰竭的患者,其平均昏迷水平为 3.9。患者每日用 BioLogic-DT 系统治疗 8～12 小时。观察到在个体治疗期间的神经状况在统计学角度有显著改善。4 例患者恢复了肝功能,另 4 例的状况改善到可以接受肝移植手术。BioLogic-DT 系统对于治疗急性肝衰竭患者是安全的。

在 10 例患有Ⅳ级脑病的急性肝衰竭患者中进行了一项随机对照试验,用以评价 Biologic-DT 的安全性和生物相容性。在 5 名患者中进行了总共 18 次治疗。整个过程中都保持血流动力学稳定。研究组观察到血小板和血浆纤维蛋白原有所减少；但在用 Biologic-DT 治疗的该患者组中没有观察到氨水平的显著降低。

在 56 名急性肝衰竭患者(其中 31 名用肝脏透析单位治疗)中开展的一项前瞻性随机对照试验显示，无论病因为何，患者在生理和神经方面均有所改善。在慢加急性肝衰竭中，71.5％的患者肝功能出现恢复，而对照组为 35.7％，但急性肝衰竭患者的改善并不显著。该装置证明了其对乙酰氨基酚中毒病例中的效用。

基于常规体外程序的人工肝支持的非特异性靶标被认为是其效果受限的原因之一。目前这些常规人工肝支持与其他人工肝支持和生物人工肝支持联合使用。

使用白蛋白透析的人工肝支持。虽然常规的体外程序在去除如氨、尿素的小的水溶性毒素方面非常有效，但它们不能消除与肝衰竭相关的大的或与白蛋白结合的分子。

与白蛋白结合的肝毒素包括类固醇酸(如胆汁酸)、开放和封闭的四吡咯(如胆红素、原卟啉)、氨基酸(主要是芳香族氨基酸)、糖苷衍生物(如吲哚硫酸酯)、酚类(如甲酚)、脂质(短链和中链脂肪酸，如辛酸酯)和杂环有机化合物(如呋喃甲酸)。

但是在肝衰竭和肝硬化中，白蛋白的结合能力下降，这是由于肝合成减少所致的可用白蛋白分子减少和疏水毒素增加之间的不均衡。因此白蛋白作为解毒剂而发挥作用的能力受到严重损害。

白蛋白透析的基本原理是使用白蛋白作为载体来去除与蛋白质结合的毒素。白蛋白透析基于如下事实：如果透析液中含有清洁的白蛋白作为分子受体，则可以通过常规的透析膜透析结合到白蛋白的肝毒素。此外，白蛋白透析也可通过常规透析去除较小的水溶性蛋白质，如细胞因子、氨、肌酐和尿素。

已经开发了几种白蛋白透析系统并应用于临床研究中。

单程白蛋白透析。用于去除与蛋白质结合毒素的单程白蛋白透析(SPAD)系统(Fresenius Medical Care AG, Bad Homburg, Germany)是应用血液透析或血液透析滤过的基本原理的白蛋白透析技术的最简形式。患者的血液流过标准的高通量的、白蛋白不可透过的透析器，含白蛋白的透析液(白蛋白浓度 2％～5％)被透析，单次通过后丢弃。这一技术不能去除与白蛋白结合但小到可以通过膜孔的分子和水溶性毒素。这种技术类似于连续静脉血液滤过，不同之处在于透析液的组成和治疗时间。一般来说，SPAD 易于建立，因为它可以用标准的透析设备完成，因此可广泛应用。

临床应用：对于此技术的研究目前只有临床应用的病例报告。据报道，在暴发性 Wilson 病中，该技术有效地清除了胆红素和铜，使者成功过渡到原位肝移植，在降低肝衰竭患者的胆红素方面该技术也很有效。

Karvellas 等人在一项涉及 13 个对乙酰氨基酚诱导的急性肝衰竭患者(其中 6 人用 SPAD 治疗，7 人对照)的有关 SPAD 的病例对照研究中指出，尽管 SPAD 能被很好地耐受，但它与临床效果的差异无关。

分子吸附剂循环系统。由 Stange 和 Mitzner 于 1993 年开发的分子吸附剂循环系统(MARS; Gambro AB, Lund, Sweden)将白蛋白透析与常规透析结合起来，借此技术水溶性毒素和与蛋白质结合的毒素都可除去。

MARS 系统(图 107-1A、B)是由 3 个隔室组成的：血液回路、白蛋白回路和开环单程透析液回路。MARS 需要标准的血液透析或血液滤过设备来控制血液和透析液回路。泵以 150～250 ml/min 的速率将血液从患者的静脉接入部位移至 MARS 筒。在初级回路中，患者的血液流过 MARS 通量过滤器，这是一个孔径小于 60 kDa 的白蛋白不可渗透膜，使白蛋白留在血液侧。次级回路通过 MARS 通量过滤器与患者血液分离，在次级回路中，20％白蛋白溶液(200 g/L，浓度为血浆中的 5～7 倍)在反向流中循环，用作透析液和穿过膜的毒素的受体。借助 MARS 的膜结合白蛋白的主动竞争，促进来自患者血液的白蛋白结合毒素的通过。与 MARS 膜的高分子聚合物结合的白蛋白对血浆白蛋白结合的毒素具有更大的亲和力。原理是，当白蛋白连接到高分子聚合物上时，对白蛋白结合的毒素具有更高的亲和力，故与患者血液中的白蛋白结合的毒素将分离下来并结合到浸渍在 MARS 膜上的白蛋白上。由于 MARS 通量膜对于白蛋白是不可渗透的，只有游离的毒素可以穿过膜，这是消除具有强白蛋白结合性的化合物(如非结合胆红素)的限制因素。然后通过在活性炭(diaMARS AC250)和阴离子交换树脂(diaMARS IE250)上灌注来清洗透析液中携带毒素的白蛋白，这一步骤带走了大部分与白蛋白结合的物质。透析液

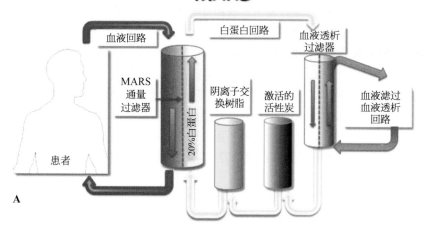

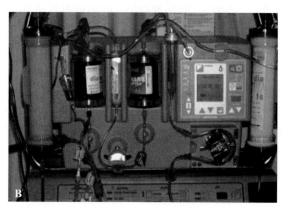

**图 107-1** 分子吸附剂循环系统（MARS）的示意图（A）和照片（B）。MARS 系统由 3 个隔室（血液回路、白蛋白回路和开环单程透析液回路）组成。在初级回路中，患者的血液流过 MARS 通量过滤器。在次级回路中，20% 白蛋白溶液在反向流中循环，用作透析液和穿过膜的毒素的受体。通过血液透析/血液滤过模块除去水溶性毒素。透析液中携带毒素的白蛋白通过在活性炭和阴离子交换树脂上灌注来清洁

如此再生并再次在 MARS 通量过滤器中循环，以从血液中吸收更多的毒素。MARS 系统的这种再循环部件使用固定体积（600 ml）的白蛋白，比 SPAD 明显更具成本效益。水溶性毒素通过与白蛋白透析模块一起运行的血液透析/血液滤过模块除去。一个 MARS 疗程持续 6～8 小时，此后，吸附剂的白蛋白再生能力显著降低。

临床应用：MARS 是发展和应用得最广泛的人工肝支持系统。已经在 5 000 多名患者中进行了超过 20 万次的治疗。主要适应证是慢加急性肝衰竭、急性肝衰竭、特异性外源性毒素的去除和药物难治性瘙痒症（表 107-2）。

（1）慢加急性肝衰竭：目前主要在慢加急性肝衰竭患者中对 MARS 的效果进行了评估。Stange 等人于 1999 年报道了 MARS 的第一次临床治疗，该次治疗涉及 13 例慢加急性肝衰竭患者，总生存率为 69%，患者胆红素、胆汁酸水平都有所下降，肝性脑病数量减少。

大多数已发表的研究都是非对照的或病例报告，随机对照试验研究很少。德国进行的一项随机对照试验中，研究对象为 24 例慢加急性肝衰竭及严重胆

**表 107-2 分子吸附剂循环系统常见的适应证**

急性肝衰竭
慢加急性肝衰竭
- 并发于渐进性黄疸
- 并发于脑病或脑水肿
- 并发于肾功能障碍或肝肾综合征
- 并发于循环衰竭
胆汁淤积中的难治性瘙痒
药物过量或白蛋白结合物中毒
肝衰竭的其他适应证
- 肝移植术后（原发性移植物无功能，移植排斥）
- 肝切除术后
- 继发性肝衰竭

汁淤积（胆红素水平＞20 mg/dl）的患者。与 SMT 组相比，MARS 治疗的 30 日生存期情况有显著改善，但两组 3 个月死亡率的情况完全相同。有效性在肝性脑病、胆红素、胆汁酸、动脉压和肌酐水平上也有所体现。

对 4 个随机对照试验和 2 个非随机研究的 meta 分析并未显示 MARS 在慢加急性肝衰竭中的生存获益。MARS 的有益效果在非随机研究中有所显现。

最近的一项 meta 分析囊括了 9 个随机对照试验和 3 个非随机对照研究。结果显示，MARS 治疗使总胆红素水平显著降低（$P<0.001$），在肝性脑病的 West-Haven 分级中也有所改善（$P<0.001$），但对死亡率没有有益的影响（$P=0.62$）。

在一项前瞻性的多中心随机对照试验中，对 70 例晚期肝硬化和 Ⅲ～Ⅳ 级肝性脑病患者进行了 MARS 和 SMT 的疗效比较。主要终点是两组之间肝性脑病改善比例的差异。研究表明，MARS 组比 SMT 组肝性脑病的改善比例高（$P=0.044$），且更快、更频繁（$P=0.045$）地达到终点，但这项为期 5 日的研究的设计初衷并不是检验 MARS 对生存率的影响。

最近，一项大型欧洲多中心随机对照试验评估了 MARS 与 SMT 在慢加急性肝衰竭中的治疗效果（RELIEF 试验）。189 名患者随机接受 MARS、SMT 联合治疗或 SMT 单独治疗。安排了 10 个 MARS 疗程（每个疗程 6～8 小时）。尽管 MARS 治疗的患者在血清肌酐水平、胆红素水平和肝性脑病中表现出显著改善，但在 28 日死亡率方面两组没有明显差异（40.8% 比 40%），组间严重不良事件也相似。

（2）急性肝衰竭：尽管大多数评估 MARS 的研究是在慢加急性肝衰竭患者中进行的，也有少数几项是在急性肝衰竭患者中进行的，这些研究结果各异。

过去 10 年的临床研究已经证实了胆红素水平的下降，脑病和脑水肿的改善，以及全身血流动力学和肾功能的改善。

最近在法国的 16 个原位肝移植中心开展的一项的多中心随机对照试验（FULMAR）比较了经 MARS、SMT 联合治疗与 SMT 单独治疗的急性肝衰竭患者对原位肝移植标准的符合程度。53 名患者接受了 MARS 治疗，49 名患者接受了 SMT。在 MARS 组中观察到 6 个月存活率改善（84.9% 比 75.5%）的非统计学显著趋势，这一结果主要出现在对乙酰氨基酚诱导的急性肝衰竭患者中（85% 比 68.4%）。主要的混杂因素是，本研究中的移植时间中值仅为 16.2 小时，75% 的入组患者在 24 小时内完成移植。在患有对乙酰氨基酚相关急性肝衰竭的患者改良意向治疗人群中，经 SMT 治疗者 6 个月存活率为 68.4%，经 MARS 治疗者为 85.0%（$P=0.46$）。在对乙酰氨基酚诱导的急性肝衰竭患者中，41.0% 接受了原位肝移植，相较之下，非对乙酰氨基酚诱导的急性肝衰竭患者接受原位肝移植者为 79.4%（$P<0.001$）。不是

由对乙酰氨基酚引起的急性肝衰竭患者 6 个月存活率更高。不良事件在组间没有显著差异。

MARS 的常见适应证。过去 10 年的临床研究表明，MARS 的指征有很多种，总结见表 107-2。

（1）肝性脑病和脑水肿：多项研究已经证实，在 MARS 治疗期间，肝性脑病有所改善，颅内压也有所下降。

（2）肾功能障碍和肝肾综合征：一些作者报道了 MARS 治疗期间肾功能的改善，包括肌酐和尿素水平的降低，尿量的增加和肝肾综合征的消退。

（3）循环衰竭：MARS 治疗改善了急性肝衰竭和慢加急性肝衰竭患者的血流动力学（增加了全身血管阻力、平均动脉压和器官血流灌注）。

帮助急性肝衰竭患者过渡到肝移植 MARS 被用于稳定准备做原位肝移植的急性肝衰竭患者的状况。Kantola 等人表示 MARS 是安全的，且患者的状况有所改善。

（4）瘙痒：对大多数慢性胆汁淤积和移植排斥的患者而言，MARS 也是控制其顽固性瘙痒的有效方法。

（5）药物过量和中毒：药物过量所引发的危及生命的中毒是 MARS 的另一个指征，特别是一些有高白蛋白结合率和大分布容量的药物所引起的中毒，这些药物通常不能通过血浆置换法除去。用 MARS 成功治疗不同毒物引起的肝衰竭的病例已有报道。

分级血浆分离及吸附。Falkenhagen 等人引入的 Prometheus 系统（Fresenius Medical Care AG, Bad Homburg, Germany）是基于分级血浆分离及吸附（FPSA）和血液透析的概念。类似于 MARS，Prometheus 是双回路系统，包括由膜分隔的血液回路和血浆回路，但是 Prometheus 膜仅截留分子量在 250 kDa 以上的分子（AlbuFlow），允许患者的白蛋白通过，无需外部白蛋白。

使用标准透析导管，患者的血液进入初级体外回路，血液的白蛋白在此经 AlbuFlow 选择性过滤。在次级回路中，由两个吸附柱、中性树脂和用于去除毒素的阴离子交换剂来处理患者过滤出来的白蛋白结合毒素（图 107-2A、B）。直接将毒素转移到吸附剂上不仅能够保证毒素被有效地去除，而且避免了额外的白蛋白作为中间吸附分子的需要。在白蛋白结合的毒素被吸附之后，血液将经历常规的高通量血液透析，以消除水溶性毒素。

FPSA 可有效、安全地去除蛋白结合的物质和水溶性物质，而不需要外部白蛋白。

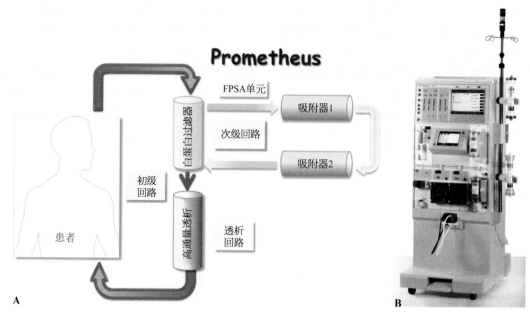

**图 107-2** Prometheus 的示意图（A）和照片（B）。通过一个蛋白质可透过的膜分离血浆，随后通过次级回路中的吸附柱（中性树脂吸附剂和阴离子交换剂）吸附结合的毒素，来对患者的白蛋白进行解毒。清洁后的白蛋白回到血浆。重组的血液在回到患者体内前将经历高通量血液透析。FPSA，分级血浆分离及吸附

临床应用：报道的首例应用 FPSA 的是一个患有可卡因/惊厥诱导的急性肝衰竭患者。治疗使患者的高氨血症和难治性脑水肿完全恢复和逆转。

一项 FPSA 系统的试点性临床试验，研究了 11 名伴有肾衰竭的慢加急性肝衰竭患者。在 FPSA 治疗后，血液中蛋白质结合的毒素和水溶性毒素的水平显著改善。该研究证明这一系统对肝衰竭患者而言是一种安全的支持性治疗，随后的研究对此又加以证实。

HELIOS 试验（www.controlled trials.com）是一项欧洲多中心 FPSA 治疗试验的 RTC，最近报道了该试验的结果。试验中，145 名慢加急性肝衰竭患者随机接受为期 3 周共计 8～11 次（每次最少 4 小时）的 FPSA、SMT 联合治疗或 SMT 单独治疗。在 FPSA 组中，血清胆红素水平显著降低，但在 SMT 组中没有明显下降。两个研究组之间的总生存率没有统计学上的显著性差异。但在亚组分析中，患有 I 型肝肾综合征的患者和评分高于 30 分的终末期肝病模型（MELD）表现出显著的生存获益。广泛的安全性分析没有发现任何治疗相关并发症的证据。

在急性肝衰竭患者中只存在 FPSA 治疗的无对照数据。在一个系列中，18 名患者接受了 FPSA 治疗，其中 8 名继发于暴发性乙型肝炎。尽管只有 1 例进行了原位肝移植，但 1 月生存期达 50%。

Oppert 等报道了用 FPSA 治疗 23 例（14 例为慢加急性肝衰竭患者，9 例为急性肝衰竭患者）严重肝衰竭患者的经验。在 40 次单次时长 5～6 小时的疗程期间，FPSA 治疗显著降低了血清胆红素水平，总生存率为 26%。与慢加急性肝衰竭患者相比，急性肝衰竭患者存活率更高（44% 比 22%；P = 0.022）。在该系列中，用 FPSA 治疗后，急性肝衰竭患者疗效比慢加急性肝衰竭患者更佳。

其他人工肝支持

血浆分离及吸附。Lee 等人设计了一种新的肝脏透析系统，这种系统的特征在于使用了多功能解毒过滤器，它与血液过滤单元组合，在单个单元中进行血浆分离和吸附。血浆分离及吸附（PSA）单元负责去除不溶性毒素，而紧邻 PSA 下游放置的血液滤器负责调节液面并除去水溶性毒素。

PSA 是用于血液净化的简单替代工具，它或将为急性肝衰竭患者的治疗节约成本。

高效洗涤。由 Kreymann 开发的高效洗涤（www.hepawash.com）是一种新开发的肝肾支持系统，它是基于对再生白蛋白透析液的利用。该新系统在体外和临床前研究中表现出较高的解毒能力（http://www.hepawash.com/News/Publications.aspx）。一项临床试验目前正在招募参与者（ClinicalTrials.gov），该试验旨在评估高效洗涤系统治疗重症监护治疗病房中的慢加急性肝衰竭和肝功能障碍患者的安全性和有效性。

选择性血浆过滤治疗。由 Rozga 等引入的 SEPET(Arbios Systems，Pasadena，CA)由标准血液透析系统组成,该系统包括一个含有中空纤维的单独暗盒,纤维孔径为 100 kDa,患者的血液由该中空纤维引导。小于 100 kDa MW 的分子被除去了,而包括免疫球蛋白、补体系统蛋白、大多数凝血因子和肝再生反应刺激物在内的大一些的分子大部分留在了血液循环中。含有来自患者血液毒素的白蛋白被丢弃,并用电解质溶液、人白蛋白溶液、新鲜冷冻血浆或它们的混合替代。

与标准的血浆置换相比,所需的血浆容量显著减少。该系统可以与最常见的肾透析单元连接。

### 人工肝支持的临床研究比较

Krisper 等比较了在交叉设计中用 MARS 和 Prometheus 交替治疗的 8 个慢加急性肝衰竭患者。用 FPSA 治疗的患者,其氨、非结合胆红素和尿素的清除率显著高于用 MARS 治疗的患者。胆红素、氨和尿素的血浆水平之间没有明显差异。Evenepoel 等比较了随机接受 MARS(9 名患者)或 Prometheus(9 名患者)的 18 名慢加急性肝衰竭患者的治疗情况,治疗持续时间相同,血液和透析液流量也相同。除胆汁酸以外的所有标志物,用 Prometheus 治疗后减少的比率均显著高于用 MARS 治疗后减少的比率。用 MARS 治疗的患者,其蛋白质结合物的血液清除率随时间而下降,用 Prometheus 治疗的患者则未出现此现象。Laleman 等比较了 18 例急性酒精性肝炎患者连续 3 日接受 MARS(6 名患者)、Prometheus(6 名患者)或 SMT 治疗后的情况。在 Prometheus 和 MARS 疗法中,血清胆红素水平均有所下降,Prometheus 比 MARS 更有效。只有 MARS 治疗后,患者平均动脉压和全身血管阻力指数显著改善,而心脏指数和中心灌注保持恒定。MARS 组伴随循环改善一同出现的,是血浆肾素活性($P<0.05$)、醛固酮($P<0.03$)、去甲肾上腺素($P<0.05$)、加压素($P=0.005$)和硝酸盐/亚硝酸盐水平的下降($P<0.02$)。

在一项回顾性分析中,Kortgen 等人研究了用白蛋白透析治疗的急性肝衰竭患者。共回顾了 163 次白蛋白透析治疗(126 次为 MARS,37 次为 SPAD,涉及 57 名患者)。MARS 使胆红素、γ-谷氨酰转移酶、丙氨酸氨基转移酶、肌酐和尿素水平的显著降低。SPAD 使胆红素和 γ-谷氨酰转移酶水平显著降低,却使乳酸水平升高。在两种治疗方式之间没有发现输血需要、健康评分或死亡率的差异。这项回顾性分析表明 MARS 和 SPAD 的疗效相当。

Xu 等人最近发表了一篇回顾性研究,研究是关于 171 例接受原位肝移植的慢加急性肝衰竭合并乙型肝炎病毒(HBV)患者。这些患者中,115 人接受了 247 次各种人工肝支持(包括血浆交换、血浆灌注、连续血液透析滤过和 MARS),剩下的 56 人在入院 72 小时内接受了急诊原位肝移植。人工肝支持治疗改善了患者的肝功能,并提高了其对原位肝移植的耐受性。人工肝支持组和原位肝移植组的 1 年和 5 年生存率分别为 79.2% 和 83%，69.7% 和 78.6%。作者得出结论,尽管接受人工肝支持治疗的患者,其生存率没有统计学上显著的改善,但治疗后其肝功能和血流动力学病状的改善是肯定的。

人工肝支持的局限在于肝脏的合成和代谢功能的缺乏替代和正常人血浆供应的短缺。

### 生物体外肝脏灌注

生物体外肝脏灌注(BLP)的目的是在急性肝衰竭期间提供肝脏功能,包括来自动物或人的整个体外肝脏。

在生物体外肝脏灌注中,使用外科技术通过大移植管将异种或人源的外植肝连接到患者的血液循环,目的是替代所有肝功能。它涉及复杂的工序,为了该治疗疗程器官必须新鲜取出,然后连接到患者的血液循环。

1964 年,印度孟买大学的 Sen 等人首先在临床上使用生物体外肝脏灌注。5 名急性肝衰竭患者接受了使用人肝的生物体外肝脏灌注治疗,其中 4 名患者在 2 日内死亡,1 名患者完全康复。1 个月后,Eisemann 等人引入使用猪肝的生物体外肝脏灌注来治疗 8 名急性肝衰竭患者。

过去的 50 年中报道过使用整个动物肝脏(主要是猪肝脏)或人肝灌注的生物体外肝脏灌注。

Pascher 等基于全球的经验,做了一份系统性综述,该综述收入了在 49 个医疗中心(270 例急性肝衰竭患者)所进行的同种异体和异种生物体外肝脏灌注。长期生存率为 22.6%,而 77.4% 的患者在生物体外肝脏灌注治疗期间或治疗后不久就死亡了。66% 的患者有神经性改善。用生物体外肝脏灌注治疗的患者的长期存活率不超过接受 SMT 的患者。

生物相容性是使用其他物种的肝脏时的一大重要问题。使用基因改造的人源化(转基因)猪肝可以解决不兼容问题。Levy 等报道了最初的两个等待原位肝移植的急性肝衰竭患者用生物体外肝脏灌注成功治疗的病例(6.5 小时和 10 小时的灌注治疗)。所用的猪肝脏都转基因成人类CD55（衰变加速因子）和人类CD59，旨在减少超急性排斥反应。该治疗之后是成功的人类原位肝移植。

由于操作的复杂性和异种移植的免疫学问题，临床对照试验尚未有报道。

为了解决生物体外肝脏灌注工序复杂的问题，开发了几种不同的肝脏支持生物反应器，它可以更合适的模式培养分离的肝细胞以整合入临床灌注系统，并延长了细胞培养时间。

### 生物人工肝支持

生物人工肝支持是基于细胞的透析技术，它将活的动物或人的肝细胞装载到用患者的血液或血浆灌注的生物反应器中，以向患者提供肝脏相关的合成（蛋白质和凝血因子）、调节（激素）、生物转化、解毒和免疫功能。

肝功能的复杂性使得多功能装置的发展成为巨大的挑战。生物人工肝支持发展过程中的主要问题包括：肝细胞来源的选择，细胞的稳定以维持其形态特征和功能，以及复杂的生物反应器的设计。

#### 生物人工肝支持的组分

生物人工肝的两个关键组分是：①人工组分，即生物反应器及其设备；②生物组分，即肝细胞。

**生物反应器。** 肝细胞功能的长期体外保存仍然具有挑战性。肝细胞迅速失去肝特异性的基因表达，并在分离后变得表型不稳定，变成必须黏附才能存活的贴壁依赖性细胞。

因此，生物反应器应提供：①一个适合细胞生长和代谢的环境，该环境需允许细胞黏附、增殖和发育，并能维持细胞形态特征和功能；②足够的双向传质，来给细胞提供营养物质和氧气以维持细胞活力和功能，使细胞能够耐受长期的治疗过程，将分泌的细胞产物转移至患者体内所需的运输周期以及免疫分离；③大量肝细胞的接种和扩增到治疗水平的潜力。

在早期的生物反应器中，肝细胞是以细胞悬浮液形式进行培养的，细胞与微载体结合，或者黏附在商业的现成的透析、过滤或血浆取出法的中空纤维膜模块的外膜表面上。

20世纪90年代中期出现了新一代的生物反应器，在这种反应器里，肝细胞是在三维（3D）的支架（凝胶床、非织纤维、泡沫或网状膜）中培养的，且加强了细胞的氧供。

Wang等人优化的生物反应器配置主要有如下几种：中空纤维筒、包装系统、填充床和平板。

（1）中空纤维系统是最常见的生物反应器，它由一个圆柱组成，上千个中空纤维纵向排列着穿过该圆柱。细胞在中空纤维外培养，患者的血液/血浆在纤维腔内灌注。中空纤维是由半透膜制成，它允许细胞和灌注液跨膜传质。Catapano等人指出，中空纤维生物反应器具有如下优点：细胞接种迅速而容易；如果需要，它可以使用冷冻保存的组织进行；细胞聚集体的尺寸不受膜直径的限制；细胞移植物不需要血管化；膜规避了同种异体移植物排斥的发生；可以使用市售的膜模块。采取了不同的修正措施来提高它的性能。

（2）填充床系统或支架由一个中空容器组成，该容器中填充有用于肝细胞附着的填充材料，灌注有患者的血液或血浆。已经研究了各种可用于肝细胞包埋的包装材料，其中包括藻酸盐珠。

（3）在包封系统中，肝细胞被包封在聚合物基质中以形成一个小的胶囊，被包封的肝细胞被包装在一个用于灌注的空腔中。多种材料被用于肝细胞包封，包括水凝胶、藻酸盐，以及诸如甲基丙烯酸羟乙酯-甲基丙烯酸甲酯（HEMA-MMA）的共聚物。

（4）在平板系统中，肝细胞在基质上单层培养，基质可以是胶原、层粘连蛋白、纤连蛋白或人工基底膜。基质凝胶层铺设在单层培养物的上方，以形成有一个用于稳定肝细胞的立方结构的夹心构型。

生物人工肝支持系统的一个重要方面是生物反应器的传质效率，它决定了生物人工肝支持的主要功能。传质速率主要由膜的通透性决定。较大尺寸的膜能更有效地交换物质，但同时也使免疫球蛋白能够渗透，这会导致嵌入的肝细胞发生抗体介导的排斥。膜的孔径应该允许大多数毒素（结合胆红素，0.760 kDa；非结合胆红素，0.585 kDa；氨，0.017 kDa）以及转运蛋白白白蛋白（66 kDa）的转移，同时防止免疫球蛋白（100～900 kDa）、补体（>200 kDa）或病毒和细胞的通过。大多数情况下使用的孔径在50～150 kDa。

**细胞组分。** 肝细胞在向急性肝衰竭患者提供肝功能中起关键作用。在开发生物人工肝支持过程中最困难的问题之一是获得充足且有效的可以接管衰竭肝脏的功能肝细胞源。

肝细胞来源应综合以下特征：①易获取性（可控且容易增殖，无限的寿命，不受限的来源，快速的供应，即取即用）。②具有高度活跃的人类肝脏特异的代谢和功能。③无固有风险（人畜共患病，病毒转移，转移形成或免疫原性）。

生物人工肝支持治疗的功效取决于生物反应器

中细胞的生物活性。因此,确定支持受损肝脏所需的细胞最小量是很重要的。根据肝切除的手术经验,需要 20％～40％ 的健康肝脏存活[200～450 g 肝脏或 (2～4.5)×10 个肝细胞]。问题是,即使是在忽略膜屏障的限制的情况下,目前用于大多数生物人工肝支持的 50～200 g 细胞团是否有显著效果。此外,装载到生物反应器中之前的细胞的活力和功能可能会有很大差异,这会影响细胞的有效性。

目前尚没有令人满意的可被用于生物人工肝支持的肝细胞来源,现阶段所使用的肝细胞来源的类别如下所述。

原代人肝细胞。原代人肝细胞是一种比较理想的细胞,它能提供肝脏功能,且兼容性问题比较小。但它不易获得;在体外增殖能力减弱,需要大量的细胞才能被分离;在培养系统中,细胞会失去肝形态特征和分化功能,且活力随时间推移而下降。

用于生物人工肝支持的原代人肝细胞的主要来源,是用于移植的排斥的供体肝脏或者不可移植的肝脏,如脂肪肝和肝硬化肝脏,这些肝的细胞产量和存活力较低且工序复杂。Gerlach 等人指出,20％～25％ 的外植体肝脏是被丢弃的,这与需要在移植前接受过渡治疗的急性肝衰竭患者数目一致。

大多数肝功能在一定程度上取决于结构。体内的肝细胞沿着内皮细胞的边界极化,在它们的表面形成小管,并与相邻细胞之间形成紧密连接。在培养过程中,肝细胞失去极化,导致功能丧失,不能维持细胞内结构。支持极化和三维的培养环境能使肝细胞的关键功能在体外保留较长时间。

已经研究了许多保持肝细胞表型和改善肝脏功能的方法用于长期体外培养,这些方法包括:改善细胞培养基组分,增加细胞外基质,调整生物材料,三维培养,以及共培养人肝细胞和非实质肝细胞,Pan 和 Li 优化了这一方法。

异种细胞。异种细胞更易获取,但存在一定的感染风险,且不能保证代谢相容性。

1. 原代猪肝细胞　原代猪肝细胞是首选的、使用最广泛的生物人工肝支持动物肝细胞,因为它易获取、成本低、分离方法完善和功能活性高。但是原代猪肝细胞寿命较短,在体外迅速失去肝功能。为了较长时间保持原代猪肝细胞的关键功能,通过反转录病毒的转移建立了几个永生化猪肝细胞。Shi 等人开发了一种新的生物人工肝系统,这种系统基于具有共培养的猪肝细胞和骨髓间充质干细胞的多层平板生物反应器,以模拟体内微环境。

使用猪肝细胞的一大缺点是有感染猪内源性反转录病毒(PERV)的风险。虽然以前的研究表明 PERV 在体外可感染各种人类细胞,但截至目前,没有在任何用猪细胞/组织治疗的患者体内检测到 PERV 感染。Di Nicuolo 等研究了一些长期免疫抑制的患者,他们在生物人工肝支持治疗后暴露于猪肝细胞 8.7 年,在他们体内没有检测到 PERV 感染。

使用猪细胞的另一个问题是人类会对猪的组织产生免疫应答。我们研究了用 HepatAssist 治疗的急性肝衰竭患者针对猪肝细胞产生的免疫应答。我们发现,在生物人工肝支持治疗后反复暴露于猪肝细胞的患者体内,产生了针对猪的强效 IgG 和 IgM 异种抗体应答。这些异种抗体对猪内皮细胞具有细胞毒性,并且主要针对 α-Gal 表位。α-Gal 表位在人体中不存在,但在猪细胞内大量表达,是人类抗猪天然抗体的主要靶标,引发了异种移植物超急性血管排斥。有趣的是,尽管在经历了原位肝移植后再接受猪生物人工肝支持治疗的患者体内具有细胞毒性的异种抗体效价很高,但同种异体移植排斥反应的发生率并不高。近期去除 α-Gal 基因的转基因猪(敲除猪)的发展使控制异种免疫排斥颇具前景。我们的体外研究显示,使用敲除 α-Gal 基因猪的细胞会使具有细胞毒性的异种抗体显著减弱。

2. 其他动物来源　来自兔、犬和啮齿动物等其他动物的肝细胞也已有应用。

肝细胞系。为了解决体外原代人肝细胞易于失去肝脏功能并且不能长期增殖的问题,通过基因转移开发了几种肝细胞系。细胞系可以源自人肝肿瘤或来自永生化人肝细胞。这些细胞具有生长迅速和无限可用的优点,但是这些细胞系不能分化,且与正常成体肝细胞相比,肝特异性代谢较少。

1. 肿瘤细胞系　人肝癌细胞系 HepG2 是最常研究的肝细胞系,因为它具备易获取性和人类蛋白质分泌的优点。用于临床试验的体外肝辅助装置(ELAD)中的 C3A 细胞系(HepG2 的亚克隆)显示出比 HepG2 更高水平的白蛋白分泌和细胞色素 P450(CYP)活性。但是,与原代猪肝细胞相比,C3A 的代谢力较低,特别是对氨。

由于这些细胞系最初是从人肝肿瘤获得的,所以如果细胞逃逸到患者的循环中,不能完全排除肿瘤扩散的风险。然而,在迄今为止治疗的 150 多名患者中没有出现癌症的传播。

为了在肝脏特异性功能方面有所改善,正在研究与非实质肝细胞的共培养。用藻酸盐珠粒培养的

C3A 细胞有效地改善了白蛋白产量,并且很容易就形成了正常肝细胞的微绒毛样结构特征,从而改善了传质,提高了治疗效力。当在三维细胞形状和乳糖丝蚕丝蛋白结合海绵中培养时,FLC-4(一种新型肝癌细胞系)的肝脏分化功能可以显著增强。包封在藻酸盐中的 HepG2 细胞增殖形成具备良好的细胞间接触和细胞功能的紧密的细胞球体。在 11～13 日观察到细胞密度增加 34 倍,且仍然具备细胞活性。Yang 等人报道了,在三维流态化的生物反应器中共培养 C3A 细胞与人胎盘间充质干细胞,可显著促进肝细胞代谢功能的保存,这可以增强生物人工肝支持治疗的功效。

由于 HepG2 细胞缺乏一些肝功能,诸如谷氨酰胺合成酶和肝细胞核因子-4 等基因被转移到 HepG2 细胞中以增强其肝功能,由此开发出了几种新的肝细胞系。所有这些经基因设计的 HepG2 可以改善在生物人工肝支持中有应用潜力的肝细胞的肝特异性功能。

来自人肝肿瘤的其他细胞系也已被研究。最新的一种来自人肝细胞癌的细胞系 HepaRG 显示出了独有的特征:当以低密度接种时,细胞会长成细长的未分化形态,分裂活跃,当达到聚集点后,形成由胆管上皮样细胞包围的典型的肝细胞样集落。此外,与包括 HepG2 细胞在内的其他人肝癌细胞系相反,HepaRG 细胞表达各种 CYP 和核受体,这些与培养的原代人肝细胞中发现的相当。HepaRG 细胞是有望应用于生物人工肝支持的细胞系。

2. 人肝细胞细胞系 为了改善原代人肝细胞的增殖和肝功能,已经通过猿猴病毒 40 大 T 抗原(SV40LT)或人端粒酶逆转录酶的基因转移为成人肝细胞和胎儿肝细胞开发了几种肝细胞系。当永生化人胎儿肝细胞系 cBAL111 在 AMC-BAL 生物反应器内培养时可以消除氨、半乳糖和利多卡因,并产生白蛋白。

永生化人肝细胞细胞系 HepLi5,是通过将 SV40 LT 转染到原代人肝细胞中而建立的,它具有肝富集基因(包括谷氨酰胺合成酶、白蛋白和 CYP)的信使 RNA 表达,以及药物代谢酶 P450 之一的 CYP1A2 的活性。通过在滚瓶中大规模培养可以获得临床级数量的 HepLi5 细胞,这样培养之后它们的细胞功能显著增强。因此,作者得出结论,永生化的 HepLi5 细胞是一种适合在生物人工肝支持中应用的细胞来源。

与人星状细胞的共培养或用于大规模培养的微胶囊化,在应用于生物人工肝支持时,也表现出对永生化人肝细胞的分化和肝功能的改善作用。

干细胞。对来自胎儿细胞来源或成体肝干细胞或祖细胞的干细胞的利用,最近因作为肝细胞的新来源而受到了很多关注。干细胞表现出高度增殖活性和潜在的肝细胞分化能力。

胚胎干细胞(ESC)是从胚泡内细胞团分离的多能细胞系是高度原始的细胞,表现出自我更新性,无限增殖的能力及分化成多种细胞谱系的潜力。因此,胚胎干细胞是可扩充的,且有潜力提供无限的替代体细胞。许多研究组已经报道过胚胎干细胞分化为肝细胞样细胞。

诱导多能干细胞(iPSC)是一种已经被遗传重编为胚胎干细胞样状态的成体细胞,它表达对于维持胚胎干细胞的定义属性很重要的基因和因子。人类诱导多能干细胞已被有效地诱导成功能性肝细胞样细胞。

Iwamuro 等人测试了一种嵌入诱导多能干细胞的生物人工肝支持系统,在该系统中,将细胞注入一个具有 0.2 μm 孔膜的模块中。诱导多能干细胞黏附到中空纤维的表面并可产生白蛋白和尿素 7 日以上。尽管装置和分化程序都需要进一步的研究和改进,但作者认为,0.2 μm 孔膜和诱导多能干细胞产生的肝细胞的组合有望形成一种改良的生物人工肝支持系统。

用于肝细胞的其他干细胞来源包括人肝脏祖细胞和人间充质干细胞。

这个领域的研究是令人兴奋的,但这些细胞都没有在人体上开展过生物人工肝支持研究。

### 生物人工肝支持的类型和临床应用

1987 年,Matsumura 等人报道了生物人工肝支持的首次临床应用,使用的是冷冻保存的兔肝细胞。患者经历了两次治疗,分别持续 5 小时和 4.5 小时,他活下来了,且没有不良事件的迹象。从那时起,开发了许多生物人工肝支持(表 107-1)。

体外肝辅助装置。由 Sussman 等人开发的 ELAD(Vital Therapies Inc, San Diego, CA),自从 20 世纪 90 年代它初次成形起(表 107-3)已经经历了 3 次主要的设计改变。当前的装置是由 1 个双透析型泵和 4 个中空纤维筒组成,纤维筒中含有 440 g 永生化 C3A 细胞(人肝母细胞瘤细胞系 HepG2 的亚克隆)。HepG2 细胞系是在 1975 年从一个 15 岁的白种人男孩的肝母细胞瘤中获得的。该母细胞系的亚克隆是随机选择的,并筛选出那些表现出肝特异性功能能力的,如产生高白蛋白和 α-甲胎蛋白。在 Vital

**表 107-3　体外肝脏支持装置系统和药筒设计的演变**

| 第一代<br>Hepatix | 第二代<br>Vitagen | 第三代<br>Vital Therapies | 临床益处<br>现在的 ELAD |
|---|---|---|---|
| 细胞重量 18~60 g<br>分子量临界值 70 kDa<br>原始生物工程 | 细胞重量 300~400 g<br>分子量临界值 120 kDa<br>存活率改善的生物工程 | 细胞重量 440 g 以上<br>纤维孔 0.2 μm<br>ELAD 筒和系统改进 | 相当于 20%~30% 的肝脏质量<br>改善扩散和接触<br>功能改进 |

*ELAD*，体外肝脏辅助装置。

Therapies ELAD 系统中使用的 C3A 细胞系是经证实的具备白蛋白和 α-胎蛋白高产量的亚克隆之一。

筒由数千个由中空纤维和在中空纤维周围的毛细管外空间中生长的 C3A 细胞组成的，中空纤维由具有 0.2 μm 孔径的半透性聚砜材料制成的。在 ELAD 治疗期间，将患者的超滤液以 2 L/min 的速率泵入半透性中空纤维内，使蛋白质和毒素能在 C3A 细胞和患者的超滤液之间交换（图 107-3A、B）。在将超滤液返回到患者体内前，使其先通过一个双膜细胞过滤器以防止细胞和细胞碎片进入血流。集成膜氧合器和葡萄糖泵维持细胞的氧气和葡萄糖供应。经常监测氧气和葡萄糖消耗以确保筒中细胞的代谢活性。如果患者需要临时从 ELAD 断开连接，则使用一次性膜氧合器。

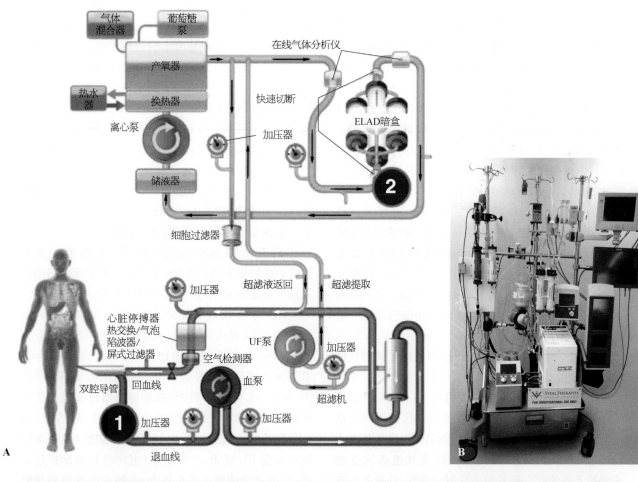

**图 107-3**　体外肝脏辅助装置（ELAD）的示意图（A）和照片（B）。从患者（1）抽取血液，超滤液发生器分离血浆，血浆以高流速循环通过 4 个 ELAD 筒（2），每个包含数千个由半透膜组成的中空纤维。C3A 细胞在中空纤维周围的毛细血管外空间中生长。超滤液经药筒循环后，与患者血液的细胞成分重新结合并返回患者体内。*UF*，超滤液

临床应用。ELAD 已经在许多临床案例中测试过。ELAD 的第一个人体应用是在一个不明原因的急性肝衰竭患者身上进行的。在 6 日的治疗期后,神经学症状和临床参数均显著改善,且治疗中止。不幸的是,患者几日后死于败血症。

在 11 名患者中进行 I 期试验:10 名患有急性肝衰竭,1 名患有原发性移植物无功能(PNF)。在该患者组中,4 名患者成功过渡到原位肝移植,6 名患者在原位肝移植之前死亡,1 名患者在没有原位肝移植的情况下存活。11 例患者中有 8 例发生精神状态改善。大多数患者在 ELAD 治疗期间血流动力学保持稳定。1 名患者出现短暂的低血压发作,用流体给药纠正。

在试点的对照试验中,将 24 名急性肝衰竭患者分成两个研究组。组 I($n = 17$)由有潜力恢复的急性肝衰竭的患者组成,组 II($n = 7$)由需行原位肝移植的患者组成。患者随机接受 SMT(对照)或 ELAD 加 SMT。ELAD 治疗的中值时间为 72 小时(范围为 3~168 小时)。该装置的生物相容性良好,没有血小板消耗的加速,并且保持血液动力学稳定。组 I 中的 6 名患者恶化,并被放置在原位肝移植的等待名单上。组 I 的存活在对照组中为 75%,在 ELAD 组中为 78%。组 II 中,存活率分别为 25% 和 33%。两种治疗之间没有统计学差异。脑病病变级别的恶化对照患者(58%)比经 ELAD 治疗的患者(25%)更频繁。ELAD 治疗后的生物化学变量的分析显示,与 ELAD 治疗前相比,血浆氨(8%)和胆红素(20%)的水平增加。

为了提高 ELAD 的安全性和功效,对生物反应器中做了几个改变。半透膜孔径从 70 kDa 增加到 120 kDa,并且将灌注速率由 150~200 ml/min 改变为 500 ml/min,以促进血浆和细胞之间的大规模交换。细胞质量从 200 g 增加到 440 g,在超滤液回到患者体内前额外插入一个过滤器以防止细胞渗漏到患者体内。有了这些改进,ELAD 系统中的 C3A 细胞即使在 12~107 小时的治疗后仍能保持有效的代谢活性。

Millis 等人提出了使用改良的 ELAD 系统的 I 期试验。新的 ELAD 装置使用患者的超滤液而不是全血,且经常监测氧气和葡萄糖的消耗以确保药筒中的细胞的代谢活性。5 例急性肝衰竭患者用这种 ELAD 系统治疗。患者对治疗耐受良好,且患者在连接到 ELAD 时临床情况是稳定的。所有患者成功接受原位肝移植。5 个患者中的 4 个存活至研究的 30 日终点。没有发现生物力学问题。

在中国两个肝病中心开展了一项开放性的随机对照试验,研究内容为慢性乙型或丙型肝炎病毒的急性失代偿的患者。54 例患者的结果以摘要形式进行了报告,35 人用 ELAD 治疗,19 人对照。提供连续的 ELAD 治疗直至恢复(43~119 小时)。在对照组中 30 日的无移植生存率为 47%,而在 ELAD 组中为 86%($P = 0.004$)。血小板减少症是唯一一具有统计意义的安全问题。在 ELAD 治疗期间,血小板平均降低 28%,而对照组没有变化。血小板计数在 ELAD 停止后 5 日内恢复,并且可以通过输血小板来控制。

最近,在核心美国肝衰竭稳定性试验中测试了 ELAD 装置,以研究 ELAD 系统在急性或非急性酒精性肝炎引起的慢加急性肝衰竭患者中的安全性和功效。62 位患者被随机分配到 ELAD 加 SMT 治疗或 SMT 单独治疗(对照)。ELAD 治疗平均时长为 93 小时(24~144 小时)。在急性酒精性肝炎组中,90 日的总体生存率 ELAD 组更高(9/16 比 6/11,$P =$ NS),而在非急性酒精性肝炎组,SMT 组更高(ELAD 2/9 比 SMT 6/11,$P =$ NS)。ELAD 耐受性良好。作者表明,当急性损害是出于物质滥用时,ELAD 可以促进恢复。该试验的结果以摘要的形式呈现。

Vital Therapies 有以下临床试验正在进行中:

(1)评估 ELAD(体外肝脏辅助系统)在患有酒精诱发的肝衰竭的受试者中的安全性和功效(III 期)(ClinicalTrials. org)的研究。本研究目前正在招募参与者。该研究的目的是评估 ELAD 对受试者总体生存率的安全性和功效,受试者为在研究日 91 日前被临床诊断为酒精诱发的肝脏失代偿者。次要目的是评价在研究第 28 日和 91 日的总体生存率的比例。探索性目标是评价 ELAD 稳定肝功能的能力,使用基于 MELD 的时间来测量进展,其进展定义为死亡早期或在随机化限定时间的 MELD 评分中增加 5 分及以上。

(2)评估 ELAD 在类固醇治疗失败的急性酒精性肝炎受试者中的安全性和疗效的研究(Clinical Trials. org)。本研究对参与者开放招聘。

急性酒精性肝炎患者常常在确诊后立即用类固醇治疗。这项研究将评估在类固醇治疗失败的患者中使用 ELAD 系统的疗效。除标准护理治疗外,ELAD 治疗连续进行长达 10 日。对照组(那些被选定不接受 ELAD 治疗的患者)也将得到标准护理治疗,标准护理治疗是指对饮食、药物及急性酒精性肝炎患者可能出现的并发症的常规护理。该研究将分析第 91 日的总体存活率。

(3)ELAD 治疗暴发性肝衰竭(FHF)的安全性

和功效（ClinicalTrials. org）。本研究对参与者开放招聘。这项研究是用以确定 ELAD 是否有助于改善暴发性肝衰竭的受试者的生存率（至少 28 日）。

HepatAssist。由 Demetriou 等人开发的 HepatAssist 系统是由含猪肝细胞的体外灌注系统组成。通过血浆除去法分离患者的血液，并通过木炭吸附柱、氧合器和含有猪肝细胞的药筒灌注血浆（图 107-4A、B）。

木炭提供额外的解毒并减少施加于细胞的毒素负荷，膜氧合器确保氧供。药筒含有中空纤维，患者的血浆在此循环，（5～7）×10⁹ 个冷冻保存的猪肝细胞连接到珠子上并接种到超纤维隔室中（图 107-4B）。将血浆与肝细胞分离的膜具有 0.15 μm 的孔，允许分子通过并防止肝细胞和细胞碎片通过纤维壁并进入患者的血流。

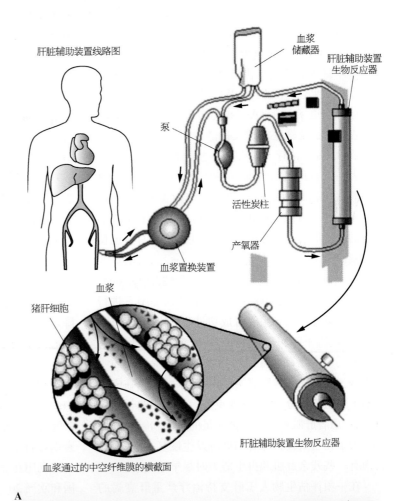

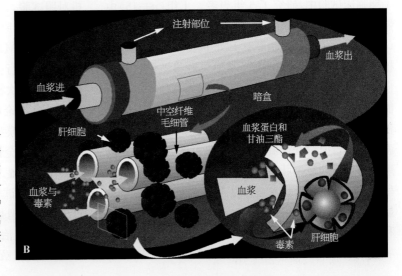

**图 107-4**　HepatAssist。通过血浆除去法分离患者的血液，并通过木炭吸附柱和含有猪肝细胞的药筒灌注血浆（A）。药筒含有中空纤维，患者的血浆在此循环，（5～7）×10⁹ 个冷冻保存的猪肝细胞连接到珠子上并接种到超纤维隔室中（B）。将血浆与肝细胞分离的膜具有 0.15 μm 的孔，允许诸如免疫球蛋白等分子通过

改进的版本,HepatAssist-2,具有类似于早期生物人工肝支持的规格,细胞质量增加($15 \times 10^9$ 个肝细胞)。

2008 年 10 月 Alliqua 公司(波士顿,马萨诸塞州)收购了 Arbios 公司的 HepatAssist 技术和相关资产,此后该版本更名为 HepaMate。HepaLife Technologies 公司成立初衷是将血液解毒与肝细胞治疗相结合,以为肝衰竭患者提供肝功能。该公司目前正在美国计划一项新的核心Ⅲ期临床试验(www. ele. uri. edu/courses/ele482/S09/4_EricB. pdf)。

临床应用。最初的动物研究和Ⅰ期试验显示了有前景的结果,临床和生化参数都有所改善。

已经报道了 HepatAssist 的多个Ⅰ期临床试验。8 名患有对乙酰氨基酚诱发的急性肝衰竭患者接受了 HepatAssist 治疗。3 名患者过渡到原位肝移植,5 名患者在没有移植的情况下恢复。所有患者在生物人工肝支持治疗后在神经和代谢方面都有所改善。生物人工肝支持似乎改善了高风险的对乙酰氨基酚诱发的急性肝衰竭患者的结果,即使患者没有行原位肝移植。

在一项初步临床研究中,在患有急性肝衰竭($n=12$)和慢加急性肝衰竭($n=8$)的患者中对 BALS 进行了评估。急性肝衰竭组患者成功过渡到原位肝移植,颅内压(ICP)下降和脑灌注压(CPP)上升。在慢加急性肝衰竭组中没有观察到生物人工肝支持治疗的明显益处。在慢加急性肝衰竭组中,脑水肿不是临床表现的主要组成部分,可能需要重复治疗几周的长期支持,以在患者肝脏恢复前提供充足的合成和解毒肝功能。为了让这些慢性患者的肝脏发生恢复,他们需要在尚有一些残余肝脏和再生能力时尽早治疗。

在一项评估生物人工肝支持治疗严重肝衰竭的Ⅰ期临床试验中,研究了 3 组患者。Ⅰ组($n=15$)由需要急诊原位肝移植的急性肝衰竭患者组成,Ⅱ组($n=3$)是对他们的移植肝有 PNF 的需要紧急重新移植的患者,Ⅲ组($n=10$)由不是原位肝移植候选人的慢加急性肝衰竭患者组成。在Ⅰ组,所有患者神经功能显著改善,颅内压下降,脑灌注压上升,其他显著改善包括血氨和肝酶水平下降,葡萄糖水平升高。一个患者在未行原位肝移植的情况下自发恢复,所有其他患者都过渡到原位肝移植并恢复。Ⅱ组(PNF 患者)呈现类似益处。Ⅲ组患者在生物人工肝支持治疗后显示短暂的有益效果,但大多数患者最终死于脓毒症和多器官衰竭,因为他们不是原位肝移植的候选者,2 名患者康复,后来成功移植并存活下来。研究表面,

生物人工肝支持治疗是安全的,患者耐受良好,且与神经状态、颅内压和生化参数的改善相关。

在一项随访研究中,Hui 等人报道了 39 例用 HepatAssist 治疗的急性肝衰竭患者。患者被分为 3 组:Ⅰ组($n=26$),原位肝移植候选者的急性肝衰竭患者;Ⅱ组($n=3$),做过原位肝移植并有 PNF 的患者;Ⅲ组($n=10$),不是原位肝移植候选者的慢加急性肝衰竭患者。在Ⅰ组中,18 例(69%)成功过渡到原位肝移植,其中 17 例完全康复。1 例在原位肝移植后 7 日因 PNF 死亡。6 例对乙酰氨基酚诱发的急性肝衰竭患者(23%)在没有行原位肝移植的情况下经 HepatAssist 治疗后自发恢复。由于生物人工肝支持治疗期间的初步临床改善,2 名患者(8%)被从移植等待名单中移除,但他们在生物人工肝支持治疗后 21 日和 44 日最终死亡。Ⅱ组中的所有 3 名患者都成功过渡到原位肝移植并完全恢复。Ⅲ组中的所有患者在生物人工肝支持后显示短暂的临床改善,但 8 名患者(80%)在第一次生物人工肝治疗后 1~21 日内死亡。

在 Samuel 等的研究中,10 个急性肝衰竭患者($P<0.02$)在接受了 1~3 次 HepatAssist 治疗后,神经学有显著改善,胆红素和转氨酶水平也有显著下降,但肝功能的其他指标没有显著改善。6 例患者出现血流动力学不稳定性暂时性发作,5 例出现出血并发症。所有 10 例患者都过渡到原位肝移植,2 名患者在原位肝移植后死亡,8 名患者存活,平均随访 24.3(18~32)个月。作者得出结论,HepatAssist 2000 耐受是良好的,可改善脑功能,并且可以用作肝衰竭患者原位肝移植前的过渡。

利用在非对照临床研究中获得的有利结果在美国和欧洲 20 个地点进行了一项大型多中心的Ⅲ期随机对照试验。该研究包括 171 名患者(147 个急性肝衰竭和 24 个原位肝移植后的 PNF),随机分配他们接受 SMT 或 SMT 加 HepatAssist 系统支持。HepatAssist 组的患者进行了 6 小时的生物人工肝支持治疗,每位患者的治疗次数从 1~9 次(平均 2.9 次)不等。研究的终点是不论接受原位肝移植与否的 30 日存活率,或在多变量模型中通过混杂因子调整。该研究证实了有利的安全性,但未能显示整个研究人群的 30 日存活率有明显改善(HepatAssist 组为 71%,SMT 组为 62%),且试验由于预定的中期安全性分析无效而过早停止。但是当剔除 PNF 患者后,与对照相比,用 HepatAssist 治疗的急性肝衰竭患者具有统计学显著的生存优势(死亡率降低 44%)。此外,与对照组相

比,病因已知的急性肝衰竭患者亚组($n=83$)前 30 日内的死亡时间具有显著差异($P=0.009$)。在所有测试的患者中没有来自猪细胞的 PERV 传播的证据。尽管事后在亚组分析中确定了 HepatAssist 装置的生存获益,但 FDA 未予以批准。

这项研究清楚地突出了在该群体中设计具有临床相关变量的随机试验的巨大困难。涵盖各种由急性肝衰竭和原位肝移植后 PNF 的患者构成的组别显然会影响到对结果的总体估计。急性肝衰竭患者的存活率主要由原位肝移植决定(55％的患者接受了原位肝移植)。各治疗中心中之间 SMT 的显著差异使得难以一致地评价治疗的功效。与体外循环相关的不良事件的总体率比较低,说明安全性是合理的。最后,还应考虑系统的技术方面对结果的影响,例如生物反应器或木炭灌注中相对较少的细胞数量。

**学术医学中心的生物人工肝。**由 Chamuleau 等人在阿姆斯特丹开发的学术医学中心的生物人工肝(AMC-BAL)是由一个中空纤维生物反应器(聚砜外壳)和一个血浆取出系统组成。在血浆取出后,患者的血浆被灌注到生物反应器内,该生物反应器含有以三维构型连接到螺旋缠绕的非织亲水性聚酯基质的猪肝细胞($1×10^{10}$ 个)。基质提供大的表面,使得接种的细胞能够附着并在纤维之间形成聚集体。疏水中空纤维排列在基质的层与层之间,其间流动着用于细胞氧合的 95％的空气和 5％的二氧化碳的混合物。AMC-BAL 最显著的特征是细胞和患者血浆之间的直接接触,导致肝细胞的最佳传质和直接氧合。

*临床应用。*在意大利进行的第一个安全性结果研究涵盖了 7 名患有Ⅲ～Ⅳ级昏迷的急性肝衰竭患者,他们用 AMC-BAL 治疗了 8～35 小时。3 名患者在 3 日内接受了 2 次治疗。7 名患者中的 6 名成功过渡到原位肝移植,1 名患者在 2 次治疗后症状好转,不再需要原位肝移植。观察到的唯一不良事件是 2 名患者的短暂性低血压。PERV 分析为阴性。

在意大利进行的总Ⅰ期研究涵盖了 12 例急性肝衰竭患者。11 例患者成功过渡到原位肝移植,1 例患者在无原位肝移植治疗的情况下存活下来。

由于欧洲许多国家的异种移植法禁止在临床上应用的生物人工肝支持系统中使用猪肝细胞,所有没有更进一步的临床研究报道。

*径流式生物反应器。*由 Morsiani 等人在意大利 Ferrara 大学开发的径流式生物反应器(RFB)由三维、高密度肝细胞培养和一个集成的泵送装置组成,在这个泵中,经过血浆取出后,患者的血浆将循环通过肝细胞填充的径流式生物反应器。生物反应器由一个在两个精密编织聚酯筛网之间的织造-非织造聚酯基质组成。将新鲜分离的猪肝细胞(230 g)注射到细胞黏附的 6 mm 厚的聚酯基质中。两个聚酯筛网可防止肝细胞在患者血浆的中心到周边灌注期间从生物反应器中泄漏出来。细胞的氧合是通过在血浆进入生物反应器前通过氧合器时的灌注完成的。

*临床应用。*7 例正在等待原位肝移植的急性肝衰竭患者被选入了一项试点的Ⅰ期安全评估试验。急性肝衰竭的病因包括病毒性肝炎($n=3$),PNF($n=3$)和腹部创伤($n=1$)。7 例患者中有 6 例在完成径流式生物反应器治疗后 2～6 小时内接受原位肝移植,径流式生物反应器持续 6～24 小时。所有患者均良好地耐受该程序,这一点体现在脑病水平的改善,血清氨和转氨酶水平的下降,凝血酶原时间的缩短,以及原位肝移植后神经学的完全恢复。在短期随访期间未检测到来自猪细胞的 PERV 感染。

**肝支持系统/模块化体外肝支持系统。**由 Gerlach 等人在 Berlin(Charité Virchow Clinic, Berlin, Germany)开发的肝支持系统/模块化体外肝支持系统(LSS/MELS)是由独特的多隔室生物反应器单元(CellModule)和解毒单元组成,DetoxModule 基于用于去除白蛋白结合的毒素的单程白蛋白透析。生物反应器包含 3 个交织的中空纤维膜,产生旨在再现肝血管网络的三维框架,两束亲水性聚醚砜膜(临界值为 300 kDa)用于血浆灌注,由疏水膜制成的第三束用于生物反应器内的气体交换。细胞(不超过 600 g)被接种在毛细管外空间中。在治疗期间,患者的血浆通过血浆过滤器与血细胞分离,并以 200～250 ml/min 的速率通过中空纤维再循环。

MELS 是唯一使用从废弃的供体肝脏和猪肝细胞分离的原代人肝细胞的系统。该装置可以组合不同的体外治疗单元,以适应临床患者的个性化需要(SPAD 和 CVVHD 用于解毒和减少液体)。

*临床应用。*最初,用获自特定无病原体猪的原代猪肝细胞接种该系统。在一项临床Ⅰ期研究中,8 个Ⅱ～Ⅳ期昏迷的急性肝衰竭患者连续接受了 8～46 小时的治疗。治疗是良好耐受的,所有患者成功过渡到原位肝移植,术后 3 年患者生存率为 100％。在任何患者中均未检测到 PERV 感染。

由于对猪细胞异种感染及其与人肝代谢相容性的顾虑与日俱增,探索了从被丢弃的供体器官分离的原代人肝细胞,作为一种替代的细胞来源。

分离了来自 54 个人肝的细胞,存活率为 55.0％±

15.9%。由于脂肪变性(54%)、肝硬化(15%)、纤维化(9%)和其他原因(22%),这些移植物不适合于原位肝移植。在36个准备的生物反应器中,10个在临床上治疗了8个肝衰竭患者。总治疗时间为7~144小时。没有观察到不良事件。生物反应器的初步临床应用证明了该技术的可行性和安全性。

用完整的MELS系统包括连续静脉血液透析滤过(CVVHDF)和SPAD治疗了79小时的PNF患者的病例报告显示临床状态改善,没有不良事件。

在一项使用从废弃的供体肝脏得到的原代人肝细胞的Ⅰ期研究中,8名患者用LSS/MELS系统治疗了7~144小时。2个急性肝衰竭患者,2个慢加急性肝衰竭患者和2个PNF患者成功过渡到原位肝移植。由于频繁的饮酒史,2个慢加急性肝衰竭患者不是原位肝移植候选人。这2个患者中的1个在LSS/MELS治疗3周后死亡。没有观察到不良事件。在所有患者中,神经学状态和凝血在治疗期间都有所改善。

生物人工肝支持系统。由匹兹堡McGowan研究所(Excorp Medical Inc, Minneapolis, MN)开发的生物人工肝支持系统(BLSS)使用具有100 kDa分子量的半渗透乙酸纤维素中空纤维。将与20%胶原溶液混合的原代猪肝细胞(70~120 g)输注到毛细管外空间。全血在通过氧合器后经生物反应器的纤维被灌注。

临床应用。第1例BLSS治疗是在一个41岁的急性肝衰竭患者身上进行。治疗后,氨、乳酸盐和总胆红素水平降低,凝血功能和临床症状改善,并且患者最终脱离了BLSS治疗。

在一项Ⅰ期临床试验中,4例患者接受了BLSS治疗。急性肝衰竭的原因包括对乙酰氨基酚(醋氨酚)中毒、Wilson病、急性酒精性肝炎和化疗。没有提到生存结果。治疗后平均氨和总胆红素水平分别下降了33%和6%。一个患者在灌注开始时因对静脉内流体推注反应出现了短暂的低血压。肾功能和神经功能似乎不受BLSS灌注的影响。所有患者均良好地耐受体外灌注。在BLSS治疗后1年未检测到PERV传播。

TECA混合人工肝支持系统。在中国北京开发的TECA混合人工肝支持系统(TECA-HALSS)由装载有(1~3)×$10^{10}$个猪肝细胞的体外中空纤维生物反应器组成。与除BLSS外的大多数生物人工肝支持相反,肝细胞不附着到微载体或者膜或基质的表面,而是保持悬浮并在中空纤维的毛细管外空间循环。患者的血液通过血浆分离器分离并通过木炭吸附剂或血浆交换进行处理。血浆通过生物反应器的纤维灌注,随后血浆和血细胞一同重建并返回患者体内。治疗持续6~7小时。

临床应用。6例急性肝衰竭患者接受了TECA-HALSS治疗。在治疗期间,生命体征保持稳定,未发现血栓形成或出血事件。氨、丙氨酸氨基转移酶和总胆红素水平在治疗后显著降低,神经状况改善。

混合生物人工肝。在中国南京开发的混合生物人工肝(HBAL)由内部体积为约360 ml的聚砜中空纤维生物反应器组成。将在细胞悬浮液中培养过夜的猪肝细胞装载到生物反应器的超纤维隔室中。血浆通过具有100 kDa膜截留的中空纤维(与TECA-HALLS系统相同的材料和供应商)灌注。

临床应用。在Ⅰ期临床试验中,12例乙型肝炎合并急性肝衰竭的患者接受了HBAL系统的治疗。没有描述昏迷等级。2名患者接受两次连续治疗。氨水平、凝血酶原时间和总胆红素水平在治疗后显著降低。12名患者中没有出现不良事件,但是其中3人在HBAL治疗后很快死亡。

混合生物人工肝支持系统。混合生物人工肝支持系统(HBALSS)是由具有HepG2细胞的生物反应器组成的,该细胞经肝脏再生(hALR)基因的人类增强子转染。

临床应用。将12例慢加急性肝衰竭患者随机分为两组。治疗组用HBALSS治疗,对照组进行血浆置换。在治疗组中,4例患者康复,1例死于肝性脑病,1例死于肝肾综合征,1例恢复但1年后死于胃肠道出血。在对照组中,2例患者康复,1例接受了原位肝移植,3例死于肝衰竭。这项临床研究展现了这一治疗对慢加急性肝衰竭患者的安全性和有效性,证实了HBALSS成功建立。

其他生物人工肝支持设备

体外生物人工肝支持系统。由Wang和Li开发的体外生物人工肝支持系统(EBLSS)由具有硝酸纤维素/乙酸纤维素多孔膜(孔径为0.2 μm)的中空纤维生物反应器组成。细胞在毛细血管外空间中培养,血液或血浆在治疗期间通过毛细血管灌注。在无肝犬模型中用1×$10^8$个集合人肝细胞(肝细胞和非实质肝细胞),以及在暴发性肝衰竭兔模型中用1×$10^8$个人胎儿肝细胞进行了临床前研究。3例患者用含有1.4×$10^9$个猪肝细胞的EBLSS治疗。

生物人工肝支持系统。生物人工肝支持系统(BHS)在意大利乌迪内开发。BHS由15×$10^9$个冷冻保存的猪肝细胞和 10 g 水合胶原包被的葡聚糖微载体组成,装载在孔隙率为 0.6 μm 的中空纤维生物反应器的毛细管外空间中。在血浆取出后,患者的血浆在进入生物反应器之前以未进一步限定的流速通过纤维素-木炭柱、氧合器和加热器。仅报道了 1 例临床病例,是一个合并乙肝及Ⅲ级脑病的慢加急性肝衰竭患者。患者接受了 3 次 BHS 治疗,每次持续 6 小时,每次间隔 48 小时。患者血流动力学保持稳定并且良好地耐受该程序。在治疗期间胆红素和氨浓度有所改善。在每次 BHS 治疗后观察到临时的神经学改善。该患者不是原位肝移植的候选者,并且在最后一次 BHS 治疗后 13 日死亡。

新型混合生物人工肝。Shi 等人开发了一种基于具有共培养的猪肝细胞和骨髓间充质干细胞的多层平板生物反应器的新型 BALS。该 BALS 与阴离子树脂吸附柱结合,形成了新型混合生物人工肝(HBAL)系统。该 HBAL 系统与 BALS 的不同之处在于,它将血浆泵入阴离子树脂吸附柱中,在此有毒物质被吸收,然后再通过血液组分交换柱。

Han 等人报道了一种基于携带猪肝细胞和间充质干细胞的多层径流式生物反应器的新型 BALS。

HepaPhresis 系统。HepaPhresis 系统(HepaHope, Inc., Irvine, CA; www.hepahope.com)是由 Sung-Soo Park 在 1999 年开发的,它的细胞组分基于完整的肝切片而不是分离的肝细胞。HepaHope 声称使用肝切片的优势在于维持细胞与细胞和细胞与结合组织相互作用的能力,这在正常功能器官中至关重要。它确实是可以维持正常肝脏的结构完整性和相互作用的系统,更接近地模拟了正常肝脏的功能,且在消除毒素方面显示出更大的功效。

该系统包括两个生物反应器和一个医疗装置,生物反应器含有 hCD46 转基因猪肝切片,它被用作主要的生物反应性成分,医疗装置与软件和泵相连,以控制患者血液在体外的循环。系统中的肝切片经历预编程的循环以优化肝切片的代谢能力和存活力。患者的血液通过血浆分离过滤器分离,血浆通过血液加温器输送到与氧供连接着的两个生物反应器。治疗后的血浆在返回患者体内前先通过一个内联的过滤器,减少 PERV 感染的可能性并防止猪肝切片的碎片进入患者体内。

该设备的研究性新药物和临床试验方案最近已经从 FDA 获得开始Ⅰ/Ⅱa 期人临床试验的许可。Ⅰ/Ⅱa 期研究将是在开放标签的急性肝衰竭和慢加急性肝衰竭患者中进行的非随机的、逐步升级的治疗。

### 生物人工肝支持临床研究的结论

尽管生物人工肝支持治疗被用于病情非常严重的患者,它的临床应用仍被证明是安全的和良好耐受的。但是,政府尚未批准任何生物人工肝支持用于治疗肝衰竭。尽管大多数临床生物人工肝支持报告已显示治疗患者的神经和生化改善的事实,但迄今为止的Ⅲ期前瞻性随机对照试验中没有一个能证明它能够显著改善存活率。只有一个起病于对乙酰氨基酚过量的急性肝衰竭患者亚组在用 HepatAssist 治疗后存活率显著改善。由于急性肝衰竭患者的生物人工肝支持治疗通常紧随着紧急原位肝移植,所以这组患者的 30 日生存率受到原位肝移植结果很大的影响。阻碍生物人工肝支持治疗的临床评估的另一方面是所研究的患者组间的差异。尽管对于肝衰竭患者,需要除原位肝移植之外的其他有效治疗,但是 ELSD 的意义仅能在具有严格包含和排除标准的,且以存活率为主要终点,有效病例数量所推进的随机对照试验设置中评估。

### 人工肝支持和生物人工肝支持临床研究的对比分析

Kjaergard 等回顾了来自 12 个随机试验(483 名患者)的治疗急性肝衰竭和慢加急性肝衰竭患者的人工肝支持和生物人工肝支持系统。10 项试验评估了人工肝支持治疗急性肝衰竭和慢加急性肝衰竭的疗效,2 项评估了生物人工肝支持治疗急性肝衰竭的疗效。与 SMT 相比,支持系统对死亡率[相对危险度(RR),0.86;95% 置信区间(CI),0.65~1.12]或过渡至原位肝移植(RR, 0.87;95% CI, 0.73~1.05)没有显著影响,但对肝性脑病有显著的有益作用(RR, 0.67;95% CI, 0.52~0.86)。meta 值表明支持系统的效果取决于肝衰竭的类型($P = 0.03$)。在亚组分析中,人工肝支持似在慢加急性肝衰竭中将死亡率降低了 33%(RR, 0.67;95% CI, 0.51~0.90),但在急性肝衰竭中不降低(RR, 0.95;95% CI, 0.71~1.29)。两项比较人工肝支持的试验显示间歇性而不是连续性血液滤过能显著降低死亡率(RR, 0.58;95% CI, 0.36~0.94),活性炭血液灌注 5 小时和 10 小时没有差异(RR, 1.03;95% CI, 0.65~1.62)。不良事件的发生率报告不一致。

Liu 等人评估了人工肝支持和生物人工肝支持在急性肝衰竭和慢加急性肝衰竭的管理中的作用。在评述的 1970 年 1 月至 2008 年 6 月的 1 134 篇文章中,纳入了 12 项随机试验(479 例患者),10 例是对急性肝衰竭和慢加急性肝衰竭的人工肝支持试验,2 例是对急性肝衰竭的生物人工肝支持试验。主要结局指标为死亡率,结果都换算成 RR 来比较。总体而言,与 SMT 相比,ELSD 对死亡率有一定的影响(RR,0.80;95% CI,0.664~0.969;P = 0.022)。meta 值表明支持系统的效果取决于肝衰竭的类型(P = 0.00)。在分层 meta 分析中,支持系统似乎在慢加急性肝衰竭中将死亡率降低了 43%(RR,0.57;95% CI,0.39~0.84,P = 0.004),但在急性肝衰竭中未降低(RR,0.899;95% CI,0.72~1.12,P = 0.361)。作者得出结论,与 SMT 相比,人工肝支持可以降低慢加急性肝衰竭的死亡率,但在急性肝衰竭中,人工肝支持和生物人工肝支持都不影响死亡率。

Stutchfield 等人在 1995 年 1 月至 2010 年 1 月间报告了另一项 meta 分析,该分析将比较人工肝支持和生物人工肝支持与 SMT 对急性肝衰竭和慢加急性肝衰竭患者的疗效的随机对照试验也囊括在内。搜索策略显示了 74 项临床研究,包括 17 项随机对照试验,5 项病例对照研究和 52 项队列研究。8 例随机对照试验适合纳入,3 例对象为急性肝衰竭患者(198 例患者),5 例对象为慢加急性肝衰竭患者(157 例患者)。总体而言,ELSD(人工肝支持和生物人工肝支持)治疗显著改善了急性肝衰竭的存活率(RR,0.70;P = 0.05),但在慢加急性肝衰竭中没有显示益处(RR,0.87;P = 0.37)。

最近由 Zheng 等人发表了研究人工肝支持和生物人工肝支持对急性肝衰竭和慢加急性肝衰竭患者疗效的荟萃分析,涵盖了 1973 年至 2012 年的 19 个随机对照试验(566 个急性肝衰竭患者和 371 个慢加急性肝衰竭患者)。在所涵盖的 19 个随机对照试验中,16 个是人工肝支持试验,3 个是生物人工肝支持试验。荟萃分析显示人工肝支持治疗显著降低了慢加急性肝衰竭患者的死亡率(RR,0.80;95% CI,0.66~0.96,P = 0.018)。在急性肝衰竭患者中,结果显示生物人工肝支持治疗与死亡率降低相关(RR,0.69;95% CI,0.50~0.94,P = 0.018),但是人工肝支持治疗在该组患者中没有显示死亡率差异(RR,0.87;95% CI,0.71~1.07,P = 0.187)。该研究还显示,在人工肝支持治疗后,慢加急性肝衰竭患者过渡至原位肝移植的显著减少(RR,0.66;95% CI,0.49~0.90;P = 0.009),但在所分析的 5 项人工肝支持研究中,为发现其对急性肝衰竭患者的显著影响(RR,95% CI,0.37~1.14;P = 0.131)。在所分析

的 7 个人工肝支持研究中,急性肝衰竭和慢加急性肝衰竭患者的总胆红素水平显著降低(RR,0.74;95% CI,0.48~1.13;P = 0.357;RR,0.60;95% CI,0.32~1.09;P = 0.357)。

这些 meta 分析显示了一些不一致的结果。Kjaergard 等人和 Liu 等人表示在用人工肝支持治疗的慢加急性肝衰竭患者中存活率有所改善,在急性肝衰竭患者中没有益处,而 Stutchfield 等人则证明人工肝支持和生物人工肝支持可改善急性肝衰竭患者的存活率,但不能改善慢加急性肝衰竭患者的存活率。Zheng 最近进行的 meta 分析研究与 Kjaergard 等人和 Liu 等人以前的研究结果一致,表明人工肝支持治疗的急性肝衰竭患者没有获得生存获益。但与以前的荟萃分析相反,Zheng 等人观察到生物人工肝支持治疗与急性肝衰竭患者的死亡率降低相关。

这些比较性的 meta 分析存在一定的局限性,包括偏倚,因为 meta 分析本质上是观察性的,偏倚来源不受方法、试验的异质性以及不同的患者群体(包括肝衰竭的严重性和原因)的控制,这些共同决定了最后的结论。

## 未来研究展望

ELSD 研究中的新方法需要针对鉴定功能性细胞来源,所述功能性细胞来源应当包含肝脏的所有细胞组分,应当是可大量扩增的,可以维持生存力。最重要的是,可以为衰竭的肝脏提供更长时间的肝功能。目前在肝细胞和干细胞的永生化生物学,基因工程肝细胞系,人源化猪细胞以及细胞来源的组合等方面的进展提供了很好的前景。

此外,开发独特的生物反应器,其需具备以下几方面:精细的类似于肝和微环境的三维结构,肝细胞生长的最佳细胞-细胞相互作用,保持细胞的生存力和功能,并能容易地从微观缩放到临床大小。Mueller 等人的三维组织重组生物反应器,交叉中空纤维膜生物反应器,以及用于在组织样微架构中培养肝细胞的高密度阵列的微流体三维芯片生物反应器是这个研究领域的范例。

组织工程和再生医学的发展也很有前途。使用全器官支架作为组织工程的载体,用所得到的支架保持天然器官的循环网络,通过灌注去细胞化,这是一种新的方法。Baptista 等人首先证明了在去细胞化的全肝基质上人肝细胞祖细胞的定植潜力。其他最近的创新成果包括:Takebe 等人的通过移植在体外

产生的肝芽,从人类 iPSC 产生血管化和功能性人肝。Giri 等人有类似的创新——纳米结构自组装肽和生长因子和细胞因子组合的三维相互作用,作为细胞外基质,用于在模拟肝的生物人工肝模块装置中长期维持原代肝细胞的功能。

更新的技术,三维打印,将工程和生物学的协同潜力结合在一起,创建出活的人体组织,可模仿本地组织的形式和功能,包括密集的细胞和多种细胞类型的呈现。Organovo(San Diego, CA;www. organovo. com)使用三维打印(Organovo 的 NovoGen 生物打印平台)背后的技术来产生生物打印的肝组织原型,它包含受空间控制的、用户定义的几何形状的实质和非实质细胞,再现了天然肝脏的组成和结构特征。该公司使用凝胶来构建三种类型的肝细胞,并将它们排列成在人肝脏中发现的相同类型的三维细胞结构。虽然三维细胞不具备所有功能,但它能够产生一些与实际肝脏相同的蛋白质,它们彼此相互作用并且与引入组织的化合物相互作用,像它们在体内那样。完全的细胞组织不需要三维的生物材料或支架。创造是自动化的,具备高度重现性,不停地产生与体内的微架构相像的组织。

对于 ELSD 的成功应用同样重要的是提高我们对细胞生物学、生理学、病因学和肝衰竭的意义的理解,以及识别参数以准确地辨别肝衰竭的程度和 ELSD 治疗的适当时机。

最后,大型的、有促动力的、精心设计的、统一的、具有前瞻性的、多中心随机对照临床试验是非常重要的,因为它可以证明 ELSD 在肝衰竭患者的疗效。

## 结论

近30年来,ELSD 激起了人们对肝衰竭治疗的巨大期望。但是由于肝功能的复杂性、患者的异质性和肝衰竭的不同病因,使得有效的 ELSD 的发展很困难。

考虑到 ELSD 在过去20年中获得的经验,在肝细胞生物学、生物工程学和再生医学等领域的研究的快速发展以及三维打印的出现,ELSD 的新一代在不久的将来可能就会到来,届时将可以为肝衰竭患者提供长期支持和显著的生存获益。

---

**要点和注意事项**

- 体外肝支持装置(ELSD)是肝衰竭患者的一种治疗选择,在过去30年已成为基础和临床研究的焦点。这一概念引人注目,因为患有肝衰竭的患者可以被支持到获得可用于肝移植供体,或者患者的肝充分再生,足以恢复肝功能。

- ELSD 的目标是从血液中去除毒素,防止器官衰竭;刺激受损肝脏的再生;在肝功能恢复或获得可用于移植的器官前,提供临时肝功能。

- 尽管 ELSD 被用于病情非常严重的患者,但它的临床应用还是被证明是安全的,耐受性良好。不过,虽然大多数临床报告显示患者经治疗神经和

生化有所改善,但迄今为止Ⅲ期前瞻性随机对照试验均未能显示显著生存改善,政府尚未批准任何 ELSD 用于治疗肝衰竭。

- 多年来,ELSD 激起了人们对肝衰竭治疗的巨大期望。但是由于肝功能的复杂性、患者的异质性和肝衰竭的不同病因,有效的 ELSD 的发展很困难。

- 考虑到 ELSD 在过去20年中获得的经验,在肝细胞生物学、生物工程学和再生医学等领域的研究的快速发展以及三维打印的出现,ELSD 的新一代在不久的将来可能就会到来,届时将可以为肝衰竭患者提供长期支持和显著的生存获益。